AF539244

मध्य प्रदेश कर्मचारी चयन मण्डल

मध्य प्रदेश

शासन, स्कूल शिक्षा विभाग के अन्तर्गत

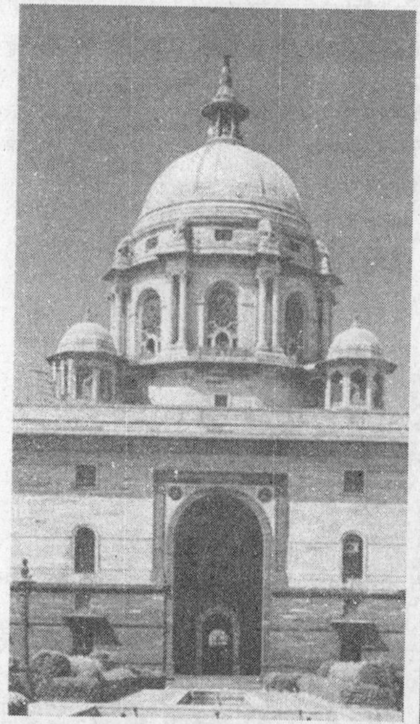

उच्च माध्यमिक शिक्षक

पात्रता परीक्षा (ऑनलाइन)

राजनीति विज्ञान

लेखक
प्रदीप श्रीवास्तव

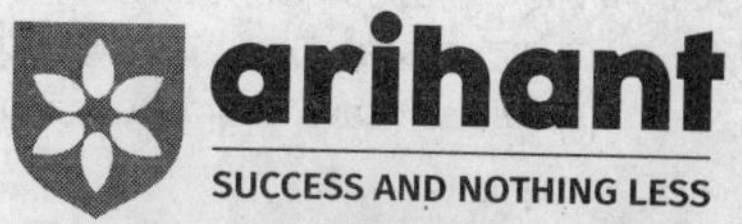

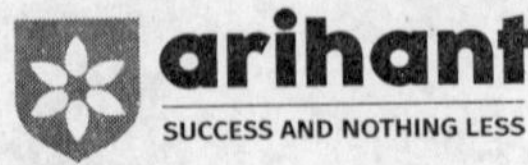

अरिहन्त पब्लिकेशन्स (इण्डिया) लिमिटेड

सर्वाधिकार सुरक्षित

卐 © प्रकाशक

इस पुस्तक के किसी भी अंश का पुनरुत्पादन या किसी प्रणाली के सहारे पुनर्प्राप्ति का प्रयास अथवा किसी भी तकनीकी तरीके–इलेक्ट्रॉनिक, मैकेनिकल, फोटोकॉपी, रिकॉर्डिंग या वेब माध्यम से प्रकाशक की अनुमति के बिना वितरण नहीं किया जा सकता है। 'अरिहन्त' ने अपने प्रयास से इस पुस्तक के तथ्यों तथा विवरणों को उचित स्रोतों से प्राप्त किया है। पुस्तक में प्रकाशित किसी भी सूचना की सत्यता के प्रति तथा इससे होने वाली किसी भी क्षति के लिए प्रकाशक, सम्पादक, लेखक अथवा मुद्रक जिम्मेदार नहीं हैं।

सभी प्रतिवाद का न्यायिक क्षेत्र 'मेरठ' होगा।

卐 **रजि. कार्यालय**

'रामछाया' 4577/15, अग्रवाल रोड, दरिया गंज, नई दिल्ली- 110002

फोन: 011-47630600, 43518550

卐 **मुख्य कार्यालय**

कालिन्दी, टी०पी० नगर, मेरठ (यूपी)– 250002

फोन: 0121-7156203, 7156204

卐 **शाखा कार्यालय**

आगरा, अहमदाबाद, बरेली, बंगलुरु, चेन्नई, दिल्ली, गुवाहाटी, हैदराबाद, जयपुर, झाँसी, कोलकाता, लखनऊ, नागपुर तथा पुणे

卐 **मूल्य** ₹ 410.00

PO No : TXT-59-T067407-09-25

PUBLISHED BY ARIHANT PUBLICATIONS (INDIA) LTD.

'अरिहन्त' की पुस्तकों के बारे में अधिक जानकारी के लिए हमारी वेबसाइट **www.arihantbooks.com** पर लॉग इन करें या **info@arihantbooks.com** पर सम्पर्क करें।

Book Available at

amazon Flipkart 

जुड़ें Arihant Publications Official

Telegram Channel से

अपनी परीक्षा की तैयारी को बनाएँ और आसान

जुड़ने के लिए QR Code Scan करें

- New Releases Update
- लाइव Classes Schedule
- करेण्ट अफेयर्स Quiz
- स्टडी नोट्स
- Previous Year's Exam Questions Papers

जुड़ें Arihant Publications Official

WhatsApp Channel से

और रहें अपडेट

जुड़ने के लिए QR Code Scan करें

- Daily करेण्ट अफेयर्स
- Free Online Mock Tests
- Latest Job Alert and Notifications
- New Releases Update

Subscribe करें EXAM with ARIHANT

You Tube Channel से

और करें परीक्षा की तैयारी FREE में

जुड़ने के लिए QR Code Scan करें

- Live Classes
- Exam नोटिफिकेशन
- Exam Cut-Off
- Daily करेण्ट अफेयर्स
- PYQs Solutions
- परीक्षा की रणनीति by Experts

विषय-सूची

परीक्षा का प्रारूप व पाठ्यक्रम

(भाग ब)

परीक्षा का प्रारूप

भाग 'ब' 120 अंकों का होगा एवं इस प्रश्न–पत्र में 120 बहुविकल्पीय प्रश्न पूछे जाएँगे। इसकी विषय–वस्तु का स्तर स्नातक स्तर के समकक्ष होगा। इस प्रश्न–पत्र में प्रश्न मध्य प्रदेश राज्य के कक्षा 9 व 10 के प्रचलित पाठ्यक्रम/पाठ्य–पुस्तकों की विषय–वस्तु पर आधारित होंगे, लेकिन इनका कठिनाई स्तर एवं सम्बद्धता स्नातक स्तर तक की हो सकती है। प्रश्न–पत्र की अवधारणा, समस्या समाधान और पेडागाजी की समझ पर आधारित होगी।

परीक्षा का पाठ्यक्रम

1. **राजनीति विज्ञान** परिभाषा, प्रकृति व क्षेत्र, प्रकृति के राजनीतिक सिद्धान्त (परम्परावादी व आधुनिक), व अन्य विषयों से सम्बन्ध।
2. **शक्ति एवं अधिकार** राज्य की उत्पत्ति साम्राज्यवाद, बाहुल्यवादी आलोचना।
3. **नागरिक अधिकार** मौलिक अधिकार एवं कर्त्तव्य, राज्य के नीति–निदेशक तत्त्व, मानव अधिकार, स्वतन्त्रता, समानता एवं न्याय।
4. **प्रजातन्त्र** प्रजातन्त्र का अर्थ, प्रतिनिधित्व के सिद्धान्त, विकास एवं कल्याणकारी राज्य, व्यवस्थापिका, कार्यपालिका एवं न्यायपालिका। शक्ति पृथक्करण के सिद्धान्त।
5. **संविधान** अर्थ, संविधान के स्रोत, संविधान के प्रकार, शासन प्रणालियाँ, संसदीय एवं अध्यक्षीय शासन प्रणाली, एकात्मक व संघीय शासन प्रणाली। दलीय पद्धति, दबाव समूह।
6. **भारतीय राष्ट्रीय आन्दोलन** का संक्षिप्त इतिहास।
7. **निर्वाचन आयोग**
8. **संघीय शासन** अर्थ, परिभाषा एवं विशेषताएँ, राष्ट्रपति, संसद, कैबिनेट एवं प्रधानमन्त्री, सर्वोच्च न्यायालय।
9. **राज्य शासन** राज्यपाल, विधानपरिषद और मुख्यमन्त्री। केन्द्र व राज्य सम्बन्ध।
10. **राष्ट्रीय एवं क्षेत्रीय राजनीतिक दल** भारतीय राजनीति के मुख्य मुद्दे–जाति, धर्म, भाषा, क्षेत्रीयता, गरीबी।

11. **राजनैतिक चिन्तन का स्वरूप**

- भारतीय राजनीतिक विचारक–कौटिल्य, राजा राममोहन राय, दयानन्द सरस्वती, महात्मा गाँधी, डॉ. बी. आर. अम्बेडकर, लोकमान्य तिलक।
- पाश्चात्य राजनैतिक चिन्तक–सुकरात, प्लेटो, अरस्तू, रूसो, मैकयावली।

12. **राजनैतिक विचारधाराएँ** उदारवाद, समाजवाद, मॉर्क्सवाद, गाँधीवाद।

13. **विश्व की महत्त्वपूर्ण शासन प्रणालियाँ**

- ब्रिटेन, संयुक्त राज्य अमेरिका व स्विट्जरलैण्ड की शासन प्रणाली।
- संयुक्त राज्य अमेरिका तथा स्विट्जरलैण्ड के संविधान संशोधन प्रक्रिया का तुलनात्मक अध्ययन।

14. **भारत एवं अन्तर्राष्ट्रीय सम्बन्ध**

- विश्व राजनीति में भारत की स्थिति, भारत का अन्य राष्ट्रों में सम्बन्ध।
- भारत की विदेशी नीति–सिद्धान्त, उद्देश्य, तत्त्व एवं उनकी समस्याएँ।
- संयुक्त राष्ट्र संगठन, कार्यप्रणाली, निःशस्त्रीकरण, अन्तर्राष्ट्रीय वित्तीय संस्थाएँ।
- भारत तथा संयुक्त राष्ट्र, भारत तथा दक्षेस, (SAARC) भारत तथा आसियान (ASEAN), भारत तथा यूरोपीय साझा व्यापार।
- वैश्वीकरण एवं निःशस्त्रीकरण।

15. **लोक प्रशासन**

- अर्थ, प्रकृति एवं क्षेत्र, लोक प्रशासन एवं निजी प्रशासन में अन्तर, लोक प्रशासन की अध्ययन पद्धतियाँ।
- केन्द्रीकरण एवं विकेन्द्रीकरण तथा शक्ति का हस्तान्तरण।
- कार्मिक प्रशासन, भर्ती, पदोन्नति, प्रशिक्षण, संघीय लोक सेवा आयोग।
- वित्तीय प्रशासन, बजट, भारत में बजट निर्माण की प्रक्रिया।
- विकास, प्रशासन, नौकरशाही–प्रकृति एवं कार्य।
- लोकपाल एवं लोकायुक्त।

सॉल्वड पेपर
परीक्षा तिथि 07 फरवरी, 2019

मध्य प्रदेश उच्च माध्यमिक शिक्षक पात्रता परीक्षा

राजनीति विज्ञान

1. संयुक्त राज्य अमेरिका में संवैधानिक संशोधन की पुष्टि कैसे की जाती है?
(a) संयुक्त राज्य अमेरिका के उच्चतम न्यायालय द्वारा
(b) संयुक्त राज्य अमेरिका के राष्ट्रपति द्वारा
(c) या तो राज्यों (38) की 3/4 विधानसभाओं द्वारा या तीन-चौथाई राज्यों (38) के सम्मेलनों द्वारा
(d) संयुक्त राज्य अमेरिका के लोगों द्वारा

2. सरकार की निम्नलिखित में से किस व्यवस्था में शक्तियों के पृथक्करण में सबसे अच्छा हासिल किया है?
(a) सरकार की अर्ध-अध्यक्षीय व्यवस्था
(b) सरकार की सत्तावादी व्यवस्था
(c) संसदीय व्यवस्था
(d) सरकार की अध्यक्षीय व्यवस्था

3. प्रतिनिधित्व का दर्पण सिद्धान्त प्रस्तुत करता है कि
(a) प्रतिनिधित्व तभी उचित हो सकता है जब प्रतिनिधियों के संयोजन में जनसंख्या के भीतर समूहों के सटीक प्रतिशत परिलक्षित हों।
(b) यदि प्रतिनिधि महज एक निर्वाचन क्षेत्र के प्रतिनिधि के रूप में कार्य करता है, तो यह प्रतिनिधित्व पर्याप्त होगा।
(c) यदि समाज का लघु संस्करण बनाती है, तो एक विधायिका सूक्ष्म जगत होगी।
(d) विधायिका प्रतिनिधि होगी यदि निर्वाचित विधायक को गणनीय लेकिन स्वतन्त्र बनाया जाए।

4. ''लोक प्रशासन सांस्कृतिक परिसर का एक हिस्सा है और यह न केवल कार्य करवाता है बल्कि कार्य करता भी है। वास्तव में यह अपने आदर्श रूप में मनुष्य के कल्याण के साथ एक महान रचनात्मक शक्ति है।'' यह निम्नलिखित प्रतिष्ठित विद्वानों में से किसी एक के द्वारा व्यक्त राय है
(a) सी.पी. भांबरी (b) मार्शल ई. डिमॉक
(c) ड्वाइट वाल्डो (d) एफ. ए. नीग्रो

5. एच.जे. लॉस्की ने राज्य सम्प्रभुता के सिद्धान्त के लिए व्यावहारिक वैधता का परीक्षण किससे किया था?
(a) ऑर्थर बेंटले (b) एल. डुगिट
(c) एफ. डब्ल्यू. मैटलैण्ड (d) विलियम जेम्स

6. सार्क खाद्य बैंक को आपातकाल और खाद्य कमी के दौरान सार्क क्षेत्र के लोगों को खाद्य सुरक्षा प्रदान करने के लिए राष्ट्रीय प्रयासों के पूरक हेतु स्थापित किया गया है। अनाज के सबसे बड़े हिस्से वाला देश है
(a) भारत (b) पाकिस्तान (c) श्रीलंका (d) बांग्लादेश

7. ''उरुग्वे राउण्ड'' अक्सर इन अन्तर्राष्ट्रीय संगठनों के सन्दर्भ में सुना जाता है?
(a) विश्व व्यापार संगठन (डब्ल्यूटीओ)
(b) विश्व बैंक समूह
(c) खाद्य और कृषि संगठन (एफएओ)
(d) जलवायु परिवर्तन पर संयुक्त राष्ट्र फ्रेमवर्क कन्वेंशन (यूएनएफसीसीसी)

8. ''सार्वजनिक स्वास्थ्य और स्वच्छता; अस्पताल और दवाइयाँ'' .... में एक प्रविष्टि है।
(a) राज्य सूची (b) इनमें से कोई नहीं
(c) संघ सूची (d) समवर्ती सूची

9. भारत सरकार ने .... की अध्यक्षता में ''राज्य पुनर्गठन आयोग, 1955" का गठन किया।
(a) एच.एन. कुंजरु (b) एन. माधव राव
(c) एस. फैजल अली (d) के. एम. पानीक्कर

10. .... नीति उद्देश्यों के नौकरशाही प्रतिक्रिया को समझने के क्रम में 'संस्था विचारधारा' की बात करते हैं।
(a) जॉन पियरे (b) मेयर्स
(c) बी. गाई पीटर (d) वेरसेंगर

11. .... राज्यों में लोक शिकायत और भ्रष्टाचार शिकायतों पर कार्यवाही करता है।
(a) भ्रष्टाचार-विरोधी ब्यूरो (b) लोकपाल
(c) लोकायुक्त (d) प्रशासनिक प्राधिकरण

12. .... सरकार के सभी स्तरों को ग्राम पंचायतों के प्रबन्धन में अपना काम करने और उन्हे अपना काम स्व-शासन की इकाई के रूप में कार्य करने में सक्षम बनाने के लिए अधिकार प्रदान करने के लिए आज्ञा देता है।
(a) अनुच्छेद 42 (b) अनुच्छेद 43
(c) अनुच्छेद 40 (d) अनुच्छेद 44

13. .... सरकार की उप-राष्ट्रीय इकाइयों के सृजन और सुदृढ़ीकरण का वर्णन करता है, वे गतिविधियाँ जो मूल रूप से केन्द्र सरकार के प्रत्यक्ष नियन्त्रण से बाहर हैं।
(a) विकेन्द्रीकरण (b) नौकरशाही से मुक्ति
(c) प्रतिनिधान (d) हस्तान्तरण

14. .... का कहना था कि लोक सेवकों को 'राजनैतिक उदासीनता' को 'कार्यक्रम उदासीनता' नहीं मान लेना चाहिए।
(a) पॉल एच. एप्लेबी (b) लोक सेवा अधिनियम
(c) रिचर्ड विल्सन (d) लोक सेवा संहिता

15. इनमें से किसने विकेन्द्रीकरण सम्बन्धी लेख में 'अवास्तविक विकेन्द्रीकरण' का उल्लेख किया था?
(a) जेम्स फिस्लर (b) ब्रैन्केटी
(c) डर्मस (d) शिनेडर

16. अन्तर्राष्ट्रीय समुद्री संगठन (आईएमओ) को विनिमयित करने के लिए अनिवार्य है
(a) विवादित क्षेत्रों से हाइड्रोकार्बन निष्कर्षण
(b) महासागर धाराओं, ज्वारों और लहरों में जलवायु से सम्बन्धित पैरामीटर
(c) अन्तर्राष्ट्रीय पानी में शिपिंग
(d) समुद्री दावों से सम्बन्धित क्षेत्राधिकार मुद्दों को हल करना

17. अनुच्छेद 48A के तहत् पर्यावरण और वन और वन्यजीवों की सुरक्षा को भारत के संविधान में निम्न द्वारा शामिल किया गया है
(a) 44वें संवैधानिक संशोधन
(b) 42वें संवैधानिक संशोधन
(c) पहले संवैधानिक संशोधन
(d) 52वें संवैधानिक संशोधन

18. संविधान के बुनियादी ढाँचे में संशोधन करने का अधिकार संसद को नहीं है। यह सर्वोच्च न्यायालय द्वारा निम्न में लिया गया फैसला था
(a) शंकर प्रसाद बनाम भारतीय संघ
(b) केशवानन्द भारती बनाम केरल राज्य
(c) गोलकनाथ बनाम पंजाब राज्य
(d) मिनर्वा मिल्स केस

19. वह अधिनियम जो संसद द्वारा संविधान के प्रारम्भ होने के लिए नागरिक अनुवर्ती के अधिग्रहण और समापन के लिए प्रदान करने हेतु है
(a) भारतीय नागरिकता अधिनियम, 1955
(b) भारतीय नागरिकता अधिनियम, 1956
(c) भारतीय नागरिकता अधिनियम, 1957
(d) भारतीय नागरिकता अधिनियम, 1954

20. भारतीय संविधान के तहत् मौलिक कर्त्तव्यों को किस अनुच्छेद के तहत् रखा गया है?
(a) अनुच्छेद 51 A (b) अनुच्छेद 52
(c) अनुच्छेद 51 (d) अनुच्छेद 50

21. निम्नलिखित में से किस भारतीय संविधान के तहत्, अनुच्छेद 21 A रखा गया था?
(a) 73वाँ संवैधानिक संशोधन अधिनियम, 1993
(b) 86वाँ संवैधानिक संशोधन अधिनियम, 2002
(c) 42वाँ संवैधानिक संशोधन अधिनियम, 1976
(d) 44वाँ संवैधानिक संशोधन अधिनियम, 1978

22. संविधान के अनुच्छेद 80 के तहत्, राष्ट्रपति के पास विज्ञान, कला, साहित्य इत्यादि से सम्बन्धित विशेष ज्ञान और व्यावहारिक अनुभव रखने वाले व्यक्तियों में से .... व्यक्तियों को राज्यसभा में मनोनीत किए जाने का प्रावधान है।
(a) एक (b) दस
(c) पाँच (d) बारह

23. भारतीय संसद में विभाग से सम्बन्धित स्थायी समितियों की संख्या कितनी है?
(a) 22 (b) 23
(c) 21 (d) 24

24. भारतीय संविधान में, बजट को निम्न रूप से सन्दर्भित किया जाता है
(a) वार्षिक व्यय विवरण (b) वार्षिक राजस्व विवरण
(c) वार्षिक बजट विवरण (d) वार्षिक वित्तीय विवरण

25. लोक प्रशासन में नए लोक प्रशासन के समर्थकों ने .... पर अधिक बल दिया है।
(a) कल्याण मामलों (b) अनुभवजन्य मुद्दे
(c) सेवा वितरण सुधार (d) मानक चिन्ताओं

26. भाषाई अल्पसंख्यकों के लिए अधिकारी के प्रावधान का उल्लेख हमारे संविधान के किस अनुच्छेद में किया गया है?
(a) अनुच्छेद 350 B (b) अनुच्छेद 324
(c) अनुच्छेद 76 (d) अनुच्छेद 148

27. अनुच्छेद 61 में दी गई प्रक्रिया के मुताबिक, भारत के कितने राष्ट्रपतियों पर अब तक महाभियोग लगाया गया है?
(a) 3 (b) 1
(c) किसी पर नहीं (d) 2

28. बाण्डुंग सम्मेलन (1955) निम्नलिखित में से किस से सम्बन्धित है?
(a) नई दुनिया की जानकारी और संचार आदेश
(b) शान्तिपूर्ण सह अस्तित्व भारत और चीन के पाँच सिद्धान्त
(c) कर्क रेखा और मकर रेखा के बीच के पूरी तरह से या आँशिक रूप से सनशाइन देशों के बीच समझौता
(d) गैर-गठबन्धन आन्दोलन के लिए रास्ता आगे बढ़ाना

29. अनुसूचित जातियों के लिए अलग राष्ट्रीय आयोग निम्न वर्ष में अस्तित्व में आया
(a) 2004 (b) 2006
(c) 2000 (d) 2002

30. अन्तर्राष्ट्रीय उत्तर-दक्षिण परिवहन गलियारे (आईएनएसटीसी) पर क्रमश: सुदूर दक्षिणी और सुदूर उत्तरी केन्द्र निम्न है
(a) मुम्बई और मॉस्को (b) जकार्ता और अजरबैजान
(c) काबुल और ब्लादिवोस्तोक (d) कोलम्बो और चबहर

31. भारत सरकार में बजट प्रणाली का उत्पत्ति वर्ष .... को माना जा सकता है।
(a) 1858 (b) 1919
(c) 1935 (d) 1860

32. सिक्किम को .... वर्ष में भारतीय संघ के एक पूर्ण राज्य के रूप में दर्जा मिला था।
(a) 1978 (b) 1972
(c) 1980 (d) 1975

33. किसने माना कि राज्य की तरह नौकरशाही एक ऐसा माध्यम है, जिसके द्वारा प्रमुख वर्ग अन्य सामाजिक वर्गों पर अपने प्रभुत्व का उपयोग करती है?
(a) मैक्स वेबर (b) कार्ल मार्क्स
(c) रॉबर्टो मिशेल (d) लेनिन

34. निम्नलिखित में से किस मामले में सुप्रीम कोर्ट ने कहा कि, दो के बीच संघर्ष की स्थिति में मौलिक अधिकारों को नीति निर्देशक तत्त्वों पर प्राथमिकता मिलेगी?
(a) मद्रास राज्य बनाम चम्पाकम दोरइराजन
(b) गोकुलनाथ बनाम पंजाब राज्य
(c) गोपालन बनाम मद्रास राज्य
(d) मेनका गाँधी बनाम भारत संघ

35. सरकार ने 1996 में अनुसूचित क्षेत्रों से पंचायत विस्तार (पीईएसए) अधिनियम को लागू किया था। निम्नलिखित में से कौन-सा उद्देश्य, इसके उद्देश्य के रूप में पहचाना नहीं गया है?
(a) पारम्परिक अधिकारों को पहचानने के लिए
(b) जनजातीय लोगों को शोषण से मुक्त करने के लिए
(c) स्व-शासन प्रदान करने के लिए
(d) जनजातीय क्षेत्रों में स्वतन्त्र क्षेत्रों को बनाने के लिए

36. वह संसदीय प्रक्रिया जो सरकार को बजट की प्रस्तुति और इसके अनुमोदन के बीच के समय के दौरान सरकारी खर्चों को पूरा करने के लिए भारत के समेकित निधि से कुछ धन का उपयोग करने में सक्षम बनाता है, निम्न कहलाती है
(a) निन्दा प्रस्ताव (b) व्यवस्था का प्रश्न
(c) लेखानुदान (d) इनमें से कोई नहीं

37. राष्ट्रपति द्वारा अनुच्छेद 352 के तहत् राष्ट्रीय आपातकाल की घोषणा निम्न में से किस आधार पर नहीं की जा सकती है?
(a) सशस्त्र विद्रोह (b) युद्ध
(c) वित्तीय अस्थिरता (d) बाह्य अभ्याक्रमण

38. भारत के राष्ट्रपति के पास इनकी नियुक्ति का अधिकार नहीं है
(a) राज्य के राज्यपाल (b) राज्य लोक सेवा आयोग के अध्यक्ष
(c) केन्द्रीय मन्त्री (d) उच्च न्यायालय के न्यायाधीश

39. शून्य बेस बजट के निर्माता कौन हैं?
(a) विलड्वस्की (b) पीटर ए. फयर
(c) लेरॉय बीयूलिओ (d) वालपोल

40. प्रशासनिक विचारों के विकास के तीसरे चरण को चिह्नित करने के प्रबन्धन के लिए मानव सम्बन्ध दृष्टिकोण का अग्रणी कौन है?
(a) एल्टन मेयो (b) एफ.डब्लू. टेलर
(c) मैरी फोलेट (d) चेस्टर बर्नार्ड

41. भारतीय विधानमण्डल निम्नलिखित में से किसके माध्यम से 'द्विसदनी' बन गया?
(a) मॉण्टेग-चेम्सफोर्ड सुधार
(b) भारत सरकार अधिनियम, 1935
(c) भारतीय परिषद् अधिनियम, 1909
(d) भारतीय परिषद् अधिनियम, 1892

42. मेकांग-गंगा सहयोग परियोजना है
(a) भारत और कुछ पूर्वी एशियाई राष्ट्रों के बीच पर्यटन, संस्कृति, शिक्षा और परिवहन सम्बन्धों में सहयोग
(b) भारतीय और म्याँमार से जुड़ा एक द्विपक्षीय निवेश समझौता
(c) भारत और आसियान के बीच एक सुरक्षा समझौता
(d) पूर्वी एशियाई देशों और भारत के साथ संयुक्त सीमा अभ्यास

43. संविधान सभा की कार्यविधि के नियमों की समिति का अध्यक्ष कौन था?
(a) जी.वी. मावालंकर (b) बी. पट्टाभि सीतारमैय्या
(c) अल्लादी कृष्णस्वामी अय्यर (d) राजेन्द्र प्रसाद

44. संविधान सभा की राज्य समिति के अध्यक्ष कौन थे?
(a) के. एम. मुन्शी (b) जे.बी. कृपलानी
(c) जवाहर लाल नेहरू (d) राजेन्द्र प्रसाद

45. संविधान सभा की मसौदा समिति के अध्यक्ष कौन थे?
(a) जी.वी. मावलंकर (b) डॉ. बी.आर. अम्बेडकर
(c) जवाहर लाल नेहरू (d) राजेन्द्र प्रसाद

46. संविधान सभा के कार्यों पर समिति के अध्यक्ष कौन थे?
(a) जी.वी. मावलंकर (b) डॉ. बी.आर. अम्बेडकर
(c) जवाहर लाल नेहरू (d) राजेन्द्र प्रसाद

47. भारत के समेकित निधि से धन लेने का प्राधिकरण किसके पास है?
(a) केन्द्रीय वित्त मन्त्री (b) भारत की संसद
(c) भारत कर राष्ट्रपति (d) भारत के प्रधानमन्त्री

48. भारत के सुप्रीम कोर्ट में न्यायाधीश की संख्या में वृद्धि करने की शक्ति इनके पास निहित है
(a) भारत के प्रमुख न्यायधीश (b) भारत की संसद
(c) भारत के राष्ट्रपति (d) भारत के प्रधानमन्त्री

49. हमारी सरकार के तीन अंगों के बीच शक्ति का सन्तुलन सुनिश्चित करने के लिए संविधान ....
(a) एक अंग को दूसरे का सहायक बनाता है।
(b) एक अंग को शक्तिशाली और अन्य दो को उसके नीचे रखता है।
(c) सभी अंगों को एकीकृत करता है।
(d) प्रत्येक अंग के लिए शक्तियों और कार्यों को अलग करता है।

50. निम्नलिखित में से किसने सम्प्रभु (सॉवरेन) की शक्ति पर कानूनी सीमाएँ लगाई हैं?
(a) थॉमस हॉब्स (b) जीन बोडिन
(c) जे.जे. रूसो (d) जॉन लॉके

51. निम्नलिखित में से कौन भारत के चौथे राष्ट्रपति थे?
(a) जैल सिंह (b) वी.वी. गिरि
(c) जाकिर हुसैन (d) नीलम संजीवा रेड्डी

52. निम्नलिखित में से कौन, वर्ष 2000 में भारत सरकार द्वारा गठित ''संविधान के कार्य की समीक्षा करने के लिए राष्ट्रीय आयोग'' के अध्यक्ष थे?
(a) न्यायमूर्ति ए.एस. आनन्द (b) न्यायमूर्ति ए.एम. अहमदी
(c) न्यायमूर्ति जे.एस. वर्मा (d) न्यायमूर्ति एम.एन. वेंकटचलैया

53. निम्नलिखित में से कौन पण्डित जवाहरलाल नेहरू द्वारा नियुक्त राज्य पुनर्गठन आयोग (एसआरसी) के सदस्य नहीं थे?
(a) डॉ. हृदयनाथ कुंजरु (b) बी. पट्टाभि सीतारमैय्या
(c) डॉ. के.एम. पणिक्कर (d) न्यायमूर्ति एस. फजल अली

54. धन विधेयक को इनकी पूर्व सहमति के साथ संसद में पेश किया जाता है
(a) अध्यक्ष (b) राष्ट्रपति
(c) प्रधानमन्त्री (d) वित्त मन्त्री

55. पंचायती राज संस्थाओं की कार्यप्रणाली की पड़ताल करने तथा उन्हें सशक्त करने के उपायों के विषय में सुझाव देने के लिए अशोक मेहता समिति का गठन कब किया गया था?
(a) 1978 (b) 1968
(c) 1977 (d) 1973

56. किसने परिभाषित किया कि "बजट विकल्प, नीतियाँ और दर्शन हैं और जिस तरह से बजट बनाए जाते हैं, सरकार की पसन्द, नीतियों और दर्शन को दर्शाते हैं। बजट, सरकार का जीवन रक्त है"?
(a) फ्रेडरिकसन (b) एलन शिक
(c) बर्ट्रोम ग्रोस (d) निकोलस हेनरी

57. सभी निकायों और प्राधिकरणों की प्राप्तियों और व्यय का लेखा-जोखा और रिपोर्ट करना किसका कर्त्तव्य है, जो संघ या राज्य के राजस्व से मूल रूप से वित्तपोषित है?
(a) सीएजी
(b) गवर्नर, आरबीआई
(c) कम्पनी और कॉर्पोरेट मामलों के केन्द्रीय मन्त्री
(d) केन्द्रीय मन्त्री वित्त

58. संयुक्त राष्ट्र मुक्ति पर्यवेक्षक सेना (यूएनडीओएफ) इनके बीच युद्धविराम बनाए रखता है
(a) सऊदी अरब और कुवैत
(b) कुवैत और इराक
(c) सीरिया और इजरायल
(d) जॉर्डन और इजिप्ट (मिस्र)

59. अधिकार-पृच्छा आदेश को इस आधार पर जारी किया जा सकता है
(a) सार्वजनिक कार्यालय के गैरकानूनी व्यवसाय
(b) निचली अदालत के आदेश को रद्द करने के लिए
(c) गैरकानूनी हिरासत
(d) उपरोक्त सभी

60. भारत में ब्रिटिश शासन की अवधि के दौरान, भारतीय वैधानिक आयोग को लोकप्रिय रूप से इस नाम से जाना जाता है?
(a) हण्टर आयोग (b) कैबिनेट मिशन
(c) साइमन आयोग (d) सैडलर आयोग

61. उदारतावाद के पुराने और नए संस्करणों के बीच का अन्तर, निम्नलिखित में से किस जोड़ीदार विचारकों द्वारा संक्षेप में प्रस्तुत किया गया है?
(a) जॉन लोके और एच.जे. लॉस्की
(b) हरबर्ट स्पेन्सर और एल.टी. हॉबहाउस
(c) हरबर्ट स्पेन्सर और टी.एच. ग्रीन
(d) जॉन लोके और बी. बोसनक्वेट

62. संवैधानिक उपचारों के अधिकार निम्न हैं
(a) कानूनी अधिकार (b) संवैधानिक अधिकार
(c) प्राकृतिक अधिकार (d) मौलिक अधिकार

63. इन्द्रजीत गुप्ता समिति निम्न में से सम्बन्धित है
(a) राजनीति का आपराधिकरण
(b) चुनावों के राज्य वित्त पोषण
(c) राजनीतिक दलों के पन्जीकरण
(d) विरोधी दल-बदल कानून

64. किस संयुक्त राष्ट्र संस्था के पास अन्तर्राष्ट्रीय शान्ति और सुरक्षा के रख-रखाव के साथ-साथ संयुक्त राष्ट्र (यूएन) में नए सदस्यों के प्रवेश की सिफारिश करने का अधिदेश है?
(a) अन्तर्राष्ट्रीय न्यायालय
(b) संयुक्त राष्ट्र सचिवालय
(c) संयुक्त राष्ट्र सुरक्षा परिषद्
(d) संयुक्त राष्ट्र ट्रस्टीशिप काउन्सिल

65. कौन-सा अनुच्छेद सुप्रीम कोर्ट के रिट क्षेत्राधिकार से सम्बन्धित है?
(a) 129 (b) 124
(c) 13 (d) 32

66. किस अनुच्छेद में संघ की आधिकारिक भाषा के रूप में देवनागरी लिपि में हिन्दी को शामिल किया गया है?
(a) अनुच्छेद 342 (b) अनुच्छेद 347
(c) अनुच्छेद 343 (d) अनुच्छेद 349

67. 1809 में स्थापित लोकपाल संस्थान बनाने वाला पहला देश कौन-सा है?
(a) नीदरलैण्ड (b) यूएसए
(c) स्वीडन (d) नॉर्वे

68. निम्नलिखित भाषाओं में से कौन-सी संविधान (इकहत्तर संशोधन) अधिनियम, 1992 द्वारा प्रविष्ट नहीं की गई थी?
(a) नेपाली (b) डोगरी
(c) मणिपुरी (d) कोंकणी

69. संविधान का कौन-सा अनुच्छेद, विशिष्ट परिस्थितियों में जरूरतों को पूरा करने के लिए संसद को अखिल भारतीय सेवाएँ (एआईएस) सृजित करने हेतु अधिकृत करता है?
(a) 326 (b) 312
(c) 332 (d) 335

70. संसद द्वारा बजट प्रस्तावों की समीक्षा और अनुमोदन के लिए निम्नलिखित में से कौन-सा दूसरा चरण है?
(a) बजट पर सामान्य चर्चा
(b) वित्त बिल पास करना
(c) स्वीकृति बिल पास करना
(d) मतदान पर चर्चा और अनुदानों की माँग करना

71. भारत के संविधान में निम्नलिखित में से किसकी स्थापना हेतु उसका उल्लेख नहीं किया गया है?
(a) नीति आयोग (b) संघ लोक सेवा आयोग
(c) वित्त आयोग (d) चुनाव आयोग

72. निम्नलिखित कार्यों में से कौन चुनाव आयोग से सम्बन्धित नहीं है?
(a) हर राज्य की संसद और विधानसभा के सभी चुनावों को करवाना
(b) निर्वाचन सम्बन्धी भूमिकाओं की तैयारी के नियन्त्रण और निर्देशन
(c) राजनीतिक दलों की स्थापना को मन्जूरी
(d) विधायिकाओं के चुनावों के सम्बन्ध में प्रावधान बनाना

73. निम्नलिखित प्रकरणों में से किसने संसद को 24वें संवैधानिक संशोधन अधिनियम को लागू करने के लिए प्रेरित किया?
(a) शंकर प्रसाद बनाम भारतीय संघ
(b) केशवानन्द भारती बनाम केरल राज्य
(c) गोलकनाथ बनाम पंजाब राज्य
(d) मिनर्वा मिल्स केस

74. किस अनुसूची में राज्यों के राज्यपाल और राष्ट्रपति के लिए प्रावधान निहित है?
(a) दूसरी अनुसूची (b) तीसरी अनुसूची
(c) चौथी अनुसूची (d) पहली अनुसूची

75. किस अनुसूची में प्रशासन और नियन्त्रण और अनुसूची क्षेत्रों और अनुसूचित जनजातियों के लिए प्रावधान निहित है?
(a) तीसरी अनुसूची (b) चौथी अनुसूची
(c) छठवीं अनुसूची (d) पाँचवीं अनुसूची

76. कौन-सी अनुसूची, पंचायतों के कार्यों की गणना करती है?
(a) बारहवीं अनुसूची (b) दसवीं अनुसूची
(c) नौवीं अनुसूची (d) ग्यारहवीं अनुसूची

77. भारतीय संविधान में प्रदान की गई योजना के आधार पर केन्द्र और राज्यों के बीच शक्तियों का बँटवारा निम्नलिखित में से कौन-सा है?
(a) मॉण्टेग्यू-चेम्सफोर्ड अधिनियम, 1919
(b) भारत सरकार अधिनियम, 1935
(c) भारतीय स्वतन्त्रता अधिनियम, 1947
(d) राष्ट्रीय सेवा अधिनियम, 1972

78. बाल गंगाधर तिलक के बारे में निम्नलिखित में से कौन-सा कथन सही नहीं है?
(a) बाल गंगाधर तिलक का राष्ट्रवाद माजिनी से प्रभावित था
(b) बाल गंगाधर तिलक उग्रवादी तरीकों पर उदारवादी थे
(c) बाल गंगाधर तिलक के राष्ट्रवाद में पुनरुत्थानवादी अभिविन्यास था
(d) बाल गंगाधर तिलक ने स्वराज को लोगों का जन्म अधिकार माना

79. निम्न में से क्या प्रशासनिक तथा कार्मिक पुनरुद्धार कार्यक्रम में आरम्भिक महत्त्वपूर्ण अभिलेखों में से एक है, जो कार्मिक प्रशासन के विभिन्न पहलुओं पर ध्यान केन्द्रित करता है?
(a) भर्ती नीति तथा पद्धतियों के सन्दर्भ में यूपीएससी रिपोर्ट
(b) लोक प्रशासन के सन्दर्भ में गोरवाला का अध्ययन
(c) चतुर्थ केन्द्रीय वेतन आयोग
(d) सरकारिया आयोग की रिपोर्ट

80. यूरोपीय संघ के निर्माण में निम्नलिखित में से कौन परिणामित हुआ?
(a) पोर्ट्मसमाउथ की सन्धि (b) मास्ट्रिच सन्धि
(c) पेरिस घोषणा (d) रोम घोषणा

81. G-77, विकासशील देशों के गठबन्धन के बारे में निम्नलिखित में से कौन-सा सही है?
(a) इसने गैर-निरपेक्ष आन्दोलन (एनएएम), 1961 की स्थापना की
(b) विकासशील देशों के बीच आर्थिक और तकनीकी सहयोग को बढ़ावा देना
(c) एक अनौपचारिक समूह होने के नाते, यह आधिकारिक तौर पर संयुक्त राष्ट्रों के निकायों द्वारा मान्यता प्राप्त नहीं है
(d) भारत और चीन, जी-77 के सह-संस्थापक हैं

82. निम्नलिखित में से किस संवैधानिक संशोधन में मौलिक कर्त्तव्यों को पेश किया गया है?
(a) 40वाँ (b) 39वाँ
(c) 41वाँ (d) 42वाँ

83. निम्नलिखित में से किस समिति ने सरकार के विधान और अन्य व्यवसाय की चर्चा के लिए समय आवण्टित करने की सिफारिश की?
(a) सामान्य प्रयोजन समिति
(b) सदन समिति
(c) नियम समिति
(d) व्यापार सलाहकार समिति

84. गाँधीवाद के निम्नलिखित पहलुओं में से कौन-सा हेनरी डी. थोरो से सर्वाधिक प्रभावित था?
(a) गाँधीजी का अहिंसा का सिद्धान्त
(b) गाँधीजी का अवज्ञा अभ्यास
(c) गाँधीजी का राज्य का सिद्धान्त
(d) गाँधीजी की कल्याणकारी राज्य की अवधारणा

85. कौन-सा प्राधिकरण राष्ट्रपति या उपराष्ट्रपति के चुनाव से सम्बन्धित मामलों पर फैसला करता है?
(a) सुप्रीम कोर्ट (b) संसद
(c) यूनियन कैबिनेट (d) चुनाव आयोग

86. किसने कहा कि केवल एक प्रशासनिक विज्ञान है, जिसे सार्वजनिक और निजी क्षेत्रों के लिए समान रूप से लागू किया जा सकता है?
(a) पीटर ड्रकर (b) हेनरी फेयोल
(c) जॉन गॉस (d) वूड्रो विल्सन

87. निम्न में से कौन-सा राज्य खाड़ी सहयोग परिषद् (जीसीसी) का सदस्य नहीं है?
(a) सऊदी अरब (b) कुवैत
(c) इराक (d) बहरीन

88. .... को प्रशासन की विविधीकृत एवं जटिल समस्याओं से पार पाने के लिए 1964 में प्रशासनिक सुधार विभाग में रूपान्तरित कर दिया गया था।
(a) अवलोकन एवं मूल्यांकन (ओ एण्ड एम) डिवीजन
(b) कार्मिक डिवीजन
(c) प्रशासनिक सुधार आयोग
(d) सचिवालय डिवीजन

89. ब्रिक्स में अपनाई गई "उदयपुर घोषणा" निम्न मामलों को निभाती है
(a) समेकित मौद्रिक नीतियाँ
(b) आपदा जोखिम न्यूनीकरण
(c) वनों की कटाई और भूमि क्षरण
(d) व्यापार सुविधा समझौता

90. शासन की अपनी रणनीति में, मैकियावेली ....
(a) धोखाधड़ी के बहिष्कार पर जोर देते हैं।
(b) बल और धोखाधड़ी को समान महत्त्व देते हैं।
(c) धोखाधड़ी से द्वितीय स्थान पर बल को रखते हैं।
(d) बल से अधिक धोखाधड़ी को महत्त्व देते हैं।

91. पूर्व-स्वतन्त्र भारत में अध्यक्ष रहने वाले एकमात्र अध्यक्ष कौन थे, जो कि स्वतन्त्र भारत में भी अध्यक्ष बने?
(a) जी वी मावलंकर (b) सर सानमुखम चेट्टी
(c) अब्दुर्रहीम (d) इब्राहिम रहीमतोला

92. निम्नलिखित उच्च न्यायालयों में से किसकी सीट मुख्यालय सम्बन्धित राज्य की राजधानी है?
(a) मध्य प्रदेश (b) ओडिशा
(c) हिमाचल प्रदेश (d) केरल

93. कार्टाजेना घोषणा, 1984 निम्न से सम्बन्धित है
(a) प्रवासी श्रमिकों के लिए आजीविका
(b) शरणार्थियों का संरक्षण
(c) अल्पसंख्यकों के लिए शैक्षिक अधिकार
(d) कामकाजी महिलाओं के लिए क्रेच की सुविधा

94. केन्द्रीय सतर्कता आयोग निम्न के द्वारा स्थापित किया गया था
(a) संवैधानिक प्रावधान (b) भारत सरकार
(c) भारत के राष्ट्रपति (d) संसद के अधिनियम

95. भारत सरकार द्वारा केन्द्रीय जाँच ब्यूरो की स्थापना .... में की गई थी।
(a) 1962 (b) 1965
(c) 1964 (d) 1963

96. केन्द्रीय सूचना आयोग में एक मुख्य सूचना आयुक्त होते हैं और निम्न में से अधिक नहीं शामिल होते हैं
(a) पाँच सूचना आयोग
(b) आठ सूचना आयोग
(c) दस सूचना आयोग
(d) छह सूचना आयोग

97. ब्रिटेन के संविधान को सरल बहुमत से आसानी से संशोधित किया जा सकता है, क्योकि
(a) ब्रिटिश न्यायशास्त्र साधारण कानून और संवैधानिक कानून के बीच कोई अन्तर नहीं करता है।
(b) ब्रिटेन का मन्त्रिमण्डल सर्वशक्तिमान है।
(c) संविधान लचीला है।
(d) ब्रिटेन में कानून की कोई न्यायिक समीक्षा नहीं है।

98. संविधान सभा के सदस्य थे
(a) सामन्ती राज्यों द्वारा द्योतित
(b) सरकार द्वारा मनोनीत
(c) लोगों द्वारा प्रत्यक्ष रूप से निर्वाचित
(d) प्रान्तीय विधानसभाओं द्वारा निर्वाचित

99. संविधान सभा को भारतीय संविधान का मसौदा तैयार करने में कुल कितना समय लगा?
(a) 2 वर्ष, 11 महीने, 14 दिन (b) 2 वर्ष, 11 महीने, 12 दिन
(c) 2 वर्ष, 11 महीने, 17 दिन (d) 2 वर्ष, 10 महीने, 17 दिन

100. 1949 के मूल संविधान के भाग D में निम्नलिखित में से कौन-सा एकमात्र क्षेत्र शामिल था?
(a) लक्षद्वीप
(b) दमन और दीव
(c) दादर और नागर हवेली
(d) अण्डमान और निकोबार द्वीपसमूह

उत्तरमाला

1.	*(c)*	2.	*(d)*	3.	*(a)*	4.	*(c)*	5.	*(d)*	6.	*(a)*	7.	*(a)*	8.	*(d)*	9.	*(c)*	10.	*(c)*
11.	*(c)*	12.	*(c)*	13.	*(d)*	14.	*(a)*	15.	*(a)*	16.	*(c)*	17.	*(b)*	18.	*(b)*	19.	*(a)*	20.	*(a)*
21.	*(b)*	22.	*(d)*	23.	*(d)*	24.	*(d)*	25.	*(d)*	26.	*(a)*	27.	*(c)*	28.	*(d)*	29.	*(a)*	30.	*(a)*
31.	*(d)*	32.	*(d)*	33.	*(b)*	34.	*(a)*	35.	*(d)*	36.	*(c)*	37.	*(c)*	38.	*(b)*	39.	*(b)*	40.	*(a)*
41.	*(a)*	42.	*(a)*	43.	*(d)*	44.	*(c)*	45.	*(b)*	46.	*(a)*	47.	*(b)*	48.	*(b)*	49.	*(d)*	50.	*(d)*
51.	*(d)*	52.	*(d)*	53.	*(b)*	54.	*(b)*	55.	*(c)*	56.	*(d)*	57.	*(a)*	58.	*(c)*	59.	*(a)*	60.	*(c)*
61	*(c)*	62	*(d)*	63	*(b)*	64	*(c)*	65	*(d)*	66.	*(c)*	67.	*(c)*	68.	*(b)*	69.	*(b)*	70.	*(d)*
71	*(a)*	72	*(d)*	73	*(c)*	74	*(a)*	75	*(d)*	76.	*(d)*	77.	*(b)*	78.	*(b)*	79.	*(b)*	80.	*(b)*
81	*(b)*	82	*(d)*	83	*(d)*	84	*(b)*	85	*(a)*	86.	*(b)*	87.	*(c)*	88.	*(a)*	89.	*(b)*	90.	*(c)*
91	*(a)*	92	*(c)*	93	*(b)*	94	*(b)*	95	*(d)*	96.	*(c)*	97.	*(a)*	98.	*(d)*	99.	*(*)*	100.	*(d)*

नोट * दिए गए विकल्पों में से कोई विकल्प सही नहीं है।

संकेत एवं हल

1. (c) संयुक्त राज्य अमेरिका में संवैधानिक संशोधन की पुष्टि या तो राज्यों (38) की 3/4 विधानसभाओं द्वारा या तीन चौथाई राज्यों (38) के सम्मेलनों द्वारा की जाती है। व्यवहार में संसोधन की यह प्रक्रिया बहुत जटिल है केवल 21वें संशोधन को छोड़कर प्रस्तुतीकरण एवं अनुसमर्थन की दूसरी पद्धति को ही अपनाया गया है। अमेरिका संविधान में संशोधन की जटिल प्रक्रिया का ही परिणाम है, कि यहाँ अब तक केवल 27 संशोधन ही हुए हैं।

2. (d) सरकार को अध्यक्षीय व्यवस्था में शक्तियों के पृथक्करण में सबसे अच्छा हासिल किया है। अध्यक्षयात्मक शासन प्रणाली वह शासन प्रणाली है, जिसमें कार्यपालिका वैधानिक रूप से व्यवस्थापिका से पृथक होती है तथा कार्यपालिका व्यवस्थापिका के सदस्यों से नहीं बनती है। कार्यपालिका अपनी नीतियों तथा कृत्यों के लिए व्यवस्थापिका के प्रति उत्तरदायी भी नहीं होती है।

3. (a) प्रतिनिधित्व का दर्पण सिद्धान्त प्रस्तुत करता है, कि प्रतिनिधित्व तभी उचित हो सकता है, जब प्रतिनिधियों के संयोजन में जनसंख्या के भीतर समूहों के सटीक प्रतिशत परिलक्षित हों। इसे सिद्धान्त के मुख्य पैरोकार जॉन लॉक और थॉमस जेकरसन थे। यह इस विचार पर प्रकाश डालता है, कि विधायिका को समाज का दर्पण होना चाहिए प्रतिनिधि जनता के एजेण्ट होते हैं। यह समानता के सिद्धान्त पर आधारित है।

4. (c) लोक प्रशासन सांस्कृतिक परिसर का एक हिस्सा है और यह न केवल कार्य करवाता है बल्कि कार्य करता भी है। वास्तव में यह अपने आदर्श रूप में मनुष्य के कल्याण के साथ एक महान रचनात्मक शक्ति है। यह ड्वाइट वाल्डो का कथन है। किलफोर्ड ड्वाइट वाल्डो एक अमेरिकी राजनीतिक वैज्ञानिक थे उन्होंने आधुनिक लोक प्रशासन को काफी हद तक परिभाषित करने की कोशिश की थी।

5. (d) एच. जे. लॉस्की ने राज्य सम्प्रभुता के सिद्धान्त के लिए व्यावहारिक वैधता का परीक्षण विलियम जेम्स से किया था, जिसमें राज्य का उद्देश्य व्यक्ति का नैतिक विकास करना है और व्यक्ति के पूर्ण विकास के लिए अधिकार आवश्यक है।

6. (a) सार्क खाद्य बैंक को आपातकाल और खाद्य कमी के दौरान सार्क क्षेत्र के लोगों को खाद्य सुरक्षा प्रदान करने के लिए राष्ट्रीय प्रयासों के पूरक हेतु स्थापित किया गया है। अनाज के सबसे बड़े हिस्से वाला देश भारत है। सार्क खाद्य बैंक की स्थापना वर्ष 2007 में हुई थी। इस खाद्य बैंक के समझौते के अनुसार सार्क खाद्य बैंक खाद्य उत्पादन का एक रिजर्व होगा जिसका रखरखाव प्रत्येक सदस्य राष्ट्र द्वारा किया जाएगा, जिसमें उस देश के आंकलित हिस्से के अनुसार गेहूँ या चावल अथवा दोनों होंगे।

7. (a) उरुग्वे राउण्ड अक्सर विश्व व्यापार संगठन के सन्दर्भ में सुना जाता है। उरुग्वे राउण्ड वर्ष 1987 से वर्ष 1994 तक आयोजित किया गया था, जिसके परिणामस्वरूप मारकेश समझौता हुआ जिससे विश्व व्यापार संगठन की स्थापना की।

8. (d) सार्वजनिक स्वास्थ्य और स्वच्छता; अस्पताल और दवा समवर्ती सूची में एक प्रविष्टि है। समवर्ती सूची में उन विषयों को सम्मिलित किया गया है, जिस पर राज्य सरकार और केन्द्र सरकार दोनों कानून का निर्माण कर सकती हैं। समवर्ती सूची में स्टाम्प ड्यूटी, ड्रग्स एवं जहर, बिजली, समाचार-पत्र, आपराधिक कानून, श्रम कल्याण जैसे कुल 52 विषय (मूल रूप से 47 विषय) शामिल हैं।

9. (c) भारत सरकार ने एस. फजल अली की अध्यक्षता में राज्य पुनर्गठन आयोग 1955 का गठन किया, राज्य पुनर्गठन आयोग के सिफारिशों से वर्ष 1956 में 14 राज्यों और 6 केन्द्रशासित प्रदेशों के भाषाई पुनर्गठन के आधार पर कार्य को आंशिक रूप से पूरा किया गया।

राज्य युक्तिकरण के इस कार्य को व्यापक स्तर पर किया गया जो न केवल शक्ति और अधिकार के नए तरीकों को स्थापित करने के लिए, बल्कि सामाजिक, सांस्कृतिक, क्षेत्रीय और भाषाई विविधताओं को राज्य शक्ति के अधिक प्रबन्धनीय परिक्षेत्रों में पुनर्व्यवस्थित करने पर आधारित था।

10. (c) बी गाई पीटर नीति उद्देश्य के नौकरशाही प्रतिक्रिया को समझने के क्रम में संस्था विचारधारा की बात करते हैं। बी. गाई पीटर पिट्सबर्ग यूनिवर्सिटी में प्रोफेसर थे, जिन्होंने लोक प्रशासन तथा सार्वजनिक नीति के बारे में बहुत सी नीतियों का उल्लेख किया, जिसने U.S.A. तथा अन्य देशों को प्रभावित किया।

11. (c) लोकायुक्त राज्यों में लोक शिकायत और भ्रष्टाचार शिकायतों पर कार्यवाही करता है। लोकपाल तथा लोकायुक्त अधिनियम 2013 ने संघ (केन्द्र) के लिए लोकपाल और राज्यों के लिए लोकायुक्त संस्था की व्यवस्था की। ये संस्थाए बिनी किसी संवैधानिक दर्जे वाले वैधानिक निकाय है। ये ओम्सबुडमैन का कार्य करते हैं और कुछ निर्धारित श्रेणी के सरकारी अधिकारियों के विरुद्ध लगे भ्रष्टाचार के आरोपों की जाँच करते हैं।

12. (c) अनुच्छेद 40 सरकार के सभी स्तरों को ग्राम पंचायतों के प्रबन्धन ये अपना काम करने और उन्हें अपना काम स्व-शासन की इकाई के रूप में कार्य करने में सक्षम बनाने के लिए अधिकार प्रदान करने के लिए आज्ञा देता है। अनुच्छेद 40 राज्य के नीति निर्देशक तत्त्वों के अन्तर्गत निहित है। नीति निर्देशक तत्त्व सरकार के लिए सकारात्मक निर्देश है। ये लोक कल्याणकारी राज्य एवं समाजवादी राज्यों के आदर्श को साकार करते हैं।

13. (d) हस्तान्तरण सरकार की उप-राष्ट्रीय इकाइयों के सृजन और सुदृढ़ीकरण का वर्णन करता है, वे गतिविधियाँ जो मूल रूप से केन्द्र सरकार के प्रत्यक्ष नियन्त्रण से बाहर हैं। हस्तान्तरण प्रशासनिक विकेन्द्रीकरण का एक रूप है। इसमें स्थानीय स्तर की इकाइयों पर भी कार्य करने की स्वतन्त्रता होती है।

14. (a) पॉल एच. एप्लेबी का कहना था कि लोक सेवकों को राजनैतिक उदासीनता को कार्यक्रम उदासीनता नहीं मान लेना चाहिए। पॉल हेसन एप्लेबी अमेरिका के प्रसिद्ध लोक प्रशासन के लेखक थे। कल्याणकारी राज्य का लोक प्रशासन सम्प्रभु के रूप में नागरिक, नीति और प्रशासन उनकी कुछ प्रमुख पुस्तकें हैं।

15. (a) जेम्स फिस्लर ने विकेन्द्रीकरण सम्बन्धी लेख में अवास्तविक विकेन्द्रीकरण का उल्लेख किया था।

16. (c) अन्तर्राष्ट्रीय समुद्री संगठन अन्तर्राष्ट्रीय पानी में शिपिंग करने के लिए अनिवार्य है। IMO संयुक्त राष्ट्र की संस्था है, जिसकी स्थापना वर्ष 1948 में जिनेवा सम्मेलन के दौरान होती है।
इसका मुख्य उद्देश्य शिपिंग उद्योग के लिए एक ऐसा नियामक ढाँचा तैयार करना है, जो निष्पक्ष एवं प्रभावी हो तथा जिसे सार्वभौमिक रूप से अपनाया जा सके।

17. (b) अनुच्छेद 48A के तहत् पर्यावरण और वन और वन्यजीवों की सुरक्षा और संरक्षण को भारत के संविधान में 42वें संवैधानिक संशोधन द्वारा शामिल किया गया है। 42वाँ संविधान संशोधन अधिनियम को लघु संविधान भी कहते हैं। इस संशोधन के अन्तर्गत ही प्रस्तावना में सम्पूर्ण प्रभुत्व सम्पन्न, लोकतन्त्रात्मक गणराज्य के साथ वन्यनिरपेक्ष समाजवादी तथा राष्ट्र की एकता के साथ अखण्डता शब्द जोड़ा गया।

18. (b) संविधान के बुनियादी ढाँचे में संशोधन करने का अधिकार संसद को नहीं है। यह सर्वोच्च न्यायालय द्वारा केशवानन्द भारती बनाम केरल राज्य का फैसला था। आधारभूत संरचना को इस निर्णय के बाद से भारतीय संविधान में एक सिद्धान्त के रूप में मान्यता प्राप्त हुई थी। यह निर्णय वर्ष 1973 में आया था।

19. (a) भारतीय नागरिकता अधिनियम 1955 संसद द्वारा संविधान के प्रारम्भ होने के लिए नागरिक अनुवर्ती के अधिग्रहण और समापन के लिए प्रदान करते हेतु हैं। इसके अन्तर्गत नागरिकता को जन्म द्वारा, देशीयकरण द्वारा वंश परम्परा द्वारा पंजीकरण द्वारा, अर्जित भू-भाग के विलपन द्वारा प्राप्त किया जा सकता है।

20. (a) भारतीय संविधान के तहत् मौलिक कर्त्तव्यों को अनुच्छेद 51A के तहत् रखा गया है। भारतीय संविधान में मौलिक कर्त्तव्यों को सरदार स्वर्ण सिंह समिति की सिफारिश पर 42वें संविधान संशोधन अधिनियम 1976 के तहत् समाहित किया गया है। मौलिक कर्त्तव्य न्यायालय के माध्यम से प्रवृत्त तो नहीं कराए जा सकते, किन्तु ये संविधान के निर्वचन में मूल्यवान दिशादर्शन के रूप में महत्त्वपूर्ण है।

21. (b) 86वाँ संवैधानिक संशोधन अधिनियम 2002 भारतीय संविधान के तहत् अनुच्छेद 21A में रखा गया था। इस अनुच्छेद के अन्तर्गत राज्य में 6 से 14 वर्ष के बच्चों को निःशुल्क एवं अनिवार्य शिक्षा उपलब्ध कराएगा।

22. (d) संविधान के अनुच्छेद 80 के तहत् राष्ट्रपति के पास विज्ञान, कला, साहित्य इत्यादि से सम्बन्धित विशेष ज्ञान और व्यावहारिक अनुभव रखने वाले व्यक्तियों में से बारह (12) व्यक्तियों को राज्यसभा में मनोनीत किए जाने का प्रावधान है। राष्ट्रपति का यह कार्य उसकी विधायी शक्ति के अन्तर्गत निहित है।

23. (d) भारतीय संसद में विभाग से सम्बन्धित स्थायी समितियों की संख्या 24 है। इन 24 समितियों में 16 लोकसभा और 8 राज्यसभा की है। प्रत्येक समिति में 31 सदस्य रखने का प्रावधान है। इसमें 21 लोकसभा से और 10 राज्यसभा से सदस्य होंगे।

24. (d) भारतीय संविधान में बजट को वार्षिक वित्तीय विवरण के रूप में सन्दर्भित किया जाता है। इस विवरण में एक वित्तीय वर्ष की अवधि शामिल होती है। भारत में वित्तीय वर्ष प्रत्येक वर्ष एक अप्रैल को आरम्भ होता है। विवरण में वित्तीय वर्ष हेतु भारत सरकार की अनुमानित प्राप्तियों तथा व्यय का ब्यौरा होता है।

25. (d) लोक प्रशासन में नए प्रशासन के समर्थकों ने मानक चिन्ताओं पर अधिक बल दिया है। मानक सिद्धान्त संस्थाओं को इस बारे में सूचित करना चाहता है, कि उन्हें क्या चाहिए या विशेष परिस्थितियों में क्या करना चाहिए।

26. (a) भाषाई अल्पसंख्यकों के लिए अधिकारों के प्रावधान का उल्लेख हमारे संविधान के अनुच्छेद 350B में किया गया है। यह अधिकारी राष्ट्रपति द्वारा नियुक्त किया जाता है। यह भाषाई अल्पसंख्यकों के सुरक्षा उपायों से सम्बन्धित सभी मामलों को जाँच कर रिपोर्ट राष्ट्रपति को सौंपता है।

27. (c) अनुच्छेद 61 में दी गई प्रक्रिया के मुताबिक, भारत के किसी भी राष्ट्रपति पर अभी तक महाभियोग नहीं लगाया गया। अनुच्छेद 61 के तहत् राष्ट्रपति को उसकी पदावधि की समाप्ति के पूर्व संविधान के उल्लंघन के आरोप में महाभियोग लगाकर पदमुक्त किया जा सकता है।

28. (d) बाण्डुंग सम्मेलन 1955 गैर-गठबन्धन आन्दोलन के लिए रास्ता आगे बढ़ाने से सम्बन्धित है। इस सम्मेलन में विश्व शान्ति और सहयोग संवर्द्धन सम्बन्धी घोषणा-पत्र जारी किया गया था। इस सम्मेलन के बाद सितम्बर 1961 में यूगोस्लाविया के बेलग्रेड में गुटनिरपेक्ष आन्दोलन का पहला शिखर सम्मेलन आयोजित किया गया और इसमें कुल 25 देशों के प्रतिनिधियों ने हिस्सा लिया।

29. (a) अनुसूचित जातियों के लिए अलग राष्ट्रीय आयोग वर्ष 2004 में अस्तित्व में आया। अनुसूचित जाति आयोग एक संवैधानिक निकाय है, जो भारत में अनुसूचित जातियों के हितों की रक्षा हेतु कार्य करता है। संविधान का अनुच्छेद 338 इन आयोग से सम्बन्धित है।

30. (a) अन्तर्राष्ट्रीय उत्तर-दक्षिण परिवहन गलियारे पर क्रमशः सुदूर दक्षिणी और सुदूर उत्तरी केन्द्र मुम्बई और मॉस्को है। अन्तर्राष्ट्रीय उत्तर-दक्षिण परिवहन गलियारा भारत, ईरान अफगानिस्तान, आर्मेनिया, अजर बैजान, रूस मध्य एशिया और यूरोप के बीच जहाज, रेल और सड़क मार्ग का 7,200 किलोमीटर लम्बा बहुन्मोड नेटवर्क है।

31. (d) भारत सरकार में बजट प्रणाली का उत्पत्ति वर्ष 1860 को माना जा सकता है। 7 अप्रैल, 1860 को देश का पहला बजट ब्रिटिश सरकार के वित्त मन्त्री जेम्स विल्सन ने पेश किया था। आजाद भारत का पहला बजट वित्त मन्त्री आरके षणयुगम शेट्टी ने 26 नवम्बर, 1947 को पेश किया था।

32. (d) सिक्किम को वर्ष 1975 में भारतीय संघ के एक पूर्ण राज्य के रूप में दर्जा मिला था। 1950 में भारत सिक्किमीज सन्धि पर हस्ताक्षर किए गए। इसके बाद सिक्किम भारत का संरक्षित राज्य बन गया। सिक्किम पर 1975 तक नामग्याल वंश का शासन था।

33. (b) कार्ल मार्क्स ने माना कि राज्य की तरह नौकरशाही एक ऐसा माध्यम है, जिसके द्वारा प्रमुख वर्ग अन्य सामाजिक वर्गों पर अपने प्रभुत्व का उपयोग करती है। कार्ल मार्क्स प्रसिद्ध जर्मन दार्शनिक अर्थशास्त्री और वैज्ञानिक समाजवाद के प्रेरणावाद थे।

34. (a) मद्रास राज्य बनाम चम्पाकम दोरइराजन के सुप्रीम कोर्ट ने कहा कि, दो के बीच संघर्ष की स्थिति में मौलिक अधिकारों को नीति निर्देशक तत्त्वों पर प्राथमिकता मिलेगी। न्यायालय ने निर्णय दिया कि मौलिक अधिकार प्राथमिक है और नीति निर्देशक तत्त्व सहायक रूप में हैं। अतः मौलिक अधिकार सर्वोच्च है।

35. (d) सरकार ने 1996 में अनुसूचित क्षेत्रों से पंचायत विस्तार (पीईएसए) अधिनियम को लागू किया था। इस अधिनियम में जनजातीय क्षेत्रों में स्वतन्त्र क्षेत्रों को बनाने के लिए नहीं कहा गया था। यह अधिनियम संविधान के भाग 9 के पंचायत से जुड़े प्रावधानों के संशोधनों के साथ अनुसूचित क्षेत्रों तक विस्तारित करता है। यह अधिनियम जनजातीय समुदाय को भी स्वशासन का अधिकार प्रदान करता है। इसका उद्देश्य सहयोगी लोकतन्त्र के तहत् ग्राम प्रशासन स्थापित करना और ग्राम सभा की सभी गतिविधियों का केन्द्र बनाना है।

36. (c) लेखानुदान सरकार को बजट की प्रस्तुति और इसके अनुमोदन के बीच के समय के दौरान सरकारी खर्चे को पूरा करने के लिए भारत के समेकित निधि से कुछ धन का उपयोग करने में सक्षम बनाता है। भारतीय संविधान के अनुच्छेद 116 में लेखानुदान की चर्चा मिलती है।

37. (c) राष्ट्रपति द्वारा अनुच्छेद 352 के तहत् राष्ट्रपति आपातकाल की घोषणा वित्तीय अस्थिरता के आधार पर नहीं की जा सकती है। अनुच्छेद 352 के अन्तर्गत युद्ध, बाह्य आक्रमण सशस्त्र विद्रोह की स्थिति से राष्ट्रपति को यह ज्ञात या सन्देह हो जाए कि पूरे भारत या किसी एक भाग की सुरक्षा खतरे में है, तो वह सम्पूर्ण भारत या किसी भाग में आपातकाल की घोषणा कर सकता है।

38. (b) भारत के राष्ट्रपति के पास राज्य लोक सेवा आयोग के अध्यक्ष की नियुक्ति का अधिकार नहीं है। राष्ट्रपति कार्यपालिका शक्तियों के अन्तर्गत प्रधानमन्त्री एवं अन्य मन्त्रीगण सर्वोच्च न्यायालय एवं उच्च न्यायालय के मुख्य न्यायाधीश और अन्य न्यायाधीशों, नियन्त्रण एवं महालेखा परीक्षक, निर्वाचन आयुक्तों, वित्त आयोग, राष्ट्रीय मानवाधिकार आयोग, राष्ट्रीय महिला आयोग, राज्यपालों, संघ लोक सेवा आयोग के अध्यक्ष व अन्य सदस्यों की नियुक्ति करता है।

39. (b) शून्य बेस बजट निर्माता पीटर.ए.फयर थे। इस बजट के अन्तर्गत कोई पूर्व निर्धारित आधार नहीं होता है।
अतः इस बजट के निर्माण के लिए पूर्ववर्ती मदों को शून्य मान लिया जाता है अर्थात् इस बजट का निर्माण बिना किसी आधार के किया जाता है।

40. (a) प्रशासनिक विचारों के विकास के तीसरे चरण को चिह्नित करने के प्रबन्धन के लिए मानव सम्बन्ध दृष्टिकोण का अग्रणी एल्टन मेयो था। मेयो की मानवीय सम्बन्ध पद्धति में संस्थान में सामाजिक समूहों और सामाजिक सम्बन्धों की भूमिका पर जोर दिया गया है। इस पद्धति ने स्थापित किया कि संगठनात्मक उत्पादकता और क्षमता को उजागर करने में तार्किक और आर्थिक पहलुओं की तुलना में भावनात्मक और गैर-तार्किक दृष्टिकोण अधिक महत्त्वपूर्ण है।

41. (a) भारतीय विधानमण्डल मॉण्टेग-चेम्सफोर्ड सुधार के माध्यम से द्विसदनीय बन गई। यह एक ऐसी व्यवस्था थी जिसमें प्रान्तीय विषयों को दो भागों आरक्षित और हस्तान्तरित में बाँटा गया था, आरक्षित विषयों का प्रशासन गवर्नर अपने द्वारा मनोनीत पार्षदों के माध्यम से करता था और हस्तान्तरित विषयों का प्रशासन निर्वाचित सदस्यों द्वारा किया जाता है।

42. (a) मेकांग-गंगा सहयोग परियोजना भारत और कुछ पूर्वी एशियाई राष्ट्रों के बीच पर्यटन, संस्कृति, शिक्षा और परिवहन सम्बन्धों के सहयोग से सम्बन्धित है। इसे वर्ष 2000 में लाओस के विपनतियाने में प्रारम्भ किया गया था। मेकांग गंगा सहयोग में छह देश जिसमें भारत और पाँच आसियान देश अर्थात् कम्बोडिया, लाओस, म्यांमार, थाईलैण्ड और वियतनाम शामिल हैं।

43. (d) संविधान सभा की कार्यविधि के नियमों की समिति के अध्यक्ष राजेन्द्र प्रसाद थे। जी.वी. मावालंकर संविधान सभा के कार्यकरण सम्बन्धी समिति के अध्यक्ष, आवास समिति के अध्यक्ष बी पट्टाभि सीतारमैय्या तथा प्रत्यक्ष-पत्र सम्बन्धी समिति के अध्यक्ष अल्लादी कृष्णास्वामी अय्यर थे।

44. (c) संविधान सभा की राज्य समिति के अध्यक्ष जवाहर लाल नेहरू थे। संविधान निर्माण के विविध कार्यों को करने के लिए संविधान सभा ने 22 समितियों का चयन किया। इनमें से 10 प्रक्रियात्मक मामलों पर और 12 मूल मामलों से सम्बन्धित है।

45. (b) संविधान सभा की मसौदा समिति के अध्यक्ष डॉ.बी.आर अम्बेडकर थे। प्रारूप समिति में डॉ. अम्बेडकर के अतिरिक्त गोपालास्वामी आयंगर, अल्लादी कृष्णास्वामी अय्यर, के एम मुन्शी, मोहम्मद सादुल्लाह डी.पी खेतान (1948 में इनकी मृत्यु के पश्चात् टी.टी. कृष्णामाचारी नियुक्त) और एन माधवराव (बी.एल मिश्र के स्थान पर नियुक्त) अन्य सदस्य थे।

46. (a) संविधान सभा के कार्यों पर समिति के अध्यक्ष जी.वी. मावलंकर थे। जी.वी. मावलंकर भारत की स्वतन्त्रता के बाद के पहले लोकसभा अध्यक्ष थे। उन्हें पण्डित जवाहर लाल नेहरू द्वारा लोकसभा के जनक के रूप में नामित किया गया था। उन्होंने संसदीय परम्पराओं को ढालने और एक कार्यशील लोकतन्त्र के ढाँचे की स्थापना की नींव रखने में महत्त्वपूर्ण भूमिका निभाई।

47. (b) भारत के समेकित निधि से धन लेने का प्राधिकरण भारत की संसद के पास है। समेकित कोष का गठन भारत के संविधान के अनुच्छेद 266 (a) के तहत् किया गया है। इस कोष से सरकार के सभी व्यय होते हैं। भारत के नियन्त्रक और महालेखा परीक्षक इस निधि का लेखा परीक्षण करते हैं।

48. (b) भारत के सुप्रीम कोर्ट में न्यायाधीशों की संख्या में वृद्धि करने की शक्ति भारत की संसद के पास निहित है। 1950 में उच्चतम न्यायालय की स्थापना के समय एक मुख्य न्यायाधीश और 7 अन्य न्यायाधीश थे, किन्तु वर्तमान में एक मुख्य न्यायाधीश तथा 33 अन्य न्यायाधीश को मिलाकर सर्वोच्च न्यायालय में कुल 34 न्यायाधीश है।

49. (d) हमारी सरकार के तीन अंगों के बीच शक्ति का सन्तुलन सुनिश्चित करने के लिए संविधान प्रत्येक अंग के लिए शक्तियों और कार्यों को अलग करता है। चूँकि किसी भी कानून के निर्माण उसे लागू करने और प्रशासन के लिए इन तीन शाखाओं की मंजूरी आवश्यक है, ऐसे में यह व्यवस्था सरकार द्वारा मनमानी या ज्यादतियों की सम्भावना को कम करती है।

50. (d) जॉन लॉके ने सम्प्रभु (सॉवरेन) की शक्ति पर कानूनी सीमाएँ लगाई हैं। जॉन लॉके 17वीं शताब्दी के प्रसिद्ध राजनीतिक चिन्तक और विचारक थे। जॉन लॉके ने अपने विचारों में स्वतन्त्रता की शासन का सर्वोच्च लक्ष्य प्रदान किया। वह शासन को व्यक्ति के स्वतन्त्रता की प्राप्ति का साधन मानते हैं तथा उनका कहना है, कि शासन की शक्ति की सीमाएँ होनी चाहिएँ, ताकि वह मानवीय स्वतन्त्रता के विरुद्ध ना हो।

51. (b) भारत के चौथे राष्ट्रपति वी.वी. गिरी थे। जिनका कार्यकाल 24-08-1969 से 24-08-1974 था। भारत के राष्ट्रपति का सही कलानुक्रम डॉ. राजेन्द्र प्रसाद → डॉ. एस राधाकृष्णन → डॉ. जाकिर हुसैन → वी.वी. गिरि → फखरुद्दीन अली अहमद → नीलम संजीवा रेड्डी → ज्ञानी जैल सिंह → आर वैंकटरमण → डॉ. शंकर दयाल शर्मा → के आर. नारायण → डॉ.ए.पी.जे अब्दुल कलाम → प्रतिभा पाटिल → प्रणव मुखर्जी → द्रौपदी मुर्मू है।

52. (d) न्यायमूर्ति एम.एन. वैंकटचलैया वर्ष 2000 में भारत सरकार द्वारा गठित संविधान के कार्य की समीक्षा करने के लिए राष्ट्रीय आयोग के अध्यक्ष थे। इस आयोग में कुल 11 सदस्य थे। इस आयोग ने संविधान में अनुच्छेद 47 A जोड़ने की सिफारिश की थी, जिससे जनसंख्या को नियन्त्रित किया जा सके।

53. (b) बी. पट्टाभि सीतारमैय्या, पण्डित जवाहरलाल नेहरू द्वारा नियुक्त राज्य पुनर्गठन आयोग के अध्यक्ष नहीं थे। इस आयोग के अध्यक्ष न्यायमूर्ति फजल अली थे तथा आयोग के अन्य सदस्य के.एम. पणिकर तथा हृदयनाथ कुंजरू थे। इस आयोग ने सिफारिश की थी कि केवल भाषा तथा संस्कृति के आधार पर राज्यों का पुनर्गठन नहीं किया जाना चाहिए।

54. (b) धन विधेयक को राष्ट्रपति की पूर्व सहमति के साथ संसद में पेश किया जाता है। अनुच्छेद 110 के अनुसार कोई भी धन विधेयक जब राष्ट्रपति के समक्ष अनुमति हेतु उपस्थित किया जाता है, तो उस पर लोकसभा के अध्यक्ष के हस्ताक्षर सहित उसके धन विधेयक होने का प्रमाण-पत्र अनिवार्य है।

55. (c) पंचायती राज्य संस्थाओं की कार्यप्रणाली की पड़ताल करने तथा उन्हें सशक्त करने के उपायों के विषय में सुझाव देने के लिए अशोक मेहता समिति का गठन 1977 में किया गया था। इस समिति की सिफारिश में द्विस्तरीय पंचायती राज की स्थापना, पंचायतों में राजनीतिक दलों का प्रतिनिधितव तथा चार वर्षीय कार्यकाल आदि शामिल था।

56. (d) निकोलस हेनरी ने यह परिभाषित किया कि ''बजट विकल्प, नीतियाँ और दर्शन है और जिस तरह से बजट बनाए जाते हैं, सरकार की पसन्द, नीतियों और दर्शन को दर्शाते हैं। बजट, सरकार का जीवन रक्त है।'' बजट तैयार करना वित्तीय प्रशासन का पहला और सबसे महत्त्वपूर्ण पहलू है। बजट बनाते समय वित्तीय निर्णय करने के दौर सर्वाधिक प्रश्न नीति विषयक होते हैं।

57. (a) सभी निकायों और प्राधिकरणों की प्राप्तियों और व्यय का लेखा-जोखा और रिपोर्ट करना नियन्त्रक एवं महालेखा परीक्षक (CAG) का कर्त्तव्य है, जो संघ या राज्य के राजस्व मूल रूप से वित्तपोषित है। संविधान के अनुच्छेद 148 में कहा गया है, कि भारत का एक नियन्त्रक एवं महालेखा परीक्षक होगा, जिसकी नियुक्ति राष्ट्रपति द्वारा की जाएगी। CAG अपनी रिपोर्ट राष्ट्रपति के समक्ष प्रस्तुत करती है।

58. (c) संयुक्त राष्ट्र मुक्ति पर्यवेक्षक सेना (यूएनडीओएफ) सीरिया और इजरायल के बीच युद्ध विराम बनाए रखता है। यूएनडीओएफ की स्थापना 31 मई, 1974 को संयुक्त राष्ट्र सुरक्षा परिषद के प्रस्ताव द्वारा गोलान में इजरायल और सीरियाई बलों के मुक्ति सहमति के बाद की गई थी।

59. (a) अधिकार-पृच्छा (Quo-warranto) आदेश को सार्वजनिक कार्यालय के गैर-कानूनी व्यवसाय के आधार पर जारी किया जा सकता है।

अधिकार पृच्छा का शाब्दिक अर्थ है-आपका प्राधिकार क्या है, यह रिट ऐसे व्यक्ति के विरुद्ध जारी की आती है, जो किसी लोकपद (Publicoffice) को अवैध रूप से धारण किए हुए हैं।

60. (c) भारत में ब्रिटिश शासन की अवधि के दौरान, भारतीय वैधानिक आयोग को लोकप्रिय रूप से साइमन आयोग के नाम से जाता है। 8 नवम्बर, 1927 को साइमन कमीशन का गठन किया गया। इस कमीशन के सभी 7 सदस्य ब्रिटिश थे। इस आयोग का कार्य 1919 के अधिनियम के व्यवहारिक सफलता का पता लगाया था।

61. (c) उदारतावाद के पुराने और नए संस्करणों के बीच का अन्तर हरबर्ट स्पेन्सर और टी.एच ग्रीन द्वारा संक्षेप में प्रस्तुत किया गया था। स्पेन्सर का विचार था कि राज्य को कल्याणकारी कार्य और आर्थिक क्षेत्र में हस्तक्षेप के रूप में कोई कार्यवाई नहीं करनी चाहिए जबकि ग्रीन ने राज्य को अन्तिम लक्ष्य बनाने के स्थान पर इसे सामाजिक विकास और मानव विकास के लिए एक उपकरण के रूप में देखा।

62. (d) संविधान के अनुच्छेद 32 के तहत् संवैधानिक उपचारों का अधिकार एक मौलिक अधिकार है। डॉ. भीमराव अम्बेडकर ने इसे भारतीय संविधान का हृदय और आत्मा कहा है। इस अधिकार के अन्तर्गत जब किसी व्यक्ति के मूल अधिकार का उल्लंघन होता है, तब वह उपचार के लिए उच्चतम न्यायालय की शरण में जा सकता है। संविधान के अनुच्छेद 226 के तहत् व्यक्ति उच्च न्यायालय में उपचार के लिए जा सकता है।

63. (b) इन्द्रजीत गुप्ता समिति 1998 में गठित चुनावों के राज्य वित्त पोषण से सम्बन्धित है। इस समिति ने अपनी रिपोर्ट में लोकसभा एवं विधानसभा के चुनाव व्यय सरकार द्वारा वहन किए जाएँ, दस हजार से अधिक चन्दे की राशि ड्राफ्ट अथवा चेक के माध्यम से प्रदान किए जाने की सिफारिश की थी।

64. (c) संयुक्त राष्ट्र संघ के महत्त्वपूर्ण सुरक्षा परिषद् के पास अन्तर्राष्ट्रीय शान्ति और सुरक्षा के महत्त्वपूर्ण अंग रख-रखाव के साथ-साथ संयुक्त राष्ट्र (यूएन) में नए सदस्यों के प्रवेश की सिफारिश करने का अधिदेश है। इस परिषद् में 15 सदस्य होते हैं, जिनमें से 5 स्थायी (अमेरिका, रूस, ब्रिटेन, फ्रांस व चीन) और 10 अस्थायी सदस्य होते हैं। अस्थायी सदस्यों का निर्वाचन महासभा द्वारा दो वर्षों के लिए किया जाता है।

65. (d) संविधान का अनुच्छेद 32 सुप्रीम कोर्ट के लिए क्षेत्राधिकार से सम्बन्धित है। इस अनुच्छेद के तहत् उच्चतम न्यायालय को मूल अधिकरों को प्रवर्तित कराने हेतु पाँच प्रकार की रिट जारी करने की शक्ति प्राप्त है। ये रिट है-बन्दी प्रत्यक्षीकरण, परमादेश, प्रतिषेध, उत्प्रेषण और अधिकार पृच्छा।

66. (c) संविधान के अनुच्छेद 343 के तहत् संघ की राजभाषा सम्बन्धी प्रावधान दिया गया है, जिसके अनुसार संघ की राजभाषा हिन्दी और लिपि देवनागरी होगी तथा शासकिय कार्यों में प्रयोग किए जाने वाले अंकों का रूप भारतीय अंकों का अन्तर्राष्ट्रीय रूप होगा।

67. (c) 1809 में स्थापित लोकपाल (ओम्बुड्समैन) संस्थान बनाने वाला पहला देश स्वीडन है। फिनलैण्ड में 1918 में, डेनमार्क में 1954, नॉर्वे में 1961 व ब्रिटेन में 1987 लोकपाल की स्थापना भ्रष्टाचार समाप्त करने के लिए की गई थी। भारत में पहले लोकपाल का गठन मार्च 2019 में पूर्व न्यायाधीश विनाकीचन्द्र घोष द्वारा किया गया था।

68. (b) डोगरी भाषा को 71वें संविधान संशोधन अधिनियम, 1992 द्वारा शामिल नहीं किया गया था। इसके तहत् संविधान की आठवीं अनुसूची में तीन भाषाओं-कोंकणी, मणिपुरी और नेपाली को सम्मिलित किया गया था। संविधान के 42वें संशोधन, 2003 द्वारा मैथली, सन्थाली, डोगरी और बोडो को आठवीं अनुसूची (वर्तमान में 22 भाषा शामिल है) में शामिल किया गया था।

69. (b) भारतीय संविधान के अनुच्छेद 312 के अन्तर्गत राज्यसभा उपस्थित और मत देने वाले सदस्यों के दो-तिहाई बहुमत से प्रस्ताव पारित करके नई अखिल भारतीय सेवाएँ (ए.आई.एस) सृजित करने का अधिकार संसद को दे सकती है। राज्यसभा ने पहली बार 1961 में इस अधिकार का प्रयोग करते हुए भारतीय इंजीनियर्स सेवा, भारतीय वन सेवा तथा भारतीय चिकित्सा सेवा के सृजन का अधिकार संसद को दिया था।

70. (d) संसद द्वारा बजट प्रस्तावों की समीक्षा और अनुमोदन के लिए दूसरा चरण मतदान पर चर्चा और अनुदानों की माँग करना है। अनुच्छेद 113 के अनुसार बजट में अनुमानित ऐसे व्यय जो भारत की संचित निधि पर भारित है। संसद में मतदान के लिए नहीं रखे जाते हैं। अतएवं जो व्यय भारत की संचित निधि पर भारित है। उस संसद में मतदान नहीं कराया जाता है, किन्तु इस पर संसद में चर्चा (बहस) की जा सकती है। बजट में अनुमानित अन्य व्ययों की अनुदान की माँग के रूप में राष्ट्रपति की सिफारिश पर लोकसभा में रखा जाता है।

71. (a) भारत के संविधान में नीति आयोग की स्थापना हेतु उसका कोई उल्लेख नहीं किया गया है। इस तरह नीति आयोग एक संविधानोत्तर आयोग है, जिसकी स्थापना योजना आयोग के स्थान पर 1 जनवरी, 2015 को मन्त्रिमण्डल के प्रस्ताव द्वारा किया गया था।

72. (d) विधायिकाओं के चुनाव के सम्बन्ध में प्रावधान बनाने का कार्य चुनाव आयोग से सम्बन्धित नहीं है। यह कार्य संसद के द्वारा किया जाता है। संविधान के अनुच्छेद 324 में निर्वाचन आयोग के बारे में प्रावधान किया गया है। आयोग के कार्यों में संसद, राज्य विधानमण्डलों, राष्ट्रपति व उपराष्ट्रपति पदों के लिए होने वाले सभी निर्वाचनों का अधीक्षण, निर्देशन और नियन्त्रण करना शामिल है। इसके अतिरिक्त वह राजनीतिक दलों की स्थापना की मंजूरी/मान्यता देना, मतदाता सूची तैयार करना, राजनीतिक दलों को चुनाव चिन्ह आदि का आवण्टन करता है।

73. (c) उपर्युक्त प्रकरणों में गोलकनाथ बनाम पंजाब राज्य मामलों (1967) में संसद को 24वें संवैधानिक संशोधन अधिनियम, 1971 को लागू करने के लिए प्रेरित किया था। इस संशोधन द्वारा मूल अधिकारों सहित संविधान में संशोधन करने के संसद के अधिकरों के बारे में सभी प्रकार के सन्देहों को दूर करने के लिए अनुच्छेद 13 और अनुच्छेद 368 में संशोधन किया गया। केशवानन्द भारती बनाम केरल राज्य मामले (1973) में उच्चतम न्यायालय ने 24वें संशोधन को विधिमान्य घोषित किया।

74. (a) संविधान की दूसरी अनुसूची में भारतीय राजव्यवस्था के विभिन्न पदाधिकारियों यथा राष्ट्रपति, राज्यपाल, लोकसभा के अध्यक्ष और उपाध्यक्ष, उच्चत व उच्च न्यायालयों के न्यायाधीश आदि को प्राप्त होने वाले वेतन भत्ते और पेंशन आदि का वर्णन किया गया है।

75. (d) संविधान की पाँचवीं अनुसूची में प्रशासन और नियन्त्रण और अनुसूची क्षेत्रों और अनुसूचित जनजातियों के लिए प्रावधान निहित है। संविधान के छठी अनुसूची में असम, मेघालय, त्रिपुरा और मिजोरम के जनजाति क्षेत्रों के प्रशासन के बारे में प्रावधान किया गया है।

76. (d) संविधान की ग्यारहवीं अनुसूची में पंचायतों के लिए 29 कार्यों/विषयों का उल्लेख किया गया है। इसमें पंचायतों को शक्तियों तथा प्राधिकार प्रदान किया गया है। इस अनुसूची को 73वें संविधान संशोधन अधिनियम 1992 द्वारा संविधान में जोड़ा गया था। बारहवीं अनुसूची में नगरपालिकाओं की शक्तियों का वर्णन है। इसके कार्य करने के लिए 18 विषय प्रदान किए गए हैं।

77. (b) भारतीय संविधान में प्रदान की गई योजना के आधार केन्द्र और राज्यों के बीच शक्तियों का बँटवारा किया गया है। यह विभाजन भारत सरकार अधिनियम, 1935 से प्रेरित है। इसके आधार पर भारतीय संविधान की 7वीं अनुसूची के विधायी विषयों को तीन सूचियों यथा संघ सूची (100 विषय), राज्य सूची (61 विषय) व समवर्ती सूची (52 विषय) में विभाजित किया गया।

78. (b) बाल गंगाधर तिलक के बारे में विकल्प (b) में दिया गया कथन सही नहीं है। बाल गंगाधर तिलक उग्रवादी तरीकों पर उदारवादी नहीं थे। तिलक ने अपने समाचार-पत्र केसरी और मराठा में व्यापक रूप से ब्रिटिश शासन और उन उदारवादी राष्ट्रवादियों की कटु आलोचना की जिन्होंने पश्चिमी तर्ज पर सामाजिक सुधारों और संवैधानिक सुधारों के साथ राजनीतिक सुधारों की वकालत की। वे उग्रपंथी तरीके से राजनीतिक लक्ष्य प्राप्त करने में विश्वास करते थे।

79. (b) लोक प्रशासन के सन्दर्भ में गोरवाला का अध्ययन प्रशासनिक तथा कार्मिक पुनरुद्वार कार्यक्रम में आरम्भिक महत्त्वपूर्ण अभिलेखों में से एक है, जो कार्मिक प्रशासन के विभिन्न पहलुओं पर ध्यान केन्द्रित करता है। ए.डी. गोरवाला (अवकाश प्राप्त सिविल अधिकारी) ने वर्ष 1951 में भारतीय प्रशासन का अध्ययन कर 70 पृष्ठों वाला प्रतिवेदन लोक प्रशासन पर प्रतिवेदन सरकार को प्रस्तुत किया। यह प्रतिवेदन नौ अध्यायों में विभक्त है। इसकी प्रस्तावना में गोरवाला ने कहा है, कि निकृष्ट सरकार तथा उत्कृष्ट प्रशासन अधिक-से-अधिक एक अस्थायी सम्मिलन होता है। सरकार की सुदृढ़ता और कमजोरी जनता और उसके नेताओं के चरित्र तथा प्रचलित राजनीतिक व्यवस्था की प्रकृति पर निर्भर करती है।

80. (b) यूरोपीय संघ (EU) के निर्माण में मास्ट्रिच सन्धि परिणामित हुआ। वैश्विक आर्थिक पटल पर बढ़ते आर्थिक एकीकरण अभियानों में मास्ट्रिच सन्धि का महत्त्वपूर्ण स्थान है। दिसम्बर 1991 में यूरोपीय आर्थिक समुदाय के तत्कालीन 12 राष्ट्रों ने मास्ट्रिच (नीदरलैण्ड) में आयोजित शिखर सम्मेलन आम सहमति के पश्चात् यूरोप के राजनीतिक, आर्थिक एवं मौद्रिक एकीकरण हेतु एक सन्धि पर हस्ताक्षर किए और यही मास्ट्रिच सन्धि यूरो मुद्रा के उदय की आधारशिला बनी। 1 नवम्बर, 1993 से लागू इस सन्धि ने राजनीतिक और आर्थिक एकीकरण के उद्देश्य की पूर्ति हेतु यूरोपीय संघ को जन्म दिया।

81. (b) G-77 विकासशील देशों के गठबन्धन के बारे में विकल्प (b) में दिया गया कथन सही है। जी-77 की स्थापना 15 जून, 1964 को व्यापार पर संयुक्त राष्ट्र सम्मेलन के पहले सत्र के अन्त में जारी 77 देशों की संयुक्त घोषणा 77 देशों के हस्ताक्षर कर्ताओं द्वारा की गई थी। इसका उद्देश्य विकासशील देशों को अपने सामूहिक आर्थिक हितों को स्पष्ट करने और बढ़ावा देने के लिए साधन प्रदान करने साथ विकासशील देशों के बीच आर्थिक और तकनीकी सहायोग को बढ़ावा देना है।

82. (d) सरदार स्वर्ण सिंह समिति के सिफारिशों के आधार पर 42वें संविधान संशोधन अधिनियम, 1976 के द्वारा संविधान में मौलिक कर्त्तव्यों को जोड़ा गया था। इसके तहत् संविधान में एक नया भाग 4-क (अनुच्छेद-51 क) जोड़कर नागरिकों के लिए 10 मौलिक कर्त्तव्यों को शामिल किया गया था। वर्तमान के अनुच्छेद 51 में 11 मौलिक कर्त्तव्य (11वाँ कर्तव्य 2002 में जोड़ा गया) है।

83. (d) व्यापार सलाहकार समिति (Business Advisory committee) ने सरकार के विधान और अन्य व्यवसाय की चर्चा के लिए समय आवण्टित करने की सिफारिश करती है। लोकसभा की व्यावसायिक सलाहकार समिति में अध्यक्ष सहित 15 सदस्य होते हैं। व्यापार सलाहकार समिति का गठन पहली बार 14 जुलाई, 1952 को किया गया था।

84. (b) गाँधीवाद के उपर्युक्त पहलुओं में से गाँधीजी का अवज्ञा अभ्यास हेनरी डी थोरो से सर्वाधिक प्रभावित था। गाँधीजी ने यह सिद्धान्त थोरों के निबन्ध जिसका शीर्षक 'ऑन द ड्यूटी ऑफ सविनय अवज्ञा' (1849) से ली है। इसी तरह गाँधी जी का अहिंसा की अवधारणा लियो टॉल्स्टॉय से प्रेरित है।

85. (a) संविधान के अनुच्छेद-71 के अनुसार राष्ट्रपति या उपराष्ट्रपति के चुनाव सम्बन्धी विवादों पर फैसला सर्वोच्च न्यायालय (सुप्रीम कोर्ट) द्वारा किया जाता है तथा उसका निर्णय अन्तिम होता है। यदि सर्वोच्च न्यायालय किसी व्यक्ति का राष्ट्रपति या उपराष्ट्रपति के रूप में अवैध घोषित कर देता है, तो ऐसे व्यक्ति द्वारा राष्ट्रपति या उपराष्ट्रपति के रूप में निर्णय के पूर्व किया गया कोई कार्य अवैध नहीं होगा।

86. (b) हेनरी फेयोल ने कहा है, कि अब हमारे समक्ष कई प्रशासनिक विद्वान नहीं है, बल्कि केवल एक है, जिसे लोक तथा निजी दोनों ही प्रशासनों के लिए समान रूप से भलीभाँति प्रयोग किया जा सकता है। स्मरणीय है, कि लोक तथा निजी दोनों प्रशासनों में बहुत-सी बातें समान हैं। दोनों में अन्तर मात्रा का है, प्रकार का नहीं। मेरी पी फॉलेट तथा एल उर्विक भी यही मानते हैं।

87. (c) उपर्युक्त इराक खाड़ी सहयोग परिषद् (जी.सी.सी) का सदस्य नहीं है। गल्फ कोऑपरेशन काउन्सिल (GCC) छह मध्य पूर्वी देशों का राजनीतिक और आर्थिक संगठन है, जिसकी स्थापना 1981 में रियाद (सऊदी अरब) में की गई थी। इसके सदस्य देशों में सऊदी अरब, कुवैत, कतर, बहरीन, संयुक्त अरब अमीरात (यू.ए.ई) और ओमान शामिल है।

88. (a) अवलोकन एवं मूल्यांकन (ओ.एण्ड.एम) डिवीजन को प्रशासन की विविधीकृत एवं जटिल समस्याओं से पार पाने के लिए 1964 में प्रशासनिक सुधार विभाग में रूपान्तरित कर दिया गया था। ओ एण्ड एम सेल मन्त्रालयों और सम्बन्ध कार्यालयों में पाए जाते हैं। यह इकाइयाँ सम्बन्धित मन्त्रालय की प्रशासनिक बाधाओं को इंगित करती है और अपेक्षित तरीके और साधन सुझाकर उन्हें दूर करने का प्रयास करती है।

89. (b) ब्रिक्स में अपनाई गई उदयपुर घोषणा आपदा जोखिम न्यूनीकरण से सम्बन्धित है। वर्ष 2016 में उदयपुर में ब्रिक्स देशों के आपदा प्रबन्धन मन्त्रियों का सम्मेलन हुआ था। इस घोषणा में प्राकृतिक आपदाओं के बाद सिर्फ बचाव कार्य की नहीं, बल्कि प्राकृतिक आपदाओं के आने से पूर्व उन्हें कैसे रोका जाए, ऐसी सभी तरह की तकनीकों को ब्रिक्स देशों (भारत, रूस, चीन, ब्राजील, दक्षिण, अफ्रीका) के बीच साझा करने और संयुक्त फोरम के निर्माण करने के निर्णय लिए गए थे।

90. (c) शासन की अपनी रणनीति में, मैकियावेली धोखाधड़ी से द्वितीय स्थान पर बल को रखते हैं। निकोलो मैकियावेली (1469-1527) आधुनिक युग के आरम्भिक दौर का प्रसिद्ध विचारक था। उसने अपनी कृति द प्रिंस के अन्तर्गत शासन की आवश्यक शर्तों का विवरण दिया है, परन्तु वे शासन के लिए पर्याप्त नहीं है, जहाँ राष्ट्र की एकता और अखण्डता खतरे में; वहाँ उसे सारे नैतिक आदर्शों को त्याग कर राष्ट्र के हित की रक्षा करनी चाहिए, क्योंकि धूर्त या भ्रष्ट लोगों पर शासन करते समय केवल सद्गुण के प्रयोग से काम नहीं चलता है।

91. (a) पूर्व-स्वतन्त्र भारत में अध्यक्ष रहने वाले एकमात्र अध्यक्ष जी वी मावलंकर थे, जोकि स्वतन्त्र भारत के भी अध्यक्ष बने। मावलंकर 1937 में मुम्बई विधानसभा के सदस्य और उसके अध्यक्ष चुने गए। 1945 तक वे इस पद पर बने रहे। उसके पश्चात् उन्हें केन्द्रीय असेम्बली का अध्यक्ष बना दिया गया। स्वतन्त्रता के पश्चात् 1947 में उन्हें सर्वसम्मति से लोकसभा का अध्यक्ष (स्पीकर) चुना गया। 1952 में पहले आम चुनाव के पश्चात् वह (1952-1957) अध्यक्ष चुने गए।

92. (c) उपर्युक्त उच्च न्यायालयों में हिमाचल प्रदेश उच्च न्यायालय की सीट (मुख्यालय) उसकी राजधानी शिमला है, जबकि मध्य प्रदेश उच्च न्यायालय का मुख्यालय जबलपुर उड़ीसा उच्च न्यायालय का कटक और केरल उच्च न्यायालय का मुख्यालय एर्नाकुलम है।

93. (b) कार्टाजेना घोषणा, 1984 शरणार्थियों के संरक्षण से सम्बन्धित है। यह घोषणा एक गैर बाध्यकारी क्षेत्रीय, अर्थात् लैटिन अमेरिकी शरणार्थियों के संरक्षण के लिए साधन और 10 लैटिन अमेरिकी देशों के प्रतिनिधियों द्वारा 1984 में अपनाया गया था। ये देश थे बेलीज, कोलम्बिया, कोस्टारिका, अल सल्वाडोर, ग्वाटेमाला होडुरास, मैक्सिको, निकारागुआ, पनामा और वेनेजुएला है।

94. (b) भारत सरकार द्वारा फरवरी, 1964 में सरकारी विभागों में व्याप्त भ्रष्टाचार को समाप्त करने के लिए सन्थानम समिति की सिफारिश पर केन्द्रीय सतर्कता आयोग (CUC) का गठन किया गया था। यह एक स्वायत्त संस्था है तथा भारत सरकार के तहत् होने वाले सभी निगरानी सम्बन्धी कार्यों का दायरा इसी के अन्तर्गत आता है।

95. (d) भारत सरकार द्वारा केन्द्रीय जाँच ब्यूरो की स्थापना अप्रैल 1963 में की गई थी। केन्द्रीय जाँच ब्यूरो (CBI) भारत की सबसे प्रमुख एजेन्सी है। यह देश में होने वाले विभिन्न तरह के अपराध और सुरक्षा से जुड़े मामलों की जाँच करती है। इसके तहत् तीन डिवीजन काम करती है। एण्टीकरप्शन डिवीजन इकोनॉमिक क्राइम डिवीजन और स्पेशल क्राइम डिवीजन।

96. (c) सूचना का अधिकार अधिनियम, 2005 की धारा 12 के अन्तर्गत केन्द्रीय सूचना आयोग के गठन का प्रावधान है। इसके अनुसार एक मुख्य सूचना आयुक्त और 10 केन्द्रीय सूचना आयुक्त होते हैं। मुख्य सूचना आयुक्त और सूचना आयुक्तों की नियुक्ति राष्ट्रपति के द्वारा की जाती है।

97. (a) ब्रिटेन के संविधान को सरल बहुमत से आसानी से संशोधित किया जा सकता है, क्योंकि ब्रिटिश न्यायशास्त्र साधारण कानून और संवैधानिक कानून के बीच कोई अन्तर नहीं करता है। ब्रिटिश संविधान, विश्व के लचीले संविधानों का सर्वोत्तम उदाहरण है। देश की व्यस्थापिका बिना किसी विशेष प्रक्रिया के संविधान में उसी सरलता से यथेष्ट परिवर्तन, परिवर्धन व संशोधन कर सकती है। संवैधानिक एवं साधारण दोनों प्रकार के कानूनों का समान स्तर है और दोनों में संशोधन सामान्य कानून के निर्माण की प्रक्रिया द्वारा किया जाता है।

98. (d) संविधान सभा के सदस्य प्रान्तीय विधानसभाओं द्वारा निर्वाचित सदस्य थे। संविधान का निर्माण देश के प्रत्येक-प्रान्त से चुने गए प्रतिनिधियों की संविधान सभा द्वारा किया गया। संविधान सभा के सदस्यों की कुल संख्या 389 निर्धारित की गई, जिनमें 292 ब्रिटिश प्रान्तों, 93 देशी रियासतों से एवं 4 कमिश्नर क्षेत्रों के प्रतिनिधि दिल्ली, अजमेर- मारवाड़ कुर्ग एवं ब्रिटिश बलुचिस्तान शामिल थे। संविधान सभा का प्रथम अधिवेशन 9 दिसम्बर, 1946 को सम्पन्न हुआ था, जिसकी अस्थायी अध्यक्षता डॉ. सच्चिदानन्द सिन्हा ने की थी। 11 दिसम्बर, 1946 को डॉ. राजेन्द्र प्रसाद को संविधान सभा का स्थायी अध्यक्ष नियुक्त किया गया।

99. (*) संविधान सभा को भारतीय संविधान का मसौदा तैयार करने में कुल 2 वर्ष 11 माह और 18 दिन का समय लगा।

भारतीय संविधान विश्व का सबसे विशाल लिखित संविधान है। भारतीय संविधान का निर्माण करने वाली संविधान सभा का गठन जुलाई 1946 में कैबिनेट मिशन की संस्तुतियों के आधार पर किया गया था। इसमें आरम्भ में 395 अनुच्छेद 22 भाग और अनुसूचियाँ (वर्तमान में 12) थी।

100. (d) 1949 के मूल संविधान के भाग D में अण्डमान और निकोबार द्वीपसमूह एकमात्र क्षेत्र था, जो इसमें शामिल था। भारतीय संविधान में राज्यों की चार श्रेणियाँ उल्लिखित थीं, प्रथम अनुसुची में भाग A, B, C में राज्य एवं भाग-D में अर्जित किए गए राज्य क्षेत्रों को रखा गया था। भाग-A में ब्रिटिश भारतीय प्रान्तों को रखा गया था, जिनकी संख्या-9 थी। भाग-B में उन राज्यों को रखा गया था, जिनका जन्म देशी रियासतों के विलय के परिणामस्वरूप हुआ था। भाग-2 में चीफ कमिश्नर के प्रान्तों को रखा गया था, जबकि भाग-D में अण्डमान और निकोबार द्वीप समूह का उल्लेख था।

अध्याय 01

राजनीति विज्ञान : परिभाषा, प्रकृति व क्षेत्र

राजनीति की उत्पत्ति

- 'Politics' शब्द ग्रीक भाषा के 'Polis' शब्द से लिया गया है, जिससे प्राचीन यूनान में प्रचलित **नगर-राज्य** का बोध होता है। इन नगर-राज्यों की विशिष्ट विशेषता यह थी कि इनके नागरिक स्वयं अपना शासन चलाते थे।
- राजनीति (Politics) वह प्रक्रिया है, जिसके द्वारा लोगों का कोई समूह निर्णय लेता है। सामान्यत: यह शब्द असैनिक सरकारों के अधीन व्यवहार के लिए प्रयुक्त होता है। राजनीति उन सामाजिक सम्बन्धों से बनी है, जो सत्ता और शक्ति से युक्त होते हैं। दूसरों के साथ प्रतिस्पर्द्धा की स्थिति में समाज के दुर्लभ संसाधनों पर अपना प्रभुत्व और नियन्त्रण स्थापित करने के प्रयास को राजनीति की संज्ञा दी जाती है।
- राजनीति के क्रमबद्ध अध्ययन की शुरुआत 300 ई. पू. में **सुकरात, प्लेटो** और **अरस्तू** के द्वारा यूनान में की गई।
- अरस्तू की प्रसिद्ध रचना 'The Politics' से ज्ञात होता है कि राजनीति नगर-राज्य से सम्बन्धित नीति एवं कार्य है।
- राज्य में 'सद्जीवन' की प्राप्ति के लिए मनुष्य जो कुछ करता है, जिन-जिन गतिविधियों में भाग लेता है या जो-जो नियम, संस्थाएँ और संगठन बनाता है, उन सबको अरस्तू ने राजनीति के अध्ययन का विषय माना है। इसे हम राजनीति की चिरसम्मत धारणा भी कहते हैं। अरस्तू ने इस बात का खण्डन किया है कि राज्य में सब तरह की सत्ता एक जैसी होती है। मध्य युग में राजनीति, गिने-चुने शासकों, दरबारियों सामन्त-सरदारों, सेनापतियों, नवाबों, रईसों, महन्तों और मठाधीशों की गतिविधियों से सम्बद्ध थी, जबकि आधुनिक राजनीतिक सिद्धान्त की शुरुआत **मैकियावेली** और **बोदाँ** से होती है।

राजनीति विज्ञान की परिभाषाएँ

- **एरोन वाइल्डवस्की** के अनुसार, "राजनीतिशास्त्र समाज-विज्ञान को कहा जाता है, जिसका सम्बन्ध राज्य से है और जिसमें राज्य की मूल प्रकृति, विभिन्न रूपों, विकास तथा आधारभूत स्थितियों को समझने और जानने का प्रयत्न किया जाता है।"
- **पॉल जेनेट** के अनुसार, "राजनीतिशास्त्र समाज-विज्ञान का वह अंग है, जो राज्य के मूल आधार और शासन-सिद्धान्तों की विवेचना करता है।"
- **गैरिस** के अनुसार, "राजनीतिशास्त्र राज्य के उद्भव (उत्पत्ति), विकास, उद्देश्य तथा समस्त राजकीय समस्याओं का उल्लेख करता है।"
- **गेटेल** के अनुसार, "राजनीतिशास्त्र, राज्य के भूत, वर्तमान तथा भविष्य की राजनीतिक संस्थाओं तथा राजनीतिक सिद्धान्तों का अध्ययन है।"
- **लॉर्ड एक्टन** के अनुसार, "राजनीतिशास्त्र राज्य तथा उसके विकास के लिए अन्य अनिवार्य दशाओं से सम्बन्धित है।"
- **लीकॉक** के अनुसार, "राजनीतिशास्त्र सरकार से सम्बन्धित है।"
- **डॉ. गार्नर** के अनुसार, "राजनीतिशास्त्र का प्रारम्भ तथा अन्त राज्य के साथ होता है।"
- **सीले** के अनुसार, "राजनीतिशास्त्र उसी प्रकार शासन के तत्त्वों की खोज करता है; जैसे—सम्पत्ति-शास्त्र सम्पत्ति का, जीव-शास्त्र जीव का, बीजगणित अंकों का तथा ज्यामिति-शास्त्र स्थान और ऊँचाई का करता है।"
- **प्रो. लास्की** के अनुसार, "राजनीतिशास्त्र के अध्ययन का सम्बन्ध संगठित राज्यों के सम्बन्धित मनुष्य के जीवन से है।"
- **प्रो. विलोबी** के अनुसार, "राजनीतिशास्त्र जिन विषयों की व्याख्या करता है, वे हैं—राज्य, सरकार तथा कानून।"

- **गिलक्राइस्ट** के अनुसार, "राजनीतिशास्त्र राज्य तथा सरकार की सामान्य समस्याओं का अध्ययन करता है।"
- **हरमन हैलर** के अनुसार, "राजनीतिशास्त्र के सम्पूर्ण स्वरूप का निर्धारण उसकी मानव विषयक मौलिक मान्यताओं से होता है।"
- **डॉ. गार्नर** के अनुसार, "हम दूसरे सहायक विज्ञानों का यथावत् ज्ञान प्राप्त किए बिना राजनीतिशास्त्र एवं राज्य का पूर्ण ज्ञान ठीक उसी प्रकार प्राप्त नहीं कर सकते, जिस प्रकार गणित के बिना यन्त्र विज्ञान और रसायनशास्त्र के बिना जीव विज्ञान का यथावत् ज्ञान प्राप्त करना सम्भव नहीं है।"

राजनीतिक सिद्धान्त

लोकतन्त्र (Democracy), स्वतन्त्रता (Independent) एवं समानता (Equality) जैसे आदर्शात्मक सिद्धांतों एवं मूल्यों का अध्ययन राजनीतिक सिद्धान्त के अन्तर्गत किया जाता है। यह सिद्धान्त ही जनता को प्रेरित एवं सरकार द्वारा बनाई जाने वाली नीतियों को निर्देशित करते हैं। प्रत्येक लोकतान्त्रिक देश इन्हें अपने संविधान द्वारा सुरक्षित एवं सुनिश्चित करने का प्रयास करता है। राजनीतिक सिद्धान्त के विकास की ऐतिहासिक प्रक्रिया बहुत व्यापक है, जिसका आरम्भ **कौटिल्य**, **प्लेटो** और **अरस्तू** से हुआ और **रूसो**, **कार्लमार्क्स**, **महात्मा गाँधी**, **डॉ. आम्बेडकर** से लेकर वर्तमान तक चल रहा है। राजनीतिक सिद्धान्त के सन्दर्भ में होने वाले वाद-विवादों ने इसकी विकास यात्रा को समृद्ध करते हुए विभिन्न राष्ट्रों के संविधानों को मजबूती प्रदान की है।

राजनीतिक सिद्धान्त की उपयोगिता

- मानव जीवन के महत्त्वपूर्ण उद्देश्यों की पूर्ति राजनीतिक लक्ष्यों के द्वारा होती है और यह राजनीतिक कार्य सिद्धान्तों के द्वारा मूर्त रूप लेता है। विभिन्न मतों का मिश्रित रूप मानव को खुशहाल रखना होता है।
- राजनीतिक सिद्धान्त के द्वारा वास्तविकता को समझने में सहायता मिलती है।
- इससे वैज्ञानिक व्याख्या प्रस्तुत करने में सहायता मिलती है।
- यह सिद्धान्त सभी पेशेवरों; जैसे—राजनेताओं अध्यापकों, नौकरशाहों, वकीलों, जजों आदि सभी के लिए प्रासंगिक है, परन्तु गैर पेशेवरों या कम शिक्षित लोगों के लिए सिद्धान्त का कोई अर्थ नहीं होता। वे यथार्थवाद तथा उसके व्यावहारिक पक्षों को समझते हैं।
- यह राजनीतिक आन्दोलन को उत्प्रेरित करता है।
- क्रान्तियों को खाद्य-पानी एवं पल्लवित करने का कार्य सिद्धान्त ही करता है।
- नवीन मानव मूल्यों एवं उपयोगिता को राजनीतिक सिद्धान्त ही आधार प्रदान करता है।
- सामाजिक बदलाव के लिए तथा शासन प्रणालियों को वैधता राजनीतिक सिद्धान्तों के द्वारा ही प्रदान की जाती है।
- इस प्रकार स्वतन्त्रता, समानता सामाजिक न्याय, अधिकार, नागरिकता, राष्ट्रीयता, पन्थ निरपेक्षता, शान्ति, विकास आदि की सिद्धान्तों के द्वारा ही प्रतिपूर्ति होती है।

राजनीतिक सिद्धान्त के क्षेत्र

राजनीतिक सिद्धान्त के क्षेत्र निम्नलिखित हैं

- शक्ति का अध्ययन
- राजनीतिक दलों का अध्ययन
- राजनीतिक विचारधारा का अध्ययन
- अधिकारों एवं कर्त्तव्यों का अध्ययन
- समुदायों तथा संस्थाओं का अध्ययन
- राजनीति व्यवहार का अध्ययन
- वैज्ञानिक विधि का अध्ययन।

राजनीतिक सिद्धान्त का अर्थ एवं प्रकृति

राजनीतिक सिद्धान्त ज्ञान की वह शाखा है, जो राजनीति के अध्ययन का सामान्य ढाँचा प्रस्तुत करती है। राजनीति का सम्बन्ध मनुष्यों के सार्वजनिक जीवन से है। राजनीतिक सिद्धान्त के तीन कृत्य हैं

1. समालोचना 2. पुनर्निर्माण 3. व्याख्या।

पहले दो कृत्य राजनीतिक दर्शन से सम्बन्धित हैं जो मूल्यों पर बल देते हैं जबकि तीसरा कृत्य राजनीति विज्ञान से सम्बन्धित है जो तथ्यों पर बल देता है।

एण्ड्रयू हैकर ने अपनी पुस्तक 'Political Theory' में राजनीतिक सिद्धान्त के दो अर्थ बताए हैं

1. परम्परागत राजनीतिक सिद्धान्त में विचारों का इतिहास सम्मिलित है।
2. आधुनिक राजनीतिक सिद्धान्त जिसमें राजनीति व्यवहार का व्यवस्थित अध्ययन किया जाता है।

बल्हम अपनी पुस्तक 'Theories of Political System' में बताता है कि राजनीतिक सिद्धान्त, राजनीतिक व्यवस्था के लिए अमूर्त प्रतिमान प्रस्तुत करता है, राजनीतिक तथ्यों के आकलन एवं विश्लेषण के लिए एक निर्देशक का काम करता है।

राजनीतिक सिद्धान्त के प्रकार

वर्तमान में सामान्यतया राजनीतिक सिद्धान्त को तीन भागों में बाँटा जाता है

1. **परम्परागत** राजनीतिक सिद्धान्त पर **दर्शन** का प्रभाव देखा जाता है।
2. **आधुनिक** राजनीतिक सिद्धान्त में **तथ्यों एवं विज्ञान** का बोलबाला है।
3. **समकालीन** राजनीतिक सिद्धान्त में **परम्परागत व आधुनिक दोनों** राजनीतिक सिद्धान्त अपनाने का प्रयास किया जाता है।

परम्परागत राजनीतिक सिद्धान्त

पाश्चात्य जगत में द्वितीय विश्वयुद्ध से पूर्व तक जिन मान्यताओं एवं अवधारणाओं का समूह प्रचलित रहा है, उसे परम्परागत राजनीतिक सिद्धान्त या शास्त्रीय अथवा यथार्थवादी राजनीतिक सिद्धान्त की संज्ञा दी जाती है।

परम्परागत राजनीतिक सिद्धान्त के निर्माण एवं विकास में अनेक राजनीतिक चिन्तकों का योगदान रहा है; जैसे—प्लेटो, अरस्तू, सेण्ट थॉमस एक्विनास, हॉब्स, लॉक, रूसो, मोण्टेस्क्यू, काण्ट, हीगल आदि।

आधुनिक युग में परम्परागत राजनीतिक सिद्धान्त के निम्नलिखित समर्थक हैं

परम्परागत राजनीतिक सिद्धान्त के समर्थक

नव-परम्परावादी	लेवीस्ट्रॉस, एरिक वोएगलिन, माइकल ओकशाट, बेट्रा द जूवनेल। ये विचारक मूल्यों और नैतिकता पर विशेष बल देते हैं। इन्हें रॉबर्ट डहल 'पराअनुभववादी' कहता है।
स्वेच्छातन्त्रवादी	आइजिल वर्लिन, एफ ए हेयक, मिल्टन फ्रीडमैन, रॉबर्ट नॉजिक जैसे स्वेच्छातन्त्रवादी भी मूल्यों को महत्त्वपूर्ण मानते हैं।
नवमार्क्सवादी	एरिक फ्रॉम, फ्रोज कैनन, हार्खाइमर, हेबरमास, हर्बर्ट मार्क्यूजे जैसे नवमार्क्सवादी भी मूल्यों पर बल देते हैं।
समुदायवादी	हन्ना आरेण्ट, विलकिमलिका, माइकल वाल्जर, रोनाल्ड ड्वोर्किन, माइकल सैण्डले, चार्ल्स टेलर आदि समुदायवादी भी समानता जैसे मूल्यों के महत्त्व को स्वीकारते हैं।

प्राचीन यूनान तथा रोम में राजनीतिक सिद्धान्त के निर्माण के लिए दर्शनशास्त्र, नीतिशास्त्र, तर्कशास्त्र, इतिहास एवं विधि की अवधारणाओं को आधार बनाया गया था, किन्तु मध्यकाल में राजनीतिक सिद्धान्त के निर्माण के लिए मुख्यत: ईसाई धर्म को आधार बनाया गया। 16वीं शताब्दी के पुनर्जागरण आन्दोलन के बाद धर्म से मुक्ति पर बल देते हुए राष्ट्र-राज्य की अवधारणा को जन्म दिया। औद्योगिक क्रान्ति, गौरवपूर्ण क्रान्ति, अमेरिकी व फ्रांसीसी क्रान्ति ने परम्परागत राजनीतिक सिद्धान्त का विकास उदारवादी लोकतान्त्रिक राजनीतिक सिद्धान्त के रूप में किया।

परम्परागत राजनीतिक सिद्धान्त की विशेषताएँ

परम्परागत राजनीतिक सिद्धान्त की विशेषताएँ निम्नलिखित हैं

- परम्परागत राजनीतिक सिद्धान्त दर्शनशास्त्र से प्रभावित है वस्तुत: इन राजशास्त्रियों ने राजविज्ञान और दर्शनशास्त्र के संयोग से ज्ञान की राजनीतिक दर्शन शाखा का निर्माण किया है और इसके आधार पर राजनीतिक सिद्धान्त का निर्माण किया है। उदाहरण के लिए; रूसो की सामान्य इच्छा की अवधारणा राजनीतिक दर्शन से ली गई है। दर्शनशास्त्र से प्रभावित होकर अनेक राजशास्त्रियों ने राजनीतिक सिद्धान्त के निर्माण के लिए प्रत्यय, ईश्वरीय विधि, प्राकृतिक विधि जैसी मान्यताओं को भी अपनाया।
- **शैल्डन वौलिन** अपनी पुस्तक 'Politics and Vision' में लिखते हैं कि "दार्शनिक रूप से परम्परागत राजनीतिक सिद्धान्त, विश्वास का तार्किक आधार खोजने का प्रयास करता है तथा राजनीतिक रूप से यह क्रियाओं का विश्वसनीय आधार तलाश करता है।"
- परम्परागत राजनीतिक सिद्धान्त राजनीतिक सम्पूर्णता को विश्लेषण की मौलिक इकाई मानता है। परम्परागत राजनीतिक सिद्धान्त राज्य रूपी सम्पूर्ण तत्त्व के अध्ययन को महत्त्व देता है।
- परम्परागत राजनीतिक सिद्धान्त राज्य के अध्ययन पर केन्द्रित होने के कारण राज्य में स्थिरता, सन्तुलन और सामंजस्य बनाए रखने पर जोर देता है। यही कारण है कि पारम्परिक राजनीतिक विचारकों ने संघर्ष, अराजकता, अस्थिरता तथा क्रान्ति के कारणों पर विचार किया था।
- परम्परागत राजनीतिक सिद्धान्त मूल्यों एवं मानकों को राजनीतिक गतिविधियों का लक्ष्य मानता था। लगभग सभी परम्परागत राजनीतिक चिन्तकों ने समानता, स्वतन्त्रता आदि को राजनीति में महत्त्वपूर्ण स्थान दिया है।
- परम्परागत राजनीतिक सिद्धान्त में राजनीति के तुलनात्मक अध्ययन पर बल दिया जाता है।
- परम्परागत राजनीतिक सिद्धान्त विभिन्न राजनीतिक व्यवस्थाओं का अध्ययन करते हुए सर्वश्रेष्ठ राजनीतिक प्रणाली को अपनाने पर बल देता है।
- परम्परागत राजनीतिक सिद्धान्त की प्रमुख अध्ययन पद्धतियाँ हैं— ऐतिहासिक, विश्लेषणात्मक, आदर्शात्मक तथा वर्णनात्मक परिभाषात्मक।
- परम्परागत राजनीतिक सिद्धान्त के क्षेत्र में सीमित परिवर्तन हुए हैं। वस्तुत: इसके अध्ययन क्षेत्र में निरन्तरता एवं सहमति के लक्षण प्रमुख रूप से दिखाई पड़ते हैं। एक लम्बे समय से उसके प्रमुख अध्ययन विषय रहे हैं—राज्य एवं सरकार के औचित्य को सिद्ध करना, आदर्श राज्य-व्यवस्था का चित्रण प्रस्तुत करना तथा न्याय, स्वतन्त्रता, सम्प्रभुता आदि अवधारणाओं की दार्शनिक एवं मूल्यात्मक व्याख्या करना। वर्तमान काल में परम्परागत राजनीति विज्ञान व्यक्ति की स्वतन्त्रता व मानवाधिकारों पर विशेष बल दे रहा है।

परम्परागत राजनीतिक सिद्धान्त के उपागम

परम्परागत राजनीतिक सिद्धान्त के अन्तर्गत अध्ययन के निम्नलिखित तीन उपागम अपनाए गए हैं

(i) मानपरक/आदर्शात्मक उपागम

मानपरक उपागम को कल्पनामूलक, आदर्शात्मक, मूल्यभारित उपागम आदि नामों से भी जाना जाता है। मानपरक उपागम के अन्तर्गत उन मूल्यों से सरोकार रखते हैं, जो शुभ और अशुभ तथा उचित एवं अनुचित में भेद करता है। मानपरक उपागम की प्रमुख विशेषताएँ हैं

- यह उपागम राजनीति के अध्ययन को दर्शनशास्त्र के निकट लाता है, इसमें राजनीतिक दर्शनवेत्ता कल्पनालोक में विचरण करने लगता है और समस्या के समाधान का आदर्शात्मक हल प्रस्तुत करता है, जिसका वह सामना कर रहा होता है। उदाहरण के लिए प्लेटो का आदर्श राज्य, काण्ट का यूरोपीय संघ और गाँधीजी की राम राज्य की संकल्पना इसी उपागम पर आधारित है।
- इसमें मूल्यों और लक्ष्यों पर बल दिया जाता है। इसी कारण **केनेथ थॉम्पसन** इसे नैतिक मानकों के आधार पर राजनीति का अध्ययन मानता है।
- मानपरक उपागम में इस बात पर बल दिया जाता है कि राजनीतिक व्यवस्था कैसी होनी चाहिए।
- मानपरक सिद्धान्त निर्देशात्मक हैं, क्योंकि इसमें मूल्यांकन के कुछ मानक निर्धारित किए जाते हैं। इसी सन्दर्भ में **अल्फ्रेड कोबा** लिखते हैं कि मानपरक सिद्धान्त हमें निर्णय हेतु कसौटी प्रदान करता है।
- मानपरक सिद्धान्तवेत्ता राजनीतिक सिद्धान्त के दो कार्य बताते हैं (क) समालोचना (ख) पुनर्निर्माण
- **जॉन प्लेमनॉटज** लिखते हैं कि इस प्रकार के सिद्धान्त का उद्देश्य किन्हीं मूल्यों के प्रति प्रतिबद्धता पैदा करना है। साथ ही मूल्य इस अर्थ में सोपानिक हो सकते हैं कि कुछ मूल्य उच्च श्रेणी के हैं। मानपरक उपागम में दो मूल्यों के सामंजस्य पर भी बल दिया जाता है, जैसे लॉस्की, टॉनी जैसे विद्वान् स्वतन्त्रता और समानता के सामंजस्य पर बल देते हैं।
- इस उपागम का प्रभाव द्वितीय विश्वयुद्ध से पूर्व तक अधिक था, परन्तु व्यवहारवाद/प्रत्यक्षवाद के उदय से इसे धक्का लगा है, परन्तु पूर्वी देशों में आज भी इसका प्रभाव है।
- वर्तमान में इस उपागम का प्रयोग, लेवी स्ट्रॉस, एरिक वोएगलिन, माइकेल ओकशाट, **बेट्रा द ज़ूवनेल** जैसे नवपरम्परावादी कर रहे हैं। इन विद्वानों को रॉबर्ट डहल परानुभववादी कहता है।

(ii) ऐतिहासिक उपागम

इस दृष्टिकोण से राजनीतिक घटनाओं व संस्थाओं का अध्ययन ऐतिहासिक आधार पर किया जाता है। लॉस्की जैसे विद्वान् ऐतिहासिक उपागम को महत्त्वपूर्ण मानते हुए लिखते हैं कि राजनीति का अध्ययन ''राज्यों के इतिहास में अनुभवों के परिणामों को लेखबद्ध करने का प्रयास ही होना चाहिए।'' इस उपागम का प्रयोग अरस्तू, मैकियावली, हीगल, मिल, पोलक, सीले, फ्रीमैन, मॉण्टेस्क्यू, गिलक्राइस्ट जैसे विद्वानों ने किया। ऐतिहासिक उपागम के प्रमुख प्रवक्ता **जे एच सेबाइन** हैं। सेबाइन 'A History of Politics' में लिखते हैं कि 'राजनीति विज्ञान के मौलिक तत्त्व इतिहास की देन हैं। इतिहास राजनीति विज्ञान को आधार प्रदान करता है, उसकी मूल अवधारणाओं को दिशा देता है।

सेबाइन का कहना है कि राजनीति विज्ञान इतिहास की किसी-न-किसी विशेष परिस्थिति द्वारा ही बनता है। प्रत्येक राजनीतिक तत्त्व किसी समय विशेष, स्थान विशेष व परिस्थिति विशेष में ही बनता है, **सेबाइन** का मत है कि पश्चिमी राजनीतिक सिद्धान्त, इतिहास के महत्त्वपूर्ण कालों की देन रहा है।

ऐतिहासिक उपागम इस धारणा पर टिका है कि राजनीतिक सिद्धान्त का जन्म सामाजिक-आर्थिक संकट तथा उनके द्वारा महान् चिन्तकों के मन पर छोड़ी गई प्रतिक्रियाओं से होता है। इसलिए ऐतिहासिक साक्ष्य का अपना ही महत्त्व है। प्राचीन यूनान की परिस्थितियों ने प्लेटो और अरस्तू को और इसी प्रकार 17वीं शताब्दी के इंग्लैण्ड ने हॉब्स और लॉक को जन्म दिया तथा 19वीं शताब्दी की पूँजीवादी प्रणाली ने मार्क्स और मिल को जन्म दिया। स्पष्ट है कि राजनीतिक सिद्धान्त को समझने के लिए समय, स्थान और परिस्थितियों को समझना आवश्यक है, जिसमें उसका विकास हुआ है।

राजनीतिक दार्शनिक अपने युग की राजनीति में चाहे भाग न लें, लेकिन वह उससे प्रभावित होता है तथा अपने विचारों से उसे भी प्रभावित करता है। **सेबाइन** जब यह कहते हैं कि ''सभी महान् राजनीतिक सिद्धान्त, राजनीतिक और सामाजिक संकटों के अन्तरालों में से निकलते हैं'' तो वे इसी तथ्य पर बल दे रहे होते हैं।

ऐतिहासिक उपागम की कुछ कमजोरियाँ हैं। उदाहरण के लिए जैसा **जेम्स ब्राइस** ने कहा है ''यह अक्सर सतही समानताओं से भारित होता है। इसलिए ऐतिहासिक अध्ययन कुछ हद तक ज्ञानवर्द्धक हो सकते हैं लेकिन अधिकांश स्थितियों में पथभ्रष्ट करने वाले भी होते हैं। दूसरे इतिहास तथ्यों का भण्डार है; अतः उपयुक्त तथ्यों के चयन से निष्कर्ष भी प्रभावित हो सकता है। तीसरी कमजोरी है कि इस उपागम का प्रयोग करते समय शोधकर्ता पूर्वाग्रह से प्रभावित होकर निष्कर्ष निकाल सकता है।

उपरोक्त आलोचनाओं के बाद भी राजनीतिक सिद्धान्त के अध्ययन में ऐतिहासिक उपागम का विशेष महत्त्व है। जी एच सेबाइन, आर जी गैटले, डब्ल्यू ए डनिंग, वाहन आदि विद्वानों के ग्रन्थों का अपना ही महत्त्व है। प्राचीन काल के प्लेटो, अरस्तू से लेकर आधुनिक युग के मैकियावली, हॉब्स, लॉक, रूसो, हीगल, मिल और मार्क्स जैसे महान् चिन्तकों के आशय को समझने के लिए ऐसे उपागम की अपनी ही उपयोगिता है। अन्ततः यह उपागम राजनीतिक संस्थाओं की ऐतिहासिक पृष्ठभूमि का विश्लेषण कर भविष्य के लिए मार्गदर्शन के लिए महत्त्वपूर्ण है। राजनीतिक संस्कृति की अवधारणा के अध्ययन में भी ऐतिहासिक उपागम को अपनाया गया।

(iii) सन्दर्भात्मक/संख्यात्मक उपागम

सन्दर्भात्मक उपागम में सन्दर्भ पर विशेष बल दिया जाता है। इस उपागम में ऐतिहासिक उपागम की विशेष देन है। यह उपागम परम्परागत और आधुनिक उपागम की कड़ी के रूप में कार्य करता है। इसमें सन्दर्भ का लक्ष्य निर्धारित कर उसके बारे में आँकड़े एकत्रित किए जाते हैं। इसके प्रमुख समर्थक मार्श तथा बटलर हैं। इस उपागम की सबसे बड़ी कमी यह है कि इसमें वैज्ञानिकता को पूर्ण रूप से नहीं अपनाया गया है। इसके बावजूद इसे प्रत्यक्षवाद की दिशा में एक कदम माना जाता है।

संस्थात्मक उपागम भी परम्परागत उपागम का ही एक रूप है। इसमें संस्थाओं की कार्य व शक्तियों के अध्ययन पर बल दिया जाता है। इसमें किसी भी संस्था का मूल्यांकन उसकी शक्तियों के आधार पर किया जाता है। इसमें संविधान में दी गई संस्था की शक्तियों पर विशेष बल दिया जाता है। इस उपागम के समर्थक हैं डायसी, डुवर्जर आदि। इस उपागम की एक प्रमुख कमी है इसमें वैज्ञानिकता या आधुनिकता का अभाव है। इस कमी के बावजूद इस उपागम से विभिन्न संस्थाओं के बारे में जानकारी मिलती है।

2. आधुनिक राजनीतिक सिद्धान्त

आधुनिक राजनीतिक सिद्धान्त का उद्‌भव स्पष्ट रूप से द्वितीय विश्वयुद्ध के बाद हुआ, तथापि इसके प्रारम्भिक संकेत बीसवीं शताब्दी के आरम्भ में ही मिलने लगे थे।

आधुनिक राजनीतिक सिद्धान्त के विकास में **रॉबर्ट डहल, चार्ल्स मैरियम, कैटलिन, लॉसवेल, वीओवी पिनाक, डेविड ईस्टन** आदि विद्वानों ने महत्त्वपूर्ण भूमिका अदा की है।

आधुनिक राजनीतिक सिद्धान्त की प्रमुख विशेषताएँ

आधुनिक राजनीतिक सिद्धान्त की प्रमुख विशेषताएँ निम्नलिखित हैं

- परम्परागत राजनीतिक सिद्धान्त में राजनीति विज्ञान के अध्ययन क्षेत्र में राज्य, सरकार एवं राजनीतिक संस्थाओं का अध्ययन एवं व्यक्ति व राज्य के सम्बन्धों का अध्ययन सम्मिलित था, किन्तु आधुनिक राजनीतिक सिद्धान्त में राजनीति विज्ञान के विषय क्षेत्र के विस्तार क्षेत्र पर बल दिया गया। आधुनिक राजनीतिक सिद्धान्त में राजनीति का अर्थ है वे समस्त क्रियाएँ एवं कार्य जो सार्वजनिक क्रियाएँ एवं कार्य तथा सार्वजनिक जीवन को प्रभावित करते हैं। आधुनिक राजनीतिक सिद्धान्त के अध्ययन क्षेत्र में व्यक्ति, समूह, समाज तथा समस्त मानव व्यवहार से सम्बन्धित गतिविधियों का अध्ययन सम्मिलित है।
- आधुनिक राजनीतिक सिद्धान्त में वैज्ञानिकता पर बल दिया जाता है।
- आधुनिक राजनीतिक सिद्धान्त में यथार्थवादी एवं मूल्य निरपेक्ष अध्ययन पर बल दिया गया है।
- आधुनिक राजनीतिक सिद्धान्त में अन्तर अनुशासनात्मक दृष्टिकोण पर बल दिया जाता है।
- आधुनिक राजनीतिक सिद्धान्त मानव ज्ञानेन्द्रियों पर आधारित आँकड़ों के एकत्रण पर बल देता है।
- इसमें आनुभवकीय उपागम पर बल दिया जाता है।

- इसमें उचित-अनुचित के स्थान पर सही और गलत की व्याख्या की जाती है।
- आधुनिक राजनीतिक सिद्धान्त में राजनीति विज्ञान की स्वायत्तता एवं मौलिकता में विश्वास किया जाता है।
- इसमें मानवीय समस्याओं के निदान पर बल दिया जाता है।

आधुनिक राजनीतिक सिद्धान्त के उपागम

आधुनिक राजनीतिक सिद्धान्त के अन्तर्गत अध्ययन के निम्नलिखित दो उपागम हैं

(i) आनुभवकीय उपागम

जहाँ मानकीय उपागम मूल्यों से सरोकार रखता है वहीं अनुभवमूलक उपागम के अन्तर्गत केवल उन तथ्यों से सरोकार रखा जाता है जो हमारे अनुभव और निरीक्षण पर आधारित हों और उन्हीं निष्कर्षों पर विश्वास करते हैं जिनका सत्यापन किया जा सकता है।

राजनीति सिद्धान्त के आनुभवकीय उपागम का विकास दूसरे विश्वयुद्ध के बाद हुआ, परन्तु इसके कुछ संकेत बीसवीं शताब्दी के आरम्भ में ही मिलने लगे थे। आनुभवकीय उपागम के विकास में व्यवहारवाद/प्रत्यक्षवाद ने महत्त्वपूर्ण भूमिका निभाई थी। इस उपागम के कुछ संकेत 1908 ई. में आर्थर बेण्टले की कृति 'The Process of Government' में मिलते हैं। इसी प्रकार ग्राहम वाल्स की पुस्तक 'Human Nature in Politics' में भी आनुभवकीय उपागम के लक्षण मिलते हैं। **जेम्स ब्राइस** की पुस्तक 'मॉडर्न डेमोक्रेसीज' (1929) में भी आनुभवकीय उपागम पर बल दिया गया। व्यावहारवादी आन्दोलन ने इस उपागम को स्थापित करने में महत्त्वपूर्ण भूमिका अदा की।

आनुभवकीय उपागम की विशेषताएँ निम्नलिखित हैं

- आनुभवकीय उपागम के अन्तर्गत केवल उन तथ्यों से सरोकार रखा जाता है जो हमारे अनुभव और निरीक्षण पर आधारित हों और उन्हीं निष्कर्षों पर विश्वास करते हैं जिनका सत्यापन किया जा सकता है। अनुभववादियों का तर्क है कि तथ्यों को अनुभव की कसौटी पर परख सकते हैं, परन्तु मूल्यों को नहीं।
- जहाँ मानपरक उपागम विषयपरक हैं, वहीं अनुभवमूलक उपागम वस्तुपरक हैं।
- आनुभवकीय उपागम वैज्ञानिकता और वैज्ञानिक उपकरणों यथा सांख्यिकी, अनुप्रयोग, अनुरूप आदि पर बल देता है।
- यह उपागम सिद्धान्त व शोध के संगम पर बल देता है।
- जहाँ मानपरक उपागम आलोचना और पुनर्निर्माण पर बल देता है, वहीं आनुभवकीय उपागम व्याख्या पर बल देता है।
- अनुभववादियों का तर्क है कि अनुभव और परीक्षण के आधार पर राजनीति विज्ञान में भी भविष्यवाणी की जा सकती है।
- अनुभवमूलक उपागम के समर्थकों ने राजनीति विज्ञान की पुरानी संकल्पनाओं की जगह नई संकल्पनाओं के प्रयोग को बढ़ावा दिया। ये राज्य की जगह राजनीतिक प्रणाली, संरचना की जगह कार्य, पदों की जगह भूमिका पर बल देता है।
- यह उपागम मूल्यों व तथ्यों के परस्पर सम्बन्धों को स्वीकार नहीं करता है। यह मूल्यरहित राजनीतिक सिद्धान्त की विवेचना करता है।
- यह उपागम प्रयोगवादी तथा निरीक्षणवादी है।
- इस उपागम में अन्तःशास्त्रीय या अन्तर-अनुशासनात्मक दृष्टिकोण पर बल दिया जाता है।

(ii) मानपरक उपागम बनाम आनुभवकीय उपागम

जहाँ मानपरक उपागम परम्परागत राजनीतिक सिद्धान्त से सम्बन्धित है वहीं आनुभवकीय उपागम आधुनिक राजनीतिक सिद्धान्त से जुड़ा है। इन दोनों में निम्नलिखित अन्तर हैं

- जहाँ मानपरक उपागम मूल्यों से सरोकार रखता है वहीं अनुभवमूलक उपागम के अन्तर्गत केवल उन तथ्यों से सरोकार रखा जाता है जो हमारे अनुभव और निरीक्षण पर आधारित हों और उन्हीं निष्कर्षों पर विश्वास करते हैं, जिनका सत्यापन किया जा सकता है।
- जहाँ मानपरक उपागम निर्देशात्मक हैं, वहीं आनुभवकीय उपागम वर्णनात्मक हैं।
- मानपरक उपागम मूल्यों पर बल देता है, वहीं आनुभवकीय उपागम तथ्य-मूल्य प्रभेद पर बल देते हुए मूल्यरहित अध्ययन को महत्त्वपूर्ण मानता है।
- जहाँ मानपरक उपागम समालोचना और पुनर्निर्माण पर बल देता है, वहीं अनुभवमूलक उपागम व्याख्या पर बल देता है।
- जहाँ मानपरक समष्टिपरक है, वहीं अनुभवमूलक व्यक्तिपरक है।
- मानपरक राजनीतिक संस्थाओं आदि के अध्ययन पर बल देता है, वहीं अनुभवमूलक उपागम व्यक्ति के व्यवहार के अध्ययन पर बल देता है।
- अनुभवमूलक उपागम सिद्धान्त निर्माण की बात करता है, परन्तु मानपरक नहीं।
- मानपरक उपागम राजनीतिक दर्शन से सम्बन्धित है, वहीं अनुभवमूलक उपागम राजनीति विज्ञान से सम्बन्धित है।

इस प्रकार स्पष्ट है कि मानपरक उपागम और आनुभवकीय उपागम एक-दूसरे के विरोधी उपागम हैं, परन्तु दोनों उपागम अतिवाही हैं, इन उपागमों का समन्वय ही वास्तविक राजनीतिक सिद्धान्त के अध्ययन के लिए उपयोगी है। *आनुभवकीय उपागम की आलोचना निम्नलिखित आधारों पर की जाती है*

- इसमें मूल्यों की उपेक्षा की जाती है।
- इसमें अत्यधिक वैज्ञानिकता है।
- लेवी स्ट्रॉस जैसे नवपरम्परावादियों का कहना है कि यह आनुभवकीय उपागम मूल्यों की समानता की बात करता है, किन्तु सभी मूल्य समान नहीं होते हैं।
- शोध के तरीकों को पूर्णतः वस्तुपरक ढंग से नहीं समझा जा सकता है।
- यह उपागम अत्यधिक जटिल है।

अभ्यास प्रश्न

1. आधुनिक राजनीति विज्ञान का लक्षण है
(a) मूल्यों पर अधिक बल (b) दार्शनिक अध्ययन पद्धति
(c) अध्ययन मुक्तता (d) संस्थागत अध्ययन

2. निम्न में से कौन आधुनिक राजनीति वैज्ञानिक हैं?
(a) हेरॉल्ड लासवैल (b) टी. एच. ग्रीन
(c) प्लेटो (d) हीगल

3. व्यवहारवादी राजनीति विज्ञान की नींव डालने वाले अग्रणी विद्वान् हैं
(a) आर्थर बैण्टले और चार्ल्स मैरियम
(b) हेरॉल्ड लास्की तथा हेरॉल्ड लॉसवैल
(c) बेन्थम तथा जे. एस. मिल
(d) लियो स्ट्रॉस तथा माइकेल ओकशॉट

4. आधुनिक राजनीति विज्ञान का लक्षण नहीं है
(a) मूल्यविहीन (b) आदर्शवादी अध्ययनों पर बल
(c) अनुभवात्मक (d) अन्तःअनुशासनात्मक दृष्टिकोण

5. सुमेलित कीजिए

सूची I	सूची II
A. जॉर्ज एच. सेबाइन	1. राजनीति विज्ञान की विचित्रता
B. जॉर्ज ई. कैटलिन	2. ऐतिहासिक दृष्टिकोण
C. लियो स्ट्रॉस	3. समाजशास्त्रीय दृष्टिकोण
D. नार्मन जैकबसन	4. दार्शनिक दृष्टिकोण

कूट

	A	B	C	D
(a)	3	4	1	2
(b)	4	3	2	1
(c)	1	2	3	4
(d)	2	3	4	1

6. सुमेलित कीजिए

सूची I	सूची II
A. दार्शनिक उपागम	1. ऑस्टिन
B. कानूनी उपागम	2. लियो स्ट्रॉस
C. ऐतिहासिक उपागम	3. बेजहॉट
D. सांस्थानिक उपागम	4. सेबाइन

कूट

	A	B	C	D
(a)	2	1	4	3
(b)	1	2	3	4
(c)	3	4	1	2
(d)	4	3	2	1

7. आधुनिक राजनीति विज्ञान के अनुसार राजनीतिशास्त्र किसका अध्ययन करता है?
(a) राज्य (b) शक्ति (c) सरकार (d) कार्यपालिका

8. राजनीति विज्ञान है
(a) भौतिक विज्ञान (b) प्राकृतिक विज्ञान
(c) सामाजिक विज्ञान (d) जीव विज्ञान

9. निम्नलिखित में से किस कृति में यह अंकित है—"सबसे अधिक आवश्यक है तथ्य-तथ्य, तथ्य, तथ्य?"
(a) ह्यूमन नेचर इन पॉलिटिक्स (b) अमेरिकन कॉमनवेल्थ
(c) प्राइमरी इलेक्शन्स (d) मॉडर्न डेमोक्रेसी

10. दार्शनिक उपागम की विशेषताएँ हैं
1. कल्पनात्मक
2. नैतिक मान्यताओं पर बल
3. राज्य के गठन और उसकी गतिविधियों का वर्णन उनके कानूनी एवं न्यायिक स्वरूप के अनुसार करना
4. राजनीति के अध्ययन को अमूर्तता के उच्च स्तर तक ले जाना

नीचे दिए गए कूटों से सही उत्तर चुनिए
(a) 1, 2 और 3 (b) 1, 2 और 4
(c) 2, 3 और 4 (d) 1, 3 और 4

11. राजनीति विज्ञान के अध्ययन के सांस्थानिक उपागम को निम्नांकित विद्वानों की रचनाओं में देखा जा सकता है
1. वाल्टर बेजहॉट 2. जेम्स ब्राइस
3. हर्मन फाइनर 4. रॉबर्ट डहल

नीचे दिए गए कूटों से सही उत्तर चुनिए
(a) 1, 2 और 4 (b) 2, 3 और 4
(c) 1, 2 और 3 (d) 1, 3 और 4

12. क्लासिकी (परम्परावादी) राजनीतिक सिद्धान्त से सम्बन्धित सही युग्म है
(a) लास्की, लासवैल, कान्ट
(b) कान्ट, हीगल, लियो स्ट्रॉस
(c) डेविड ईस्टन, रॉबर्ट डहल, गॉसनेल
(d) मैरियम, लासवैल, रूसो

13. क्लासिकी (परम्परावादी) राजनीतिक सिद्धान्त को आधुनिक युग में पुनर्जीवित करने वाले उल्लेखनीय नाम
(a) मैरियम, ईस्टन तथा लासवैल
(b) अरस्तू, सिसरो तथा एक्विनास
(c) माइकेल ओकशॉट, ईसियाहू बर्लिन तथा जॉन प्लेमेनाट्ज
(d) सार्त्र, मार्कजे तथा ऐरिक फ्रॉम

14. परम्परागत राजनीति विज्ञान के अध्ययन का प्रमुख प्रतिमान नहीं है
(a) राज्य (b) सम्प्रभुता
(c) राजनीतिक व्यवस्था (d) कानून

15. आधुनिक राजनीति विज्ञान का सूत्रपात करने वाली चार्ल्स ई. मैरियम की प्रमुख कृति है
(a) रिपब्लिक (b) पॉलिटिक्स
(c) न्यू एस्पेक्ट्स ऑफ पॉलिटिक्स (d) पैथोलॉजी ऑफ पॉलिटिक्स

16. निम्न ग्रन्थों के प्रकाशन का सही क्रम कौन-सा है?
1. प्राइमरी इलेक्शन 2. न्यू एस्पेक्ट ऑफ पॉलिटिक्स
3. ह्यूमन नेचर इन पॉलिटिक्स 4. मॉडर्न डेमोक्रेसी

कूट
(a) 1, 2, 3 और 4 (b) 4, 3, 2 और 1
(c) 2, 3, 4 और 1 (d) 1, 3, 4 और 2

17. किसके अनुसार राजनीति 'प्रभाव और प्रभावशाली' का अध्ययन है?
(a) हेरॉल्ड लासवैल (b) लूसियन पाई
(c) डेविड ईस्टन (d) मैकाइवर

18. निम्नलिखित में से किसके अनुसार "राजनीतिक व्यवस्था किसी भी समाज में अन्त:क्रियाओं की एक ऐसी व्यवस्था है, जिसके माध्यम से बाध्यकारी अथवा आधिकारिक निर्णय लिए जाते हैं?"
(a) सेमुअल हटिंगटन (b) चार्ल्स मैरियम
(c) डेविड ईस्टन (d) हेरॉल्ड लासवैल

19. क्लासिकी (परम्परावादी) राजनीतिक सिद्धान्त से सम्बन्धित कौन नहीं है?
(a) सोफिस्ट (b) व्यवहारवाद
(c) स्कैप्टिक्स (d) इपीक्युरियन्स

20. क्लासिकी (परम्परावादी) राजनीतिक सिद्धान्त का विशेष रूप हमें किसकी रचनाओं में दिखाई देता है?
(a) प्लेटो (b) चार्ल्स मैरियम
(c) अरस्तू (d) हेरॉल्ड लासवैल

21. व्यवहारवादी राजनीति विज्ञान की शिकागो विचारधारा की प्रस्थापना में योगदान देने वाला महान् बौद्धिक व्यक्तित्व है
(a) लॉर्ड ब्राइस (b) लियोनार्ड व्हाइट
(c) चार्ल्स मैरियम (d) आर्थर बैण्टले

22. निम्नलिखित में से कौन क्लासिकी राजनीतिक सिद्धान्त का समर्थन नहीं करता?
(a) दान्ते जर्मीनो (b) रॉबर्ट डहल
(c) लियो स्ट्रॉस (d) ईसियाहू बर्लिन

23. 'द रिपब्लिक' में आदर्श राज्य का जो चित्र प्रस्तुत किया गया है, उसका प्रतिबिम्ब निम्नांकित में से किसमें दिखाई नहीं देता?
(a) मोर की 'यूटोपिया' (b) हटिंगटन की 'ओशियाना'
(c) मैकियावेली की 'प्रिन्स' (d) रूसो की 'सोशल काण्ट्रैक्ट'

24. निम्न में से कौन शक्ति को राजनीति विज्ञान के अध्ययन का मुख्य विषय नहीं मानता?
(a) हेरॉल्ड लॉसवैल (b) चार्ल्स मेरियम
(c) मैक्स वेबर (d) ई. वार्कर

25. राजनीति विज्ञान का आधुनिक उपागम है
(a) कानूनी उपागम (b) दार्शनिक उपागम
(c) व्यवहारवादी उपागम (d) ऐतिहासिक उपागम

26. राजनीतिक सिद्धान्त का जनक किसे माना जाता है?
(a) यूनानी (b) ब्रिटिश
(c) रोमन (d) भारतीय

27. "राजनीति विज्ञान का आरम्भ और अन्त राज्य से होता है।" यह किसने कहा है?
(a) गार्नर (b) पॉल जेनेट
(c) डी मॉक (d) गैटिल

28. मानकात्मक राजनीति सिद्धान्त से सम्बन्धित अग्रणी विचारक हैं
(a) रॉबर्ट डहल (b) कैटलिन
(c) डेविड ईस्टन (d) प्लेटो

29. 1908 ई. में अमेरिकन पॉलिटिकल साइन्स एसोसिएशन में दिए गए अध्यक्षीय उद्बोधन में किस विद्वान् ने तथ्यों के अध्ययन पर जोर दिया था?
(a) चार्ल्स मैरियम (b) चार्ल्स ए. बियर्ड
(c) लॉर्ड ब्राइस (d) डेविड ईस्टन

30. अमेरिका का वह प्रसिद्ध विश्वविद्यालय, जिसे व्यवहारवाद के अध्ययन का गढ़ माना जाता है
(a) ऑक्सफोर्ड (b) हार्वर्ड
(c) शिकागो (d) विस्कॉन्सिन

31. शिकागो स्कूल से सम्बन्धित विद्वानों ने निम्नलिखित में से किस पर अधिक जोर दिया है?
(a) परम्परावाद के अध्ययन पर
(b) मूल्यों के अध्ययन पर
(c) व्यवहारवाद के अध्ययन पर
(d) औपचारिक-कानूनी अध्ययन पर

32. "राजनीति विज्ञान सत्ता के स्वरूप और उसकी साझेदारी का अध्ययन है" यह वक्तव्य दिया गया है
(a) लियो स्ट्रास द्वारा (b) लासवेल द्वारा
(c) कार्ल जे. फ्रेडरीच द्वारा (d) रॉबर्ट डहल द्वारा

33. आधुनिक युग में परम्परागत राजनीति विज्ञान की परम्परा को जीवित रखने वाले अग्रणी विचारक हैं
(a) प्लेटो और अरस्तू
(b) हीगल और ग्रीन
(c) लियो स्ट्रॉस और माइकेल ओकशॉट
(d) कार्ल मार्क्स और लेनिन

34. परम्परागत राजनीति विज्ञान का प्रमुख लक्षण है
(a) सर्वेक्षण पद्धति पर बल
(b) गणितीय प्रतिमानों का निर्माण
(c) ऐतिहासिक एवं विवरणात्मक पद्धति पर बल
(d) तथ्य संग्रह पर बल

35. परम्परागत राजनीति विज्ञान से सम्बन्धित विद्वान् विचारक हैं
(a) प्लेटो (b) हेरॉल्ड लासवैल
(c) डेविड ईस्टन (d) रॉबर्ट डहल

36. आधुनिक राजनीति विज्ञान से सम्बन्धित राजनीतिक विचारक हैं
(a) रूसो (b) थॉमस एक्विनास
(c) डेविड ईस्टन (d) हीगल

37. वह कौन-सा विचारक है, जिसने राजनीति का अध्ययन निश्चयवादी (Positivism) अर्थात् वैज्ञानिक अर्थों में करने की नई दिशा दिखाई?
(a) मैक्स वेबर (b) प्लेटो
(c) ऑगस्ट कॉम्टे (d) कार्ल मार्क्स

38. "राजनीति विज्ञान राज्य से सम्बन्धित है।" यह कथन किसका है?
(a) जे. डब्ल्यू गार्नर (b) स्टीफेन लीकॉक
(c) एच.जे. लास्की (d) आर.एन. गिलक्राइस्ट

39. परम्परागत राजनीति विज्ञान की प्रमुख विशेषता है
(a) वैज्ञानिकता (b) तथ्यों पर बल देना
(c) दार्शनिक स्वरूप (d) अनुभवाश्रित प्रकृति

40. परम्परागत राजनीति विज्ञान का लक्षण नहीं है
(a) अमूर्त स्वरूप (b) काल्पनिकता पर बल
(c) मानकात्मक (d) व्यवहारपरक

41. शिकागो स्कूल से सम्बन्धित विद्वान् नहीं हैं
(a) डेविड ईस्टन (b) स्टुअर्ट राइस
(c) लियो स्ट्रॉस (d) गॉसनेल

42. परम्परावादी राजनीति विज्ञान का लक्षण नहीं है
(a) तथ्य और मूल्य को अन्त:सम्बन्धित करना
(b) मूल्यों पर जोर देना
(c) तथ्यों को मूल्य से अलग करना
(d) लक्ष्यात्मक और मानकात्मक

43. निम्नांकित में से कौन-सा व्यवहारवाद का लक्षण नहीं है?
(a) शोध व्यवस्थित होना चाहिए
(b) उसका प्रमुख आग्रह आनुभविक प्रणालियों के उपयोग पर होना चाहिए
(c) मूल्यों की दृष्टि से तटस्थ रहना तर्कसंगत नहीं है
(d) उसका समस्त ध्यान व्यक्ति के आचरण के अध्ययन पर होना चाहिए

44. निम्नलिखित रचनाओं में समाज विज्ञान उपागम के लक्षण मिलते हैं
1. कॉम्टे 2. ग्राहम वालास
3. स्पेन्सर 4. मैकाइवर
नीचे दिए गए कूटों से सही उत्तर चुनिए
(a) 1, 2 और 3 (b) 1, 3 और 4
(c) 2, 3 और 4 (d) 1, 2, 3 और 4

45. निम्नांकित में से किसने फ्रायड के मनोविज्ञान को राजनीतिक व्यवहार पर लागू करने की कोशिश की है?
(a) हेरॉल्ड लास्की (b) डेविड ईस्टन
(c) हेरॉल्ड लासवैल (d) ऑगस्ट कॉम्टे

46. राजनीति विज्ञान में अन्त:अनुशासनात्मक अध्ययनों की आवश्यकता पर किसने जोर दिया था?
(a) प्लेटो (b) दान्ते जर्मीनो
(c) हेरॉल्ड लास्की (d) कैटलिन

47. 1908 ई. में प्रकाशित ग्राहम वालास की कृति 'Human Nature in Politics' में किस पर सर्वाधिक जोर दिया गया है?
(a) राजनीतिक व्यवहार के ऐतिहासिक चित्रण पर
(b) राजनीतिक व्यवहार के सामाजिक-मनोवैज्ञानिक आधार के अध्ययन पर
(c) राजनीतिक व्यवहार के मानकात्मक अध्ययन पर
(d) राजनीतिक व्यवहार के तुलनात्मक अध्ययन पर

48. नए राजनीति विज्ञान के सूत्रपात की दृष्टि से सन् 1925 में अमेरिकन पॉलिटिकल साइन्स एसोसिएशन के सम्मेलन में दिया गया किसका उद्बोधन महत्त्वपूर्ण माना जाता है?
(a) हेरॉल्ड लास्की (b) चार्ल्स मैरियम
(c) स्टालिन (d) लॉर्ड ब्राइस

49. निम्नांकित में से कौन शिकागो स्कूल से सम्बन्धित नहीं है?
(a) हेरॉल्ड गॉसनेल (b) हेरॉल्ड लासवैल
(c) हेरॉल्ड लास्की (d) चार्ल्स मैरियम

50. किसने इस बात पर भी बल दिया है कि राजनीति का अध्ययन तथ्यों पर आधारित होना चाहिए?
(a) लॉर्ड ब्राइस (b) माइकेल ओकशॉट
(c) लियो स्ट्रॉस (d) थॉम्स मूर

51. राष्ट्र-राज्य की अवधारणा निम्न कारकों में से किसके सम्मिलित प्रभाव का प्रतिफल थी?
(a) धर्मसुधार आन्दोलन, सामन्तवाद व पुनर्जागरण
(b) धर्मसुधार आन्दोलन, वैज्ञानिक विकास व पुनर्जागरण
(c) पुनर्जागरण, धर्मसुधार आन्दोलन व वाणिज्यिक क्रान्ति
(d) पुनर्जागरण, धर्मसुधार आन्दोलन व मानववाद

52. किसने कहा "लोक कल्याणकारी राज्य दान का विषय नहीं अधिकार का विषय है?"
(a) आशीर्वादम् (b) लीकॉक (c) लास्की (d) गिलक्राइस्ट

53. "सरकार के स्वरूप को लेकर मूर्ख वाद-विवाद करते हैं, जो सुशासन करती है, वही सरकार सर्वोत्तम है" इन पंक्तियों के रचयिता का नाम है
(a) मिल्टन (b) पोप (c) शेक्सपीयर (d) शैली

54. "राजनीति विज्ञान राज्य से सम्बन्धित है"। यह कथन किसका है।
(a) जे. डब्ल्यू. गार्नर (b) स्टीफेन लीकॉक
(c) एच. जे. जॉस्की (d) आर. एम. गिलक्राइस्ट

निर्देश (प्र.सं. 55-56) *नीचे दो वक्तव्य दिए हैं एक को कथन (A) तथा दूसरे को कारण (R) कहा गया है। दिए गए कूट से सही उत्तर चुनिए*

कूट
(a) A और R दोनों सही हैं, तथा R, A की सही व्याख्या है
(b) A और R दोनों सही हैं परन्तु R, A की सही व्याख्या नहीं है
(c) A सही है, किन्तु R गलत है
(d) A गलत है, किन्तु R सही है

55. **कथन** (A) प्राचीन और मध्यकालीन परिभाषाओं में राज्य को मानव कल्याण की इकाई के रूप में स्वीकार किया गया है।
कारण (R) प्राचीन और मध्यकालीन चिन्तक व्यक्तिवादी थे।

56. **कथन** (A) मध्य युग में यूरोप में सम्प्रभुता की अवधारणा विकसित नहीं हो सकी
कारण (R) मध्य युग में सामाजिक व्यवस्था विकेन्द्रीकृत और ईसाइयत से व्याप्त थी

57. निम्नलिखित में से किस पुस्तक में 'कल्याणकारी राज्य' (वेलफेयर स्टेट) शब्द का सर्वप्रथम प्रयोग किया गया?
(a) सिटीजन एज चर्चमैन (b) सिटीजन एबव चर्चमैन
(c) सिटीजन एण्ड चर्चमैन (d) सिटीजन नॉट चर्चमैन

58. आधुनिक राष्ट्रीय राज्य प्रणाली के उत्थान की शुरुआत निम्न में से किसके बाद हुई?
(a) रोमन साम्राज्य के पतन के बाद (b) वेस्टफेलिथ सन्धि के बाद
(c) औपनिवेशिकता के पतन के बाद (d) द्वितीय महायुद्ध के बाद

59. **कथन** (A) एक्विनास नहीं, अरस्तू प्रथम ह्विग था।
कारण (R) उसने संविधानवाद के सिद्धान्त का निरूपण किया
कूट
(a) A और R दोनों सही हैं, तथा R, A की सही व्याख्या है
(b) A और R दोनों सही हैं, परन्तु R, A की सही व्याख्या नहीं है
(c) A सही है, किन्तु R गलत है
(d) A गलत है, किन्तु R सही है

60. निम्न कथनों पर विचार कीजिए
1. इन्नोसेण्ट तृतीय, एक कमजोर पोप था।
2. फ्रेडरिक द्वितीय, इन्नोसेण्ट तृतीय का समकालीन था
उपरोक्त कथनों में कौन सा/से सही है/हैं?
(a) केवल 1 (b) केवल 2
(c) 1 और 2 (d) न तो 1 और न ही 2

61. निम्न कथनों पर विचार कीजिए
1. 'डिवाइन कॉमेडी' तथा 'मोनार्किया' की रचना दाँते ने की।
2. दाँते, पोपशाही को लौकिक क्षेत्र से बिल्कुल बाहर हटाकर, एक सर्वशक्तिमान सम्राट की अधीनता में एक सर्वव्यापक साम्राज्य की स्थापना के पक्ष में था।

उपरोक्त कथनों में कौन सा/से सही है/हैं?
(a) केवल 1 (b) केवल 2
(c) 1 और 2 (d) न तो 1 और न ही 2

62. निम्नलिखित में से कौन-सा आधुनिक राष्ट्र-राज्य के उद्भव के लिए एक उत्तरदायी कारक नहीं है?
(a) प्रादेशिक सम्प्रभुता का सिद्धान्त
(b) चर्च की सार्वभौमिक सत्ता का प्रभाव
(c) समष्टिवादी वैचारिक वातावरण
(d) पुनर्जागरण और धर्म-सुधार

63. किसने ईसा पूर्व द्वितीय शताब्दी में 'समानों' का राज्य स्थापित किया था?
(a) लाइकोफोन (b) सिसरो (c) स्पार्टकस (d) एरिस्टोनिकस

64. निम्न में से किसको मध्यकालीन अरस्तू कहा जाता है?
(a) सेण्ट ऑगस्टीन (b) सेण्ट थॉमस एक्विनास
(c) मारसिम्लियो ऑफ पेडूक (d) जॉन सैलिसबरी

65. सुमेलित कीजिए

सूची I	सूची II
A. हॉब्स	1. पैतृक सिद्धान्त
B. ऑपेनहाइम	2. दैवी उत्पत्ति का सिद्धान्त
C. सर हेनरीमैन	3. शक्ति का सिद्धान्त
D. जेम्स प्रथम	4. सामाजिक अनुबन्ध का सिद्धान्त

कूट

	A	B	C	D		A	B	C	D
(a)	1	2	3	4	(b)	3	4	2	1
(c)	4	3	1	2	(d)	2	1	4	3

निर्देश (प्र.सं. 66-67) *नीचे दिए गए कथन एवं कारणों को ध्यानपूर्वक पढ़कर कूट की सहायता से सही उत्तर का चयन कीजिए*

कूट
(a) A और R दोनों सही हैं तथा R, A की सही व्याख्या है
(b) A और R दोनों सही हैं, परन्तु R, A की सही व्याख्या नहीं है
(c) A सही है, किन्तु R गलत है
(d) A गलत है, किन्तु R सही है

66. कथन (A) दो तलवारों के सिद्धान्त के अनुसार, सम्पूर्ण मानव जाति एक समाज है, किन्तु उसकी दो प्रकार की आवश्यकताओं की पूर्ति के लिए ईश्वर ने दो सत्ताओं का सृजन किया है आध्यात्मिक सत्ता व लौकिक सत्ता।

कारण (R) असभ्य और अनपढ़ जर्मन शासक, जो रोमनों के राजनीतिक उत्तराधिकारी बने, कानूनी और प्रशासकीय योग्यता की दृष्टि से कोरे थे, अतः उनके शासन काल में अशान्ति और अराजकता का प्रसार होता रहा।

67. कथन (A) एक्विनास के अनुसार, यदि मनुष्य का पतन नहीं हुआ होता तो भी राज्य संस्था मानव समाज में पाई जाती।

कारण (R) एक्विनास के अनुसार, राज्य एक सर्वथा स्वाभाविक, प्राकृतिक और समाजोपयोगी संस्था है।

68. निम्न कथनों पर विचार कीजिए
1. पोप के साम्राज्यवाद का सबसे प्रबल तर्क, 1302 में लिखे गए 'डी एक्लोजियास्टिका पोटस्टेट' नामक ग्रन्थ में प्रस्तुत किया गया था।
2. एजिडियस के अनुसार, पोप में निहित आध्यात्मिक शक्ति सर्वोच्च है।

उपरोक्त कथनों में कौन-सा/से सही है/हैं?
(a) केवल 1 (b) केवल 2
(c) 1 और 2 (d) न तो 1 और न ही 2

69. निम्न कथनों पर विचार कीजिए
1. 'दि रूल ऑफ प्रिंसेज', के रचनाकार 'जॉन ऑफ सेलिसबरी' थे।
2. एक्विनास के दर्शन का मूल मन्त्र समरसता और समैक्यता पर आधारित सार्वभौमिक संश्लेषण तथा सर्वांगीण व्यवस्था के निर्माण का प्रयत्न था।

उपरोक्त कथनों में कौन सा/से सही है/हैं?
(a) केवल 1 (b) केवल 2
(c) 1 और 2 (d) न तो 1 और न ही 2

निर्देश (प्र.सं. 70-71) *नीचे दिए गए कथन एवं कारणों को ध्यानपूर्वक पढ़कर कूट की सहायता से सही उत्तर का चयन कीजिए*

कूट
(a) A और R दोनों सही हैं तथा R, A की सही व्याख्या है
(b) A और R दोनों सही हैं, परन्तु R, A की सही व्याख्या नहीं है
(c) A सही है, किन्तु R गलत है
(d) A गलत है, किन्तु R सही है

70. कथन (A) सार्वभौमिकतावाद और विश्ववाद मध्ययुगीन राजदर्शन की एक प्रमुख विशेषता थी।

कारण (R) मध्ययुग में धर्म का स्थान इतना प्रबल हो गया कि यूनान तथा रोम की व्यापक संस्कृति को भी धर्म के रूप में देखा जाने लगा।

71. कथन (A) मध्य युग में विचारक यह मानते थे कि सामाजिक संगठन का मूल तत्त्व एकता थी और यह शासन करने वाले अंग में होनी चाहिए।

कारण (R) मध्ययुगीन दार्शनिकों का विचार था कि सावयवी सत्ता का विकेन्द्रीकरण होना चाहिए।

72. निम्न कथनों पर विचार कीजिए
1. ईसाई विचारकों ने सबको चर्च के अधीन बना कर सार्वभौम चर्च का विचार स्थापित किया।
2. ईसाई विचारकों ने सार्वभौम राज्य का विचार भी अपनाया

उपरोक्त कथनों में कौन सा/से सही है/हैं?
(a) केवल 1 (b) केवल 2
(c) 1 और 2 (d) न तो 1 और न ही 2

73. निम्न कथनों पर विचार कीजिए
1. चर्च ने अपने समर्थन में 'दो तलवारों का सिद्धान्त' और कान्सटेन्टाइन के दानपत्र का आधार प्रस्तुत किया।
2. 14 वीं शताब्दी तक यूरोप में पोप एक अत्यन्त महत्त्वपूर्ण शक्ति बना रहा।

उपरोक्त कथनों में कौन-सा/से सही है/हैं?

(a) केवल 1 (b) केवल 2
(c) 1 और 2 (d) न तो 1 और न 2 दो

निर्देश (प्र.सं. 74-75) *नीचे दिए गए कथन एवं कारणों को ध्यानपूर्वक पढ़कर कूट की सहायता से सही उत्तर का चयन कीजिए*

कूट

(a) A और R दोनों सही हैं तथा R, A की सही व्याख्या है
(b) A और R दोनों सही हैं, परन्तु R, A की सही व्याख्या नहीं है
(c) A सही है, किन्तु R गलत है
(d) A गलत है, किन्तु R सही है

74. कथन (A) मध्य युग अराजनीतिक था।
कारण (R) मध्य युग में राजनीति शास्त्र और दर्शन को अन्वेषण एवं शोध का स्वतन्त्र विषय नहीं समझा जाता था।

75. कथन (A) मध्य युग में जो अस्त-व्यस्त राजनीतिक सिद्धान्त प्रचलित थे, वे भी अस्थिर और अनिश्चित थे।
कारण (R) मध्ययुगीन चिन्तकों की अध्ययन पद्धति अनिरीक्षणात्मक और अवैज्ञानिक आलोचनात्मक थी।

76. निम्न कथनों पर विचार कीजिए

1. ग्यारहवीं शताब्दी से पूर्व तक धर्म और राजनीति के सम्बन्ध सामान्य से बने रहे।
2. ग्यारहवीं शताब्दी तक सामान्य रूप से पोपशाही पर सम्राट का ही अधिक स्पष्ट नियन्त्रण रहा।

उपरोक्त कथनों में कौन-सा/से सही है/हैं?

(a) केवल 1 (b) केवल 2
(c) 1 और 2 (d) न तो 1 और न ही 2

77. निम्न में से कौन शक्ति को राजनीति विज्ञान के अध्ययन का मुख्य विषय नहीं मानता?

(a) हेराल्ड लॉसवैल
(b) चार्ल्स मेरियम
(c) मैक्स बेवर
(d) ई. बार्कर

निर्देश (प्र.सं. 78-79) *नीचे दिए गए कथन एवं कारणों को ध्यानपूर्वक पढ़कर कूट की सहायता से सही उत्तर का चयन कीजिए*

कूट

(a) A और R दोनों सही हैं, तथा R, A की सही व्याख्या है
(b) A और R दोनों सही हैं, परन्तु R, A की सही व्याख्या नहीं है
(c) A सही है, किन्तु R गलत है
(d) A गलत है, किन्तु R सही है

78. कथन (A) ग्यारहवीं शताब्दी में, चर्च और राज्य के संघर्ष का सूत्रपात हो गया।
कारण (R) लौकिक और धार्मिक कार्यों के मध्य अन्तर का कोई स्पष्टीकरण नहीं हुआ था।

79. कथन (A) मध्ययुग में राजा और सामन्तों का यह दावा था कि बिशपों को नियुक्त करने का अधिकार उनका है।
कारण (R) चर्च, धर्माचार्यों की नियुक्ति सम्बन्धी शक्ति, राजा और सामन्तों से छीनना चाहता था।

80. निम्न कथनों पर विचार कीजिए

1. पोप ग्रेगरी महान् ने अपनी पुस्तक 'ए बुक ऑफ पोस्टोरल रूल्स' द्वारा पोपशाही का विस्तार किया।
2. पोपशाही की आध्यात्मिक संस्था को राजनीतिक क्षेत्र में अधिकाधिक पदार्पण पोप लियो तृतीय के समय में हुआ।

उपरोक्त कथनों में कौन-सा/से सही है/हैं?

(a) केवल 1 (b) केवल 2
(c) 1 और 2 (d) न तो 1 और न ही 2

81. निम्न कथनों पर विचार कीजिए

1. चर्च की स्थापना के समय से ही पोप की नियुक्ति का अधिकार कार्डिनलो के मण्डल को था।
2. 10वीं शताब्दी के चर्च सुधार आन्दोलन द्वारा पोप की नियुक्ति का अधिकार कार्डिनलो से छीनकर पादरियों तथा रोम निवासियों को दे दिया गया।

उपरोक्त कथनों में कौन-सा/से सही है/हैं?

(a) केवल 1 (b) केवल 2
(c) 1 और 2 (d) न तो 1 और न ही 2

निर्देश (प्र.सं. 82-83) *नीचे दिए गए कथन एवं कारणों को ध्यानपूर्वक पढ़कर कूट की सहायता से सही उत्तर दीजिए*

कूट

(a) A और R दोनों सही हैं तथा R, A की सही व्याख्या है
(b) A और R दोनों सही हैं, परन्तु R, A की सही व्याख्या नहीं है
(c) A सही है, किन्तु R गलत है
(d) A गलत है, किन्तु R सही है

82. कथन (A) मध्ययुग की एक प्रमुख प्रवृत्ति जीवन के सभी क्षेत्रों में सामुदायिक जीवन बिताने की थी।
कारण (R) मध्ययुगीन राजनीतिक चिन्तन में प्रतिनिधि शासन प्रणाली के बीज विद्यमान थे।

83. कथन (A) निगम सिद्धान्त के आधार पर, यूरोप के अनेक देशों, विशेषकर इंगलैण्ड में स्वशासित सस्थाओं का विकास हुआ।
कारण (R) आधुनिक युग के प्रारम्भ में पनपने वाला बहुलवाद, मध्य युगीन निगम सिद्धान्तों पर ही आधारित है।

84. निम्न कथनों पर विचार कीजिए

1. मध्ययुग में निगमों के सिद्धान्त का विकास हुआ।
2. निगम के सिद्धान्त का उद्देश्य कुछ विशिष्ट संस्थाओं के विशेष महत्त्व को स्थिर करना था।

उपरोक्त कथनों में कौन-सा/से सही है/हैं?

(a) केवल 1 (b) केवल 2
(c) 1 और 2 (d) न तो 1 और न ही 2

85. निम्न कथनों पर विचार कीजिए

1. मध्ययुग में निगमों के मुख्य रूप ईसाई संघ या चर्च, चर्च की परिषद्, विश्वविद्यालय, स्वतन्त्र नगर कम्यून आदि थे।
2. निगम सिद्धान्त के द्वारा एक ही राज्य में स्वतन्त्र और अधिकार सम्पन्न अनेक संगठन उत्पन्न हो गए।

उपरोक्त कथनों में कौन-सा/से सही है/हैं?

(a) केवल 1 (b) केवल 2
(c) 1 और 2 (d) न तो 1 और न ही 2

निर्देश (प्र.सं. 86-87) *नीचे दिए गए कथन एवं कारणों को ध्यानपूर्वक पढ़कर कूट की सहायता से उत्तर दीजिए*

कूट

(a) A और R दोनों सही हैं तथा R, A की सही व्याख्या है
(b) A और R दोनों सही हैं, परन्तु R, A की सही व्याख्या नहीं है
(c) A सही है, किन्तु R गलत है
(d) A गलत है, किन्तु R सही है

86. कथन (A) मध्यकाल में यूरोप में ग्राम्य समाज तथा सभ्यता का विकास हुआ।

कारण (R) रोमन साम्राज्य बर्बर जातियों के आक्रमण से धराशायी हुआ और यूरोप टुकड़ों में बँट गया।

87. कथन (A) मध्यकालीन यूरोप में यह विचार प्रकट किया गया कि राजा को सिंहासन पर आसीन होने का दैवी अधिकार है।

कारण (R) मध्ययुगीन विचारकों के अनुसार राजा को शक्ति समाज से ही प्राप्त होती है अत: राजा सामाजिक सीमाओं का अतिक्रमण नहीं कर सकता।

88. निम्न कथनों पर विचार कीजिए

1. व्यवहारवादी, राजनीति विज्ञान को विज्ञान बनाने के पक्ष में रहे हैं।
2. व्यवहारवादी, पद्धतियों को महत्त्व नहीं देते।

उपरोक्त कथनों में कौन-सा/से सही है/हैं?

(a) केवल 1 (b) केवल 2
(c) 1 और 2 (d) न तो 1 और न ही 2

89. निम्न कथनों पर विचार कीजिए

1. व्यवहारवादी, सूक्ष्म अध्ययन के निष्कर्षों को वृहत् स्तर पर लागू करने की समस्या से ग्रस्त रहे हैं।
2. व्यवहारवादी, संख्यात्मक प्रणाली के आधार पर मानवीय स्वभाव के गुणात्मक पहलुओं का अध्ययन करने का प्रयास करते हैं।

उपरोक्त कथनों में कौन-सा/से सही है/हैं?

(a) केवल 1 (b) केवल 2
(c) 1 और 2 (d) न तो 1 और न ही 2

निर्देश (प्र.सं. 90-91) *नीचे दिए गए कथन एवं को ध्यानपूर्वक पढ़कर कूट की सहायता से सही उत्तर दीजिए*

कूट

(a) A और R दोनों सही हैं तथा R, A की सही व्याख्या है
(b) A और R दोनों सही हैं, परन्तु R, A की सही व्याख्या नहीं है
(c) A सही है, किन्तु R गलत है
(d) A गलत है, किन्तु R सही है

90. कथन (A) मध्ययुगीन यूरोप में व्यवहारत: प्रवृत्ति राजतन्त्रात्मक सरकार की ओर ही रही।

कारण (R) मध्ययुग में राजसत्ता निरंकुश थी।

91. कथन (A) मध्ययुगीन धर्म-वेत्ताओं ने राज्य को आत्मा और चर्च को शरीर माना।

कारण (R) मध्ययुग में राज्य को एक बाहरी अवयव माना गया जबकि चर्च को एक नियन्त्रक के रूप में प्रस्तुत किया गया।

92. सुमेलित कीजिए

सूची I (उपागम)	**सूची II** (विद्वान्)
A. नव संस्थावाद	1. माइकल वाल्जर
B. नव उदारवाद	2. डेविड ऐप्टर
C. समुदायवाद	3 मिल्टन फ्रीडमैन
D. व्यवहारवाद	4. डगलस नॉर्थ

कूट

	A	B	C	D		A	B	C	D
(a)	4	3	1	2	(b)	2	3	1	4
(c)	2	1	3	4	(d)	4	1	3	2

93. सुमेलित कीजिए

सूची I (लेखक)	**सूची II** (पुस्तकें)
A. जोसेफ एल पैलोम्ब्रा तथा माइरन वीनर	1. पॉलिटिकल पार्टीज एण्ड पॉलिटिकल डेवलपमेण्ट्स
B. एम लिप्सेट तथा एस दरवान	2. मॉडर्न पॉलिटिकल पार्टीज
C. मारिस डुवर्जर	3. पार्टी सिस्टम एण्ड वोटर एलाइनमेण्ट्स
D. सिगमण्ड न्यूमैन	4. पॉलिटिकल पार्टीज

कूट

	A	B	C	D		A	B	C	D
(a)	4	1	2	3	(b)	1	3	4	2
(c)	3	2	1	4	(d)	2	4	3	1

94. "राजनीति विज्ञान का आरम्भ और अन्त राज्य से होता है।" यह किसने कहा है?

(a) गार्नर (b) पॉल जेनेट
(c) डी मॉक (d) गैटिल

95. सुमेलित कीजिए

सूची I	**सूची II**
A. हॉब्स	1. पितृमूलक-सिद्धान्त
B. ओपेनहाइम	2. दैवी उत्पत्ति का सिद्धान्त
C. सर हटिंगटन	3. शक्ति-सिद्धान्त
D. जेम्स प्रथम	4. राजनीतिक संविदा-सिद्धान्त

कूट

	A	B	C	D		A	B	C	D
(a)	1	2	3	4	(b)	3	4	2	1
(c)	4	3	1	2	(d)	2	1	4	3

96. राज्य के उद्भव के दैवी सिद्धान्त से अभिप्राय है

(a) डिवाइन नाम के एक सन्त ने राज्य का निर्माण किया
(b) पोप द्वारा राज्य का निर्माण हुआ
(c) ईश्वर द्वारा राज्य का निर्माण किया गया
(d) बहुसंख्यक मतदान द्वारा राज्य का निर्माण हुआ

97. निम्न कथनों पर विचार कीजिए

1. ग्रेगरी सप्तम् ने 1075 में बिशपों के चुनाव में लौकिक शासकों का हस्तक्षेप बन्द कर दिया।
2. ग्रेगरी सप्तम् का चर्च शासन सम्बन्धी सिद्धान्त राजतन्त्रात्मक था।

उपरोक्त कथनों में कौन-सा/से सही है/हैं?

(a) केवल 1 (b) केवल 2
(c) 1 और 2 (d) न तो 1 और न ही 2

98. निम्न कथनों पर विचार कीजिए

1. हैनरी पंचम् और पास्कल द्वितीय के मध्य इस आधार पर एक समझौता हो गया कि धर्माचार्य अपने समस्त राजनीतिक कार्य त्याग दें।
2. 1222 ई. में वार्म्ज के समझौते के साथ चर्च-सम्राट विवाद का प्रथम चरण समाप्त हो गया।

उपरोक्त कथनों में कौन-सा/से सही है/हैं?

(a) केवल 1 (b) केवल 2
(c) 1 और 2 (d) न तो 1 और न ही 2

99. सुमेलित कीजिए

सूची I (लेखक)	सूची II (ग्रन्थ)
A. लूसियन पाई	1. राजनीतिक ह्वास
B. एफ डब्ल्यू रिग्स	2. राजनीतिक अवरुद्धि
C. सैम्पुल हटिंगटन	3. विकास फन्दा
D. एस एफ आइन्स्टाइन	4. विकास संरक्षण

कूट

	A	B	C	D
(a)	1	3	4	2
(b)	4	3	1	2
(c)	4	2	1	3
(d)	2	1	3	4

100. सुमेलित कीजिए

सूची I (लेखक)	सूची II (पुस्तक)
A. पॉल केनेडी	1. द क्लैश ऑफ सिविलाइजेशन्स
B. महातिर मोहम्मद	2. बियाण्ड बिलीफ और शिन्तोरा शिहामा
C. वी ए नैपॉल	3. एन एशिया दैट कैन से नो
D. एल पी हटिंगटन	4. राइज एण्ड फॉल ऑफ ग्रेट पावर्स
	5. द एशियन ड्रामा

कूट

	A	B	C	D
(a)	5	2	1	3
(b)	4	3	2	1
(c)	5	3	2	1
(d)	4	2	1	3

101. निम्न में से कौन-सा एक सुमेलित है?

(a) राजनीति शक्ति का विज्ञान है – बिस्मार्क
(b) राजनीति शक्ति के लिए संघर्ष है – जे एस मिल
(c) राजनीति प्रभाव एवं प्रभावशाली का अध्ययन है – हैरॉल्ड लास्की
(d) राजनीति, किसे, क्या, कब और कैसे मिला है – डेविड ईस्टन

102. कल्याणकारी राज्य के उत्थान के साथ निम्न में से किस एक तथ्य पर अधिक बल दिया जाने लगा?

(a) निजी सम्पत्ति के सम्पूर्ण अधिकार पर
(b) समाज के हित में निजी सम्पत्ति का नियमन
(c) निजी सम्पत्ति के अधिकार की समाप्ति
(d) सम्पत्ति का समान बँटवारा

103. राज्य के विकास के सन्दर्भ में निम्नलिखित पदों का सही क्रम नीचे दिए गए कूट से चुनिए

1. नगर राज्य 2. राष्ट्र राज्य
3. समाज राज्य 4. राज्य समाज

कूट

(a) 1, 2, 3, 4 (b) 1, 3, 4, 2
(c) 1, 4, 3, 2 (d) 1, 2, 3, 4

104. निम्न कथनों पर विचार कीजिए

1. इन्नोसेण्ट तृतीय एक अत्यन्त ही शक्तिशाली पोप सिद्ध हुआ।
2. वह लौकिक विषयों में चर्च की अपरिमित शक्ति का समर्थक नहीं था।

उपरोक्त कथनों में कौन-सा/से सही है/हैं?

(a) केवल 1 (b) केवल 2
(c) 1 और 2. (d) न तो 1 और न ही 2

105. निम्न कथनों पर विचार कीजिए

1. व्यवहारवादी अन्य पद्धतियों के महत्त्व को स्वीकार नहीं करते।
2. व्यवहारवादी मूल्य निरपेक्षता में अत्यधिक विश्वास करते हैं।

उपरोक्त कथनों में कौन-सा/से सही है/हैं?

(a) केवल 1 (b) केवल 2
(c) 1 और 2 (d) न तो 1 और न ही 2

106. सुमेलित कीजिए

सूची I	सूची II
A. निवेश-निर्गत विश्लेषण	1. पैरेटो
B. अभिजनों का परिसंचरण	2. डेविड ईस्टन
C. वर्ग तन्त्र का लौह नियम	3. ग्रेवियल ऑमण्ड
D. संरचनात्मक-कार्यात्मक	4. रॉबर्ट मिचेल्स

कूट

	A	B	C	D
(a)	1	4	3	2
(b)	4	3	2	1
(c)	2	1	4	3
(d)	3	2	4	1

107. राजनीतिक विकास के निम्नलिखित लक्षणों का सही अनुक्रम है

1. क्षमता 2. समता
3. विभेदीकरण

कूट

(a) 1, 2 और 3 (b) 2, 1 और 3
(c) 3, 1 और 2 (d) 3, 2 और 1

108. निम्नलिखित युग्मों में से कौन-से सही सुमेलित हैं?

1. लेवी स्ट्रॉस — राजनीतिक चिन्तक
2. अलबर्ट वेन डाइसी — सांविधानिक सिद्धान्तकार
3. हैरोल्ड लॉसवैल — संचार सिद्धान्तकार
4. सैम्यूल फाइनर — शासन का इतिहासकार

कूट

(a) 1 और 3 (b) 2, 3 और 4
(c) 1, 2 और 4 (d) 1, 2, 3 और 4

109. निम्नलिखित राजनीतिक सिद्धान्तवेत्ताओं पर विचार कीजिए

1. बर्नस्टाइन 2. टावनी
3. स्ट्रेची 4. क्रॉसलैण्ड

इनमें से वे विचारक जिन्होंने प्रजातान्त्रिक समाजवाद के विचार को अपनी विचारधारा के रूप में माना और मार्क्सवाद में संशोधन किया है, कौन है?

कूट

(a) 1, 2 और 3
(b) 2, 3 और 4
(c) 1 और 4
(d) 2 और 3

110. निम्नलिखित में से कौन-सा एक प्राचीन भारत में राज्य का कार्य नहीं था?
(a) राज्य विधि, नैतिकता एवं धर्म का रक्षक तथा उन्हें लागू करने वाला था
(b) वैदिक काल में राज्य नागरिकों की बाहरी आक्रमण से रक्षा करता था। यह आन्तरिक व्यवस्था की स्थापना परम्परागत नियमों को लागू करके करता था
(c) राज्य अहस्तक्षेप की नीति का अनुसरण करता था
(d) जनता राज्य को सर्वव्यापक और सर्वगुण सम्पन्न मानने को तैयार थी

111. 'पॉलिटिकल मैन' नामक पुस्तक के लेखक कौन हैं?
(a) मैक्स वेबर (b) ए ई लिण्डसे
(c) एच डी लॉसवैल (d) एस एस लिप्सेट

निर्देश (प्र.सं. 112-113) *नीचे दिए गए कथन एवं कारणों ध्यानपूर्वक पढ़कर कूट की सहायता से सही उत्तर का चयन कीजिए*

कूट
(a) A और R दोनों सही हैं, तथा R, A की सही व्याख्या है
(b) A और R दोनों सही हैं, परन्तु R, A की सही व्याख्या नहीं है
(c) A सही है, किन्तु R गलत है
(d) A गलत है, किन्तु R सही है

112. कथन (A) व्यवहारवादी राजनीति विज्ञान ने एक ऐसी 'सामाजिक रूढ़िवादिता की विचारधारा' का रूप ले लिया था, जिसमें केवल धीमी गति से होने वाले परिवर्तनों के लिए ही गुंजाइश थी।
कारण (R) व्यवहारवादी, तथ्यों के वर्णन और विश्लेषण तक अपने को सीमित रखता है। उन तथ्यों के व्यापक सन्दर्भ को, उनकी सामाजिक प्रासंगिकता को समझने की आवश्यकता पर ध्यान नहीं देता।

113. कथन (A) उत्तर-व्यवहारवादियों के अनुसार, राजनीतिक विषयों के अध्ययनकर्ता को समाज के पुनर्निर्माण कार्य में रत होना चाहिए।
कारण (R) उत्तर-व्यवहारवादियों के अनुसार राजनीति विज्ञान को मनन-विज्ञान के स्थान पर कार्य विज्ञान बनना चाहिए।

114. सुमेलित कीजिए

	सूची I	सूची II
A.	राज्य एक बुराई है जिसकी आवश्यकता मनुष्य की स्वार्थपरता और लाभ के कारण होती है	1. समाजवाद
B.	एक प्रत्येक व्यक्ति के सर्वोत्तम का मूर्तिमान रूप है, विवाह का निषेध	2. फासीवाद
C.	राज्य का सहकारनिष्ठ समाज है जिसका लक्ष्य सकारात्मक हित है	3. गाँधीवाद
D.	राज्य निरपेक्ष स्थायी, सर्वशक्तिमान एवं अति प्राकृतिक रूप से संस्वीकृत संस्थान है	4. व्यक्तिवाद
		5. आदर्शवाद

कूट

	A	B	C	D		A	B	C	D
(a)	1	5	3	2	(b)	4	2	1	5
(c)	4	5	1	2	(d)	1	2	3	5

115. व्यवहारवादी उपागम से सम्बन्धित निम्नलिखित कथनों में से कौन-से सही हैं?
1. इसकी प्रकृति अन्त:शास्त्रीय है।
2. यह अधिक विवरणात्मक एवं कम आनुभविक है।
3. यह मूल्य निरपेक्ष है।
4. यह गुणात्मक निर्णय पर बल देता है।

कूट
(a) 1, 2 और 4 (b) 1 और 3
(c) 1, 3 और 4 (d) 2 और 3

116. निम्नलिखित में से कौन एक सुमेलित नहीं है?
(a) डी एप्टर – 'द पॉलिटिक्स ऑफ मॉडर्नाइजेशन'
(b) ई बार्कर – 'प्रिन्सिपल्स ऑफ सोशियल एण्ड पॉलिटिकल थ्योरी'
(c) ई बर्नस्टीन – 'इवोल्यूशनरी सोशलिज्म'
(d) ए ब्रेख्त – 'द फ्यूचर ऑफ डेमोक्रेसी'

117. राजनीतिशास्त्र का परम्परागत दृष्टिकोण मुख्यत: केन्द्रित था
(a) राज्य एवं सरकार के अध्ययन पर
(b) राजनीतिक प्रतिभास के अध्ययन पर
(c) राजनीतिक प्रक्रियाओं व सांस्कृतिक अध्ययन पर
(d) राजनीतिक व्यवस्था के अध्ययन पर

118. राजनीतिक ह्रास की अवधारणा इस नाम के साथ सम्बद्ध है
(a) ईस्टन (b) एप्टर
(c) हटिंगटन (d) ऑमण्ड

119. "राजनीति विज्ञान सत्ता के स्वरूप और उसकी साझेदारी का अध्ययन है।" यह वक्तव्य दिया गया है।
(a) लियो स्ट्रास द्वारा (b) लॉसवैल द्वारा
(c) कार्ल जे. फ्रेडरीच द्वारा (d) रॉबर्ट डहल द्वारा

120. "राज्य के प्रभावकारी कार्य का क्षेत्र आवश्यक रूप से बाधाओं को दूर करना प्रतीत होता है।" उपरोक्त कथन का सम्बन्ध
(a) उपयोगितावाद से है
(b) उदारवाद से है
(c) व्यक्तिगत स्वतन्त्रता से है
(d) राष्ट्रवाद से है

121. 'बियॉण्ड द वेल्फेयर स्टेट' के लेखक हैं
(a) रॉबर्ट नॉजिक (b) डी एल हॉबमैन
(c) गुन्नार मिर्डल (d) जॉन गुण्टर

122. निम्न कथनों पर विचार कीजिए
1. व्यवहारवादी अध्ययन पद्धति के अन्तर्गत एकत्रित की गई सामग्री का सत्यापन किया जाता है।
2. व्यवहारवाद के फलस्वरूप आज राजनीति विज्ञान को 'नवीन राजनीति विज्ञान' के नाम से पुकारा जाने लगा है।

उपरोक्त कथनों में कौन-सा/से सही है/हैं?
(a) केवल 1 (b) केवल 2
(c) 1 और 2 (d) न तो 1 और न ही 2

123. निम्न कथनों पर विचार कीजिए
1. डेविड ईस्टन के अनुसार, व्यवहारवादी क्रान्ति से हम अपने विश्लेषण को सार्थकता नहीं दे सकते, अत: हमें उत्तर-व्यवहारवादी बनना होगा।
2. डेविड ईस्टन के अनुसार, उत्तर-व्यवहारवाद के दो प्रमुख लक्षण हैं शोध की सार्थकता या प्रासंगिकता और क्रिया निष्ठता या कर्म।

उपरोक्त कथनों में कौन सा/से सही है/हैं?
(a) केवल 1 (b) केवल 2
(c) 1 और 2 (d) न तो 1 और न ही 2

124. कल्याणकारी राज्य की अवधारणा का सैद्धान्तिक स्रोत है
(a) मार्क्सेत्तर संशोधनवादी (b) मिल, ग्रीन व लॉस्की
(c) ब्रिटिश समाजवादी विचारक (d) ये सभी

125. निम्न में से कौन-सा सिद्धान्त राज्य के कार्यों को निम्न विषयों तक सीमित करता है?
1. व्यक्ति की बाह्य आक्रमण एवं आन्तरिक उपद्रवों से रक्षा
2. सम्पत्ति की लूट एवं क्षति से रक्षा
3. व्यक्ति की धोखेपूर्ण समझौते एवं समझौतों के उल्लंघन से रक्षा

कूट
(a) उपयोगितावाद (b) लोकतान्त्रिक समाजवाद
(c) उदारवाद (d) फासीवाद

126. निम्नलिखित में से कौन-सा जोड़ा सही रूप से सम्बद्ध नहीं है?
(a) सर हेनरीमैन – राज्य की उत्पत्ति का ऐतिहासिक सिद्धान्त
(b) हॉब्स – राज्य की उत्पत्ति का समझौतावादी सिद्धान्त
(c) ओपेनहाइम – राज्य की उत्पत्ति का शक्ति सिद्धान्त
(d) ऑस्टिन – राज्य की उत्पत्ति का दैवी सिद्धान्त

निर्देश (प्र.सं. 127-131) *नीचे दिए गए कथन एवं कारणों को ध्यानपूर्वक पढ़कर कूट की सहायता से सही उत्तर दीजिए*

कूट
(a) A और R दोनों सही हैं तथा R, A की सही व्याख्या है
(b) A और R दोनों सही हैं, परन्तु R, A की सही व्याख्या नहीं है
(c) A सही है, किन्तु R गलत है
(d) A गलत है, किन्तु R सही है

127. कथन (A) व्यवहारवादी युग में राजनीति विज्ञान ने 'राजनीति की क्रूर यथार्थताओं' से अपना नाता बिल्कुल ही तोड़ लिया था।
कारण (R) उत्तर-व्यवहारवादियों ने मूल्यों की निर्णायक भूमिका को स्वीकार किया है।

128. कथन (A) उत्तर-व्यवहारवादियों ने बुद्धिजीवियों की भूमिका को नकारा है।
कारण (R) उत्तर-व्यवहारवादियों के अनुसार, व्यवहारवादी तकनीक को तथ्यों के ऊपर प्रधानता देते हैं।

129. कथन (A) सम्राट हैनरी चतुर्थ ने 1076 ई. में ग्रेगरी सप्तम् को पदच्युत कर दिया।
कारण (R) सम्राट हैनरी चतुर्थ, बिशपों की चुनाव प्रक्रिया में लौकिक शासकों का हस्तक्षेप बन्द कर दिए जाने से क्षुब्ध था।

130. कथन (A) हैनरी चतुर्थ ने कैनोसा के दुर्ग में ग्रेगरी सप्तम से क्षमा याचना की।
कारण (R) ग्रेगरी सप्तम ने हैनरी चतुर्थ की पदच्युति की घोषणा कर दी थी।

131. कथन (A) मैकियावेली चर्च-विरोधी था, परन्तु धर्म-विरोधी नहीं था।
कारण (R) क्योंकि धर्म शान्तिपूर्ण व्यवस्था उत्पन्न करता है, शान्ति भाग्य तथा सफलता लाती है।

132. राजनीतिक व्यवस्था की क्षमताओं की अवधारणा निम्नांकित में से किसने दी है?
(a) लूसियन पाई (b) डेविड ईस्टन
(c) सैम्यूल पी हटिंगटन (d) ग्रेवियल ऑमण्ड

133. सामान्य से विशेष तक कार्यवाही की पद्धति क्या है?
(a) निगमनात्मक पद्धति (b) आगमनात्मक पद्धति
(c) औपचारिक तर्क (d) पारम्परिक तर्क

134. सुमेलित कीजिए

सूची I	सूची II
A. रॉबर्ट ए डहल	1. एण्ड ऑफ हिस्टरी एण्ड दी लास्ट मैन
B. पटनाम	2. सिविक कल्चर
C. फ्रांसिस फुकुयामा	3. सिविक ट्रेडिशंस इन मॉडर्न इटली
D. ऑमण्ड एण्ड पावेल	4. डेमोक्रेसी एण्ड इट्स क्रिटिक्स

कूट

	A	B	C	D
(a)	3	1	4	2
(b)	4	3	1	2
(c)	1	4	3	2
(d)	2	1	3	4

135. 'क्रेडो ऑफ रैलीवेन्स' किसका मुख्य नारा था?
(a) व्यवहारवाद का (b) उत्तर-व्यवहारवाद का
(c) उत्तर-उदारवाद का (d) उत्तर-आधुनिकतावाद का

136. कथन (A) उत्तर-व्यवहारवाद में आदर्शमूलक तत्त्व शामिल हैं।
कारण (R) ईस्टन ने राजनैतिक विश्लेषण में मूल्यों की प्रासंगिकता को स्वीकार किया है।

कूट
(a) A और R दोनों सही हैं तथा R, A की सही व्याख्या है
(b) A और R दोनों सही हैं, परन्तु R, A की सही व्याख्या नहीं है
(c) A सही है, किन्तु R गलत है
(d) A गलत है, किन्तु R सही है

137. नीचे लिखे युग्मों में सही मिलान किसमें हुआ है?
(a) रॉबर्ट डहल – हू गवर्न्स
(b) टी बी बोटोमोर – एलीट्स एण्ड सोसायटी
(c) डेविड ईस्टन – द पॉलिटिकल सिस्टम
(d) लूसियन पाई – द स्टेज ऑफ पॉलिटिकल डेवलपमेण्ट

138. केनेथ ऑर्गेन्स्की के अनुसार एक विकासशील समाज को नीचे दिए गए विकास के चार चरणों से गुजरना पड़ता है
1. राजनैतिक एकीकरण
2. राष्ट्रीय जनकल्याण
3. औद्योगीकरण
4. प्राचुर्य

ऑर्गेन्स्की ने उन्हें किस क्रम में रखा है? नीचे दिए गए कूट में सही उत्तर दीजिए
(a) 1, 2, 3, 4 (b) 1, 3, 2, 4
(c) 1,3,4, 2 (d) 1, 2, 4, 3

139. नीचे लिखी पुस्तकों के प्रकाशन को कालक्रम में रखिए
1. 'ए ग्रामर ऑफ पॉलिटिक्स'
2. 'आइडियल ऑफ ह्यूमन यूनिटी'
3. 'मल्टीकल्चरल सिटीजनशिप : ए लिबरल आफ माइनॉरिटी राइट्स'
4. 'निओ ह्यूमेनिज्म'

कूट
(a) 2, 1, 3, 4 (b) 1, 4, 2, 3
(c) 2, 3, 1, 4 (d) 1, 2, 4, 3

140. राजनीतिक विज्ञान है
(a) भौतिक विज्ञान (b) प्राकृतिक विज्ञान
(c) सामाजिक विज्ञान (d) जीव-विज्ञान

उत्तरमाला

1.	(c)	2.	(a)	3.	(a)	4.	(b)	5.	(d)	6.	(a)	7.	(d)	8.	(c)	9.	(d)	10.	(c)
11.	(c)	12.	(b)	13.	(c)	14.	(c)	15.	(c)	16.	(d)	17.	(c)	18.	(c)	19.	(b)	20.	(a)
21.	(c)	22.	(b)	23.	(c)	24.	(d)	25.	(c)	26.	(a)	27.	(a)	28.	(d)	29.	(c)	30.	(c)
31.	(c)	32.	(b)	33.	(c)	34.	(c)	35.	(a)	36.	(c)	37.	(d)	38.	(a)	39.	(c)	40.	(d)
41.	(c)	42.	(c)	43.	(c)	44.	(b)	45.	(c)	46.	(d)	47.	(b)	48.	(b)	49.	(c)	50.	(a)
51.	(c)	52.	(a)	53.	(b)	54.	(a)	55.	(c)	56.	(a)	57.	(c)	58.	(a)	59.	(b)	60.	(b)
61.	(c)	62.	(d)	63.	(b)	64.	(b)	65.	(c)	66.	(b)	67.	(a)	68.	(c)	69.	(b)	70.	(b)
71.	(c)	72.	(c)	73.	(c)	74.	(a)	75.	(a)	76.	(c)	77.	(d)	78.	(a)	79.	(b)	80.	(c)
81.	(d)	82.	(b)	83.	(b)	84.	(c)	85.	(c)	86.	(a)	87.	(b)	88.	(a)	89.	(c)	90.	(c)
91.	(d)	92.	(a)	93.	(b)	94.	(a)	95.	(c)	96.	(c)	97.	(c)	98.	(a)	99.	(b)	100.	(b)
101.	(c)	102.	(b)	103.	(b)	104.	(a)	105.	(c)	106.	(c)	107.	(b)	108.	(d)	109.	(c)	110.	(c)
111.	(d)	112.	(a)	113.	(a)	114.	(c)	115.	(c)	116.	(a)	117.	(a)	118.	(c)	119.	(b)	120.	(b)
121.	(b)	122.	(c)	123.	(c)	124.	(d)	125.	(c)	126.	(d)	127.	(b)	128.	(d)	129.	(d)	130.	(a)
131.	(d)	132.	(b)	133.	(a)	134.	(b)	135.	(b)	136.	(b)	137.	(d)	138.	(a)	139.	(c)	140.	(c)

अध्याय 02

राज्य की शक्ति एवं अधिकार

'राज्य' या 'स्टेट' शब्द का सर्वप्रथम प्रयोग **ट्यूटन** राजाओं ने 'स्टेटस' शब्द के माध्यम से किया। यह लैटिन भाषा का शब्द है, जिसका अर्थ है—'व्यक्ति का स्तर'। **सिसरो** के समय तक इसका अर्थ सारे समाज के स्तर से हो गया।

राज्य का अर्थ

आधुनिक रूप में राज्य शब्द का प्रयोग सर्वप्रथम इटली के प्रसिद्ध राजनीतिज्ञ **मैकियावेली** (1469-1527 ई.) ने अपनी कृति 'प्रिन्स' में किया।

मैकियावेली ने 'प्रिन्स' में इटालियन भाषा के शब्द 'State' का प्रयोग किया है, जिसका अर्थ है—'राज्य'। इससे पूर्व ग्रीक अथवा यूनानी विचारक 'पोलिस' (Polis) तथा रोमन विचारक 'सिविटास' (Civitas) शब्दों का प्रयोग करते थे, जिसका अर्थ था 'राज्य' या 'स्टेट'।

16वीं शताब्दी में राज्य के लिए 'Status' शब्द का प्रयोग इंग्लैण्ड में हुआ।

राज्य की परिभाषाएँ

राज्य की सर्वमान्य परिभाषा **गार्नर** की है। **गार्नर** के अनुसार, "राज्य संख्या में कम या अधिक व्यक्तियों का ऐसा संगठन है, जो किसी प्रदेश के निश्चित भू-भाग में स्थायी रूप से रहता हो, जो बाहरी नियन्त्रण से पूर्ण स्वतन्त्र या लगभग स्वतन्त्र हो और जिसका एक ऐसा संगठित शासन हो, जिसके आदेशों का पालन नागरिकों का विशाल समुदाय स्वभावतः करता हो।"

गिलक्राइस्ट के अनुसार, "राज्य उसे कहते हैं, जहाँ कुछ लोग एक निश्चित प्रदेश में एक सरकार के अधीन संगठित होते हैं। यह सरकार आन्तरिक मामलों में अपनी जनता की प्रभुसत्ता को प्रकट करती है और बाहरी मामलों में अन्य सरकारों से स्वतन्त्र होती है।"

प्रोधाँ ने राज्य को 'अनावश्यक एवं अवांछित दोष' कहा है।

व्यक्तिवादियों के अनुसार, "राज्य एक संस्था है, जिसका अस्तित्व समाज में एक आवश्यक बुराई के रूप में रहता है और इसका कार्य पुलिस जैसा होता है।" राज्य व्यक्तिगत स्वतन्त्रता के लिए बाधक है।

उपयोगितावादियों के अनुसार, "राज्य एक ऐसी संस्था है, जिसका निर्माण मनुष्य की सुरक्षा, सुविधा और हित के लिए किया गया है, जिसका उद्देश्य अधिकतम व्यक्तियों को अधिकतम सुख पहुँचाना है।"

विचारवादियों के अनुसार, "राज्य एक ऐसी संस्था है, जिसका अपना व्यक्तित्व होता है और जो सामूहिक इच्छाओं को अभिव्यक्त करता है तथा इससे अलग व्यक्ति की कोई स्वतन्त्र इच्छा नहीं होती।"

समाजवादियों के अनुसार, "राज्य एक ऐसी संस्था है, जिसका कार्य सामूहिक हित साधन है।"

साम्यवादियों के अनुसार, "राज्य एक ऐसी संस्था है, जिसका कार्य पूँजीपतियों के हित के लिए श्रमिकों का शोषण करना है।"

अरस्तू, सिसरो, बोदाँ, हॉलैण्ड, बर्गेस जैसे विद्वानों ने राज्य के सिर्फ तीन तत्त्वों; जनसंख्या, भूमि तथा सरकार का उल्लेख किया है।

लास्की तथा मैकाइवर ने राज्य के तीन अंगों; जनसंख्या, भूमि तथा सरकार; के साथ आन्तरिक सम्प्रभुता की बात कही है।

ओपेनहाइम ने सर्वप्रथम राज्य के चारों तत्त्वों; जनसंख्या, भूमि, सरकार और सम्प्रभुता; की चर्चा की थी।

- राज्य की स्पष्ट परिभाषा **गार्नर** और **गिलक्राइस्ट** की मानी जाती है।
- **जनसंख्या** और **भू-भाग** राज्य के भौतिक तत्त्व हैं, जबकि 'सरकार' और 'सम्प्रभुता' को राज्य का आध्यात्मिक तत्त्व कहा जाता है।
- राज्य के **सरकार** नामक तत्त्व को राजनीतिक तत्त्व कहा जाता है।

राज्य की प्रकृति के सम्बन्ध में वैधानिक सिद्धान्त

- वैधानिक सिद्धान्त राज्य को एक वैधानिक इकाई मानता है और उसे कानूनी व्यक्तित्व प्रदान करता है। कानून की नजर में राज्य एक व्यक्ति सदृश है तथा यह एक वैधानिक संगठन है।

- राज्य कानून का निर्माण एवं उसे लागू करने वाला है, यह दूसरों पर मुकदमा चला सकता है और इस पर अन्य द्वारा मुकदमा चलाया जा सकता है।
- राज्य कानून की व्याख्या एवं परिवर्तन की संस्था है।
- **क्रैब, बेन्थम, ऑस्टिन, सर हेनरीमैन** जैसे विद्वान् इस सिद्धान्त के समर्थक हैं।
- राष्ट्र-राज्य (Nation-state) के अस्तित्व में आने के कारण अब जबकि राज्य का रूप पूर्णत: एक संस्था का हो गया है, तो विधिशास्त्रियों ने चर्च आदि अन्य मानव समुदायों की तरह ही राज्य में भी पृथक् व्यक्तित्व की सत्ता का प्रतिपादन करना शुरू किया। इसके समर्थक **ग्रीक, ट्राटस्की, वाइल्डवस्की, गीयर्क** और **जेलिनेक** जैसे राजनीतिशास्त्री हैं।

इस सिद्धान्त के प्रमुख आलोचकों में **मिस फॉलेट, लॉफर डिग्वी** आदि हैं।

राज्य की उत्पत्ति के विभिन्न सिद्धान्त

राज्य की उत्पत्ति के विभिन्न सिद्धान्त निम्न प्रकार हैं

दैवीय उत्पत्ति का सिद्धान्त

- इस सिद्धान्त के मूल में मानव की वह धार्मिक या रहस्यवादी प्रकृति थी, जिससे उसने संसार की हर घटना में ईश्वर की अभिव्यक्ति तथा राज्य को भी इसी तरह ईश्वर की सृष्टि माना। हर जाति के धार्मिक ग्रन्थों में इस सिद्धान्त का समर्थन किया जाता है।
- यहूदी धर्मग्रन्थ 'ओल्ड टेस्टामेण्ट' में राजा को ईश्वर का प्रतिनिधि और ईश्वर के प्रति उत्तरदायी कहा गया है।
- भारत में भी 'मनुस्मृति' और 'महाभारत' में राजा को देवताओं का अंश माना गया है।
- **ईसाई सन्तों का दो तलवार का सिद्धान्त** इस सिद्धान्त में चर्च और राजसत्ता समान रूप से ईश्वर की सृष्टि थे और समान थे, इससे कुछ समय तक शान्ति और मैत्री रही, परन्तु कालान्तर में दोनों में तलवारें तन गईं। एक तलवार राजा के हाथों में थी, तो दूसरी तलवार पोप के हाथ में। दोनों ने अपनी सर्वोपरिता को सिद्ध करने के लिए इसी सिद्धान्त का सहारा लिया।
- 16वीं शताब्दी सदी में प्रोटेस्टैण्ट सुधारकों ने राजा का पक्ष लिया। लूथर, काल्विन और ज्विंग्ली ने राजा के आज्ञापालन को धर्म बतलाया, जब राजाओं के नेतृत्व में राष्ट्रीय राज्य स्थापित हो गया, तब राजाओं ने इस सिद्धान्त का प्रयोग मध्यवर्ग की प्रजातान्त्रिक माँगों का निषेध करने के लिए किया।
- 17वीं शताब्दी में स्टुअर्ट शासक **जेम्स प्रथम** ने अपनी पुस्तक **'ला ऑफ फ्री मोनार्कीन'** में इस सिद्धान्त का प्रबल समर्थन किया था।
- **फिल्मर** ने अपनी पुस्तक 'पैट्रिआर्का' में राजा के दैवी अधिकार के समर्थन में लिखा कि राजतन्त्र सर्वोत्तम प्रकार का राजनीतिक संगठन है और राजा का राज्य में वही स्थान है, जो कुटुम्ब में पिता का। राजा ईश्वर का प्रतिबिम्ब है।

विशेषताएँ

- राजा मानवीय रचना नहीं है, ईश्वरीय रचना है।
- राजा पृथ्वी पर ईश्वर का प्रतिनिधित्व करता है और वह केवल ईश्वर के प्रति ही उत्तरदायी है।
- जनता का यह कर्त्तव्य है कि वह बिना किसी विरोध के राजा की आज्ञाओं का पालन करे।
- राजतन्त्र पैतृक होता है, जो कि पिता से पुत्र को प्राप्त होता है।
- दैवीय सिद्धान्त की मान्यता इतिहास में (यहूदियों में, ईसाइयों में, यूरोप में धर्म सुधार के काल में, हिन्दू धर्मग्रन्थों में) बहुत समय तक रही है।

शक्ति उत्पत्ति का सिद्धान्त

राजनीति को शक्ति का अध्ययन कहा जाता है। सुकरात, प्लेटो, अरस्तू, हॉब्स और मैकियावेली आदि विद्वानों ने शक्ति के सिद्धान्त की विवेचना की है।

- इस सिद्धान्त के अनुसार राज्य की उत्पत्ति शक्ति से होती है। शक्तिशाली शक्ति से लोगों को शासन के बन्धन में बाँधता है, जो राज्य की उत्पत्ति में सहायक होता है।
- शक्ति सिद्धान्त के समर्थक राज्य को शक्तिशाली वर्ग या व्यक्ति के प्रभुत्व के रूप में देखते हैं, जो निर्बल समुदाय पर सबल समुदाय की विजय से स्थापित होता है। इस प्रकार यह सिद्धान्त युद्ध को राज्य स्थापित करने की प्रक्रिया मानता है।

शक्ति की परिभाषाएँ

- **रॉबर्ट बीरस्टीड** के अनुसार, "शक्ति बल प्रयोग करने की योग्यता है न कि उसका वास्तव में प्रयोग किया जाना।"
- कार्ल डायर्च के शब्दों में, "शक्ति विरोध में सफलता पाने और बाधाओं पर विजय पाने की योग्यता है।"
- **मॉर्गेन्थाऊ** के अनुसार, "सामाजिक सम्बन्धों में दूसरे व्यक्तियों के मस्तिष्क और कार्यों को प्रभावित करने की क्षमता का नाम ही शक्ति है।"

शक्ति के प्रकार

शक्ति के विभिन्न प्रकार हैं

राजनीतिक शक्ति इसका साधारण अर्थ है—राज्य और सरकार की शक्ति। इस प्रकार की शक्ति में कानून बनाने, नीतियों का निर्धारण करने एवं कानूनों एवं नीतियों को लागू करने, कानूनों की अवहेलना करने वालों को दण्ड देने, आदि के कार्य सम्मिलित हैं।

- **राजनीतिक शक्ति** के दो पहलू होते हैं—**मात्रात्मक** और **गुणात्मक**। मात्रात्मक से अभिप्राय शक्ति की प्रयोग की जाने वाली मात्रा से है। प्राय: एक कमजोर शासक द्वारा उतनी शक्ति को प्रयोग नहीं किया जाता जितनी एक कुशल व गुणी शासक कर सकता है। गुणात्मक से तात्पर्य है शक्ति का प्रयोग किस उद्देश्य के लिए किया जा रहा है, जनता की भलाई के लिए या फिर शासक की स्वार्थ सिद्धि के लिए।

आर्थिक शक्ति इसका अभिप्राय ऐसी शक्ति से है, जो उत्पादन एवं वितरण के साधन, भूमि, सम्पत्ति और अन्य भौतिक शक्तियों के अधिकार या स्वामित्व से उत्पन्न होती है।

वैचारिक शक्ति इसका मूलाधार कोई विशेष विचारधारा होती है।

पितृसत्तात्मक सिद्धान्त

- राज्य की उत्पत्ति के पितृसत्तात्मक सिद्धान्त का सबसे प्रबल समर्थन **हेनरीमैन** ने अपनी पुस्तकों 'Ancient Law' और 'Early History of Institutions' में किया है।
- इस सिद्धान्त की आलोचना मानवशास्त्री **मैकलीनन**, **जोंक्स**, **मॉर्गन** आदि ने की है।

मातृसत्तात्मक सिद्धान्त

- **मैकलीनन, मॉर्गन, जोंक्स** आदि विचारकों ने इस सिद्धान्त का समर्थन किया है।
- परिवार के समूह से वंश (Genes) बने और वंशों के समूह से कबीले बने और कबीलों के विस्तार से ग्राम और फिर राज्य बने।

आंगिक या सावयव सिद्धान्त

- आंगिक सिद्धान्त सर्वाधिक प्राचीन सिद्धान्त है। यह राज्य की तुलना सावयव या शरीर से करता है।
- इस सिद्धान्त के अनुसार, जिस प्रकार मानवीय शरीर के विभिन्न अंग होते हैं और वह उनसे मिलकर उसका निर्माण करता है, ठीक उसी प्रकार राज्य के विभिन्न अंग होते हैं, जिनसे उसका निर्माण होता है। जिस प्रकार शरीर से अंगों का अलग महत्त्व नहीं होता, उसी प्रकार राज्य से पृथक् व्यक्तियों का कोई अस्तित्व नहीं होता।
- इस सिद्धान्त के समर्थक—**प्लेटो, अरस्तू, सिसरो, मार्सीलियो, पदुआ, हॉब्स, रूसो** जैसे राजनीतिशास्त्री हैं।

हर्बर्ट स्पेन्सर का सावयव सिद्धान्त

- सावयव सिद्धान्त का सबसे विशद् विवेचन इंग्लैण्ड के **हर्बर्ट स्पेन्सर** ने किया। इसी कारण यह सिद्धान्त स्पेन्सर के नाम के साथ सम्बद्ध है।
- **स्पेन्सर** ने राज्य और व्यक्ति के बीच सूक्ष्म रूपक बाँधते हुए यह सिद्ध करने की चेष्टा की है कि राज्य या समाज एक प्राकृतिक जीवित शरीर है, जो अन्य जीवधारियों से किसी भी तरह भिन्न नहीं है।
- इस सिद्धान्त की मान्यताएँ हैं—यह राज्य के ऐतिहासिक विकास का महत्त्व बतलाता है। मनुष्य सामाजिक प्राणी है और मनुष्य की इस प्रवृत्ति के कारण राज्य का जन्म हुआ है। **स्पेन्सर** ने राज्य और नागरिकों की पारस्परिक निर्भरता पर बल दिया है। यह सामाजिक जीवन की मौलिक एकता पर बल देता है।

विचारवादी या आदर्शवादी सिद्धान्त

- इस सिद्धान्त के अनुसार, राज्य मनुष्य के हित और कल्याण का एक साधन मात्र न होकर स्वयं साध्य है।
- **बोसांके** ने इसे 'Philosophical Theory' और **हॉबहाउस** ने 'Metaphysical Theory' नाम दिया है।
- विचारवादी सिद्धान्त के दो रूप हैं—उग्र एवं सम्यक् या मध्यमार्गी।
- उग्र आदर्शवादी सिद्धान्त के पिता जर्मन विद्वान् **काण्ट** माने जाते हैं तथा **हीगल** ने इसे अत्यन्त उग्र रूप प्रदान किया। अंग्रेज आदर्शवादी **बोसांके** भी **हीगल** के अनुयायी थे।
- उग्र आदर्शवादियों की मान्यताएँ थीं—राज्य और व्यक्ति के मध्य सम्बन्ध प्राकृतिक होते हैं, राज्य मानवीय स्वतन्त्रता की प्राप्ति का एकमात्र साधन है, राज्य नैतिकता का स्रोत है, व्यक्ति को शासन के विरुद्ध विद्रोह का अधिकार नहीं है तथा युद्ध वांछनीय है।

आधुनिक आदर्शवादी सिद्धान्त

- इस सिद्धान्त के मुख्य प्रतिपादक **कान्ट** और **टी एच ग्रीन** हैं।
- **ग्रीन** ब्रिटेन के उदारवाद से प्रभावित था। वह **हीगल** द्वारा प्रतिपादित आदर्शवाद से भी प्रभावित था। इसलिए **ग्रीन** के उग्र आदर्शवाद और ब्रिटेन के उदारवाद के बीच इसे 'समन्वयक' तथा 'आधुनिक आदर्शवादी' कहा जाता है।
- इस सिद्धान्त के अनुसार, "राज्य एक नैसर्गिक एवं प्राकृतिक संस्था है तथा व्यक्ति के लिए अनिवार्य है। इसकी सत्ता सदाचार की स्थापना के लिए होती है।"
- यह राज्य के आदेशों का पालन करना तथा उसके नियन्त्रण में रहना व्यक्ति के लिए श्रेयस्कर मानता है।
- इस सिद्धान्त के अनुसार, व्यक्ति को यह अधिकार है कि वह राज्य के विरुद्ध नहीं, वरन् ऐसी सरकार के विरुद्ध विद्रोह कर सके, जो राज्य के आदर्श का निर्वाह अर्थात् सार्वजनिक हित साधन करने में असमर्थ हो।

मार्क्सवादी सिद्धान्त

- मार्क्स राज्य को पूँजीवादी हथियार मानता है, जिसका काम पूँजीवादी व्यवस्था को किसी-न-किसी रूप में जिन्दा रखना है, गरीबों की आवाज को दबाना है।
- **मार्क्स** राज्य के गरीब विरोधी, अमानवीय, पक्षपातपूर्ण, अनैतिक, दमनकारी, शोषणकारी स्वरूप के कारण ही उसका विरोध करता है।
- समसामयिक मार्क्सवाद (आधुनिक मार्क्सवाद) मार्क्स के राज्य सम्बन्धी सिद्धान्त से अलग धारणा रखता है।
- आधुनिक मार्क्सवाद के एक पक्ष 'विकासवादी समाजवादियों' ने **मार्क्स** के विपरीत कहा है कि राज्य का प्रयोग मजदूर वर्ग के लिए कल्याणकारी कानून बनाने और पूँजीवाद को नियन्त्रित कर समाजवाद की स्थापना के लिए किया जा सकता है।
- मार्क्सवाद को अमली जामा पहनाने वाले लेनिन हैं, जो राज्यविहीन समाज की धारणा को स्वीकार करते हैं।
- आधुनिक मार्क्सवाद राज्य के अस्तित्व में विश्वास करता है और वर्ग-संघर्ष को राज्य की उत्पत्ति का कारण मानने में अविश्वास करता है तथा राज्य को मजदूरों एवं गरीबों के हितों का रक्षक मानता है।

व्यक्तिवादी सिद्धान्त

- यह सिद्धान्त राज्य को एक कृत्रिम संस्था मानता है। अन्य समुदायों की भाँति राज्य व्यक्तियों के समूह के अतिरिक्त और कुछ भी नहीं है। यह प्राचीन सिद्धान्त है। प्राचीन यूनान के सोफिस्ट विचारक राज्य को स्वाभाविक संस्था नहीं मानते हैं, बल्कि राज्य को आवश्यक बुराई मानते हैं।
- 19वीं शताब्दी में इस सिद्धान्त का काफी प्रचार-प्रसार हुआ।
- **बेन्थम** और **हर्बर्ट स्पेन्सर** इस सिद्धान्त के प्रतिपादक माने जाते हैं। इनके अनुसार, ''राज्य 'बुराई' इसलिए है, क्योंकि यह व्यक्तियों की स्वतन्त्रता का हनन करता है। अत: मनुष्य की मौलिक कमजोरियों के कारण राज्य अनिवार्य है।''

लोक-कल्याणकारी सिद्धान्त

- यह सिद्धान्त राज्य को एक कल्याणकारी संस्था मानता है।
- इस सिद्धान्त के प्रतिपादकों में **ग्रोशियम** और **अल्यूशियम** का नाम विशेष रूप से उल्लेखनीय है।
- ये राज्य को सार्वजनिक कम्पनी के रूप में मानते हैं, जिसका संगठन सार्वजनिक हित के लिए हुआ है।

बहुलवादी सिद्धान्त

- बहुलवादी सर्वशक्तिमान तथा प्रभुत्वसम्पन्न राज्य के विरुद्ध प्रतिक्रिया है।
- बहुलवादी राज्य को सर्वसम्पन्न व शक्तिसम्पन्न संस्था नहीं मानते। इनके अनुसार, परिवार, चर्च, क्लब, श्रमिक संघ आदि की भाँति ही राज्य भी एक संघ है।
- इस सिद्धान्त के प्रमुख आलोचक **अर्नेस्ट बाकर** तथा बहुलवादी विचारक **लास्की** हैं।

प्राकृतिक सिद्धान्त

- इस सिद्धान्त का प्रतिपादन **प्लेटो** और **अरस्तू** ने किया।
- इस सिद्धान्त के अनुसार, राज्य एक प्राकृतिक संस्था है, मानव निर्मित नहीं।
- इस सिद्धान्त की आलोचना सोफिस्टों एवं आधुनिक राजनीतिक विचारकों ने की।

सामाजिक संविदा या समझौता सिद्धान्त

- 17वीं एवं 18वीं शताब्दी में सामाजिक समझौता सिद्धान्त की उत्पत्ति हुई।
- इस सिद्धान्त के अनुसार, राज्य दैवी संस्था न होकर मानवीय संस्था है। इसका निर्माण प्राकृतिक अवस्था में रहने वाले व्यक्तियों द्वारा पारस्परिक समझौते के आधार पर किया गया है।
- इस सिद्धान्त के प्रतिपादकों; **हॉब्स, लॉक** तथा **रूसो**; ने मानव इतिहास को दो कालों में विभक्त किया है—1. प्राकृतिक अवस्था का काल व 2. नागरिक जीवन के प्रारम्भ का काल।

राज्य की कार्यप्रणाली

राजनीतिक दृष्टिकोण से राज्य के विषय क्षेत्र कई दृष्टिकोण में विद्यमान हैं, इस क्षेत्र में राज्य की अहस्तक्षेपवादी, समाजवादी, लोककल्याणकारी, गाँधीवादी विचारधाराएँ प्रमुख रूप से हैं।

17वीं तथा 18वीं शताब्दी में यूरोप में उदारवाद व्यक्ति की स्वतन्त्रता पर केन्द्रित एक आधुनिक विचारधारा का विकास हुआ जो 19वीं शताब्दी तक अपनी चरमोत्कर्ष स्थिति में थी।

उदारवाद दृष्टिकोण से राज्य के कार्यों को दो शाखाओं में विभक्त किया गया है।

1. आरम्भिक अथवा नकारात्मक उदारवाद (18वीं शताब्दी तथा 19वीं शताब्दी के पूर्वार्द्ध तक)
2. आधुनिक अथवा सकारात्मक उदारवाद (19वीं शताब्दी के उत्तरार्द्ध से अब तक)

1. आरम्भिक अथवा नकारात्मक उदारवाद

आरम्भिक उदारवाद में अहस्तक्षेप के सिद्धान्त (Theory of Laissez Laire) को प्रतिपादित किया जिसका मुख्य उद्देश्य यह था कि राज्य व्यक्ति को उसके हाल पर छोड़ दे तथा इसके जीवन में न्यूनतम हस्तक्षेप करे। इस सिद्धान्त के प्रमुख विचारकों में एडम स्मिथ, जॉन लॉक एवं जेरमी बेन्थम हैं। अहस्तक्षेप के सिद्धान्त को विचारकों ने निम्न तर्क दिए हैं

- मनुष्य अपने हितों के बारे स्वयं ही सर्वश्रेष्ठ तरीकों से ही सोच सकता है।
- राज्य के द्वारा अत्यधिक किए गए कार्यों से मनुष्य आत्मनिर्भर नहीं बन पाता है।
- यह राज्य के हित में है कि 'सर्वश्रेष्ठ का अस्तित्व' ही बरकरार रहे।

एडम स्मिथ ने अपनी कृति 'वैल्थ ऑफ नेशन्स' में आर्थिक दृष्टिकोण से राज्य के हस्तक्षेप को अनुचित कहा है। स्मिथ के अनुसार प्रत्येक मनुष्य को जब तक कि वह प्राकृतिक न्याय का उल्लंघन नहीं करता है, तो उसे अपने हित के लिए उसकी इच्छानुसार पूरा करने के लिए अकेला छोड़ देना चाहिए।

जेरमी बेन्थम ने सभी सामाजिक संस्थाओं कानून संविधान, धर्म इत्यादि की उपयोगिता के मापदण्ड से मापने की बात कही है, बेन्थम ने उपयोगिता के तात्पर्य में कहा है कि अधिक से अधिक मनुष्यों का अधिक से अधिक सुख माना गया है। इन्होंने सुख को चार प्रकार (निर्वाह, प्रचुरता, समानता तथा सुरक्षा) बताया है।

2. आधुनिक अथवा सकारात्मक उदारवाद

आरम्भिक उदारवाद में संशोधन किए गए इस संशोधित रूप को ही आधुनिक या सकारात्मक उदारवाद वहा गया, आधुनिक उदारवाद से तात्पर्य राज्य के सकारात्मक दृष्टिकोण में राज्य को आवश्यक बुराई न मानकर एक सकारात्मक अच्छाई माना गया है,

इस सिद्धान्त में विभिन्न विचारकों ने मत दिए हैं, जो निम्न प्रकार से हैं

जे.एस. मिल

- **जे. एस. मिल** ने ''राज्य की उत्पत्ति का प्रमुख कारण मनुष्य की स्वार्थ सिद्धि न मानते हुए मनुष्य की सकारात्मक इच्छा को माना है।''
- मिल ने अपने ग्रन्थ 'पॉलिटिकल इकॉनोमी में बताया है कि ''मनुष्य को यह आवश्यक नहीं है कि व्यक्तिगत सुख सामाजिक सुख की वृद्धि भी करे समाज में सभी मनुष्य अपना जीवन संघर्ष समानता के आधार पर प्रारम्भ नहीं करते।''
- मिल ने अनिवार्य शिक्षा उद्योगों से सम्बन्धित कानून काम करने के घण्टे निश्चित करना इत्यादि कार्यों में राज्य के हस्तक्षेप को सही माना है।

टी.एच. ग्रीन

- टी.एच. ग्रीन नैतिक स्वतन्त्रता को मनुष्य का आवश्यक गुण मानता है इन्होंने कहा है कि ''सच्ची स्वतंत्रता अधिकारों की माँग करती है तथा अधिकार नैतिक चरित्र से जन्म लेते हैं किसी आलौकिक कानून से नहीं''
- ग्रीन ने बाह्य परिस्थितियों को बनाए रखने के लिए मुख्य रूप से स्वास्थ्य अच्छे भवन, कार्य के घण्टे निर्धारित करना कार्य के लिए उचित वातावरण सम्बन्धी प्रबन्ध बच्चों और औरतों के उद्योग में कार्य करने पर प्रतिबन्ध लगाने के सम्बन्ध में ग्रीन ने राज्य के हस्तक्षेप का समर्थन किया है।

लास्की

20वीं शताब्दी के पूर्वार्द्ध में उदारवादी सिद्धान्त को लास्की ने आगे बढ़ाया लास्की ने मानवता के उत्थान के लिए साम्यवादी मार्ग का समर्थन नहीं किया अपितु मजदूरों की एकता का समर्थन करते हुए कहा कि वे उदार लोकतन्त्र के ढाँचे में ही अपने लक्ष्य को प्रमाणित कर सकते हैं। लास्की ने समाजवाद के उद्देश्य तथा लोकतन्त्र की प्रणाली को एक साथ समाहित करने की कोशिश की जिससे राज्य में कल्याणकारी कार्य हो सके। लास्की ने कहा कि राज्य को उद्योगों पर नियन्त्रण रखना चाहिए नहीं तो उद्योगों का राज्य पर नियन्त्रण हो जायेगा।

मैकाइवर

मैकाइवर ने अपनी पुस्तक 'द मॉडर्न स्टेट' में बताया है कि आधुनिक राज्य का कार्य विविध प्रकार के हितों का आपस में सामंजस्य स्थापित करना जिसके आधार पर राज्य व्यक्ति से निष्ठा की माँग कर सकता है।

मैकाइवर ने अपनी रचना 'द वैब ऑफ गवर्नमेंट' के माध्यम से कहा कि जहाँ कला, साहित्य व संस्कृति धर्म के क्षेत्र में राज्य को इसके विविध प्रकार की गतिविधियों में हस्तक्षेप नहीं करना चाहिए बल्कि परस्पर विरोधी वर्गों के आर्थिक सम्बन्धों का नियम राज्य द्वारा न्याय के आधार पर किया जाना चाहिए। मैकाइवर सेवाधर्मी राज्य का समर्थक था।

सकारात्मक उदारवाद से कल्याणकारी सिद्धान्त की उत्पत्ति

20वीं शताब्दी के पूर्वार्द्ध में आधुनिक उदारवादी सिद्धान्त से ही लोककल्याणकारी राज्य की अवधारणा विकसित हुई, इस अवधारणा के अग्रदूत टी.एच.ग्रीन को माना जाता है।

कल्याणकारी राज्य शब्द का प्रयोग सर्वप्रथम आर्कबिशप टैम्पिल ने अपनी पुस्तक सत्तावादी राज्य शब्द के विरोध में किया। आपने इस रचना में कहा है कि बीमारी, अज्ञान, गन्दगी, गरीबी एवं बेकारी को दूर करने में राज्य की महत्त्वपूर्ण भूमिका होनी चाहिए, किन्तु इस दिशा में सर्वाधिक महत्त्वपूर्ण कार्य विलियम बेवरिज की रिपोर्ट (1943) है, जिसमें प्रथम पाँच बड़ी बुराइयाँ बेरोजगारी, अज्ञानता, बीमारी, आश्रयाभाव एवं भुखमरी के उन्मूलन में राज्य की सकारात्मक भूमिका निभाने को कहा, इस रिपोर्ट को इंग्लैण्ड की एटली सरकार द्वारा पारित किया गया जिसके कारण ब्रिटेन को पहला लोक कल्याणकारी राज्य माना जाता है।

कल्याणकारी सिद्धान्त के प्रमुख विचारों में विचारकों ने निम्न सुझाव दिए हैं जो निम्न प्रकार से हैं

टॉनी

आर. एच. टॉनी लोकतन्त्रीय समाजवाद के समर्थक थे, इन्होंने लेबर पार्टी को एक समाज दर्शन दिया जो मार्क्सवाद पर आधारित नहीं था।

टॉनी ने वर्ग-संघर्ष तथा द्वन्द्वात्मक भौतिकवाद के स्थान पर नैतिकता को समाजवाद का मुख्य आधार बनाया एवं इन्होंने कहा कि केवल उत्तम व्यक्ति ही उत्तम समाज का निर्माण कर सकता है।

इन्होंने अपनी प्रसिद्ध रचना 'द एक्विजिटिव सोसाइटी' के तहत पूँजीवादी की आलोचना करते हुए कहा है कि पूँजीवादी परिग्रह (Acquisition) धन बटोरने की प्रवृत्ति को बढ़ावा देता है, जो धनवान एवं निर्धन दोनों को भ्रष्ट कर देता है। इन्होंने अपनी पुस्तक 'इक्वैलिटी' में समानता के सिद्धान्त में कहा है कि समानता का सिद्धान्त मानवीय आवश्यकताओं की पूर्ति तथा मानवीय क्षमताओं को सिद्ध करने में कितना असफल है, जिससे कल्याणकारी राज्य के विचार को बढ़ावा मिल सके।

कीन्स

- कीन्स ने अपनी रचनाओं में आर्थिक मन्दी से उत्पन्न दुष्परिणामों से मुक्ति पाने के लिए आर्थिक क्षेत्र में राज्य के हस्तक्षेप के सिद्धान्त को प्रतिपादित किया है।
- कीन्स ने पूँजीवाद के दोषों को समाप्त करने के लिए आर्थिक गतिविधियों में राज्य के हस्तक्षेप को आवश्यक माना है जिससे पूँजी के विनियोग को बढ़ावा मिल सके।

सम्प्रभुता (प्रभुसत्ता)

सम्प्रभुता की धारणा आधुनिक है। इसकी उत्पत्ति आधुनिक राष्ट्र-राज्य के उदय के साथ जुड़ी हुई है।

सम्प्रभुता की आधुनिक धारणा का विकास तीन चरणों में हुआ है

1. प्राचीन प्रथाओं और मध्य युग में प्रयुक्त क्लिष्ट सामग्री के संयोग से।
2. आधुनिक युग के प्रारम्भ में निरंकुश राजाओं द्वारा इसके प्रयोग से।
3. 1688 ई. में इंग्लैण्ड में उत्तरदायी सरकार की स्थापना से।

   प्रभुसत्ता का कानूनी दृष्टिकोण सबसे पहले **बोदाँ** और **हॉब्स** ने स्पष्ट किया और बाद में **बेन्थम** और **ऑस्टिन** ने इसकी व्याख्या की।

सम्प्रभुता की परिभाषाएँ

जीन बोदाँ के अनुसार, सम्प्रभुता नागरिकों तथा प्रजाजनों के ऊपर राज्य की सर्वोच्च शक्ति है, जिसे कानून द्वारा बाधित या सीमित नहीं किया जा सकता।

ग्रोशस के अनुसार प्रभुसत्ता वह सर्वोच्च राजनीतिक शक्ति है, जिसके कृत्य किसी अन्य के अधीन नहीं होते और जिसकी इच्छा का उल्लंघन न किया जा सके।

सम्प्रभुता के प्रकार

राज्य में एक से अधिक सम्प्रभुताएँ नहीं हो सकती। सम्प्रभुता के निम्नलिखित प्रकार हैं

वास्तविक सम्प्रभुता

हर राज्य में एक ऐसी सत्ता होती है, जो शासन करने तथा अपने आदेश मनवाने का कानूनी अधिकार रखती है। इसे वैध अर्थात् कानून द्वारा मान्य सम्प्रभुता (De jure Sovereign) कहते हैं। उसकी सत्ता का कानूनी आधार कोई भी हो सकता है; जैसे—चुनाव में विजय या वंश परम्परा से राजा का पद प्राप्त कर लेना, किन्तु कभी-कभी इस सत्ता का प्रभाव समाप्त हो जाता है और उसके स्थान पर अन्य किसी सत्ता के आदेश उस राज्य में चलने लगते हैं। ऐसी दशा में यद्यपि काननी मान्यता तो पहली सत्ता की ही रहती है, परन्तु वास्तविक प्रभुसत्ता (De facto Sovereignty) उस दूसरी सत्ता के हाथों में आ जाती है, जिसके आदेश जनता मानती है। वैध तथा वास्तविक सम्प्रभुता में यही विशेष अन्तर है। एक का आधार कानून (Legal Right) है और दूसरे का भौतिक बल (Physical Force)

कानूनी और राजनीतिक सम्प्रभुता

हर राज्य में कोई ऐसा व्यक्ति या व्यक्ति समूह अवश्य होता है, जिसे आदेश जारी करने की शक्ति प्राप्त होती है और जो अपने आदेशों को मनवा सके। उसके इन आदेशों को ही कानून कहते हैं। निरंकुश शासन में यह अधिकार राजा या तानाशाह को प्राप्त होता है। किन्तु आधुनिक लोकतन्त्रीय राज्यों में इन अधिकारों का उपयोग विधानमण्डल करता है। कानूनी सम्प्रभु से तात्पर्य उस व्यक्ति या व्यक्ति-समूह से है, जो कानूनों को बनाता और मिटाता है, जबकि राजनीतिक प्रभुता उन सब प्रकार के प्रभावों (जनमत, नैतिक मान्यता, परम्परा, आदि) का योग है, जिनका कानून निर्माण के ऊपर असर पड़ता है। राजनीतिक सम्प्रभु यानी जनता की इच्छा का उस समय तक कोई मूल्य नहीं जब तक कानूनी सम्प्रभु उसे स्वीकार न कर ले।

मान लीजिए, भारत की जनता यह मानती है कि रोजगार प्राप्त करना लोगों का एक मौलिक अधिकार है, परन्तु जब तक संसद संविधान में संशोधन करके इस अधिकार को कानूनी मान्यता न दे तब तक कोई भी न्यायालय सरकार को इस बात के लिए बाध्य नहीं का सकता कि वह लोगों के लिए रोजगार के अवसर जुटाए।

लौकिक सम्प्रभुता अथवा लोकसत्ता

लोकसत्ता का अर्थ यह है कि प्रभुत्वशक्ति किसी एक व्यक्ति या किसी संस्था विशेष को प्राप्त नहीं होती, बल्कि सम्पूर्ण जनता में निहित होती है। मध्ययुग में मारसीलियो (Marsilio of Padova) तथा विलियम ऑकम (William of Occam) ने इस सिद्धान्त की विस्तार से विवेचना की थी। 18वीं शताब्दी के प्रमुख फ्रेंच विचारक रूसो ने भी इसी सिद्धान्त का समर्थन किया। उसके अनुसार प्रभुसत्ता की सही-सही अभिव्यक्ति 'सामान्य इच्छा' (General Will) में देखने को मिलती है।

फ्रांस के क्रान्तिकारी नेता तथा अमेरिकी स्वाधीनता-संग्राम के नेता 'लोक सम्प्रभुता के 'आदर्श से बहुत प्रभावित थे। 19वीं शताब्दी में लोकतन्त्र के विकास के साथ इस विचार ने जोर पकड़ा कि राज्य की प्रभुत्वशक्ति जनता में निहित है और जनता की इच्छा अथवा लोकमत ही सर्वोपरि है। इस सिद्धान्त के समर्थकों ने जन शासन (Popular Government) जैसे शब्दों का खूब प्रयोग किया है। लोक सत्ता के सिद्धान्त को उन्होंने लोकतन्त्र का सार (Essence of Democracy) माना है।

सम्प्रभुता का कानूनी दृष्टिकोण

सम्प्रभुता का कानूनी दृष्टिकोण सर्वप्रथम बोदाँ ने स्पष्ट किया और उसके बाद बेन्थम, जॉन ऑस्टिन व लॉक ने इसकी व्याख्या की।

बोदाँ का सिद्धान्त

- **बोदाँ** ने 1576 ई. में 'Six Books on the Republic' में सम्प्रभुता को सबसे पहले परिभाषित किया। बोदाँ के सिद्धान्त के दृष्टिकोण से कानून के निर्माता और प्रवर्तक के रूप में राजा सर्वोच्च था।
- बोदाँ का सम्प्रभुता से अभिप्राय था "नागरिकों और शासितों पर वह सर्वोच्च सत्ता जो कानून द्वारा प्रतिबन्धित नहीं थी।" यह निरंकुशता का स्रोत था, परन्तु स्वयं इस कानून से बँधा हुआ नहीं था। यह अपने द्वारा बनाए कानून से ऊपर थी। बोदाँ के अनुसार, प्रभुसत्ताधारी ईश्वरीय कानून; प्राकृतिक कानून तथा राष्ट्रों के कानून के अधीन था।
- बोदाँ का प्रभुसत्ताधारी, नागरिकों और अन्य राज्यों के साथ की गई सन्धि, समझौता तथा राज्य के मौलिक कानून से बँधा था। वह अपने नागरिकों की सम्पत्ति छीन नहीं सकता था।

ग्रोशियस के अनुसार, "सम्प्रभुता वह सर्वोच्च राजनीतिक शक्ति है जो उस व्यक्ति में निहित होती है, जिसके कार्य किसी दूसरे के अधीन न हों तथा जिसकी इच्छा का कोई उल्लंघन न कर सके।"

ड्यूगिट के मतानुसार, "सम्प्रभुता राज्य की आदेश देने वाली शक्ति है। वह राज्य रूप में संगठित राष्ट्र की शक्ति है। इसे राज्य की भूमि में रहने वाले सब व्यक्तियों को बिना शर्त आज्ञा देने का अधिकार है।"

बेन्थम का सिद्धान्त

- बेन्थम ने प्रभुसत्ता को कानून बनाने की सर्वोच्च शक्ति के रूप में परिभाषित किया है। इसने इस बात पर बल दिया है कि कानून का स्रोत प्राकृतिक कानून न होकर राज्य की प्रभुसत्ता है।
- इस सिद्धान्त के अनुसार सम्प्रभुता के दो आयाम हैं—

(i) **आन्तरिक क्षेत्र** में प्रभुसत्ता के विचार का अर्थ है—राज्य अपने नियन्त्रण के अधीन क्षेत्र में सर्वोच्च सत्ताधारी है। यह आदेश देने और आज्ञापालन को बाध्यकारी करने की अन्तिम शक्ति है। इसका आशय केवल राज्य के कानून से है।

(ii) **बाह्य क्षेत्र** में प्रभुसत्ता के विचार का अर्थ है—राज्य का किसी विदेशी आधिपत्य अथवा नियन्त्रण से मुक्त होना। सम्प्रभुता की निम्न विशेषताएँ हैं—सर्वोच्चता, सर्वजनीयता, स्थायित्व, अदेयता, अविभाज्यता इत्यादि।

सम्प्रभुता के विभिन्न रूप

- नाममात्र व वास्तविक सम्प्रभुता
- वैधानिक व राजनीतिक सम्प्रभुता
- विधानतः व तथ्यतः सम्प्रभुता
- लोक सम्प्रभुता

जॉन ऑस्टिन का सिद्धान्त

यदि एक निश्चित मानव प्रभु जो अपने सिवा किसी अन्य प्रभु की आज्ञापालन करने का आदी नहीं है, बल्कि जो समाज के अधिकांश समूह से स्वाभाविक रूप से आज्ञापालन प्राप्त करता है, तो वह निश्चित मानव प्रभु उस समाज का प्रभुसत्ताधारी है और वह समाज राजनीतिक व स्वतन्त्र समाज होगा। समाज में प्रभुसत्ता सम्पन्न शासक होता है, वह अपने आप में स्वतन्त्र है।

लॉक का सिद्धान्त

- लॉक ने 1688 ई. की क्रान्ति के समर्थक के रूप में राष्ट्र की प्रभुसत्ता व वैधानिक सरकार का दृष्टिकोण उपस्थित किया है। लॉक विभाजित सम्प्रभुता के पक्ष में है। लॉक ने अपनी पुस्तक 'Treaties on Government' में सम्प्रभुता से सम्बन्धी तीन सर्वोच्च शक्तियों की व्याख्या की है
  1. नागरिक समाज की सर्वोच्च सत्ता जो किसी भी सरकार की शक्ति का अन्तिम निर्णायक स्रोत है।
  2. विधानमण्डल की सर्वोच्च सत्ता नागरिक समाज अच्छे कानून और सुरक्षा के लिए विधायकों की नियुक्ति करते हैं।
  3. विधानमण्डल के साथ जुड़ी हुई कार्यकारिणी की सर्वोच्च सत्ता।
- **लॉक** के अनुसार, सर्वोच्च सत्ता सरकार में निवास करती है, परन्तु सरकार के पीछे और सरकार से उच्च जनसाधारण की सामूहिक सर्वोच्च शक्ति होती है अर्थात् राज्य में सर्वोच्च शक्ति एक नहीं दो प्रकार की होती है—एक सरकार की और दूसरी जनता की। दोनों सर्वोच्च शक्तियाँ एक साथ, एक समय पर तथा साथ-साथ प्रयुक्त नहीं होतीं अर्थात् सामान्य अवस्था में सर्वोच्च सत्ता सरकार द्वारा प्रयुक्त होती है।
- **मॉण्टेस्क्यू** के अनुसार, सम्प्रभुता का सिद्धान्त स्वतन्त्रता का सिद्धान्त है, क्योंकि इसने सम्प्रभुता को शक्तियों के पृथक्करण के सिद्धान्त पर आधारित किया था। सम्प्रभुता के कानूनी या एकात्मवादी सिद्धान्त के प्रमुख आलोचक **सर हेनरीमैन** हैं।

जर्मन दार्शनिक हीगल ने एकलवाद सिद्धान्त के अत्यन्त अमूर्त अथवा तत्त्व की मीमांसक व्याख्या दी है। इनके अनुसार, राज्य सामाजिक विकास की उच्चतम अवस्था है, यह व्यक्ति के वास्तविक स्व: का साकार रूप है। यह व्यक्ति की स्वतन्त्रता की बाह्य अभिव्यक्ति है।

सम्प्रभुता का एकलवादी एवं बहुलवादी सिद्धान्त

सम्प्रभुता की एकलवादी धारणा

सर्वोच्च सम्प्रभुतासम्पन्न राज्य का सिद्धान्त ही 'प्रभुसत्ता की एकलवादी धारणा' कहलाता है। **डॉ. महादेव प्रसाद शर्मा** के शब्दों में ''सम्प्रभुतासम्पन्न राज्य का सिद्धान्त ही एकत्ववाद कहलाता है, क्योंकि इसकी मान्यता है कि प्रत्येक स्वतन्त्र देश में एक ही सत्ता-राज्य की सत्ता-सर्वप्रधान होती है और अन्य सभी व्यक्ति व समुदाय उसके अधीन होते हैं।''

प्रभुसत्ता राज्य का अनिवार्य लक्षण होती है। प्रभुसत्ता के कारण राज्य अन्य संघों व समुदायों पर अपनी श्रेष्ठता का दावा करता है। एकलवादी धारणा के अनुसार, समाज की समस्त शक्ति एक ही बिन्दु पर केन्द्रित होती है और वह बिन्दु राज्य है। राज्य की श्रेष्ठता की पहचान कानून के निर्माण तथा दण्ड के क्षेत्र में उसकी शक्तियों से की जा सकती है। अत: यह सिद्धान्त निरंकुश सरकार का सिद्धान्त बन जाता है।

एकलवादी धारणा से उत्पन्न होने वाली बुराइयाँ

- इससे राज्य में व्यक्ति का महत्त्व नहीं रह जाता।
- इस सिद्धान्त में यह ध्वनि निकलती है कि राज्य एक साध्य है और व्यक्ति उसके साधन।

इस धारणा का परिणाम अन्तर्राष्ट्रीय राजनीति पर बहुत बुरा पड़ा है और इसने अन्तर्राष्ट्रीय जगत में अराजकता उत्पन्न कर दी है।

सम्प्रभुता की बहुलवादी धारणा

19वीं शताब्दी के अन्तिम वर्षों तथा 20वीं शताब्दी के आरम्भ के वर्षों में बहुलवाद का उदय एकलवाद के विरुद्ध प्रतिक्रिया के रूप में हुआ। बहुलवाद इस तथ्य में विश्वास करता है कि मनुष्य के सर्वांगीण विकास में सामाजिक स्तर पर विकसित अनेक प्रकार के सम्बन्धों का अलग-अलग विशेष योगदान है। ये संघ समान रूप से प्रभावशाली तथा एक-दूसरे से स्वतन्त्र होते हैं तथा इनका कोई भी संघ दूसरे संघ से अधिक महत्त्वपूर्ण या सर्वोच्च नहीं होता। बहुलवादी, राज्य को भी अन्य सामाजिक संघों की तरह एक संघ ही मानता है।

बहुलवादी, राज्य तथा समाज को भिन्न मानते हुए राज्य को सर्वोच्च स्वामी के स्थान से सेवक के स्थान पर लाने का प्रयास करता है। राजनीतिक बहुलवाद के दो पक्ष हैं—नकारात्मक एवं सकारात्मक। नकारात्मक अर्थ में यह एकलवादी की इस धारणा को पसन्द नहीं करता कि समाज के सभी मामलों को निपटाने में केवल राज्य सर्वशक्तिमान संघ है। सकारात्मक अर्थ में राज्य की सत्ता में दो कारणों से सामाजिक समूहों तथा संघों की भागीदारी होनी चाहिए। पहला—सभी संघों का अपना विशेष व्यक्तित्व होता है। दूसरा—वे व्यक्तियों की आवश्यकता पूर्ति में महत्त्वपूर्ण भूमिका निभाते हैं। यह ऐसा काम है, जो केवल राज्य ही नहीं कर सकता है।

यह राजनीतिक राज्य के पितृवाद तथा निरंकुशवाद के विरोधस्वरूप प्रतिक्रिया व्यक्त करता है। यह अमूर्त बहुलवाद के माध्यम से ठोस एकलवाद की दिशा में पश्चिमी राजनीतिक चिन्तन के विकास में सहायता प्रदान करता है। यह एकलवादियों को राज्य के अपने संकुचित राजनीतिक क्षेत्र तक सीमित रहने को बाध्य करता है।

सम्प्रभुता की विशेषताएँ

प्रो. गिलक्राइस्ट तथा प्रो. गार्नर ने प्रभुसत्ता की विशेषताओं को इस प्रकार बताया है

1. मौलिकता
2. स्थायित्व
3. निरंकुशता
4. अपवर्जितता
5. सर्वव्यापकता
6. अवधिरहितता
7. अविच्छेदता
8. अविभाज्यता

- **प्रो. गिलक्राइस्ट** के अनुसार, ''राज्य की प्रभुसत्ता निरंकुश और असीमित है। यदि प्रभुसत्ता में ऐसे तत्त्व नहीं हैं तो राज्य पूर्ण राज्य नहीं होगा अपितु किसी दूसरे राज्य के अधीन वह केवल लोगों का समूह मात्र होगा।''
- **गार्नर** के अनुसार, ''प्रभुसत्ता को त्यागने का अर्थ है राज्य द्वारा आत्महत्या करना।''
- बहुसमुदायवादियों के मतानुसार प्रभुसत्ता राज्य तथा अन्य विभिन्न समुदायों में विभाजित हैं।
- बहुलवाद के मुख्य समर्थक गिरके, फिगिस, बार्कर, मैकाइवर, जीडीएच कोल, लिण्डसे, क्रेब, मेटलैण्ड ड्यूगी तथा लॉस्की हैं। बहुलवादियों के अनुसार प्रभुसत्ता राज्य के पास न होकर उन अनेक समुदायों में बँटी हुई है, जिनकी स्थापना मनुष्य अपनी आवश्यकताओं की पूर्ति के लिए करता है।

सम्प्रभुता पर लास्की के विचार

- **लास्की** ने अपनी प्रारम्भिक रचनाओं 'Studies in the Problem of Sovereignty', 'Authority in the Modern State', 'Foundations of Sovereignty', आदि में सम्प्रभुसत्ता की समस्या पर विचार किया है।
- लास्की ने बोन, रूसो और ऑस्टिन द्वारा प्रतिपादित राज्य की सम्प्रभुता के सिद्धान्त का जोरदार खण्डन किया है।
- लास्की का कहना है कि ऑस्टिन का सम्प्रभु को निश्चित करने का सिद्धान्त उचित नहीं है। लास्की की धारणा है कि ''समाज के वास्तविक शासकों की खोज नहीं की जा सकती, उसको निश्चयात्मक होने की बात कहना तो दूर रहा।''
- **ऑस्टिन** के इस मत से लास्की सहमत नहीं था कि सम्प्रभु का आदेश ही कानून है। लास्की के मतानुसार आदेश तथा कानून पृथक् चीजें हैं।
- लास्की नैतिक और व्यावहारिक दृष्टिकोण से एकलवादी या अद्धैतत्त्ववादी सम्प्रभुता का कट्टर विरोधी है।
- लास्की का बहुलवाद उग्र व्यक्तिवादी सिद्धान्त है।

सम्प्रभुता पर रॉबर्ट मैकाइवर के विचार

- मैकाइवर ने हॉब्स, बेन्थम और ऑस्टिन के सम्प्रभुता सिद्धान्त की कड़ी आलोचना की है।
- लास्की की भाँति मैकाइवर सम्प्रभुता को निरंकुश और अविभाज्य नहीं मानता।
- मैकाइवर राज्य और समाज में अन्तर मानता है और उसने उन विद्वानों की आलोचना की है, जो राज्य और समाज को एक ही मानते हैं।
- मैकाइवर के अनुसार, ''सामाजिक और राजनीतिक को एक- दूसरे का पर्याय मानना थोड़ी जल्दबाजी का नमूना है, जिससे न तो समाज का अर्थ समझा जा सकता है, न ही राज्य का।
- मैकाइवर राज्य को अन्य समुदायों की भाँति एक समुदाय मानता है।
- हॉब्स, बेन्थम तथा ऑस्टिन के अनुसार शक्ति सम्प्रभुता का आधार है, परन्तु मैकाइवर के अनुसार शक्ति न तो सम्प्रभुता का आधार हो सकती है और न ही राज्य का।

सम्प्रभुता का बहुलवादी सिद्धान्त

- बहुलवाद एक प्रतिक्रियात्मक सिद्धान्त है। यह 20वीं सदी में सम्प्रभुता के एकलवादी सिद्धान्त के विरुद्ध उदय हुआ। बहुलवादी विचारधारा को स्थापित करने का श्रेय जर्मन समाज शास्त्री गीयर्क (1841-1921) तथा ब्रिटिश विद्वान् मेटलैण्ड को जाता है। इन विद्वानों को आधुनिक बहुलवादी दृष्टिकोण का जनक माना जाता है।

लास्की (इंग्लैण्ड), बार्कर, लिण्डसे (इंग्लैण्ड), क्रैब (हॉलैण्ड), दुर्खाइम (1920), कोल आदि हैं। **लास्की** के कथनानुसार, चूँकि समाज का स्वरूप संघीय है। अत: सत्ता का स्वरूप भी संघीय होना चाहिए। मनुष्य के सर्वांगीण विकास के लिए समाज के अनेक संघों का विशेष योगदान होता है। प्रत्येक संघ एक-दूसरे से स्वतन्त्र तथा प्रभावशाली होते हैं। कोई भी संघ न विशेष होता है और न ही कमजोर (कमतर) अर्थात् बहुलवाद में सभी का महत्त्व है।

समाज में आवश्यकतानुसार अनेकों संघों का निर्माण और विकास होता है; जैसे— परिवार, क्लब, मजदूर संघ, चर्च, व्यावसायिक संघ, राजनीतिक संघ आदि।

सम्प्रभुता के बहुलवादी सिद्धान्त की परिभाषाएँ

हैराल्ड लास्की ''ए ग्रामर ऑफ पोलिटिक्स'' में एकलवादी सिद्धान्त को 20वीं शताब्दी की परिस्थितियों तथा वातावरण को देखते हुए एक विनाशकारी सिद्धान्त बताया।

अर्नेस्ट बार्कर प्रभुता सम्पन्न राज्य की मान्यता जितनी निर्जीव और निरर्थक हो गई है।

लिण्डसे प्रभुत्ता सम्पन्न राज्य के सिद्धान्त धराशायी हो चुके हैं।

लास्की के अनुसार, राज्य एक संघ है। राज्य को एक साधन के रूप में व्यक्तियों की ऐसी साझेदारी कहा जा सकता है जिसका उद्देश्य सामान्य जीवन को उत्कृष्ट बनाना है।

मैकाइवर (The Modern State) The Web of Government में लास्की की भाँति समाज तथा राज्य के भेद को महत्त्वपूर्ण माना है।

रास्को पाउण्ड के अनुसार, सभी कानून समाज की देन हैं। ए डी लिण्डसे ने बताया कि समाज में निगमित व्यक्तियों की संख्या अनेक होती हैं।

लियोन डुग्बी तथा ह्यूगो क्रैब ने बहुलवाद का वैधानिक रूप से समर्थन किया।

लियोन डुग्बी के अनुसार कानून सम्प्रभु की आज्ञा नहीं, अपितु समाज की समरसता की शर्त है।

सम्प्रभुता की आलोचना

सम्प्रभुत्ता के विभाजन से राज्य की कानूनी प्रधानता समाप्त हो जाती है, जिससे अराजकता फैल सकती है तथा राज्य अन्य संघों या समुदायों का नियन्त्रण नहीं कर पाता है। बहुलवादी अन्य संघों की तरह राज्य को एक संघ ही मानते हैं।

बहुलवादी दृष्टिकोण प्रजातन्त्र के काफी नजदीक है। इससे आधुनिक राजनीतिक सिद्धान्त की उत्पत्ति हुई है।

निष्कर्ष यह प्रजातन्त्रिक स्वरूप का है। इससे राजनीतिक क्षेत्र का विस्तार होता है। जब कानून के शासन के नाम पर सत्ता का केन्द्रीकरण होता है तब सत्ता स्वेच्छाचारी हो सकती है वहीं बहुलतावादी सिद्धान्तों के द्वारा निकेन्द्रीकरण को बढ़ावा मिलता है तथा प्रत्येक समाज व्यक्ति की गरिमा को महत्त्व मिलता है।

बहुलवाद का महत्त्व

राजसत्ता के खण्डित स्वरूप तथा संघों के महत्त्व का एक अतिरंजित चित्र प्रस्तुत करने पर भी बहुलवादी दर्शन में सत्य का बहुत कुछ अंश है।

गैटिल के शब्दों में, ''बहुलवाद कठोर और सैद्धान्तिक विधानवादिता तथा ऑस्टिन के सम्प्रभुता के सिद्धान्त के विरुद्ध एक सामयिक और स्वागत योग्य प्रतिक्रिया है।''

बहुलवाद अराजनीतिक संघों के बढते हुए महत्त्व पर जोर देता है, इस समुदायों के उचित कार्यक्षेत्र में राज्य के हस्तक्षेत्र के प्रति सचेत करता है और इस बात का प्रतिपादन करता है कि राज्य के द्वारा न केवल इन समुदायों को मान्यता प्रदान की जानी चाहिए वरन् इन समुदायों को अपने कार्यक्षेत्र में बहुत अधिक सीमा तक स्वायत्तता प्रदान की जानी चाहिए। वर्तमान समय में मानव जीवन की बहिर्मुखी आवश्यकताओं को दृष्टि में रखते हुए बहुलवाद के इस विचार को प्रशंसनीय कहा जा सकता है। उचित रूप में बहुलवाद के इस विचार को स्वीकार कर लेने से न केवल व्यक्ति के व्यक्तित्व के विकास में सहायता मिलेगी वरन् राज्य की कार्यक्षमता में भी आवश्यक रूप से वृद्धि होगी।

निष्कर्ष सम्प्रभुता राज्य के विरुद्ध एक सामयिक प्रतिक्रिया होते हुए भी बहुलवादी विचारधारा को स्वीकार नहीं किया जा सकता। इस सम्बन्ध में **डॉ आशीर्वादम** ने बहुत ही सन्तुलित दृष्टिकोण अपनाते हुए लिखा है कि एक ऐसे सिद्धान्त के रूप में जो सम्प्रभुता के परम्परागत विचारों की ज्यादतियों को ठीक करता है और जिसकी कमियों को पूरा करता है, बहुलवाद एक महत्त्वपूर्ण सिद्धान्त है पर जब वह सम्प्रभुता के सिद्धान्त को उखाड़ फेंकने का प्रयत्न करता है तब यदि व्यर्थ नहीं तो खतरनाक अवश्य हो जाता है।

वास्तव में, बहुलवादी आलोचना राज्य के समन्वयकारी रूप की आलोचना होने की अपेक्षा, राज्य के वर्तमान सामाजिक ढाँचे की आलोचना अधिक है। ऐसी स्थिति में जार्ज सेबाइन के इन शब्दों का प्रयोग ही उचित है कि ''मैं यथासम्भव एकत्ववादी होने का अधिकार सुरक्षित रखता हूँ, किन्तु जहाँ आवश्यक हो, बहुलवादी बनने को तैयार हूँ।''

अभ्यास प्रश्न

1. सुमेलित कीजिए

सूची I (राज्य के कार्यों का सिद्धान्त)	सूची II (विचारक)
A. मार्क्सवादी विचार	1. हर्बर्ट स्पेन्सर
B. उदारवादी विचार	2. रोजा लक्जमबर्ग
C. फासीवादी विचार	3. जी वी शॉ
D. फेबियन विचार	4. जियोंवानी जेन्टिल

कूट

	A	B	C	D
(a)	1	2	4	3
(b)	2	1	3	4
(c)	1	2	3	4
(d)	2	1	4	3

2. निम्नलिखित में से कौन-सी स्थितियाँ स्वतन्त्रता की रक्षक हैं?

1. एक लिखित संविधान
2. निर्वाचन क्षेत्र
3. मौलिक अधिकार-पत्र
4. न्यायपालिका की स्वतन्त्रता

कूट

(a) 1, 2 और 3 (b) 1, 3 और 4
(c) 1, 3 और 4 (d) 1, 2 और 4

3. सीले, ऑस्टिन, लिंकन एवं डायसी के अनुसार प्रजातन्त्र का विचार है

(a) एक आधुनिक विचार
(b) राज्य का एक स्वरूप
(c) सरकार का एक स्वरूप
(d) समाज की एक व्यवस्था

4. मार्क्सवाद को 'युग का भ्रम' किसने कहा है?

(a) लास्की ने (b) कार्ल पॉपर ने
(c) ऐरन ने (d) एक्टन ने

5. स्वतन्त्रता के तीन प्रकारों के बीच बार्कर ने विभेद किया है, वे हैं

(a) सामाजिक, राजनीतिक एवं आर्थिक
(b) आर्थिक, नागरिक एवं राजनीतिक
(c) नागरिक, राजनीतिक एवं आर्थिक
(d) सामाजिक, नागरिक एवं राजनीतिक

6. निम्नलिखित में से किस ने लोकतन्त्र को ''राजनीतिक निर्णय लेने वाली उस संस्थागत व्यवस्था के रूप में जिसमें व्यक्ति लोगों में मतों के लिए प्रतियोगी संघर्ष के साधन द्वारा निर्णय लेने की शक्ति प्राप्त करते हैं'' परिभाषित किया है?
(a) रॉबर्ट डहल (b) पीटर बैकरक
(c) सी राइट मिल्स (d) जोसेफ शुम्पीटर

7. सकारात्मक उदारवाद में बताया गया है
(a) व्यक्ति की अपेक्षा समाज अधिक महत्त्वपूर्ण है
(b) समाज की अपेक्षा व्यक्ति अधिक महत्त्वपूर्ण है
(c) व्यक्ति तथा समाज दोनों समान रूप से महत्त्वपूर्ण हैं
(d) कभी व्यक्ति तथा कभी किसी अन्य समय समाज अधिक महत्त्वपूर्ण होते हैं

8. अधिरचना का विचारक किसे कहते हैं?
(a) मार्क्स (b) लेनिन (c) ग्राम्शी (d) माओ

9. मार्क्सवादी ऐतिहासिक भौतिकवाद का अर्थ है
(a) इतिहास केवल भौतिक जीवन से सम्बन्धित है
(b) इतिहास की आर्थिक व्याख्या
(c) इतिहास का सर्वोच्च लक्ष्य भौतिक प्रगति है
(d) इतिहास आर्थिक मानव की कहानी है

10. रॉबर्ट मिचेल ने निम्नलिखित में से किस एक दल का गहन अध्ययन कर अपने 'वर्गतन्त्र का लौह नियम' प्रस्तुत किया था?
(a) जर्मन लिबरल पार्टी (b) कम्युनिस्ट पार्टी
(c) जर्मन कांग्रेस पार्टी (d) जर्मन सोशल डेमोक्रेटिक पार्टी

11. निम्नलिखित में से कौन-से विचारक गिल्ड समाजवाद के प्रतिपादक थे?
1. रॉबर्ट ओवन 2. ग्राह्म वालास
3. बर्ट्रेण्ड रसेल 4. जी डी एच कोल

कूट
(a) 1 और 2 (b) 1 और 3
(c) 2 और 4 (d) 3 और 4

12. निम्न में से कौन एक 'प्रजातन्त्र' के अभिजन सिद्धान्त का प्रतिपादक नहीं है?
(a) मिचेल (b) पैरेटो
(c) मोस्का (d) सी मैक्फर्सन

13. सोशियलिज्म (समाजवाद) शब्द 'सोशियस' शब्द से निकला है जिसका अर्थ होता है
(a) साम्यवाद (b) राज्य
(c) समाज (d) स्वप्नलोकीय समाज

14. ''आर्थिक स्वतन्त्रता के अभाव में राजनीतिक स्वतन्त्रता मात्र एक कल्पना है।'' यह किसने कहा है?
(a) रसेल (b) रूसो
(c) जी डी एच कोल (d) गाँधी

15. मार्क्स के रूपक आधार-अधिसंरचना में, आधार का अर्थ है
(a) उत्पादन की शक्तियों और उत्पादन के सम्बन्ध
(b) सामाजिक और विधिक संस्थाएँ
(c) उत्पादन के सम्बन्ध
(d) वर्ग संघर्ष

16. स्वतन्त्रता के विषय में निम्नलिखित कथनों पर विचार करें
1. स्वतन्त्रता का अर्थ समस्त बन्धनों का अभाव है।
2. स्वतन्त्रता का अर्थ उत्पीड़न का अभाव है।
3. स्वतन्त्रता का अर्थ समस्त बन्धनों का अभाव नहीं, अपितु सामाजिक रूप से स्वीकृत बन्धनों का होता है।
4. स्वतन्त्रता का अर्थ मानव के लिए सहायक दशाओं का होना है।

कूट
(a) 1 और 2 (b) 1 और 3
(c) 2 और 3 (d) 3 और 4

17. अनुदारवाद के सन्दर्भ में निम्नलिखित कथनों में कौन-से सही हैं?
1. समाज एक ऐसी उपलब्धि है, जो अपनी सभी अपूर्णताओं के बाद भी प्राकृतिक अवस्था की अपेक्षा वरीय है।
2. व्यक्ति ऐतिहासिक एवं सामाजिक परिस्थितियों की उपज है।
3. व्यक्ति की पहचान परिभाषित करने में प्रथाओं एवं मूल्यों की एक महत्त्वपूर्ण भूमिका है।
4. शक्ति, पद धारणा करने वाले व्यक्तियों में निहित न होकर पद में निहित होनी चाहिए।

कूट
(a) 1 और 2 (b) 1, 2 और 3
(c) 3 और 4 (d) ये सभी

18. समाजवादी विचारक प्राकृतिक संसाधानों के राष्ट्रीयकरण का समर्थन करते हैं, ताकि
(a) उत्पादन के लागत मूल्य को कम किया जा सके
(b) उत्पादन बढ़ाया जा सके
(c) शोषण को रोका जा सके
(d) उनका (प्राकृतिक संसाधनों का) पूर्ण सदुपयोग सुनिश्चित किया जा सके

19. मार्क्सवाद की आलोचना करते हुए निम्न में किसने कहा कि मार्क्सवाद 19वीं शताब्दी के उदारवाद की अवैध तथा विद्रोही सन्तान है?
(a) कार्ल पॉपर (b) एच जे लास्की
(c) ई बार्कर (d) सी हण्ट

20. कल्याणकारी राज्य का सिद्धान्त घनिष्ठ साम्य रखता है
(a) उदारवाद से
(b) मार्क्सवाद से
(c) लोकतान्त्रिक समाजवाद से
(d) साम्यवाद से

21. मॉण्टेस्क्यू के 'शक्तियों का पृथक्करण' सिद्धान्त का उद्देश्य है
(a) व्यक्ति की स्वतन्त्रता की सुरक्षा करना
(b) न्यायपालिका की सर्वोच्चता की सुरक्षा करना
(c) सामाजिक संविदा सिद्धान्त की सुरक्षा करना
(d) एक दल के शासन की सुरक्षा करना

22. यह किसने कहा कि, ''आर्थिक समानता के अभाव में राजनीतिक स्वतन्त्रता एक कल्पित कथा है''?
(a) प्रूधों (b) मार्क्स
(c) कॉलमैन (d) लास्की

23. समाचार-पत्र इनके बीच की कड़ी है
(a) जनता और सरकार
(b) जनता और राजनीतिक दल
(c) जनता और न्यायपालिका
(d) जनता और नौकरशाह

24. सुमेलित कीजिए

सूची I (समाजवाद)	सूची II (प्रतिपादक)
A. स्वप्नलोकी	1. कार्ल मार्क्स
B. फेबियन	2. जी डी एच कोल
C. वैज्ञानिक	3. सिडनी वेब
D. श्रेणी	4. सेण्ट साइमन

कूट

	A	B	C	D
(a)	3	4	1	2
(b)	4	3	2	1
(c)	3	4	2	1
(d)	4	3	1	2

25. नागरिकता के बारे में निम्नलिखित कथनों पर विचार कीजिए

1. नागरिकता किसी व्यक्ति को किसी राजनीतिक समुदाय में सदस्यता प्रदान करती है।
2. लोकतान्त्रिक समाजों में, नागरिक को राजनीतिक प्रक्रिया में भाग लेने का अधिकार प्राप्त होता है।
3. मताधिकार का प्रयोग, किसी लोकतान्त्रिक राज्य व्यवस्था में नागरिक होने की अनिवार्य शर्त है।
4. आज अधिकांश लोकतान्त्रिक राष्ट्र केवल उन्हीं व्यक्तियों को नागरिकता प्रदान करते हैं, जिन्होंने उनके राज्य क्षेत्र के अन्दर ही जन्म लिया हो।

उपरोक्त कथनों में से कौन-सा/से सही है/हैं?

(a) केवल 1 (b) 2 और 3
(c) 1 और 2 (d) ये सभी

26. 'लिबर्टी बिफोर लिबरलिज्म' नामक पुस्तक किसने लिखी?

(a) स्किनर (b) डॉरकिन
(c) न्यूमैन (d) टेलर

27. किसने कहा, "स्वतन्त्रता की समस्या का केवल एक ही हल है, यह समानता में स्थिर रहती है"?

(a) पोलार्ड (b) लास्की
(c) मॉण्टेस्क्यू (d) डायसी

28. सुमेलित कीजिए

सूची I	सूची II
A. एन पी बैरी	1. एन इण्ट्रोडक्शन टू मॉडर्न पॉलिटिकल थ्योरी
B. डी डी रैफेल	2. प्रॉब्लम्स ऑफ पॉलिटिकल फिलॉसफी
C. हॉकिंग	3. लॉ एण्ड राइट्स
D. एन वाइल्ड	4. द इथिकल बेसिस ऑफ स्टेट

कूट

	A	B	C	D
(a)	1	2	3	4
(b)	4	3	2	1
(c)	3	1	2	4
(d)	2	1	4	3

29. सफल लोकतन्त्र राजनीत में व्यापक रुचि एवं भागीदारी पर निर्भर करता है, जिसमें मतदान एक परमावश्यक भाग है। जानबूझकर इस प्रकार की रुचि न रखना और मतदान न करना एक प्रकार की निहित अराजकता है। यह स्वतन्त्र राजनीतिक समाज के लाभों का सुख भोगते हुए अपने राजनीतिक दायित्वों से मुख मोड़ना है। यह वक्तव्य सम्बन्धित है

(a) मतदान अधिकार से
(b) मतदान कर्त्तव्य से
(c) मतदान की स्वतन्त्रता से
(d) राजनीति में भागीदारी के अधिकार से

30. सुमेलित कीजिए

सूची I	सूची II
A. जॉन लॉक	1. व्यक्तिगत स्वतन्त्रता
B. जे एस मिल	2. असीमित स्वतन्त्रता
C. इमैनुअल काण्ट	3. सकारात्मक स्वतन्त्रता
D. कार्ल मार्क्स	4. शोषण से स्वतन्त्रता का आगमन है

कूट

	A	B	C	D
(a)	1	2	3	4
(b)	2	1	3	4
(c)	3	2	1	4
(d)	4	3	2	1

31. सुमेलित कीजिए

सूची I	सूची II
A. मेंबट	1. फ्रीडम : ए यू एनलिसिस
B. मॉरिस फेन्सटन	2. द कॉन्स्टीट्यूशन ऑफ लिबर्टी
C. बर्लिन	3. द स्टेट एण्ड सिटीजन
D. हायक	4. फॉर एसेज ऑन लिबर्टी

कूट

	A	B	C	D
(a)	1	2	3	4
(b)	3	1	4	2
(c)	2	4	3	1
(d)	4	2	3	1

32. मार्क्सवादी सिद्धान्त के अनुसार प्राचीन काल में कौन-सी व्यवस्था स्थापित थी?

(a) आंगिक व्यवस्था (b) डार्विन की व्यवस्था
(c) जेन व्यवस्था (d) जैविक व्यवस्था

33. लोकतन्त्र में निर्वाचन प्रक्रिया के निम्न में से कौन-से वास्तविक कार्य हैं?

1. सरकार को लोक इच्छा के प्रति अनुक्रियाशील बनाए रखना।
2. सार्वजनिक निर्णय निर्माताओं के चयन के लिए नागरिकों को एकत्र करना।
3. यदि आवश्यक हो तो समय-समय पर सरकार परिवर्तित करना।
4. प्रतिस्पर्द्धात्मक दलील प्रणाली का पोषण करना।

कूट

(a) 1 और 2 (b) 1, 2 और 3
(c) 1, 3 और 4 (d) 2, 3 और 4

34. सुमेलित कीजिए

सूची I (लोकतन्त्र के सिद्धान्त)	सूची II (समर्थक)
A. अभिजन सिद्धान्त	1. सी बी मैक्फर्सन
B. बहुलवादी सिद्धान्त	2. रॉबर्ट नॉजिक
C. आमूल परिवर्तनवादी सिद्धान्त	3. विल्फ्रेड पैरेटी
D. नव-उदारवादी सिद्धान्त	4. रॉबर्ट डहल

कूट

	A	B	C	D		A	B	C	D
(a)	2	4	1	3	(b)	2	1	4	3
(c)	3	4	1	2	(d)	3	1	4	2

35. निम्न में से कौन-सा कथन नकारात्मक स्वतन्त्रता का उपयुक्त वर्ण नहीं है?

(a) यह वह क्षेत्र है जिसमें कोई व्यक्ति दूसरों के द्वारा बाधा पहुँचाए बिना कार्य कर सकता है

(b) व्यक्ति का कुछ ऐसा आश्वस्त क्षेत्र है जिसमें कोई दूसरा हस्तक्षेप नहीं कर सकता

(c) प्रत्येक मानव के चारों ओर एक वृत्त, उसके चारों ओर एक सुरक्षित स्थान, एक आरक्षित प्रदेश है

(d) मनुष्यों द्वारा लगाए गए बन्धनों का अभाव, जिनमें जीवन निर्वाह और श्रम के साधनों के अभाव भी सम्मिलित हैं

36. निम्नलिखित कथनों पर विचार कीजिए

1. नव-उदारवादियों का तर्क है कि अविनियमित बाजार आर्थिक संवृद्धि बढ़ाने का सर्वोत्कृष्ट तरीका है, जिससे अन्ततोगत्वा हर-एक को लाभ होगा।
2. नव-उदारवादियों का सुझाव है कि मुक्त व्यापार से उन सभी का लाभ होना चाहिए, जिनके पास बेहतर योग्यता और प्रतिभा है।

उपरोक्त कथनों में से कौन-सा/से सही है/हैं?

(a) केवल 1 (b) केवल 2
(c) 1 और 2 (d) न तो 1 और न ही 2

37. मार्क्सवाद के निम्नलिखित गौरव ग्रन्थों पर विचार कीजिए

1. द जर्मन आइडियोलॉजी (मार्क्स और एन्जेल्स)
2. द पेरिस कम्यून (मार्क्स)
3. द क्रिटिक ऑफ द गोथा प्रोग्राम (मार्क्स)
4. स्टेट एण्ड रिवोल्यूशन (लेनिन)

उपरोक्त में से कौन-से प्रत्यक्ष लोकतन्त्र के प्रबल समर्थक हैं?

(a) 1, 2 और 3
(b) 2, 3 और 4
(c) 1, 3 और 4
(d) 1, 2 और 4

38. "फ्रांस की क्रान्ति व्यक्तियों के अमूर्त अधिकारों पर आधारित थी, जबकि अंग्रेजों की क्रान्ति उनके परम्परागत अधिकारों पर आधारित थी।" यह किसका कथन है?

(a) मार्क्स (b) बर्क
(c) लास्की (d) ग्रीन

39. "स्वतन्त्र व्यक्ति वह है जो लोहे की जंजीरों में जकड़ा नहीं है, न जेल में बन्दी है, न दण्ड के भय से एक दास की भाँति आतंकित है। चील की भाँति उड़ान न भर सकते या ह्वेल की भाँति तैर न सकने को स्वतन्त्रता का अभाव नहीं कहा जा सकता"। (हैल्वेरियस) यह अवधारणा स्वतन्त्रता को

(a) शक्ति-सम्पन्न बनाना मानती है

(b) आत्म निर्धारण मानती है

(c) ऐसे आन्तरिक और बाह्य दोनों प्रकार के अवरोधों का अभाव मानती है जो वैयक्तिक क्रिया में बाधा डालते हैं

(d) व्यक्ति के विचरण करने में बाह्य बाधाओं का न होना मानती है

40. सुमेलित कीजिए

सूची I	सूची II
A. प्रजातन्त्र का शास्त्रीय सिद्धान्त	1. मैक्फर्सन
B. प्रजातन्त्र का नव उदारवादी सिद्धान्त	2. जॉन स्टुअर्ट मिल
C. प्रजातन्त्र का अभिजन सिद्धान्त	3. जोसेफ शुम्पीटर
D. प्रजातन्त्र का आनुभविक सिद्धान्त	4. मिचेल्स

कूट

	A	B	C	D		A	B	C	D
(a)	1	2	3	4	(b)	4	1	2	3
(c)	3	2	1	4	(d)	2	3	4	1

41. मार्क्सवादियों के अनुसार निम्न में से विकास में कौन अवरोधक है?

1. लाभ प्रत्यावर्तन
2. ऋण का फन्दा
3. भूमि और पूँजी का कुछ हाथों में संकेन्द्रण
4. प्रौद्योगिकी का अभाव

कूट

(a) 1, 2 और 3 (b) 1, 3 और 4 (c) 2, 3 और 4 (d) ये सभी

42. कौन इस विचार का समर्थन करते हैं कि "अभिजन तथा राजनीतिक प्रजातन्त्र एक-दूसरे के विरोधी नहीं हैं"?

(a) रॉबर्ट ए डहल (b) कार्ल मैनहीम
(c) हेन्जूला (d) डेविड ईस्टन

43. निम्नलिखित में से कौन-सा सुमेलित नहीं है?

(a) अल्पतन्त्र का लौह सिद्धान्त – रॉबर्ट मिचेल्स
(b) शक्ति अभिजन – पैरेटो
(c) शासक वर्ग – मोस्का
(d) वर्गहीन समाज – मार्क्स

44. वर्ष 1883 में संस्थापित फेबियन सोसायटी के निम्न में से कौन-से सदस्य थे?

1. बर्ट्रेण्ड रसेल
2. जॉर्ज बर्नार्ड शॉ
3. हैरॉल्ड लास्की
4. एच जी वेल्स

कूट

(a) 1, 2 और 4 (b) 1 और 2 (c) 1 और 3 (d) 2 और 4

45. "सर्वहारा वर्ग का अधिनायकवाद मार्क्स के सिद्धान्त का निचोड़ है।" यह कथन किसका है?

(a) एन्जिल्स का (b) मार्क्स का
(c) लेनिन का (d) लास्की का

46. सुमेलित कीजिए

सूची I (सिद्धान्तकार)	सूची II (सिद्धान्त)
A. सिडनी वेब	1. सिण्डीकेटवाद
B. जार्ज सोरेल	2. फेबियन समाजवाद
C. सन्त सिमो	3. यूरोपियाई समाजवाद
D. एडवर्ड बर्नस्टिन	4. संशोधनवाद

कूट

	A	B	C	D		A	B	C	D
(a)	2	1	3	4	(b)	4	1	2	3
(c)	1	2	3	4	(d)	1	2	4	3

47. समाजवादी प्रतिपादन करते हैं कि
(a) कोई आर्थिक नियोजन नहीं हो
(b) कृषकों और उद्योगों द्वारा नियोजन हो
(c) व्यक्तियों द्वारा आर्थिक नियोजन हो
(d) राज्य के द्वारा आर्थिक नियोजन हो

48. निम्न में से प्रजातन्त्र की कौन-सी युक्तियाँ हैं, जो कि आधुनिक समय में व्यवहार में है?
1. निर्वाचक गण को बढ़ावा
2. बार-बार चुनाव
3. स्थानीय स्वशासन
4. सरकार का बहुमत दल के प्रति उत्तरदायित्व

कूट
(a) 1 और 2 (b) 2 और 3 (c) 1, 2 और 3 (d) ये सभी

49. राष्ट्रीय समाजवाद का आधिकारिक दार्शनिक कौन था?
(a) रोजेनबर्ग (b) हैडेगर
(c) वैगनर (d) हौसोफर

50. 'सामाजिक परिवर्तन की दायी रूप में क्रमिकता' की अवधारणा को स्वीकार किया था
(a) मार्क्सवादियों ने (b) लोकतान्त्रिक समाजवादियों ने
(c) श्रम संघवादियों ने (d) अराजकतावादियों ने

51. उदारवादी सिद्धान्त के अनुसार राज्य का कार्यक्षेत्र
1. कानून और व्यवस्था बनाए रखने तक सीमित है।
2. न्याय प्रशासन और बाह्य आक्रमण से रक्षा भी इसमें शामिल की जा सकती है।
3. इसमें स्वास्थ्य और शिक्षा भी शामिल किए जा सकते हैं।
4. सामाजिक सुधार को इसमें सम्मिलित नहीं किया जा सकता।

कूट
(a) केवल 1 (b) 1 और 2 (c) 1, 2 और 3 (d) ये सभी

52. निम्नलिखित में कौन-सा एक सिद्धान्त राज्य के कार्यों के विषय में यह मानता है कि "स्वतन्त्रता समस्त मानव संगठनों का साध्य नहीं है किन्तु यह तो केवल एक ऐसा साधन मात्र है जिसके द्वारा व्यक्ति अपने जीवन की सम्पूर्णता की अनुभूति प्राप्त कर सकता है"?
(a) अनुमुक्तता सिद्धान्त (लैसे फेयर थ्योरी)
(b) कल्याण सिद्धान्त
(c) अराजकतावादी सिद्धान्त
(d) व्यक्तिवादी सिद्धान्त

53. निम्न में से कौन एक सही सुमेलित नहीं है?
(a) "संक्षिप्त राज्य अधिकारों को निर्मित नहीं बल्कि मान्य करता है" लास्की
(b) राज्य द्वारा मान्य माँगें ही अधिकार हैं—बेन्थम
(c) अधिकार राज्य द्वारा मान्य एवं प्रभावी की गई माँग है – बोसांके
(d) अधिकार इस तथ्य से उत्पन्न होते हैं कि मनुष्य एक सामाजिक प्राणी है – गिलक्राइस्ट

54. सुमेलित कीजिए

सूची I	सूची II
A. वैज्ञानिक व्यक्तिवाद	1. अशोक मेहता
B. गुण सापेक्ष समाजवाद	2. हर्बर्ट स्पेन्सर
C. वैज्ञानिक समाजवाद	3. एन्जिल्स
D. लोकतान्त्रिक समाजवाद	4. मिल

कूट

	A	B	C	D
(a)	1	3	2	4
(b)	2	4	1	3
(c)	3	4	1	2
(d)	2	4	3	1

55. निम्नांकित में से किसने समानता के वैधानिक आयाम को व्याख्यायित करने के लिए 'वैधानिक व्यक्तित्व की समानता' की अवधारणा का प्रयोग किया है?
(a) आर एच ट्वैनी
(b) हेरॉल्ड जे लास्की
(c) जे एफ स्टीफेन
(d) अर्नेस्ट बाकर

56. सुमेलित कीजिए

सूची I	सूची II
A. आइजिया बर्लिन	1. 'लिबर्टी इन मॉडर्न स्टेट'
B. एफ ए हायक	2. 'फोर एसेज ऑन लिबर्टी'
C. हैरॉल्ड लास्की	3. 'कैपिटलिज्म एण्ड फ्रीडम'
D. मिल्टन फ्रीडमैन	4. 'द कॉन्स्टीट्यूशन ऑफ लिबर्टी'

कूट

	A	B	C	D
(a)	2	4	1	3
(b)	2	4	3	1
(c)	4	3	2	1
(d)	1	2	3	4

57. "लोकतन्त्र और समाजवाद केवल 'समानता' शब्द से सम्बद्ध हैं, परन्तु इनके अन्तर पर विचार कीजिए, लोकतन्त्र स्वतन्त्रता में समानता चाहता है, समाजवाद प्रतिबन्धों और पराधीनता में समानता चाहता है।" उपरोक्त विचार था
(a) एलेक्स डी टाकविले का (b) लॉर्ड एक्टन का
(c) जॉन स्टुअर्ट मिल का (d) हर्बर्ट स्पेन्सर का

58. सुमेलित कीजिए

सूची I (सिद्धान्त)	सूची II (विचारक)
A. उपयोगितावाद	1. जॉन शार्प
B. समाजवाद	2. जॉर्ज बर्नार्ड शॉ
C. उदारतावाद	3. जे बेन्थम
D. गाँधीवाद	4. टी एच ग्रीन

कूट

	A	B	C	D
(a)	1	3	2	4
(b)	2	1	3	4
(c)	3	2	4	1
(d)	4	3	2	1

59. समाजवादियों के अनुसार राज्य के निम्नलिखित में से कौन-से कार्य हैं?
1. शक्ति एवं व्यवस्था को बनाए रखना।
2. उत्पादन के साधनों का प्रबन्धन।
3. धर्म का संवर्धन
4. शिक्षा का विकास

कूट
(a) केवल 2 (b) 1 और 2
(c) 1, 2 और 3 (d) 1, 2 और 4

60. कौन स्वतन्त्रता को सनकीपन तथा चारित्रिक विषमता की हद तक न्यायोचित ठहराता है?

(a) लास्की (b) लॉक
(c) मैकियावेली (d) मिल

61. सुमेलित कीजिए

सूची I	सूची II
A. आनुपातिक प्रतिनिधित्व	1. जे एस मिल
B. व्यावसायिक प्रतिनिधित्व	2. थॉमस हेयर
C. एक व्यक्ति एक मत	3. जी डी एच कोल
D. एक से अधिक मत का अधिकार	4. जे बेन्थम

कूट

	A	B	C	D		A	B	C	D
(a)	1	2	3	4	(b)	2	3	4	1
(c)	3	4	1	2	(d)	4	1	2	3

62. निम्न में से कौन-से कथन समाजवाद के विषय में सही हैं?

1. समाजवाद का उद्देश्य पूँजीवाद को समाप्त करना है।
2. समाजवाद समाज के हितों को व्यक्तियों के उच्चतम हितों के अधीन करने का हामी है।
3. समाजवाद न्याय, निष्पक्षता और स्वतन्त्रता का समर्थक है। इसका उद्देश्य सामाजिक कल्याण की समग्रता को और आगे बढ़ाना है।
4. समाजवाद अत्यधिक आर्थिक बरबादी वाले क्षेत्रों में प्रतिस्पर्द्धा समाप्त करना चाहता है।

कूट

(a) 1, 2 और 3 (b) 1, 3 और 4
(c) 1, 2 और 4 (d) 2, 3 और 4

63. फेबियनवाद के विषय में निम्नलिखित में से कौन-से कथन सही हैं?

1. यह एक ऐसा प्रचार तन्त्र है जिसे मध्य वर्ग के सन्देहों को दूर कर उन्हें समाजवादी बनाने के लिए तैयार किया गया है।
2. यह समाजवादी विचारों की घुसपैठ को सुगम बनाता है।
3. यह समूहवादी समाजवाद का अंग्रेजी संस्करण है।
4. यह राष्ट्र की भूमि और पूँजी के सामूहिक स्वामित्व और प्रबन्ध का समर्थन है।

कूट

(a) 1 और 4 (b) 1 और 2
(c) 1, 2 और 3 (d) 2, 3 और 4

64. निम्न में से कौन-से कार्य समाजवादी राज्य व्यवस्था करती है

1. स्तरानुसार आयकर
2. उत्तराधिकार के सभी अधिकारों को समाप्त करना
3. विचारों को नियमित करना
4. संचार के साधनों को केन्द्रीकरण करना

कूट

(a) 1, 2, और 4
(b) 1, 2 और 3
(c) 1, 3 और 4
(d) ये सभी

65. निम्नलिखित पुस्तकों के प्रकाशन का कालक्रम पहचानिए

1. पॉलिटिकल मैन
2. द पावर एलाइट
3. थ्योरी एण्ड प्रैक्टिस ऑफ मॉर्डन गवर्नमेण्ट्स
4. कम्परेटिव पॉलिटिक्स : ए डेवलपमेण्टल एप्रोच

कूट

(a) 1, 4, 2, 3 (b) 4, 1, 3, 2
(c) 3, 2, 1, 4 (d) 2, 4, 1, 3

66. जनतान्त्रिक समाजवादियों को राज्य के जिन कार्यों का हामी माना जाता है उनके सम्बन्ध में निम्नलिखित कथनों पर विचार कीजिए

1. वे सामूहिक नियन्त्रण और सार्वजनिक कार्यों के विस्तृत प्रसार का समर्थन करते हैं।
2. उनका विश्वास है कि वैयक्तिक स्वतन्त्रता को असीमित वैयक्तिक स्वतन्त्रता की बजाय सामाजिक नियमन के अन्तर्गत अधिक सुचारु रूप से सुनिश्चित किया जा सकता है।
3. जनसाधारण के सामाजिक कल्याण के लिए उत्पादन के साधनों पर राज्य में स्वामित्व में विश्वास करते हैं।
4. उनका विश्वास है कि सशक्त एवं समृद्ध राज्य स्वयं अपने आप में एक साध्य है।

कूट

(a) 1 और 2 (b) 1, 2 और 3
(c) 1 और 3 (d) ये सभी

67. निम्न में से लोकतान्त्रिक समाजवाद के मूल सिद्धान्त कौन-से थे?

1. इसका लक्ष्य मुक्त प्रतिस्पर्द्धा की बुराइयों का, जो पूँजीवादी समाज में तबाही उत्पन्न करती हैं, उन्मूलन करना था।
2. यह निजी सम्पत्ति के विरुद्ध था, चाहे वह किसी भी रूप में हो।
3. इसकी आस्था शान्तिमय, लोकतान्त्रिक और संवैधानिक साधनों में थी।
4. यह प्रतिस्पर्द्धामूलक दलीय प्रणाली के विरुद्ध था।

कूट

(a) 1 और 2 (b) 2 और 3
(c) 3 और 4 (d) 1 और 3

68. 'टू ट्रिटाइजेज ऑन सिविल गवर्नमेण्ट' की रचना जॉन लॉक द्वारा की गई। पहले ट्रिटाइज (निबन्ध) का प्रतिपाद विषय क्या है?

(a) प्राकृतिक अवस्था का वर्णन (b) सामाजिक संविदा का वर्णन
(c) टॉम्स हॉब्स की आलोचना (d) रॉबर्ट फिल्मर की आलोचना

69. पूर्व के समाजवादियों को मार्क्स ने इस रूप में वर्णित किया

(a) लोकतान्त्रिक समाजवादी (b) कल्पनालोकी समाजवादी
(c) वैज्ञानिक समाजवादी (d) उदार समाजवादी

70. स्वतन्त्रता और समानता का सर्वश्रेष्ठ समन्वय सम्भव और व्यावहारिक है

(a) उदारवाद के अन्तर्गत
(b) लोकतान्त्रिक समाजवाद के अन्तर्गत
(c) समाजवाद के अन्तर्गत
(d) उपयोगितावाद के अन्तर्गत

71. "स्वतन्त्रता किए जाने योग्य को करने की या आनन्द लेने योग्य आनन्द लेने की सकारात्मक शक्ति है।" यह मत प्रतिपादित किया था

(a) जॉन स्टुअर्ट मिल ने (b) हर्बर्ट स्पेन्सर ने
(c) एडमण्ड बर्क ने (d) टी एच ग्रीन ने

72. प्रजातान्त्रिक समाजवाद की विचारधारा के विचार पर बल देती है, वह है
(a) समाज का आधार प्रतियोगिता नहीं सहयोग है
(b) राज्य एक आवश्यक बुराई है
(c) हिंसात्मक क्रान्ति
(d) वर्ग-संघर्ष का सिद्धान्त

73. सर्वाधिकारवादी जनतन्त्र के विषय में निम्नलिखित में से कौन-सा कथन सही है?
(a) सर्वाधिकारी जनतन्त्र अन्तर्विरोधी है
(b) सर्वाधिकारी जनतन्त्र, जनतन्त्र का ऐसा रूप है जो सामूहिक समाज के समरूप है
(c) सर्वाधिकारी जनतन्त्र प्राचीन ग्रीस और मध्ययुग में प्रचलित था
(d) सर्वाधिकारी जनतन्त्र समाज के हर एक सदस्य के हित की सर्वोत्तम रक्षा करता है

74. मार्क्सवादियों का मत है कि वर्ग भेद की उत्पत्ति हुई
(a) जब मनुष्य ने वयवस्थित जीवन व्यतीत करना तथा खेती करना शुरू किया
(b) आदिकालीन की उत्पत्ति के बाद
(c) राष्ट्रीय राज्य की उत्पत्ति के बाद
(d) औद्योगिक क्रान्ति की उत्पत्ति के बाद

75. किसकी सम्मति में स्वतन्त्रता कानून का पालन करना है?
(a) हीगल (b) मिल
(c) ग्रीन (d) लास्की

76. निम्नलिखित में से कौन-से प्रत्यक्ष लोकतन्त्र के साधन हैं?
1. जनमत संग्रह 2. गेरी मेण्डरिंग
3. उपक्रमण 4. प्रत्यावर्तन

कूट
(a) 1, 2 और 3 (b) 1, 3 और 4
(c) 2 और 4 (d) ये सभी

77. श्रमिक संघवाद से अभिप्राय है
(a) सामाजिक सिद्धान्त के समूह से
(b) सामाजिक संगठन के सिद्धान्त से
(c) एक कार्य योजना से
(d) उपरोक्त सभी

78. न्याय का यह सिद्धान्त जो औचित्य पर बल देता है
(a) न्याय का तात्त्विक सिद्धान्त कहा गया है
(b) न्याय का राजनीतिक सिद्धान्त कहा गया है
(c) न्याय का विधिक सिद्धान्त कहा गया है
(d) न्याय का प्रतिशोधात्मक सिद्धान्त कहा गया है

79. राज्य के उद्‌भव के विषय में मार्क्सवादी चिन्तन का मानना है कि
(a) राज्य सम्पत्तिशाली वर्ग द्वारा अपने हितरक्षण के लिए बनाई गई संस्था है
(b) राज्य एक ऐतिहासिक, प्राकृतिक एवं शनैः-शनैः विकसित संस्था है
(c) राज्य दैवी शक्ति का वरदान है
(d) राज्य व्यक्ति द्वारा सोच-समझकर बनाई गई संस्था है

80. शुम्पीटर तथा डहल द्वारा प्रतिपादित लोकतन्त्र का बहुलवादी सिद्धान्त मानता है कि व्यक्ति
(a) एक उपयोगिताओं का उपभोक्ता है
(b) एक नैतिक प्राणी है
(c) एक प्रणाी है, जो अपने व्यक्तित्व के विकास में रुचि रखता है
(d) एक मानववादी है, जो मनुष्य के शोषण को समाप्त करना चाहता है

81. राज्य के मार्क्सवादी सिद्धान्त के सम्बन्ध में निम्नलिखित कथनों पर विचार कीजिए
1. राज्य बहुलवादी राज्य का स्पष्ट विकल्प नहीं प्रदान करता है।
2. राज्य वर्ग-दमन का एक यन्त्र है।
3. मार्क्स ने राज्य सम्बन्धी व्यवस्थित सिद्धान्त विकसित नहीं किया।
4. राज्य श्रेष्ठ संरचना का हिस्सा नहीं है।

कूट
(a) 1 और 4 (b) 2 और 3
(c) केवल 2 (d) ये सभी

82. निम्नलिखित में से कौन-सा एक कथन कल्पनालोकी समाजवाद से जुड़ा हुआ है?
(a) वर्ग संघर्ष अनिवार्य है
(b) अबन्ध नीति की एक श्रेष्ठ आर्थिक नीति है
(c) एक पूँजीवादी व्यवस्था को क्रान्ति के द्वारा उखाड़ फेंकने की आवश्यकता है
(d) समाज को सबके हित में संगठित किया जाना आवश्यक है

83. लेनिन के अनुसार, मार्क्सवाद के कौन-से तीन स्रोत हैं?
(a) रूसी अराजकतावाद, फ्रांसीसी समाजवाद एवं ब्रिटिश अर्थव्यवस्था
(b) जर्मन दर्शन, ब्रिटिश राजनीतिक अर्थव्यवस्था एवं फ्रांसीसी समाजवाद
(c) फ्रांसीसी दर्शन, ब्रिटिश अर्थव्यवस्था एवं जर्मन समाजवाद
(d) हीगल का द्वन्द्ववाद, ब्लैंकी का समाजवाद एवं रिकार्डो की राजनीतिक अर्थव्यवस्था

84. निम्न कथनों पर विचार कीजिए
1. उदारवादी लोकतान्त्रिक परम्परा समता को मुख्यतः 'अवसर की समता' तथा 'स्थितियों की समता' के रूप में देखती है।
2. 'स्थितियों की समता' यह सुनिश्चित करने का प्रयास करती है कि नैसर्गिक योग्यता हो या न हो, परिणामों की समता प्राप्त हो।

उपरोक्त कथनों में कौन-सा/से सही है/हैं?
(a) केवल 1
(b) केवल 2
(c) 1 और 2
(d) न तो 1 और न ही 2

85. मार्क्सवादियों के अनुसार राज्य एक
(a) दैवी संस्था है (b) प्राकृतिक संस्था है
(c) मानव निर्मित संस्था है (d) क्रान्ति का परिणाम है

86. "दार्शनिकों ने विश्व की व्याख्या की है जबकि प्रमुख प्रश्न उसे परिवर्तित करने का है।" सम्बन्धित उपरोक्त कथन किस विचारधारा से सम्बन्धित है?
(a) आदर्शवाद (b) वैज्ञानिक समाजवाद
(c) फासीवाद (d) उदारवाद

87. 'उदारवाद' का मूल सिद्धान्त है
(a) सामाजिक न्याय (b) समानता
(c) व्यक्तिगत स्वतन्त्रता (d) राष्ट्रवाद

88. निम्नलिखित में से किसने पहले 'समाजवाद' शब्द का उपयोग किया?
(a) क्रोपोट्किन (b) रॉबर्ट ओवेन
(c) मार्क्स (d) बेन्थम

89. नवप्रजातन्त्र का प्रतिपादन किसने किया?
(a) मार्क्स (b) ट्रॉट्स्की (c) मार्क्यूज (d) माओ

90. लोकतन्त्र को सुदृढ़ करने के सन्दर्भ में निम्नलिखित पर विचार कीजिए
1. एक प्रतिनिधित्व प्रणाली जिसमें राजनीतिक दल एवं हित संघ सुचारु ढंग से काम करते हों।
2. एक निर्वाचन प्रणाली जो स्वतन्त्र एवं निष्पक्ष निर्वाचन एवं सर्वजनीन मताधिकार को प्रत्याभूत करती है।
3. शक्तियों के पृथक्करण पर आधारित नियन्त्रण एवं सन्तुलन प्रणाली जिसमें स्वतन्त्र न्यायिक और विधायी शाखाएँ हैं।
4. एक स्पंदनशील नागरिक समाज और साथ ही साथ एक स्वतन्त्र और आत्मनिर्भर संचार माध्यम।

उपरोक्त में से कौन-से कथन सही हैं?
(a) 1 और 2 (b) 2 और 4 (c) 1 और 3 (d) ये सभी

91. यह किसका मत था कि राजनीति के क्षेत्र में मुख्य भूमिका वर्गों की नहीं नौकरशाहियों की है?
(a) मैक्स वेबर (b) एल डी व्हाइट
(c) एम पी फोलेट (d) हर्बर्ट मार्क्यूज

92. निम्नांकित में से किसने स्वतन्त्रता को ''मनुष्य द्वारा अपने सहयोगियों के उत्पीड़न के अभाव के'' रूप में परिभाषित किया है?
(a) मिल्टन फ्रीडमैन (b) आइजिया बर्लिन
(c) रॉबर्ट नोजिक (d) अर्नेस्ट बार्कर

93. ''सभी शासन शिक्षा की एक पद्धति है, परन्तु श्रेष्ठ शिक्षा स्वशिक्षा है इसलिए श्रेष्ठतम शासन स्वशासन है, जो कि लोकतन्त्र है'' यह किसने कहा है?
(a) लॉर्ड ब्राइस (b) ए डी लिण्डसे
(c) सी डी बर्न्स (d) एच जे लास्की

94. समाजवाद विरुद्ध है
(a) उपयोगितावाद के (b) प्रजातन्त्र के
(c) साम्यवाद के (d) पूँजीवाद के

95. जो दर्शन उदारवाद के बिल्कुल विपरीत है, वह है
(a) व्यक्तिवाद (b) पूँजीवाद
(c) मार्क्सवाद (d) फासीवाद

96. निम्नलिखित में से कौन-से सिद्धान्त ने यह प्रतिपादित किया कि राज्य वर्ग विरोधी की विसंगतियों की उपज एवं अभिव्यक्ति है?
(a) विकासवादी सिद्धान्त (b) अराजकतावादी सिद्धान्त
(c) मार्क्सवादी-लेनिनवादी (d) गिल्ड समाजवादी सिद्धान्त

कूट
(a) 1 और 2 (b) 2 और 3 (c) 1, 3 और 4 (d) ये सभी

97. 'सामाजिक अभियान्त्रिकी' का सिद्धान्त प्रस्तुत करने वाला उदारवादी विचारक है
(a) सी बी मैक्फर्सन (b) कार्ल जे पॉपर
(c) जॉन रॉल्स (d) एल टी हॉबहाउस

98. नव-उदारवाद मुख्यत: निम्नलिखित में से किस पर बल देता है?
(a) बाजार दक्षताओं को राजनीतिक स्वतन्त्रता के लिए नींव के रूप में स्थान देना और राज्य की सीमित भूमिका के लिए तर्क देना
(b) राज्य, समाज और व्यक्ति के लिए स्वायत्त अभिवृत्ति के प्रति वचनबद्धता
(c) बहुसंख्यक के संकल्प को अग्रता प्रदान करना
(d) राज्य की शक्ति को उसकी सीमाओं से परे विस्तार देना

99. समाजवादी समाज में राज्य निम्न में से कौन-से कार्य सम्पन्न करता है?
1. उत्तराधिकार के अधिकार की समाप्ति
2. राज्य के हाथ में पूँजी का केन्द्रीकरण
3. स्तरानुसार आयकर को आरोपित करना
4. मन और आत्मा के सभी पहलुओं पर नियन्त्रण

कूट
(a) 1, 2 और 3 (b) 2, 3 और 4
(c) 1, 3, और 4 (d) ये सभी

100. कौन इस विचार का अग्रणी है कि ''वितरणात्मक समानता को लोगों की सामर्थ्य समान करने से सम्बन्धित होना चाहिए''?
(a) माइकल वाल्जर (b) जॉन राज्स
(c) रोनाल्ड दोरकिन (d) अमर्त्य सेन

101. राज्य में प्रारम्भिक उदारवादी चरण पूर्वगामी था
(a) सकारात्मक राज्य का (b) स्पष्टवादी राज्य का
(c) कल्याणकारी राज्य का (d) समाजवादी राज्य का

102. 'स्वतन्त्रता' का अर्थ है
(a) इच्छानुसार कार्य करने की शक्ति
(b) विधि के द्वारा प्रदत्त स्वतन्त्रता
(c) मानवीय विकास के लिए आवश्यक अवस्थाओं का होना
(d) राज्य द्वारा दमन का अभाव

103. निम्नलिखित युग्मों में से कौन एक सुमेलित नहीं है?
(a) हीगल – उदारवाद
(b) हॉब्स – निरपेक्षतावाद
(c) रूसो – आदर्शवाद
(d) स्पेन्सर – व्यक्तिवाद

104. वैज्ञानिक व्यक्तिवाद की अवधारणा का विकास किसने किया?
(a) एडम स्मिथ ने (b) बेन्थम ने
(c) स्पेन्सर ने (d) जे एस मिल ने

105. समाजवाद की कौन-सी विचारधारा 'मूल्य के सीमान्त उपयोगिता सिद्धान्त' में विश्वास करती है?
(a) श्रमिक संघवाद (b) श्रेणी समाजवाद
(c) साम्यवाद (d) फेबियन समाजवाद

106. निम्नलिखित में से कौन-सा एक कार्य राजनीतिक दलों द्वारा किया जाता है?
(a) गरीब लोगों की सहायता करना
(b) अस्पतालों को चलाना
(c) अखबारों का प्रबन्ध करना
(d) चुनाव लड़ने में उम्मीदवारों की सहायता करना

107. किसने कहा, ''यदि स्वतन्त्रता एवं कानून में संघर्ष नहीं होता तो स्वतन्त्रता स्वयं से संघर्ष करने लगती है''?
(a) लास्की (b) मैकाइवर
(c) बार्कर (d) मैक्स

108. निम्नलिखित में से कौन एक 'द पावर इलीट' नामक पुस्तक का लेखक है?
(a) जे बर्नहम (b) सी राइट मिल्स
(c) मोस्का (d) पैरेटो

109. 'टू कॉन्सेप्ट्स ऑफ लिबर्टी ' का लेखक कौन हैं?
(a) मिल (b) आइजिया बर्लिन
(c) लास्की (d) मैक्फर्सन

110. निम्न में से किसने अपने उदारतावाद को 'अधिकारों की प्रधानता' पर आधारित किया?
(a) जे एस मिल
(b) जेरमी बेन्थम
(c) टी एच ग्रीन
(d) रोनाल्ड डॉर्किन

111. अधिकारों के बारे में निम्नलिखित में से कौन कथन सही नहीं है?
(a) अधिकार मानव व्यक्तित्व को समृद्ध बनाते हैं
(b) अधिकार सामाजिक एकता को बढ़ावा देते हैं
(c) अधिकार समाज में निरंकुश हैं
(d) अधिकार समाज में स्वतन्त्र हैं

112. प्रत्यक्ष लोकतन्त्र के महत्त्वपूर्ण साधनों में से एक है
(a) जनता द्वारा प्रत्यक्ष निर्वाचन (b) वयस्क मताधिकार
(c) राजनीतिक दल (d) जनमत-संग्रह

113. फेबियन समाजवाद के अनुसार सम्पत्ति का विभाजन होना चाहिए
(a) सब में समानता के आधार पर
(b) उनमें जो सब उद्योगों में लगे हुए हैं
(c) सामाजिक कल्याण की दृष्टि से सब में
(d) विभिन्न प्रकार के दर्जे और अधिकार रखने वाले सब में

114. उपयोगितावादियों ने किस प्रकार का वातावरण पैदा किया?
(a) क्रान्ति का (b) सुधार का
(c) आलोचना का (d) अधीनता का

115. उदारवाद ने निम्न में से किसके विकास में सहायता पहुँचाई?
(a) आदर्शवाद (b) फैबियनवाद
(c) पूँजीवाद (d) समाजवाद

116. मार्क्सवाद और फेबियनवाद का समान सिद्धान्त है
(a) वर्ग-संघर्ष सिद्धान्त
(b) अतिरिक्त मुल्य का सिद्धान्त
(c) उत्पादन के साधनों पर सामूहिक स्वामित्व
(d) सीमान्त उपयोगिता सिद्धान्त

117. निम्न युग्मों में से कौन-सा एक सही सुमलित है?
(a) फेबियन समाजवाद – क्रान्ति
(b) श्रम संघवाद – संसदीय लोकतन्त्र
(c) श्रेणी समाजवाद – कार्यात्मक प्रतिनिधित्व
(d) लोकतान्त्रिक समाजवाद – सर्वहारावर्गीय तानाशाही

118. फेबियनिज्म ने मार्क्सवाद से ग्रहण किया
(a) उत्पादन के साधनों पर सामूहिक अधिकार
(b) अतिरिक्त मूल्य का सिद्धान्त
(c) वर्ग-संघर्ष का सिद्धान्त
(d) क्रान्ति का सिद्धान्त

119. मार्क्सवाद में राज्य का विलीनीकरण सांकेतिक करता है
(a) उत्पादन के साधनों पर राज्य का नियन्त्रण
(b) राज्य के कार्य न्यूनतम होते हैं
(c) कालान्तर में राज्य स्वमेव समाप्त हो जाता है
(d) राज्य कल्याणकारी राज्य बन जाता है

120. मार्क्स के अनुसार राज्य का गठन हुआ
(a) गरीबी दूर करने के लिए
(b) शोषण को दूर करने के लिए
(c) शोषण को वैधानिक बनाने के लिए
(d) लोगों को सभ्य बनाने के लिए

121. निम्नांकित में से किसने स्वतन्त्रता को 'स्व आरोपित कर्त्तव्य भाव के परमादेश के अनुपालन' के रूप में परिभाषित किया है?
(a) हीगल (b) ब्रैडले
(c) बोसांके (d) काण्ट

122. ''गिल्ड समाजवाद उद्योगों के नियन्त्रण में उत्पादकों और राज्य के बीच एक साझेदारी के विचार पर आधारित है।'' यह कहा है
(a) हॉब्स ने (b) जी डी एच कोल ने
(c) लैडरल ने (d) ओरेंज ने

123. किसने एक देश में समाजवाद के सिद्धान्त का प्रतिपादन किया?
(a) लेनिन (b) स्टालिन (c) माओ (d) ख़ुश्चेव

124. आर्थिक उदारवाद का समर्थक था
(a) रॉबर्ट ओवेन (b) जी डी एच कोल
(c) एडम स्मिथ (d) सेण्ट साइमन

125. निम्नलिखित में से कौन अधिकारों का सर्वाधिक पुराना सिद्धान्त है?
(a) अधिकारों का अर्थिक सिद्धान्त
(b) अधिकारों का वैधानिक सिद्धान्त
(c) प्राकृतिक अधिकारों का सिद्धान्त
(d) अधिकारों का आदर्शवादी सिद्धान्त

126. **कथन** (A) मुक्त समाज के लिए विधि का नियम एक पूर्व शर्त है।
कारण (R) सत्ताधारी यदि अपनी शक्ति का स्वेच्छापूर्वक उपयोग करते हैं तब सभी लोग शासकों की दया पर निर्भर होंगे।
कूट
(a) A और R दोनों सही हैं तथा R, A की सही व्याख्या है
(b) A और R दोनों सही हैं, परन्तु R, A की सही व्याख्या नहीं है
(c) A सही है, किन्तु R गलत है
(d) A गलत है, किन्तु R सही है

127. प्रजातन्त्र के अभिजनवाद सिद्धान्त के प्रवक्ता निम्न में से एक को सच्चाई मानते हैं
(a) जन्म से असमानता की मान्यता
(b) जन्म के आधार पर असमानता की अस्वीकृति
(c) प्राकृतिक असमानता की स्वीकृति
(d) समाज द्वारा पैदा की गई असमानता की स्वीकृति

128. ''ईश्वर, जिसने हमें जीवन दिया उसने ही स्वतन्त्रता भी प्रदान की।'' यह कथन किसका है?
(a) मिल (b) जेफरसन
(c) लास्की (d) गाँधी

129. किसने कहा है ''एक दल की तानाशाही मजदूर वर्ग की तानाशाही नहीं है, अपितु मजदूर वर्ग पर तानाशाही है''?
(a) गोर्बाचेव (b) ट्रॉटस्की
(c) ख़ुश्चेव (d) नरेन्द्रदेव

130. ''मार्क्सवाद 19वीं शताब्दी के उदारवाद की अवैध तथा विद्रोही सन्तान है।'' यह आलोचनात्मक कथन किसका है?
(a) सी हण्ट का (b) पॉपर का
(c) एच लास्की का (d) ई बार्कर का

131. ''कथनी के स्थान पर करनी को महत्त्व देकर मार्क्सवाद हमारे समय का निश्चित रूप से सर्वोत्तम सुधारात्मक सिद्धान्त है।'' यह कथन किसका है?
(a) स्टालिन (b) बुखारिन
(c) कार्ल पॉपर (d) लास्की

132. 'डेमोक्रेटिक थ्योरी' नामक पुस्तक के लेखक थे
(a) एच ए मेयो
(b) बी ट्रूमैन
(c) मैक्फर्सन
(d) जी सारटोरी

133. श्रेणी समाजवाद की एक दुर्बलता यह है कि इसमें
(a) उपभोक्ताओं के हितों को अनेदखा किया गया
(b) औद्योगिक कामगारों को राजनीतिक शक्ति देने से इनकार किया गया
(c) हिंसक साधनों के प्रयोग से राज्य के उन्मूलन का उद्देश्य रखा गया
(d) क्षेत्रीय प्रतिनिधित्व को अनावश्यक रूप से औचित्यपूर्ण ठहराया

134. मार्क्सवादियों के अनुसार राज्य की उत्पत्ति में सर्वाधिक महत्त्वपूर्ण भूमिका किस कारक की रही है?
(a) परिवार (b) सम्पत्ति
(c) उत्पादन के साधन (d) उत्पादन की शक्तियाँ

135. अपने सभी नागरिकों को रहने के लिए न्यूनतम जीवन स्तर प्रदान करने की अवधारणा जुड़ी है
(a) समाजवादियों से (b) जनकल्याणकारी राज्य से
(c) आदर्शवादियों से (d) व्यक्तिवादियों से

136. 'लम्पेन सर्वहारा' की अवधारणा को किसने विकसित किया?
(a) कार्ल मार्क्स (b) कार्ल ट्रॉटस्की
(c) कार्ल जास्पर (d) कार्ल पॉपर

उत्तरमाला

1.	(d)	2.	(c)	3.	(c)	4.	(b)	5.	(c)	6.	(d)	7.	(c)	8.	(c)	9.	(b)	10.	(d)
11.	(d)	12.	(d)	13.	(c)	14.	(c)	15.	(d)	16.	(d)	17.	(c)	18.	(d)	19.	(c)	20.	(c)
21.	(a)	22.	(d)	23.	(a)	24.	(d)	25.	(d)	26.	(c)	27.	(a)	28.	(a)	29.	(b)	30.	(b)
31.	(b)	32.	(d)	33.	(c)	34.	(c)	35.	(d)	36.	(c)	37.	(a)	38.	(b)	39.	(c)	40.	(d)
41.	(b)	42.	(b)	43.	(b)	44.	(d)	45.	(c)	46.	(a)	47.	(d)	48.	(d)	49.	(a)	50.	(b)
51.	(b)	52.	(d)	53.	(c)	54.	(d)	55.	(d)	56.	(a)	57.	(b)	58.	(c)	59.	(d)	60.	(b)
61.	(d)	62.	(b)	63.	(d)	64.	(a)	65.	(c)	66.	(a)	67.	(d)	68.	(d)	69.	(b)	70.	(b)
71.	(b)	72.	(a)	73.	(a)	74.	(a)	75.	(a)	76.	(b)	77.	(c)	78.	(c)	79.	(a)	80.	(a)
81.	(c)	82.	(d)	83.	(b)	84.	(a)	85.	(c)	86.	(b)	87.	(c)	88.	(b)	89.	(d)	90.	(d)
91.	(a)	92.	(a)	93.	(c)	94.	(d)	95.	(c)	96.	(c)	97.	(b)	98.	(a)	99.	(a)	100.	(d)
101.	(d)	102.	(c)	103.	(a)	104.	(c)	105.	(d)	106.	(d)	107.	(c)	108.	(b)	109.	(b)	110.	(c)
111.	(d)	112.	(d)	113.	(c)	114.	(b)	115.	(c)	116.	(c)	117.	(c)	118.	(a)	119.	(c)	120.	(c)
121.	(d)	122.	(b)	123.	(b)	124.	(c)	125.	(c)	126.	(a)	127.	(c)	128.	(b)	129.	(b)	130.	(a)
131.	(d)	132.	(c)	133.	(b)	134.	(d)	135.	(b)	136.	(a)								

अध्याय 03

नागरिक अधिकार

अधिकार से तात्पर्य

अधिकार व्यक्तिगत एवं सामाजिक जीवन के विकास की मूलभूत शर्त है। अधिकार, राज्य के अन्तर्गत व्यक्ति को प्राप्त होने वाली ऐसी अनुकूल परिस्थिति और अवसर है, जिससे उसे आत्मविकास में सहायता मिलती है। वास्तव में, अधिकार इस बात का प्रमाण है कि राज्य में व्यक्ति के महत्त्व को स्वीकार किया जाता है। जिस राज्य में व्यक्ति की गरिमा (Dignity) को स्वीकार नहीं किया जाता, उसमें व्यक्ति के कोई अधिकार नहीं होते।

लॉस्की के अनुसार, ''अधिकार सामाजिक जीवन की वैसी परिस्थितियाँ हैं, जिसके बिना कोई मनुष्य अपना पूर्ण विकास नहीं कर सकता।''

बोसांके के अनुसार, ''अधिकार वह माँग है, जिसे समाज स्वीकार करता है और लागू करता है।''

सरल शब्दों में, अधिकार व्यक्ति का वह दावा है जिसे समाज एवं राज्य की मान्यता प्राप्त होती है, किन्तु प्रत्येक दावा अधिकार नहीं हो सकता।

ग्रीन के मतानुसार, ''अधिकार वह शक्ति है, जो सबकी भलाई में सहायक होने का कारण मानी जाती है।''

हॉलैण्ड के मतानुसार, ''अधिकार एक मनुष्य की दूसरों के कार्यों पर प्रभाव डालने की शक्ति है, जिसका आधार उसकी अपनी नहीं, बल्कि समाज की शक्ति है।''

जब तक अधिकार राज्य द्वारा सुरक्षित नहीं होते तब तक अधिकार नैतिक घोषणाओं के सदृश हैं। अधिकारों की तिहरी प्रकृति है। जब हम व्यक्ति के उन दावों की बात करते हैं, जो उनकी वास्तविक इच्छा पर आधारित हैं और इस कारण समाज द्वारा मान्यता प्राप्त हैं, तो वे नैतिक अधिकार हैं। राज्य द्वारा कानून में परिणत हो जाने पर वे वैधानिक अधिकार हो जाते हैं। राजनीति के क्षेत्र में हमारा सम्बन्ध नैतिक अधिकारों से है। यदि कानून वैसा हो जैसा कि उसे होना चाहिए, तो वे वैधानिक रूप में लागू करने योग्य होंगे।

अधिकारों की प्रकृति

अधिकारों की प्रकृति को निम्न प्रकार से स्पष्ट किया जा सकता है

- अधिकार समाज में ही पाए जाते हैं।
- अधिकार और नैतिकता में घनिष्ठ सम्बन्ध है।
- अधिकार सर्वव्यापक होते हैं।
- अधिकार और कर्त्तव्य साथ-साथ रहते हैं।
- अधिकार असीमित नहीं होते।
- अधिकारों को राज्य लागू करता है।
- अधिकार परिवर्तनशील होते हैं।

अधिकारों की विशेषताएँ एवं आवश्यक तत्त्व

- अधिकार व्यक्ति की माँग है, स्वयं के विकास के लिए समाज से बाहर अधिकारों की उत्पत्ति नहीं हो सकती।
- अधिकार सामाजिक हित तथा कल्याण की परिधियों से बँधे हैं। अधिकार कभी भी असीमित नहीं हो सकते। सामाजिक हित में अधिकारों पर प्रतिबन्ध लगाया जा सकता है।
- अधिकार सभी लोगों को समान रूप से दिए जाते हैं।
- राज्य अधिकारों का जनक नहीं है, वरन् रक्षक तथा सेवक है। अधिकार का नैतिक आधार है।
- अधिकार समय एवं परिस्थितियों के अनुसार बदलते रहते हैं।
- अधिकार और कर्त्तव्य आपस में सम्बन्धित हैं।
- प्राचीन तथा मध्य काल में अधिकारों की धारणा अस्पष्ट थी।
- अधिकार 17वीं शताब्दी में निरंकुश राजतन्त्र के प्रतिरोध तथा पूँजीवाद के विकास की परिस्थितियों की उपज थी।
- अधिकारों के उदारवादी, व्यक्तिवादी सिद्धान्त के अन्तर्गत शुरू में नकारात्मक अधिकारों पर बल दिया गया, परन्तु कल्याणकारी राज्य के उदय के बाद इसमें सकारात्मक अधिकारों को बढ़ावा मिला।
- अधिकारों के उदारवादी सिद्धान्त के अन्तर्गत निम्न सिद्धान्त आते हैं— अधिकारों का प्राकृतिक सिद्धान्त, अधिकारों का कानूनी सिद्धान्त, अधिकारों का ऐतिहासिक सिद्धान्त, आदर्शवादी या नैतिक अधिकारों का सिद्धान्त, अधिकारों का लोक-कल्याणकारी सिद्धान्त आदि।

मौलिक अधिकार

- मौलिक अधिकार नागरिकों को राज्य द्वारा प्रदत्त अधिकार हैं, जिनका सामान्य परिस्थितियों में उल्लंघन नहीं किया जा सकता। संविधान के भाग-3 में अनुच्छेद-12 से 35 तक मूल अधिकारों का वर्णन है। इनमें कटौती केवल विशेष या आपात परिस्थितियों में ही हो सकती है।
- मूल अधिकारों को यह नाम इसलिए दिया गया है, क्योंकि इन्हें संविधान द्वारा गारण्टी एवं सुरक्षा प्रदान की गई है, जो हमारे देश के कानून का मूल आधार है। ये 'मूल' इसलिए भी हैं, क्योंकि ये व्यक्ति के चहुँमुखी विकास (भौतिक, बौद्धिक, नैतिक एवं आध्यात्मिक) के लिए आवश्यक हैं।

मौलिक अधिकारों का महत्त्व

- मौलिक अधिकार लोकतान्त्रिक शासन व्यवस्था के **आधारभूत तत्त्व** होने के साथ-साथ व्यक्ति के व्यक्तित्व के सर्वांगीण विकास के लिए अत्यावश्यक हैं। ये राज्य की शक्तियों पर अंकुश लगाकर उनकी स्वेच्छाचारिता या मनमानी से नागरिकों को सुरक्षा प्रदान करते हैं और साथ ही सरकार के विभिन्न अंगों; जैसे-विधायिका व कार्यपालिका की शक्तियों की सीमा निर्धारित करते हैं।
- **मौलिक** अधिकार देश की शासन प्रक्रिया में लोगों की सहभागिता सुनिश्चित करते हैं और उन्हें राजनीतिक प्रक्रियाओं के प्रति सजग और क्रियाशील बनाते हैं। सरकार चाहे किसी भी पार्टी की हो, वह इन अधिकारों से मर्यादित है और उनका आदर करने के लिए बाध्य है, क्योंकि **सर्वोच्च न्यायालय** एवं **उच्च न्यायालय** उन्हें ऐसा करने के लिए विवश कर सकती है।

मौलिक अधिकार : ऐतिहासिक पहलू

- मूल अधिकारों का सर्वप्रथम विकास **ब्रिटेन में** तब हुआ, जब 1215 ई. में सम्राट जॉन को ब्रिटेन की जनता ने प्राचीन स्वतन्त्रताओं की मान्यता प्रदान करने हेतु **मैग्ना कार्टा** पर हस्ताक्षर करने के लिए बाध्य कर दिया। इसके बाद ब्रिटिश जनता ने 1689 ई. में **सम्राट** को उन अधिकारों के विधेयक पर हस्ताक्षर करने के लिए बाध्य कर दिया, जो उनके सम्राटों द्वारा समय-समय पर जनता को दिए गए थे।
- सर्वप्रथम फ्रांस की राज्य क्रान्ति ने विश्व को स्वतन्त्रता, समानता और भ्रातृत्व का सन्देश दिया। 1789 ई. में फ्रांस के संविधान में 'मानवीय अधिकारों' को संवैधानिक मान्यता देने की शुरूआत की गई। 1791 ई. में अमेरिका के संविधान में अधिकार पत्र की घोषणा की गई।
- भारत में मौलिक अधिकारों की माँग सर्वप्रथम 1895 ई. के संविधान विधेयक में की गई थी। वर्ष 1925 में श्रीमती **ऐनी बेसेण्ट** के 'कॉमन वेल्थ ऑफ इण्डिया बिल' तथा वर्ष 1928 की **नेहरू रिपोर्ट** में भी मौलिक अधिकारों का प्रावधान था।
- वर्ष 1931 के कराची अधिवेशन (अध्यक्ष-वल्लभभाई पटेल)में भारतीय राष्ट्रीय कांग्रेस ने अपने घोषणा-पत्र में मूल अधिकारों की माँग की थी। मूल अधिकारों का प्रारूप जवाहरलाल नेहरू ने बनाया था। वर्ष 1945 में तेज बहादुर सप्रू ने अपनी रिपोर्ट में कहा कि भारतीय संविधान में मूल अधिकारों को शामिल किया जाना चाहिए। अन्ततः परामर्श समिति तथा उप-समिति की सिफारिशों के आधार पर मूल अधिकारों को संविधान में शामिल किया गया।

मौलिक अधिकारों की विशेषताएँ

- कुछ मौलिक अधिकार केवल नागरिकों के लिए उपलब्ध हैं, जबकि अन्य नागरिकों के साथ-साथ विदेशियों के लिए भी उपलब्ध हैं। ये असीमित नहीं हैं, लेकिन वादयोग्य होते हैं। राज्य उन पर युक्तियुक्त प्रतिबन्ध लगा सकता है, हालाँकि ये प्रतिबन्ध उचित हैं या नहीं इसका निर्णय न्यायालय द्वारा किया जाता है।
- संसद अनुच्छेद-368 के तहत, संविधान संशोधन के माध्यम से इन अधिकारों को बढ़ा या घटा सकती है। मौलिक अधिकारों को उच्चतम न्यायालय द्वारा अनुच्छेद-32 के तहत गारण्टी व सुरक्षा प्रदान की गई है। राष्ट्रीय आपातकाल के दौरान इन अधिकारों को निलम्बित किया जा सकता है, फिर भी अनुच्छेद-20 और 21 का हरण नहीं हो सकता।

भारतीय नागरिकों एवं विदेशियों को प्राप्त मूल अधिकार

भारतीय नागरिकों को प्राप्त मूल अधिकार	**भारतीय नागरिकों एवं विदेशियों को प्राप्त मूल अधिकार** (केवल शत्रु देश के लोगों को छोड़कर)
केवल धर्म, मूल वंश, जाति, लिंग, जन्मस्थान के आधार पर विभेद का प्रतिषेध (*अनुच्छेद-15*)।	• विधि के समक्ष समता और विधियों का समान संरक्षण (*अनुच्छेद-14*)।
लोक नियोजन के विषय में अवसर की समता (*अनुच्छेद-16*)।	• अपराधों के लिए दोषसिद्धि के सम्बन्ध में संरक्षण (*अनुच्छेद-20*)।
विचार, अभिव्यक्ति, शान्तिपूर्ण सम्मेलन, निर्बाध विचरण एवं निवास तथा संघ बनाने की स्वतन्त्रता (*अनुच्छेद-19*)।	• प्राण एवं दैहिक स्वतन्त्रता का संरक्षण (*अनुच्छेद-21*)।
अल्पसंख्यकों को शिक्षा एवं संस्कृति सम्बन्धी (*अनुच्छेद-29*)।	• प्रारम्भिक शिक्षा का अधिकार (*अनुच्छेद-21 'क'*)।
अल्पसंख्यकों को अपने धर्म के प्रसार हेतु शिक्षण संस्थाओं की स्थापना (*अनुच्छेद-30*)।	• कुछ मामलों में हिरासत एवं नजरबन्दी से संरक्षण (*अनुच्छेद-22*)। • बलात् श्रम एवं अवैध मानव व्यापार के विरुद्ध प्रतिषेध (*अनुच्छेद-23*)। • कारखानों आदि में बच्चों के नियोजन का प्रतिषेध (*अनुच्छेद-24*)। • धर्म की अभिवृद्धि के लिए प्रयास करने की स्वतन्त्रता (*अनुच्छेद-25*)। • धार्मिक संस्थाओं के संचालन की स्वतन्त्रता (*अनुच्छेद-26*)। • किसी धर्म को प्रोत्साहित करने हेतु कर से छूट (*अनुच्छेद-27*)। • कुछ विशिष्ट संस्थाओं में धार्मिक आदेशों को जारी करने की स्वतन्त्रता (*अनुच्छेद-28*)।

मूल अधिकारों का वर्गीकरण

- भारतीय संविधान के निर्माण के समय संविधान सभा ने सात प्रकार के मूल अधिकारों का समावेश किया, लेकिन सम्पत्ति के अधिकार (अनुच्छेद-31) का संविधान के भाग 3 से 44वें संविधान संशोधन, **1978** द्वारा लोप कर दिया गया। परिणामस्वरूप मौलिक अधिकारों की संख्या छ: रह गई, *जो निम्नलिखित हैं*

मूल अधिकारों का वर्गीकरण

श्रेणी	निहित है
समता का अधिकार (*अनुच्छेद-14-18*)	• विधि के समक्ष समता एवं विधियों का समान संरक्षण (अनुच्छेद-14)। • धर्म, मूल वंश, लिंग और जन्म स्थान के आधार पर विभेद का प्रतिषेध (अनुच्छेद-15)। • लोक नियोजन के विषय में अवसर की समता (अनुच्छेद-16)। • अस्पृश्यता का अन्त और उसका आचरण निषिद्ध (अनुच्छेद-17)। • सेना या विद्या सम्बन्धी सम्मान के सिवाय सभी उपाधियों पर रोक (अनुच्छेद-18)।
स्वतन्त्रता का अधिकार (*अनुच्छेद-19-22*)	• *छ: अधिकारों की सुरक्षा* (अनुच्छेद-19) 1. वाक् एवं अभिव्यक्ति, 2. सम्मेलन, 3. संघ, 4. संचरण, 5. निवास, 6. वृत्ति (अनुच्छेद-19)। • अपराधों के लिए दोषसिद्धि के सम्बन्धों में संरक्षण (अनुच्छेद-20)। • प्राण एवं दैहिक स्वतन्त्रता का संरक्षण (अनुच्छेद-21)। • शिक्षा का अधिकार (अनुच्छेद-21'क')। • कुछ दशाओं में गिरफ्तारी और निरोध से संरक्षण (अनुच्छेद-22)।
शोषण के विरुद्ध अधिकार (*अनुच्छेद-23-24*)	• बलात् श्रम का प्रतिषेध (अनुच्छेद-23)। • कारखानों आदि में बच्चों के नियोजन का प्रतिषेध (अनुच्छेद-24)।
धर्म की स्वतन्त्रता का अधिकार (*अनुच्छेद-25-28*)	• अन्त:करण की और धर्म के अबाध रूप से मानने, आचरण और प्रचार करने की स्वतन्त्रता (अनुच्छेद-25)। • धार्मिक कार्यों के प्रबन्ध की स्वतन्त्रता (अनुच्छेद-26)। • किसी धर्म की अभिवृद्धि के लिए करों के संदाय के बारे में स्वतन्त्रता (अनुच्छेद-27)। • कुछ शिक्षा संस्थाओं में धार्मिक शिक्षा या धार्मिक उपासना में उपस्थित होने के बारे में स्वतन्त्रता (अनुच्छेद-28)।
संस्कृति और शिक्षा सम्बन्धी अधिकार (*अनुच्छेद 29-30*)	• अल्पसंख्यक-वर्गों के हितों का संरक्षण (अनुच्छेद-29)। • शिक्षा संस्थाओं की स्थापना और प्रशासन करने का अल्पसंख्यक-वर्गों का अधिकार (अनुच्छेद-30)।
संवैधानिक उपचारों का अधिकार-(*अनुच्छेद-32*)	• मूल अधिकारों को प्रवर्तित कराने के लिए उपचार।

समता का अधिकार (अनुच्छेद-14-18)

अनुच्छेद-14

- अनुच्छेद-14 विधि के समक्ष समता और विधियों के समान संरक्षण का प्रावधान करता है। प्रत्येक व्यक्ति चाहे वह नागरिक हो या विदेशी सब पर यह लागू होता है। व्यक्ति शब्द का व्यापक अर्थ है, जिसमें संवैधानिक निगम, कम्पनियाँ, **पंजीकृत समितियाँ** आदि सम्मिलित हैं, जहाँ **विधि के समक्ष समता** को ब्रिटेन (इंगलैण्ड) से लिया गया है, वहीं **विधियों के समान संरक्षण** को यूएसए USA के संविधान से लिया गया है।
- सर्वोच्च न्यायालय का मानना है कि **अनुच्छेद-14** के अन्तर्गत उल्लेखित विधि का शासन ही संविधान का मूलभूत तत्त्व है, इसलिए इसे किसी भी तरह, यहाँ तक कि संशोधन के द्वारा भी समाप्त नहीं किया जा सकता है।

विधि के समक्ष समता के अपवाद

- विधि के समक्ष समता नियम के कई संवैधानिक निषेध एवं अपवाद है। इनका *वर्णन निम्न प्रकार है*
- भारत के राष्ट्रपति एवं राज्यपालों को निम्न शक्तियाँ या छूटें प्राप्त हैं (*अनुच्छेद-361* के अन्तर्गत)।
  - राष्ट्रपति या राज्यपाल अपने कार्यकाल में किए गए किसी कार्य या लिए गए किसी निर्णय के प्रति देश के किसी भी न्यायालय में जवाबदेह नहीं होंगे।
  - राष्ट्रपति या राज्यपाल के विरुद्ध उसकी पदावधि के दौरान किसी न्यायालय में किसी भी प्रकार की दाण्डिक कार्यवाही प्रारम्भ या चालू नहीं रखी जाएगी।
  - राष्ट्रपति या राज्यपाल की पदावधि के दौरान उसकी गिरफ्तारी या कारावास के लिए किसी न्यायालय से कोई प्रक्रिया प्रारम्भ नहीं की जा सकती।
  - राष्ट्रपति या राज्यपाल पर उनके कार्यकाल के दौरान किसी भी न्यायालय में दीवानी का मुकदमा नहीं चलाया जा सकता है और यदि ऐसा किया जाता है, तो इसकी सूचना 2 माह पूर्व देनी आवश्यक है।
- कोई भी व्यक्ति यदि विधानमण्डलों की राज्य कार्यवाही से सम्बन्धित किसी विषय-वस्तु के सही विवरण का प्रकाशन **मीडिया** में करता है, तो उस पर किसी भी प्रकार का मुकदमा नहीं चलाया जा सकता। (अनुच्छेद-361'क')।
- संसद या राज्य विधानमण्डल या उसकी किसी समिति में किसी सदस्य द्वारा कही गई बात या दिए गए किसी मत के सम्बन्ध में उसके विरुद्ध न्यायालय में कोई कार्यवाही नहीं की जाएगी। (अनुच्छेद-105/194)।
- विदेशी सम्प्रभु, राजदूत एवं कूटनीतिक व्यक्ति मुकदमों से मुक्त होंगे। यूएनओ (UNO) एवं इसकी एजेन्सी को भी कूटनीतिक उन्मुक्ति प्राप्त है।

अनुच्छेद-15

- **अनुच्छेद**-15 (1) यह उपबन्धित करता है कि राज्य, किसी नागरिक के विरुद्ध केवल धर्म, मूलवंश, जाति, लिंग, जन्मस्थान या इनमें से किसी के आधार पर कोई विभेद नहीं करेगा।
- **अनुच्छेद-15** (2) में यह स्पष्ट किया गया है कि नागरिकों के मध्य केवल धर्म, मूलवंश, जाति, लिंग, जन्मस्थान या इनमें से किसी के आधार पर; जैसे—
  (i) सार्वजनिक भोजनालयों, सार्वजनिक मनोरंजन के स्थानों में प्रवेश या
  (ii) राज्य निधि से पूर्णत: पोषित तथा साधारणत: जनता के लिए समर्पित कुओं, तालाबों आदि सार्वजनिक समागम के स्थानों के उपयोग के सम्बन्ध में भेद नहीं किया जा सकता है।

विभेद से प्रतिषेध के अपवाद

- राज्य को इस बात की अनुमति होती है कि वह बच्चों या महिलाओं के लिए विशेष व्यवस्था करें, उदाहरण के लिए स्थानीय निकायों में महिलाओं के लिए आरक्षण की व्यवस्था एवं बच्चों के लिए **नि:शुल्क शिक्षा** की व्यवस्था शामिल है।
- राज्य को इसकी अनुमति होती है कि वह सामाजिक और शैक्षणिक रूप से पिछड़े वर्गों या अनुसूचित जाति एवं जनजाति के विकास के लिए कोई विशेष उपबन्ध करे। उदाहरण के लिए, विधानमण्डल में सीटों का आरक्षण या सार्वजनिक शैक्षणिक संस्थाओं में शुल्क से छूट शामिल हैं।
- राज्य को यह अधिकार है कि वह सामाजिक एवं शैक्षिक रूप से पिछड़े लोगों या अनुसूचित जाति या जनजाति के लोगों के उत्थान के लिए शैक्षणिक संस्थाओं में प्रवेश के लिए छूट सम्बन्धी कोई नियम बना सकता है। ये शैक्षणिक संस्थान राज्य से अनुदान प्राप्त, निजी या अल्पसंख्यक किसी भी प्रकार के हो सकते हैं।
- संविधान के **93वें** संशोधन, 2005 द्वारा केन्द्र सरकार ने केन्द्रीय शैक्षणिक संस्थान (प्रवेश में आरक्षण) अधिनियम, **2006** पारित किया है, जिसके अन्तर्गत पिछड़े वर्ग के छात्रों के लिए सभी उच्च शैक्षणिक संस्थानों में 27% सीटें आरक्षित की गई हैं। इनमें **आईआईटी (IIT)** एवं **आईआईएम (IIM)** जैसे संस्थान भी शामिल हैं।

अनुच्छेद-16 लोक नियोजन के विषय में अवसर की समता

- संविधान के **अनुच्छेद-16 (1)** व **16 (2)** राज्य के अधीन किसी पद या अन्य नियोजन में नियुक्ति के विषय में सभी नागरिकों को समान अवसर प्रदान करता है। यह मूल अधिकार केवल भारतीय नागरिकों को प्राप्त है। अवसर की समानता का अधिकार उच्च वर्ग के साथ-साथ निम्न वर्ग को भी प्राप्त हो सके, इसके लिए **अनुच्छेद-16 (3)** से **16 (5)** तक प्रावधान किए गए हैं।
- **अनुच्छेद-16 (3)** के तहत राज्य नौकरियों में निवास के आधार पर विभेद कर सकता है अर्थात् कुछ रोजगार किसी क्षेत्र के निवासियों के लिए आरक्षित कर सकता है।
- **अनुच्छेद-16 (4)** राज्य को सामाजिक और आर्थिक रूप से पिछड़े वर्गों के लिए विशेष उपबन्ध करने का अधिकार प्रदान करता है। आरक्षण के आधार के मुद्दे पर **प्रदीप कुमार** मामले में उच्चतम न्यायालय ने निर्णय दिया कि आरक्षण का आधार जाति और आर्थिक दोनों संयुक्त रूप से होंगे।

अनुच्छेद-17 अस्पृश्यता का अन्त

- यह अस्पृश्यता को समाप्त करने की व्यवस्था और किसी भी रूप में आचरण को निषिद्ध करता है। इसी सन्दर्भ में संसद ने वर्ष 1955 में 'अस्पृश्यता (छुआछूत) अपराध अधिनियम' पारित किया।
- **सितम्बर, 1976** में इस अधिनियम को संशोधित करके इसका नाम 'नागरिक अधिकारों की रक्षा अधिनियम, 1955' किया गया है। इस अधिनियम के तहत छुआछूत एक दण्डनीय अपराध है। इसके तहत छ: माह का कारावास या ' 500 का दण्ड अथवा दोनों शामिल हैं। इस अपराध के दोषी व्यक्ति को विधानमण्डलों के चुनाव के लिए अयोग्य करार देने की भी व्यवस्था है।
- उच्चतम न्यायालय ने अनुच्छेद-17 के तहत यह व्यवस्था दी है कि यह निजी व्यक्ति और राज्य का संवैधानिक दायित्व है कि इस अधिकार के हनन को रोकने के लिए आवश्यक कदम उठाएँ।

अनुच्छेद-18 उपाधियों का अन्त

- राज्य, सेना या विद्या सम्बन्धी सम्मान के सिवाय और कोई उपाधि प्रदान नहीं करेगा (अनुच्छेद-18 (1)), क्योंकि संविधान के **अनुच्छेद-18** द्वारा उपाधियों का अन्त कर दिया गया है। भारत का कोई नागरिक किसी विदेशी राज्य से कोई उपाधि स्वीकार नहीं करेगा। (अनुच्छेद-18 (2))
- कोई व्यक्ति, जो भारत का नागरिक नहीं है, राज्य के अधीन लाभ या विश्वास के किसी पद को धारण करते हुए किसी विदेशी राज्य से कोई उपाधि राष्ट्रपति की सहमति के बिना स्वीकार नहीं करेगा। (अनुच्छेद-18 (3))
- अनुच्छेद-18 (4) में उपबन्ध है कि राज्य के अधीन लाभ का पद धारण करने वाला कोई व्यक्ति किसी विदेशी राज्य से कोई भेंट, उपलब्धि या पद राष्ट्रपति की सहमति के बिना स्वीकार नहीं करेगा।
- 'भारतरत्न', 'पद्मविभूषण', 'पद्मभूषण', 'पद्मश्री' इत्यादि उपाधियों को प्रदान किया जाना अनुच्छेद-18 का उल्लंघन नहीं है। ये सम्मान क्रिया-कलापों के विविध क्षेत्रों में नागरिकों द्वारा किए गए अच्छे कार्यों की राज्य द्वारा मान्यता (Recognition) मात्र के प्रतीक है।
- संविधान का **अनुच्छेद-51 (क)** प्रत्येक नागरिक के लिए मौलिक कर्त्तव्यों का निर्धारण करता है। यह अत्यावश्यक है कि इन कर्त्तव्यों के निर्वाह में उत्कृष्टता की **मान्यता** (Recognition) के लिए सम्मानों व अलंकरणों की ऐसी एक व्यवस्था हो। अत: ये सम्मान अनुच्छेद-18 के प्रावधानों का उल्लंघन नहीं हैं।

मण्डल आयोग

वर्ष 1979 में जनता पार्टी सरकार ने द्वितीय पिछड़ा वर्ग आयोग का गठन बीपी (BP) मण्डल की अध्यक्षता में किया। अनुच्छेद-340 पिछड़े वर्गों के लोगों की शैक्षणिक एवं सामाजिक स्थिति की जाँच करते हुए उनकी उन्नति के लिए सुझाव प्रस्तुत करने की व्यवस्था करता है। आयोग ने **वर्ष-1980** में अपनी रिपोर्ट प्रस्तुत की, जिसमें 3,743 जातियों की पहचान की।

आयोग ने अन्य पिछड़े वर्गों (OBC) के लिए 27% आरक्षण की सिफारिश की। बाद में अन्य पिछड़े वर्गों में क्रीमीलेयर (पिछड़े वर्ग में अगड़ी जाति) की पहचान हेतु 'राम नन्दन समिति' का गठन किया। इसने अपनी रिपोर्ट वर्ष 1993 में पेश की, जिसे स्वीकार कर लिया गया। संसद के एक अधिनियम द्वारा वर्ष 1993 में पिछड़े वर्गों के लिए राष्ट्रीय आयोग का गठन किया गया। यह आयोग नौकरी आरक्षण के उद्देश्य से सूची में नए नाम जोड़ने व निकालने पर विचार करता है।

स्वतन्त्रता का अधिकार (अनुच्छेद-19-22)

***अनुच्छेद-19** सभी नागरिकों को छ: अधिकारों की गारण्टी देता है। ये हैं*

- वाक् स्वातन्त्र्य एवं अभिव्यक्ति की स्वतन्त्रता।
- शान्तिपूर्वक और निरायुध सम्मेलन का अधिकार।
- संगम या संघ बनाने का अधिकार।
- भारत के राज्यक्षेत्र में सर्वत्र अबाध संचरण का अधिकार।
- भारत के राज्य क्षेत्र के किसी भाग में निर्बाध घूमने और बस जाने या निवास करने का अधिकार।
- कोई भी वृत्ति, व्यापार या कारोबार करने का अधिकार।

- इन छः अधिकारों की रक्षा केवल राज्य के खिलाफ मामले में है न कि निजी मामले में अर्थात् ये अधिकार केवल नागरिकों और कम्पनी के शेयरधारकों के लिए हैं न कि विदेशी या कानूनी लोगों, जैसे कम्पनियों या परिषदों के लिए।

वाक् एवं अभिव्यक्ति की स्वतन्त्रता

- अनुच्छेद-19 (1) (क) के तहत भाषण और अभिव्यक्ति की स्वतन्त्रता प्रदान की गई है। उच्चतम न्यायालय ने वाक् एवं अभिव्यक्ति की स्वतन्त्रता में *निम्नलिखित को सम्मिलित किया*
  - अपने या अन्य के विचारों को प्रसारित करने का अधिकार।
  - प्रेस की स्वतन्त्रता।
  - व्यावसायिक विज्ञापन की स्वतन्त्रता।
  - फोन टैपिंग के विरुद्ध अधिकार।
  - प्रसारित करने का अधिकार अर्थात् सरकार का इलेक्ट्रॉनिक मीडिया पर एकाधिकार नहीं है।
  - किसी राजनीतिक दल या संगठन द्वारा आयोजित बन्द के खिलाफ अधिकार।
  - सरकारी गतिविधियों की जानकारी का अधिकार।
  - शान्ति का अधिकार।
  - किसी अखबार पर पूर्व प्रतिबन्ध के विरुद्ध अधिकार।
  - प्रदर्शन एवं विरोध का अधिकार, लेकिन हड़ताल का अधिकार नहीं।

व्यक्ति की गरिमा को व्यापक बनाते हुए उच्चतम न्यायालय के फैसले

बँधुवा मुक्ति मोर्चा बनाम भारत संघ (1984) के वाद में उच्चतम न्यायालय ने निर्णय दिया कि बँधुवा मजदूरी उन्मूलन के लिए सरकार आवश्यक कार्य करे।

रंजीत राय बनाम राजस्थान राज्य (1995) के वाद में उच्चतम न्यायालय ने निर्णय दिया कि अकाल के समय न्यूनतम मजदूरी से कम मजदूरी देना

- राज्य वाक् एवं अभिव्यक्ति की स्वतन्त्रता पर उचित प्रतिबन्ध लगा सकता है। यह प्रतिबन्ध लगाने के आधार इस प्रकार हैं; जैसे-भारत की एकता एवं सम्प्रभुता, राज्य की सुरक्षा, विदेशी राज्यों से मित्रवत सम्बन्ध, सार्वजनिक आदेश, नैतिकता की स्थापना, न्यायालय की अवमानना, किसी अपराध में संलिप्तता आदि।
- 44वें संविधान संशोधन अधिनियम, **1978** द्वारा संविधान में एक नया **अनुच्छेद-361 'क'** जोड़ा गया, जिसके अन्तर्गत समाचार-पत्रों को संसद व विधानमण्डलों की कार्यवाही प्रकाशित करने की पूर्ण स्वतन्त्रता प्रदान की गई।

शान्तिपूर्वक तथा निरायुध सभा की स्वतन्त्रता

- संविधान के **अनुच्छेद-19 (1)** (ख) के द्वारा भारत के सभी नागरिकों को बिना हथियारों के शान्तिपूर्वक सम्मेलन करने का अधिकार प्रदान किया गया है। इसके अन्तर्गत नागरिकों को सार्वजनिक सभाएँ तथा प्रदर्शन करने एवं शान्तिपूर्वक जुलूस निकालने का अधिकार प्रदान किया गया है।
- भारत की सम्प्रभुता और अखण्डता अथवा लोक व्यवस्था के हितों में इस अधिकार पर विधि द्वारा यथोचित प्रतिबन्ध लगाए जा सकते हैं, जो समय-समय पर आवश्यक समझे जाएँ।
- आपराधिक व्यवस्था की **धारा 144 (1973)** के अन्तर्गत एक न्यायाधीश किसी संगठित बैठक को किसी खतरे के तहत रोक सकता है। इसे रोकने का आधार मानव जीवन के लिए खतरा, स्वास्थ्य एवं सुरक्षा, सार्वजनिक जीवन में व्यवधान या दंगा भड़कने का खतरा भी है। भारतीय दण्ड संहिता की धारा 141 के तहत पाँच या उससे अधिक लोगों का संगठन गैर-कानूनी हो सकता है।

संगम या संघ या सहकारी समिति बनाने का अधिकार

- **अनुच्छेद-19 (1)** (ग) के द्वारा भारत के सभी नागरिकों को समुदाय या संघ बनाने का अधिकार है। इसमें राजनीतिक दल, कम्पनी, क्लब, व्यापार संगठन इत्यादि बनाने का अधिकार सम्मिलित है। यह इन संगमों या संघों को नियमित रूप से संचालित करने का अधिकार भी प्रदान करता है।
- लेकिन इस अधिकार के प्रयोग पर भारत की सम्प्रभुता और अखण्डता या लोक व्यवस्था के हितों में युक्तियुक्त प्रतिबन्ध लगाए जा सकते हैं। नागरिकों को ऐसे समुदाय अथवा संघ बनाने की स्वतन्त्रता नहीं है, जो षड्यन्त्रकारी हों अथवा शान्ति व्यवस्था कायम करने में बाधक हों।
- उच्चतम न्यायालय के निर्णय के अनुसार मजदूर संगठनों को मोल-भाव करने, हड़ताल या ताला-बन्दी करने का कोई अधिकार नहीं है। इसे उपयुक्त औद्योगिक कानून के तहत नियन्त्रित किया जा सकता है।

भारत के राज्यक्षेत्र में सर्वत्र अबाध संचरण की स्वतन्त्रता

- **अनुच्छेद-19 (1)** (घ) के अन्तर्गत भारतीय नागरिकों को समस्त भारत में अबाध रूप से संचरण का अधिकार प्रदान किया गया है। इस प्रकार भारत का समस्त क्षेत्र नागरिकों के लिए एक इकाई के समान है, परन्तु संचरण की स्वतन्त्रता पर **अनुच्छेद-19 (5)** के तहत साधारण जनता के हित एवं किसी अनुसूचित जनजाति के हित के संरक्षण के आधार पर उचित प्रतिबन्ध लगाए जा सकते हैं।

भारत के राज्यक्षेत्र के किसी भाग में निवास करने और बस जाने का अधिकार

- **अनुच्छेद-19 (1)** (ङ) के तहत सभी नागरिकों को सम्पूर्ण भारत में बसने या निवास करने की स्वतन्त्रता प्रदान की गई है। निवास की स्वतन्त्रता और भ्रमण की स्वतन्त्रता एक-दूसरे की पूरक हैं और दोनों का लक्ष्य राष्ट्रीय एकता में वृद्धि करना है, परन्तु राज्य **अनुच्छेद-19** (5) के अन्तर्गत निवास की स्वतन्त्रता पर साधारण जनता या किसी क्षेत्र की अनुसूचित जनजाति के हितों के संरक्षण के आधार पर उचित निर्बन्धन लगा सकता है। इसी के तहत कहीं भी निवास करने की स्वतन्त्रता पर जम्मू-कश्मीर राज्य (अनुच्छेद-370) में प्रतिबन्ध है।
- यह अधिकार राष्ट्रवाद को प्रोत्साहित करता है और संकीर्ण मानसिकता को महत्त्व प्रदान नहीं करता। उच्चतम न्यायालय ने कुछ क्षेत्रों में लोगों के घूमने पर प्रतिबन्ध लगाया है; जैसे—वेश्या या पेशेवर अपराधी।

वृति, उपजीविका, व्यापार अथवा कारोबार की स्वतन्त्रता

- संविधान के **अनुच्छेद-19** (1) (छ) के अधीन भारत के प्रत्येक नागरिक को कोई भी वृति, उपजीविका, व्यापार अथवा कारोबार करने का अधिकार प्रदान किया गया है। इस अधिकार के अन्तर्गत कारोबार को इसके स्वामी के द्वारा किसी भी समय बन्द करने का अधिकार भी सन्निहित है। अतः किसी भी नागरिक को उसकी इच्छा के विरुद्ध कारोबार करने के लिए विवश नहीं किया जा सकता।

- स्वतन्त्रता के इस अधिकार के प्रयोग पर जनसाधारण के हितों में विधि द्वारा यथोचित प्रतिबन्ध लगाए जा सकते हैं। उदाहरणस्वरूप; नागरिकों को नशीली दवाओं अथवा शराब, मिलावटी खाद्य पदार्थों; जैसे— अहितकर, जोखिमभरी और खतरनाक चीजों के व्यापार करने या महिलाओं अथवा बच्चों के अवैध व्यापार करने की स्वतन्त्रता प्राप्त नहीं है। राज्य को यह भी अधिकार प्राप्त है कि वह किसी वृत्ति, उपजीविका, व्यापार अथवा कारोबार करने हेतु आवश्यक वृत्तिक तकनीकी योग्यताएँ निर्धारित कर सके।

अनुच्छेद-20 : अपराधों के लिए दोषसिद्धि के सम्बन्ध में संरक्षण

- संविधान के अनुच्छेद-20 के द्वारा अपराधों के लिए दोषसिद्धि के विषय में संरक्षण की व्यवस्था की गई है। इसके अनुसार कोई भी व्यक्ति किसी अपराध के लिए तब तक दोषी नहीं ठहराया जाएगा। जब तक कि उसके द्वारा किसी प्रचलित विधि का उल्लंघन न किया गया हो तथा उसे उससे अधिक दण्ड नहीं दिया जाएगा, जितने की व्यवस्था अपराध किए जाने के समय प्रचलित विधि के अनुसार थी (अनुच्छेद-20(1))। एक ही अपराध के लिए एक से अधिक बार न तो किसी पर मुकदमा चलाया जा सकता है और न ही उसे दण्ड दिया जा सकता है (अनुच्छेद-20 (2))।
- किसी अपराध के लिए अभियुक्त किसी व्यक्ति को स्वयं अपने विरुद्ध साक्षी होने के लिए बाध्य नहीं किया जाएगा (अनुच्छेद-20 (3))।
- संविधान के 44वें संशोधन द्वारा यह प्रावधान किया गया कि आपात स्थिति के दौरान भी **अनुच्छेद-359** के अधीन किसी आदेश द्वारा **अनुच्छेद-20** के तहत प्रदत्त अधिकार को निलम्बित नहीं किया जा सकता।

अनुच्छेद 21: प्राण एंव दैहिक स्वतन्त्रता का संरक्षण

- यह स्वतन्त्रता के सर्वाधिक महत्त्वपूर्ण अधिकारों में से है। संविधान के **अनुच्छेद-21** के अनुसार किसी व्यक्ति को विधि द्वारा स्थापित प्रक्रिया के बिना उसके प्राण या वैयक्तिक स्वतन्त्रता से वंचित नहीं किया जा सकता है।
- सर्वोच्च न्यायालय ने अपने निर्णयों द्वारा इस अधिकार का दायरा और भी व्यापक कर दिया है। सर्वोच्च न्यायालय के निर्णय के अनुसार, इसमें शोषण से मुक्त और मानवीय गरिमा से पूर्ण जीवन जीने का अधिकार अन्तर्निहित है। न्यायालय के अनुसार 'जीवन के अधिकार' का अर्थ है कि व्यक्ति को आश्रय एवं आजीविका का भी अधिकार हो, क्योंकि इसके बिना कोई व्यक्ति जीवित नहीं रह सकता।
- इच्छा-मृत्यु और सुप्रीम कोर्ट (अनुच्छेद-21 के सन्दर्भ में)सर्वप्रथम वर्ष 1994 में पी. रथीनम बनाम भारत संघ मामले में सुप्रीम कोर्ट ने व्यक्ति के मरने के अधिकार को स्वीकार किया था। वर्ष 1996 में सुप्रीम कोर्ट ने अपने पूर्ण निर्णय को बदलते हुए कहा कि मरने का अधिकार (Right to Die) संविधान के अनुच्छेद-21 (जीवन का अधिकार) के तहत मूल अधिकार नहीं है। मार्च, 2011 में सुप्रीम कोर्ट ने 'अरुणा शानबाग' मामले में निष्क्रिय इच्छामृत्यु की अनुमति प्रदान की थी।
- सर्वोच्च न्यायालय ने 'कॉमन काज' नामक स्वयं सेवी संगठन की याचिका पर सुनवाई करते हुए मार्च, 2018 को निष्क्रिय इच्छा-मृत्यु की अनुमति प्रदान कर दी। इस प्रकार न्यायालय ने मृत्यु के अधिकार को संविधान के अनुच्छेद-21 में शामिल कर लिया है।

अनुच्छेद-21 के तहत *कुछ प्रमुख अधिकार*

- गरिमापूर्ण जीवन जीने का अधिकार
- शिक्षा का अधिकार
- नि:शुल्क कानूनी सहायता और त्वरित सुनवाई का अधिकार
- पाशविक दण्ड से संरक्षण का अधिकार
- कर्मचारियों के स्वास्थ्य का अधिकार
- स्वास्थ्यवर्द्धक और जीवन के लिए आवश्यक पर्यावरण का अधिकार
- कर्मचारियो को संरक्षण का अधिकार
- विदेशी यात्रा का अधिकार
- सोने का अधिकार

- पुलिस द्वारा 'थर्ड डिग्री' का इस्तेमाल करना अनुच्छेद-21 का अतिक्रमण करता है।
- कार्यरत महिलाओं को कार्यस्थल पर होने वाली अश्लीलता, भेदभाव इत्यादि के सन्दर्भ में संरक्षण का अधिकार भी **अनुच्छेद-21** के अन्तर्गत आता है। विशाखा केस में उच्चतम न्यायालय ने इस प्रकार का स्पष्टीकरण दिया था।

जानवरों को भी है उत्पीड़न से सुरक्षा का अधिकार

मई, 2014 में सुप्रीम कोर्ट ने 'एनीमल वेलफेयर बोर्ड' की याचिका पर सुनवाई करते हुए एक महत्त्वपूर्ण निर्णय दिया, जिसके आधार पर तमिलनाडु के प्रसिद्ध पर्व पोंगल के दूसरे एवं तीसरे दिन आयोजित किए जाने वाले खेल जलीकट्टू (बुल-फाइटिंग) तथा देश भर के विभिन्न स्थानों पर आयोजित की जाने वाली 'बैलगाड़ी दौड़' पर प्रतिबन्ध लगा दिया। उल्लेखनीय है कि पशुओं के साथ उत्पीड़नात्मक व्यवहार 'प्रीवेन्शन ऑफ क्रूयल्टी एक्ट (PCA)', 1960 के तहत प्रतिबन्धित है।

सुप्रीम कोर्ट ने **अनुच्छेद-**21 में प्रयुक्त शब्द 'जीवन' को विस्तारित करते हुए 'जानवरों के जीवन' को भी इसमें सम्मिलित किया, साथ ही यह भी स्पष्ट किया कि जानवरों को भी उत्पीड़न मुक्त जीवन जीने का अधिकार है।

अनुच्छेद-21क : शिक्षा का अधिकार

- संविधान के **86वें संशोधन** अधिनियम, 2002 द्वारा एक नया अनुच्छेद-21 (क) जोड़कर शिक्षा के अधिकार (Right to Education) को मूल अधिकार में सम्मिलित किया गया। इसके अन्तर्गत 6 से 14 वर्ष की आयु के सभी बच्चों के लिए नि:शुल्क एवं अनिवार्य शिक्षा का प्रावधान किया गया। शिक्षा का अधिकार अधिनियम, 2009 के पारित होने तथा इसके अस्तित्व में आ जाने के कारण **अनुच्छेद-21** (क) को व्यावहारिक तौर पर प्रवृत्त करना सम्भव हो सकेगा। यह संशोधन देश में 'सर्वशिक्षा' के लक्ष्य में एक मील का पत्थर साबित हुआ है। यह नागरिकों के अधिकार के मामले में क्रान्ति की तरह है।
- वर्ष 1993 में उच्चतम न्यायालय ने अपने फैसले में प्राथमिक शिक्षा को जीवन के अधिकार के अन्तर्गत मूल अधिकार माना। प्राथमिक शिक्षा के उपरान्त ही शिक्षा व्यक्ति की आर्थिक स्थिति एवं राज्य के विकास का विषय है। शिक्षा का अधिकार, 2009 का उद्देश्य समानता, सामाजिक न्याय तथा प्रजातान्त्रिक मूल्यों के साथ ही न्यायपूर्ण समाज निर्माण का लक्ष्य प्राप्त करना है। इसके लिए केन्द्र-राज्य की हिस्सेदारी 65 : 35 है।
- उच्चतम न्यायालय की संवैधानिक पीठ ने मई, 2014 को दिए गए अपने निर्णय में अनुच्छेद-21 (क) (शिक्षा का अधिकार) और अनुच्छेद-15 (ङ) (आर्थिक रूप से कमजोर वर्गों से सम्बन्धित) के सन्दर्भ में उस आदेश को वैध ठहराया है, जिसके अन्तर्गत सभी

विद्यालयों, जिनमें सभी गैर-सहायता प्राप्त निजी विद्यालय सम्मिलित हैं, को आर्थिक रूप से कमजोर वर्ग के लिए 25% सीटें आरक्षित करने का प्रावधान है, हालाँकि ये प्रावधान सहायता प्राप्त या गैर-सहायता प्राप्त अल्पसंख्यक संस्थानों पर लागू नहीं होंगे।

अनुच्छेद-22 : कुछ दशाओं में गिरफ्तारी और निरोध से संरक्षण

- अनुच्छेद-22 में नागरिकों को प्राप्त *निम्न अधिकारों का उल्लेख है*
  - बन्दी बनाए गए व्यक्ति को उसके बन्दी बनाए जाने के कारणों को जानने का अधिकार। (**अनुच्छेद-22 (1)**)
  - बन्दी बनाए गए व्यक्ति को वकील से सलाह लेने तथा अपने बचाव के लिए प्रबन्ध करने का अधिकार। (**अनुच्छेद-22 (1)**)
  - बन्दी व्यक्ति को 24 घण्टों के भीतर निकटस्थ मजिस्ट्रेट के समक्ष प्रस्तुत करना आवश्यक होगा। (गिरफ्तारी के स्थान से मजिस्ट्रेट के न्यायालय तक के यात्रा समय को छोड़कर) मजिस्ट्रेट की अनुमति के बिना किसी को भी 24 घण्टे से अधिक समय के लिए बन्दी नहीं रखा जा सकता है।

निवारक निरोध

- निवारक निरोध के अन्तर्गत भी **अनुच्छेद**-22 में कुछ प्रावधान किए गए हैं; जैसे-**अनुच्छेद**-22 (4) के अनुसार किसी व्यक्ति को निवारक निरोध के अन्तर्गत **तीन माह** से अधिक समय के लिए गिरफ्तार नहीं रखा जा सकता (कुछ शर्तों के साथ)। **अनुच्छेद**-22 (5) में प्रावधान है कि गिरफ्तार करने वाला प्राधिकारी शीघ्र उस व्यक्ति को सूचित करेगा कि वह आदेश किन आधारों पर दिया है और उस आदेश के विरुद्ध अभ्यावेदन करने के लिए उसे शीघ्र अवसर देगा।
- **अनुच्छेद**-22 (6) के अनुसार, यदि प्राधिकारी निरोध के कारण बताना लोकहित के विरुद्ध समझाता है, तो वह ऐसा कर सकता है। 44वें संशोधन अधिनियम द्वारा निरोध की अवधि को **तीन माह** से घटाकर **दो माह** की व्यवस्था की गई, लेकिन इसे अब तक प्रभावी नहीं बनाया गया है।

शोषण के विरुद्ध अधिकार (अनुच्छेद-23-24)

अनुच्छेद-23 मानव केदुर्व्यापार आदि पर प्रतिबन्ध

- **अनुच्छेद-23** व **24 व्यक्ति** की गरिमा के अनुरूप शोषण के विरुद्ध अधिकारों का प्रावधान करते हैं। अनुच्छेद-23 मानव के दुर्व्यापार, बेगार और सभी प्रकार के बलात् श्रम को प्रतिबन्धित करता है। दुर्व्यापार से तात्पर्य है कि किसी मनुष्य का क्रय-विक्रय, बेगार एवं बिना वेतन के कार्य करवाना। यह अनुच्छेद **अमेरिकी संविधान** के **13वें संशोधन** की तरह है, जिसमें दासता का अन्त किया गया है।
- भारत में भी मानव के दुर्व्यापार, बेगार और बलात् श्रम को रोकने के लिए संसद ने अनैतिक व्यापार (निवारण) अधिनियम, 1956 और बँधुवा श्रम उन्मूलन अधिनियम, 1976 अधिनियमित किया है। इस अधिकार का एक महत्त्वपूर्ण अपवाद भी है कि राज्य सार्वजनिक उद्देश्य से अनिवार्य श्रम की योजना लागू कर सकता है, लेकिन ऐसा करते समय राज्य नागरिकों के मध्य धर्म, मूलवंश, जाति वर्ण या सामाजिक स्तर के आधार पर कोई भेदभाव नहीं करेगा।
- वस्तुतः शोषण के विरुद्ध अधिकार का उद्देश्य एक सामाजिक लोकतन्त्र की स्थापना करना है।

अनुच्छेद-24 बाल श्रम पर प्रतिबन्ध

- अनुच्छेद-24 के अनुसार, 14 वर्ष से कम आयु वाले किसी भी बच्चे को कारखानों या अन्य किसी जोखिम भरे काम पर नियुक्त नहीं किया जाएगा। यह निषेध मानव अधिकारों सम्बन्धी अवधारणाओं तथा संयुक्त राष्ट्र के सिद्धान्तों के अनुसार है।
- केन्द्र सरकार ने **वर्ष 2012** में एक प्रस्ताव स्वीकृत कर 14 वर्ष से कम आयु के बच्चों को किसी भी तरह के रोजगार के नियोजन पर पूर्ण प्रतिबन्ध लगा दिया है।
- बाल श्रम (निषेध एवं नियमन) अधिनियम, **1986** को संशोधित कर इसका नामकरण बाल एवं किशोर श्रम (निषेध) अधिनियम कर दिया जाएगा। अधिनियम में दण्ड को और अधिक कठोर बनाया गया है। सजा 1 वर्ष से बढ़ाकर 2 वर्ष और जुर्माने की राशि ₹ 2000 से बढ़ाकर ' 5000 अथवा दोनों कर दी गई हैं।

धार्मिक स्वतन्त्रता का अधिकार (अनुच्छेद-25-28)

- संविधान के अनुसार, प्रत्येक व्यक्ति को अपनी पसन्द के धर्म का पालन करने का अधिकार प्राप्त है। संविधान द्वारा भारत को एक **पन्थनिरपेक्ष राज्य** घोषित किया गया है अर्थात् ऐसा राज्य जो सभी धर्मों के प्रति तटस्थता एवं निष्पक्षता का भाव रखता है। पन्थनिरपेक्ष राज्य इस सिद्धान्त पर आधारित होता है कि राज्य का विषय केवल व्यक्ति और व्यक्ति के बीच सम्बन्ध से है, व्यक्ति एवं ईश्वर के बीच सम्बन्ध से नहीं।

अनुच्छेद-25 : अन्तःकरण की स्वतन्त्रता

- **अनुच्छेद** 25 के अनुसार, लोक व्यवस्था, सदाचार और स्वास्थ्य के अधीन रहते हुए सभी व्यक्तियों को अन्तःकरण की स्वतन्त्रता का एवं धर्म के अबाध रूप से मानने, आचरण तथा प्रचार करने का समान अधिकार प्रदान किया गया है।
- यह स्वतन्त्रता लोक व्यवस्था, सदाचार एवं स्वास्थ्य के हित में राज्य द्वारा अधिरोपित प्रतिबन्धों के अधीन है, ताकि धार्मिक स्वतन्त्रता का दुरुपयोग, अपराध अथवा असामाजिक कार्यों; जैसे—बालवध आदि प्रथाओं के लिए न किया जा सके।
- यह स्वतन्त्रता राज्य द्वारा निर्मित ऐसे विनियमों के अधीन है, जो किसी आर्थिक, वित्तीय, राजनीतिक या अन्य लौकिक क्रिया-कलाप से सम्बन्धित है तथा वे धार्मिक प्रथाओं के अन्तर्गत तो हैं, परन्तु अन्तःकरण की स्वतन्त्रता के अधीन नहीं आते हैं।
- उपरोक्त सीमाओं के अधीन रहते हुए भारत के प्रत्येक व्यक्ति को न केवल धार्मिक आस्थाओं का, अपितु ऐसी आस्थाओं अथवा विश्वासों से सम्बद्ध आचरण करने एवं अपने मतों का उपदेश देने का अधिकार प्राप्त है।

अनुच्छेद-26 : धार्मिक मामलों के प्रबन्धन की स्वतन्त्रता

- **अनुच्छेद**-26 के अन्तर्गत यह प्रावधान किया गया है कि लोक व्यवस्था, सदाचार एवं स्वास्थ्य के अधीन रहते हुए, प्रत्येक धार्मिक सम्प्रदाय को धार्मिक संस्थाओं की स्थापना एवं उनके पोषण का, अपने धर्म विषयक कार्यों का प्रबन्ध करने का, जंगम एवं स्थावर सम्पत्ति के अर्जन एवं स्वामित्व का तथा ऐसी सम्पत्ति के प्रशासन का अधिकार प्राप्त हो।

- **अनुच्छेद- 25 एवं** 26 के तहत प्रदत्त **धार्मिक स्वतन्त्रता** के अधिकारों का न्यायालय द्वारा और विस्तार कर दिया गया है। न्यायालय के अनुसार **अनुच्छेद-25** एवं **26** के अन्तर्गत व्यक्ति को श्रद्धा एवं विश्वास को मानने एवं प्रचार करने का अधिकार तो है ही। इसके अतिरिक्त वह सभी कर्मकाण्डों अथवा प्रथाएँ मानने का अधिकारी भी है, जो उस सम्प्रदाय के अनुयायियों द्वारा धर्म का अंग समझी जाती हैं। प्रत्येक धार्मिक सम्प्रदाय अथवा संगठन को यह निर्णय लेने की पूरी छूट है कि कौन-से कर्मकाण्ड एवं उत्सव उनके धार्मिक सिद्धान्तों के अनुसार आवश्यक हैं।
- राज्य के विनियम उन विषयों में हस्तक्षेप नहीं कर सकते, जो सारगर्भित रूप से धार्मिक हैं। न्यायालय को यह निर्णय करने का अधिकार प्राप्त है कि कोई विशिष्ट कर्मकाण्ड या पूजा-पद्धति उस धर्म की मान्यताओं के अनुसार, आवश्यक है या नहीं तथा यदि कोई विशिष्ट पद्धति लोक स्वास्थ्य या सदाचार के विरुद्ध है या धार्मिक पद्धति का अभिन्न अंग नहीं है और किसी सामाजिक, आर्थिक या राजनीतिक विनियमन करने वाली विधि का उल्लंघन करती है, तो न्यायालय हस्तक्षेप कर सकेगा।

अनुच्छेद-27 : किसी विशिष्ट धर्म की अभिवृद्धि के लिए करों के बारे में स्वतन्त्रता

- **अनुच्छेद-**27 के द्वारा यह व्यवस्था की गई है कि राज्य द्वारा किसी भी व्यक्ति को ऐसे करों को देने हेतु बाध्य नहीं किया जाएगा, जिसकी जमा राशि से किसी विशिष्ट धर्म का पोषण किया जाता हो।

अनुच्छेद-28 : राजकीय शिक्षण संस्थाओं में धार्मिक शिक्षा का निषेध

- **अनुच्छेद-**28 *द्वारा प्रावधान किया गया है कि*
  - राज्य-निधि से पूर्णतः पोषित किसी शिक्षण संस्थान में कोई धार्मिक शिक्षा नहीं दी जाएगी तथा
  - राज्य द्वारा मान्यता प्राप्त या **राज्य-निधि** से सहायता प्राप्त शिक्षण संस्थानों में शिक्षा ग्रहण करने वाले किसी व्यक्ति को ऐसी संस्था में दी जाने वाली धार्मिक शिक्षा में भाग लेने अथवा **धार्मिक उपासना** में उपस्थित होने के लिए बाध्य नहीं किया जाएगा।
- उपरोक्त प्रावधानों का मुख्य उद्देश्य देश में एक पन्थनिरपेक्ष राज्य व्यवस्था स्थापित करना है।

संस्कृति और शिक्षा सम्बन्धी अधिकार (अनुच्छेद-29-30)

- भारतीय समाज की विविधता को ध्यान में रखते हुए, भारतीय संविधान में अल्पसंख्यकों को अपनी संस्कृति को बनाए रखने का अधिकार भी एक मौलिक अधिकार के तहत प्रदान किया गया है। किसी समुदाय को केवल धर्म के आधार पर ही नहीं, बल्कि **भाषा** एवं **संस्कृति** के आधार पर भी अल्पसंख्यक माना जाता है।
- अल्पसंख्यक वह समूह है, जिनकी अपनी एक भाषा अथवा धर्म होता है एवं देश के किसी एक भाग में या पूरे देश में संख्या के आधार पर वह किसी अन्य समूह से छोटा है, ऐसे अल्पसंख्यक समूहों को अपनी भाषा, लिपि और संस्कृति को सुरक्षित रखने और उसे विकसित करने का अधिकार है। भाषायी अथवा धार्मिक अल्पसंख्यक अपने **शिक्षण संस्थान** खोल सकते हैं तथा अपनी संस्कृति को सुरक्षित एवं विकसित कर सकते हैं। सरकार द्वारा शिक्षण संस्थानों के वित्तीय अनुदान दिए जाने के मामले में सरकार द्वारा इस आधार पर भेद-भाव नहीं किया जाएगा कि उस शिक्षण संस्थान का प्रबन्ध किसी अल्पसंख्यक समुदाय के हाथ में है।

अनुच्छेद-29-अल्पसंख्यक-वर्गों के हितों का संरक्षण

- अनुच्छेद-29 के तहत यह प्रावधान किया गया है कि भारत में रहने वाले किसी भी नागरिक को, जिसकी अपनी कोई विशिष्ट भाषा, लिपि या संस्कृति है, उसे बनाए रखने का अधिकार प्राप्त होगा। इस अनुच्छेद के द्वारा यह भी व्यवस्था की गई है कि किसी भी नागरिक को धर्म, प्रजाति, जाति, भाषा या इनमें से किसी के भी आधार पर राज्य द्वारा पोषित या राज्य-निधि से सहायता प्राप्त किसी भी शिक्षण संस्थान में प्रवेश से वंचित नहीं किया जा सकता।

अनुच्छेद-30-शिक्षा संस्थानों की स्थापना और प्रशासन करने का अल्पसंख्यक-वर्गों का अधिकार

- **अनुच्छेद-**30 के द्वारा अल्पसंख्यकों को अपनी शिक्षण संस्थाएँ स्थापित करने तथा उनका प्रबन्धन करने की स्वतन्त्रता प्रदान की गई है। यदि राज्य द्वारा किसी ऐसी शिक्षण संस्थान की सम्पत्ति का आधिपत्य ग्रहण किया जाता है, जिसकी स्थापना किसी अल्पसंख्यक वर्ग द्वारा की गई हो अथवा जिसका प्रबन्धन किसी अल्पसंख्यक समुदाय द्वारा किया जाता हो, तो उसके द्वारा इतने मुआवजे की व्यवस्था करनी आवश्यक होगी, जिससे अल्पसंख्यकों के अधिकार समाप्त एवं सीमित न हो जाएँ। राज्य द्वारा शिक्षण संस्थान को अनुदान देने में इस आधार पर भेद-भाव नहीं किया जाएगा कि उसका स्वामित्व अथवा प्रबन्धन किसी अल्पसंख्यक वर्ग के हाथों में है।
- **अनुच्छेद 30** के द्वारा प्रदत्त अधिकार, अल्पसंख्यकों को अपने बच्चों को अपनी भाषा में शिक्षा का अधिकार भी प्रदान करता है।

मूल अधिकारों के सन्दर्भ में उच्चतम न्यायालय के निर्णय

- **शंकरी प्रसाद केस, 1952** में उच्चतम न्यायालय ने निर्णय दिया कि अनुच्छेद-368 के तहत संसद मूल अधिकारों सहित संविधान के किसी भी भाग में संशोधन कर सकती है।
- **गोलकनाथ केस, 1969** के उच्चतम न्यायालय ने अपने पिछले निर्णय को पलटते हुए निर्णय दिया कि मूल अधिकारों में संशोधन नहीं किया जा सकता।
- **केशवानन्द भारती केस, 1973** में उच्चतम न्यायालय ने निर्णय दिया कि संसद मूल अधिकारों में संशोधन कर सकती है, किन्तु इससे संविधान के मूल ढाँचे में कोई परिवर्तन नहीं होना चाहिए।

संवैधानिक उपचारों का अधिकार (अनुच्छेद-32)

- संवैधानिक उपचारों का अधिकार वह साधन है, जिसके द्वारा मौलिक अधिकारों को व्यवहार में लाया जा सकता है तथा उल्लंघन होने पर अधिकारों की रक्षा की जा सकती है। **डॉ. अम्बेडकर** ने इस अधिकार को **संविधान का हृदय और आत्मा** की संज्ञा दी। इसके अन्तर्गत प्रत्येक नागरिक को यह अधिकार प्राप्त है कि वह अपने मौलिक अधिकारों के उल्लंघन की स्थिति में सीधे उच्चतम न्यायालय अथवा उच्च न्यायालय जा सकता है।
- उच्चतम न्यायालय अथवा उच्च न्यायालयों द्वारा मौलिक अधिकारों को लागू करवाने हेतु सरकार को आदेश एवं निर्देश दिया जा सकता है। संविधान में मौलिक अधिकारों का संरक्षक उच्चतम तथा उच्च न्यायालयों को बनाया गया है।

- *इसकी अवहेलना होने पर उच्चतम न्यायालय* (अनुच्छेद-32 के तहत) *एवं उच्च न्यायालय* (अनुच्छेद-226 के तहत) *रिट जारी कर सकते हैं, जो निम्न हैं*

बन्दी प्रत्यक्षीकरण

- बन्दी प्रत्यक्षीकरण (Habeas Corpus) के द्वारा न्यायालय किसी गिरफ्तार व्यक्ति को न्यायालय के सामने प्रस्तुत करने का आदेश देता है। जब कभी किसी व्यक्ति को विधि की अनुमति के बिना बन्दी बनाकर रखा जाता है, तो जिसने उस व्यक्ति को बन्दी बना रखा है, उस व्यक्ति या अधिकारी को न्यायालय द्वारा यह आदेश जारी किया जा सकता है, कि वह बन्दी को न्यायालय के सम्मुख प्रत्यक्ष रूप से प्रस्तुत करे तथा उन कारणों को बताए, जिनके आधार पर उसको बन्दी बनाया गया है।
- यदि जाँच के पश्चात् न्यायालय इस निर्णय पर पहुँचता है कि उस बन्दी को विधि के विरुद्ध बन्द किया गया है, तो वह उसे मुक्त करने का आदेश दे सकता है। इस लेख को वैयक्तिक स्वतन्त्रता का आधार माना जाता है।

परमादेश

- न्यायालय द्वारा परमादेश (Mandamus) तब जारी किया जाता है। जब न्यायालय को यह लगता है कि कोई सार्वजनिक पदाधिकारी, न्यायालय अथवा निगम अपने कानूनी एवं संवैधानिक दायित्वों का पालन नहीं कर रहा है एवं किसी व्यक्ति का मौलिक अधिकार प्रभावित हो रहा है। इस प्रकार का आदेश न केवल व्यक्तियों एवं संस्थाओं वरन् सरकार एवं अधीनस्थ न्यायालयों के विरुद्ध भी जारी किया जा सकता है।
- इसी प्रकार, जब कोई ऐसा कार्य करता है, जो उसके अधिकार क्षेत्र से बाहर है, तब भी न्यायालय द्वारा उस पर रोक लगाई जा सकती है।

उत्प्रेषण

- उत्प्रेषण (Certiorari) के अन्तर्गत, जब कोई निचली अदालत या सरकारी अधिकारी बिना अधिकार के कोई कार्य करता है, तो न्यायालय उसके समक्ष विचाराधीन मामले को उससे लेकर उत्प्रेषण द्वारा उसे ऊपर की अदालत या अधिकारी को हस्तान्तरित कर देता है।

प्रतिषेध

- जब किसी निचली अदालत द्वारा अपने अधिकार क्षेत्र को अतिक्रमण करके किसी मुकदमे की सुनवाई की जाती है। तो सर्वोच्च न्यायालय अथवा उच्च न्यायालयों द्वारा उसे ऐसा करने से रोकने हेतु प्रतिषेध (Prohibition) जारी किया जाता है।

प्रतिषेध एवं उत्प्रेषण में अन्तर

- प्रतिषेध एवं उत्प्रेषण के लेख में मूल अन्तर यह है कि प्रतिषेध तब जारी किया जाता है। जब न्यायिक प्रक्रिया चल रही हो, जबकि उत्प्रेषण का लेख उस समय जारी किया जाता है। जब किसी मामले में निर्णय दिया जा चुका हो।

अधिकार-पृच्छा

- अधिकार पृच्छा (Quo-Warranto) सर्वोच्च न्यायालय अथवा उच्च न्यायालयों द्वारा तब जारी किया जाता है। जब किसी व्यक्ति द्वारा अवैधानिक रूप से कोई सार्वजनिक पद ग्रहण कर लिया जाता है। न्यायालय इस लेख द्वारा सम्बन्धित व्यक्ति को पद छोड़ने का आदेश दे सकता है।

सशस्त्र बल एवं मौलिक अधिकार

- **अनुच्छेद-**35 यह मूल अधिकारों का अपवाद है। कार्यपालिका के कुछ अंग (जैसे-सैन्य बल, पुलिस, आसूचना अभिकरण) ऐसे हैं, जहाँ स्वतन्त्रता को नियन्त्रित करना आवश्यक है। यह अनुच्छेद संसद को यह शक्ति देता है कि वह इसके सम्बन्ध में विधि बनाकर मौलिक अधिकार की सीमा को निर्धारित कर सकता है।
- **अनुच्छेद-**34 जब भारत में कहीं भी सैन्य विधि (मार्शल लॉ) लागू हो, तो संसद को यह शक्ति है कि वह मौलिक अधिकारों पर प्रतिबन्ध लगा दे।

राज्य के नीति-निदेशक तत्त्व

- राज्य के नीति-निदेशक तत्त्वों का उल्लेख संविधान में भाग-IV के अनुच्छेद-**36 से 51** तक में किया गया है। नीति-निदेशक तत्त्वों को वर्ष 1937 में निर्मित आयरलैण्ड के संविधान से लिया गया है। राज्य के नीति-निदेशक तत्त्व शासन व्यवस्था के मूल आधार हैं। ये देश के प्रशासकों के लिए एक आचार संहिता है।
- संविधान सभा के संवैधानिक सलाहकार **सर बी एन राव** ने इस बात की संस्तुति की थी कि वैयक्तिक अधिकार को दो श्रेणियों—न्यायोचित एवं गैर-न्यायोचित में बाँटा जाना चाहिए, जिसे प्रारूप समिति द्वारा स्वीकार कर लिया गया। इस तरह न्यायोचित प्रकृति वाले मूल अधिकारों को भाग-III में और गैर-न्यायोचित प्रकृति वाले निदेशक तत्त्वों को संविधान के भाग-IV में रखा गया।

नीति-निदेशक तत्त्वों की सूची में तीन आधारभूत बातें हैं

1. वे लक्ष्य एवं उद्देश्य जो एक समाज के रूप में नागरिकों द्वारा स्वीकार किए जाने चाहिए।
2. वे अधिकार जो नागरिकों को मौलिक अधिकार के अतिरिक्त प्राप्त होने चाहिए।
3. वे नीतियाँ जिनका पालन सरकार द्वारा किया जाना चाहिए।

नीति-निदेशक तत्त्वों के बारे में विभिन्न विद्वानों के विचार

- **डॉ.एम वी पायली** के अनुसार, "ये तत्त्व प्रजातान्त्रिक भारत का शिलान्यास करते हैं तथा जब भारत सरकार इन्हें कार्यरूप में परिणत कर सकेगी, तो भारत एक सच्चा लोक कल्याणकारी राज्य बन सकेगा।"
- **के सी ह्वीयर** के शब्दों में "नीति-निदेशक तत्त्व संसद एवं न्यायपालिका में संघर्ष को बढ़ावा देते हैं।"
- **आइवर जैनिंग्स** के शब्दों में नीति-निदेशक तत्त्वों को "पुण्यात्मा नैतिक आकांक्षा, फेबियन समाजवाद" आदि से प्रेरित संज्ञाएँ दी हैं।
- **डॉ. बी आर अम्बेडकर** के शब्दों में "नीति-निदेशक तत्त्व आर्थिक लोकतन्त्र की स्थापना करते हैं।"
- **ग्रेनविल ऑस्टिन** के अनुसार, "निदेशक तत्व एवं मूल अधिकारों को **संविधान की मूल आत्मा** कहा है।"

नीति-निदेशक तत्त्वों के उद्देश्य

- 'लोक-कल्याणकारी राज्य' का निर्माण व आर्थिक और सामाजिक लोकतन्त्र की स्थापना करना ही इन निदेशक तत्त्वों का मूल उद्देश्य है।
- निदेशक तत्त्व संविधान में उल्लिखित आर्थिक, सामाजिक और राजनीतिक लोकतन्त्र स्थापित करने का उद्देश्य रखते हैं एवं इसी उद्देश्य की पूर्ति के लिए राज्य का मार्गदर्शन करते हैं।
- नीति-निदेशक तत्त्व समाजवाद, गाँधीवाद और व्यक्तिवाद का सृजन करते हैं।

नीति-निदेशक तत्त्वों का महत्त्व एवं उपयोगिता

- नीति-निदेशक तत्त्व की उपेक्षा होने की स्थिति में न्यायालय में चुनौती नहीं दी जा सकती है। यह सत्य है कि इसे न्यायालय द्वारा क्रियान्वित नहीं किया जा सकता है, फिर भी यह शासन का आधार भूत सिद्धान्त है। इसी प्रकार कार्यपालिका ने भी अपने कार्यों के औचित्य के लिए नीति-निदेशक तत्त्वों का सहारा लिया है; जैसे—**चम्पकम दोराइराजन** बनाम **मद्रास** राज्य वाद में सरकार ने अपने औचित्य को सिद्ध करने के लिए अनुच्छेद-46 में उल्लेखित निदेशक तत्त्व, अनुसूचित जाति, अनुसूचित जनजाति तथा अन्य दुर्बल वर्गों की शिक्षा तथा आर्थिक हितों की अभिवृद्धि का सहारा लिया।
- **शंकरी प्रसाद** तथा **गोलकनाथ** केस में सरकार ने न्यायालय को बताया कि प्रथम तथा चतुर्थ संविधान संशोधन अधिनियम राज्य के नीति-निदेशक तत्त्व को व्यावहारिक रूप प्रदान करते हैं।
- नीति-निदेशक तत्त्व वे संवैधानिक लक्ष्य हैं, जिन्हें हमें प्राप्त करना है और उन्हें मौलिक अधिकारों में परिवर्तित करना है। उदाहरण के लिए पूर्व में 14 वर्ष तक के बच्चों को 'नि:शुल्क और अनिवार्य शिक्षा' की व्यवस्था करना एक नीति-निदेशक तत्त्व था, परन्तु 86वें संशोधन अधिनियम द्वारा वर्तमान में यह अनुच्छेद-21 (A) के अन्तर्गत मौलिक अधिकार है।

नीति- निदेशक तत्त्वों की प्रकृति

- संविधान निर्माताओं ने निर्देशक सिद्धान्तों को गैर-न्यायोचित एवं विधिक रूप से लागू करने की बाध्यता वाला नहीं बनाया, क्योंकि देश के पास पर्याप्त वित्तीय संसाधन नहीं थे, इसके अलावा देश में व्यापक विविधता एवं पिछड़ापन इसके क्रियान्वयन में बाधक थे, इसलिए संविधान निर्माताओं ने व्यावहारिक दृष्टिकोण अपनाया और इन तत्त्वों में शक्ति निहित नहीं की।
- इसलिए उनके हनन पर उन्हें न्यायालय द्वारा लागू नहीं कराया जा सकता। अत: कुछ आलोचकों द्वारा इन्हें पवित्र विचार अथवा नूतन वर्ष पर किए गए संकल्प मात्र कहा गया है। शक्तिहीन होने के बाद भी ये शासन के आधारभूत सिद्धान्त हैं तथा शासन व्यवस्था के तीनों अंगों-कार्यपालिका, विधायिका एवं न्यायपालिका को इनकी महत्ता स्वीकार करनी पड़ती है।
- वस्तुत: न्यायपालिका द्वारा मौलिक अधिकारों एवं नीति-निदेशक तत्त्वों के मध्य अनुरूपता के सिद्धान्त का अवलम्बन किया गया है तथा संविधान के विभिन्न प्रावधानों की व्याख्या करते समय इन निदेशक तत्त्वों का सहारा भी लिया गया है।
- **मिनर्वा मिल्स प्रकरण** में उच्चतम न्यायालय के तत्कालीन मुख्य न्यायाधीश चन्द्रचूड़ द्वारा कहा गया है कि भारतीय संविधान अपने भाग-III एवं भाग-IV के सन्तुलन पर दृढ़तापूर्वक आधारित है तथा इसमें किसी एक को प्रधानता देने का अर्थ संविधान की समरसता में विघ्न डालना है।

नीति-निदेशक तत्त्वों के प्रकार

- अनुच्छेद-36 से 51 तक 17 निदेशक तत्त्व हैं। अनुच्छेद-39 क, 43 क और 48 क वर्ष 1976 में 42वें संशोधन अधिनियम द्वारा जोड़े गए। 44वें संशोधन अधिनियम से अनुच्छेद-38 में परिवर्तन किया गया। वर्ष 2002 में पारित 86वें संविधान संशोधन अधिनियम द्वारा अनुच्छेद-45 के स्थान पर एक नए अनुच्छेद को रखा गया है।
- संविधान में इनका वर्गीकरण नहीं किया गया है, लेकिन इनकी दशा एवं दिशा के आधार पर इन्हें तीन व्यापक श्रेणियों—

  1. समाजवादी 2. गाँधीवादी 3. उदार बुद्धिजीवी

1. समाजवादी सिद्धान्त

- *अनुच्छेद*-38 लोक कल्याण की अभिवृद्धि के लिए सामाजिक व्यवस्था बनाना।
- आय की असमानताओं को दूर करने का प्रयास।

अनुच्छेद-39 राज्य अपनी नीति का संचालन इस प्रकार करें—

- समुदाय के भौतिक संसाधनों का स्वामित्व व नियन्त्रण इस प्रकार बँटा हो जिससे सामूहिक हित का सर्वोत्तम रूप में साधन हो।
- पुरुषों व स्त्रियों दोनों को समान कार्य के लिए समान वेतन
- पुरुष और स्त्री कर्मकारों के स्वास्थ्य व शक्ति का तथा बालकों की सुकुमार अवस्था का दुरुपयोग न हो।
- *अनुच्छेद-39* (क) समान न्याय और नि:शुल्क विधिक सहायता उपलब्ध कराना।
- *अनुच्छेद-41* काम पाने के, शिक्षा पाने के और बेकारी, बुढ़ापा, बीमारी और नि:शक्तता की दशाओं में लोक सहायता पाने के अधिकार को संरक्षित करना।
- *अनुच्छेद-42* काम की न्यायसंगत एवं मानवोचित दशाएँ तथा प्रसूति सहायता।
- *अनुच्छेद-43* सभी कर्मकारों के लिए निर्वाह मजदूरी, शिष्ट जीवन-स्तर तथा सामाजिक और सांस्कृतिक अवसर।
- *अनुच्छेद-43* (A) उद्योगों के प्रबन्ध में कर्मकारों का भाग लेना।
- *अनुच्छेद-47* पोषाहार स्तर और जीवन-स्तर को ऊँचा करना तथा लोक स्वास्थ्य का सुधार करना।

2. गाँधीवादी सिद्धान्त

- *अनुच्छेद*-40 ग्राम पंचायतों का गठन।
- *अनुच्छेद*-43 कुटीर उद्योग को प्रोत्साहन।
- *अनुच्छेद*-46 अनुसूचित जातियों, जनजातियों और अन्य दुर्बल वर्गों के शैक्षिक व आर्थिक हितों की अभिवृद्धि।
- *अनुच्छेद*-47 स्वास्थ्य के लिए हानिकारक मादक पेयों व औषधियों पर प्रतिबन्ध का प्रयास।
- अनुच्छेद-47 'A' गाय, बछड़ों तथा अन्य दुधारू पशुओं के सुधार तथा उनके वध के प्रतिषेध हेतु कार्य करना।
- *अनुच्छेद*-48 (क) पर्यावरण संरक्षण, संवर्द्धन और वन तथा वन्य जीवों की रक्षा।

समान कार्य के लिए समान वेतन

अनुच्छेद-39 के अनुसार, राज्य अपनी नीति का संचालन इस प्रकार करेगा कि स्त्री-पुरुष सभी नागरिकों को जीविका के पर्याप्त साधन प्राप्त करने का अधिकार सुनिश्चित हो तथा पुरुषों और स्त्रियों को समान कार्य के लिए समान वेतन मिले। वर्ष 2000 में संयुक्त राष्ट्र के अन्तर्गत आयोजित सम्मेलन स्त्रियों के विरुद्ध सभी प्रकार के विभेदों का उन्मूलन करने के लिए अन्तर्राष्ट्रीय अभिसमय, ने संकल्प पारित करके यह कहा कि भारत ने अपनी स्त्री जाति और उस सिद्धान्त के प्रति विश्वासघात किया है, जिस पर उसने वर्ष 1953 में हस्ताक्षर किए थे। उक्त अभिसमय के अधीन स्त्री-पुरुष में समानता सुनिश्चित करने के लिए बाध्य है।

इसी तरह का एक निर्णय पूर्व में उच्चतम न्यायालय ने भी दिया था कि सभी को समान कार्य के लिए समान वेतन मिलना चाहिए।

3. उदार बुद्धिजीवी सिद्धान्त

- *अनुच्छेद-44* भारत के समस्त राज्य क्षेत्र में नागरिकों के लिए एक समान सिविल संहिता।
- *अनुच्छेद-45* सभी बालकों को चौदह वर्ष की आयु पूरी करने तक निःशुल्क और अनिवार्य शिक्षा देना।
- *अनुच्छेद-49* राष्ट्रीय महत्त्व वाले घोषित किए गए कलात्मक या ऐतिहासिक अभिरुचि वाले संस्मारक या स्थान या वस्तु का संरक्षण करना।
- *अनुच्छेद-50* राज्य की लोक सेवाओं में, न्यायपालिका को कार्यपालिका से पृथक् करना।
- *अनुच्छेद-51* अन्तर्राष्ट्रीय शान्ति और सुरक्षा की अभिवृद्धि करना तथा राष्ट्रों के बीच न्यायपूर्ण और सम्मानपूर्ण सम्बन्धों को बनाए रखना।

एक समान सिविल संहिता

- संविधान के भाग-4 (राज्य के नीति-निदेशक तत्त्व) के *अनुच्छेद*-44 में राज्य को सभी नागरिकों के लिए एक-समान सिविल संहिता के निर्माण का निर्देश दिया गया है।
- भारत सरकार ने इस दिशा में प्रयास के लिए हिन्दू कानूनों में सुधार के लिए हिन्दू विवाह अधिनियम (Hindu Marriage Act),हिन्दू उत्तराधिकार अधिनियम (Hindu Succession Act) पारित किया, परन्तु सरकार द्वारा इस दिशा में अधिक प्रयास नहीं किए गए।
- शाहबानों केस (1989) में उच्चतम न्यायालय ने भारत सरकार को एक समान सिविल संहिता लागू करने का निर्देशित किया,परन्तु राजीव गाँधी के नेतृत्व वाली सरकार ने अल्पसंख्यकों के दबाव में इसको लागू नहीं किया। सरला मुद्गल बनाम भारत संघ (1995) तथा वर्ष 2005 में ईसाई पादरी की रिट पर सुनवाई के पश्चात् सर्वोच्च न्यायालय ने सरकार को एक समान सिविल संहिता लागू करने का निर्देश दिया, परन्तु सरकार की दृढ़ इच्छा शान्ति में कमी के कारण एक समान सिविल संहिता लागू नहीं हो पाई है।

भाग IV से बाहर उल्लेखित नीति-निदेशक तत्त्व

- संविधान के भाग-IV में उल्लिखित नीति-निदेशक तत्त्वों के अतिरिक्त संविधान के अन्य भागों में राज्यों से सम्बन्धित अन्य निर्देश हैं। ये निर्देश भी न्यायालय के अधीन निर्णयाधीन नहीं हैं, फिर भी न्यायालय द्वारा इन्हें *नीति-निदेशक सिद्धान्तों की श्रेणी में संयोजित किया गया है*
  - **सेवाओं के लिए अनुसूचित जातियों और जनजातियों के दावे** संघ या किसी राज्य के कार्यकलापों से सम्बन्धित सेवाओं और पदों के लिए नियुक्तियाँ करने में अनुसूचित जातियों और जनजातियों के सदस्यों के दावों का, **प्रशासन की दक्षता** बनाए रखने की संगति के अनुसार ध्यान रखा जाएगा। (भाग-16 में अनुच्छेद-335)
  - **मातृभाषा में शिक्षा** प्रत्येक राज्य और राज्य के अन्दर स्थानीय प्राधिकारी का यह कर्त्तव्य होगा की भाषायी अल्पसंख्यक वर्गों के बालकों को शिक्षा के प्राथमिक स्तर पर **मातृभाषा** में शिक्षा की पर्याप्त सुविधाओं का प्रबन्ध करें। (भाग-17 में अनुच्छेद-350 (A)
  - **हिन्दी भाषा का विकास भाग-17** के अनुच्छेद-351 में उल्लेख है, कि संघ सरकार का यह कर्त्तव्य होगा कि हिन्दी भाषा के प्रसार को बढ़ाए तथा विकास करे, जिससे भारतीय सामयिक संस्कृति का माध्यम बन सके।

42वें संविधान संशोधन, 1976 द्वारा जोड़े गए निदेशक तत्त्व

- बच्चों को स्वतन्त्र एवं गरिमामय वातावरण में स्वस्थ विकास के अवसर और सुविधाएँ प्रदान की जाएँ। (*अनुच्छेद 39* 'F')
- कानून व्यवस्था इस प्रकार काम करे कि न्याय समान अवसर के आधार पर सुलभ हो और राज्य विशिष्टतया आर्थिक या किसी अन्य निर्योग्यता के मामलों में निःशुल्क कानूनी सहायता की व्यवस्था करे। (*अनुच्छेद* 39 'A')
- उद्योगों के प्रबन्ध में कर्मकारों की भागीदारी सुनिश्चित की जाए। (*अनुच्छेद*-43 'A')
- पर्यावरण का संरक्षण हो तथा उसमें सुधार लाया जाए तथा वनों और वन्य जीवों की रक्षा की जाए। (*अनुच्छेद* 48 'A')

44वें संविधान संशोधन, 1978 द्वारा जोड़े गए निदेशक तत्त्व

- राज्य, विशिष्टतया, आय की असमानताओं को कम करने और समूहों के बीच तथा विभिन्न व्यवसायों में लगे हुए लोगों के समूहों के बीच प्रतिष्ठा, सुविधाओं और अवसरों की असमानता समाप्त करने का प्रयास करेगा। (*अनुच्छेद*-38 2)

नीति-निदेशक तत्त्वों का क्रियान्वयन

- वर्ष 1950 के बाद से केन्द्र और राज्य सरकारों में निदेशक तत्त्वों को लागू *करने के लिए अनेक कार्यक्रम एवं विधियों को बनाया है; जैसे—*
  - कृषि भूमि सुधार के अन्तर्गत मध्यवर्ती कारकों; (जैसे—जमींदार, जागीरदार, ईनामदार आदि) को समाप्त किया गया। 14 प्रमुख बैंकों का राष्ट्रीयकरण (1969), समान कार्य के लिए समान वेतन देने की गारण्टी देने वाला अधिनियम आदि। ये सभी **अनुच्छेद-39** में प्रतिष्ठित आदर्शों की प्राप्ति के लिए थे।
  - विधिक सेवा प्राधिकरण अधिनियम (1987) का राष्ट्रीय स्तर पर गठन किया गया, ताकि गरीबों को निःशुल्क एवं उचित कानूनी सहायता प्राप्त हो सके (*अनुच्छेद*-39 क)
  - त्रि-स्तरीय पंचायती राज व्यवस्था (73वें संशोधन अधिनियम, 1992) को लागू किया गया (अनुच्छेद-40)

– श्रमिकों से सम्बन्धित अनेक अधिनियम *अनुच्छेद*- 41, 42, 43 आदि को लागू करने के उद्देश्य से बनाए गए हैं, जिसमें न्यूनतम मजदूरी अधिनियम, प्रसूति प्रसुविधा अधिनियम, कारखाना अधिनियम आदि प्रमुख हैं। एकीकृत ग्रामीण विकास योजना (1978), जवाहर रोजगार योजना (1989), स्वर्ण जयन्ती ग्राम स्वरोजगार योजना (1999), महात्मा गाँधी राष्ट्रीय ग्रामीण रोजगार गारण्टी योजना (2005), आदि को मानक जीवन जीने के उद्देश्य से आरम्भ किया गया।

– *अनुच्छेद*-43 (क) में कहा गया है कि राज्य ग्रामीण क्षेत्रों में कुटीर उद्योगों की अभिवृद्धि के लिए नीति बनाएगा। इस सम्बन्ध में सरकार ने औद्योगिक नीति में बहुत-सी मदें लघु उद्योगों के लिए आरक्षित कर दीं। बहुत-से बोर्ड और आयोग, खादी और ग्रामोद्योग आयोग, अखिल भारतीय हस्तकला बोर्ड, अखिल भारतीय हथकरघा बोर्ड आदि की भी स्थापना की गई।

- नीति-निदेशक तत्त्व के *अनुच्छेद*-44 में समान सिविल संहिता (Common civil code) की बात की गई है।
- *अनुच्छेद*-45 में दिए गए '6 से 14 वर्ष के बच्चें को नि:शुल्क ओर अनिवार्य शिक्षा ' के निदेशक तत्त्व को लागू करने के लिए उसे मौलिक अधिकार (21'A') में बदल दिया गया है।
- स्कूलों में चलाया जा रहा मिड-डे-मील कार्यक्रम बच्चों में पर्याप्त पोषाहार स्तर को बढ़ावा देने हेतु चलाया जा रहा है। (*अनुच्छेद* 47)
- सरकार ने वर्ष 2000 में नई राष्ट्रीय कृषि नीति की घोषणा की, जिसमें इन्द्रधनुषी क्रान्ति का लक्ष्य रखा गया है। (*अनुच्छेद*-48)
- वन्य जीव (संरक्षण) अधिनियम, 1972, राष्ट्रीय वन नीति (1988) का उद्देश्य वनों की सुरक्षा, संरक्षण और विकास करना है
  अनुच्छेद-48 (क)
- प्राचीन एवं ऐतिहासिक स्मारक तथा पुरातत्त्वीय स्थल और अवशेष अधिनियम (1951) (अनुच्छेद-49)

स्वतन्त्रता

आधुनिक युग में स्वतन्त्रता बहुमुखी है और इसका आधार व्यक्तिगत स्वतन्त्रता है। नकारात्मक स्वतन्त्रता का अभिप्राय यह है कि कोई व्यक्ति कुछ करना चाहे, तो उसे वैसा करने से रोका न जाए। इस तरह की स्वतन्त्रता को औपचारिक स्वतन्त्रता (Formal Liberty) भी कहा जाता है। यह केवल अनुमति का सूचक है। सकारात्मक स्वतन्त्रता या तात्विक स्वतन्त्रता का अर्थ है कि कमजोर वर्गों की सामाजिक और आर्थिक असमर्थताओं को दूर करने हेतु ठोस प्रयास किए जाएँ, ताकि सबको अपने सुख की साधना का उपयुक्त अवसर मिल सके।

नकारात्मक स्वतन्त्रता के प्रमुख समर्थक हैं—**मिल, बर्लिन, फ्रीडमैन, लास्की, डी टाकविले, स्पेन्सर, क्रेसटब** आदि।
सकारात्मक स्वतन्त्रता के प्रमुख समर्थक हैं—**मैकफर्सन, लॉस्की, रूसो, ग्रीन, लियो स्ट्रॉस, हीगल, बोसांके, बार्कर** आदि।

राजनीतिक, नागरिक या कानूनी स्वतन्त्रता नकारात्मक स्वतन्त्रता है। सामाजिक तथा आर्थिक स्वतन्त्रता सकारात्मक स्वतन्त्रता है।
नकारात्मक स्वतन्त्रता के समय राज्य अपने पर केवल संयम रखता है, जबकि सकारात्मक स्वतन्त्रता उन प्रतिबन्धों और विवशताओं को हटाने की माँग करती है, जो सामाजिक व्यवस्था स्थापित कर सकें।

स्वतन्त्रता के विविध रूप

- प्राकृतिक स्वतन्त्रता
- नागरिक स्वतन्त्रता
- राष्ट्रीय स्वतन्त्रता
- अन्तर्राष्ट्रीय स्वतन्त्रता
- व्यक्तिगत स्वतन्त्रता
- आर्थिक स्वतन्त्रता
- नैतिक स्वतन्त्रता

स्वतन्त्रता के नकारात्मक एवं सकारात्मक पक्ष

- चिरसम्मत (प्राचीन) उदारवाद में स्वतन्त्रता के नकारात्मक रूप पर बल दिया जाता था, लेकिन आधुनिक उदारवाद ने व्यक्ति और समूहों की स्वतन्त्रता के हित में राज्य की सकारात्मक भूमिका को स्वीकारा है।
- समकालीन उदारवाद के अन्तर्गत जो सिद्धान्त व्यक्ति की नकारात्मक स्वतन्त्रता पर बल देते हैं तथा अहस्तक्षेप (Laissez-faire) की नीति को उचित ठहराने के लिए नया आधार प्रस्तुत करते हैं, उन्हें स्वेच्छातन्त्रवाद (Libertarianism) कहा जाता है। इसे ही नव-उदारवाद की संज्ञा भी दी जाती है।
- बर्लिन ने यह तर्क दिया है कि राज्य केवल व्यक्ति की नकारात्मक स्वतन्त्रता की रक्षा कर सकता है। सकारात्मक स्वतन्त्रता की रक्षा करना राज्य के कार्यक्षेत्र में नहीं आता।
- **बर्लिन** के अनुसार, "नकारात्मक स्वतन्त्रता का अर्थ है कि व्यक्ति को अपने विवेक के अनुसार अपने कार्यों का चयन करने से रोका न जाए।"
- बर्लिन ने नकारात्मक स्वतन्त्रता को व्यक्ति की अपनी क्षमता का विषय बनाकर सत्तावाद (Authoritarianism) का खण्डन किया है और उदारवादी- व्यक्तिवादी सिद्धान्त को आगे बढ़ाया है।
- फ्रीडमैन ने लिखा है कि उदारवाद की दृष्टि से व्यक्ति या परिवार की स्वतन्त्रता किसी सामाजिक व्यवस्था को जाँचने की अन्तिम कसौटी है।
- **फ्रीडमैन** के अनुसार, "राजनीतिक स्वतन्त्रता का अर्थ यह है कि कोई व्यक्ति अपने सहचर को कुछ करने या न करने के लिए विवश न करे।"
- **फ्रीडमैन** के अनुसार, "सरकार का कार्य बाजार-व्यवस्था को सहारा देना और उसके बचे-खुचे काम कर देना है, उस पर नियन्त्रण रखना नहीं।"
- फ्रीडमैन का मुख्य विचार है कि व्यक्तियों की स्वतन्त्रता उनके स्वैच्छिक सहयोग और विनिमय की गतिविधियों में निहित है। केवल पूँजीवादी व्यवस्था ही व्यक्तियों की स्वैच्छिक गतिविधियों में तालमेल स्थापित कर राजनीतिक स्वतन्त्रता के लिए उपयुक्त अवसर और वातावरण प्रदान करती है। समाजवादी व्यवस्था और राजनीतिक स्वतन्त्रता एक साथ नहीं रह सकतीं।
- **मैकफर्सन** ने **फ्रीडमैन** की आलोचना करते हुए कहा है कि पूँजीवादी अर्थव्यवस्था और सरल विनिमय अर्थव्यवस्था में फर्क होता है।
- **हेयक** राज्य की नकारात्मक भूमिका के पक्ष में हैं। **हेयक** के अनुसार, "मनुष्य को स्वतन्त्रता तब प्राप्त होती है जब वह किसी दूसरे की निरंकुश इच्छा (Arbitrary Will) के द्वारा विवश या बाध्य न हो।" इस स्वतन्त्रता को **हेयक** ने 'वैयक्तिक स्वतन्त्रता' की संज्ञा दी है।

  हेयक ने स्वतन्त्रता को तीन अन्य धारणाओं से पृथक् करने का सुझाव दिया है, जो निम्न हैं

  1. राजनीतिक स्वतन्त्रता
  2. आन्तरिक स्वतन्त्रता
  3. शक्ति रूपी स्वतन्त्रता
- **हेयक** के अनुसार, व्यक्ति की आन्तरिक स्वतन्त्रता उसकी अपनी नैतिक कमजोरी या क्षणिक आवेगों के साथ बह जाने की प्रवृत्ति के कारण नष्ट हो सकती है।

- **क्रिश्चियन बे** ने **हेयक** की पुस्तक 'स्वतन्त्रता का संविधान' में प्रस्तुत किए गए रूढ़िवादी समाज-दर्शन को स्थायी विशेषाधिकार का संविधान बताया है। **बे** ने हेयक को विशेष वर्ग हित का विशेष अधिवक्ता बताया है।

स्वतन्त्रता की मार्क्सवादी संकल्पना

स्वतन्त्रता की मार्क्सवादी संकल्पना इसकी उदारवादी व्यक्तिवादी संकल्पना से सर्वथा भिन्न है। स्वतन्त्रता का मार्क्सवादी अर्थ है, जीवन को सम्पूर्णता से जिया जाना।

स्वतन्त्रता के तत्त्व

- **स्वावलम्बन** स्वतन्त्रता के नकारात्मक तथा साधन तत्त्व
- **गोपनीयता** स्वतन्त्रता के नकारात्मक तथा साधन तत्त्व
- **योग्यता** स्वतन्त्रता के नकारात्मक तथा साधन तत्त्व
- **अवसर** स्वतन्त्रता के सकारात्मक तथा साधन तत्त्व
- **शक्ति** स्वतन्त्रता के सकारात्मक तथा साध्य तत्त्व

स्वतन्त्रता का मार्क्सवादी मत

- व्यक्तिगत स्वतन्त्रता का प्रश्न मार्क्सवादी मानवतावाद के प्रश्न से जोड़ता है।
- वर्ग विभाजित समाज में निजी सम्पत्ति तथा इसके फलस्वरूप अलगाव रहने की वजह से मानव के अस्तित्व तथा तत्त्व में विरोध रहता है, इससे मानव मानवता खो बैठता है। इस तरह के समाजों में स्वतन्त्रता का प्रश्न ही नहीं उठता।
- मानव की स्वतन्त्रता के प्रश्न को मानव के तमाम सामाजिक सम्बन्धों की सम्पूर्णता में एवं उसके तत्त्व, लक्ष्य और मूल्य के सन्दर्भ में देखा जाना चाहिए। बिना समाज को बदले स्वतन्त्रता सम्भव नहीं है।
- स्वतन्त्रता केवल समाजवाद एवं साम्यवाद में ही प्राप्त हो सकती है।
- समाजवादी क्रान्ति का संघर्ष स्वतन्त्रता की प्राप्ति का संघर्ष है।
- केवल वैज्ञानिक समाजवाद की सहायता से ही मनुष्य विवशता लोक से निकलकर स्वतन्त्रता लोक में प्रवेश कर सकता है।

समानता

समानता, मानपरक राजनीति सिद्धान्त का महत्त्वपूर्ण विषय है। समानता की धारणा एक ओर स्वतन्त्रता के सिद्धान्त और दूसरी ओर न्याय के सिद्धान्त के साथ एक समन्वय का निर्माण करती है। इसी कारण समानता के विभिन्न विचारकों तथा क्रान्तिकारियों ने इसे अपनी स्वतन्त्रता तथा सामाजिक परिवर्तन के आन्दोलनों का अभिन्न अंग माना।

अर्नेस्ट बार्कर के अनुसार, "समानता एक बहुरूपिया विचार है, यह बड़ी आसानी से अपना स्वरूप बदलकर नया रूप ग्रहण कर लेती है।"

समानता शब्द की परिभाषा **ऑक्सफोर्ड** अंग्रेजी शब्दकोश के अनुसार, इसके निहितार्थ है

- मर्यादा, योग्यता तथा विशेषाधिकार की उपलब्धि में समान होने की स्थिति।
- दूसरों के साथ प्रतिष्ठा, स्तर अथवा विशेषाधिकार रखने की स्थिति।
- न्यायोचितता, निष्पक्षता, उचित अनुपात, समानुपात का होना। सरल अर्थ में, समानता सब व्यक्तियों को समाज में उनके व्यक्तित्व के विकास के लिए समान अवसर प्राप्त होना है।

लास्की ने समानता के निम्न अर्थ बताए हैं

- समाज में सारी विशेष सुविधाओं का अन्त।
- समाज के दरवाजे सभी व्यक्तियों के लिए समान रूप से खुले हों तथा उन पर कोई प्रतिबन्ध न हो।
- पैतृक एवं वंशानुगत परिस्थितियों के कारण स्थापित असमानताएँ अनुचित हैं।
- सभी नागरिकों को बिना भेदभाव के समान अवसर प्राप्त हों।
- समाज में आर्थिक एवं सामाजिक शोषण का अन्त हो।

रूसो के अनुसार मनुष्यों में दो प्रकार की विषमताएँ पाई जाती हैं

1. **प्राकृतिक विषमता** यह वस्तुस्थिति का विवरण देती है; जैसे—मनुष्य की आयु, स्वास्थ्य, सौन्दर्य, बाहुबल, बुद्धि-बल आदि। ये प्रायः अटल हैं।
2. **परम्परागत विषमता** यह धन-सम्पदा, पद-प्रतिष्ठा और शक्ति की भिन्नताओं को सूचित करती है। ये सामाजिक व्यवस्था की देन है और ये परिवर्तनीय है। समानता की सकारात्मक संकल्पना भेदभाव अवश्य स्वीकार करती है, शर्त यह है कि यह भेदभाव समानता की पुष्टि करे, उसका हनन न करे। सकारात्मक समानता की सबसे प्रमुख माँग यह है कि एक प्रमुख वर्ग को अपनी सम्पदा के बल पर दूसरों का शोषण करने से रोके।

समानता का विकास

- **प्लेटो** तथा **अरस्तू** ने समानता का विरोध किया तथा **पेरीक्लीज, सोफिस्ट, एण्टीफोन, लैकोफ्रोन, यूरीपाइडस** तथा **स्टोइक्स** ने समानता का समर्थन किया।
- **प्लेटो** तथा **अरस्तू** ने स्वामी तथा दास वर्गों में समाज का विभाजन किया।
- मध्य युग में असमानता के सिद्धान्त को कानूनी मान्यता दी गई तथा जन्म से असमानता का नियम स्वीकार किया गया। मध्यकाल के समाज में तीन वर्ग थे—पोपशाही, कुलीन वर्ग तथा जनता। इसमें पहले दो वर्गों के पास सत्ता थी तथा तीसरे के पास आश्रितता (Subordination) थी।
- आधुनिक युग (अठारहवीं शताब्दी) में सामाजिक तथा राजनीतिक समानता की माँग उभरते हुए पूँजीपति वर्ग ने उठाई। आधुनिक युग के आरम्भ में समानता की माँग पहले कानूनी समानता के रूप में उठी। इस समानता के समर्थक **रूसो** थे, जिन्होंने समानता के अन्तर्गत समाज के सभी व्यक्तियों को जन्म, दैहिक या मानसिक क्षमताओं तथा अन्य विभिन्नताओं के बावजूद समान कानूनी हैसियत प्रदान करने सम्बन्धी माँग उठाई।
- **रूसो** ने अपने निबन्ध 'Discovers on the Origin of Inequality' में समानता की जोरदार संस्तुति की और उन्होंने असमानता को सम्पत्ति तथा सभ्यता के उदय के साथ जोड़ा।
- उदारवादी **कानडोरसेट** ने फ्रांसीसी क्रान्ति के बाद समानता के अर्थ की व्याख्या की।
- **वेबूफ** ने आर्थिक समानता की माँग की। अमेरिकी तथा फ्रांसीसी क्रान्तियों ने समानता के दर्शन को महत्त्वपूर्ण स्थान दिया।
- **जैफरसन** ने स्वतन्त्रता, समानता और बन्धुत्व का नारा दिया।

- 18वीं-19वीं शताब्दी में पूँजीवाद के विकास के फलस्वरूप आर्थिक असमानता एवं साम्राज्यवाद तथा उपनिवेशवाद का जन्म हुआ। राजनीतिक एवं आर्थिक समानता की माँग उठी, जिसके दो परिणाम रहे
  1. 1832, 1867 ई. तथा 1884 ई. में सुधार कानून पारित हुए और इंग्लैण्ड में प्रत्येक निश्चित आयु के पुरुष नागरिक को एक मत का समान अधिकार मिला।
  2. अमेरिकी गृह युद्ध (1861-66 ई.) के परिणामस्वरूप गुलाम प्रथा का अन्त हुआ। 20वीं शताब्दी में राष्ट्रीय समानता की माँग उठी। वर्ष 1917 में रूस में तथा वर्ष 1949 में चीन में साम्यवादी शासन स्थापित हुआ।

समानता के विभिन्न प्रकार

समानता के निम्नलिखित प्रकार हैं

- प्राकृतिक समानता
- राजनीतिक समानता
- आर्थिक समानता
- सामाजिक समानता
- कानूनी समानता
- अन्तर्राष्ट्रीय समानता

समानता का मार्क्सवादी दृष्टिकोण

- समानता के मार्क्सवादी दृष्टिकोण में सम्पूर्ण विषय का अध्ययन वर्ग-संघर्ष के सन्दर्भ में किया गया है।
- वर्ग-संघर्ष के बोझ से दबे समाज में समानता का अस्तित्व सम्भव नहीं है।
- 'सम्पन्नों का वर्ग' ही सारी समानता का उपभोग करता है, जो निर्धन, निर्बल एवं पिछड़े वर्गों को उपलब्ध नहीं होती।
- वर्गविहीन समाज का अस्तित्व स्वतन्त्रता तथा समानता की स्थितियों के अस्तित्व की स्वत: सिद्ध शर्त है।
- मार्क्सवाद इस धारणा पर चलता है कि लोगों की रुचियाँ तथा आवश्यकता, चाहे समाजवाद की अवधि हो अथवा साम्यवाद की, गुण अथवा मात्रा में न तो समान है और न समान हो सकती है।
- सम्पूर्ण मार्क्सवादी दर्शन का एकमात्र उद्देश्य है—असमानता के कारकों, विशेषाधिकारों तथा प्रस्थिति सम्बन्धी अन्तरों को स्पष्ट एवं नष्ट करना।
- **मार्क्स** और **एंगेल्स** ने समानता पर स्पष्ट विचार व्यक्त नहीं किए हैं।
- मार्क्सवादी दर्शन के अनुसार, पूँजीवादी समाज में आर्थिक असमानता का बोलबाला रहता है। मार्क्सवाद इसे समाप्त कर वर्गविहीन एवं राज्यविहीन समाज की स्थापना करना चाहता है।
- **मार्क्स** के वर्गविहीन समाज में सामाजिक-आर्थिक समानता का आधार सुप्रसिद्ध साम्यवादी नारा होगा—"प्रत्येक से उसकी क्षमता के अनुसार, प्रत्येक को उसकी आवश्यकता के अनुसार।"
- **मार्क्स** ने सर्वांगीण अथवा पूर्ण समानता का समर्थन नहीं किया है।

स्वतन्त्रता और सत्ता

- कुछ विचारकों के अनुसार स्वतन्त्रता तथा सत्ता परस्पर विरोधी हैं। सत्ता का जितना अधिक प्रयोग किया जाएगा, उतनी अधिक स्वतन्त्रता नष्ट होगी।
- 18वीं शताब्दी में व्यक्तिवादियों ने व्यक्ति की स्वतन्त्रता पर जोर दिया और कहा कि राज्य का प्रत्येक कार्य व्यक्ति की स्वतन्त्रता को कम करता है, इसलिए राज्य को कम-से-कम कार्य करने चाहिए।
- **व्यक्तिवादियों** के अनुसार, "वह सरकार अच्छी है जो कम-से-कम शासन करती है।"
- अराजकतावादियों के अनुसार राज्य सम्प्रभुता का प्रयोग करके नागरिकों की स्वतन्त्रता को नष्ट करता है, अतः अराजकतावादियों ने राज्य को समाप्त करने पर जोर दिया, ताकि राज्यविहीन समाज की स्थापना की जा सके।
- **गॉडविन** के अनुसार, "पूर्ण स्वतन्त्रता का अर्थ सरकार का पूर्णतः न होना है।"
- बहुलवादियों का विचार है कि राज्य के पास जितनी अधिक सत्ता होगी, उससे व्यक्ति की स्वतन्त्रता उतनी ही कम होगी, इसीलिए वे राज्य-सत्ता को विभिन्न समुदायों में बाँटने के पक्ष में हैं।
- आधुनिक लेखकों के मतानुसार स्वतन्त्रता तथा सत्ता परस्पर विरोधी न होकर परस्पर सहायक और सहयोगी हैं।
- लॉक, रिची, विलोबी तथा गैटल के अनुसार स्वतन्त्रता तथा सत्ता परस्पर सहयोगी तथा सहायक हैं।

स्वतन्त्रता और समानता में सम्बन्ध

- 18वीं शताब्दी के अन्त में फ्रांसीसी क्रान्ति के समय स्वतन्त्रता एवं समानता को परस्पर सहयोगी व पूरक माना गया।
- 19वीं शताब्दी में स्वतन्त्रता-समानता में अन्तर्विरोध स्पष्ट हो गया और यह धारणा बनी कि लोकतन्त्र का विस्तार समानता को जितना बढ़ावा देता है, स्वतन्त्रता के लिए उतना ही बड़ा खतरा पैदा कर देता है।
- **टाकविले** ने समानता के सिद्धान्त का खण्डन नहीं किया, बल्कि उसने केवल यह चेतावनी दी है कि विचारों की अभिव्यक्ति के क्षेत्र में समानता की माँग को इस हद तक बढ़ावा नहीं देना चाहिए कि वह स्वतन्त्रता के दमन का साधन बन जाए।
- **बर्लिन** ने वर्तमान सामाजिक-आर्थिक विषमताओं के निराकरण को राज्य के कार्य क्षेत्र से बाहर रखते हुए समानता के दावे को अस्वीकार कर दिया।
- **हेयक** (ऑस्ट्रियाई विचारक) स्वतन्त्रता और समानता को परस्पर विरोधी सिद्धान्त मानते हैं। हेयक बाजार-प्रणाली के अन्तर्गत व्यक्ति की स्वतन्त्रता की समस्या को हल करना चाहता है।
- **हेयक** के अनुसार, किसी को भी स्वतन्त्रता देने से अच्छा यह है कि कुछ लोगों को ही स्वतन्त्रता दे दी जाए और सब लोगों को थोड़ी-थोड़ी स्वतन्त्रता देने से अच्छा यह है कि कुछ लोगों को पूरी स्वतन्त्रता दे दी जाए, चाहे बाकी लोगों के हिस्से में कुछ भी न आए।
- व्यक्तिवादी, समाजवादी तथा विशिष्टवर्गीय विचारक स्वतन्त्रता एवं समानता में अन्तर करते हैं, जिनमें ऐक्टन, टाकविले, लेफी, बेजहॉट, मे, स्टीफेन, हॉग, हेयक, फ्रीडमैन, कॉर्टलैण्ड, मिचेल, मोस्का, पैरेटो आदि विद्वान् प्रमुख हैं।
- कुछ विद्वान् स्वतन्त्रता एवं समानता को पूरक मानते हैं, जिनमें हटिंग्टन, गेटलैण्ड, ह्यूम, गॉडविन, रूसो, आरनॉल्ड, टॉनी, पोलार्ड, बार्कर, लास्की, गॉस आदि प्रमुख हैं।

न्याय

जो वस्तु वास्तव में कानून, अधिकारों, स्वतन्त्रता, बन्धुता या सहयोग तथा समानता के मूल भावों को परस्पर जोड़ती है, वह न्याय का तत्त्व है।

न्याय राजनीतिक मूल्यों में संगति स्थापित करने वाली अथवा उन्हें मिश्रित करने वाली शक्ति है। न्याय को राज्य तथा शासन के सम्यक् साध्यों में सर्वोच्च स्थान प्राप्त है। न्याय

के अंग्रेजी शब्द 'Justice' की उत्पत्ति लैटिन भाषा के 'Justitia' शब्द से हुई है, जिसका अर्थ है—'जोड़ने का कार्य'। इस प्रकार न्याय एक व्यवस्था का नाम है, जिसके द्वारा एक व्यक्ति दूसरे व्यक्ति से जुड़ा रहता है। न्याय की अवधारणा है कि समाज परस्पर जुड़े रहें। सामाजिक व्यवस्था में प्रत्येक व्यक्ति का अपना न्यायोचित स्थान है, उस स्थान को प्राप्त करना ही न्याय है।

परम्परागत दृष्टिकोण के अन्तर्गत न्याय के स्वरूप की व्याख्या करने के लिए मुख्यत: 'न्यायपरायण व्यक्ति' (Judicial Person) अर्थात् सच्चरित्र मनुष्य के गुणों पर विचार किया जाता था। प्राचीन काल में साधारणत: प्रचलित मूल्यों और मान्यताओं को न्यायपूर्ण माना जाता था। आधुनिक दृष्टिकोण के अन्तर्गत न्याय का मुख्य सरोकार सामाजिक न्याय (Social Justice) से है।

सामाजिक न्याय मुख्यत: समाज के वंचित वर्गों (Deprived Sections) की दशा सुधारने की माँग करता है, ताकि उन्हें सम्मानपूर्ण जीवन व्यतीत करने का अवसर मिल सके। अत: यह विचार समाज की सब मूल्यवान वस्तुओं की वितरण व्यवस्था पर पुनर्विचार की माँग करता है।

प्लेटो के अनुसार, ''न्याय मानव आत्मा की उचित अवस्था और मानवीय स्वभाव की प्राकृतिक माँग है।''

मैरियम के अनुसार, ''न्याय उन मान्यताओं व प्रक्रियाओं की व्यवस्था में निहित होता है, जिसके माध्यम से प्रत्येक व्यक्ति को वे सभी अधिकार व सुविधाएँ प्राप्त होती हैं, जिन्हें समाज उचित मानकर स्वीकार करता है।''

जेएस मिल के अनुसार, ''न्याय उन नैतिक नियमों का नाम है जो मानव जाति की कल्याण अवधारणाओं से सम्बन्धित है और इसलिए जीवन पथ-प्रदर्शन के लिए किसी भी अन्य नियम से अधिक महत्त्वपूर्ण है।''

डीडी रफेल के अनुसार, ''न्याय उस व्यवस्था का नाम है जिसके द्वारा व्यक्तिगत अधिकार की भी रक्षा होती है और समाज की मर्यादा भी बनी रहती है।''

बेव एवं पीटर्स के अनुसार, ''न्याय का अर्थ है कि जब तक भेदभाव किए जाने का उचित कारण न हो तब तक सभी व्यक्तियों से एक व्यवहार किया जाए।''

न्याय के प्रमुख सिद्धान्त

प्लेटो व अरस्तू से पहले न्याय के तीन प्रमुख सिद्धान्त निम्न थे

1. परम्परावादी सिद्धान्त
2. थ्रेसीमेकस का सिद्धान्त या क्रान्तिकारी सिद्धान्त
3. ग्लाकन का सिद्धान्त

न्याय के विभिन्न सिद्धान्तों में निम्नलिखित हैं

- दार्शनिक सिद्धान्त
- कानूनी सिद्धान्त
- प्राकृतिक सिद्धान्त
- मार्क्सवादी सिद्धान्त तथा
- समुदायवादी सिद्धान्त

न्याय के दार्शनिक सिद्धान्त

न्याय के प्रमुख दार्शनिक सिद्धान्त निम्नलिखित हैं

प्लेटो का न्याय सिद्धान्त

- प्लेटो की न्याय सम्बन्धी अवधारणा आधुनिक कानूनी धारणा से भिन्न थी। उसने अपने ग्रन्थ 'Republic' में न्याय को परिभाषित किया है। प्लेटो ने 'एक व्यक्ति एक कार्य' अर्थात् 'कार्यगत विशेषीकरण' के सिद्धान्त का प्रतिपादन किया है।
- प्लेटो के अनुसार, न्याय की स्थापना तब होती है, जब समाज के विभिन्न वर्गों; उत्पादक वर्ग, श्रमिक वर्ग, सैनिक व शासक वर्ग; के मध्य पूर्ण सन्तुलन स्थापित हो।
- **प्लेटो** के अनुसार, मनुष्य के व्यवहार में तीन मुख्य स्रोत हैं—इच्छा (Desire) या तृष्णा (Appetite), भावना या मनोवेग (Emotion) और ज्ञान (Knowledge) या विवेक। ये सभी गुण सभी मनुष्यों में पाए जाते हैं, परन्तु सभी व्यक्तियों में किसी एक गुण की प्रधानता रहती है।
- **प्लेटो** ने चार सद्गुणों की पहचान की, जो संयम, साहस, बुद्धिमत्ता तथा न्याय आदि हैं। इच्छा या तृष्णा के लिए उपयुक्त सद्गुण संयम है, भावना या मनोवेग के लिए उपयुक्त सद्गुण साहस है, ज्ञान के लिए सद्गुण बुद्धिमत्ता है। न्याय सर्वोच्च सद्गुण है, जो समस्त सद्गुणों के सही-सही संयोग पर आश्रित है।
- संयम सद्गुण का उद्योग-व्यापार से सम्बद्ध लोगों के लिए, साहस सद्गुण का सैनिकों के लिए, बुद्धिमत्ता सद्गुण का दार्शनिकों या बुद्धिजीवी वर्ग के लिए प्लेटो ने निर्धारण किया है।
- **प्लेटो** के न्याय सिद्धान्त के अन्तर्गत दार्शनिक शासकों के आधिपत्य का समर्थन किया गया है तथा सैनिक तथा उत्पादक वर्ग को अपने-अपने स्वभाव के अनुरूप भूमिकाएँ सौंपी गई हैं।
- प्लेटो का न्याय कार्य विशिष्टीकरण पर आधारित है। इसका अर्थ है—अपने कर्त्तव्य का पालन करते हुए दूसरों के कर्त्तव्यों में हस्तक्षेप न करना।
- प्लेटो के अनुसार, जब तक राजनीति में अयोग्य और धूर्त लोगों के प्रवेश पर प्रतिबन्ध नहीं लगाया जाएगा तब तक राज्य की बुराइयों, अस्थिरता, अव्यवस्था और कुप्रबन्ध का अन्त नहीं हो पाएगा।

अरस्तू का न्याय सिद्धान्त

- **अरस्तू** के अनुसार, न्याय का सरोकार मानवीय सम्बन्धों के नियमन से है तथा अन्याय का प्रारम्भ असमान लोगों के साथ समान व्यवहार' से तथा समान लोगों के साथ असमान व्यवहार से होता है।
- अरस्तू ने सामाजिक सम्बन्धों के सन्दर्भ में न्याय को बुराई का एक नैतिक स्तर माना है तथा न्याय समानता के नियमों के परिपालन में निहित है, बतलाया है। अरस्तू वितरणात्मक न्याय की अवधारणा रखता है।
- *न्याय के प्रयोग क्षेत्र को ध्यान में रखकर अरस्तू ने दो प्रकार के न्यायों में अन्तर किया है*

  1. **वितरण न्याय** का सरोकार सम्मान (Honour) या धन-सम्पदा के वितरण से है। यह विधायक (Legislature) के विचार-क्षेत्र में आता है। इसका मूल सिद्धान्त है—समान लोगों के साथ समान बर्ताव किया जाए।

     वितरण न्याय के अन्तर्गत पद-प्रतिष्ठा और धन-सम्पदा का वितरण अंकगणितीय अनुपात से नहीं होना चाहिए, बल्कि रेखागणितीय अनुपात से होना चाहिए अर्थात् सबको बराबर हिस्सा नहीं मिलना चाहिए, बल्कि प्रत्येक को अपनी योग्यता के अनुसार हिस्सा मिलना चाहिए।

2. **प्रतिकारात्मक न्याय** का सरोकार लोगों के परस्पर लेन-देन को नियमित करने और अपराधों का दण्ड निर्धारित करने से है। यह न्यायाधीश के विचारक्षेत्र में आता है।
   प्रतिकारात्मक न्याय का ध्येय है—व्यक्तियों के परस्पर लेन-देन में पलड़ा बराबर रहे, किसी के साथ धोखा न हो, किसी को हानि न हो अर्थात् बिगड़ते हुए सन्तुलन को फिर से स्थापित करना है।

- अरस्तू न्याय के लिए सामाजिक स्थिति को बाधक नहीं मानता है। अरस्तू ने विश्वव्यापी कानून अथवा प्राकृतिक कानून की कल्पना की थी, जो किसी देश या किसी युग विशेष के कानून से परे है और जिसका सम्बन्ध मानव जाति से है। यह संकल्पना रोम के न्यायशास्त्र के आकार को विकसित करने में सहायक हुई।

आधुनिक युग के दार्शनिकों के न्याय सम्बन्धी सिद्धान्त

- **डेविड ह्यूम** ने यह मत व्यक्त किया कि न्याय का अर्थ नियमों का पालन मात्र है।
- **बेन्थम** के मत में, न्याय की सच्ची परख 'उपयोगिता' से होती है, जिसका सूत्र 'अधिकतम लोगों को अधिकतम सुख' है।
- **जॉन मिल** ने न्याय को सामाजिक उपयोगिता का सबसे महत्त्वपूर्ण पक्ष माना है।

कानूनी सिद्धान्त

- आरोपी को अपने विरुद्ध लगाए गए आरोपों का ज्ञान होना चाहिए।
- आरोपी को अपने विरुद्ध लगाए गए आरोपों के सन्दर्भ में अपने वकील या स्वयं के द्वारा बचाव का उचित अवसर मिलना चाहिए।
- न्याय निष्पक्ष होना चाहिए।
- वाद के निस्तारण की प्रक्रिया निष्पक्ष एवं खुली हो।

प्राकृतिक सिद्धान्त

- यह अस्पष्ट और अमूर्त है। सामान्य रूप से इसमें समाहित हैं—समानता, निष्पक्षता एवं सत्यता।
- प्राकृतिक न्याय का मुख्य सरोकार कानून के अलिखित हिस्से से है। यह कानूनों के पीछे छिपे हुए कानून के रूप में मान्य है।
- यह प्राचीन स्तोइक दर्शन से आरम्भ हुआ और सत्रहवीं तथा अठारहवीं शताब्दी में बहुत लोकप्रिय रहा।
- **मार्शल** *ने प्राकृतिक न्याय के दो मूल तत्त्वों का उल्लेख किया है*
  1. कोई व्यक्ति स्वयं अपने मामले का न्यायाधीश नहीं होगा।
  2. दोनों पक्षों की सुनवाई अवश्य की जाएगी।

मार्क्सवादी सिद्धान्त

- उपभोक्ता वस्तुओं तथा उत्पादन के साधनों के स्वामित्व में अन्तर, उपभोक्ता वस्तुओं की सम्पूर्ण लोगों को उपलब्धता, उत्पादन के सम्पूर्ण समाज का स्वामित्व।
- उत्पादन के क्षेत्र में सभी प्रकार के आर्थिक सम्बन्ध राज्य के न्याय के अधीन माने जाते हैं। व्यक्ति एवं राज्य के मध्य सम्बन्ध।
- उपभोक्ता वस्तुओं पर सीमित अथवा नियन्त्रित व्यक्तिगत अधिकार।
- विभिन्न पक्षों के मध्य के विवादों का निर्णय स्वतन्त्र एवं निष्पक्ष न्यायाधिकरणों द्वारा हो। कानून को कड़ाई से लागू करना।

समुदायवादी सिद्धान्त

- न्याय का समुदायवादी दृष्टिकोण सामाजिक वस्तुओं (Social Goods) के ऐसे वितरण का समर्थन करता है, जिसमें समुदाय के प्रति व्यक्ति की प्रतिबद्धता पर बल दिया जाता है। यह सिद्धान्त 'समुदाय के हित' या 'सामान्य हित' को न्याय का ध्येय मानता है, व्यक्ति के व्यक्तिगत अधिकारों (Individual Rights) को नहीं।
- इस सिद्धान्त के अनुसार, समुदाय का हित उसकी ऐतिहासिक और सामाजिक पहचान में व्यक्त होता है। रूढ़िवाद साधारणत: सामाजिक परिवर्तन का विरोध करता है, परन्तु समुदायवाद सामाजिक संस्थाओं को सामाजिक मूल्यों के अनुरूप ढालने और समाज के साथ व्यक्ति के सम्बन्ध को सुदृढ़ करने के लिए उपयुक्त परिवर्तन की माँग करता है। इस सिद्धान्त के मुख्य प्रतिनिधि **माइकल वाल्जर (1935)** हैं। इन्होंने अपनी पुस्तक 'Spheres of Justices' (1983) में यह विचार दिया कि न्याय का कोई सार्वभौम नियम नहीं हो सकता।
- **वाल्जर** ने सरल समानता तथा जटिल समानता में अन्तर बताते हुए तर्क दिया है कि समकालीन समाज में न्याय के प्रवर्तन के लिए जटिल समानता के सिद्धान्त को अपनाना होगा।
- सरल समानता सब सामाजिक वस्तुओं को सब लोगों में बराबर-बराबर बाँट देने की माँग करती है।
- जटिल समानता का सिद्धान्त यह मानकर चलता है कि भिन्न-भिन्न सामाजिक वस्तुएँ सामाजिक जीवन के भिन्न-भिन्न क्षेत्रों में वितरण के लिए बनी हैं। न्याय का उद्देश्य इस वितरण के तर्कसंगत आधार का पता लगाना है।
- वाल्जर का न्यायपूर्ण व्यवस्था का चित्र विकेन्द्रीकृत लोकतन्त्रीय समाजवाद (Decentralized Democratic Socialism) का प्रतिरूप है, जिसमें एक सुदृढ़ कल्याणकारी राज्य की व्यवस्था होगी, बाजार व्यवस्था अनेक प्रतिबन्धों से बँधी होगी तथा प्रशासनिक सेवा अपना सारा कार्य पारदर्शी ढंग से करेगी।
- **शुद्ध सत्तावादी प्रणाली** (Pure Authoritarian System) के अन्तर्गत सम्पूर्ण वितरण के मानदण्ड पहले से निर्धारित होते हैं, जिन पर कोई प्रश्नचिह्न नहीं लगाया जा सकता। अत: इस प्रणाली में वितरण के नए मानदण्डों की तलाश बेकार होगी।
- **शुद्ध प्रतिस्पर्द्धात्मक प्रणाली** (Pure Competitive System) के अन्तर्गत सारा वितरण बाजार शक्तियों की परस्पर क्रिया (interplay) से निर्धारित होता है। अत: इस प्रणाली में वितरण के नए मानदण्डों को मान्यता ही नहीं दी जाएगी।
- **काल्पनिक साम्यवादी समाज** (Hypothetical Communist Society) के अन्तर्गत अभाव की स्थिति की समाप्ति हो जाएगी और प्रत्येक व्यक्ति को अपनी-अपनी आवश्यकता के अनुसार प्राप्ति होगी। अत: इस समाज में न्याय के किसी वैकल्पिक सिद्धान्त पर विचार करना व्यर्थ ही होगा।

रॉबर्ट नॉजिक का न्याय सिद्धान्त

रॉबर्ट नॉजिक ने अपनी चर्चित कृति 'अराजकता, राज्य और कल्पनालोक' के अन्तर्गत न्याय के दो तरह के सिद्धान्तों में अन्तर किया है। एक ओर न्याय के ऐतिहासिक सिद्धान्त हैं, तो दूसरी ओर साध्यमूलक सिद्धान्त। ऐतिहासिक सिद्धान्तों के अनुसार, ''लोगों की अतीत परिस्थितियों और अतीत कार्यों के आधार पर उनके वर्तमान अधिकार भिन्न-भिन्न हो सकते हैं। साध्यमूलक सिद्धान्तों के अनुसार, ''लोगों के अधिकार किन्हीं विशेष लक्ष्यों की पूर्ति के उद्देश्य से निर्धारित करने चाहिए।''

रॉल्स का न्याय सिद्धान्त

रॉल्स ने अपनी पुस्तक 'न्याय का सिद्धान्त' में न्याय की निम्नलिखित सामान्य धारणा प्रतिपादित की है

''ऐसी स्थिति को छोड़कर जब वस्तुओं के असमान वितरण से न्यूनतम सुविधा प्राप्त लोगों को लाभ होता हो, स्वतन्त्रता और अवसर, आय तथा धन तथा स्वाभिमान के आचार आदि सभी प्राथमिक सामाजिक वस्तुओं का समाज वितरण होना चाहिए।''

रॉल्स तीन प्रकार के न्याय में भेद करते हैं, जिनके नाम निम्न हैं

1. पूर्ण प्रक्रियात्मक न्याय 2. अपूर्ण प्रक्रियात्मक न्याय 3. शुद्ध प्रक्रियात्मक न्याय

पूर्ण प्रक्रियात्मक न्याय ऐसी परिस्थितियों में होता है जहाँ वस्तुओं के निष्पक्ष वितरण का स्वतन्त्र आधार तथा ऐसी प्रक्रिया होती है जिससे इस सम्बन्ध में निष्पक्षता सुनिश्चित की जा सके। अपूर्ण प्रक्रियात्मक न्याय ऐसी स्थिति में होता है जहाँ, यद्यपि निष्पक्ष नतीजे का स्वतन्त्र आधार तो होता है, किन्तु ऐसी विधि उपलब्ध नहीं होती, जिससे यह नतीजा निकलना सुनिश्चित हो। जहाँ तक शुद्ध प्रक्रियात्मक न्याय का सम्बन्ध है, इसमें निष्पक्ष नतीजे का कोई स्वतन्त्र आधार नहीं होता, केवल निष्पक्ष विधियों तथा प्रक्रियाओं का ही आधार होता है।

न्याय के विभिन्न प्रकार

न्याय के निम्नलिखित प्रकार हैं

- कानूनी न्याय
- राजनीतिक न्याय
- सामाजिक न्याय
- आर्थिक न्याय

न्याय की कसौटियाँ

डेविड मिलर *ने न्याय की तीन कसौटियों का उल्लेख किया है*

1. **स्वीकृत अधिकारों का संरक्षण** यह श्रेणीतन्त्रीय व्यवस्था को जन्म देता है। इसके प्रमुख समर्थक **डेविड ह्यूम** हैं।
2. **योग्यतानुरूप वितरण** यह खुले बाजार की व्यवस्था को रूप देता है। इसके प्रवर्तक **हर्बर्ट स्पेन्सर** हैं।
3. **आवश्यकता के अनुरूप वितरण** यह एकतावादी समाज को बढ़ावा देता है। इसके प्रवर्तक **क्रोपोटकिन** हैं।

अभ्यास प्रश्न

1. निम्न में कौन उदारवाद से सम्बन्धित है?
(a) उपनिवेशवाद (b) राष्ट्रीय स्वतन्त्रता
(c) पूँजीवाद (d) साम्यवाद

2. राज्य के कार्य-क्षेत्र के सम्बन्ध में कौन-सी विचारधारा राज्य को साध्य मानती है?
(a) व्यक्तिवादी विचारधारा (b) बहुलवादी विचारधारा
(c) आदर्शवादी विचारधारा (d) समाजवादी विचारधारा

3. मार्क्सवादियों के अनुसार, राज्य सेना पुलिस और न्यायालय जैसी संरचनाओं का किस उद्देश्य से प्रयोग करता है?
(a) सामान्य इच्छाओं की उन्नति के लिए
(b) पूँजीपतियों की उन्नति के लिए
(c) मजदूरों की उन्नति के लिए
(d) उपरोक्त में से कोई नहीं

4. निम्नलिखित कथनों में से कौन-सा कथन सही है?
(a) समानता का अर्थ व्यवहार तथा पारितोषिक की पहचान है
(b) समानता का अर्थ आय की समानता है
(c) समानता का अर्थ है कि प्रकृति ने सबको समान बनाया है
(d) समानता का अर्थ है कि सभी लोगों को विकास के लिए समान अवसर प्रदान किए जाएँ

5. सभी अधिकारों को निम्नलिखित में से किसके अनुरूप होना चाहिए?
(a) धर्म के अनुरूप
(b) रीतियों के अनुरूप
(c) सामान्य भलाई के अनुरूप
(d) संस्कृति के अनुरुप

6. अधिकारों की विशेषताओं में से किसे गलत ढंग से अंकित किया गया है?
(a) अधिकार राज्य द्वारा निर्मित किए जाते हैं
(b) अधिकार नैतिक कर्त्तव्य हैं
(c) अधिकार प्राकृतिक हैं
(d) अधिकार नैसर्गिक हैं

7. स्वतन्त्रता का अर्थ है
(a) व्यक्ति को कोई भी कार्य करने की स्वतन्त्रता
(b) प्रतिबन्धों का अभाव
(c) नागरिकों के सर्वांगीण विकास के लिए उपलब्ध सुविधाएँ
(d) कोई भी कार्य करने की शक्ति

8. विधायक या सकारात्मक स्वतन्त्रता का निम्नलिखित में से कौन पक्षधर है?
(a) मार्क्स (b) ग्रीन
(c) बेन्थम (d) जे.एस.मिल

9. अनिवार्य रूप से न्याय किस प्रकार की अवधारणा है?
(a) कानूनी अवधारणा
(b) नैतिक अवधारणा
(c) सामाजिक अवधारणा
(d) सभी उपरोक्त तथा अन्य सभी अवधारणाओं का समन्वित रूप है।

10. प्लेटो के अनुसार न्याय क्या है?
(a) कानून की दृष्टि में समानता
(b) सम्पत्ति का समान बँटवारा
(c) धार्मिक समानता
(d) प्रकृति के अनुसार जो व्यक्ति जिस कार्य के योग्य है वही कार्य वह करे

11. राज्य दण्ड की व्यवस्था क्यों करता है?
(a) नागरिकों के विकास के लिए
(b) सामाजिक उन्नति के लिए
(c) समाज में शान्ति व सुव्यवस्था बनाए रखने के लिए
(d) उपरोक्त में से कोई नहीं

12. किस विद्वान् ने स्वतन्त्रता त्यागने की अपेक्षा मृत्यु को श्रेष्ठ समझा था?
(a) प्लेटो (b) अरस्तू
(c) सुकरात (d) महात्मा गाँधी

13. राजनीतिक दल शासन के पीछे शक्ति के आधार होते हैं, यह कथन किसका है?
(a) हरमन फाइनर (b) सेबाइन
(c) मैकाइवर (d) बर्क

14. समाजवादी विचारधारा के अन्तर्गत
(a) राज्य एक आवश्यक बुराई है
(b) राज्य साधन है, शक्ति साध्य है
(c) राज्य व्यक्ति के कल्याण का सर्वश्रेष्ठ साधन है
(d) राज्य अनावश्यक है

15. लोक-कल्याणकारी धारणा के उदय में किस प्रवृत्ति या विचारधारा का प्रभाव नहीं पड़ा?
(a) व्यक्तिवाद के विरुद्ध प्रतिक्रिया
(b) मार्क्सवाद का उदय
(c) आदर्शवाद का उदय
(d) समाजवाद का उदय

16. आर्थिक स्वतन्त्रता में निम्नलिखित में से कौन-सा अधिकार नहीं आता है?
(a) नागरिकों को काम करने का अधिकार
(b) आराम व अवकाश का अधिकार
(c) पद प्राप्त करने का अधिकार
(d) वृद्धावस्था और असमर्थता में आर्थिक सुरक्षा का अधिकार

17. सामाजिक कल्याण सिद्धान्त का क्या मत है?
(a) समाज के कमजोर वर्ग की भलाई के लिए अधिकारों का अस्तित्व है
(b) अधिकार वे शक्तियाँ हैं जिन्हें राजाओं द्वारा सामाजिक कल्याण के लिए स्वीकृत किया जाता है
(c) सामाजिक कल्याण के लिए अधिकार शर्त के रूप में हैं
(d) अधिकार राज्य की शक्ति का दूसरा नाम है, जिसका प्रयोग सामाजिक कल्याण के लिए किया जाता है

18. कानून क्या है? इसके सम्बन्ध में ऑस्टिन का विचार है कि
(a) एक निश्चित व श्रेष्ठ व्यक्ति अथवा व्यक्ति समूह निम्नतर लोगों को जो आदेश देता है
(b) एक निर्वाचित विधायिका द्वारा दी गई आज्ञा
(c) सरकारी अधिकारियों द्वारा दी गई आज्ञा
(d) उपरोक्त में से कोई नहीं

19. शासन की लोकप्रिय और व्यावहारिक पद्धति कौन-सी है?
(a) सीमित राजतन्त्र
(b) कुलीन तन्त्र
(c) परोक्ष अथवा प्रतिनिधित्व प्रजातन्त्र
(d) प्रत्यक्ष प्रजातन्त्र

20. प्रत्यक्ष प्रजातन्त्र के निम्नलिखित साधनों में कौन सही नहीं है?
(a) लोक-निर्णय (b) उपक्रम अथवा प्रस्तावाधिकार
(c) संसद (d) नगर सभाएँ

21. निम्नलिखित विचारकों में से किसने विशिष्टजन्य सिद्धान्त को मार्क्सवाद के साथ जोड़ने की कोशिश की?
(a) रॉबर्ट माइकल्स (b) जेम्स बर्नहम
(c) विल्फ्रेडो पैरेटो (d) इनमें से कोई नहीं

22. विशिष्टजन सिद्धान्त के प्रतिपादक निम्न में से किस पर विश्वास नहीं करते है?
(a) वे राजनीतिक समानता पर विश्वास करते हैं
(b) वे शासन तथा शासित की समानता पर विश्वास करते हैं
(c) वे शासन तथा शासित की समानता पर विश्वास नहीं करते हैं
(d) उपरोक्त सभी

23. एक प्रतिक्रियावादी दल की विशेषता होती है
(a) यह प्राचीन संस्थाओं के साथ सम्बन्ध जोड़ता है
(b) यह वर्तमान संस्थाओं का उन्मूलन कराना चाहता है और उनके स्थान पर पूर्णतया नवीन संस्थाओं को स्थापित करना चाहता है
(c) यह पुरानी संस्थाओं में सुधार करने व उन्हें बनाए रखने में विश्वास रखता है
(d) यह वर्तमान संस्थाओं को यथावत् रखना चाहता है

24. मार्क्स के अनुसार राज्य का निर्माण हुआ है
(a) प्राकृतिक अवस्था से छुटकारा पाने के लिए
(b) सामाजिक जीवन को नियमित करने के लिए
(c) विशेषाधिकार वर्ग के हितों की रक्षा के लिए
(d) शोषक वर्ग के शोषण से छुटकारा पाने के लिए

25. न्याय तथा समानता में काफी गहरा सम्बन्ध है। यह दृष्टिकोण किसके साथ सम्बद्ध है?
(a) व्यक्तिवादियों (b) समाजवादियों
(c) आदर्शवादियों (d) अराजकतावादियों

26. न्याय के आर्थिक आयामों पर निम्न में से किसने जोर डाला है?
(a) व्यक्तिवादियों ने (b) आदर्शवादियों
(c) समाजवादियों ने (d) इन सभी ने

27. एक समाजवादी राज्य निम्नांकित बातों में से किसके लिए आग्रही है?
(a) व्यक्ति को पूर्ण रूप से छोड़ देने के लिए
(b) राज्य के केवल पुलिस कार्यों को देने के लिए
(c) समुदाय के सभी सदस्यों की उन्नति, अधिकाधिक अवसर प्रदान करने के लिए
(d) दलितों के जीवन-स्तर को ऊँचा उठाने के लिए

28. उपयोगितावादी विचारधारा का मुख्य प्रतिपादक कौन है?
(a) ग्रीन (b) लॉस्की
(c) बेन्थम (d) इनमें से कोई नहीं

29. राष्ट्रीय स्वतन्त्रता
(a) अन्तर्राष्ट्रीय प्रतिबन्धों से सीमित होती है
(b) निरपेक्ष होती है
(c) राष्ट्रीय स्वतन्त्रता पर कोई प्रतिबन्ध नहीं हो सकता
(d) उपरोक्त में से कोई नहीं

30. जॉन ऑस्टिन ने अधिकारों के किस सिद्धान्त का समर्थन किया है?
(a) कानूनी सिद्धान्त (b) ऐतिहासिक सिद्धान्त
(c) सामाजिक कल्याण सिद्धान्त (d) आदर्शवादी सिद्धान्त

31. आज प्रत्यक्ष प्रजातन्त्र असम्भव हो गया है, क्योंकि
(a) अनेक देशों में समाजवादी शासन स्थापित हो गया है
(b) राष्ट्रीय राज्य क्षेत्रफल व जनसंख्या की दृष्टि से व्यापक हो गए हैं
(c) समस्त विश्व पूँजीवादी व साम्यवादी दो गुटों में बँट गया है
(d) राज्य स्वयं प्रत्यक्ष प्रजातन्त्र नहीं चाहते हैं

32. प्रजातन्त्र के बहुलवादी सिद्धान्त का निम्नांकित में से कौन-सा मत है?
(a) सभी सत्ताओं का साधन राज्य है और सभी समूह इसी से शक्ति ग्रहण करते हैं
(b) समाज में सत्ता सरकार तथा अन्य समूहों के द्वारा बाँट ली जाती है
(c) राजनीतिक शक्ति को विभिन्न समूहों तथा संस्थाओं में विभक्त नहीं किया जा सकता
(d) उपरोक्त में से कोई नहीं

33. न्याय की अवधारणा के सम्बन्ध में मार्क्सवादी विचारकों की क्या राय थी?
(a) पूँजीवादी प्रणाली में न्याय की सम्भावना हो ही नहीं सकती
(b) पूँजीवादी प्रणाली में न्याय तभी सम्भव है, जबकि सभी उद्योगों का राष्ट्रीयकरण हो जाए
(c) न्याय का उत्पादन प्रणाली के साथ कोई सम्बन्ध नहीं है
(d) यदि मजदूरों को उद्योगों की प्रबन्ध व्यवस्था में उचित भागीदारी दी जाए तो पूँजीवादी व्यवस्था में न्याय सम्भव हो पाएगा

34. किस प्रकार के राज्य में नागरिक को नागरिक अधिकार मिलते हैं?
(a) केवल निरंकुश राज्य में
(b) केवल प्रजातान्त्रिक राज्य में
(c) प्रजातान्त्रिक तथा निरंकुश राजतन्त्र दोनों में
(d) उपरोक्त में से किसी में नहीं

35. मार्क्सवादियों के अनुसार पूँजीवादी राज्य का अस्तित्व कब आया?
(a) चौदहवीं शताब्दी में
(b) अठारहवीं शताब्दी के अन्तिम चरण में
(c) उन्नीसवी शताब्दी के मध्य में
(d) लोगों को कृषि कार्य करने में रुचि आने के पश्चात्

36. विचारों के अभिव्यक्तिकरण का अधिकार कैसा है?
(a) जब तक यह पूर्ण नहीं है झूठा है
(b) यह अधिकार केवल शान्तिकाल में मिलता है
(c) यह हमेशा सामाजिक व्यवस्था और जन-नैतिकता पर आधारित है
(d) इस अधिकार का अन्तर्निहित अर्थ यह भी है कि इसके अन्तर्गत सरकार के विरुद्ध लिखा और बोला भी जा सकता है

37. प्रजातन्त्र की उदारवादी विचारधारा के लिए ग्रीन का मुख्य योगदान क्या था?
(a) व्यक्तिगत स्वतन्त्रता के लिए सामूहिक कल्याण पर आग्रह
(b) व्यक्ति की पूर्ण स्वतन्त्रता पर बल
(c) राज्य के लिए निरंकुश शक्ति
(d) उपरोक्त में से कोई नहीं

38. बहुदलीय प्रणाली निम्न देशों में से किसमें पाई जाती है?
(a) फ्रांस (b) चीन (c) ब्रिटेन (d) अमेरिका

39. प्रभुसत्ता का निवास कहाँ नहीं हो सकता है?
(a) राज्य में
(b) जनता में
(c) राज्य के भीतर विभिन्न समुदायों में
(d) विधानमण्डल में

40. राजनीतिक न्याय किसके द्वारा निश्चित किया जाता है?
(a) न्यायालयों द्वारा (b) राजनीतिक दलों द्वारा
(c) संविधान द्वारा (d) ये सभी

41. शक्ति अभिजन की अवधारणा निम्न में से किससे सम्बन्धित है?
(a) पैरेटो (b) मोस्का
(c) सी राइट मिल्स (d) जेम्स बर्नहम

42. राजनीतिक दल किस सीमा तक अप्रजातान्त्रिक होते हैं?
(a) वे चुनाव लड़ने व सत्ता हथियाने का प्रयत्न करते हैं
(b) वे सरकार की नीतियों की आलोचना करते हैं
(c) वे सत्ता में आने के बाद अपने कार्यक्रमों को क्रियान्वित करने का प्रयास करते हैं
(d) वे अपने सदस्यों को स्वतन्त्र रूप से विचार करने का अवसर नहीं देते हैं

43. एक कल्याणकारी राज्य क्या करता है?
(a) सिर्फ कल्याणकारी कार्य
(b) केवल सुरक्षात्मक कार्य
(c) सुरक्षात्मक तथा कल्याणकारी दोनों कार्य
(d) उपरोक्त में से कोई नहीं

44. शासन पद दो निबन्ध नामक कृति लिखी गई है
(b) जॉन लॉक (b) हेरॉल्ड लॉस्की
(c) मैकियावेली (d) जे एस मिल

45. जॉन लॉक ने निम्नांकित में से किस प्राकृतिक अधिकार का उल्लेख नहीं किया है?
(a) जीवन का अधिकार (b) कार्य का अधिकार
(c) स्वतन्त्रता का अधिकार (d) सम्पत्ति का अधिकार

46. हॉब्स ने किस शासन व्यवस्था को एक सर्वश्रेष्ठ शासन पद्धति माना?
(a) राजतन्त्र (b) प्रजातन्त्र
(c) कुलीन तन्त्र (d) निरंकुश तन्त्र

47. हॉब्स के बारे में कौन-सा वक्तव्य सही है?
(a) वह निरंकुशवादी का प्रबल समर्थक है
(b) वह व्यक्तिवादी का प्रबल समर्थक है
(c) वह निरंकुशवादी होते हुए भी आदि से अन्त तक व्यक्तिवादी है
(d) वह न तो निरंकुशवादी है और न व्यक्तिवादी

48. मार्क्स ने द्वन्द्वात्मक पद्धति किससे ग्रहण की?
(a) हीगल (b) रूसो (c) ग्रीन (d) लॉस्की

49. कौन-सा विचार मार्क्स का नहीं है?
(a) वैज्ञानिक भौतिकवाद (b) वर्ग संघर्ष का सिद्धान्त
(c) अतिरिक्त मूल्य का सिद्धान्त (d) इतिहास की आर्थिक व्याख्या

50. "एक सन्तुष्ट सुअर होने की अपेक्षा एक असन्तुष्ट मनुष्य होना अधिक अच्छा है।" यह वक्तव्य किसका है?
(a) कार्ल मार्क्स (b) बेन्थम (c) जे एस मिल (d) लॉस्की

51. निम्नलिखित सिद्धान्तों में से किसे 'परिधि से आवाज' के रूप में जाना जाता है?
(a) आधुनिकीकरण (b) वर्ग-संघर्ष
(c) निर्भरता (d) साम्राज्यवाद

52. निम्नलिखित में से 'Aspects of Political Development' के लेखक कौन हैं?
(a) लूसियन पाई (b) डेविड ईस्टन
(c) लॉस्की (d) डेविड एप्टर

53. राजनीतिक विकास से अभिप्राय है
(a) सम्पूर्ण राज्य का विकास
(b) लोगों की चेतना का विकास
(c) राज्य के माध्यम से सम्पूर्ण समाज का विकास
(d) राजनीतिक भद्र-जन का विकास

54. राजनीतिक विकास के लक्षणों को लूसियन पाई ने वर्णित किया है
(a) प्रशासनिक, आर्थिक एवं सामाजिक
(b) आधुनिक, सहभागी तथा राष्ट्रवादी
(c) समानता, क्षमता एवं विभिन्नता
(d) राजनीतिक एकीकरण, आर्थिक विकास और राष्ट्रीय कल्याण

55. निम्नलिखित विचारधारा में कौन-से जोड़े सही रूप से विचारक से मिलाए गए हैं?

विचारधारा	विचारक
1. निर्भरता की विचारधारा	समीर एमिन
2. विकास की उदारवादी विचारधारा	लूसियन पाई
3. अलगाव की विचारधारा	अर्ली मार्क्स
4. नकारात्मक स्वतन्त्रता की विचारधारा	जॉन रॉल्स

कूट
(a) 1, 2, 3 और 4 (b) 1 और 2
(c) 3 और 4 (d) 1, 2 और 3

56. राजनीतिक समाजीकरण है
(a) राजनीतिक संस्कृति का एक पीढ़ी से दूसरी पीढ़ी में हस्तान्तरण
(b) समाज में समाहित होना
(c) राजनीतिक संस्कृति का विरोध करना
(d) उपरोक्त में से कोई नहीं

57. प्रजातान्त्रिक शासन का स्वरूप कैसा हो सकता है?
(a) चरम उदारवादी व्यवस्था जैसा
(b) गाँधी के रामराज्य जैसा
(c) मार्क्स के साम्यवाद जैसा
(d) माओ के राज्य जैसा

58. प्रजातन्त्र, तानाशाही से इस तथ्य के कारण भिन्न है कि
(a) प्रजातन्त्र लोगों की इच्छा को प्रकट करता है
(b) प्रजातन्त्र अल्पतन्त्र का सिद्धान्त है
(c) प्रजातन्त्र आर्थिक समानता की बात करता है
(d) उपरोक्त में से कोई नहीं

59. प्रजातन्त्र में अल्पसंख्यकों के प्रतिनिधित्व की बात पर किसने बल दिया है?
(a) जे एस मिल (b) अरस्तू
(c) प्लेटो (d) रूसो

60. प्रजातन्त्र के अभिजनवादी सिद्धान्त को कहा जाता है
(a) राजनीतिक वर्ग (b) शासक वर्ग
(c) नेतृत्वकर्ता (d) ये सभी

61. किस भारतीय प्रधानमन्त्री ने धर्मनिरपेक्षता का अर्थ 'सभी धर्मों को राज्य द्वारा समान संरक्षण बताया है?
(a) इन्दिरा गाँधी (b) लालबहादुर शास्त्री
(c) जवाहरलाल नेहरू (d) अटलबिहारी वाजपेयी

62. भारतीय धर्मनिरपेक्षता के आलोचना के आधारों में शामिल नहीं है?
(a) धर्म विरोधी (b) पश्चिमी से आयातित
(c) वोट बैंक की राजनीति (d) अन्तःधार्मिक वर्चस्व

63. 2018 में आयोजित प्रवासी भारतीय दिवस आयोजन का क्रम था
(a) 15वाँ (b) 16वाँ (c) 17वाँ (d) 14वाँ

64. "भारत की प्रभुता, एकता और अखण्डता की रक्षा करें और उसे अक्षुण्ण रखें।" यह उपबन्ध किसमें किया गया है?
कूट
(a) संविधान की उद्देशिका (b) राज्य के नीति-निदेशक तत्त्व
(c) मूल अधिकार (d) मूल कर्त्तव्य

65. भारत के संविधान के अन्तर्गत निम्नलिखित में से कौन-सा मौलिक कर्त्तव्य नहीं है?
(a) सार्वजनिक चुनाव में मतदान
(b) वैज्ञानिक वृति का विकास
(c) सार्वजनिक सम्पत्ति की सुरक्षा
(d) संविधान को मानना व इसके आदर्शों का सम्मान

66. निम्नलिखित में से कौन-सा कथन सही है?
(a) भारतीय संविधान में मूल अधिकारों को शामिल करने के लिए नेहरू रिपोर्ट (1928) ने समर्थन किया था
(b) भारत सरकार अधिनियम, 1935 ने मूल अधिकारों को प्रश्रय दिया था
(c) अगस्त प्रस्ताव, 1940 ने मूल अधिकार शामिल किए थे
(d) क्रिप्स मिशन, 1942 ने मूल अधिकारों को प्रश्रय दिया था

67. भारत में मौलिक अधिकारों के सम्बन्ध में निम्न कथनों पर विचार कीजिए
1. ये राज्य कृत्य राज्य के विरुद्ध गारण्टी है।
2. ये संविधान के भाग-3 में सूचीबद्ध हैं।
3. सामाजिक, आर्थिक तथा राजनीतिक न्याय सुनिश्चित करते हैं।
4. यह संयुक्त राज्य अमेरिका में अधिकारों के बल की भाँति नहीं है।

कूट
(a) 1 और 2 (b) 2 और 3
(c) 1, 3 और 4 (d) 2, 3 और 4

68. किस वाद ने संसद को मौलिक अधिकारों में संशोधन का अधिकार दिया?
(a) केशवानन्द भारती वाद
(b) राजनारायण बनाम इन्दिरा गाँधी वाद
(c) गोकलनाथ वाद
(d) सज्जन कुमार वाद

69. निम्नांकित में से किन्हें उच्चतम न्यायालय ने मौलिक अधिकार के रूप में मान्यता दी है?
1. आवास का अधिकार
2. विदेश यात्रा का अधिकार
3. समान कार्य के लिए समान वेतन का अधिकार

कूट
(a) 1 और 2 (b) 2 और 3 (c) 1 और 3 (d) ये सभी

70. निम्नलिखित में से किसको संविधान द्वारा मौलिक अधिकारों को लागू करने की शक्ति दी गई है?
(a) भारत के सभी न्यायालयों को
(b) संसद को
(c) राष्ट्रपति को
(d) उच्चतम न्यायालय एवं उच्च न्यायालयों को

71. भारतीय संविधान में जैसा निहित है निम्न में से कौन-सा समानता के मौलिक अधिकार में सम्मिलित नहीं है?
(a) कानून के समक्ष समानता (b) सामाजिक समानता
(c) अवसर की समानता (d) आर्थिक समानता

72. निम्नलिखित में से किसकी संस्तुति पर भारतीय संविधान में मूल कर्त्तव्य शामिल किया गया?
(a) बलवन्त राय मेहता समिति की (b) आयंगर समिति की
(c) स्वर्ण सिंह समिति की (d) ठक्कर समिति की

73. मौलिक कर्त्तव्यों से सम्बन्धित निम्नलिखित में से कौन-सा कथन सही नहीं है?
(a) उन्हें परमादेश द्वारा प्रभावी बनाया जा सकता है
(b) उन्हें संवैधानिक प्रक्रिया से ही बढ़ाया जा सकता है
(c) अस्पष्ट विधियों की व्याख्या के लिए उनका उपयोग किया जा सकता है
(d) किसी विशिष्ट कर्त्तव्य का पालन करना संवैधानिक कानून के क्षेत्र में आता है, जिसे न्यायालय निश्चित करता है

74. एक ऐसी याचिका, जो न्यायपालिका द्वारा जारी की जाती है तथा जिसमें कार्यपालिका को कहा जाता है कि वह उस कार्य को करे, जो उसे प्राप्त शक्तियों के अन्तर्गत करना चाहिए था, रिट (याचिका) को कहा जाता है
(a) हेबियस कॉर्पस (b) मैण्डामस
(c) प्रोहिबिशन (d) क्यू वारण्टो

75. राज्य के नीति-निदेशक तत्त्वों के बारे में निम्नलिखित कथनों पर विचार कीजिए
1. ये तत्त्व देश के सामाजिक-आर्थिक लोकतन्त्र की व्याख्या करते हैं।
2. इन तत्त्वों में अन्तर्विष्ट उपबन्ध किसी न्यायालय द्वारा प्रवर्तनीय (एनफोर्सिएबल) नहीं है।

उपरोक्त कथनों में से कौन-सा/से कथन सही है/हैं?
कूट
(a) केवल 1 (b) केवल 2
(c) 1 और 2 (d) न तो 1 और न ही 2

76. भारत के संविधान में 'कल्याणकारी राज्य' का आदर्श किसमें प्रतिष्ठापित है?
(a) उद्देशिका (b) राज्य के नीति-निदेशक तत्त्व
(c) मूल अधिकार (d) सातवीं अनुसूची

77. भारत के संविधान में अन्तर्राष्ट्रीय शान्ति और सुरक्षा की अभिवृद्धि का कहाँ उल्लेख है?

(a) संविधान की उद्देशिका में
(b) राज्य के नीति-निदेशक तत्त्वों में
(c) मूल कर्त्तव्यों में
(d) नौवीं अनुसूची में

78. भारत के संविधान में राज्य के नीति-निदेशक तत्त्वों के अन्तर्गत निम्नलिखित प्रावधानों पर विचार कीजिए

1. भारत के नागरिकों के लिए एक समान नागरिक संहिता
2. ग्राम पंचायतों का गठन
3. ग्रामीण क्षेत्रों में कुटीर उद्योगों को बढ़ावा
4. सभी श्रमिकों के लिए पर्याप्त अवकाश एवं सांस्कृतिक अवसर प्रदान करना

उपरोक्त में से कौन राज्य के नीति-निदेशक तत्त्वों में गाँधीवादी सिद्धान्तों के रूप में प्रतिबिम्बित होता है/होते हैं?

(a) 1, 2 और 4
(b) 2 और 3
(c) 1, 3 और 4
(d) ये सभी

79. राज्य के नीति-निदेशक तत्त्वों के निम्नलिखित अनुच्छेदों में से कौन-सा अन्तर्राष्ट्रीय शान्ति और सुरक्षा से सम्बन्धित है?

(a) अनुच्छेद-51
(b) अनुच्छेद-48 (क)
(c) अनुच्छेद-43 (क)
(d) अनुच्छेद-41

80. निम्नलिखित में से कौन-सा/से कथन मौलिक अधिकार व नीति-निदेशक तत्त्वों में अन्तर स्पष्ट करते हैं?

1. मौलिक अधिकार जनता को प्राप्त अधिकार हैं, तो नीति-निदेशक तत्त्व भविष्यलक्षी अधिकार हैं।
2. मौलिक अधिकार वाद योग्य हैं, जबकि नीति-निदेशक तत्त्व वाद योग्य नहीं हैं।
3. मौलिक अधिकार राजनीतिक लोकतन्त्र की स्थापना करते हैं, जबकि नीति-निदेशक तत्त्व सामाजिक-आर्थिक लोकतन्त्र की स्थापना में सहायक हैं।

कूट

(a) केवल 1
(b) 1 और 2
(c) 2 और 3
(d) ये सभी

81. "नीति-निदेशक तत्त्व आर्थिक लोकतन्त्र की स्थापना करते हैं।" ये किसने कहा है?

(a) डॉ. बी आर अम्बेडकर
(b) डॉ. एम वी पायली
(c) के सी ह्वीयर
(d) जे एल नेहरू

82. 'राज्य के नीति-निदेशक तत्त्वों' में निम्न में से क्या निहित है?

(a) अपराधों के लिए दोषसिद्धि के सम्बन्ध में संरक्षण
(b) प्राण और दैहिक स्वतन्त्रता का संरक्षण
(c) अल्संख्यक वर्गों के हितों का संरक्षण
(d) पुरुषों और स्त्रियों दोनों का समान कार्य के लिए समान वेतन हो

83. निम्नलिखित में से क्या सुमेलित नहीं है?

(a) *अनुच्छेद 40*—ग्राम पंचायतों का गठन
(b) *अनुच्छेद 41*—कुछ दशाओं में काम, शिक्षा और लोक सहायता पाने का अधिकार
(c) *अनुच्छेद 43*—कर्मकारों के लिए निर्वाह मजदूरी
(d) *अनुच्छेद 44*—कृषि और पशुपालन का गठन

84. संविधान के 42वें संशोधन द्वारा नीति-निदेशक तत्त्वों में क्या नहीं जोड़ा गया है?

(a) शोषण से बच्चों एवं वयस्कों की सुरक्षा
(b) समान न्याय तथा निःशुल्क कानूनी सलाह
(c) समान आचार-संहिता
(d) उद्योगों के प्रबन्धन में श्रमिकों की भागीदारी

85. निम्नलिखित में से कौन-सा/से राज्य के नीति-निदेशक तत्त्वों में शामिल है/हैं?

1. मानव के दुर्व्यापार और बलात् श्रम का प्रतिषेध
2. मादक पेयों और स्वास्थय के लिए हानिकारक औषधियों के औषधीय प्रयोजनों से भिन्न, उपभोग का प्रतिषेध।

कूट

(a) केवल 1
(b) केवल 2
(c) 1 और 2
(d) न तो 1 और न ही 2

उत्तरमाला

1.	(c)	2.	(c)	3.	(b)	4.	(a)	5.	(c)	6.	(a)	7.	(c)	8.	(b)	9.	(d)	10.	(d)
11.	(c)	12.	(c)	13.	(a)	14.	(c)	15.	(b)	16.	(c)	17.	(c)	18.	(a)	19.	(c)	20.	(c)
21.	(c)	22.	(c)	23.	(a)	24.	(c)	25.	(d)	26.	(c)	27.	(c)	28.	(c)	29.	(b)	30.	(b)
31.	(b)	32.	(b)	33.	(a)	34.	(c)	35.	(b)	36.	(a)	37.	(a)	38.	(a)	39.	(c)	40.	(c)
41.	(c)	42.	(d)	43.	(c)	44.	(a)	45.	(b)	46.	(a)	47.	(c)	48.	(a)	49.	(a)	50.	(c)
51.	(c)	52.	(a)	53.	(c)	54.	(c)	55.	(d)	56.	(a)	57.	(d)	58.	(a)	59.	(a)	60.	(a)
61.	(a)	62.	(d)	63.	(a)	64.	(d)	65.	(a)	66.	(a)	67.	(a)	68.	(a)	69.	(a)	70.	(d)
71.	(d)	72.	(c)	73.	(a)	74.	(b)	75.	(c)	76.	(b)	77.	(b)	78.	(b)	79.	(d)	80.	(d)
81.	(a)	82.	(d)	83.	(d)	84.	(c)	85.	(b)										

अध्याय 04

प्रजातन्त्र

प्रजातन्त्र का अर्थ एवं परिभाषा

प्रजातन्त्र उस शासन प्रणाली को कहते हैं, जिसमें जनता स्वयं प्रत्यक्ष रूप से या अप्रत्यक्ष रूप से अपने प्रतिनिधियों के द्वारा सम्पूर्ण जनता के हित को दृष्टि मेंरखकर शासन करती है।

राष्ट्रपति अब्राहम लिंकन के शब्दों में, " प्रजातन्त्र के सम्बन्ध में प्रजातन्त्र शासन का वह रूप है, जिसमें जनता का, जनता के द्वारा और जनता के लिए शासन हो।"

लोकतान्त्रिक शासन के प्रमुख लक्षण या विशेषताएँ निम्नलिखित प्रकार हैं

1. लोक प्रभुता में विश्वास लोक प्रभुता का आशय है कि सत्ता लोगों से उत्पन्न होती है और शासन सत्ता अन्तिम रूप से समस्त जनता में निवास करती है।
2. राजनीतिक और नागरिक समानता समानता प्रजातन्त्र का मूल आधार है। अत: सभी नागरिकों को समान राजनीतिक शक्ति प्राप्त होनी चाहिए।
3. व्यक्ति के व्यक्तित्व का सम्मान और गौरव प्रजातन्त्र मानवीय व्यक्तित्व के सम्मान और गौरव में विश्वास करता है और स्वतन्त्रता, समानता तथा भ्रातृत्व इस स्थिति को प्राप्त करने के साधन ही हैं।
4. मानवीय विवेक में विश्वास प्रजातन्त्र की मान्यता है कि मानवीय जीवन में विवेक की प्रधानता होती है, राजनीतिक और सामाजिक क्षेत्र में उचित निर्णय तक पहुँचने का मार्ग विचारों का आदान-प्रदान ही हो सकता है।

प्रजातन्त्र के गुण

प्रजातन्त्र शासन व्यवस्था के प्रमुख गुण निम्नलिखित कहे जा सकते हैं

1. जनकल्याण की साधना इस शासन में शासकों की जनता के प्रति उत्तरदायी होने के कारण उन्हें जनता के हितों के प्रति सजग रहना पड़ता है। प्रजातन्त्र का सबसे बड़ा गुण यह है कि इसमें शासक आवश्यक रूप से लोककल्याण के लिए होता है।
2. सर्वाधिक कार्यकुशल प्रशासन इसके अन्तर्गत सबसे अधिक शीघ्रतापूर्वक तथा आवश्यक रूप से जनता के हित में कार्य किए जाते हैं।
3. सार्वजनिक शिक्षण प्रजातन्त्र में मताधिकार और जन नियन्त्रण के कारण जनता स्वाभाविक रूप से सार्वजनिक क्षेत्र में रुचि लेने लगती है।
4. मनोविज्ञान के अनुकूल प्रजातन्त्र का एक महत्त्वपूर्ण गुण मानवीय मस्तिष्क पर उसका स्वस्थ प्रभाव है। यह मनोविज्ञान के अनुकूल शासन है।
5. जनता का नैतिक उत्थान प्रजातन्त्र व्यक्ति के व्यक्तित्व और उनके नैतिक चरित्र को उच्चता प्रदान करता है। जनता का नैतिक उत्थान राष्ट्र के विकास में सहायक होता है।
6. देशभक्ति का स्रोत प्रजातन्त्र में जनता को राजनीतिक शक्ति प्राप्त होने के कारण जनता शासन और राज्य के प्रति एक प्रकार का लगाव अनुभव करती है और इसी लगाव से देशभक्ति की भावना का उदय होता है।
7. क्रान्ति से सुरक्षा शासकों के अत्याचारों से मुक्ति पाने का जब कोई संवैधानिक मार्ग शेष नहीं रह जाता, तभी जनता द्वारा क्रान्ति की जाती है। प्रजातन्त्र में शासक जनता के अनुसार कार्य करता है, इसलिए क्रान्ति की सम्भावना बहुत कम हो जाती है।
8. समानता और स्वतन्त्रता पर आधारित प्रजातन्त्र व्यक्तियों की समानता के आदर्श पर आधारित है और जितनी स्वतन्त्रता जनता को प्रजातन्त्र में प्राप्त होती है। उतनी स्वतन्त्रता सरकार के किसी भी रूप में नहीं मिलती।

प्रजातन्त्र के दोष

प्रजातन्त्र के दोषों को निम्नलिखित रूप में वर्णित किया जा सकता है

1. अयोग्यता की पूजा/मूर्खों का शासन प्रजातन्त्र में गुण की अपेक्षा संख्या पर अधिक बल दिया जाता है।
2. दल प्रणाली का अहितकर प्रभाव वर्तमान समय में प्रतिनिध्यात्मक प्रजातन्त्र के संचालन के लिए राजनीतिक दल एक अनिवार्य आवश्यकता होती है, किन्तु ये राजनीतिक दल अपने व्यवहार से प्रजातन्त्र को भ्रष्ट कर देते हैं।
3. भ्रष्ट शासन व्यवस्था व्यवहार में शासन एक राजनीतिक दल विशेष की इच्छानुसार ही किया जाता है, इसलिए प्रजातन्त्रीय शासन बहुत अधिक भ्रष्ट हो जाता है।
4. सार्वजनिक धन और समय का अपव्यय प्रजातन्त्र में धन और समय का अत्यधिक अपव्यय होता है। जिन कानूनों का निर्माण कुछ दिनों में किया जा सकता है, उन कानूनों के निर्माण में वर्षों लग जाते हैं।

5. सर्वतोमुखी प्रगति की असम्भावना प्रजातन्त्र में समस्त ध्यान राजनीति पर ही केन्द्रित होने के कारण साहित्य और संस्कृति के क्षेत्र में उदासीनता व्याप्त हो जाती है।
6. अनुत्तरदायी शासन उत्तरदायित्वपूर्ण शासन की धारणा प्रजातन्त्र की विशेषता मानी जाती है, परन्तु वास्तव में यह धारणा कोरी कल्पना है। प्रजातन्त्र में शासक अपने उत्तरदायित्व को एक-दूसरे पर टाल देते हैं।
7. राजनीतिक शिक्षा का दम्भ प्रजातन्त्र में प्रचार और कार्यों से नागरिक शिक्षित नहीं होते, वरन् ऐसी बातें सीखते हैं, जो सार्वजनिक जीवन के लिए बहुत हानिकारक होती हैं।

लोककल्याणकारी राज्य

लोककल्याणकारी राज्य का तात्पर्य एक ऐसे राज्य से होता है, जिसके अन्तर्गत शासन की शक्ति का प्रयोग किसी एक वर्ग विशेष के कल्याण हेतु नहीं, वरन् सम्पूर्ण जनता के कल्याण के लिए किया जाता है।

डॉ. अब्राहम के अनुसार, ''कल्याणकारी राज्य वह है, जो अपनी आर्थिक व्यवस्था का संचालन आय के अधिकाधिक समान वितरण के उद्देश्य से करता है।''

लोककल्याणकारी राज्य के लक्षण

लोककल्याणकारी राज्य के प्रमुख रूप से निम्नलिखित लक्षण बतलाए जा सकते हैं

- आर्थिक सुरक्षा की व्यवस्था यह प्रमुख रूप से आर्थिक सुरक्षा के विचार पर आधारित है। आर्थिक सुरक्षा का तात्पर्य निम्नलिखित तीन बातों से लिया जाता है (1) सभी व्यक्तियों को रोजगार (2) न्यूनतम जीवन-स्तर की गारण्टी (3) अधिकतम समानता की स्थापना।
- राजनीतिक सुरक्षा की व्यवस्था यह व्यवस्था इस प्रकार की जानी चाहिए कि राजनीतिक शक्ति सभी व्यक्तियों में निहित हो। इस लक्ष्य की प्राप्ति हेतु लोकतन्त्रीय शासन व नागरिक स्वतन्त्रताएँ आवश्यक है।
- सामाजिक सुरक्षा की व्यवस्था सामाजिक समानता के लिए आवश्यक है कि धर्म, जाति, वंश, रंग और सम्पत्ति के आधार पर उत्पन्न भेदों का अन्त कर व्यक्ति को महत्त्व प्रदान किया जाए।
- राज्य के कार्यक्षेत्र में वृद्धि इसके अनुसार राज्य को वे सभी जनहितकारी कार्य करने चाहिए, जिनके करने से व्यक्ति की स्वतन्त्रता नष्ट या कम नहीं होती।
- अन्तर्राष्ट्रीय सहयोग की भावना लोककल्याणकारी राज्य, एक राज्य विशेष के हितों से ही सम्बन्ध न रखकर सम्पूर्ण मानवता के हितों से सम्बन्ध रखता है और इसका स्वरूप राष्ट्रीय न होकर अन्तर्राष्ट्रीय होता है।

लोककल्याणकारी राज्य के कार्य

- लोककल्याणकारी राज्य के प्रमुख कार्य निम्नलिखित प्रकार हैं
- आन्तरिक सुव्यवस्था तथा विदेशी आक्रमणों से रक्षा
- व्यक्तियों के पारस्परिक सम्बन्धों और राज्य एवं व्यक्तियों के सम्बन्धों की व्यवस्था।
- आर्थिक सुरक्षा सम्बन्धी कार्य
- शिक्षा और स्वास्थ्य सम्बन्धी कार्य
- समाज सुधार

प्रतिनिधित्व के सिद्धान्त

- नागरिक समूहों द्वारा अपने निहित प्रभुसत्ता का प्रयोग जिस प्रक्रिया के माध्यम से किया जाता है। वह प्रक्रिया प्रतिनिधित्व कहलाता है तथा इसमें बहुमत के सिद्धान्त का महत्त्व सबसे ज्यादा है।
- किसी भी शासन व्यवस्था में प्रतिनिधियों का निर्वाचन बहुमत के आधार पर किया जाता है तथा वे व्यवस्थापिका में बहुमत के आधार पर ही निर्णय लेते हैं।
- *प्रतिनिधित्व के सिद्धान्त कई प्रकार के हैं, जो निम्नलिखित है*
  1. निर्देशित तथा अनिर्देशित प्रतिनिधित्व का सिद्धान्त
  2. उदार लोकतन्त्रवादी तथा समविष्ट

1. निर्देशित प्रतिनिधित्व का सिद्धान्त

इस सिद्धान्त में प्रतिनिधि हमेशा अपने चुनने वाले निर्वाचकों के अधीन होता है तथा वह मात्र उनकी इच्छा का प्रतिनिधित्व करता है।

रूसो एवं रोबेस्पीयर ने इस सिद्धान्त का समर्थन किया है तथा स्विट्जरलैण्ड के कुछ राज्यों में प्रतिनिधियों के प्रत्यावर्तन (रिकॉल) के सिद्धान्त को भी स्वीकार किया गया है। निर्देशित प्रतिनिधित्व का सिद्धान्त मूल रूप से अप्रत्यक्ष लोकतन्त्र की उस प्रारम्भिक अवस्था का सिद्धान्त है जिसमें समय राजनीतिक दल प्रणाली का विकास नहीं हुआ था तथा व्यक्तिवादी विचारधारा प्रचलित थी।

निर्देशित प्रतिनिधित्व प्रणाली की आलोचना

- प्रतिनिधियों का निर्वाचन दलीय आधार पर होना।
- लोकतन्त्र के सकारात्मक स्वरूप से भिन्नता।
- दुरुपयोग का डर।

लीबर ने प्रतिनिधित्व के इस निर्देशित सिद्धान्त को असंगत एवं अवैधानिक माना है।

2. अनिर्देशित प्रतिनिधित्व

इस प्रक्रिया में प्रतिनिधि पूर्णत: निर्वाचकों के अधीन नहीं होते हैं तथा प्रतिनिधि निर्वाचकों के अधिवक्ता और अभिकर्ता के ऊपर के स्तर पर विराजमान होते हैं।

इस प्रतिनिधित्व का सर्वप्रमुख एवं सर्वाधिक महत्त्वपूर्ण कर्त्तव्य राष्ट्रीय हितों की रक्षा एवं वृद्धि में सहयोग देना होता है।

प्रतिनिधित्व के उदार लोकतन्त्रवादी तथा समविष्टवादी सिद्धान्त

एलेन आर. बाल ने आधुनिक काल इन दोनों सिद्धान्तों का प्रतिपादन किया था।

उदार लोकतन्त्रवादी सिद्धान्त

- यह उदारवादी राजनीतिक विचारधारा पर आधारित सिद्धान्त है जिसमें व्यक्ति के अधिकारों को अनुल्लेंघनीय मानता है।

- यह निजी सम्पत्ति के अधिकार को भी अनुल्लंघनीय मानता है।
- उदार लोकतन्त्रवादी सिद्धान्त 'सीमित शासन के सिद्धान्त' अर्थात् उदार संविधानवाद में विश्वास रखता है।
- यह सिद्धान्त व्यस्क मताधिकार एवं प्रत्येक व्यक्ति के मत की समान कीमत के अलावा चुनाव क्षेत्रों के समान आकार, गुप्त एवं स्वतन्त्र मतदान की प्रक्रिया में विश्वास रखता है।
- यह जनादेश के सिद्धान्त तथा बहुमत के सिद्धान्त में विश्वास रखता है।

समविष्टवादी सिद्धान्त

- यह मूल रूप से समाजवादी है जिसे साम्यवादी देशों द्वारा अपनाया गया है तथा यह उदारवादी सिद्धान्त से काफी भिन्नता रखता है।
- उदारवादी सिद्धान्तों से भिन्नता रखते हुए भी यह सिद्धान्त जनता की प्रभुसत्ता तथा बहुमत की इच्छा को पर्याप्त महत्त्व देता है।

समविष्टवादी सिद्धान्त की विशेषता

- इसे स्वीकृत लोकतन्त्र को जनवादी लोकतन्त्र अथवा आर्थिक लोकतन्त्र कहा जाता है।
- यह आर्थिक लोकतन्त्र को उदारवादी लोकतन्त्र की तुलना में अधिक श्रेष्ठ मानता है।
- यह लोकतन्त्र का आधार सर्वहारा वर्ग को मानता है।
- इसका मानना है कि व्यवस्थापिका को व्यक्तियों के मत का नहीं, बल्कि बहुसंख्यक वर्ग का प्रतिनिधित्व करना चाहिए।
- यह 'लोकतान्त्रिक केन्द्रवाद' के सिद्धान्त का अनुसरण करता है।
- यह इस सिद्धान्त को 'सर्वहारा अधिनायकतन्त्र' मानता है।

प्रतिनिधित्व के अन्य सिद्धान्त

(i) **प्रतिक्रियावादी सिद्धान्त** इसके प्रवर्तक टॉमस, हॉब्स और एलेक्जेंडर हेमिल्टन है। यह सिद्धान्त व्यवस्था और सत्ता की आवश्यकता पर आधारित है।

(ii) **रूढ़िवादी सिद्धान्त** इसके प्रवर्तक एडमण्ड वर्क और जेम्स मेडीसन है यह सिद्धान्त मानता है कि प्रतिनिधि को अपने निर्वाचकों के सन्देशवाहक का कार्य करता है।

(iii) **सम्भ्रान्तवर्गीय सिद्धान्त** इसके प्रवर्तक एवं समर्थक पैरेटो, मोस्का और मिश्चेल है। यह सिद्धान्त मानता है कि चुने हुए उत्तम लोगों के हाथों में शासन रहना चाहिए।

(iv) **आमूल परिवर्तनवादी/क्रान्तिकारी सिद्धान्त** इसके प्रतिपादक रूसों और नव-वासपंथी है इसमें लोकमत को सर्वाधिक महत्त्व देता है।

व्यवस्थापिका

व्यवस्थापिका (संसद) से तात्पर्य-राज्यसभा, लोकसभा एवं राष्ट्रपति से है। यद्यपि राष्ट्रपति संसद से प्रत्यक्ष रूप से जुड़ा नहीं होता है, किन्तु संसद द्वारा पारित विधेयक राष्ट्रपति की स्वीकृति के पश्चात् ही कानून का रूप लेते हैं, इसलिए राष्ट्रपति को संसद का अभिन्न अंग माना गया है। संविधान के भाग-V के अन्तर्गत ***अनुच्छेद- 79-122*** में संसद के गठन, संरचना, अवधि, अधिकार, शक्तियाँ आदि के बारे में वर्णन किया गया है।

संसद की संरचना

संविधान के *अनुच्छेद-79* के अनुसार, भारतीय संसद के तीन अंग हैं- राष्ट्रपति, राज्यसभा एवं लोकसभा अर्थात् भारतीय संसद राष्ट्रपति और दोनों सदनों से मिलकर बनती है। राज्यसभा उच्च सदन कहलाता है, जिसमें राज्य एवं संघ राज्य क्षेत्रों के प्रतिनिधि होते हैं। लोकसभा निम्न सदन कहलाता है और प्रत्यक्ष रूप से जनता द्वारा निर्वाचित लोगों का प्रतिनिधित्व होता है।

संघीय कार्यपालिका

भारतीय संविधान के भाग-V के अध्याय-I (अनुच्छेद-52-78 तक) के अधीन संघीय कार्यपालिका का उल्लेख किया गया है। भारत संघ की कार्यपालिका राष्ट्रपति, उपराष्ट्रपति, प्रधानमन्त्री, मन्त्रिपरिषद् तथा महान्यायवादी से मिलकर बनती है।

न्यायपालिका

न्यायपालिका के अन्तर्गत सर्वोच्च न्यायालय, विभिन्न राज्यों के उच्च न्यायालय, लोकअदालत, पंचायतें आती हैं।

शक्ति का पृथक्करण

- शक्ति के पृथक्करण का सिद्धान्त राज्य के सुशासन का एक प्रतिमान है।
- शक्तियों के पृथक्करण के सिद्धान्त में राज्य के उत्तरदायित्व को भिन्न-भिन्न भागों में विभाजित किया जाता है तथ प्रत्येक को अलग-अलग स्वतन्त्र शक्तियाँ प्रदान की जाती हैं।
- प्रायः यह विभाजन कार्यपालिका, विधायिका तथा न्यायपालिका में किया जाता है।
- शक्तियों के पृथक्करण का सिद्धान्त फ्रैंच विद्वान मान्टेस्क्यू ने दिया था, यह सिद्धान्त राज्य को सर्वाधिकारवादी होने से बचाता है तथा व्यक्ति की स्वतन्त्रता की रक्षा करता है।
- अमेरिका का संविधान पहला ऐसा संविधान था जिसमें शक्तियों के पृथक्करण के सिद्धान्त को अपनाया था।
- मान्टेस्क्यू ने 'द स्पिरिट ऑफ लॉ' में इसे प्रतिपादित किया था।
- राज्य के तीन आधारभूत कार्य विभाजन, नियमन और नियन्त्रण है जिसे क्रमशः विधायिका, सरकार एवं न्यायालय करती है।
- शक्ति पृथक्करण के सिद्धान्त पर ये तीनों इकाइयाँ स्वतः ही पृथक् हो जाता है।
- भारतीय संविधान में इसका वर्णन स्पष्टतः नहीं किया गया है इस हेतु संविधान में तीनों अंगों का पृथक् वर्णन है।
- संसदीय लोकतन्त्र होने के करण भारत में कार्यपालिका तथा विधायिका में पूर्णतः अलगाव नहीं हो सकता है।
- भारत में कार्यपालिका विधायिका में से ही चुनी जाती है तथा उसके निचले सदन के प्रति उत्तरदायी है।
- अनु.-50 के अनुसार कार्यपालिका तथा न्यायपालिका को पृथक होना चाहिए।
- यह सिद्धान्त लोगों की स्वतन्त्रता की सुरक्षा की सर्वोत्तम गारण्टी देता है तथा यह सिद्धान्त एवं व्यवस्था प्रशासन में दक्षता को प्रोत्साहित करता है।

अभ्यास प्रश्न

1. निम्न में से कौन निर्देशित प्रतिनिधित्व के सर्मथक हैं?
(a) रूसो (b) हैमिल्टन
(c) लॉस्की (d) बेन्थम

2. प्रतिनिधित्व के निर्देशित सिद्धान्त को अवैधानिक किसने माना है?
(a) जी. डी. एच. कोल (b) रूसो
(c) सीज (d) लीबर

3. प्रतिनिधित्व की किस प्रक्रिया में प्रतिनिधि पूर्णत: निर्वाचकों के अधीन नहीं होते हैं?
(a) निर्देशित प्रतिनिधित्व (b) अनिर्देशित प्रतिनिधित्व
(c) प्रक्रियावादी प्रतिनिधित्व (d) ये सभी

4. प्रतिनिधित्व का वह सिद्धान्त जो सत्ता व्यवस्था पर बल देता है
(a) प्रतिक्रियावादी सिद्धान्त है (b) उदारवादी सिद्धान्त है
(c) रूढ़िवादी सिद्धान्त है (d) इनमें से कोई नहीं

5. आनुपतिक प्रतिनिधित्व का सबसे बड़ा पक्षधर कौन था?
(a) लॉस्की (b) बेन्थम
(c) मिल (d) लार्ड ब्राइस

6. साम्यवादी देशों द्वारा कौन-सा सिद्धान्त अपनाया गया है?
(a) उदार लोकतन्त्र सिद्धान्त
(b) समविष्टवादी सिद्धान्त
(c) प्रतिक्रियावादी सिद्धान्त
(d) रूढ़िवादी सिद्धान्त

7. प्रतिनिधित्व के प्रतिक्रियावादी सिद्धान्त का किसने प्रतिपादन किया?
(a) जेफरसन (b) मार्क्स
(c) हैमिल्टन (d) मोस्का

8. निम्नलिखित प्रतिनिधित्व प्रणालियों में से ड्रप (Droop) कोटा किससे सम्बन्धित है?
(a) एकल संक्रमणीय मत प्रणाली से
(b) एकल असंक्रमणीय मत प्रणाली से
(c) सूची प्रणाली से
(d) अंश प्रणाली से

9. आमूल परिवर्तनवादी (क्रान्तिकारी) सिद्धान्त के प्रतिपादक कौन हैं?
(a) आन्द्रे (b) एच. लॉस्की
(c) मिल (d) रूसो

10. सर्वप्रथम किस देश के संविधान में शक्तियों का पृथक्करण के सिद्धान्त को शामिल किया गया था?
(a) कनाडा (b) जापान
(c) अमेरिका (d) भारत

11. शक्तियों के पृथक्करण का सिद्धान्त किसकी देन है?
(a) मान्टेस्क्यू (b) अरस्तू
(c) रूसो (d) बेन्टले

12. किस अनुच्छेद के अनुसार कार्यपालिका तथा न्यायपालिका को पृथक् होना चाहिए?
(a) अनुच्छेद 42 (b) अनुच्छेद 45
(c) अनुच्छेद 50 (d) अनुच्छेद 52

13. "प्रजातन्त्र वह शासन है, जिसमें प्रत्येक व्यक्ति भाग लेता है", कथन निम्न में से किसका है?
(a) सर जॉन सीले (b) डायसी
(c) जॉनसन (d) लेविस

14. 'प्रजातन्त्र का आर्थिक सिद्धान्त' निम्न में से किसने प्रस्तुत किया है?
(a) एन्थोनी डाउन्स (b) केन्नेथ ऐरो
(c) जे. एस. मिल (d) इनमें से कोई नही

15. 'प्रजातन्त्र के बहुलतावादी सिद्धान्त' का सर्वप्रथम प्रतिवादन किसने किया?
(a) शुम्पीटर ने (b) रॉबर्ट डहल
(c) बियर (d) सी राइट मिल्स

16. "प्रजातन्त्र जनता का, जनता द्वारा, जनता के लिए शासन है।" यह कथन किसका है?
(a) अब्राहम लिंकन (b) अरस्तू
(c) महात्मा गाँधी (d) ग्रीन

17. निम्नलिखित में से कितने 'प्रत्यक्ष लोकतन्त्र' का समर्थन किया?
(a) एडम स्मिथ (b) मार्क्स (c) हीगल (d) रूसो

18. 'प्रजातन्त्र का शास्त्रीय सिद्धान्त' निम्न में से किसने दिया है?
(a) जॉन स्टुअर्ट मिल (b) जोसेफ शुम्पीटर
(c) मिचेल्स (d) मैक्फर्सन

19. निम्नलिखित में से कौन दल रहित प्रजातन्त्र का समर्थक है?
(a) जवाहरलाल नेहरु (b) माओत्से तुंग
(c) जयप्रकाश नारायण (d) इनमें से कोई नही

20. निम्नलिखित में से कौन-सी बहसमूलक प्रजातन्त्र की विशेषता है?
(a) संसदीय प्रभुसत्ता
(b) कार्यपालिका की सर्वोच्चता
(c) न्यायपालिका की स्वायत्तता
(d) लोगों की प्रभावशाली सहभागिता

21. प्रजातन्त्र की उदारवादी विचारधारा की प्रारम्भिक अवस्था को किसकी पुस्तकों में पाया जा सकता है?
(a) प्राचीन यूनानी दार्शनिकों की
(b) प्राचीन चीनी दार्शनिकों की
(c) प्रोधाँ की
(d) सत्रहवीं शताब्दी के फ्रांसीसी दार्शनिकों की

22. दलविहीन प्रजातन्त्र के विपक्ष में कौन-सा तर्क उपयुक्त नहीं है?
(a) यह न सम्भव है और न ही व्यावहारिक
(b) इससे अराजकता पैदा होगी
(c) इससे अस्थिरता पैदा होगी
(d) इससे समाज, विभिन्न जातियों व धर्मों का लोप हो जाएगा

23. निम्नलिखित में से कौन-सा नेहरू के अनुसार लोकतन्त्र का आवश्यक लक्षण नहीं है?
(a) व्यक्तिगत स्वतन्त्रता
(b) समता
(c) आर्थिक न्याय
(d) सम्पत्ति और साधनों पर राज्य के माध्यम से समुदाय का पूर्ण नियन्त्रण

24. लोकतन्त्र में शासन की अन्तिम शक्ति किसमें निहित होती है?
(a) संसद में
(b) जनता में
(c) संविधान में
(d) मन्त्रिपरिषद् में

25. निम्न में से किसके अनुसार, ''सतर्क एवं सुविज्ञ जनमत जनतन्त्र की प्रथम आवश्यकता है''?
(a) ब्राइस
(b) लॉवेस
(c) डॉ. आशीर्वादम्
(d) विल्बो

26. अरस्तु के अनुसार, 'लोकतन्त्र' का विकृत रूप क्या है?
(a) राजतन्त्र या अल्प तन्त्र
(b) कुलीन तन्त्र
(c) बहुतन्त्र या भीड़तन्त्र
(d) उपरोक्त में से कोई नहीं

27. 'प्रजातन्त्र' सर्वप्रथम परिभाषा किसने दी थी?
(a) क्लीऑन
(b) शीले
(c) अरस्तू
(d) प्लेटो

28. इनमें से कौन-सा चिन्तक 'प्रजातन्त्र' का समर्थक नहीं है?
(a) रूसो
(b) प्लेटो
(c) लॉक
(d) टी एच ग्रीन

29. 'प्रजातन्त्र' की सफलता के लिए अनुपातिक प्रतिनिधित्व का समर्थन किसने किया?
(a) लास्की
(b) जे. एस. मिल
(c) मॉण्टेस्क्यू
(d) इनमें से कोई नहीं

उत्तरमाला

1.	(a)	2.	(d)	3.	(b)	4.	(a)	5.	(c)	6.	(b)	7.	(c)	8.	(a)	9.	(d)	10.	(c)
11.	(a)	12.	(c)	13.	(a)	14.	(a)	15.	(a)	16.	(a)	17.	(d)	18.	(a)	19.	(c)	20.	(a)
21.	(a)	22.	(d)	23.	(b)	24.	(b)	25.	(c)	26.	(c)	27.	(a)	28.	(b)	29.	(b)		

अध्याय 05

संविधान, राजनीतिक दल व दवाब समूह

भारत का संविधान भारतीय राष्ट्रीय आन्दोलन के दौरान विकसित आदर्शों का परिणाम है। इसका निर्माण देश के मनीषियों द्वारा विभिन्न चरणों के माध्यम से लक्षित उद्देश्यों की प्राप्ति हेतु किया गया था। संविधान वह लिखित और मौलिक दस्तावेज होता है, जिसके आधार पर किसी भी देश की शासन व्यवस्था संचालित की जाती है। भारतीय संविधान का निर्माण करने वाली संविधान सभा का गठन जुलाई, 1946 (कैबिनेट मिशन की संस्तुतियों पर) में किया गया। भारत के लिए संविधान सभा का विचार सबसे पहले वर्ष 193 में एम एन रॉय ने दिया था।

संविधान के प्रकार

संविधान को दो वर्गों में विभाजित किया जाता है

1. लिखित संविधान

लिखित संविधान में एक लेख्य (भारतीय संविधान) या कुछ संकलित लेख्य (स्वीडिश संविधान) होते हैं, किन्तु जिस रूप में संविधान क्रियान्वित होता है, उसकी व्याख्या न कहीं पूर्णतया लिखित होती है, न पूर्णतया अलिखित। जैसे-भारत के संविधान में कुछ लिखित नियम पूरक रूप में मिलते हैं, जैसे- विधानसभाओं एवं सदस्यों के विशेषधिकार, राष्ट्रपति तथा राज्यपाल का मन्त्रिपरिषद से सम्बन्ध, संवैधानिक संकटावस्था एवं राज्यपाल की स्थिति। इन समस्त विषयों के सम्बन्ध में संविधान के अतिरिक्त अलिखित नियम ही लागू होते हैं।

- विश्व के अधिकांश देशों में लिखित संविधान का प्रावधान है; जैसे- अमेरिका, भारत, चीन, जापान, आयरलैण्ड एवं फ्रांस आदि।
- भारतीय संविधान विश्व का सबसे बड़ा लिखित संविधान है। वर्तमान में इसमें एक प्रस्तावना, 22 भाग, 450 अनुच्छेद एवं 12 अनुसूचियाँ हैं। विश्व के किसी अन्य संविधान में इतने अनुच्छेद एवं अनुसूचियाँ नहीं है।

2. अलिखित संविधान

ऐसा संविधान जो किसी लिखित दस्तावेज के रूप मे ना हो अलिखित संविधान कहलाता है, किन्तु इसका प्रयोग लिखित रूप में ही होता है। अलिखित संविधान को कठोर संविधान भी कहते हैं।

- विश्व के कुछ देशों में अलिखित संविधान के प्रारूप को अपनाया गया है; जैसे- इंग्लैण्ड, इजारयल एवं सऊदी अरब आदि। इंग्लैण्ड में संविधान लिखित रूप में नहीं है। यहाँ पहले से बने कुछ एक्ट को आधार मानकर शासन किया जाता है।
- यहाँ, 1701 ई. में एक्ट ऑफ सेटलमेण्ट, रेप्रेजेण्टेशन ऑफ पीपुल्स एक्ट 1911 एवं 1949 के पार्लिमेण्ट एक्ट के द्वारा लॉर्ड सभा के अधिकार सीमित हुए हैं। 1679, 1816, एवं 1862 के हेबीयस कार्पस एक्ट तथा 1947 में क्राउन प्रोसीडिंग्स एक्ट निर्मित हुआ। इन लिखित नियमों का महत्त्व इंग्लैण्ड के संविधान में अलिखित रूढ़ि परम्परा के समान है।
- जहाँ अलिखित संविधान होता है वहाँ शासन प्रबन्ध पर संवैधानिक नियम के आबद्धता अवश्य नहीं होती, किन्तु जनमत के भय तथा निर्वाचन क्रिया, परम्पराओं एवं रूढ़ियों द्वारा इस प्रकार का नियन्त्रण एवं अनुशासन सहज रूप में रहता है।

भारतीय संविधान का निर्माण

- भारतीय संविधान विश्व का सबसे विशाल संविधान है। इसके निर्माण में 2 वर्ष 11 माह और 18 दिन का समय लगा। **कैबिनेट मिशन योजना**, वर्ष 1946 द्वारा भारत के संविधान के निर्माण हेतु संविधान सभा के गठन का प्रस्ताव रखा गया। संविधान सभा का प्रथम अधिवेशन 9 दिसम्बर, 1946 को संसद भवन के केन्द्रीय कक्ष में प्रारम्भ हुआ। डॉ. सच्चिदानन्द सिन्हा को सर्वसम्मति से अस्थायी अध्यक्ष चुना गया।
- 11 दिसम्बर, 1946 की बैठक में **डॉ. राजेन्द्र प्रसाद** को सभा का स्थायी अध्यक्ष चुना गया। **बी एन राव** को संविधान सभा के संवैधानिक सलाहकार के पद पर नियुक्त किया गया। 13 दिसम्बर, 1946 को पण्डित जवाहर लाल नेहरू ने उद्देश्य प्रस्ताव प्रस्तुत कर संविधान की

आधारशिला रखी। संविधान सभा में कुल 389 सदस्य थे, जिनमें से 292 प्रान्तीय विधान सभाओं से तथा 93 देशी रियासतों से आए थे। इनके अलावा 4 सदस्य चीफ कमिश्नरों के 4 प्रान्तों; जैसे—दिल्ली, अजमेर-मारवाड़, कुर्ग और ब्रिटिश बलूचिस्तान से निर्वाचित किए गए थे।

प्रारूप समिति

संविधान के निर्माण का कार्य करने के लिए अनेक समितियाँ बनाई गईं, जिनमें प्रमुख **डॉ. भीमराव अम्बेडकर** की अध्यक्षता में बनी सात सदस्यों की प्रारूप समिति थी। प्रारूप समिति में डॉ. अम्बेडकर के अतिरिक्त एन गोपालास्वामी आयंगर, अल्लादि कृष्णास्वामी अय्यर, के एम मुंशी, मोहम्मद सादुल्लाह, डी पी खेतान (वर्ष 1948 में इनकी मृत्यु के पश्चात् टीटी कृष्णामाचारी नियुक्त) और एन माधवराव अन्य सदस्य थे।

संविधान समितियाँ एवं अध्यक्ष

समितियाँ	अध्यक्ष
प्रारूप	डॉ. बी आर अम्बेडकर
कार्य संचालन	के एम मुंशी
संघ संविधान, संघ शक्ति	पण्डित जवाहरलाल नेहरू
मूल अधिकार, अल्पसंख्यक, प्रान्तीय संविधान	सरदार वल्लभभाई पटेल
प्रक्रिया, वार्ता, तदर्थ झण्डा समिति	डॉ. राजेन्द्र प्रसाद
अल्पसंख्यक उपसमिति, उपाध्यक्ष संविधान सभा	एच सी मुखर्जी
सदन समिति	पी पट्टाभि सीतारमैया
वित्त एवं स्टाफ समिति	ए एन सिन्हा

अन्तरिम मन्त्रिमण्डल, सदस्य एवं विभाग

सदस्य	विभाग
पण्डित जवाहरलाल नेहरू	कार्यकारी परिषद् के उपाध्यक्ष, विदेशी मामले तथा राष्ट्र मण्डल से सम्बन्धित मामले
सरदार वल्लभभाई पटेल	गृह, सूचना एवं प्रसारण विभाग तथा रियासत सम्बन्धी मामले
बलदेव सिंह	रक्षा विभाग
जॉन मथाई	उद्योग तथा आपूर्ति विभाग
सी राजगोपालाचारी	शिक्षा विभाग
सी एच भाभा	कार्य, खान तथा कर्जा
डॉ. राजेन्द्र प्रसाद	खाद्य एवं कृषि विभाग
अरुणा आसफ अली	रेलवे विभाग
जगजीवन राम	श्रम विभाग

लीग के सदस्य

सदस्य	विभाग
लियाकत अली खाँ	वित्त विभाग
आई आई चुन्दरीगर	वाणिज्य विभाग
जोगेन्द्र नाथ मण्डल	विधि विभाग
गजनफर अली खाँ	स्वास्थ्य विभाग
अब्दुल रब निश्तार	संचार विभाग

भारतीय संविधान के विभिन्न स्रोत

भारतीय संविधान, विश्व के विभिन्न संवैधानिक प्रावधानों तथा भारतीय शासन अधिनियम, 1935 का परिष्कृत रूप है। इसके निर्माण में निम्न देशों के संविधानों से सहायता ली गई है

ब्रिटेन संसदीय शासन, विधि निर्माण प्रक्रिया, एकल नागरिकता, संसदीय विशेषाधिकार, मन्त्रिमण्डल का लोकसभा के प्रति सामूहिक उत्तरदायित्व, औपचारिक प्रधान के रूप में राष्ट्रपति, अखिल भारतीय सेवा प्रणाली, द्विसदनीय व्यव्यस्था।

अमेरिका प्रस्तावना, मौलिक अधिकार, उपराष्ट्रपति का पद, स्वतन्त्र एवं निष्पक्ष न्यायालय, न्यायिक पुनर्विलोकन, सर्वोच्च न्यायालय का गठन एवं शक्तियाँ।

कनाडा संघात्मक व्यवस्था, शक्तियों का विभाजन, राज्यपाल की नियुक्ति, अवशिष्ट शक्तियों का केन्द्रीकरण।

आयरलैण्ड नीति-निदेशक तत्त्व, राष्ट्रपति की निर्वाचन पद्धति, राज्यसभा के सदस्यों का निर्वाचन।

जर्मनी आपातकालीन उपबन्ध के दौरान मूल अधिकारों का निलम्बन।

सोवियत संघ (रूस) मौलिक कर्त्तव्य, पंचवर्षीय योजना, प्रस्तावना में न्याय का आदर्श।

फ्रांस गणतन्त्र, प्रस्तावना में स्वतन्त्रता, समानता, बन्धुता के आदर्श।

ऑस्ट्रेलिया समवर्ती सूची, केन्द्र-राज्य के बीच सम्बन्ध तथा दोनों सदनों की संयुक्त बैठक।

दक्षिण अफ्रीका संविधान संशोधन की प्रक्रिया।

जापान 'कानून द्वारा स्थापित' शब्दावली।

भारतीय संविधान 26 नवम्बर, 1949 को पूर्णरूप से तैयार हुआ तथा इसके कुछ अनुच्छेदों को इसी दिन लागू कर दिया गया। 26 नवम्बर, 1950 को संविधान को पूर्ण रूप से लागू किया गया तथा भारत को गणतन्त्र घोषित किया गया।

भारतीय संविधान की प्रस्तावना

- संविधान की प्रस्तावना अथवा उद्देशिका में संविधान के मूल आदर्शों एवं उद्देश्यों का संक्षिप्त वर्णन है। प्रस्तावना या उद्देशिका को 'संविधान की कुँजी' कहा गया है।

  "हम, भारत के लोग, भारत को एक सम्पूर्ण प्रभुत्व-सम्पन्न, समाजवादी पन्थ-निरपेक्ष, लोकतन्त्रात्मक गणराज्य बनाने के लिए तथा उसके समस्त नागरिकों को सामाजिक, आर्थिक और राजनैतिक न्याय, विचार, अभिव्यक्ति, विश्वास, धर्म और उपासना की स्वतन्त्रता, प्रतिष्ठा और अवसर की समता प्राप्त कराने के लिए तथा उन सब में व्यक्ति की गरिमा और राष्ट्र की एकता और अखण्डता सुनिश्चित करने वाली बन्धुता बढ़ाने के लिए दृढ़ संकल्प लेकर अपनी इस संविधान सभा में आज तारीख 26 नवम्बर, 1949 (मिति मार्गशीर्ष शुक्ला सप्तमी, संवत् दो हजार छ: विक्रमी) को एतद् द्वारा इस संविधान को अंगीकृत, अधिनियमित और आत्मार्पित करते हैं।"

- प्रस्तावना अथवा उद्देशिका को न्यायालय में प्रवर्तित नहीं किया गया। केशवानन्द भारती वाद मामले में सर्वोच्च न्यायालय ने प्रस्तावना को संविधान का अभिन्न अंग माना तथा संविधान के अन्य उपबन्धों की भाँति ही संशोधन किया गया।

शासन व्यवस्था

शासन संचालन की गतिविधि को शासन कहते हैं। भारतीय संविधान में शासन को उचित रूप से चलाने के लिए विभिन्न प्रकार के शासन की व्यवस्था की गई है जो निम्न प्रकार है।

संसदात्मक शासन व्यवस्था

गार्नर के अनुसार, यह शासन की वह व्यवस्था है, जिसके अन्तर्गत व्यवस्थापिका और कार्यपालिका परस्पर सम्बन्धित होती हैं और कार्यपालिका व्यवस्थापिका के प्रति उत्तरदायी होती है। इसे मन्त्रिमण्डलात्मक शासन और उत्तरदायी शासन के नाम से भी जाना जाता है।

संसदात्मक शासन व्यवस्था के **प्रमुख गुणों** का विवरण निम्न प्रकार से किया गया है

- यह व्यवस्थापिका और कार्यपालिका में सहयोग स्थापित करती है।
- यह शासन व्यवस्था जनता के प्रति उत्तरदायी होती है।
- यह योग्यतम, अनुभवी एवं लोकप्रिय व्यक्तियों का शासन होता है।
- इसमें निरंकुशता का अभाव पाया जाता है।
- यह लोकतन्त्रीय सिद्धान्त की रक्षा करती है।

संसदात्मक शासन व्यवस्था के **प्रमुख दोष** निम्नलिखित हैं

- दलीय तानाशाही का भय संसदात्मक शासन में राजशक्ति सम्पूर्ण जनता के हाथ में न रहकर एक दल विशेष के हाथ में ही रहती है। इससे दलीय तानाशाही का भय बना रहता है।
- निर्बल शासन किसी एक व्यक्ति के हाथ में शासन की सम्पूर्ण शक्ति न होने के कारण आवश्यक निर्णय लेने में काफी समय लग जाता है, जिससे शासन निर्बल हो जाता है।
- शक्ति पृथक्करण सिद्धान्त का विरोध संसदात्मक शासन शक्ति-पृथक्करण सिद्धान्त के विरुद्ध है, क्योंकि इसमें शासन मन्त्रिपरिषद् के अधीन होता है।
- कार्यपालिका की अस्थिरता इस शासन व्यवस्था में कार्यपालिका का कार्यकाल व्यवस्थापिका के विश्वास पर निर्भर होने के कारण निश्चित नहीं होता है।
- मन्त्रिमण्डलीय तानाशाही की प्रवृत्ति वर्तमान में मन्त्रिपरिषद् के हाथों में राजशक्ति केन्द्रित हो जाती है और व्यवस्थापिका उसके हाथों की कठपुतली बन जाती है। मन्त्रिपरिषद् की इस तानाशाही का परिणाम प्रजातन्त्र के हित में नहीं होता है।
- प्रशासन कार्य की अक्षमता कार्यपालिका के व्यवस्थापिका से सम्बन्धित होने के कारण मन्त्रियों का बहुत समय व्यवस्थापिका की बैठकों में ही निकल जाता है और ये शासन सम्बन्धी कार्यों पर ठीक प्रकार से ध्यान नहीं दे पाते।

अध्यक्षात्मक शासन व्यवस्था

जिस शासन व्यवस्था में कार्यपालिका प्रधान व्यवस्थापिका से बिल्कुल अलग होता है और शासन विभाग का प्रधान एक ऐसा व्यक्ति होता है, जो व्यवस्थापिका के प्रति उत्तरदायी नहीं होता, उसे अध्यक्षात्मक शासन कहते हैं।

डॉ. गार्नर के अनुसार,"अध्यक्षात्मक सरकार वह होती है, जिसमें कार्यपालिका अर्थात् राज्य का अध्यक्ष तथा उसके मन्त्री अपनी अवधि के बारे में संविधान की दृष्टि से विधानमण्डल से स्वतन्त्र होते हैं और अपनी राजनीतिक नीतियों के बारे में भी उसके प्रति अनुत्तरदायी होते हैं।"

अध्यक्षात्मक शासन के **प्रमुख गुण** निम्नलिखित हैं

- शासन में स्थायित्व इस शासन व्यवस्था में कार्यपालिका का प्रधान और व्यवस्थापिका का निर्माण एक निश्चित समय के लिए होता है। इस अवधि से पूर्व इन्हें हटाया नहीं जा सकता।
- असाधारण परिस्थितियों के लिए उपयुक्त अध्यक्षात्मक शासन में एक ही व्यक्ति के हाथों में समस्त शक्तियों का केन्द्रीकरण होता है, उसके कारण संकटकाल में यह पद्धति बहुत उपयोगी सिद्ध होती है।
- प्रधानता में एकता प्रशासनिक एकता के परिणामस्वरूप यह शासन बहुत अधिक शक्तिशाली रूप में कार्य कर सकता है।
- शक्ति पृथक्करण सिद्धान्त का पालन इसके अन्तर्गत व्यवस्थापिका तथा कार्यपालिका एक-दूसरे से स्वतन्त्र रहती हैं। अत: यह शासन शक्ति पृथक्करण सिद्धान्त के अनुकूल है।
- योग्यतम व्यक्तियों के मन्त्रिमण्डल का निर्माण सम्भव अध्यक्षात्मक शासन में राष्ट्रपति जिन किन्हीं योग्य व्यक्तियों को मन्त्रिपरिषद् में सम्मिलित करना चाहे, कर सकता है।

अध्यक्षात्मक शासन के **प्रमुख दोषों** को इस प्रकार स्पष्ट किया गया है

- उत्तरदायित्व की अवहेलना इस शासन व्यवस्था में प्रशासनिक बुराइयों के लिए व्यवस्थापिका अथवा प्रशासन में से किसी एक को निश्चित रूप से उत्तरदायी नहीं ठहराया जा सकता है।
- परिवर्तनशीलता का अभाव व्यवस्थापिका और कार्यपालिका का समय निश्चित होने के कारण, ऐसी परिस्थितियाँ उत्पन्न हो जाती हैं, जिनके कारण शासन में परिवर्तन आवश्यक हो तो ऐसा करना सम्भव नहीं हो पाता।
- निरंकुशता की आशंका इस शासन में राष्ट्रपति अपना कार्यकाल निश्चित होने के कारण मनमाने तरीके से कार्य करते हुए निरंकुशता को अपना सकता है।
- कम राजनीतिक शिक्षा अध्यक्षात्मक शासन में व्यवस्थापिका और कार्यपालिका के बीच सम्बन्ध न होने के कारण जनता को राजनीतिक शिक्षा प्राप्त करने के अवसर बहुत कम हो पाते हैं।

एकात्मक शासन व्यवस्था

एकात्मक शासन वह होता है, जिसके अन्तर्गत संविधान के द्वारा शासन की सम्पूर्ण शक्ति केन्द्रीय सरकार में निहित कर दी जाती है और स्थानीय सरकारों का अस्तित्व एवं शक्तियाँ केन्द्रीय सरकार की इच्छा पर निर्भर करती हैं।

गार्नर के शब्दों में, "यह शासन की वह प्रणाली है, जिसमें संविधान केन्द्रीय शासन के एक अथवा एक से अधिक अंगों को पूरी शक्ति प्रदान करता है और इन्हीं से स्थानीय सरकारों को अपनी समस्त शक्ति तथा अपना अस्तित्व प्राप्त होता है।"

एकात्मक शासन की **प्रमुख विशेषताओं** को निम्नलिखित रूपों में दर्शाया गया है

- इसमें संविधान द्वारा शक्तियों का विभाजन नहीं किया जा सकता है।
- इसमें स्थानीय सरकारों की केन्द्र पर निर्भरता पाई जाती है।
- इसमें इकहरी नागरिकता की व्याख्या होती है।

एकात्मक शासन के **प्रमुख गुणों** का विवेचन इस प्रकार किया गया है

- इसमें एकता पाई जाती है।
- इसमें प्रशासनिक शक्ति प्रचुर होती है।
- यह संकटकाल के लिए उपयुक्त होती है।
- इसमें संगठन की सरलता पाई जाती है।
- इससे राष्ट्रीय एकता सुदृढ़ होती है।
- इसमें मितव्ययिता पाई जाती है।
- यह छोटे देशों के लिए बहुत उपयुक्त होती है।

एकात्मक शासन के **प्रमुख दोषों** को निम्नलिखित भागों में बाँटा गया है

- इससे केन्द्रीय सरकार के निरंकुश होने का भय रहता है।
- यह राजनीतिक चेतना जाग्रत करने में असमर्थ होती है।
- यह अक्षम और अकुशल शासन होता है।
- यह स्थानीय संस्थाओं के कार्य में बाधा उत्पन्न करती है।
- यह नौकरशाही का शासन होता है।

संघात्मक शासन व्यवस्था

संघात्मक शासन का अर्थ एवं परिभाषा जिन राज्यों में संविधान के द्वारा ही केन्द्रीय सरकार और प्रान्तीय सरकारों के बीच शक्ति विभाजन कर दिया जाता है और ऐसा प्रबन्ध कर दिया जाता है कि इन दोनों पक्षों में से कोई एक अकेला इस शक्ति विभाजन में परिवर्तन न कर सके, उसे संघात्मक शासन कहते हैं।

डॉ. गार्नर के अनुसार, "संघ एक ऐसी प्रणाली है कि जिसमें केन्द्रीय तथा स्थानीय सरकारें एक ही प्रभुत्व शक्ति के अधीन होती हैं। ये सरकारें अपने-अपने क्षेत्र में, जिसे संविधान अथवा संसद का कोई भी कानून निश्चित करता है, वे सर्वोच्च होती हैं।"

संघात्मक शासन की **प्रमुख विशेषताएँ** निम्नलिखित हैं

- प्रभुत्व शक्ति का दोहरा प्रयोग एक संघ राज्य में सम्प्रभुता की अभिव्यक्ति-केन्द्रीय सरकार और स्थानीय सरकार, दो साधनों द्वारा होती है।
- शक्तियों का विभाजन संघीय सरकार के अन्तर्गत संविधान द्वारा ही केन्द्रीय सरकार और स्थानीय सरकार के बीच शक्ति का विभाजन कर दिया जाता है।
- संविधान की सर्वोच्चता संघात्मक राज्य के अन्तर्गत संविधान सर्वोच्च होता है और केन्द्रीय सरकार, प्रान्तीय सरकारें एवं सरकार के विभिन्न अंग संविधान के प्रतिकूल किसी प्रकार का कार्य नहीं कर सकते।
- न्यायपालिका की सर्वोच्चता सभी संघ राज्यों के अन्तर्गत एक सर्वोच्च न्यायालय की व्यवस्था की जाती है, जिसका कार्य संविधान की व्याख्या एवं रक्षा करना होता है।
- दोहरी नागरिकता संघ राज्य के अन्तर्गत साधारणतः दोहरी नागरिकता की व्यवस्था होती है। एक व्यक्ति केन्द्रीय सरकार तथा प्रान्तीय सरकार इन दोनों का नागरिक होता है।

संघात्मक शासन के **प्रमुख गुण** निम्नलिखित हैं

- प्रशासन में एकता इस शासन के अन्तर्गत राज्य में एक प्रकार का कानून होता है, जिससे पूरे राज्य में प्रशासन एक जैसा होता है।
- संगठन की सरलता एकात्मक शासन संगठन की दृष्टि से बहुत सरल होता है, क्योंकि आवश्यकता पड़ने पर केन्द्रीय सरकार शासन में किसी भी प्रकार का परिवर्तन कर सकती है।
- छोटे देशों के लिए उपयुक्त एकात्मक शासन छोटे देशों के सब भेदों को समाप्त कर देता है, इसलिए उनके लिए यह बहुत उपयुक्त होता है।

संघात्मक शासन के **प्रमुख दोषों** को निम्नलिखित रूपों में दर्शाया गया है

- आन्तरिक प्रशासन सम्बन्धी निर्बलता संघ राज्यशक्ति की एकता के अभाव में संघ राज्य में वह एकता और शक्ति नहीं होती, जो एकात्मक शासन में होती है।
- अन्तर्राष्ट्रीय क्षेत्र में निर्बलता संघ राज्य अन्तर्राष्ट्रीय क्षेत्र में भी निर्बल होता है। अमेरिकी और दक्षिणी अफ्रीकी संघ की यह निर्बलता अनेक बार देखी गई है।
- इकाइयों द्वारा पृथक् होने की आशंका अनेक बार संघ राज्य में संघ की इकाइयों पर केन्द्रीय सरकार का नियन्त्रण दृढ़ व मजबूत नहीं होता है। ऐसा समय आ सकता है, जबकि कोई इकाई संघ राज्य के विरुद्ध विद्रोह कर दे या अनेक राज्य मिलकर संघ से सम्बन्ध-विच्छेद करने का प्रयत्न करें।

- संघ राज्य का संगठन जटिल संविधान द्वारा केन्द्रीय और इकाइयों की सरकारों में शक्ति-विभाजन किए जाने के कारण इन दोनों के बीच अधिकार क्षेत्र के सम्बन्ध में विवाद उत्पन्न होने का खतरा बना रहता है।
- अपव्यय संघीय सरकार व्यय साध्य है, क्योंकि इसमें दोहरी राजनीतिक संस्थाएँ, दोहरी प्रशासनिक व्यवस्था और दोहरे कानून होते हैं।
- राष्ट्रीय एकता पर आघात अनेक बार प्रत्येक इकाई की सरकार अपनी उन्नति का ही प्रयत्न करती है और अन्य इकाइयों की उसे कोई चिन्ता नहीं रहती। इससे राष्ट्रीय हित तथा एकता को आघात पहुँचता है।

राजनीतिक दल

राजनीतिक दल ऐसे स्वैच्छिक संगठन अथवा लोगों के संगठित समूह होते हैं, जो समान दृष्टिकोण रखते हैं तथा जो संविधान के प्रावधानों के अनुरूप राष्ट्र को आगे बढ़ाने के लिए राजनीतिक शक्ति प्राप्त करने की कोशिश करते हैं।

आधुनिक लोकतान्त्रिक राज्य में चार प्रकार के राजनीतिक दल होते हैं

1. प्रतिक्रियावादी राजनीतिक दल, जो पुरानी सामाजिक, आर्थिक तथा राजनीतिक संस्थाओं से चिपके रहना चाहते हैं।
2. रूढ़िवादी दल, जो यथास्थिति में विश्वास रखते हैं।
3. उदारवादी दल, जिनका लक्ष्य विद्यमान संस्थाओं में सुधार करना है।
4. सुधारवादी दल, जिनका उद्देश्य विद्यमान व्यवस्था को हटाकर नई व्यवस्था स्थापित करना होता है।

राजनीतिक दलों का उनकी विचारधारा के आधार पर विभाजन करते हुए राजनीतिक वैज्ञानिकों ने सुधारवादी दलों को बाईं ओर, उदारवादी दलों को मध्य में तथा प्रतिक्रियावादी दलों और रूढ़िवादी दलों को दाईं ओर रखा है।

राजनीतिक दलों की परिभाषाएँ

- **मैक्स वेबर** के अनुसार, ''राजनीतिक दल स्वेच्छा से बनाया हुआ वह संगठन है, जो शासन शक्ति को अपने हाथ में लेना चाहता है और इसको हस्तगत करने के लिए वह प्रचार और आन्दोलन का सहारा लेता है। इस शासन शक्ति को अपने हाथ में लेने के पीछे एक उद्देश्य हो सकता है, जो या तो वस्तुनिष्ठ लक्ष्य की प्राप्ति हो या व्यक्तिगत स्वार्थ हो या दोनों।''
- **गिलक्राइस्ट** के अनुसार, ''राजनीतिक दल व्यक्तियों के उस समुदाय को कहते हैं, जिसके सदस्यों के राजनीतिक विचार एक से होते हैं जो एक राजनीतिक इकाई की तरह काम करके सरकार को नियन्त्रित करने की चेष्टा करते हैं।''

राजनीतिक दलों का स्वरूप एवं कार्य

- दलीय प्रणाली या व्यवस्था, लोकतन्त्रात्मक शासन प्रणाली को चलाने के लिए कुंजी के समान है। शासन का चाहे संसदीय रूप हो या अध्यक्षात्मक, दलीय प्रणाली के अभाव में उसका क्रियान्वयन असम्भव है। राजनीतिक दल राजनीतिक प्रक्रिया को जोड़ने, सरल करने तथा स्थिर बनाने का कार्य करते हैं। दलीय प्रणाली में क्रान्ति की आवश्यकता नहीं होती है और संवैधानिक तरीके से शासन में परिवर्तन किया जा सकता है।
- उदार लोकतन्त्र का महत्त्वपूर्ण लक्षण यह है कि इसमें एक से अधिक राजनीतिक दल रहें और ये दल राजनीतिक शक्ति प्राप्त करने के लिए एक-दूसरे के साथ स्वतन्त्र रूप से प्रतिस्पर्द्धा कर सकें।
- सर्वप्रथम अमेरिका तथा ब्रिटेन में राजनीतिक दल विकसित हुए। इंग्लैण्ड में दल व्यवस्था का अंकुर स्टुअर्ट में प्रस्फुटित हुआ, जब राजा और जनता के प्रभुत्व को लेकर संघर्ष हुआ।
- सन् 1435-1485 में वोर ऑफ वेसेज के समय में इंग्लैण्ड में क्रमशः दो दल लॉकस्ट्रियन तथा मार्विसस्ट थे, जो स्टुअर्ट काल में राउण्ड हेड्स और कैविलरस कहलाने लगे।
- सन् 1688 में रक्तहीन क्रान्ति के उपरान्त इंग्लैण्ड में दो दल बने—पहला दल टोरी तथा दूसरा हिबस था, जो वर्तमान में मूल अनुदार दल तथा उदार दल के नाम से जाना जाता है।
- राजनीतिक दल के विषय पर **लेनिन** द्वारा प्रस्तुत मार्क्सवादी दृष्टिकोण इंग्लैण्ड तथा अमेरिका के दृष्टिकोण से भिन्न है। यहाँ राजनीतिक दल को सामाजिक वर्ग का **हरावल दस्ता** माना जाता है, जिसका कार्य वर्ग चेतना उत्पन्न करना और फिर सर्वहारा वर्ग को एक खूनी तथा हिंसात्मक क्रान्ति के लिए तैयार करना है। राजनीतिक दल के गठन के लिए, इसके निर्माताओं को निम्न शर्तें पूरी करनी चाहिए
- वे सार्वजनिक नीति के कुछ मौलिक सिद्धान्तों पर सहमत हों तथा उनकी अपनी विचारधारा हो।
- अपने राजनीतिक लक्ष्यों की प्राप्ति के लिए वे क्रियात्मक कार्यक्रम तथा मंच तैयार करें।
- वे जनता तक अपनी विचारधारा तथा कार्यक्रम को पहुँचाने के लिए प्रभावी संगठन तैयार करें।
- उनके कार्यक्रम का निर्माण इस ढंग से हो कि उससे समग्र रूप में जनता के सामान्य हित में वृद्धि हो।
- वे केवल संवैधानिक तरीकों का प्रयोग करें तथा पूरी तरह से संविधान के ढाँचे के भीतर कार्य करें।

राजनीतिक दल की विशेषताएँ

राजनीतिक दल की विशेषताएँ निम्नलिखित हैं

- यह बहुत सारे लोगों का स्थायी संगठन है।
- यह संगठन साधारणतः अपने सेवार्थियों के हितों को ध्यान में रखते हुए समाज के व्यापक हित को बढ़ावा देना चाहता है।
- इसके पास कुछ स्पष्ट कार्यक्रम होते हैं तथा यह निश्चित राजनीतिक सिद्धान्तों और नीतियों का समर्थन करता है।
- अपने सिद्धान्तों, नीतियों और कार्यक्रमों को कार्यान्वित करने के लिए यह राजनीतिक शक्ति प्राप्त करना चाहता है।
- यह बहुमत के निर्णय को सादर स्वीकार करता है।

दलीय प्रणाली के विविध रूप

सामान्यत: तीन प्रकार की दलीय प्रणालियाँ थीं—एकदलीय, द्विदलीय एवं बहुदलीय।

1. एकदलीय प्रणाली

- एकदलीय प्रणाली ऐसी राजनीतिक व्यवस्था को कहते हैं, जिसमें शासन का सूत्र एक ही राजनीतिक दल के हाथों में रहे।
- सर्वाधिकारवादी एकदलीय प्रणाली के अन्तर्गत केवल एक राजनीतिक दल को काम करने की अनुमति होती है। वही शासन की सारी नीतियाँ और कार्यक्रम निर्धारित करता है।
- उदाहरण के लिए, भूतपूर्व सोवियत संघ और वर्तमान जनवादी चीन में केवल वहाँ की कम्युनिस्ट पार्टी को काम करने की अनुमति रही है।

2. द्विदलीय प्रणाली

- द्विदलीय प्रणाली में केवल दो दलों की प्रधानता रहती है। इस पद्धति का सर्वोत्तम उदाहरण ब्रिटेन तथा संयुक्त राज्य अमेरिका है।
- इस प्रणाली का सबसे बड़ा दोष यह है कि शासन पर बहुमत दल का एकाधिकार हो जाता है। निर्वाचकों को मतदान की स्वतन्त्रता नहीं रह जाती, क्योंकि बाध्य होकर उन्हें दोनों में से किसी एक दल को मत देना ही पड़ता है।

3. बहुदलीय प्रणाली

- राजनीतिक दलों की विशाल संख्या बहुत भ्रम उत्पन्न करती है। फलस्वरूप शासन में स्थायित्व नहीं रह सकता।
- यह सत्ता संघर्ष के अखाड़े में छोटे समूहों को सम्मिलित होने के लिए प्रोत्साहित करती है। परिणामस्वरूप विधायिका संघर्षशील गुटों का मंच बन जाती है।
- शासन की अस्थिरता तथा शक्तिशाली हितबद्ध समूहों की भूमिका का तथ्य प्रशासनिक कुशलता को नष्ट कर देता है।
- राजनीतिक दलों की बाढ़ और उनके बार-बार विखण्डन तथा ध्रुवीकरण के तथ्य के कारण स्वरूप जनमत बनने तथा देश में वैकल्पिक शासन की सम्भावनाएँ प्रस्तुत करने में बाधा उत्पन्न होती है।

राजनीतिक दल के कार्य

राजनीतिक दल निम्नलिखित महत्त्वपूर्ण कार्य करते हैं

- दल राजनीतिक प्रक्रिया को संगठित करते हैं, सरल बनाते हैं तथा कभी-कभी विखण्डित होने वाले प्रशासनिक ढाँचे से संगति स्थापित करते हैं।
- राजनीतिक दल सत्ता पर अधिकार करने के लिए संघर्ष करते हैं। वे अराजकता हटाकर व्यवस्था लाने के प्रयत्न करते हैं अर्थात् दल हितों को समूहित करने का कार्य करते हैं।
- राजनीतिक दल सरकार तथा जनमत के बीच सम्पर्क-सूत्र की व्यवस्था करते हैं। वे निर्वाचकों को शिक्षित करना, दिशा-निर्देश देना तथा उन्हें सक्रिय बनाना चाहते हैं अर्थात् वे राजनीतिक जन जागरण, लौकिकीकरण तथा भर्तीकरण का कार्य करते हैं।
- राजनीतिक गतिविधि का क्षेत्र बढ़ाने तथा जनता की भागीदारी के आधार को विस्तृत करते हुए राजनीतिक दल राजनीतिक नेताओं की भर्ती का महत्त्वपूर्ण कार्य भी करते हैं।
- राजनीतिक दल मुद्दे प्रस्तुत करते हैं, वे समाज के मूल्यपरक लक्ष्य निश्चित करते हैं।
- विकासशील देशों में राजनीतिक दल राजनीतिक आधुनिकी-करण का कार्य करते हैं अर्थात् वे शासन को एक विशेष रूप देने का कार्य करते हैं तथा विभिन्न सामाजिक व आर्थिक समूहों के बीच सम्पर्क का मुख्य सूत्र प्रस्तुत करते हैं।
- राजनीतिक दल समाज कल्याण के कार्यों को भी सम्पन्न करते हैं।
- सर्वाधिकारवादी व्यवस्था में सत्ताधारी दल जनता की राजनीतिक दल के साथ एकरूपता पर बल देने के लिए रैलियों, वर्दियों, झण्डों तथा एकता के अन्य प्रदर्शनों के माध्यम से जनता को सक्रिय करके समर्थन जुटाने का कार्य करता है।
- उदार-प्रजातान्त्रिक व्यवस्था वाले देशों में प्रतियोगितापूर्ण दलीय व्यवस्था विद्यमान होती है।
- सर्वाधिकारवादी व्यवस्थाओं में केवल एक राजनीतिक दल समाज के लिए कठोर वैचारिक लक्ष्य निश्चित करता है।
- राजनीतिक दलों का मुख्य कार्य नीतियाँ व कार्यक्रम प्रस्तुत करना और सत्ता में आने के बाद उन्हें लागू करना है।

राजनीतिक दलों का वर्गीकरण

दलीय संरचना का विश्लेषण करते हुए **डुवर्जर** ने चार प्रकार के राजनीतिक दलों की पहचान की है जो निम्नलिखित हैं

1. गुट बैठक

- यह चौकड़ी, केन्द्रीय समिति अथवा उपसमिति आदि की तरह की सीमित प्रकृति की बहुत छोटी इकाई होती है।
- इस श्रेणी में आने वाले दल की विशेषता है कि इसमें गिने-चुने सदस्य ही होते हैं। यह सदस्यों की गुणवत्ता पर बल देता है, उनके परिमाण या संख्या पर नहीं। यह मुख्यतः चुनावी गतिविधियों पर अपना ध्यान केन्द्रित करता है।
- यह अपने प्रभाव के कारण चयनित विशिष्ट लोगों का बहुत छोटा समूह होता है। यह निर्णय-निर्माण की प्रक्रिया में बहुत महत्त्वपूर्ण भूमिका निभाती है, यद्यपि चुनावों के समय इसका महत्त्व शिखर पर पहुँच जाता है। इसके सदस्य या तो स्थानीय गणमान्य व्यक्ति होते हैं या फिर वे स्थानीय संगठनों के प्रतिनिधि होते हैं।

दल-बदल विरोधी कानून

- वर्ष 1985 में 52वें संविधान संशोधन अधिनियम द्वारा सांसदों और विधायकों द्वारा एक राजनीतिक दल से दूसरे दल में दल परिवर्तन के आधार पर अयोग्यता के बारे में प्रावधान किया गया है। इस हेतु संविधान के 4 अनुच्छेदों में परिवर्तन कर 10वीं अनुसूची जोड़ी गई।
- 91वें संशोधन अधिनियम, 2003 द्वारा दसवीं अनुसूची में पुनः परिवर्तन किया गया। इसने एक उपबन्ध को समाप्त कर दिया अर्थात् अब विभाजन के मामले में दल-बदल के आधार पर अयोग्यता नहीं मानी जाएगी।

मान्यता प्राप्त राष्ट्रीय दल तथा उनके चुनाव चिह्न (2022)

दल का नाम	चुनाव चिह्न
बहुजन समाज पार्टी (बसपा)	हाथी
भारतीय जनता पार्टी (भाजपा)	कमल
भारतीय कम्युनिस्ट पार्टी	हंसिया बाली
भारतीय कम्युनिस्ट पार्टी (मार्क्सवादी)	हथौड़ा, हंसिया एवं तारा
भारतीय राष्ट्रीय कांग्रेस (आई एन सी)	हाथ का पंजा
अखिल भारतीय तृणमूल कांग्रेस	जोहरा घास फूल

- **डुवर्जर** के अनुसार, "फ्रांस के तृतीय और चतुर्थ गणराज्य के समय की रेडिकल पार्टी और वर्ष 1918 से पहले की ब्रिटिश लेबर पार्टी, गुट बैठक रूपी दलों के प्रमुख उदाहरण हैं।"

2. शाखा दल

- शाखा दल का उदय पश्चिमी यूरोप में मताधिकार के विस्तार का परिणाम है। इसमें गुट बैठक की तरह गिने-चुने सदस्य नहीं होते, बल्कि यह जनपुंज पर आधारित दल होता है, जो ज्यादा-से-ज्यादा सदस्य बनाने में विश्वास करता है।
- यह समाजवादी दलों की खोज है, जो व्यापक रूप में लोगों के साथ घनिष्ट सम्पर्क स्थापित करना चाहते हैं।
- यह केवल चुनाव के अवसर पर सक्रिय नहीं होता, बल्कि इसकी राजनीतिक गतिविधियाँ निरन्तर चलती रहती हैं।
- जर्मन सोशल-डेमोक्रेटिक पार्टी इस तरह के संगठनात्मक ढाँचे का उपयुक्त उदाहरण प्रस्तुत करती है।

3. कोशिका दल या प्रकोष्ठ

- यह फासीवादी तथा साम्यवादी दलों का आविष्कार है। शासक दलों की ऐसी व्यावसायिक इकाइयाँ (Cells) देश के कोने-कोने में बिखरी होती हैं तथा प्रत्येक प्रकोष्ट के सदस्य दल अन्य सदस्यों की अपेक्षा अधिक महत्त्वपूर्ण होते हैं। प्रकोष्ट के सम्पूर्ण जाल पर सर्वोच्च निर्णय-निर्माताओं से गठित दल की उच्चतम इकाई का नियन्त्रण होता है।
- कोशिका दलों की जितनी दिलचस्पी गुप्त गतिविधियों में रही है, उतनी चुनाव जीतने में नहीं रही है। यूरोप के साम्यवादी दलों के लिए यह ढाँचा सर्वथा उपयुक्त रहा है, लेकिन फ्रांस की पार्टियों ने इसे पसन्द नहीं किया।

4. सैनिक दस्ते या नागरिक सेना

- इसका ढाँचा सेना के श्रेणीतन्त्रीय संगठन से बहुत कुछ मिलता-जुलता है। श्रेणीतन्त्र ऐसी व्यवस्था है, जिसमें सारी सत्ता उच्च और निम्न स्तरों या श्रेणियों के रूप में क्रमबद्ध होती है।
- कोशिका दल की तरह नागरिक सेना का ढाँचा भी क्रान्तिकारी दलों के लिए विशेष रूप से उपयुक्त रहा है।
- **हिटलर** के स्टॉर्म, ट्रपर्स और **मुसोलिनी** की फासिस्ट मिलीशिया इसके प्रमुख उदाहरण हैं।

- राजनीतिक दल की सदस्यता की प्रकृति को देखते हुए **डुवर्जर** ने न केवल प्रजातान्त्रिक तथा सर्वाधिकारवादी दलों के बीच अन्तर किया है, बल्कि उसके दो प्रकारों का उल्लेख किया है,
  (i) **संवर्गयुक्त दल** यह विशिष्ट जनों का समूहीकरण है, जो दूल के ढाँचे का निर्माण करता है। यह 'चयन' के सिद्धान्त में विश्वास करता है। विशिष्ट लोग इसकी नीतियों तथा कार्यक्रमों के निर्माण, चुनाव के लिए प्रत्याशियों के मनोनयन, चुनावी अभियान को चालू करने, दल के लिए धन एकत्रित करने आदि में उल्लेखनीय सहयोग देते हैं।
  (ii) **जन दल** काफी मात्रा में मताधिकार की वृद्धि ने संवर्गीय दलों को जन दलों में परिवर्तित करने का काम किया है। संवर्गीय दल से भिन्न जन दल वह है, जो वैधता का अलंकार प्राप्त करने के लिए चुनावों में विश्वास रखता है।
- यह अधिक-से-अधिक सदस्यों पर नियन्त्रण रखने तथा उनके विश्वास व परामर्श से काम करने का प्रयत्न करता है।
- राजनीतिक दलों के उदय तथा विकास को दृष्टि में रखते हुए **डुवर्जर** ने दो प्रकार के दलों का उल्लेख किया है
  (i) **भीतर से उपजे दल** भीतर से उपजी दलीय व्यवस्था का विषय विशेष रूप से पाश्चात्य विश्व के देशों में प्रजातन्त्रीकरण की प्रवृत्तियों के विकास के अनुरूप इसके उदय व विकास का परिचायक है।
  मताधिकार के विस्तार तथा संसदीय प्रजातन्त्र के क्रमिक संस्थानीकरण ने अनेक जागरूक नागरिकों को छोटे-छोटे संघ स्थापित करने पर उत्साहित किया।
  प्रजातन्त्र के विकास के साथ इन समूहों ने अपने नियमों, चन्दों, नीतियों, कार्यक्रमों आदि का विवरण रखने के रूप में अपनी कार्यविधियों में सुधार किया। इन दलों का जन्म विधायकों की गतिविधियों के कारण हुआ।
  (ii) **बाहर से उपजे दल** बाहर से उपजे दल वे हैं जो किसी क्रान्तिकारी लक्ष्य को प्राप्त करने या किसी निश्चित हित की रक्षा के लिए बने तथा विकसित हुए, जैसे भारतीय राष्ट्रीय कांग्रेस ने ब्रिटिश उपनिवेशवाद से स्वतन्त्रता प्राप्त करने के लिए संघर्ष किया।

दलीय व्यवस्था के गुण

- प्रजातन्त्र में राजनीतिक दलों का अपना महत्त्व है, जिसकी आशाएँ व आकांक्षाएँ जहाँ अपनी दलीय व्यवस्था पर निर्भर हैं, वहीं राजनीतिक गुरुत्वाकर्षण का केन्द्र भी है। दल लोगों के विचारों व मतों के वाहक तथा चुनाव कराने के शक्तिशाली उपकरण के रूप में कार्य करता है।
- दल के अस्तित्व का वास्तविक कारण है "जनमत को केन्द्रित करना तथा राजनीतिक निर्णय के लिए मुद्दों का निर्माण करना।"
- राजनीतिक संरचना तथा भर्ती के माध्यम से दल देश में लोगों को एकताबद्ध करते हैं। वे उनके सामने मुद्दों तथा मामलों को ही नहीं रखते, बल्कि वे स्थानीय तथा क्षेत्रीय मुद्दों को राष्ट्रीय चरित्र भी प्रदान करते हैं।

- दल निरंकुशवाद, जिसे **सीजरवाद** तथा **बोनापार्टवाद** के उपनामों से भी जाना जाता है, की प्रवृत्ति पर अंकुश लगाने का कार्य करते हैं।
- राजनीतिक दलों की भूमिका के बिना शासन का संसदीय रूप नहीं चल सकता।
- राजनीतिक दल लोगों को राजनीतिक शिक्षण प्रदान करते हैं। दलों के नेता राजनीतिक भाषण देते हैं। वे जुलूसों का नेतृत्व करते है तथा प्रदर्शन करते हैं, पर्चे तथा पुस्तकें प्रकाशित करते हैं।
- दल देश को धूर्त नेताओं द्वारा उत्पन्न की जाने वाली राजनीतिक उथल-पुथल से बचाते हैं। वे मुद्दों तथा प्रति मुद्दों को पहचानते हैं तथा उसके उपरान्त लोगों को उनसे सम्बन्धित गुणों व दोषों से परिचित कराते हैं।

राष्ट्रीय और क्षेत्रीय दलों की मान्यता

- राजनीतिक दलों को मान्यता प्रदान करना, उनकी मान्यता रद्द करना, चुनाव चिह्न का आरक्षण करना आदि कार्य चुनाव आयोग करता है। चुनाव आयोग ने राजनीतिक दलों को राष्ट्रीय एवं राज्य स्तरीय दल के रूप में मान्यता प्रदान करने तथा उन्हें चुनाव चिह्न आवण्टित करने से सम्बन्धित 32 वर्ष पुराने नियमों में व्यापक परिवर्तन किए हैं, जो 1 दिसम्बर, 2000 से प्रभावी हो गए हैं।

राष्ट्रीय दलों के रूप में मान्यता के लिए दशाएँ

वर्तमान में एक दल को राष्ट्रीय दल के रूप में तथा मान्यता प्रदान की जाती है, जब वह निम्नलिखित शर्तों को पूरा करता हो

- यदि वह लोकसभा अथवा विधानसभा के आम चुनाव में 4 अथवा अधिक राज्यों में वैध मतों का 6% मत प्राप्त करता है तथा इसके साथ वह किसी राज्य या राज्यों से लोकसभा में 4 सीटें प्राप्त करता है।
- कोई दल राष्ट्रीय दल की मान्यता प्राप्त करता है यदि वह लोकसभा में 2% स्थान जीतता है तथा ये सदस्य तीन विभिन्न राज्यों से चुने जाते हैं।
- यदि किसी दल को कम-से-कम चार राज्यों में राज्यस्तरीय दल के रूप में मान्यता प्राप्त हो।

राज्यस्तरीय सीटों की मान्यता के लिए दशाएँ

एक दल को राज्य स्तरीय दल के रूप में तब मान्यता दी जाती है, जब वह निम्न शर्तों का पूरा करता हो

- यदि उस दल ने राज्य की विधानसभा के आम चुनाव में उस राज्य से कुल वैध मतों का 6% प्राप्त किया हो तथा इसके अतिरिक्त उसने सम्बन्धित राज्य में 2 स्थान प्राप्त किए हों।
- यदि वह राज्य की लोकसभा के लिए हुए आम चुनाव में उस राज्य से हुए कुल वैध मतों का 6% प्राप्त करता हो तथा इसके अतिरिक्त उसने सम्बन्धित राज्य में लोकसभा की कम-से-कम 1 सीट जीती हो।

दलीय व्यवस्था के दोष

- दलीय व्यवस्था का उदय तथा विकास किसी अस्वाभाविक राजनीतिक परिवेश की तरह है। विभिन्न राजनीतिक दल लोगों के बीच बनावटी समझौता प्रदर्शित करते हैं, जो समान विचार रखने का ढोंग रचते हैं।
- अमेरिकी राष्ट्र के संस्थापकगणों ने राजनीतिक दल को गुट अथवा भीड़ की हिंसा का उपकरण कहा है।
- अधिकांश मामलों में राजनीतिक दल अपने हितों के लिए लड़ते हैं। प्रत्येक महत्त्वपूर्ण विषय को सदस्यगण अपने दलीय हित की दृष्टि से देखते हैं।
- दलीय व्यवस्था मानव की वैयक्तिकता को नष्ट कर देती है। दल के स्वामी जो निर्णय करते हैं, अन्य के लिए उसका पालन तथा अनुकरण करना अनिवार्य होता है।
- दल निहित स्वार्थों के हाथों में उपकरण मात्र बन जाते हैं। बड़े-बड़े सामाजिक तथा आर्थिक संगठन अपने स्वार्थी प्रयोजनों के लिए राजनीतिज्ञों को भाड़े पर रखते हैं।
- दलीय व्यवस्था राष्ट्रीय शासन के स्तर से लेकर नागरिक तथा ग्रामीण प्रशासन तक अनावश्यक राजनीतिकरण का फैलाव करती है।

राजनीतिक दलों के सफल संचालन के लिए सुझाव

- राजनीतिक दलों की संख्या अनावश्यक रूप में विशाल नहीं होनी चाहिए। दलों की अनावश्यक वृद्धि पर कुछ वैधानिक प्रतिबन्ध होने चाहिए।
- जब कोई नया दल बनाया जाए तो उसे कुछ वर्षों तक परिवीक्षा की अवधि में रहना चाहिए और उसे तब ही मान्यता मिलनी चाहिए जब वह अपना औचित्य सिद्ध कर दे।
- ऐसे प्रत्येक राजनीतिक दल को नीतियों पर आधारित कार्य करने की अनुमति दी जाए, जो प्रजातान्त्रिक व संवैधानिक साधनों में विश्वास रखते हों।
- दलों के कोष का समय-समय पर अंकेक्षण होना चाहिए, ताकि सार्वजनिक जानकारी के लिए लेखा-जोखा प्रस्तुत किया जा सके और यह ज्ञात किया जा सके कि उन्हें कहाँ से धन प्राप्त हुआ तथा किन मदों में व्यय हुआ।
- सैनिक भाव तथा किसी भी रूप में निजी सैनिक या अर्द्धसैनिक रखने वाले दल को वर्जित कर दिया जाना चाहिए।
- दल का संगठन प्रजातान्त्रिक नीति के आधार पर होना चाहिए। सभी पदाधिकारियों का सम्बद्ध सदस्यों द्वारा निश्चित अवधि के लिए चुनाव होना चाहिए।

दल परिवर्तन कानून के लाभ एवं हानि

लाभ

- दल परिवर्तन कानून विधायकों की दल-बदल की प्रवृत्ति पर रोक लगाकर राजनीतिक संस्था में उच्च स्थिरता प्रदान करता है।
- राजनीतिक भ्रष्टाचार को कम कर, अनियमित निर्वाचनों पर अप्रगतिशील खर्च को कम करता है।
- यह राजनीतिक दलों को दूसरे दलों में शामिल होने अथवा किसी विद्यमान दल में टूट जैसे लोकतान्त्रिक तरीके से विधायिका द्वारा पुनर्समूहन की सुविधा प्रदान करता है।
- इसने विद्यमान राजनीतिक दलों को एक संवैधानिक पहचान दी है।

हानि

दल परिवर्तन कानून अपने लक्ष्य को पूर्णत: प्राप्त करने में असफल रहा है। इस अधिनियम की कुछ कमजोरियाँ अभी भी विद्यमान हैं

- यह असहमति तथा दल परिवर्तन के बीच अन्तर को नहीं बता पाया। अत: इसने दल के अनुशासन के नाम पर दल के स्वामित्व तथा अनुमति की कठोरता को आगे बढ़ाया।
- इसने छुट-पुट परिवर्तन पर रोक लगाई, परन्तु बड़े पैमाने पर होने वाले दल परिवर्तन को कानूनी रूप दिया।
- किसी विधायक द्वारा विधानमण्डल के बाहर किए गए कार्यकलापों हेतु निष्कासन का प्रावधान नहीं करता है।
- इसका निर्दलीय तथा नाम निर्भरता सदस्यों में भेदभाव अतार्किक ही है।

दबाव समूह या हित समूह

- वर्ष 1908 में सर्वप्रथम **आर्थर बैण्टले** ने अपनी पुस्तक 'The Process of Government' में दबाव समूह की महत्ता को स्वीकार किया था। सन् 1940 एवं 1950 के दशक में राजनीतिशास्त्र में व्यवहारवाद के आगमन के पश्चात् दबाव समूहों के अध्ययन में वास्तविक अभिरुचि शुरू हुई।
- दबाव समूह सामान्य उद्देश्य रखने वाला गैर-सरकारी प्रक्रिया का समूह होता है, जो औपचारिक सरकारी पदों पर अपने सदस्यों को लाने का प्रयास न करते हुए, विधायन एवं प्रशासकीय नीतियों के कार्यान्वयन को अपने मनोनुकूल प्रभावित करने का प्रयास करते हैं।
- विभिन्न समूह अपने-अपने हितों की सिद्धि के लिए जो संगठन बनाते हैं, उन्हें हम साधारणत: साहचर्य की संज्ञा देते हैं। साहचर्यों का कार्य-क्षेत्र बहुत व्यापक होता है। सामाजिक जीवन में इनका बहुत महत्त्व है।
- जब कोई दबाव समूह अत्यधिक सक्रिय हो जाता है और अन्य समूहों के हितों को पीछे धकेल कर अपने हितों की सिद्धि के लिए सरकार पर दबाव बढ़ा देता है, तो उसे प्रभावक गुट की संज्ञा दी जाती है।
- दबाव समूहों के लक्ष्य या आकार की कोई सीमा नहीं बनाई जा सकती।
- विकासशील देशों में दबाव समूहों की उन्नत परम्परा है और वहाँ की राजनीति में ये समूह महत्त्वपूर्ण भूमिका निभाते हैं।
- भारत में दबाव समूह बहुत ही सीमित स्तर पर कार्य करते हैं।
- दबाव समूह अपने कार्य के विस्तार के लिए जनसम्पर्क, विज्ञापन और प्रचार का सहारा लेते हैं।
- अपने हितों को बढ़ावा देने के लिए समाज के अन्य वर्गों के हितों को पीछे धकेलने की कोशिश दबाव समूह करता है।
- दबाव समूह की शक्ति या क्षमता निम्न बातों पर निर्भर करती है—सदस्यों की संख्या, सदस्यों की सक्रियता, नेतृत्व की उत्कृष्टता, निधि तथा उसे अपनी दिलचस्पी के विषय की अच्छी जानकारी आदि।

दबाव समूह के लक्षण

दबाव समूह के निम्नलिखित लक्षण होते हैं

- **सीमित सदस्यता** दबाव समूह की सदस्यता एक वर्ग तक ही सीमित होती है; जैसे—भारतीय मजदूर संघ इत्यादि का सम्बन्ध केवल मजदूरों तक ही सीमित है।
- **सीमित उद्देश्य** दबाव समूह का उद्देश्य अपने सदस्यों के कल्याण तक ही सीमित होता है।
- **संगठित तथा असंगठित स्वरूप** यह संगठित तथा असंगठित दोनों होते हैं; जैसे—ऑल इण्डिया ऑनर्स एसोसिएशन, अखिल भारतीय व्यापार तथा वाणिज्य संघ पूरी तरह संगठित है, जबकि असंख्य छोटे-छोटे असंगठित दबाव समूह भी हैं।
- **निजी हितों से सम्बद्ध** दबाव समूह सदा ही अपने सदस्यों के हितों की वृद्धि से ही सम्बन्धित रहा है।
- **शासन पर आधिपत्य जमाने की अनिच्छा** चुनाव में अप्रत्यक्ष रूप से भाग लेते हैं, लेकिन इनका ध्येय सत्ता हथियाना नहीं होता है, बल्कि विभिन्न तरीकों से दबाव डालकर अपना कार्य निकालना होता है।
- **संवैधानिक और असंवैधानिक साधनों का प्रयोग** दबाव समूह अपनी हित-पूर्ति के लिए किसी भी प्रकार के संवैधानिक या असंवैधानिक साधनों का प्रयोग करते हैं। अपनी उद्देश्य-पूर्ति में उचित-अनुचित का अन्तर नहीं करते हैं।

राजनीतिक दलों तथा दबाव समूहों में अन्तर

- दल बहुत बड़ी इकाई है, जिसके सदस्य हजारों, लाखों में हो सकते हैं, परन्तु समूह तुलनात्मक दृष्टि से बहुत छोटा निकाय है जिसकी सदस्यता सैकड़ों-हजारों में ही होती है।
- समूह सदा सुनिश्चित या स्पष्ट हितों पर आधारित होता है। यह अपने हित की सुरक्षा व उसके संवर्द्धन के लिए कार्य करता है। अत: दबाव समूह का वर्णन हितों को मुखरित करने वाले अभिकरणों के रूप में किया जाता है, परन्तु दल अनेक हितों का संघ या संगठन होता है। इसमें जीवन के विभिन्न क्षेत्रों से सम्बन्ध रखने वाले लोग सम्मिलित होते हैं। अत: दल को हितों के योग का उपकरण माना जाता है।
- राजनीतिक दल देश की राजनीतिक प्रक्रिया में अपनी भूमिका खुले रूप में निभाता है, जबकि दबावकारी समूह अपने लिए आँख-मिचौली के खेल में संलिप्त करके ऐसा करता है।
- दल के पास अपना पंजीकृत कार्यालय, विधान, झण्डा, सदस्यता कार्ड, पदाधिकारी की सूची आदि होते हैं और वह खुलकर तथा गर्वपूर्वक कार्य करने के लिए दायित्व का वहन करता है, जबकि दबावकारी समूह सत्ता संघर्ष में संलिप्त होते हुए भी राजनीतिक रूप से तटस्थ बने रहने का ढोंग रचता है।

दबाव समूह की प्रो. यंग की विशेषताएँ

- समूह के लोगों को मात्र संकलन के रूप में नहीं, बल्कि गतिविधि के रूप में तथा शैलीबद्ध रूप में देखा जाता है।
- समूह उन सामूहिक अन्त:क्रियाओं के बीच में रहता तथा कार्य करता है, जो अपेक्षाकृत बार-बार होती हैं।
- समूह का अपना हित होता है जिसका अध्ययन वैज्ञानिक ढंग से किया जाना चाहिए।
- वास्तविक समूह को एक वर्ग युक्त समूह के संयोगवश संकलन से भिन्न मानना चाहिए।
- किसी समय पर समाज की दशा का निर्माण समूहों के दबावों के सन्तुलन से होता है।
- समूह की संख्या अनेक घटकों के कारण बदलती रहती है।

दबाव समूहों का वर्गीकरण

देश के दबाव समूहों को व्यापारिक, श्रमिक, कृषक, धार्मिक, सामुदायिक तथा अनायास उत्पन्न होने वाले समूहों की श्रेणियों में रखा जा सकता है। इससे दबाव समूहों का समतल वर्गीकरण होता है।

जी. एम. आमण्ड ने मुख्य रूप से दबाव समूहों को चार वर्गों में रखा है–

1. संस्थात्मक समूह

यह आमण्ड द्वारा आविष्कृत एक नया वर्ग है। आमण्ड की खोज है कि शासन का कोई अंग उन आगतों को जन्म दे सकता है, जो निर्गतों के रूप में ग्रहण कर सकते हैं; जैसे नौकरशाही के अधिकारी मन्त्रियों को प्रभावित कर सकते हैं।

यह दबाव समूह राजनीतिक दल, विधानमण्डलों, सेना, नौकरशाही इत्यादि में सक्रिय रहते हैं। इसके औपचारिक संगठन होते हैं। ये अन्य समूहों के हितों के साथ अन्य सामाजिक हितों का भी प्रतिनिधित्व करते हैं।

2. संघबद्ध समूह या समुदायात्मक समूह

इस श्रेणी में देश के वे सभी प्रमुख समूह सम्मिलित होते हैं, जिनके कई उद्देश्य होते हैं; जैसे व्यापारियों, मजदूरों, किसानों व्यवसायियों आदि के संगठन। ये औपचारिक ढंग से गठित अधिकांशत: पंजीकृत निकाय होते हैं। इनके अपने विधान, गठन के नियम, गतिविधियों का लेखा-जोखा आदि होते हैं।

3. संघेतर समूह या असमुदायात्मक समूह

ये ऐसे समूह हैं जो धर्म, जाति, रक्त सम्बन्ध अथवा अन्य परम्परागत लक्षणों पर आधारित होते हैं। ये अनौपचारिक तथा असंगठित होते हैं। ये समय-समय पर प्रकट और विलुप्त होते रहते हैं। ये विश्व के पिछड़े देशों में देखे जाते हैं।

4. अकस्मात् उत्पन्न होने वाले उपद्रवकारी समूह/ प्रदर्शनकारी समूह

ये दबाव समूह वे हैं, जो अपनी माँगों को लेकर गैर-संवैधानिक उपायों का सहारा लेते हुए प्रदर्शनकारी विरोध और प्रत्यक्ष कार्यवाही का मार्ग अपनाते हैं। छात्र व युवा संगठन तथा उग्रवादी संघ इस श्रेणी के प्रमुख उदाहरण हैं।

दबाव समूह की कार्य-प्रणाली या तकनीक

दबाव समूह अपने उद्देश्यों की पूर्ति के लिए विभिन्न कार्य-प्रणाली अपनाते हैं; जैसे—लॉबिंग, आँकड़े प्रदर्शित करना, प्रचार-प्रसार, न्यायालय की शरण, संसद सदस्यों के मनोनयन में रुचि लेना, गोष्ठियाँ आयोजित करना तथा बेइमानी, रिश्वत तथा अन्य उपाय आदि।

लॉबिंग लॉबिंग विधानमण्डल के सदस्यों को प्रभावित कर अपने हित में कानून निर्माण करवाने व व्यवस्थापिका के अधिवेशन के समय कुछ विशिष्ट विधेयकों को लागू करवाने की एक प्रक्रिया है।

इस उद्देश्य के लिए समूह विधायिका से व्यक्तिगत सम्पर्क स्थापित करता है। इसमें प्रतिनिधिमण्डल तार, टेलीफोन, शिष्टमण्डल, पत्र आदि साधनों की भी तकनीक अपनाई जाती है। ऐसे साधनों का उपयोग मुख्यत: पश्चिमी देशों में किया जाता है। संयुक्त राष्ट्र संघ में लॉबिंग के बढ़ते हुए महत्त्व को देखते हुए कभी-कभी इसे विधानमण्डल का तीसरा सदन तक कहकर पुकारा जाता है।

आँकड़े प्रदर्शित करना नीति-निर्माताओं के समक्ष अपने पक्ष को प्रभावशाली बनाने के लिए दबाव समूह आँकड़े प्रस्तुत करते हैं।

प्रचार-प्रसार अपनी उद्देश्य पूर्ति में सहायक सिद्ध होने वाले लोगों के दृष्टिकोण को अपने पक्ष में करने के लिए ये विभिन्न समूह अथवा वर्गीय या आर्थिक हितों के प्रभावशाली संगठनों; प्रेस, टेलीविजन, रेडियो और सार्वजनिक सम्बन्धों के विशेषज्ञ की सेवाओं का उपयोग करते हैं।

न्यायालय की शरण दबाव समूहों के सभी प्रयासों के बावजूद कानून द्वारा उनके हितों को आघात पहुँचता है, तो ये समूह न्यायालय में याचिका पेश करते हैं तथा अपने पक्ष में निर्णय करवाने का प्रयास करते हैं।

संसद सदस्यों के मनोनयन में रूचि ये ऐसे व्यक्तियों को चुनाव में दलीय प्रत्याशी मनोनीत करवाते हैं, जो आगे चलकर उनके हितों को समृद्ध करने में मदद करें। चुनाव के समय सदस्य को दबाव समूह ही धन उपलब्ध कराते हैं।

गोष्ठियाँ आयोजित करना दबाव समूह विचार-विमर्श तथा वाद-विवाद हेतु गोष्ठियाँ, सेमिनार, भाषण तथा वार्ताएँ आयोजित कर जनमत को प्रभावित करते हैं।

बेईमानी कभी-कभी दबाव समूह अपने स्वार्थों की पूर्ति के लिए सम्बद्ध अधिकारियों को रिश्वत देकर, उन्हें बड़ी-बड़ी पार्टियों में बुलाकर, मदिरापान कराकर तथा अन्य अनैतिक तरीकों से उनकी कृपादृष्टि प्राप्त करने की युक्ति निकालते हैं।

९१वाँ संविधान संशोधन अधिनियम, २००३

इस अधिनियम में मन्त्रिमण्डल का आकार छोटा रखने, अयोग्य लोगों को नागरिक पद धारण करने से रोकने तथा दल परिवर्तन विरोधी कानून को सशक्त बनाने के लिए निम्न प्रावधान किए गए हैं

- प्रधानमन्त्री सहित मन्त्रिपरिषद् का आकार लोकसभा की कुल सदस्य संख्या के 15% से अधिक नहीं होगा (अनुच्छेद 75)।
- दल परिवर्तन के आधार पर अयोग्य ठहराया गया सदस्य किसी मन्त्रिपद को धारण करने के लिए भी अयोग्य होगा (अनुच्छेद 75)।
- मुख्यमन्त्री सहित सम्पूर्ण मन्त्रिपरिषद् का आकार, राज्य विधानमण्डल की कुल सदस्य संख्या के 15% से अधिक नहीं होता है। लेकिन मुख्यमन्त्री सहित सम्पूर्ण मन्त्रिपरिषद् की कुल संख्या 12 से कम नहीं होनी चाहिए (अनुचछेद 75)।
- राज्य विधानमण्डल का सदस्य जो दल परिवर्तन के आधार पर अयोग्य घोषित हो गया, वह मन्त्रिपद धारण करने के भी अयोग्य होगा (अनुच्छेद 164)।
- दल परिवर्तन के तहत किसी सदन का कोई सदस्य जो अयोग्य घोषित हो गया हो, वह किसी भी लाभ से राजनीतिक पद को धारण करने के भी अयोग्य होगा [अनुच्छेद 371 (B)]।
- दसवीं अनुसूची के उपबन्ध (दल परवर्तिन विरोधी कानून) विभाजन की उस दशा में लागू नहीं होंगे, जब किसी दल के 1/3 सदस्य उस विभाजित भाग में सम्मिलित हों अर्थात् विभाजन के आधार पर निरर्हकों के लिए कोई संरक्षण नहीं है।

दबाव समूहों की भूमिका

दबाव समूहों की भूमिका निम्न महत्त्वपूर्ण दिशाओं में देखी जा सकती है

- **विधायिका में** दबाव समूह अपनी पसन्द के लोगों को विधायिका में रखना चाहते हैं। जब राजनीतिक दल चुनावों के समय अपने प्रत्याशियों को टिकट देते हैं, उस समय ये समूह नामांकनों के युद्ध में रत हो जाते हैं। वे दल के घोषणा-पत्र में भी रुचि लेते हैं।
  दबाव समूह प्रत्याशियों के लिए चन्दा इकट्ठा करते हैं तथा उस राशि को प्रत्याशी के पक्ष में प्रचुर मात्रा में प्रचार में व्यय करते हैं। ये चुनाव में अपने नापसन्द प्रत्याशियों को पराजित करने का भी यथासम्भव प्रयत्न करते हैं।
- **कार्यपालिका में** दबावकारी समूह अपनी पसन्द के लोगों को उच्च कार्यकारी पदों पर रखने को बहुत महत्त्व देते हैं। वे जानते हैं कि एक अनुकूल राष्ट्रपति या प्रधानमन्त्री या मन्त्रिमण्डल का कोई प्रभाव सम्पन्न मन्त्री ही उनके हित साधन के लिए कुछ कर सकते हैं। दबावकारी समूह भ्रष्टाचार तथा कुशासन के मामलों को उद्घाटित करते हैं, ताकि अपने प्रतिकूल मन्त्री को प्रभावशाली स्थिति से हटाया जा सके।
- **नौकरशाही में** दबावकारी समूहों के नेता देश के उच्च अधिकारियों के साथ सम्पर्क स्थापित कर अपना स्थान सुरक्षित कर लेते हैं। उच्च अधिकारी सरकारी प्रपत्रों पर ऐसी टिप्पणी देते अथवा इस ढंग से सरकारी प्रपत्र तैयार करते हैं कि उनके सम्पर्क वालों को लाभ पहुँचे।
- **न्यायपालिका में** अब प्रमुख दबावकारी समूह न्यायाधीशों के मनोनयन में भी सक्रिय रुचि लेने लगे हैं। वे इस ढंग से जोड़-तोड़ करते हैं कि उनके चहेतों के नामों की पुष्टि का प्रावधान होने पर वे अपने ध्येय की सिद्धि के लिए प्रभावकारी सांसदों की सेवाओं का उपयोग कर सकें।
- दबाव समूह की भूमिका के विषय में निम्न दो बातें विशेष महत्त्वपूर्ण हैं
  1. यह सब कुछ प्रजातान्त्रिक देशों पर लागू होता है, जहाँ समाज का स्वरूप बहुवादी हो जाता है तथा राजनीतिक प्रक्रिया खुली होती है। तानाशाही वाले देशों में दबाव समूहों का अस्तित्व होता है, परन्तु उन्हें एक दिशात्मक भूमिका निभानी होती है।
  2. यह बात पश्चिमी देशों के उन्नत क्षेत्रों में लागू होती है। विकासशील देशों में बात उसी मात्रा में लागू नहीं होती, क्योंकि यहाँ राजनीतिक संस्कृति का स्तर नीचा होता है।

दबाव समूह की भूमिका के निर्धारक तत्त्व

दबाव समूह की भूमिका मुख्य रूप से चार तत्त्वों पर निर्भर रहती है

1. शासन-व्यवस्था का स्वरूप
2. राजनीतिक दलों की स्थिति
3. राजनीतिक संस्कृति और सामाजिक परिस्थिति
4. दबाव समूह का काल, स्वरूप एवं कार्य संचालन आदि।

दबाव समूहों की सक्रियता

- प्रजातान्त्रिक राजनीतिक व्यवस्था में दबाव समूह खुले रूप में और अधिक सक्रियता के रूप में कार्य करते हैं। इसमें शासन तथा दबाव समूहों के बीच निरन्तर सम्पर्क स्थापित रहता है।
- सर्वाधिकारवादी व्यवस्थाओं में दबाव समूह गुप्त रूप में कार्य करते हैं और उनकी भूमिका अत्यन्त सीमित होती है।
- संसदात्मक व्यवस्था में दबाव समूहों की सक्रियता कम रहती है। इसमें यह कार्यपालिका और दलीय स्तर पर अपेक्षाकृत अधिक एवं व्यवस्थापिका के स्तर पर अपेक्षाकृत कम सक्रिय रहते हैं।
- अध्यक्षात्मक व्यवस्था में दबाव समूह अधिक सक्रिय रहता है तथा कानून-निर्माण को प्रभावित करता है।
- द्विदलीय व्यवस्था वाले राज्यों में दबाव समूहों का प्रभाव अधिक और बहुदलीय व्यवस्था वाले राज्यों में इसका प्रभाव कम पाया जाता है।
- यदि कोई समाज राजनीतिक संस्कृति की दृष्टि से विकसित आधुनिकीकृत तथा खुला, सभ्य तथा औद्योगिक समाज है वहाँ दबाव समूहों की विशेष सक्रियता रहती है, क्योंकि राजनीतिक संस्कृति, सामाजिक स्थिति दबाव समूह के महत्त्वपूर्ण निर्धारक तत्त्व हैं।

अभ्यास प्रश्न

1. किस देश में एक राजनीतिक दल की विधानमण्डल में आनुपातिक प्रतिनिधित्व पाने के लिए कम-से-कम 50% राष्ट्रीय मत प्राप्त करना चाहिए अथवा कम-से-कम तीन प्रत्यक्ष निर्वाचित स्थान जीतना जरूरी है?

(a) फ्रांस (b) जर्मनी
(c) दक्षिण अफ्रीका (d) चीन

2. राजनीति का अनियतवादी सिद्धान्त निम्नलिखित में से किसने दिया?

(a) वर्क्स (b) सार्टोरी
(c) मिल (d) फ्राइडमैन

3. **कथन** (A) राजनीतिक दल का उद्देश्य शासन शक्ति पर कब्जा करना होता है

कारण (R) राजनीतिक दल चुनाव लड़ते हैं।

कूट

(a) A और R दोनों सही हैं तथा R, A की सही व्याख्या है
(b) A और R दोनों सही हैं, परन्तु R, A की सही व्याख्या नहीं है
(c) A सही है, किन्तु R गलत है
(d) A गलत है, किन्तु R सही है

4. निम्नलिखित में से किसने राजनीतिक दलों को 'सिंहासन के पीछे की शक्ति' कहा है?

(a) लॉर्ड ब्राइस (b) हरमन फाइनर
(c) ब्लण्टशली (d) एच के लास्की

5. आधुनिक दल व्यवस्था का उद्भव प्रथमत: कहाँ हुआ?

(a) यू एस ए (b) फ्रांस (c) इंग्लैण्ड (d) बेल्जियम

6. निम्नलिखित में से किसने दबाव समूह को 'अनाम साम्राज्य' की संज्ञा दी है?

(a) लूसियन डब्ल्यू पाई (b) ग्रेवियल आमण्ड
(c) फाइनर (d) एफ डब्ल्यू रिग्स

7. निम्नलिखित में से कौन-सा प्रतिनिधित्व का सिद्धान्त है?

(a) निर्वाचन मण्डल (b) गठबन्धन सरकार
(c) साझा न्यूनतम कार्यक्रम (d) एकल संक्रमणीय मत

8. आधुनिक विचार, जिसने जनतन्त्र को वृहत एवं सश्लिष्ट समाजों हेतु व्यवहारी बनाया, वह है

(a) अधिकार (b) विकेन्द्रीकरण
(c) संघवाद (d) प्रतिनिधित्व

9. सुमेलित कीजिए

सूची I	सूची II
A. भारतीय जनता पार्टी की स्थापना	1. 1990
B. मण्डल आयोग रिपोर्ट की स्वीकृति	2. 1980
C. प्रथम कम्यूनिस्ट शासन का गठन	3. 1957
D. 42वें संविधान संशोधन अधिनियम की स्वीकृति	4. 1976
	5. 1947

कूट

	A	B	C	D
(a)	2	1	4	5
(b)	1	2	3	4
(c)	2	1	3	4
(d)	2	1	4	5

10. राज्यों में बहुदलीय राजनीति के परिणामों के सम्बन्ध में निम्नलिखित कथनों पर विचार कीजिए

1. बहुदलीय सरकारों ने राज्य के मुख्यमन्त्रियों के पद तथा प्रयास को कम कर दिया है।
2. बहुदलीय सरकार ने राज्य के अधिकारीतन्त्र को कम कर दिया है।
3. बहुदलीय सरकारों ने मन्त्रिपरिषद् की राजनीतिक समानता पर प्रतिकूल प्रभाव डाला है।
4. बहुदलीय राजनीति के क्षेत्र ने राज्यपाल की विवेकाधीन शक्तियों के दायरे को विस्तारित किया है।

कूट

(a) 1 और 2 (b) 2, 3 और 4
(c) 1, 3 और 4 (d) 1, 2, 3 और 4

11. किसने कहा कि "लोकमत न तो लोक है न ही मत है"?

(a) फाइनर (b) हरमन फाइनर
(c) लिपमैन (d) आहर सी गेटेल

12. निम्नलिखित प्रतिनिधित्व प्रणालियों में से अल्पसंख्यकों के लिए कौन-सी सर्वाधिक उपयुक्त है?

(a) सूची प्रणाली
(b) आनुपातिक प्रतिनिधित्व प्रणाली
(c) प्रथम निर्वाचन प्रणाली
(d) आरक्षित स्थानयुक्त संयुक्त निर्वाचन प्रणाली

13. लोकमत का अर्थ है

(a) विवेक एवं सामान्य हित आधारित प्रभावी बहुमत के विचार
(b) नागरिकों के महत्त्वपूर्ण समूहों के विचार
(c) नागरिकों के बहुमत के विचार
(d) सभी नागरिकों का एकमत

14. दबाव समूह मुख्यत: माध्यम है

(a) हित अभिव्यक्तिकरण के (b) राजनीतिक समाजीकरण के
(c) सामाजिक सम्प्रेषण के (d) संस्कृति निर्माण के

15. निम्नलिखित में से भारत में सबसे शक्तिशाली एवं सबसे अधिक संख्या वाला कौन-सा दबाव समूह है?

(a) संस्थागत समूह (b) जनहित समूह
(c) गैर-सरकारी समूह (d) सहचारी समूह

16. निम्नलिखित में से कौन-से विचार राजनीतिक दलों के बारे में सही हैं?

1. दल राजनीतिक प्रक्रिया का एकीकरण, सरलीकरण एवं स्थिरीकरण करते हैं।
2. दल राजनीतिक नेतृत्व की भर्ती करते हैं।
3. दल विचारों के दलाल का काम करते हैं।
4. दल साम्प्रदायिक मुद्दों से परहेज करते हैं।

कूट

(a) 1, 2 और 4 (b) 1, 2 और 3
(c) 1, 3 और 4 (d) 1 और 4

17. राजनीतिक दलों के सिद्धान्त के सन्दर्भ में निम्नलिखित में से किसका प्रतिपादन **मोरिस डुवर्जर** द्वारा किया गया है?
(a) संरचना के आधार पर चतुर्वर्गीय वर्गीकरण
(b) द्विदलीय व्यवस्था
(c) संवर्ग पर आधारित दल
(d) मिली-जुली बहुदलीय व्यवस्था

18. निम्नलिखित में से कौन-सा दबाव समूह का प्राथमिक उद्देश्य है?
(a) चुनाव लड़ना
(b) नीति-निर्माण करना
(c) सरकार की आलोचना करना
(d) नीतिगत निर्णयों को प्रभावित करने के लिए सरकार पर दबाव डालना

19. बहुदलीय व्यवस्था की तुलना में द्विदलीय व्यवस्था का सबसे महत्त्वपूर्ण लाभ कौन-सा है?
(a) दल में अनुशासन लाया जा सकता है
(b) चुनाव में दलों द्वारा किया जाने वाला व्यय कम हो जाता है
(c) यह व्यवस्था स्थिर सरकार देती है
(d) मीडिया के सामने राजनीतिक गतिविधियाँ अधिक पारदर्शी होती हैं

20. निम्नलिखित कथनों पर विचार कीजिए राजनीतिक दलों के प्रमुख कार्य हैं
1. नियम बनाना
2. हित समुच्चय
3. राजनीतिक समीकरण
4. जनता के व्यवहार का नियमन

उपरोक्त कथनों में कौन-से कथन सहीं हैं?
(a) 1 और 2 (b) 2 और 3
(c) 3 और 4 (d) 1 और 4

21. वह लक्षण जो 'सूची प्रणाली' का तो है, किन्तु एकल संक्रमणीय मत प्रणाली का नहीं
(a) वह आनुपातिक प्रतिनिधित्व प्रणाली है
(b) इस प्रणाली में बहुसदस्यीय निर्वाचन क्षेत्र होते हैं
(c) निर्वाचन अंक (कोटा) प्राप्त किया जाता है
(d) मत दल को दिए जाते हैं व्यक्तिगत उम्मीदवारों को नहीं

22. आजकल राजनीतिक क्षेत्र में श्रमिक संघ काम करते हैं
(a) मित्र के रूप में
(b) राजनीतिक पार्टियों के रूप में
(c) प्राथमिक संघों के रूप में
(d) दबाव समूहों के रूप में

23. सत्ता में अपनी पार्टी द्वारा समर्थकों को सरकारी ठेकों और नौकरियों से पुरस्कृत के प्रचलन को कहा जाता है।
(a) शक्तियों का विभाजन (b) निहित शक्तियाँ
(c) सत्ता की राजनीति (d) इनामी प्रणाली

24. सुमेलित कीजिए

सूची I	सूची II
A. एन जी ओ	1. अपने सदस्यों के हितों की अभिवृद्धि करना एवं राजनीति को प्रभावित करना
B. दबाव समूह	2. अपने चयनित क्षेत्र में श्रेष्ठ व्यक्तियों का समूह
C. राजनीतिक दल	3. किन्हीं सार्वजनिक मुद्दों/समस्याओं से सम्बन्धित
D. अभिजन	4. राजनीतिक सत्ता प्राप्त करना

कूट

	A	B	C	D		A	B	C	D
(a)	3	1	4	2	(b)	4	2	3	1
(c)	4	1	3	2	(d)	3	2	4	1

25. लोकतन्त्र में निर्वाचन प्रक्रिया के निम्न में से कौन-से वास्तविक कार्य हैं?
1. सरकार को लोक इच्छा के प्रति अनुक्रियाशील बनाए रखना।
2. सार्वजनिक निर्णय निर्माताओं के चयन के लिए नागरिकों को एकत्र करना।
3. यदि आवश्यक हो तो समय-समय पर सरकार परिवर्तित करना।
4. प्रतिस्पर्द्धात्मक दलीय प्रणाली का पोषण करना।

कूट
(a) 1 और 2 (b) 1, 2 और 3
(c) 1, 3 और 4 (d) 2, 3 और 4

26. यह विचार कि किसी राजनीतिक दल के पक्ष में डाले गए मतों के लगभग बराबर उसके स्थान विधानमण्डल में होने चाहिए, आधारित है
(a) साम्प्रदायिक प्रतिनिधित्व के सिद्धान्त पर
(b) कार्यात्मक प्रतिनिधित्व के सिद्धान्त पर
(c) आनुपातिक प्रतिनिधित्व के सिद्धान्त पर
(d) प्रादेशिक प्रतिनिधित्व के सिद्धान्त पर

27. निम्नलिखित में से कौन-सा एक द्वि-दलीय व्यवस्था का सबसे महत्त्वपूर्ण लाभ है?
(a) प्रत्येक दल द्वारा किया जाने वाला चुनाव खर्च घट जाता है
(b) इस व्यवस्था में सरकारें अधिक स्थिर रहती हैं
(c) दलीय अनुशासनहीनता घटकर न्यूनतम रह जाती है
(d) प्रेस दलीय गतिविधियों को पूरी तरह रिपोर्ट कर सकता है

28. मतदाताओं को पहचान-पत्र देने का प्रावधान किसमें किया गया है?
(a) भारत का संविधान
(b) जनप्रतिनिधि अधिनियम-1958
(c) निर्वाचन विधि अधिनियम-1975
(d) दण्ड तथा निर्वाचन विधि सधिनियम-1969

29. सुमेलित कीजिए

सूची I	सूची II
A. समुदायों को प्रभावित करने वाले विषयों पर मनुष्यों के विचार का समुच्चय	1. रूसो
B. संमुदाय की समान्य इच्छा	2. वाल्टर लिपमेन
C. एक जन साधारण या जन समूह की राय	3. लॉर्ड ब्राइस
D. लोकमत में रूढ़िमत वाले होते है	4. मध्ययुगीन लेखक
	5. विलियम एलविग

कूट

	A	B	C	D		A	B	C	D
(a)	1	3	4	5	(b)	2	1	5	3
(c)	3	2	1	5	(d)	3	1	5	2

30. चुनाव प्रक्रिया और दल व्यवस्था के बीच सम्बन्ध स्थापित करने वाली अवधारण कहलाती है
(a) मोस्का की अवधारणा
(b) रॉबर्ट मिशेल का सिद्धान्त
(c) वेबर का सिद्धान्त
(d) डुवर्जर की अवधारणा

31. किसी लोकतान्त्रिक देश में राजनीतिक दलों का निम्न में से कौन-सा उचित कार्य नहीं है?
(a) दल की विचारधारा और नीति का प्रचार करना
(b) सरकारी प्रशासन के संचालन के निमित्त अधिकारियों को नियुक्त करना
(c) जनता और सरकार के बीच उचित सम्बन्ध स्थापित करना
(d) सरकार का निर्माण करना

32. निम्न में से कौन संवैधानिक शासन की मुख्य विशेषताएँ हैं?
1. निर्मित संविधान 2. विधि का शासन
3. शक्ति पृथक्करण 4. विचार और अभिव्यक्ति की स्वतन्त्रता
कूट
(a) 1, 2 और 3 (b) 2 और 4
(c) 1, 3 और 4 (d) 1, 2 और 4

33. निम्न में से किन दलों को आजकल वामपन्थी दल कहा जाता है?
1. भारतीय साम्यवादी दल 2. समाजवादी पार्टी
3. कांग्रेस पार्टी 4. फॉरवर्ड ब्लॉक
5. क्रान्तिकारी समाजवादी पार्टी
कूट
(a) 1, 2 और 5 (b) 1, 2 और 3
(c) 1, 2 और 4 (d) 1, 4 और 5

34. लाविन्त्र की कार्य-शैली अपनाई जाती है
(a) जनमत संग्रह करने वाली संस्थाओं द्वारा
(b) राजनीतिक दलों द्वारा
(c) दबाव समूहों द्वारा
(d) प्रेस द्वारा

35. लोकतन्त्र में राजनीतिक विकास और परिवर्तन का महत्त्वपूर्ण साधन राजनीतिक दल हैं, क्योंकि
1. ये सरकार के प्रति व्यक्तियों के दृष्टिकोण तथा आदतों को निर्मित करते हैं।
2. ये जनसाधारण के हितों को निर्मित एवं एकीकृत करते हैं।
3. ये राजनीति निर्माण में सहायक होते हैं।
4. ये शासक वर्ग के हितों की रक्षा हेतु संघर्ष करते हैं।
कूट
(a) 1, 2 और 3
(b) 1, 3 और 4
(c) 1, 2, 3 और 4
(d) 2, 3 और 4

36. संसदात्मक सरकार में कार्यपालिका अपने समस्त कार्यों तथा नीतियों के लिए उत्तरदायी होती है
(a) विधानमण्डल के प्रति (b) न्यायपालिका के प्रति
(c) स्पीकर के प्रति
(d) राज्य के राजनीतिक प्रधान के प्रति

37. दबाव समूह के लॉबी इस अर्थ में भिन्न होती है कि वह
(a) अभिजन समूह होता है
(b) सत्ता केन्द्र के निकट होता है
(c) कार्यक्षेत्र विधायकों तक सीमित होता है
(d) सीमित सामाजिक आधार वाला होता है

38. वह कौन-सी मत प्रणाली है जिसमें प्रत्येक मतदाता को उतने मत देने का अधिकार होता है जितने सदस्य किसी निर्वाचन क्षेत्र में चुने जाते हैं?
(a) वैकल्पिक मत प्रणाली (b) सूची प्रणाली
(c) एकत्रीभूत मत प्रणाली (d) एकल संक्रमणीय मत प्रणाली

39. निम्न में से किसके राजनीतिक दल भाग नहीं अपनाते हैं?
(a) प्रदत्त विधि व्यवस्थापन (b) विधि-निर्माण
(c) निर्वाचन (d) शासन

40. निम्न में से कौन-सा तरीका दबाव समूह नहीं अपनाते हैं?
(a) संगोष्ठी (b) प्रचार
(c) लावीहंग (d) चुनाव लड़ना

41. निम्न में से किसने उदार एवं उग्र बहुदलीय व्यवस्था के बीच प्रभेद प्रस्तावित किया है?
(a) डुवर्जर (b) न्यूमैन (c) सार्टोरी (d) वीनर

42. संविधान को कितने वर्गों में बाँटा गया है?
(a) 2 (b) 4 (c) 5 (d) 6

43. निम्न में से किस देश का सबसे बड़ा लिखित संविधान है?
(a) चीन (b) अमेरिका (c) फ्रांस (d) भारत

44. किस देश में लिखित संविधान नहीं है?
(a) जापान (b) आयरलैण्ड
(c) इंग्लैण्ड (d) फ्रांस

45. भारतीय संविधान में कितनी अनुसूचियाँ हैं?
(a) 8 (b) 10 (c) 9 (d) 12

46. इंग्लैण्ड में किस एक्ट के द्वारा लॉर्ड सभा के अधिकार सीमित किए गए?
(a) 1679 हेबीयस कार्पस एक्ट (b) 1947 क्राउन प्रोसीडिंग्स एक्ट
(c) 1949 पार्लिमेण्ट एक्ट (d) उपरोक्त में से कोई नही

उत्तरमाला

1.	(a)	2.	(b)	3.	(a)	4.	(b)	5.	(c)	6.	(c)	7.	(d)	8.	(c)	9.	(c)	10.	(c)
11.	(d)	12.	(b)	13.	(a)	14.	(a)	15.	(d)	16.	(b)	17.	(a)	18.	(d)	19.	(c)	20.	(b)
21.	(d)	22.	(d)	23.	(d)	24.	(a)	25.	(c)	26.	(c)	27.	(b)	28.	(b)	29.	(d)	30.	(d)
31.	(b)	32.	(b)	33.	(d)	34.	(c)	35.	(a)	36.	(a)	37.	(c)	38.	(b)	39.	(a)	40.	(d)
41.	(c)	42.	(a)	43.	(d)	44.	(c)	45.	(d)	46.	(c)								

अध्याय 06

भारतीय राष्ट्रीय आन्दोलन का संक्षिप्त इतिहास

उदारवादी चरण (1885-1905)

भारत का राष्ट्रीय आन्दोलन या स्वतन्त्रता संघर्ष मूलतः भारतीय जनता तथा ब्रिटेन के उपनिवेशवादी हितों के मध्य अन्तर्विरोध का परिणाम था। प्रारम्भिक नेताओं ने इसकी सुस्पष्ट व्याख्या की। उन्होंने भारतीय हितों को ध्यान में रखकर एक सुस्पष्ट उपनिवेशवाद विरोधी विचारधारा विकसित की। यही विचारधारा राष्ट्रीय आन्दोलन का आधार बनी।

भारत का स्वतन्त्रता आन्दोलन भारत के सम्पूर्ण इतिहास में एक ऐसा क्रान्तिकारी चरण है, जिसने भारतीय समाज को शायद सबसे अधिक सामर्थ्यवान बनाया। भारत के स्वतन्त्रता आन्दोलन की इसी वजह से आधुनिक विश्व के समाजों के सबसे बड़े आन्दोलन के रूप में इसकी गणना की जाती है।

इस आन्दोलन ने भारतीय जनमानस को राजनीतिक रूप से सक्रिय होने का अवसर प्रदान किया। इस रूप में इस आन्दोलन की राजनीतिक लोकतन्त्र स्थापित करने में महत्त्वपूर्ण भागीदारी रही। यद्यपि सामाजिक, आर्थिक लोकतन्त्र की स्थापना में भी इसकी भूमिका को नकारा नहीं जा सकता जिसके बिना राजनैतिक लोकतन्त्र स्थापित करना कठिन है।

भारत में आधुनिक राष्ट्रवाद

अंग्रेजी शासनकाल के अन्तर्गत विभिन्न कारणों से भारतीय जनता में राष्ट्रीयता की भावना का उदय हुआ। ब्रिटिश शासन के विरुद्ध प्रतिक्रिया एवं उसे खत्म कर देने के विचार में ही स्वतन्त्रता आन्दोलन के बीज निहित हैं। ब्रिटिश शासन एवं विश्व को प्रभावित करने वाली नवीन प्रवृत्तियों तथा भारतीय समाज में उत्पन्न एवं विकसित विभिन्न कारकों की क्रिया-प्रतिक्रिया के फलस्वरूप भारतीय राष्ट्रवाद का जन्म हुआ।

राष्ट्रवाद के उदय के कारण

राष्ट्रवाद के उदय के कारण निम्नलिखित हैं

भारतीय हितों एवं उपनिवेशी हितों में विरोधाभास

ब्रिटिश शासन के अन्तर्गत भारतीय हित एवं उपनिवेशवादी हित में स्पष्ट विरोधाभास की स्थिति थी। इन विरोधाभासों को कृषि क्षेत्र, सूती वस्त्र उद्योग सहित अन्य आर्थिक क्षेत्रों में देखा जा सकता है। इसके अन्तर्गत भारत को कच्चे माल के एक स्रोत के रूप में देखा गया तथा कालान्तर में एक बाजार के रूप में जो ब्रिटिश उद्योगों के विकास में सहायक हो। इसके अलावा भारतीय समाज के हर वर्ग का उपनिवेशवादी हितों के प्रति विरोध था।

भारत का राजनैतिक, प्रशासनिक तथा आर्थिक एकीकरण

ब्रिटिश शासन में व्याप्त अव्यवस्थाओं को सुधारने हेतु तथा सुव्यवस्थित व शक्तिशाली ब्रिटिश सरकार के गठन हेतु राजनीतिक, आर्थिक, सामाजिक एकीकरण के प्रयास किए गए। इन्होंने पूरे भारत में एक ही प्रकार की न्याय व्यवस्था तथा प्रशासनिक संगठनों का गठन किया। इस प्रकार इसने प्राचीनकाल से चली आ रही सांस्कृतिक एकता को एक नए प्रकार की राजनीतिक एकता प्रदान की। प्रशासनिक सुविधाओं तथा रणनीतिक उद्देश्यों को ध्यान में रखते हुए संचार-साधनों का विकास किया गया। रेलवे के विकास की इस दिशा में महत्त्वपूर्ण भूमिका है।

एकीकरण की इस प्रक्रिया से देश के विभिन्न भागों के लोगों के आर्थिक हित आपस में जुड़ गए तथा संचार-साधनों के विकास ने उनके मध्य सम्पर्क स्थापित करने में सहयोग किया।

पाश्चात्य चिन्तन तथा शिक्षा का प्रभाव

पाश्चात्य शिक्षा का प्रसार यद्यपि प्रशासनिक आवश्यकता के लिए किया गया था लेकिन इससे शिक्षित भारतीयों की पहुँच पाश्चात्य उदारवादी विचारधारा तक हो गई। बेन्थम, शीले, मिल्टन, स्पेन्सर, स्टुअर्ट मिल, पेन, रूसो, वाल्टेयर जैसे प्रसिद्ध यूरोपीय लेखकों के अतिवादी और पाश्चात्य विचारों ने भारतीयों में स्वतन्त्रता, राष्ट्रीयता, प्रजातन्त्र, समानता, व्यक्तिवाद एवं स्वशासन की भावनाएँ जगा दीं। कई भारतीय शिक्षा ग्रहण करने के लिए विदेश गए जहाँ उन्हें इन विचारधाराओं का व्यावहारिक अनुभव प्राप्त हुआ।

इसके साथ ही अंग्रेजी शिक्षा ने पूरे भारत में एक सम्पर्क सूत्र का काम किया। जिसने हर क्षेत्र के लोगों को एक मंच साझा करने के योग्य बनाया।

सामाजिक-धार्मिक सुधार आन्दोलन

पाश्चात्य दर्शन तथा विज्ञान के प्रकाश में विभिन्न धार्मिक विश्वासों, रीति-रिवाजों तथा सामाजिक प्रथाओं का पुन: परीक्षण किया गया तथा इस हेतु विभिन्न संगठन स्थापित किए गए। ब्रह्म समाज, प्रार्थना समाज, आर्य समाज, थियोसोफिकल सोसायटी, रामकृष्ण मिशन आदि अस्तित्व में आए जिन्होंने हिन्दू धर्म में सुधार किए। इसी प्रकार अन्य धर्मों में भी सुधारवादी संस्थाओं का गठन हुआ। इस आन्दोलन के प्रभाव में आने से लोगों में स्वतन्त्र होने तथा सामाजिक एकीकरण का दृष्टिकोण विकसित हुआ जिससे राष्ट्रीयता के विकास की पृष्ठभूमि तैयार हुई।

भारत के अतीत का पुन: अध्ययन

सर विलियम जोन्स, मोनियर विलियम्स, मैक्समूलर, राथ एवं सस्सन जैसे विद्वानों के प्राचीन भारतीय इतिहास में शोध करने के फलस्वरूप, भारत की समृद्ध सांस्कृतिक परम्परा का ज्ञान प्राप्त हुआ। कनिंघम जैसे पुरातत्त्वविदों द्वारा की गई खुदाई ने भारत की महानता एवं गौरव का वह चित्र प्रस्तुत किया जो रोम तथा यूनान की प्राचीन सभ्यताओं से किसी भी पक्ष में कम गौरवशाली नहीं था। इसके साथ ही आर जी भण्डारकर, आर एल मित्र, दयानन्द सरस्वती, विवेकानन्द आदि विद्वानों ने भारत की सांस्कृतिक विरासत को पुनर्व्याख्यायि कर राष्ट्र की एक नई तस्वीर पेश की। इससे राष्ट्र प्रेम एवं राष्ट्रीयता की भावना जागृत हुई।

मध्यमवर्गीय बुद्धिजीवियों का उत्थान

अंग्रेजों के प्रशासनिक तथा आर्थिक क्षेत्र की नवीन प्रक्रियाओं से नगरों में एक नवीन मध्यमवर्गीय नागरिकों की एक श्रेणी उत्पन्न हुई। इस नवीन वर्ग ने तत्परता से अंग्रेजी शिक्षा को ग्रहण कर लिया एवं उन्हें रोजगार, सामाजिक प्रतिष्ठा प्राप्त होने लगी।

यह नवीन मध्यम वर्ग एक संगठित अखिल भारतीय वर्ग था जिसकी पृष्ठभूमि तो अलग-अलग थी लेकिन जिसकी ज्ञान, विचार, मूल्य की अग्रभूमि समान थी। यह भारतीय समाज का छोटा परन्तु गतिशील अंग था। इसी वर्ग ने राष्ट्रीय आन्दोलन को नेतृत्व प्रदान किया।

समकालीन यूरोपीय आन्दोलनों का प्रभाव

इस समय स्पेन तथा पुर्तगाल के दक्षिणी अमेरिका के उपनिवेशों के स्थान पर नए राष्ट्रीय राज्य स्थापित हो रहे थे। यूरोप में भी यूनान तथा इटली के राष्ट्रीय स्वतन्त्रता संग्राम ने सामान्य रूप से तथा आयरलैण्ड के स्वतन्त्रता संग्राम ने विशेष रूप से भारतीयों को प्रभावित किया। सुरेन्द्रनाथ बनर्जी तथा लाला लाजपत राय ने मेजिनी तथा उसके तरुण इटली आन्दोलन पर व्याख्यान दिए एवं लेख लिखे।

इल्बर्ट बिल विवाद (1883)

लॉर्ड रिपन के समय इल्बर्ट बिल को लेकर एक विशेष समस्या खड़ी हो गई। रिपन ने इसके प्रस्ताव द्वारा भारतीय मजिस्ट्रेटों को यूरोपियन अधिकारियों के मुकदमे का निर्णय करने का अधिकार देना चाहा। उन्होंने इसके माध्यम से 'जाति भेद पर आधारित न्यायिक असमर्थताएँ' समाप्त करने का प्रयत्न किया। यूरोपीय लोगों की प्रतिक्रियास्वरूप वायसराय को यह अधिनियम बदलना पड़ा। यूरोपीय अधिकारी वर्ग ने *'यूरोपियन एण्ड एंग्लो इण्डियन डिफेन्स एसोसिएशन का निर्माण कर अपने अधिकारों की रक्षा की माँग की थी।'* अंग्रजों के इस जातीय अहंकार ने राष्ट्रवाद की भावना को मजबूत किया।

साहित्य की भूमिका

भारतेन्दु हरिश्चन्द्र, रवीन्द्रनाथ टैगोर, राजा राममोहन राय, बंकिम चन्द्र चटर्जी, विष्णु शास्त्री चिपलुणकर, लक्ष्मीदास बेजबरुआ, नर्मद, सुब्रह्मण्यम भारती आदि राष्ट्रवादी साहित्यकारों की रचनाओं ने लोगों में राष्ट्रवाद के बीज बोए।

भारतीय राष्ट्रीय कांग्रेस (1885)

भारतीय राष्ट्रीय कांग्रेस की स्थापना दिसम्बर, 1885 में हुई। 72 राजनैतिक कार्यकर्ताओं ने मिलकर इसकी नींव रखी। अखिल भारतीय स्तर पर यह भारतीय राष्ट्रवाद की पहली सुनियोजित अभिव्यक्ति थी।

ए ओ ह्यूम जो कि एक अवकाश प्राप्त अंग्रेज अधिकारी थे, ने इसके गठन में महत्त्वपूर्ण भूमिका निभाई थी। भारतीय राष्ट्रीय कांग्रेस के गठन के सम्बन्ध में निम्न मुद्दों पर व्यापक वाद-विवाद की स्थिति देखने को मिलती है। *ये निम्न हैं*

- सेफ्टी वाल्व सिद्धान्त, ए ओ ह्यूम की भूमिका।
- कांग्रेस की स्थापना के कारण, उद्देश्य।

दीर्घकालीन विकास का परिणाम

भारतीय राष्ट्रीय कांग्रेस की स्थापना एक दीर्घकालीन राष्ट्रीय विकास की प्रक्रिया का परिणाम थी। 1860 और 1870 के दशक से ही भारतीयों में राजनीतिक चेतना पनपने लगी थी। कांग्रेस की स्थापना इस बढ़ती हुई चेतना की पराकाष्ठा थी। कांग्रेस के गठन से पूर्व स्थापित हुए राजनीतिक संगठनों में इस चेतना को देखा जा सकता है।

एनी बेसेन्ट ने अपनी पुस्तक 'How India Wrought for Freedom' में यह विचार प्रस्तुत किया है कि 17 भारतीय जिन्होंने दिसम्बर, 1884 में अड्यार में 'थियोसोफिकल सम्मेलन' में हिस्सा लिया, ने एक निजी बैठक में कांग्रेस के विचार को मूर्त रूप दिया।

ए ओ ह्यूम, एस एन बनर्जी इनमें शामिल थे। ह्यूम ने कलकत्ता विश्वविद्यालय के स्नातकों को एक खुला पत्र लिखा। जिसमें कहा "बिखरे हुए व्यक्ति कितने ही बुद्धिमान तथा अच्छे आशय वाले क्यों न हों, अकेले तो शक्तिहीन ही होते हैं। आवश्यकता है संघ की, संगठन की और कार्यवाही के लिए एक निश्चित एवं स्पष्ट प्रणाली की"।

ए ओ ह्यूम ने 1884 में **भारतीय राष्ट्रीय संघ** की स्थापना की थी जिसका प्रथम अधिवेशन 28 दिसम्बर, 1885 को बम्बई स्थिति गोकुलदास तेजपाल संस्कृत विद्यालय में आयोजित किया गया।

इसी सम्मेलन में **दादाभाई नौरोजी** के सुझाव पर इसका नाम बदलकर 'भारतीय राष्ट्रीय कांग्रेस' कर दिया गया। (ज्ञातव्य है कि यह सम्मेलन पहले पूना में आयोजित होना था लेकिन वहाँ हैजा फैल जाने के कारण इसका आयोजन बम्बई में किया गया।) कलकत्ता के प्रमुख वकील व्योमेश चन्द्र बनर्जी इसके अध्यक्ष चुने गए। कांग्रेस के प्रथम अधिवेशन में कुल 72 लोगों ने भाग लिया जिसमें से प्रमुख थे। दादाभाई नौरोजी, फिरोजशाह मेहता, दीनशा एदलजी वाचा, काशीनाथ तैलंग, वी राघवाचारी, एन जी चन्द्रावरकर, एस सुब्रह्मण्यम।

भारतीय राष्ट्रीय कांग्रेस के उद्देश्य

भारतीय राष्ट्रीय कांग्रेस के उद्देश्य निम्नलिखित हैं

- भारत राष्ट्र निर्माण को बल देना।
- लोगों को राजनीतिक रूप से शिक्षित करना एवं राष्ट्रीयता की मुख्य धारा में लाना।
- औपनिवेशिक शासन की वास्तविक प्रकृति के प्रति लोगों में समझ विकसित करना, इसके आधार पर बौद्धिक संघर्ष को संगठित करना।
- साझा एवं अखिल भारतीय राजनैतिक मंच को स्थापित करना एवं सुदृढ़ बनाना, साझा राजनैतिक कार्यक्रम को क्रियान्वित करना।
- अखिल भारतीय राजनैतिक नेतृत्व को विकसित करना।
- प्रजातान्त्रिक आदर्शों एवं मूल्यों को प्रोत्साहित करना एवं लोक सम्प्रभुता की संकल्पना को विकसित करना।

प्रारम्भिक राष्ट्रवादियों की विचारधारा

उदारवादियों की नियमबद्ध प्रगति में आस्था थी। उन्होंने क्रान्तिकारी आकस्मिक परिवर्तन को स्वीकार नहीं किया। उन्होंने अपने लक्ष्य प्राप्ति के लिए वैधानिक रास्ता अपनाया। उनका मानना था कि इससे वे एक ओर जनजागरण एवं जनशिक्षा का विकास कर सकेंगे वहीं अंग्रेजों को भी समझा सकेंगे कि भारतीय जनता की माँगें न्यायसंगत हैं। इन्होंने विनम्रतापूर्वक अपील करना, दरखास्त भेजना, सभाएँ आयोजित करना, प्रेस के द्वारा प्रचार करना आदि तरीकों के माध्यम से अपनी बात रखी। इन्होंने अपने कार्यक्रम को ऐसे मुद्दों से दूर रखा जिससे एक वर्ग दूसरे वर्ग के विरुद्ध खड़ा हो जाए। सामाजिक सुधार का मुद्दा इनकी कार्यसूची में नहीं था।

प्रारम्भिक राष्ट्रवादियों की माँगें

प्रारम्भिक राष्ट्रवादियों की माँगें निम्नलिखित हैं

- विधान परिषदों का विस्तार।
- उच्च सरकारी नौकरियों में अवसर।
- इंग्लैण्ड तथा भारत में आईसीएस की परीक्षा आयोजित कर सिविल सेवा का भारतीयकरण।
- न्यायपालिका का कार्यपालिका से पृथक्करण।
- प्रेस एवं भाषण पर लगे प्रतिबन्धों को समाप्त करना।
- विदेशों में बसे भारतीयों की सुरक्षा।
- सैनिक खर्च में कटौती।
- भारतीय प्रशासन की जाँच हेतु रॉयल कमीशन की नियुक्ति।
- नमक कर समाप्त करना।
- गृह प्रभार (Home Charges) में कमी।
- उत्पाद शुल्कों की समाप्ति।
- भारत में कुलियों के साथ दुर्व्यवहार की समाप्ति।
- वन कानून एवं प्रशासन द्वारा उत्पन्न किए गए कष्टों का निवारण।
- कारखानों में श्रमिकों की स्थिति सुधारना।
- देशी उद्योगों को बढ़ावा देना।
- आर्म्स एक्ट रद्द करना।

उग्रवादी चरण (1905-19 ई.)

19वीं शताब्दी के उत्तरार्द्ध से ही भारतीय जनता में राजनीतिक असन्तोष बढ़ता जा रहा था। उदारवादियों के प्रयास का कोई अधिक सफल निष्कर्ष नहीं निकला। उधर औपनिवेशिक शोषण भी जारी रहा। अन्ततः नरमपन्थी धीरे-धीरे अपनी लोकप्रियता खोने लगे।

ऐसी स्थिति में एक नया नेतृत्व उभरा जिसका रुख अधिक संघर्षशील और अधिक उग्र-राष्ट्रवादी भावना में विश्वास रखना था। इनकी माँगें आमूल परिवर्तनवादी थीं। उदारवादी कांग्रेस की आलोचना काफी पहले से शुरू हो गई थी।

1893 ई. में अरविन्द घोष ने अपना नाम दिए बिना बम्बई से प्रकाशित इन्दुप्रकाश में कई लेख लिखकर कांग्रेस की इस नीति की कड़ी आलोचना की।

उग्रवाद के उदय के कारण

उग्रवाद के उदय के कारण निम्नलिखित हैं

अंग्रेजी राज की प्रकृति को ठीक-ठीक समझना

आरम्भिक काल के नेताओं ने आँकड़ों से यह सिद्ध किया कि अंग्रेजी राज तथा उसकी नीतियाँ ही भारत की दरिद्रता का मूल कारण हैं। श्री रमेशचन्द्र दत्त और जी बी जोशी ने अंग्रेजी भूमि कर व्यवस्था का ठीक-ठीक मूल्यांकन किया। सुरेन्द्रनाथ बनर्जी ने यह स्पष्ट किया कि सेनाओं की भर्ती में अंग्रेजों की कथनी और करनी में बहुत अधिक अन्तर है। इन्होंने सैनिक-असैनिक पदों पर ऊँचे-ऊँचे वेतन, गृहशासन के बढ़ते व्यय, भेदभावपूर्ण आयात-निर्यात नीति, अदूरदर्शी भूमिकर नीति, भारत के औद्योगीकरण के प्रति उदासीनता, भारतीयों को अच्छे पदों और सेवाओं से वंचित रखना आदि मुद्दों को उठाया। इससे अंग्रेजी शासन का वास्तविक स्वरूप सामने आया।

ब्रिटिश सरकार की दमनकारी नीतियाँ

1. 1897 ई. में पुना में नाटू बन्धुओं को बिना मुकदमा चलाए देश से निर्वासित कर दिया गया। तिलक एवं अन्य नेताओं को राजद्रोह फैलाने के आरोप में गिरफ्तार कर कारावास दिया गया।
2. 1898 ई. में भारतीय दण्ड संहिता में 124(ए) तथा 156(ए), जैसे-दमनकारी कानून जोड़े गए।
3. 1904 ई. में कार्यालय गोपनीयता कानून (Official Secrets Act) द्वारा प्रेस की स्वतन्त्रता का दमन। इसी समय भारतीय विश्वविद्यालय अधिनियम द्वारा विश्वविद्यालयों पर सरकारी नियन्त्रण और कड़ा कर दिया गया।
4. 1905 ई. में बंगाल का विभाजन।

अन्तर्राष्ट्रीय घटनाओं का प्रभाव

- 1868 ई.के पश्चात् जापान एक महत्त्वपूर्ण औद्योगिक शक्ति के रूप में उभरा जिससे भारतीयों के अन्दर ऐसी भावना जागी कि बिना पश्चिमी सहायता के भी एशियाई देश आर्थिक विकास कर सकते हैं।
- 1896 ई.में इथोपिया द्वारा इटली की सेनाओं की अपमानजनक पराजय।
- 1905 ई. में जापान के हाथों रूस की हार ने यूरोपीय श्रेष्ठता के भ्रम को तोड़ दिया।
- आयरलैण्ड, रूस, मिस्र, तुर्की और जापान के क्रान्तिकारी आन्दोलनों तथा दक्षिण अफ्रीका के बोअर युद्ध ने भारतीयों को यह विश्वास दिला दिया कि अगर जनता एकजुट और बलिदान के लिए तैयार हो तो शक्तिशाली निरंकुश सरकारों को भी चुनौती दे सकती है।

भारतीय विचारकों का योगदान

इस काल के कुछ महान् भारतीय विचारक एवं नेता; जैसे—विवेकानन्द, तिलक, अरविन्द घोष आदि ने सभी लोगों को उग्रवाद के मार्ग पर अग्रसर होने के लिए प्रोत्साहित किया। विवेकानन्द ने कहा *"कमजोरी पाप है, कमजोरी मृत्यु है। हे भगवान! हमारा राष्ट्र कब स्वतन्त्र होगा?"* विवेकानन्द ने आगे लिखा "भारत की एकमात्र आशा उसकी जनता है। ऊँचे वर्ग शारीरिक और नैतिक दृष्टि से मृतप्राय हैं।"

प्रशिक्षित नेतृत्व

1905 ई. तक ऐसे नेतृत्व का विकास हुआ जिसने पीछे के राजनीतिक आन्दोलनों तथा संघर्ष के नेतृत्व सम्बन्धी बहुमूल्य अनुभव प्राप्त कर लिया था। यह नेतृत्व इस आन्दोलन को एक उच्चतर राजनीतिक स्तर तक ले जाने में सक्षम था।

उग्र-राष्ट्रवादी विचारों का अस्तित्व

कांग्रेस के कार्यकर्ताओं में ही कुछ भिन्न राजनैतिक विचारधारा और कार्यनीति वाले राष्ट्रवादियों के नए दल का कांग्रेस के अन्दर ही उदय और विकास हुआ। कई कारणों से 19वीं सदी के अन्त में यह दल जिसे गरमदल कहा जाता है बड़ी तेजी से बढ़ा। इसके सबसे महत्त्वपूर्ण प्रतिनिधि लोकमान्य तिलक थे। इसके अलावा राजनारायण बोस, अश्वनी कुमार दत्त, विष्णु शास्त्री चिपलुणकर, विपिन चन्द्र पाल, अरविन्द घोष जैसे नेता इसका प्रतिनिधित्व करते थे। उदारवादियों तथा उग्रवादियों में अन्तर न सिर्फ विभिन्न तरीके अपनाने में था वरन् कई दृष्टियों से उनमें आधारभूत अन्तर था।

बंगाल विभाजन

लॉर्ड कर्जन के विभिन्न प्रशासकीय कार्यों में सबसे अधिक विवादास्पद कार्य 1905 ई. में किया गया बंगाल का विभाजन था। इस समय बंगाल प्रेसीडेन्सी भारत का सबसे अधिक जनसंख्या वाला प्रान्त था। इसमें पश्चिमी बंगाल तथा पूर्वी बंगाल (बांग्लादेश), बिहार, उड़ीसा शामिल थे। बंगाल के विभाजन के लिए यह तर्क दिया गया कि इतने बड़े क्षेत्र पर सुव्यवस्थित ढंग से शासन करना सम्भव नहीं है। इस योजना के अनुसार अविभाजित बंगाल को बंगाल एवं पूर्वी बंगाल में विभाजित करना था। बंगाल प्रान्त में आधुनिक पश्चिम बंगाल के 11 जिले, दार्जिलिंग जिला, बिहार तथा उड़ीसा शामिल थे।

बंगाल विभाजन के उद्देश्य

इसमें हिन्दू बहुसंख्यक थे। बंगाल से पृथक् किए गए प्रान्त को 'पूर्वी बंगाल एवं असम' नाम दिया गया। इसमें राजशाही, ढाका, चटगाँव सम्मलित थे। इसकी राजधानी ढाका को बनाया गया। चटगाँव को भी एक केन्द्र बनाया गया। यहाँ मुसलमान बहुसंख्यक जिले शामिल थे।

ब्रिटिश सरकार का मुख्य उद्देश्य मूल बंगाल में बंगालियों की आबादी कम करके उन्हें अल्पसंख्यक बनाना था। उल्लेखनीय है कि मूल बंगाल में 1 करोड़ 70 लाख बंगाली तथा 3 करोड़ 70 लाख उड़िया एवं हिन्दी भाषी लोगों को रखने की योजना थी। बंगाल इस समय राष्ट्रीय चेतना का केन्द्र था और इस जुझारू चेतना पर आघात करने के उद्देश्य से ही बंगाल के बँटवारे का निर्णय किया गया। इस विभाजन का एक और पक्ष था जिसमें बंगाल का धार्मिक आधार पर विभाजन किया गया।

19वीं सदी के अन्त में अंग्रेजों ने कांग्रेस और राष्ट्रीय आन्दोलन को कमजोर करने के लिए मुस्लिम साम्प्रदायिकता को भड़काना शुरू किया। बंगाल विभाजन में उन्होंने इसी प्रवृत्ति को दोहराया। बंगाल विभाजन की इस घटना के विरुद्ध व्यापक विरोध के स्वर उठे एवं विभाजन विरोधी तथा स्वदेशी आन्दोलन शुरू हो गया। इस आन्दोलन की एक महत्त्वपूर्ण विशेषता इसका दायरा महज राजनीति तक सीमित न होकर कला, साहित्य, संगीत, विज्ञान, उद्योग आदि विभिन्न क्षेत्रों में था।

बंगाल विभाजन का विरोध-स्वदेशी एवं बहिष्कार

उल्लेखनीय है कि बंगाल विभाजन की जानकारी 1903 ई. में प्राप्त हो गई थी। उदारवादियों ने इसका विरोध किया। सुरेन्द्रनाथ बनर्जी, के के मित्र तथा पृथ्वीशचन्द्र राय आदि ने सरकार को इसके विरोध में प्रार्थना-पत्र सौंपे, सभाएँ आयोजित कीं, निन्दा प्रस्ताव पारित किए। इन्होंने हितवादी, संजीवनी तथा बंगाली पत्रिका के माध्यम से इसका विरोध किया।

बंगाल विभाजन पर उदारवादियों के इन प्रयासों का कोई प्रतिफल नहीं हुआ। सरकार ने जुलाई, 1905 में विभाजन की घोषणा कर दी। टाउन हाल में इसके विरुद्ध सभा आयोजित की गई। स्वदेशी एवं बहिष्कार का निर्णय लिया गया। विदेशी वस्तुओं के बहिष्कार का सुझाव सर्वप्रथम कृष्ण कुमार मित्र के पत्र संजीवनी में दिया गया।

मैनचेस्टर के कपड़ों तथा लिवरपूल के बने नमक का बहिष्कार किया गया। शीघ्र ही यह विरोध प्रदर्शन बंगाल से निकलकर भारत के अन्य भागों में भी फैल गया। इसका विभिन्न क्षेत्रों में निम्न नेताओं ने नेतृत्व किया।

बंगाल विभाजन के विरोध के नेतृत्वकर्ता व क्षेत्र

नेतृत्व	क्षेत्र
बी जी तिलक	बम्बई एवं पूना
लाला लाजपत राय, अजीत सिंह	पंजाब, उत्तर प्रदेश
सैयद हैदर रजा	दिल्ली
चिदम्बरम पिल्लै	मद्रास

स्वदेशी एवं बहिष्कार आन्दोलन को जनसाधारण तक पहुँचाने में स्वयंसेवी संगठनों ने महत्त्वपूर्ण भूमिका अदा की। इसमें सबसे महत्त्वपूर्ण संगठन था **स्वदेशी-बान्धव समिति,** जिसकी स्थापना अश्वनी कुमार दत्त ने की थी। ये बारीसाल में एक अध्यापक थे। समिति ने उत्तेजक भाषणों, स्वदेशी गीतों का सहारा लिया, शारीरिक तथा नैतिक प्रशिक्षण दिया, मुकदमों से निबटने के लिए पंच अदालतें बनाईं। स्वदेशी आन्दोलन को गणपति महोत्सव एवं शिवाजी जयन्ती के माध्यम से प्रचारित किया गया। स्वदेशी आन्दोलन के दौरान कृष्ण कुमार मिस्र ने एटी सरकुलर सोसायटी की स्थापना की। इसने मुसलमान कार्यकर्ताओं की भावना का ख्याल रखते हुए शिवाजी महोत्सव का बहिष्कार किया।

स्वदेशी आन्दोलन की दूसरी बड़ी विशेषता यह थी कि इसने 'आत्मनिर्भरता', 'आत्मशक्ति' का नारा दिया। इसके अन्तर्गत सामाजिक सुधार तथा राष्ट्रीय शिक्षा स्वदेशी जैसे तत्त्वों का समावेश किया गया। टैगोर के शान्तिनिकेतन की तर्ज पर **बंगाल नेशनल कॉलेज** की स्थापना की गई (14 अगस्त, 1906) अरविन्द घोष को इसका प्राचार्य बनाया गया।

15 अगस्त, 1906 में ही राष्ट्रीय शिक्षा परिषद् का गठन हुआ। इसका उद्देश्य "राष्ट्रीय नियन्त्रण के तहत जनता को इस तरह का साहित्य, वैज्ञानिक व तकनीकी शिक्षा देना, जो राष्ट्रीय जीवनधारा से जुड़ी हो।" शिक्षा का माध्यम देशी था। तकनीकी शिक्षा के क्षेत्र में **बंगाल इंस्टीट्यूट** की स्थापना की गई। छात्रों को उच्च शिक्षा के लिए जापान भेजने की व्यवस्था की गई।

यद्यपि स्वदेशी एवं बहिष्कार आन्दोलन अपने उद्देश्यों में पूर्णत: सफल नहीं रहा किन्तु इसकी उपलब्धियों को नकारा नहीं जा सकता। अब जनता सदियों पुरानी नींद से जाग चुकी थी। गाँधीजी ने लिखा "विभाजन के बाद जनता ने समझ लिया कि प्रार्थना-पत्रों के पीछे कुछ शक्ति भी होनी चाहिए और यह कष्ट उठाने में समर्थ बनना चाहिए।" विभाजन-विरोधी आन्दोलन के कारण भारतीय राष्ट्रवाद में एक महान् एवं क्रान्तिकारी परिवर्तन हुआ जो भावी राष्ट्रीय आन्दोलन की नींव बनी।

कांग्रेस का कलकत्ता अधिवेशन

वर्ष 1905-07 के मध्य गरमपन्थियों एवं नरमपन्थियों के पारस्परिक मतभेद खुल कर सामने आ गए थे। गरमपन्थी स्वदेशी व बहिष्कार आन्दोलन को पूरे देश में फैलाना चाहते थे जबकि नरमपन्थी इस आन्दोलन को केवल बंगाल तक ही सीमित रखना चाहते थे। 1906 में कांग्रेस के कलकत्ता अधिवेशन में अध्यक्ष पद को लेकर दोनों दल विभाजन के कगार पर पहुँच गए। दादा भाई नौरोजी के अध्यक्ष बन जाने से यह सम्भावना टल गई। उल्लेखनीय है कि इस सम्मेलन में तिलक, लाला लाजपत राय को अध्यक्ष बनाना चाहते थे तथा विपिन चन्द्र पाल तिलक को अध्यक्ष बनाना चाहते थे। लेकिन भूपेन्द्रनाथ बसु ने दादा भाई नौरोजी को इस अधिवेशन का अध्यक्ष घोषित किया जिनके नाम पर किसी ने विरोध नहीं किया।

इस अधिवेशन में गरमपन्थियों ने स्वदेशी, बहिष्कार, स्वशासन, राष्ट्रीय शिक्षा से जुड़े प्रस्ताव पारित किए। इस अधिवेश में स्वराज पर प्रस्ताव पारित किया गया। स्वराज का अर्थ 'स्वशासन जैसा कि यू के और उनकी कालोनी में है', समझा गया।

सूरत विभाजन (1907)

कांग्रेस का सूरत अधिवेशन ताप्ती नदी के किनारे हुआ था। इस अधिवेशन के अध्यक्ष रास बिहारी घोष थे। स्वागत समिति के सभापति त्रिभुवन दास मालवीय थे। इस अधिवेशन में अध्यक्ष पद को लेकर पुन: विवाद प्रारम्भ हुआ। राष्ट्रवादी लाला लाजपत राय को अध्यक्ष बनाना चाहते थे जबकि उदारवादी रास बिहारी बोस को अध्यक्ष बनाना चाहते थे। इसके अलावा यह अफवाह भी फैली हुई थी कि उदारवादी स्वदेशी, बहिष्कार, राष्ट्रीय शिक्षा और स्वशासन सम्बन्धी प्रस्ताव को निष्प्रभावी बनाना चाहते हैं। पूरा अधिवेशन उत्तेजना और क्रोध के वातावरण में चला, जिसके फलस्वरूप कांग्रेस का पहला विभाजन हुआ। यद्यपि लाला लाजपत राय, मोतीलाल नेहरू, बी सी चटर्जी तथा लाला हरकिशन लाल ने दोनों के मध्य समझौता कराने की कोशिश की, लेकिन वे असफल रहे।

सूरत विभाजन के पश्चात् भारतीय राष्ट्रीय कांग्रेस (1908-15)

सूरत के अधिवेशन में ही उदारवादियों ने एक पृथक् बैठक की जिसमें उन्होंने कांग्रेस के लिए एक नवीन संविधान तैयार करने के लिए एक सम्मेलन आयोजित करने का निर्णय लिया। अप्रैल, 1908 में इलाहाबाद में इस सम्मेलन का आयोजन हुआ जिसमें कांग्रेस का एक नया संविधान और एक नियमावली तैयार की गई कि कैसे बैठक को आयोजित किया जाएगा। 1908 ई. के मद्रास अधिवेशन में इस प्रस्ताव को स्वीकृति दे दी गई जिसमें कांग्रेस ने एक नए (कांग्रेस के लिए) संविधान का निर्माण किया। इस संविधान में कांग्रेस ने उग्रवादियों के लिए कांग्रेस के दरवाजे बन्द कर दिए। इस अधिवेशन में कांग्रेस ने मार्ले-मिण्टो सुधार (जो कि आने वाला था) का स्वागत किया। उल्लेखनीय है कि इस समय ब्रिटेन में उदारवादियों की सरकार थी। जॉन मार्ले जिसे महान् उदारवादी समझा जाता था, इस समय भारत सचिव था। उदारवादियों द्वारा सरकार से विभिन्न प्रकार के सुधारों द्वारा की अपेक्षा कांग्रेस की जा रही थी। उग्रवादियों की रणनीति को इस सुधार के विरुद्ध बाधा के रूप में देखा जा रहा था। इसके पश्चात् अगले आठ वर्षों तक कांग्रेस एक राष्ट्रीय संस्था होने के स्थान पर एक दलीय संगठन मात्र रह गई। इन अधिवेशनों में सामान्य माँगों की पुनरावृत्ति की जाती रही।

मुस्लिम लीग की स्थापना

बंगाल के विभाजन की घोषणा के तत्काल बाद 1 अक्टूबर, 1906 को आगा खाँ के नेतृत्व में मुसलमानों का एक शिष्टमण्डल शिमला में लॉर्ड मिण्टो से मिला। इस शिष्टमण्डल द्वारा प्रस्तुत प्रतिवेदन में मुसलमानों के राजनैतिक महत्त्व, सैनिक सेवा, राजनैतिक गौरव को ध्यान में रखते हुए मुसलमानों के लिए एक विशिष्ट स्थिति की माँग की गई थी। लॉर्ड मिण्टो ने प्रतिनिधि मण्डल को यह आश्वासन दिया कि एक सम्प्रदाय के रूप में मुस्लिमों के राजनीतिक अधिकारों एवं हितों की रक्षा की जाएगी। शिमला शिष्टमण्डल के पश्चात् पूर्वी बंगाल के मुसलमानों ने बंगाल विभाजन के समर्थन में सभाओं का आयोजन किया।

शिमला शिष्टमण्डल के उद्देश्य

शिमला शिष्टमण्डल के उद्देश्य निम्नलिखित हैं

- ब्रिटिश सरकार के प्रति मुसलमानों की निष्ठा बढ़ाना।
- मुसलमानों के राजनीतिक अधिकारों की रक्षा और उनका विस्तार करना।
- लीग के अन्य उद्देश्यों को बिना दुष्प्रभावित किए हुए अन्य सम्प्रदायों के प्रति कटुताओं की भावना को बढ़ने से रोकना।

30 दिसम्बर, 1906 को एक बैठक का आयोजन किया गया जिसमें अखिल भारतीय मुस्लिम लीग नामक राजनीतिक संगठन की स्थापना करने का निर्णय लिया गया। इसके प्रथम अध्यक्ष **वकार-उल-मुल्क** थे। 1908 ई. में आगा खाँ को अध्यक्ष बनाया गया। लीग के संविधान का मसौदा तैयार करने के लिए एक कमेटी बनाई गई जिसका संयुक्त सचिव मोहसिन-उल-मुल्क तथा वकार-उल-मुल्क को बनाया गया। यह मसौदा 29 सितम्बर, 1907 को कराची बैठक में स्वीकार कर लिया गया।

दिल्ली दरबार (1911)

दिसम्बर, 1911 के प्रारम्भ में ब्रिटिश सम्राट जॉर्ज पंचम और क्वीन मैरी का आगमन हुआ। 12 दिसम्बर, 1911 को दिल्ली में एक भव्य राज्याभिषेक दरबार का आयोजन हुआ। दिल्ली दरबार गवर्नर जनरल लॉर्ड हार्डिंग द्वारा सम्राट की ओर से की गई अनेक घोषणाओं के लिए स्मरणीय है।

ब्रिटिश भारत की राजधानी को कलकत्ता से दिल्ली स्थानान्तरित किया गया। *आधिकारिक रूप से कहा गया कि "भौगोलिक, ऐतिहासिक और राजनैतिक कारणों से दिल्ली को राजधानी के रूप में चुना गया है।"*

1. बंगाल विभाजन को रद्द किया गया।
2. बंगाल नए प्रान्त के रूप में गठित
3. असम में सिलहट को शामिल कर नया प्रान्त बनाया गया।
4. उड़ीसा एवं बिहार बंगाल से अलग हो गए।

हार्डिंग बम काण्ड (1912)

कलकत्ता से दिल्ली राजधानी हस्तान्तरण के अवसर पर लॉर्ड हार्डिंग पर बम फेंकने की योजना बनाई गई। वायसराय हार्डिंग अपने परिवार तथा शाही राजवंश के साथ दिल्ली में प्रवेश कर रहे थे, उसी समय उन पर बम फेंका गया। इसे रासबिहारी बोस ने फेंका था। हार्डिंग को गम्भीर चोट आई एवं उसका महावत मारा गया। इसके बाद दिल्ली षड्यन्त्र केस के तहत मास्टर अमीर चन्द, अवध बिहारी लाल तथा भाई बालमुकुन्द के ऊपर मुकदमा चला और उन्हें फाँसी दे दी गई।

लखनऊ समझौता (1916)

देश में बढ़ रही राष्ट्रवादी भावना और राष्ट्रीय एकता की आकांक्षा के कारण 1916 ई. में कांग्रेस के लखनऊ अधिवेशन में ऐतिहासिक महत्त्व की दो घटनाएँ हुईं

- कांग्रेस के दोनों पक्ष (उदारवादी एवं उग्रवादी) पुनः एक हो गए।
- कांग्रेस एवं मुस्लिम लीग के मध्य समझौता हो गया।

लखनऊ अधिवेशन में कांग्रेस के पुनः प्रवेश के कई कारण थे

- पुराने विवाद अब अप्रासंगिक एवं अर्थहीन हो चुके थे।
- यह महसूस किया गया कि विभाजन से राष्ट्रीय आन्दोलन की राजनीतिक प्रक्रिया अवरुद्ध हो रही है।
- एनी बेसेन्ट तथा तिलक के द्वारा इस दिशा में महत्त्वपूर्ण प्रयास किए गए।
- गोपालकृष्ण गोखले तथा फिरोजशाह मेहता का देहान्त हो जाने के कारण व्यापक विरोध की सम्भावनाएँ कम हो गई थीं तथा तिलक ने भी घोषित किया कि वह भारत में प्रशासनिक सुधारों के पक्षधर हैं न कि पूरे ब्रिटिश सम्राट को हटाए जाने के।

दिसम्बर, 1915 में कांग्रेस एवं मुस्लिम लीग के अधिवेशन एक साथ बम्बई में हुए। इतिहास में पहली बार ऑल इण्डिया मुस्लिम लीग के प्रतिनिधि एक साथ कांग्रेस के अधिवेशन में शामिल हुए थे। 1916 ई. में कांग्रेस एवं लीग का अधिवेशन पुनः साथ-साथ लखनऊ में हुआ। इस सम्मेलन में मुस्लिम लीग के अध्यक्ष जिन्ना थे जो इस वक्त कांग्रेस के एक प्रमुख नेता भी थे। दूसरी ओर कांग्रेस के अध्यक्ष अम्बिकाचरण मजूमदार थे जो मॉडरेट नेता सुरेन्द्रनाथ बनर्जी के मित्र थे। लखनऊ में कांग्रेस एवं लीग के मध्य समझौता हुआ जिसमें भारत के भावी शासन और स्वराज के बारे में दोनों संगठनों की कमेटियों ने मिलकर योजना तैयार की। यह कांग्रेस-लीग योजना के नाम से प्रसिद्ध है।

इसके अन्तर्गत यह माँग की गई कि "सरकार भारतवासियों को स्वराज देने की तरफ सुनिश्चित कदम उठाए, साम्राज्य के पुनर्गठन में भारत को पराधीनता की स्थिति से निकालकर वही स्थान दे जो एक स्वशासित अधिराज्यों (Dominion State) को प्राप्त है।"

कांग्रेस एवं लीग समझौते के प्रमुख बिन्दु

- कांग्रेस द्वारा उत्तरदायी शासन की माँग को लीग ने स्वीकार कर लिया।
- कांग्रेस ने मुस्लिम लीग की मुसलमानों के लिए पृथक् निर्वाचन व्यवस्था की माँग को स्वीकार कर लिया। (मदनमोहन मालवीय, सी वाई चिन्तामणि इस समझौते के विरुद्ध थे)।
- प्रान्तीय व्यवस्थापिका सभाओं में निर्वाचित भारतीय सदस्यों की संख्या का एक निश्चित भाग मुसलमानों के लिए आरक्षित कर दिया गया, जो इस प्रकार था पंजाब में 50%, बंगाल में 40%, बम्बई सहित सिंध में 33%, उत्तर प्रदेश में 30%, बिहार में 25%, मध्य प्रदेश में 15%, मद्रास में 15%।
- केन्द्रीय व्यवस्थापिका सभा में कुल निर्वाचित भारतीय सदस्यों का 1/9 भाग मुसलमानों के लिए आरक्षित किया गया।
- यह निश्चित किया गया कि यदि किसी सभा में कोई प्रस्ताव किसी सम्प्रदाय के हितों के विरुद्ध हो तथा 3/4 सदस्य उस आधार पर उसका विरोध करें तो उसे पास नहीं किया जाएगा।

होमरूल आन्दोलन (1916)

प्रथम विश्वयुद्ध के दौरान भारतीय राष्ट्रीय आन्दोलन की दिशा एवं स्वरूप में व्यापक परिवर्तन आया। बहुत सारे नए क्षेत्र में आन्दोलन का प्रसार हुआ एवं मध्यवर्गीय नेतृत्व की एक नई पीढ़ी आई। लोकमान्य बाल गंगाधर तिलक तथा एनी बेसेन्ट द्वारा चलाए गए होमरूल आन्दोलन के परिणामस्वरूप भारतीय राष्ट्रवाद के अखिल भारतीय स्वरूप की दिशा में प्रयास हुआ। भारतीय होमरूल लीग का गठन आयरलैण्ड के होमरूल लीग के नमूने पर किया गया था। एनी बेसेन्ट और तिलक इसके प्रणेता थे।

आन्दोलन प्रारम्भ होने के उत्तरदायी कारक

होमरूल आन्दोलन के प्रारम्भ होने के कारण निम्नलिखित हैं

- 1909 ई. के मार्ले-मिण्टो सुधारों से मोहभंग, व्यापक सुधारों के लिए उग्र आन्दोलन की आवश्यकता का अनुभव।
- यह विश्वयुद्ध तत्कालीन विश्व की प्रमुख शक्तियों के बीच अपने-अपने हितों को लेकर लड़ा गया था तथा इससे अन्य ताकतों के साथ ब्रिटेन का वास्तविक चेहरा भी उजागर हो गया। युद्ध के पश्चात् अंग्रेजों की अजेयता का भ्रम भी टूटा।
- जून, 1914 में बाल गंगाधर तिलक जेल से रिहा हो गए जो स्वतन्त्रता आन्दोलन में अपनी भूमिका निभाने के लिए अवसर तलाश रहे थे।
- एनी बेसेन्ट ने प्रथम विश्वयुद्ध के पश्चात् आयरिश होमरूल लीग के नमूने पर भारत में आन्दोलन प्रारम्भ करने का निर्णय लिया।

28 अप्रैल, 1916 को तिलक ने पूना (बेलगाँव) में 'होमरूल लीग' की स्थापना की जबकि एनी बेसेन्ट ने सितम्बर, 1916 में मद्रास में 'अखिल भारतीय होमरूल लीग' की स्थापना की। इसका उद्देश्य ब्रिटिश साम्राज्य के अधीन रहते हुए संवैधानिक तरीके से स्वशासन प्राप्त करना। दोनों लोगों के मध्य यह औपचारिक समझौता हुआ कि श्रीमती एनी बेसेन्ट का कार्यक्षेत्र महाराष्ट्र एवं केन्द्रीय प्रान्त के अतिरिक्त सम्पूर्ण भारत होगा। महाराष्ट्र एवं केन्द्रीय प्रान्त में तिलक के होमरूल लीग को कार्य करना था।

तिलक का होमरूल लीग

तिलक द्वारा स्थापित लीग का प्रभाव कर्नाटक महाराष्ट्र (बम्बई को छोड़कर), मध्य प्रान्त एवं बरार तक था। तिलक ने अपने पत्र मराठा तथा केसरी के माध्यम से प्रचार करना प्रारम्भ किया। तिलक ने पूरे देश में जनमत तैयार करने का प्रयास किया और नारा दिया, *'स्वराज मेरा जन्म सिद्ध अधिकार है और मैं इसे लेकर रहूँगा।'* तिलक के द्वारा स्थापित लीग के प्रथम अध्यक्ष जोसेफ बैपटिस्टा थे। इसका सचिव एन सी केलकर को बनाया गया था। तिलक ने क्षेत्रीय भाषा में शिक्षा और भाषायी राज्यों की माँग को स्वराज से जोड़ दिया।

एनी बेसेन्ट का होमरूल लीग

एनी बेसेन्ट ने जॉर्ज अरुण्डेल को अपनी होमरूल लीग का सचिव बनाया। होमरूल लीग की स्थापना करने की योजना इन्हीं के दिमाग की उपज थी। इन्होंने 2 जनवरी, 1914 को साप्ताहिक पत्रिका 'कॉमनवील' में इसके विचारों को रखा। एनी बेसेन्ट के लीग से सुब्रह्मण्य अय्यर, मोतीलाल नेहरू, तेज बहादुर सप्रू, वी पी वाडिया, वी चक्रवर्ती, जे बनर्जी जैसे नेता जुड़े थे।

रॉलेट एक्ट

वर्ष 1919 में देश में फैल रही राष्ट्रीयता की भावना तथा क्रान्तिकारी गतिविधियों को कुचलने के लिए ब्रिटेन को पुनः शक्ति की आवश्यकता थी क्योंकि भारत रक्षा अधिनियम, जिसे युद्धकाल में सरकार विरोधी तत्त्वों के दमन के लिए पास किया गया, की अवधि समाप्त हो रही थी। इस सन्दर्भ में सर सिडनी रॉलेट की अध्यक्षता में एक सेडीशन समिति की (10 सितम्बर, 1917) स्थापना की गई जिसे इस बात की जाँच करनी थी कि भारत में क्रान्तिकारी आन्दोलन से सम्बन्ध रखने वाले षड्यन्त्र कहाँ तक फैले हुए हैं और उनसे निपटने के लिए किस प्रकार के कानूनों की आवश्यकता है।

इस समिति की सिफारिश के आधार पर रॉलेट एक्ट बना। इस कानून में विशेष न्यायालयों की स्थापना और (राजद्रोहात्मक घोषित की गई सामग्री मात्र रखने पर भी) किसी को बिना मुकदमा चलाए दो वर्षों तक बन्दी रखने का प्रावधान किया गया था।

साथ ही युद्ध काल में नागरिक अधिकारों पर लगाए गए प्रतिबन्धों को लागू करना एक स्थायी प्रयास था। केन्द्रीय विधानमण्डल के सदस्यों के विरोध के बावजूद इसे पारित कर दिया गया। जब भारतीयों का विरोध विधेयक को कानून बनने से नहीं रोक पाया तो मोहम्मद अली जिन्ना, मदनमोहन मालवीय, मजरूल हक ने केन्द्रीय विधानमण्डल (धारा सभा) की सदस्यता से त्याग-पत्र दे दिया। गाँधीजी ने इसका विरोध किया एवं देशव्यापी हड़ताल का आह्वान किया।

बम्बई में सत्याग्रह सभा का गठन किया गया और सत्याग्रह नामक गैर-कानूनी पत्र का प्रकाशन प्रारम्भ हो गया। रॉलेट समिति के प्रतिवेदन के आधार पर दो विधेयक बनाए गए थे। दूसरा विधेयक पास होने से रोक लिया गया। 30 मार्च को दिल्ली में सत्याग्रह प्रारम्भ हो गया। स्वामी श्रद्धानन्द के जुलूस पर पुलिस द्वारा गोलियाँ चलाई गईं। गाँधीजी का पंजाब तथा दिल्ली में प्रवेश प्रतिबन्धित कर दिया गया था। 9 अप्रैल को गाँधीजी पलवल (हरियाणा) में प्रवेश के समय गिरफ्तार कर लिए गए। देश में इससे आक्रोश बढ़ा जिससे उन्हें बम्बई ले जाकर रिहा कर दिया गया। रॉलेट एक्ट के विरोध में गाँधीजी द्वारा सत्याग्रह सभा बनाई जिसके सदस्य जमनालाल दास, द्वारकादास, शंकरलाल बैंकर, उमर सोमानी, बी जी हार्नीमन आदि थे।

गाँधीजी के नेतृत्व में 30 मार्च, 1919 की तिथि एक अखिल भारतीय सत्याग्रह आन्दोलन के लिए निर्धारित की गई। यद्यपि बाद में इस तिथि को 6 अप्रैल किया गया लेकिन लोगों के पास जानकारी न होने के कारण 30 मार्च को ही हड़ताल हो गई।

जलियाँवाला बाग हत्याकाण्ड (13 अप्रैल, 1919)

रॉलेट कानून के विरुद्ध सत्याग्रह का परिणाम पंजाब में अमृतसर का जलियाँवाला बाग हत्याकाण्ड था। 13 अप्रैल, 1919 को वैशाखी के दिन अमृतसर के जलियाँवाला बाग में एक सार्वजनिक सभा का आयोजन किया गया। ये लोग 10 अप्रैल, 1919 को सत्याग्रहियों पर गोली चलाने तथा अपने नेताओं **डॉ. सत्यपाल** एवं **डॉ. किचलू** को जिलाबदर किए जाने का विरोध कर रहे थे। इनमें से ज्यादातर आसपास के गाँवों से आए हुए ग्रामीण लोग थे।

जनरल ओ डायर ने इस सभा के आयोजन को सरकारी आदेश की अवहेलना समझा तथा इसे चारों तरफ से घेर लिया। बिना किसी पूर्व चेतावनी के उसने सभा पर गोलियाँ चलाने का आदेश दे दिया। सरकारी रिपोर्ट के अनुसार मृतकों की संख्या 379 थी जबकि कांग्रेस के अनुसार यह 500 से 1000 के बीच थी। अमृतसर में इस घटना के बाद दो माह तक कर्फ्यु लगा रहा। इसके बाद (13 अप्रैल) मार्शल लॉ भी लागू कर दिया गया। विरोध के दौरान जिस स्थल पर यूरोपीय महिला **शेरवुड** की हत्या हुई थी वहाँ से गुजरने वालों को पेट के बल रेंगकर जाना पड़ता था।

जलियाँवाला बाग हत्याकाण्ड की सर्वत्र भर्त्सना की गई। रवीन्द्रनाथ टैगोर ने ब्रिटिश सरकार द्वारा प्रदान की गई **नाइटहुड** उपाधि लौटा दी। सर शंकरन नायर ने गवर्नर जनरल की कार्यकारी परिषद् से त्याग-पत्र दे दिया। कांग्रेस के बार-बार आग्रह एवं व्यापक असन्तोष को देखते हुए 19 अक्टूबर, 1919 को **हण्टर समिति** की स्थापना की घोषणा की गई। इस समिति ने दुर्घटना में सरकार का कोई दोष नहीं बताया। डायर के इस कार्य को केवल निर्णय लेने की भूल बताया। अनेक स्थानों पर सत्याग्रहियों ने अहिंसा का मार्ग त्याग कर हिंसा का मार्ग चुन लिया जिससे 18 अप्रैल, 1919 को गाँधी जी ने अपना सत्याग्रह समाप्त कर दिया।

खिलाफत आन्दोलन (1919)

तुर्की के विरुद्ध ब्रिटेन का युद्ध हिन्दू राष्ट्रवादियों एवं संघर्षशील अखिल इस्लामवादियों को करीब लाया। उल्लेखनीय है कि ब्रिटेन तुर्की के खिलाफ युद्ध में लड़ रहा था और तुर्की में मुस्लिम राज्य था जिसका नेतृत्व खलीफा के पास था। इस कारण ब्रिटेन के प्रति भारत के मुसलमानों का दृष्टिकोण रोषपूर्ण था। मौलाना अल हसन, अब्दुल बारी, हकीम अजमल खान, डॉ. मुख्तार अंसारी, मौलाना अब्दुल कलाम आजाद और मोहम्मद अली एवं शौकत अली जैसे नेता तुर्की के समर्थक थे। मोहम्मद अली ने अपने पत्र 'कामरेड' द्वारा तुर्की एवं इस्लामी परम्पराओं का समर्थन किया। मुसलमानों के प्रति ब्रिटिश निष्ठा को अक्षुण्ण बनाए रखने के लिए ब्रिटिश सरकार ने उन्हें आश्वासन दिया कि तुर्की की अखण्डता तथा अरब और मेसोपोटामिया के पवित्र इस्लामी स्थलों की सुरक्षा की जाएगी।

इन आश्वासनों के आधार पर भारतीय मुसलमानों ने अंग्रेजों का साथ दिया था। युद्ध समाप्ति के पश्चात् तुर्की के साथ उसी तरह का व्यवहार हुआ जिस तरह अन्य पराजित राष्ट्रों के साथ हुआ। 10 अगस्त, 1920 को सीवर्स की सन्धि के बाद तुर्की का विभाजन हो गया। उसके साम्राज्य के मुस्लिम बहुल प्रदेश छीन लिए गए। उसे मित्र शक्तियों द्वारा नियुक्त एक उच्चायोग के पूर्णत: अधीन कर दिया गया।

ब्रिटिश सरकार के इस कार्य की तीव्र प्रतिक्रिया हुई। सितम्बर, 1919 में एक खिलाफत कमेटी का गठन हुआ तथा 23 नवम्बर को इसका पहला सम्मेलन दिल्ली में फजलुल हक की अध्यक्षता में हुआ। अगले दिन के सम्मेलन की अध्यक्षता गाँधीजी ने की। इसी समय उलेमाओं ने जमायत-उल-उलेमा की स्थापना की। खिलाफत नेताओं द्वारा एक त्रिस्तरीय कार्यक्रम तैयार किया गया।

17 अक्टूबर, 1919 को खिलाफत दिवस मनाया गया। गाँधीजी रॉलेट एक्ट के विरुद्ध सत्याग्रह की घोषणा कर चुके थे। दिल्ली के सम्मेलन में उन्होंने इसे मुसलमानों की समस्याओं के हल के रूप में प्रस्तुत किया। गाँधीजी ने कहा—''यदि ईश्वर न करे शान्ति समझौते की शर्तें मुसलमानों के अनुकूल नहीं होतीं तो वे सरकार से सहयोग बन्द कर देंगे।''

जनवरी, 1920 में डॉ. अंसारी के नेतृत्व में, खिलाफत कमेटी ने एक शिष्टमण्डल वायसराय के पास भेजा था। इसका उद्देश्य सरकार को तुर्की साम्राज्य एवं खलीफा के रूप में सुल्तान की प्रभुसत्ता बनाए रखने की आवश्यकता से अवगत कराना था। जनवरी, 1920 में ही दिल्ली में हुई खिलाफत कमेटी की बैठक में गाँधीजी ने असहयोग का कार्यक्रम प्रस्तुत किया। कलकत्ता में अबुल कलाम आजाद की अध्यक्षता में हुई कॉन्फ्रेंस में इसे स्वीकार कर लिया गया।

त्रिस्तरीय कार्यक्रम की माँग

- आटोमन खलीफा को पर्याप्त लौकिक अधिकारों के साथ अपने साम्राज्य में सत्तारूढ़ रहने दिया जाए।
- अरब प्रदेश मुस्लिम शासकों के अधीन होने चाहिए।
- तुर्की के सुल्तान को मुसलमानों के पवित्र स्थलों का संरक्षक बनाया जाए।

गाँधीजी के प्रारम्भिक सत्याग्रह

चम्पारण सत्याग्रह (1917)

चम्पारण में धनी एवं प्रभावशाली भू-स्वामियों की बड़ी-बड़ी जमींदारियाँ थीं। अधिकांश जमींदारों द्वारा गाँवों का पट्टा ठेकदारों को दे दिया जाता था। इन ठेकेदारों में सर्वाधिक प्रभाव नील की खेती कराने वाले यूरोपीय लोगों का था। इन्होंने किसानों से एक अनुबन्ध करा लिया था कि वे अपने भूमि के 3/20वें (3 कट्ठा) हिस्से पर अनिवार्य रूप से नील की खेती करें। यह व्यवस्था 'तीन कठिया' के नाम से जानी जाती थी।

रासायनिक रंगों के आविष्कार से **नील का बाजार** प्रभावित हुआ। यूरोपीय ठेकेदारों ने लगान एवं करों में अत्यधिक वृद्धि कर दी। इसके साथ ही वह अनुबन्ध से मुक्त करने के एवज में भारी रकम वसूलने लगे। किसानों को अपनी तय की गई रकम पर माल बेचने के लिए बाध्य किया। विरोध स्वरूप चम्पारण के किसानों ने शान्तिपूर्ण आन्दोलन किया तथा चम्पारण से जुड़े एक प्रमुख आन्दोलनकारी राजकुमार शुक्ल ने गाँधीजी को आमन्त्रित किया। राजकुमार शुक्ल के आमन्त्रण पर गाँधीजी, राजेन्द्र प्रसाद, बृजकिशोर, मजहर-उल-हक, महादेव देसाई, नरहरि पारिख, जे बी कृपलानी आदि मामले की जाँच करने चम्पारण पहुँचे। लेकिन गाँधीजी के चम्पारण पहुँचते ही अधिकारियों द्वारा उन्हें वहाँ से वापस चले जाने का आदेश दिया गया। गाँधीजी ने इसे मानने से इनकार कर दिया और किसी भी प्रकार के दण्ड को भुगतने के लिए तैयार हो गए। गाँधीजी ने सत्याग्रह का मार्ग अपनाया जिससे स्थानीय प्रशासन को झुकना पड़ा।

इसी बीच सरकार ने सभी मामलों की जाँच के लिए एक आयोग का गठन किया तथा गाँधीजी को भी इसका सदस्य बनाया गया। गाँधी आयोग को यह समझाने में सफल रहे कि तिनकठिया पद्धति समाप्त होनी चाहिए। उन्होंने आयोग से कहा कि किसानों से पैसा अवैध रूप से वसूला गया है उसके लिए किसानों को हरजाना दिया जाए। इसके पश्चात् बगान मालिक (ठेकेदार) अवैध वसूली का 25% हिस्सा लौटाने को राजी हो गए। एक दशक के भीतर बगान मालिकों ने चम्पारण छोड़ दिया। चम्पारण सत्याग्रह के दौरान गाँधीजी के कुशल नेतृत्व से प्रभावित होकर रवीन्द्रनाथ टैगोर ने उन्हें 'महात्मा' की उपाधि प्रदान की।

अहमदाबाद मिल हड़ताल (1918)

अहमदाबाद में यह आन्दोलन सरकारी तन्त्र के विरुद्ध न होकर भारतीय कपड़ा मिल मालिकों के विरुद्ध था। यहाँ पर मालिकों एवं मजदूरों में 'प्लेग बोनस' को लेकर विवाद था। मिल मालिकों के साथ समझौता वार्ता विफल हो जाने पर गाँधीजी ने मजदूरों को भूख हड़ताल पर जाने को कहा इसके अतिरिक्त उन्होंने 35% बोनस की माँग रखने का प्रस्ताव दिया। मिल मालिक 20% बोनस ही देने के लिए राजी थे।

गाँधीजी स्वयं अनशन पर बैठ गए। इसमें अम्बालाल साराभाई की बहन अनुसुइया बेन ने उनका साथ दिया। जबकि उनके भाई अम्बालाल साराभाई गाँधीजी के दोस्त होते हुए भी उनके विरोधी रहे। उन्होंने इस अवसर पर एक दैनिक समाचार-पत्र का भी प्रकाशन किया। मजबूर होकर मिल मालिक समझौते के लिए राजी हो गए एवं इन मामलों को एक ट्रिब्यूनल को सौंप दिया। जिसने मजदूरों का पक्ष लेते हुए 35% बोनस का फैसला सुनाया।

खेड़ा सत्याग्रह (1918)

गुजरात का खेड़ा जिला वर्ष 1918 में भीषण दुर्भिक्ष का शिकार हुआ। इस क्षेत्र की पूरी फसल बर्बाद हो गई। सरकार ने मालगुजारी वसूलने की प्रक्रिया को बन्द नहीं किया। इसके अलावा 23% की वृद्धि भी की। जबकि राजस्व संहिता के अनुसार यदि फसल का उत्पादन कुल उत्पाद के एक-चौथाई से भी कम हो तो किसानों का राजस्व पूरी तरह माफ़ कर दिया जाना चाहिए। इसके लिए किसानों ने आन्दोलन करना शुरू किया। गाँधीजी ने इस मुद्दे को उठाया। उन्होंने किसानों को राजस्व अदा न करने तथा दमनकारी नीतियों के प्रति संघर्ष करने के लिए प्रेरणा दी।

गाँधीजी ने वल्लभभाई पटेल, महादेव देसाई (बाद में गाँधीजी के निजी सचिव बने), इन्दु लाल याज्ञिक आदि के साथ खेड़ा के गाँवों का दौरा किया। गाँधीजी ने घोषणा की कि यदि सरकार गरीब किसानों का लगान माफ कर दे तो सक्षम किसान स्वेच्छा से अपना लगान जमा करा देंगे। सरकार पर इसका कोई प्रभाव नहीं पड़ा। कई लोगों की सम्पत्ति कुर्क कर ली गई। बाद में सरकार ने गुप्त रूप से अधिकारियों को निर्देश दिया कि लगान उन्हीं से वसूला जाए जो लगाने दे सकते हैं। लगान न अदा करने का पहला नारा खेड़ा के 'कापड़ गंज' तालुके में स्थानीय नेता मोहन लाल पाण्ड्या ने दिया।

गाँधीवादी युग (I) (1919-29)

असहयोग आन्दोलन

असहयोग आन्दोलन की पृष्ठभूमि को एक ओर खिलाफत के मंच से असहयोग आन्दोलन की शुरूआत और दूसरी ओर 1920 ई. के पहले के राजनैतिक घटनाक्रम के परिप्रेक्ष्य में देखा जा सकता है।

असहयोग आन्दोलन शुरू करने के लिए निम्न कारक उत्तरदायी थे

- प्रथम विश्वयुद्ध का भारतीय अर्थव्यवस्था पर विपरीत प्रभाव, महँगाई, बेरोजगारी, कर भार में वृद्धि, किसानों तथा मजदूरों की पहले से ज्यादा खराब स्थिति।
- रूस की 1917 की क्रान्ति तथा युद्ध से वापस लौटे सैनिकों द्वारा राजनीतिक जनजागरण में सहायता।
- 1915 में गाँधी का भारत आगमन, चम्पारण, खेड़ा एवं अहमदाबाद मिल मजदूरों के संघर्ष के माध्यम से भारतीय राजनीति में उनका प्रवेश
- रॉलेट कानून
- जलियाँवाला बाग हत्याकाण्ड एवं इसके पश्चात् हण्टर आयोग की सिफारिशें
- 1919 के मॉण्टेग्यू-चेम्सफोर्ड सुधारों से निराशा
- खिलाफत का मुद्दा एवं इसके पश्चात् कांग्रेस मुस्लिम लीग समझौते के कारण अनुकूल वातावरण
- खिलाफत सम्मेलन (नवम्बर, 1919) में असहयोग आन्दोलन का सुझाव गाँधीजी द्वारा प्रस्तुत एवं स्वीकृत। 4 सितम्बर, 1920 के कांग्रेस अधिवेशन में भी इसकी स्वीकृति।

असहयोग आन्दोलन की शुरुआत

उल्लेखनीय है कि नवम्बर, 1919 में हुए खिलाफत सम्मेलन में गाँधीजी को विशेष अतिथि के रूप में बुलाया गया था। गाँधीजी ने खिलाफत कमेटी को अंग्रेजी हुकूमत के खिलाफ अहिंसक असहयोग आन्दोलन छेड़ने की सलाह दी। 9 जून, 1920 को इलाहाबाद में खिलाफत कमेटी ने इस सलाह को स्वीकार कर लिया और गाँधीजी को इस आन्दोलन की अगुवाई करने का अधिकार सौंपा। कांग्रेस द्वारा भी यह महसूस करने के बाद कि संवैधानिक तौर-तरीकों से कुछ हासिल होने वाला नहीं है, आगे की रणनीति पर विचार करने के लिए मई, 1920 में बैठक की गई। सितम्बर में कांग्रेस का विशेष अधिवेशन आयोजित करने का फैसला किया गया।

सितम्बर, 1920 को **लाला लाजपत राय** की अध्यक्षता में कलकत्ता कांग्रेस का विशेष अधिवेशन हुआ। कई वरिष्ठ नेताओं यथा सी आर दास के विरोध के बावजूद कांग्रेस ने असहयोग आन्दोलन को मंजूरी दे दी। इस आन्दोलन का प्रस्ताव गाँधीजी ने तैयार किया था। जबकि इसे **सी आर दास** ने पेश किया था।

कांग्रेस ने इसे अपना आन्दोलन मान लिया। इससे पहले गाँधीजी ने 1 अगस्त, 1920 को आन्दोलन की शुरूआत कर दी थी। इसी दिन **बाल गंगाधर तिलक** की मृत्यु हो गई। पूरे देश में शोक छा गया, हड़तालें की गई, प्रदर्शन हुए, कुछ लोगों ने उपवास रखा। गाँधीजी ने 22 जून को ही वायसराय को एक नोटिस दिया—"कुशासन करने वाले शासक को सहयोग देने से इनकार करने का अधिकार हर आदमी को है।"

कांग्रेस का कलकत्ता अधिवेशन (1920)

कांग्रेस के कलकत्ता अधिवेशन की अध्यक्षता लाला लाजपत राय ने की तथा इसकी स्वागत समिति के सभापति व्योमेश चक्रवर्ती थे। इस *अधिवेशन में कांग्रेस ने असहयोग आन्दोलन स्वीकार करने के पक्ष में दो कारण बताए*

- खिलाफत मुद्दे के प्रति ब्रिटिश सरकार का दृष्टिकोण।
- पंजाब में हुए अत्याचार एवं अपराधियों को दण्डित न किया जाना।

इस अधिवेशन में कांग्रेस ने निम्न कार्यक्रम तय किए

- सरकारी शिक्षण संस्थाओं का बहिष्कार।
- न्यायालयों का बहिष्कार एवं पंचायतों के माध्यम से न्याय का कार्य सम्पादित करना।
- विधान परिषदों का बहिष्कार।
- विदेशी वस्तुओं का बहिष्कार तथा इसके स्थान पर खादी के उपयोग को बढ़ावा। चरखे को प्रोत्साहन।
- सरकारी उपाधियों तथा अवैतनिक पदों का परित्याग, सरकारी सेवाओं का परित्याग।

- सरकारी करों का भुगतान न करना।
- सरकारी तथा अर्द्ध-सरकारी उत्सवों का बहिष्कार।
- सैनिक, मजदूर एवं क्लर्कों का मेसोपोटामिया में कार्य करने के लिए न जाना।
- आन्दोलन का अहिंसक स्वरूप।

कांग्रेस का नागपुर अधिवेशन (दिसम्बर, 1920)

इस अधिवेशन में कलकत्ता अधिवेशन की पुष्टि की गई। यह एक ऐतिहासिक सम्मेलन था। इसमें असहयोग प्रस्ताव की पुष्टि करने के अतिरिक्त भारतीय राष्ट्रीय कांग्रेस के संविधान में महत्त्वपूर्ण संशोधन भी किए गए।

1. भारतीय राष्ट्रीय कांग्रेस का वर्तमान लक्ष्य "ब्रिटिश साम्राज्य के भीतर स्वशासन" का था, इसके स्थान पर **स्वराज** का लक्ष्य प्रस्तावित किया गया।
2. **कांग्रेस संगठन** *में निम्नलिखित परिवर्तन किए गए*

(i) कांग्रेस के रोजमर्रा के क्रियाकलापों को देखने के लिए 15 सदस्यीय कार्यकारिणी समिति गठित की गई।

(ii) स्थानीय स्तर पर निम्नलिखित के वास्तविक क्रियान्वयन के लिए **भाषायी आधार** पर प्रदेश कांग्रेस कमेटियों का गठन किया गया।

(iii) गाँवों एवं कस्बों में भी कांग्रेस समितियों का गठन किया गया।

(iv) सदस्यता फीस 25 पैसा (चार आना) सालाना कर दी गई। सभी वयस्कों को कांग्रेस की सदस्यता प्रदान करने का लक्ष्य रखा गया।

(v) 300 सदस्यों वाली अखिल भारतीय कांग्रेस समिति का गठन किया गया।

(vi) स्वयंसेवकों का दल बनाना और इसमें 1.5 लाख स्वयंसेवकों को भर्ती करना।

3. स्वदेशी विशेषकर हाथ की कताई, बुनाई को प्रोत्साहन देना।
4. हिन्दुओं में अस्पृश्यता का निवारण।
5. हिन्दू-मुस्लिम एकता का संवर्द्धन तथा यथा सम्भव हिन्दी का प्रयोग।

इस अधिवेशन की अध्यक्षता विजय राघव परिवार ने की तथा इसके सभापति सेठ जमनालाल बजाज थे।

कांग्रेस का विजयवाड़ा अधिवेशन (अप्रैल, 1921)

इस अधिवेशन में कहा गया कि "देश अभी सविनय अवज्ञा के लिए पर्याप्त अनुशासित, संगठित और तैयार नहीं है" और निर्णय लिया गया कि 30 जून तक तिलक स्वराज कोष के लिए एक करोड़ रुपये की राशि एकत्रित की जाएगी, कांग्रेस में एक करोड़ सदस्य भर्ती किए जाएँ और 20 लाख चरखे लगाए जाएँ। यह अधिवेशन एक अन्य कारण के लिए भी प्रसिद्ध है। इसी अधिवेशन में **पिगली वेंकैया** ने गाँधीजी को **तिरंगा झण्डा** प्रस्तुत किया था।

कांग्रेस का अहमदाबाद अधिवेशन (दिसम्बर, 1921)

इस अधिवेशन में कांग्रेस ने गाँधीजी को सविनय अवज्ञा का लक्ष्य, समय तथा भावी रणनीति तय करने का पूरा अधिकार दे दिया गया। इसके अलावा कलकत्ता तथा नागपुर अधिवेशन की पुष्टि की गई। 18 साल से ऊपर के सभी व्यक्तियों को स्वयं सेवक बनने की अपील की गई तथा उन्हें गिरफ्तारी देने को कहा गया। महात्मा गाँधी को कांग्रेस का डिक्टेटर घोषित किया गया। इस सम्मेलन के अध्यक्ष सी आर दास (जेल में) थे। लेकिन कार्यकारी अध्यक्ष के रूप में हकीम अजमल खान ने कार्यभार सम्भाला। इसी सम्मेलन में कांग्रेस के इतिहास में पहली बार **हसरत मोहानी** द्वारा "पूर्ण स्वतन्त्रता जो सभी विदेशी नियन्त्रण से मुक्त हो" को कांग्रेस का लक्ष्य घोषित करने की माँग की गई। यद्यपि इस प्रस्ताव का महात्मा गाँधी द्वारा विरोध किया गया।

असहयोग आन्दोलन का प्रसार (1921-22)

प्रसिद्ध इतिहासकार सुमित सरकार ने इस आन्दोलन को चार चरणों में बाँटा है

प्रथम चरण (जनवरी, 1921-मार्च, 1921) इस चरण में मुख्य जोर शिक्षा संस्थाओं एवं सरकारी अदालतों के बहिष्कार पर रहा। इसके साथ ही चरखा कार्यक्रम को भी लोकप्रिय बनाया गया। यह चरण मुख्यत: बुद्धिजीवियों पर केन्द्रित था।

द्वितीय चरण (अप्रैल-जुलाई) यह एक प्रकार से तैयारी का चरण था इसका मुख्य जोर फण्ड एकत्र करने तथा वॉलण्टियर भर्ती करने पर रहा।

तृतीय चरण (जुलाई-नवम्बर) इस चरण में संघर्ष तीव्र हुआ। इसमें विदेशी माल का बहिष्कार, प्रिंस ऑफ वेल्स का बहिष्कार, लोगों से हजारों की संख्या में जेल जाने का आह्वान (17 नवम्बर, 1921) लॉर्ड रीडिंग ने कहा "बुद्धिजीवियों का आह्वान करने के स्थान पर गाँधीजी द्वारा अज्ञानी जनसामान्य का आह्वान किए जाने से स्थिति बदल गई है।"

अन्तिम चरण (नवम्बर, 1921-फरवरी, 1922) इस समय जन आक्रोश अपनी चरमसीमा पर था। अहमदाबाद कांग्रेस अधिवेशन में पूर्ण स्वतन्त्रता की माँग को लेकर प्रस्ताव रखा गया तथा सविनय अवज्ञा प्रारम्भ करने के लिए गाँधीजी पर नीचे से दबाव बढ़ने लगा।

गुण्टूर की जनता ने कर न देने का आन्दोलन भी शुरू कर दिया। इस दबाव के चलते गाँधीजी ने फरवरी के दूसरे सप्ताह में बारदोली में **लगान बन्दी आन्दोलन** आरम्भ करने का निर्णय लिया। लेकिन इससे पूर्व ही 5 फरवरी को **चौरी-चौरा** काण्ड हो गया।

आन्दोलन का अन्तिम चरण

अहमदाबाद अधिवेशन के पश्चात् गाँधीजी ने वायसराय को पत्र लिखा जिसका सरकार पर कोई असर नहीं पड़ा वह अपना दमन चक्र चलाती रही। 1 *फरवरी,* 1922 *को गाँधी जी ने घोषणा की कि यदि सरकार*

- राजनैतिक बन्दियों को रिहा कर नागरिक स्वतन्त्रता बहाल नहीं करेगी,
- प्रेस से नियन्त्रण नहीं हटाएगी।

तो वे देशव्यापी सविनय अवज्ञा आन्दोलन छेड़ने के लिए बाध्य हो जाएँगे। गाँधीजी ने एक सप्ताह का समय दिया। यह आन्दोलन **सूरत के बारदोली** तालुका से प्रारम्भ होने वाला था, किन्तु इससे पूर्व ही चौरी-चौरा की घटना हो गई।

असहयोग आन्दोलन कार्यक्रम

नकारात्मक	सकारात्मक
उपाधियाँ और अवैतनिक पदों का परित्याग और स्थानीय निकायों में नामित पदों से त्याग-पत्र।	स्वदेशी को बढ़ावा देना।
सरकारी तथा गैर-सरकारी समारोहों का बहिष्कार।	चरखा एवं खादी को लोकप्रिय बनाना।
सरकारी नियन्त्रण वाले विद्यालयों तथा कॉलेजों से बच्चों को क्रमिक रूप से निकालना।	स्वयं सेवक दल का गठन।
वकीलों तथा मुवक्किलों द्वारा ब्रिटिश न्यायालयों का बहिष्कार।	सरकारी विद्यालयों तथा कॉलेजों को छोड़ने वाले विद्यार्थियों के लिए राष्ट्रीय विद्यालयों तथा कॉलेजों की स्थापना ताकि वे अपनी शिक्षा जारी रख सकें।
सैनिक-लिपिक तथा श्रमिक वर्गों की ओर से मेसोपोटामिया में नौकरी के लिए भर्ती से इनकार करना।	तिलक स्मारक के लिए स्वराज कोष के रूप में एक करोड़ रुपये एकत्र करना।
उम्मीदवारों तथा मतदाताओं द्वारा विधान परिषदों के चुनावों का बहिष्कार।	भारतीय घरों में लाख चरखों का वितरण
विदेशी वस्तुओं का बहिष्कार।	न्यायालयों के स्थान पर पंच-फैसला पीठों का गठन।

चौरी-चौरा काण्ड

यह घटना उत्तर प्रदेश के **गोरखपुर** में हुई। इसका आरम्भ एक सुसंगठित स्वयंसेवी दस्ते द्वारा अनाज की बढ़ती हुई कीमतों और शराब की बिक्री के विरोध में स्थानीय बाजार में धरना देने से हुआ था। इसका सम्बन्ध किसान सभा या 'एका' आन्दोलन से नहीं था। यद्यपि गाँधीजी ने स्वयं स्वीकार किया कि भड़काने के लिए पर्याप्त कारण विद्यमान थे। स्वयंसेवकों के नेता भूतपूर्व सैनिक भगवान अहिर को पुलिस ने पीटा तथा विरोध में आए लोगों पर गोलियाँ चलाईं। विरोध स्वरूप पुलिस थाने में आग लगा दी गई जिससे 22 पुलिस कर्मी मारे गए। सेशन कोर्ट ने चौरी-चौरा काण्ड के 225 अभियुक्तों में से 172 को मृत्युदण्ड दे दिया। गाँधीजी ने इस घटना के पश्चात् आन्दोलन वापस लेने की घोषणा कर दी।

चौरी-चौरा के बाद की गतिविधियाँ

फरवरी, 1922 में **बारदौली में कांग्रेस कार्यसमिति की बैठक** हुई। इसमें एक प्रस्ताव पारित कर ऐसी सभी गतिविधियों पर रोक लगा दी गई जिससे कानून का उल्लंघन होता है। *इसके साथ ही कई रचनात्मक कार्यों को प्रारम्भ करने की घोषणा भी की गई*

- खादी को लोकप्रिय बनाना।
- राष्ट्रीय स्कूलों की स्थापना।
- शराबबन्दी के समर्थन में अभियान।
- अस्पृश्यता उन्मूलन अभियान।
- हिन्दू-मुस्लिम एकता

10 मार्च, 1922 को गाँधीजी को गिरफ्तार कर लिया गया एवं उन पर राजद्रोह का मुकदमा चलाया गया। उनको छः साल की सजा हुई। यद्यपि दो सालों के पश्चात् ही आँतों के ऑपरेशन के लिए उन्हें फरवरी, 1924 में रिहा कर दिया गया। अनेक राष्ट्रवादी नेताओं यथा सी आर दास, मोतीलाल नेहरू, जवाहरलाल, सुभाषचन्द्र बोस, लाला लाजपत राय ने आन्दोलन वापस लेने का विरोध किया।

बुद्धिजीवी, छात्र, मजदूर, व्यापारी, महिलाएँ सभी जुड़े थे। इस आन्दोलन ने देश की जनता को आधुनिक राजनीति से परिचित कराया और स्वतन्त्रता की भूख जगाई। असहयोग आन्दोलन ने ब्रिटिश शासन की जड़ों को हिला दिया। बम्बई के गवर्नर लॉर्ड लायड् ने कहा "उन्होंने हमें डरा दिया था। उनके कार्यक्रम ने हमारी जेलें भर दी थीं।

आप जानते हैं कि आप लोगों को हमेशा गिरफ्तार करते नहीं रह सकते जब तक उनकी संख्या 31,90,00,000 हो और अगर उन्होंने उनका दूसरा कदम उठाया तथा टैक्स देने से इनकार कर दिया होता, ईश्वर जाने हम कहाँ होते।" मालाबार की घटनाओं को छोड़ इस आन्दोलन की एक प्रमुख विशेषता हिन्दू-मुस्लिम एकता थी। जो दुर्भाग्य से बाद के वर्षों में नहीं दिखी।

अन्य आन्दोलन

आन्दोलन	वर्ष	प्रमुख तथ्य
झण्डा सत्याग्रह (*नागपुर*)	1923	कांग्रेस के ध्वज के प्रयोग को रोकने के विरुद्ध
वलसाड सत्याग्रह (*गुजरात*)	1923	डकैती रोकने के लिए अपेक्षित पुलिस दलों की नियुक्ति हेतु लगाए गए कर के विरुद्ध
गुरु का बाग सत्याग्रह (*पंजाब*)	1922-23	अपदस्थ महन्त और नवगठित शिरोमणि गुरुद्वारा प्रबन्धक कमेटी के बीच (विवादित भूमि पर एक पेड़ काटने के कारण)
तारकेश्वर सत्याग्रह (*बंगाल*)	1924	एक भ्रष्ट महन्त के विरुद्ध, स्वामी विश्वानन्द द्वारा प्रारम्भ
वैकोम सत्याग्रह (*केरल*)	1924-25	मन्दिर में प्रवेश हेतु, टी के माधवन द्वारा

स्वराजी एवं गाँधीजी

5 फरवरी, 1924 को गाँधीजी को रिहा कर दिया गया। गाँधी विधानपरिषद् का सदस्य बनने और उसकी कार्यवाही में बाधा पहुँचाने की नीति के विरोधी थे। उनके अनुसार यह नीति अहिंसक असहयोग आन्दोलन की नीतियों से मेल नहीं खाती थी। गाँधीजी को जेल से रिहा करते समय बम्बई सरकार ने सुझाव दिया था कि वह अहिंसक असहयोग आन्दोलन के सही सिद्धान्तों को छोड़ने वाले स्वराजियों की निन्दा करें। यद्यपि गाँधीजी ने सार्वजनिक रूप से इस बारे में कुछ नहीं कहा लेकिन स्वराजियों को अपनी राय बता दी।

6 नवम्बर, 1924 को गाँधीजी ने स्वराजियों तथा उनके विरोधियों के मध्य मेल करते हुए गाँधीजी, सी आर दास, मोतीलाल नेहरू ने एक संयुक्त बयान पर हस्ताक्षर किए जिसमें कहा गया था कि स्वराजी नेता कांग्रेस के अभिन्न अंग के रूप में, कांग्रेस के नेतृत्व में, विधानमण्डल में अपना काम करते रहेंगे। दिसम्बर के बेलगाँव अधिवेशन में इसकी अनुमति दे दी गई।

स्वराज पार्टी की राजनीति

स्वराज पार्टी ने वर्ष 1923 में चुनाव घोषणा-पत्र में यह प्रतिज्ञा की कि "वे केन्द्रीय विधानसभा एवं प्रान्तीय परिषदों के माध्यमों से सरकार के कामकाज को रोकने के लिए सतत सुसंगत और अविरल अवरोध की नीति का अनुसरण करेगी।" स्वराजियों ने साम्राज्यवाद के विरोध को चुनाव का प्रमुख मुद्दा बनाया। यद्यपि स्वराजियों को चुनाव का बहुत कम समय मिला लेकिन उन्हें बड़ी सफलता मिली। उन्हें केन्द्रीय विधानसभा के 101 निर्वाचित सीटों में से 42 सीटें मिलीं। प्रान्तीय विधानपरिषद् में मध्य प्रान्त में स्पष्ट बहुमत मिला। बंगाल में सबसे बड़े दल के रूप में उभरे। बम्बई, उत्तर प्रदेश में अच्छी सफलता मिली। मद्रास तथा पंजाब में जातिवाद एवं साम्प्रदायिकता के कारण अच्छी सफलता नहीं मिली।

सेण्ट्रल लेजिस्लेटिव एसेम्बली में स्वराजियों ने साझा राजनीतिक मोर्चा बनाया। इसमें जिन्ना के नेतृत्व में उनके समर्थक, उदारवादी एवं व्यक्तिगत विधायक यथा मदनमोहन मालवीय आदि थे। चुनाव के पश्चात् स्वराजियों ने कई महत्त्वपूर्ण कार्य किए और वर्ष 1919 के सुधारों की पोल खोल दी।

स्वराजियों के कार्य

पहले ही अधिवेशन में मोतीलाल नेहरू ने भारतीयों को सत्ता हस्तान्तरण के लिए नया संविधान बनाने की राष्ट्रीय माँग उठाई। 48 के मुकाबले 64 मतों से इसे मंजूर कर लिया गया। सरकार की बजट माँगों के सवाल पर कई बार हार हुई। सदन में कई बार इन माँगों को रद्द कर दिया गया। लेकिन सरकार ने वीटो कर दिया। विट्ठलभाई पटेल ने कहा "हम चाहते हैं कि आप अपना प्रशासन 'वीटो' से और हर पराजित विधेयक को वैधता का प्रमाण-पत्र देकर चलाएँ। हम चाहते हैं कि आप 'गवर्नमेण्ट ऑफ इण्डिया एक्ट' को रद्दी कागज समझें।"

वर्ष 1923-24 में स्थानीय निकायों तथा नगरपालिका के चुनाव हुए। 'नो चेंजर्स' ने भी इसमें हिस्सा लिया। उनका मानना था कि रचनात्मक कार्यों को बढ़ावा देने में स्थानीय निकायों की मदद ली जा सकती है। यद्यपि इसके अधिकार बहुत सीमित थे लेकिन शिक्षा, सफाई, स्वास्थ्य, छुआछूत निवारण और खादी प्रचार के क्षेत्र में स्थानीय काफी काम किया गया।

चुनावों में चुने गए मेयर

▪ **सी आर दास**	कलकत्ता नगरपालिका (सुभाषचन्द्र बोस मुख्य अधिशासी अधिकारी बने)
▪ **विट्ठलभाई पटेल**	अहमदाबाद
▪ **राजेन्द्र प्रसाद**	पटना
▪ **जवाहरलाल नेहरू**	इलाहाबाद

25 अक्टूबर, 1924 को आतंकवाद से निपटने के नाम पर सरकार ने एक अध्यादेश जारी किया जिसके अन्तर्गत कांग्रेस कार्यालयों और नेताओं के घर छापे मारे गए। छापे के दौरान सुभाषचन्द्र बोस तथा बंगाल विधानमण्डल के दो स्वराजी विधायक अनिल बरन राय और एस सी मित्र को गिरफ्तार कर लिया गया।

उधर 16 जून, 1924 को सी आर दास की मृत्यु हो गई। इससे स्वराजियों के लिए संकट की स्थिति आ गई। लेकिन अब तक स्वराजियों ने अपना काम कर दिया था तथा संवैधानिक सुधारों की पोल खोल दी थी। नवम्बर, 1926 में चुनाव में पार्टी को जैसा कि अनुमान था कम समर्थन मिला। लेकिन इस बार भी उन्होंने कई मौकों पर स्थगन प्रस्ताव लाने का कार्य किया; जैसे—वर्ष 1928 में सार्वजनिक सुरक्षा विधेयक को (पब्लिक सेफ्टी बिल) मोतीलाल नेहरू ने 'भारतीय गुलामी विधेयक नं. 1' कहा। पूँजीवाद के दो कट्टर समर्थकों, पुरुषोत्तम दास ठाकुर और जी डी बिड़ला ने भी विधेयक का विरोध किया।

लाहौर कांग्रेस अधिवेशन में पारित प्रस्तावों और सविनय अवज्ञा आन्दोलन छिड़ने के कारण वर्ष 1930 में स्वराजियों ने विधानमण्डल का दामन छोड़ दिया। उल्लेखनीय है कि सी आर दास की मृत्यु के पश्चात् स्वराज पार्टी में भी संकट के बादल मंडराने लगे थे। पार्टी में कुछ सत्ता लोलुप लोगों का प्रवेश हो गया। लाला लाजपत राय तथा मदनमोहन मलवीय ने पार्टी छोड़कर स्वतन्त्र-कांग्रेस पार्टी की स्थापना की। *स्वराज पार्टी पुनः निम्नलिखित दो गुटों में बँट गई*

1. **प्रत्युत्तरवादी गुट** यह सरकार के साथ सहयोग करने का इच्छुक था। (हिन्दू हितों की रक्षा के लिए) **नेता** एस सी केलकर, एम आर जयकर, लाला लाजपत रायमदनमोहन मालवीय।
2. **अप्रत्युत्तरवादी गुट** यह इसका विरोधी था।

प्रति सहयोग की नीति का अनुसरण सर्वप्रथम मध्यप्रान्त काउन्सिल में स्वराज पार्टी के नेता एस वी ताम्बे ने किया, इन्होंने गवर्नर की कार्यकारिणी में मन्त्री पद स्वीकार कर लिया था। मोतीलाल नेहरू ने 1925 के आरम्भ में 'इण्डियन सैंडहर्स्ट कमेटी' का सदस्य बनाना स्वीकार कर लिया। इसके अन्य सदस्य मोहम्मद अली जिन्ना, एम रामचन्द्र राव, लेफ्टिनेण्ट जनरल सर एण्ड्रू स्कीन (अध्यक्ष) थे। इस कमेटी का उद्देश्य यह जाँच करना एवं रिपोर्ट देना था कि कौन-से उपायों के द्वारा किंग कमीशन में भारतीय अभ्यर्थियों की आपूर्ति बेहतर की जा सकती है। इसके अलावा मिलिट्री कॉलेज खोलने की जरूरत के बारे में भी जाँच करनी थी।

परिवर्तन विरोधियों के रचनात्मक कार्य

नो चेंजर्स इस समय रचनात्मक कार्यों में जुटे रहे। *उन्होंने कई रचनात्मक कार्य किए जो इस प्रकार हैं*

- खादी का प्रचार, खादी आश्रमों की स्थापना।
- राष्ट्रीय शिक्षा संस्थाओं की स्थापना।
- हिन्दू-मुस्लिम एकता के लिए प्रयास।
- पिछड़ी एवं आदिवासी जातियों के लिए काम।

बारदोली तालुका में वेदची आश्रम में चिमनलाल मेहता, जगतराम दूबे और चिमनलाल भट्ट ने आदिवासियों को शिक्षित करने के लिए अपना पूरा जीवन लगा दिया।

गाँधी सेवा संघ की स्थापना की गई इसके सदस्यों में राजेन्द्र प्रसाद, राजगोपालाचारी, सरदार वल्लभभाई पटेल, गंगाधर राव, जमनालाल बजाज आदि थे। 12 फरवरी, 1922 को राष्ट्रीय आन्दोलन में जो पड़ाव आया था वह अस्थायी साबित हुआ।

साइमन कमीशन (1928)

1919 के भारत शासन अधिनियम में 10 वर्ष पश्चात् इसकी समीक्षा के लिए एक आयोग की नियुक्ति का प्रावधान था। इसी सन्दर्भ में साइमन कमीशन भारत आया। लेकिन आयोग की नियुक्ति दो वर्ष पूर्व ही कर दी गई इसका कारण ब्रिटेन में कुछ समय बाद चुनाव होने वाले थे तथा अनुदारवादी दल को यह आशंका थी कि भावी चुनाव में लेबर पार्टी सत्ता में आने वाली है। भारत सचिव यह नहीं चाहते थे कि **शाही आयोग** की नियुक्ति का श्रेय लेबरपार्टी को जाए। इसके अलावा वे इस मसले को श्रमिक दल के पास नहीं जाने देना चाहते थे।

आयोग के सदस्य

आयोग के सदस्य निम्न हैं

- सर जॉन साइमन (अध्यक्ष)
- क्लाइमेण्ट एटली (बाद में ब्रिटेन के प्रधानमन्त्री बने)
- हेनरी लेवी लासन
- वेर्नोन हार्टशोर्न
- डोनाल्ड हावर्ड
- एडवर्ड कांडोगान
- जॉर्ज लेन फाक्स

भारत परिषद् के द्वारा साइमन कमीशन से सहयोग करने के लिए एक **अखिल भारतीय समिति** की नियुक्ति की गई। इसकी नियुक्ति **इरविन** ने की थी।

साइमन कमीशन का विरोध

साइमन आयोग की भारत में तीव्र प्रतिक्रिया हुई। जिस आयोग को भारत का भविष्य निर्धारण करना था उसमें एक भी भारतीय की नियुक्ति नहीं की गई थी। कांग्रेस ने मद्रास अधिवेशन (1927) में **एम ए अंसारी** की अध्यक्षता में 'प्रत्येक स्तर एवं प्रत्येक स्वरूप' में साइमन कमीशन के बहिष्कार का निर्णय लिया। किसान मजदूर पार्टी, लिबरल फेडरेशन, हिन्दू महासभा, मुस्लिम लीग ने भी कमीशन के बहिष्कार की नीति अपनाई। मुस्लिम लीग में साइमन कमीशन के बहिष्कार के सवाल पर फूट पड़ गई। कमीशन के साथ सहयोग के पक्षपातियों का एक गुट लीग (मोहम्मद शफी के नेतृत्व) से अलग हो गया। **मोहम्मद अली जिन्ना** कमीशन के बहिष्कार के सवाल पर कांग्रेस के साथ थे।

पंजाब को **संघवादियों** (यूनियनिस्ट) तथा दक्षिण भारत की जस्टिस पार्टी ने कमीशन का बहिष्कार न करने की नीति अपनाई। **डॉ. बी आर अम्बेडकर** के नेतृत्व में संचालित डिप्रेस्ड क्लास एसोसिएशन और हरिजनों के कुछ संगठनों ने साइमन कमीशन का समर्थन किया।

साइमन कमीशन की रिपोर्ट के मुख्य बिन्दु

वर्ष 1928-29 के बीच साइमन कमीशन दो बार भारत आया। इसने मई, 1930 में अपनी रिपोर्ट प्रस्तुत की, जिस पर लन्दन में आयोजित गोलमेज सम्मेलनों में विचार होना था। *इसके प्रमुख बिन्दु निम्न थे*

- प्रान्तों में **द्वैध शासन** को **खत्म** किया जाना चाहिए। प्रान्तीय क्षेत्रों में कानून तथा व्यवस्था सहित सभी क्षेत्रों में उत्तरदायी सरकार गठित की जाए।
- केन्द्रीय विधानमण्डल का पुनर्गठन किया जाए। इसमें संघीय भावना हो तथा इसके सदस्य प्रान्तीय विधानमण्डलों द्वारा अप्रत्यक्ष तरीके से चुने जाए।
- केन्द्र में उत्तरदायी सरकार का गठन न किया जाए क्योंकि इसके लिए उचित समय नहीं आया है।
- गवर्नर के पास प्रोविन्स की शान्ति एवं सुरक्षा तथा अल्पसंख्यकों की सुरक्षा के लिए विशेष शक्तियाँ होनी चाहिए।
- गवर्नर के पास संविधान के कार्य न करने की स्थिति एवं हस्तक्षेप करने का पूरा अधिकार होना चाहिए।
- मताधिकार का विस्तार किया जाना चाहिए। इसे 2.8% से बढ़ाकर 10-15% किया जाना चाहिए। विधानसभा का विस्तार किया जाना चाहिए।
- केन्द्र में एक फेडरल एसेम्बली जिसमें जनसंख्या के आधार पर प्रोविन्स तथा अन्य क्षेत्रों के प्रतिनिधि हों।
- काउन्सिल ऑफ स्टेट को अपर हाउस के रूप में जारी रखा जाए लेकिन इसके सदस्य प्रत्यक्ष न चुनकर प्रान्तीय परिषदों के द्वारा अप्रत्यक्ष रूप से चुने जाएँ।
- केन्द्रीय कार्यपालिका में कोई परिवर्तन न हो।
- अखिल भारतीय संघ का विचार तत्काल क्रियान्वित करने को अव्यावहारिक माना गया।
- बर्मा को ब्रिटिश भारत से अलग किया जाए और उसका अपना अलग संविधान हो।

नेहरू रिपोर्ट (1928)

लॉर्ड बर्कनहेड (भारत सचिव) ने साइमन कमीशन की नियुक्ति करने के साथ ही 24 नवम्बर, 1927 राष्ट्रीय नेतृत्व को एक ऐसा संविधान बनाने की चुनौती भी दी जो देश के सभी समुदायों और वर्गों को स्वीकार हो। अंग्रेज यह मानकर चल रहे थे कि विशेष रूप से मुसलमान तो ब्रिटिश सरकार के सामने संयुक्त सांविधानिक माँग रखने में हिन्दुओं का कभी साथ नहीं देंगे। वर्ष 1927 के मद्रास अधिवेशन में यह तय किया गया कि अन्य राजनीतिक दलों की सहमति से स्वतन्त्र भारत के लिए संविधान का मसौदा बनाया जाए।

कांग्रेस ने जनवरी, 1928 में दिल्ली में प्रथम और इसी वर्ष मार्च में द्वितीय सर्वदलीय सम्मेलन का आयोजन किया। इसमें कुल 29 दलों ने भाग लिया। 19 मई, 1928 को तीसरा सर्वदलीय सम्मेलन बम्बई में डॉ. अंसारी की अध्यक्षता में हुआ।

उन्होंने मोतीलाल नेहरू की अध्यक्षता में एक कमेटी नियुक्त की एवं इसे 1 जुलाई, 1928 तक भारत के संविधान का एक मसौदा तैयार करने की जिम्मेदारी दी।

नेहरू कमेटी के सदस्य

अध्यक्ष मोतीलाल नेहरू

सचिव जवाहरलाल नेहरू

सदस्य

सुभाषचन्द्र बोस	कांग्रेस
सर अली इमाम	मुस्लिम
सर तेजबहादुर सप्रू	उदारवादी (लिबरल)
जी आर प्रधान	गैर-ब्राह्मण (नॉन-ब्राह्मण)
एम एस अणे	हिन्दू महासभा
सुएब कुरैशी	मुस्लिम
सरदार मंगल सिंह	सिख लीग

इस समिति के सम्मुख मुख्यतः दो चुनौतियाँ थीं

1. युवा पीढ़ी के राष्ट्रवादी जो राष्ट्रीय आन्दोलन में आमूल परिवर्तन लाने के पक्ष में थे और पूर्ण स्वराज को तात्कालिक लक्ष्य के रूप में रखना चाहते थे।
2. विभिन्न धार्मिक समुदायों का समर्थन प्राप्त करना।

अन्ततः **नेहरू समिति** ने 28 **अगस्त,** 1928 को अपनी रिपोर्ट प्रस्तुत की। इसे **लखनऊ** में आयोजित सर्वदलीय सम्मेलन में स्वीकार कर लिया गया।

नेहरू रिपोर्ट की मुख्य सिफारिशें

- भारत को अधिराज्य (डोमिनियन) का दर्जा दिया जाए। इसका स्थान ब्रिटिश शासन के अधीन अन्य उपनिवेशों के समान ही हो।
- साम्प्रदायिक निर्वाचन प्रणाली को समाप्त कर दिया जाए, इसके स्थान पर संयुक्त निर्वाचन प्रणाली अपनाई जाए। केन्द्र तथा उन राज्यों में जहाँ मुसलमान अल्पसंख्या में हों उनके हितों की रक्षा के लिए कुछ **स्थानों** को **आरक्षित** कर दिया जाए। (यह व्यवस्था वहाँ न लागू की जाए जहाँ मुसलमान बहुसंख्यक हो; जैसे— पंजाब, बंगाल)।
- भाषाई आधार पर प्रान्तों का गठन हो।
- केन्द्र एवं राज्यों में उत्तरदायी सरकार की स्थापना हो। केन्द्र सरकार का प्रमुख गवर्नर जनरल हो जिसकी नियुक्ति ब्रिटिश सरकार द्वारा हो, वह केन्द्रीय कार्यकारिणी परिषद् की सलाह पर कार्य करे, जो केन्द्रीय व्यवस्थापिका के प्रति उत्तरदायी हो।
- प्रान्तीय व्यवस्थापिका का कार्यकाल पाँच वर्ष हो।
- भारत धर्मनिरपेक्ष राज्य होगा। लेकिन अल्पसंख्यकों (मुसलमान) के धार्मिक एवं सांस्कृतिक हितों का पूर्ण संरक्षण होगा।
- केन्द्र एवं प्रान्त में संघीय आधार पर शक्ति का विभाजन अवशिष्ट शक्तियाँ केन्द्र के पास हों। (कुछ विद्वान्; जैसे—मूर, नेहरू रिपोर्ट प्रस्ताव को एकात्मक प्रवृत्ति का मानते हैं न कि संघीय।)
- भारत में एक प्रतिरक्षा समिति, उच्चतम न्यायालय तथा लोकसेवा आयोग की स्थापना की बात की गई।
- देशी राज्यों के अधिकारों एवं विशेषाधिकारों को सुनिश्चित किया जाए। उत्तरदायी शासन की स्थापना के पश्चात् ही किसी राज्य को संघ में सम्मिलित किया जाए।
- सिन्ध को बम्बई से पृथक् का एक अलग प्रान्त बनाया जाए यदि समिति पद प्रस्तावित कर दे कि वह वित्तीय रूप से आत्मनिर्भर है।
- 19 मौलिक अधिकारों की माँग जिसमें महिलाओं को समान अधिकार, संघ बनाने की स्वतन्त्रता एवं वयस्क मताधिकार जैसी माँगें थीं।
- उत्तर-पश्चिमी सीमा प्रान्त को ब्रिटिश भारत के अन्य प्रान्तों के समान वैधानिक स्तर प्रदान किया जाए।
- हिन्दुस्तानी को संघ की भाषा के रूप में रखा गया जिसकी लिपि या तो देवनागरी या उर्दू हो। प्रान्तों में उनकी मुख्य भाषा आधिकारिक भाषा हो।

नेहरू रिपोर्ट एवं मुस्लिम लीग

मुस्लिम लीग के नेता **एम ए जिन्ना** ने नेहरू रिपोर्ट को इस आधार पर अस्वीकार कर दिया कि इसमें पृथक् निर्वाचन मण्डल का प्रावधान नहीं था। उल्लेखनीय है कि कांग्रेस मद्रास अधिवेशन, 1927 में हुई सहमति से पीछे हट गई थी। हिन्दू महासभा आदि संगठनों ने इसका विरोध किया था।

नेहरू रिपोर्ट में बाद में एक समझौतावादी रास्ता अपनाने का प्रयास किया गया जिसमें निम्न प्रावधान थे

1. संयुक्त निर्वाचन व्यवस्था को अपनाया जाएगा लेकिन मुसलमानों के लिए सीटें उन्हीं स्थानों पर आरक्षित की जाएँगी जहाँ वे अल्पमत में हैं।
2. डोमिनियन स्टेट्स के पश्चात् ही सिन्ध को बम्बई से पृथक् किया जाएगा। (हिन्दू महासभा को सिन्ध को पृथक् करने पर आपत्ति थी क्योंकि वहाँ हिन्दू अल्पसंख्यक थे)।
3. एक सर्वसम्मत राजनीतिक प्रस्ताव तैयार किया जाएगा।

मतदान होने पर जिन्ना के यह प्रस्ताव ठुकरा दिए गए। इसके पश्चात् मुस्लिम लीग सर्वदलीय सम्मेलन से अलग हो गई। नेहरू रिपोर्ट की असफलता से हिन्दू-मुस्लिम समझौते को प्रत्यक्ष धक्का लगा। भारतीय राष्ट्रवाद की जो धारा असहयोग आन्दोलन से निकली थी वह अचानक अपने मूल मार्ग से भटक गई।

इसके बाद वह कभी अपने मूल मार्ग पर लौट कर नहीं आ सकी। **मोहम्मद अली जिन्ना, मोहम्मद शफी** एवं **आगा खाँ के धड़े** से मिल गए। इसके पश्चात् जिन्ना ने 14 **सूत्रीय माँगें** पेश कीं।

जिन्ना की 14 सूत्रीय माँगें

- संविधान में अवशिष्ट शक्तियाँ प्रान्तों में निहित होने के साथ इसका स्वरूप संघीय होना चाहिए।
- सभी प्रान्तों को समान स्वायत्तता दी जानी चाहिए।
- देश के सभी विधानमण्डलों तथा सभी प्रान्तों की अन्य निर्वाचित संस्थाओं में अल्पसंख्यकों को पर्याप्त स्थान।
- साम्प्रदायिक समूहों का निर्वाचन, पृथक् निर्वाचन पद्धति से किया जाए।
- केन्द्रीय विधानण्डल में मुसलमानों के लिए 1/3 स्थान आरक्षित किए जाएँ।
- सभी सम्प्रदायों को धर्म, पूजा, उपासना, विश्वास, प्रचार एवं शिक्षा की पूर्ण स्वतन्त्रता प्रदान की जाए।
- भविष्य में किसी प्रदेश के गठन या विभाजन में बंगाल, पंजाब एवं उत्तर-पश्चिमी सीमान्त प्रान्त की अक्षुण्णता का पूर्ण ध्यान रखा जाए।
- सिन्ध को बम्बई से पृथक् कर नया प्रान्त बनाया जाए।
- किसी निर्वाचित निकाय या विधानमण्डल में किसी सम्प्रदाय से सम्बन्धित कोई विधेयक तभी पारित किया जाए, जब उस सम्प्रदाय के 3/4 सदस्य उसका समर्थन करें।
- सभी सरकारी सेवाओं में योग्यता के आधार पर मुसलमानों को पर्याप्त अवसर दिया जाए।
- अन्य प्रान्तों की तरह बलूचिस्तान एवं उत्तर-पश्चिमी सीमा प्रान्त में भी सुधार-कार्यक्रम प्रारम्भ किया जाए।
- सभी प्रान्तीय विधानमण्डलों में 1/3 स्थान मुसलमानों के लिए आरक्षित किए जाएँ।
- संविधान में मुस्लिम धर्म, संस्कृति, भाषा, वैयक्तिक विधि तथा मुस्लिम धार्मिक संस्थाओं का संरक्षण एवं अनुदान के लिए आवश्यक प्रावधान किए जाएँ।
- केन्द्रीय विधानमण्डल द्वारा भारतीय संघ के सभी राज्यों की सहमति के बिना कोई संवैधानिक संशोधन न किया जाए।

नेहरू रिपोर्ट एवं हिन्दू महासभा

कलकत्ता प्रस्ताव से घबराकर लॉर्ड इरविन ने भारतीय विधानसभा अध्यक्ष विट्ठल भाई पटेल तथा श्री सीतलवाड को आमन्त्रित किया। वायसराय को इन्होंने यह यकीन दिलाया कि गाँधीजी ब्रिटिश सम्बन्धों के पक्ष में हैं। भारतीय नेताओं ने यह महसूस किया कि साइमन रिपोर्ट की घोषणा से पहले ही इस पर गोलमेज सम्मेलन में विचार विमर्श होना चाहिए लेकिन ब्रिटिश सरकार ने इसे नहीं माना हालाँकि लॉर्ड इरविन इससे सहमत थे। लेबर सरकार के सत्ता में आने पर 31 अक्टूबर, 1929 को वायसराय द्वारा यह घोषणा की जा सकी कि भारत के लिए एक नया संविधान बनाने के लिए लन्दन में गोलमेज सम्मेलन बुलाया जाएगा। इसमें यह भी आश्वासन दिया गया कि भारत को डोमिनियन स्टेट्स देना सरकार का लक्ष्य है। लेकिन इसको पूरा करने के लिए कोई तिथि नहीं बताई गई। इरविन का उद्देश्य भारतीय नेताओं को गोलमेज सम्मेलन के लिए तैयार करना था। मोतीलाल नेहरू ने नवम्बर में दिल्ली में एक बैठक बुलाई। इस बैठक में अन्य लोगों के अलावा गाँधीजी, जवाहरलाल, मदन मोहन मालवीय, श्री मूजे, मोहम्मद अली, अंसारी, सप्रू, सुभाषचन्द्र बोस आदि ने भाग लिया। नरमपन्थियों ने इसे स्वीकार कर लिया लेकिन सुभाष नहीं माने। प्रारम्भ में नेहरू ने गाँधीजी के दबाव में हस्ताक्षर कर दिए लेकिन बाद में **भारतीय स्वाधीनता लीग** के सचिव तथा ऑल इण्डिया ट्रेड यूनियन के अध्यक्ष होने के नाते जनता से किए गए वादों के कारण पीछे हट गए। ब्रिटिश संसद में होने वाली बहस की प्रवृत्ति ने गाँधीजी को सीधी कार्यवाही की ओर अग्रसर किया।

प्रथम स्वतन्त्रता दिवस

- 31 दिसम्बर की मध्य रात्रि में लाहौर में रावी नदी के किनारे **जवाहरलाल नेहरू** ने तिरंगा झण्डा फहराया तथा स्वतन्त्रता की घोषणा का प्रस्ताव पढ़ा।
- कांग्रेस कार्यसमिति ने जनवरी, 1930 के शुरू में एक प्रस्ताव पास करके सभी प्रान्तीय कांग्रेस कमेटियों को 26 जनवरी को पूर्ण स्वाधीनता दिवस मनाने का निर्देश दिया।

उनका यह विचार हो गया कि गोलमेज सम्मेलन में भाग न लेकर सीधी कार्यवाही की जाए। *गाँधीजी ने गोलमेज सम्मेलन का बहिष्कार इन शब्दों में किया* "इस समय जो भारत की स्थिति है उसमें एकता का अभाव है और मित्रों के आपसी विचारों में ही गहरे अन्तर हैं। ऐसी स्थिति में लन्दन जाने का कोई लाभ नहीं है। यदि देश में पूर्ण एकता हो, तो महामहिम सम्राट की सरकार भारत को डोमिनियन स्टेट्स प्रदान किए जाने को स्वीकृति देने से इनकार नहीं कर सकेगी।"

कांग्रेस का लाहौर अधिवेशन

कांग्रेस के **कलकत्ता अधिवेशन** में ब्रिटिश सरकार को यह चेतावनी दी गई थी कि यदि वह एक वर्ष के अन्दर नेहरू रिपोर्ट को नहीं स्वीकार करती तो कांग्रेस पूर्णस्वराज से कम किसी भी प्रस्ताव पर समझौता नहीं करेगी। किन्तु एक वर्ष का समय बीत जाने पर भी सरकार ने जवाब नहीं दिया।

इसके फलस्वरूप दिसम्बर, 1929 में कांग्रेस का लाहौर अधिवेशन आयोजित हुआ। कांग्रेस के ऐतिहासिक लाहौर अधिवेशन की अध्यक्षता जवाहरलाल नेहरू ने की थी। इस सम्मेलन में गाँधीजी को अध्यक्ष पद दिए जाने पर सर्वसम्मति थी लेकिन गाँधीजी ने इसे नामंजूर कर जवाहरलाल नेहरू को अध्यक्ष बनाया।

कांग्रेस के **लाहौर अधिवेशन** में सुभाषचन्द्र बोस ने एक प्रस्ताव प्रस्तुत किया जिसमें यह कहा गया था कि देश में समान्तर सरकारें स्थापित की जानी चाहिए। गाँधीजी के विरोध के कारण यह पारित नहीं हो सका।

लाहौर अधिवेशन में पारित प्रमुख प्रस्ताव

- इस अधिवेशन में नेहरू रिपोर्ट से घोषित, औपनिवेशिक स्वराज के लक्ष्य को रद्द कर दिया गया और यह ऐलान किया गया कि अब कांग्रेस का लक्ष्य पूर्ण स्वराज होगा।
- गाँधीजी को स्वाधीनता आन्दोलन का नेतृत्व ग्रहण करने के लिए कहा गया।
- कांग्रेस जनों को आदेश दिया गया कि वे भविष्य में काउन्सिल चुनावों में भाग न लें और काउन्सिल के मौजूदा सदस्य अपने पदों से त्याग-पत्र दे दें।
- अखिल भारतीय कांग्रेस कमेटी को यह अधिकार दिया गया कि वह जब और जहाँ चाहे, आवश्यक प्रतिबन्धों के साथ सविनय अवज्ञा तथा कर बन्दी कार्यक्रम प्रारम्भ कर दे।
- रचनात्मक कार्यक्रम सम्बन्धी प्रस्ताव पास किए गए।
- गोलमेज सम्मेलन का बहिष्कार किया गया।
- 26 जनवरी, 1930 को पूरे राष्ट्र में 'प्रथम स्वतन्त्रता दिवस' मनाने का निश्चय किया गया।

गाँधीवादी युग II (1929-39)

सविनय अवज्ञा आन्दोलन

गाँधीजी ने लाहौर अधिवेशन के पश्चात् अपने अगले कदम के रूप में 'यंग इण्डिया' में एक लेख प्रकाशित करके सरकार के समक्ष कुछ शर्तें रखीं तथा यह वादा किया कि यदि सरकार उन शर्तों को मान लेगी तो सत्याग्रह की चर्चा बन्द कर दी जाएगी। इसके लिए गाँधीजी ने 31 जनवरी, 1930 तक का समय दिया।

गाँधीजी की इन शर्तों से कांग्रेसजन हतप्रभ रह गए क्योंकि इन माँगों में कहीं भी स्वराज की चर्चा नहीं थी जोकि अब कांग्रेस का लक्ष्य था। वास्तव में गाँधीजी ने सरकार को जनता की दृष्टि में गलत सिद्ध करने के लिए ऐसा किया था। सरकार ने यह माँगें नहीं मानीं। फरवरी, 1930 में साबरमती में कांग्रेस कार्यसमिति की बैठक हुई। एक बार पुन: गाँधीजी को आन्दोलन का नेतृत्व करने का दायित्व सौंपा गया। अब सबसे बड़ा मुद्दा था कि आन्दोलन की शुरूआत कैसे हो। गाँधीजी ने बड़ी चतुराई से नमक के मुद्दे को चुना।

सविनय अवज्ञा आन्दोलन की शर्तें

- रुपये की विनिमय दर घटाकर 1 शिलिंग 4 पेन्स की जाए।
- लगान में 50% कमी की जाए।
- सिविल सर्विस की तनख्वाह आधी कर दी जाए।
- फौजी खर्च में कम-से-कम 50% कमी की जाए।
- रक्षात्मक शुल्क लगाए जाएँ और विदेशी कपड़ों का आयात नियन्त्रित किया जाए।
- तटीय यातायात विधेयक पास किया जाए।
- सीआईडी विभाग खत्म कर दिया जाए या उस पर सार्वजनिक नियन्त्रण हो।
- हिन्दुस्तानियों को आत्मरक्षा के लिए आग्नेय अस्त्र रखने का लाइसेन्स दिया जाए।
- नमक पर सरकारी इजारेदारी और नमक टैक्स को खत्म किया जाए।
- नशीली वस्तुओं का विक्रय बन्द किया जाए।
- उन सब राजनीतिक कैदियों को छोड़ दिया जाए जिन पर हत्या करने या हत्या के प्रयत्न का अभियोग नहीं है।

नमक सत्याग्रह दाण्डी मार्च

गाँधीजी ने 12 मार्च, 1930 को ऐतिहासिक नमक सत्याग्रह शुरू करने का निश्चय किया। उन्होंने 12 मार्च को साबरमती आश्रम से अपने 78 समर्थकों के साथ दाण्डी के लिए पदयात्रा प्रारम्भ की। 24 दिनों के पश्चात् यह पदयात्रा 240 मील (375 किमी) चलकर 5 अप्रैल को दाण्डी पहुँची। 6 अप्रैल को गाँधीजी ने नमक बनाकर कानून तोड़ा।

आन्दोलन का विकास

तमिलनाडु में तंजौर के समुद्री तट पर सी राजगोपालाचारी ने त्रिचनापल्ली से वेदारण्यम तक की नमक यात्रा प्रारम्भ की। मालाबार के कलप्पन (वैकम सत्याग्रह का भी नेतृत्व किया था) ने **कालीकट से पोयान्नूर** तक की नमक यात्रा की। उड़ीसा में नमक सत्याग्रह गोपचन्द्र बन्धु चौधरी के नेतृत्व में बालासोर कटक और पुरी में चलाया गया। असम में सत्याग्रहियों का एक दल सिलहट से बंगाल के नोआखाली समुद्र तट पर नमक बनाने पहुँचा। आन्ध्र प्रदेश में नमक सत्याग्रह के संचालन के लिए मुख्यालय के रूप में शिविरम की स्थापा की गई। 14 अप्रैल को नमक कानून तोड़ने के कारण जवाहरलाल को गिरफ्तार कर लिया गया। 4 मई, 1930 को गाँधीजी को भी गिरफ्तार कर लिया गया, उन्होंने ऐलान किया था कि धरासणा नमक कारखाने पर धावा बोलेंगे। गाँधीजी की गिरफ्तारी के पश्चात् कांग्रेस कार्यकारिणी ने प्रस्ताव पारित कर, रैयतवाड़ी क्षेत्रों में लगान न अदा किए जाने, जमींदारी क्षेत्रों में चौकीदारी कर न अदा किए जाने तथा मध्य प्रान्त में वन कानून का उल्लंघन किए जाने का आह्वान किया।

सविनय अवज्ञा आन्दोलन के कार्यक्रम

- नमक कानून तथा अन्य कानून का उल्लंघन।
- भू-राजस्व, लगान तथा अन्य करों का भुगतान न करना।
- कानूनी अदालतों, विधानमण्डलों, चुनावों, सरकारी समारोहों, सरकारी महाविद्यालय, विद्यालय का बहिष्कार।
- विदेशी वस्तुओं का बहिष्कार विशेषकर विदेशी कपड़े।
- शराब की दुकानों पर शान्तिपूर्ण धरना देना।
- व्यापक हड़ताल एवं प्रदर्शन का आयोजन
- सरकारी नौकरियों से त्याग-पत्र देना तथा नागरिक, सैनिक, पुलिस सेवाओं में शामिल ने होना।

गाँधी-इरविन समझौता

26 जनवरी, 1931 को गाँधीजी सहित सारे नेता जेल से रिहा कर दिए गए। गाँधीजी ने 19 फरवरी, 1931 को इरविन से भेंट की, 15 दिन चली वार्ता के फलस्वरूप, 5 मार्च को एक समझौता हुआ जिसे गाँधी-इरविन समझौता या दिल्ली समझौता कहा जाता है। इस समझौते ने कांग्रेस की स्थिति को सरकार के बराबर कर दिया।

समझौते की शर्तें

सरकार

- हिंसात्मक अपराधियों के अतिरिक्त सभी राजनीतिक कैदी छोड़ दिए जाएँगे।
- अपहरण की सम्पत्ति वापस कर दी जाएगीं।
- विभिन्न प्रकार के जुर्मानों की वसूली को स्थगित कर दिया जाएगा।
- सरकारी सेवाओं से त्याग-पत्र दे चुके भारतीयों के मामले पर सहानुभूतिपूर्वक विचार-विमर्श किया जाएगा।
- समुद्र तट के एक निश्चित सीमा के भीतर नमक तैयार करने की अनुमति प्रदान की जाएगी।
- मदिरा, अफीम, विदेशी वस्तुओं की दुकानों के सम्मुख शान्तिपूर्ण विरोध प्रदर्शन की आज्ञा दी जाएगी।
- आपातकालीन अध्यादेशों को वापस ले लिया जाएगा।

कांग्रेस

- कांग्रेस की ओर से गाँधीजी सविनय अवज्ञा आन्दोलन स्थागित करने पर सहमत हो गए।

कांग्रेस द्वितीय गोलमेज सम्मेलन में भाग लेने के लिए इस शर्त पर तैयार हुई कि प्रस्तावित संवैधानिक सुधारों का आधार

1. संघीय व्यवस्था
2. उत्तरदायित्वपूर्ण शासन
3. भारत के हितों को ध्यान में रखते हुए प्रतिरक्षा, वैदेशिक मामलों, अल्पसंख्यकों से सम्बन्धित मामलों और भारत के वित्तीय ऋणों जैसे विषयों के सम्बन्धों में सुरक्षात्मक या आरक्षात्मक व्यवस्था प्रदान करनी होगी।

जून, 1930 को कांग्रेस और उससे सम्बद्ध संगठनों को गैर-कानूनी घोषित कर दिया गया।

प्रथम गोलमेज सम्मेलन

सविनय अवज्ञा आन्दोलन के दौरान ही साइमन कमीशन की रिपोर्ट प्रकाशित हुई। इसकी सिफारिश पर विचार करने के लिए नवम्बर, 1930 में प्रथम गोलमेज सम्मेलन आयोजित किया गया। यह 12 नवम्बर, 1930 से 10 जनवरी, 1931 तक चला। प्रथम गोलमेज सम्मेलन में कुल 89 प्रतिनिधियों ने भाग लिया था, जिसमें 57 ब्रिटिश भारत के, 16 प्रतिनिधि रियासतों के तथा शेष 16 ब्रिटेन के प्रमुख राजनैतिक दलों के संसद सदस्य थे। लन्दन में सेण्ट जेम्स पैलेस में आयोजित इस सम्मेलन की अध्यक्षता तत्कालीन प्रधानमनत्री रैम्जे मैक्डोनाल्ड ने की तथा इसका उद्घाटन ब्रिटिश सम्राट जॉर्ज पंचम ने किया।

द्वितीय गोलमेज सम्मेलन

7 सितम्बर, 1931 से 1 दिसम्बर, 1931 तक चलने वाले इस सम्मेलन में गाँधीजी ने कांग्रेस के एकमात्र प्रतिनिधि के रूप में हिस्सा लिया। गाँधी के साथ 'एम एस राजपुताना' में महादेव देसाई, मदनमोहन मालवीय, देवदास घनश्यामदास बिड़ला, मीरा बेन भी थे।

सम्मेलन की समाप्ति पर रैम्जे मैक्डोनाल्ड की घोषणा

द्वितीय गोलमेज सम्मेलन की समाप्ति पर रैम्जे मैक्डोनाल्ड की घोषणा के प्रमुख बिन्दु निम्नलिखित हैं

- दो नए मुस्लिम बहुल प्रान्त—उत्तर-पश्चिमी सीमा प्रान्त एवं सिन्ध का गठन।
- भारतीय सलाहकारी परिषद् की स्थापना।
- तीन विशेषज्ञ समिति वित्त, मताधिकार और राज्यों सम्बन्धी समिति का गठन।
- यदि भारतीयों में सहमति नहीं हो सकती तो सर्वसम्मत साम्प्रदायिक निर्णय की घोषणा।

कांग्रेस का कराची अधिवेशन (1931)

गाँधी-इरविन समझौते की स्वीकृति देने के लिए कांग्रेस का अधिवेशन मार्च के अन्त में ही कराची में बुलाया गया। 29 मार्च, 1931 को हुए इस अधिवेशन की अध्यक्षता वल्लभभाई पटेल ने की थी। गाँधीजी ने इस समझौते को उचित ठहराया। उनके अनुसार इसका सबसे बड़ा लाभ यह था कि पहली बार अंग्रेज सरकार ने भारतीय नेताओं के साथ समानता के स्तर पर बातचीत की थी। लेकिन अधिकांश नेता इस समझौते से असन्तुष्ट थे। उल्लेखनीय है कि छः दिन पहले ही भगत सिंह, राजगुरु एवं सुखदेव को फाँसी दे दी गई थी जिससे सभी में रोष व्याप्त था। उनका मानना था कि इसे समझौते की मुख्य शर्त के रूप में नहीं लिया गया।

गाँधीजी को समझौते पर हस्ताक्षर नहीं करना चाहिए था। गाँधीजी को अपनी कराची यात्रा के दौरान जनता के तीव्र रोष का सामना करना पड़ा। उन्हें काले झण्डे दिखाए गए। जवाहरलाल नेहरू तथा सुभाषचन्द्र बोस भी इससे सन्तुष्ट नहीं थे।

कराची में कांग्रेस प्रस्ताव

- गाँधी-इरविन समझौते या दिल्ली समझौते को सर्वसम्मति से स्वीकार कर लिया गया।
- किसी भी तरह की राजनीतिक हिंसा का समर्थन न करने की बात को दोहराते हुए भी कांग्रेस ने क्रान्तिकारियों की वीरता एवं बलिदान की प्रशंसा की।
- इस अधिवेशन में पहली बार पूर्ण स्वराज को परिभाषित किया गया।
- पूर्ण स्वराज के लक्ष्य को पुनः दुहराया गया।
- कांग्रेस के इस सत्र में पहली बार मौलिक अधिकारों और राष्ट्रीय कार्यक्रम से सम्बन्धित प्रस्ताव पारित किए गए

कराची प्रस्ताव में मौलिक अधिकारों एवं राष्ट्रीय कार्यक्रम से सम्बन्धित प्रस्ताव

मौलिक अधिकारों से सम्बन्धित प्रस्ताव	राष्ट्रीय आर्थिक कार्यक्रम सम्बन्धित प्रस्ताव
निःशुल्क एवं अनिवार्य प्राथमिक शिक्षा	प्रमुख उद्योगों, परिवहन और खदान को सरकारी स्वामित्व एवं नियन्त्रण में रखना।
अल्पसंख्यकों एवं विभिन्न भाषाई क्षेत्रों की संस्कृति, भाषा एवं लिपि की सुरक्षा की गारन्टी	मजदूरों के लिए बेहतर सेवा शर्तें महिला मजदूरों को सुरक्षा तथा काम के नियमित घण्टे
अभिव्यक्ति एवं प्रेस की पूर्ण स्वतन्त्रता	लाभ न देने वाले जोतों को लगान से मुक्ति
सार्वभौम वयस्क मताधिकार के आधार पर चुनावों की स्वतन्त्रता	किसानों को कर्ज से राहत
संगठन बनाने की स्वतन्त्रता	मजदूरों तथा किसानों को संघ बनाने की स्वतन्त्रता
सभा एवं सम्मेलन आयोजित करने की स्वतन्त्रता	सूदखोरों पर नियन्त्रण
जाति, धर्म एवं लिंग इत्यादि से हटकर कानून के समक्ष समानता का अधिकार	लगान एवं मालगुजारी में उचित कटौती

द्वितीय सविनय अवज्ञा आन्दोलन

कांग्रेस कार्यसमिति ने 1 जनवरी, 1932 को सविनय अवज्ञा आन्दोलन को दुबारा शुरू करने का निर्णय लिया। आन्दोलन शुरू होने के पश्चात् चोटी के नेता गाँधी, नेहरू, खान अब्दुल गफ्फार खान आदि को गिरफ्तार कर सरकार ने कांग्रेस को गैर-कानूनी संस्था घोषित कर दिया। इसके साथ ही कांग्रेस की सम्पत्ति को जब्त कर लिया गया।

साम्प्रदायिक निर्णय

भारतीय अल्पसंख्यकों की समस्या आपसी समझौते से हल न कर सकने के कारण रैम्जे मैक्डोनाल्ड ने 16 अगस्त, 1932 में साम्प्रदायिक निर्णय की घोषणा की, साम्प्रदायिक निर्णय अंग्रेजों की 'फूट डालो और राज करो' की नीति का एक और प्रमाण था। साम्प्रदायिक पंचाट के अन्तर्गत पृथक् निर्वाचक पद्धति को मुसलमानों, भारतीय ईसाइयों, यूरोपियनों, एंग्लो इण्डियन और सिखों के अतिरिक्त हरिजनों पर भी लागू कर दिया गया।

पूना समझौता

महात्मा गाँधी ने साम्प्रदायिक निर्णय का विरोध करते हुए कहा कि, दलित वर्ग के प्रतिनिधियों का चुनाव वयस्क मताधिकार के आधार पर आम निर्वाचक मण्डल के माध्यम से होना चाहिए। इसके लिए उन्होंने वर्ष 1932 में **आमरण अनशन** किया। अनशन के पाँच दिनों पश्चात् गाँधीजी तथा अम्बेडकर के मध्य एक समझौता हुआ जो पूना समझौता के नाम से जाना जाता है।

इसके प्रमुख बिन्दु निम्नलिखित हैं

1. दलित वर्ग के लिए पृथक् निर्वाचक मण्डल समाप्त कर दिया गया।
2. प्रान्तीय विधानमण्डल में दलितों के लिए सुरक्षित सीटों की संख्या 71 से बढ़ाकर 148 कर दी गई।
3. केन्द्रीय विधानमण्डल में दलित वर्गों के लिए सुरक्षित सीटों की संख्या में 18% की वृद्धि की गई।

सरकार ने पूना समझौते को साम्प्रदायिक समझौते का संशोधित रूप मानकर स्वीकार कर लिया।

साम्प्रदायिक निर्णय के प्रावधान

- मुसलमानों, सिखों, यूरोपियनों को पृथक् साम्प्रदायिक मताधिकार
- आंग्ल भारतीयों, भारतीय ईसाइयों, स्त्रियों को भी पृथक् साम्प्रदायिक मताधिकार
- प्रान्तीय विधानमण्डल में साम्प्रदायिक आधार पर स्थानों का वितरण
- अन्य के लिए सामान्य निर्वाचन क्षेत्र
- बम्बई में सामान्य निर्वाचन क्षेत्र में से 7 स्थान मराठों के लिए आरक्षित
- दलित जातियों के लिए यह व्यवस्था 20 वर्षों के लिए थी।

तृतीय गोलमेज सम्मेलन

17 नवम्बर, 1932 को लन्दन में तृतीय गोलमेज सम्मेलन का आयोजन किया गया। कांग्रेस ने इस सम्मेलन का बहिष्कार किया। इसमें 46 प्रतिनिधियों ने भाग लिया। सम्मेलन में भारत सरकार अधिनियम, 1935 हेतु ठोस योजना के अन्तरिम स्वरूप को पेश किया गया। यह सम्मेलन 24 दिसम्बर, 1932 को समाप्त हो गया।

1937 का चुनाव

11 प्रान्तों—मद्रास, केन्द्रीय मध्य प्रान्त, बिहार, उड़ीसा, संयुक्त प्रान्त, बम्बई, असम, उत्तर-पश्चिम सीमा प्रान्त, बंगाल, पंजाब एवं सिन्ध चुनाव हुए। कांग्रेस ने 1161 सीटों में से 716 स्थानों पर चुनाव लड़े। कांग्रेस ने 5 प्रान्तों मद्रास, संयुक्त प्रान्त, मध्य प्रान्त बिहार, उड़ीसा, में पूर्ण बहुमत प्राप्त किया। बम्बई, असम, उत्तर-पश्चिमी सीमा प्रान्त में वह सबसे बड़ी पार्टी के रूप में उभरी। केवल बंगाल, पंजाब तथा सिन्ध में ही कांग्रेस बहुमत से वंचित रह गई।

द्वितीय विश्वयुद्ध एवं भारतीय राष्ट्रीय आन्दोलन

1 सितम्बर, 1939 को जर्मनी ने पोलैण्ड पर आक्रमण कर दिया, जिससे द्वितीय विश्वयुद्ध प्रारम्भ हो गया। तत्कालीन वायसराय लॉर्ड लिनलिथगो ने भारतीय जनता से विचार-विमर्श किए बिना ही भारत को जर्मनी के विरुद्ध युद्धरत राष्ट्र घोषित कर दिया।

कांग्रेस की स्थिति

कांग्रेस युद्ध के समय अपना सहयोग एवं समर्थन देना चाहती थी लेकिन इसके लिए उसने दो शर्तें रखीं

1. युद्ध के पश्चात् संविधान सभा की बैठक आहूत की जानी चाहिए, यह संविधान सभा स्वतन्त्र भारत की राजनैतिक संरचना पर विचार करेगी।
2. अतिशीघ्र केन्द्र में किसी प्रकार की वास्तविक एवं उत्तरदायी सरकार की स्थापना की जाए।

वायसराय लिनलिथगो ने इस प्रस्ताव को अस्वीकार कर दिया। 10 से 14 सितम्बर, 1939 में कांग्रेस कार्य समिति की वर्धा में बैठक हुई। 23 अक्टूबर, 1939 को कांग्रेस कार्य समिति की बैठक में वायसराय के वक्तव्य को सरकार की साम्राज्यवादी नीति का हिस्सा बताकर अस्वीकार कर दिया गया। इस सम्मेलन में युद्ध का समर्थन न करने का निर्णय लिया गया तथा कांग्रेस की प्रान्तीय सरकारों को त्याग-पत्र देने का आदेश दिया गया।

अगस्त प्रस्ताव

- युद्ध के बाद प्रतिनिधि मूलक संविधान निर्मात्री संस्था का गठन।
- वर्तमान में वायसराय की कार्यकारिणी की संख्या में अतिशीघ्र वृद्धि।
- एक युद्ध सलाहकार परिषद् का गठन।
- अल्पसंख्यकों को बिना विश्वास में लिए किसी भी संवैधानिक परिवर्तन को लागू नहीं किया जाएगा।
- भारत के लिए डोमिनियन स्टेट्स मुख्य लक्ष्य।

व्यक्तिगत सत्याग्रह (1940-41)

अगस्त प्रस्ताव को अस्वीकार करने के पश्चात् कांग्रेस ने व्यक्तिगत सत्याग्रह शुरू करने का निर्णय लिया। इसका उद्देश्य युद्ध के विरुद्ध प्रचार करना था। व्यक्तिगत सत्याग्रह 17 अक्टूबर, 1940 को प्रारम्भ हुआ। पहले सत्याग्रही **विनोबा भावे** तथा दूसरे **जवाहरलाल नेहरू** थे। यह सत्याग्रह लोगों के अन्दर सीमित उत्साह ही जागृत कर सका। फलस्वरूप 17 दिसम्बर, 1940 को गाँधीजी ने इसे स्थगित कर दिया।

क्रिप्स मिशन (1942)

भारत के राजनैतिक गतिरोध को दूर करने के उद्देश्य से ब्रिटिश प्रधानमन्त्री चर्चिल ने ब्रिटिश संसद सदस्य तथा मजदूर नेता सर स्टैफर्ड क्रिप्स के नेतृत्व में मार्च, 1942 में एक मिशन भारत भेजा। दक्षिण-पूर्व एशिया में ब्रिटेन को करारी हार का सामना करना पड़ा। जापान, भारत की सीमा तक आ पहुँचा था। ऐसी स्थिति में युद्ध में भारतीयों के समर्थन की आवश्यकता थी।

क्रिप्स मिशन के प्रमुख प्रावधान

1. युद्ध के बाद एक ऐसे भारतीय संघ के निर्माण का प्रयत्न किया जाएगा जिसका स्तर अधिराज्य होगा।
2. युद्ध के तत्काल बाद एक संविधान निर्मात्री सभा का गठन किया जाएगा, जिसमें ब्रिटिश भारत और देशी रजवाड़ों के प्रतिनिधि शामिल हों।
3. संविधान सभा द्वारा निर्मित संविधान को सरकार दो शर्तों पर लागू कर सकेगी
   (i) भारत का कोई भी प्रान्त यदि नए संविधान से सहमत नहीं है तो उसे वर्तमान संवैधानिक स्थिति बनाए रखने का अधिकार होगा।
   (ii) प्रत्येक देशी रियासत इस संविधान का अनुपालन करने या इसे अस्वीकार करने के लिए स्वतन्त्र होगी।
4. नए भारतीय संविधान का निर्माण होने तक भारत की रक्षा का उत्तरदायित्व ब्रिटिश सरकार पर होगा।

क्रिप्स प्रस्ताव पर राजनीतिक प्रतिक्रिया

कांग्रेस तथा मुस्लिम लीग दोनों ने क्रिप्स प्रस्ताव को स्वीकार नहीं किया। गाँधीजी ने क्रिप्स प्रस्ताव को उत्तरतिथिय चेक कहा। जवाहरलाल ने इसके आगे *'ऐसा बैंक जो टूट रहा है'* जोड़ दिया।

मुस्लिम लीग ने दो आधारों पर इसे अस्वीकार किया

- पृथक् निर्वाचनमण्डल को मान्यता नहीं दी गई थी।
- भारत विभाजन की माँग को स्वीकार नहीं किया गया था।

यद्यपि क्रिप्स प्रस्ताव ने अप्रत्यक्ष रूप से पाकिस्तान बनाने में महत्त्वपूर्ण भूमिका निभाई। इसके प्रस्ताव की एक धारा को लोकल आप्सन के रूप में जाना जाता है। इसके अनुसार प्रातों को यह अधिकार दिया गया था कि भविष्य में वे अपनी स्थिति निर्धारित करने के लिए ब्रिटेन से सीधा समझोता कर सकते हैं तथा भविष्य में बनने वाले नए संविधान को अस्वीकार भी कर सकते हैं।

भारत छोड़ो आन्दोलन

27 अप्रैल, 1942 को इलाहाबाद में कांग्रेस कार्यसमिति की बैठक में डॉ. राजेन्द्र प्रसाद ने गाँधीजी के विचारों पर एक प्रस्ताव रखा जिसमें कहा गया था कि अंग्रेजी सरकार भारत की रक्षा करने में असमर्थ जान पड़ती है। परन्तु भारतीयों को अपनी प्रतिरक्षा का अधिकार भी नहीं देना चाहती। गाँधीजी का विचार था कि भारत का जापान से कोई झगड़ा नहीं है, यदि अंग्रेज भारत छोड़ दें तो शायद जापान का भारत पर आक्रमण न हो। कांग्रेस के कई नेताओं; जैसे—नेहरू, अबुल कलाम आजाद, आसफ अली तथा राजगोपालाचारी ने इस प्रस्ताव का विरोध किया। गाँधीजी अपनी बात पर अड़े रहे। उन्होंने कांग्रेस को चुनौती भी दे डाली कि अगर उसने संघर्ष का उनका प्रस्ताव स्वीकार नहीं किया तो "मैं देश के बालू से ही कांग्रेस से भी बड़ा आन्दोलन खड़ा कर दूँगा।"

गाँधीजी के उद्देश्य

- भारत से विदेशी सत्ता का अन्त।
- भारतीयों को किसी भी प्रकार के संकट के लिए जागरूक तथा सशक्त बनाना।
- विदेशी सत्ता को समाप्त करके साम्प्रदायिक एकता स्थापित करना।
- स्वतन्त्रता प्राप्ति के बाद संसार के सभी देशों में घोषित लोगों के लिए नैतिक तथा धार्मिक नेतृत्व स्थापित करना।
- एशिया के सभी औपनिवेशिक देशों को स्वतन्त्रता प्राप्ति में सहायता देना।
- अन्तर्राष्ट्रीय संघ की स्थापना।

आन्दोलन की प्रगति

9 अगस्त, 1942 को आन्दोलन शुरू होते ही **ऑपरेशन जीरो आवर** के अन्तर्गत गाँधीजी, मौलाना अबुल कलाम आजाद सहित कांग्रेस के सभी प्रमुख नेताओं को गिरफ्तार कर लिया गया। गिरफ्तार करने के बाद गाँधीजी तथा सरोजिनी नायडू को आगा खाँ पैलेस में रखा गया।

जवाहरलाल नेहरू, गोविन्द बल्लभ पन्त, डॉ. प्रफुल्ल चन्द्र घोष, डॉ. पट्टाभि सीतारमैया, डॉ. सैयद महमूद तथा आचार्य कृपलानी को अहमदनगर जेल में कैद रखा गया। राजेन्द्र प्रसाद को पटना जेल में तथा जयप्रकाश नारायण को हजारीबाग जेल में बन्द कर दिया गया। बाद में जयप्रकाश नारायण जेल से भाग गए तथा 'आजाद दस्ता' का गठन किया। कांग्रेसी नेता 15 जून, 1945 तक बन्दीगृह में रहे। इसके साथ ही अंग्रेजी सरकार ने अखिल भारतीय कांग्रेस समिति, कांग्रेस कार्यकारिणी तथा प्रान्तीय कांग्रेस समिति को भी गैर-कानूनी घोषित कर दिया।

भारत छोड़ो आन्दोलन एवं विभिन्न दल

भारत में सभी दल इस आन्दोलन के पक्ष में नहीं थे। कांग्रेस तथा समाजवादी दल के सदस्यों ने इसका स्वागत किया लेकिन मुस्लिम लीग, उदारवादी साम्यवादियों (रूस पर जर्मनी के आक्रमण के बाद) ने इसका विरोध किया। हिन्दू महासभा ने यद्यपि सरकार की आलोचना की लेकिन हिन्दुओं को भाग न लेने के लिए कहा। धीरे-धीरे इसका रवैया बदला। 31 अगस्त, 1942 में इसने समर्थन किया। डॉ. अम्बेडकर ने इसका विरोध किया। अकाली तथा ईसाइयों ने भी विरोध किया।

वेवेल योजना

अक्टूबर, 1945 में लिनलिथगो की जगह वेवेल वायसराय बने। इन्होंने शान्ति लाने के उद्देश्य से कांग्रेस कार्यसमिति के सदस्यों को रिहा कर दिया। *4 जून, 1945 को वेवेल ने एक योजना रखी, जिसमें निम्न बातें थीं*

- केन्द्र में नई कार्यपरिषद् का गठन किया जाएगा। परिषद् में वायसराय तथा सैन्य प्रमुख के अतिरिक्त शेष सभी भारतीय होंगे। प्रतिरक्षा विभाग वायसराय के अधीन होगा।
- कार्यकारिणी में मुसलमानों की संख्या सवर्ण हिन्दुओं के बराबर होगी।
- कार्यकारिणी परिषद् एक अन्तरिम राष्ट्रीय सरकार के समान होगी। गवर्नर-जनरल बिना कारण निषेधाधिकार का प्रयोग नहीं करेगा।
- सभी राजनीतिक दलों की एक सम्मिलित सभा बुलाई जाएगी ताकि कार्यकारिणी की नियुक्ति के लिए एक सर्वसम्मत सूची प्रस्तुत की जा सके।

भारत में आम चुनाव (1945-46)

द्वितीय विश्वयुद्ध के पश्चात् ब्रिटेन में हुए सत्ता परिवर्तन के फलस्वरूप एटली की सरकार बनी। इसने भारत में आम चुनाव कराने की घोषणा की।

चुनाव में विभिन्न पार्टियों का प्रदर्शन

कांग्रेस केन्द्रीय विधानसभा तथा प्रान्तीय विधानसभा में कांग्रेस को बहुमत प्राप्त हुआ। केन्द्रीय विधानसभा में कांग्रेस को सामान्य निर्वाचन क्षेत्रों में 91.3% मत मिले। प्रान्तीय विधानमण्डल में कांग्रेस को बम्बई, मद्रास, संयुक्त प्रान्त, बिहार, उड़ीसा और मध्य प्रान्त में पूर्ण बहुमत मिला। उत्तर-पश्चिमी सीमा प्रान्त में कांग्रेस ने 30 सीटें जीतीं जिसमें 19 मुस्लिम सीटें भी थीं।

केन्द्रीय विधायिका में कांग्रेस को 57 सीटें मिली। प्रान्तों में कांग्रेस को 1937 में जहाँ 714 सीटें मिली थीं वहीं 1946 में उसे 923 सीटें मिलीं। **मुस्लिम लीग** केन्द्रीय विधानसभा में मुस्लिम लीग ने सभी मुस्लिम सीटें जीत लीं। बंगाल तथा सिन्ध में मुस्लिम लीग को पूर्ण बहुमत मिला।

उत्तर-पश्चिमी प्रान्त में लीग को केवल 17 सीटों मिली। पंजाब में मुस्लिम लीग सबसे बड़े दल के रूप में उभरी। किन्तु हिन्दू, सिख, यूनियनिस्ट दलों ने मिलकर साझा सरकार हिज्र हयात खाँ के नेतृत्व में बनाई।

आन्दोलन के विभिन्न चरणों में कार्यक्रम

पहला चरण	दूसरा चरण	तीसरा चरण	चौथा चरण	पाँचवाँ चरण	छठा चरण
1. आन्दोलन को रोकने वाले सभी आदेशों का उल्लंघन	1. वकील अपना कार्य छोड़ दें।	मजदूरों की हड़ताल।	1. विदेशी कपड़ों का बहिष्कार।	कुछ विषयों पर न तो रोक लगाई गई न बढ़ावा दिया गया।	1. कर न देना।
2. नमक बनाना	2. विद्यार्थी अपने विद्यालय तथा महाविद्यालय छोड़ दें।		2. शराब की दुकान का बहिष्कार।	1. गाड़ियाँ रोकना।	2. फौजों को रोकना।
3. गैर-कानूनी सभाओं की खुल्लमखुल्ला सदस्यता।	3. जज अदालती तलबी छोड़ दें।		3. विदेशी मुद्रा का व्यापार में बहिष्कार।	2. बिना टिकट सफर करना।	3. आन्दोलनकारियों को बन्दी बनाने पर भी आन्दोलन स्थगित न करना।
	4. सरकारी कार्यकर्ता अपना पद त्याग दें।			3. टेलीफोन तथा टेलीग्राफ के तार काटना।	

नौसैनिक विद्रोह (1946)

आजाद हिन्द फौज तथा भारत छोड़ो आन्दोलन की घटनाओं ने ब्रिटिश सरकार के भारतीय सैनिकों को भी प्रभावित किया। 18 फरवरी, 1946 को रॉयल इण्डियन नेवी के गैर-कमीशण्ड अधिकारियों एवं सैनिकों जिन्हें **रेटिंग्ज** कहा जाता था, ने नस्लीय भेदभाव तथा खराब भोजन के प्रतिवाद में हड़ताल कर दी। यह विद्रोह बम्बई के नौसैनिक प्रशिक्षण पोत एचएमआईएस तलवार पर किया गया था। पटेल और जिन्ना ने इन्हें आत्मसमर्पण करने के लिए कहा। 24 फरवरी, 1946 को विद्रोहियों ने यह कहते हुए आत्मसमर्पण किया कि "हम भारत के सामने आत्मसमर्पण कर रहे हैं, ब्रिटेन के सामने नहीं"!

कैबिनेट मिशन योजना

चर्चिल के द्वारा युद्ध में प्राप्त विजय की लोकप्रियता का लाभ उठाने के उद्देश्य से वर्ष 1945 में इंग्लैण्ड में आम चुनाव कराए, जिसमें वे हार गए। चुनाव में लेबर पार्टी की जीत हुई। दल के नेता एटली ने प्रधानमन्त्री पद सम्भाला तथा पैथिक लॉरेन्स नए भारत सचिव बने। दूसरी ओर भारत में नौसैनिक विद्रोह से सम्पन्न गतिरोध ने ब्रिटिश सरकार को नया कदम उठाने पर मजबूर किया। फरवरी, 1946 में ब्रिटेन के प्रधानमन्त्री एटली ने भारत में एक तीन सदस्यीय उच्चस्तरीय शिष्टमण्डल भेजने की घोषणा की। लॉर्ड पैथिक लॉरेन्स (भारत सचिव), सर स्टैफर्ड क्रिप्स (व्यापार बोर्ड के अध्यक्ष), ए वी अलेक्जेण्डर (नौसेना मन्त्री) इसका कार्य भारत को शान्तिपूर्ण सत्ता हस्तान्तरण के लिए उपायों एवं सम्भावनाओं को तलाशना था।

माउण्टबेटन योजना

20 फरवरी, 1947 को ब्रिटिश प्रधानमन्त्री एटली ने हाउस ऑफ कॉमन्स के समय बयान दिया कि जून, 1948 तक भारतीयों को सत्ता सौंपकर अंग्रेज भारत छोड़ देंगे। इसके साथ यह भी कहा गया कि यदि तब तक एक संविधान का निर्णय न किया गया तो अंग्रेजों को अधिकार होगा कि वे जिसे चाहे उसे शक्ति सौंप दें। इसके साथ ही वेवेल के स्थान पर माउण्टबेटन को वायसराय बनाकर भेजा गया। 3 जून को माउण्टबेटन ने भारत के विभाजन के साथ सत्ता हस्तान्तरण की योजना प्रस्तुत की।

भारतीय स्वतन्त्रता अधिनियम (1947)

माउण्टबेटन योजना के आधार पर 4 जुलाई, 1947 को ब्रिटिश संसद में भारतीय स्वतन्त्रता विधेयक पेश किया गया। 15 जुलाई को बिना किसी संशोधन के हाउस ऑफ कामंस द्वारा तथा 16 जुलाई, 1947 को ब्रिटिश सम्राट ने इस पर हस्ताक्षर कर दिए।

इस अधिनियम के आधार पर 14 अगस्त को पाकिस्तान तथा 15 अगस्त को भारत स्वतन्त्र हो गया। मुहम्मद अली जिन्ना पाकिस्तान के गवर्नर जनरल तथा लियाकत अली प्रधानमन्त्री बने। भारत में लॉर्ड माउण्टबेटन प्रथम गवर्नर जनरल तथा पण्डित जवाहरलाल नेहरू प्रथम प्रधानमन्त्री बने।

आजाद हिन्द फौज

पहली आजाद हिन्द फौज के गठन का श्रेय कैप्टन मोहन सिंह को है। सिंगापुर के पतन के बाद 40,000 भारतीय सैनिकों ने अपने आपको मेजर फूजीहारा को सौंप दिया। मेजर फूजीहारा ने इन्हें कैप्टन मोहन सिंह को सौंपा। एक धार्मिक व्यक्ति प्रीतम सिंह तथा मेजर फूजीहारा ने मोहन सिंह को प्रोत्साहित किया।

जिसके पश्चात् सितम्बर, 1942 को आजाद हिन्द फौज का गठन हुआ। परन्तु मोहन सिंह की आजाद हिन्द फौज बहुत सफल नहीं हो सकी क्योंकि जापानी अधिकारियों से सेना की संख्या के प्रश्न पर तथा इस सेना का साम्राज्य विरोधी भूमिका क्या होगी, इन प्रश्नों पर मतभेद हो गया।

इन्हीं दिनों भारत के पुराने एवं प्रसिद्ध क्रान्तिकारी रासबिहारी बोस जापान में थे। उन्होंने 28-30 मार्च, 1942 को टोकियो में मलाया से बर्मा तक रहने वाले सभी भारतीय नेताओं का सम्मेलन बुलाया। उसमें उन्होंने 'भारतीय स्वतन्त्रता लीग' तथा आजाद हिन्द फौज बनाने की घोषणा की। इसके बाद 14 जून से 23 जून, 1942 तक बैंकॉक में रासबिहारी बोस की अध्यक्षता में सम्मेलन हुआ जिसे बैंकॉक सम्मेलन के नाम से जाना जाता है। इसी सम्मेलन में इण्डियन इण्डिपेण्डेन्स लीग की विधिवत् रूप से स्थापना की गई तथा सुभाष चन्द्र बोस को पूर्वी एशिया बुलाने का निमन्त्रण दिया गया।

अस्थायी सरकार

राष्ट्रपति, प्रधानमन्त्री, सेना अध्यक्ष	सुभाषचन्द्र बोस
वित्त विभाग	एस सी चटर्जी
प्रचार विभाग	एस ए अय्यर
महिला संगठन का कार्यभार	लक्ष्मी स्वामीनाथन
मुख्यालय	रंगून
मान्यता प्रदान करने वाले देश	जर्मनी, जापान तथा उनके समर्थक देशों ने मान्यता प्रदान की

सुभाषचन्द्र बोस बैंकॉक सम्मेलन के निमन्त्रण को स्वीकार करते हुए 13 जून, 1943 को टोकियो पहुँचे। जापान के प्रधानमन्त्री तोजो ने इनका स्वागत किया। सुभाषचन्द्र बोस ने टोकियो रेडियो के माध्यम से ब्रिटिश सरकार के विरुद्ध सशस्त्र संग्राम की घोषणा की।

2 जुलाई, 1943 को सुभाषचन्द्र बोस सिंगापुर पहुँचे। 4 जुलाई, 1943 को रासबिहारी ने उन्हें आजाद हिन्द फौज का सर्वोच्च सेनापति बना दिया। 21 अक्टूबर, 1943 को सुभाषचन्द्र बोस ने आजाद हिन्द फौज के सर्वोच्च सेनापति की हैसियत से सिंगापुर में स्वतन्त्र भारत की अस्थायी सरकार की स्थापना की। यहीं पर 'दिल्ली चलो' तथा 'तुम मुझे खून दो, मैं तुम्हें आजादी दूँगा' का नारा दिया।

क्रान्तिकारी आन्दोलन

आन्दोलन का प्रथम चरण

भारत में क्रान्तिकारी आन्दोलन का इतिहास बहुत पुराना है। वहाबियों द्वारा सितम्बर, 1871 में मुख्य न्यायाधीश नार्मन की हत्या और फरवरी, 1872 में अण्डमान में वायसराय लॉर्ड मेयो की हत्या आतंकवाद की पहली घटनाओं में थी। 20वीं सदी के प्रारम्भ में भारत में क्रान्तिकारी आन्दोलन ने संगठित रूप धारण कर लिया।

रूस एवं आयरलैण्ड के क्रान्तिकारी आन्दोलन से भी इसे प्रेरणा प्राप्त हुई। क्रान्तिकारियों में इस समय दो विचारधारा उपस्थित थीं एवं उनके क्रियाकलाप के दो केन्द्र थे।

कुछ नेता अंग्रेजों के विरुद्ध सशस्त्र आन्दोलन करने के लिए भारतीय सेना की और यदि सम्भव हो तो अंग्रेजों की विरोधी, विदेशी ताकतों की सहायता लेने के भी समर्थक थे। दूसरी विचारधारा के लोग देश में हिंसात्मक गतिविधियों जैसे कि ब्रिटिश अधिकारियों की हत्या, राजनैतिक लूट आदि में भी विश्वास करते थे।

पहले दौर की विचारधारा पंजाब तथा पश्चिमी संयुक्त प्रान्त में अधिक प्रचलित थी जबकि दूसरी विचारधारा को बंगाल एवं महाराष्ट्र में अधिक समर्थन प्राप्त हुआ। इस समय क्रान्तिकारी आन्दोलन के प्रमुख केन्द्र बंगाल, महाराष्ट्र एवं पंजाब थे।

महाराष्ट्र में आन्दोलन

भारत में संगठित क्रान्तिकारी आन्दोलन की शुरूआत महाराष्ट्र से मानी जाती है। प्रथम क्रान्तिकारी संगठन 1896-97 ई. में पूना में दामोदर हरि चापेकर और बालकृष्ण हरि चापेकर द्वारा स्थापित किया गया। इसका नाम व्यायाम मण्डल था। इसके द्वारा वह नौजवानों का एक ऐसा वर्ग तैयार करना चाहते थे, जो देश के लिए अपने प्राणों की बाजी लगा सके।

इन्होंने रैंड (प्लेग समिति के प्रधान) एवं एमहर्स्ट नामक दो अंग्रेज अधिकारियों की हत्या कर दी। चापेकर बन्धुओं को सरकार ने फाँसी दे दी। चापेकर बन्धुओं का सम्बन्ध क्रान्तिकारी समिति हिन्दू धर्म संघ से भी था। तिलक भी हत्या को उचित ठहराने के कारण गिरफ्तार किए गए। तिलक की प्रेरणा से गठित आर्य बान्धव समिति एक अन्य क्रान्तिकारी संगठन था।

वर्ष 1904 में नासिक में मित्रमेला की स्थापना हुई। इसके प्रमुख सदस्य गणेश एवं दामोदर सावरकर थे। आगे चलकर विनायक दामोदर सावरकर ने लन्दन में **अभिनव भारत** नाम की गुप्त क्रान्तिकारी संस्था की स्थापना की। यह मेजिनी के तरुण इटली के नमूने पर एक गुप्त सभा थी। अभिनव भारत, भारत को विदेशी राज्य के चंगुल से मुक्त कराने के लिए वचनबद्ध थी। भारत में भी कई प्रान्तों में इसकी शाखाएँ गुप्त संस्थाओं के रूप में स्थापित थीं।

इस संस्था की मुख्य गतिविधियाँ बम बनाना, शस्त्र चलाने का प्रशिक्षण इत्यादि थे। **पी एन बापट** को इन्होंने रूसी क्रान्तिकारियों से बम बनाने का प्रशिक्षण पाने के लिए पेरिस भेजा। मिर्जा अब्बास और हेमचन्द्र दास की सहायता से बापट ने एक रूसी पुस्तक बम मैनुअल की एक प्रति प्राप्त की एवं इसका अंग्रेजी में अनुवाद किया।

21 दिसम्बर, 1909 को अनन्त लक्ष्मण कन्हारे ने जो कि अभिनव भारत के सदस्य थे, ने नासिक के मजिस्ट्रेट जैक्सन की हत्या कर दी। जैक्सन की हत्या के आरोप में अनन्त लक्ष्मण कन्हारे, कृष्ण जी गोपाल कार्वे, विनायक देशपाण्डे को 19 अप्रैल, 1911 को फाँसी दे दी गई। विनायक दामोदर सावरकर के साथ 37 व्यक्तियों के ऊपर नासिक षड्यन्त्र केस चलाया गया।

बंगाल में क्रान्तिकारी आन्दोलन

बंगाल में आतंकवादी घटनाएँ बंग-भंग और उसके विरुद्ध आन्दोलन के साथ शुरू हुईं। वर्ष 1902 में बंगाल में पहले क्रान्तिकारी संगठन अनुशीलन समिति की स्थापना मिदनापुर में ज्ञानेन्द्र नाथ बसु तथा कलकत्ता में जतीन्द्र नाथ बनर्जी और बारीन्द्र नाथ घोष द्वारा की गई।

बंगाल में क्रान्तिकारी विचारधारा को फैलाने का श्रेय बारीन्द्र कुमार घोष (अरविन्द घोष के अनुज) तथा भूपेन्द्रनाथ दत्त (विवेकानन्द के अनुज) को दिया जाता है, जिन्होंने 'युगान्तर' नामक समाचार-पत्र के माध्यम से क्रान्ति का प्रचार किया। बारीन्द्र घोष एवं भूपेन्द्र दत्त के सहयोग से कलकत्ता में अनुशीलन समिति का गठन किया गया था जिसका प्रमुख उद्देश्य था 'खून के बदले खून'।

क्रान्तिकारी आन्दोलन के उद्देश्य

- क्रान्तिकारियों ने ब्रिटिश राज का तख्ता उलटने के लिए 6 सूत्रीय कार्यक्रम बनाया।
- प्रेस के द्वारा जोरदार प्रचार के जरिए शिक्षित वर्ग में ब्रिटिश राज्य के प्रति घृणा की भावना उभारना।
- देश के शहीदों की जीवनियों को संगीत और नाटक के द्वारा लोगों के सामने रखकर मातृभूमि के प्रति प्रेम जागृत करना।
- जलसे, जुलूस, हड़तालें करके दुश्मन को व्यस्त रखना।
- सैनिक शिक्षा, व्यायाम, धार्मिक कार्यक्रम, शक्तिपूजा इत्यादि के लिए युवकों को भर्ती करना।
- हथियार प्राप्त करना, जैसे–बम बनाना, हथियार लूटना, विदेश से लाना।
- चन्दे एवं डकैती के जरिए पैसा इकट्ठा करना

इसकी स्थापना में 'प्रमथ नाथ मित्र' और 'सतीश चन्द्र बोस' का प्रमुख योगदान था। प्रारम्भ में इसका नाम 'भारत अनुशीलन समिति' था। नरेन भट्टाचार्य (एम एन राय) ने इसका नाम अनुशीलन समिति सुझाया। इसका पहला सम्मेलन कलकत्ता में सुबोध मलिक के घर में हुआ था। काम की सहूलियत के लिए इसका दूसरा कार्यालय ढाका में खोला गया, जहाँ इसका नेतृत्व पी. मित्र एवं पुलिन बिहारी दास ने किया।

प्रारम्भ में इस समीति का कार्य सदस्यों को नैतिक तथा शारीरिक शिक्षा देने तक सीमित था। वर्ष 1906 से अनुशीलन समिति ने क्रान्तिकारी गतिविधियों में महत्त्वपूर्ण भूमिका निभाई। क्रान्तिकारियों ने बंगाल के पूर्व लेफ्टिनेंट गवर्नर 'फुलर' को मारने का असफल प्रयास किया।

कुछ दिनों बाद 23 दिसम्बर को ढाका के जिला मजिस्ट्रेट मिस्टर एलेन की हत्या करने की कोशिश की। 30 अप्रैल, 1908 को खुदीराम बोस और प्रफुल्ल चाकी ने डगलस किंग्सफोर्ड की हत्या करने की कोशिश की जो मुजफ्फरपुर का जिला जज था लेकिन गलती से दो अंग्रेज महिलाओं, कनेडी की पत्नी और पुत्री की हत्या हो गई।

प्रफुल्ल चाकी ने तुरन्त ही खुद को गोली मार ली तथा खुदीराम बोस पकड़े गए जिन्हें बाद में 11 मई, 1908 को फाँसी दे दी गई। यह बंगाल के क्रान्तिकारी इतिहास में एक महत्त्वपूर्ण घटना थी। 11 दिसम्बर, 1908 को 'अनुशीलन समिति' गैर-कानूनी घोषित कर दी गई। क्रान्तिकारियों की इस पीढ़ी में बंगाल में हेमचन्द कानूनगो सर्वाधिक महत्त्वपूर्ण है। जनवरी 1906 में वे पेरिस से स्वदेश लौटे तथा मणिकतल्ला के एक धार्मिक पाठशाला में उन्होंने बम बनाने का कारखाना स्थापित किया था।

अपने प्रथम कार्यक्रम के अन्तर्गत उन्होंने विभिन्न पत्रिकाओं का प्रकाशन किया जैसे सन्ध्या का ब्रह्मबांधव उपाध्याय, वन्देमातरम् का अरविन्द घोष, युगान्तर का भूपेन्द्र दत्त एवं बारीन्द्र घोष, तथा भवानी मंदिर का बारीन्द्र नाथ घोष द्वारा।

पंजाब में क्रान्तिकारी गतिविधियाँ

पंजाब में **उपनिवेशन बिल** के माध्यम से सरकार ने सिंचाई करों, भू-राजस्व में वृद्धि के साथ जमीन सम्बन्धों का आधार बदलने का प्रयास किया। इसने पंजाब में क्रान्तिकारी आन्दोलन का आधार बनाया। पंजाब में क्रान्तिकारी आन्दोलन के प्रणेता **जतिन मोहन** चटर्जी थे, जिन्होंने भारत माता सोसायटी की स्थापना की थी। पंजाब में क्रान्तिकारी गतिविधियों के जनक अजीत सिंह, लाला लाजपत राय, बाबा सूफी अम्बा प्रसाद थे। इन्होंने इस बिल का विरोध किया। *पंजाब में क्रान्तिकारी गतिविधियों को नियन्त्रित करने हेतु सरकार ने विभिन्न कानून बनाए*

- विस्फोटक पदार्थ अधिनियम, 1908
- समाचार-पत्र (अपराध-प्रेरक) अधिनियम, 1908
- राजद्रोहात्मक सभा-निवारण अधिनियम, 1911
- भारतीय दण्ड विधि संशोधन अधिनियम, 1908

भारतीय प्रेस अधिनियम इसके अलावा सरकार ने 1907 में लाला लाजपत राय एवं अजीत सिंह को गिरफ्तार कर माण्डले जेल (बर्मा) भेज दिया। यद्यपि व्यापक जन दबाव के कारण सरकार को उन्हें रिहा करना पड़ा। अजीत सिंह इसके बाद विदेश चले गए। वर्ष 1908 में क्रान्तिकारी गुट का नेतृत्व मास्टर अमीर चन्द्र के हाथों में आ गया।

दिल्ली में क्रान्तिकारी गतिविधियाँ

दिल्ली में क्रान्ति की स्पष्ट अभिव्यक्ति तब हुई जब क्रान्तिकारियों ने 2 दिसम्बर, 1912 को वायसराय लॉर्ड हार्डिंग के काफिले पर बम फेंका। इस हमले में हार्डिंग के कई सेवक मारे गए तथा हार्डिंग बुरी तरह घायल हुआ। इसमें सचिन सान्याल तथा रासबिहारी बोस की मुख्य भूमिका थी।

घटना के पश्चात् पुलिस ने 13 व्यक्तियों को गिरफ्तार किया जिसमें मास्टर अमीरचन्द्र, अवध बिहारी, दीनानाथ, सुल्तान चन्द्र, हनुमन्त सराय, बसन्त कुमार, बालमुकुन्द, बलराज आदि शामिल थे। इन सभी पर दिल्ली षड्यन्त्र केस के नाम से मुकदमा चला।

अलीपुर षड्यन्त्र केस

कलकत्ता के मणिकतल्ला में पुलिस ने छापा मारा जहाँ पर बम की फैक्टरी मिली। अनुशीलन समिति के नेता बारीन्द्र कुमार घोष को अभियोजित किया गया। इसे **अलीपुर षड्यन्त्र केस** के नाम से जाना जाता है। इस मुकदमें में अरबिन्द घोष को भी अभियुक्त बनाया गया था लेकिन कालान्तर में उन्हें रिहा कर दिया गया। इसके बाद उन्होंने राजनीतिक जीवन से संन्यास ले लिया। इस केस में नरेन्द्र गोसाई सरकारी गवाह बन गए थे इस कारण इनकी हत्या कन्हाई लाल दत्त तथा सत्येन्द्र बोस ने की।

विदेश में क्रान्तिकारी गतिविधियाँ

भारत में हुई क्रान्तिकारी गतिविधियों का प्रभाव विदेशों में विशेषकर ब्रिटेन, संयुक्त राज्य अमेरिका, फ्रांस, जर्मनी में रह रहे भारतीयों पर पड़ा। भारत के बाहर की सबसे पुरानी क्रान्तिकारी समिति इण्डिया होमरूल सोसायटी थी जिसकी स्थापना वर्ष 1905 में श्याम जी कृष्ण वर्मा ने लन्दन में की थी। उन्होंने इण्डियन सोशियोलॉजिस्ट नामक पत्र का प्रकाशन भी किया।

फाँसी के बाद आयरलैण्ड के एक अखबार ने धींगरा को श्रद्धांजलि अर्पित करते हुए लिखा "मदन लाल धींगरा को जिसने अपने देश की खातिर अपना जीवन न्यौछावर कर दिया, आयरलैण्ड अपनी श्रद्धांजलि अर्पित करता है।" उल्लेखनीय है कि भारत के कई नेताओं-वी सी पाल, सुरेन्द्र नाथ बनर्जी, गोखले इत्यादि ने मदन लाल धींगरा की कड़े शब्दों में निन्दा की थी। इस हत्या के बाद 13 मार्च, 1910 को सावरकर को गिरफ्तार कर लिया गया और नासिक षड्यन्त्र तथा अन्य मामलों के लिए भारत भेजा गया।

सावरकर की गिरफ्तारी के पश्चात् ब्रिटिश सरकार की कड़ाई के कारण भारतीय क्रान्तिकारियों ने पेरिस को अपना केन्द्र बनाया। यहाँ पर विभिन्न क्रान्तिकारियों यथा मैडम भीखाजी रुस्तम जी कामा, सरदार सिंह जी रेवा भाई राना, एम पी टी आचार्य तथा के आर आचार्य तथा के आर कोटवाल की गतिविधियाँ थीं।

श्याम जी कृष्ण वर्मा की सहयोगी मैडम भीखाजी कामा ने ब्रिटिश शासन के विरुद्ध प्रचार किया। इनको भारतीय क्रान्तिकारियों की माँ कहा जाता है। भीखा जी ने 18 अगस्त, 1907 को स्टुटगार्ट (जर्मनी) में होने वाले द्वितीय अन्तर्राष्ट्रीय समाजवादी कांग्रेस के सम्मेलन में भारतीय प्रतिनिधि के रूप में भाग लिया। यहाँ उन्होंने ब्रिटिश शासन के विरोध में एक उत्तेजक भाषण दिया, तथा इस सम्मेलन में तिरंगा झण्डा फहराया।

कामागाटामारू प्रकरण (1914)

कामागाटामारू प्रकरण का भारतीय राष्ट्रीय आन्दोलन में महत्त्वपूर्ण स्थान है क्योंकि इस काण्ड ने पंजाब में एक विस्फोटक स्थिति उत्पन्न कर दी थी।

पंजाब के एक क्रान्तिकारी बाबा गुरुदीता सिंह ने एक जापानी पोत 'कामागाटामारू' को किराए पर लेकर 351 पंजाबी तथा 21 मुसलमानों को सिंगापुर से वैंकूवर ले जाने का प्रयत्न किया। कनाडा सरकार ने इन यात्रियों को बन्दरगाह में उतरने की अनुमति नहीं दी और जहाज को बिना कहीं रुके हुए कलकत्ता बन्दरगाह लौटना पड़ा। इन यात्रियों का यह विश्वास था कि ब्रिटिश सरकार के कहने पर ही कनाडा की सरकार ने इन्हें वापस किया है।

कलकत्ता पहुँचने पर पुलिस के साथ इनकी झड़प हुई। जिसमें 18 लोग मारे गए। 202 लोगों को जेल भेजा गया। संघर्ष के दौरान वैंकूवर में रहने वाले भारतीयों ने हुसैन रहीम, सोहन लाल पाठक तथा बलवन्त सिंह के नेतृत्व में शोर कमेटी की स्थापना की।

गदर आन्दोलन

19वीं शताब्दी के अन्तिम भाग में बहुत से भारतीय, संयुक्त राज्य अमेरिका तथा कनाडा में जाकर बस गए थे। गोरे मजदूरों एवं उनके संगठनों द्वारा भारतीयों के प्रवेश का विरोध किया गया। तत्कालीन भारतीय गृहसचिव ने भी भारतीयों के विदेश में बसने पर प्रतिबन्ध लगाने की माँग की। उनको आशंका थी कि *"भारतीयों का गोरे मजदूरों के साथ नजदीकी सम्बन्ध होने से उनके मन में अंग्रेजों के प्रति जो इज्जत की भावना है उसको क्षति पहुँचेगी और ब्रिटेन जो आज हिन्दुस्तान पर इसी इज्जत के कारण काबिज है न कि ताकत के बल पर"* इसके अलावा उनकी यह भी चिन्ता थी कि भारतीय कहीं समाजवादी विचारधारा से प्रभावित न हो जाए।

वर्ष 1908 में कनाडा में भारतीयों के घुसने पर प्रतिबन्ध लगा दिया। इससे भारतीयों में असन्तोष की भावना जागी। प्रवासी भारतीयों द्वारा विभिन्न पत्र-पत्रिकाओं एवं संगठनों की स्थापना की गई। वर्ष 1907 में रामनाथ पुरी ने 'सरकुलर-ए-आजादी' नामक पत्र द्वारा इसमें स्वदेशी आन्दोलन का समर्थन किया। तारकनाथ दास ने वैंकूवर में 'फ्री हिन्दुस्तान' शुरू किया। जी डी कुमार ने वैंकूवर में 'स्वदेश सेवक गृह' की स्थापना की तथा गुरुमुखी में 'स्वदेश सेवक' नामक समाचार-पत्र निकालना प्रारम्भ किया। तारकनाथ दास तथा जी डी कुमार ने अमेरिका के 'सिएटल' में 'यूनाइटेड इण्डिया हाउस' की स्थापना की। इसका 'खालसा दीवान सोसायटी' से भी सम्पर्क था।

इसी क्रम में संयुक्त राज्य अमेरिका के सेन फ्रांसिस्को नगर में गदर दल का गठन किया गया। 1 नवम्बर, 1913 को संयुक्त राज्य अमेरिका के सेन फ्रांसिस्को नगर में लाला हरदयाल ने **गदर दल** का गठन किया। रामचन्द्र तथा बरकतुल्ला ने उनकी इसमें सहायता की। इसने 'गदर' नामक एक साप्ताहिक पत्रिका की भी स्थापना की जो, कि 1857 के गदर की स्मृति में स्थापित की गई थी। यह पत्रिका उर्दू, अंग्रेजी, मराठी, पंजाबी में प्रकाशित होती थी।

1 नवम्बर, 1913 को गदर का पहला अंक प्रकाशित हुआ। यह उर्दू में था, 9 सितम्बर से गुरुमुखी में भी छपने लगा। गदर पत्रिका के कारण ही इस आन्दोलन का नाम गदर आन्दोलन पड़ गया। गदर पार्टी ने सेन फ्रांसिस्को के युगान्तर आश्रम से कार्य करना प्रारम्भ किया। यह स्थान कलकत्ता की क्रान्तिकारी पत्रिका युगान्तर के नाम पर रखा गया था।

गदर पत्रिका पर लिखी पंक्ति उसके उद्देश्यों को बताती है। इस पर **अंग्रेजी राज का दुश्मन** लिखा होता था। इसके अलावा पहले पृष्ठ पर अंग्रेजी राज का 14 सूत्रीय कच्चा चिट्ठा छपता था जो लोगों को अंग्रेजी कुशासन के बारे में बताता था। उनका मानना था कि 1857 के विद्रोह को 56 वर्ष बीत चुके है अब दूसरे विद्रोह का वक्त आ गया है।

गदर आन्दोलन को तीन घटनाओं ने बहुत प्रभावित किया

1. हरदयाल की गिरफ्तारी
2. कामागाटामारू प्रकरण
3. प्रथम विश्वयुद्ध का आरम्भ

लाला हरदयाल को अराजक गतिविधियों के आरोप में वर्ष 1914 में गिरफ्तार कर लिया गया। जमानत से छूटने के पश्चात् वह जर्मनी चले गए जहाँ बर्लिन में उन्होंने भारतीय स्वतन्त्रता समिति की स्थापना की। अमेरिका से जाने के बाद गदर आन्दोलन में उनका सहयोग खत्म हो गया।

अन्तरिम सरकार का गठन

राष्ट्रपति	राजा महेन्द्र प्रताप
प्रधानमन्त्री	मौलवी बरकतुल्ला
मन्त्रिमण्डल के अन्य सदस्य	मौलाना अब्दुल्ला, मौलाना बशीर, सी पिल्लै (गृहमन्त्री), शमशेर सिंह, डॉ. मथुरा सिंह, खुदाबख्श, मोहम्मद अली आदि।

आन्दोलन का द्वितीय चरण

वर्ष 1922 में गाँधीजी द्वारा अचानक असहयोग आन्दोलन वापस ले लेने से देश में युवाओं को निराशा हुई। इससे उनके अन्दर यह भावना पनपी कि केवल हिंसात्मक तरीकों से ही स्वतन्त्रता प्राप्त की जा सकती है। रूस, चीन, आयरलैण्ड तुर्की, मिस्र की क्रान्ति से प्रेरित होकर इन्होंने ब्रिटिश साम्राज्य को खत्म करने की कोशिश की। इसके लिए उन्होंने पुराने संस्थाओं यथा युगान्तर, अनुशीलन समिति आदि को पुनर्जीवित किए।

इस चरण की एक प्रमुख विशेषता जो इसे पिछले से भिन्न करती है इसमें एक सामाजिक कार्यक्रम अपनाया गया जो कि समाजवाद पर आधारित था। इस चरण में एक अखिल भारतीय संगठन तथा संगठनों के मध्य अच्छे तालमेल की आवश्यकता का अनुभव किया गया। इस हेतु अक्टूबर, 1924 में समस्त क्रान्तिकारी दलों का कानपुर में सम्मेलन बुलाया गया तथा **हिन्दुस्तान रिपब्लिकन एसोसिएशन** (HRA) नामक संगठन की स्थापना की गई। इसकी स्थापना शचीन्द्र नाथ सान्याल, रामप्रसाद बिस्मिल, योगेश चन्द्र चटर्जी तथा चन्द्रशेखर आजाद ने की थी। एचआरए की प्रारम्भिक गतिविधियों में काकोरी काण्ड प्रमुख है। रामप्रसाद बिस्मिल ने यह विचार पेश किया कि धन इकट्ठा करने के लिए राजनैतिक डकैतियाँ की जानी चाहिए लेकिन इसका उद्देश्य मात्र सरकारी धन प्राप्त करना ही होना चाहिए। इस उद्देश्य से 9 अगस्त, 1925 को उत्तर रेलवे के लखनऊ-सहारनपुर सम्भाग के काकोरी नामक स्थान पर 8 डाउन ट्रेन पर डकैती डालकर सरकारी खजाने को लूट लिया गया। इसके पश्चात् 29 लोगों को गिरफ्तार करके उन पर मुकदमा चलाया गया।

काकोरी काण्ड के बाद पुलिस द्वारा चलाए गए दमन चक्र के फलस्वरूप एचआरए का अस्तित्व कुछ समय के लिए खत्म-सा हो गया। कुछ समय के पश्चात् हिन्दुस्तान रिपब्लिक एसोसिएशन को पुन: संगठित करने का प्रयास किया गया। 9-10 सितम्बर, 1928 को फिरोजशाह कोटला मैदान (दिल्ली) में चन्द्रशेखर आजाद के नेतृत्व में एक बैठक हुई। जिसमें एच आर ए का नाम बदल कर एच एस आर ए (हिन्दुस्तान सोशलिस्ट रिपब्लिकन एसोसिएशन) रखा गया। इसमें विजय कुमार सिन्हा, शिव वर्मा, जयदेव कपूर, भगतसिंह, भगवती चरण वोहरा, सुखदेव ने उनका सहयोग किया।

साण्डर्स की हत्या

साइमन कमीशन के विरोध प्रदर्शन के दौरान **जेम्स स्काट** की लाठी से लाला लाजपत राय की मृत्यु हो गई। एच एस आर ए के क्रान्तिकारियों ने स्काट को मृत्यु दण्ड देने का निर्णय किया। किन्तु स्काट के धोखे में पुलिस अधिकारी साण्डर्स एवं उसके लीडर चरणसिंह की हत्या हो गई। इसे 17 दिसम्बर, 1928 को भगतसिंह, चन्द्रशेखर आजाद, राजगुरु, सुखदेव आदि ने अंजाम दिया था।

सेण्ट्रल लेजिस्लेटिव एसेम्बली बम केस

एचएसआरए के दो सदस्य भगतसिंह एवं बटुकेश्वर दत्त ने 8 अप्रैल, 1929 को केन्द्रीय विधानसभा में बम फेंके। इन्होंने **पब्लिक सेफ्टी बिल** तथा **ट्रेड डिस्प्यूट बिल** के विरोध में बम फेंका था। जिसका उद्देश्य सरकार को डराना मात्र था। बम खाली स्थान पर फेंका गया था।

केन्द्रीय विधानसभा में बम फेंकते समय ही पहली बार भगत सिंह ने पहली बार इंकलाब जिन्दाबाद का नारा दिया था। उल्लेखनीय है कि **इंकलाब जिन्दाबाद** का नारा इकबाल ने दिया था। भगत सिंह ने इंकलाब जिन्दाबाद एवं साम्राज्यवाद की नाश हो के नारे लगाए। इस बम के साथ उन्होंने पर्चे भी फेंके जिसमें यह सन्देश था कि *"बहरे कानों तक अपनी आवाज पहुँचाने के लिए"*।

यद्यपि इस बम काण्ड में किसी की मृत्यु नहीं हुई थी लेकिन भगत सिंह एवं बटुकेश्वर दत्त को गिरफ्तार कर पुलिस द्वारा 5 अप्रैल, 1929 को एचएसआरए की बम फैक्ट्री (लाहौर) में छापा डाला गया और किशोरी लाल, सुखदेव और जयगोपाल को गिरफ्तार कर लिया गया। लाहौर जेल में जतिन दास द्वारा 64 दिन की भूख हड़ताल का इसी घटना से सम्बन्ध है। भगत सिंह, बटुकेश्वर दत्त, राजगुरु आदि क्रान्तिकारियों द्वारा जेल की अव्यवस्था के कारण भूख हड़ताल शुरू कर दी गई। भूख हड़ताल 13 जुलाई, 1929 को शुरू हुई। जेल प्रशासन ने इस हड़ताल को दबाने की बहुत कोशिश की लेकिन वे सफल नहीं हुए। 64वें दिन, 13 सितम्बर, 1929 को जतिन दास की मृत्यु हो गई। 23 मार्च, 1931 को भगतसिंह, सुखदेव एवं राजगुरु को फाँसी दे दी गई।

चटगाँव-आर्मरी रेड

पूर्वी बंगाल में चटगाँव नामक बन्दरगाह पर मशहूर क्रान्तिकारी सूर्यसेन के नेतृत्व में वहाँ के क्रान्तिकारी ने विद्रोह का प्रयत्न किया। सूर्यसेन ने **इण्डियन रिपब्लिकन आर्मी** की स्थापना की। इसके सदस्यों में अनन्त सिंह, अम्बिका चक्रवर्ती, लोकीनाथ, वाउल, प्रीतिलता वाडेदार, गणेश घोष, कल्पना दत्त, आनन्द गुप्ता, टेगारबल, सत्तार, मीर अहमद, फकीर अहमद, तुनु मियाँ आदि थे। सूर्यसेन ने भारतीय गणतन्त्र सेना की ओर से एक घोषणा-पत्र जारी किया जिसमें चटगाँव, मैमन सिंह के सरकारी शस्त्रागारों पर एक ही समय हमला करने की योजना थी। इस हेतु 18 अप्रैल, 1930 को सूर्यसेन के नेतृत्व में चटगाँव, बरीसाल, तथा मैमन सिंह स्थित सरकारी शस्त्रागारों पर कब्जा कर लिया।

शस्त्रागार पर कब्जे के पश्चात् 65 सदस्यीय क्रान्तिकारी दल के समक्ष सूर्यसेन ने इंकलाब जिन्दाबाद का नारा लगाया और तिरंगा झण्डा फहराया तथा अस्थायी सरकार का गठन किया। सूर्यसेन इसके राष्ट्रपति बने। 22 मई, 1930 को ब्रिटिश सेना और आई आर ए के मध्य संघर्ष हुआ। क्रान्तिकारी कारतूस लेना भूल गए थे। कई क्रान्तिकारी पकड़े गए और उन पर मुकदमा दायर हुआ। सूर्यसेन 16 फरवरी, 1933 को गिरफ्तार कर लिए गए, 12 जनवरी, 1934 को फाँसी दे दी गई। प्रीतिलता वाडेदार ने अंग्रेजों से बचने के लिए आत्महत्या कर ली। कल्पना दत्त को आजीवन कारावास की सजा मिली। 1939 में जेल से छूटी तथा कम्युनिस्ट पार्टी की सदस्यता ग्रहण कर ली।

अभ्यास प्रश्न

1. ब्रिटिश शासन काल में राष्ट्रवाद के विकास के लिए निम्न में से कौन उत्तरदायी थे?

1. भारत का आर्थिक शोषण
2. पाश्चात्य शिक्षा का प्रभाव
3. प्रेस की भूमिका

कूट

(a) 1, 2 और 3 (b) 1 और 2
(c) 2 और 3 (d) 1 और 3

2. सीपीआई के 'भारत छोड़ो आन्दोलन' का समर्थन करने से कांग्रेसी नेता बहुत नाराज थे और दूसरे महायुद्ध की समाप्ति तक कम्युनिस्टों और कांग्रेसियों के सम्बन्ध बहुत बिगड़ गए थे। कांग्रेस की कार्यकारिणी समिति ने एक उपसमिति की नियुक्ति की जिसने कांग्रेस के उन समस्त पदों पर से कम्युनिस्टों को हटाने की सिफारिश की जो चुनाव के द्वारा सम्बद्ध पदों पर निर्वाचित हुए थे। कांग्रेस कार्यकारिणी द्वारा नियुक्त इस समिति के सदस्य निम्नलिखित में से कौन-कौन थे?

1. जवाहरलाल नेहरू
2. गोविन्द बल्लभ पन्त
3. सरदार पटेल
4. मदन मोहन मालवीय

कूट

(a) 1, 3 और 4 (b) 1, 2 और 3
(c) 2, 3 और 4 (d) 1, 2, 3 और 4

3. भारत का प्रशासन ईस्ट इण्डिया कम्पनी से क्राउन के हाथों में कब हस्तान्तरित हुआ?

(a) 1773 ई. (b) 1858 ई.
(c) 1861 ई. (d) 1877 ई.

4. "भारत के लिए एकमात्र आशा जनसामान्य से है, उच्च वर्ग भौतिक और नैतिक दृष्टि से मृत है।" यह किसने कहा?

(a) स्वामी विवेकानन्द (b) महात्मा गाँधी
(c) सुभाषचन्द्र बोस (d) बाल गंगाधर तिलक

5. बीसवीं शताब्दी के प्रारम्भिक काल में भारतीय राष्ट्रीय कांग्रेस प्रभावित हुआ था

(a) बोअर युद्ध, वर्ष 1899 से (b) रूसी क्रान्ति, वर्ष 1917 से
(c) रूसी-जापान युद्ध, वर्ष 1904-1905 से
(d) प्रथम विश्वयुद्ध, वर्ष 1914 के प्रारम्भ होने से

6. लॉर्ड लिटन के काल में जो देशी भाषी प्रेस अधिनियम पारित किया गया था, उसका उद्देश्य था

(a) देशी भाषी प्रेस पर अंकुश लगाना
(b) देशी भाषी प्रेस को पूरी स्वतन्त्रता प्रदान करना
(c) देशी भाषी प्रेस को अंग्रेजी प्रेस से समानता प्रदान कराना
(d) देशी भाषी प्रेस को पक्षपातपूर्ण व्यवहार प्रदान करने के लिए

7. निम्नलिखित युग्मों में से कौन एक सुमेलित नहीं है?

(a) इण्डियन एसोसिएशन – 1876 ई.
(b) बम्बई प्रेसीडेन्सी – 1885 ई.
(c) मद्रास महाजन सभा – 1884 ई.
(d) ब्रिटिश-इण्डियन एसोसिएशन – 1890 ई.

8. राममोहन राय के सन्दर्भ में निम्नलिखित कथनों में से क्या सही है?

1. इन्होंने 1774 ई. में राधानगर में एक बंगाली ब्राह्मण कुल में जन्म लिया।
2. राममोहन राय के पिता, उनके दादा और 'राय रायान' की उपाधि के प्रथम धारक उनके पितामह सब के सब बंगाल के नवाबों के अधीन सेवा कर चुके थे।
3. 1803 ई. में अपने पिता की मृत्यु के समय राममोहन राय कम्पनी की सेवा में प्रविष्ट हुए और दो वर्ष बाद वह डिगबी के दीवान हो गए, जिसके साथ वह 1814 ई. तक रहे।
4. 1814 ई. में राममोहन राय कलकत्ता में बस गए और लोक सेवा और सुधार के एक गौरवमय जीवन का आरम्भ किया।

कूट

(a) 1, 2 और 3 (b) 2, 3 और 4
(c) 1, 2 और 4 (d) 1, 2, 3 और 4

9. **कथन** (A) प्राच्यवादी भारतीय संस्कृति के आधुनिकीकरण में सहयोगी थे।

कारण (R) प्राच्यवाद पाश्चात्यीकरण के विरोधी थे।

कूट

(a) A तथा R दोनों सही हैं तथा R, A की सही व्याख्या है
(b) A तथा R दोनों सही हैं, परन्तु R, A की सही व्याख्या नहीं है
(c) A सही है, किन्तु R गलत है
(d) A गलत है, किन्तु R सही है

10. सुमेलित कीजिए

सूची I	सूची II
A. रैले आयोग	1. प्रौढ़ शिक्षा
B. लिण्डसे आयोग	2. उच्च शिक्षा
C. बटलर आयोग	3. अनिवार्य निःशुल्क शिक्षा
D. सार्जेण्ट आयोग	4. तकनीकी शिक्षा

कूट

	A	B	C	D		A	B	C	D
(a)	1	3	4	2	(b)	3	1	4	2
(c)	1	2	3	4	(d)	1	2	4	3

11. दादा भाई नौरोजी के सन्दर्भ में निम्नलिखित कथनों में से क्या सही है?

1. 1852 ई. में स्थापित हुई बम्बई की पहली राजनीतिक संस्था बम्बई एसोसिएशन' की स्थापना का श्रेय उन्हीं को है।
2. उन्होंने अंग्रेजों को भारतीय समस्याओं से अवगत कराने के लिए लन्दन इण्डियन एसोसिएशन और फिर ईस्ट इण्डिया एसोसिएशन इत्यादि संस्थाएँ स्थापित कीं।
3. राजनीतिक विचारों में दादा भाई पूर्ण राजभक्त थे क्योंकि वह समझते थे कि अंग्रेजी राज्य से बहुत लाभ हुए हैं और वह इस साहचर्य के सदा बने रहने में अभिरुचि रखते थे।
4. यद्यपि स्वराज्य माँगने का श्रेय तिलक को था कि उन्होंने कहा 'स्वराज्य मेरा जन्मसिद्ध अधिकार है और मैं इसे लेकर रहूँगा' परन्तु कांग्रेस के मंच से इसकी पहली बार माँग करने का श्रेय दादाभाई नौरोजी को ही है, यद्यपि इसका अर्थ केवल इंग्लैण्ड के शेष उपनिवेशों में तात्कालिक स्वशासन ही था।

कूट
(a) 1, 2 और 4 (b) 1, 2 और 3
(c) 2, 3 और 4 (d) 1, 2, 3 और 4

12. संयुक्त राजभक्त सभा एवं उत्तर भारत की मुस्लिम एंग्लो ओरिएन्टल रक्षा सभा के उद्देश्यों के सन्दर्भ में निम्नलिखित कथनों में से क्या सही है?
1. कांग्रेस के प्रचार को निष्फल बनाना और लोगों को कांग्रेस से दूर रखना।
2. मुसलमानों को राजनैतिक जीवन से दूर रखना।
3. भारत में अंग्रेजी राज्य का समर्थन करना।
4. अंग्रेजी शिक्षा का पूर्ण बहिष्कार

कूट
(a) 1, 2 और 4 (b) 1, 2 और 3
(c) 2, 3 और 4 (d) 1, 2, 3 और 4

13. प्रमुख पत्र 'सोमप्रकाश' के सन्दर्भ में निम्नलिखित में से कौन-से कथन सही हैं?
1. द्वारकानाथ विद्याभूषण ने 1858 ई. में 'सोमप्रकाश' शुरू किया।
2. इसे महान् विद्वान् और समाज सुधारक ईश्वरचन्द्र विद्यासागर का समर्थन प्राप्त था।
3. विद्याभूषण के बाद इसके प्रसिद्ध सम्पादक थे ब्रह्म समाज के नेता शिवनाथ शास्त्री।
4. यह पत्र सामाजिक, नैतिक और राजनीतिक उदारवाद के मुखपत्र के रूप में काफी सम्मानित था।

कूट
(a) 1, 3 और 4 (b) 1, 2 और 3
(c) 1, 2 और 4 (d) 1, 2, 3 और 4

14. सुमेलित कीजिए

सूची I	सूची II
A. रईस और रैयत (1882)	1. सरदार दयाल सिंह मजीठिया
B. इण्डियन सोशल रिफॉर्मर	2. के नटराजन
C. ट्रिब्यून (1881)	3. शम्भूचन्द्र मुखर्जी

कूट

	A	B	C		A	B	C
(a)	1	2	3	(b)	2	3	1
(c)	3	1	2	(d)	3	2	1

15. सुमेलित कीजिए

सूची I	सूची II
A. संवाद कौमुदी	1. ईश्वरचन्द्र गुप्त
B. विविधार्थ संग्रह	2. देवेन्द्र मोहन ठाकुर
C. तत्त्वबोधिनी पत्रिका	3. राजेन्द्र मोहन मित्र
D. संवाद प्रभाकर	4. राजा राममोहन राय

कूट

	A	B	C	D		A	B	C	D
(a)	1	2	3	4	(b)	2	3	4	1
(c)	3	2	1	1	(d)	4	3	2	1

16. 'भारत छोड़ो आन्दोलन' के समय बलिया में बनी समानान्तर सरकार के सन्दर्भ में निम्नलिखित कथनों में से क्या सत्य हैं?
1. पहली ऐसी सरकार बलिया में चितू पाण्डे के नेतृत्व में बनी।
2. चितू पाण्डे अपने को गाँधीवादी कहते थे।
3. उनकी सरकार ने कलक्टर से सारे अधिकार छीन लिए और सभी गिरफ्तार कांग्रेस नेताओं को रिहा कर दिया, लेकिन उसका प्रभुत्व ज्यादा समय तक कायम नहीं रह सका।
4. ब्रिटिश सैनिकों ने वहाँ पहुँचने पर चितू पाण्डे को गिरफ्तार कर उसे फाँसी पर चढ़ा दिया।

कूट
(a) 1, 2 और 4 (b) 2, 3 और 4
(c) 1, 2 और 3 (d) 1, 2, 3 और 4

17. निम्नलिखित में किसने भारत छोड़ो आन्दोलन में प्रमुख रूप से भाग लिया था?
1. सुचेता कृपलानी 2. बीजू पटनायक
3. आर पी गोयनका 4. जयप्रकाश नारायण

कूट
(a) 1, 3 और 4 (b) 1, 2 और 4
(c) 1, 2 और 3 (d) 1, 2, 3 और 4

18. गाँधीजी ने किसे 'उत्तरतिथिय चेक' कहा?
(a) शिमला कॉन्फ्रेंस (b) अगस्त प्रस्ताव
(c) क्रिप्स शिष्टमण्डल (d) जयप्रकाश नारायण

19. 'भारत छोड़ो आन्दोलन' के सन्दर्भ में कहा गया यह कथन किसका है कि "इतना आप निश्चित जान लें कि मैं मन्त्रिमण्डलों वगैरह पर वायसराय से कोई समझौता करने नहीं जा रहा हूँ। सम्पूर्ण आजादी से कम किसी भी चीज से मैं सन्तुष्ट होने वाला नहीं। हो सकता है कि वे नमक टैक्स, शराब खोरी आदि खत्म करने का प्रस्ताव दें। लेकिन मेरे शब्द होंगे, आजादी से कम कुछ भी नहीं।"
(a) जवाहरलाल नेहरू (b) महात्मा गाँधी
(c) जे बी कृपलानी (d) जयप्रकाश नारायण

20. आजाद हिन्द फौज के कार्यों के सन्दर्भ में निम्नलिखित कथनों में से क्या सत्य है?
1. जापान सरकार ने अण्डमान एवं निकोबार द्वीप सुभाषचन्द्र बोस की सरकार को सौंप दिए। बोस दिसम्बर, 1943 में वहाँ गए तथा वहाँ उन्होंने झण्डा फहराया।
2. रंगून में अस्थायी सरकार की राजधानी एवं आजाद हिन्द फौज का कमाण्ड बना।
3. 4 फरवरी, 1944 को सुभाष ब्रिमेड रंगून से अराकान की पहाड़ियों की तरफ बढ़ी तथा अराकान के मोर्चे पर इसने ब्रिटिश सेनाओं की टुकड़ी को बुरी तरह से हराया।
4. अराकान मोर्चे पर विजय प्राप्त कर आजाद हिन्द फौज भारत की सीमा में प्रवेश करते हुए कोहिमा की ओर नागा पहाड़ियों की ओर बढ़ी। जापानियों की सहायता से उन्होंने कोहिमा पर अधिकार कर लिया और पहाड़ की चोटी पर आजाद हिन्द फौज ने भारत का तिरंगा झण्डा फहरा दिया।

कूट
(a) 1, 3 और 4 (b) 1, 2 और 3
(c) 1, 2 और 4 (d) 1, 2, 3 और 4

21. तेभागा आन्दोलन के सन्दर्भ में निम्न में से कौन-सी बातें सही हैं?
1. इस आन्दोलन का नेतृत्व बंगाल प्रान्तीय सभा ने प्रदान किया।
2. तेभागा आन्दोलन ने उस समय काफी जोर पकड़ा जब सुहरावर्दी के मुस्लिम लीग मन्त्रिमण्डल ने 22 जनवरी, 1947 को कलकत्ता गजट में बंगाल बर्गादार अस्थायी नियमन विधेयक प्रकाशित किया।
3. तेभागा आन्दोलन के मुख्य केन्द्र दिनाजपुर, रंगपुर, जलपाईगुड़ी, मैमन सिंह और मिदनापुर थे।
4. तेभागा आन्दोलन के प्रमुख नेता कृष्णविनोद राय, अवनी लाहिड़ी, और जयप्रकारश नारायण थे।

कूट
(a) 1 और 2 (b) 2 और 3
(c) 1, 2 और 3 (d) 1,2 3 और 4

22. अनुसूचित जातीय संघ की स्थापना किसने की?
(a) ज्योतिबा फूले (b) रामास्वामी नैकर
(c) महात्मा गाँधी (d) अम्बेडकर

23. वेवेल योजना के सम्बन्ध में निम्न कथन सही हैं
1. वेवेल योजना का ठोस परिणाम शिमला कॉन्फ्रेंस को बुलाया जाना था
2. इस सम्मेलन में शामिल होने के लिए कांग्रेस कार्यकारिणी के सदस्य छोड़ दिए गए।

कूट
(a) केवल 1 (b) केवल 2
(c) 1 और 2 (d) न तो 1 और न ही 2

24. **कथन** (A) निम्न जातीय आन्दोलन उत्तर भारत की अपेक्षा दक्षिण भारत एवं बंगाल में अधिक तीव्र था।
कारण (R) दक्षिण भारत एवं महाराष्ट्र में मध्यस्थ उच्च जातियाँ नहीं थीं।

कूट
(a) A तथा R दोनों सही हैं तथा R, A की सही व्याख्या है
(b) A तथा R दोनों सही हैं, परन्तु R, A की सही व्याख्या नहीं है
(c) A सही है, किन्तु R गलत है
(d) A गलत है, किन्तु R सही है

25. कैबिनेट मिशन से किस शर्त पर भारतीय नेताओं ने बातचीत की?
(a) संविधान के निर्माण
(b) प्रतिरक्षा सौंपने
(c) अन्तरिम सरकार के निर्माण
(d) सत्ता हस्तान्तरण

26. सुमेलित कीजिए

सूची I	सूची II
A. मैकाले का दृष्टिकोण स्वीकार	1. 1835 ई.
B. चार्ल्स वुड डिस्पैच	2. 1855 ई.
C. लोक शिक्षा विभाग की स्थापना	3. 1854 ई.
D. बम्बई, कलकत्ता एवं मद्रास विवि की स्थापना	4. 1857 ई.

कूट
A B C D
(a) 1 2 3 4
(b) 1 2 4 3
(c) 1 3 2 4
(d) 1 3 4 2

27. दयानन्द एंग्लो वैदिक (डीएवी) आन्दोलन के सम्बन्ध में कौन-से कथन सत्य हैं?
1. इसकी स्थापना लाहौर में की गई।
2. ऐसी पश्चिमी शिक्षा के विस्तार एवं प्रभाव को रोकना जिसमें भारतीय साहित्य एवं संस्कृति का कोई स्थान न हो।
3. इन शिक्षण संस्थाओं ने अपने पाठ्यक्रम में अंग्रेजी साहित्य एवं पाश्चात्य विज्ञान को शामिल किया।
4. इनका उद्देश्य भारतीय भाषाओं एवं साहित्य को विकसित करना था।

कूट
(a) 1 और 2 (b) 1, 2 और 3
(c) 1, 2 और 4 (d) 1, 2, 3 और 4

28. गोपाल कृष्ण गोखले के सन्दर्भ में निम्नलिखित कथनों में से कौन-से सत्य हैं?
1. गोपाल कृष्ण गोखले महादेव गोविन्द रानाडे, जिन्हें महाराष्ट्र का सुकरात कहा जाता है, के अनुयायी थे।
2. वे गाँधीजी के गुरु थे।
3. गोखले का जन्म 9 मई, 1860 को कोल्हापुर (महाराष्ट्र) के एक कायस्थ वंश में हुआ था।
4. 1884 में बी ए पास करने के पश्चात् वह रानाडे द्वारा स्थापित दक्कन शिक्षा सभा में सम्मिलित हो गए।

कूट
(a) 1, 3, और 4 (b) 1, 2 और 3
(c) 1, 2 और 4 (d) 1, 2, 3 और 4

29. सुमेलित कीजिए

सूची I	सूची II
A. यूनाइटेड इण्डियन पेट्रिऑटिक एसोसिएशन का गठन	1. 1878 ई.
B. मोहम्मडन शिक्षा सभा बनाई	2. 1875 ई.
C. मोहम्मडन एंग्लो-ओरिएण्टल कॉलेज अलीगढ़ की स्थापना	3. 1886 ई.
D. केन्द्रीय विधानपरिषद् के सदस्य मनोनीत किए गए	4. 1888 ई.

कूट
A B C D
(a) 4 2 3 1
(b) 2 3 4 1
(c) 4 3 2 1
(d) 4 1 3 2

30. सुमेलित कीजिए

सूची I	सूची II
A. ईस्ट इण्डिया कम्पनी में एक छोटे न्यायिक पद पर नियुक्त	1. 1869 ई.
B. मुन्सिफ बने	2. 1888 ई.
C. 'सर' की उपाधि से विभूषित किए गए	3. 1841 ई.
D. लन्दन गए और एक अन्य उपाधि से विभूषित किए गए	4. 1838 ई.

कूट
A B C D
(a) 1 2 3 4
(b) 4 3 2 1
(c) 4 1 2 3
(d) 4 2 3 1

31. भारतीय शिक्षा की नीति निर्धारण में दो वर्ग थे, प्राच्यविद्या समर्थक एवं पाश्चात्य विद्या समर्थक। प्राच्यवादियों के सम्बन्ध में क्या सत्य है?

1. भारत में प्रथम वैज्ञानिक प्रयोगशाला का निर्माण किया।
2. वे स्थिर शास्त्रीयतावादी थे।
3. पाश्चात्यीकरण के विरोधी थे।
4. उनका प्रभाव नगरीकरण को प्रोत्साहन देने वाला और धर्म निरपेक्ष था।

कूट

(a) 1, 2 और 3 (b) 1, 3 और 4
(c) 2, 3 और 4 (d) 1, 2, 3 और 4

32. 26 जुलाई, 1876 को स्थापित इण्डियन एसोसिएशन के संस्थापक निम्नलिखित में से कौन-कौन हैं?

1. आनन्द मोहन बोस 2. अवनी मुखर्जी
3. दादाभाई नौरोजी 4. सुरेन्द्र नाथ बनर्जी

कूट

(a) 1 और 4 (b) 2 और 3
(c) 3 और 4 (d) 2, 3 और 4

33. सुमेलित कीजिए

सूची I	सूची II
A. डी ए वी कॉलेज	1. स्वामी श्रद्धानन्द
B. गुरुकुल काँगड़ी	2. लाला हंसराज
C. दक्कन एजूकेशन सोसायटी	3. एल्फिंसटन
D. नेटिव एजूकेशन सोसाइटी ऑफ बॉम्बे	4. आगरकर

कूट

	A	B	C	D
(a)	1	2	3	4
(b)	2	1	3	4
(c)	2	1	4	3
(d)	1	2	4	3

34. सुमेलित कीजिए

सूची I	सूची II
A. विलियम बैण्टिक	1. मैकाले के प्रस्ताव स्वीकार
B. लार्ड ऑकलैण्ड	2. स्त्री शिक्षा के सम्बन्ध में प्रस्ताव
C. लॉर्ड हार्डिंग	3. अधोमुखी निस्पन्दन सिद्धान्त
D. डलहौजी	4. अध्यापकों के प्रशिक्षण के लिए नॉर्मल स्कूल

कूट

	A	B	C	D
(a)	1	2	3	4
(b)	1	3	4	2
(c)	3	1	4	2
(d)	1	3	2	4

35. निम्नलिखित कथनों की सत्यता का परीक्षण करें

1. ए ओ ह्यूम ने 1884 ई. में भारतीय राष्ट्रीय संघ की स्थापना की
2. भारतीय राष्ट्रीय कांग्रेस के प्रथम अधिवेशन में 72 लोगों ने हिस्सा लिया
3. सर सैयद अहमद खान कांग्रेस के प्रथम अधिवेशन में शामिल प्रमुख सदस्यों में से एक थे।
4. सुरेन्द्र नाथ बनर्जी ने प्रथम अधिवेशन में भाग नहीं लिया

कूट

(a) 1, 2 और 3 (b) 2, 3 और 4
(c) 3 और 4 (d) 1, 2 और 4

36. सुमेलित कीजिए

सूची I	सूची II
A. कलकत्ता में मेडिकल कॉलेज	1. 1856 ई.
B. कलकत्ता में इंजीनियरिंग कॉलेज	2. 1835 ई.
C. रुड़की में इंजीनियरिंग कॉलेज	3. 1851 ई.
D. पूना संस्कृत कॉलेज	4. 1837 ई.

कूट

	A	B	C	D
(a)	1	2	3	4
(b)	2	1	3	4
(c)	2	1	4	3
(d)	1	2	4	3

37. **कथन** (A) अंग्रेजी भाषा ने विभिन्न प्रान्तों के राष्ट्रवादियों में विचारों के आदान-प्रदान में मुख्य भूमिका निभाई।

कारण (R) अंग्रेजी शिक्षा ने भारत में राष्ट्रवाद को जन्म दिया अन्यथा भारत में राष्ट्रवाद न पनपता।

कूट

(a) A तथा R दोनों सही हैं तथा R, A की सही व्याख्या है
(b) A तथा R दोनों सही हैं, परन्तु R, A की सही व्याख्या नहीं है
(c) A सही है, किन्तु R गलत है
(d) A गलत है, किन्तु R सही है

38. सुमेलित कीजिए

सूची I (समाचार-पत्र एवं पत्रिकाएँ)	सूची II (सम्पादकों के नाम)
A. मिरातुल अखबार	1. दादाभाई नौरोजी
B. रस्त गोफ्तार	2. लैस्टर हचिंसन
C. केसरी	3. राजा राममोहन राय
D. न्यू स्पार्क	4. बी जी तिलक
	5. फिरोजशाह मेहता

कूट

	A	B	C	D
(a)	1	5	3	2
(b)	5	3	4	1
(c)	3	1	4	2
(d)	3	1	2	4

39. सुमेलित कीजिए

सूची I	सूची II
A. बंगाली	1. ए एन सेन
B. इण्डियन मिरर	2. जी के गोखले
C. सुधारक	3. दादाभाई नौरोजी
D. वॉयस ऑफ इण्डिया	4. एस एन बनर्जी

कूट

	A	B	C	D
(a)	4	1	2	3
(b)	1	2	3	4
(c)	3	4	1	2
(d)	2	3	4	1

40. "ब्रिटेन के लोग अपने कर्त्तव्य और हित दोनों से इस बात के लिए बाध्य हैं कि वे भारत से ली हुई सम्पदा भारत को ऋण रूप में दे दें ताकि उसके संसाधनों का विकास हो सके।" यह कथन किसका है?

(a) रमेशचन्द्र दत्त (b) गोपाल कृष्ण गोखले
(c) दादाभाई नौरोजी (d) बाल गंगाधर तिलक

41. भारत के स्वाधीनता संग्राम में ड्रेन सिद्धान्त का निर्माण किसने किया था?
(a) सुरेन्द्रनाथ बनर्जी (b) दादाभाई नौरोजी
(c) गोपालकृष्ण गोखले (d) गोविन्द रानाडे

42. "एक अच्छी सरकार कभी-भी स्वशासन के लिए एक अच्छा अनुकल्प नहीं थी।" यह किसने कहा था?
(a) महात्मा गाँधी (b) गोपालकृष्ण गोखले
(c) स्वामी दयानन्द (d) राजा राममोहन राय

43. भारतीय राष्ट्रीय कांग्रेस के संस्थापक कौन माने जाते हैं?
(a) बदरुद्दीन तैयबजी और जवाहरलाल नेहरू
(b) गोपालकृष्ण गोखले और दादाभाई नौरोजी
(c) मदन मोहन मालवीय और लोकमान्य तिलक
(d) ए ओ ह्यूम और सुरेन्द्रनाथ बनर्जी

44. सुमेलित कीजिए

सूची I	सूची II
A. अपवाह सिद्धान्त	1. सी आर दास
B. स्वराज्य मेरा जन्मसिद्ध अधिकार है	2. एम ए जिन्ना
C. पृथक् साम्प्रदायिक मतदाता मण्डल	3. बी जी तिलक
D. विधानमण्डल में प्रवेश	4. दादाभाई नौराजी

कूट
A B C D
(a) 4 3 2 1
(b) 3 4 1 2
(c) 1 2 3 4
(d) 4 2 3 1

45. 'ए नेशन इन मेकिंग', नामक पुस्तक का लेखक कौन है?
(a) आर सी दत्त (b) फिरोजशाह मेहता
(c) सुरेन्द्रनाथ बनर्जी (d) विपिन चन्द्र पाल

46. 'हिन्दू पैट्रियट' सबसे पहला महत्त्वपूर्ण पत्र था जिसके मालिक तथा सम्पादक भारतीय थे। इस पत्र के सम्बन्ध में निम्नलिखित में से कौन-सा कथन सत्य है?
1. इसके पहले दो वर्षों में गिरीश चन्द्र घोष सम्पादक थे।
2. 1855 ई. में हरिश्चन्द्र मुखर्जी इसके सम्पादक हो गए। वह निर्भीकता से बगान मालिकों के अत्याचारों की पोल खोलने तथा सताए हुए किसानों की सहायता में लगे रहे।
3. 1861 ई. में हरिश्चन्द्र मुखर्जी की मृत्यु के उपरान्त कृस्टोदास पाल इसके सम्पादक हुए। वह ब्रिटिश शासन के प्रशंसक थे और ब्रिटिश उदारवाद (लिबरल मत) का प्रतिपादन करते थे।
4. 1893 ई. में कृष्टोदास पाल की मृत्यु के बाद यह पत्र बन्द हो गया।

कूट
(a) 1, 3 और 4 (b) 1, 2 और 4
(c) 1, 2 और 3 (d) 1, 2, 3 और 4

47. 'अमृत बाजार पत्रिका' के सन्दर्भ में निम्नलिखित में से क्या सत्य है?
1. शिशिर कुमार, बसन्त कुमार और हेमन्त कुमार नामक इन घोष बन्धुओं ने 1868 में अमृत बाजार पत्रिका नाम से एक बंगला पत्र प्रकाशित किया।
2. यह पत्र 1872 ई. में कलकत्ता चला गया और 1878 ई. 'देशी भाषा पत्र कानून' की गिरफ्त से बचने के लिए रातोरात बंगला से अंग्रेजी हो गया।
3. 'पत्रिका' भी सरकारी रंग-ढंग की बहुत खुलकर आलोचना किया करती थी।
4. 1880 ई. में रिपन ने इस पत्र को अंग्रेजों की कटु आलोचना करने के कारण बन्द कर दिया।

कूट
(a) 1, 3 और 4 (b) 1, 2 और 4
(c) 1, 2 और 3 (d) 1, 2, 3 और 4

48. अनुशीलन समिति का कौन सदस्य सैन्य प्रशिक्षण लेने विदेश गया?
(a) बारीन्द्र कुमार घोष (b) हेमचन्द्र कानूनगो
(c) पुलिस दास (d) जतिन नाथ बनर्जी

49. सुमेलित कीजिए

सूची I	सूची II
A. एकान्तवासी योगी	1. श्रीधर पाठक
B. फिसाना-ए-आजाद	2. रतननाथ दर सरशार
C. मुसद्दसे हाली	3. अलताफ हुसैन हाली

कूट
A B C
(a) 1 3 2
(b) 1 2 3
(c) 2 3 1
(d) 3 2 1

50. महात्मा गाँधी के सन्दर्भ में निम्नलिखित कथनों में से क्या सत्य है?
1. मोहनदास करमचन्द गाँधी का जन्म 2 अक्टूबर, 1869 को गुजरात के पोरबन्दर स्थान पर हुआ।
2. 1891 ई. में गाँधीजी ने इंग्लैण्ड से बैरिस्टरी पास की और पहले राजकोट में और फिर बम्बई में वकालत करने लगे।
3. 1893 ई. में उन्हें दक्षिणी अफ्रीका की एक व्यापारिक कम्पनी से निमन्त्रण मिला और वह वहाँ चले गए।
4. दक्षिणी अफ्रीका में गाँधीजी ने गोरों द्वारा काले (अफ्रीकी तथा भारतीय) लोगों से रंगभेद की नीति के विरुद्ध विरोध प्रकट किया तथा नटाल भारतीय कांग्रेस बनाई और जेल गए।

कूट
(a) 1, 2 और 4 (b) 2, 3 और 4
(c) 1, 2 और 3 (d) 1, 2, 3 और 4

51. सुमेलित कीजिए

सूची I	सूची II
A. युगान्तर	1. लन्दन
B. काल	2. पेरिस
C. इण्डियन सोशलिस्ट	3. महाराष्ट्र
D. वन्देमातरम्	4. बंगाल

कूट
A B C D
(a) 1 2 3 4
(b) 4 3 1 2
(c) 2 1 4 3
(d) 3 4 2 1

52. सुमेलित कीजिए

सूची I	सूची II
A. बम्बई	1. अधिकारी
B. कलकत्ता	2. मुजफ्फर अहमद
C. पंजाब	3. सोहन सिंह जोश
D. संयुक्त प्रान्त	4. विश्वनाथ मुखर्जी

कूट
A B C D
(a) 1 2 3 4
(b) 2 1 4 3
(c) 1 2 4 3
(d) 2 1 3 4

53. कांग्रेस का तिरंगा झण्डा आजाद हिन्द फौज का झण्डा था और इसकी सेना के तीन ब्रिगेडों के नाम निम्नलिखित में से कौन-कौन-से थे?

1. सुभाष ब्रिगेड 2. गोखले ब्रिगेड
3. गाँधी ब्रिगेड 4. नेहरू ब्रिगेड

कूट
(a) 1, 2 और 4 (b) 2, 3 और 4
(c) 1 और 4 (d) 1, 3 और 4

54. सुमेलित कीजिए

सूची I	सूची II
A. उस्मानिया विश्वविद्यालिय	1. 1916 ई.
B. अलीगढ़ विश्वविद्यालय	2. 1917 ई.
C. मैसूर विश्वविद्यालय	3. 1918 ई.
D. पटना विश्वविद्यालय	4. 1920 ई.

कूट

	A	B	C	D
(a)	1	2	3	4
(b)	3	4	1	2
(c)	4	3	1	2
(d)	1	2	4	3

55. मुस्लिम लीग के पहले अध्यक्ष का क्या नाम था?
(a) लियाकत अली (b) आगा खाँ
(c) फजलुल हक (d) मुहम्मद अली जिन्ना

56. **कथन** (A) कैबिनेट मिशन ने पाकिस्तान की माँग अस्वीकार कर दी।
कारण (R) लीग के पाकिस्तान की सम्भावना समाप्त हो गई।

कूट
(a) A तथा R दोनों सही हैं तथा R, A की सही व्याख्या है
(b) A तथा R दोनों सही हैं, परन्तु R, A की सही व्याख्या नहीं है
(c) A सही है, किन्तु R गलत है
(d) A गलत है, किन्तु R सही है

57. सरोजिनी नायडू ने 'हिन्दू मुस्लिम एकता के राजदूत' की संज्ञा किसे दी थी?
(a) मौलाना आजाद (b) मोहम्मद अली जिन्ना
(c) महात्मा गाँधी (d) एनी बेसेन्ट

58. जिन्ना की चौदह सूत्री माँगों में निम्नांकित में से कौन-सी माँगे सही हैं?

1. पृथक् निर्वाचन क्षेत्र।
2. केन्द्रीय विधानमण्डल में मुसलमानों के लिए एक-तिहाई स्थानों का आरक्षण।
3. बंगाल और पंजाब के विधानमण्डलों में जनसंख्या के अनुपात में मुसलमानों के लिए स्थानों का आरक्षण।
4. अवशिष्ट शक्तियाँ प्रान्तों को दी जाएँ।

कूट
(a) 1 और 2 (b) 2, 3 और 4
(c) 3 और 4 (d) 1, 2, 3 और 4

59. हिन्दू महासभा के सन्दर्भ में निम्नलिखित कथनों में से क्या सत्य है?

1. 1910 ई. में इलाहाबाद में प्रमुख हिन्दुओं ने अखिल भारतीय हिन्दू महासभा बनाने का निश्चय किया।
2. 1911 ई. में पंजाब हिन्दू महासभा ने अमृतसर में हिन्दू सम्मेलन का आयोजन किया।
3. हिन्दू महासभा ने हरिद्वार में अपने मुख्य कार्यालय स्थापित किए।
4. वी डी सावरकर के नेतृत्व में जो 1938 ई. में इसके प्रधान चुने गए और प्राय: बहुत देर तक इस पद पर चुने जाते रहे, हिन्दू महासभा ने एक राजनैतिक कार्यक्रम भी बना लिया।
5. वी डी सावरकर की मृत्यु के उपरान्त श्री श्यामा प्रसाद मुखर्जी इसके प्रधान बने।

कूट
(a) 1, 2 और 4 (b) 2, 3 और 4
(c) 1, 2, 3 और 4 (d) ये सभी

60. यह कथन किसका है कि "यदि हम वर्ष में एक बार मेढक की भाँति टर्राएँ तो हमें अपने प्रयत्नों में सफलता नहीं मिलेगी"?
(a) दादाभाई नौरोजी (b) लाला लाजपत राय
(c) बाल गंगाधर तिलक (d) विपिन चन्द्र पाल

61. निम्नांकित घटनाओं का सही क्रम बताइए

1. कैनेडी हत्या काण्ड।
2. ले. गवर्नर फुल्लर की हत्या का प्रयास।
3. कर्जन वाइली की हत्या।
4. लॉर्ड हार्डिंग की हत्या का प्रयास।

कूट
(a) 1, 2 और 3 (b) 2, 1, 3 और 4
(c) 2, 1, 4 और 3 (d) 1, 2, 4 और 3

62. हिन्दू साम्प्रदायिक विचारधारा और राजनीति की नींव किन नेताओं ने रखी?

1. वी एन मुखर्जी 2. गोलवलकर
3. लालचन्द 4. श्यामा प्रसाद मुखर्जी

कूट
(a) 1, 2 और 3 (b) 1, 2, 3 और 4
(c) 1 और 4 (d) 1 और 3

63. **कथन** (A) लखनऊ समझौते ने, भारतीय राजनीति में भविष्य के लिए सम्प्रदायवाद का रास्ता खोल दिया।
कारण (R) यह शिक्षित हिन्दू और मुसलमानों को पृथक् हस्तियों के रूप में एक साथ लाने की धारणा पर आधारित था।

कूट
(a) A तथा R दोनों सही हैं तथा R, A की सही व्याख्या है
(b) A तथा R दोनों सही हैं, परन्तु R, A की सही व्याख्या नहीं है
(c) A सही है, किन्तु R गलत है
(d) A गलत है, किन्तु R सही है

64. सुमेलित कीजिए

सूची I	सूची II
A. हिन्दुस्तान रिपब्लिक एसोसिएशन (या आर्मी)	1. सूर्यसेन
B. हिन्दुस्तान सोशलिस्ट रिपब्लिकन एसोसिएशन (या आर्मी)	2. भगत सिंह
C. पंजाब नौजवान भारत सभा	3. रामप्रसाद बिस्मिल
D. रिवोल्ट ग्रुप	4. चन्द्रशेखर आजाद

कूट

	A	B	C	D
(a)	3	4	2	1
(b)	1	2	3	4
(c)	3	1	4	2
(d)	4	3	2	1

65. सुमेलित कीजिए

सूची I	सूची II
A. चरगाँव शस्त्रागार	1. लाला हरदयाल
B. काकोरी षड्यन्त्र	2. जतिन दास
C. लाहौर षड्यन्त्र	3. सूर्यसेन
D. गदर पार्टी	4. रामप्रसाद बिस्मिल
	5. वासुदेव बलवन्त फड़के

कूट

	A	B	C	D
(a)	3	4	1	5
(b)	4	3	2	5
(c)	3	4	2	1
(d)	2	4	3	1

66. जलियाँवाला बाग हत्याकाण्ड की जाँच के लिए अखिल भारतीय कांग्रेस समिति ने 7 जून, 1919 को कितने सदस्यों की एक उपसमिति नियुक्त कर दी थी?

(a) 7 सदस्यों की
(b) 8 सदस्यों की
(c) 9 सदस्यों की
(d) 12 सदस्यों की

67. **कथन** (A) नेहरू रिपोर्ट सर्वसम्मति से स्वीकार न हो सकी।
कारण (R) कांग्रेस ने साम्प्रदायिक नेताओं और व्यक्तियों के विरुद्ध कड़ा राजनीतिक विचारधारात्मक रुख अपनाया।

कूट

(a) A तथा R दोनों सही हैं तथा R, A की सही व्याख्या है
(b) A तथा R दोनों सही हैं, परन्तु R, A की सही व्याख्या नहीं है
(c) A सही है, किन्तु R गलत है
(d) A गलत है, किन्तु R सही है

68. नेहरू रिपोर्ट के सन्दर्भ में जिन शहरों में बैठकें हुईं उन्हें क्रम से कीजिए

1. पूना
2. दिल्ली
3. कलकत्ता
4. लखनऊ

कूट

(a) 2, 1, 4 और 3
(b) 3, 1, 4 और 2
(c) 1, 3, 2 और 4
(d) 4, 2, 3 और 1

69. सी आर दास तथा मोतीलाल नेहरू ने विधान परिषदों के स्वरूप को बदलने तथा उसमें भाग लेने से सम्बन्धित प्रस्ताव पेश किया जिसका विरोध किया

1. वल्लभभाई पटेल
2. राजेन्द्र प्रसाद
3. सी राजगोपालाचारी
4. मदन मोहन मालवीय

कूट

(a) 1 और 2
(b) 2 और 3
(c) 1, 2 और 3
(d) 1, 2, 3 और 4

70. 31 दिसम्बर, 1928 से दिल्ली में आयोजित 'ऑल पार्टीज मुस्लिम कॉफ्रेंस' द्वारा पारित प्रस्तावों में कौन-सा/से सही है/हैं?

1. बहुसंख्यक प्रान्तों में बहुमत।
2. अल्पसंख्यक प्रान्तों में अधिप्रतिनिधित्व।

कूट

(a) केवल 1
(b) केवल 2
(c) 1 और 2
(d) न तो 1 और न ही 2

71. वर्ष 1927 में पारित 'दिल्ली प्रस्ताव' में मुस्लिम लीग ने क्या माँगें रखीं

1. सिन्ध को एक अलग राज्य बनाया जाए।
2. केन्द्रीय विधायिका में मुसलमानों को $33\frac{1}{2}\%$ प्रतिनिधित्व मिले।
3. पंजाब एवं बंगाल में प्रतिनिधित्व का अनुपात आबादी के अनुसार हो।
4. उत्तर-पश्चिमी सीमा प्रान्त में मुसलमानों को 50% प्रतिनिधित्व मिले।

कूट

(a) 1, 2 और 3
(b) 2, 3 और 4
(c) 1, 3 और 4
(d) 1, 2, 3 और 4

72. सुमेलित कीजिए

सूची I	सूची II
A. रूस की स्थिति (लेख)	1. रामशंकर अवस्थी
B. सामाजिकवाद (1921 ई.)	2. मातासेवक पाठक
C. राज्य सम्बन्धी सिद्धान्त (1920 ई.)	3. सीताराम साखते
D. बोल्शेविक जादूगर (1921 ई.)	4. डॉ सुधेन्दु बोस

कूट

	A	B	C	D
(a)	1	2	3	4
(b)	2	3	4	1
(c)	3	4	2	1
(d)	4	3	2	1

73. सुमेलित कीजिए

सूची I	सूची II
A. रूस की राजक्रान्ति (1920 ई.)	1. राहुल सांकृत्यायन
B. रूस का पुनर्जन्म (1920 ई.)	2. विश्वम्भर नाथ जिंजा
C. रूस के युगान्तर (1922 ई.)	3. सोमदत्त वेदालंकार
D. वोल्गा से गंगा तक	4. राजशंकर अवस्थी

कूट

	A	B	C	D
(a)	3	4	1	2
(b)	3	2	1	4
(c)	4	3	2	1
(d)	4	2	1	3

74. सुमेलित कीजिए

सूची I (अखबार)	सूची II (सम्पादक)
A. बंगवासी	1. जोगेन्द्रनाथ बोस
B. मॉडर्न रिव्यू	2. रामानन्द चटर्जी
C. बॉम्बे क्रॉनिकल	3. बी जी हार्नीमन
D. सर्वेण्ट्स ऑफ इण्डिया सोसायटी	4. श्रीनिवास शास्त्री

कूट

	A	B	C	D
(a)	3	4	1	2
(b)	1	3	2	4
(c)	1	2	3	4
(d)	2	1	4	3

75. सुमेलित कीजिए

सूची I (अखबार)	सूची II (सम्पादक)
A. जुगान्तर और वन्देमातरम	1. घोष बन्धु
B. इण्डिपेण्डेण्ट	2. पण्डित मोतीलाल नेहरू
C. हिन्दुस्तान टाइम्स	3. के एम पणिक्कर
D. आज	4. शिवप्रसाद गुप्त

कूट

	A	B	C	D			A	B	C	D
(a)	3	4	1	2		(b)	1	3	2	4
(c)	2	3	1	4		(d)	1	2	3	4

76. किस विधेयक के विरोध में संसद पर बम फेंका गया?

1. लोक सुरक्षा विधेयक
2. व्यापारी विवाद अधिनियम
3. विस्फोटक पदार्थ अधिनियम
4. राजद्रोहात्मक सभा निवारण अधिनियम

कूट

(a) 1, 2 और 3 (b) 2, 3 और 4
(c) 1, 2, 3 और 4 (d) 1 और 2

77. सुमेलित कीजिए

सूची I	सूची II
A. अखिल भारतीय कांग्रेसी समाजवादी दल	1. 1920 ई.
B. पंजाब समाजवादी दल	2. 1939 ई.
C. फॉरवर्ड ब्लॉक	3. 1933 ई.
D. भारतीय साम्यवादी दल	4. 1934 ई.

कूट

	A	B	C	D			A	B	C	D
(a)	2	3	4	1		(b)	2	4	3	1
(c)	4	3	2	1		(d)	4	2	3	1

78. सुमेलित कीजिए

सूची I (अखबार)	सूची II (सम्पादक)
A. ट्रिब्यून	1. सर दयाल सिंह मजीठिया
B. हिन्दू	2. वीर राघवाचारी
C. हिन्दुस्तान रिव्यू	3. सच्चिदानन्द सिन्हा
D. इण्डियन रिव्यू	4. जी ए नटेशन

कूट

	A	B	C	D			A	B	C	D
(a)	1	2	3	4		(b)	1	3	2	4
(c)	2	3	1	4		(d)	2	3	1	4

79. सुभाषचन्द्र बोस तथा उनके द्वारा गठित भारतीय राष्ट्रीय सेना के कार्यों के सन्दर्भ में निम्नलिखित कथनों में से क्या सत्य है?

1. भारतीय राष्ट्रीय सेना को सुभाष बाबू ने दिल्ली चलो का 'युद्ध नारा' दिया।
2. भारतीय राष्ट्रीय सेना ने मार्च, 1944 में भारत पर आक्रमण कर दिया तथा मई, 1944 तक स्वतन्त्र भारतीय भूमि पर नागालैण्ड के कोहिमा स्थान पर 'तिरंगा' झण्डा गाड़ दिया।
3. भारतीय राष्ट्रीय कांग्रेस ने एक आई एन ए रक्षा समिति गठित की जिसमें सर तेज बहादुर सप्रू, भूला भाई देसाई तथा पण्डित जवाहरलाल नेहरू जैसे प्रतिभाशाली लोग थे।
4. आईएनए के तीन अफसरों पर अंग्रेजों ने 'देशद्रोह' का अभियोग चलाया जिसकी सुनवाई दिल्ली के लाल किले में सैनिक न्यायालय ने की।

कूट

(a) 1, 2 और 3 (b) 1, 2 और 4
(c) 1, 3 और 4 (d) 1, 2, 3 और 4

80. साइमन रिपोर्ट के सन्दर्भ में निम्न में से कौन-सी बातें सही हैं?

1. भारतीय संविधान संघीय होना चाहिए।
2. केन्द्र में कोई उत्तरदायित्व भारतीयों को न सौंपा जाए।
3. प्रान्तों को पूर्ण स्वायत्तता प्रदान की जाए किन्तु गवर्नर को भी पूर्ण अधिकार प्रदान किए जाएँ।
4. भारतीय विषयों पर विचार-विमर्श हेतु एक काउन्सिल की स्थापना हो जिसमें भारतीय राज्यों एवं अंग्रेजी भारत के विभिन्न दलों के प्रतिनिधि हों।

कूट

(a) 1, 2 और 3 (b) 1, 3 और 4
(c) 2 और 3 (d) 1, 2, 3 और 4

81. सुमेलित कीजिए

सूची I (लेखक)	सूची II (पुस्तकें)
A. डॉ. राजेन्द्र प्रसाद	1. यंग इण्डिया
B. लाला लाजपत राय	2. एट द फीट ऑफ महात्मा गाँधी
C. मौलाना ए के आजाद	3. द इण्डियन स्ट्रगल
D. सुभाषचन्द्र बोस	4. इण्डिया विन्स फ्रीडम

कूट

	A	B	C	D			A	B	C	D
(a)	1	2	3	4		(b)	2	1	4	3
(c)	3	2	4	1		(d)	2	4	1	3

82. सेण्ट्रल लेजिस्लेटिव असेम्बली में स्वराजियों ने तीन बड़े मुद्दों को उठाया। ये मुद्दे थे

1. स्वशासन की स्थापना के लिए संविधान में परिवर्तन।
2. नागरिक स्वतन्त्रता की बहाली।
3. देशी उद्योगों का विकास

कूट

(a) 1 और 2 (b) केवल 1
(c) 2 और 3 (d) 1, 2 और 3

83. क्रम से व्यवस्थित कीजिए

1. चटगाँव आर्मरी रेड 2. भगत सिंह को फाँसी
3. चन्द्रशेखर आजाद की वीरगति 4. सूर्यसेन को फाँसी

कूट

(a) 1, 2, 3, 4 (b) 1, 2, 4, 3
(c) 2, 3, 1, 4 (d) 1, 4, 2, 3

84. सुमेलित कीजिए

सूची I (लेखक)	सूची II (पुस्तकें)
A. डॉ. राजेन्द्र प्रसाद	1. यंग इण्डिया
B. लाला लाजपत राय	2. एट द फीट ऑफ महात्मा गाँधी
C. मौलाना अबुल कलाम आजाद	3. द इण्डियन स्ट्रगल
D. सुभाषचन्द्र बोस	4. इण्डिया विन्स फ्रीडम

कूट

	A	B	C	D
(a)	1	2	3	4
(b)	2	1	4	3
(c)	3	2	4	1
(d)	2	4	1	3

85. **कथन** (A) अली भाइयों ने नेहरू रिपोर्ट को अस्वीकार करने के लिए विभिन्न प्रान्तीय मुसलमान संगठनों को प्रोत्साहित किया।
कारण (R) दिसम्बर, 1928 में जिन्ना के नेतृत्व वाली मुस्लिम लीग प्रभावहीन थी इसलिए नेहरू रिपोर्ट पर जिन्ना द्वारा प्रस्तुत आपत्तियों पर कांग्रेस ने कोई ध्यान नहीं दिया।
कूट
(a) A तथा R दोनों सही हैं तथा R, A की सही व्याख्या है
(b) A तथा R दोनों सही हैं, परन्तु R, A की सही व्याख्या नहीं है
(c) A सही है, किन्तु R गलत है
(d) A गलत है, किन्तु R सही है

86. सिकन्दर जिन्ना पैक्ट में क्या शर्तें थीं?
1. यूनियनिस्ट दल का मुस्लिम लीग में विलय होगा।
2. नया मन्त्रिमण्डल मुस्लिम लीग का बनेगा।
3. यूनियनिस्ट दल के लोग मुस्लिम लीग की सदस्यता ग्रहण कर लेंगे।
4. मन्त्रिमण्डल यूनियनिस्ट दल का ही कहलाएगा

कूट
(a) 1 और 2 (b) 2 और 3 (c) 3 और 4 (d) 1 और 4

87. सुमेलित कीजिए

सूची I (अखबार)	सूची II (समर्थक)
A. टाइम्स ऑफ इण्डिया	1. ब्रिटिश नीतियों का समर्थक
B. पॉयनियर	2. भू-स्वामी और महाजनों
C. मद्रास मेल	3. यूरोपीय वाणिज्य समुदाय
D. स्टेट्समैन	4. सरकार और भारतीय राष्ट्रवादियों की आलोचना

कूट

	A	B	C	D
(a)	3	4	2	1
(b)	1	2	3	4
(c)	2	3	1	4
(d)	2	1	4	3

88. खिलाफत और असहयोग आन्दोलनों के दौरान राष्ट्रवादी धारा मजबूत हुई तथा हिन्दू-मुस्लिम एकता के नारे लगने लगे। प्रसिद्ध आर्य समाजी नेता स्वामी श्रद्धानन्द को दिल्ली की जामा मस्जिद के मंच से भाषण करने के लिए आमन्त्रित किया गया। किस मुस्लिम नेता को अमृतसर के स्वर्ण मन्दिर की चाबियाँ सौंप दी गईं?
(a) फजलुल हक (b) डॉ. सैफुद्दीन किचलू
(c) अबुल कलाम आजाद (d) एम एच गजदर

89. महात्मा गाँधी के सन्दर्भ में निम्नलिखित कथनों में से कौन-से कथन सत्य हैं?
1. 1917 ई. में महात्मा गाँधी ने बिहार के चम्पारन जिले में नील के बगीचों के यूरोपीय मालिकों के विरुद्ध भारतीय मजदूरों को एकत्रित किया।
2. 1919 ई. की जलियाँवाला बाग में हुई दुर्घटना और रॉलेट ऐक्ट (1919) के पारित होने पर गाँधीजी बहुत खिन्न हुए और उन्होंने भारत की राजनीति में सक्रिय भाग लेना आरम्भ कर दिया।
3. 1920 ई. में उन्होंने असहयोग आन्दोलन आरम्भ कर दिया। यह आन्दोलन 1930 ई. में पुन: किया गया और 1940 ई. में निजी रूप से भी।
4. 1942 ई. में गाँधीजी ने अंग्रेजों को 'भारत छोड़ो' का सुझाव दिया किन्तु वह तुरन्त बन्दी बना लिए गए।

कूट
(a) 1, 3 और 4 (b) 1, 2, 3 और 4
(c) 1, 2 और 4 (d) 2, 3 और 4

90. लाला लाजपत राय के सन्दर्भ में निम्नलिखित कथनों में से सत्य हैं
1. सितम्बर, 1925 में लाला लाजपत राय केन्द्रीय विधानसभा में स्वराज्य दल के उपनेता निर्वाचित हुए।
2. 1926 ई. में पहली बार उन्होंने 'यंग इण्डिया' पुस्तक की रचना की जिसमें इण्डियन नेशनल कांग्रेस को राष्ट्रीय आन्दोलन का द्योतक नहीं बताया।
3. 1920 ई. में इण्डियन ट्रेड यूनियन कांग्रेस के पहले अध्यक्ष के रूप में उन्होंने इस बात का प्रयत्न किया कि भारतीय मजदूर संगठन को अन्तर्राष्ट्रीय मजदूर संघ के साथ सम्बद्ध कर दिया जाए।
4. 30 अक्टूबर, 1928 में साइमन कमीशन के विरुद्ध प्रदर्शन में उन पर पुलिस ने ऐसा प्रहार किया कि नवम्बर, 1928 में उनकी मृत्यु हो गई।

कूट
(a) 1 और 2 (b) 2 और 4
(c) 1 और 4 (d) 1, 2, 3 और 4

91. सुभाषचन्द्र बोस के सन्दर्भ में निम्नलिखित कथनों में से कौन-से सत्य है?
1. सुभाषचन्द्र बोस का जन्म 13 जनवरी, 1898 को मध्यवर्गीय बंगाली गृहस्थ में हुआ।
2. सुभाषचन्द्र बोस ने 1919 ई. में कलकत्ता विश्वविद्यालय के स्नातक की उपाधि प्राप्त की और 1920 ई. में वह भारतीय जनपद सेवा (आईसीएस) परीक्षा में उत्तीर्ण हुए।
3. 1 दिसम्बर, 1921 को उन्हें छ: मास कारावास का दण्ड दे दिया गया।
4. बोस बाबू देशबन्धु चितरंजन दास के से प्रभावित हुए और शीघ्र ही उनके सबसे विश्वासपात्र प्रतिनिधि तथा दाहिना हाथ बन गए।

कूट
(a) 1, 2 और 3 (b) 2, 3 और 4
(c) 1, 2 और 4 (d) 1, 2, 3 और 4

92. खिलाफत आन्दोलन शान्त हो गया था, क्योंकि
(a) अंग्रेजों द्वारा मुसलमानों को दी गई रियासत के कारण
(b) टर्की की राजगद्दी पर कमालपाशा के आसीन होने के कारण
(c) कांग्रेस एवं मुस्लिम लीग के बीच समझौता हो जाने के कारण
(d) उपरोक्त में से कोई नहीं

93. निम्न में से कौन-सा समाचार-पत्र गाँधीजी से सम्बन्धित नहीं है?
(a) द स्टेट्समैन
(b) हरिजन
(c) यंग इण्डिया
(d) इण्डियन ओपिनियन

94. भारत के संसदीय इतिहास में प्रथम बहिर्गमन का नेतृत्व किसने किया था?
(a) फिरोजशाह मेहता
(b) सुरेन्द्रनाथ बनर्जी
(c) मदनमोहन मालवीय
(d) भूलाभाई देसाई

95. गाँधीजी ने 1922 ई. का असहयोग आन्दोलन अकस्मात् क्यों रोक दिया?
(a) अंग्रेजों का रूखा व्यवहार
(b) कांग्रेस एवं अंग्रेजों के बीच समझौता
(c) चौरी-चौरा में हिंसा भड़क उठी थी
(d) कांग्रेस का एकमत से निर्णय होने का कारण

96. पूरे राष्ट्रीय आन्दोलन के दौरान, गाँधीजी ने मात्र एक बार कांग्रेस अधिवेशन की अध्यक्षता की। यह अधिवेशन आयोजित हुआ था
(a) बेलगाँव में (b) मद्रास में
(c) लाहौर में (d) कराची में

97. निम्नांकित को कालक्रमानुसार व्यवस्थित कीजिए। नीचे दिए गए कूट का उपयोग करते हुए अपना उत्तर चुनिए
1. मुस्लिम लीग की स्थापना।
2. भारतीय राष्ट्रीय कांग्रेस के लक्ष्य के रूप में स्वराज की घोषणा।
3. स्वदेशी आन्दोलन का प्रारम्भ।
4. राजद्रोह के लिए तिलक पर मुकदमा।

कूट
(a) 1, 3, 2 और 4 (b) 2, 1, 3 और 4
(c) 3, 2, 1 और 4 (d) 2, 3, 4 और 1

98. 1 सितम्बर, 1924 को कानपुर में स्थापित भारतीय साम्यवादी दल के सन्दर्भ में निम्नलिखित कथनों में से क्या सत्य है?
1. पार्टी का तदर्थ संविधान भी तैयार किया व पार्टी का नाम 'भारतीय कम्युनिस्ट पार्टी' रखा गया।
2. पार्टी के ये उद्देश्य घोषित किए गए सम्पूर्ण स्वराज्य को प्राप्त करना व एक ऐसे समाज की स्थापना करना जहाँ उत्पादन और धन के वितरण का स्वामित्व सामूहिक हो।
3. सत्यभक्त ने यह भी कहा कि उनकी पार्टी पूर्ण रूप से राष्ट्रवादी थी और उसका कम्युनिस्ट इण्टरनेशनल से कोई सम्बन्ध नहीं था (इसलिए उन्होंने इस पार्टी का नाम भारत की कम्युनिस्ट पार्टी न रखकर भारतीय कम्युनिस्ट पार्टी रखा था)।
4. सत्यभक्त ने पार्टी का मुख्य कार्यालय मद्रास में स्थापित किया।

कूट
(a) 1, 2 और 4 (b) 1, 2 और 3
(c) 2, 3 और 4 (d) 1, 2, 3 और 4

99. 'कानपुर षड्यन्त्र' मुकदमे के सन्दर्भ में निम्नलिखित कथनों में से सत्य हैं
1. ब्रिटिश सरकार ने 21 फरवरी, 1924 को एम एन राय, मुजफ्फर अहमद, श्रीपाद अमृत डाँगे, उस्मानी, गुलाम हुसैन, राय चरण लाला शर्मा और सिंगारावेलू चेट्टियार पर कानपुर में मुकदमा चलाया।
2. जब यह मुकदमा चला तो सिर्फ चार व्यक्ति नलिन गुप्त, उस्मानी, डाँगे और मुजफ्फर अहमद अदालत में पेश किए गए।
3. एम एन राय व शर्मा भारत में नहीं थे, हुसैन सरकारी गवाह बन गए और सिंगारावेलू चेट्टियार पर उनकी बीमारी की वजह से मुकदमा नहीं चलाया गया।
4. 20 मई, 1924 को फैसला सुनाया गया और चारों अभियुक्तों को चार-चार साल की कड़ी कैद की सजा दी गई।

कूट
(a) 1, 3 और 4 (b) 1, 2 और 4
(c) 1, 2 और 3 (d) 1, 2, 3 और 4

100. सुमेलित कीजिए

सूची I	सूची II
A. समाचार दर्शन	1. रॉबर्ट मॉण्टगोमरी, मार्टिन, नलिरत्नदेव
B. समाचार चन्द्रिका	2. कवि ईश्वरचन्द्र
C. ज्ञान संवाद प्रभाकर	3. भवानी चरण बन्द्योपाध्याय
D. ज्ञानान्वेषण	4. डॉ. मार्शमैन

कूट
	A	B	C	D		A	B	C	D
(a)	3	4	2	1	(b)	3	2	1	4
(c)	4	3	2	1	(d)	4	1	2	3

101. नीचे षड्यन्त्र मुकदमों की सूची दी गई है। उन्हें तिथि अनुसार क्रमबद्ध कीजिए तथा सूची के नीचे दिए गए कूट का प्रयोग करते हुए सही उत्तर चुनिए
1. हावड़ा षड्यन्त्र मुकदमा 2. अलीपुर षड्यन्त्र मुकदमा
3. काकोरी षड्यन्त्र मुकदमा 4. कानपुर षड्यन्त्र मुकदमा

कूट
(a) 1, 2, 3 और 4 (b) 2, 1, 4 और 3
(c) 3, 4, 1 और 3 (d) 4, 1, 2 और 3

102. 'द हिस्ट्री ऑफ द इण्डियन नेशनल कांग्रेस' के लेखक कौन हैं?
(a) डॉ. राजेन्द्र प्रसाद (b) डॉ. गोपीनाथ धवन
(c) डॉ. बी पट्टाभि सीतारमैया (d) डॉ. एनी बेसेन्ट

103. 'इण्डियन पॉलिटिक्स सिन्स द म्युटनी' नामक पुस्तक के लेखक कौन हैं?
(a) के एम पणिक्कर (b) के एम मुंशी
(c) सी वाई चिन्तामणि (d) सी डी देशमुख

104. गाँधीजी द्वारा किया गया 'दाण्डीमार्च' सम्बन्धित है
(a) खिलाफत आन्दोलन से
(b) सविनय अवज्ञा आन्दोलन से
(c) असहयोग आन्दोलन से
(d) भारत छोड़ो आन्दोलन से

105. 'वन्दे मातरम्' घोष को राष्ट्रीय आन्दोलन से घनिष्ठ रूप से जोड़ने वाली घटना कौन-सी थी?
(a) लोकमान्य तिलक का निर्वासन (b) बंग-भंग
(c) नौसैनिक विद्रोह (d) भगत सिंह का बलिदान

106. महात्मा गाँधी के लिए 'अधनंगा फकीर' शब्दों का प्रयोग किसने किया?
(a) विंस्टन चर्चिल (b) नेविल चेम्बरलेन
(c) भीमराव अम्बेडकर (d) लॉर्ड लिनलिथगो

107. निम्नलिखित में से कौन-सा एक स्वराज्यवादी दल से सम्बन्धित था?
(a) मोतीलाल नेहरू, जवाहरलाल नेहरू और सी आर दास
(b) राघवेन्द्र राय, जवाहरलाल नेहरू और सरदार पटेल
(c) मोतीलाल नेहरू, विट्ठलभाई पटेल और सी आर दास
(d) विट्ठलभाई पटेल, सरदार पटेल और जवाहरलाल नेहरू

108. निम्न में से सही कालक्रम कौन-सा है?
(a) रॉलेट एक्ट, हन्टर रिपोर्ट, जलियाँवाला बाग हत्याकाण्ड
(b) हन्टर रिपोर्ट, रॉलेट एक्ट, जलियाँवाला बाग हत्याकाण्ड
(c) जलियाँवाला बाग हत्याकाण्ड, रॉलेट एक्ट, हन्टर रिपोर्ट
(d) रॉलेट एकट, जलियाँवाला बाग हत्याकाण्ड, हन्टर रिपोर्ट

109. सुमेलित कीजिए

सूची I	सूची II
A. सी आर दास	1. बारडोली सत्याग्रह
B. वल्लभभाई पटेल	2. स्वराजवादी दल
C. खान अब्दुल गफ्फार खान	3. खिलाफ आन्दोलन
D. मौलाना आजाद	4. खुदाई खिदमतगार

कूट

	A	B	C	D
(a)	2	1	4	3
(b)	3	4	1	2
(c)	1	3	2	4
(d)	1	2	3	4

110. सुमेलित कीजिए

सूची I	सूची II
A. स्वराज पार्टी का उदय	1. 1932
B. मैक्डोनाल्ड अवार्ड	2. 1920
C. लोकमान्य तिलक की मृत्यु	3. 1923
D. मोपला विद्रोह	4. 1913
E. दक्षिण अफ्रीका में सत्याग्रह	5. 1921

कूट

	A	B	C	D	E
(a)	3	1	2	5	4
(b)	3	2	1	4	5
(c)	2	1	3	4	5
(d)	5	4	3	1	2

111. महात्मा गाँधी ने भारतीय राष्ट्रीय कांग्रेस के वार्षिक अधिवेशन की केवल एक बार अध्यक्षता की थी। वह अधिवेशन था

(a) काकीनाडा, 1923 ई. (b) बेलगाँव, 1924 ई.
(c) कानपुर, 1925 ई. (d) गुवाहाटी, 1926 ई.

112. 'लाहौर षड्यन्त्र मुकदमे' के परिणामस्वरूप निम्न में से किन व्यक्तियों को फाँसी दी गई थी?

1. पण्डित रामप्रसाद बिस्मिल
2. सरदार भगत सिंह
3. सुखदेव
4. राजगुरु

कूट

(a) 1 और 2 (b) 2 और 3
(c) 1, 2 और 3 (d) 2, 3 और 4

113. भारतीय राष्ट्रीय कांग्रेस के निम्न अध्यक्षों को उनके कार्यकाल की तिथिक्रम के अनुसार व्यवस्थित कीजिए

1. बाबू राजेन्द्र प्रसाद 2. सरदार वल्लभभाई पटेल
3. सरोजिनी नायडू4. डॉ. एम ए अन्सारी

कूट

(a) 1, 3, 2, 4 (b) 2, 4, 3, 1
(c) 3, 4, 2, 1 (d) 4, 3, 1, 2

114. पूर्ण स्वराज्य को कांग्रेस ने अपना लक्ष्य घोषित कब किया?

(a) अमृतसर अधिवेशन, 1919
(b) नागपुर अधिवेशन, 1920
(c) गया अधिवेशन, 1922
(d) लाहौर अधिवेशन, 1929

115. सुमेलित कीजिए

सूची I (आन्दोलन)	सूची II (वर्ष)
A. बारदोली सत्याग्रह	1. 1946 ई.
B. मोपला विद्रोह	2. 1917 ई.
C. तेभागा आन्दोलन	3. 1928 ई.
D. चम्पारण आन्दोलन	4. 1921 ई.

कूट

	A	B	C	D
(a)	4	3	1	2
(b)	3	4	2	1
(c)	4	3	2	1
(d)	3	4	1	2

116. काजी नजरुल इस्लाम और शम्सुद्दीन के प्रयासों से प्रभावित होकर बंगाल, बम्बई, पंजाब और उत्तर प्रदेश के प्रगतिशील मजदूर और किसान नेताओं ने केन्द्रीय स्तर से लेकर प्रान्तीय स्तर तक ऐसी पार्टी का गठन करने का प्रयास आरम्भ किया जिसका नेतृत्व मजदूरों और किसानों के हाथ में रहें। मजदूर किसान पार्टी की स्थापना के सन्दर्भ में निम्नलिखित कथनों के हाथ में से क्या सत्य है?

1. मजदूर किसान पार्टी की स्थापना सबसे पहले बंगाल में 'लेबर स्वराज पार्टी' के नाम से हुई। 1929 ई. इसका नाम 'मजदूर किसान पार्टी' रख दिया गया।
2. 1927 ई. में इसी तरह बम्बई मजदूर किसान पार्टी बनी।
3. 1927 ई. में ही पंजाब में भी मजदूर किसान पार्टी की स्थापना की गई।
4. 1928 ई. में उत्तर प्रदेश में मजदूर किसान पार्टी का गठन हुआ।

कूट

(a) 1, 3 और 4 (b) 2, 3 और 4
(c) 1, 2 और 3 (d) 1, 2, 3 और 4

117. सुमेलित कीजिए

सूची I	सूची II
A. शम्शुल अखबार	1. बालशास्त्री जम्बेकर
B. सुल्तानुल अखबार	2. पेस्टनजी मानेकजी मोतीवाला
C. मुम्बई वर्तमान	3. नौरोजी दोराबजी चन्दारु
D. जामे जमशेद	4. रजब अली
E. बम्बई दर्पण	5. मनीराम ठाकुर और माधुर मोहन

कूट

	A	B	C	D	E
(a)	1	2	3	4	5
(b)	3	4	5	2	1
(c)	4	5	3	2	1
(d)	5	4	3	2	1

118. कांग्रेस ने आजाद हिन्द फौज के नेताओं की रक्षा के लिए 'आजाद हिन्द फौज बचाव समिति' का गठन किया था। निम्नलिखित में से कौन-कौन इस समिति के सदस्य थे?

1. भूलाभाई देसाई 2. श्री तेज बहादुर सप्रू
3. आसफ अली 4. मदन मोहन मालवीय

कूट

(a) 1, 2 और 3 (b) 2, 3 और 4
(c) 1, 2 और 4 (d) 1, 2, 3 और 4

119. जिस अधिवेशन में साइमन कमीशन के बहिष्कार का निर्णय लिया गया, उस अधिवेशन के अध्यक्ष

(a) लाला लाजपत राय (b) अंसारी
(c) अम्बिकादत्त मजूदार (d) मोतीलाल नेहरू

120. नेहरू रिपोर्ट के सन्दर्भ में एक सर्वदलीय सम्मेलन पहले दिल्ली में और उसके उपरान्त पूना में आयोजित हुआ। सम्मेलन में मोतीलाल नेहरू की अध्यक्षता में एक उपसमिति गठित की जिसके सदस्यों में थे

1. अली इमाम 2. तेज बहादुर सप्रू
3. सुभाषचन्द्र बोस

कूट
(a) 1 और 2 (b) 1 और 3
(c) 2 और 3 (d) 1, 2 और 3

121. 1 जनवरी, 1923 में कांग्रेस खिलाफत स्वराज्य पार्टी का निर्माण किया

1. मोती लाल नेहरू 2. चितरंजनदास

कूट
(a) केवल 1 (b) केवल 2
(c) 1 और 2 (d) इनमें से कोई नहीं

122. कांग्रेस के किस अधिवेशन में विधानपरिषदों में प्रवेश का विरोध बन्द करने का निश्चय किया गया तथा उन्हें चुनाव लड़ने और मतदान करने की इजाजत दी गई?

(a) सितम्बर, 1923 में, दिल्ली में कांग्रेस के एक विशेष अधिवेशन में
(b) सितम्बर, 1923 में, कलकत्ता में कांग्रेस के एक विशेष अधिवेशन में
(c) सितम्बर, 1923 में, नागपुर में कांग्रेस के एक विशेष अधिवेशन में
(d) सितम्बर, 1923 में, बम्बई में कांग्रेस के एक विशेष अधिवेशन में

123. 1926 के चुनावों में स्वराजियों की स्थिति के सन्दर्भ में कौन-सी बातें सही हैं?

1. केन्द्र में 40 सीटों पर विजयी।
2. मद्रास में आधी सीटों पर विजयी।
3. मध्य प्रान्त और पंजाब में इन्हें भारी पराजय का सामना करना पड़ा।
4. विधानमण्डलों में राष्ट्रीय मोर्चा बनाने में नाकामयाबी।

कूट
(a) 1 और 2 (b) 1 और 3
(c) 1, 2 और 4 (d) 1, 2, 3 और 4

124. स्वराज्य दल के किन नेताओं ने एक स्वतन्त्र दल (Independent Party) का गठन किया था?

1. श्री लाजपत राय 2. अवनी मुखर्जी
3. मदन मोहन मालवीय 4. भगवती चरण लोढ़ा

कूट
(a) 1 और 2 (b) 1 और 3
(c) 2 और 4 (d) 1, 2 और 4

125. भारतीय इतिहास की सबसे बड़ी हड़ताल कब और कहाँ हुई?

(a) 1928 टाटा स्टील कम्पनी
(b) 1928 ईस्ट इण्डिया रेलवे मजदूर
(c) 1930 ग्रेट इण्डियन पैनिनसुलर रेलवे
(d) 1928 बम्बई के कपड़ा मिल मजदूर

126. पहली बार भारत में मजदूरों ने पहली मई को 'मई दिवस' के रूप में किस वर्ष मनाया?

(a) 1927 वर्ष (b) 1928 वर्ष
(c) 1929 वर्ष (d) 1930 वर्ष

127. नागपुर अधिवेशन ने कांग्रेस के संविधान में कुछ परिवर्तन किए। निम्नांकित में से कौन-सी बातें इस सम्बन्ध में सही हैं?

1. प्रान्तीय कांग्रेस समितियों को भाषाई क्षेत्रों के आधार पर पुनर्गठित किया गया।
2. कांग्रेस का नेतृत्व एक कार्यकारिणी समिति के हाथों सौंपा गया जिसमें अध्यक्ष और मन्त्रियों सहित 15 सदस्यों की व्यवस्था की गई।
3. कांग्रेस की सदस्यता के लिए उम्र सीमा 21 वर्ष निर्धारित की गई।
4. सदस्यता के लिए वार्षिक चन्दा 25 पैसे निर्धारित किया गया।

कूट
(a) 1 और 3 (b) 1, 2 और 3
(c) 2, 3 और 4 (d) 1, 2, 3 और 4

128. नेहरू रिपोर्ट के सन्दर्भ में निम्नांकित में से कौन-सी बातें सही हैं?

1. औपनिवेशिक स्वराज्य की प्राप्ति को 'अगला तात्कालिक कदम' माना जाए।
2. केन्द्र में द्विसदनात्मक प्रणाली सीनेट और हाउस ऑफ रिप्रेजेंटेटिव की स्थापना की जाए।
3. प्रान्तों में सदनात्मक व्यवस्था तथा भारत भाषीय प्रान्तों तथा प्रान्तीय स्वायत्तता पर आधारित एक संघीय इकाई हो और कार्यकारिणी विधानमण्डल के प्रति पूर्ण रूप से उत्तरदायी हो।
4. विधानमण्डलों में 10 सालों की अवधि के लिए धार्मिक अल्पसंख्यकों के लिए स्थानों का आरक्षण हो।

कूट
(a) 1, 2 और 3 (b) 1, 3 और 4
(c) 2, 3 और 4 (d) 1, 2, 3 और 4

129. अखिल भारतीय मजदूर किसान पार्टी की स्थापना के कार्यक्रम के सन्दर्भ में निम्नलिखित कथनों में से क्या सत्य है?

1. अखिल भारतीय मजदूर किसान पार्टी की स्थापना के उद्देश्य की पूर्ति के लिए कम्युनिस्टों ने 21 दिसम्बर, 1928 को कलकत्ता में एक कॉन्फ्रेंस बुलाई।
2. कलकत्ता कॉन्फ्रेंस में ही अखिल भारतीय मजदूर किसान पार्टी की स्थापना की गई।
3. अखिल भारतीय मजदूर किसान पार्टी ने कांग्रेस का पूर्ण रूप से बहिष्कार किया।
4. अखिल भारतीय मजदूर किसान पार्टी के प्रथम अधिवेशन की अध्यक्षता हसरत मोहानी ने की।

कूट
(a) 1 और 2 (b) 2 और 3
(c) 1 और 4 (d) 1 और 3

130. सुभाषचन्द्र बोस के सन्दर्भ में निम्नलिखित कथनों में से क्या सत्य है?

1. फरवरी, 1938 में हरिपुर अधिवेशन में सुभाषचन्द्र बोस कांग्रेस के अध्यक्ष चुने गए।
2. सुभाषचन्द्र बोस पुनः जनवरी, 1939 के त्रिपुरा कांग्रेस के अधिवेशन में महात्मा गाँधी के विरोध करने पर भी वह कांग्रेस के प्रधान चुने गए।
3. 1922 ई. में जब गाँधीजी ने अपना असहयोग आन्दोलन वापस ले लिया तो सुभाषचन्द्र बोस ने इसे सही निर्णय माना।
4. गाँधीजी द्वारा 1934 ई. में सविनय अवज्ञा आन्दोलन वापस लेने पर सुभाषचन्द्र बोस ने इसे 'असफलता की स्वीकृति' माना।

कूट

(a) 1, 2 और 4 (b) 2, 3 और 4
(c) 1, 2 और 3 (d) 1, 2, 3 और 4

131. द्वितीय गोलमेज सम्मेलन के सन्दर्भ में निम्नांकित में से कौन-सी बातें सही हैं?

1. अधिवेशन के समक्ष मुख्य समस्या संघीय ढाँचे और अल्पसंख्यकों के हितों की रक्षा की व्यवस्था।
2. गाँधीजी द्वारा कांग्रेस के राष्ट्रीय होने, भारत में पूर्ण रूप से उत्तरदायी सरकार की स्थापना की आवश्यकता और गवर्नर जनरल के विशेषाधिकारों की आवश्यकता पर बल दिया गया।
3. अल्पसंख्यकों के हितों के प्रश्न पर सबसे अधिक वाद-विवाद हुआ।
4. डॉ. अम्बेडकर ने गाँधीजी के समक्ष यह प्रस्ताव भी रखा था कि अनुसूचित तथा दलित वर्गों के लिए कुछ स्थान आरक्षित कर दिए जाएँ और संयुक्त निर्वाचन क्षेत्रों द्वारा उनका चुनाव हो। गाँधीजी ने इसे अस्वीकार कर दिया।

कूट

(a) 1, 2 और 3 (b) 2, 3 और 4
(c) 3 और 4 (d) 1, 2, 3 और 4

132. प्रथम गोलमेज सम्मेलन के सन्दर्भ में निम्नांकित में से कौन-सी बातें सही हैं?

1. यह 12 नवम्बर, 1930 जनवरी 1931 तक चला जिसका उद्घाटन जॉर्ज पंचम ने किया।
2. सम्मेलन की अध्यक्षता इंग्लैण्ड के प्रधानमन्त्री रेम्जे मैक्डोनाल्ड ने की।
3. इस सम्मेलन में साइमन कमीशन की रिपोर्ट पर चर्चा करने के लिए भारतीय नेताओं और ब्रिटिश सरकार के प्रतिनिधियों को आमन्त्रित किया गया।
4. सम्मेलन के कार्य को पूरा करने के लिए विभिन्न उपसमितियाँ बनाई गईं जिसमें अम्बेडकर ने अनुसूचित जातियों के लिए पृथक् निर्वाचन की माँग की।

कूट

(a) 1, 2 और 3 (b) 2, 3 और 4
(c) 3 और 4 (d) 1, 2, 3 और 4

133. जहाँ तक याद पड़ता है किसी भी व्यक्ति के जीवन के साथ इतना अधिक रोमांच नहीं जुड़ा था जितना कि भागतसिंह के जीवन के साथ। यह कथन किसका है?

(a) महात्मा गाँधी (b) जवाहरलाल नेहरू
(c) सुभाषचन्द्र बोस (d) जयप्रकाश नारायण

134. 1 सितम्बर, 1924 को बने भारतीय साम्यवादी दल के निम्नलिखित में से कौन-कौन सदस्य थे?

1. पंडित रामगोपाल 2. रमाशंकर अवस्थी
3. आचार्य नरेन्द्र देव 4. वी एस जोशी
5. मौलाना हसरत मोहानी

कूट

(a) 1, 2 और 3 (b) 2, 3, 4 और 5
(c) 1, 2, 4 और 5 (d) ये सभी

135. लन्दन में 'इण्डियन सोशियलिस्ट्स' की स्थापना किसने की थी?

(a) एस सी बोस (b) वी डी सावरकर
(c) भगतसिंह (d) श्यामजी कृष्ण वर्मा

136. नोआखाली जाना जाता है

(a) जूट मिल के लिए
(b) साम्प्रदायिक सद्भाव (एकता) की पुनर्स्थापना हेतु गाँधीजी की यात्रा के लिए
(c) गाँधी-जिन्ना वार्ता के लिए
(d) मुस्लिम लीग के अधिवेशन के लिए

उत्तरमाला

1.	(a)	2.	(b)	3.	(b)	4.	(a)	5.	(c)	6.	(a)	7.	(d)	8.	(d)	9.	(d)	10.	(d)
11.	(d)	12.	(b)	13.	(d)	14.	(d)	15.	(d)	16.	(c)	17.	(d)	18.	(c)	19.	(b)	20.	(d)
21.	(c)	22.	(d)	23.	(c)	24.	(a)	25.	(d)	26.	(c)	27.	(d)	28.	(c)	29.	(c)	30.	(b)
31.	(b)	32.	(a)	33.	(c)	34.	(b)	35.	(d)	36.	(c)	37.	(a)	38.	(c)	39.	(a)	40.	(c)
41.	(b)	42.	(c)	43.	(d)	44.	(a)	45.	(c)	46.	(c)	47.	(c)	48.	(b)	49.	(b)	50.	(d)
51.	(b)	52.	(a)	53.	(d)	54.	(b)	55.	(b)	56.	(b)	57.	(b)	58.	(d)	59.	(d)	60.	(c)
61.	(c)	62.	(d)	63.	(c)	64.	(a)	65.	(c)	66.	(c)	67.	(a)	68.	(a)	69.	(c)	70.	(c)
71.	(a)	72.	(d)	73.	(c)	74.	(c)	75.	(d)	76.	(d)	77.	(c)	78.	(a)	79.	(d)	80.	(d)
81.	(b)	82.	(d)	83.	(a)	84.	(b)	85.	(b)	86.	(c)	87.	(b)	88.	(b)	89.	(b)	90.	(d)
91.	(d)	92.	(b)	93.	(a)	94.	(a)	95.	(c)	96.	(a)	97.	(c)	98.	(b)	99.	(d)	100.	(c)
101.	(b)	102.	(c)	103.	(c)	104.	(b)	105.	(b)	106.	(a)	107.	(c)	108.	(d)	109	(a)	110.	(a)
111.	(b)	112.	(d)	113.	(c)	114.	(d)	115.	(d)	116.	(d)	117.	(d)	118.	(a)	119	(b)	120.	(d)
121.	(c)	122.	(a)	123.	(d)	124.	(b)	125.	(d)	126.	(a)	127.	(d)	128.	(d)	129.	(a)	130.	(a)
131.	(d)	132.	(d)	133.	(a)	134.	(c)	135.	(d)	136.	(b)								

अध्याय 07

निर्वाचन आयोग एवं प्रणाली

निर्वाचन आयोग

अनुच्छेद 324 के अन्तर्गत संसद, राष्ट्रपति, उपराष्ट्रपति व राज्य विधानमण्डल के पदों के निर्वाचन के संचालन, निर्देशन व नियन्त्रण की जिम्मेदारी चुनाव आयोग की है।

चुनाव आयोग (Election Commission) एक अखिल भारतीय संस्था है, क्योंकि यह केन्द्र व राज्य सरकारों दोनों के लिए समान है। यह उल्लेखनीय है कि राज्यों में होने वाले पंचायतों व निगम चुनावों के लिए भारत के संविधान में अलग राज्य निर्वाचन आयोगों की व्यवस्था की गई है।

संगठन एवं नियुक्ति

अनुच्छेद 324 में चुनाव आयोग के सम्बन्ध में निम्न प्रावधान हैं

- निर्वाचन आयोग मुख्य निर्वाचन आयुक्त और अन्य आयुक्तों से मिलकर बनेगा, जिनकी नियुक्ति राष्ट्रपति द्वारा की जाएगी। अनुच्छेद 324(2) के अधीन निर्वाचन आयुक्तों की नियुक्ति व पदच्युति की शक्ति राष्ट्रपति के पास निहित है।
- जब कोई अन्य निर्वाचन आयुक्त राष्ट्रपति द्वारा नियुक्त किया जाता है तब मुख्य निर्वाचन आयुक्त निर्वाचन आयोग के अध्यक्ष के रूप में काम करेगा।
- राष्ट्रपति प्रादेशिक आयुक्तों की नियुक्ति, निर्वाचन आयोग की सलाह पर कर सकता है, जिसे वह निर्वाचन आयोग की सहायता के लिए आवश्यक समझे।
- निर्वाचन आयुक्तों तथा प्रादेशिक आयुक्तों की सेवा की शर्तें व पदावधि राष्ट्रपति द्वारा निर्धारित की जाएँगी।

प्रारम्भ में निर्वाचन आयोग एक सदस्यीय बना रहा, परन्तु जब मतदान करने की आयु 21 वर्ष से घटाकर 18 वर्ष कर दी गई तब निर्वाचन आयोग के कार्यभार को कम करने के लिए राष्ट्रपति ने 16 अक्टूबर, 1989 को दो अन्य निर्वाचन आयुक्तों को नियुक्त कर दिया, जिससे आयोग 3 सदस्यीय बन गया। वर्ष 1990 में दो निर्वाचन आयुक्तों के पदों को समाप्त कर दिया गया और स्थिति एक बार फिर पूर्ववत् हो गई अर्थात् एक सदस्यीय आयोग बन गया। पुन: अक्टूबर, 1993 में दो निर्वाचन आयुक्तों को नियुक्त कर दिया गया। अत: वर्ष 1993 से आयोग ने 3 सदस्यीय संस्था के रूप में कार्य प्रारम्भ कर दिया, जो वर्तमान तक प्रचलन में है।

निर्वाचन आयोग के तीनों आयुक्तों के पास समान शक्तियाँ होती हैं तथा उनके वेतन-भत्ते और दूसरे अनुलाभ भी एक समान होते हैं, जो सर्वोच्च न्यायालय के न्यायाधीश के समान हैं। किसी निर्णय पर आयुक्तों के बीच मतभेद होने की स्थिति में निर्णय बहुमत के आधार पर लिया जाता है। आयुक्तों का कार्यकाल

6 वर्ष या 65 वर्ष की आयु तक जो भी पहले हो, तक होता है। इसके अतिरिक्त निर्वाचन आयुक्त राष्ट्रपति को सम्बोधित कर त्याग-पत्र दे सकता है।

आयोग की स्वतन्त्रता सुनिश्चित करने के लिए उपबन्ध

आयोग की स्वतन्त्रता व निष्पक्षता सुनिश्चित करने के लिए अनुच्छेद 324 में निम्न प्रावधान हैं

- मुख्य निर्वाचन आयुक्त को अपनी निर्धारित पदावधि में कार्य करने की स्वतन्त्रता है। मुख्य निर्वाचन आयुक्त को उसके पद से उसी रीति व आधारों पर ही हटाया जा सकता है, जिस रीति व आधारों पर उच्चतम न्यायालय के न्यायाधीशों को हटाया जाता है। अत: वह राष्ट्रपति के प्रसादपर्यन्त पद पर नहीं होता है हालाँकि उन्हें नियुक्त राष्ट्रपति ही करता है।
- मुख्य निर्वाचन आयुक्त की सेवा शर्तों में उसकी नियुक्ति के बाद उसके लिए अलाभकारी परिवर्तन नहीं किया जा सकता।
- अन्य निर्वाचन आयुक्त या प्रादेशिक आयुक्त को मुख्य निर्वाचन आयुक्त की सिफारिश पर ही हटाया जा सकता है।

निर्वाचन आयोग के कार्य एवं शक्तियाँ

लोकतान्त्रिक व्यवस्था वाले देशों में चुनाव आयोग की भूमिका महत्त्वपूर्ण होती है। चुनाव आयोग के कार्य एवं शक्तियाँ वृहद् हैं, आम चुनावों के दौरान समस्त प्रशासन चुनाव आयोग के निर्देशन में कार्य करता है। निर्वाचन से सम्बन्धित चुनाव आयोग की शक्ति एवं कार्यों को निम्न प्रकार स्पष्ट किया जा सकता है

- संसद, राज्य विधानमण्डल, राष्ट्रपति एवं उपराष्ट्रपति के चुनावों का संचालन, नियन्त्रण एवं निर्देशन करना।
- मतदाता सूचियाँ तैयार करना।
- विभिन्न राजनैतिक दलों को मान्यता प्रदान करना।
- राजनीतिक दलों को आरक्षित चुनाव चिह्न प्रदान करना।
- चुनाव क्षेत्रों के परिसीमन या सीमांकन में परिसीमन आयोग (Delimitation Commission) की सहायता करना।
- निर्वाचन आयोग मान्यता प्राप्त राजनीतिक दलों के विभाजन/विलय से सम्बन्धित विवाद निपटाता है।
- अर्द्धन्यायिक कार्य; जैसे—अनुच्छेद 103 के अन्तर्गत राष्ट्रपति संसद के सदस्यों की अयोग्यताओं के सम्बन्ध में चुनाव आयोग से परामर्श करता है तथा अनुच्छेद 192 के अन्तर्गत राज्यपाल राज्य विधानमण्डलों के सदस्यों की अयोग्यताओं के सम्बन्ध में चुनाव आयोग से परामर्श करता है।
- राजनीतिक दलों के लिए आचार संहिता (Code of Conduct) तैयार करना।
- राजनीतिक दलों को चुनाव प्रचार की सुविधाएँ दिलवाना एवं मापदण्ड निर्धारित करना।
- उम्मीदवारों द्वारा किए जाने वाले व्यय की राशि का पर्यवेक्षकों के माध्यम से जाँच करना। जनप्रतिनिधित्व अधिनियम (Representative Act), 1951 संशोधन 1996 के तहत पर्यवेक्षक सीधे भारत के निर्वाचन आयोग को रिपोर्ट देते हैं।
- मतदाताओं को राजनीतिक प्रशिक्षण देना।
- राष्ट्रपति को प्रादेशिक चुनाव आयुक्तों की नियुक्ति के लिए परामर्श देना।
- सरकार को अपने कार्यों के सम्बन्ध में प्रतिवेदन देना।
- चुनाव प्रक्रिया में सुधार के लिए सुझाव देना।
- राष्ट्रपति द्वारा जारी चुनाव अधिसूचना के बाद चुनाव आयोग मतदान की तिथियों की घोषणा करता है। इस घोषणा में नामजदगी, पत्रों की जाँच तिथि, चुनाव, नामांकन-पत्र वापस लेने की तिथि का उल्लेख होता है।
- चुनाव आयोग, हिंसा, बूथ कैप्चरिंग आदि की स्थिति में चुनाव रद्द करने का अधिकार भी रखता है।
- मोहिन्दर सिंह गिल बनाम मुख्य चुनाव आयोग वाद में सुप्रीम कोर्ट ने चुनाव आयोग को किसी स्थान के चुनाव को रद्द करने की शक्ति प्रदान की।

निर्वाचन आयोग की सहायता उपनिर्वाचन आयुक्त करते हैं, जो सिविल सेवा से लिए जाते हैं और आयोग द्वारा उन्हें कार्यकाल व्यवस्था के आधार पर लिया जाता है। राज्य-स्तर पर निर्वाचन अधिकारी निर्वाचन आयोग की सहायता करते हैं, जिनकी नियुक्ति मुख्य निर्वाचन आयुक्त (Chief Election Commissioner) राज्य सरकारों की सलाह पर करते हैं। इसके नीचे जिला-स्तर पर कलेक्टर, जिला निर्वाचन अधिकारी होता है। वह जिले में प्रत्येक निर्वाचन क्षेत्र के लिए निर्वाचन अधिकारी व प्रत्येक मतदान केन्द्र के लिए पीठासीन अधिकारी नियुक्त करता है।

निर्वाचन सम्बन्धी संवैधानिक प्रावधान

संविधान के भाग XV में अनुच्छेद 324 से 329 तक निर्वाचन से सम्बन्धित निम्न उपबन्धों का उल्लेख है

- संविधान का अनुच्छेद 324 देश में स्वतन्त्र और निष्पक्ष चुनावों के लिए स्वतन्त्र निर्वाचन आयोग की व्यवस्था करता है।
- अनुच्छेद 325 के अनुसार निर्वाचन नामावली या मतदाता सूची में किसी व्यक्ति को सम्मिलित करने के लिए धर्म, वंश, जाति या लिंग के आधार पर विभेद नहीं किया जाएगा।
- अनुच्छेद 326 में उपबन्ध है कि लोकसभा और प्रत्येक राज्य की विधानसभा के लिए निर्वाचन वयस्क मताधिकार पर होंगे। 61वें संशोधन अधिनियम, 1988 में वयस्कता की आयु 21 वर्ष से घटाकर 18 वर्ष (वी एम तारकुण्डे समिति की सिफारिश के अनुसार) कर दी गई।
- अनुच्छेद 327 के अनुसार संसद समय-समय पर विधि द्वारा, संसद के प्रत्येक सदन या किसी राज्य के विधानमण्डल के सदन के लिए निर्वाचन सम्बन्धी कानून बनाएगी।
- अनुच्छेद 328 के अनुसार यदि संसद राज्य विधानमण्डल के बारे में कानून नहीं बनाती है, तो राज्य विधानमण्डल अपने सदन के निर्वाचन सम्बन्धी कानून बना सकती है।
- निर्वाचन सम्बन्धी मामले में न्यायालयों के हस्तक्षेप के वर्णन सम्बन्धी प्रावधान अनुच्छेद 329 में हैं। इसके तहत निर्वाचन क्षेत्रों के परिसीमन व आवण्टन में सम्बन्धित मामलों को न्यायालय में प्रश्नगत नहीं किया जाएगा। केवल संसद एवं विधानमण्डल सदस्यों के चुनाव को उच्च न्यायालय में प्रश्नगत किया जाएगा अन्यथा नहीं। अनुच्छेद 329(B) के अनुसार चुनाव प्रक्रिया के प्रारम्भ होने तथा समाप्त होने तक चुनाव सम्बन्धी मामलों पर न्यायालय की अधिकारिता वर्जित होगी।

भारत के मुख्य निर्वाचन आयुक्त

नाम	पदावधि.	
सुकुमार सेन	21 मार्च, 1950	19 दिसम्बर, 1958
के वी के सुन्दरम	20 दिसम्बर, 1958	30 सितम्बर, 1967
एस पी सेन वर्मा	1 अक्टूबर, 1967	30 सितम्बर, 1972
डॉ. नगेन्द्र सिंह	1 अक्टूबर, 1972	6 फरवरी, 1973
टी स्वामीनाथन	7 फरवरी, 1973	17 जून, 1977
एस एल शकधर	18 जून, 1977	17 जून, 1982
आर के त्रिवेदी	18 जून, 1983	31 दिसम्बर, 1985
आर वी एस पेरिशास्त्री	1 जनवरी, 1986	25 नवम्बर, 1990
श्रीमती वी एस रमादेवी	26 नवम्बर, 1990	11 दिसम्बर, 1990
टी एन शेषन	12 दिसम्बर, 1990	11 दिसम्बर, 1996
एम एस गिल	12 दिसम्बर, 1996	13 जून, 2001
जे एम लिंगदोह	14 जून, 2001	7 फरवरी, 2004
टी एस कृष्णमूर्ति	8 फरवरी, 2004	15 मई, 2005
बी बी टंडन	16 मई, 2005	29 जून, 2006
एन गोपालस्वामी	30 जून, 2006	20 अप्रैल, 2009

नवीन चावला	21 अप्रैल, 2009	29 जुलाई, 2010
एस वाई कुरैशी	30 जुलाई, 2010	10 जून, 2012
वी एस सम्पत	11 जून, 2012	15 जनवरी, 2015
एच एस ब्रह्म	16 जनवरी, 2015	18 अप्रैल, 2015
नसीम जैदी	19 अप्रैल, 2015	6 जुलाई, 2017
अचल कुमार जोती	6 जुलाई, 2017	22 जनवरी, 2018
ओम प्रकाश रावत	23 जनवरी, 2018	1 दिसम्बर, 2018
सुनील अरोड़ा	2 दिसम्बर, 2018	12 अप्रैल, 2021
सुशील चन्द्रा	13 अप्रैल, 2021	14 मई, 2022
राजीव कुमार	15 मई, 2022	अब तक

अक्टूबर 2022 के अनुसार

निर्वाचन प्रणाली

- "निर्वाचन आयोग का गठन भारत के संविधान द्वारा देश में स्वतन्त्र और निष्पक्ष चुनाव सम्पन्न कराने के उद्देश्य से किया गया था, यह एक स्थायी एवं स्वतन्त्र निकाय है। भारत में मतदान द्वारा निर्वाचन प्रणाली का आरम्भ ब्रिटिश शासन काल के दौरान हुआ। भारतीय संविधान सभा के सदस्यों का चुनाव एकल संक्रमणीय मत पद्धति के माध्यम से समानुपातिक प्रतिनिधित्व तरीके से मतदान के द्वारा किया गया था।"
- भारतीय संविधान राष्ट्राध्यक्ष से लेकर ग्राम पंचायत तक प्रत्येक स्तर पर निर्वाचित प्रतिनिधि की नियुक्ति का प्रावधान करता है। भारत में संविधान निर्माताओं द्वारा निर्वाचन हेतु **ब्रिटेन** के मॉडल का अनुसरण किया गया। निर्वाचन से सम्बन्धित सभी विषयों पर कानून बनाने के लिए संविधान संसद को भी शक्ति प्रदान करता है।
- भारत में निर्वाचन प्रणाली (Election System) वयस्क मताधिकार पर आधारित है, जिससे भारत का प्रत्येक नागरिक, जिसकी आयु 18 वर्ष या उससे अधिक है तथा जिसे संविधान अथवा उपयुक्त विधायिका द्वारा निर्मित किसी कानून द्वारा किसी आधार पर अनर्हित नहीं किया गया है, मतदान का अधिकार होता है।
- *अनुच्छेद-325* के तहत संसद के किसी भी सदन या राज्य विधानमण्डल (State Legislature) के किसी सदन के चुनाव के लिए एक मतदाता सूची होगी तथा किसी भी व्यक्ति को उसके धर्म, मूलवंश, जाति, लिंग के आधार पर ऐसे किसी निर्वाचन के लिए मतदाता सूची में शामिल या अयोग्य नहीं ठहराया जाएगा।
- *अनुच्छेद-326* के तहत केन्द्र और राज्य के विधानमण्डलों के लिए चुनाव वयस्क मताधिकार के आधार पर किया जाएगा।

निर्वाचन प्रणाली के प्रकार

भारत में निर्वाचन के सम्बन्ध में मुख्यत: दो प्रकार की पद्धतियाँ अपनाई गई हैं

1. बहुलवादी व्यवस्था (फर्स्ट पास्ट द पोस्ट सिस्टम)

- भारत में लोकसभा व राज्य विधानसभाओं के चुनाव हेतु इसी प्रणाली को अपनाया गया है। इस व्यवस्था के अन्तर्गत पूरे देश को जनसंख्या के आधार पर चुनाव क्षेत्रों में बाँट दिया जाता है। मतदाता द्वारा किसी एक उम्मीदवार का चयन किया जाता है।
- जिस उम्मीदवार को सबसे अधिक मत प्राप्त होते हैं, भले ही वे डाले गए कुल मतों के आधे से कम ही क्यों न हों, विजयी घोषित किया जाता है।
- इस पद्धति में सरकार के गठन का अवसर उस दल या दल-समूह को प्रदान किया जाता है, जिसे बहुमत के आधार पर जनादेश मिला हो।
- इस व्यवस्था में भी अनेक खामियाँ हैं। इस प्रणाली की प्रमुख त्रुटि यह है कि इसमें केवल तुलनात्मक बहुमत का ध्यान रखा जाता है, चूँकि अधिकांश मुकाबले बहुकोणीय (कई प्रत्याशियों के बीच) होते हैं। अत: कई बार किसी चुनाव क्षेत्र में पड़े मतों का 30-40% मत पाने वाला प्रत्याशी भी विजेता घोषित कर दिया जाता है।
- कोई दल जिसे अल्पसंख्या मे मत प्राप्त हुए हैं, तो भी अधिकांश सीटें जीत सकता है। इस प्रकार, यह निर्वाचन पद्धति सरकार के औचित्य पर भी प्रश्नचिह्न लगाती है, क्योंकि कई बार इस तरह बनी सरकार को कुल मतों का बहुमत तो दूर कभी-कभी डाले गए मतों का भी बहुमत प्राप्त नहीं होता।

2. एकल संक्रमणीय आनुपातिक प्रतिनिधित्व प्रणाली

- एकल संक्रमणीय मत पद्धति (Single Transferable Vote System) को भारत में राष्ट्रपति, उपराष्ट्रपति, राज्यसभा व राज्य विधान परिषद् के लिए चुनाव हेतु प्रयोग किया जाता है। यह निर्वाचन एक निर्वाचक मण्डल द्वारा होता है। इस प्रणाली में सदस्यों के मत का मूल्य एक विधि द्वारा निर्धारित कर दिया जाता है। इस प्रणाली में प्रत्येक मतदाता को एक ही बैलेट-पत्र पर उतनी वरीयताएँ निर्धारित करने की स्वैच्छिक छूट दी जाती है, जितनी की प्रत्याशियों की संख्या हो।
- इस प्रक्रिया में उन प्रत्याशियों के दूसरे व उत्तरवर्ती वरीयता मतों को शेष प्रत्याशियों में वितरित कर दिया जाता है, जिन्होंने न्यूनतम प्रथम वरीयता के मत पाए हों। यह प्रक्रिया तब तक जारी रहती है। जब तक कि आवश्यक संख्या में प्रत्याशी न चुन लिए जाएँ। **ऑस्ट्रेलिया** में इसे संघीय स्तर पर प्रतिनिधि सभा के चुनावों में प्रयोग किया जाता है।

3. बहुमतीय प्रणाली
(द्वितीय मत तथा वैकल्पिक मतीय प्रणाली)

- इस निर्वाचन प्रणाली में एक व्यक्ति एकल चुनाव क्षेत्र से तभी विजयी घोषित किया जाता है। जब उसे स्पष्ट बहुमत यानि 50% से अधिक मत प्राप्त हों। *यह दो प्रकार से प्राप्त किया जा सकता है*

1. **द्वितीय मत प्रणाली** इसमें एक क्षेत्र से एक ही उम्मीदवार होता है तथा एक विकल्प चुनना होता है, जैसा कि फर्स्ट पास्ट द पोस्ट व्यवस्था में होता है, **प्रथम मत** से चुनाव जीतने के लिए उम्मीदवार को कुल डाले गए मतों का स्पष्ट बहुमत प्राप्त होना चाहिए। प्रथम मतों की गणना में किसी उम्मीदवार को स्पष्ट बहुमत न मिलने की स्थिति में सबसे अधिक मत प्राप्त करने वाले दो उम्मीदवारों से दोबारा मतदान होता है। **द्वितीय मत** प्रणाली मुख्यत: फ्रांस में प्रचलित है।
2. **वैकल्पिक मत प्रणाली** इस निर्वाचन पद्धति में एक सदस्यीय चुनाव क्षेत्र होते हैं। मत की प्राथमिकताओं को तय किया जाता है। मतदाता अपनी प्राथमिकताओं का क्रम प्रथम या द्वितीय या इसी क्रम से तय करते हैं। विजयी उम्मीदवार को कुल डाले गए मतों का कम-से-कम 50% प्राप्त होना चाहिए। किसी भी उम्मीदवार को **पहली प्राथमिकता** के 50% मत नहीं मिलने की स्थिति में न्यूनतम मत प्राप्त उम्मीदवार को हटाकर उसकी द्वितीय प्राथमिकता के मत अन्य सम्बन्धित उम्मीदवारों में बाँट दिए जाते हैं। यह क्रम तब तक चलता रहता है। जब तक कोई उम्मीदवार कुल डाले गए मतों का बहुमत प्राप्त न कर ले।

4. दलीय सूची प्रणाली

- इस प्रणाली में सम्पूर्ण देश को एक चुनाव क्षेत्र की तरह देखा जाता है अर्थात् इसे कई बहुसदस्यीय क्षेत्रों में बाँट दिया जाता है। पार्टी प्राथमिकता के आधार पर अपने उम्मीदवारों की घटते क्रम के अनुसार सूची तय करती है तथा मतदाताओं के सम्मुख रख देती है।
- मतदाता दलीय सूची के लिए मत देते हैं, न कि उम्मीदवार के लिए। दलों को चुनाव में प्राप्त मतों के अनुपात में सीटें दे दी जाती हैं। इन सीटों को दल अपनी निर्धारित सूची से वरीयता के आधार पर भरते हैं। छोटे दलों को बाहर करने के लिए कुल मतों का एक न्यूनतम प्रतिशत तय कर दिया जाता है।

चुनाव सुधार

- सरकार द्वारा समय-समय पर चुनाव प्रक्रिया में सुधार हेतु कई कदम उठाए गए हैं। इसके लिए संसद द्वारा कई नियम बनाए गए हैं एवं चुनाव सुधार हेतु सुझाव देने हेतु विभिन्न समितियों व आयोगों का भी गठन समय-समय पर किया जाता रहा है।

चुनाव के प्रकार

- **आम चुनाव** (General Election) संसद व राज्य विधानसभाओं के लिए प्रत्येक 5 वर्ष की निर्धारित अवधि के पश्चात् होने वाले चुनावों को आम चुनाव कहा जाता है।
- **मध्यावधि चुनाव** (Mid Term Election) संसद तथा राज्य विधानसभाओं के भंग होने के फलस्वरूप निर्धारित अवधि से पूर्व होने वाले चुनावों को मध्यावधि चुनाव कहा जाता है।
- **उपचुनाव** (By Election) किसी भी संसद तथा राज्य विधानमण्डल सदस्य की मृत्यु, त्याग-पत्र या अयोग्य घोषित होने के कारण रिक्त होने वाली सीट को भरने के लिए कराए गए चुनाव को उपचुनाव कहते हैं।
- **स्नैप पोल** (Snap Poll) संसद तथा राज्य विधानसभा को एकाएक भंग करके कराए गए चुनावों को स्नैप पोल कहते हैं।

चुनाव सम्बन्धी कानून

जनप्रतिनिधित्व कानून, 1950

जनप्रतिनिधित्व कानून, 1951

परिसीमन आयोग अधिनियम, 1952

राष्ट्रपति एवं उपराष्ट्रपति अधिनियम, 1952

मतदाता पंजीकरण अधिनियम, 1960

निर्वाचन नियम संहिता, 1961

केन्द्रशासित प्रदेश अधिनियम, 1963

चुनाव चिह्न आदेश, 1968

चुनाव सुधार सम्बन्धी महत्त्वपूर्ण समितियाँ

चुनाव सुधार सम्बन्धी महत्त्वपूर्ण समितियाँ निम्नलिखित हैं

के सन्थानम समिति

- 1962 में सरकार ने निर्वाचन सुधार हेतु 'के सन्थानम' की अध्यक्षता में एक कमेटी बनाई, जिसने वर्ष 1964 में अपनी रिपोर्ट सरकार को दी।
- *इस समिति की सिफारिशें निम्नलिखित हैं*

चुनाव के उम्मीदवार के लिए न्यूनतम शैक्षणिक योग्यताएँ निर्धारित हों।

निर्वाचन नामावली/मतदाता सूची में समय-समय पर सुधार किया जाए।

उम्मीदवार के धन खर्च को रोकने के लिए चुनाव पर्यवेक्षक नियुक्त किया जाए। दोषी निर्वाचन अधिकारियों के विरुद्ध अनुशासनात्मक कार्यवाही की जाए। समय-समय पर निर्वाचन क्षेत्रों का परिसीमन किया जाए। मतदान की आयु 21 वर्ष से घटाकर 18 वर्ष करने की अनुशंसा वी एम तारकुण्डे की अध्यक्षता वाली समिति ने की थी।

दिनेश गोस्वामी समिति

- वर्ष 1990 में **वी पी सिंह** सरकार ने निर्वाचन सुधारों के लिए दिनेश गोस्वामी की अध्यक्षता में एक समिति बनाई। समिति ने वर्ष 1990 में अपनी रिपोर्ट में निर्वाचन सुधारों से सम्बन्धित कई परामर्श दिए, जिनमें से कुछ प्रस्तावों को वर्ष 1996 में लागू कर दिया गया, जो *निम्नलिखित हैं*

राष्ट्रीय ध्वज, राष्ट्रगान या भारत के संविधान के अनुसार राष्ट्रीय गौरव का अपमान करने वाले दोषी व्यक्ति को सजा होने की तिथि से छः वर्षों तक चुनाव लड़ने पर रोक।

एक उम्मीदवार दो से अधिक स्थानों पर चुनाव नहीं लड़ सकता।

मतदान के दिन कर्मचारियों को अवकाश।

मतदान केन्द्र पर हथियार लेकर जाना कानूनी अपराध है, इसके लिए दण्ड व जुर्माना दोनों हो सकते हैं।

वर्ष 1996 तक चुनाव सुधार

- वर्ष 1988 में 61वें संविधान संशोधन के द्वारा लोकसभा के साथ-साथ विधानसभाओं के चुनाव में वोट डालने की आयु 21 वर्ष से घटाकर 18 वर्ष कर दी गई।
- वर्ष 1988 में, राज्यसभा एवं राज्यों की विधानपरिषदों के चुनाव के लिए नामांकन पत्रों पर प्रस्तावक के रूप में हस्ताक्षर करने वाले निर्वाचकों की संख्या बढ़ाकर चुनाव क्षेत्र के कुल निर्वाचकों का दस प्रतिशत या ऐसे दस निर्वाचक, जो कम हों, कर दिया गया। ऐसा व्यर्थ के उम्मीदवारों को चुनाव लड़ने से रोकने के लिए किया गया।
- वर्ष 1989 में यह प्रावधान किया गया कि मतदान केन्द्रों में लूट के कारण मतदान को स्थगित अथवा रद्द किया जा सकता है।

इलेक्ट्रॉनिक वोटिंग मशीन (EVM)

इलेक्ट्रॉनिक वोटिंग मशीन (EVM) एक ऐसी इलेक्ट्रॉनिक युक्ति है, जिसके माध्यम से मतदान प्रक्रिया को सम्पन्न किया जाता है। भारत में **दिनेश गोस्वामी समिति** (1990) की सिफारिश पर इलेक्ट्रॉनिक वोटिंग मशीन (EVM) सर्वप्रथम गोवा में अपनाई गई। तत्पश्चात् 12वीं लोकसभा के चुनावों में इलेक्ट्रॉनिक वोटिंग मशीन का ही प्रयोग किया जाता है। तत्कालीन मुख्य चुनाव आयुक्त नवीन चावला ने इसे **इलेक्शन केलकुलस** की संज्ञा दी है। *इलेक्ट्रॉनिक वोटिंग मशीन के निम्नलिखित लाभ हैं*

- फर्जी मतदान पर रोक
- बूथ कैपचरिंग में कमी
- समय की बचत
- कागजी कार्यवाही से मुक्ति
- निरस्त मतों की संख्या की समाप्ति
- फर्जी मतगणना पर रोक व शीघ्र मतगणना सम्भव हुई
- चुनाव परिणामों की जाँच सम्भव हो पाई है
- भारतीय राजनीति का आधुनिकीकरण व तकनीकीकरण

वर्ष 1996 के बाद के चुनाव सुधार

- वर्ष 1977 से राष्ट्रपति का चुनाव लड़ने के लिए प्रस्तावक एवं समर्थक निर्वाचकों की संख्या 10 से बढ़ाकर 50 कर दी गई। इसी तरह उपराष्ट्रपति पद के लिए यह संख्या 5 से बढ़ाकर 20 कर दी गई। साथ ही निरर्थक उम्मीदवारों को रोकने के लिए दोनों पदों का चुनाव लड़ने के लिए जमानत राशि ₹ 2500 से बढ़ाकर ₹ 15,000 कर दी गई।
- वर्ष 1998 के प्रावधान के अनुसार, निर्वाचन आयोग निर्वाचन कार्यों में सहयोग के लिए स्थानीय निकायों, विश्वविद्यालयों, सरकार द्वारा नियन्त्रित तथा सहयोग प्राप्त संस्थाओं के कर्मचारियों की माँग कर सकता है। वर्ष 1999 के कुछ निश्चित वर्ग के व्यक्तियों के मतदान के लिए डाक मत-पत्र का उपबन्ध किया गया।
- वर्ष 2003 में निर्वाचन आयोग ने प्रत्येक उम्मीदवार को यह निर्देश दिया कि वह राज्य विधानसभा या संसद का चुनाव आवेदन-पत्र जमा करते समय कुछ जानकारियों को (जैसे—आपराधिक मामले, सम्पत्ति आदि की घोषणा, बाकी देनदारी, शैक्षणिक योग्यता आदि) अनिवार्य रूप से आवेदन-पत्र में भरे।

वर्ष 2003 के राज्यसभा चुनावों के सुधार

वर्ष 2003 में राज्यसभा चुनावों के लिए निम्न परिवर्तन किए गए

राज्यसभा का निर्वाचन लड़ने वाले उम्मीदवार के लिए उस निर्वाचन क्षेत्र या राज्य के निवास प्रमाण-पत्र की बाध्यता समाप्त कर दी गई। अब केवल उसके लिए यह आवश्यक है कि वह देश के किसी भी संसदीय क्षेत्र में मत देने की **पात्रता** रखता हो।

राज्यसभा के निर्वाचन में, गुप्त मतपत्र व्यवस्था के स्थान पर खुली मत-पत्र व्यवस्था को लागू किया गया। अब मतदाता अपना मत देने के बाद मनोनीत एजेण्ट को अपना मत-पत्र दिखा सकता है (क्रॉस वोटिंग तथा धन बल के दुरुपयोग को रोकने के लिए)।

वर्ष 2003 के उपबन्ध के अनुसार संसद एवं विधानसभा चुनावों में मान्यता प्राप्त दलों के उम्मीदवारों को सरकार **निःशुल्क** निर्वाचन नामावलियों एवं अन्य आवश्यक चीजों की आपूर्ति करेगी।

नोटा (NOTA) का अधिकार

- निर्वाचन प्रणाली में सुधार व मतदाताओं को विकल्पों की स्वतन्त्रता उपलब्ध कराने हेतु निर्वाचन आयोग ने 'नोटा' का प्रावधान किया, जिसके अन्तर्गत मतदाताओं को यह अधिकार होगा कि वे चुनाव लड़ रहे किसी भी प्रत्याशी को वोट न दे।
- निर्वाचन आयोग ने वर्ष 2009 में उच्चतम न्यायालय को इस सन्दर्भ में निर्णय देने की गुजारिश की थी। वर्ष 2013 में उच्चतम न्यायालय ने नोटा को मान्यता प्रदान करते हुए निर्वाचन आयोग से सभी वोटिंग मशीनों में इसके लिए बटन बनाने का आदेश दिया।
- 'द पीपल यूनियन फॉर सिविल लिबर्टीज' नामक एक गैर-सरकारी संगठन द्वारा नोटा के सन्दर्भ में दायर एक जनहित याचिका पर उच्चतम न्यायालय ने अपना फैसला सुनाया।

नोटा के लाभ

- लोकतन्त्र में मतदाताओं को यह अधिकार होना चाहिए कि यदि वे क्षेत्र में चुनाव लड़ रहे प्रत्याशियों से सन्तुष्ट नहीं हैं, तो उन्हें इस बात की अभिव्यक्ति की स्वतन्त्रता होनी चाहिए कि वे किसी भी प्रत्याशी का चुनाव न करें।
- उच्चतम न्यायालय के अनुसार, नोटा के विकल्प के माध्यम से मतदाताओं को यह अधिकार मिलेगा कि वे राजनीतिक दलों को स्वच्छ व ईमानदार छवि वाले प्रत्याशियों को चुनाव मैदान में उतारने के लिए विवश करें।
- नोटा के सन्दर्भ में दिए गए निर्णय में उच्चतम न्यायालय की मंशा स्पष्ट है, चूँकि चुनाव में विजयी प्रत्याशी देश के शासन में भागीदारी करते हैं। अतः यह आवश्यक है कि ऐसे प्रत्याशी जिनकी पृष्ठभूमि आपराधिक, अनैतिक व दागी है, उन्हें संसद में निर्वाचित होने से रोका जाए।
- यदि नोटा को उसके सही अर्थों में लागू किया जाए, तो यह देश के राजनीतिक परिदृश्य में व्यापक बदलाव पैदा करेगा।

नोटा की सीमाएँ

- कुछ देश जहाँ पर नोटा पद्धति को लागू किया गया, वहाँ यह देखने में आया है कि ज्यादातर जगहों पर नोटा को मिला मत प्रतिशत सर्वाधिक रहा, जिससे सरकार के संचालन में कुछ बाधाएँ आईं जैसे ज्यादातर सीटों का खाली रहना ऐसी स्थिति में दुबारा चुनाव कराना पड़ा।
- भारत में निर्वाचन आयोग ने यह स्पष्ट कर दिया कि नोटा के प्रावधान का अर्थ अन्य प्रत्याशियों के दावे के खारिज होने से नहीं है यदि नोटा के पक्ष में सर्वाधिक मत पड़े हैं, तो भी।

VVPAT के जरिए मतदाताओं को फौरी फीडबैक

- मतदाता पावती रसीद यानी वोटर वेरिफायड पेपर ऑडिट ट्रायल (VVPAT) मत-पत्र रहित मतदान प्रणाली का इस्तेमाल करते हुए मतदाताओं को फीडबैक देने का तरीका है। इसका उद्देश्य इलेक्ट्रॉनिक वोटिंग मशीनों की स्वतन्त्र पुष्टि है। यह व्यवस्था मतदाता को इस बात की पुष्टि करने की अनुमति देती है कि उसकी इच्छानुसार मत पड़ा है या नहीं। इसे वोट बदलने या वोटों को नष्ट करने से रोकने के अतिरिक्त उपाय के रूप में इस्तेमाल किया जाता है।
- VVPAT के तहत प्रिण्टर की तरह का एक उपकरण इलेक्ट्रॉनिक वोटिंग मशीन (EVM) से जुड़ा होता है। जब वोट डाला जाता है, तब इसकी एक पावती रसीद निकलती है। इस पावती पर क्रम संख्या, नाम तथा उम्मीदवार का चुनाव चिह्न दर्शाया जाता है। यह उपकरण वोट डाले जाने की पुष्टि करता है तथा इससे मतदाता ब्यौरों की पुष्टि कर सकता है। रसीद एक बार दिखने के बाद EVM से जुड़े कण्टेनर में चली जाती है। दुर्लभतम मामलों में केवल चुनाव अधिकारी को ही इस तक पहुँच हो सकती है।

- यह प्रणाली पहली बार प्राप्त रसीद के आधार पर मतदाता को अपने वोट को चुनौती देने की अनुमति देती है। नए नियम के अनुसार, मतदान केन्द्र के पीठासीन अधिकारी को मतदाता की अस्वीकृति दर्ज करनी होगी तथा इस अस्वीकृति को गिनती के समय ध्यान में रखना होगा। VVPAT प्रणाली का निर्माण EVM पर सन्देहों के कारण नहीं, बल्कि प्रणाली को उन्नत बनाने के हिस्से के रूप में हुआ था।
- सितम्बर, 2013 में नागालैण्ड के त्वेनसांग में नोकसेन विधानसभा निर्वाचन क्षेत्र के लिए EVM के साथ VVPAT का प्रयोग किया गया। उच्चतम न्यायालय ने अक्टूबर, 2013 में **सुब्रह्मण्यम स्वामी बनाम भारत निर्वाचन आयोग** मामले में व्यवस्था देते हुए कहा कि VVPAT स्वतन्त्र तथा निष्पक्ष चुनावों के लिए अपरिहार्य है तथा भारत निर्वाचन आयोग को VVPAT प्रणाली की सटीकता सुनिश्चित करने के लिए EVM को VVPAT से जोड़ने का निर्देश दिया।

दोषी नीति-निर्माताओं की अयोग्यता

- 10 जुलाई, 2013 को उच्चतम न्यायालय द्वारा **लिलि थॉमस** बनाम **भारतीय संघ वाद** में यह निर्णय दिया गया कि कोई भी संसद सदस्य, विधायक व विधान परिषद् के सदस्य जिन्हें किसी अपराध के लिए दो-या-दो से अधिक वर्षों की सजा मिलती है, तो वे सजा सुनाए जाने की तारीख से संसदीय सदस्यता से अयोग्य घोषित किए जाएँगे।
- उच्चतम न्यायालय ने इस सन्दर्भ में जन-प्रतिनिधित्व अधिनियम की धारा 8(4) को भी असंवैधानिक घोषित किया है, जिसमें दोषी सदस्य को उच्चतम न्यायालय में जाकर अपील के लिए 3 महीने का समय मिलता था।

न्यायिक हिरासत के अन्तर्गत व्यक्ति को चुनाव लड़ने के सम्बन्ध में प्राप्त अधिकार

- माननीय उच्चतम न्यायालय द्वारा जुलाई, 2013 में सुनाए गए एक निर्णय में उन व्यक्तियों के चुनाव लड़ने पर पाबन्दी लगा दी गई, जो जेल या पुलिस हिरासत में हैं। इस निर्णय के पीछे यह तर्क दिया गया है कि चुनाव लड़ने के लिए वही व्यक्ति योग्य है, जो वोट डालने के योग्य है। अत: इस सन्दर्भ में जेल में रह रहे व्यक्ति को चुनाव लड़ने हेतु अर्ह नहीं माना जा सकता।

सुप्रीम कोर्ट का चुनाव आयोग के क्षेत्राधिकार के सम्बन्ध में निर्णय

- मई, 2014 को न्यायमूर्ति ए के पटनायक की अध्यक्षता वाली खण्डपीठ ने आदेश दिया है कि यदि कोई उम्मीदवार चुनाव के दौरान नामांकन दाखिल करते समय अपने चुनावी खर्च में 'पेड न्यूज' पर खर्च की जाने वाली रकम का उल्लेख नहीं करता है, तो आयोग इसकी जाँच कर सकता है।
- उच्चतम न्यायालय ने इस सन्दर्भ में जन प्रतिनिधित्व अधिनियम, 1951 का हवाला देते हुए कहा कि अधिनियम में यह स्पष्ट शब्दों में लिखा है कि चुनाव वही लड़ सकता है, जो मतदाता हो, साथ ही निर्णय में यह कहा गया कि कोई भी व्यक्ति जो जेल में हो, सजा काट रहा हो या पुलिस की न्यायिक हिरासत में हो उसे वोट देने का अधिकार नहीं है।
- उपरोक्त आधारों व अधिनियम की धाराओं 4, 5 व 62 (5) से यह निष्कर्ष निकलता है कि जेल में या पुलिस हिरासत में रहने वाला व्यक्ति चुनाव लड़ने हेतु अर्ह नहीं हो सकता।

सोशल मीडिया का चुनाव अभियान में योगदान

- सोशल मीडिया के बढ़ते प्रभाव का संज्ञान लेते हुए अक्टूबर, 2013 में निर्वाचन आयोग ने चुनावों के दौरान चुनावी अभियान में सोशल मीडिया के प्रयोग को लेकर व्यापक दिशा-निर्देश जारी किए, *जो निम्नलिखित हैं*

प्रत्याशी का सोशल मीडिया अकाण्उट

- दिशा-निर्देशों के अनुसार, चुनाव लड़ रहे प्रत्याशी को नामांकन के दौरान अपने शपथ-पत्र में अपने सोशल अकाउण्ट के बारे में जानकारी देनी होगी, जिससे छद्म प्रचार व घोषणाओं को रोकने में मदद मिलेगी।
- साथ ही इससे मतदाताओं की भी अपने चुनाव क्षेत्र के प्रत्याशी तक पहुँच व संवाद करने की क्षमता में भी वृद्धि होगी।

चुनावी प्रचार की सीमा के सन्दर्भ में

- चुनाव आयोग के दिशा-निर्देशों में यह स्पष्ट रूप से कहा गया है कि चुनाव में प्रतिभाग करने वाले सभी प्रत्याशी व दलों को टेलीविजन/केबल नेटवर्क तथा सोशल व इलेक्ट्रॉनिक मीडिया पर अपने प्रचार के लिए चुनाव आयोग के अधिकृत प्राधिकारी से पूर्व अनापत्ति प्रमाण-पत्र लेना होगा।

ऑनलाइन प्रचार के व्यय से सम्बन्धित

- चुनाव प्रत्याशियों को अपने ऑनलाइन प्रचार हेतु किए गए व्यय, जिसमें इण्टरनेट कम्पनियों, वेबसाइटों व सृजनात्मक गतिविधियों पर किए गए खर्च शामिल हैं, का ब्यौरा देना होगा।

आदर्श आचार-संहिता से सम्बन्धित

- चुनावी अभियान व प्रचार के सन्दर्भ में लगाई गई आचार-संहिता सोशल मीडिया पर किए गए प्रचार व अभियान पर भी लागू रहेगी।

एक्जिट व ओपिनियन पोल

- एक्जिट पोल का तात्पर्य चुनावों के तुरन्त बाद मतदाताओं के दिए गए मतों के आधार पर जारी सर्वेक्षण से होता है, वहीं ओपिनियन पोल इस तथ्य पर आधारित होता है कि चुनावों में मतदाता किसे वोट देने वाले हैं।
- इन सर्वेक्षणों के माध्यम से चुनाव के नतीजों का पूर्वाभास लगाने का प्रयास किया जाता है, क्योंकि चुनावों के परिणाम आने में समय लगता है। सामान्यत: ये सर्वेक्षण निजी कम्पनी व संस्थाओं के द्वारा कराए जाते हैं, जिनमें मीडिया समूहों की महत्त्वपूर्ण भूमिका होती है।
- वर्ष 2009 में जन प्रतिनिधित्व अधिनियम में संशोधन करते हुए सरकार द्वारा एक्जिट पोल पर मतदान के आखिरी चरण तक प्रतिबन्ध लगा दिया गया, जबकि ओपिनियन पोल पर कोई प्रतिबन्ध नहीं लगाया गया।
- ओपिनियन पोल पर प्रतिबन्ध लगाने पर चर्चा लगभग एक दशक से चल रही है। वर्ष 2004 में चुनाव आयोग ने चुनाव अधिसूचना जारी होने के दिन से लेकर चुनाव तक ओपिनियन पोल पर प्रतिबन्ध लगाने का सुझाव दिया, जिसका सभी राजनीतिक दलों ने एकमत से समर्थन किया।
- वर्तमान समय में चुनाव आयोग के पास मतदान के 48 घण्टे पहले ही ओपिनियन पोल पर प्रतिबन्ध लगाने का अधिकार है, जबकि इस पर प्रतिबन्ध लगाने सम्बन्धी प्रस्ताव पर कानून बनना बाकी है।

अभ्यास प्रश्न

1. किसी दल को राज्यस्तरीय दल के रूप में स्वीकृति तब मिलती है, जब उसने

1. राज्य की विधानसभा के कुल स्थानों का 3% या 3 सीटें जो भी ज्यादा हों, प्राप्त की हों।
2. राज्य की लोकसभा के लिए हुए आम चुनाव में उस राज्य के कुल वैध मतों का 6% तथा सम्बन्धित राज्य से कम-से-कम 1 लोकसभा सीट प्राप्त की हो।
3. उस राज्य से हुए कुल वैध मतों का 6% तथा उस राज्य में 2 विधानसभा सीटें प्राप्त की हों।

कूट

(a) केवल 1 (b) 1 और 2
(c) 1 और 3 (d) ये सभी

2. भारत के राजनीतिक दलों के सम्बन्ध में निम्नलिखित कथनों पर विचार कीजिए

1. जन-निधित्व अधिनियम, 1951 राजनीतिक दलों के पंजीकरण का प्रावधान करता है।
2. वर्तमान में 51 मान्यता प्राप्त क्षेत्रीय दल हैं तथा 1415 पंजीकृत गैर मान्यता प्राप्त दल हैं।
3. राजनीतिक दलों के झगड़ों का निपटारा निर्वाचन आयोग करता है।

उपरोक्त कथनों में से कौन-सा/से कथन सही है/हैं?

(a) केवल 1 (b) 1 और 2
(c) 1, 2 और 3 (d) इनमें से कोई नहीं

3. भारतीय राष्ट्रीय कांग्रेस में राष्ट्रीय शब्द प्रभावित था

(a) अमेरिका के स्वतन्त्रता संग्राम से
(b) ब्रिटिश शासन के विरुद्ध प्रतिक्रिया से
(c) प्राचीन भारतीय पूर्वोदाहरण से
(d) भारतीय स्वतन्त्रता संग्राम से

4. किस प्रसिद्ध राजनीतिक विश्लेषक ने भारत में एकदलीय व्यवस्था को एक दलीय शासन व्यवस्था अथवा कांग्रेस व्यवस्था कहा है?

(a) प्रो. रजनी कोठारी
(b) डॉ. महेश रंगराजन
(c) प्रो. योगेन्द्र यादव
(d) समीर जाफरी

5. निम्नलिखित कथनों पर विचार कीजिए

1. भारत के लोकसभा और राज्यों की विधानसभाओं के निर्वाचन में सदस्यों का बहुमत पाने वाले राजनैतिक दल ही सरकार बनाते रहे हैं न कि मतों का बहुमत पाने वाले।
2. बहुमत प्रणाली पर आधारित निर्वाचनों में प्राप्त मतों की आपेक्षिक बहुलता के आधार पर ही परिणाम का निर्णय होता है।

उपरोक्त कथनों में से कौन-सा/से कथन सही है/हैं?

(a) केवल 1 (b) केवल 2
(c) 1 और 2 (d) न तो 1 और न ही 2

6. निम्नांकित कार्यों में से कौन-सा एक कार्य भारत के निर्वाचन आयोग से सम्बन्धित नहीं है?

(a) मतदाता सूची तैयार करने का निदेशन और नियन्त्रण
(b) संसद और प्रत्येक राज्य के विधानमण्डल चुनावों का संचालन
(c) राष्ट्रपति और उपराष्ट्रपति के पदों के लिए चुनाव का संचालन
(d) विधानमण्डलों के चुनाव के लिए उचित प्रावधान करना

7. भारत में निर्वाचन प्रक्रम के आरम्भ के विषय में निम्नलिखित में से कौन-सा सही है?

(a) सरकार द्वारा निर्वाचन की सिफारिश और निर्वाचन आयोग द्वारा निर्वाचन की अधिसूचना जारी किया जाना
(b) निर्वाचन आयोग द्वारा निर्वाचन सिफारिश और केन्द्रों में गृह विभागों द्वारा निर्वाचन की अधिसूचना जारी किया जाना
(c) निर्वाचन आयोग द्वारा निर्वाचन की सिफारिश और राष्ट्रपति अथवा राज्य के राज्यपाल द्वारा निर्वाचन की अधिसूचना जारी किया जाना
(d) निर्वाचन की सिफारिश और उसकी अधिसूचना जारी किया जाना दोनों ही कार्यों का निर्वाचन आयोग द्वारा किया जाना

8. भारत में निर्वाचन प्रणाली से सम्बन्धित निम्नलिखित कथनों पर विचार कीजिए

1. संविधान में निर्वाचन से सम्बन्धित सभी विषयों पर कानून बनाने की शक्ति संसद को प्रदान की गई है।
2. भारतीय संविधान निर्माताओं ने निर्वाचन हेतु संयुक्त राज्य अमेरिका में प्रचलित प्रणाली का अनुसरण किया है।
3. लोकसभा व राज्य विधानसभा चुनाव हेतु 'बहुलवादी व्यवस्था' की प्रणाली अपनाई गई है।

उपरोक्त कथनों में से कौन-सा/से कथन सही है/हैं?

(a) केवल 1 (b) 1 और 2
(c) 1 और 3 (d) ये सभी

9. निम्नलिखित में से दलीय व्यवस्था किस एक व्यापक व्यवस्था का अंग है?

(a) सामाजिक व्यवस्था (b) आर्थिक व्यवस्था
(c) राजनीतिक व्यवस्था (d) अन्तर्राष्ट्रीय

10. निम्नलिखित कथनों पर विचार कीजिए

1. दल-बदल विरोधी कानून किसी निर्वाचित सदस्य पर अपने दल के सुस्पष्ट अधिदेश के विरोध में मत देने पर प्रतिबन्ध लगाता है।
2. दल-बदल विरोधी उपबन्ध उस समय लागू नहीं होते, जब किसी दल के एक-तिहाई सदस्य दल के अधिदेश की अवज्ञा करते हैं तथा स्वयं को एक पृथक् दल के रूप में संगठित करते हैं।

उपरोक्त कथनों में से कौन-सा/से कथन सही है/हैं?

(a) केवल 1 (b) केवल 2
(c) 1 और 2 (d) न तो 1 और न ही 2

11. भारत के संविधान की निम्नलिखित में से कौन-सी एक अनुसूची में दल-बदल विरोध विषयक उपबन्ध है?

(a) दूसरी अनुसूची (b) पाँचवीं अनुसूची
(c) आठवीं अनुसूची (d) दसवीं अनुसूची

12. भारत में निर्वाचन प्रणाली निम्न में से किस पर आधारित है?
(a) वयस्क मताधिकार
(b) सीमित मताधिकार (सम्पत्ति के आधार पर)
(c) सीमित मताधिकार (शिक्षा के आधार पर)
(d) सीमित मताधिकार (धर्म के आधार पर)

13. संविधान के किस अनुच्छेद के अनुसार किसी भी व्यक्ति को धर्म, मूलवंश, जाति तथा लिंग के आधार पर संसद या अन्य किसी निर्वाचन के लिए मतदाता सूची में शामिल हेतु अयोग्य नहीं ठहराया जा सकता है?
(a) अनुच्छेद-325 (b) अनुच्छेद-326
(c) अनुच्छेद-327 (d) अनुच्छेद-328

14. संविधान के किस अनुच्छेद के तहत केन्द्र और राज्य के विधानमण्डलों के लिए चुनाव वयस्क मताधिकार के आधार पर किया जाता है?
(a) अनुच्छेद-326 (b) अनुच्छेद-325
(c) अनुच्छेद-324 (d) अनुच्छेद-323

15. भारत में फर्स्ट पास्ट द पोस्ट सिस्टम की प्रणाली अपनाई गई है-
(a) लोकसभा में (b) राज्यसभा में
(c) विधानपरिषद् में (d) राष्ट्रपति में

16. भारत में फर्स्ट पास्ट द पोस्ट प्रणाली की जगह एकल संक्रमणीय आनुपातिक प्रतिनिधित्व प्रणाली अपनाई गई है-
(a) राष्ट्रपति द्वारा (b) लोकसभा द्वारा
(c) विधानसभा द्वारा
(d) लोकसभा और विधानसभा द्वारा

17. बहुलवादी व्यवस्था में उम्मीदवार विजयी घोषित होता है
(a) जो सबसे अधिक मत प्राप्त करता है
(b) जो दो-तिहाई बहुमत प्राप्त करता है
(c) जो डाले गए कुल मतों का आधे से अधिक प्राप्त करता है
(d) उपरोक्त में से कोई नहीं

18. बहुमतीय प्रणाली के सम्बन्ध में कौन-सा कथन असत्य है?
(a) इस प्रणाली में एक व्यक्ति एकल चुनाव क्षेत्र से तभी विजयी घोषित किया जाता है जब उसे 60% से अधिक मत प्राप्त हो
(b) बहुमतीय प्रणाली में दो प्रकार से उम्मीदवार को विजयी घोषित किया जाता है
(c) द्वितीय मत प्रणाली, बहुमतीय प्रणाली का एक प्रकार है
(d) द्वितीय मत प्रणाली फ्रांस में प्रचलित है

19. निम्नलिखित में से दलीय व्यवस्था किस एक व्यापक व्यवस्था का अंग है?
(a) सामाजिक व्यवस्था (b) आर्थिक व्यवस्था
(c) राजनैतिक व्यवस्था (d) अन्तर्राष्ट्रीय

20. किस अनुच्छेद के अनुसार संसद समय-समय पर विधि द्वारा, संसद के प्रत्येक सदन या किसी राज्य के विधानमण्डल के सदन के लिए निर्वाचन सम्बन्धी कानून बनाती है?
(a) अनुच्छेद-327
(b) अनुच्छेद-325
(c) अनुच्छेद-324
(d) अनुच्छेद-323

21. किस अनुच्छेद के अनुसार यदि संसद राज्य विधानमण्डल के बारे में कानून नहीं बनाती है, तो राज्य विधानमण्डल अपने सदन के लिए निर्वाचन सम्बन्धी कानून बना सकती है?
(a) अनुच्छेद-328 (b) अनुच्छेद-327
(c) अनुच्छेद-326 (d) अनुच्छेद-325

22. किस अनुच्छेद में वर्णित है कि नर्वाचन क्षेत्रों के परिसीमन व आवण्टन में सम्बन्धित मामलों को न्यायालय में प्रश्नगत नहीं किया जाएगा?
(a) अनुच्छेद-329 (b) अनुच्छेद-328
(c) अनुच्छेद-327 (d) अनुच्छेद-324

23. भारतीय चुनाव आयोग ने पंजीकृत, गैर-मान्यता प्राप्त राजनितिक दलों को आम चुनावों के दौरान एक बार के लिए सामान्य चिन्ह रखने की अनुमति प्रदान की है। इस सम्बन्ध में निम्नलिखित कथनों में से सही कथन नहीं है
(a) पंजीकृत, गैर-मान्यता प्राप्त राजनीतिक दलों को आम चुनावों में एक राज्य के कम-से-कम 10% चुनाव क्षेत्रों में चुनाव लड़ना पड़ेगा
(b) पंजीकृत गैर-मान्यता प्राप्त राजनीतिक दलों को ऐसे राज्य जहाँ 50 से कम विधानसभा क्षेत्र हैं, में कम-से-कम 5 विधानसभा क्षेत्रों में चुनाव लड़ना पड़ेगा
(c) पंजीकृत गैर-मान्यता प्राप्त राजनीतिक दलों को ऐसे राज्य जहाँ 10 से कम संसदीय क्षेत्र हैं, में कम-से-कम 1 विधानसभा क्षेत्र में चुनाव लड़ना होगा
(d) पंजीकृत गैर-मान्यता प्राप्त राजनीतिक दलों को 20 से कम लोकसभा क्षेत्र वाले राज्य में कम-से-कम दो स्थानों पर चुनाव लड़ना होगा

24. किसी लोकतन्त्र में राजनीतिक दलों के कार्यकलाप के विषय में निम्नलिखित कथनों में से कौन-सा एक सही नहीं है?
(a) राजनीतिक दल लोगों को राजनीतिक शिक्षा देते हैं
(b) राजनीतिक दल सरकार एवं लोगों के बीच कड़ी का काम करते हैं
(c) राजनीतिक दल चुनाव लड़ते हैं तथा अधिकतम संख्या में अपने उम्मीदवारों को निर्वाचित करवाना चाहते हैं
(d) उपरोक्त में से कोई नहीं

25. वर्ष 2003 में यथा संशोधित संविधान (बावनवाँ संशोधन) अधिनियम, 1985 के अनुसार दसवीं अनुसूची के अन्तर्गत एक विधायक की निर्हरता होगी, यदि
1. वह ऐसे राजनैतिक दल की, जिसके टिकट पर वह निर्वाचित हुआ है, सदस्यता स्वेच्छापूर्वक छोड़ देता है।
2. वह अपने राजनैतिक दल द्वारा दिए गए दिशा-निर्देशन के विरूद्ध मतदान करता है या मतदान से विरत रहता है।
3. विभाजन के परिणामस्वरूप, एक-तिहाई से कम सदस्य सदन में नया समूह या दल बना लेते है।
4. वह सदस्य जो स्वतन्त्र सदस्य के रूप में निर्वाचित हुआ है, किसी राजनैतिक दल में शामिल हो जाता है।

नीचे दिए गए कूट का प्रयोग कर सही उत्तर चुनिए
(a) 2 और 3
(b) 1, 2 और 4
(c) 1 और 3
(d) 1, 2, 3 और 4

26. निम्नलिखित कथनों पर विचार कीजिए

1. दल-बदल विरोधी कानून किसी निर्वाचित सदस्य पर अपने दल के सुस्पष्ट अधिदेश के विरोध में मत देने पर प्रतिबन्ध लगाता है।
2. दल-बदल विरोधी उपबन्ध उस समय लागू नहीं होते जब किसी दल के एक-तिहाई सदस्य दल के अधिवेश की अवज्ञा करते हैं तथा स्वयं को एक पृथक् दल के रूप में संगठित करते हैं।

इन कथनों में से कौन-सा /से सही है/हैं?

(a) केवल 1 (b) केवल 2
(c) 1 और 2 दोनों (d) न तो 1 और न ही 2

27. इलेक्ट्रॉनिक वोटिंग मशीनें किनके साथ संयुक्त रूप से विकसित की गई हैं?

1. भारत हैवी इलेक्ट्रिकल्स लिमिटेड
2. भारत इलेक्ट्रॉनिक्स लिमिटेड
3. इलेक्ट्रॉनिक्स कॉर्पोरेशन ऑफ इण्डिया लिमिटेड
4. भारत संचार निगम लिमिटेड

कूट

(a) 1, 2 और 3 (b) 2 और 3
(c) 2 और 4 (d) 3 और 4

28. इन्द्रजीत गुप्ता समिति की सिफारिशों पर विचार करें।

1. चुनाव खर्च सरकार वहन करे और इसके लिए एक चुनाव कोष का निर्माण हो।
2. राष्ट्रीय दलों को राष्ट्रीय राजधानी क्षेत्र में व राज्यस्तरीय दलों को राज्यस्तरीय क्षेत्र में एक कार्यालय और टेलीफोन सुविधा निःशुल्क उपलब्ध कराई जाए।
3. ग्राम चुनाव सामग्री हर मतदाता के पास निःशुल्क दी जाए।

कूट का प्रयोग कर सही उत्तर का चयन करें

(a) केवल 1 (b) केवल 2
(c) 1 और 2 (d) 1. 2, 3

29. किसी भी राजनीतिक दल को क्षेत्रीय दल के रूप में मान्यता प्राप्त करने के लिए

(a) किसी एक राज्य में 6% वैध मत करने चाहिए
(b) किसी एक राज्य में 10% वैध मत प्राप्त करने चाहिए
(c) किसी एक राज्य में 15% वैध मत प्राप्त करने चाहिए
(d) किसी एक राज्य में 25% वैध मत प्राप्त करने चाहिए

30. भारत के राजनीतिक दलों के सम्बन्धित निम्न कथनों पर विचार करें।

1. भारत में राजनीतिक दलों का पंजीकरण जन प्रतिनिधित्व अधिनियम, 1951 के अन्तर्गत किया जाता है।
2. वर्ष 1999 में चुनाव आयोग ने 6 दलों को राष्ट्रीय दल तथा 48 दलों को राज्य स्तर के दल के रूप में मान्यता दी।
3. कोई भी राजनीतिक दल जिसे 4 या उससे अधिक राज्यों में मान्यता प्राप्त है, राष्ट्रीय दल स्वीकार कर लिया जाता है।
4. राजनीतिक दलों का पंजीकरण चुनाव आयोग द्वारा किया जाता है।

कूट

(a) 1, 2 और 4 (b) 1, 2, 3 और 4
(c) 1 और 3 (d) 2 और 4

31. लिंगदोह समिति की सिफारिशों के सन्दर्भ में कौन-सा कथन असत्य है?

(a) छात्रसंघ चुनाव में वही छात्र उम्मीदवार बनें, जिन्होंने 60% से अधिक अंक प्राप्त किए हों
(b) 75% उपस्थिति दर्ज कराने पर छात्र, छात्रसंघ चुनाव लड़ सकता है
(c) 25 वर्ष से अधिक आयु वाले छात्र को चुनाव नहीं लड़ना चाहिए
(d) प्रचार के दौरान मशीन से बने उपकरण ही प्रयोग किए जाएँगे

32. किस वर्ष मतदान की आयु 21 वर्ष से 18 वर्ष कर दी गई?

(a) वर्ष 1988 (b) वर्ष 1986
(c) वर्ष 1984 (d) वर्ष 1980

33. किस वर्ष यह प्रावधान किया गया कि चुनाव कार्य में संलग्न कर्मी, चुनाव आयोग में प्रतिनियुक्त माने जाएँगे?

(a) वर्ष 1988 (b) वर्ष 1986
(c) वर्ष 1984 (d) वर्ष 1980

34. ई. वी. एम. (इलेक्ट्रॉनिक वोटिंग मशीन) का प्रयोग किस समिति की सिफारिश पर किया गया?

(a) दिनेश गोस्वामी समिति (b) लिंगदोह समिति
(c) इन्द्रजीत गुप्ता समिति (d) के. सन्थानम समिति

35. किस वर्ष यह प्रावधान किया गया कि मतदान केन्द्रों पर कब्जे के कारण मतदान को स्थिगित अथवा रद्द किया जा सकता है?

(a) वर्ष 1989 (b) वर्ष 1990
(c) वर्ष 1991 (d) वर्ष 1992

36. वर्ष 1977 से राष्ट्रपति का चुनाव लड़ने के लिए प्रस्तावक एवं समर्थक निर्वाचकों की संख्या 10 से बढ़ाकर कितनी कर दी गई है?

(a) 50 (b) 60
(c) 70 (d) 80

37. किस वर्ष राज्यसभा का चुनाव लड़ने वाले उम्मीदवार के लिए उस निर्वाचन क्षेत्र या राज्य के निवास प्रमाण-पत्र की बाध्यता समाप्त कर दी गई?

(a) वर्ष 2003 (b) वर्ष 2005
(c) वर्ष 2006 (d) वर्ष 2007

38. किस वर्ष के एक प्रावधान द्वारा लोकसभा एवं राज्य विधानसभाओं के चुनाव के दौरान, चुनाव आयोग द्वारा अधिसूचित अवधि में प्रिण्ट या इलेक्ट्रानिक मीडिया द्वारा एक्जिट पोल किया जाना प्रतिबन्धित किया गया है?

(a) वर्ष 2009 (b) वर्ष 2007
(c) वर्ष 2006 (d) वर्ष 2005

39. नोटा (None of the above, NOTA) को मान्यता उच्चतम न्यायालय ने कब दी?

(a) वर्ष 2013 (b) वर्ष 2014
(c) वर्ष 2015 (d) वर्ष 2016

40. उच्चतम न्यायालय ने किस गैर-सरकारी संगठन की याचिका पर नोटा NOTA को मान्यता दी?

(a) द पीपुल यूनियन फॉर सिविल लिबर्टीज
(b) द अनुगूँज
(c) मुस्कान (d) लहरिया

41. निर्वाचन आयोग किसी राजनीतिक दल को एक राष्ट्रीय दल के रूप में मान्यता देता है, यदि

1. वह चार या अधिक में लोकसभा या राज्य विधान सभाओं के लिए साधारण निर्वाचन में किए गए मतदान के कुल वैध मतों का कम-से-कम छह प्रतिशत मत प्राप्त करे।
2. वह लोक सभा के लिए साधारण निर्वाचन में किसी राज्य या किन्हीं राज्यों से, कम-से-कम चार सीटों पर जीत हासिल करे।

नीचे दिए गए कूट का प्रयोग कर सही उत्तर चुनिए :

(a) केवल 1 (b) केवल 2
(c) 1 और 2 दोनों (d) न तो 1, न ही 2

42. उच्चतम न्यायालय ने किस वाद में यह व्यवस्था कि मतदाता पावती रसीद, स्वतन्त्र तथा निष्पक्ष चुनाव के लिए अपरिहार्य है?

(a) सुब्रमण्यम स्वामी बनाम भारत निर्वाचन आयोग
(b) लिलि थामस बनाम भारत संघ
(c) मेनका गाँधी बनाम भारत संघ
(d) ए. के. गोपालन बनाम मद्रास राज्य

43. राज्य निर्वाचन आयोग के बारे में निम्नलिखित कथनों पर विचार कीजिए

1. राज्य का निर्वाचन आयुक्त राज्य के राज्यपाल द्वारा नियुक्त किया जाएगा।
2. राज्य निर्वाचन आयोग को पंचायतों के निर्वाचन के अधीक्षण, निदेशन और नियन्त्रण की शक्ति के अलावा निर्वाचक-नामावली बनाने की भी शक्ति है।
3. राज्य के निर्वाचन आयुक्त को उसके पद से किसी भी प्रकार से नहीं हटाया जा सकता, जब तक वह खुद ही पदत्याग न करे या उसकी पदावधि समाप्त न हो जाए।

उपरोक्त कथनों में कौन-सा/से कथन सही है/हैं?

(a) केवल 1 (b) 1 और 2
(c) 2 और 3 (d) ये सभी

44. चुनाव के तुरन्त बाद मतदाताओं से उनके मतदान के आधार पर किया गया सर्वेक्षण कहलाता है

(a) एक्जिट पोल
(b) ओपिनियन पोल
(c) एक्जिट पोल और ओपिनियन पोल
(d) उपरोक्त में से कोई नहीं

45. किस अनुच्छेद में यह वर्णित है कि राज्य विधानमण्डल का सदस्य जो दल परिवर्तन के आधार पर अयोग्य घोषित हो गया, वह मन्त्री पद धारण करने के भी अयोग्य होगा?

(a) अनुच्छेद-164 (b) अनुच्छेद-163
(c) अनुच्छेद-162 (d) अनुच्छेद-161

46. भारत में निर्वाचन सरकार (इलेक्टोरल गवर्नमेण्ट) के विषय में निम्नलिखित में से कौन-सा एक कथन सही नहीं है?

(a) निर्वाचनों का अधीक्षण, निदेशन तथा नियन्त्रण भारत के निर्वाचन आयोग में निहित है।
(b) प्रत्येक प्रादेशिक निर्वाचन-क्षेत्र के लिए एक ही सामान्य निर्वाचक नामावली है।
(c) संसद के पास निर्वाचन-क्षेत्रों के परिसीमन-सम्बन्धी कानून बनाने की शक्ति है।
(d) भारत के उच्चतम न्यायालय को निर्वाचन-क्षेत्रों के परिसीमन-सम्बन्धी कानून की वैधता की संक्षा करने का प्राधिकार है।

उत्तरमाला

1.	(c)	2.	(d)	3.	(c)	4.	(b)	5.	(c)	6.	(d)	7.	(c)	8.	(c)	9.	(c)	10.	(c)
11.	(d)	12.	(a)	13.	(a)	14.	(a)	15.	(a)	16.	(a)	17.	(a)	18.	(a)	19.	(c)	20.	(a)
21.	(a)	22.	(a)	23.	(c)	24.	(d)	25.	(d)	26.	(c)	27.	(b)	28.	(d)	29.	(a)	30.	(b)
31.	(d)	32.	(a)	33.	(a)	34.	(a)	35.	(a)	36.	(a)	37.	(a)	38.	(a)	39.	(a)	40.	(a)
41.	(c)	42.	(a)	43.	(b)	44.	(a)	45.	(a)	46.	(d)								

अध्याय 08

संघीय शासन

भारतीय संघ की कार्यपालिका का प्रमुख राष्ट्रपति होता है। संघ की सम्पूर्ण कार्यपालिका शक्ति राष्ट्रपति में निहित होती है, और भारत सरकार की समस्त कार्यपालिका कार्यवाही राष्ट्रपति के नाम से ही संचालित होती है। राष्ट्रपति अपने अधिकारों का प्रयोग स्वयं अथवा अपने अधीनस्थों के माध्यम से करता है।

स्वतन्त्रता प्राप्ति के पश्चात् भारत में संसदीय शासन प्रणाली अपनाई गई है, जिसमें कार्यपालिका, संसद के प्रति निरन्तर उत्तरदायी होती है। राज्याध्यक्ष राष्ट्रपति कार्यपालिका का औपचारिक अध्यक्ष होता है, जबकि प्रधानमन्त्री शासनाध्यक्ष अर्थात् कार्यपालिका की शक्तियों का वास्तविक प्रयोगकर्ता है। भारत में एकीकृत न्यायपालिका की व्यवस्था अपनाई गई है, जिसके सर्वोच्च स्तर पर सर्वोच्च न्यायालय है। संविधान के भाग-V में अनुच्छेद 52 से 151 तक केन्द्र सरकार सम्बन्धी प्रावधान है। सरकार के तीन अंगों से सम्बन्धित अनुच्छेदों का वर्गीकरण इस प्रकार है

राष्ट्रपति

संविधान के भाग-V में अनुच्छेद 52 से 78 तक तथा अनुच्छेद 148 से 151 एक में केन्द्रीय या संघ की कार्यपालिका सम्बन्धित प्रावधान है। संघ की कार्यपालिका में राष्ट्रपति, उपराष्ट्रपति, प्रधानमन्त्री, मन्त्रिपरिषद्, एटॉर्नी जनरल तथा नियन्त्रक एवं महालेखा परीक्षक सम्मिलित हैं। राष्ट्रपति भारत राष्ट्र का राज्याध्यक्ष है। वह भारत का प्रथम नागरिक होता है। वह भारत राष्ट्र की एकता, अखण्डता व सुदृढ़ता का प्रतीक है। अनुच्छेद 52 में कहा गया है कि भारत में एक राष्ट्रपति होगा। चूँकि भारत एक लोकतान्त्रिक गणराज्य है, इसलिए भारत का राज्याध्यक्ष वंशानुगत न होकर, निर्वाचित होता है।

राष्ट्रपति पद के लिए योग्यताएँ

अनुच्छेद 58 के अनुसार राष्ट्रपति पद के लिए पात्र होने वाले व्यक्ति में निम्नलिखित योग्यताएँ होनी चाहिए

- वह भारत का नागरिक होना चाहिए।
- उसकी आयु 35 वर्ष से कम न हो।
- लोकसभा का सदस्य निर्वाचित होने की अर्हता रखनी चाहिए अर्थात् उसका नाम किसी संसदीय निर्वाचनमण्डल में मतदाता के रूप में पंजीकृत होना चाहिए। (जनप्रतिनिधित्व एक्ट 1951 धारा-4)
- वह भारत अथवा राज्य सरकार के किसी लाभ के पद पर आसीन न हो।

राष्ट्रपति की चुनाव प्रक्रिया

भारत में राष्ट्रपति का निर्वाचन प्रत्यक्ष रूप से न होकर अप्रत्यक्ष रूप से होता है। ऐसा संसदीय शासन प्रणाली के अनुरूप ही है। यदि राष्ट्रपति का निर्वाचन प्रत्यक्ष जनता द्वारा होता तो राष्ट्रपति नाममात्र या औपचारिक अध्यक्ष न होकर वास्तविक अध्यक्ष बन जाता। राष्ट्रपति की चुनाव प्रक्रिया को दो भागों में बाँट सकते हैं

1. निर्वाचक मण्डल

भारत में राष्ट्रपति का निर्वाचन एक निर्वाचक मण्डल द्वारा होता है। जिसमें अनुच्छेद 54 के अन्तर्गत निम्नलिखित सम्मिलित हैं

- संसद के दोनों सदनों के निर्वाचित सदस्य।
- राज्य की विधानसभाओं के निर्वाचित सदस्य।
- दिल्ली व पुदुचेरी संघराज्य क्षेत्रों के विधानमण्डल के निर्वाचित सदस्य [70वें संशोधन अधिनियम (1992) द्वारा इन्हें राष्ट्रपति के निर्वाचक मण्डल में सम्मिलित किया गया है।]

2. राष्ट्रपति की निर्वाचन प्रक्रिया

राष्ट्रपति की निर्वाचन प्रक्रिया को निम्नलिखित बिन्दुओं के अन्तर्गत स्पष्ट किया जा सकता है

- राष्ट्रपति का निर्वाचन आनुपातिक प्रतिनिधित्व की एकल संक्रमणीय मत पद्धति (Single Transferable Vote System) द्वारा किया जाता है।
- चुनाव में मतदान गुप्त होता है।

  राष्ट्रपति चुनाव में सफलता प्राप्त करने के लिए उम्मीदवार के लिए न्यूनतम कोटा (Quota) प्राप्त करना आवश्यक होगा।

  न्यूनतम कोटा

$$= \frac{\text{वैध मतों की संख्या}}{\text{निर्वाचित होने वाले प्रतिनिधियों की संख्या} + 1} + 1$$

न्यूनतम कोटे की व्यवस्था इसलिए की गई है ताकि स्पष्ट बहुमत प्राप्त होने पर ही एक व्यक्ति को राष्ट्रपति का पद प्राप्त हो सके। विधायक व सांसद के मत मूल्य का निर्धारण इस प्रकार से किया जाता है

(अ) विधायक का मत मूल्य

$$= \frac{\text{राज्य या संघीय क्षेत्र की कुल जनसंख्या}}{\text{निर्वाचित सदस्यों की संख्या}} \div 1000$$

(ब) सांसद का मत मूल्य

$$= \frac{\text{सभी राज्यों और संघीय क्षेत्रों के निर्वाचित विधायकों के मत मूल्यों का कुल योग}}{\text{संसद के दोनों सदनों के निर्वाचित सदस्य}}$$

अभी तक राष्ट्रपति के निर्वाचक मण्डल के सदस्यों का मत मूल्य 1971 की जनगणना के आधार पर ही निकाला जाता है। 84वें संशोधन अधिनियम द्वारा यह व्यवस्था की गई है कि 2026 तक 1971 की जनसंख्या को राष्ट्रपति के चुनाव में आधार बनाया जाएगा।

मतगणना

राष्ट्रपति के चुनाव में निर्वाचक मण्डल का प्रत्येक सदस्य अपने मत-पत्र में जितने उम्मीदवार खड़े हुए हैं उनके आगे क्रमानुसार 1, 2, 3, 4 ... आदि पसन्दगी व्यक्त करता है। यदि किसी भी उम्मीदवार को पहली पसन्दगी के आधार पर की गई गणना में निर्वाचित कोटा 50% + 1 प्राप्त नहीं होता है, तो द्वितीय दौर की मतगणना की जाती है।

द्वितीय दौर की मतगणना में मत मूल्य के आधार पर सबसे नीचे स्थान पर आए उम्मीदवार के मतों को द्वितीय पसन्दगी के आधार पर बाकी उम्मीदवारों में बाँटा जाता है अर्थात् जिन सदस्यों ने सबसे निम्न स्थान पर उम्मीदवार को पहली पसन्द व्यक्त किया, उनकी द्वितीय पसन्द, प्रथम पसन्द में परिवर्तित हो जाती है।

लोकसभा का महासचिव राष्ट्रपति के चुनाव का निर्वाचन अधिकारी नियुक्त किया जाता है। 14वें राष्ट्रपति चुनाव में निर्वाचन अधिकारी पी डी टी अचारी थे। उल्लेखनीय है कि सर्वप्रथम चुनाव आयोग द्वारा राष्ट्रपति चुनाव के बारे में अधिसूचना जारी की जाती है और भारत सरकार की सलाह पर निर्वाचन अधिकारी की नियुक्ति की जाती है। निश्चित तिथि से उम्मीदवार नामांकन-पत्र भरने शुरू कर देते हैं। राष्ट्रपति के चुनाव से सम्बन्धित प्रमुख बातें **राष्ट्रपति और उपराष्ट्रपति निर्वाचन अधिनियम,** 1952 के अनुसार निश्चित की गई हैं, परन्तु 5 जून, 1997 को राष्ट्रपति के अध्यादेश द्वारा प्रावधान किया गया कि राष्ट्रपति पद के उम्मीदवार के लिए 50 प्रस्तावक और 50 समर्थक होने चाहिए। इस अध्यादेश द्वारा राष्ट्रपति और उपराष्ट्रपति पद के लिए जमानत राशि ₹ 15,000 निश्चित की गई है। नामांकन-पत्रों की जाँच-पड़ताल के बाद निश्चित तिथि को राष्ट्रपति चुनाव के लिए मतदान दिल्ली और राज्य की राजधानियों में होते हैं। मतदान के पश्चात् गणना में जो उम्मीदवार निर्धारित कोटा प्राप्त करता है वह विजयी घोषित कर दिया जाता है। यद्यपि राष्ट्रपति की निर्वाचन प्रणाली जटिल है। यह आनुपातिक प्रतिनिधित्व प्रणाली न होकर वैकल्पिक मत प्रणाली है, क्योंकि आनुपातिक में बहुसदस्यीय निर्वाचन होता है। उपरोक्त कमियों के बावजूद यह पद्धति भारतीय संसदीय संघीय व्यवस्था के अनुकूल है।

राष्ट्रपति पद के लिए शर्तें

राष्ट्रपति पद के लिए शर्तें संविधान के अनुच्छेद 59 के अनुसार निम्नलिखित हैं

- राष्ट्रपति संसद के किसी सदन का या किसी राज्य विधानमण्डल के सदन का सदस्य नहीं होगा। यदि वह किसी संसद सदन या राज्य विधानमण्डल का सदस्य है तो पद ग्रहण करने की तारीख से यह समझा जाएगा कि उस सदन से उसका स्थान रिक्त हो गया।
- राष्ट्रपति अन्य कोई लाभ का पद धारण नहीं करेगा।
- राष्ट्रपति—निवास, भत्तों और विशेषाधिकारों का हकदार होगा जो संसद विधि द्वारा निश्चित करें। राष्ट्रपति का वर्तमान वेतन ₹ 1,50,000 प्रतिमाह है।
- राष्ट्रपति की उपलब्धियाँ और भत्ते उसकी पदावधि के दौरान कम नहीं होंगे।

पुनर्निर्वाचन के लिए पात्रता

जहाँ अमेरिका व रूस में कोई भी व्यक्ति दो बार से अधिक राष्ट्रपति नहीं बन सकता है, वहीं भारत में ऐसा कोई प्रतिबन्ध नहीं होगा। अनुच्छेद 57 में उपबन्ध है कि कोई व्यक्ति, जो राष्ट्रपति के रूप में पदधारण करता है या कर चुका है, इस संविधान के अन्य उपबन्धों के अधीन रहते हुए भी राष्ट्रपति पद के लिए पुनर्निर्वाचन के लिए पात्र होगा।

राष्ट्रपति द्वारा शपथ

अनुच्छेद 60 के अनुसार राष्ट्रपति पद ग्रहण करने से पूर्व, भारत के मुख्य न्यायाधीश या उसकी अनुपस्थिति में सर्वोच्च न्यायालय के ज्येष्ठतम् न्यायाधीश के समक्ष 'शपथ' लेता है।

राष्ट्रपति पद की पदावधि

अनुच्छेद 56 (1) *के अनुसार राष्ट्रपति अपने पद ग्रहण की तारीख से पाँच वर्ष की अवधि तक पद धारण करेगा, परन्तु*

- राष्ट्रपति, उपराष्ट्रपति को हस्ताक्षर सहित लेख द्वारा अपना पद त्याग सकता है। उपराष्ट्रपति को इसकी सूचना तुरन्त लोकसभा अध्यक्ष को देनी होगी।
- अनुच्छेद 61 के अन्तर्गत राष्ट्रपति को महाभियोग द्वारा पद से हटाया जा सकेगा।
- राष्ट्रपति अपने पद की अवधि समाप्त हो जाने पर भी, तब तक पद धारण करता रहेगा जब तक उसका उत्तराधिकारी अपना पद ग्रहण नहीं कर लेता है।

राष्ट्रपति पर महाभियोग की प्रक्रिया

अनुच्छेद 61 के अनुसार राष्ट्रपति पर महाभियोग का आरोप संसद के किसी सदन द्वारा लगाया जा सकता है। *ऐसे आरोप की शर्तें हैं*

- राष्ट्रपति पर महाभियोग का आधार 'संविधान का अतिक्रमण हो।'
- ऐसे आरोप का प्रस्ताव रखने की तारीख से 14 दिन पूर्व राष्ट्रपति को सूचना देनी होगी।
- जिस सदन का प्रस्ताव रखा जाना हो, उसके 1/4 सदस्यों ने हस्ताक्षर करके प्रस्तावित करने का तथ्य प्रकट किया हो।
- प्रस्ताव संकल्प के रूप में हो।

आरोप लगाने वाले सदन का ऐसे मूल प्रस्ताव को कुल सदस्य संख्या के कम-से-कम 2/3 बहुमत द्वारा पारित करना पड़ता है। तत्पश्चात् दूसरा सदन उस आरोप की जाँच स्वयं करेगा या किसी न्यायालय या न्यायाधिकरण के द्वारा करवाएगा। राष्ट्रपति को इस जाँच में स्वयं उपस्थित होकर या वकील द्वारा अपना बचाव प्रस्तुत करने का अधिकार होगा। यदि जाँच के बाद दूसरा सदन भी अपनी कुल सदस्य संख्या के कम-से-कम 2/3 बहुमत द्वारा एक संकल्प

पारित करके देता है तो ऐसे संकल्प का प्रभाव उसको पारित किए जाने की तारीख से राष्ट्रपति को अपने पद से हटाया जाना होगा [अनुच्छेद 61(4)]

भारत व अमेरिकी राष्ट्रपति के महाभियोग की तुलना

क्र.सं.	तुलना के आधार	भारत का राष्ट्रपति	अमेरिका का राष्ट्रपति
1.	महाभियोग के आधार	संविधान का अतिक्रमण	संविधान का अतिक्रमण, घूसखोरी, दुराचार, देशद्रोह
2.	आरोप लगाने की प्रक्रिया	भारत में कोई भी सदन आरोप लगा सकता है	अमेरिका में निम्न सदन (प्रतिनिधि सभा) ही आरोप लगाता है
3.	बहुमत प्रक्रिया	कुल संख्या का 2/3 बहुमत	भारत की भाँति
4.	जाँच	भारत में जाँच दूसरा सदन स्वयं करता है या न्यायालय या न्यायाधिकरण से करवाता है	अमेरिका में उच्च सदन (सीनेट) स्वयं जाँच कार्य करता है। इस समय सीनेट की अध्यक्षता सर्वोच्च न्यायालय का न्यायाधीश करता है
5.	व्यवहार	भारत में अभी तक किसी राष्ट्रपति के विरुद्ध नहीं लाया गया है	अमेरिका में निक्सन, क्लिण्टन आदि राष्ट्रपति पर महाभियोग लाए गए, लेकिन पारित किसी के विरुद्ध नहीं हुआ।

राष्ट्रपति पद की रिक्तता पूर्ति

अनुच्छेद 62 के अनुसार राष्ट्रपति की पदावधि की समाप्ति से हुए रिक्त पद को भरने के लिए निर्वाचन पदावधि समाप्ति से पहले ही पूर्ण कर लिया जाएगा, किन्तु राष्ट्रपति अपनी पदावधि समाप्त हो जाने पर भी तब तक उस पद को धारण किए रहेगा, जब तक कि उसका उत्तराधिकारी अपना पद धारण नहीं कर लेता [अनुच्छेद 56 (1) ग]। यदि राष्ट्रपति का पद उसकी मृत्यु, पदत्याग या पद से हटाने अथवा अन्य कारणों से रिक्त हो जाता है तो इसके लिए निर्वाचन 6 महीने के अन्तर्गत हो जाना चाहिए। इस प्रकार निर्वाचित व्यक्ति अनुच्छेद 56 के अधीन रहते हुए अपने पद ग्रहण की तिथि से 5 वर्ष की पूरी अवधि के लिए पद धारण करने का हकदार होगा। इन री-प्रेसीडेन्शीयल पोल (1974) के मामले में यह अभिनिर्धारित किया कि राष्ट्रपति की पदावधि की समाप्ति के पूर्व उसका चुनाव करा लेना अनिवार्य है और उसे किसी भी आधार पर स्थगित या रोका नहीं जा सकता है।

राष्ट्रपति की उन्मुक्तियाँ या विशेषाधिकार

अनुच्छेद 361 के अन्तर्गत राष्ट्रपति को निम्नलिखित उन्मुक्तियाँ प्राप्त हैं

- अनुच्छेद 361(1) के अनुसार, राष्ट्रपति अपने पद एवं शक्तियों के प्रयोग के लिए किए गए कार्य के लिए न्यायालय के प्रति उत्तरदायी नहीं है।
- अनुच्छेद 361(2) में उपबन्ध है कि पदावधि के दौरान राष्ट्रपति पर कोई आपराधिक मुकदमा या दाण्डिक कार्यवाही नहीं हो सकती है।
- उसे बन्दी नहीं बनाया जा सकता है [अनुच्छेद 361 (3)]।

अपवाद अनुच्छेद 361(4) के अनुसार, व्यक्तिगत सिविल कार्यवाही के आधार पर राष्ट्रपति पर मुकदमा चलाया जा सकता है, लेकिन उस पर सिविल कार्यवाही प्रारम्भ करने से पूर्व उसे 2 माह की पूर्व सूचना देना आवश्यक है।

राष्ट्रपति के कार्य एवं शक्तियाँ

अनुच्छेद 53(1) में उपबन्ध है कि संघ की कार्यपालिका शक्ति राष्ट्रपति में निहित होगी, जिसका प्रयोग वह संविधान के अनुसार 'स्वयं' या अपने अधीनस्थ अधिकारियों द्वारा करेगा।

राष्ट्रपति की निषेधाधिकार शक्ति

जहाँ अमेरिका के राष्ट्रपति को केवल जेबी वीटो व निरंकुश वीटो का अधिकार प्राप्त है, वहीं भारत के राष्ट्रपति को तीन प्रकार की वीटो शक्तियाँ प्राप्त हैं

1. **निलम्बनकारी वीटो** भारत में राष्ट्रपति संसद या मन्त्रिपरिषद् की सिफारिश को पुनः विचार हेतु भेज सकता है। यदि संसद व मन्त्रिपरिषद् पुनः इस विधेयक को पारित कर राष्ट्रपति के पास भेजे तो राष्ट्रपति को हस्ताक्षर करने होंगे। राष्ट्रपति की यह पुनर्विचार की शक्ति निलम्बनकारी वीटो है।
2. **जेबी वीटो** अनुच्छेद ।।। के तहत् राष्ट्रपति द्वारा किसी विधेयक पर हस्ताक्षर करने की कोई समय-सीमा निर्धारित नहीं है। राष्ट्रपति इस प्रावधान के तहत् किसी विधेयक को कितने समय तक भी रोक सकता है। राष्ट्रपति की यह शक्ति पॉकेट वीटो के नाम से जानी जाती है। राष्ट्रपति ज्ञानी जैल सिंह ने **डाक संशोधन विधेयक** में इस शक्ति का प्रयोग किया था।
3. **निरंकुश वीटो** राष्ट्रपति को निरंकुश वीटो की शक्ति अनुच्छेद 200 के अन्तर्गत राज्यपाल द्वारा राष्ट्रपति के लिए आरक्षित विधेयकों के सन्दर्भ में प्राप्त है। राष्ट्रपति इन विधेयकों के बारे में स्पष्ट रूप से इन्कार कर सकता है।

राष्ट्रपति की शक्तियों को सामान्यत: दो भागों में बाँटा जा सकता है

1. शान्तिकालीन शक्तियाँ 2. संकटकालीन शक्तियाँ

1. शान्तिकालीन शक्तियाँ

राष्ट्रपति को शान्तिकाल में निम्नलिखित शक्तियाँ प्राप्त हैं

कार्यपालिका शक्तियाँ

राष्ट्रपति की प्रमुख कार्यपालिका शक्तियाँ हैं

- राष्ट्रपति भारत संघ के अनेक महत्त्वपूर्ण अधिकारियों की नियुक्ति करता है; जैसे—प्रधानमन्त्री और उसकी सलाह से मन्त्रियों की, राज्यों के राज्यपाल, उच्चतम न्यायालय व उच्च न्यायालय के न्यायाधीशों, नियन्त्रक महालेखापरीक्षक, निर्वाचन आयोग, संघ लोक सेवा आयोग के अध्यक्ष व सदस्य, विदेशों में राजदूत आदि। इन उच्च अधिकारियों के अतिरिक्त राष्ट्रपति अनेक आयोगों यथा मानवाधिकार आयोग, राजभाषा आयोग, अन्तर्राज्यीय परिषद्, पिछड़ा वर्ग आयोग आदि की नियुक्ति भी करता है। राष्ट्रपति अनुच्छेद 74 के तहत् मन्त्रियों के निर्णयों को पुनर्विचार के लिए भेज सकता है। अनुच्छेद 78 के अन्तर्गत राष्ट्रपति प्रधानमन्त्री से प्रशासन एवं विधान सम्बन्धी जानकारी माँग सकता है।
- भारतीय संघ का प्रमुख होने के कारण राष्ट्रपति वैदेशिक क्षेत्र में भारत का प्रतिनिधित्व करता है। विदेशों में सन्धियाँ और समझौते भी राष्ट्रपति के नाम से किए जाते हैं।
- अनुच्छेद 53(2) के अनुसार, संघ के रक्षा बलों का सर्वोच्च समादेश राष्ट्रपति में निहित होगा। राष्ट्रपति भारत की समस्त सेनाओं का प्रधान सेनापति है, किन्तु इस अधिकार का प्रयोग वह कानून के अनुसार ही करेगा।
- केन्द्र प्रशासित क्षेत्रों के प्रशासन पर राष्ट्रपति का नियन्त्रण है। केन्द्रीय प्रदेशों का शासन राष्ट्रपति के नाम पर ही चलाया जाता है। वह केन्द्रीय क्षेत्रों का प्रशासन चलाने के लिए कुछ केन्द्रीय क्षेत्रों में उपराज्यपालों की नियुक्ति करता और कुछ में मुख्य आयुक्त नियुक्त करता है।

वैधानिक शक्तियाँ

इंग्लैण्ड के सम्राट की भाँति राष्ट्रपति संसद का अभिन्न अंग है। *राष्ट्रपति की प्रमुख विधायी शक्तियाँ इस प्रकार हैं*

- अनुच्छेद 85(1) के तहत् राष्ट्रपति समय-समय पर संसद के प्रत्येक सदन को अधिवेशन के लिए आहूत करेगा। *अनुच्छेद 85(2) में राष्ट्रपति को दो शक्तियाँ प्राप्त हैं*
  - (i) सदनों का या किसी सदन का सत्रावसान कर सकेगा।
  - (ii) लोकसभा का विघटन कर सकेगा।
- अनुच्छेद 86(1) के अनुसार, राष्ट्रपति, संसद के किसी एक सदन में या एक साथ समवेत दोनों सदनों में अभिभाषण कर सकेगा। अनुच्छेद 86(2) राष्ट्रपति, संसद के किसी सदन को विधेयक सम्बन्धी व कोई अन्य सन्देश भेज सकता है।
- अनुच्छेद 87 में उपबन्ध है कि राष्ट्रपति, लोकसभा के साधारण निर्वाचन के पश्चात् प्रथम सत्र के आरम्भ में और प्रत्येक वर्ष के प्रथम सत्र के आरम्भ में एक साथ समवेत संसद के दोनों सदनों के समक्ष विशेष अभिभाषण करता है।
- अनुच्छेद 80(3) के अन्तर्गत राष्ट्रपति साहित्य, विज्ञान, कला और समाज सेवा से जुड़े 12 सदस्यों को राज्यसभा में मनोनीत करता है।
- अनुच्छेद 331 के अनुसार, राष्ट्रपति लोकसभा में 2 एंग्लो-इण्डियन सदस्यों को उचित प्रतिनिधित्व के अभाव में नियुक्त करेगा।
- अनुच्छेद 108 के अन्तर्गत प्रावधान है कि सामान्य विधेयक पर दोनों सदनों में असहमति की दशा में राष्ट्रपति सामान्य विधेयक पर निर्णय के लिए संयुक्त बैठक बुला सकता है।
  ऐसी बैठक के बारे में राष्ट्रपति अधिसूचना तभी जारी करेगा, जब सदन के पारित होने के बाद छः माह बीत गए हों। यदि संयुक्त बैठक के लिए अधिसूचना जारी कर दी है, तो लोकसभा के विघटन के बाद भी ऐसा विधेयक व्यपगत नहीं होता है।
- अनुच्छेद 123 के अन्तर्गत संसद का अधिवेशन न हो रहा हो तो राष्ट्रपति अध्यादेश जारी कर सकता है तथा उसकी स्थिति संसद द्वारा पास एक्ट जैसी होती है; परन्तु संसद का अधिवेशन आरम्भ होते ही अध्यादेश को संसद के सम्मुख स्वीकृति के लिए रखना पड़ता है। नहीं तो इस अधिवेशन के आरम्भ होने से 6 सप्ताह पश्चात् वह अध्यादेश स्वयं ही रद्द हो जाता है।
- सभी विधेयकों के पास होने के पश्चात् राष्ट्रपति की स्वीकृति आवश्यक है। संसद से पास होने के पश्चात् सभी कानून उसकी स्वीकृति के लिए रखे जाते हैं।
  यदि वह किसी विधेयक को स्वीकृति न दे, तो उस विधेयक को संसद के पास पुनः विचार के लिए भेज सकता है। यदि वह विधेयक संसद के दोनों सदनों द्वारा पास होकर पुनः राष्ट्रपति के पास चला जाए तो राष्ट्रपति को स्वीकृति देनी ही पड़ती है।
- अनेक प्रकार के विधेयक राष्ट्रपति की अनुमति के बिना संसद में पेश नहीं किए जा सकते हैं; जैसे—प्रान्तों की सीमाओं और क्षेत्रों का नाम बदलने वाले विधेयक और धन विधेयक तथा इसी प्रकार विधान मण्डल में पेश होने वाले कई अन्य प्रकार के विधेयकों के लिए उसकी स्वीकृति आवश्यक है। व्यापार पर प्रतिबन्ध लगाने वाला विधेयक इसी प्रकार का विधेयक है।
- राष्ट्रपति, संसद के निम्न सदन लोकसभा को भंग कर सकता है, परन्तु व्यावहारिक रूप में इस शक्ति का प्रयोग राष्ट्रपति, प्रधानमन्त्री की सलाह पर ही कर सकता है।

वित्तीय शक्तियाँ

राष्ट्रपति की वित्तीय शक्तियाँ निम्नलिखित हैं

- अनुच्छेद 112 के अन्तर्गत राष्ट्रपति को यह अधिकार है कि वित्तमन्त्री द्वारा बजट को संसद के सम्मुख रखे।
- राष्ट्रपति की स्वीकृति के बिना कोई भी धन विधेयक संसद में प्रस्तुत नहीं किया जा सकता है।
- राष्ट्रपति प्रत्येक पाँच वर्ष पश्चात् वित्त आयोग की नियुक्ति करता है, जो केन्द्र व राज्य के मध्य करों से प्राप्त आय का बँटवारा करता है। राष्ट्रपति वित्त आयोग की रिपोर्ट संसद के समक्ष रखता है।

क्षमादान से सम्बन्धित शब्दावली

- **लघुकरण** का तात्पर्य है, एक दण्ड के बदले दूसरा दण्ड देना (प्रकृति बदलना); जैसे–बड़े दण्ड को कम करना या कठोर कारावास को साधारण कारावास में बदलना।
- **परिहार** का अर्थ है, दण्ड की मात्रा को उसकी प्रकृति में परिवर्तन किए बिना कम करना; जैसे–दो वर्ष के कठोर कारावास को एक वर्ष के कठोर कारावास में बदलना।
- **विराम** का अर्थ है, किन्हीं विशेष कारणों से दण्ड को कम करना या प्रकृति बदलना; जैसे–गर्भवती महिला को मृत्युदण्ड के स्थान पर आजीवन कारावास देना।
- **विलम्ब** का तात्पर्य है, दण्ड की तिथि को आगे बढ़ाना; जैसे–कारावास देना।

क्षमादान शक्तियाँ या न्यायिक शक्तियाँ

अनुच्छेद 72 के तहत राष्ट्रपति किसी अपराधी के दण्ड को क्षमा, विलम्बन, विराम, परिहार, लघुकरण कर सकता है।

वस्तुतः राष्ट्रपति को क्षमादान की शक्ति निम्नलिखित मामलों में प्राप्त है

- सेना न्यायालय के दण्ड के मामले में।
- यदि दण्ड एक ऐसे विषय से सम्बन्धित है, जो विधि के विरुद्ध अपराध है, जिस विषय पर संघ की कार्यपालिका शक्ति का विस्तार है।
- सभी मृत्युदण्ड के मामले में।

उल्लेखनीय है कि राष्ट्रपति को राज्यसूची के मामलों में केवल मृत्युदण्ड के मामले में न्यायिक शक्ति प्राप्त है, राज्यसूची के विषय के अन्य दण्डों के मामलों में राष्ट्रपति को नहीं अपितु राज्यपाल को शक्ति प्राप्त है।

राष्ट्रपति की क्षमादान शक्ति के प्रमुख तथ्य इस प्रकार हैं

- क्षमादान एक अनुग्रह है, इसकी माँग अधिकार के रूप में नहीं की जा सकती है।
- राष्ट्रपति अपनी शक्ति का प्रयोग मन्त्रिपरिषद् के परामर्श के अनुसार ही करेगा। अतः क्षमादान की वास्तविक शक्ति मन्त्रिपरिषद् में ही निहित है। अफजल अली मामले में राष्ट्रपति अब्दुल कलाम की आलोचना की गई थी, क्योंकि राष्ट्रपति ने इसमें क्षमादान की सिफारिश मन्त्रिपरिषद् को की थी। जबकि संविधान के अनुसार, क्षमादान की सिफारिश केवल पुनर्विचार के लिए भेज सकता है। राष्ट्रपति क्षमादान में स्वयं पहल नहीं कर सकता है।

- राष्ट्रपति की क्षमादान शक्ति का न्यायिक पुनरावलोकन हो सकता है। माखनराम बनाम भारत संघ, शेरसिंह बनाम पंजाब राज्य, केहरसिंह बनाम भारत संघ आदि मामलों में न्यायालय ने कहा था कि क्षमादान शक्ति का न्यायिक पुनरावलोकन हो सकता है।

अमेरिकी राष्ट्रपति, भारतीय राष्ट्रपति, राज्यपाल की क्षमादान शक्ति में तुलना

क्र.सं.	अमेरिकी राष्ट्रपति	भारतीय राष्ट्रपति	राज्यपाल
1.	संविधान में क्षमादान शक्ति की स्पष्ट व्यवस्था नहीं है	अनुच्छेद 72 में स्पष्ट प्रावधान है	अनुच्छेद 161 में स्पष्ट प्रावधान है
2.	सैनिक दण्ड को क्षमा कर सकता है	यह भी सैनिक दण्ड को क्षमा कर सकता है	यह सैनिक दण्ड को क्षमा नहीं कर सकता है
3.	अमेरिकी राष्ट्रपति क्षमादान के लिए किसी की सलाह के लिए बाध्यकारी नहीं है	यह मन्त्रिपरिषद् की सलाह के अनुसार कार्य करता है	राज्यपाल भी मन्त्रिपरिषद् को सलाह देने के लिए बाध्यकारी है
4.	यह केवल संघ-शक्ति के मामले में ही क्षमादान दे सकता है	यह संघ सूची के साथ-साथ राज्यसूची के मृत्युदण्ड मामले में क्षमादान दे सकता है	यह मृत्युदण्ड को छोड़कर राज्य सूची विषयों के मामले में केवल क्षमादान कर सकता है
5.	क्षमादान शक्ति का न्यायिक पुनरावलोकन नहीं हो सकता है	क्षमादान शक्ति का न्यायिक पुनरावलोकन हो सकता है	क्षमादान शक्ति का न्यायिक पुनरावलोकन हो सकता है

2. संकटकालीन शक्तियाँ

भारतीय संविधान में राष्ट्रपति को एकता व अखण्डता के अनुरूप संकटकालीन शक्तियाँ प्रदान की गई हैं। राष्ट्रपति की संकटकालीन शक्तियों का भाग-XVIII में अनुच्छेद 352 से 360 तक में वर्णन किया गया है।

राष्ट्रपति की संकटकालीन शक्तियाँ तीन प्रकार की हैं, जो इस प्रकार हैं

युद्ध, विदेशी आक्रमण तथा सशस्त्र विद्रोह से उत्पन्न संकट

संविधान की धारा 352 के अनुसार, राष्ट्रपति राष्ट्रीय संकट (National Emergency) की घोषणा कर सकता है यदि उसको विश्वास हो जाए कि युद्ध, बाह्य आक्रमण या सशस्त्र विद्रोह के कारण या उनकी सम्भावना के कारण भारत अथवा उसके राज्य क्षेत्र के किसी भी भाग की सुरक्षा खतरे में है।

44वें संशोधन के अन्तर्गत यह व्यवस्था की गई है कि राष्ट्रपति अनुच्छेद 352 के अन्तर्गत संकटकालीन घोषणा तभी कर सकता है, यदि मन्त्रिमण्डल संकटकालीन घोषणा करने की लिखित सलाह दे। राष्ट्रपति की राष्ट्रीय संकट की घोषणा एक महीने तक लागू रह सकती है। संकटकाल की घोषणा को लागू रखने के लिए यह आवश्यक है कि 6 महीने में संसद के दोनों सदन संकटकाल की घोषणा के प्रस्ताव को पास करें।

घोषणा के परिणाम राष्ट्रीय संकटकालीन परिस्थिति की घोषणा के समय शासन का संघीय रूप एकात्मक हो जाता है। समस्त देश का शासन संघीय सरकार के हाथों में आ जाता है।

आपातकालीन घोषणा से प्राप्त शक्तियाँ

इस घोषणा के परिणाम निम्न हैं

- राज्यों के राज्यपाल, राष्ट्रपति के आदेशानुसार कार्यकारी शक्ति का प्रयोग करते हैं।
- संसद को राज्य-सूची में दिए गए विषयों पर कानून बनाने का अधिकार मिल जाता है।
- राष्ट्रपति को संघीय सरकार तथा राज्यों में धन विभाजन सम्बन्धी स्कीम में अपनी इच्छानुसार परिवर्तन करने का अधिकार मिल जाता है।
- संसद को संकटकाल के समय अपने कानून द्वारा अपनी अवधि को एक बार में एक वर्ष तक बढ़ाने का अधिकार मिल जाता है, परन्तु यह अवधि संकटकालीन घोषणा के समाप्त होने के बाद छः माह से अधिक नहीं बढ़ाई जा सकती है।
- 44वें संशोधन के अनुसार, अनुच्छेद 19 में दी गई स्वतन्त्रताओं को तभी स्थगित किया जा सकता है यदि संकटकाल की घोषणा युद्ध या बाह्य आक्रमण के कारण लागू की गई हो।
- राष्ट्रपति राज्य-सूची के विषयों पर भी अध्यादेश जारी कर सकता है।
- राष्ट्रपति संकटकाल में किसी भी मौलिक अधिकार को लागू कराने के लिए न्यायालय का सहारा लेने के अधिकारों को समस्त भारत या उसके किसी भी भाग में स्थगित कर सकता है। अनुच्छेद 352 के अन्तर्गत तीन बार संकटकाल की घोषणा की जा चुकी है।

राज्य में संवैधानिक मशीनरी फेल होने से उत्पन्न हुआ संकट

जब राष्ट्रपति को गवर्नर की रिपोर्ट पर अथवा अन्य किसी स्रोत के आधार पर विश्वास हो जाए कि राज्य का शासन संविधान की धाराओं के अनुसार नहीं चलाया जा सकता तो वह इस आशय से संकटकाल की घोषणा कर सकता है। संसद की स्वीकृति के बिना यह घोषणा दो महीने तक लागू रह सकती है। संसद की स्वीकृति मिलने पर यह घोषणा छः महीने तक लागू रह सकती है और इस प्रकार की घोषणा 44वें संशोधन के अनुसार साधारणतया एक वर्ष तक लागू रह सकती है और एक वर्ष से अधिक लागू तभी रह सकती है जब चुनाव आयोग यह प्रमाण-पत्र दे कि विधानसभा का चुनाव करवाना कठिन है।

संकटकाल की घोषणा के प्रभाव निम्नलिखित हैं

- राष्ट्रपति राज्य की सरकार के, उच्च न्यायालय को छोड़कर, अन्य किसी अधिकारी के सब या कुछ कार्य अपने हाथ में ले सकता है।
- राष्ट्रपति घोषणा कर सकता है कि राज्य के विधानमण्डल की शक्तियाँ संसद के प्राधिकार द्वारा या अधीन प्रयुक्तव्य होंगी।
- संसद उन वैधानिक शक्तियों को, जो उसे राज्य विधानमण्डल के बदले में प्राप्त होती हैं, राष्ट्रपति को हस्तान्तरित कर सकती है,जो उसे अन्य किसी अधिकारी को सौंप सकता है।
- जब लोकसभा का अधिवेशन न हो रहा हो, तब राष्ट्रपति राज्य की संचित निधि में से संसद की आज्ञा मिलने तक आवश्यक व्यय को प्राधिकृत कर सकता है। 1951 ई. में पंजाब में प्रथम बार इस घोषणा को लागू किया गया है। अभी तक राज्यों में 112 बार राष्ट्रपति शासन लागू किया जा चुका है।

आर्थिक संकट के समय

यदि राष्ट्रपति को विश्वास हो जाए कि भारत या उसके किसी राज्य क्षेत्र के किसी भाग पर वित्तीय अस्थायित्व या वित्तीय संकट है तो वह वित्तीय आपातकाल की घोषणा कर सकता है (अनुच्छेद 360)। इस प्रकार की घोषणा संसद की स्वीकृति के बिना केवल दो महीने तक लागू रहती है।

इस प्रकार की उद्घोषणा के निम्नलिखित प्रभाव होते हैं

- जब इस प्रकार की उद्घोषणा लागू होती है, संघ की कार्यपालिका शक्ति किसी राज्य को, वित्तीय औचित्य सम्बन्धी ऐसे सिद्धान्तों का पालन करने का निर्देश देने तक, जैसे कि निर्देश में उल्लिखित हों, विस्तृत हो जाती है।
- ऐसे किसी निर्देश के अन्तर्गत (i) राज्यों के सम्बन्ध में सेवा करने वाले व्यक्तियों के सब या किन्हीं वर्गों के वेतन और भत्तों में कमी की अपेक्षा करने वाले उपबन्ध और (ii) धन विधेयकों अथवा अन्य विधेयकों के राज्य में विधानमण्डल के द्वारा उनके पारित किए जाने के पश्चात् राष्ट्रपति के विचार के लिए रक्षित करने के लिए उपबन्ध भी हो सकेंगे।
- जब इस प्रकार की उद्घोषणा प्रवर्तन में होती है, उच्च न्यायालयों और उच्चतम न्यायालय के न्यायाधीशों सहित, संघ के कार्यों के सम्बन्ध में सेवा करने वाले व्यक्तियों के सब या किसी वर्ग के वेतनों और भत्तों में कमी के निर्देश देने के लिए राष्ट्रपति सक्षम हो जाता है।

राष्ट्रपति की संविधान के संरक्षक के रूप में भूमिका

भारत में संसदीय शासन प्रणाली को अपनाया गया है जिसका कारण भारत में राज्याध्यक्ष अथवा राष्ट्रपति संविधान का औपचारिक अध्यक्ष है। इसके बावजूद राष्ट्रपति को भारतीय संविधान में महत्त्वपूर्ण स्थिति प्रदान की गई, उसे संविधान का संरक्षक घोषित किया गया है।

अनुच्छेद 60 के अन्तर्गत राष्ट्रपति संविधान के संरक्षण की शपथ लेता है। राष्ट्रपति ने स्वतन्त्रता प्राप्ति से वर्तमान तक संविधान के संरक्षक के रूप में महत्त्वपूर्ण भूमिका निभाई है। वर्ष 1979 में राष्ट्रपति नीलम संजीव रेड्डी ने चौधरी चरणसिंह सरकार को कार्यवाहक सरकार की भाँति कार्य करने की सलाह दी।

राष्ट्रपति ज्ञानी जैल सिंह ने विवादास्पद डाक संशोधन विधेयक पर जेबी वीटो का प्रयोग करते हुए उस पर हस्ताक्षर करने से इनकार कर दिया। ज्ञानी जैल सिंह ने सरकार से जवाब माँगा कि न्यायाधीशों की नियुक्ति के बारे में योजना क्यों नहीं बनाई जा सकती है? उन्होंने मुख्य चुनाव आयुक्त को बुलाकर हरियाणा में अन्य राज्यों के साथ चुनाव न कराए जाने का कारण पूछा।

राष्ट्रपति वेंकटरमण ने वेतन सम्बन्धी विधेयक को पुनर्विचार के लिए लौटाकर संविधान विशेषज्ञों से परामर्श करने को कहा। वर्ष 1997 में उत्तर प्रदेश में राष्ट्रपति शासन सिफारिश को भी पुनर्विचार के लिए लौटाया।

राष्ट्रपति के आर नारायणन ने सितम्बर, 1998 में बिहार में राष्ट्रपति शासन की सिफारिश को पुन: विचार करने के लिए भेजकर कहा कि सरकार पहले अनुच्छेद 365 के अन्तर्गत चेतावनी दे तत्पश्चात् राष्ट्रपति शासन को लागू करे। वर्ष 2000 में भारतीय गणतन्त्र की 59वीं वर्षगाँठ पर आयोजित एक विशेष समारोह में NDA सरकार को संविधान से छेड़खानी करने के प्रति सचेत किया। राष्ट्रपति ने इस दौरान कहा कि "आज जबकि संविधान की समीक्षा किए जाने और यहाँ तक कि एक नया संविधान लिखे जाने की बात की जा रही है, परन्तु हमें पहले यह सोचना होगा कि हम संविधान की वजह से विफल हुए हैं या संविधान को हमने विफल किया है।"

राष्ट्रपति अब्दुल कलाम ने लाभ के पद से सम्बन्धित विधेयक को पुनर्विचार के लिए लौटाकर नेताओं को संविधान की आत्मा के अनुकूल कार्य करने के लिए कहा न कि सत्ता की राजनीति के लिए।

प्रधानमन्त्री और मन्त्रिपरिषद्

सैद्धान्तिक रूप से समस्त कार्यपालिका की शक्ति राष्ट्रपति में निहित है, जबकि वास्तव में कार्यपालिका की वास्तविक सत्ता प्रधानमन्त्री सहित मन्त्रिपरिषद् में निहित होती है। संविधान के अनुच्छेद 74 के अनुसार राष्ट्रपति को उसकी शक्तियों के प्रयोग करने में सहयोग एवं परामर्श देने के लिए एक मन्त्रिपरिषद् होगी, जिसका प्रधान प्रधानमन्त्री होगा और राष्ट्रपति इसकी सलाह के अनुसार कार्य करेगा, परन्तु 44वें संशोधन अधिनियम द्वारा यह व्यवस्था की गई है कि मन्त्रिपरिषद् द्वारा दी गई सलाह को राष्ट्रपति पुनर्विचार (Reconsider) के लिए वापस भेज सकता है, परन्तु ऐसे पुनर्विचार के बाद दी गई सलाह को राष्ट्रपति मानने के लिए बाध्य है।

प्रधानमन्त्री और गठबन्धन सरकार

1990 के दशक से विशेषकर त्रिशंकु संसद की स्थिति और गठबन्धन सरकार के दौर में प्रधानमन्त्री की स्थिति और भूमिका में ह्रास हुआ; जैसे

- मन्त्रिमण्डल के निर्माण में गठबन्धन सरकार के युग में प्रधानमन्त्री की भूमिका कमजोर हुई है।
- विभागों के बँटवारे में भी प्रधानमन्त्री स्वतन्त्र निर्णय लेने में सक्षम नहीं रहे।
- गठबन्धन सरकार (Alliance Government) के युग में प्रधानमन्त्री, राष्ट्रपति व मन्त्रिपरिषद् के बीच कड़ी के रूप में भी प्रभावी कार्य नहीं कर पा रहे हैं।
- प्रधानमन्त्री के संसदीय नेतृत्व में कमी आई है, गठबन्धन सरकार के युग में प्रधानमन्त्री को संसदीय कार्य व्यवहार के लिए अपने सहयोगी पर निर्भर रहना पड़ता है।
- गठबन्धन सरकार में दलों की समन्वय समिति भी प्रधानमन्त्री पर नियन्त्रण करती है।

अत: गठबन्धन सरकार के युग में प्रधानमन्त्री की स्थिति और भूमिका में ह्रास हुआ फिर भी प्रधानमन्त्री भारतीय शासन व्यवस्था की धुरी बना हुआ है। गठबन्धन सरकार में यदि प्रभावशाली व्यक्ति प्रधानमन्त्री बनता है, तो प्रधानमन्त्री की स्थिति में ह्रास उतना नहीं होता है। अत: संसदीय शासन प्रणाली के सुचारु संचालन के लिए आवश्यक है कि प्रधानमन्त्री पद की गरिमा बनी रहे। मई, 2014 में जब 16वीं लोकसभा के चुनावों में भारतीय जनता पार्टी को 543 में से 282 सीटें हासिल हुईं। हालाँकि केन्द्र में सरकार राष्ट्रीय जनतान्त्रिक गठबन्धन (NDA) की ही बनी है, किन्तु भारतीय जनता पार्टी को अकेले ही पूर्ण बहुमत प्राप्त हो गया। उल्लेखनीय है कि लोकसभा में सरकार गठित करने के लिए 272 सीटों की आवश्यकता होती है।

प्रधानमन्त्री की नियुक्ति

संविधान के अनुसार राष्ट्रपति, प्रधानमन्त्री की नियुक्ति करेगा (अनुच्छेद 75) जो लोकसभा में बहुमत प्राप्त दल का नेता चुना गया हो। परम्परानुसार त्रिशंकु लोकसभा (Hung Parliament) की स्थिति में राष्ट्रपति सबसे बड़े दल या गठबन्धन के नेता को प्रधानमन्त्री नियुक्त करता है; जैसे—वर्ष 1998 में 12वीं लोकसभा में **अटल बिहारी वाजपेयी** को प्रधानमन्त्री पद पर नियुक्त किया गया था।

प्रधानमन्त्री और चुनाव विवाद

39वें संशोधन अधिनियम, 1975 द्वारा व्यवस्था की गई है कि प्रधानमन्त्री का चुनाव न्यायालय की अधिकारिता से बाहर है, परन्तु 44वें संशोधन अधिनियम में 39वें संशोधन अधिनियम के अन्तर्गत जोड़े गए अनुच्छेद 329(A) को रद्द कर दिया गया। 44वें संशोधन अधिनियम द्वारा व्यवस्था की गई कि प्रधानमन्त्री के चुनाव सम्बन्धी विवादों की सुनवाई उसी प्रकार की जाएगी; जैसे—संसद के सदस्य के विरुद्ध अनुच्छेद 329 के अधीन की जाती है।

योग्यताएँ

संविधान में प्रधानमन्त्री पद की योग्यताओं का वर्णन नहीं किया गया है। चूँकि प्रधानमन्त्री के लिए संसद का सदस्य होना अनिवार्य है, इसलिए उसमें उन सभी योग्यताओं का होना आवश्यक है, जो संसद के सदस्य में होती हैं। इसके अतिरिक्त उसे सदन में बहुमत प्राप्त दल का नेता होना चाहिए।

पदावधि

सामान्यत: प्रधानमन्त्री का कार्यकाल 5 वर्ष होता है, परन्तु उसका कार्यकाल लोकसभा के बहुमत के समर्थन पर निर्भर करता है। लोकसभा में बहुमत खो देने तथा अविश्वास प्रस्ताव (No-confidence Motion) पास हो जाने पर प्रधानमन्त्री को त्याग-पत्र देना पड़ता है। प्रधानमन्त्री का त्याग-पत्र सम्पूर्ण मन्त्रिमण्डल का त्याग-पत्र समझा जाता है। चौधरी चरण सिंह, एच. डी. देवगौड़ा, इन्द्र कुमार गुजराल व अटल बिहारी वाजपेयी को अविश्वास प्रस्ताव के कारण त्याग-पत्र देना पड़ा।

प्रधानमन्त्री के कार्य एवं शक्तियाँ

प्रधानमन्त्री के कार्य एवं शक्तियाँ निम्नलिखित हैं

राष्ट्रपति के सम्बन्ध में

प्रधानमन्त्री, राष्ट्रपति एवं मन्त्रिपरिषद् के बीच संवाद की भूमिका निभाता है; जैसे—संघ के कार्यकलाप के प्रशासन सम्बन्धी और विधान विषयक् निर्माण सम्बन्धी जो जानकारी राष्ट्रपति माँगे उसे देना (अनुच्छेद 78), प्रधानमन्त्री अथवा मन्त्री द्वारा लिए गए निर्णय को राष्ट्रपति द्वारा कहे जाने पर मन्त्रिपरिषद् के सामने विचार के लिए प्रस्तुत करना, सरकार के प्रशासन सम्बन्धी और विधान विषयक् मामलों और मन्त्रिपरिषद् द्वारा लिए गए सभी निर्णयों की सूचना राष्ट्रपति को देना।

मन्त्रिपरिषद् के सम्बन्ध में

केन्द्रीय मन्त्रिपरिषद् प्रमुख के रूप में प्रधानमन्त्री के कार्य एवं शक्तियाँ निम्न हैं; जैसे—मन्त्रियों के बीच विभागों का आवण्टन व फेरबदल करना, किसी व्यक्ति को मन्त्री नियुक्त करने की सिफारिश राष्ट्रपति को करना, किसी मन्त्री को त्याग-पत्र देने अथवा राष्ट्रपति द्वारा बर्खास्त करने की सिफारिश करना। मन्त्रिपरिषद् की बैठकों की अध्यक्षता तथा उसके निर्णयों को प्रभावित करना, स्वयं के त्याग-पत्र द्वारा मन्त्रिमण्डल को बर्खास्त कर देना।

संसद के सम्बन्ध में

प्रधानमन्त्री लोकसभा का नेता होता है। *अत: इस सम्बन्ध में वह निम्न शक्तियों का प्रयोग करता है*

1. संसद सत्र को आहूत करने एवं सत्रावसान (Prorogation) करने सम्बन्धी सलाह राष्ट्रपति को देना।
2. राष्ट्रपति से किसी भी समय लोकसभा विघटित करने की सिफारिश करना।
3. संसद में सरकार की नीतियों की घोषणा करना आदि।

अन्य शक्तियाँ और कार्य

प्रधानमन्त्री की उपरोक्त भूमिका के साथ-साथ अन्य भूमिकाएँ भी हैं; जैसे

- राष्ट्र की विदेश नीति (Foreign Policy) को मूर्तरूप देने में प्रभावी भूमिका।
- केन्द्र सरकार का प्रमुख प्रवक्ता।
- सेनाओं का राजनीतिक प्रमुख (Political Head)।
- नीति आयोग, राष्ट्रीय विकास परिषद्, राष्ट्रीय एकता परिषद्, अन्तर्राज्यीय परिषद् और राष्ट्रीय जल संसाधन परिषद् का अध्यक्ष होता है।

इस प्रकार प्रधानमन्त्री की देश में राजनीतिक-प्रशासनिक व्यवस्था में अति महत्त्वपूर्ण एवं प्रभावी भूमिका है।

प्रधानमन्त्री एवं उनके कार्यकाल

नाम	कार्यकाल	विशेष
जवाहरलाल नेहरू	15 अगस्त, 1947-27 मई, 1964	सबसे लम्बा कार्यकाल
गुलजारी लाल नन्दा *(कार्यवाहक)*	27 मई, 1964-9 जून, 1964	सबसे वृद्ध प्रधानमन्त्री
लालबहादुर शास्त्री	9 जून, 1964-11 जनवरी, 1966	
गुलजारी लाल नन्दा *(कार्यवाहक)*	11 जनवरी, 1966-24 जनवरी, 1966	
इन्दिरा गाँधी	24 जनवरी, 1966-24 मार्च, 1977	ऐसी प्रथम प्रधानमन्त्री, जो पद ग्रहण के समय राज्यसभा की सदस्या थीं
मोरारजी देसाई	24, मार्च, 1977-28 जुलाई, 1979	प्रथम गैर-कांग्रेसी प्रधानमन्त्री
चरण सिंह	28 जुलाई, 1979-14 जनवरी, 1980	एकमात्र प्रधानमन्त्री, जिन्होंने लोकसभा का सामना नहीं किया
इन्दिरा गाँधी	14 जनवरी, 1980-31 अक्टूबर, 1984	
राजीव गाँधी	31 अक्टूबर, 1984-1 दिसम्बर, 1989	
वी पी सिंह	2 दिसम्बर, 1989-10 नवम्बर, 1990	अविश्वास प्रस्ताव द्वारा हटने वाले पहले प्रधानमन्त्री
चन्द्रशेखर	10 नवम्बर, 1990-21 जून, 1991	
पी वी नरसिम्हाराव	21 जून, 1991-16 मई, 1996	एकमात्र प्रधानमन्त्री जो पद ग्रहण करते समय किसी भी सदन के सदस्य नहीं थे

नाम	कार्यकाल	विशेष
अटल बिहारी वाजपेयी	16 मई, 1996-1 जून, 1996	सबसे छोटा कार्यकाल
एच डी देवगौड़ा	1 जून, 1996-21 अप्रैल, 1997	एकमात्र प्रधानमन्त्री, जो पद ग्रहण के समय विधानसभा के सदस्य थे
इन्द्र कुमार गुजराल	21 अप्रैल, 1997-18, मार्च 1998	–
अटल बिहारी वाजपेयी	19 मार्च, 1998-22 मई, 2004	–
डॉ. मनमोहन सिंह	22 मई, 2004 से 26 मई, 2014	–
नरेन्द्र मोदी	26 मई, 2014 से अब तक	–

*अक्टूबर 2022 तक के अनुसार

मन्त्रिपरिषद्, सामूहिक उत्तरदायित्व और गठबन्धन सरकार

भारत में संसदीय संघीय व्यवस्था को अपनाया गया है। संसदीय शासन प्रणाली का केन्द्र बिन्दु प्रधानमन्त्री की अध्यक्षता वाली मन्त्रिपरिषद् होती है। मन्त्रिपरिषद् संसद के प्रति निरन्तर उत्तरदायी होती है। इसमें मन्त्रिपरिषद् एक इकाई के रूप में संसद के प्रति सामूहिक रूप से उत्तरदायी होती है अर्थात् एक मन्त्री के विरुद्ध अविश्वास प्रस्ताव पारित होने पर सम्पूर्ण मन्त्रिपरिषद् को त्याग-पत्र देना पड़ता है। मन्त्रिपरिषद् के एक मन्त्री द्वारा लिया गया निर्णय सम्पूर्ण मन्त्रिपरिषद् का निर्णय माना जाता है। भारत में मन्त्रिपरिषद् ने 1990 ई. तक भली-भाँति रूप से सामूहिक उत्तरदायित्व का पालन किया और एक इकाई के रूप में कार्य किया था। 1990 के दशक में भारत में गठबन्धन सरकारों का युग प्रारम्भ हुआ। इसके साथ भारत में 'मन्त्रिपरिषद्' संसदीय शासन प्रणाली के अनुरूप कार्य करने में असफल होने लगी है।

प्रधानमन्त्री के बारे में प्रमुख तथ्य

- सबसे लम्बे कार्यकाल तक प्रधानमन्त्री रहे पण्डित जवाहरलाल नेहरू
- सबसे कम अवधि के लिए प्रधानमन्त्री रहे –अटल बिहारी वाजपेयी, 13 दिन तक रहे 11वीं लोकसभा में
- सर्वाधिक बार प्रधानमन्त्री बनीं–इन्दिरा गाँधी
- सर्वाधिक लोकसभा सीट जीतने वाले/लोकसभा में बहुमत वाले–राजीव गाँधी
- सबसे वृद्ध प्रधानमन्त्री–गुलजारी लाल नन्दा
- अल्पमत वाले प्रधानमन्त्री जिन्होंने पाँच वर्ष कार्यकाल पूरा किया–नरसिम्हाराव
- पद पर रहते हुए मृत्यु की प्राप्ति–जवाहरलाल नेहरू, लालबहादुर शास्त्री व इन्दिरा गाँधी
- राज्यसभा के सदस्य रहे प्रधानमन्त्री–इन्दिरा गाँधी, देवगौड़ा, गुजराल, मनमोहन सिंह

गठबन्धन सरकार में मन्त्री एक दल के न होकर विभिन्न दलों से सम्बन्धित हैं। वे प्रधानमन्त्री के स्थान पर अपने दल के नेता की बात मानते हैं। जैसे—AIDMK के दल से सम्बन्धित मन्त्री, प्रधानमन्त्री अटल जी के स्थान पर अपने दल के नेता की बात मानते थे। इसी प्रकार वर्तमान मनमोहन सिंह सरकार में सहयोगी दलों के मन्त्री जैसे—तेलंगाना प्रजा परिषद् से सम्बन्धित, अपने नेता की बात मानते थे न कि प्रधानमन्त्री की। इसी प्रकार कांग्रेस से सम्बन्धित मन्त्री भी सीधे सोनिया गाँधी से विचार-विमर्श करते थे और प्रधानमन्त्री की उपेक्षा करते थे।

इसके अतिरिक्त मन्त्रिपरिषद् के सदस्य स्वयं मन्त्रिपरिषद् के निर्णयों की आलोचना करते हैं, इससे सामूहिक उत्तरदायित्व के सिद्धान्त की अवहेलना होती है। उदाहरणार्थ एनडीए सरकार में रामविलास पासवान जैसे मन्त्रियों ने मन्त्रिपरिषद् के निर्णयों की आलोचना की। इसी प्रकार मनमोहन सिंह सरकार में मुरली देवड़ा, नटवर सिंह आदि मन्त्रियों ने मन्त्रिपरिषद् के निर्णय की आलोचना की। इस प्रकार स्पष्ट है कि गठबन्धन सरकार के युग में मन्त्रिपरिषद् सामूहिक उत्तरदायित्व के सिद्धान्त का भली-भाँति रूप से पालन नहीं कर पा रही है, जिसके कारण भारत में संसदीय प्रणाली का ह्रास हो रहा है। आवश्यकता इस बात की है कि चुनाव पूर्व गठबन्धन किए जाएँ तथा गठबन्धन आचार संहिता का कठोर रूप से पालन करें।

उप-प्रधानमन्त्री

उप-प्रधानमन्त्री का पद कोई संवैधानिक पद नहीं है, लेकिन भारतीय संसदीय राजनीति में परम्परानुसार अनेक बार उप-प्रधानमन्त्री की नियुक्ति की गई। उप-प्रधानमन्त्री कैबिनेट मन्त्री के रूप में शपथ लेता है और कैबिनेट मन्त्री के समान ही उसकी शक्तियाँ व कार्य होते हैं, लेकिन प्रधानमन्त्री की अनुपस्थिति में उप-प्रधानमन्त्री ही मन्त्रिपरिषद् की अध्यक्षता करता है। अब तक भारतीय राजनीति के इतिहास में निम्न उप-प्रधानमन्त्री रहे हैं

1. नेहरू काल में (1947) वल्लभभाई पटेल मन्त्री (पहले उप-प्रधानमन्त्री)।
2. इन्दिरा काल (1966) में, गुलजारी लाल नन्दा एवं मोरारजी देसाई।
3. मोरारजी देसाई के काल (1977) में, बाबू जगजीवन राम एवं चौधरी चरण सिंह।
4. चौधरी चरण सिंह के काल (1979) में, वाई वी चह्वाण।
5. चन्द्रशेखर के काल (1990) में, चौधरी देवी लाल।
6. अटल बिहारी वाजपेयी के काल में (2002), लालकृष्ण आडवाणी।

मन्त्रिपरिषद्

भारतीय संविधान में केवल मन्त्रिपरिषद् का उल्लेख है, मन्त्रिमण्डल का नहीं। मन्त्रिमण्डल तो संसदीय प्रणाली की परम्पराओं की उपज है। मन्त्रिमण्डल में केवल कैबिनेट मन्त्री ही सम्मिलित होते हैं, जबकि मन्त्रिपरिषद् में सभी प्रकार के मन्त्री। मन्त्रिपरिषद् देश की वास्तविक कार्यपालिका होती है, जिसको कार्यकारी, वैधानिक, वित्तीय आदि शक्तियाँ प्राप्त होती हैं। 44वें संशोधन अधिनियम द्वारा अनुच्छेद 352 में कैबिनेट शब्द का प्रयोग किया गया।

मन्त्रिपरिषद् का निर्माण

अनुच्छेद 75 के अन्तर्गत राष्ट्रपति सर्वप्रथम मन्त्रिपरिषद् के प्रमुख के रूप में प्रधानमन्त्री की नियुक्ति करता है। प्रधानमन्त्री अपने दल के कुछ व्यक्तियों को राष्ट्रपति के माध्यम से मन्त्रियों के रूप में नियुक्त करता है। नियुक्त मन्त्री राष्ट्रपति के प्रसादपर्यन्त (Pleasure of President) अपना पद धारण करते हैं। सामूहिक रूप से मन्त्रिपरिषद् लोकसभा के प्रति उत्तरदायी होती है। यदि कोई मन्त्री जो लगातार **छ: माह** की अवधि तक संसद के किसी सदन का सदस्य नहीं रहता है, तो उस अवधि की समाप्ति पर मन्त्री नहीं रह सकता अर्थात् कोई भी व्यक्ति बिना संसद की सदस्यता के अधिकतम छ: माह तक ही मन्त्री रह सकता है।

91वें संविधान संशोधन वर्ष 2003 के अनुसार संसद के किसी भी सदन के उस सदस्य को, जिसे 10वीं अनुसूची के अन्तर्गत सदस्यता के अयोग्य सिद्ध कर दिया गया है, (दल-बदल कानून के तहत) मन्त्री बनने के लिए भी अयोग्य माना जाएगा तथा उसे मन्त्री नियुक्त नहीं किया जा सकेगा, जब तक कि वह पुनर्निर्वाचित न हो जाए। प्रधानमन्त्री पद के लिए राष्ट्रपति अनिवार्यत: बहुमत प्राप्त दल के नेता को ही आमन्त्रित करता है, परन्तु कुछ परिस्थितियों में राष्ट्रपति अपने स्वविवेक का प्रयोग कर उसे भी प्रधानमन्त्री की नियुक्ति का अवसर दे सकता है जो

- उस समय जब लोकसभा में किसी भी दल को स्पष्ट बहुमत न हो।
- उस समय जब बहुमत वाले दल का कोई निश्चित नेता न रहे या प्रधानमन्त्री पद के दो प्रबल दावेदार हों।
- राष्ट्रीय आपात की परिस्थिति में राष्ट्रपति लोकसभा को भंग करके कुछ समय के लिए स्वेच्छा से काम चलाऊ सरकार का नेता मनोनीत कर सकता है।

मन्त्रियों के प्रकार

मन्त्रिपरिषद में चार प्रकार के मन्त्री सम्मिलित हैं

1. **कैबिनेट मन्त्री** जो अपने विभाग के सर्वेसर्वा होते हैं और विभाग सम्बन्धी निर्णय स्वयं लेते हैं।
2. **स्वतन्त्र प्रभार वाले मन्त्री** ऐसे मन्त्री विभाग सम्बन्धी निर्णय प्रधानमन्त्री की सलाह के अनुसार करते हैं।
3. **राज्यमन्त्री** ऐसे मन्त्री कैबिनेट मन्त्री की सलाह के अनुसार कार्य करते हैं।
4. **उपमन्त्री** इनकी सुविधाएँ व अधिकार राज्यमन्त्री से भी कम होते हैं।

मन्त्रिपरिषद् में इन मन्त्रियों के अतिरिक्त विभागीय सचिव भी सम्मिलित होते हैं।

मन्त्रिपरिषद् की संरचना

मन्त्रिपरिषद् में मन्त्रियों की तीन श्रेणियाँ होती हैं—कैबिनेट मन्त्री, राज्यमन्त्री और उपमन्त्री। इन मन्त्रियों के बीच उनके पदक्रम, वेतन तथा राजनीतिक महत्त्व के आधार पर अन्तर होता है। कैबिनेट मन्त्रियों के पास केन्द्र सरकार के महत्त्वपूर्ण मन्त्रालय; जैसे—गृह, रक्षा, वित्त आदि होते हैं। ये मन्त्री अपने विभाग के प्रमुख होते हैं और विभाग सम्बन्धी निर्णय स्वयं लेते हैं। राज्यमन्त्रियों को मन्त्रालय/विभागों का स्वतन्त्र प्रभार दिया जा सकता है या उन्हें कैबिनेट मन्त्री के साथ सहयोगी बनाया जा सकता है। सहयोग के रूप में उन्हें कैबिनेट मन्त्री के मन्त्रालय के विभागों का दायित्व दिया जा सकता है या मन्त्रालय से सम्बन्धित कोई विशेष कार्य सौंपा जा सकता है। दोनों ही मामलों में वे कैबिनेट मन्त्री की सलाह, देख-रेख और उसकी जिम्मेदारी पर काय करते हैं।

मन्त्रिमण्डल और मन्त्रिपरिषद् में अन्तर

मन्त्रिमण्डल	मन्त्रिपरिषद्
इसमें केवल कैबिनेट स्तर के मन्त्री शामिल होते हैं। इसका आकार छोटा एवं रचना सुविधा की दृष्टि से की जाती है। 44वें संशोधन अधिनियम ने अनुच्छेद 352(3) के द्वारा इसे सांविधानिक मान्यता प्रदान की गई।	इसका आकार काफी बड़ा होता है, इसमें कैबिनेट मन्त्री, राज्यमन्त्री तथा संसदीय सचिव शामिल होते हैं। यह एक सांविधानिक संस्था है।
इसमें सरकार के प्रमुख विभागों के मन्त्री होते हैं।	मन्त्रिमण्डल का प्रत्येक सदस्य मन्त्रिपरिषद् का सदस्य होता है।
आकार छोटा होने के कारण अधिक बैठकों का आयोजन होता रहता है।	आकार बड़ा होने के कारण इसकी बैठक यदा-कदा ही सम्भव है।
मन्त्रिमण्डल प्रधानमन्त्री के साथ मिलकर राष्ट्रीय नीति का निर्धारण एवं निर्देशन करता है।	नीति-निर्धारण से सम्बन्धित कार्य मन्त्रिपरिषद् द्वारा नहीं किए जाते हैं।
राष्ट्रपति के परामर्श का कार्य मन्त्रिमण्डल द्वारा सम्पादित होता है।	अनुच्छेद 78(C) के अनुसार राष्ट्रपति मन्त्रिपरिषद् से परामर्श माँग सकता है, किन्तु व्यवहार में यह कार्य इसके द्वारा नहीं किया जाता है।

स्वतन्त्र प्रभार (Independent Charge) के मामले में वे अपने मन्त्रालय का कार्य, कैबिनेट मन्त्री के समान ही पूरी शक्ति और स्वतन्त्रता से करते हैं। यद्यपि वे कैबिनेट के सदस्य नहीं होते हैं, उनकी बैठकों में भाग नहीं लेते, जब तक उन्हें उनके मन्त्रालय से सम्बन्धित किसी कार्य हेतु विशेष रूप से आमन्त्रित नहीं किया जाए। उपमन्त्रियों को कैबिनेट अथवा राज्य मन्त्रियों को उनके प्रशासनिक, राजनीतिक और संसदीय कार्यों में सहायता के लिए नियुक्त किया जाता है। उपमन्त्रियों को मन्त्रालय का स्वतन्त्र प्रभार नहीं दिया जाता है। उपमन्त्री न तो कैबिनेट के सदस्य होते हैं और न ही उन्हें कैबिनेट की बैठक में भाग लेने दिया जाता है।

मन्त्रियों की एक और श्रेणी, जिन्हें संसदीय सचिव कहा जाता है, के पास कोई विभाग नहीं होता है। वे वरिष्ठ मन्त्रियों के साथ उनके संसदीय कार्यों में सहायता के लिए नियुक्त होते हैं। 91वें संशोधन के अनुसार मन्त्रियों की संख्या लोकसभा की कुल सदस्य संख्या का 15% से अधिक नहीं होगी।

मन्त्रिपरिषद् की शक्तियाँ एवं कार्य

मन्त्रिपरिषद् के कार्य एवं शक्तियाँ निम्नलिखित हैं

- मन्त्रिपरिषद् राष्ट्रीय नीतियों का निर्धारण करता है।
- सम्पूर्ण देश के शासन संचालन का कार्य मन्त्रिपरिषद् करती है।
- पूरे राष्ट्र के धन का विनियमन (Regulation) मन्त्रिपरिषद् करती है।
- कानून को लागू करना व व्यवस्था को बनाए रखना।
- मन्त्रिपरिषद् अनेक विधायन (Legislation) सम्बन्धी कार्य भी करती है; *जैसे*
  1. विधेयक तैयार करना व संसद में प्रस्तुत करना।
  2. संसद सदस्यों के प्रश्नों का जवाब देना।
  3. मन्त्रिपरिषद् ही राष्ट्रपति के नाम से अध्यादेश जारी करती है।

- देश के उच्च शासनाधिकारियों की नियुक्ति करना।
- विदेश नीति-निर्माण व क्रियान्वयन का कार्य करना।
- राष्ट्रपति राष्ट्रीय आपात की घोषणा 44वें संशोधन अधिनियम के बाद मन्त्रिमण्डल के लिखित परामर्श के बाद ही कर सकता है।

मन्त्रियों के समूह की अवधारणा

मन्त्रियों के समूह (GOM) की अवधारणा का उदय वर्ष 1990 में भारत में हुआ, इसके तहत किसी विषय पर अनेक मन्त्रियों को निर्णय लेने की शक्ति प्रदान की जाती है। इससे निर्णय प्रक्रिया में गठबन्धन दलों को शामिल करने का प्रयास किया जाता है तथा विशेषज्ञों को भी सम्मिलित किया जाता है। इससे भ्रष्टाचार पर भी रोक लगती है।

संसद

भारत में स्वतन्त्रता प्राप्ति के पश्चात् संसदीय शासन प्रणाली को अपनाया है अर्थात् भारत में संसद की भारतीय राजनीति में केन्द्रीय भूमिका है।

संसद का गठन

अनुच्छेद 79 में संसद का गठन **राज्यसभा**, **लोकसभा** व **राष्ट्रपति** से मिलकर होता है। संसद में राष्ट्रपति को इसलिए सम्मिलित किया गया है, क्योंकि कोई भी विधेयक, अधिनियम या कानून का रूप तभी लेता है जब राष्ट्रपति के उस पर हस्ताक्षर हो जाते हैं।

राज्यसभा (उच्च सदन)

राज्यसभा संसद का उच्च सदन है, जो हमारे देश में संघात्मक शासन का प्रतीक है। वस्तुत: उच्च सदन केन्द्र में राज्यों के प्रतिनिधित्व की व्यवस्था करता है, लेकिन भारत में अमेरिका की भाँति संसद के उच्च सदन में राज्यों का समान प्रतिनिधित्व नहीं है। हमारे यहाँ उत्तर प्रदेश से 31 सदस्य राज्यसभा में पहुँचते हैं, तो दूसरी तरफ सिक्किम से केवल एक ही सदस्य पहुँचता है।

संरचना एवं निर्वाचन

अनुच्छेद 80 में राज्यसभा के गठन एवं निर्वाचन सम्बन्धी प्रावधान किए गए। अनुच्छेद 80(1) (क) तथा अनुच्छेद 80 (3) के अनुसार राष्ट्रपति द्वारा 12 सदस्यों के नाम निर्देशित होंगे जो साहित्य, विज्ञान, कला और समाज सेवा से जुड़े होंगे। अनुच्छेद 80 (1) (ख) के तहत् प्रावधान है कि राज्यसभा के लिए अधिकतम 238 सदस्य राज्य व केन्द्रशासित प्रदेशों से होंगे।

इस प्रकार राज्यसभा की अधिकतम सदस्य संख्या 250 है। भारत में राज्यसभा के सदस्यों का चुनाव सीधे मतदाताओं द्वारा नहीं होता है। अपितु अनुच्छेद 80(4) के अनुसार राज्य विधानमण्डल (विधानसभा) के सदस्यों द्वारा आनुपातिक प्रतिनिधित्व एकल संक्रमणीय खुली मतदान प्रणाली द्वारा होता है।

अवधि

राज्यसभा एक स्थायी सदन है। अत: इसे लोकसभा की भाँति भंग नहीं किया जा सकता है और यह निरन्तर कार्य करता रहता है। वस्तुत: विश्व के सभी देशों में द्वितीय सदन को स्थायी सदन बनाया गया है ताकि लोकतन्त्र देश में सदैव जीवित रहे। भारत में राज्यसभा के सदस्यों का कार्यकाल अमेरिकी सीनेट की भाँति 6 वर्ष होता है और प्रत्येक दो वर्ष पश्चात् 1/3 सदस्य सेवा मुक्त हो जाते हैं। भारत में अमेरिकी सीनेट की भाँति राज्यसभा के सदस्य पुनर्निर्वाचित हो सकते हैं।

राज्यसभा में राज्य व केन्द्रशासित प्रदेशों की सदस्य संख्या/प्रतिनिधित्व

राज्य	सीटें की संख्या
आन्ध्र प्रदेश, तमिलनाडु	11, 18
बिहार, पश्चिम बंगाल	16, 16
दिल्ली, उत्तराखण्ड, हिमाचल प्रदेश	3, 3, 3
हरियाणा, छत्तीसगढ़	5, 5
ओडिशा, राजस्थान	10, 10
असोम को छोड़कर सभी पूर्वी राज्य, पुदुचेरी और गोवा	1, 1, 1, 1.... (ए 1, ..ए 1.)

अन्य राज्य

झारखण्ड—6, जम्मू-कश्मीर—4, केरल—9,
उत्तर प्रदेश—31, महाराष्ट्र—19

उल्लेखनीय है कि दिल्ली व पुदुचेरी को छोड़कर सभी केन्द्रशासित प्रदेशों का राज्यसभा में प्रतिनिधित्व नहीं है।

सदस्य की योग्यताएँ

अनुच्छेद 84 *के अन्तर्गत राज्यसभा सदस्य की योग्यताएँ निम्नलिखित होनी चाहिए*

- भारत का नागरिक हो।
- 30 वर्ष की आयु पूरी कर चुका हो।
- संसद द्वारा निहित की गई अन्य योग्यताएँ।

राज्यसभा के पदाधिकारी

सभापति भारत का उपराष्ट्रपति यू एस की भाँति राज्यसभा का पदेन सभापति होता है। (अनुच्छेद 89) पदेन से तात्पर्य है कि उपराष्ट्रपति पद के कारण वह राज्यसभा का सभापति पद प्राप्त करता है।

उपसभापति राज्यसभा का उपसभापति राज्यसभा द्वारा अपने सदस्यों में से ही चुना जाता है। यह अपने पद पर तब तक कार्य करता है, जब तक उसे राज्यसभा के समस्त सदस्यों के संकल्प द्वारा हटाया ना जाए।

सभापति तालिका राज्यसभा का सभापति सदस्यों की एक तालिका बनाता है, जिसके सदस्यों को उपसभापति कहा जाता है। यह सदस्य सभापति व उपसभापति की अनुपस्थिति में राज्यसभा की अध्यक्षता करते हैं।

राज्यसभा की शक्तियाँ

भारत में राज्यसभा न तो अमेरिका के सीनेट की भाँति बहुत अधिक शक्तिशाली है, न ही ब्रिटेन की लॉर्ड सभा की भाँति दुर्बल। अत: राज्यसभा को सीनेट से कम, परन्तु लॉर्ड सभा से अधिक शक्तियाँ प्राप्त हैं। राज्यसभा को कुछ मामलों में लोकसभा के समान शक्तियाँ प्राप्त हैं, कुछ मामलों में, विशेषकर वित्तीय मामलों में लोकसभा से कम शक्तिशाली है। तथापि कुछ क्षेत्र ऐसे भी हैं जहाँ राज्यसभा लोकसभा से अधिक शक्तिशाली है।

राज्यसभा यद्यपि अमेरिकी संसद के उच्च सदन सीनेट के समान शक्तिशाली नहीं है, लेकिन ब्रिटेन की संसद के उच्च सदन लॉर्ड सभा की भाँति दुर्बल भी नहीं है। राज्यसभा की प्रमुख शक्तियाँ इस प्रकार हैं

व्यवस्थापिका सम्बन्धी शक्तियाँ

राज्यसभा और लोकसभा सहकर्मी कानून निर्मात्री सदन हैं। वित्त विधेयक को छोड़कर अन्य विधेयकों के सम्बन्ध में दोनों सदनों को समान अधिकार प्राप्त हैं। साधारण विधेयक लोकसभा के सदृश राज्यसभा में भी प्रस्तावित हो सकता है। कोई भी विधेयक एक सदन द्वारा स्वीकृत होने के बाद दूसरे सदन में विचारार्थ भेजा जाता है। दोनों सदनों द्वारा पारित होने के बाद उस पर राष्ट्रपति की स्वीकृति ली जाती है। संविधान के अनुच्छेद 108 के अनुसार अगर किसी विधेयक के सम्बन्ध में दोनों सदनों में गतिरोध उत्पन्न हो जाए तो राष्ट्रपति दोनों सदनों की संयुक्त बैठक बुलाकर बहुमत द्वारा अन्तिम निर्णय करता है। विधेयक एक सदन द्वारा स्वीकार किए जाने के बाद यदि 6 महीने के अन्दर दूसरे सदन के द्वारा उसे स्वीकार नहीं किया जाता है, तो संयुक्त अधिवेशन बुलाया जाता है।

इस प्रकार औपचारिक दृष्टि से गैर-वित्त विधेयक (साधारण विधेयक) के सम्बन्ध में यद्यपि दोनों सदन स्तर पर हैं, लेकिन राज्यसभा की स्थिति दो बातों की दृष्टि से कमजोर है

1. संयुक्त अधिवेशन बुलाने की शक्ति राष्ट्रपति के पास है और राष्ट्रपति द्वारा यह कार्य मन्त्रिपरिषद् के परामर्श के आधार पर किया जाता है। मन्त्रिपरिषद् लोकसभा के प्रति उत्तरदायी होती है। अत: बहुत अधिक सम्भावना इस बात की है कि संयुक्त अधिवेशन बुलाने के सम्बन्ध में मन्त्रिपरिषद् लोकसभा के दृष्टिकोण पर ही, अधिक ध्यान देगी अर्थात् यदि कोई विधेयक राज्यसभा में स्वीकृत हो लेकिन लोकसभा में अस्वीकृत हो गया हो तो सम्भावना इस बात की है कि इस विधेयक पर संयुक्त अधिवेशन नहीं बुलाया जाएगा और विधेयक अपने आप समाप्त हो जाएगा।
2. संयुक्त बैठक में निर्णय बहुमत के आधार पर किया जाता है। लोकसभा सदस्य की संख्या दुगनी से भी अधिक होने के कारण यह विधेयक उसकी इच्छानुसार ही पारित हो सकेगा। इस प्रकार व्यवहार में राज्यसभा किसी विधेयक को पारित करने में अधिक से अधिक 6 माह का विलम्ब कर सकती है।

वित्तीय शक्तियाँ

वित्तीय मामलों में राज्यसभा की स्थिति कमजोर है। वित्त विधेयक इस सदन में पुन: स्थापित नहीं किए जा सकते हैं। लोकसभा द्वारा पारित होने के बाद वित्त विधेयक राज्यसभा में भेजा जा सकता है, जिसे राज्यसभा को 14 दिनों के अन्दर सुझावों के साथ लौटा देना पड़ता है। उसके सुझावों को मानना या न मानना लोकसभा पर निर्भर करता है। अगर राज्यसभा 14 दिनों के अन्दर कुछ सुझावों के साथ लौटाती है या अगर राज्यसभा ने वह विधेयक 14 दिनों के अन्दर कुछ सुझावों के साथ लौटा दिया है, लेकिन उसके सुझावों को लोकसभा स्वीकृत नहीं करती है, तो विधेयक को उसी रूप में पारित समझा जाएगा, जिस रूप में लोकसभा ने मूलत: पारित किया हो। वित्तीय मामलों पर मत देने का अधिकार एकमात्र लोकसभा को है।

प्रशासनिक शक्तियाँ

संविधान में मन्त्रिपरिषद् को लोकसभा के प्रति उत्तरदायी ठहराया गया है। राज्यसभा का मन्त्रिपरिषद् पर कोई नियन्त्रण नहीं है, किन्तु वह उसे प्रभावित अवश्य करती है। राज्यसभा के सदस्य सरकार की आलोचना कर उसे सजग कर सकते हैं। प्रश्न तथा पूरक प्रश्न द्वारा कार्यपालिका से कोई भी सूचना माँगी जा सकती है। अनिवार्य प्रशासनिक विषयों पर वाद-विवाद करने के लिए 'काम रोको प्रस्ताव' लाया जा सकता है। मन्त्री राज्यसभा के सदस्य न रहते हुए भी उसकी कार्यवाही में भाग ले सकते हैं।

संविधान संशोधन सम्बन्धी अधिकार

राज्यसभा संविधान के संशोधन में भाग लेती है। संशोधन के लिए यह आवश्यक है कि संसद के प्रत्येक सदन की सम्पूर्ण सदस्य संख्या के बहुमत से तथा उपस्थित और मतदान करने वाले सदस्यों के दो-तिहाई बहुमत से पारित हो, अन्यथा संशोधन प्रस्ताव गिर जाएगा।

द्वितीय सदन के रूप में राज्यसभा की उपयोगिता

राज्यसभा एक व्यर्थ सदन नहीं है, इसकी अनेक उपयोगिताएँ हैं, जो इस प्रकार हैं

- यह निम्न सदन की निरंकुशता पर रोक लगाती है, अत: कानून निर्माण कार्य को अधिक लोकतान्त्रिक बनाती है।
- इसमें अनुभवी व विशेषज्ञ व्यक्तियों का लाभ उठा सकते हैं। वस्तुत: जो अनुभवी और विशेषज्ञ व्यक्ति लोकसभा के लिए निर्वाचित नहीं हो पाते हैं, उनको राज्यसभा में नियुक्त किया जा सकता है।
- राज्यसभा को संविधान संशोधन, महाभियोग, आपात उपबन्धों में लोकसभा के समान शक्ति है। इन शक्तियों का उपयोग कर राज्यसभा भारतीय संविधान और लोकतन्त्र के रक्षण का कार्य कर सकती है। उदाहरणार्थ 1999 में बिहार में राष्ट्रपति शासन इसलिए लागू नहीं हो पाया, क्योंकि राज्यसभा ने इसे पारित नहीं किया था, इस कारण एक लोकतान्त्रिक सरकार अपने पद पर कार्य करती रही।
- यह किसी कानून पर लम्बे विचार-विमर्श का समय प्रदान करती है। अत: कानून को जनता के अनुकूल बनाने में सहायता करती है।
- यह भारतीय संघीय व्यवस्था के बनाए रखने में महत्त्वपूर्ण है, क्योंकि इसी सदन के माध्यम से केन्द्रीय संसद में राज्यों का प्रतिनिधित्व होता है।
- राज्यसभा अनुच्छेद 249 के अन्तर्गत राज्य-सूची के किसी विषय को उपस्थित 2/3 बहुमत से राष्ट्रीय महत्त्व का घोषित कर सकती है। इसके पश्चात् संसद एक वर्ष तक उसे राज्य-सूची के विषय पर कानून बना सकती है।
- राज्यसभा अनुच्छेद 312 के अन्तर्गत अखिल भारतीय सेवाओं का सृजन कर सकती हैं।

राज्यसभा को अधिक उपयोगी बनाने के लिए निम्न सुधार अपेक्षित है

- राज्यसभा की बैठकें निरन्तर की जाएँ।
- इसके सदस्य राजनीति या दलबन्दी के आधार पर नहीं अपितु विशेषज्ञ व्यक्तियों को बनाया जाए।
- इसको सामान्य विधेयक एवं वित्त-विधेयक सम्बन्धी अधिक शक्तियाँ प्रदान की जाएँ।
- राज्यसभा को केन्द्र राज्य सहकारी संस्था के रूप में विकसित किया जाए।
- संसदीय संयुक्त समितियों में इसका उचित प्रतिनिधित्व किया जाए।

लोकसभा

लोकसभा भारतीय संसद का निम्न सदन है, जो अस्थाई है अर्थात् ये विघटित हो सकती है। लोकसभा का विघटन प्रधानमन्त्री की सिफारिश पर राष्ट्रपति करता है। इसमें प्रधानमन्त्री की सिफारिश अनिवार्य है। लोकसभा का विघटन होने का तत्त्व संसदीय शासन प्रणाली से जुड़ा है, क्योंकि संसदीय प्रणाली में कार्यपालिका लोकसभा के प्रति निरन्तर उत्तरदायी रहती है। अतः कार्यपालिका (मन्त्रिपरिषद्) तभी तक बनी रहती है, जब तक उसे लोकसभा में विश्वास प्राप्त है।

लोकसभा का संगठन

लोकसभा में अधिकतम 552 सदस्य हो सकते हैं। अनुच्छेद 81 (1) के अनुसार 530 सदस्य राज्यों से, 20 सदस्य संघशासित प्रदेशों से व 2 एंग्लो-इण्डियन होते हैं। वर्तमान में लोकसभा में 545 सदस्य हैं, जिसमें 530 सदस्य राज्यों से, 13 सदस्य संघ राज्यक्षेत्रों से और दो सदस्य राष्ट्रपति द्वारा नामित या नाम निर्देशित एंग्लो-इण्डियन समुदाय से हैं। (अनुच्छेद 331)

निर्वाचन एवं कार्यकाल

लोकसभा के सदस्यों का चुनाव जनता द्वारा प्रत्यक्ष रूप से एकल सदस्य भौगोलिक/प्रादेशिक निर्वाचन क्षेत्रों से होता है। सामान्यतः लोकसभा के सदस्य 5 वर्ष के लिए चुने जाते हैं, परन्तु विघटन की स्थिति में उनका कार्यकाल इस अवधि के पूर्व भी समाप्त हो सकता है। आपात (352) के समय उनका कार्यकाल एक वर्ष या उससे अधिक समय के लिए बढ़ाया जा सकता है।

लोकसभा सदस्य की योग्यताएँ

- वह भारत का नागरिक हो।
- 25 वर्ष की आयु पूरी कर चुका हो।
- संसद की किसी विधि के अन्तर्गत अयोग्य न हो।
- वह भारत या राज्य सरकार के अधीन किसी लाभ के पद पर आसीन न हो।
- वह पागल या दिवालिया घोषित न हो।

लोकसभा का राज्यवार प्रतिनिधित्व

समान सीट वाले राज्य

राज्य		सीटें
आन्ध्र प्रदेश, पश्चिम बंगाल	–	42
झारखण्ड व असोम	–	14
मिजोरम, नागालैण्ड, सिक्किम	–	1
मणिपुर, मेघालय, त्रिपुरा, अरुणाचल प्रदेश, गोवा	–	2
दिल्ली को छोड़कर सभी संघशासित प्रदेशों	–	1

असमान सीट वाले राज्य

उत्तर प्रदेश-80	उत्तराखण्ड-5	मध्य प्रदेश -29
छत्तीसगढ़-11	बिहार-40	राजस्थान-25
गुजरात-26	पंजाब-13	महाराष्ट्र-48
केरल-20	कर्नाटक-28	ओडिशा-21
तमिलनाडु-39	जम्मू-कश्मीर-6	दिल्ली-7

लोकसभा के पदाधिकारी

प्रोटेम स्पीकर/लोकसभा का अस्थायी स्पीकर

आम चुनावों के बाद जब लोकसभा की प्रथम बैठक आमन्त्रित की जाती है, तो राष्ट्रपति लोकसभा के सबसे वरिष्ठ सदस्य को प्रोटेम स्पीकर के रूप में नियुक्त करता है। *प्रोटेम स्पीकर के कार्य निम्न हैं*

- नव निर्वाचित सदस्यों को शपथ दिलाना।
- स्पीकर का चुनाव कराना।

प्रोटेम स्पीकर नए स्पीकर के चुनाव में महत्त्वपूर्ण भूमिका निभाता है। सर्वप्रथम वह बहुमत दल के उम्मीदवार का स्पीकर के रूप में प्रस्ताव रखता है। यदि इस प्रस्ताव को लोकसभा बहुमत से स्वीकार कर लेती है, तो लोकसभा स्पीकर का चुनाव हो जाता है अन्यथा प्रोटेम स्पीकर दूसरे सदस्य का प्रस्ताव रखता है।

लोकसभा अध्यक्ष

चूँकि भारत में संसदीय प्रणाली को अपनाया गया है, इसलिए निम्न सदन लोकसभा का राजनीतिक व्यवस्था में महत्त्वपूर्ण स्थान होता है। इसी कारण लोकसभा अध्यक्ष को पद सूची के वरीयता क्रम में राष्ट्रपति, उपराष्ट्रपति, प्रधानमन्त्री के बाद चौथा स्थान प्राप्त है। हमारे यहाँ लोकसभा स्पीकर को, लगभग वही शक्तियाँ प्राप्त हैं, जो ब्रिटेन के कॉमन सभा के स्पीकर को, परन्तु जहाँ कॉमन सभा के स्पीकर का व्यक्तित्व निर्दलीय होता है, वहीं भारत में स्पीकर अपनी दलीय सदस्यता का त्याग नहीं करता है। इसके बावजूद वह निष्पक्ष कार्य करता है। लोकसभा में उसके आचरण पर हटाने के मूल प्रस्ताव के अतिरिक्त चर्चा नहीं की जा सकती।

लोकसभा अध्यक्ष के कार्य एवं शक्तियाँ

- **नियम 333** के अन्तर्गत वह संसदीय कार्यवाही के किसी अंश को प्रकाशन, प्रसारण से निकाल सकता है।
- **नियम 222** के अन्तर्गत अध्यक्ष इस बात का निर्णय करता है, कि किसी विषय में प्रथम दृष्ट्या विशेषाधिकार भंग या अवमानना का मामला बनता है या नहीं। अध्यक्ष की सम्मति के बाद ही कार्यवाही की जा सकती है।
- सदन को स्थगित करने की शक्ति भी अध्यक्ष में निहित होती है, परन्तु स्थगन प्रस्ताव पर चर्चा के दौरान यह शक्ति अध्यक्ष की जगह पूरे सदन में स्थानान्तरित हो जाती है।
- 52वें व 91वें संशोधन अधिनियम के अनुसार दल-बदल के अन्तिम निर्णय की शक्ति स्पीकर में निहित है।
- कोई भी विधेयक धन विधेयक या वित्त विधेयक है, इसका निर्णय भी स्पीकर ही करता है।
- कोई भी सदस्य सदन में तब तक नहीं बोल सकता, जब तक स्पीकर अनुमति नहीं देता। इस बात का निर्णय भी अध्यक्ष ही करता है कि सदस्य किस क्रम में व कितने समय में बोलेंगे।
- वह किसी भी सदस्य को भाषण समाप्त कर बैठने का निर्णय दे सकता है, इसे **फ्लोरिंग सिस्टम** कहते हैं।
- वह किसी भी सदस्य पर अनुशासनात्मक कार्यवाही करते हुए उसकी सदस्यता को निलम्बित कर सकता है।
- राष्ट्रपति के पास कोई भी विधेयक उसके हस्ताक्षर के बाद ही भेजा जाता है।

- लोकसभा को भेजे गए सभी सन्देश, दस्तावेज, याचिकाएँ, स्पीकर ही प्राप्त करता है।
- वह संसद की तीन समितियों नियम समिति, कार्यमन्त्रणा समिति, सामान्य (प्रायोजन) समिति की अध्यक्षता करता है।
- किसी भी सांसद को गिरफ्तार करने से पूर्व अध्यक्ष को सूचित करना आवश्यक है।
- सदन की अवमानना के लिए जब दण्ड का प्रस्ताव सदन में पारित हो जाता है, तो गिरफ्तारी का वारण्ट भी अध्यक्ष ही जारी करता है।
- किसी सांसद का त्याग-पत्र अध्यक्ष तभी स्वीकारता है, जब उसको समाधान हो जाए कि यह स्वेच्छा से दिया गया है, ना कि दबाव के फलस्वरूप।
- संसदीय दलों को मान्यता देने के लिए मार्गदर्शी सिद्धान्त निर्धारित करता है। विपक्ष नेता को भी मान्यता यही देता है।
- लोकसभा महासचिव व समस्त पदाधिकारी उसी के अधीन कार्य करते हैं व उसी के प्रति उत्तरदायी होते हैं।

लोकसभा अध्यक्ष का कार्यकाल व निर्वाचन

लोकसभा स्पीकर का कार्यकाल अपनी लोकसभा की प्रथम तिथि से लेकर अगली लोकसभा की प्रथम बैठक तक होता है। इस प्रकार लोकसभा विघटन के समय भी लोकसभा सम्बन्धी सभी कार्यों का संचालन यही करता है।

राष्ट्रपति द्वारा प्रोटेम स्पीकर की नियुक्ति के बाद संसद सदस्य शपथ लेते हैं व इसके बाद अगला कार्यक्रम स्थाई स्पीकर का चुनाव होता है। निर्वाचन की पद्धति प्रतियोगी के स्थान पर सम्मति पर आधारित है। अत: प्रोटेम स्पीकर पहले एक उम्मीदवार का प्रस्ताव सदन के समक्ष रखता है। यदि उसे बहुमत प्राप्त हो जाए तो, वह स्पीकर बन जाता है। यदि प्रथम प्रस्ताव को सदन का बहुमत प्राप्त नहीं होता है तो प्रोटेम स्पीकर द्वितीय उम्मीदवार का प्रस्ताव सदन के समक्ष रखता है। हर्ष की बात है कि भारतीय संसदीय परम्पराएँ इतनी सुदृढ़ हैं कि इसमें निर्वाचन के स्थान पर सर्वसम्मति को अपनाया जा रहा है। हमारे यहाँ परम्परा है कि अध्यक्ष सत्तापक्ष व उपाध्यक्ष विपक्ष का होता है। वर्तमान 15वीं लोकसभा में मीरा कुमार अध्यक्ष व करिया मुण्डा उपाध्यक्ष पद पर हैं।

स्वतन्त्रता प्राप्ति से स्पीकरों का क्रम

स्पीकर	कार्यकाल
गणेश वासुदेव मावलंकर	1952-1956
अनन्त शयनम् अयंगर	1956-62
हुकम सिंह	1962-67
डॉ. नीलम संजीव रेड्डी	1967-69
डॉ. गुरुदयाल सिंह ढिल्लन	1969-75
बलीराम भगत	1976-77
के एस हेगड़े	1977-80
बलराम जाखड़	1980-89
रवि राय	1989-91
शिवराज पाटिल	1991-96
पी ए संगमा	1996-98
जी एम सी बालयोगी	1998-2002
पी एम सईद (कार्यवाहक)	2001-2002
मनोहर गजानन जोशी	2002-2004
सोमनाथ चटर्जी	2004-2009
मीरा कुमार (प्रथम महिला)	2009-2014
सुमित्रा महाजन	2014-2019
ओम बिड़ला	2019 से अब तक

*अक्टूबर 2022 तक के अनुसार

लोकसभा अध्यक्ष को हटाने का प्रस्ताव

लोकसभा अध्यक्ष को लोकसभा के बहुमत द्वारा हटाया जा सकता है या वह अपना त्याग-पत्र उपाध्यक्ष को सौंप सकता है। लोकसभा अध्यक्ष के हटाने के प्रस्ताव को मूल प्रस्ताव की संज्ञा दी जाती है। अब तक भारतीय संसदीय इतिहास में केवल तीन स्पीकर के विरुद्ध ही हटाने के प्रस्ताव लाए गए, जो पारित नहीं हुए

1. जी वी मावलंकर
2. हुकुम सिंह
3. बलराम जाखड़

लोकसभा का कार्य एवं शक्तियाँ

चूंकि भारत में संसदीय प्रणाली को अपनाया गया है, इसलिए लोकसभा को अधिक शक्तियाँ दी गई हैं। भारत की लोकसभा अमेरिका के प्रथम (प्रतिनिधि) सदन से तो अधिक शक्तिशाली है, लेकिन ब्रिटेन की कॉमन सभा से कम शक्तिशाली है। लोकसभा के प्रति ही कार्यपालिका उत्तरदायी रहती है। वित्त सम्बन्धी शक्ति भी लोकसभा के पास ही है।

सरकार में संसद के विश्वास के अभाव को लोकसभा द्वारा इस प्रकार से व्यक्त किया जा सकता है

- मन्त्रिपरिषद् में मूल प्रस्ताव का अविश्वास प्रस्ताव पारित कर।
- नीति सम्बन्धी बड़े मामले में सरकार को हराकर।
- वित्तीय मामले में सरकार को हराकर।

लोकसभा के कार्य एवं शक्तियाँ इस प्रकार हैं

वैधानिक शक्तियाँ

लोकसभा संसद का महत्त्वपूर्ण अंग है। संसद की वैधानिक शक्तियों का व्यवहार में प्रयोग लोकसभा ही करती है, क्योंकि लोकसभा की इच्छा के विरुद्ध कोई कानून पास नहीं हो सकता। लोकसभा संघीय सूची और समवर्ती सूची में दिए गए विषयों पर राज्यसभा के साथ मिलकर कानून बनाती है। यदि किसी राज्य में संवैधानिक व्यवस्था फेल हो जाए, तो उस राज्य के लिए कानून लोकसभा में प्रस्तुत किए जा सकते हैं।

साधारण विधेयक संसद के किसी भी सदन में पेश किया जा सकता है, परन्तु प्रायः सभी महत्त्वपूर्ण विधेयक लोकसभा में प्रस्तुत किए जाते हैं। विधेयक लोकसभा में पास होने के पश्चात् राज्यसभा में भेजे जाते हैं तथा वहाँ पास हो जाने के पश्चात् राष्ट्रपति की स्वीकृति के लिए भेजे जाते हैं। यदि राज्यसभा विधेयक को पास न करे या 6 माह तक उस पर कोई कार्यवाही न करे, तो राष्ट्रपति पार्लियामेन्ट के दोनों सदनों का सम्मिलित अधिवेशन बुलाता है, जिसमें लोकसभा का अध्यक्ष सभापतित्व करता है।

ऐसे अधिवेशन में लोकसभा की ही विजय होती है, क्योंकि उसके सदस्यों की संख्या राज्यसभा के सदस्यों की संख्या से दोगुनी है, परन्तु सदैव ऐसा ही अनिवार्य नहीं। उदाहरणस्वरूप 1961 में दहेज सम्बन्धी विधेयक पर मतभेदों को दूर करने के लिए दोनों सदनों का संयुक्त अधिवेशन बुलाया गया था। संयुक्त अधिवेशन में कई ऐसे संशोधन पास हुए, जिन पर राज्यसभा जोर दे रही थी।

कार्यकारिणी पर नियन्त्रण

लोकसभा निम्नलिखित साधनों द्वारा कार्यपालिका पर नियन्त्रण रखती है

- **प्रश्न** लोकसभा के अधिवेशन के दिनों में प्रतिदिन 'प्रश्नों' का एक 'घण्टा' निश्चित होता है। सदस्य नियमानुसार मन्त्रियों से कोई प्रश्न पूछ सकते हैं। मन्त्रियों को इन प्रश्नों का उत्तर देना पड़ता है।
- **बहस** सदस्य किसी विषय पर बहस में भाग लेकर कार्यपालिका की नीतियों की आलोचना कर सकते हैं और कार्यपालिका को भी प्रभावित कर सकते हैं।
- **स्थगन प्रस्ताव** कोई भी सदस्य किसी सार्वजनिक महत्त्व वाले विषय पर बहस करने के लिए स्थगन प्रस्ताव पेश कर सकता है। यदि अध्यक्ष उस प्रस्ताव को दाखिल कर ले, तो सदन की कार्यवाही रोक कर, सदन उस विषय पर बहस करता है। ऐसी बहस के समय मन्त्रियों की आलोचना की जाती है।
- **ध्यानाकर्षण** यदि सदन का कोई सदस्य सदन का ध्यान किसी महत्त्वपूर्ण घटना की ओर आकर्षित करना चाहता हो, तो वह ध्यानाकर्षण प्रस्ताव पेश कर सकता है। ऐसे प्रस्ताव प्रायः मन्त्रियों का ध्यान आकर्षित करने के लिए प्रस्तुत किए जाते हैं।
- **निन्दा प्रस्ताव** यदि लोकसभा निन्दा प्रस्ताव पास कर दे, तो मन्त्रिपरिषद् को त्याग-पत्र देना आवश्यक नहीं है।
- **अविश्वास प्रस्ताव** यदि लोकसभा समस्त मन्त्रिपरिषद् के विरुद्ध अविश्वास प्रस्ताव पास कर दे, तो सारी मन्त्रिपरिषद् को त्याग-पत्र देना पड़ता है। 8 नवम्बर, 1990 को प्रधानमन्त्री वी पी सिंह और 1999 में अटल जी को विश्वास मत ने प्राप्त करने के कारण त्याग-पत्र देना पड़ा।

वित्तीय शक्तियाँ

लोकसभा को भारतीय संघ के वित्त पर पूरा नियन्त्रण प्राप्त है। वही वार्षिक बजट पास करती है तथा सभी प्रकार के खर्चों की स्वीकृति देती है। बजट तथा वित्तीय विधेयकों को केवल लोकसभा में ही प्रस्तुत किया जा सकता है। लोकसभा में पास होने के पश्चात् ऐसे विधेयक राज्यसभा में भेजे जाते हैं। राज्यसभा को 14 दिन के अन्दर ऐसे विधेयकों को अपनी सिफारिशों सहित वापस करना पड़ता है। यदि राज्यसभा इनको 14 दिन के अन्दर वापस न करे या किन्हीं ऐसी सिफारिशों के साथ वापस करे जो लोकसभा को स्वीकार न हो तो लोकसभा उन विधेयकों को उसी रूप में, जिसमें उसने पहले पास किया था, राष्ट्रपति को स्वीकृति के लिए भेज देती है। राष्ट्रपति की स्वीकृति मिलने पर यह विधेयक दोनों सदनों में पास किया हुआ समझा जाता है।

न्यायिक शक्तियाँ

लोकसभा को कुछ न्यायिक शक्तियाँ भी प्राप्त हैं। लोकसभा राष्ट्रपति के विरुद्ध महाभियोग में भाग लेती है। संसद के दोनों सदनों में से एक आरोप लगाता है तथा दूसरा सदन जाँच करके दो-तिहाई बहुमत से निर्णय देता है। यदि दोनों महाभियोग का प्रस्ताव पास कर दें तो राष्ट्रपति को त्याग-पत्र देना पड़ता है। उपराष्ट्रपति के विरुद्ध आरोप लगाने का अधिकार केवल राज्यसभा को है, परन्तु उसमें निर्णय देने का अधिकार लोकसभा को है। लोकसभा राज्यसभा के साथ मिलकर सर्वोच्च न्यायालय तथा उच्च न्यायालयों के न्यायाधीशों को महाभियोग द्वारा हटा सकती है। लोकसभा राज्यसभा के साथ मिलकर मुख्य चुनाव आयुक्त, महान्यायवादी तथा नियन्त्रक एवं महालेखापरीक्षक के विरुद्ध दोषारोपण के प्रस्ताव पास कर सकती है। ऐसा प्रस्ताव पास होने पर राष्ट्रपति सम्बन्धित अधिकारी को हटा सकता है।

लोकसभा उस व्यक्ति अथवा संस्था को भी दण्ड दे सकती है जो इसके विशेषाधिकार का उल्लंघन करते हैं। उदाहरणस्वरूप 11 अप्रैल, 1974 को बिहार के एक नवयुवक रत्नचन्द्र गुप्ता को लोकसभा ने एक महीने की कैद का दण्ड दिया था, क्योंकि रत्नचन्द्र ने लोकसभा की गैलरी से नारे लगाए थे कि, "भ्रष्टाचारियों को फाँसी पर लटका दिया जाए।" 19 दिसम्बर, 1978 को लोकसभा ने श्रीमती इन्दिरा गाँधी को सदन के विशेषाधिकार का उल्लंघन करने के कारण सदन से निष्कासित करने और अधिवेशन समाप्त होने तक जेल की सजा देने सम्बन्धी प्रस्ताव स्वीकार किया था।

इस प्रस्ताव के अन्तर्गत श्रीमती गाँधी को 19 दिसम्बर से 22 दिसम्बर तक जेल में रखा गया।

चुनाव सम्बन्धी कार्य

- लोकसभा अपने अध्यक्ष और उपाध्यक्ष का चुनाव करती है।
- लोकसभा के निर्वाचित सदस्य राष्ट्रपति के चुनाव में भाग लेते हैं।
- लोकसभा राज्यसभा के साथ मिलकर उपराष्ट्रपति का चुनाव करती है।

विविध शक्तियाँ

- लोकसभा राज्यसभा के साथ मिलकर राष्ट्रपति द्वारा घोषित आपातकालीन घोषणाओं को स्वीकार अथवा रद्द करती है। आपातकालीन घोषणा को एक महीने के अन्दर दोनों सदनों द्वारा अलग-अलग समर्थन मिलना आवश्यक है। 44वें संशोधन के अन्तर्गत यह व्यवस्था की गई है कि यदि लोकसभा आपातकाल की घोषणा लागू रहने के विरुद्ध प्रस्ताव पास कर दे, तो आपातकाल की घोषणा लागू नहीं रह सकती।
- लोकसभा के 10% सदस्य अथवा अधिक सदस्य घोषणा के अस्वीकृत प्रस्ताव पर विचार करने के लिए लोकसभा की बैठक बुला सकते हैं।
- लोकसभा राज्यसभा के साथ मिलकर सर्वोच्च तथा उच्च न्यायालयों के अधिकार क्षेत्रों में परिवर्तन कर सकती है।
- लोकसभा राज्यसभा के साथ मिलकर अन्तर्राष्ट्रीय समझौतों को लागू करने के लिए कानून बनाती है। लोकसभा राज्यसभा के साथ मिलकर दो या दो से अधिक राज्यों के लिए संयुक्त लोक सेवा आयोग या उच्च न्यायालय की स्थापना कर सकती है।
- लोकसभा राज्यसभा के साथ मिलकर संघ में नए राज्यों को सम्मिलित करती है, राज्यों के क्षेत्रों, सीमाओं तथा नामों में परिवर्तन कर सकती है।

संसदीय सत्र

सामान्यतया प्रतिवर्ष संसद के तीन सत्र या अधिवेशन होते हैं; जैसे—बजट अधिवेशन (Budget Session) (ग्रीष्मकालीन) (फरवरी-मई), वर्षाकालीन अधिवेशन (मानसून सत्र) (जुलाई-सितम्बर) एवं शीतकालीन अधिवेशन (नवम्बर-दिसम्बर), किन्तु राज्यसभा के मामले में, बजट अधिवेशन को दो अधिवेशनों में विभाजित कर दिया जाता है। इन दो अधिवेशनों के मध्य तीन से चार सप्ताह का अवकाश होता है। इस प्रकार राज्यसभा के एक वर्ष में चार अधिवेशन होते हैं। बजट सत्र सबसे लम्बा तथा शीतकालीन सत्र सर्वाधिक छोटा सत्र होता है। दोनों सदनों को आहूत करने, सत्रावसान करने और लोकसभा का विघटन करने की शक्ति राष्ट्रपति को प्राप्त है। अनुच्छेद 85(1) के अन्तर्गत राष्ट्रपति दोनों सदनों को ऐसे अन्तराल

पर आहूत करेगा कि एक सत्र की अन्तिम बैठक और उसके बाद के सत्र की प्रथम बैठक के लिए नियत तारीख के बीच छ: माह से अधिक का अन्तराल नहीं होगा। संसद के प्रथम अधिवेशन और उसके सत्रावसान अथवा विघटन के बीच की अवधि को सत्र कहा जाता है। दीर्घावकाश संसद के सत्रावसान होने और नए सत्र में उसके समवेत् होने के बीच के समय को कहते हैं।

संसदीय सत्र की समाप्ति के तीन प्रमुख आयाम हैं

1. विघटन 2. सत्रावसान
3. स्थगन द्वारा समाप्त की जा सकती है।

लोकसभा का विघटन दो प्रकार से हो सकता है

5 वर्ष की अवधि की समाप्ति पर।

राष्ट्रपति द्वारा अनुच्छेद 85 (2) के अधीन शक्ति के प्रयोग द्वारा।

राष्ट्रपति विघटन एवं सत्रावसान की शक्ति का प्रयोग मन्त्रिपरिषद् की सलाह के अनुसार करता है। लोकसभा और राज्यसभा की दैनिक बैठकों को स्थगित करने की शक्ति क्रमश: लोकसभा के अध्यक्ष और राज्यसभा के सभापति को है। विघटन से लोकसभा का अन्त हो जाता है। सत्रावसान से केवल सत्र की समाप्ति होती है। स्थगन से संसद के सत्र की विधिमान्यता का अन्त नहीं होता, केवल विनिर्दिष्ट समय के लिए कामकाज का आगे चलना स्थगित हो जाता है। स्थगन घण्टे, दिन या सप्ताह के लिए हो सकता है।

विघटन से विद्यमान लोकसभा के जीवनकाल का अन्त हो जाता है, जिससे सदन के समक्ष लम्बित सभी विषय स्वत: ही समाप्त हो जाते हैं। यदि इन विषयों को आगे बढ़ाना है, तो उन्हें नवीन निर्वाचन के पश्चात् आगामी सदन में पुन: रखना होगा। इस लम्बित कार्य के अधीन केवल सूचना प्रस्ताव ही नहीं आते, बल्कि विधेयक भी आते हैं। वे विधेयक भी जो राज्यसभा में प्रारम्भ हुए थे और लोकसभा को भेजे गए थे और वे विधेयक जो लोकसभा में प्रारम्भ हुए थे और राज्यसभा को भेजे गए थे और विघटन की तारीख को राज्यसभा में लम्बित थे, किन्तु ऐसा विधेयक जो राज्यसभा में लम्बित है, किन्तु लोकसभा द्वारा पारित नहीं किया गया है, विघटन पर समाप्त नहीं होगा। सदनों की संयुक्त बैठक आहूत करने के आशय की राष्ट्रपति की अधिसूचना के पश्चात् यदि लोकसभा का विघटन बीच में हो जाता है, तो दोनों सदनों की संयुक्त बैठक पर इसका प्रभाव नहीं होगा [अनुच्छेद 108(5)]।

संयुक्त बैठक

संविधान के अनुच्छेद 108 के अनुसार, राष्ट्रपति को संसद के दोनों सदनों (राज्यसभा व लोकसभा) की संयुक्त बैठक बुलाने का अधिकार है, *यदि*

- एक सदन द्वारा पारित किया विधेयक दूसरे सदन द्वारा अस्वीकार कर दिया जाए।
- विधेयक में किए जाने वाले संशोधनों के बारे में दोनों सदन अन्तिम रूप से असहमत हो गए हों।
- दूसरे सदन को विधेयक प्राप्त होने की तारीख से उसके द्वारा विधेयक पारित किए बिना छ: माह से अधिक बीत गए हों। इस प्रकार की संयुक्त बैठकों की अध्यक्षता लोकसभा के स्पीकर द्वारा की जाती है तथा सभी निर्णय उपस्थित सदस्यों के बहुमत से लिए जाते हैं।

इसके अतिरिक्त संसद की संयुक्त बैठक निम्न परिस्थितियों में भी हो सकती है

- राष्ट्रपति के विशेष अभिभाषण पर।
- विदेशी मेहमान के अभिभाषण पर।

अभी तक तीन बार संयुक्त बैठक को बुलाया गया है, जो निम्न हैं

1. दहेज प्रतिषेध एक्ट, 1961
2. बैंक सेवा आयोग विधेयक, 1978
3. आतंकवाद निवारण विधेयक (पोटा), 2002

राष्ट्रपति का विशेष अभिभाषण (अनुच्छेद 87)

आम चुनावों के पश्चात् राष्ट्रपति प्रत्येक वर्ष के एक अधिवेशन में एक साथ संयुक्त रूप से दोनों सदनों के समक्ष अभिभाषण करता है। इस अभिभाषण में सामान्यत: सरकार की नीतियों का वर्णन रहता है। राष्ट्रपति के अभिभाषण पर **नियम 17, 18** आदि के अन्तर्गत संसद के दोनों सदनों में व्यापक चर्चा होती है, परन्तु इस चर्चा में राष्ट्रपति की प्रत्यक्ष आलोचना नहीं की जाती है।

नियम 20 के अन्तर्गत अभिभाषण की चर्चा के अन्त में प्रधानमन्त्री द्वारा उत्तर दिया जाता है। प्रधानमन्त्री के उत्तर के बाद धन्यवाद प्रस्ताव को मतदान के लिए रखा जाता है।

नियम 247 के अन्तर्गत धन्यवाद प्रस्ताव पारित होने के बाद उसकी सूचना लोकसभा अध्यक्ष द्वारा राष्ट्रपति को दे दी जाती है।

सदन में गणपूर्ति अनुच्छेद 100 के अन्तर्गत सदन की किसी बैठक के लिए गणपूर्ति (कोरम) अध्यक्ष या अध्यक्ष के रूप में कार्यकारी व्यक्ति सहित कुल सदस्य संख्या का 1/10 भाग होगी अर्थात् लोकसभा की 55 व राज्यसभा की 26 होगी।

संसद की भाषा अनुच्छेद 120 के अन्तर्गत संविधान द्वारा की गई घोषणा के अनुसार संसद का कार्य संचालन हिन्दी और अंग्रेजी दोनों में होगा, परन्तु अध्यक्ष किसी सांसद को मातृभाषा में बोलने की अनुमति दे सकता है। वर्तमान में संसद में आठवीं अनुसूची में सम्मिलित 22 भाषाओं में से 15 के अनुवादक कार्यरत् हैं।

नियम 15 सदन को एक बार अनिश्चित काल के लिए स्थगित करने के बाद उसको पुन: बुलाने की शक्ति अध्यक्ष को प्राप्त है। सदन के स्थगन का किसी कार्य पर विशेष प्रभाव नहीं पड़ता है, परन्तु सत्रावसान होने पर विधेयक प्रस्तुत करने की सूचनाओं के अतिरिक्त अन्य सभी सूचनाएँ समाप्त हो जाती हैं।

लोकसभा के विघटन का विधेयकों पर प्रभाव

लोकसभा के विघटन का विधेयकों पर निम्नलिखित प्रभाव पड़ता है

1. वे विधेयक जो समाप्त नहीं होते हैं; जैसे
   - राज्यसभा में पेश वे विधेयक जो लोकसभा द्वारा पास नहीं किए गए हैं। अत: जो राज्यसभा में लम्बित (Pending) हैं, वे व्यपगत/समाप्त नहीं होंगे।
   - जिस विधेयक पर दोनों सदनों में असहमति के बाद संयुक्त बैठक की सूचना राष्ट्रपति द्वारा जारी कर दी जाती है। ऐसा विधेयक भी व्यपगत नहीं होता है। संयुक्त बैठक केवल **सामान्य विधेयक** के मामले में ही होती है।

- दोनों सदनों द्वारा पास कर राष्ट्रपति की अनुमति के लिए भेजे गए विधेयक भी समाप्त नहीं होते हैं।
- लम्बित आश्वासन भी व्यपगत नहीं।
- राष्ट्रपति द्वारा पुनर्विचार (Reconsideration) के लिए भेजे गए विधेयक भी समाप्त नहीं होते हैं।

2. जो विधेयक समाप्त हो जाते हैं; जैसे
- लोकसभा में लम्बित/राज्यसभा द्वारा लोकसभा में भेजे गए विधेयक।
- याचिकाएँ (लोकसभा में प्रस्तुत), जो याचिका समिति को सौंपी गई है।
- लोकसभा में लम्बित अन्य सभी कार्य यथा-प्रस्ताव, संकल्प, संशोधन, अनुदान, माँगें।
- लोकसभा द्वारा पास किए गए नियम (संवैधानिक), जो राज्यसभा में पारित नहीं किए गए हैं तथा राज्यसभा द्वारा पारित लोकसभा में लम्बित नियम।

क्या भारत की संसद प्रभुत्व सम्पन्न है?

भले ही भारत की संसद को बहुत व्यापक अधिकार प्राप्त हैं, परन्तु इसे प्रभुत्व सम्पन्न नहीं माना जा सकता, क्योंकि इसकी शक्तियों पर निम्न अंकुश हैं

- संविधान ने देश में संघीय व्यवस्था स्थापित की है, जिसमें केन्द्र व राज्यों के बीच शक्तियों का बँटवारा (Separation of Powers) किया गया है। संसद को केवल उन्हीं विषयों पर कानून बनाने का अधिकार है, जो केन्द्र को सौंपे गए हैं।
- संविधान में नागरिक के मौलिक अधिकारों को जोड़े जाने से भी संसद की शक्ति पर अंकुश लगा है, क्योंकि संसद कोई भी ऐसा कानून पारित नहीं कर सकती, जो नागरिकों के मौलिक अधिकारों (Fundamental Rights) का उल्लंघन करता हो।
- न्यायिक पुनरावलोकन (Judicial Review) के सिद्धान्त के अपनाए जाने से भी संसद का अधिकार क्षेत्र सीमित हो गया है।
- इस सिद्धान्त के अनुसार सर्वोच्च न्यायालय संसद द्वारा पारित किसी भी विधेयक को इस आधार पर असंवैधानिक (Unconstitutional) घोषित कर सकती है कि यह संविधान के विरुद्ध है।
- भारत के संविधान का लिखित रूप भी संसद की अधिकार सीमा को सीमित करता है। संसद को अपने निर्धारित क्षेत्र में ही कार्य करना पड़ता है।
- बढ़ती न्यायिक सक्रियता के कारण भी संसद की प्रभुत्वसम्पन्नता प्रभावित हुई है।

संसदीय विशेषाधिकार

संविधान के अनुच्छेद 105 (3) में संसद के दोनों सदनों के सदस्यों को कुछ अधिकार प्रदान किए गए हैं। वस्तुत: संसदीय विशेषाधिकार संसद के विशेषाधिकार नहीं हैं, क्योंकि संसद में राष्ट्रपति भी शामिल होता है। संसदीय विशेषाधिकार सदन, समितियों व सांसदों के विशेषाधिकार हैं, *जो दो प्रकार के हैं*

व्यक्तिगत विशेषाधिकार

- बोलने की छूट (Freedom of Speech) वाक् स्वतन्त्रता, जो अनुच्छेद 19 (1) (A) से भिन्न तथा व्यापक है, क्योंकि 19 (1) (A) पर तो प्रतिबन्ध लगाए गए हैं, लेकिन सांसदों के बोलने पर प्रतिबन्ध नहीं लगाया जा सकता है और न्यायालय में चुनौती नहीं दी जा सकती।
- जब संसद का अधिवेशन चल रहा हो तो उन्हें न्यायिक गवाही (Judicial Testimony) आदि में जारी किए गए समन (वारण्ट) से छूट है।
- संसद के अधिवेशन प्रारम्भ होने के 40 दिन के पूर्व और समाप्त होने के 40 दिन के बाद तक किसी भी सांसद को **दीवानी मामलों** (Civil Cases) में गिरफ्तार नहीं किया जा सकता है, किन्तु आपराधिक मामले या निवारक निरोध (Preventive Detention) की विधि के अधीन गिरफ्तारी हो सकती है।
- संविधान के अनुच्छेद 105(4) के तहत जिन व्यक्तियों को संविधान के आधार पर संसद के किसी सदन या उसकी किसी समिति में बोलने का, उसकी कार्यवाही में भाग लेने का अधिकार है, उन्हें भी व्यक्तिगत अधिकार प्राप्त हैं; जैसे—एटॉर्नी जनरल।

सामूहिक विशेषाधिकार

- सदन के सदस्य या अधिकारी सदन की अनुमति के बिना सदन की कार्यवाहियों के सम्बन्ध में किसी न्यायालय में साक्ष्य नहीं देंगे व दस्तावेज पेश नहीं करेंगे।
- अध्यक्ष की अनुमति प्राप्त किए बिना सदन के परिसर में गिरफ्तारी पर रोक।
- संसद की कार्यवाहियों की जाँच करने के सम्बन्ध में न्यायपालिका पर रोक (अनुच्छेद 122)।
- अपनी प्रक्रिया व कार्य संचालक कानून बनाने सम्बन्धी शक्ति स्वयं सदन में निहित है (अनुच्छेद 118)।
- किसी सदस्य की गिरफ्तारी, नजरबन्दी व रिहाई के बारे में तुरन्त सूचना प्राप्त करने का अधिकार।
- सदन के सदस्य व अधिकारी सदन की अनुमति के बिना दूसरे सदन में या उस सदन की समिति में भी उपस्थित नहीं होंगे।
- बाहरी व्यक्तियों की सदन में उपस्थिति पर रोक लगाने की शक्ति (अनुच्छेद 248)।
- संसदीय समितियाँ (Parliamentary Committees) किसी व्यक्ति को साक्ष्य के लिए बुला सकती हैं व उसे शपथ दिला सकती हैं।
- सदन की अवमानना करने वाले व्यक्ति की तुरन्त सदन को सुपुर्दगी। उसे दण्ड देने का अन्तिम निर्णय सदन करेगा।

संसदीय कार्यवाही के साधन

संसदीय कार्यवाही के प्रमुख साधन निम्नलिखित हैं

प्रश्नकाल

प्रश्नकाल के अन्तर्गत निम्नलिखित प्रश्न होते हैं

तारांकित प्रश्न

ये मौखिक प्रश्न होते हैं और इन प्रश्नों पर तारांक लगा होता है। इनमें पूरक प्रश्न भी किया जा सकता है। लोकसभा में एक दिन में 20 तारांकित प्रश्न हो सकते हैं। एक सदस्य केवल एक प्रश्न कर सकता है। राज्यसभा में कुल तारांकित प्रश्न की कोई सीमा नहीं है (सामान्यत: एक दिन में 25 प्रश्न होते हैं), जबकि राज्यसभा का एक सदस्य अधिकतम 3 ऐसे प्रश्न पूछ सकता है।

अतारांकित प्रश्न

इन पर तारांक नहीं लगा होता है तथा ये लिखित प्रकृति के होते हैं। अत: मन्त्रियों को इनका लिखित जवाब देना पड़ता है। इस सन्दर्भ में पूरक प्रश्न नहीं पूछे जा सकते हैं। लोकसभा में एक दिन में अधिकतम 230 प्रश्न पूछे जा सकते हैं, जबकि एक सदस्य 4 प्रश्न कर सकता है। राज्यसभा में अतारांकित प्रश्नों की कोई सीमा नहीं है।

अल्पसूचना प्रश्न

यह प्रश्न अविलम्बनीय लोक महत्त्व के मामलों से जुड़े होने से इनका उत्तर मन्त्री को 10 दिन के भीतर देना पड़ता है। यदि कोई मन्त्री इस प्रकार के प्रश्न का उत्तर देने से मना करे तो अध्यक्ष उसे उत्तर देने का निर्देश दे सकता है। अल्पसूचना प्रश्न सामान्यत: प्रश्नकाल के मत में रखे जाते हैं। इनका उत्तर मौखिक में दिया जाता है। सामान्यत: एक दिन में एक ही अल्पसूचना प्रश्न सूची में शामिल किया जाता है।

गैर-सरकारी सदस्यों से पूछे गए प्रश्न

संसदीय नियम 40 के तहत किसी गैर-सरकारी सदस्य से भी सांसद प्रश्न पूछ सकते हैं। ऐसे प्रश्न सामान्यत: गैर-सरकारी सदस्य द्वारा रखे गए प्रस्ताव विधेयक आदि से सम्बन्धित होते हैं। इस पर पूरक प्रश्न नहीं पूछा जा सकता है। प्रकृति लिखित होती है।

शून्यकाल

प्रश्नकाल (Question Hour) के बाद का एक घण्टा (12-1 अपराह्न) शून्यकाल (Zero Hour) होता है। रवि राय ने 9वीं लोकसभा के दौरान एक घण्टा सुनिश्चित किया था, परन्तु वर्ष 2014 के शीतकालीन सत्र से राज्य सभा में शून्य काल का समय सदन प्रारम्भ होने अर्थात् 11 बजे से 12 बजे कर दिया गया है। यह भारत की मौलिक देन है जो वर्ष 1962 से चली आ रही है। शून्यकाल में कोई भी सदस्य बिना पूर्व सूचना दिए मन्त्री से प्रश्न पूछ सकता है।

आधे घण्टे की चर्चा

तारांकित, अतारांकित, अल्पसूचना प्रश्न आदि से सम्बन्धित किसी विषय पर 1/2 घण्टा की चर्चा अध्यक्ष या सभापति द्वारा निर्धारित की जा सकती है। यदि कोई सदस्य किसी विषय पर 1/2 घण्टा की चर्चा करवाना चाहता है, तो उसे कम-से-कम तीन दिन पूर्व सूचना देनी पड़ती है।

एक सप्ताह में एक सदस्य एक ही बार चर्चा करवा सकता है और किसी भी अधिवेशन में 2 से अधिक चर्चाएँ नहीं करवा सकता।

आधे घण्टे की चर्चा के लिए चर्चा उठाने वाले सदस्य को अतिरिक्त चार सदस्यों का समर्थन आवश्यक है, फिर भी इस पर अन्तिम निर्णय अध्यक्ष का होता है। 1/2 घण्टा की चर्चा सोमवार, बुधवार एवं शुक्रवार को 5 से 5:30 बजे के मध्य होती है और इसके बारे में उत्तर सम्बन्धित मन्त्री देता है।

नियम 193

नियम 193 के अनुसार चर्चा उठाने के लिए सदस्य को मामले का उल्लेख करते हुए महासचिव को सूचना देनी पड़ती है और ऐसी सूचना पर कम-से-कम 2 और सदस्यों के हस्ताक्षर चाहिए। अन्तिम निर्णय अध्यक्ष या सभापति करता है कि मामला अविलम्बनीय लोक महत्त्व का व चर्चा योग्य है या नहीं। सामान्यत: ऐसी चर्चाएँ मंगलवार, गुरुवार को केवल 2.30 बजे तक हो सकती हैं। चर्चा के बाद इसमें मन्त्री उत्तर देता है और इसमें मतदान नहीं होता है।

नियम 184

लोकसभा की नियमावली का अध्याय 14, सदन में लाए जाने वाले प्रस्तावों से सम्बन्धित है। इस अध्याय में नियम 184 से लेकर नियम 192 तक का उल्लेख है। लोकसभा में किसी भी विषय पर चर्चा प्रारम्भ करने से पहले सदन के अध्यक्ष के सामने नियम 184 के अन्तर्गत एक प्रस्ताव लाया जाता है अर्थात् नियम 184 के अन्तर्गत अध्यक्ष से प्रस्ताव पर चर्चा के लिए अनुमति लेने की बात कही गई है, जबकि मतदान नियम 191 के अन्तर्गत होता है न कि नियम 184 के अन्तर्गत।

इस नियमावली के अध्याय 15 के नियम 193 से नियम 195 तक के लोक महत्त्व के विषय पर प्रस्ताव लाकर बहस हो सकती है। यह नियम 184 का अपवाद है। इसमें सदन के सामने कोई प्रस्ताव नहीं होता, केवल बहस की अनुमति होती है। किसी प्रस्ताव को सदन में लाने के लिए क्या नियम है, यह व्यवस्था नियम 146 में है।

नियम 377

यह भी संसदीय प्रणाली भारत की देन मानी जाती है। यह भी ध्यानाकर्षण सूचनाओं की तरह एक सामान्य प्रक्रिया है। इसमें भी मन्त्री एक टिप्पणी देता है। इसमें मतदान व विस्तृत चर्चा नहीं होती है। नियम 377 के अन्तर्गत सांसद मामले की जानकारी सीधे अध्यक्ष को देता है और इसे संसदीय कार्यसूची में शामिल नहीं किया जाता है।

साइन डाई

यदि बैठक की सदन की अध्यक्षता करने वाला सदन की अगली बैठक की तिथि घोषित किए बिना सदन को अनिश्चित काल के लिए स्थगित कर देता है, तो इसे साइन-डाई (Sine-die) कहते हैं।

ध्यानाकर्षण सूचनाएँ

ध्यानाकर्षण सूचनाएँ संसदीय प्रणाली को भारत की देन हैं। इसकी शुरुआत वर्ष 1954 से हुई। यह एक सामान्य प्रक्रिया है। अत: स्थगन प्रस्ताव की तरह इसमें विशेष प्रकिया नहीं अपनाई जाती है। *इसकी विशेषताएँ निम्नलिखित हैं*

- नियम 197 के अनुसार सदन का कोई भी सदस्य अध्यक्ष/सभापति की पूर्वानुमति से अविलम्बनीय लोक महत्त्व के मामले में इन सूचनाओं के अन्तर्गत मन्त्री से टिप्पणी या वक्तव्य माँग सकता है।
- कोई भी सदस्य एक दिन में दो या दो से अधिक सूचनाएँ नहीं दे सकता।
- ध्यानाकर्षण सूचनाओं के बारे में जानकारी सदस्यों को प्रात: 10 बजे तक महासचिव को देनी पड़ती है।
- एक ही विषय पर एक से अधिक सदस्यों द्वारा यह सूचनाएँ लाई जा सकती हैं, परन्तु एक दिन की कार्यसूची में अधिक-से-अधिक 5 ऐसी सूचनाएँ शामिल हो सकती हैं।
- मन्त्री की ऐसी सूचना की टिप्पणी पर न वाद-विवाद होता है, न ही मतदान, परन्तु एक पूरक प्रश्न पूछा जा सकता है।

संसद में प्रस्ताव

किसी विषय पर सदन की राय जानने वाले मसौदे को प्रस्ताव कहते हैं। प्रस्ताव सरकारी व गैर-सरकारी दोनों सदस्यों द्वारा रखे जा सकते हैं। सामान्यत: प्रस्ताव सरकार ही रखती है। प्रस्ताव निम्न प्रकार के होते हैं

मूल प्रस्ताव

नियम 352 के अन्तर्गत मूल प्रस्ताव (Substantive Motion)) स्वयं में पूर्ण स्वतन्त्र होते हैं तथा किसी दूसरे पर निर्भर नहीं करते; जैसे—स्थगन प्रस्ताव, धन्यवाद प्रस्ताव, राष्ट्रपति पर महाभियोग लाने का प्रस्ताव आदि।

स्थानापन्न प्रस्ताव

नियम 342 के अन्तर्गत मूल प्रस्ताव के विकल्प के रूप में जो प्रस्ताव लाए जाते हैं, स्थानापन्न प्रस्ताव (Substitute Motion) कहलाते हैं। मूल प्रस्तावों की भाँति इन पर भी मतदान होता है।

सहायक प्रस्ताव

ऐसे प्रस्ताव अन्य प्रस्तावों पर निर्भर करते हैं। इन पर सामान्यत: मतदान नहीं होता है; जैसे—कटौती प्रस्ताव (Cut Motion)।

स्थगन प्रस्ताव

यह प्रस्ताव किसी अविलम्बनीय लोक महत्त्व के मामले पर सदन में चर्चा कराने के लिए चल रही कार्यवाही को स्थगित करने के लिए लाया जाता है जिससे अविलम्बनीय लोक महत्त्व के विषय पर चर्चा की जा सके। जो सदस्य स्थगन प्रस्ताव पेश करता है, उसे निर्धारित दिन प्रात: 10 बजे तक अध्यक्ष, सम्बन्धित मन्त्री व महासचिव को सूचित करना पड़ता है। स्थगन प्रस्ताव प्रश्नकाल के बाद लाया जाता है। सर्वप्रथम अध्यक्ष स्थगन प्रस्ताव लाने वाले व्यक्ति से सदन की अनुमति लेने के लिए कहता है। यदि सदन के 50 सदस्य अनुमति दे देते हैं, तो चर्चा प्रारम्भ हो जाती है।

विश्वास प्रस्ताव

यह प्रस्ताव सत्ता पक्ष द्वारा लाया जाता है। वस्तुत: ऐसा प्रस्ताव सरकार/सत्ता पक्ष राष्ट्रपति के निर्देश पर प्रस्तुत करता है। आम चुनावों के पश्चात् प्रत्येक सरकार को राष्ट्रपति द्वारा दी गई अवधि के अन्तर्गत लोकसभा में अपना बहुमत सिद्ध करने के लिए विश्वास प्रस्ताव (Confidence Motion) लाना पड़ता है।

आम चुनावों के अतिरिक्त विशेष परिस्थितियों; जैसे—सरकार से किसी दल का समर्थन वापस लेने पर भी राष्ट्रपति सरकार से विश्वास प्रस्ताव निश्चित अवधि के अन्तर्गत लाने के लिए कह सकता है।

विश्वास मत हासिल न होने से गिरी सरकारें

- चौधरी चरण सिंह सरकार
- वी पी सिंह सरकार
- चन्द्रशेखर सरकार
- अटल बिहारी वाजपेयी सरकार

निन्दा प्रस्ताव

ये प्रस्ताव **नियम 184, 185** के अन्तर्गत लाया जाता है। यह एक सामान्य प्रक्रिया है अर्थात् इसमें सदन की अनुमति लेना आवश्यक नहीं, लेकिन निन्दा प्रस्ताव (Censure Motion) के कारणों का उल्लेख करना आवश्यक है। यह एक मन्त्री के विरुद्ध या सम्पूर्ण मन्त्रिपरिषद् के विरुद्ध लाया जा सकता है। इसमें सरकार को त्याग-पत्र नहीं देना पड़ता है।

अविश्वास प्रस्ताव

संसदीय शासन प्रणाली में यह आवश्यक होता है कि कार्यपालिका संसद (लोकसभा) के प्रति निरन्तर उत्तरदायी रहे। अत: सरकार या मन्त्रिपरिषद् के सत्ता में बने रहने के लिए आवश्यक है कि उसे लोकसभा में बहुमत मिले। लोकसभा में बहुमत जानने का एक प्रमुख उपाय अविश्वास प्रस्ताव (No-confidence motion) है।

इससे सम्बन्धित प्रमुख तथ्य निम्नलिखित हैं

- लोकसभा में अविश्वास प्रस्ताव किसी एक मन्त्री या सम्पूर्ण मन्त्रिपरिषद् के प्रति लाया जा सकता है, परन्तु उसे सामूहिक मन्त्रिपरिषद् के विरुद्ध ही अविश्वास प्रस्ताव माना जाता है।
- इसके कारण बताना आवश्यक नहीं है, इसकी पूर्व सूचना ही आवश्यक है।
- अध्यक्ष प्रश्नकाल समाप्त होने पर सम्बन्धित सदस्य से सदन की अनुमति माँगने के लिए कहता है, यदि 50 सदस्य अविश्वास प्रस्ताव को समर्थन दे दें, तो 10 दिन के भीतर अध्यक्ष इस पर चर्चा सुनिश्चित करता है। चर्चा के अन्त में प्रधानमन्त्री स्वयं उत्तर देता है। जब वाद-विवाद समाप्त हो जाता है, तो अध्यक्ष प्रस्ताव को मतदान के लिए रखता है।
- इस प्रस्ताव की सूचना वापस भी ली जा सकती है, यदि प्रस्ताव प्रस्तुतकर्ता सदस्य इस बात पर सहमत हों, परन्तु इसके लिए सदन की अनुमति आवश्यक है।

अविश्वास एवं निन्दा प्रस्ताव में अन्तर

अविश्वास प्रस्ताव	निन्दा प्रस्ताव
लोकसभा में इसे स्वीकार करने का कारण बताना आवश्यक नहीं है।	लोकसभा में इसे स्वीकारने का कारण बताना अनिवार्य है।
अविश्वास प्रस्ताव किसी एक मन्त्री या सम्पूर्ण मन्त्रिपरिषद् के प्रति लाया जा सकता है, परन्तु उसे सामूहिक मन्त्रिपरिषद् के विरुद्ध ही अविश्वास प्रस्ताव माना जाता है।	यह किसी एक मन्त्री या मन्त्रियों के समूह या पूरे मन्त्रिपरिषद् के विरुद्ध लाया जा सकता है।
यह मन्त्रिपरिषद् में लोकसभा विश्वास के निर्धारण हेतु लाया जाता है।	यह मन्त्रिपरिषद् की कुछ नीतियों या कार्यों के खिलाफ निन्दा के लिए लाया जाता है।
इसके पारित होने के बाद मन्त्रिपरिषद् को त्याग-पत्र देना ही पड़ता है।	इसके पारित होने के बाद मन्त्रिपरिषद् को त्याग-पत्र देना आवश्यक नहीं है।

सत्रावसान एवं स्थगन में अन्तर

सत्रावसान	स्थगन
यह न केवल बैठक, बल्कि सदन के सत्र को भी समाप्त करता है।	यह सिर्फ एक बैठक को समाप्त करता है न कि सत्र को।
इसे राष्ट्रपति द्वारा किया जाता है।	यह सदन के पीठासीन अधिकारी द्वारा किया जाता है।
यह किसी भी विधेयक पर प्रभाव नहीं डालता है, लेकिन बचे हुए कार्य के लिए अगले सत्र में नया नोटिस देना पड़ता है।	यह किसी विधेयक या सदन में विचाराधीन काम पर असर नहीं डालता, क्योंकि वही काम दोबारा होने वाली बैठक में किया जा सकता है।

संसद में विधायी प्रक्रिया

भारतीय संविधान ने वैधानिक विधि के लिए कुछ व्यवस्थाएँ निश्चित की हुई हैं। इन व्यवस्थाओं के अतिरिक्त वैधानिक प्रक्रिया के विषय में विस्तृत विवरण **लोकसभा** और **राज्यसभा** के विधि नियमों में अंकित है। संवैधानिक व्यवस्थाओं के अनुसार वित्तीय विधेयक को छोड़कर कोई भी विधेयक संसद के किसी भी सदन में प्रस्तुत किया जा सकता है। विधेयकों को सामान्यत: तीन प्रकार से वर्गीकृत किया जाता है

सरकारी व गैर-सरकारी विधेयक

सरकारी विधेयक मन्त्री प्रस्तुत करते हैं, जबकि गैर-सरकारी विधेयक संसद के सामान्य सदस्य प्रस्तुत करते हैं। गैर-सरकारी सदस्यों के अब तक 14 विधेयक पारित हुए हैं। *कुछ प्रमुख विधेयक निम्नलिखित हैं*

1. मुस्लिम वक्फ विधेयक (1952)
2. भारतीय पंजीकरण विधेयक (1955)
3. महिला बाल विधेयक (1954)
4. उच्चतम न्यायालय अपीलीय क्षेत्राधिकार विस्तार विधेयक (1968)

सरकारी एवं गैर-सरकारी विधेयक में अन्तर

सरकारी विधेयक	गैर-सरकारी विधेयक
इसे केवल मन्त्री द्वारा पेश किया जा सकता है।	इसे संसद में मन्त्री के अतिरिक्त किसी भी अन्य सदस्य द्वारा पेश किया जा सकता है।
यह सरकार की नीतियों को प्रदर्शित करता है।	यह सार्वजनिक मामले पर विपक्षी दल के मन्तव्य को प्रदर्शित करता है।
सदन द्वारा अस्वीकृत होने पर सरकार को इस्तीफा देना पड़ सकता है।	इसके अस्वीकृत होने पर सरकार पर कोई प्रभाव नहीं पड़ता है।
सदन में पेश करने के लिए सात दिनों का नोटिस होना चाहिए।	सदन में पेश करने के लिए ऐसे प्रस्ताव के लिए एक माह का नोटिस होना चाहिए।
इसे सम्बन्धित विभाग द्वारा विधि विभाग के परामर्श से तैयार किया जाता है।	इसका निर्माण सम्बन्धित सदस्य की जिम्मेदारी होती है।

विधेयकों के अन्य प्रकार

संसद में निम्न विधेयक प्रस्तुत किए जाते हैं

- **साधारण विधेयक** (Ordinary Bill) जो संसद के सामान्य बहुमत से पारित होते हैं जिनमें वित्तीय विषयों के अलावा अन्य विषय होते हैं।
- **धन विधेयक** (Money Bill) ये विधेयक वित्तीय विषयों से सम्बन्धित होते हैं।
- **वित्त विधेयक** (Financial Bill) धन से सम्बन्धित राष्ट्रपति की पूर्वानुमति से लोकसभा में प्रस्तुत किए जाते हैं, राज्यसभा में नहीं।
- **संविधान संशोधन विधेयक** यह *अनुच्छेद 368 की प्रक्रिया के अन्तर्गत लाए जाते हैं व दो प्रकार के होते हैं*
  1. प्रथम वे जो संसद के 2/3 बहुमत से पारित किए जाते हैं।
  2. दूसरे वे जो संसद के 2/3 बहुमत + आधे से अधिक राज्यों के विधानमण्डलों के समर्थन से पारित किए जाते हैं।

विधेयक को अधिनियम में बदलने की प्रक्रिया

उपरोक्त प्रकार के विधेयक को अधिनियम में परिवर्तित होने के लिए संसद के तीन वाचनों द्वारा दोनों सदनों से गुजरते हैं। चाहे सरकारी विधेयक हो या गैर-सरकारी विधेयक, संसद में प्रस्तुत होने के बाद दोनों में समान प्रक्रिया अपनाई जाती है, परन्तु मन्त्रिमण्डल की अनुमति केवल सरकारी विधेयकों पर ही ली जाती है।

प्रारूप तैयार करना व मन्त्रिमण्डल में रखना

सर्वप्रथम विभागीय मन्त्रालय प्रस्ताव का प्रारूप तैयार करता है और इस पर विधि मन्त्रालय व एटॉर्नी जनरल से परामर्श लेता है। फिर इस प्रारूप को वह मन्त्रिमण्डल (Cabinet) के समक्ष रखता है। मन्त्रिमण्डल की अनुमति के बाद वह संसदीय महासचिव को विधेयक प्रस्तुत करने सम्बन्धी सदन की तिथि की सूचना देता है। कम-से-कम प्रस्तुत करने की तारीख से 7 दिन पूर्व महासचिव को सूचना देनी जरूरी है, साथ में विधेयक की दो प्रतियाँ भी महासचिव को दी जाती हैं। महासचिव अध्यक्ष व कार्यमन्त्रणा समिति के परामर्श से विधेयक को प्रस्तुत करने सम्बन्धी तिथि व समय का निर्धारण करता है कि जिस दिन विधेयक प्रस्तुत करना है, उसके दो दिन पहले सदन के सभी सदस्यों को विधेयक की एक प्रति उपलब्ध कराना आवश्यक है।

प्रथम वाचन

विधेयक प्रस्तुत करने से लेकर विधेयक के गजट में प्रकाशन तक की प्रक्रिया प्रथम वाचन में आती है। सबसे पहले सम्बन्धित मन्त्री सदन में विधेयक प्रस्तुत करने की अनुमति अध्यक्ष से माँगता है। सामान्यत: इस पर मौखिक सहमति दे दी जाती है व इस पर चर्चा नहीं होती, परन्तु विधायी क्षमता का प्रश्न उठने पर अध्यक्ष चर्चा की अनुमति दे देता है और इसमें एटॉर्नी जनरल संसदीय नियम 72 के तहत भाग ले सकता है। इसके बाद विधेयक को मतदान के लिए रखा जाता है और मतदान में पारित होने के बाद उसे गजट में प्रकाशित कर दिया जाता है। यदि विधायी क्षमता का प्रश्न नहीं उठता है, तो मौखिक अनुमति के बाद विधेयक को सीधे ही गजट में प्रकाशित कर दिया जाता है। निम्न प्रक्रिया में प्रथम वाचन में सदन की अनुमति आवश्यक नहीं है। नियम 64 के तहत विधेयक को सदन में पेश करने से पूर्व अध्यक्ष/सभापति की अनुमति से सीधे गजट में प्रकाशित कर दिया जाता है। ऐसी स्थिति में विधेयक को सदन की अनुमति आवश्यक नहीं होती।

द्वितीय वाचन

इसमें तीन चरण देखने को मिलते हैं—**प्रथम चरण** में विधेयक पर सामान्य चर्चा होती है। **दूसरे चरण** में प्रवर या संयुक्त समिति को विधेयक सौंपा जाता है। प्रवर या संयुक्त समिति, तदर्थ (Adhoc) (अस्थायी) समितियाँ होती हैं। प्रवर समिति में केवल विधेयक पेश करने वाले सदन के सदस्य होते हैं, जबकि संयुक्त समिति (Joint Committee) में दोनों सदनों (लोकसभा व राज्यसभा) के क्रमश: 2 : 1 में सदस्य रहते हैं, लेकिन संयुक्त समिति का अध्यक्ष विधेयक पेश होने वाले सदन का होता है। तृतीय चरण में यह समितियाँ विधेयक पर अध्यायवार चर्चा कर अपना प्रतिवेदन सदन में पेश करती हैं। समितियाँ विधेयक में संशोधन का प्रस्ताव दे सकती हैं, परन्तु यह मन्त्री पर निर्भर करता है कि वह सदन में विस्तृत चर्चा के लिए मूल विधेयक को रखता है या समिति द्वारा संशोधित विधेयक को। मन्त्री चर्चा से पहले विधेयक को नई समिति को भी सौंप सकता है।

तृतीय वाचन

इसमें विधेयक पर मतदान होता है। विधेयक को जब दोनों सदनों द्वारा पास कर दिया जाता है, तो राष्ट्रपति की अनुमति के लिए भेज दिया जाता है। उसके हस्ताक्षर के बाद विधेयक कानून का रूप ले लेता है।

धन विधेयक

अनुच्छेद 110 के अन्तर्गत धन विधेयक की परिभाषा दी गई है, इसके अन्तर्गत कोई विधेयक धन विधेयक तभी समझा जाएगा, यदि उसमें केवल निम्नलिखित सभी या किन्हीं विषयों से सम्बन्धित प्रावधान हों

- कर लगाना, कम करना या बढ़ाना, उसको नियमित करना या उसमें कोई परिवर्तन करना हो।
- भारत सरकार की ओर से ऋण लेना, नियमित करना या किसी अधिभार में कोई परिवर्तन करना हो।
- भारत की संचित निधि या आकस्मिकता निधि में कुछ धन डालना हो या निकालना हो।
- भारत की संचित निधि में से किसी व्यय के सम्बन्ध में धन दिया जाना हो।
- भारत की जमा पूँजी में से किसी भी व्यय के किए जाने की घोषणा करना या ऐसे व्यय को बढ़ाना हो।
- की संचित निधि तथा सार्वजनिक लेखों में धन जमा करने या लेखों की जाँच-पड़ताल करनी हो तथा उपरोक्त (1) से (6) में उल्लिखित विषयों से सम्बन्धित विषय।
- धन के आय तथा व्यय के प्रति अन्य किसी प्रकार का मामला हो।

किसी विधेयक के धन विधेयक होने या न होने का निर्णय लोकसभा अध्यक्ष करता है और उसका निर्णय अन्तिम होता है। इस निर्णय को न्यायालय, सदन या राष्ट्रपति अस्वीकार नहीं करता है, जब राष्ट्रपति के समक्ष विधेयक को भेजा जाता है, तब उस पर लोकसभा अध्यक्ष द्वारा धन विधेयक लिखा होता है।

धन विधेयक केवल लोकसभा में ही प्रस्तुत किए जा सकते हैं। लोकसभा से पास होने के बाद धन विधेयक को राज्यसभा में भेजा जाता है और राज्यसभा धन विधेयक को न तो अस्वीकार कर सकती है और न ही उसमें कोई संशोधन कर सकती है। वह कुछ सिफारिशों के साथ भेज सकती है। वह विधेयक की प्राप्ति की तारीख से 14 दिन के भीतर विधेयक को लोकसभा को लौटा देती है।

लोकसभा, राज्यसभा की सिफारिशों को स्वीकार या अस्वीकार कर सकती है। यदि धन विधेयक को राज्यसभा द्वारा 14 दिन के भीतर लोकसभा को नहीं लौटाया जाता है, तो वह दोनों सदनों द्वारा पारित समझा जाता है (अनुच्छेद 109)।

धन विधेयक एवं साधारण विधेयक में अन्तर

धन विधेयक	साधारण विधेयक
इसे सिर्फ लोकसभा में प्रस्तुत किया जा सकता है।	इसे लोकसभा या राज्यसभा में कहीं भी प्रस्तुत किया जा सकता है।
इसे सिर्फ मन्त्री द्वारा प्रस्तुत किया जा सकता है।	इसे या तो मन्त्री द्वारा या गैर-सरकारी सदस्य द्वारा पेश किया जा सकता है। गैर-सरकारी व्यक्ति द्वारा विधेयक पुन: स्थापित करने पर सदन की अनुमति लेने के आशय को सूचना देनी होती है। सूचना की विहित अवधि एक माह निर्धारित है।
इसे सिर्फ राष्ट्रपति की पूर्वानुमति से ही स्थापित किया जा सकता है।	राष्ट्रपति की पूर्व अनुमति आवश्यक नहीं है।
इसे राज्यसभा अधिकतम 14 दिन के लिए रोक सकती है।	इसे राज्यसभा अधिकतम छह माह के लिए रोक सकती है।
लोकसभा अध्यक्ष के प्रमाणन की आवश्यकता होती है।	अध्यक्ष के प्रमाणन की आवश्यकता नहीं होती है।
इसे सिर्फ लोकसभा से पारित होने के बाद राष्ट्रपति की मंजूरी के लिए भेजा जाता है। इसमें दोनों सदनों के बीच असहमति का कोई अवसर नहीं होता, इसलिए संयुक्त बैठक का कोई उपबन्ध नहीं है।	इसे दोनों सदनों से पारित होने के बाद राष्ट्रपति की मंजूरी के लिए भेजा जाता है। असहमति की अवस्था में राष्ट्रपति संयुक्त बैठक बुला सकता है।
इसे अस्वीकृत या पारित तो किया जा सकता है, लेकिन राष्ट्रपति द्वारा पुनर्विचार के लिए लौटाया नहीं जा सकता है।	इसे अस्वीकृत, पारित या राष्ट्रपति द्वारा पुनर्विचार के लिए भेजा जा सकता है।

वित्त विधेयक

साधारण वित्त विधेयक ऐसे विधेयक को कहते हैं, जो आय या व्यय से सम्बन्धित है, ये तीन प्रकार के होते हैं। वित्त विधेयक में आगामी वित्तीय वर्ष में किसी नए प्रकार के कर लगाने या कर में संशोधन आदि से सम्बन्धित विषय शामिल होते हैं। द्वितीय पाठन के बाद वित्त विधेयक प्रवर समिति को भेजा जाता है। प्रवर समिति द्वारा विधेयक की समीक्षा के उपरान्त जब पुन: सदन में पेश किया जाता है, तो उस समय से वह विधेयक लागू माना जाता है। वित्त विधेयक के प्रस्ताव का विरोध नहीं किया जा सकता और उसे तत्काल मतदान के लिए रखा जाता है। इसे प्रस्तुत किए जाने के 75 दिनों के अन्दर सदन से पारित हो जाना चाहिए तथा उस पर राष्ट्रपति की स्वीकृति भी मिल जानी चाहिए। सामान्यत: यह विधेयक वार्षिक बजट पेश किए जाने के तत्काल बाद लोकसभा में पेश किया जाता है। सभी धन विधेयक वित्त विधेयक होते हैं, परन्तु सभी वित्त विधेयक धन विधेयक नहीं होते हैं।

संसद में बजट और अन्य वित्तीय प्रक्रिया

कल्याणकारी संसदीय शासन प्रणाली में 'जनता के धन' पर संसद के नियन्त्रण की पर्याप्त व्यवस्था की गई है। अनुच्छेद 265 के अन्तर्गत कोई भी कर विधि के प्राधिकार से ही अधिरोपित किया जाएगा अन्यथा नहीं। अनुच्छेद 266 के अनुसार भारत की संचित निधि से धन, संसद की अनुमति से ही निकाला जाएगा अर्थात् विनियोग विधेयक माध्यम से ही धन निकाला जाएगा अन्यथा नहीं।

संसद में राष्ट्रपति वित्तमन्त्री के माध्यम से प्रतिवर्ष वार्षिक वित्तीय विवरण प्रस्तुत करता है। सामान्यत: बजट फरवरी माह के अन्तिम कार्य दिवस को रखा जाता है। आम बजट में सामान्यत: 109 माँगें होती हैं, जिसमें 103 माँगें आम जनता से सम्बन्धित व 6 माँगें सैन्य खर्चों से जुड़ी होती हैं, जबकि रेल बजट में 32 माँगें होती हैं।

भारत में बजट के पारित होने की प्रक्रिया निम्न प्रकार है

- बजट पेश किया जाना वित्तमन्त्री द्वारा बजट लोकसभा में फरवरी माह में प्रस्तुत किया जाता है।
- वर्ष 2017 से बजट को फरवरी माह के प्रारम्भ में प्रस्तुत करना आरम्भ कर दिया गया है।

बजट पर चर्चा बजट के दूसरे चरण में निम्नलिखित प्रक्रियाएँ अपनाई जाती हैं

प्रथम चरण में बजट पर सामान्य चर्चा की जाती है।

द्वितीय चरण में अनुदानों की माँग पर चर्चा। इस दौरान कटौती प्रस्ताव यथा सांकेतिक (₹ 100 की कमी की जाए), नीति निर्मोदन (राशि घटाकर ₹ 1 कर दी जाए), मितव्ययी (निश्चित राशि घटाई जाए) पेश किए जाते हैं। कटौती प्रस्ताव एक प्रकार के सहायक प्रस्ताव हैं।

तृतीय चरण में विभागों से सम्बन्धित स्थायी समितियों द्वारा छानबीन की जाती है। वर्ष 1994-95 के बाद प्रत्येक वर्ष माँगें संसद के समक्ष पेश किए जाने के बाद, दोनों सदनों को लगभग एक माह के लिए स्थगित कर दिया जाता है, ताकि सम्बन्धित स्थायी समितियाँ उनका निरीक्षण कर सकें। वर्तमान में 24 विभागीय समितियाँ हैं।

चतुर्थ चरण में गिलोटीन (समापन की प्रक्रिया), अनुदान की माँगों को पारित होने के लिए 26 दिन का समय निर्धारित है अत: सभी माँगों पर चर्चा नहीं हो पाती है, तो निर्धारित समय के अन्तिम दिन सभी माँगों को एक साथ मतदान के लिए रखा जाता है इस व्यवस्था को गिलोटिन कहा जाता है।

विनियोग विधेयक

अनुच्छेद 114 के अनुसार, भारत की संचित निधि में से कोई धन, संसद द्वारा विधि के अधिनियम के बिना नहीं निकाला जा सकता है। संचित निधि से धन विनियोग विधेयक (Appropriation Bill) द्वारा ही निकाला जा सकता है। यह एक प्रकार का धन विधेयक है, जिसे राज्यसभा केवल 14 दिन तक रोक सकती है।

बजट के प्रकार

बजट के प्रकार निम्नलिखित हैं

जेण्डर आधारित बजट

वर्ष 2005-06 में शुरुआत, जिसके अन्तर्गत 18 केन्द्रीय मन्त्रालयों ने अपने प्रस्तावित बजट के अधीन बजट प्रावधानों और योजनाओं में महिलाओं को प्राथमिकता देते हुए इन प्रावधानों को स्पष्ट रूप से प्रस्तुत करना होगा।

शून्य आधारित बजट

इस बजट में पुराने कार्य व मद को शून्य मानते हुए योजनाओं पर नए सिरे से विचार किया जाता है।

आउटकम बजट

वर्ष 2005-06 में भारत में 44 मन्त्रालयों और उनसे सम्बन्धित विभागों ने अपनाया, इसमें विभिन्न योजनाओं का परिणाम देखा जाता है और इसमें प्राप्त हुए लक्ष्य एवं उद्देश्यों की प्राप्ति को देखा जाता है।

अनुपूरक, अतिरिक्त या अधिक अनुदान

अतिरिक्त या अनुपूरक अनुदान (Supplementary Grant) का प्रावधान अनुच्छेद 115 के अधीन है। वित्तीय वर्ष की समाप्ति से पूर्व अनुपूरक अनुदानों की माँग सदन में पेश की जाती है और पास की जाती है। अनुपूरक अनुदानों की माँगों पर चर्चा प्रस्तुत माँगों तक ही सीमित रहती है।

अनुपूरक अनुदान पर चर्चा के दौरान सामान्य शिकायतें व्यक्त नहीं की जाती हैं। अतिरिक्त या अधिक अनुदान किसी वित्तीय वर्ष के दौरान किसी सेवा पर उस वर्ष के लिए पेश की गई राशि से अधिक राशि खर्च हो, तो राष्ट्रपति ऐसी अतिरिक्त राशि के लिए माँग लोकसभा में पेश करवाता है। अतिरिक्त अनुदानों की माँगें वास्तव में राशियाँ खर्च कर चुकने के बाद और उस वित्तीय वर्ष के बीत जाने के बाद पेश की जाती हैं, जिससे वे सम्बन्धित होती हैं।

लेखानुदान, प्रत्ययानुदान और अपवादानुदान

अनुच्छेद 116 में लेखानुदान, प्रत्ययानुदान और अपवादानुदान का उल्लेख है।

लेखानुदान

जब सरकार को संसद में बजट पारित करवाने में समय लगता है, तो लेखानुदान (Votes on Account) के अन्तर्गत लोकसभा को शक्ति दी गई है कि वह बजट की प्रक्रिया पूरी होने तक वित्त वर्ष के एक भाग के लिए पेशगी अनुदान दे सकती है। सामान्यत: पूरे वर्ष के लिए अनुमानित व्यय के 1/6 वें भाग के बराबर दो माह के लिए राशि का लेखानुदान लिया जाता है।

प्रत्ययानुदान

किसी राष्ट्रीय आपात के कारण सरकार को धन की अप्रत्याशित माँग को पूरा करने के लिए निधियों की आवश्यकता हो सकती है, जिसके विस्तृत अनुमान देना शायद सम्भव न हो। ऐसी स्थिति में सदन बिना ब्यौरे दिए प्रत्ययानुदान (Votes of Credit) के माध्यम से एकमुश्त धनराशि दे सकता है।

अपवादानुदान

अपवादानुदान (Exceptional Grants) किसी विशेष प्रयोजन के लिए दिया जाता है, जो वित्तीय वर्ष के साधारण खर्च का भाग नहीं होता है। ऐसी स्थिति में सदन उस विशेष प्रयोजन के लिए अलग धनराशि दे सकता है।

भारत सरकार की निधियाँ

भारत सरकार की निधियाँ निम्नलिखित हैं

भारत की संचित निधि

अनुच्छेद 266 (1) के अनुसार सरकार को मिलने वाले सभी राजस्वों (जैसे—सीमा शुल्क, उत्पाद शुल्क, आयकर आदि) और सरकार द्वारा दिए गए ऋणों की वसूली से जो धन प्राप्त होता है, वे संचित निधि (Consolidated Fund) में जमा किए जाते हैं। संसद की स्वीकृति के पश्चात् सरकार अपने सभी खर्चों का वहन इसी निधि से करती है।

भारत का लोक लेखा

अनुच्छेद 266 (2) के अनुसार भारत सरकार द्वारा या उसकी ओर से प्राप्त सभी अन्य लोक धनराशियाँ भारत के लोकलेखों में जमा की जाती हैं।

भारत की आकस्मिकता निधि

अनुच्छेद 267 के अन्तर्गत संसद द्वारा स्थापित निधि, जिसमें संसद से पारित कानूनों द्वारा समय-समय पर धन जमा किया जाता है। आकस्मिकता निधि (Contingency Fund) राष्ट्रपति के नियन्त्रण में होती है तथा इस निधि से धन निकालने के लिए संसद की अनुमति अनिवार्य है।

संसदीय समितियाँ

संसद एक वृहद् निकाय है, जो अपने समक्ष आने वाले मुद्दों पर प्रभावी रूप से विचार करती है तथा उसके कार्य भी अत्यन्त जटिल हैं। अत: पर्याप्त समय और विशेषज्ञता के अभाव में संसद अपने वैधानिक उपायों और अन्य मामलों की गहन जाँच विभिन्न संसदीय समितियों के सहयोग से करती है। भारत में संसदीय समितियाँ दो प्रकार की होती हैं

(i) **तदर्थ समिति** यह समिति अस्थायी होती है तथा विशेष कार्यों को सम्पन्न कराने के लिए बनाई जाती है।

(ii) **स्थायी समिति** भारत में अनेक स्थायी समितियाँ हैं, ये समितियाँ सदैव कार्य करती हैं।

प्रमुख समितियाँ एवं उनके कार्य

प्रमुख समितियाँ एवं उनके कार्यों का वर्णन निम्नलिखित है

लोकलेखा समिति

यह सबसे पुरानी समिति है, जिसमें लोकसभा के 15 तथा राज्यसभा के 7 सदस्य आनुपातिक प्रतिनिधित्व प्रणाली से चुने जाते हैं। यह परम्परा वर्ष 1967 से बन चुकी है कि इसका अध्यक्ष विपक्ष का नेता होगा। यह केन्द्र सरकार के विभागों व मन्त्रालयों के लेखाओं की जाँच कर उन्हें संसद के प्रति उत्तरदायी बनाती है। यह समिति भारत सरकार के विभिन्न विभागों पर नियन्त्रक महालेखा परीक्षक की रिपोर्ट के आधार पर नियन्त्रण रखती है। नियन्त्रक महालेखा परीक्षक समिति की बैठकों में भाग लेता है और सहायता करता है। लोक लेखा समिति (Public Account Committee) को प्राक्कलन समिति की जुड़वाँ बहन कहते हैं। यद्यपि समिति की कुछ सीमाएँ भी हैं; जैसे—यह नीति सम्बन्धी विषय की जाँच नहीं कर सकती है तथा कार्य को जानने के बाद जाँच कर रिपोर्ट तैयार करती है। फिर भी इसने कई घोटालों; यथा—जीप घोटाला, बोफोर्स घोटाला, कोयला घोटाला आदि को उजागर किया है।

प्राक्कलन समिति

इस समिति में 30 सदस्य होते हैं। सभी सदस्य लोकसभा द्वारा प्रतिवर्ष आनुपातिक प्रतिनिधित्व की एकल संक्रमणीय पद्धति द्वारा इसके सदस्यों में से ही निर्वाचित होते हैं। समिति का अध्यक्ष इन चुने हुए सदस्यों में से लोकसभा द्वारा नियुक्त किया जाता है, परन्तु यदि लोकसभा का उपाध्यक्ष प्राक्कलन समिति (Estimates Committee) का सदस्य है, तो वह स्वत: ही समिति का अध्यक्ष नियुक्त हो जाता है। यह समिति प्रतिवर्ष गठित होती है।

समिति के कार्य निम्नलिखित हैं

- वार्षिक अनुदानों की जाँच करना।
- अतिरिक्त अनुदान (Additional Grants) व अनुपूरक अनुदानों पर चर्चा करना।
- खर्च कम करने के लिए व प्रशासन में सुधार लाने की वैकल्पिक नीतियाँ तैयार करने की एवं संसद में अनुदान माँगें रखने के सुझाव आदि की सिफारिश करना।

सार्वजनिक उपक्रम समिति

प्रारम्भ में इस समिति में कुल 15 सदस्य (10 लोकसभा से एवं 5 राज्यसभा सदस्य) होते हैं, परन्तु वर्ष 1974 से इसमें 22 सदस्य (15 लोकसभा, 7 राज्यसभा से) होते हैं, जो आनुपातिक प्रतिनिधित्व की एकल संक्रमणीय पद्धति द्वारा निर्वाचित होते हैं। प्रत्येक वर्ष समिति के 1/5 सदस्य अवकाश ग्रहण कर लेते हैं तथा उनके स्थान पर नए सदस्य निर्वाचित हो जाते हैं। सार्वजनिक उपक्रम समिति (Committee on Public Undertaking) का अध्यक्ष लोकसभा द्वारा निर्वाचित सदस्यों में से मनोनीत किया जाता है। यह समिति सरकारी उपक्रमों के लेखों का परीक्षण करती है।

विशेषाधिकार समिति

संसद सदस्यों को प्राप्त विशेषाधिकार व उन्मुक्तियों के हनन का मामला विशेषाधिकार समिति को सौंपा जाता है। विशेषाधिकार समिति का गठन समय-समय पर लोकसभा अध्यक्ष द्वारा किया जाता है, इसमें 15 सदस्य होते हैं। विशेषाधिकार समिति (Committee of Privileges) सौंपे गए प्रत्येक प्रश्न की जाँच करेगी तथा तथ्यों के आधार पर यह निर्णय करेगी कि किसी विशेषाधिकार का उल्लंघन हुआ है अथवा नहीं और यदि हुआ है तो उसका स्वरूप क्या है और किन परिस्थितियों में हुआ है?

प्रवर समिति (Select Committee) इसका गठन लोकसभा एवं राज्यसभा के लिए अलग-अलग तथा एक साथ भी किया जा सकता है। अलग होने की स्थिति में सदस्य संख्या 30 तथा संयुक्त होने की स्थिति में 45 होती है। इस समिति का मुख्य उद्देश्य विधेयकों पर गहन विचार-विमर्श करना होता है। संयुक्त प्रवर समिति में 30 लोकसभा तथा 15 राज्यसभा के सदस्य होते हैं।

याचिका समिति (Committee on Petitions) इसमें कुल 15 सदस्य होते हैं तथा सभी को लोकसभा अध्यक्ष मनोनीत करते हैं। यह समिति याचिकाओं में की गई शिकायतों की सूचना लोकसभा को देती है। इस समिति का मुख्य कार्य याचिकाओं का परीक्षण करना है।

सरकारी आश्वासन समिति (Committee on Government Assurances) इस समिति में कुल 15 सदस्य होते हैं, जिन्हें लोकसभा अध्यक्ष द्वारा मनोनीत किया जाता है। यह समिति सरकार या मन्त्रियों द्वारा सदन के पटल पर दिए गए आश्वासनों के कार्यान्वयन की जाँच करती है।

नियम समिति (Rules Committee) इस समिति में कुल 15 सदस्य होते हैं, जिन्हें इसके सभापति/ लोकसभा अध्यक्ष द्वारा मनोनीत किया जाता है। यह समिति संसदीय कार्यवाही तथा विधानों पर विचार कर उनमें संशोधन या नए नियम बनाने की सिफारिश करती है।

उच्चतम न्यायालय

"किसी सरकार की श्रेष्ठता की परख करने का इससे उत्तम परीक्षण कोई नहीं, हम यह देखें कि उसकी न्याय प्रणाली कितनी कुशल है, क्योंकि नागरिकों की सुरक्षा और कल्याण को जो बात सबसे अधिक प्रभावित करती है वह है उसका यह ज्ञान कि वह निश्चित, कुशल और निष्पक्ष प्रशासन पर निर्भर कर सकता है।" **ब्राइस**

भारत में संघात्मक शासन की प्रणाली है। इसके बावजूद भारत ने एकल न्याय व्यवस्था के सिद्धान्त को अपनाया है। जिसको भारत सरकार अधिनियम, 1935 से लिया गया है। जिसमें राष्ट्रीय स्तर का एक न्यायालय होगा जो सर्वोच्च होगा तथा इसके अधीन राज्यों के उच्च न्यायालय व अन्य अधीनस्थ न्यायालय होंगे, अधीनस्थ न्यायालय के निर्णयों की अपील उच्च न्यायालय में और उच्च न्यायालयों के निर्णयों की अपील उच्चतम न्यायालय में की जा सकेगी। भारत के उच्चतम न्यायालय का शुभारम्भ 28 जनवरी, 1950 को हुआ जिसने ब्रिटेन के प्रिवीकाउन्सिल का स्थान लिया है। भारतीय संविधान में न्यायपालिका को एक स्वतन्त्र निकाय के रूप में स्थान दिया गया है। संघीय न्यायालय को संविधान के भाग 5 में अनुच्छेद 124 से 147 में उपबन्धित किया गया है। संवैधानिक शासन पद्धति में भारत के उच्चतम न्यायालय का स्थान अत्यन्त महत्त्वपूर्ण है। यह अपीलीय अथवा पुनर्विचार न्यायालय है। संविधान की व्याख्या में इसका निर्णय अन्तिम होता है। यह हमारे **मौलिक अधिकारों का अभिरक्षक** है।

उच्चतम न्यायालय का गठन

संविधान के अनुच्छेद 124(1) के तहत् 1950 में उच्चतम न्यायालय की स्थापना की गई उस समय एक मुख्य न्यायमूर्ति और 7 अन्य न्यायाधीश थे, तथा संसद को यह शक्ति प्राप्त है कि वो न्यायाधीशों की संख्या में वृद्धि कर सके। इसी सन्दर्भ में 1956 में यह संख्या 10, 1960 में 13, 1977 में 18 और 1986 में 26 कर दी, तथा 2008 में न्यायाधीशों की संख्या में वृद्धि करके 31 कर दी (वर्तमान में एक मुख्य न्यायाधीश व 30 अन्य न्यायाधीश कार्यरत् हैं) है। इसके अतिरिक्त अगर भारत का राष्ट्रपति चाहे तो तदर्थ न्यायाधीशों की नियुक्ति कर सकता है। भारत का उच्चतम न्यायालय **दिल्ली** में अथवा ऐसे स्थान पर होगा जिसे राष्ट्रपति के अनुमोदन के बाद भारत के मुख्य न्यायमूर्ति नियत करें।

उच्चतम न्यायालय के न्यायाधीशों की नियुक्ति प्रक्रिया

उच्चतम न्यायालय के न्यायाधीश की नियुक्ति 1993 तक मुख्य न्यायमूर्ति की सिफारिश पर राष्ट्रपति करते थे, परन्तु वर्तमान प्रक्रिया के अनुसार भारत के मुख्य न्यायमूर्ति की अध्यक्षता में एक पाँच सदस्यीय समिति का गठन होता है जो न्यायाधीश के नामों की सिफारिश का प्रस्ताव विधि मन्त्रालय को भेजता है, जहाँ सुझाए गए नामों की जाँच करने के बाद प्रस्ताव प्रधानमन्त्री कार्यालय को भेज दिया जाता है। जहाँ से यह प्रस्ताव राष्ट्रपति के सम्मुख भेज दिया जाता है और राष्ट्रपति इन नामों को स्वीकृति दे सकता है या उच्चतम न्यायालय के पास पुनर्विचार के लिए भेज सकता है। अगर उच्चतम न्यायालय नामों का प्रस्ताव दूसरी बार राष्ट्रपति को भेजता है तो राष्ट्रपति उन नामों पर स्वीकृति देने को बाध्य है।

भारतीय संविधान के अनुच्छेद 124(2) के तहत् न्यायाधीशों की नियुक्ति, राष्ट्रपति अपने हस्ताक्षर और मुद्रा सहित अधिपत्र के द्वारा करते हैं। राष्ट्रपति मुख्य न्यायमूर्ति की नियुक्ति के सन्दर्भ में यदि आवश्यक समझे तो वह उच्चतम न्यायालय और उच्च न्यायालयों के न्यायाधीशों से परामर्श कर सकता है, तथा उच्चतम न्यायालय के अन्य न्यायाधीशों की नियुक्ति के सन्दर्भ में राष्ट्रपति द्वारा उच्चतम न्यायालय के मुख्य न्यायमूर्ति से परामर्श करना आवश्यक है।

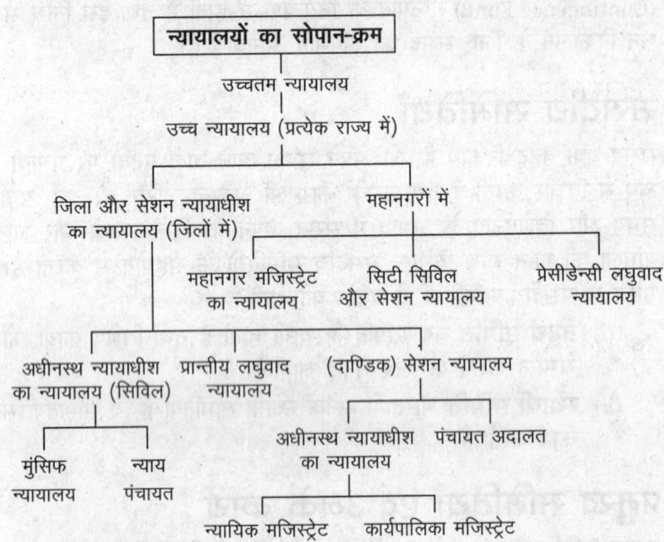

न्यायाधीश की योग्यताएँ

भारतीय संविधान के अनुच्छेद 124(3) के तहत् कोई भी व्यक्ति उच्चतम न्यायालय के न्यायाधीशों की नियुक्ति के लिए तभी पात्र होगा, *जब वह*

- भारत का नागरिक हो।
- कम-से-कम 5 वर्ष तक लगातार किसी एक या एक से अधिक उच्च न्यायालयों का न्यायाधीश रहा हो।
- किसी उच्च न्यायालय का या दो या अधिक न्यायालयों का लगातार दस वर्ष तक अधिवक्ता रहा हो।
- राष्ट्रपति की नजर में पारंगत विधिवेत्ता हो।

यह उल्लेखनीय बात है कि उच्चतम न्यायालय के न्यायाधीश की नियुक्ति से सम्बन्धित न्यूनतम आयु का कोई उल्लेख संविधान में नहीं है।

मुख्य न्यायमूर्ति की नियुक्ति से सम्बन्धित विवाद

1950-73 तक मुख्य न्यायाधीश की नियुक्ति वरिष्ठता के आधार पर होती थी, किन्तु 1973 में इस व्यवस्था का हनन करके तीन वरिष्ठ न्यायाधीशों (जे एम शेलात, के एस हेगड़े, ए एन ग्रोवर) को नजरअन्दाज करके ए एन राय को मुख्य न्यायमूर्ति बना दिया गया, 1977 में भी इस मामले की पुनरावृत्ति हुई जब वरिष्ठता को नजरअन्दाज करके एम यूत बेग को मुख्य न्यायमूर्ति बनाया गया, बाद में जनता पार्टी की सरकार में मुख्य न्यायमूर्ति की नियुक्ति पर वरिष्ठता को प्राथमिकता दी गई जो आज तक कायम है। विधि आयोग ने भी वरिष्ठता के सिद्धान्त के पालन की सिफारिश की थी।

शपथ

अनुच्छेद 124 (6) के अनुसार उच्चतम न्यायालय के न्यायाधीश अपना पद ग्रहण करने से पहले राष्ट्रपति या उसके द्वारा नियुक्त व्यक्ति के समक्ष तीसरी अनुसूची में वर्णित प्रारूप के अनुसार, "संविधान के प्रति सच्ची श्रद्धा एवं निष्ठा, भारत की एकता और अखण्डता अक्षुण्ण रखने तथा अपनी योग्यता, ज्ञान, विवेक से अपने पद के कर्त्तव्यों का भय या पक्षपात के बिना पालन करने तथा संविधान व कानून की मर्यादा बनाए रखने का प्रतिज्ञान करेगा" तथा उस पर हस्ताक्षर करेगा।

कार्यकाल

अनुच्छेद 124(2) के अनुसार उच्चतम न्यायालय का न्यायाधीश अपना पद तब तक धारण करेगा जब तक कि वह **65 वर्ष** की आयु प्राप्त नहीं कर लेता है तथा वह कभी भी राष्ट्रपति को सम्बोधित कर अपने हस्ताक्षर सहित लेख द्वारा अपना पद त्याग सकता है या संसद द्वारा की गई सिफारिश के आधार पर राष्ट्रपति उसे साबित कदाचार या असमर्थता के आधार पर पद से हटा सकता है तथा सेवानिवृत्ति के पश्चात् वह भारत के राज्य क्षेत्र में कहीं भी अभिवाचन व कार्य नहीं करेगा।

न्यायाधीशों को हटाने की प्रक्रिया या महाभियोग

राष्ट्रपति न्यायाधीश को साबित कदाचार या असमर्थता के आधार पर हटा सकते हैं जो न्यायाधीश जाँच अधिनियम, 1968 में आता है। जिसमें प्रस्ताव पर 100 सांसदों (लोकसभा) या 50 सांसदों (राज्यसभा) के हस्ताक्षर सहित लोकसभा अध्यक्ष/राज्यसभा के सभापति को दिया जाएगा जिसे स्वीकार या अस्वीकार भी किया जा सकता है। अगर स्वीकार किया जाएगा तो एक तीन सदस्यीय समिति का गठन किया जाएगा, जिसमें एक सदस्य मुख्य न्यायमूर्ति या उच्चतम न्यायालय का न्यायाधीश होगा, एक सदस्य उच्च न्यायालय का मुख्य न्यायमूर्ति होगा तथा एक सदस्य विधिवेत्ता होगा।

समिति जाँच के बाद अगर न्यायाधीश को दोषी पाती है या असमर्थता से ग्रस्त पाती है तो हटाने के प्रस्ताव का सदन अनुमोदन कर सकता है और सदन को अपनी कुल सदस्यों की संख्या का बहुमत तथा उपस्थित और मत देने वाले सदस्यों के दो-तिहाई बहुमत से पास होना अनिवार्य है और प्राप्त प्रतिवेदन के आधार पर राष्ट्रपति न्यायाधीश को पद से हटा सकता है।

वेतन एवं भत्ते

भारत के मुख्य न्यायाधीश तथा अन्य न्यायाधीश के वेतन एवं भत्ते संविधान की **दूसरी अनुसूची** व **अनुच्छेद 125** में उपबन्धित हैं। 1 जनवरी, 2006 से मुख्य न्यायाधीश को ₹ 1,00,000 तथा अन्य न्यायाधीशों को ₹ 90,000 मासिक वेतन दिया जाता है जोकि भारत की संचित निधि पर भारित है। जिस पर संसद में मतदान नहीं किया जा सकता है। इसके अतिरिक्त निःशुल्क आवास सुविधा तथा अन्य ऐसे भत्ते जो समय-समय पर भारत के राष्ट्रपति अवधारित करें। नियुक्ति के पश्चात् वेतन भत्तों में कोई अलाभकारी परिवर्तन नहीं किया जा सकता। केवल वित्तीय आपात में इनके वेतन-भत्तों में कटौती की जा सकती है। [अनुच्छेद 360(4)(B)]। सेवानिवृत्ति के पश्चात् न्यायाधीशों को नियमानुसार पेंशन दी जाती है जो भारत की संचित निधि पर भारित है।

कार्यकारी मुख्य न्यायाधीश की नियुक्ति

अनुच्छेद 126 के अनुसार भारत के राष्ट्रपति कार्यकारी मुख्य न्यायाधीश की नियुक्ति न्यायालय के अन्य न्यायाधीशों में से कर सकते हैं, जो मुख्य न्यायाधीश के पद के कर्त्तव्य का पालन करेगा, यह तभी सम्भव है जब भारत के मुख्य न्यायाधीश का पद रिक्त हो, या अनुपस्थिति के कारण रिक्त हो तथा अपने कर्त्तव्यों के निर्वहन में असमर्थ हो।

तदर्थ न्यायाधीशों की नियुक्ति

अनुच्छेद 127 के तहत यदि किसी समय उच्चतम न्यायालय की गणपूर्ति पूरी न हो तो भारत के मुख्य न्यायाधीश राष्ट्रपति की पूर्व सहमति से तथा सम्बन्धित उच्च न्यायालय के मुख्य न्यायाधीश से परामर्श के बाद किसी न्यायाधीश को जो उच्चतम न्यायालय का न्यायाधीश नियुक्त होने की योग्यता रखता हो को उच्चतम न्यायालय की बैठकों में जितनी अवधि

आवश्यक हो तो तदर्थ न्यायाधीश के रूप में उपस्थित होने का अनुरोध करेगा और उस समय उसको उच्चतम न्यायालय के न्यायाधीश की सभी शक्तियों, अधिकारिता व विशेषाधिकार प्राप्त होंगे।

उच्चतम न्यायालय की स्वतन्त्रता से सम्बन्धित प्रावधान

उच्चतम न्यायालय की स्वतन्त्रता से सम्बन्धित प्रावधान निम्नलिखित हैं

- उच्चतम न्यायालय के मुख्य न्यायाधीशों की नियुक्ति राष्ट्रपति राजनीतिक आधार पर न करके सर्वोच्च न्यायालय तथा उच्च न्यायालय के न्यायाधीशों के परामर्श से ही करता है, परन्तु मुख्य न्यायाधीश की नियुक्ति को छोड़कर उच्चतम न्यायालय के अन्य किसी भी न्यायाधीश की नियुक्ति के लिए मुख्य न्यायाधीश से परामर्श करना आवश्यक है।
- न्यायाधीशों को भयमुक्त होकर कार्य करने की स्वतन्त्रता है। निर्णय में गलती होने पर भी उसे कदाचार नहीं माना जाएगा, सदन में प्रस्ताव पारित होने पर ही राष्ट्रपति हटा सकता है।
- नियुक्ति राष्ट्रपति के द्वारा होने पर भी कार्यपालिका की तरह प्रसादपर्यन्त पद धारण नहीं करते अर्थात् एक बार नियुक्त हो जाने पर न्यायाधीश 65 वर्ष की आयु तक सतत् पदासीन रहते हैं।
- न्यायालयों के प्रशासनिक व्यय भारत की संचित निधि पर भारित होते हैं तथा न्यायालय को अपने कर्मचारियों की नियुक्ति का अधिकार होता है।
- वेतन, भत्ते, पेंशन, छुट्टी आदि संसद द्वारा बनाई विधि पर आधारित होते हैं।
- न्यायाधीश के कर्त्तव्यपालन में संसद या राज्य विधानमण्डल में चर्चा नहीं की जा सकती है।
- न्यायालय अपनी अवमानना के लिए दण्ड दे सकता है।
- सेवानिवृत्ति के बाद कोई न्यायाधीश भारत के राज्य क्षेत्र में कहीं भी अभिवाचन का कार्य नहीं करेगा। [अनुच्छेद 124(7)]
- न्यायपालिका के कार्य-क्षेत्र में कटौती नहीं की जा सकेगी संसद विधि बनाकर इसमें वृद्धि कर सकती है।
- राज्य के कार्यकारिणी कार्य न्यायपालिका से पृथक् होंगे। (अनुच्छेद 50)
- न्यायाधीश की नियुक्ति के बाद उसके विशेषाधिकारों में परिवर्तन नहीं किया जा सकता है।
- न्यायाधीशों को कदाचार या असमर्थता के आधार पर हटाने के लिए विशेष प्रावधान रखे गए हैं।

सेवानिवृत्त न्यायाधीशों की नियुक्ति

अनुच्छेद 128 के तहत् भारत के मुख्य न्यायाधीश भारत के राष्ट्रपति की पूर्व सहमति से किसी ऐसे न्यायाधीश को जो उच्चतम न्यायालय या उच्च न्यायालय का न्यायाधीश रह चुका हो और जो उच्चतम न्यायालय का न्यायाधीश नियुक्त होने की अर्हता रखता हो उच्चतम न्यायालय की बैठकों में शामिल होने का अनुरोध कर सकेंगे। उस समय वे ऐसे भत्तों के हकदार होंगे जो राष्ट्रपति निर्धारित करें तथा कार्य करने के दौरान वे उच्चतम न्यायालय की अधिकारिता, शक्तियों व विशेषाधिकार का प्रयोग कर सकेंगे।

उच्चतम न्यायालय की कार्य प्रक्रिया

किसी भी मामले के निर्णय के लिए तीन सदस्यीय बैंच का होना अनिवार्य है तथा निर्णय बहुमत के आधार पर होगा और असहमति होने पर इसके कारण निर्णय के साथ प्रस्तुत करने होते हैं तथा राष्ट्रपति के परामर्श के मामले में 5 सदस्यीय बैंच का होना आवश्यक है।

उच्चतम न्यायालय के क्षेत्राधिकार

भारतीय संविधान ने उच्चतम न्यायालय को विभिन्न शक्तियाँ व क्षेत्राधिकार प्रदान किए हैं। यह संघीय न्यायालय तो है ही साथ में इसे पुनर्विलोकन की अन्तिम शक्ति भी प्राप्त है जो ब्रिटेन के उच्च सदन (हाउस ऑफ लॉर्ड्स) की तरह है। यह नागरिकों के अधिकारों की रक्षा करने, उनकी व्याख्या करने तथा गारण्टी प्रदान करने की उच्च शक्ति है।

इसके निम्न क्षेत्राधिकार हैं

आरम्भिक क्षेत्राधिकार

भारतीय संविधान ने अनुच्छेद 131 में उच्चतम न्यायालय के **मूल क्षेत्राधिकार** को उपबन्धित किया है। इसका तात्पर्य उन मामलों से है जिन्हें उच्चतम न्यायालय के अतिरिक्त किसी अन्य न्यायालय में नहीं लाया जा सकता है। इस क्षेत्राधिकार में निम्न मामले आते हैं

- केन्द्र सरकार और एक या एक से ज्यादा राज्यों के बीच मामले।
- एक तरफ केन्द्र सरकार, और एक या एक से अधिक राज्य तथा दूसरी तरफ एक या एक से अधिक राज्यों के मामले।
- दो या अधिक राज्यों के बीच मामले।
- नागरिकों के मौलिक अधिकार से सम्बन्धित मामले, क्योंकि उच्चतम न्यायालय संविधान का रक्षक होता है। अत: अनुच्छेद 32 के अनुसार मूल अधिकारों के उपचार के लिए निम्न रिट; जैसे—बन्दी प्रत्यक्षीकरण, परमादेश, अधिकारपृच्छा, उत्प्रेषण, प्रतिषेध जारी करने की अधिकारिता है।
- मामला विधिक होना चाहिए ना कि राजनैतिक।
- राष्ट्रपति और उपराष्ट्रपति निर्वाचन से सम्बन्धित विवाद।

इसके अतिरिक्त कुछ मामले ऐसे हैं जिन्हें 7वें संशोधन द्वारा उच्चतम न्यायालय की आरम्भिक अधिकारिता से बाहर कर दिया गया है जिनका आशय उन सन्धि, समझौतों, प्रसंविदा, करार, वचनबद्धता से है जो संविधान के प्रारम्भ होने से पहले हुए थे।

उच्चतम न्यायालय की आरम्भिक अधिकारिता

संक्षेप में परिसंघ की विभिन्न इकाइयों के बीच विवाद उच्चतम न्यायालय की अनन्य आरम्भिक अधिकारिता के भीतर आएँगे। यह आरम्भिक अधिकारिता के अधीन कोई ऐसा वाद ग्रहण नहीं करेगा जिसमें दोनों पक्षकार परिसंघ की इकाई न हो जिसका अर्थ है कि किसी प्राइवेट नागरिक द्वारा राज्य या भारत सरकार के विरुद्ध लाया गया वाद आरम्भिक अधिकारिता के भीतर नहीं होगा।

अपीलीय अधिकारिता

संविधान का अनुच्छेद 132 कुछ मामलों में अपीलीय अधिकारिता का प्रावधान करता है, जो प्राय: उन मामलों से होती है। जिसे शुरू तो निचली अदालतों में किया जाता है और इनके निर्णय के विरुद्ध उच्चतम न्यायालय में अपील की जा सकती है। इसमें निम्न मामलों में अपील की जा सकती है

भारत के मुख्य न्यायाधीश एवं कार्यकाल

क्र.सं.	न्यायाधीश	कार्यकाल
1.	हीरालाल जे कानिया	26 जनवरी, 1950 से 6 नवम्बर, 1951
2.	पतंजलि शास्त्री	7 नवम्बर,1951 से 3 जनवरी, 1954
3.	मेहर चन्द्र महाजन	4 जनवरी, 1954 से 22 दिसम्बर, 1954
4.	बी के मुखर्जी	23 दिसम्बर, 1954 से 3 जनवरी, 1956
5.	एस आर दास	1 फरवरी, 1956 से 30 सितम्बर, 1959
6.	बी पी सिन्हा	1 अक्टूबर, 1959 से 31 जनवरी, 1964
7.	पीबी गजेन्द्र गडकर	1 फरवरी, 1964 से 15 मार्च, 1966
8.	ए के सरकार	16 मार्च, 1966 से 29 जून, 1966
9.	के सुब्बाराव	30 जून, 1966 से 11 अप्रैल, 1967
10.	के एन वांचू	12 अप्रैल, 1967 से 24 फरवरी, 1968
11.	एम हिदायतुल्ला	25 फरवरी, 1968 से 16 दिसम्बर, 1970
12.	जे सी शाह	17 दिसम्बर, 1970 से 21 जनवरी, 1971
13.	एस एम सीकरी	22 जनवरी, 1971 से 25 अप्रैल, 1973
14.	ए एन रे	26 अप्रैल, 1973 से 27 जनवरी, 1977
15.	एम एच बेग	28 जनवरी, 1977 से 21 फरवरी, 1978
16.	वाई वी चन्द्रचूड़	22 फरवरी, 1978 से 11 जुलाई, 1985
17.	पी एन भगवती	12 जुलाई, 1985 से 21 दिसम्बर, 1986
18.	आर एस पाठक	22 दिसम्बर, 1986 से 18 जून, 1989
19.	ई एस वेंकटरमैया	19 जून, 1989 से 17 दिसम्बर, 1989
20.	सव्यसाची मुखर्जी	18 दिसम्बर, 1989 से 25 सितम्बर, 1990
21.	रंगनाथ मिश्र	26 सितम्बर, 1990 से 24 नवम्बर, 1991
22.	के एन सिंह	25 नवम्बर, 1991 से 12 दिसम्बर, 1991
23.	एम एच कानिया	13 दिसम्बर, 1991 से 18 नवम्बर, 1992
24.	ललित मोहन शर्मा	19 नवम्बर, 1992 से 11 फरवरी, 1993
25.	एम एन वेंकटचैलैया	12 फरवरी, 1993 से 24 अक्टूबर, 1994
26.	ए एम अहमदी	25 अक्टूबर, 1994 से 24 मार्च, 1997
27.	जे एस वर्मा	25 मार्च, 1997 से 17 जनवरी, 1998
28.	एम एम पुंछी	18 जनवरी, 1998 से 9 अक्टूबर, 1998
29.	आदर्श सेन आनन्द	10 अक्टूबर, 1998 से 31 अक्टूबर, 2001
30.	एस पी भरूचा	1 नवम्बर, 2001 से 5 मई, 2002
31.	बी एन किरपाल	6 मई, 2002 से 7 नवम्बर, 2002
32.	गोल बल्लभ पटनायक	8 नवम्बर, 2002 से 18 दिसम्बर, 2002
33.	वी एन खरे	19 दिसम्बर, 2002 से 1 मई, 2004
34.	एस राजेन्द्र बाबू	2 मई, 2004 से 31 मई, 2004
35.	रमेश चन्द्र लाहोटी	1 जून, 2004 से 31 अक्टूबर, 2005
36.	योगेश कुमार सब्बरवाल	1 नवम्बर, 2005 से 13 जनवरी, 2007
37.	के जी बालकृष्णन	14 जनवरी, 2007 से 11 मई, 2010
38.	एस एच कपाड़िया	12 मई, 2010 से 28 सितम्बर, 2012
39.	अलतमस कबीर	29 सितम्बर, 2012 से 18 जुलाई, 2013
40.	सदाशिवम्	19 जुलाई, 2013 से 26 अप्रैल, 2014
41.	राजेन्द्र मल ल्येढ़ा	27 अप्रैल, 2014 से 27 सितम्बर, 2017
42.	एच एल दत्तू	28 सितम्बर, 2014 से 2 दिसम्बर, 2015
43.	टी. एस. ठाकुर	3 दिसम्बर, 2015 से 3 जनवरी, 2017
44.	जे. एस. खेहर	4 जनवरी, 2017 से 27 अगस्त, 2017
45.	दीपक मिश्रा	28 अगस्त, 2017 से 2 अक्टूबर, 2018
46.	रंजन गोगोई	3 अक्टूबर, 2018 से 17 नवम्बर, 2019
47.	शरद अरविन्द बोबडे	18 नवम्बर, 2019 से 23 अप्रैल, 2021
48.	एनवी रमना	24 अप्रैल, 2021 से 26 अगस्त, 2022
49.	उदय उमेश ललित	27 अगस्त, 2022 से अब तक

*अक्टूबर, 2022 तक के अनुसार

सिविल मामले

भारत के किसी भी राज्य के उच्च न्यायालय के निर्णय, डिक्री या आदेश के विरुद्ध यदि उच्च न्यायालय यह प्रमाणित कर दे कि मामले में संवैधानिक व्याख्या का प्रश्न शामिल है चाहे मामला दीवानी, या फौजदारी से सम्बन्धित ही क्यों न हो, की अपील उच्चतम न्यायालय में की जा सकती है।

दीवानी मामले

इससे सम्बन्ध रखने वाले किसी भी मामले को उच्चतम न्यायालय में लाया जा सकता है। यदि उच्च न्यायालय यह प्रमाणित करे कि मामला सामान्य महत्त्व का है और निर्णय उच्चतम न्यायालय द्वारा किया जाना अपेक्षित है। इससे पहले उच्चतम न्यायालय में ₹ 20,000 तक के ही मामले आते थे, किन्तु अब धन की सीमा को 1972 से 30वें संविधान संशोधन द्वारा हटा दिया गया है।

फौजदारी या दाण्डिक मामले

इससे सम्बन्धित ऐसे मामले उच्चतम न्यायालय में जाएँगे जिसमें किसी मामले में निचली अदालत ने अभियुक्त को रिहा कर दिया हो और अपील के बाद उच्च न्यायालय ने मृत्युदण्ड दिया हो या मामला निम्न अदालत में चल रहा हो, परन्तु उच्च न्यायालय ने मामला अपने हाथ में लेकर अभियुक्त को मृत्युदण्ड दिया हो तथा उच्च न्यायालय यह प्रमाणित कर दे कि मामला उच्चतम न्यायालय में अपील करने योग्य है। (अनुच्छेद 132 के अधीन)

सलाहकारी अधिकारिता

अनुच्छेद 143 *के अनुसार राष्ट्रपति निम्न मामलों में उच्चतम न्यायालय से परामर्श कर सकता है*

- मामला सार्वजनिक महत्त्व का हो जिस पर कोई प्रश्न उत्पन्न हो या उत्पन्न होने की सम्भावना हो।
- पूर्व में किए गए संवैधानिक सन्धि, करार आदि से सम्बन्धित मामले

उच्चतम न्यायालय इन मामलों में अपनी राय दे भी सकता है या इनकार भी कर सकता है, उच्चतम न्यायालय द्वारा दी गई ऐसी कोई भी सलाह को राष्ट्रपति मानने के लिए बाध्यकारी नहीं है। अभी तक केरल शिक्षा विधेयक (1958), राष्ट्रपति निर्वाचन से सम्बन्धित मामला (1974), विशेष अदालत विधेयक (1978), कावेरी जल विवाद (1991), अयोध्या बाबरी मस्जिद विवाद (1993) पर राष्ट्रपति ने सलाह की अपेक्षा की है।

अभिलेखीय अधिकारिता

अनुच्छेद 129 के अनुसार उच्चतम न्यायालय एक अभिलेख न्यायालय है। जिसका अर्थ है, इसकी कार्यवाही व निर्णय एक साक्ष्य के रूप में रखे जाते हैं और सभी न्यायालयों को इन निर्णयों को मानना बाध्यकारी होता है तथा किसी अन्य अदालत में इन मामलों के निर्णय को प्रश्न चिह्नित नहीं किया जाएगा तथा न्यायालय को इसकी अवमानना पर दण्ड देने की अधिकारिता है। 1991 से, अवमानना पर दण्ड देने का अधिकार उच्च न्यायालय और अधीनस्थ न्यायालयों को तथा पंचायत को भी दिया गया है।

न्यायिक पुनर्विलोकन की अधिकारिता

भारत में उच्चतम न्यायालय को अनुच्छेद 137 के अनुसार न्यायिक पुनर्विलोकन की शक्ति दी गई है। जिसे अमेरिका से लिया गया है। जिसके अनुसार न्यायालय केन्द्र व राज्य के विधायी व कार्यकारी आदेशों का परीक्षण कर सकता है अगर कोई भी संवैधानिक त्रुटि दिखती हो तो उसे अवैध घोषित कर सकता है तथा पूर्व में दिए गए अपने निर्णयों को भी उलट सकता है; जैसे—गोलकनाथ मामला (1967), केशवानन्द भारती (1973), मिनर्वा मिल (1980) आदि।

वाद हस्तान्तरण की अधिकारिता

अनुच्छेद 139(A) के तहत् उच्चतम न्यायालय अपनी पहल पर भारत के महान्यायवादी के अनुरोध पर एक या एक से अधिक उच्च न्यायालयों में एक ही महत्त्व के लम्बित पड़े मामले को अपने पास मँगवाकर निपटारा कर सकता है तथा उसकी एक-एक प्रति सम्बन्धित उच्च न्यायालय को भेजता है। जिससे मामले में उस प्रति को ध्यान में रखकर कार्यवाही की जा सके, तथा उच्चतम न्यायालय मामलों को एक न्यायालय से दूसरे न्यायालय में स्थानान्तरित भी कर सकता है।

उच्चतम न्यायालय की अन्य शक्तियाँ

उच्चतम न्यायालय की अन्य शक्तियाँ निम्नलिखित हैं

- उच्चतम न्यायालय सभी अधीनस्थ न्यायालयों की जाँच कर सकता है तथा उनके लिए नियम विनियम बना सकता है।
- उच्चतम न्यायालय विधि ज्ञाताओं के लिए भी नियम बना सकता है।
- यह न्यायिक व गैर-न्यायिक अधिकारियों से सहायता ले सकता है।
- संघ लोक सेवा आयोग के अध्यक्ष व सदस्यों को उच्चतम न्यायालय की जाँच के बाद यदि प्रमाणित करे तो राष्ट्रपति हटा सकता है।

न्यायाधीशों की जवाबदेही हेतु न्यायिक मानदण्ड व उत्तरदायित्व विधेयक, 2010

सर्वोच्च न्यायालय, उच्च न्यायालयों के विरुद्ध शिकायतों का निवारण राष्ट्रीय स्तर पर एक 'पर्यवेक्षण समिति' करने सम्बन्धी प्रावधान इस विधेयक में किया गया। इसकी अध्यक्षता सर्वोच्च न्यायालय का पूर्व न्यायाधीश करेगा। इस विधेयक में न्यायाधीशों को अपनी सम्पत्ति की घोषणा अनिवार्य करने का प्रावधान किया गया।

न्यायिक सुधार आयोग

सर्वप्रथम 1987 में विधि आयोग ने ऐसी न्यायिक समिति या आयोग गठन का सुझाव दिया था। 1990 में दिनेश गोस्वामी ने लोकसभा में इससे सम्बद्ध एक विधेयक भी रखा था, जो पारित न हो सका। अन्तत: 2007 में न्यायिक सुधार आयोग का गठन हो सका। न्यायाधीश पर सामान्यत: पहल करने की शक्ति संसद के पास ही है, परन्तु 2007 में गठित सर्वोच्च न्यायालय के मुख्य न्यायाधीश की अध्यक्षता वाला 'न्यायिक सुधार आयोग' भी किसी न्यायाधीश को हटाने हेतु संसद से आग्रह कर सकता है, लेकिन इस आयोग की पहल संसद मानने हेतु बाध्य नहीं है। हालाँकि **पी डी दिनकरन** के मामले में संसद ने आयोग के सुझाव को स्वीकार करते हुए कार्यवाही प्रारम्भ कर दी है।

9वीं अनुसूची भी न्यायिक समीक्षा के दायरे में

11 जनवरी, 2007 को मुख्य न्यायमूर्ति वाई के सबरवाल की अध्यक्षता में नौ सदस्यीय खण्डपीठ ने निर्णय दिया कि नौवीं अनुसूची में शामिल कोई भी कानून न्यायिक समीक्षा के दायरे से बाहर नहीं है। इससे पहले इस सूची में शामिल कानून न्यायिक समीक्षा के दायरे से बाहर थे, 1973 के बाद नौवीं सूची में शामिल कानून को न्यायालय में चुनौती दी जा सकती है जिसकी न्यायालय में समीक्षा की जा सकती है।

उच्चतम न्यायालय के प्रमुख वाद

क्र.सं.	वाद	चुनौती का आधार	उच्चतम न्यायालय का निर्णय
1.	शंकरी प्रसाद बनाम भारत संघ (1952)	प्रथम संविधान संशोधन को चुनौती दी और कहा कि यह मूल अधिकारों का हनन करता है।	संविधान संशोधन की शक्ति जिसमें मूल अधिकार भी शामिल हैं। अनुच्छेद-368 में है। विधि का मतलब सामान्य विधायी प्रक्रिया से पारित कानून है न कि अनुच्छेद 368 के माध्यम से।
2.	सज्जन सिंह बनाम राजस्थान राज्य (1965)	17वें संविधान संशोधन को चुनौती दी	शंकरी प्रसाद बनाम भारत संघ के निर्णय की पुनरावृत्ति हुई।
3.	गोलकनाथ बनाम पंजाब राज्य (1967)	अनुच्छेद 19(1) व 14 के विरुद्ध होने को चुनौती साथ ही प्रथम, चतुर्थ व 17वें संविधान संशोधन को भी चुनौती	निर्णय 5/6 के बहुमत से–(यह न्यायालय की दूसरी सबसे बड़ी पीठ 11 न्यायाधीश की थी) 1. 1952 व 1965 के निर्णयों को बदल दिया। 2. संसद भाग 3 में ऐसा कोई संशोधन नहीं कर सकती है, जिससे मूल अधिकारों का हनन होता हो। 3. अनुच्छेद 368 केवल संविधान संशोधन की प्रक्रिया है।
4.	केशवानन्द भारती बनाम केरल राज्य–(1973)	भूमि सुधार अधिनियम 1969 को चुनौती दी तथा कहा इस अधिनियम से अनुच्छेद 14, 19(1), 25, 26, 31 का उल्लंघन हुआ है।	(13 न्यायाधीशों की सबसे बड़ी खण्ड पीठ) 1. गोलकनाथ वाद के निर्णय को बदल दिया गया। 2. अनुच्छेद 368 के तहत मूल अधिकारों में संशोधन किया जा सकता है। 3. संसद संविधान के किसी भी अनुच्छेद में संशोधन कर सकती है या समाप्त कर सकती है परन्तु ऐसा कोई संशोधन नहीं कर सकती है। जिससे मूल ढाँचे में परिवर्तन होता हो। 4. उच्चतम न्यायालय का निर्णय का अधिकार मूल ढाँचे का ही भाग है।
5.	मिनर्वा मिल बनाम भारत संघ (1980)	मौलिक अधिकार व राज्य के नीति-निदेशक तत्त्व से सम्बन्धित मामला	निर्णय 4/1 के बहुमत से 1. मूल अधिकार व नीति-निदेशक तत्त्व एक-दूसरे के पूरक हैं। 2. अनुच्छेद 31(C) अनुच्छेद 14, 19 का हनन करता है। संशोधन किया जा सकता है।

भारतीय और अमेरिकी उच्चतम न्यायालय की तुलना

क्र.सं.	भारतीय उच्चतम न्यायालय	अमेरिकी उच्चतम न्यायालय
1.	एकीकृत न्याय व्यवस्था के तहत सभी अधीनस्थ न्यायालयों पर नियन्त्रण रखता है।	दोहरी न्याय व्यवस्था पाई जाती है और अधीनस्थ न्यायालयों पर नियन्त्रण नहीं होता है।
2.	संसद विधि द्वारा इसकी अधिकारिता में वृद्धि कर सकती है।	शक्तियाँ संविधान द्वारा सीमित हैं। वृद्धि करने का कांग्रेस को अधिकार नहीं है।
3.	राष्ट्रपति द्वारा माँगे जाने पर सलाह दे सकता है।	सलाह देने की अधिकारिता नहीं है।
4.	इसकी अधिकारिता व्यापक है (सैन्य मामले को छोड़कर) किसी मामले की अपील की जा सकती है।	इस तरह की अधिकारिता नहीं है।
5.	यह कानून के द्वारा स्थापित प्रक्रिया के तहत अधिकारों की रक्षा करता है।	यह देय कानूनी व्यवस्था के अनुसार नागरिक अधिकारों की सुरक्षा करता है।
6.	पुनर्विलोकन में सभी मामले (संवैधानिक, नागरिक, आपराधिक) आते हैं।	केवल संवैधानिक मामले आते हैं।
7.	संघीय मामलों तक ही न्यायक्षेत्र सीमित है।	संघीय मामले के अलावा राजदूतों, समुद्री व नेवी के मामले भी आते हैं।
8.	राज्यक्षेत्र के किसी भी न्यायालय से या अधिकरण के विनिश्चय से अपील ग्रहण करने की असाधारण शक्ति है। इस विवेकाधिकार की कोई सीमा नहीं है। (अनुच्छेद 136)	अमेरिकी उच्चतम न्यायालय को इस प्रकार की कोई शक्ति नहीं है।

अभ्यास प्रश्न

1. निम्नलिखित में से कौन भारत के उपराष्ट्रपति का निर्वाचन करता है?

1. लोकसभा के सदस्य
2. राज्यसभा के सदस्य
3. विधानसभाओं के सदस्य
4. विधानपरिषदों के सदस्य

नीचे दिए कूटों से सही उत्तर चुनिए

(a) 1 और 2 (b) 1 और 3
(c) 1, 2 और 3 (d) 1, 2, 3 और 4

2. भारत का राष्ट्रपति एकल हस्तान्तरणीय मत के जरिए समानुपातिक प्रतिनिधित्व के द्वारा निर्वाचित होता है। इसका निहितार्थ है कि

(a) हर निर्वाचित सांसद या विधायक के मतों की संख्या समान होती है
(b) सांसदों तथा राज्य के विधायकों के मतों की संख्या समान होती है
(c) सभी सांसदों और विधायकों में से हरेक का एक मत होता है
(d) सांसदों और विभिन्न राज्यों के विधायकों के मतों की संख्या भिन्न होती है

3. किस अनुच्छेद के तहत् राष्ट्रपति अपने पदग्रहण करने की तिथि से 5 वर्ष की अवधि तक अपने पद पर बना रहता है?

(a) अनुच्छेद 54 (b) अनुच्छेद 56
(c) अनुच्छेद 57 (d) अनुच्छेद 58

4. लोकसभा द्वारा पारित विधेयक यदि राष्ट्रपति लोकसभा को पुनर्विचार के लिए लौटाता है और लोकसभा उसे पूर्ववत् पास करके राष्ट्रपति के पास भेज देती है, तो राष्ट्रपति विधेयक को

(a) पुनः लौटा सकता है
(b) पुनः स्पष्टीकरण माँग सकता है
(c) अनुमति देगा
(d) उच्चतम न्यायालय की अनुमति लेगा

5. भारत का राष्ट्रपति संसद के दोनों सदनों को प्रथम सत्र के प्रारम्भ में कब सम्बोधित करता है?

(a) प्रतिवर्ष
(b) लोकसभा के लिए प्रत्येक आम चुनाव के बाद
(c) 'a' और 'b' दोनों
(d) न तो 'a' और न ही 'b'

6. संविधान के किस अनुच्छेद के अन्तर्गत राष्ट्रपति संघीय मन्त्रिपरिषद् की सलाह मानने के लिए बाध्य है?

(a) अनुच्छेद 74 (b) अनुच्छेद 85
(c) अनुच्छेद 86 (d) अनुच्छेद 101

7. युद्ध अथवा भारत पर आक्रमण होने की स्थिति में निम्नलिखित में से कौन अन्तिम रूप से आक्रमणकारी के विरुद्ध युद्ध की घोषणा कर सकता है?

(a) संसद (b) मन्त्रिमण्डल (c) प्रधानमन्त्री (d) राष्ट्रपति

8. भारतीय संविधान के अनुसार भारत के राष्ट्रपति का यह कर्त्तव्य है कि वह निम्नलिखित में से किसको/किनको संसद के पटल पर रखवाए?

1. संघ वित्त आयोग की सिफारिशों को
2. लोक लेखा समिति के प्रतिवेदन को
3. नियन्त्रक-महालेखा परीक्षक के प्रतिवेदन को
4. राष्ट्रीय अनुसूचित जाति आयोग के प्रतिवेदन को

निम्नलिखित कूटों के आधार पर सही उत्तर चुनिए

(a) केवल 1
(b) 2 और 4
(c) 1, 3 और 4
(d) 1, 2, 3 और 4

9. भारत के राष्ट्रपति से सम्बन्धित निम्नलिखित कथनों में से कौन-सा एक सही नहीं है?

(a) वह संसद का एक संघटक भाग है
(b) वह दोनों सदनों में चर्चा में भाग लेता है
(c) वह प्रत्येक वर्ष दोनों सदनों की संयुक्त बैठक को सम्बोधित करता है
(d) वह किन्हीं परिस्थितियों में अध्यादेश लागू कर सकता है

10. भारत के संविधान के अनुसार देश का प्रथम नागरिक कौन होता है?

(a) राष्ट्रपति (b) लोकसभा अध्यक्ष
(c) उपराष्ट्रपति (d) प्रधानमन्त्री

11. भारतीय सेनाओं का सर्वोच्च सेनापति होता है

(a) राष्ट्रपति (b) उपराष्ट्रपति
(c) प्रधानमन्त्री (d) रक्षामन्त्री

12. संविधान के अनुच्छेद 124 के अन्तर्गत राष्ट्रपति निम्नलिखित में से क्या कर सकता है?

(a) सर्वोच्च न्यायालय से परामर्श
(b) सर्वोच्च न्यायालय के न्यायाधीशों की नियुक्ति
(c) उच्च न्यायालय के न्यायाधीशों की नियुक्ति
(d) नियन्त्रक एवं महालेखा परीक्षक की नियुक्ति

13. किसी मृत्युदण्ड पाए अपराधी को क्षमादान करने की शक्ति निम्नलिखित में से किसको प्राप्त है?

(a) केवल राष्ट्रपति को
(b) राज्यपाल को
(c) राष्ट्रपति एवं राज्यपाल दोनों को
(d) सर्वोच्च न्यायालय के न्यायाधीश को

14. निम्नलिखित में से किस-किस ने भारत के उपराष्ट्रपति का पद सँभाला है?

1. मोहम्मद हिदायतुल्ला
2. फखरुद्दीन अली अहमद
3. नीलम संजीव रेड्डी
4. शंकर दयाल शर्मा

कूट

(a) 1, 2, 3 और 4 (b) 1 और 4
(c) 2 और 3 (d) 3 और 4

15. किसी व्यक्ति के राष्ट्रपति के रूप में चुनाव को अवैध घोषित किए जाने की स्थिति में उसके द्वारा अपना चुनाव अवैध घोषित किए जाने के पूर्व के कृत्यों की क्या संवैधानिकता होगी?

(a) ये कृत्य अविधिमान्य होंगे
(b) ये कृत्य विधिमान्य होंगे
(c) उन कृत्यों की पुष्टि उसके उत्तराधिकारी द्वारा की जानी आवश्यक है
(d) उपरोक्त में से कोई नहीं

16. निम्नलिखित कथनों पर विचार कीजिए

1. राष्ट्रपति, भारत सरकार का कार्य अधिक सुविधापूर्वक किए जाने के लिए और मन्त्रियों में उक्त कार्य के आवण्टन के लिए नियम बनाएगा।
2. भारत सरकार की समस्त कार्यपालिक कार्यवाहियाँ प्रधानमन्त्री के नाम से की हुई कही जाएँगी।

उपरोक्त कथनों में से कौन-सा/से कथन सही हैं/हैं?

(a) केवल 1 (b) केवल 2
(c) 1 और 2 (d) न तो 1 और न ही 2

17. किन-किन परिस्थितियों में राष्ट्रपति संसद का संयुक्त अधिवेशन आहूत कर सकता है?

(a) एक सदन द्वारा पारित विधेयक को दूसरे सदन द्वारा रद्द कर देना
(b) एक सदन द्वारा विधेयक में पारित संशोधन दूसरे सदन द्वारा स्वीकार न किया जाना
(c) एक सदन द्वारा विधेयक की प्राप्ति के 6 माह तक कोई कार्यवाही न करना
(d) उपरोक्त सभी

18. निम्नलिखित कथनों में से कौन-सा सही नहीं है?

(a) भारत का उपराष्ट्रपति, पाँच वर्ष की अवधि तक पद धारण करता है
(b) भारत का उपराष्ट्रपति, केवल राज्यसभा में ही साधारण बहुमत के द्वारा अपने पद से हटाया जा सकता है
(c) भारत का उपराष्ट्रपति अपने पद की अवधि समाप्त हो जाने पर तब तक पद धारण करता रहता है, जब तक उसका उत्तराधिकारी अपना पद ग्रहण नहीं कर लेता है
(d) भारत के उपराष्ट्रपति के निर्वाचन से सम्बन्धित सभी विवाद भारत के उच्चतम न्यायालय द्वारा निपटाए जाते हैं

19. विधायन की किन सूचियों पर राष्ट्रपति अध्यादेश जारी कर सकता है?

(a) संघ सूची
(b) राज्य सूची
(c) संघ सूची और समवर्ती सूची
(d) राज्य सूची और समवर्ती सूची

कूट

(a) केवल 1 (b) केवल 2
(c) 1 और 2 (d) न तो 1 और न ही 2

20. अस्थायी अध्यक्ष का क्या कार्य है?

(a) अध्यक्ष की अनुपस्थिति में सदन की कार्यवाही संचालित करना
(b) जब अध्यक्ष का निर्वाचन होना असम्भावित हो, अध्यक्ष के रूप में स्थानापन्न होना
(c) नियमित अध्यक्ष के निर्वाचित होने तक कार्यभार ग्रहण किए रहना एवं सदस्यों को शपथ दिलाना
(d) सदस्यों के निर्वाचन प्रमाण-पत्रों की प्रमाणिकता की संवीक्षा करना

21. निम्न में से सही कथन चुनें

1. भारत के राष्ट्रपति के रूप में निर्वाचन के लिए कोई व्यक्ति तभी योग्य है जब वह 40 वर्ष की आयु पूरी कर चुका हो।
2. भारत का उपराष्ट्रपति निर्वाचक मण्डल द्वारा चुना जाता है, जिसका गठन भारत के राष्ट्रपति के निर्वाचक मण्डल के समान होता है।

कूट

(a) केवल 1 (b) केवल 2
(c) 1 और 2 दोनों (d) न तो 1 और न ही 2

22. राष्ट्रपति की मृत्यु के बाद उपराष्ट्रपति, राष्ट्रपति का पद कब तक सँभाल सकता है?

(a) कार्यकाल की शेष अवधि तक
(b) एक वर्ष तक
(c) अधिक-से-अधिक छः माह तक
(d) उस समय तक, जब तक कि राष्ट्रपति के चुनावों से सम्बन्धी विज्ञप्ति निकाली न जाए

23. अनुच्छेद 352 के तहत् आपात की उद्घोषणा कब की जा सकती है?

(a) जब युद्ध, बाह्य आक्रमण या आन्तरिक उपद्रव की सम्भावना हो
(b) जब युद्ध, बाह्य आक्रमण या सशस्त्र विद्रोह हो गया हो या होने की सम्भावना हो
(c) जब किसी राज्य में संवैधानिक व्यवस्था विफल हो गई हो
(d) जब देश में वित्तीय संकट पैदा हो गया हो

24. आपातकाल की घोषणा के दौरान लोकसभा का कार्यकाल किसके द्वारा बढ़ाया जा सकता है?

(a) मन्त्रिपरिषद् के परामार्श पर राष्ट्रपति द्वारा
(b) सर्वोच्च न्यायालय के परामर्श से राष्ट्रपति द्वारा
(c) लोकसभा द्वारा स्वीकृत प्रस्ताव द्वारा
(d) संसद द्वारा निर्मित कानून द्वारा

25. केन्द्रीय सरकार के सन्दर्भ में निम्नलिखित कथनों पर विचार कीजिए

1. भारत के संविधान में उपबन्ध है कि समस्त कैबिनेट मन्त्री अनिवार्य रूप से केवल लोकसभा के ही आसीन सदस्य होंगे।
2. केन्द्रीय कैबिनेट सचिवालय संसदीय कार्य मन्त्रालय कें निदेशाधीन कार्य करता है।

कूट

(a) केवल 1 (b) केवल 2
(c) 1 और 2 (d) न तो 1 और न ही 2

26. किसी विधेयक के संसद के सदनों द्वारा पारित किए जाने के पश्चात् उसे राष्ट्रपति के समक्ष प्रस्तुत किया जाता है, जो उस विधेयक पर या तो अनुमति देगा या अनुमति रोक लेगा। राष्ट्रपति

(a) अनुमति छः माह के अन्दर दे सकता है
(b) अनुमति प्रदान या विधेयक को यथासम्भव शीघ्र अस्वीकार कर सकता है
(c) विधेयक को उसके समक्ष प्रस्तुत किए जाने के पश्चात् उस विधेयक को यथासम्भव शीघ्र इस सन्देश के साथ लौटा सकता है कि सदन विधेयक पर पुनर्विचार करे
(d) सदनों द्वार विधेयक को फिर से पारित किए जाने के बाद भी अपनी अनुमति रोक सकता है

27. सर्वसम्मति से निर्वाचित भारत के राष्ट्रपति थे

(a) एस राधाकृष्णन (b) वी वी गिरि
(c) एन संजीव रेड्डी (d) ज्ञानी जैलसिंह

28. संघ सरकार के सन्दर्भ में निम्नलिखित कथनों पर विचार कीजिए

1. कैबिनेट सचिव की सलाह पर प्रधानमन्त्री द्वारा भारत सरकार के मन्त्रालयों/विभागों का सृजन किया जाता है।
2. हर एक मन्त्रालय को प्रधानमन्त्री की सलाह पर भारत के राष्ट्रपति द्वारा किसी मन्त्री को प्रदान किया जाता है।

उपरोक्त कथनों में से कौन-सा/से सही है/हैं?

(a) केवल 1
(b) केवल 2
(c) 1 और 2 दोनों
(d) न तो 1 और न ही 2

29. भारत के निम्नलिखित उपराष्ट्रपतियों पर विचार कीजिए

1. वी वी गिरि
2. एम हिदायतुल्ला
3. बी डी जत्ती
4. जी एस पाठक

निम्नलिखित में से कौन-सा एक उनके कार्यकाल का सही कालानुक्रम है?

(a) 1, 4, 3, 2 (b) 2, 1, 3, 4 (c) 3, 2, 1, 4 (d) 4, 1, 3, 2

30. अस्थायी अध्यक्ष का क्या कार्य है?

(a) अध्यक्ष की अनुपस्थिति में सदन की कार्यवाही संचालित करना
(b) जब अध्यक्ष का निर्वाचन होना असम्भावित हो, अध्यक्ष के रूप में स्थानापन्न होना
(c) नियमित अध्यक्ष के निर्वाचित होने तक कार्यभार ग्रहण किए रहना एवं सदस्यों को शपथ दिलाना
(d) सदस्यों के निर्वाचन प्रमाण-पत्रों की प्रामाणिकता की संवीक्षा करना

31. भारत के राष्ट्रपति के विरुद्ध महाभियोग की प्रक्रिया कौन आरम्भ कर सकता है?

(a) केवल लोकसभा
(b) केवल राज्यसभा
(c) संसद का दोनों में से कोई भी सदन
(d) केवल विधानसभा

32. केन्द्रीय सरकार में मन्त्रिमण्डल सचिवालय किसके प्रभार के अन्तर्गत है?

(a) संसदीय कार्यमन्त्री (b) भारत का राष्ट्रपति
(c) भारत का प्रधानमन्त्री (d) केन्द्रीय गृहमन्त्री

33. राष्ट्रपति के प्रसादपर्यन्त पद धारण करता है

(a) राज्य का राज्यपाल (b) भारत का महान्यायवादी
(c) सिविल सेवक (d) ये सभी

34. निम्नलिखित में से कौन भारत के केन्द्रीय वित्तमन्त्री रहे हैं?

1. वी पी सिंह
2. आर वेंकटरमन
3. वाई बी चौहान
4. प्रणव मुखर्जी

नीचे दिए गए कूट का प्रयोग कर सही उत्तर चुनिए।

(a) 1, 2 और 3 (b) 1, 3 और 4
(c) 2 और 4 (d) ये सभी

35. राष्ट्रपति शासन के दौरान किस अनुच्छेद के तहत् प्राप्त मौलिक अधिकारों पर प्रतिबन्ध लगाया जा सकता है?

1. अनुच्छेद 14-18
2. अनुच्छेद 19
3. अनुच्छेद 25-28
4. अनुच्छेद 20-22

उपरोक्त में से सही अनुच्छेद कौन-सा/से है/हैं?

(a) केवल 2 (b) केवल 3 (c) 1 और 4 (d) 1 और 3

36. किस विधेयक को संसद में प्रस्तुत करने से पूर्व राष्ट्रपति की अनुमति आवश्यक होती है?

(a) धन विधेयक
(b) संविधान संशोधन विधेयक
(c) नए राज्यों का निर्माण एवं सीमा क्षेत्र में परिवर्तन
(d) 'a' और 'c' दोनों

37. क्या संसद द्वारा पारित किसी धन विधेयक पर राष्ट्रपति अपनी अनुमति देने से इनकार कर सकता है?

(a) हाँ, किन्तु वित्तीय आपातकाल के दौरान
(b) हाँ
(c) वह उसे अनुमति विधारित कर सकता
(d) नहीं

38. भारत के राष्ट्रपति के लिए आवश्यक योग्यता नहीं है

(a) वह भारत का नागरिक हो
(b) वह 35 वर्ष से अधिक आयु का हो
(c) उसमें लोकसभा के सदस्य के लिए निर्धारित सभी योग्यताएँ हों
(d) वह संसद के किसी सदन का सदस्य हो

39. भारत का राष्ट्रपति निर्वाचित होने का पात्र बनने के लिए किसी व्यक्ति की आयु पूर्ण होनी चाहिए

(a) 21 वर्ष (b) 25 वर्ष
(c) 30 वर्ष (d) 35 वर्ष

40. राष्ट्रपति द्वारा की गई राष्ट्रीय आपात की उद्घोषणा को कितने समय के भीतर संसद की अनुमति प्राप्त होना आवश्यक है?

(a) 1 माह (b) 3 माह
(c) 6 माह (d) 6 सप्ताह

41. नीचे चार युग्म दिए हैं, इनमें से वह सही युग्म बताइए जिसके दोनों महानुभाव उपराष्ट्रपति बनने से पूर्व राजदूत अथवा उच्चायुक्त के पद पर रहे

(a) डॉ. एस राधाकृष्णन और जी एस पाठक
(b) डॉ. एस राधाकृष्णन और वी वी गिरि
(c) डॉ. जाकिर हुसैन और के आर नारायणन
(d) बी डी जत्ती और के आर नारायणन

42. भारत के उपराष्ट्रपति को किस विधि द्वारा पदच्युत किया जा सकता है?

(a) मन्त्रिपरिषद् की सलाह से राष्ट्रपति
(b) राज्य सभा द्वारा ऐसा प्रस्ताव पारित करके लोकसभा की सहमति से
(c) लोकपाल की सहमति से राज्यसभा
(d) राष्ट्रपति की सहमति से राज्यसभा

43. भारत में प्रधानमन्त्री से सम्बन्धित निम्नलिखित कथनों पर विचार कीजिए

1. राष्ट्रपति की अनुपस्थिति में वह संसद के दोनों सदनों द्वारा पारित विधेयकों पर राष्ट्रपति की ओर से हस्ताक्षर करता है।
2. राष्ट्रपति द्वारा समस्त नियुक्तियों में वह उसको सहायता प्रदान करता है।
3. मन्त्रिमण्डल द्वारा लिए गए सभी निर्णयों के बारे में वह राष्ट्रपति को सूचित करता है।

उपरोक्त में से कौन-से कथन सही हैं?

(a) 1, 2 और 3
(b) 1 और 2
(c) 1 और 3
(d) 2 और 3

44. निम्नलिखित में कौन भारत के प्रधानमन्त्री बनने से पूर्व किसी राज्य के मुख्यमन्त्री नहीं रहे थे?

1. मोरारजी देसाई
2. चरण सिंह
3. वी पी सिंह
4. चन्द्रशेखर
5. पी वी नरसिम्हा राव

नीचे दिए हुए कूटों से सही उत्तर का चयन कीजिए

(a) 1, 2 और 4
(b) 2, 3 और 5
(c) केवल 2
(d) केवल 4

45. निम्न का मिलान कीजिए

सूची I	सूची II
A. राष्ट्रपति का अभिभाषण उसका वैयक्तिक अभिभाषण नहीं होता। यह अभिभाषण मन्त्रिमण्डल द्वारा तैयार किया जाता है और इसमें सरकार की सामान्य नीतियों और भावी कार्यक्रमों का उल्लेख होता है	1. अनुच्छेद 85(2) (क)
B. राष्ट्रपति समय-समय पर संसद के सदनों का सत्रावसान करता है	2. अनुच्छेद 87(1)
C. राष्ट्रपति लोकसभा को भंग कर सकता है	3. अनुच्छेद 85(2) (ख)
D. भारत में संसद के किसी सदन के सत्रावसान के परिणामस्वरूप उसमें लम्बित विधेयक समाप्त नहीं होते	4. अनुच्छेद 107(3)

कूट

	A	B	C	D		A	B	C	D
(a)	2	1	3	4	(b)	1	2	3	4
(c)	4	3	2	1	(d)	1	2	4	3

46. भारत का राष्ट्रपति निर्वाचित होने से पूर्व निम्न में से कौन किसी राज्य का राज्यपाल था?
(a) डॉ. एस राधाकृष्णन (b) डॉ. जाकिर हुसैन
(c) वी वी गिरि (d) ज्ञानी जैलसिंह

47. किसने दो पूर्ण अवधियों के लिए भारत के उपराष्ट्रपति का पद सँभाला था?
(a) डॉ. एस राधाकृष्णन (b) वी वी गिरि
(c) बी डी जत्ती (d) एम हिदायतुल्ला

48. निम्नलिखित उपराष्ट्रपतियों में से कौन निर्विरोध नहीं चुने गए?
(a) डॉ. एस राधाकृष्णन (b) एम हिदायतुल्ला
(c) डॉ. शंकर दयाल शर्मा (d) के आर नारायणन

49. किस एकमात्र उपराष्ट्रपति की मृत्यु पद पर आसीन रहते हुए हुई?
(a) गोपालस्वरूप पाठक (b) बी डी जत्ती
(c) मोहम्मद हिदायतुल्ला (d) कृष्णकान्त

50. निम्नलिखित में से कौन भारत के राष्ट्रपति के पद पर आसीन होने से पहले भारत का/के उपराष्ट्रपति नहीं था/थे?
1. एन संजीव रेड्डी 2. ज्ञानी जैलसिंह
3. आर वेंकटरमन 4. शंकर दयाल शर्मा

कूट
(a) केवल 1 (b) केवल 2
(c) 1 और 2 (d) 3 और 4

51. निम्नलिखित कथनों पर विचार कीजिए
1. भारत के राष्ट्रपति को, लोकसभा के अध्यक्ष को नियुक्त करने और हटाने की शक्ति होगी।
2. अध्यक्ष को अपने कार्यालय के कृत्यों का निर्वहन अपने पूरे कार्यकाल के दौरान स्वयं करना होता है और वह स्टेशन से अपनी अनुपस्थिति या अपनी बीमारी के दौरान अपने कृत्यों को उपाध्यक्ष को प्रत्यायोजित नहीं कर सकता।

उपरोक्त में से कौन-सा/से कथन सही है/हैं?
(a) केवल 1 (b) केवल 2
(c) 1 और 2 दोनों (d) न तो 1 और न ही 2

52. संसद द्वारा पारित किसी साधारण विधेयक के सम्बन्ध में राष्ट्रपति कौन-सा निर्णय ले सकता है?
(a) उसे अपनी अनुमति से विधारित कर सकता है
(b) उसे अपनी अनुमति दे सकता है
(c) संसद को उस विधेयक पर पुनर्विचार हेतु कह सकता है
(d) उपरोक्त सभी निर्णय ले सकता है

53. राष्ट्रपति भारत की आकस्मिक निधि से किसकी अनुमति से धन का व्यय कर सकता है?
(a) लोकसभा की अनुमति से
(b) उसे किसी की अनुमति की आवश्यकता नहीं है
(c) लोक लेखा समिति की अनुमति से
(d) संसद की अनुमति से

54. किसी राज्य में राष्ट्रपति शासन की अवधि को एक वर्ष से अधिक समय के लिए बढ़ाने हेतु किन शर्तों का होना आवश्यक है?
1. यदि अनुच्छेद 352 के अधीन आपातकाल लागू हो।
2. यदि चुनाव आयोग यह प्रमाणित करे कि राज्य की परिस्थितियाँ चुनावों के अनुकूल नहीं हैं।

उपरोक्त कथनों में से कौन-सा/से सही है/हैं?
(a) केवल 1
(b) 1 और 2 दोनों
(c) केवल 2
(d) ये शर्तें राष्ट्रपति की शक्ति पर कोई प्रतिबन्ध नहीं लगाती

55. किसी संवैधानिक या सार्वजनिक प्रश्न पर राष्ट्रपति द्वारा सर्वोच्च न्यायालय से माँगे गए परामर्श के सम्बन्ध में क्या सर्वोच्च न्यायालय परामर्श देने के लिए बाध्य है?
(a) नहीं (b) हाँ
(c) संविधान इस सम्बन्ध में मौन है
(d) हाँ, लेकिन राजनीतिक प्रश्न पर नहीं

56. राष्ट्रपति शासन की उद्घोषणा क्या न्यायिक समीक्षा से बाहर है?
(a) नहीं
(b) हाँ
(c) सिक्किम राज्य के सन्दर्भ में
(d) केन्द्रशासित क्षेत्रों के सन्दर्भ में

57. निम्नलिखित में से किसकी नियुक्ति राष्ट्रपति द्वारा की जाती है?
1. संघ लोक सेवा आयोग का अध्यक्ष
2. नीति आयोग का उपाध्यक्ष
3. संघ राज्य क्षेत्र का राज्यपाल

नीचे दिए हुए कूटों से सही उत्तर का चयन कीजिए
(a) केवल 1 (b) 1 और 2
(c) 1 और 3 (d) 2 और 3

58. भारत के उपराष्ट्रपति की स्थिति की तुलना किस देश के उपराष्ट्रपति से की जा सकती है?
(a) संयुक्त राज्य अमेरिका (b) फ्रांस
(c) दक्षिण अफ्रीका (d) मिस्र

59. भारत में उपराष्ट्रपति का पद
(a) संविधान में प्रारम्भ से ही है
(b) एक संवैधानिक अधिनियम द्वारा सृजित किया गया है
(c) एक संसदीय अधिनियम द्वारा सृजित किया गया है
(d) राष्ट्रपति अपने सहायक के रूप में उसकी नियुक्ति करता है

60. भारत में संसदीय प्रणाली की सरकार है, क्योंकि
(a) लोकसभा जनता द्वारा प्रत्यक्ष रूप से निर्वाचित होती है
(b) संसद संविधान का संशोधन कर सकती है
(c) राज्यसभा संविधान का संशोधन कर सकती है
(d) मन्त्रिपरिषद् लोकसभा के प्रति उत्तरदायी है

61. निम्नलिखित में से किस उपराष्ट्रपति ने राष्ट्रपति पद के लिए निर्वाचन में भाग लेने के लिए अपने पद से त्याग-पत्र दिया था?
(a) डॉ. एस राधाकृष्णन
(b) वी वी गिरि
(c) फखरुद्दीन अली अहमद
(d) डॉ. राजेन्द्र प्रसाद

62. निम्नलिखित में से कौन सर्वाधिक समय तक उपराष्ट्रपति पद पर आसीन रहा?
(a) डॉ. जाकिर हुसैन (b) वी वी गिरि
(c) डॉ. एस राधाकृष्णन (d) बी डी जत्ती

63. निम्नलिखित में से कौन सबसे कम समय के लिए उपराष्ट्रपति पद पर आसीन रहा?
(a) डॉ. जाकिर हुसैन (b) वी वी गिरि
(c) बी डी जत्ती (d) मोहम्मद हिदायतुल्ला

64. निम्नलिखित में से भारत के कौन-से प्रधानमन्त्री अविश्वास मत से पराजित हुए?
1. मोरारजी देसाई 2. विश्वनाथ प्रताप सिंह
3. एचडी देवगौड़ा 4. अटल बिहारी वाजपेयी
कूट
(a) 1, 2, 3 और 4 (b) 1, 2 और 3
(c) 2, 3 और 4 (d) 1 और 4

65. क्या राष्ट्रपति किसी संवैधानिक प्रश्न पर दिए गए उच्चतम न्यायालय के परामर्श को मानने के लिए बाध्य है?
(a) नहीं (b) हाँ
(c) संविधान में ऐसा कोई उल्लेख नहीं है
(d) उपरोक्त में से कोई नहीं

66. लोकसभा के निर्वाचन हेतु चुनाव अधिसूचना कौन जारी करता है?
(a) राष्ट्रपति
(b) मुख्य निर्वाचन आयोग
(c) लोकसभा का अध्यक्ष
(d) उपरोक्त में से कोई नहीं

67. निम्नलिखित में से कौन-सा राष्ट्रपति के निर्वाचन का भाग है, परन्तु उसके महाभियोग अधिकरण का भाग नहीं है?
(a) लोकसभा (b) राज्यसभा
(c) राज्यों की विधानसभाएँ (d) राज्यों की विधानपरिषदें

68. राष्ट्रपति द्वारा वर्ष 1993 में मानवाधिकार संरक्षण अध्यादेश संविधान के किस अनुच्छेद के अन्तर्गत जारी किया गया था?
(a) अनुच्छेद 123 (b) अनुच्छेद 124
(c) अनुच्छेद 125 (d) अनुच्छेद 127

69. राष्ट्रपति और उपराष्ट्रपति की अनुपस्थिति में कौन कार्यभार ग्रहण करेगा?
(a) सर्वोच्च न्यायालय का मुख्य न्यायाधीश
(b) लोकसभा का अध्यक्ष
(c) मन्त्रिपरिषद्
(d) प्रधानमन्त्री का कैबिनेट

70. मन्त्रिपरिषद् की रचना, जीवन और मृत्यु में कौन केन्द्रीय स्थान रखता है?
(a) लोकसभा का स्पीकर (b) प्रधानमन्त्री
(c) राष्ट्रपति (d) 'a' और 'c' दोनों

71. संसदीय क्रियावधि के अनुसार, 'गिलोटिन' का अर्थ है कि लोक सभाध्यक्ष
(a) जारी कार्य को रोककर विषय को मतदान के लिए रखता है
(b) समय समाप्त होने से पूर्व सदन को स्थगित कर देता है
(c) किसी प्रस्ताव पर मतदान की अनुमति नहीं देता है
(d) किसी सदस्य को दुर्व्यवहार के लिए फटकारता है

72. संसद द्वारा पारित कोई गैर धन विधेयक राष्ट्रपति द्वारा संसद को पुनर्विचारार्थ लौटाए जाने पर यदि वह दोबारा बिना किसी संशोधन के पारित कर दिया जाता है तो अब
(a) राष्ट्रपति उस पर हस्ताक्षर करना पुनः अस्वीकार कर सकता है
(b) विधेयक स्वतः रद्द हो जाएगा
(c) विधेयक, सर्वोच्च न्यायालय के विचारार्थ भेजा जाएगा
(d) राष्ट्रपति को उस पर हस्ताक्षर करने होंगे

73. भारत की संसद में सरकारी कार्य के संचालन के सन्दर्भ में समापन (क्लोजर) शब्द क्या निर्दिष्ट करता है?
(a) संसद की एक दिन की बैठक की समाप्ति पर चर्चा का निलम्बन
(b) विधायी प्रक्रिया का कोई नियम जिसके अधीन किसी प्रस्ताव पर आगे चर्चा रोकी जा सकती है
(c) संसद सत्र की समाप्ति
(d) विपक्ष को महत्त्वपूर्ण दस्तावेज दिखाने से सरकार की ओर से इन्कार

74. 'वेस्ट मिनिस्टर प्रतिमान' निम्न में से किसके एक विशेष प्रकार को इंगित करता है?
(a) राज्य
(b) कार्यकारिणी
(c) संघात्मक सरकार
(d) प्रशासन

75. संघीय सरकार संसद द्वारा सूची के किसी विषय पर कानून बना सकती है, यदि
(a) राज्यसभा उपस्थित तथा मतदान करने वाले 2/3 सदस्यों के मत से राष्ट्रीय हित में ऐसा आवश्यक होने का प्रस्ताव करे
(b) सम्बन्धित राज्य/राज्यों के राज्यपाल तथा मुख्यमन्त्री ऐसा अनुरोध करें
(c) राष्ट्रपति राष्ट्रीय हित के लिए ऐसा आवश्यक समझे
(d) लोकसभा ऐसा प्रस्ताव करे

76. संवैधानिक रूप से मन्त्रिपरिषद् के सदस्य अपने पद पर बने रह सकते हैं
(a) संसद के प्रसादपर्यन्त
(b) प्रधानमन्त्री के प्रसादपर्यन्त
(c) राष्ट्रपति के प्रसादपर्यन्त
(d) लोकसभा के अध्यक्ष के प्रसादपर्यन्त

77. निम्नलिखित में से कौन एक प्रधानमन्त्री के कार्यों में **नहीं है?**
(a) वह मन्त्रिमण्डल की बैठकों की अध्यक्षता करता है
(b) वह मन्त्रिमण्डल की बैठकों के लिए कार्यसूची तैयार करता है
(c) वह विभिन्न विभागों के कार्यकरण में समन्वय स्थापित करता है
(d) वह संसद की विभिन्न स्थायी तथा तदर्थ समितियों का सभापतित्व करता है

78. **कथन** (A) संसदीय शासन प्रणाली का वेस्टमिन्स्टर प्रतिमान कुछ संशोधनों के साथ भारत में अपनाया गया था।
कारण (R) गत अर्द्ध-शताब्दी में भारत का संवैधानिक विकास इसी दशक में हुआ था।
कूट
(a) A और R दोनों सही हैं, तथा R, A की सही व्याख्या है
(b) A और R दोनों सही हैं, परन्तु R, A की सही व्याख्या नहीं है
(c) A सही है, किन्तु R गलत है
(d) A गलत है, किन्तु R सही है

79. निम्न में से कौन-सा कथन बजट का सही अर्थ प्रकट करता है?
(a) यह एक धन विधेयक है
(b) यह सरकार के वार्षिक अनुमानित व्यय का ब्यौरा है
(c) यह अनुमानित व्यय और राजस्व प्राप्ति के उपाय एवं साधनों का ब्यौरा है
(d) यह सरकार की आधारभूत आर्थिक नीतियों का ब्यौरा है

80. भारतीय संसद के कार्य के सम्बन्ध में निम्नलिखित में से कौन-सा कथन सही नहीं है?
(a) यह देश की सर्वोच्च कानून बनाने वाली संस्था है
(b) यह समवर्ती एवं संघीय सूची में उल्लिखित विषयों के सम्बन्ध में कानून बना सकती है
(c) यह उच्चतम न्ययालय और उच्च नयायालयों के न्यायाधीशों को पद से हटा सकती है
(d) इसके पास विशिष्ट प्रक्रिया द्वारा संविधान में संशोधन की शक्ति है

81. निम्नलिखित कथनों पर विचार कीजिए। जब लोकसभा भंग हो जाती है

1. तब लोकसभा द्वारा पारित नहीं हुआ राज्यसभा में लम्बित विधेयक व्यपगत हो जाता है।
2. तब लोकसभा में लम्बित विधेयक व्यपगत हो जाता है।
3. तब दोनों सदनों द्वारा पारित विधेयक जो राष्ट्रपति की अनुमति के लिए लम्बित है, व्यपगत नहीं होता है।

कूट
(a) केवल 1 (b) 1 और 2
(c) 1, 2 और 3 (d) 2 और 3

82. भारत के राष्ट्रपति ने जिस एकमात्र मामले में वीटो (Pocket Veto) शक्ति का प्रयोग किया था, वह था
(a) हिन्दू कोड बिल
(b) पेप्सू विनियोग
(c) भारतीय डाकघर (संशोधन) अधिनियम
(d) दहेज प्रतिषेध विधेयक

83. राष्ट्रपति का निर्वाचन किस प्रकार से होता है?
(a) प्रत्यक्ष रूप से (b) अप्रत्यक्ष रूप से
(c) मनोनयन द्वारा (d) कोई स्पष्ट प्रावधान नहीं

84. उपराष्ट्रपति को हटाने का संकल्प कहाँ प्रस्तावित किया जा सकता है?
(a) केवल लोकसभा में (b) केवल राज्यसभा में
(c) किसी भी सदन में (d) मन्त्रिमण्डल में

85. राष्ट्रपति संविधान के किस अनुच्छेद के अन्तर्गत अध्यादेश जारी कर सकता है?
(a) अनुच्छेद 74 (b) अनुच्छेद 78
(c) अनुच्छेद 120 (d) अनुच्छेद 123

86. राष्ट्रपति किस स्थिति में अध्यादेश जारी कर सकता है?
(a) आपातकाल में
(b) वित्तीय आपातकाल में
(c) सदन के अधिवेशन न रहने की स्थिति में
(d) लोकसभा के अधिवेशन न रहने की स्थिति में

87. राष्ट्रपति के विरुद्ध महाभियोग की कार्यवाही निम्नलिखित में से कहाँ प्रारम्भ की जा सकती है?
(a) लोकसभा में
(b) इस उद्देश्य से दोनों सदनों की बुलाई गई संयुक्त बैठक में
(c) संसद के किसी भी सदन में
(d) सर्वोच्च न्यायालय में

88. राज्यसभा की बैठकों का सभापतित्व कौन करता है?
(a) राष्ट्रपति (b) उपराष्ट्रपति
(c) प्रधानमन्त्री (d) स्पीकर

89. भारत में प्रधानमन्त्री निम्नलिखित में से कौन-सी संवैधानिक बाध्यता के अधीन है?
(a) क्योंकि राष्ट्रपति रक्षाबलों का सर्वोच्च सेनापति होता है इसलिए प्रधानमन्त्री के लिए यह आवश्यक है कि वह रक्षा सम्बन्धी सभी महत्त्वपूर्ण निर्णय राष्ट्रपति की पूर्व अनुमति से ही ले
(b) प्रधानमन्त्री के लिए यह आवश्यक है कि वह प्रशासन और विधि निर्माण सम्बन्धी सभी प्रस्तावों के सम्बन्ध में केबिनेट द्वारा लिए गए सभी निर्णयों से राष्ट्रपति को अवगत कराए
(c) क्योंकि मन्त्रिगण राष्ट्रपति द्वारा नियुक्त किए जाते हैं इसलिए प्रधानमन्त्री को मन्त्रिगण के बीच कार्य वितरण राष्ट्रपति के विवेक के आधार पर करना चाहिए
(d) यदि प्रधानमन्त्री ऐसे दल का नेता हो जिसे आवश्यक बहुमत प्राप्त न हो तो उसे अपनी बहुमत शक्ति संसद के दोनों सदनों में राष्ट्रपति द्वारा निश्चित की गई अवधि में सिद्ध करना आवश्यक है।

90. निम्नलिखित में से कौन-से विधेयकों पर राष्ट्रपति को अनिवार्य रूप से हस्ताक्षर करने पड़ते हैं और वह उन्हें पुनर्विचार के लिए वापस नहीं भेज सकता?
(a) वित्तीय विधेयक
(b) साधारण विधेयक
(c) संविधान में संशोधन से सम्बन्धित विधेयक
(d) संसद के दोनों सदनों द्वारा पारित विधेयक

91. राष्ट्रपति, जोकि भारतीय संसदीय व्यवस्था में राज्य का अध्यक्ष है
(a) को असीमित शक्तियाँ प्राप्त हैं
(b) को सीमित, परन्तु वास्तविक शक्तियाँ प्राप्त हैं
(c) को केवल नाममात्र शक्तियाँ प्राप्त हैं
(d) को कोई शक्तियाँ प्राप्त नहीं हैं

92. भारत के राष्ट्रपति को निम्न न्यायिक शक्तियों में कौन-सी शक्ति सम्मिलित नहीं की गई है?
(a) वह सर्वोच्च न्यायालय के मुख्य न्यायाधीश तथा अन्य न्यायाधीशों को नियुक्त करता है
(b) वह किसी भी दण्डित व्यक्ति को क्षमा दे सकता है अथवा उसके दण्ड को प्रविलम्बित व परिहार कर सकता है
(c) वह सर्वोच्च न्यायालयों से किसी भी कानूनी प्रश्न अथवा तथ्य पर परामर्श ले सकता है
(d) वह सर्वोच्च न्यायालय के किसी भी न्यायाधीश को दुर्व्यवहार के आधार पर पद से हटा सकता है

93. भारत के प्रधानमन्त्री की नियुक्ति के समय
(a) जरूरी नहीं है कि वह संसद के दोनों सदनों में से एक का आवश्यक रूप से सदस्य हो, परन्तु उसे छः माह के अन्दर आवश्यक रूप से दोनों में से एक सदन का सदस्य हो जाना चाहिए
(b) जरूरी नहीं है कि वह संसद के दोनों सदनों में से एक का आवश्यक रूप से सदस्य हो, परन्तु उसे छः माह के अन्दर लोकसभा का सदस्य हो जाना चाहिए
(c) संसद के दोनों सदनों में से एक का आवश्यक रूप से सदस्य होना चाहिए
(d) आवश्यक रूप से लोकसभा का सदस्य होना चाहिए

94. राष्ट्रपति राष्ट्रीय संकट की घोषणा
(a) केवल बाह्य आक्रमण के समय कर सकता है
(b) केवल सशस्त्र विद्रोह के समय कर सकता है
(c) 'a' और 'b' दोनों
(d) उपरोक्त में से किसी भी परिस्थिति में नहीं

95. राष्ट्रपति द्वारा प्रसारित अध्यादेश प्रायः
(a) प्रसारण की तिथि से छः माह तक लागू रहता है
(b) प्रसारण की तिथि से छः सप्ताह तक लागू रहता है
(c) संसद के अगले सत्र के प्रारम्भ होने के पश्चात् छः सप्ताह तक लागू रहता है
(d) संसद के अगले सत्र के प्रारम्भ होने के पश्चात् छः माह तक लागू रहता है

96. अध्यक्षात्मक शासन प्रणाली में राष्ट्रपति का निर्वाचन होता है
(a) प्रत्यक्ष (b) अप्रत्यक्ष
(c) संसद द्वारा मनोनीत (d) इनमें से कोई नहीं

97. संसद अथवा राज्य विधानसभा का सदस्य राष्ट्रपति के रूप में निर्वाचित हो सकता है, परन्तु
(a) चुनाव लड़ने से पूर्व उसे अपनी सदस्यता से त्याग-पत्र देना पड़ता है
(b) निर्वाचित होते ही उसे अपनी सदस्यता छोड़नी पड़ती है
(c) उसे निर्वाचित होने के छः माह के भीतर ही अपनी सदस्यता छोड़नी पड़ती है
(d) संसद का सदस्य तो राष्ट्रपति पद के लिए चुनाव लड़ सकता है, परन्तु राज्य की विधानसभा का सदस्य चुनाव नहीं लड़ सकता

98. निम्न पदाधिकारियों में से किस अधिकारी की नियुक्ति में राष्ट्रपति का कोई हाथ नहीं है?
(a) सर्वोच्च न्यायालय के न्यायाधीश
(b) उच्च न्यायालय के न्यायाधीश
(c) जिला तथा सैशन कोर्ट के न्यायाधीश
(d) भारत का महान्यायवादी

99. संविधान के किस अनुच्छेद के अनुसार राष्ट्रपति को प्रशासन तथा विधान विषयक किसी विषय पर सूचना देना प्रधानमन्त्री का कर्त्तव्य है?
(a) अनुच्छेद 74 (b) अनुच्छेद 75
(c) अनुच्छेद 77 (d) अनुच्छेद 78

100. राष्ट्रपति की निर्वाचन प्रक्रिया को संविधान में संशोधन द्वारा बदला जा सकता है, परन्तु इस प्रकार का संशोधन
(a) लोकसभा के दो-तिहाई बहुमत से किया जा सकता है
(b) लोकसभा तथा राज्यसभा दोनों के दो-तिहाई बहुमत से किया जा सकता है
(c) राज्यसभा के दो-तिहाई बहुमत से किया जा सकता है
(d) लोकसभा तथा राज्यसभा के दो-तिहाई बहुमत तथा उसका आधे से अधिक राज्यों की विधानसभाओं द्वारा अनुमोदन से किया जाता है

101. भारत के राष्ट्रपति के निर्वाचन से सम्बन्धित निम्नलिखित कथनों में से कौन-सा/से सही है/हैं?
1. पैंतीस वर्ष की आयु में ऊपर का कोई व्यक्ति भारत के राष्ट्रपति के रूप में निर्वाचन के लिए पात्र है।
2. भारत का राष्ट्रपति एक से अधिक अवधि के लिए पुनर्निर्वाचन का पात्र है।
3. कोई व्यक्ति यदि लाभ का पद धारण करता है, तो वह भारत के राष्ट्रपति के लिए निर्वाचन का पात्र नहीं है।

नीचे दिए गए कूट का प्रयोग कर सही उत्तर चुनिए
(a) 1 और 2 (b) केवल 2
(c) 1, 2 और 3 (d) केवल 3

102. राष्ट्रपति अपनी स्वविवेक शक्तियों का प्रयोग कब कर सकता है?
1. जब प्रधानमन्त्री तथा मन्त्रिपरिषद् में मतभेद हो।
2. जब लोकसभा में किसी भी दल का बहुमत न हो तथा उसे प्रधानमन्त्री को चुनना है।
3. जब शासक दल लोकसभा में अपना बहुमत खो देता है।
4. जब वह मन्त्रिमण्डल द्वारा दिए गए परामर्श को पुनर्विचार हेतु भेजने का निर्णय करता है।

कूट
(a) केवल 1 (b) 1 और 2
(c) 2, 3 और 4 (d) 2 और 4

103. भारत के वह एकमात्र प्रधानमन्त्री कौन हैं, जो पदग्रहण के समय संसद के किसी भी सदन के सदस्य नहीं थे?
(a) चन्द्रशेखर
(b) चौधरी चरण सिंह
(c) पी वी नरसिम्हा राव
(d) इन्द्रकुमार गुजराल

104. यदि राज्य केन्द्र सरकार के आदेशों का पालन नहीं करता, तो राष्ट्रपति
(a) घोषणा कर सकता है कि राज्य का संवैधानिक तन्त्र टूट गया है तथा राज्य का शासन अपने हाथ में ले सकता है
(b) आदेशों का पालन कराने के लिए सुरक्षित पुलिस भेज सकता है
(c) राज्य विधानसभा को भंग कर सकता है तथा नए चुनाव करा सकता है
(d) 'a' और 'b' में से कुछ भी कर सकता है

105. निम्नलिखित में कौन राष्ट्रपति द्वारा नियुक्त किया जाता है?
1. राज्य का राज्यपाल
2. उच्च न्यायालय के मुख्य न्यायाधीश तथा अन्य न्यायाधीश
3. सर्वोच्च न्यायालय का मुख्य न्यायाधीश तथा अन्य न्यायाधीश
4. उपराष्ट्रपति

कूट
(a) 1 और 2 (b) 1, 3 और 4
(c) 1, 2 और 4 (d) 1, 2 और 3

106. संघ की कार्यपालिका शक्ति का विस्तार संविधान के किस अनुच्छेद के अनुसार किया जा सकता है?
(a) अनुच्छेद 70 (b) अनुच्छेद 71
(c) अनुच्छेद 73 (d) अनुच्छेद 74

107. किन स्थितियों में राष्ट्रपति पर महाभियोग लगाया जा सकता है?
1. दाण्डिक
2. संविधान का अतिक्रमण
3. कर्त्तव्य की अवहेलना

उपरोक्त में से सही का चयन कीजिए
(a) केवल 1 (b) 1 और 3
(c) केवल 2 (d) ये सभी

108. राष्ट्रपति को महाभियोग प्रक्रिया के पूर्ण होने पर कब से पदच्युत माना जाता है?
(a) उस दिन से जब संसद राष्ट्रपति पर महाभियोग सम्बन्धी प्रस्ताव को अपनी स्वीकृति दे देती है
(b) संसद द्वारा निर्धारित दिन से
(c) महाभियोग का प्रस्ताव लाने के दिन से
(d) संसद द्वारा पारित महाभियोग प्रस्ताव पर उपराष्ट्रपति की स्वीकृति मिलने वाले दिन से

109. राज्यसभा के सभापति के रूप में उपराष्ट्रपति क्या नहीं करता?
(a) राज्यसभा का सभापतित्व
(b) राज्यसभा का सत्रावसान
(c) राज्यसभा के सदस्यों के विशेषाधिकारों का संरक्षण
(d) लोकसभा व राष्ट्रपति के समक्ष राज्यसभा का प्रवक्ता

110. उपराष्ट्रपति के सम्बन्ध में कौन-सा कथन सत्य है?
(a) वह संसद का सदस्य होता है
(b) वह संसद का एक भाग होता है
(c) वह राज्यसभा का सदस्य बनने के लिए अर्हित होता है
(d) वह राज्यसभा का सदस्य होता है

111. मन्त्रिपरिषद् में कौन शामिल होता है?
(a) राष्ट्रपति, उपराष्ट्रपति, प्रधानमन्त्री व अन्य मन्त्री
(b) राष्ट्रपति, प्रधानमन्त्री व अन्य मन्त्री
(c) उपराष्ट्रपति, प्रधानमन्त्री व अन्य मन्त्री
(d) प्रधानमन्त्री, कैबिनेट मन्त्री व अन्य मन्त्री

112. कौन-सा कार्य मन्त्रिपरिषद् के वित्तीय कार्यों में शामिल नहीं है?
(a) समय-समय पर वित्त आयोग की नियुक्ति की सिफारिश करना
(b) बजट तैयार करना
(c) बजट को संसद से पास करवाना
(d) किसी विधेयक को धन विधेयक के रूप में प्रमाणित करना

113. युद्ध एवं शान्ति की घोषणा करने तथा सशस्त्र बलों को अभिनियोजित करने के राष्ट्रपति के अधिकार के सम्बन्ध में निम्नलिखित में से क्या सत्य है?
(a) यह राष्ट्रपति का विवेकाधीन कृत्य है
(b) यह अधिकार संसद द्वारा नियन्त्रित है
(c) 'a' और 'b' दोनों कथन सत्य हैं
(d) उपरोक्त सभी कथन गलत हैं

114. संविधान
(a) राष्ट्रपति के पुनर्निर्वाचन पर मौन है
(b) राष्ट्रपति के पद पर किसी व्यक्ति के पुनर्निर्वाचन की अनुमति देता है
(c) किसी व्यक्ति को केवल दो बार राष्ट्रपति के पद पर रहने की अनुमति देता है
(d) केवल एक बार राष्ट्रपति के पद पर रहने के लिए संशोधित किया गया है

115. राज्यसभा में राज्यों का आवंटित स्थानों के घटते क्रम में सही क्रम है
(a) उत्तर प्रदेश, तमिलनाडु, बिहार, महाराष्ट्र
(b) उत्तर प्रदेश, बिहार, महाराष्ट्र, तमिलनाडु
(c) उत्तर प्रदेश, महाराष्ट्र, तमिलनाडु, बिहार
(d) उत्तर प्रदेश, बिहार, तमिलनाडु, महाराष्ट्र

116. उपराष्ट्रपति के चुनाव के नामांकन के लिए उम्मीदवार के पास कम-से-कम कितने प्रस्तावक और अनुमोदक होने चाहिए?
(a) 20 प्रस्तावक, 20 अनुमोदक
(b) 25 प्रस्तावक, 25 अनुमोदक
(c) 40 प्रस्तावक, 40 अनुमोदक
(d) 50 प्रस्तावक, 50 अनुमोदक

117. प्रधानमन्त्री की कौन-सी शक्तियाँ राष्ट्रपति के सन्दर्भ में सही हैं?
1. वह मन्त्रिमण्डल के सभी फैसलों की जानकारी राष्ट्रपति को देता है।
2. वह सभी विधायी प्रस्तावों तथा संघ के शासन से सम्बन्धित जानकारी राष्ट्रपति को देता है।
3. राष्ट्रपति की अनुपस्थिति में संसद द्वारा पारित विधेयकों पर वह राष्ट्रपति की ओर से हस्ताक्षर करता है।
4. समस्त नियुक्तियाँ करने में वह राष्ट्रपति की मदद करता है।

कूट
(a) 1, 2 और 3 (b) 2, 3 और 4
(c) 1, 2 और 4 (d) ये सभी

118. राष्ट्रपति के सम्बन्ध में सही कथन है
1. प्रत्येक नए सत्र में संसद के दोनों सदनों को सम्बोधित करता है।
2. संसद के प्रत्येक सदन को आहूत कर सकता है।
3. संसद के दोनों सदनों को भंग कर सकता है।
4. लोकसभा में निर्णायक मत दे सकता है।

उपरोक्त कथनों में से कौन-से सही हैं?
(a) 1 और 3 (b) 2 और 3
(c) 3 और 4 (d) 1 और 2

119. निम्नलिखित भारतीय प्रधानमन्त्रियों में से किसने लोकसभा में अविश्वास मत का सामना करने से पहले त्याग-पत्र दे दिया था?
(a) चन्द्रशेखर
(b) मोरारजी देसाई
(c) चौधरी चरण सिंह
(d) वी पी सिंह

120. यदि प्रधानमन्त्री राज्यसभा का सदस्य होता है, तो उसे
(a) छः महीनों के अन्दर लोकसभा के लिए निर्वाचित होना होता है
(b) सरकारी नीतियों की घोषणा केवल राज्यसभा में ही कर सकता है
(c) अविश्वास के लिए मतदान पर विचार के समय मतदान में भाग नहीं ले सकता
(d) लोकसभा में बजट पर विचार-विमर्श में भाग नहीं ले सकता

121. **कथन** (A) व्यवहार में संसदीय शासन में विधानमण्डल कार्यपालिका को नहीं वरन कार्यपालिका विधानमण्डल को नियन्त्रित करती है।
कारण (R) मन्त्रिपरिषद् विधानमण्डल के समक्ष सामूहिक रूप से उत्तरदाई होती है।

कूट
(a) A और R दोनों सही हैं, तथा R, A की सही व्याख्या है
(b) A और R दोनों सही हैं, परन्तु R, A की सही व्याख्या नहीं है
(c) A सही है, किन्तु R गलत है
(d) A गलत है, किन्तु R सही है

122. सुमेलित कीजिए

सूची I	सूची II
A. मन्त्रिपरिषद् सामूहिक रूप से संसद के प्रति जवाबदेही	1. अनुच्छेद 74
B. राष्ट्रपति के प्रति प्रधानमन्त्री के कर्त्तव्य	2. अनुच्छेद 77
C. मन्त्रिपरिषद् द्वारा राष्ट्रपति को सलाह और सहायता उपलब्ध कराना	3. अनुच्छेद 76
D. भारत सरकार की सभी कार्यवाही-कार्यवाहियाँ राष्ट्रपति की ओर से उसी के नाम पर की जाय	4. अनुच्छेद 75
	5. अनुच्छेद 78

कूट

	A	B	C	D		A	B	C	D
(a)	4	5	1	3	(b)	3	2	4	1
(c)	4	5	1	2	(d)	3	4	1	2

123. भारतीय संसद की कार्यवाही में शून्यकाल का अर्थ है

(a) सत्र का प्रथम घण्टा
(b) वह समय जब विशेषाधिकार प्रस्ताव स्वीकृत होता है
(c) प्रश्नकाल के पूर्व का काल
(d) प्रश्नकाल के अन्त: और कार्यसूची में लिखे गए दूसरे कार्य के बीच का काल

124. संसद के दोनों सदनों को कई मामलों में एक ही जैसी शक्ति प्राप्त है केवल निम्न को छोड़कर

1. वित्तीय मामलों को छोड़कर
2. मन्त्रिपरिषद् के उत्तरदायित्व
3. संशोधन प्रक्रिया
4. राष्ट्रपति का चुनाव

कूट

(a) 3 और 4 (b) 2, 3 और 4
(c) 1, 2 और 3 (d) 1 और 2

125. निम्न में से क्या सही नहीं है?

(a) मन्त्री को प्रधानमन्त्री से असहमत होने पर त्याग-पत्र देना पड़ता है
(b) मन्त्रिपरिषद नीति निर्धारण संस्था है
(c) मन्त्री गोपनीयता की शपथ से बन्धे होते हैं
(d) मन्त्री संयुक्त रूप से लोकसभा के प्रति उत्तरदाई होते हैं

126. सुमेलित कीजिए

सूची I (प्रधानमन्त्री)	सूची II (उप-प्रधानमन्त्री)
A. चौधरी चरण सिंह	1. देवी लाल
B. चन्द्रशेखर	2. जगजीवन राम
C. इन्दिरा गाँधी	3. बाई वी चव्हाण
D. मोरारजी देसाई	4. गुलजारी लाल नन्दा

कूट

	A	B	C	D		A	B	C	D
(a)	1	2	3	4	(b)	4	3	2	1
(c)	3	1	4	2	(d)	3	1	2	4

127. निम्न कथनों पर विचार कीजिए

भारत में राष्ट्रपति चुनाव के निर्वाचक मण्डल में

1. विधानसभा के निर्वाचित सदस्य के मत का

$$\text{मूल्यांकन} = \frac{\text{राज्य की जनसंख्या}}{\text{राज्य की विधानसभा में निर्वाचित सदस्यों की संख्या} \times 100}$$

2. एक निर्वाचित संसद सदस्य के मत का

$$\text{मूल्यांक} = \frac{\text{सभी निर्वाचित विधानसभा सदस्यों के मतों का कुल मान}}{\text{निर्वाचित संसद सदस्यों की कुल संख्या}}$$

3. आखिरी चुनाव में 5000 मतदाता थे।

इन कथनों में से कौन-सा/से सही है/हैं?

(a) 1 और 2 (b) केवल 2 (c) 1 और 3 (d) केवल 3

128. भारतीय संविधान के निम्नलिखित में से किस एक संशोधन द्वारा राष्ट्रपति को कोई भी मामला मन्त्रिपरिषद् द्वारा पुनर्विचार किए जाने के लिए वापस भेजने का अधिकार दिया गया है ?

(a) 39वाँ (b) 40वाँ (c) 42वाँ (d) 44वाँ

129. निम्नलिखित राष्ट्रपति का सही क्रम है

(a) वी वी गिरि, बी डी जत्ती, ज्ञानी जैलसिंह
(b) राजेन्द्र प्रसाद, राधाकृष्णन, जाकिर हुसैन
(c) संजीव रेड्डी, के आर नारायणन, प्रतिभा पाटिल
(d) जैलसिंह, अबुल कलाम आजाद, प्रणव मुखर्जी

130. वरीयता क्रम के अनुसार भारत का महान्यायवादी का स्थान है

(a) 10वाँ (b) 11वाँ (c) 18वाँ (d) 21वाँ

131. भारत के उपराष्ट्रपति का निर्वाचन एक निर्वाचकगण द्वारा होता है, जो

(a) संसद के दोनों सदनों के सदस्यों से मिलकर बनता है
(b) केवल राज्यसभा के सदस्यों से मिलकर बनता है
(c) संसद के दोनों सदनों के निर्वाचित सदस्यों से मिलकर बनता है
(d) केवल लोकसभा के निर्वाचित सदस्यों से मिलकर बनता है

132. कथन (A) राष्ट्रपति द्वारा पदाधिकारियों की नियुक्ति मन्त्रिमण्डल के परामर्श से की जाती है।

कारण (R) राष्ट्रीय नीति का निर्धारण करना मन्त्रिमण्डल का सर्वाधिक महत्त्वपूर्ण कार्य है।

कूट

(a) A और R दोनों सही हैं, तथा R, A की सही व्याख्या है
(b) A और R दोनों सही हैं, परन्तु R, A की सही व्याख्या नहीं है
(c) A सही है, परन्तु R गलत है
(d) A गलत है, परन्तु R सही है

133. निम्नलिखित को सुमेलित कीजिए

सूची I (राष्ट्रपति का नाम)	सूची II (कार्यकाल)
A. डॉ. जाकिर हुसैन	1. 1967-69
B. ज्ञानी जैलसिंह	2. 1982-1987
C. के आर नारायणन	3. 1997-2002
D. डॉ. शंकर दयाल शर्मा	4. 1992-1997

कूट

	A	B	C	D		A	B	C	D
(a)	1	2	3	4	(b)	2	1	3	4
(c)	3	4	2	1	(d)	4	3	2	1

134. निम्न में से 'संयुक्त उत्तरदा यित्व' का अर्थ क्या है?
(a) पार्लियामेन्ट में सभी मन्त्री एकमत से बोलते हैं
(b) सभी मन्त्रियों को पार्लियामेन्ट में उपस्थित रहना पड़ता है
(c) कोई मन्त्री दूसरे मन्त्रियों की सहमति से ही त्याग-पत्र देता है
(d) सभी मन्त्रियों की सहमति से ही किसी मन्त्री को हटाया जाता है

135. निम्न में से कौन-सा एक कथन असत्य है?
(a) देश की वित्त व्यवस्था एवं वार्षिक बजट निर्धारित करने में प्रधानमन्त्री की भूमिका होती है
(b) शासकीय विधेयकों को प्रधानमन्त्री की सलाह के अनुसार तैयार किया जाता है
(c) संविधान के 91वें संशोधन के पूर्व मन्त्रिपरिषद् का आकार निश्चित नहीं था
(d) उपरोक्त में से कोई नहीं

136. यदि राष्ट्रपति को यह विश्वास हो जाए कि ऐसी परिस्थितियाँ पैदा हो गई हैं, जिनसे भारत के वित्तीय स्थायित्व या साख को खतरा है, तो संविधान के किस अनुच्छेद के अन्तर्गत वह वित्तीय आपात की घोषणा कर सकता है?
(a) अनुच्छेद 365
(b) अनुच्छेद 368
(c) अनुच्छेद 360
(d) अनुच्छेद 362

137. लोकसभा का कोई सदस्य सदन का सदस्य बने रहने से निरर्हित नहीं हो जाता, यदि वह सदस्य
(a) जिस राजनीतिक दल से निर्वाचित होकर आया था/आई थी, उससे स्वैच्छिक रूप से अपनी सदस्यता छोड़ देता/देती है
(b) जिस राजनीतिक दल से सदन में निर्वाचित हुआ था/हुई थी, उससे निष्कासित कर दिया गया/दी गई हो
(c) एक स्वतन्त्र उम्मीदवार के रूप में निर्वाचित होने के पश्चात् किसी राजनीतिक दल में सम्मिलित हो जाता है
(d) अपने राजनीतिक दल द्वारा दिए गए निर्देश के विपरीत मतदान से प्रविरत रहता हो

138. भारत के राष्ट्रपति के बारे में निम्नलिखित कथनों पर विचार कीजिए
1. राष्ट्रपति को विशिष्ट जानकारी पाने के लिए मन्त्रिपरिषद् को सम्बोधित करने का और सन्देश भेजने का अधिकार है।
2. राष्ट्रपति विधान विषयक प्रस्थापनाओं से सम्बन्धित जानकारी माँग सकता है।
3. संघ के प्रशासन सम्बन्धी मन्त्रिपरिषद् के सभी विनिश्चय राष्ट्रपति को संसूचित किए जाने चाहिए।

उपरोक्त में से कौन-से कथन सही हैं?
(a) 1 और 3
(b) 2 और 3
(c) 1 और 2
(d) उपरोक्त सभी

उत्तरमाला

1.	(a)	2.	(a)	3.	(b)	4.	(c)	5.	(c)	6.	(a)	7.	(d)	8.	(d)	9.	(b)	10.	(a)
11.	(a)	12.	(b)	13.	(a)	14.	(b)	15.	(b)	16.	(c)	17.	(d)	18.	(b)	19.	(c)	20.	(c)
21.	(d)	22.	(c)	23.	(b)	24.	(d)	25.	(d)	26.	(b)	27.	(c)	28.	(b)	29.	(a)	30.	(c)
31.	(c)	32.	(c)	33.	(d)	34.	(d)	35.	(a)	36.	(d)	37.	(d)	38.	(d)	39.	(d)	40.	(a)
41.	(c)	42.	(b)	43.	(d)	44.	(d)	45.	(a)	46.	(b)	47.	(a)	48.	(d)	49.	(d)	50.	(c)
51.	(d)	52.	(d)	53.	(d)	54.	(d)	55.	(a)	56.	(a)	57.	(c)	58.	(a)	59.	(a)	60.	(d)
61.	(b)	62.	(c)	63.	(b)	64.	(c)	65.	(a)	66.	(a)	67.	(c)	68.	(a)	69.	(a)	70.	(b)
71.	(a)	72.	(d)	73.	(b)	74.	(b)	75.	(a)	76.	(c)	77.	(b)	78.	(a)	79.	(c)	80.	(a)
81.	(c)	82.	(c)	83.	(b)	84.	(b)	85.	(d)	86.	(c)	87.	(c)	88.	(b)	89.	(b)	90.	(c)
91.	(c)	92.	(d)	93.	(a)	94.	(c)	95.	(c)	96.	(a)	97.	(b)	98.	(c)	99.	(d)	100.	(d)
101.	(d)	102.	(c)	103.	(c)	104.	(a)	105.	(d)	106.	(c)	107.	(c)	108.	(a)	109.	(b)	110.	(c)
111.	(c)	112.	(d)	113.	(b)	114.	(b)	115.	(b)	116.	(a)	117.	(c)	118.	(d)	119.	(b)	120.	(c)
121.	(b)	122.	(c)	123.	(d)	124.	(a)	125.	(b)	126.	(c)	127.	(b)	128.	(d)	129.	(b)	130.	(b)
131.	(a)	132.	(b)	133.	(a)	134.	(a)	135.	(d)	136.	(c)	137.	(b)	138.	(d)				

अध्याय 09

राज्य शासन

राज्य की कार्यपालिका

संविधान के द्वारा राज्यों में भी संसदात्मक व्यवस्था की स्थापना की गई और इस संसदात्मक व्यवस्था में राज्यपाल राज्य की कार्यपालिका का वैधानिक प्रधान होता है, जबकि मन्त्रिपरिषद् राज्य की कार्यपालिका सत्ता की वास्तविक प्रधान होती है।

भारतीय संविधान में परिसंघीय शासन की व्यवस्था है, जिसमें संघ और उसकी इकाइयों के अतिरिक्त राज्यों के प्रशासन के लिए पृथक् प्रणालियाँ हैं। संविधान में दोनों के शासन के लिए उपबन्ध हैं। संविधान के छठे भाग में राज्य सरकार के बारे में बताया गया है, परन्तु यह व्यवस्था जम्मू-कश्मीर राज्य के लिए लागू नहीं है, क्योंकि जम्मू-कश्मीर को विशेष राज्य का दर्जा प्राप्त है।

संविधान के छठे भाग के **अनुच्छेद 153-167** में राज्य कार्यपालिका के बारे में उल्लेख है। राज्य कार्यपालिका में राज्यपाल, मुख्यमन्त्री, मन्त्रिपरिषद् और राज्य के महाधिवक्ता (एडवोकेट जनरल) शामिल होते हैं।

जिस प्रकार संघ की कार्यपालिका शक्ति राष्ट्रपति में निहित है, उसी प्रकार राज्य की कार्यपालिका शक्ति राज्यपाल में निहित है। संघीय शासन की भाँति राज्यों में संसदीय शासन प्रणाली को अपनाया गया है, तो दूसरी ओर राष्ट्र की एकता व अखण्डता के लिए राज्यपाल की दोहरी भूमिका की व्यवस्था की गई है ताकि वह राज्य के औपचारिक अध्यक्ष के साथ-साथ केन्द्र के प्रतिनिधि के रूप में भी कार्य करे।

राज्यपाल

अनुच्छेद 153 में उल्लेख किया गया है कि प्रत्येक राज्य का एक राज्यपाल होगा, परन्तु एक व्यक्ति को दो या दो से अधिक राज्यों का राज्यपाल भी नियुक्त किया जा सकता है। (सातवें संविधान संशोधन अधिनियम, 1956 के अनुसार)।

अनुच्छेद 154 (1) के अनुसार, राज्य की कार्यपालिका शक्ति राज्यपाल में समाहित होगी और वह इसका प्रयोग स्वयं या अपने अधीनस्थ अधिकारियों के माध्यम से करेगा।

पद की शर्तें

राज्यपाल के पद की शर्तों का उल्लेख अनुच्छेद 158 में मिलता है जोकि निम्नलिखित है

- राज्यपाल संसद के किसी सदन या राज्य विधानमण्डल का सदस्य नहीं होगा। यदि सदस्य है तो नियुक्ति की तारीख से संसद या राज्य विधानमण्डल से उसका स्थान रिक्त माना जाएगा।
- राज्यपाल अन्य कोई लाभ का पद धारण नहीं करेगा।
- राज्यपाल की उपलब्धियाँ और भत्ते उसकी पदावधि के दौरान कम नहीं किए जाएँगे।

योग्यताएँ

अनुच्छेद 157 के अनुसार, किसी व्यक्ति को राज्यपाल नियुक्त करने के लिए निम्नलिखित योग्यताएँ निर्धारित की गई हैं

- वह भारत का नागरिक हो।
- वह 35 वर्ष की आयु पूरी कर चुका हो।

शपथ

राज्यपाल उच्च न्यायालय के मुख्य न्यायमूर्ति या उसकी अनुपस्थिति में उस न्यायालय के ज्येष्ठतम **न्यायाधीश** के समक्ष संविधान और विधि का परिरक्षण, संरक्षण और प्रतिरक्षण की शपथ लेता है। ऐसे प्रावधान का उल्लेख **अनुच्छेद 159** में मिलता है।

पदावधि

सामान्यतः राज्यपाल का कार्यकाल पद ग्रहण से 5 वर्ष की अवधि के लिए होता है। अनुच्छेद 156(3) के अनुसार, राज्यपाल राष्ट्रपति के प्रसादपर्यन्त (Pleasure of President) पद धारण करेगा अर्थात् राष्ट्रपति द्वारा 5 वर्ष से पहले भी पदच्युत किया जा सकता है या वह पदत्याग कर सकता है।

राज्य का राज्यपाल निर्वाचित नहीं होता है, वह राष्ट्रपति द्वारा नियुक्त किया जाता है। राज्यपाल अपने पद की अवधि समाप्त हो जाने पर भी तब तक पद पर बना रहेगा, जब तक उसका उत्तराधिकारी पद ग्रहण नहीं कर लेता।

राष्ट्रपति राज्यपाल को एक राज्य से दूसरे राज्य में स्थानान्तरित कर सकता है, जहाँ वह शेष अवधि तक कार्य करेगा। अनुच्छेद 156 (2) के अधीन राज्यपाल, राष्ट्रपति को सम्बोधित अपने हस्ताक्षर सहित लेख द्वारा त्यागपत्र दे सकता है।

राज्यपाल को किस आधार पर राष्ट्रपति हटा सकते हैं, इस विषय पर संविधान मौन है। एक से अधिक बार राज्यपाल नियुक्त किए जाने के बारे में भी कोई प्रतिबन्ध नहीं है।

वेतन एवं भत्ते

राज्यपाल ऐसी उपलब्धियों, भत्तों और विशेषाधिकारों का हकदार होगा, जो संसद विधि द्वारा अवधारित करे [अनुच्छेद 158(3)]। यदि एक व्यक्ति को दो या दो से अधिक राज्यों का राज्यपाल नियुक्त किया जाता है तो अनुच्छेद 158 (3)(A) के तहत राष्ट्रपति आदेश द्वारा वेतन तथा भत्ते उन राज्यों के बीच निश्चित अनुपात में आवण्टित करेगा। यह व्यवस्था 7वें संविधान संशोधन अधिनियम द्वारा की गई थी। वर्तमान में राज्यपाल का वेतन **₹ 1 लाख 10 हजार** मासिक है।

उन्मुक्तियाँ अथवा संरक्षण

राज्यपाल को **अनुच्छेद 361** के अन्तर्गत निम्नलिखित उन्मुक्तियाँ या संरक्षण प्राप्त हैं

- राज्यपाल के विरुद्ध उसकी पदावधि के दौरान किसी न्यायालय में किसी भी प्रकार की दाण्डिक कार्यवाही नहीं की जाएगी।
- राज्यपाल की पदावधि के दौरान उसकी गिरफ्तारी या कारावास के लिए कोई आदेश नहीं निकाला जाएगा।
- राज्यपाल के विरुद्ध व्यक्तिगत हैसियत से सिविल कार्यवाही की जा सकती है, परन्तु उसे 2 माह पूर्व सूचना देनी आवश्यक है।

कार्य एवं शक्तियाँ

राज्यपाल को राष्ट्रपति के अनुरूप **कार्यकारी, विधायी, वित्तीय** और **न्यायिक शक्तियाँ** प्राप्त होती हैं, परन्तु राज्यपाल को राष्ट्रपति के समान कूटनीतिक **सैन्य** या **आपातकालीन शक्तियाँ** प्राप्त नहीं हैं। राज्यपाल की शक्तियों और उसके कार्यों को कार्यकारी, विधायी, वित्तीय और न्यायिक शक्तियों में विभाजित करके समझा जा सकता है।

1. कार्यकारी शक्तियाँ

संविधान के अनुच्छेद 154 के अनुसार, राज्य की कार्यपालिका शक्तियाँ (Executive Powers) राज्यपाल में निहित की गई हैं, जिनका प्रयोग वह स्वयं या तो प्रत्यक्ष रूप से करता है या अपने अधीन कर्मचारियों द्वारा करता है। राज्यपाल को निम्नलिखित कार्यकारी शक्तियाँ प्राप्त हैं

- राज्य का समस्त शासन राज्यपाल के नाम पर चलाया जाता है। वह उन सब विषयों पर शासन चलाता है, जिनके सम्बन्ध में राज्य के विधानमण्डल को कानून बनाने का अधिकार है।
- राज्यपाल मुख्यमन्त्री की नियुक्ति करता है तथा उसके परामर्श से अन्य मन्त्रियों की नियुक्तियाँ करता है। मन्त्री और महाधिवक्ता राज्यपाल के प्रसादपर्यन्त पद ग्रहण करते हैं
- वह राज्य के महाधिवक्ता और राज्य लोक सेवा आयोग के अध्यक्ष तथा अन्य सदस्यों को नियुक्त करता है।
- राज्य के अन्य अधिकारियों की नियुक्ति राज्यपाल द्वारा ही की जाती है।
- राज्यपाल मन्त्री के किसी निर्णय को मन्त्रिपरिषद् के पास विचार करने के लिए वापस भेज सकता है।
- वह प्रशासन के बारे में मुख्यमन्त्री से कोई भी जानकारी प्राप्त कर सकता है।
- राज्यपाल राज्य की विधानसभा में आंग्ल भारतीय समुदाय के **एक सदस्य** को नियुक्त कर सकता है (अनुच्छेद 333)।
- राज्यपाल को राज्य के उच्च न्यायालय के न्यायाधीशों को नियुक्त करने की शक्ति नहीं है, किन्तु इस विषय पर राष्ट्रपति उससे परामर्श करता है [अनुच्छेद 217 (1)]
- राज्यपाल जब यह अनुभव करे कि राज्य में ऐसी स्थिति उत्पन्न हो चुकी है कि राज्य का प्रशासन लोकतन्त्रात्मक परम्पराओं के अनुसार नहीं चलाया जा रहा है, तब वह राष्ट्रपति को अपनी रिपोर्ट भेजता है और राष्ट्रपति द्वारा संवैधानिक संकट की घोषणा पर वह राष्ट्रपति के आदेश के अनुसार राज्य का शासन चलाता है (अनुच्छेद 356)।
- राज्यपाल राज्य के विश्वविद्यालयों का कुलाधिपति होता है तथा उपकुलपतियों को भी नियुक्त करता है, किन्तु राज्यपाल को बाह्य आक्रमण या सशस्त्र विद्रोह से उत्पन्न परिस्थिति का सामना करने वाली ऐसी कोई आपात शक्ति प्राप्त नहीं है, जैसी राष्ट्रपति को प्राप्त है। [अनुच्छेद 352(1)]

2. विधायी शक्तियाँ

राज्यपाल विधानमण्डल का सदस्य नहीं होता, परन्तु राष्ट्रपति की तरह वह भी विधानमण्डल का अंग होता है। राज्यपाल का विधानमण्डल की शक्तियों (Legislative Powers) से गहन सम्बन्ध है और उसे कई प्रकार की वैधानिक शक्तियाँ प्राप्त हैं।

जिनमें मुख्य निम्न हैं

- वह राज्य विधानसभा के सत्र को आहूत या सत्रावसान या विघटित कर सकता है। अधिवेशन बुलाने की राज्यपाल की शक्ति पर एक संवैधानिक प्रतिबन्ध है और वह यह कि पहले अधिवेशन की अन्तिम तिथि तथा अगले अधिवेशन की पहली तिथि के बीच 6 महीनों से अधिक का समय व्यतीत न हुआ हो।
- वह विधानमण्डल के दोनों सदनों में भाषण दे सकता है तथा उनको सन्देश भेज सकता है।
- प्रत्येक वर्ष विधानमण्डल का अधिवेशन राज्यपाल के भाषण से आरम्भ होता है, जिसमें राज्य की नीति का वर्णन होता है।
- राज्य विधानमण्डल द्वारा पास हुआ बिल तब तक कानून नहीं बन सकता, जब तक राज्यपाल अपनी स्वीकृति न दे दे। धन बिलों को राज्यपाल स्वीकृति देने से इनकार नहीं कर सकता, परन्तु साधारण बिलों को पुनर्विचार के लिए वापस भेज सकता है। यदि विधानमण्डल साधारण बिल को दोबारा पास कर दे, तो राज्यपाल को अपनी स्वीकृति देनी ही पड़ती है। राज्यपाल कुछ बिलों को राष्ट्रपति की स्वीकृति के लिए आरक्षित रख सकता है।
- राज्यपाल राज्य विधानमण्डल के उच्च सदन (विधानपरिषद्) के 1/6 सदस्यों को मनोनीत कर सकता है, जो राज्य के कला, साहित्य, विज्ञान, समाज सेवा तथा सहकारिता से जुड़े हों।
- राज्यपाल को अध्यादेश जारी करने का भी अधिकार प्राप्त है। जब विधानमण्डल का अधिवेशन न चल रहा हो और कोई असाधारण परिस्थिति उत्पन्न हो गई हो, जिसको पूरा करने के लिए कोई कानून न हो तब राज्यपाल अध्यादेश जारी कर सकता है। अध्यादेश को उसी

प्रकार लागू किया जा सकता है जिस प्रकार विधानमण्डल के बनाए हुए कानून को, परन्तु यह अध्यादेश विधानमण्डल की बैठक आरम्भ होने से 6 सप्ताह के पश्चात् लागू नहीं रह सकता। राज्यपाल को अध्यादेश जारी करने की पूरी स्वतन्त्रता है और इसकी इस शक्ति के प्रयोग को किसी भी न्यायालय में चुनौती नहीं दी जा सकती।

- राज्य लोक सेवा आयोग और महालेखा परीक्षक अपनी वार्षिक रिपोर्ट राज्यपाल के पास भेजते हैं और राज्यपाल इन रिपोर्टों को विधानमण्डल के सामने रखता है।
- राज्यपाल विधानपरिषद् के सभापति तथा उपसभापति के पद रिक्त होने पर किसी भी सदस्य को विधानपरिषद् की अध्यक्षता करने को कह सकता है।
- यदि विधानमण्डल के किसी सदस्य का अयोग्यता सम्बन्धी कोई विवाद हो, तो उसका निर्णय राज्यपाल करता है और उसका निर्णय अन्तिम होता है, परन्तु निर्णय देने से पूर्व राज्यपाल के लिए चुनाव आयोग का परामर्श लेना आवश्यक है।

3. वित्तीय शक्तियाँ

राज्यपाल की वित्तीय शक्तियाँ (Financial Powers) एवं कार्य निम्न प्रकार हैं

- राज्यपाल की सिफारिश के बिना कोई भी धन विधेयक विधानसभा में पेश नहीं किया जा सकता अर्थात् विधानसभा से धन की माँग राज्यपाल की सिफारिश पर ही हो सकती है।
- वार्षिक बजट राज्यपाल वित्तमन्त्री द्वारा विधानसभा में पेश करवाता है। कोई भी बजट अनुदान माँग बिना राज्यपाल की अनुमति के प्रस्तुत नहीं हो सकता।
- राज्य की **आकस्मिक निधि** (Contingency Fund) पर राज्यपाल का ही नियन्त्रण है। यदि संकट के समय आवश्यकता पड़े तो राज्यपाल इसमें से आवश्यकतानुसार व्यय कर लेता है तथा उसके पश्चात् राज्य विधानमण्डल से उस व्यय की स्वीकृति ले लेता है।
- पंचायतों और नगरपालिकाओं की वित्तीय स्थिति की हर 5 वर्ष बाद समीक्षा के लिए वह वित्त आयोग का गठन करता है।

4. न्यायिक शक्तियाँ

राज्यपाल को निम्नलिखित न्यायिक शक्तियाँ प्राप्त हैं

- जिला न्यायाधीशों की नियुक्ति और पदोन्नति राज्यपाल करता है।
- राज्यपाल यदि समझे कि किसी न्यायालय के पास काम अधिक है, तो वह आवश्यकतानुसार अधिक न्यायाधीशों को नियुक्त करता है।
- राज्यपाल उस अपराधी के दण्ड को क्षमा कर सकता है, घटा सकता है तथा कुछ समय के लिए स्थगित कर सकता है, जिसे राज्य के कानून के विरुद्ध अपराध करने पर दण्ड मिला हो। वह इस अधिकार का प्रयोग उन विषयों में नहीं कर सकता जो संघ सरकार की कार्यपालिका के अधीन हों। राज्यपाल अपनी इस शक्ति का प्रयोग भी मुकदमे की सुनवाई के आरम्भ से पूर्व, उसके बीच अथवा उसके पश्चात् कर सकता है।

5. विवेकाधीन शक्तियाँ

राज्यपाल की विवेकाधीन शक्तियों (Discreationary Powers) के आधार पर राज्यपाल की वास्तविक भूमिका का विवेचन कर सकते हैं। वस्तुतः राज्यपाल ने अब तक दो प्रकार की विवेकाधिकार शक्तियों का प्रयोग किया है

1. **संविधान द्वारा स्पष्ट रूप से प्रदत्त विवेकाधिकार शक्तियाँ**

- अनुच्छेद 371(A) से I तक नागालैण्ड, असोम, मणिपुर, आन्ध्र प्रदेश, सिक्किम, मिजोरम, अरुणाचल प्रदेश तथा गोवा के राज्यपाल को प्रदत्त विवेकाधिकार शक्तियाँ।
- अनुच्छेद 200 के अन्तर्गत राज्यपाल राष्ट्रपति के लिए विधेयक आरक्षित कर सकता है और किसी भी विधेयक को राज्यपाल धन विधेयक को छोड़कर पुनर्विचार के लिए लौटा सकता है।
- यदि राज्य में शासन संवैधानिक उपबन्धों (Constitutional Provisions) के अनुसार संचालित न हो, तो राज्यपाल राष्ट्रपति को अनुच्छेद 356 के अन्तर्गत शासन की सिफारिश कर सकता है।

2. **परिस्थितियों से उत्पन्न स्वविवेकीय शक्तियाँ**

राज्यपाल को कुछ स्वविवेकीय शक्तियाँ कुछ विशेष परिस्थितियों में ही प्राप्त होती हैं। ये विशेष परिस्थितियाँ निम्नलिखित हो सकती हैं

- किसी एक दल को विधानसभा में स्पष्ट बहुमत प्राप्त न हो।
- जिस दल की सरकार है उसके कुछ सदस्य उस दल से निकलकर किसी अन्य दल में मिल जाएँ और उस सरकार के अस्तित्व को खतरा पैदा हो जाए।
- मिली-जुली सरकार का होना और उनमें आपसी फूट का बने रहना
- राज्य में शान्ति और व्यवस्था को खतरा पैदा हो गया हो आदि।

परिस्थितिजन्य विवेकाधिकार शक्तियाँ इस प्रकार हैं

मुख्यमन्त्री की नियुक्ति राज्यपाल मुख्यमन्त्री की नियुक्ति करता है [अनुच्छेद 164(1)] संवैधानिक उपबन्धों के अनुसार राज्यपाल बहुमत दल के नेता को मुख्यमन्त्री नियुक्त करेगा, परन्तु जब किसी भी दल को स्पष्ट बहुमत प्राप्त नहीं हुआ तो राज्यपाल मनमाने तरीके से मुख्यमन्त्री की नियुक्ति करता है। अनेक बार तो राज्यपाल ने बहुमत प्राप्त दल की उपेक्षा करते हुए अल्पमत प्राप्त दल के नेता को मुख्यमन्त्री नियुक्त कर विवेकाधिकार शक्ति का दुरुपयोग किया है।

मुख्यमन्त्री की पदच्युति वर्ष 1997 में उत्तर प्रदेश के राज्यपाल **रोमेश भण्डारी** ने बहुमत प्राप्त मुख्यमन्त्री कल्याण सिंह को हटाकर **अल्पमत** प्राप्त **जगदम्बिका पाल** को मुख्यमन्त्री की शपथ दिलाई। इसी प्रकार गोवा के राज्यपाल एस सी जमीर ने 2 फरवरी, 2005 को मुख्यमन्त्री मनोहर सिंह पारिकर (भाजपा) की सरकार को बर्खास्त कर कांग्रेस के प्रताप सिंह राणे को मुख्यमन्त्री की शपथ दिलाई। वर्ष 1996 में गुजरात के राज्यपाल कृष्णपाल सिंह ने बहुमत प्राप्त केशुभाई पटेल की सरकार को बर्खास्त कर दलीप सिंह को मुख्यमन्त्री की शपथ दिलाई।

विश्वास मत के लिए समय देना झारखण्ड के राज्यपाल सैयद सिब्ते रजी ने झारखण्ड मुक्ति मोर्चा के नेता शिबू सोरेन को लम्बा समय दिया, जिसकी आलोचना उच्चतम न्यायालय ने की। अनेक बार राज्यपाल ने मुख्यमन्त्री को अचानक 24 घण्टे के अन्दर बहुमत सिद्ध करने के लिए कहा, यह भी उचित प्रतीत नहीं होता है। इस प्रकार राज्यपाल ने अपनी इस विवेकाधिकार शक्ति का दुरुपयोग किया है।

अध्यादेश जारी करने में राष्ट्रपति एवं राज्यपाल के अधिकारों की तुलना

क्र.सं.	राष्ट्रपति	राज्यपाल
1.	वह किसी अध्यादेश को तभी जारी कर सकता है, जब वह देखे कि ऐसी परिस्थितियाँ बन गईं कि त्वरित कदम उठाना आवश्यक है।	जब वह इस बात से सन्तुष्ट हो कि अब ऐसी परिस्थितियाँ बन गई हैं कि तुरन्त कदम उठाया जाना जरूरी है, तो वह अध्यादेश जारी कर सकता है।
2.	किसी अध्यादेश को तभी जारी कर सकता है, जब संसद के दोनों या कोई एक सदन सत्र में न हो।	वह किसी अध्यादेश को तभी जारी कर सकता है, जब विधानमण्डल के दोनों अथवा एक सदन सत्र में न हो।
3.	अध्यादेश निर्माण शक्ति के मामले में उसे संसद के सह-अस्तित्व के समान शक्ति है।	अध्यादेश निर्माण की उसकी शक्ति राज्य विधानपरिषद् के सह-अस्तित्व के रूप में है।
4.	उसके द्वारा जारी अध्यादेश संसद द्वारा निर्मित अधिनियम की तरह ही प्रभावी है।	उसके द्वारा जारी अध्यादेश भी राज्य विधानमण्डल द्वारा निर्मित अधिनियम की तरह ही प्रभावी है।
5.	उसे अध्यादेश बनाने में किसी निर्देश की आवश्यकता नहीं होती।	यह बिना राष्ट्रपति के निर्देश के निम्न 3 मामलों में अध्यादेश नहीं बना सकता (i) यदि वह समान उपबन्धों वाले विधेयक को राष्ट्रपति के विचारार्थ आवश्यक माने। (ii) यदि राज्य विधानमण्डल का अधिनियम ऐसा हो कि राष्ट्रपति की स्वीकृति के बिना यह अवैध हो जाए। (iii) राज्य विधानमण्डल में इसकी प्रस्तुति के लिए राष्ट्रपति की पूर्व स्वीकृति आवश्यक है।

विधानसभा को भंग करने का अधिकार संविधान के अनुच्छेद 174 (2) के अनुसार, राज्यपाल समय-समय पर किसी सदन का सत्रावसान कर सकेगा अथवा विधानसभा का विघटन कर सकेगा, किन्तु इस सम्बन्ध में स्वविवेक के प्रयोग का अवसर तब प्राप्त होता है जब दल-बदल के कारण या अन्य किसी कारण से सरकार अल्पमत में रह गई हो।

भारतीय राजनीति में ऐसे अनेक अवसर आए हैं जब राज्यपाल ने इस परिस्थिति का लाभ लेकर मुख्यमन्त्री की सिफारिश के बिना विधानसभा को भंग किया है; जैसे—वर्ष 1976 में बिना मुख्यमन्त्री से परामर्श के राज्यपाल ने तमिलनाडु की विधानसभा को भंग कर दिया था। वर्ष 1989 में कर्नाटक के राज्यपाल वैंकट सुवैया ने मुख्यमन्त्री बोम्मई की सलाह के बिना विधानसभा भंग कर राष्ट्रपति शासन लागू करने में अपने इस अधिकार का दुरुपयोग किया।

राष्ट्रपति शासन की सिफारिश अनुच्छेद 356 के अनुसार, यदि राज्य सरकार संविधान के उपबन्धों के अनुसार नहीं चलती है, तो राज्यपाल राष्ट्रपति शासन की सिफारिश कर सकता है; जैसे—मई, 2005 में बिहार के राज्यपाल बूटा सिंह ने राजग (NDA) जोकि सबसे बड़ा दल था, को सरकार बनाने के लिए आमन्त्रित नहीं किया, अपितु लालू यादव (RJD) को किया।

राष्ट्रपति के लिए विधेयकों को आरक्षित करना राज्यपाल केन्द्र राज्य सम्बन्धों को प्रभावित करने वाले विधेयकों को राष्ट्रपति के लिए आरक्षित रख सकता है (अनुच्छेद 200), परन्तु इस विवेकाधिकार का प्रयोग अनेक बार राज्यपाल ने केन्द्र सरकार के इशारे पर राज्य सरकार के कार्यों को प्रभावित करने के लिए किया है। वर्तमान समय में जब अनेक मुख्यमन्त्रियों के विरुद्ध भ्रष्टाचार के आरोप हैं, तब राज्यपाल की यह शक्ति व्यावहारिक राजनीति में बहुत अधिक महत्त्व प्राप्त कर लेती है। लेकिन राज्यपाल के स्वविवेक के आधार पर लिए गए निर्णय को उच्च न्यायालय या सर्वोच्च न्यायालय में चुनौती दी जा सकती है। राज्यपाल ने अपनी इस विवेकाधिकार शक्ति का भी अनेक बार दुरुपयोग भी किया है।

मुख्यमन्त्री के विरुद्ध मुकदमा दायर करने की अनुमति देना संविधान के अनुसार, राज्यपाल की अनुमति के बिना मुख्यमन्त्री के विरुद्ध मुकदमा दायर नहीं किया जा सकता। वर्ष 1995 में **जयललिता प्रकरण** से ही यह स्पष्ट हो गया है कि जब कोई पक्ष भ्रष्टाचार या किन्हीं आरापों के आधार पर मुख्यमन्त्री के विरुद्ध मुकदमा दायर करता है, तब राज्यपाल इस सम्बन्ध में निर्णय ले सकता है अर्थात् अनुमति दे भी सकता है और नहीं भी दे सकता।

राज्यपाल की भूमिका

भारतीय संविधान निर्माता केन्द्र के समान राज्यों में संसदीय शासन प्रणाली अपनाना चाहते थे। साथ में राष्ट्र की एकता और अखण्डता (Unity and Integrity) के लिए राज्यों पर केन्द्र का नियन्त्रण भी रखना चाहते थे। इसलिए संविधान निर्माताओं ने राज्यपाल की दोहरी भूमिका को अपनाया। इसलिए राज्यों में स्वतन्त्र संसदीय प्रणाली को केन्द्र की भाँति अपनाने पर बल दिया गया वहीं दूसरी ओर राज्य की एकता व अखण्डता के लिए राज्यों पर केन्द्र का नियन्त्रण सुनिश्चित किया गया। उपरोक्त कारणों से राज्यपाल की दोहरी भूमिका का भारतीय राजनीतिक व्यवस्था में प्रावधान संविधान निर्माताओं द्वारा किया गया। राज्यपाल जहाँ एक ओर राज्य का औपचारिक अध्यक्ष होता है, तो वहीं दूसरी ओर वह केन्द्र का भी प्रतिनिधि होता है।

संविधान निर्माताओं ने राज्यपाल के पद से यह अपेक्षा की कि वह सामान्य परिस्थिति में राज्य के औपचारिक अध्यक्ष के रूप में और मन्त्रिपरिषद् की सलाह के अनुसार कार्य करेगा। राज्यपाल अपनी विवेकाधिकार शक्ति का प्रयोग विशेष परिस्थिति में करेगा।

राज्यपाल अपनी विवेकाधिकार शक्ति का प्रयोग संविधान के उपबन्धों के अनुरूप राष्ट्र की एकता व अखण्डता के लिए करेगा, परन्तु व्यावहारिक राजनीति में राज्यपाल ने अपनी विवेकाधिकार शक्ति का दुरुपयोग किया।

राज्यपाल की नियुक्ति एवं भूमिका को बने प्रमुख आयोग

राज्यपाल की नियुक्ति एवं भूमिका को लेकर बने प्रमुख आयोगों एवं उनकी सिफारिशों का विवरण निम्न प्रकार है

प्रशासनिक सुधार आयोग (1966)

इस आयोग की प्रमुख अनुशंसाएँ निम्नलिखित हैं

- उस व्यक्ति को राज्यपाल के पद पर नियुक्त किया जाना चाहिए जिसे सार्वजनिक जीवन एवं प्रशासन का अनुभव हो और जो अपने आप को दलीय पूर्वाग्रहों से मुक्त रख सकता हो।
- राज्यपाल द्वारा अपने स्वविवेक के अधीन प्रयोग की जाने वाली शक्तियों का पर्याप्त स्पष्टीकरण किया जाना चाहिए। राज्य की नियुक्ति के सम्बन्ध में सम्बन्धित राज्य के मुख्यमन्त्री से परामर्श लिया जाना चाहिए।
- यदि राज्यपाल को यह समाधान हो जाए कि मन्त्रिमण्डल को विधानसभा का समर्थन प्राप्त नहीं रहा, तो उसे विधानसभा में बहुमत सिद्ध करने के लिए मुख्यमन्त्री को कहना चाहिए। यदि मुख्यमन्त्री इस सम्बन्ध में आनाकानी करता है या विधानसभा का सत्र बुलाने की सिफारिश नहीं करता, तब राज्यपाल को स्वयं विधानसभा का सत्र बुलाकर स्थिति को स्पष्ट कर देना चाहिए।
- यदि मुख्यमन्त्री के त्याग-पत्र या बर्खास्तगी के बाद राज्य में वैकल्पिक सरकार बनाने की समस्त सम्भावनाएँ क्षीण हो गई हों, तो ही राज्यपाल को विधानसभा भंग करने और राष्ट्रपति को राज्य में राष्ट्रपति शासन लागू करने की सिफारिश करनी चाहिए।

भगवान सहाय समिति (1970)

1970 में जम्मू-कश्मीर के तत्कालीन राज्यपाल श्री भगवान सहाय की अध्यक्षता में एक समिति गठित की गई, जिसकी प्रमुख सिफारिशें निम्न प्रकार हैं

- ऐसा व्यक्ति जो विधानसभा का सदस्य नहीं है या जिसे विधानसभा के लिए मनोनीत किया गया हो, मुख्यमन्त्री के रूप में कार्य करना चाहिए न कि राष्ट्रपति के अभिकर्ता के रूप में।
- यदि विधानसभा में मन्त्रिमण्डल के पक्ष में समर्थन सन्देहास्पद हो और मुख्यमन्त्री विधानसभा का सत्र बुलाने में आनाकानी करे, तो राज्यपाल को तुरन्त मन्त्रिमण्डल को बर्खास्त कर देना चाहिए।
- यदि मुख्यमन्त्री के त्याग-पत्र या बर्खास्तगी के बाद राज्य में वैकल्पिक सरकार बनाने की समस्त सम्भावनाएँ क्षीण हो गईं हों, तो ही राज्यपाल को विधानसभा भंग करने और राष्ट्रपति को राज्य में राष्ट्रपति शासन लागू करने की सिफारिश करनी चाहिए।

राष्ट्रपति और राज्यपाल की वीटो शक्ति की तुलना

	राष्ट्रपति	राज्यपाल
1.	संसद के दोनों सदनों द्वारा पारित विधेयक को अनुमति न देने की घोषणा कर सकता है। ऐसी स्थिति में वह विधेयक अधिनियम नहीं बना सकता।	राज्य विधानमण्डल द्वारा पारित विधेयक पर अपनी अनुमति देने से इनकार कर सकता है। इस स्थिति में वह विधेयक अधिनियम नहीं बनेगा।
2.	संसद के दोनों सदनों द्वारा पारित विधेयक को अनुमति प्रदान कर सकता है।	राज्य विधानमण्डल द्वारा पारित विधेयक को अनुमति प्रदान कर सकता है।
3.	धन विधेयक को छोड़कर अन्य पारित विधेयकों को संसद के दोनों सदनों को सन्देश के साथ पुनर्विचार के लिए वापस लौटा सकता है, लेकिन यदि उस विधेयक को पुनः दोनों सदन पारित करके राष्ट्रपति की अनुमति के लिए भेजते हैं, तो राष्ट्रपति को उस पर अनुमति देना अनिवार्य होता है।	धन विधेयक को छोड़कर अन्य विधेयकों को राज्यपाल विधानमण्डल को सन्देश के साथ पुनर्विचार के लिए वापस लौटा सकता है। यदि विधानमण्डल उस विधेयक को पुनःपारित कर देता है, तो राज्यपाल को उस पर अनुमति देना अनिवार्य है।
4.	राज्यपाल द्वारा आरक्षित विधेयक पर राष्ट्रपति (i) यदि वह धन विधेयक है तो राष्ट्रपति उस पर अनुमति दे भी सकता है या अनुमति नहीं भी दे सकता है। (ii) यदि वह धन विधेयक नहीं है तो वह विधेयक को राज्य विधानमण्डल को पुनर्विचार के लिए वापस कर सकता है। यदि वह विधेयक पुनः राज्य विधानमण्डल द्वारा पारित करके राष्ट्रपति के सम्मुख प्रस्तुत किया जाता है, तो राष्ट्रपति द्वारा अनुमति देना अनिवार्य नहीं है। वह उस पर अनुमति दे भी सकता है और अनुमति देने से मना भी कर सकता है। संविधान में कोई निश्चित अवधि नहीं बताई गई है, जिसके भीतर अनुमति देने या न देने की घोषणा आवश्यक है। राष्ट्रपति किसी विधेयक को लम्बित रख सकता है।	राज्यपाल राज्य विधानमण्डल द्वारा पारित विधेयक को वापस न लौटाकर या अनुमति न देकर उसे राष्ट्रपति के विचार के लिए आरक्षित करके रख सकता है। यह राज्यपाल का स्वविवेक का अधिकार है। जब किसी विधेयक को राज्यपाल राष्ट्रपति के विचार के लिए आरक्षित कर लेता है, तो राज्यपाल के उस विधेयक पर सभी अधिकार समाप्त हो जाते हैं तथा उस पर राष्ट्रपति का अधिकार हो जाता है।
5.	राष्ट्रपति को संविधान में मन्त्रिपरिषद् की सलाह के बिना कार्य करना मना है।	अनुच्छेद 163 में स्पष्ट रूप से वर्णन है कि कुछ क्षेत्रों में राज्यपाल को अपने विवेकानुसार कार्य करना है और इस पर उसका निर्णय अन्तिम होगा।
6.	राष्ट्रपति किसी राज्य विधानमण्डल द्वारा पारित विधेयक को अपने स्वयं के विचार द्वारा आरक्षित नहीं कर सकता।	राज्यपाल राज्य विधानमण्डल द्वारा पारित किसी विधेयक को राष्ट्रपति के विचार के लिए आरक्षित कर सकता है। (अनुच्छेद 200)
7.	राष्ट्रपति संघ की कार्यपालिका शक्ति किसी भी परिस्थिति में अपने हाथ में नहीं ले सकता।	अनुच्छेद 356 के तहत राज्य की कार्यपालिका शक्ति राष्ट्रपति में निहित हो जाती है, किन्तु वास्तव में शक्तियों का प्रयोग राज्यपाल द्वारा किया जाता है। इस प्रकार राज्यपाल मन्त्रिपरिषद् के बिना कार्य करता है।
8.	संविधान में कोई भी ऐसा उपबन्ध नहीं है जो राष्ट्रपति को व्यक्तिगत निर्णय लेकर कार्य करने की अनुमति दे।	राज्यपाल को अनुच्छेद 371, 371(A) के अधीन कुछ राज्यों में विशेष उत्तरदायित्व सौंपे गए हैं जिन्हें वह विवेकानुसार निभाता है। राज्यपाल के इस व्यक्तिगत निर्णय को न्यायालय में चुनौती नहीं दी जा सकती है।

राज्य की मन्त्रिपरिषद्

संघ की तरह राज्यों में भी **संसदीय शासन प्रणाली** की स्थापना की गई है। जिस प्रकार केन्द्र में प्रधानमन्त्री वास्तविक कार्यपालिका का प्रधान होता है उसी प्रकार राज्य में मुख्यमन्त्री वास्तविक कार्यपालिका का प्रधान होता है। संविधान के **अनुच्छेद 163** के अनुसार राज्यपाल अपने कार्य विवेकानुसार और मन्त्रिपरिषद् की सहायता व सलाह से करेगा, जिसका प्रधान मुख्यमन्त्री होगा। इस प्रश्न की किसी न्यायालय में जाँच नहीं की जाएगी कि क्या मन्त्रियों ने राज्यपाल को कोई सलाह दी और यदि दी, तो क्या दी?

मुख्यमन्त्री

राज्य की मन्त्रिपरिषद् का प्रधान मुख्यमन्त्री होता है। मुख्यमन्त्री की नियुक्ति राज्यपाल करेगा (अनुच्छेद 164)। संविधान के अनुसार, राज्यपाल को विधानसभा में बहुमत प्राप्त दल के नेता को मुख्यमन्त्री नियुक्त करना चाहिए, परन्तु संविधान में राज्यपाल पर मुख्यमन्त्री की नियुक्ति सम्बन्धी कोई प्रतिबन्ध नहीं लगाया गया है। **जयललिता प्रकरण** (2001) में सर्वोच्च न्यायालय ने अपने निर्णय में कहा कि मुख्यमन्त्री की नियुक्ति के सम्बन्ध में राज्यपाल की स्वविवेकी शक्तियाँ असीमित नहीं हैं। यदि राज्यपाल किसी ऐसे व्यक्ति को मुख्यमन्त्री नियुक्त करता है, जो विधानसभा का सदस्य बनने के योग्य नहीं है, तो ऐसी नियुक्ति अनुच्छेद 164 के अन्तर्गत असंवैधानिक होगी।

योग्यताएँ

मुख्यमन्त्री बनने के लिए निम्नलिखित योग्यताएँ होनी चाहिए

- भारत का नागरिक हो।
- 25 वर्ष की आयु पूरी कर चुका हो।
- विधानमण्डल के दोनों सदनों में से किसी एक का सदस्य हो।

इसके अतिरिक्त एक ऐसे व्यक्ति को जो राज्य विधानमण्डल का सदस्य नहीं भी हो, छः माह के लिए मुख्यमन्त्री नियुक्त किया जा सकता है। इस समय के दौरान उसे राज्य विधानमण्डल के लिए निर्वाचित होना पड़ेगा, ऐसा न होने पर उसका मुख्यमन्त्री का पद समाप्त हो जाएगा।

अवधि

मुख्यमन्त्री की अवधि निश्चित नहीं है, उसका कार्यकाल विधानसभा के बहुमत के समर्थन पर निर्भर करता है। राज्यपाल ने अपने विवेकाधिकार के दुरुपयोग के आधार पर अनेक बार बहुमत होने के बावजूद मुख्यमन्त्री को पदच्युत किया है, जिसकी न्यायालय ने अपने विभिन्न निर्णयों में आलोचना की है। उदाहरण के लिए 1997 में उत्तर प्रदेश के राज्यपाल रोमेश भण्डारी द्वारा कल्याण सिंह को अपदस्थ कर जगदम्बिका पाल को नियुक्ति किया, जिसे सर्वोच्च न्यायालय ने अवैध माना।

कार्य एवं शक्तियाँ

मुख्यमन्त्री राज्य सरकार का प्रधान होता है। राज्य के प्रशासन का ऐसा कोई क्षेत्र नहीं है, जो मुख्यमन्त्री के नियन्त्रण से बाहर हो। *उसकी महत्त्वपूर्ण शक्तियाँ निम्नवत् हैं*

- मुख्यमन्त्री राज्य में मन्त्रिपरिषद् का निर्माता होता है। राज्यपाल, मुख्यमन्त्री के परामर्श से ही मन्त्रियों की नियुक्ति करता है।
- मन्त्री राज्यपाल के प्रसादपर्यन्त तक अपने पद पर रहते हैं [अनुच्छेद 164(1)]।
- मुख्यमन्त्री मन्त्रियों को विभाग का बँटवारा करता है। वह इच्छानुसार उनके विभागों को परिवर्तित भी कर सकता है।
- मुख्यमन्त्री मन्त्रिपरिषद् की अध्यक्षता करता है। मन्त्रिपरिषद् की बैठकें मुख्यमन्त्री ही बुलाता है। मुख्यमन्त्री ही निर्णय करता है कि मन्त्रिपरिषद् की बैठक कब और कहाँ होगी और किस विषय पर विचार किया जाएगा।
- राज्य की विकास नीतियों का निर्माता मुख्यमन्त्री होता है तथा वही विकास व निवेश सम्बन्धी समितियों की अध्यक्षता भी करता है।
- मुख्यमन्त्री, राज्यपाल और मन्त्रिपरिषद् के बीच कड़ी का कार्य करता है। अनुच्छेद 167 के अनुसार, मुख्यमन्त्री का यह कर्त्तव्य है कि राज्य के प्रशासन और विधायन सम्बन्धी जानकारी राज्यपाल को दे।
- राज्यपाल मुख्यमन्त्री के परामर्श से उच्च शासनाधिकारियों यथा महाधिवक्ता, लोक सेवा आयोग के अध्यक्ष व सदस्य की नियुक्ति करता है।
- मुख्यमन्त्री विधानसभा का भी नेता है। इस नाते वह विधानसभा संचालन में आई समस्याओं को सबके साथ मिलकर दूर करने का प्रयास करता है।
- मुख्यमन्त्री अपने दल का नेता भी होता है, इस नाते अपनी पार्टी के चुनावों में सफलता आदि के लिए भाषण देता है।
- वह राज्य योजना बोर्ड (State Planning Board) का अध्यक्ष होता है।

गठबन्धन सरकार और मुख्यमन्त्री

मुख्यमन्त्री की राज्य में शासन के वास्तविक अध्यक्ष के रूप में कार्य करने की स्थिति अनेक बातों पर निर्भर करती है; *जैसे*—

- मुख्यमन्त्री यदि केन्द्र में सत्तारूढ़ दल का ही है, तो प्रभावी रूप से कार्य कर पाता है। यदि केन्द्र के विपक्षी दल का है, तो केन्द्र से उसे पर्याप्त सहायता न मिल पाने के कारण उसकी स्थिति सुदढ़ नहीं रह पाती है।
- अपने केन्द्रीय दल में मुख्यमन्त्री का प्रभावी स्थान है, तभी वह अपने कर्त्तव्यों का पालन सुदृढ़ता से कर पाता है।
- गठबन्धन सरकार की स्थिति राज्यों में वर्ष 1967 के चौथे आम चुनावों से उत्पन्न हुई है जिसके कारण मुख्यमन्त्री पद का ह्रास हुआ है, *जिसकी विवेचना निम्नलिखित बिन्दुओं के अन्तर्गत की जा सकती है*
  - गठबन्धन सरकार में मुख्यमन्त्री, मन्त्री पदों का बँटवारा स्वयं न कर, गठबन्धन सरकार की समिति के अनुसार करता है।
  - इस स्थिति में वह मन्त्रियों को अपनी इच्छानुसार हटा भी नहीं सकता है।
  - मुख्यमन्त्री, राज्यपाल व मन्त्रिपरिषद् के बीच कड़ी का कार्य भली-भाँति भी नहीं कर पाता है, क्योंकि गठबन्धन दलों के नेता सीधे राज्यपाल से सम्पर्क करते रहते हैं।
  - मुख्यमन्त्री विकास सम्बन्धी निर्णय भी गठबन्धन समिति के परामर्श से ही करता है।

- गठबन्धन सरकार की स्थिति में प्रभावशाली व्यक्ति के स्थान पर सामान्य व्यक्ति को ही अनेक बार मुख्यमन्त्री नियुक्त कर दिया जाता है।
- गठबन्धन सरकार की स्थिति में यह भी आवश्यक नहीं है कि मुख्यमन्त्री जनता व विधानसभा का नेता हो।

परन्तु वर्तमान में अनेक राज्यों के निर्वाचनों में प्रायः राज्यों में भी एक दलीय सरकारों का गठन हो रहा है। वर्ष 2011 के पश्चात् वर्ष 2012 में उत्तर प्रदेश, पश्चिम बंगाल, गुजरात, तमिलनाडु तथा वर्ष 2013 में मध्य प्रदेश, राजस्थान तथा छत्तीसगढ़ तथा वर्ष 2014 में झारखण्ड, हरियाणा, आन्ध्र प्रदेश, तेलंगाना तथा ओडिशा वर्ष 2017 में उत्तर प्रदेश, उत्तराखण्ड, पंजाब एवं गोवा राज्यों में जनता ने स्पष्ट जनादेश दिया है। इससे मुख्यमन्त्री पद के गौरव तथा शक्ति में पुनः वृद्धि हुई है।

मन्त्रिपरिषद्

जिस प्रकार केन्द्रीय मन्त्रिपरिषद् केन्द्र के शासन में महत्त्वपूर्ण भूमिका अदा करती है उसी प्रकार राज्य में मन्त्रिपरिषद् शासन का केन्द्र-बिन्दु होती है। अनुच्छेद 163 के अनुसार राज्यपाल स्वविवेक तथा मन्त्रिपरिषद् की सहायता एवं सलाह के अनुसार कार्य करेगा। मुख्यमन्त्री राज्यपाल के माध्यम से मन्त्रिपरिषद् का निर्माण करता है।

कार्यकाल

सामान्यतः मन्त्रिपरिषद् का कार्यकाल 5 वर्ष होता है, परन्तु मन्त्रिपरिषद् का कार्यकाल विधानसभा में उसके बहुमत पर निर्भर करता है। इसके अतिरिक्त राज्य में अनुच्छेद 356 के तहत राष्ट्रपति शासन के लागू होने से मन्त्रिपरिषद् भंग हो जाती है।

मन्त्रियों की योग्यताएँ

मन्त्रिपरिषद् के सभी सदस्यों के लिए आवश्यक है कि वे विधानमण्डल के किसी सदन के सदस्य हों। यदि कोई व्यक्ति मन्त्रिपद पर नियुक्ति के समय विधानमण्डल का सदस्य नहीं है तो उसके लिए 6 माह के भीतर विधानमण्डल की सदस्यता प्राप्त करना आवश्यक होता है। ऐसा करने में असफल रहने पर मन्त्रिपद छोड़ना होता है।

मन्त्रिपरिषद् की सदस्य संख्या

91वें संशोधन अधिनियम, 2003 के अन्तर्गत मन्त्रियों की संख्या निम्न सदन (विधानसभा) की कुल संख्या का 15% से अधिक नहीं हो सकती। लेकिन केन्द्रशासित राज्य में न्यूनतम मन्त्रियों की संख्या मुख्यमन्त्री सहित 12 होगी, इससे कम नहीं।

मन्त्रियों का कार्य विभाजन

मन्त्रियों में कार्य विभाजन राज्यपाल, मुख्यमन्त्री के परामर्श के अनुसार करता है। मन्त्री के अधिकार के अन्तर्गत प्रायः एक ही प्रमुख विभाग किन्तु कभी-कभी एक से अधिक विभाग भी रहते हैं। मन्त्रियों के अतिरिक्त प्रत्येक विभाग में सचिव, अतिरिक्त सचिव, संयुक्त सचिव, उपसचिव आदि स्थायी पदाधिकारी होते हैं।

मन्त्रियों द्वारा शपथ ग्रहण

पद ग्रहण करने से पहले मुख्यमन्त्री तथा अन्य मन्त्रियों को राज्यपाल के समक्ष दो शपथ लेनी होती हैं [अनुच्छेद 164(3)]।

1. पद के कर्त्तव्यपालन की।
2. गोपनीयता की।

मन्त्रियों की श्रेणियाँ

राज्यों की मन्त्रिपरिषद् में भी मन्त्रियों की तीन श्रेणियाँ होती हैं

1. कैबिनेट मन्त्री या मन्त्रिमण्डल के सदस्य
2. राज्यमन्त्री
3. उपमन्त्री

कैबिनेट के सदस्य सबसे अधिक महत्त्वपूर्ण होते हैं और कैबिनेट के द्वारा ही सामूहिक रूप से शासन की नीति का निर्धारण किया जाता है। दूसरे स्तर पर राज्यमन्त्री होते हैं। कुछ राज्यमन्त्रियों को तो स्वतन्त्र रूप से किसी विभाग के प्रधान की स्थिति प्राप्त हो जाती है और कुछ राज्यमन्त्री कैबिनेट मन्त्री के कार्य में हाथ बँटाते हैं। राज्यमन्त्री के बाद उपमन्त्री आते हैं जो कि कैबिनेट मन्त्री के सहायक के रूप में कार्य करते हैं। मन्त्रियों की इन श्रेणियों के आधार पर ही मन्त्रिपरिषद् और मन्त्रिमण्डल में अन्तर समझा जा सकता है। प्रथम स्तर के मन्त्रियों को सामूहिक रूप से मन्त्रिमण्डल या कैबिनेट कहते हैं और तीनों ही स्तरों के मन्त्रियों को सामूहिक रूप से मन्त्रिपरिषद् कहते हैं। इस प्रकार मन्त्रिमण्डल या कैबिनेट एक छोटी लेकिन एक बहुत अधिक महत्त्वपूर्ण इकाई है, मन्त्रिपरिषद् एक बड़ी इकाई है।

कैबिनेट समितियाँ

कैबिनेट विभिन्न प्रकार की समितियों के माध्यम से कार्य करती है जिन्हें कैबिनेट समितियाँ कहा जाता है। ये दो तरह की होती हैं

1. स्थायी
2. अल्पकालिक

- परिस्थितियों और आवश्यकतानुसार इन्हें मुख्यमन्त्री गठित करता है। अतः इनकी संख्या, संरचना आदि समय-समय पर अलग-अलग होती है।
- ये मुद्दों का समाधान करने के साथ-साथ कैबिनेट के सामने सुझाव भी रखती हैं और निर्णय भी लेती हैं। हालाँकि कैबिनेट उनके फैसलों की समीक्षा कर सकती है।

मन्त्रिपरिषद् की कार्यप्रणाली

मन्त्रिमण्डल, मन्त्रिपरिषद् की सबसे महत्त्वपूर्ण इकाई है, जो मन्त्रिपरिषद् के सभी महत्त्वपूर्ण मामलों में निर्णय लेता है। मन्त्रिमण्डल की बैठक प्रायः सप्ताह में दो बार होती है, वैसे मुख्यमन्त्री जब चाहे तब इसकी बैठक बुला सकता है। इन बैठकों की अध्यक्षता मुख्यमन्त्री करता है और मुख्यमन्त्री की अनुपस्थिति में वरिष्ठतम मन्त्री। बैठक का कोई कोरम (गणपूर्ति) नहीं होता है। मन्त्रिमण्डल की कार्यवाही के दो प्रमुख नियम हैं **सामूहिक उत्तरदायित्व** तथा **गोपनीयता**।

मन्त्रिपरिषद् सामूहिक रूप से विधानसभा के प्रति उत्तरदायी होती है। यदि विधानसभा किसी मन्त्री के विरुद्ध अविश्वास प्रस्ताव पारित कर दे या किसी मन्त्री द्वारा रखे गए विधेयक को अस्वीकार कर दे, तो समस्त मन्त्रिपरिषद् को त्याग-पत्र देना होता है।

इस प्रकार मन्त्रिपरिषद् के द्वारा जो भी निर्णय लिए जाते हैं, सभी मन्त्रियों को उनका समर्थन करना होता है चाहे व्यक्तिगत रूप में वे इस निर्णय से सहमत हों या न हों। नीति सम्बन्धी मामलों में मन्त्रिपरिषद् का सामूहिक उत्तरदायित्व होता है लेकिन किसी मन्त्री के भ्रष्ट आचरण या व्यक्तिगत दोष के लिए सम्बन्धित मन्त्री ही उत्तरदायी होता है। समस्त मन्त्रिपरिषद् नहीं।

सामूहिक उत्तरदायित्व

मन्त्रिमण्डल की बैठकों में सामान्यत: सभी निर्णय एकमत से लिए जाते हैं। मतभेद की स्थिति में पारस्परिक विचार-विमर्श के आधार पर निर्णय लिया जाता है और यह निर्णय सभी मन्त्रियों का संयुक्त निर्णय माना जाता है। यदि कोई मन्त्री इसे स्वीकार करने में स्वयं को असमर्थ पाता है, तो उसे त्याग-पत्र देना होता है।

मन्त्रिपरिषद् के प्रत्येक सदस्य द्वारा गोपनीयता की शपथ ली जाती है और मन्त्रिमण्डल की कार्यवाही तथा निर्णय गुप्त रखे जाते हैं। यदि कोई मन्त्री गोपनीयता भंग करता है तो उसे त्याग-पत्र देना होता है। बजट के सम्बन्ध में इस नियम का और अधिक कड़ाई से पालन किया जाता है।

कार्य एवं शक्तियाँ

राज्य में समस्त शासन का संचालन मन्त्रिपरिषद् ही करती है। *मन्त्रिपरिषद् के कार्य एवं शक्तियाँ इस प्रकार हैं*

- मन्त्रिपरिषद् ही राज्य की वास्तविक कार्यपालिका शक्तियों का प्रयोग करती है। प्रत्येक मन्त्री अपने विभाग का प्रमुख होता है। मन्त्रिपरिषद् प्रशासन चलाने के लिए विधानसभा के प्रति उत्तरदायी है।
- मन्त्रिपरिषद् राज्य के प्रशासन संचालन के लिए नीति का निर्माण करती है। राज्य की राजनीतिक, आर्थिक एवं सामाजिक समस्याओं का हल निकालती है।
- राज्यपाल शासन के उच्च पदों पर नियुक्ति मन्त्रिपरिषद् की सिफारिश पर ही करता है।
- मन्त्रिपरिषद् की कानून निर्माण में महत्त्वपूर्ण भूमिका है। मन्त्री न केवल कानून निर्माण के लिए विधेयक तैयार करते हैं अपितु विधानमण्डल में प्रस्तुत भी करते हैं और उनको पारित करवाने में भी इनकी महत्त्वपूर्ण भूमिका होती है।
- मन्त्रिपरिषद् बजट तैयार करती है और वित्तमन्त्री उसे विधानसभा में प्रस्तुत करता है।
- मन्त्रिपरिषद् विधानमण्डल में शासन का प्रतिनिधित्व करती है और विधानसभा के विभिन्न प्रश्नों यथा-तारांकित, अतारांकित, अल्पसूचना प्रश्न का उत्तर देती है। मन्त्रिपरिषद् ही विधानसभा के प्रति सामूहिक रूप से उत्तरदायी होती है।
- गठबन्धन सरकार के युग में मन्त्रिपरिषद् के सामूहिक उत्तरदायित्व में कमी आई है। मन्त्री, मुख्यमन्त्री के स्थान पर अपने दल के नेता के निर्देश मानते हैं। वे मन्त्रिपरिषद् के निर्णय की स्वयं आलोचना भी करने लगे हैं जिससे सामूहिक उत्तरदायित्व का ह्रास हो रहा है।

भाग VI राज्य

अध्याय 1 साधारण

▪ **अनुच्छेद 152**	परिभाषा

अध्याय 2 कार्यपालिका

राज्यपाल

▪ **अनुच्छेद 153**	राज्यों के राज्यपाल
▪ **अनुच्छेद 154**	राज्य की कार्यपालिका शक्ति
▪ **अनुच्छेद 155**	राज्यपाल की नियुक्ति
▪ **अनुच्छेद 156**	राज्यपाल की अवधि
▪ **अनुच्छेद 157**	राज्यपाल नियुक्त होने के लिए अर्हताएँ
▪ **अनुच्छेद 158**	राज्यपाल के पद के लिए शर्तें
▪ **अनुच्छेद 159**	राज्यपाल द्वारा शपथ या प्रतिज्ञान
▪ **अनुच्छेद 160**	कुछ आकस्मिकताओं में राज्यपाल के कृत्यों का निर्वहन
▪ **अनुच्छेद 161**	क्षमा आदि की और कुछ मामलों में दण्डादेश के निलम्बन, परिहार या लघुकरण की राज्यपाल की शक्ति
▪ **अनुच्छेद 162**	राज्य की कार्यपालिका शक्ति का विस्तार

मन्त्रिपरिषद्

▪ **अनुच्छेद 163**	राज्यपाल को सहायता और सलाह देने के लिए मन्त्रिपरिषद्
▪ **अनुच्छेद** 164	मन्त्रियों के बारे में अन्य उपबन्ध

राज्य का महाधिवक्ता

▪ **अनुच्छेद 165**	राज्य का महाधिवक्ता

सरकारी कार्य का संचालन

▪ **अनुच्छेद 166**	राज्य की सरकार के कार्य का संचालन
▪ **अनुच्छेद 167**	राज्यपाल को जानकारी देने आदि के सम्बन्ध में मुख्यमन्त्री के कर्त्तव्य

राज्य महाधिवक्ता

प्रत्येक राज्य का राज्यपाल, उच्च न्यायालय का न्यायाधीश नियुक्त होने के लिए अर्हित किसी व्यक्ति को राज्य का महाधिवक्ता नियुक्त करेगा (अनुच्छेद 165)। महाधिवक्ता का यह उत्तरदायित्व होगा कि वह उस राज्य की सरकार को विधि सम्बन्धी ऐसे विषयों पर सलाह दे और विधिक स्वरूप के ऐसे अन्य कर्त्तव्यों का पालन करे, जो राज्यपाल समय-समय पर निर्देशित करे या सौंपे और उन कृत्यों का निर्वहन करे जो उसको इस संविधान अथवा तत्समय प्रवृत्त किसी अन्य विधि द्वारा या उसके अधीन प्रदान किए गए हों।

उल्लेखनीय है कि महाधिवक्ता राज्यपाल के प्रसादपर्यन्त पद धारण करेगा और ऐसा पारिश्रमिक प्राप्त करेगा, जो राज्यपाल निर्धारित करे। राज्य के महाधिवक्ता को यह अधिकार होगा कि वह उस राज्य की विधानसभा में या विधानपरिषद् वाले राज्य की दशा में दोनों सदनों में बोले और उनकी कार्यवाहियों में अन्यथा भाग ले, किन्तु उसे मतदान का अधिकार नहीं होगा (अनुच्छेद 177)।

राज्य का विधानमण्डल

राज्य की राजनीतिक व्यवस्था में राज्य विधानमण्डल की केन्द्रीय एवं प्रभावी भूमिका होती है। संविधान के छठे भाग में अनुच्छेद 168 से 212 तक राज्य विधानमण्डल का संगठन, गठन, कार्यकाल, अधिकारियों, शक्तियों एवं विशेषाधिकार आदि के बारे में बताया गया है। यद्यपि ये सभी संसद के अनुरूप हैं फिर भी इनमें कुछ अन्तर पाया जाता है।

अनुच्छेद 168 में उपबन्ध है कि प्रत्येक राज्य के लिए एक विधानमण्डल होगा जो राज्यपाल और एक सदन, जहाँ दो सदन हैं, दो सदनों से मिलकर बनेगा। जहाँ दो सदन हैं वहाँ का उच्च सदन विधानपरिषद् और निम्न सदन विधानसभा कहलाती है। वर्तमान में केवल छ: राज्यों—**कर्नाटक, उत्तर प्रदेश, महाराष्ट्र, बिहार, आन्ध्र प्रदेश, जम्मू-कश्मीर** में विधानपरिषद् है।

विधानपरिषद्

निर्माण व समाप्ति

अनुच्छेद 169 के अन्तर्गत विधानपरिषद् के निर्माण व समाप्ति के लिए निम्नलिखित शर्तें हैं

- सम्बन्धित राज्य की विधानसभा (Legislative Assembly) दो-तिहाई बहुमत से विधानपरिषद् के निर्माण व समाप्ति का संकल्प पारित करे।
- तत्पश्चात् संसद सामान्य बहुमत से पारित करे।

विधानपरिषद् (Legislative Council) के निर्माण व समाप्ति की अन्तिम शक्ति संसद के पास है। संवैधानिक उपबन्धों के अनुसार जिन राज्यों में विधानपरिषद् नहीं है वहाँ उसका सृजन और जिन राज्यों में विद्यमान है वहाँ इसको समाप्त भी किया जा सकता है। ऐसा संविधान में संशोधन किए बिना एक साधारण प्रक्रिया द्वारा किया जा सकता है। अनुच्छेद 169 द्वारा यह प्रावधान रखा गया कि प्रत्येक राज्य अपनी इच्छानुसार चाहे तो दूसरा सदन रखे या न रखे।

इस उपबन्ध का लाभ उठाते हुए आन्ध्र प्रदेश ने 1957 में विधानपरिषद् का निर्माण किया एवं वर्ष 1985 में उसको समाप्त कर दिया। पश्चिम बंगाल और पंजाब ने वर्ष 1971 में अपनी विधानपरिषद् को समाप्त कर दिया। आन्ध्र प्रदेश विधानपरिषद् अधिनियम, 2005 पारित कर 1 नवम्बर, 2006 से आन्ध्र प्रदेश में पुन: विधानपरिषद् का सृजन किया गया। बाद में तमिलनाडु ने भी विधानपरिषद् को समाप्त कर दिया।

विधानपरिषद् की संरचना

अनुच्छेद 171 (1) के अनुसार राज्य की विधानपरिषद् के सदस्यों की कुल संख्या उस राज्य की विधानसभा के सदस्यों की कुल संख्या के एक-तिहाई से अधिक नहीं होगी, परन्तु किसी राज्य की विधानपरिषद् के सदस्यों की कुल संख्या किसी भी दशा में 40 से कम नहीं होगी, परन्तु जम्मू और कश्मीर में सदस्य संख्या 36 है।

विधानपरिषद् के सदस्यों का चुनाव अप्रत्यक्ष रूप से निम्नलिखित तरीके से होता है

- विधानपरिषद् के 1/3 सदस्य राज्य की स्थानीय संस्थाओं, नगरपालिकाओं, जिला बोर्ड आदि के सदस्यों से मिलकर बने निर्वाचक मण्डल द्वारा होता है।
- 1/3 सदस्य राज्य की विधानसभा के निर्वाचित सदस्यों द्वारा चुने जाएँगे।
- 1/12 सदस्य राज्य में निवास करने वाले विश्वविद्यालय स्नातकों से निर्वाचित होंगे, जो कम-से-कम 3 वर्ष पहले स्नातक कर चुके हों।
- 1/12 सदस्य उन अध्यापकों द्वारा चुने जाएँगे जो राज्य के हायर सैकेण्डरी स्कूलों या उच्च शिक्षा संस्थाओं में कम-से-कम 3 वर्ष से पढ़ा रहे हों।
- 1/6 सदस्य राज्यपाल द्वारा मनोनीत होंगे जो राज्य के कला, साहित्य, विज्ञान, समाजसेवा तथा सहकारिता से जुड़े हों।

राज्य का विधानमण्डल

साधारण	
▪ **अनुच्छेद 168**	राज्यों के विधानमण्डलों का गठन
▪ **अनुच्छेद 169**	राज्यों में विधानपरिषदों का उत्सादन या सृजन
▪ **अनुच्छेद 170**	विधानसभाओं की संरचना
▪ **अनुच्छेद 171**	विधानपरिषदों की संरचना
▪ **अनुच्छेद 172**	राज्यों के विधानमण्डलों की अवधि
▪ **अनुच्छेद 173**	राज्य के विधानमण्डल की सदस्यता के लिए अर्हता
▪ **अनुच्छेद 174**	राज्य के विधानमण्डल के सत्र, सत्रावसान और विघटन
▪ **अनुच्छेद 175**	सदन या सदनों में अभिभाषण का और उनको सन्देश भेजने का राज्यपाल का अधिकार
▪ **अनुच्छेद 176**	राज्यपाल का विशेष अभिभाषण
▪ **अनुच्छेद 177**	सदनों के बारे में मन्त्रियों और महाधिवक्ता के अधिकार राज्य के विधानमण्डल के अधिकारी
▪ **अनुच्छेद 178**	विधानसभा के अध्यक्ष और उपाध्यक्ष
▪ **अनुच्छेद 179**	अध्यक्ष और उपाध्यक्ष का पद रिक्त होना, पदत्याग और पद से हटाया जाना
▪ **अनुच्छेद 180**	अध्यक्ष के पद के कर्त्तव्यों का पालन करने या अध्यक्ष के रूप में कार्य करने की उपाध्यक्ष या अन्य व्यक्ति की शक्ति
▪ **अनुच्छेद 181**	जब अध्यक्ष या उपाध्यक्ष को पद से हटाने का कोई संकल्प विचाराधीन है तब उसका पीठासीन न होना
▪ **अनुच्छेद 182**	विधानपरिषद् का सभापति व उपसभापति
▪ **अनुच्छेद 183**	सभापति और उपसभापति का पद रिक्त होना, पदत्याग और पद से हटाया जाना
▪ **अनुच्छेद 184**	सभापति के पद के कर्त्तव्यों का पालन करने या सभापति के रूप में कार्य करने की उपसभापति या अन्य व्यक्ति की शक्ति
▪ **अनुच्छेद 185**	जब सभापति या उपसभापति को पद से हटाने का कोई संकल्प विचाराधीन है, तब उसका पीठासीन न होना
▪ **अनुच्छेद 186**	अध्यक्ष और उपाध्यक्ष तथा सभापति और उपसभापति के वेतन और भत्ते
▪ **अनुच्छेद 187**	राज्य के विधानमण्डल का सचिवालय कार्य-संचालन
▪ **अनुच्छेद 188**	सदस्यों का शपथ या प्रतिज्ञान
▪ **अनुच्छेद 189**	सदनों में मतदान, रिक्तियों के होते हुए भी सदनों की कार्य करने की शक्ति एवं गणपूर्ति

सदस्यों की निरर्हताएँ

- **अनुच्छेद 190** स्थानों का रिक्त होना
- **अनुच्छेद 191** सदस्यता के लिए निरर्हताएँ
- **अनुच्छेद 192** सदस्यों की निरर्हताओं से सम्बन्धित प्रश्नों पर विनिश्चय
- **अनुच्छेद 193** अनुच्छेद 188 के अधीन शपथ लेने या प्रतिज्ञान करने से पहले या अर्हित न होते हुए या निरर्हित किए जाने पर बैठने और मत देने के लिए शक्ति

राज्यों के विधानमण्डलों और उनके सदस्यों की शक्तियाँ, विशेषाधिकार और उन्मुक्तियाँ

- **अनुच्छेद 194** विधानमण्डलों के सदनों की तथा उनके सदस्यों और समितियाँ की शक्तियाँ, विशेषाधिकार, आदि
- **अनुच्छेद 195** सदस्यों के वेतन और भत्ते

विधायी प्रक्रिया

- **अनुच्छेद 196** विधेयकों के पुनःस्थापन और पारित किए जाने के सम्बन्ध में उपबन्ध
- **अनुच्छेद 197** धन विधेयकों से भिन्न विधेयकों के बारे में विधानपरिषद् की शक्तियों पर निर्बन्धन
- **अनुच्छेद 198** धन विधेयकों के सम्बन्ध में विशेष प्रक्रिया
- **अनुच्छेद 199** 'धन विधेयक' की परिभाषा
- **अनुच्छेद 200** विधेयकों पर अनुमति
- **अनुच्छेद 201** विचार के लिए आरक्षित विधेयक

वित्तीय विषयों के सम्बन्ध में प्रक्रिया

- **अनुच्छेद 202** वार्षिक वित्तीय विवरण
- **अनुच्छेद 203** विधानमण्डल में प्राक्कलनों के सम्बन्ध में प्रक्रिया
- **अनुच्छेद 204** विनियोग विधेयक
- **अनुच्छेद 205** अनुपूरक, अतिरिक्त या अधिक अनुदान
- **अनुच्छेद 206** लेखानुदान, प्रत्ययानुदान और अपवादानुदान
- **अनुच्छेद 207** वित्त विधेयकों के बारे में विशेष उपबन्ध

साधारण प्रक्रिया

- **अनुच्छेद 208** प्रक्रिया के नियम
- **अनुच्छेद 209** राज्य के विधानमण्डल में वित्तीय कार्य सम्बन्धी प्रक्रिया का विधि द्वारा विनियमन
- **अनुच्छेद 210** विधानमण्डल में प्रयोग की जाने वाली भाषा
- **अनुच्छेद 211** विधानमण्डल में चर्चा पर निर्बन्धन
- **अनुच्छेद 212** न्यायालयों द्वारा विधानमण्डल की कार्यवाहियों की जाँच न किया जाना
- **अनुच्छेद 213** विधानमण्डल के विश्रान्ति काल में अध्यादेश प्रख्यापित करने की राज्यपाल की शक्ति

विधानपरिषद् सदस्य की योग्यताएँ

अनुच्छेद 173 के अनुसार, विधानपरिषद् के सदस्यों के लिए निम्नलिखित योग्यताएँ निर्धारित की गई हैं

- वह भारत का नागरिक हो।
- संसद द्वारा निश्चित अन्य योग्यताएँ रखता हो।
- 30 वर्ष की आयु पूरी कर चुका हो।
- किसी न्यायालय द्वारा पागल या दिवालिया घोषित न किया गया हो।
- संसद द्वारा बनाए गए किसी कानून के अनुसार विधानसभा के लिए अयोग्य न हो।

साथ ही, राज्य विधानमण्डल का सदस्य होने की पात्रता हेतु उसका नाम राज्य के किसी विधानसभा क्षेत्र की निर्वाचक नामावली में होना चाहिए।

अवधि

विधानपरिषद् एक स्थायी सदन है। इसके सदस्य 6 वर्ष के लिए चुने जाते हैं। प्रत्येक 2 वर्ष पश्चात् 1/3 सदस्य अवकाश प्राप्त कर लेते हैं और उनके स्थान पर नए सदस्य चुने जाते हैं यदि कोई व्यक्ति मृत्यु या त्याग-पत्र द्वारा हुई आकस्मिक रिक्ति को भरने के लिए निर्वाचित होता है, तो वह उस व्यक्ति या सदस्य की शेष अवधि के लिए ही सदस्य होगा।

वेतन एवं भत्ते

विधानपरिषद् के सदस्यों को वही वेतन और भत्ते मिलते हैं जो राज्य विधानमण्डल विधि द्वारा निर्धारित करता है।

सत्र सत्रावसान एवं विघटन

अनुच्छेद 174 में सत्र, सत्रावसान व विघटन सम्बन्धी प्रावधान है। राज्य की विधानपरिषद् के संसद की भाँति 3 सत्र होते हैं। एक सत्र की अन्तिम बैठक और दूसरे सत्र की प्रथम बैठक के बीच 6 माह से अधिक का अन्तर नहीं होगा। विधानपरिषद् का विघटन नहीं होता है।

राज्यों में विधानसभा एवं विधानपरिषद् के सदस्यों की संख्या

राज्य	विधानसभा	विधानपरिषद्
आन्ध्र प्रदेश	175 (+1)	58
अरुणाचल	60	—
असोम	126	—
बिहार	243	75
छत्तीसगढ़	90	—
गोवा	40	—
गुजरात	182	—
हरियाणा	90	—
हिमाचल प्रदेश	68	—
झारखण्ड	81	—
जम्मू-कश्मीर	87	36
कर्नाटक	224	75
केरल	140 (+1)	—
मध्य प्रदेश	230 (+1)	—
महाराष्ट्र	288	78

राज्य	विधानसभा	विधानपरिषद्
मणिपुर	60	—
मेघालय	60	—
मिजोरम	40	—
नागालैण्ड	60	—
ओडिशा	147	—
पंजाब	117	—
राजस्थान	200	—
सिक्किम	32	—
तमिलनाडु	235	—
त्रिपुरा	60	—
उत्तर प्रदेश	403 (+1)	100
उत्तराखण्ड	70	—
पश्चिम बंगाल	295 (+1)	—
तेलंगाना	119	40

संघ राज्य क्षेत्र

संघ क्षेत्र	विधानसभा	विधानपरिषद्
अण्डमान और निकोबार द्वीप समूह	—	—
चण्डीगढ़	—	—
दादरा एवं नागर हवेली	—	—
दमन और दीव	—	—
लक्षद्वीप	—	—
पुदुचेरी	30	—
दिल्ली	70	—

गणपूर्ति

- **अनुच्छेद** 189 (3) के अनुसार जब तक राज्य का विधानमण्डल अन्यथा उपबन्ध न करे तब तक अधिवेशन गठित करने के लिए गणपूर्ति 10 सदस्य या सदन के सदस्यों की कुल संख्या का 10वाँ भाग, इसमें से जो भी अधिक हो, होगी।
- गणपूर्ति के अभाव में स्पीकर सदन को स्थगित कर देगा या अधिवेशन को तब तक निलम्बित कर देगा, जब तक गणपूर्ति नहीं हो जाती है।

विधानपरिषद् के कार्य एवं शक्तियाँ

विधानपरिषद् के कार्य निम्नलिखित हैं

- विधानपरिषद्, धन विधेयक को केवल 14 दिन तक रोक सकती है।
- सामान्य विधेयक को विधानपरिषद् में पेश किया जा सकता है, परन्तु सामान्य विधेयक पर अन्तिम शक्ति विधानसभा के पास है। विधानसभा द्वारा पारित विधेयक को पहली बार में विधानपरिषद् 3 माह तक रोक सकती है। यदि तीन माह बाद विधानसभा पुन: विधेयक को पारित कर दे तो सामान्य विधेयक को विधानपरिषद् एक माह तक और रोक सकती है। इस प्रकार विधानपरिषद् किसी विधेयक को अधिकतम 4 माह तक ही रोक सकती है।
- जिन संशोधन विधेयक में राज्य विधानमण्डल का समर्थन आवश्यक है उनमें विधानपरिषद् भी भाग लेती है।

विधानपरिषद् के अधिकारी

सभापति

विधानपरिषद् सदस्य अपने बीच में से ही सभापति चुनते हैं। *सभापति निम्न 3 मामलों में पद छोड़ सकता है*

1. उसकी सदस्यता समाप्त हो जाए।
2. उपसभापति को लिखित त्यागपत्र दे।
3. यदि विधानपरिषद् में उपस्थित तत्कालीन सदस्य बहुमत से उसे हटाने का संकल्प पास कर दें। इस तरह का प्रस्ताव 14 दिनों की पूर्व सूचना के बाद ही लाया जा सकता है।

उपसभापति

उपसभापति को भी सदस्य अपने बीच में से ही चुनते हैं। *उपसभापति निम्न मामलों में अपना पद छोड़ सकता है*

1. यदि वह सभापति को लिखित त्यागपत्र दे।
2. यदि उसकी सदस्यता समाप्त हो जाए।
3. यदि विधानपरिषद् में उपस्थित तत्कालीन सदस्य बहुमत से उसे हटाने का संकल्प पास कर दें। इस तरह का प्रस्ताव 14 दिनों की पूर्व सूचना के बाद ही लाया जा सकता है।

उपसभापति, यदि सभापति अनुपस्थित हो तो बैठकों की अध्यक्षता करता है। पीठासीन होने पर उपसभापति की शक्तियाँ सभापति के समतुल्य होती हैं।

विधानसभा

राज्य विधानमण्डल के निचले सदन को विधानसभा कहा जाता है, इस सदन के सदस्यों का चुनाव जनता द्वारा प्रत्यक्ष रूप से किया जाता है। अनुच्छेद 170 के अनुसार, अनुच्छेद 333 के उपबन्धों के अधीन रहते हुए किसी राज्य की विधानसभा के अधिक-से-अधिक 500 और कम-से-कम 60 सदस्य हो सकते हैं। राज्य विधानसभा की सदस्य संख्या राज्य की जनसंख्या के आधार पर निर्धारित की जाती है। विधानसभाओं के सदस्यों की संख्या निर्धारित करते समय जनसंख्या के वे आँकड़े लिए जाते हैं, जो पिछली जनगणना में प्रकाशित किए गए थे। भारत में जनगणना प्रत्येक 10 वर्ष पश्चात् होती है।

प्रत्येक जनगणना के पश्चात् परिसीमन आयोग नियुक्त किया जाता है। यह आयोग जनसंख्या के नए आँकड़ों के अनुसार चुनाव क्षेत्रों का नए रूप में विभाजन करता है [अनुच्छेद 170 (3)]

42वें संविधान संशोधन, 1976

इस संशोधन द्वारा यह प्रावधान किया गया है कि वर्ष 2000 के पश्चात् होने वाली प्रथम जनगणना तक प्रत्येक राज्य के चुनाव क्षेत्रों के विभाजन के लिए वही आँकड़े प्रामाणिक होंगे जो वर्ष 1971 की जनगणना के अनुसार निश्चित और प्रामाणिक हों।

इसी प्रकार विधानसभाओं में जनसंख्या के आधार पर अनुसूचित जातियों और पिछड़ी जातियों के लिए स्थान आरक्षित करने के लिए भी वर्ष 2000 के पश्चात् होने वाली पहली जनगणना तक वही आँकड़े लिए जाएँगे जो वर्ष 1971 की जनगणना के अनुसार निश्चित और प्रकाशित हो चुके हैं।

84वें संशोधन अधिनियम 2001

इस अधिनियम में सरकार को यह अधिकार भी दिया गया कि विधानसभा क्षेत्रों की तुलनात्मक पुनर्निर्धारण को 1991 की जनगणना के आधार पर किया जाए। उसके पश्चात् 87वें संशोधन अधिनियम 2003 में निर्वाचन क्षेत्रों का निर्धारण 2001 की जनसंख्या के हिसाब से करने की व्यवस्था की गई। यद्यपि यह पुनर्निर्धारण प्रत्येक राज्य में विधानसभा की कुल सीटों के अनुसार ही सम्भव है, किन्तु सदस्यों की संख्या 2026 तक उतनी ही बनी रहेगी, जितनी है। एंग्लो-इण्डियन जाति को यदि किसी राज्य के चुनाव में प्रतिनिधित्व नहीं मिल पाता है, तो राज्यपाल स्वेच्छा से उस जाति को प्रतिनिधित्व देने के लिए उस जाति के एक सदस्य को विधानसभा में मनोनीत कर सकता है (अनुच्छेद 333)।

अनुच्छेद 191(1) और (2)

इसके अन्तर्गत उपबन्ध है कि यदि यह प्रश्न उठता है कि किसी राज्य के विधानमण्डल का कोई सदस्य अनुच्छेद 191 के अन्तर्गत अयोग्यता से ग्रस्त हो गया है या नहीं, तो वह प्रश्न राज्यपाल को निर्देशित किया जाएगा और उसका विनिश्चिय अन्तिम होगा। 44वें संशोधन अधिनियम के अनुसार राज्यपाल ऐसे प्रश्न पर निर्वाचन आयोग की सलाह लेगा और आयोग की सलाह राज्यपाल पर आबद्धकर है (अनुच्छेद 192)

सदस्यों की योग्यताएँ

अनुच्छेद 173 के अन्तर्गत विधानसभा सदस्य के लिए निम्नलिखित योग्यताएँ निर्धारित की गई हैं

- वह भारत का नागरिक हो।
- 25 वर्ष की आयु पूरी कर चुका हो।
- किसी न्यायालय द्वारा पागल या दिवालिया घोषित न किया गया हो।
- संसद द्वारा बनाए गए किसी कानून के अनुसार विधानसभा के लिए अयोग्य न हो।

सदस्यों की निरर्हताएँ

अनुच्छेद 190 के अन्तर्गत सदस्यता समाप्त हो सकती है

- यदि कोई सदस्य संसद तथा विधानसभा दोनों का सदस्य चुन लिया जाता है।
- दो राज्यों के विधानमण्डल का सदस्य बन जाता है।
- 60 दिन तक सदन की अनुमति के बिना उसके सभी अधिवेशनों से अनुपस्थित रहता है, तो सदन उसके स्थान को रिक्त घोषित कर सकेगा। परन्तु 60 दिन की उपयुक्त अवधि में किसी ऐसी अवधि को सम्मिलित नहीं किया जाएगा जिसके दौरान सदन सत्रावसित या निरन्तर 4 से अधिक दिनों के लिए स्थगित रहता है।

कार्यकाल

संविधान के अनुच्छेद 172 के अन्तर्गत राज्य विधानसभा का कार्यकाल पाँच वर्ष निर्धारित किया गया है। इस निश्चित समय से पूर्व भी राज्यपाल विधानसभा को भंग कर सकता है। आपातकालीन स्थिति में संघीय संसद कानून बनाकर किसी राज्य विधानसभा की अवधि अधिक-से-अधिक एक समय में एक वर्ष तक बढ़ा सकती है। आपात स्थिति की समाप्ति के बाद यह बढ़ाई हुई अवधि केवल 6 माह तक लागू रह सकती है।

वेतन एवं भत्ते

विधानपरिषद् के सदस्यों को वही वेतन और भत्ते मिलते हैं जो राज्य विधानमण्डल विधि द्वारा निर्धारित किए जाते हैं। **शपथ** जहाँ संसद सदस्य राष्ट्रपति या राष्ट्रपति द्वारा नियुक्त व्यक्ति के समक्ष शपथ लेते हैं (अनुच्छेद 99) वहीं राज्य विधानसभा सदस्य राज्यपाल या उसके द्वारा नियुक्त व्यक्ति के समक्ष शपथ लेते हैं (अनुच्छेद 188)।

राज्य विधानसभा के अधिकारी

विधानसभा अध्यक्ष एवं उपाध्यक्ष

अनुच्छेद 173 के अनुसार, विधानसभा के सदस्य अपने में से किसी एक सदस्य को अध्यक्ष तथा एक अन्य को उपाध्यक्ष के पद के लिए चुन लेते हैं। उपरोक्त दोनों पदों में जब कोई पद रिक्त हो जाता है, तो विधानसभा के किसी अन्य सदस्य को उस पद के लिए चुन लेते हैं। विधानसभा अध्यक्ष का पद अत्यन्त महत्त्वपूर्ण होता है। वह सदन की मर्यादा एवं सदस्यों के विशेषाधिकारों का संरक्षक होता है। विधानसभा अध्यक्ष वही कार्य करता है, जो लोकसभा अध्यक्ष करता है।

अध्यक्ष एवं उपाध्यक्ष का कार्यकाल

अध्यक्ष को 5 वर्षों के लिए निर्वाचित किया जाता है। विधानसभा भंग होने पर उसे अपना पद त्यागना नहीं पड़ता, बल्कि वह नवनिर्वाचित विधानसभा के प्रथम अधिवेशन होने तक अपने पद पर बना रहता है (अनुच्छेद 179), परन्तु इस अवधि के समाप्त होने से पूर्व भी इसे निम्न कारणों के आधार पर हटाया जा सकता है

- यदि अध्यक्ष विधानसभा का सदस्य न रहे, तो उसे अपना पद त्यागना पड़ेगा।
- वह स्वेच्छापूर्वक अपने पद से त्याग-पत्र दे सकता है।
- विधानसभा के तत्कालीन सदस्यों के बहुमत के प्रस्तावों द्वारा भी अध्यक्ष को अपदस्थ किया जा सकता है, परन्तु ऐसे प्रस्ताव प्रस्तुत करने से पूर्व अध्यक्ष को 14 दिन पूर्व सूचना देना अनिवार्य है। जब अध्यक्ष के विरुद्ध प्रस्ताव प्रस्तुत हो तो अध्यक्ष उस बैठक की अध्यक्षता नहीं करता है, किन्तु अध्यक्ष को उस प्रस्ताव के सम्बन्ध में बहस में भाग लेने तथा मत देने का पूर्ण अधिकार होता है।

विधानसभा के कार्य एवं शक्तियाँ

जिन राज्यों में विधानमण्डल एक सदन है वहाँ पर विधानमण्डल की सभी शक्तियों का प्रयोग विधानसभा द्वारा किया जाता है तथा जिन राज्यों में विधानमण्डल द्विसदनीय है वहाँ पर भी विधानसभा अधिक प्रभावशाली है

विधायी शक्तियाँ

राज्यसूची तथा समवर्ती सूची के सभी विषयों पर कानून बनाने का अधिकार विधानसभा को प्राप्त है। मूल रूप से राज्यसूची में 66 विषय तथा समवर्ती सूची में 47 विषय हैं। यदि विधानमण्डल द्विसदनीय है तो विधेयक विधानसभा से पास होकर विधानपरिषद् के पास जाता है। विधानपरिषद् यदि उसे रद्द कर दे या 3 महीने तक उस पर कोई कार्यवाही न करे या उसमें ऐसे संशोधन कर दे जो विधानसभा को स्वीकृत न हो, तो विधानसभा उस विधेयक को दोबारा पास कर सकती है और उसे दोबारा विधानपरिषद् के पास भेजा जाता है, यदि विधानपरिषद् उस बिल पर दोबारा एक महीने तक कोई कार्यवाही न

करे या उसे दोबारा रद्द कर दे या उसमें ऐसे संशोधन कर दे, जो विधानसभा को स्वीकृत न हों तो तीनों अवस्थाओं में यह बिल दोनों सदनों द्वारा पास समझा जाएगा। दोनों सदनों या एक सदन से पास होने के बाद बिल राज्यपाल के पास जाता है, वह उस पर अपनी स्वीकृति भी दे सकता है, उसे राष्ट्रपति की स्वीकृति के लिए भी भेज सकता है, उसे दोबारा विचार के लिए निर्देशों या बिना निर्देशों के सदन को वापस भी कर सकता है, परन्तु यदि विधानसभा या विधानमण्डल इस बिल को दोबारा पास करके भेजे, तो राज्यपाल को अपनी स्वीकृति देनी पड़ती है।

वित्तीय शक्तियाँ

विधानसभा का राज्य के वित्त पर नियन्त्रण होता है। धन विधेयक केवल विधानसभा में ही पेश हो सकते हैं। वित्तीय वर्ष के प्रारम्भ होने से पहले राज्य का वार्षिक बजट भी इसी के सामने प्रस्तुत किया जाता है। विधानसभा की स्वीकृति के बिना राज्य सरकार न कोई कर लगा सकती है और न ही कोई पैसा खर्च कर सकती है।

विधानसभा में पास होने के बाद धन विधेयक विधानपरिषद् के पास भेजा जाता है (यदि विधानमण्डल द्विसदनीय है) जो उसे अधिक-से-अधिक 14 दिन तक पास होने से रोक सकती है। विधानपरिषद् चाहे धन विधेयक को रद्द करे या 14 दिन तक उस पर कोई कार्यवाही न करे, तो भी वह दोनों सदनों द्वारा पास समझा जाता है और राज्यपाल की स्वीकृति के लिए भेज दिया जाता है, जिसे धन विधेयक पर अपनी स्वीकृति देनी ही पड़ती है। राज्यपाल धन विधेयक को पुनर्विचार के लिए नहीं लौटा सकता है।

कार्यपालिका पर नियन्त्रण

विधानपरिषद् को कार्यकारी शक्तियाँ मिली हुई हैं। विधानसभा का मन्त्रिपरिषद् पर पूर्ण नियन्त्रण है। मन्त्रिपरिषद् अपने समस्त कार्यों व नीतियों के लिए विधानसभा के प्रति उत्तरदायी है। विधानसभा के सदस्य मन्त्रियों की आलोचना कर सकते हैं, प्रश्न और पूरक प्रश्न पूछ सकते हैं। विधानसभा चाहे तो मन्त्रिपरिषद् को हटा भी सकती हैं।

विधानसभा मन्त्रिपरिषद् के विरुद्ध अविश्वास प्रस्ताव पास करके अथवा धन विधेयक को अस्वीकृत करके तथा मन्त्रियों के वेतन में कटौती करके अथवा सरकार के किसी महत्त्वपूर्ण विधेयक को अस्वीकृत करके मन्त्रिपरिषद् को त्यागपत्र देने के लिए मजबूर कर सकती है।

संवैधानिक कार्य

राज्य विधानसभा को संविधान में संशोधन करने का कोई महत्त्वपूर्ण अधिकार प्राप्त नहीं है। संशोधन करने का अधिकार संसद को ही प्राप्त है, परन्तु संविधान में कई ऐसे अनुच्छेद हैं, जिनमें संसद अकेले संशोधन नहीं कर सकती। ऐसे अनुच्छेदों में संशोधन करने के लिए आधे राज्यों के विधानमण्डलों की स्वीकृति भी आवश्यक होती है। अत: विधानपरिषद् के साथ मिलकर (यदि विधानमण्डल द्विसदनीय है) विधानसभा संविधान में भाग लेती है।

चुनाव सम्बन्धी कार्य

- विधानसभा के निर्वाचित सदस्यों को राष्ट्रपति के चुनाव में भाग लेने का अधिकार है। यह अधिकार विधानपरिषद् को प्राप्त नहीं है।
- विधानसभा के सदस्य विधानपरिषद् के 1/3 सदस्यों को चुनते हैं।
- विधानसभा के सदस्य ही राज्यसभा में राज्य के प्रतिनिधियों को चुनकर भेजते हैं। राज्य विधानसभा के सदस्य अपने में से एक को अध्यक्ष तथा किसी दूसरे को उपाध्यक्ष चुनते हैं।

राज्य विधानमण्डल के विशेषाधिकार

अनुच्छेद 194 के अन्तर्गत राज्य विधानमण्डल के विशेषाधिकार राज्य विधानमण्डल के सदनों, इसके सदस्यों एवं इसकी समितियों को मिलने वाले विशेष अधिकारों, उन्मुक्तियों और छूटों का योग है। ये अधिकार इनकी कार्यवाहियों की स्वतन्त्रता और प्रभाव को सुनिश्चित करने के लिए अनिवार्य हैं।

संविधान में राज्य विधानमण्डल के विशेषाधिकारों को उन व्यक्तियों तक भी विस्तारित किया है जो राज्य विधानमण्डल के सदन या इसकी किसी समिति की कार्यवाहियों में बोलने और भाषण देने के लिए अधिकृत हैं; (जैसे—महाधिवक्ता, राज्य मन्त्री)। राज्य विधान मण्डल के विशेषाधिकार राज्यपाल को प्राप्त नहीं होते हैं। राज्य विधानमण्डल के विशेषाधिकारों को दो मुख्य श्रेणियों में बाँटा जा सकता है।

1. सामूहिक विशेषाधिकार

मुख्य सामूहिक विशेषाधिकार निम्न हैं

- यह अपरिचितों को इसकी कार्यवाहियों से अपवर्जित कर सकती है और कुछ महत्त्वपूर्ण मामलों में गुप्त बैठक कर सकती है।
- इसे सदस्य के पकड़े जाने, गिरफ्तार होने, दोषसिद्धि, कारावास और छोड़े जाने के सम्बन्ध में तत्काल सूचना प्राप्त करने का अधिकार है।
- न्यायालय सभा या इसकी समितियों की जाँच नहीं कर सकता।
- यह अपने प्रक्रिया और कार्य संचालन नियमों को विनियमित कर सकती है और ऐसे मामलों पर निर्णय ले सकती है।
- यह भर्त्सना, फटकार या कारावास (सदस्यों के मामले में निलम्बन या निष्कासन) द्वारा विशेषाधिकारों के उल्लंघन या सभा की अवमानना के लिए सदस्यों सहित बाह्य व्यक्तियों को दण्डित कर सकती है।

2. व्यक्तिगत विशेषाधिकार

सदस्यों को मिलने वाले मुख्य व्यक्तिगत विशेषाधिकार निम्नवत् हैं

- राज्य विधानमण्डल में उन्हें बोलने की स्वतन्त्रता है। सदस्य द्वारा किसी कार्यवाही या समिति में दिए गए विचार या मत को किसी अदालत में चुनौती नहीं दी जा सकती। यह स्वतन्त्रता संविधान के उपबन्धों और राज्य विधामण्डल की प्रक्रिया का विनियमन करने के लिए नियमों और स्थायी आदेशों के अनुरूप है।
- सदस्यों को सदन चलने के 40 दिन पहले और 40 दिन बाद तक गिरफ्तार नहीं किया जा सकता। यह छूट केवल सिविल मामलों में है और आपराधिक या प्रतिबन्धिक निषेध मामलों में नहीं है।
- वे न्यायिक सेवाओं से मुक्त होते हैं। जब सदन चल रहा हो तो साक्ष्य देने या किसी मामले में बतौर गवाह उपस्थित होने से इनकार कर सकते हैं।

राज्य विधानमण्डलों की शक्तियों पर प्रतिबन्ध

राज्य के विधानमण्डलों पर निम्नांकित प्रतिबन्ध संविधान ने आरोपित किए हैं

- राज्य सूची के कुछ विषयों पर राज्यों के विधानमण्डल राष्ट्रपति की पूर्वानुमति के बिना कानून नहीं बना सकते हैं।
- कुछ विषयों से जुड़े हुए कानून राज्य विधानमण्डल द्वारा निर्मित कानून सम्बन्धित राज्य के राज्यपाल द्वारा राष्ट्रपति की स्वीकृति हेतु भेजे जाते हैं। राष्ट्रपति की स्वीकृति के पश्चात् ही वह कानून प्रवर्तनीय होगा।
- आपातकालीन परिस्थितियों में संसद राज्यसूची के विषयों पर भी कानून बनाने के लिए स्वतन्त्र है।
- राज्यसभा दो-तिहाई बहुमत से एक प्रस्ताव पारित करके राज्य सूची के किसी भी विषय को संसद को कानून निर्माण हेतु सौंप सकती है। ऐसे विषय पर संसद एक वर्ष हेतु कानूनों का निर्माण कर सकती है और इस अवधि में वृद्धि भी की जा सकती है।
- किन्हीं कारणों से राज्य में संवैधानिक तन्त्र विफल होने की स्थिति में राष्ट्रपति उक्त राज्य की विधानसभा को भंग कर सकते हैं, ताकि वहाँ नए चुनाव कराए जा सकें।

संसद एवं राज्य विधानमण्डल की तुलना

संसद एवं राज्य विधानमण्डल की स्थिति धन विधेयक के सम्बन्ध में एक समान है अर्थात् विधेयक के सम्बन्ध में उच्च सदन केवल अपनी सिफारिशें दे सकता है, जिन्हें स्वीकार करना या न करना निम्न सदन पर निर्भर करता है।

धन विधेयक से भिन्न अन्य सामान्य विधेयक संसद अथवा राज्य विधानमण्डल के किसी भी सदन में शुरू किए जा सकते हैं। किसी एक सदन (संसद के) द्वारा पारित विधेयक से दूसरा सदन असहमत है अथवा 6 माह के भीतर लौटाता नहीं है, तो उस विधेयक पर अन्तिम रूप से विचार-विमर्श करने एवं मतदान करने हेतु राष्ट्रपति द्वारा दोनों सदनों की संयुक्त बैठक आयोजित की जा सकती है। ऐसी संयुक्त बैठक में दोनों सदनों के उपस्थित एवं मत देने वाले सदस्यों की बहुसंख्या प्रभावी होगी। तत्पश्चात् विधेयक को राष्ट्रपति के सम्मुख अनुमोदनार्थ भेजा जाएगा (अनुच्छेद 108)।

राज्यों में साधारण विधेयक विधानमण्डल के किसी भी सदन में पुनःस्थापित किए जा सकते हैं। यदि विधेयक विधानसभा द्वारा पास कर दिया जाता है और विधानपरिषद् विधेयक को स्वीकार करती है अथवा उसे 3 माह के भीतर पारित नहीं किया जाता है, तो विधानसभा विधेयक को अन्य संशोधनों के साथ अथवा अन्य संशोधनों के बिना, पुनः पारित कर सकेगी और उसे वह विधानपरिषद् को पुनः भेज सकती है [अनुच्छेद 197(1)]।

यदि विधानपरिषद् किसी विधेयक को दूसरी बार फिर अस्वीकार कर देती है अथवा संशोधन प्रस्तावित करती है अथवा विधेयक को परिषद् में रखे जाने की तिथि से 1 माह के भीतर पारित नहीं करती है, तो विधेयक दोनों सदनों द्वारा पारित समझा जाएगा और उसे अनुमोदन हेतु राज्यपाल के समक्ष प्रस्तुत किया जाएगा अर्थात् राज्य विधानमण्डल में असहमति या गतिरोध होने पर संयुक्त बैठक का कोई उपबन्ध नहीं है। संविधान के उपबन्ध उन्हीं विधेयकों के सम्बन्ध में लागू होते हैं, जो विधानसभा में प्रारम्भ होते हैं। परिषद् में शुरू होने वाले विधेयकों के सम्बन्ध में इस प्रकार के कोई उपबन्ध नहीं हैं।

अतः यदि कोई विधेयक परिषद् द्वारा पारित होकर विधानसभा को भेजा जाता है और विधानसभा विधेयक को अस्वीकार कर देती है, तो विधेयक समाप्त हो जाएगा। परिषद् ऐसे विधेयक को दोबारा पारित नहीं कर सकती।

विधानपरिषद् एवं विधानसभा : तुलनात्मक अध्ययन

	विधानपरिषद्	विधानसभा
1.	विधानपरिषद् राज्य विधानमण्डल का उच्च सदन अथवा द्वितीय सदन होता है।	विधानसभा राज्य विधानमण्डल का निम्न सदन अथवा प्रथम सदन होता है।
2.	विधानपरिषद् के सदस्यों का निर्वाचन अप्रत्यक्ष रूप से आनुपातिक प्रतिनिधित्व पद्धति के अनुसार एकल संक्रमणीय मत प्रणाली के आधार पर होता है।	विधानसभा के सदस्यों का निर्वाचन प्रत्यक्ष रूप से पूर्ण वयस्क मताधिकार के आधार पर साधारण बहुमत की पद्धति द्वारा होता है।
3.	विधानपरिषद् एक स्थायी निकाय है, जिसका विघटन नहीं किया जा सकता, परन्तु एक-तिहाई सदस्य प्रत्येक दो वर्ष की समाप्ति के बाद सेवानिवृत्त हो जाते हैं तथा इनके स्थान पर नए सदस्य निर्वाचित हो जाते हैं। इनके सदस्यों के कार्यकाल 6 वर्ष का होता है।	विधानसभा का कार्यकाल 5 वर्ष का होता है, परन्तु कार्यकाल पूर्ण होने के पूर्व मुख्यमन्त्री के परामर्श पर राज्यपाल द्वारा इसे भंग किया जा सकता है।
4.	विधानपरिषद् के सदस्यों की संख्या अधिक-से-अधिक राज्य की विधानसभा के सदस्यों की संख्या की एक-तिहाई होती है, परन्तु वह 40 से कम किसी अवस्था में नहीं हो सकती (अपवाद- जम्मू और कश्मीर, 86 सीट)	विधानसभा के सदस्यों की संख्या अधिक-से-अधिक 500 तथा कम-से-कम 60 हो सकती है। [अपवाद- गोवा (40), मिजोरम (40), सिक्किम (32) पुदुचेरी (30)]
5.	विधानपरिषद् राज्य के कुछ विशेष वर्गों का प्रतिनिधित्व करती है।	विधानसभा समस्त जनता का प्रतिनिधित्व करती है।
6.	राज्य की मन्त्रिपरिषद् विधानपरिषद् के प्रति उत्तरदायी नहीं होती।	राज्य की मन्त्रिपरिषद् विधानसभा के प्रति उत्तरदायी होती है।
7.	विधानपरिषद् में मन्त्रिपरिषद् के विरुद्ध अविश्वास प्रस्ताव पारित कर उसे पदच्युत नहीं किया जा सकता। वह मन्त्रिपरिषद् के कार्यों की जाँच, आलोचना ही कर सकती है, जो प्रश्न एवं पूरक प्रश्न पूछकर तथा स्थगन प्रस्ताव द्वारा किया जाता है	विधानसभा मन्त्रिपरिषद् के विरुद्ध अविश्वास प्रस्ताव पारित कर उसे पदच्युत कर सकता है।
8.	धन विधेयक विधानपरिषद् में प्रस्तावित नहीं किया जा सकता।	धन विधेयक केवल विधानसभा में प्रस्तावित किया जा सकता है।
9.	विधानपरिषद् के सदस्य राष्ट्रपति के निर्वाचन हेतु गठित निर्वाचक मण्डल के सदस्य नहीं होते हैं अर्थात् विधानपरिषद् राष्ट्रपति के चुनाव में भाग नहीं ले सकती।	विधानसभा के सभी निर्वाचित (मनोनीत नहीं) राष्ट्रपति के निर्वाचन हेतु गठित निर्वाचक मण्डल के सदस्य होते हैं अर्थात् विधानसभा के निर्वाचित सदस्य राष्ट्रपति के चुनाव में भाग ले सकते हैं।

केन्द्र-राज्य सम्बन्ध

- भारत में संघीय व्यवस्था के अनुरूप संविधान में केन्द्र-राज्य सम्बन्धों की विस्तृत विवेचना की गई है तथापि भारतीय एकता व अखण्डता के लिए केन्द्र को अधिक शक्तिशाली बनाया गया है। *भारतीय संविधान में केन्द्र-राज्य सम्बन्धी प्रावधान निम्नलिखित हैं*
  - **भाग** 11 ***अनुच्छेद***-245-263 केन्द्र-राज्य विधायी एवं प्रशासनिक सम्बन्ध।
  - **भाग** 12 ***अनुच्छेद***-264-300 केन्द्र-राज्य वित्तीय सम्बन्ध।
  - **भाग** 13 ***अनुच्छेद***-301-307 केन्द्र-राज्य व्यापारिक, वाणिज्यिक सम्बन्ध।

विधायी सम्बन्ध

- संविधान के भाग 11 में अनुच्छेद-245 से 255 तक केन्द्र-राज्य विधायी सम्बन्धों की चर्चा की गई है।
- अनुच्छेद-245 के अनुसार, संसद भारत के सम्पूर्ण राज्यक्षेत्र या उसके किसी भाग के लिए कानून बना सकती है और किसी राज्य का विधानमण्डल समस्त राज्य या उसके एक भाग के लिए कानून बना सकता है।
- केन्द्र और राज्य सरकारों में विधायी शक्तियों के विभाजन (Division of Powers) के सम्बन्ध में 7वीं अनुसूची एवं अनुच्छेद-246 के अन्तर्गत *संविधान में निम्नलिखित तीन सूचियों का उल्लेख किया गया है*

संघ सूची

- इसमें राष्ट्रीय एवं अन्तर्राष्ट्रीय महत्त्व के 97 विषय शामिल हैं। इस सूची में सम्मिलित विषयों के सम्बन्ध में विधि-निर्माण की शक्ति केन्द्र को प्राप्त है।

राज्य सूची

- इस सूची में क्षेत्रीय महत्त्व के 62 (मूलत: 66) विषय सम्मिलित हैं, राज्य सूची के विषयों पर विधि-निर्माण की शक्ति सामान्यतया राज्यों की सरकार को प्राप्त है।

समवर्ती सूची

- इस सूची में राष्ट्रीय एवं क्षेत्रीय दोनों के महत्त्व के 52 विषय (मूलत: 47) शामिल हैं, जिन पर केन्द्र एवं राज्य दोनों को विधि-निर्माण की शक्ति प्राप्त है, परन्तु दोनों के द्वारा किसी विषय पर निर्मित विधि में परस्पर विरोध की स्थिति में केन्द्र द्वारा निर्मित विधि को मान्यता दी जाती है।
- 42वें संविधान संशोधन 1976 द्वारा 5 विषयों-शिक्षा, वन, माप-तोल, जंगली जानवरों व पक्षियों का संरक्षण और सुप्रीम कोर्ट व हाई कोर्ट को छोड़कर अन्य न्यायालयों के संगठन को समवर्ती सूची में शामिल किया गया।

अवशिष्ट विषय

संविधान के अनुच्छेद-248 के अन्तर्गत ऐसे विषय जिनका वर्णन उपरोक्त तीनों सूचियों में से किसी एक में भी अंकित नहीं किया गया है, उनके सम्बन्ध में कानून बनाने का अधिकार संघीय संसद को दिया गया है।

सूचियों के अन्तर्गत वर्णित कुछ महत्त्वपूर्ण विषय

- संघ सूची इसमें शामिल हैं, प्रतिरक्षा, परमाण्विक ऊर्जा, विदेश-मामले, युद्ध और शान्ति, चैकिंग, रेलवे, डाक और तार, वायुसेवा, बन्दरगाह, विदेश-व्यापार मुद्रा, इन विषयों पर सिर्फ केन्द्रीय विधायिका ही कानून बना सकती है।
- राज्य सूची इनमें शामिल हैं— कृषि, पुलिस, जेलखाना, स्थानीय शासन, सार्वजनिक स्वास्थ्य, भूमि, शराब, वाणिज्य-व्यापार, पशुपालन, प्रादेशिक लोक सेवा, आमतौर पर इन विषयों पर सिर्फ प्रान्तीय विधायिका ही कानून बना सकती है।
- समवर्ती सूची इनमें शामिल विषय हैं— शिक्षा, कृषि-भूमि के अतिरिक्त किसी अन्य सम्पदा का हस्तान्तरण, किसी अन्य सम्पदा का हस्तान्तरण, वन, मजदूर संघ सामानों में मिलावट, गोद लेना और उत्तराधिकार, केन्द्र और प्रान्त दोनों की विधायिका इन मामलों पर कानून बना सकती हैं, परन्तु विवाद की स्थिति में केन्द्र द्वारा बनाया कानून अभिभावी होगा।

राज्य सूची के विषयों पर संसद की विधि-निर्माण की शक्ति

- संविधान के अनुसार, कुछ विशेष परिस्थितियों में राष्ट्रीय हित तथा राष्ट्रीय एकता हेतु संसद को राज्य-सूची के विषयों पर कानून बनाने का अधिकार प्राप्त है। *संसद को यह अधिकार प्रदान करने वाले कुछ प्रमुख प्रावधान निम्नलिखित हैं*
  - *अनुच्छेद-249* के अनुसार, यदि राज्यसभा द्वारा राज्य सूची के किसी विषय को उपस्थित एवं मत देने वाले सदस्यों के दो-तिहाई बहुमत से राष्ट्रीय महत्त्व का घोषित किया जाता है, तो संसद को उस विषय पर विधि-निर्माण की शक्ति प्राप्त हो जाती है, परन्तु इसकी मान्यता केवल एक वर्ष तक रहती है।
  - *अनुच्छेद-250* के अनुसार, आपातकालीन घोषणा की स्थिति में राज्य की समस्त विधायी शक्ति पर संसद का अधिकार हो जाता है, परन्तु आपातकाल की समाप्ति की घोषणा के **छः माह** बाद यह प्रावधान प्रभावी नहीं रहता।
  - *अनुच्छेद-252* के अनुसार, यदि दो-या-दो से अधिक राज्यों के विधानमण्डल प्रस्ताव पारित कर यह इच्छा व्यक्त करते हैं, कि राज्य सूची के किन्हीं विषयों पर संसद द्वारा कानून बनाया जाए, तो उन राज्यों के लिए उन विषयों पर कानून बनाने का अधिकार संसद को प्राप्त हो जाता है। राज्यों के विधानमण्डल द्वारा न तो इसे संशोधित किया जा सकता है और न ही इन्हें पूर्णरूप से समाप्त किया जा सकता है।
  - *अनुच्छेद-253* के अनुसार, संसद द्वारा किसी अन्य देश अथवा देशों के साथ सन्धि अथवा समझौते को लागू करने के प्रयोजन से राज्य-सूची के किसी विषय पर विधि-निर्माण किया जा सकता है।

राज्य विधानमण्डल पर केन्द्र का नियन्त्रण

- राज्य-सूची के कुछ विषयों पर राज्यों के विधानमण्डल राष्ट्रपति की पूर्वानुमति के बिना कानून नहीं बना सकते हैं।
- कुछ विषयों से जुड़े हुए कानून, राज्य विधानमण्डल द्वारा निर्मित कानून सम्बन्धित राज्य के राज्यपाल द्वारा राष्ट्रपति की स्वीकृति हेतु भेजे जाते हैं। (*अनुच्छेद-200, 201*) राष्ट्रपति की स्वीकृति के पश्चात् ही वह कानून प्रवर्तनीय होगा।
- आपातकालीन परिस्थितियों में संसद राज्य सूची के विषयों पर भी कानून बनाने के लिए स्वतन्त्र है।

- *अनुच्छेद-352* 'युद्ध' या 'बाह्य आक्रमण' या 'सशस्त्र विद्रोह' के कारण भारत की सुरक्षा संकट में होने पर आपात की उद्घोषणा की बात करता है। इस स्थिति में शक्तियों का सामान्य विभाजन बदल जाता है और संसद को राज्य की सूची के विषयों में अधिनियम बनाने की शक्ति मिल जाती है।
- राज्यसभा दो-तिहाई बहुमत से एक प्रस्ताव पारित करके राज्य-सूची के किसी भी विषय को संसद को कानून निर्माण हेतु सौंप सकती है। (*अनुच्छेद*-249) ऐसे विषय पर संसद एक वर्ष हेतु कानूनों का निर्माण कर सकती है और इस अवधि में वृद्धि भी की जा सकती है।
- किन्हीं कारणों से राज्य में संवैधानिक तन्त्र विफल होने की स्थिति में राष्ट्रपति उक्त राज्य की विधानसभा को भंग कर सकते हैं, ताकि वहाँ नए चुनाव कराए जा सकें।
- *अनुच्छेद-302* के तहत संसद विधि द्वारा एक राज्य और दूसरे राज्य के बीच या भारत के किसी राज्य के किसी भाग के अन्दर व्यापार, वाणिज्य या समागम की स्वतन्त्रता पर ऐसे निर्बन्धन आरोपित कर सकेगी, जो लोकहित में अपेक्षित हों।

प्रशासनिक सम्बन्ध

- संघात्मक शासन प्रणाली में संघ एवं राज्यों के मध्य प्रशासनिक सम्बन्ध प्राय: विवादग्रस्त रहता है। अत: भारतीय संविधान में ऐसे प्रावधान किए गए हैं, ताकि संघ एवं राज्यों के बीच सम्बन्ध सहज बने रहें। संविधान के *अनुच्छेद-256* से *263* के अन्तर्गत केन्द्र एवं राज्यों के बीच प्रशासनिक सम्बन्धों की व्याख्या की गई है।
- संविधान के *अनुच्छेद-256* के अनुसार, राज्यों की कार्यपालिका शक्ति का प्रयोग इस प्रकार किया जाना चाहिए, ताकि वह संसद द्वारा निर्मित विधि के अनुरूप हो। संघीय कार्यपालिका को इस सम्बन्ध में राज्य सरकारों को आवश्यक निर्देश देने का अधिकार प्राप्त है।
- *अनुच्छेद-257* के अन्तर्गत प्रावधान है कि प्रत्येक राज्य की कार्यपालिका शक्ति का प्रयोग इस प्रकार किया जाना चाहिए कि वह संघ की कार्यपालिका शक्ति के प्रयोग में बाधक नहीं बने। संघ द्वारा इस सम्बन्ध में रेलों के संरक्षण एवं राष्ट्रीय या सैनिक महत्त्व के संचार-साधनों को बनाए रखने के बारे में आवश्यक निर्देश जारी किया जा सकता है तथा केन्द्रीय निर्देशों के पालन में राज्य द्वारा किए गए अतिरिक्त व्यय की भरपाई केन्द्र द्वारा की जाएगी।
- *अनुच्छेद-258* के अनुसार, संघ द्वारा राज्यों को कुछ प्रशासनिक कार्य सौंपे जा सकते हैं तथा *अनुच्छेद*-258 'क' के अधीन राज्यों द्वारा भी कुछ कार्य संघ को सौंपे जा सकते हैं।
- *अनुच्छेद-261* के अन्तर्गत यह प्रावधान किया गया है कि भारतीय राज्य क्षेत्र के सभी भागों में संघ तथा राज्यों के सार्वजनिक कार्यों, **अभिलेखों** एवं **न्यायिक कार्यवाहियों** को पूरी मान्यता दी जाएगी तथा इन अभिलेखों एवं कार्यवाहियों को प्रमाणित करने की रीति और शर्तें तथा उनके प्रभाव का अवधारण संसदीय द्वारा बनाई गई उपबन्धित रीति के अनुसार, किया जाएगा।
- अनुच्छेद-262 के तहत दो-या-दो से अधिक राज्यों के बीच प्रवाहित होने वाली नदियों के पानी के विभाजन के सम्बन्ध में या उनके सम्बन्ध में किन्हीं अन्य विवादों का निर्णय करने के लिए संसद को कानून बनाने की शक्ति प्रदान की गई है।
- **नदी बोर्ड अधिनियम,** 1956 अन्तर्राज्यीय नदी-या-नदी घाटी के विनियमन या विकास के सम्बन्ध में सरकार को हितबद्ध सलाह देने के लिए नदी बोर्ड की स्थापना का उपबन्ध करता है।
- **अन्तर्राज्यीय जल विवाद अधिनियम,** 1956 किसी अन्तर्राज्य नदी विवाद को **जल विवाद अधिकरण** द्वारा माध्यस्थ के लिए निर्देश करने का उपबन्ध करता है। इस अधिकरण का अधिनिर्णय *अनुच्छेद-262(2)* के अनुसार, अन्तिम होता है।

अब तक गठित अन्तर्राज्यीय जल विवाद न्यायाधिकरण

न्यायाधिकरण	स्थापना वर्ष	सम्बन्धित राज्य
कृष्णा जल विवाद न्यायाधिकरण	1969	महाराष्ट्र कर्नाटक एवं आन्ध्र प्रदेश।
गोदावरी जल विवाद न्यायाधिकरण	1969	महाराष्ट्र, कर्नाटक, आन्ध्र प्रदेश, मध्य प्रदेश एवं ओडिशा
नर्मदा जल विवाद न्यायाधिकरण	1969	राजस्थान, गुजरात, मध्य प्रदेश एवं महाराष्ट्र
रावी तथा व्यास जल विवाद न्यायाधिकरण	1986	पंजाब एवं हरियाणा
कावेरी जल विवाद न्यायाधिकरण	1990	कर्नाटक, केरल, तमिलनाडु एवं पुदुचेरी
द्वितीय कृष्णा जल विवाद न्यायाधिकरण	2004	महाराष्ट्र, कर्नाटक एवं आन्ध्र प्रदेश
वंशधारा जल विवाद न्यायाधिकरण	2010	ओडिशा एवं आन्ध्र प्रदेश
महादायी जल विवाद न्यायाधिकरण	2010	गोवा, कर्नाटक एवं महाराष्ट्र
महानदी जल विवाद-न्यायाधिकरण	2018	छत्तीसगढ़ एवं ओडिशा

- *अनुच्छेद-263* के द्वारा राष्ट्रपति को अन्तर्राज्यीय परिषद् की स्थापना का अधिकार प्रदान किया गया है। इन परिषदों का उद्देश्य है कि राज्यों के आपसी विवादों तथा राज्यों के या संघ एवं राज्यों के सामान्य हित के आपसी मामलों के बारे में जाँच करें तथा उन्हें सलाह दें और नीति एवं कार्यवाही के बेहतर समन्वय के बारे में सिफारिश करें।
- राज्य पुनर्गठन अधिनियम, 1956 के द्वारा भारत के राज्य क्षेत्र को पाँच क्षेत्रों में बाँटा गया है और प्रत्येक क्षेत्र के सामान्य हित के विषयों पर सलाह देने के लिए 5 क्षेत्रीय परिषदें बनाई गई हैं। इन क्षेत्रीय परिषदों का उद्भव संविधान से नहीं बल्कि संसद के अधिनियम से हुआ है।
- केन्द्रीय गृहमन्त्री सभी क्षेत्रीय परिषदों के अध्यक्ष होते हैं। प्रत्येक क्षेत्रीय परिषद् में उस क्षेत्र के राज्यों के मुख्यमन्त्री व दो मन्त्री, संघशासित क्षेत्रों के प्रशासक सदस्य होते हैं।

वित्तीय सम्बन्ध

- केन्द्र एवं राज्यों के मध्य वित्तीय सम्बन्धों से सम्बन्धित अधिकांश प्रावधान भारत शासन अधिनियम, 1935 से लिए गए हैं। भारत में केन्द्र एवं राज्यों के बीच वित्तीय सम्बन्धों का निवारण *निम्न प्रकार से किया जा सकता है*

  —भारतीय संविधान में संघ तथा राज्यों के मध्य कर-निर्धारण की शक्ति का पूर्ण विभाजन कर दिया गया है तथा करों से प्राप्त आय का बँटवारा किया जाता है।

- संघ के राजस्व स्रोतों का उल्लेख संघ सूची में किया गया है। संघ की आय के प्रमुख स्रोत हैं-निगम कर, सीमा शुल्क, निर्यात शुल्क, उत्पादन शुल्क, कृषि आय के अतिरिक्त कर, भारतीय रिजर्व बैंक, रेलवे विदेशी विनियम, विदेशी ऋण आदि।
- राज्यों के राजस्व के स्रोत कृषि भूमि पर कर, भूमि एवं भवनों पर कर, वाहनों पर कर, पशुओं तथा नौकाओं पर कर, बिक्री कर, बिजली के उपयोग तथा विक्रय कर आदि।
- केन्द्र एवं राज्यों के मध्य वित्तीय सम्बन्ध करों की वसूली एवं उसके बँटवारे द्वारा भी निर्धारित किया जाता है, *जो निम्न प्रकार हैं*

1. कुछ कर संघ द्वारा अधिरोपित एवं संग्रहित किए जाते हैं, परन्तु उन्हें राज्यों को सौंप दिया जाता है; जैसे-उत्तराधिकार कर, कृषि भूमि के अतिरिक्त अन्य सम्पत्ति पर कर, समाचार-पत्रों पर कर आदि।
2. कुछ कर संघ द्वारा अधिरोपित किए जाते हैं, परन्तु उनको संग्रहण एवं उपयोग राज्यों द्वारा किया जाता है। उदाहरणस्वरूप—दवाइयों एवं श्रृंगार की वस्तुओं पर उत्पादन शुल्क, दवा एवं मादक द्रव्य पर कर, बिल, विनिमयों, प्रोमिसरी नोटों, हुण्डियों, चैकों आदि पर मुद्रांक शुल्क आदि।

   कुछ कर संघ द्वारा अधिरोपित एवं संग्रहित किए जाते हैं, परन्तु उनका विभाजन केन्द्र एवं राज्यों के बीच कर दिया जाता है। इन करों में प्रमुख है; जैसे— आय कर, दवा तथा श्रृंगार सम्बन्धी वस्तुओं के अतिरिक्त अन्य वस्तुओं पर लगाया गया उत्पादन शुल्क आदि।
3. संघ की सम्पत्ति पर राज्यों द्वारा कर तब नहीं लगाया जा सकता। जब तक संसद द्वारा विधि के द्वारा ऐसा कोई प्रावधान न कर दिया जाए। रेलवे अथवा भारत सरकार द्वारा प्रयोग की जाने वाली बिजली पर संसद की अनुमति के बिना राज्यों द्वारा कोई कर नहीं लगाया जा सकता।
4. केन्द्र सरकार द्वारा राज्यों को विकास योजनाओं को लागू करने बाढ़, भूकम्प एवं सूखाग्रस्त स्थिति से निपटने हेतु तथा बजट घाटे को दूर करने के उद्देश्य से अनुदान दिया जाता है।
5. संविधान के प्रावधानों के तहत केन्द्र सरकार अपनी संचित निधि की साख पर विदेशी सरकारों अथवा देशवासियों से ऋण ले सकती है, परन्तु राज्यों की सरकारों को विदेशी से ऋण लेने का अधिकार प्राप्त नहीं है।
6. नियन्त्रक व महालेखा परीक्षक, (CAG) जिसकी नियुक्ति मन्त्रिमण्डल के परामर्श से राष्ट्रपति द्वारा की जाती है, को यह शक्ति प्राप्त है कि वह राज्यों के लेख को बनाए रखने के तरीकों के सम्बन्ध में प्रावधानों तथा लेखा का परीक्षण भी करे।
7. वित्तीय संकट के समय केन्द्रीय सरकार द्वारा वित्तीय मामलों में राज्यों को निर्देश दिया जा सकता है। इस काल में राष्ट्रपति को संविधान के उन सभी प्रावधानों को स्थगित करने का अधिकार प्राप्त है, जो सहायता अनुदान अथवा संघ के करों से प्राप्त आय के विभाजन से सम्बन्धित हों। वित्तीय आपात के दौरान राष्ट्रपति राज्यों को अपने कर्मचारियों के वेतन कम करने का निर्देश दे सकता है तथा राज्यपाल को निर्देश दे सकता है कि वह राज्य के सभी धन विधेयकों को उसकी मंजूरी हेतु आरक्षित रखे।

केन्द्र-राज्य वित्तीय सम्बन्धों पर आपात काल का प्रभाव

- आपातकाल के दौरान केन्द्र और राज्यों के बीच के सम्बन्ध बदल जाते हैं, *जो निम्नलिखित हैं*

राष्ट्रीय आपातकाल की दशा में

- जब राष्ट्रीय आपातकाल लागू हो (*अनुच्छेद-352* के अन्तर्गत) राष्ट्रपति केन्द्र व राज्यों के बीच संवैधानिक राजस्व वितरण को परिवर्तित कर सकता है। इसका तात्पर्य है कि राष्ट्रपति या तो वित्तीय अन्तरण को कम कर सकता है या रोक सकता है। ऐसे परिवर्तन जिस वर्ष आपातकाल की घोषणा की गई हो, उस वित्तीय वर्ष की समाप्ति तक प्रभावी रहते हैं।

राष्ट्रपति शासन की दशा में

इसमें विधानसभा निलम्बित या विघटित हो जाती है, संसद सम्बन्धित राज्य की विधायी शक्तियों का प्रयोग करती है। राज्य का मन्त्रिमण्डल समाप्त हो जाता है और सारी कार्यपालिका शक्ति राष्ट्रपति के पास आ जाती है। राष्ट्रपति राज्य की कार्यपालिका शक्ति का प्रयोग राज्यपाल या अन्य नियुक्त प्राधिकारी के माध्यम से करता है।

वित्तीय आपातकाल की दशा में

- जब वित्तीय आपातकाल (*अनुच्छेद-360 के अन्तर्गत*) लागू हो केन्द्र *राज्यों को निर्देश दे सकता है कि*
  - वित्तीय औचित्य सम्बन्धी सिद्धान्तों का पालन हो।
  - राज्य की सेवा में लगे सभी वर्गों के लोगों के वेतन एवं भत्ते कम करें (उच्च न्यायालय के न्यायाधीशों समेत)।
  - सभी धन विधेयकों या अन्य वित्तीय विधेयकों को राष्ट्रपति की स्वीकृति के लिए आरक्षित रखे।

केन्द्र-राज्य सम्बन्धों की समीक्षा के लिए प्रमुख आयोग और समितियाँ

- भारत में केन्द्र-राज्य सम्बन्धों की समीक्षा एवं सहकारी संघवाद को क्रियान्वित करने के लिए समय-समय पर विभिन्न आयोगों और समितियों का गठन किया गया, जिन्होंने अपनी रिपोर्टों में सुधार सम्बन्धी अनेक महत्त्वपूर्ण सुझाव दिए। *इनमें से महत्त्वपूर्ण आयोग और समितियाँ निम्नलिखित हैं*

प्रथम प्रशासनिक सुधार आयोग

- प्रथम प्रशासनिक सुधार आयोग **वर्ष 1966** में बनाया गया। इसका अध्यक्ष ***मोरारजी देसाई*** को बनाया गया था (बाद में के हनुमन्तैया)।

  आयोग की मुख्य संस्तुतियाँ निम्न हैं
- राज्यों में *अनुच्छेद-356* का प्रयोग एकता व अखण्डता के अनुरूप किया जाए।
  - राज्यों के लिए वित्तीय स्वायत्तता प्रदान की जाए।
  - समवर्ती सूची पर कानून केन्द्र व राज्य सरकारें परस्पर सहमति से बनाएँगी।
  - राज्यपाल पद पर नियुक्ति मुख्यमन्त्री से परामर्श करके की जाए और राज्यपाल पद पर ऐसे व्यक्ति को नियुक्त किया जाए, जो राजनीतिक जीवन से न जुड़ा हुआ हो।
  - समन्वयकारी संस्थाओं का विकास किया जाए।
  - संविधान के *अनुच्छेद-263* के तहत एक अन्तर्राज्यीय परिषद् का गठन किया जाए।

राजमन्नार समिति

- केन्द्र-राज्य सम्बन्धों के सम्बन्ध में अध्ययन करने एवं सुझाव देने के उद्देश्य से वर्ष 1969 में तमिलनाडु सरकार द्वारा **पी वी राजमन्नार** की अध्यक्षता में एक समिति का गठन किया गया, जिसने वर्ष **1971** में सरकार को अपनी रिपोर्ट सौंप दी। समिति द्वारा की गई कुछ *प्रमुख संस्तुतियाँ निम्न प्रकार थीं*

- प्रधानमन्त्री की अध्यक्षता में एक **अन्तर्राज्यीय परिषद्** का गठन किया जाए जिसके सदस्य सभी राज्यों के मुख्यमन्त्री हों।
- प्रतिरक्षा एवं विदेशिक मामलों के अतिरिक्त किसी भी अन्य विषय के सम्बन्ध में अन्तर्राज्यीय परिषद् की सहमति के बिना कोई भी निर्णय नहीं लिया जाना चाहिए।
- योजना आयोग के स्थान पर एक **सांविधिक निकाय** का गठन किया जाए।
- अखिल भारतीय सेवाओं की समाप्ति की जानी चाहिए।
- अवशिष्ट शक्ति को समाप्त कर देना चाहिए अन्यथा राज्यों को सौंप दिया जाना चाहिए।
- **वित्त आयोग** को एक **अस्थायी निकाय** बना दिया जाए।
- संघ सूची एवं समवर्ती सूची के कुछ विषयों को राज्य सूची में हस्तान्तरित कर दिया जाए।
- राज्यपाल के प्रसादपर्यन्त मन्त्रिपरिषद् द्वारा पद धारण करने सम्बन्धी प्रावधान को समाप्त कर दिया जाए।

• केन्द्र सरकार द्वारा इस समिति की संस्तुतियों को पूर्णतः खारिज कर दिया गया।

सरकारिया आयोग

• केन्द्र-राज्य सम्बन्धों में सुधार के उद्देश्य से वर्ष **1983** में केन्द्र सरकार द्वारा न्यायाधीश **रणजीत सिंह सरकारिया** की अध्यक्षता में तीन सदस्यीय सरकारिया आयोग का गठन किया गया।

• सरकारिया आयोग ने वर्ष **1988** में अपनी रिपोर्ट प्रस्तुत की। इस आयोग द्वारा केन्द्र-राज्य सम्बन्धों में सुधार हेतु की *गई प्रमुख संस्तुतियाँ निम्न थीं*
- *अनुच्छेद-263* के अन्तर्गत एक 'अन्तर्राज्यीय परिषद्' का गठन किया जाना चाहिए। इसमें राज्यों के मुख्यमन्त्रियों को भी शामिल किया जाना चाहिए।
- अखिल भारतीय सेवाओं को और अधिक मजबूत बनाना चाहिए तथा ऐसी कुछ और सेवाओं का निर्माण किया जाना चाहिए।
- संविधान संशोधन द्वारा राज्यों को *अनुच्छेद-252* के अधीन राज्य सूची के कानूनों में संशोधन का अधिकार प्रदान करना चाहिए।
- राज्यों के साथ निगम कर के बँटवारे हेतु प्रावधान किया जाना चाहिए।
- **व्यय आयोग** का गठन किया जाना चाहिए।
- राज्यपालों की नियुक्ति से पूर्व सम्बन्धित राज्य के मुख्यमन्त्री से परामर्श किया जाना चाहिए।
- कार्य मुक्त होने के उपरान्त राज्यपाल की नियुक्ति राष्ट्रपति, उपराष्ट्रपति के पद को छोड़कर किसी अन्य पद पर नहीं की जानी चाहिए।
- योजना आयोग एवं राष्ट्रीय विकास परिषद् जैसी संस्थाओं को और मजबूत बनाया जाना चाहिए।
- **राष्ट्रीय विकास परिषद्** का नाम बदलकर राष्ट्रीय आर्थिक एवं विकास परिषद् रखा जाना चाहिए।
- समवर्ती सूची के विषयों के सम्बन्ध में विधि-निर्माण के पूर्व केन्द्र द्वारा राज्यों से अनिवार्य रूप से परामर्श किया जाना चाहिए।
- केन्द्र को बिना राज्यों की स्वीकृति के सैन्य बलों की तैनाती की शक्ति प्राप्त होनी चाहिए यहाँ तक कि यह राज्यों की सहमति के बिना भी किया जा सकता है।
- भाषागत अल्पसंख्यकों हेतु कमिश्नरी प्रारम्भ की जानी चाहिए।
- त्रिभाषा फॉर्मूला समान रूप से लागू किए जाने हेतु उचित दिशा में प्रयास किया जाना चाहिए
- योजना आयोग एवं वित्त आयोग के बीच कार्यों का उचित बँटवारा किया जाना चाहिए।
- **क्षेत्रीय परिषदों** का निर्माण किया जाना चाहिए तथा इन्हें संघीयता के मामले में प्रोत्साहित किया जाना चाहिए।

द्वितीय प्रशासनिक सुधार आयोग

• केन्द्र सरकार द्वारा **वीरप्पा मोइली** की अध्यक्षता में अगस्त, 2005 में इस आयोग का गठन किया गया, प्रशासनिक सुधार आयोग ने प्रशासन से सम्बन्धित सभी सुझाव दिए। *इसकी प्रमुख सिफारिशें इस प्रकार हैं*
- लोकपाल को संवैधानिक मान्यता दी जाए और इसका नाम **राष्ट्रीय लोकायुक्त** रखा जाए। इसका अध्यक्ष सेवानिवृत्त सर्वोच्च न्यायालय के न्यायाधीश को बनाया जाए।
- प्रशासन में पारदर्शिता (Transparency) लाई जाए और भ्रष्टाचार को समाप्त किया जाए।
- **सांसद विकास निधि** (MPLAD) तथा विधानसभा सदस्य विकास निधि को समाप्त किया जाए।
- सिविल सेवा में नैतिक संहिता का निर्माण किया जाए।
- राज्यों में केन्द्रीय बलों की नियुक्ति के बारे में स्पष्ट प्रावधान किया जाए।
- महिलाओं के लिए 33% आरक्षण का प्रावधान किया जाए।
- स्थानीय प्रशासन को अधिक नागरिक केन्द्रित बनाने का सुझाव। इसके लिए केन्द्रीय कानून बनाने का सुझाव।
- राज्य शासन में स्थानीय निकायों का प्रतिनिधित्व सुनिश्चित करने के लिए प्रत्येक राज्य में विधानपरिषद् का गठन किया जाए।
- स्थानीय निर्वाचन क्षेत्र के **परिसीमन** व **आरक्षण** प्रावधान का दायित्व राज्य निर्वाचन आयोग पर छोड़ दिया जाए।
- स्थानीय निकायों की वित्तीय सुदृढ़ता के लिए राज्य वित्त आयोग को सुदृढ़ किया जाए।
- महापौर का चुनाव प्रत्यक्षतः किया जाए।
- केन्द्र सरकार द्वारा दीर्घ अवधि (10 वर्ष) व अल्प अवधि (5 वर्ष) का कार्यकारी योजना संसद बनाए, जिसे राज्य सरकार भी लागू करे।
- केन्द्र-राज्य जल विवाद को दूर करने के लिए उपयुक्त कदम उठाया जाए। **रिवर-बेसिन ऑर्गेनाइजेशन** का गठन प्रत्येक अन्तर्राज्यीय नदी के लिए किया जाए।
- राजनीतिक दलों के लिए **आचार-संहिता** का निर्माण किया जाए।
- पिछड़े क्षेत्रों के विकास के लिए केन्द्र व राज्य मिलकर कार्य करें। इसके लिए स्थानीय शासन को मजबूत किया जाए।

एम एम पुंछी आयोग

• केन्द्र-राज्य सम्बन्धों की समीक्षा हेतु केन्द्र सरकार द्वारा अप्रैल, 2007 में उच्चतम न्यायालय के भूतपूर्व मुख्य न्यायाधीश **न्यायमूर्ति मदन मोहन पुंछी** की अध्यक्षता में चार सदस्यीय आयोग का गठन किया गया। आयोग ने 19 अप्रैल, 2010 को अपनी रिपोर्ट केन्द्र सरकार को सौंप दी।

• आयोग के अन्य सदस्य थे—**धीरेन्द्र सिंह, वी के दुग्गल** तथा **एन आर माधवा**। *आयोग को सौंपे गए प्रमुख कार्य निम्न हैं*
- यह सुनिश्चित करना कि साम्प्रदायिक हिंसा, जातीय हिंसा तथा अन्य तरह के सामाजिक संघर्ष भड़कने की स्थिति में केन्द्र की भूमिका, जिम्मेदारी एवं अधिकार क्षेत्र क्या होने चाहिए।
- इस बात की सम्भावना तलाश करना कि **स्वतः संज्ञान** (Suo Motto) के आधार पर केन्द्र सरकार द्वारा केन्द्रीय बलों को राज्यों में तैनात किया जा सके तथा देश की सुरक्षा को प्रभावित करने वाले अपराधों की जाँच की जा सके।

- इस बात की समीक्षा करना कि राष्ट्रीय सुरक्षा को प्रभावित करने वाले अन्तर्राज्यीय एवं अन्तर्राष्ट्रीय अपराधों पर स्वत: संज्ञान लेकर कोई **केन्द्रीय प्रवर्तन एजेन्सी** बनाई जा सकती है अथवा नहीं।
- केन्द्र एवं राज्यों के बीच सम्बन्धों की वर्तमान स्थिति का आकलन करते हुए उनमें सुधार हेतु उचित संस्तुति करना।
- सामाजिक एवं आर्थिक विकास की वर्तमान स्थिति की समीक्षा के साथ उनमें तीव्रता लाने हेतु संस्तुति करना।
- राष्ट्र की एकता एवं अखण्डता को अक्षुण्ण रखते हुए सुशासन सुनिश्चित करने हेतु नई चुनौतियों से सामना करने हेतु उपायों के बारे में संस्तुति करना।
- केन्द्र एवं राज्यों के मध्य विधायी सम्बन्ध, प्रशासनिक सम्बन्ध, राज्यपाल की भूमिका, आपातकालीन उपबन्ध, वित्तीय सम्बन्ध, पंचायती राज व्यवस्था, संसाधनों का विभाजन आदि के सम्बन्ध में केन्द्र सरकार को उचित संस्तुतियाँ प्रदान करना।

केन्द्र-राज्य सम्बन्धों में मतभेद के प्रमुख कारण

- 1967 तक केन्द्र-राज्य सम्बन्ध व्यापक एवं सामान्य बने रहे, क्योंकि केन्द्र एवं ज्यादातर राज्यों में एक ही पार्टी का शासन था। वर्ष 1967 के चुनाव में कांग्रेस पार्टी 9 राज्यों में हार गई, जिससे केन्द्र में उसकी स्थिति कमजोर हुई, परिणामस्वरूप केन्द्र-राज्य सम्बन्ध के राजनीतिक परिदृश्य में नया परिवर्तन आया। राज्यों में कई मुद्दों पर गैर-कांग्रेसी सरकारों द्वारा केन्द्रीकरण का विरोध किया गया। उन्होंने राज्यों की स्वायत्तता का मुद्दा उठाया और ज्यादा शक्तियाँ एवं वित्तीय स्रोतों की माँग की।
- कुछ संवैधानिक व्यवस्थाओं; जैसे—*अनुच्छेद-356* के अधीन अन्तर्राज्यीय परिषद् के गठन को जान बूझकर सुप्त और शिथिल रखा गया, जिसका परिणाम यह हुआ कि केन्द्र और राज्यों के बीच अथवा राज्यों के बीच उठने वाले जिन विवादों की निष्पक्ष और स्वतन्त्र रूप से जाँच होनी चाहिए थी, उन पर केन्द्र ने खुद का फैसला सुना दिया। कुछ व्यवस्थाओं का उदार प्रयोग होना चाहिए था;
जैसे—*अनुच्छेद-258* के अधीन राष्ट्रपति द्वारा संघीय कार्यों को सौंपना, किन्तु राज्य सरकारों पर विशेषकर विपक्ष की राज्य सरकारों पर अविश्वास के कारण ऐसा नहीं किया गया।
- अत: राज्यों को साझे कार्य में बराबर साझेदार नहीं समझा जाता, बल्कि उन्हें प्रार्थी या याचक बनाए रखने का प्रयास किया जाता है। केन्द्र-राज्य सम्बन्ध पर गठित आयोग के अध्यक्ष न्यायमूर्ति **रणजीत सिंह सरकारिया** ने भी कहा है कि अफसोस यह है कि स्वतन्त्रता के बाद क्षेत्रीय या कार्य विशेष से सम्बद्ध विकेन्द्रीकरण अधूरा रहा। यही नहीं समय गुजरने से सत्ता के केन्द्रीकरण की प्रवृत्ति भी बलवती होती गई।
- इसी प्रकार वित्तीय मामलों में भी केन्द्रीकरण की प्रवृत्ति है, जिन करों की आय में राज्य का हिस्सा होना चाहिए। उन्हें केन्द्र हड़प जाता है। इस प्रकार केन्द्र ने भारत के संघीय स्वरूप को विकसित व सुदृढ़ नहीं होने दिया। एक समन्वयकारी भूमिका निभाने के स्थान पर केन्द्र ने अपने आपको एक अधिशासी बना लिया है।

केन्द्र-राज्यों के बीच मतभेद के मुख्य बिन्दु

केन्द्र-राज्यों के बीच मतभेद के मुख्य बिन्दु निम्नलिखित हैं

- राज्यपाल की नियुक्ति एवं बर्खास्तगी।
- राष्ट्रपति शासन लगाना।
- राज्यपाल का पक्षपातपूर्ण रवैया।
- राज्य में केन्द्रीय बलों की तैनाती।
- राज्य विधेयकों को राष्ट्रपति की स्वीकृति के लिए आरक्षित रखना।
- अखिल भारतीय सेवाओं (IAS, IPS, IFS) का प्रबन्धन।
- केन्द्र एवं राज्यों के मध्य वित्तीय हिस्सेदारी।

गठबन्धन सरकारों के दौर में केन्द्र-राज्य सम्बन्ध

- भारतीय संविधान निर्माताओं ने भारत में एक और संघवाद की स्थापना के लिए राज्यों को पर्याप्त स्वायत्तता प्रदान की तो दूसरी ओर राष्ट्र की एकता व अखण्डता के लिए केन्द्र को शक्तिशाली बनाया।
- पहले 16वें, फिर 42वें संशोधन अधिनियम, 1976 द्वारा केन्द्र को शक्तिशाली बनाया गया, परन्तु 1990 के दशक के प्रारम्भ में वैश्वीकरण को भारत में अपनाया गया तो दूसरी ओर भारत में केन्द्रीय स्तर पर गठबन्धन सरकारों का युग प्रारम्भ हुआ। इन कारणों से केन्द्र-राज्य सम्बन्धों का स्वरूप भारत में परिवर्तित हुआ, *जिसका विवेचन निम्नलिखित बिन्दुओं के अन्तर्गत किया जा सकता है*
  - **सहकारी संघवाद का बढ़ता स्तर** वर्तमान में केन्द्र को शक्तिशाली बनाने के स्थान पर सहकारी संस्थाओं की संख्या बढ़ाकर सहकारी संघवाद को क्रियान्वित किया जा रहा है। इसी समय अन्तर्राज्यीय परिषद्, मुख्यमन्त्री, राज्यपाल सम्मेलन आदि की शुरूआत की गई।
  - **केन्द्र सरकार में क्षेत्रीय दलों की भागीदारी** गठबन्धन सरकार के युग में अनेक क्षेत्रीय दलों को केन्द्र सरकार में सम्मिलित किया गया। इसी कारण वर्तमान में केन्द्र सरकार में राज्यों की भागीदारी बढ़ी और राज्य व्यावहारिक रूप में मजबूत हुए हैं।
  - **अनुच्छेद-356 का प्रयोग कम** केन्द्र में गठबन्धन सरकार होने के कारण अनुच्छेद-356 का प्रयोग कम हुआ है। इसी कारण 1990 के दशक के बाद से अनुच्छेद-356 का प्रयोग निरन्तर कम होता जा रहा है।
  - **नियोजन और विकास में राज्यों की बढ़ती भागीदारी** वर्तमान वैश्वीकरण के युग में आर्थिक विकास करना हर राष्ट्र की प्राथमिकता बन चुका है। इस कारण केन्द्र सरकार नियोजन और विकास में राज्यों को अधिक भागीदार बना रही है और राज्यों को विकास नीतियों के निर्माण में स्वायत्तता प्रदान कर रही है। वर्तमान में भारत सरकार द्वारा बहुस्तरीय नियोजन को अपनाया जा रहा है, जिसके अन्तर्गत राज्य के साथ-साथ स्थानीय स्तर पर भी अधिक शक्तियाँ प्रदान की जा रही हैं।
  - **राज्यों की बढ़ती वित्तीय स्वायत्तता** वैश्वीकरण के युग में विकास के लिए राज्यों को अधिक स्वायत्तता प्रदान की गई है। वर्तमान में राज्यों को देश की भीतरी संस्थाओं के साथ-साथ बाह्य अन्तर्राष्ट्रीय वित्तीय संस्थाओं से ऋण लेने की छूट प्रदान की है। इस प्रकार बढ़ते वैश्वीकरण एवं गठबन्धन सरकार के युग में राज्यों को अधिक स्वायत्तता प्राप्त हुई और भारत में सहकारी संघवाद मजबूत हुआ है।

अभ्यास प्रश्न

1. निम्न में से कौन-सा कथन सही है?

(a) किसी राज्य के राज्यपाल को संसद द्वारा हटाया जा सकता है
(b) राज्यपाल को राज्य के विधानमण्डल द्वारा हटाया जा सकता है
(c) राज्यपाल को राष्ट्रपति हटा सकता है
(d) राज्यपाल को उसके पाँच वर्ष के कार्यकाल से पहले नहीं हटाया जा सकता

2. विधानसभा के अध्यक्ष का मुख्य कार्य है

1. विधानसभा की बैठकों की अध्यक्षता करता है तथा सदन की कार्यवाही का संचालन करता है।
2. सदन का कोई भी सदस्य उसकी आज्ञा से ही भाषण दे सकता है।
3. किसी प्रश्न पर मतदान कराता है और परिणाम की घोषणा करता है।
4. सामान्य स्थिति में भी वह मतदान में भाग लेता है।

उपरोक्त कथनों में से कौन-से सही हैं?

(a) 1 और 2 (b) 2 और 3
(c) 3 और 4 (d) 1, 2 और 3

3. विधानपरिषदों को समाप्त किया गया

1. वर्ष 1969 में पश्चिम बंगाल तथा पंजाब में
2. वर्ष 1985 में आन्ध्र प्रदेश में (बाद में पुनः सृजित)
3. वर्ष 1986 में तमिलनाडु में

उपरोक्त में से कौन-सा/से असत्य है/हैं?

(a) केवल 1 (b) केवल 3
(c) 1 और 2 दोनों (d) इनमें से कोई नहीं

4. राष्ट्रपति के निर्वाचन में राज्य का मुख्यमन्त्री मतदान करने के लिए पात्र नहीं होता, यदि

(a) वह स्वयं प्रत्याशी होता है
(b) उसे राज्य विधानमण्डल के निचले सदन में अपना बहुमत सिद्ध करना शेष हो
(c) वह राज्य विधानमण्डल में उच्च सदन का सदस्य हो
(d) वह कार्यवाहक के रूप में नियुक्त मुख्यमन्त्री हो

5. राज्य की विधानपरिषद् के कितने सदस्य विधानसभा द्वारा चुने जाते हैं?

(a) 1/6 सदस्य (b) 1/3 सदस्य
(c) 1/12 सदस्य (d) 5/6 सदस्य

6. विधानपरिषद् के सदस्यों का निर्वाचन होता है

1. प्रत्यक्ष निर्वाचन द्वारा
2. अप्रत्यक्ष निर्वाचन द्वारा
3. नामांकन द्वारा

कूट

(a) 1 और 2 (b) 2 और 3 (c) 1, 2 और 3 (d) 1 और 3

7. विधानपरिषद् का सभापति

(a) राज्यपाल द्वारा नियुक्त किया जाता है
(b) राज्यपाल (पदेन) होता है
(c) विधानपरिषद् के सदस्यों द्वारा अपने बीच से निर्वाचित होता है
(d) विधानसभा अध्यक्ष द्वारा नियुक्त किया जाता है

8. निम्नलिखित कथनों पर विचार कीजिए

1. कोई व्यक्ति, जब तक उसने 30 वर्ष की आयु पूरी न की हो, राज्यपाल के रूप में नियुक्ति का पात्र नहीं है।
2. एक ही व्यक्ति तीन राज्यों के राज्यपाल के रूप में नियुक्त किया जा सकता है।

उपरोक्त कथनों में से कौन-सा/से सही है/हैं?

(a) केवल 1 (b) केवल 2
(c) 1 और 2 दोनों (d) न तो 1 और न ही 2

9. भारत के राज्यों से सम्बन्धित निम्नलिखित कथनों पर विचार कीजिए

1. विधानमण्डल के एक सत्र की अन्तिम बैठक तथा आगामी सत्र की प्रथम बैठक में 6 माह का अन्तर नहीं होगा।
2. राज्य की विधानसभा में प्रत्येक साधारण निर्वाचन के पश्चात् राज्यपाल को अनिवार्यतः विधानसभा के प्रथम सत्र तथा प्रत्येक वर्ष के प्रथम सत्र में भाषण देना होता है।

उपरोक्त में से कौन-सा/से कथन सही है/हैं?

(a) केवल 1 (b) केवल 2
(c) 1 और 2 दोनों (d) न तो 1 और न ही 2

10. विधानसभा अध्यक्ष को उसके पद की शपथ कौन दिलाता है?

(a) राज्यपाल
(b) उच्च न्यायालय का मुख्य न्यायाधीश
(c) निवर्तमान विधानसभा अध्यक्ष
(d) शपथ ग्रहण की आवश्यकता नहीं

11. विधानसभा के निर्वाचन क्षेत्रों में अनुसूचित जाति और जनजातियों के प्रतिनिधियों के लिए निर्वाचन क्षेत्रों की व्यवस्था है। ऐसे निर्वाचन क्षेत्रों की कुल संख्या कितनी है?

(a) 790 (b) 881 (c) 1080 (d) 1565

12. विधानपरिषद् के बने रहने के कारण हैं

1. विधानपरिषद् विधानसभा द्वारा जल्दबाजी में पारित विधेयकों की जाँच करती है तथा उनकी गलतियों को प्रकाश में लाती है।
2. विधानपरिषद् द्वारा किसी साधारण विधेयक को चार माह तक रोकने से राज्य में एक स्वस्थ जनमत तैयार हो जाता है, जिससे जरूरत पड़ने पर उस विधेयक में आवश्यक संशोधन कर दिया जाता है।
3. विधानपरिषद् के बने रहने से विधानसभा पूर्ण रूप से अधिनायक नहीं बन सकती, क्योंकि विधानपरिषद् में विभिन्न समुदायों के लोग रहते हैं।

उपरोक्त कथनों में से कौन-से सही हैं?

(a) 1 और 2 (b) 2 और 3
(c) 1, 2 और 3 (d) इनमें से कोई नहीं

13. विधानसभा के सदस्य किस प्रकार मन्त्रिपरिषद् के सदस्यों पर नियन्त्रण रखते हैं?

1. सदन में प्रश्न तथा पूरक प्रश्न पूछकर
2. सदन में स्थगन प्रस्ताव लाकर
3. निन्दा प्रस्ताव तथा सार्वजनिक विषयों से सम्बद्ध प्रस्ताव लाकर मन्त्रिपरिषद् को नियन्त्रित करते हैं।

उपरोक्त कथनों में से कौन-सा/से सत्य है/हैं?

(a) केवल 1 (b) 2 और 3
(c) 1, 2 और 3 (d) इनमें से कोई नहीं

14. राज्य का मुख्यमन्त्री

1. राज्य विधानसभा द्वारा चुना जाता है।
2. मन्त्रिपरिषद् के सदस्यों द्वारा नियुक्त किया जाता है।
3. मन्त्रिपरिषद् की शक्ति को निर्धारित करता है।
4. मन्त्रिपरिषद् का वेतन निर्धारित करता है।

कूट

(a) 2, 3 और 4 (b) 1, 3 और 4
(c) 1 और 2 (d) इनमें से कोई नहीं

15. भारत के किस राज्य में सर्वप्रथम कोई महिला मुख्यमन्त्री बनी?

(a) बिहार (b) राजस्थान
(c) उत्तर प्रदेश (d) तमिलनाडु

16. भारत के किसी राज्य में मुख्यमन्त्री पद पर नियुक्त होने वाली प्रथम दलित महिला है

(a) सुश्री जयललिता (b) सुश्री मायावती
(c) नन्दिनी सत्पथी (d) उमा भारती

17. विधानसभा अध्यक्ष या उपाध्यक्ष को हटाने से सम्बन्धित प्रस्ताव पेश करने के लिए कितने दिन पूर्व इसकी सूचना अध्यक्ष या उपाध्यक्ष को देनी चाहिए?

(a) 14 दिन (b) 15 दिन (c) 21 दिन (d) 30 दिन

18. राज्य मन्त्रिपरिषद् सामूहिक रूप से किसके प्रति उत्तरदायी होती है?

(a) विधानसभा (b) विधानपरिषद्
(c) राज्यपाल (d) राष्ट्रपति

19. राज्य विधानमण्डल का कोई सदस्य अपने सदन की आज्ञा के बिना सदन के सत्र से लगातार कितने दिनों तक अनुपस्थित रहता है, तो सदन उसे निष्कासित करके स्थान को रिक्त घोषित कर सकती है?

(a) 30 दिन (b) 45 दिन (c) 60 दिन (d) 100 दिन

20. सुमेलित कीजिए

सूची I (राज्य)	सूची II (प्रथम महिला मुख्यमन्त्री)
A. उत्तर प्रदेश	1. सुचेता कृपलानी
B. बिहार	2. राबड़ी देवी
C. मध्य प्रदेश	3. ऊमा भारती
D. राजस्थान	4. वसुन्धरा राजे सिन्धिया

कूट

	A	B	C	D
(a)	1	2	3	4
(b)	1	2	4	3
(c)	2	1	3	4
(d)	2	1	4	3

21. निम्नलिखित में से कौन-कौन-से विषय हैं, जिन पर कम-से-कम आधे राज्यों के विधानमण्डलों के अनुसमर्थन से ही सांविधानिक संशोधन सम्भव है?

1. राष्ट्रपति का निर्वाचन
2. संसद में राज्यों का प्रतिनिधित्व
3. सातवीं अनुसूची में कोई भी सूची
4. किसी राज्य की विधानपरिषद् की समाप्ति

कूट

(a) 1, 2 और 3 (b) 1, 2 और 4
(c) 1, 3 और 4 (d) 2, 3 और 4

22. निम्नलिखित कथनों पर ध्यान दें

1. भारत के सभी राज्यों में विधानपरिषद् है।
2. विधानपरिषद् का सृजन राज्यपाल करते हैं।
3. अनुच्छेद 179 के अनुसार, राज्य में एक विधानमण्डल होगा।

उपरोक्त कथनों में से कौन-से असत्य हैं?

(a) 1 और 2 (b) 2 और 3
(c) 1 और 3 (d) 1, 2 और 3

23. विधानसभा में आरक्षण के सम्बन्ध में विचार करें

1. संविधान के अनुच्छेद 332 के अनुसार, विधानसभा में अनुसूचित जातियों और अनुसूचित जनजातियों के लिए स्थान सुरक्षित किए गए हैं।
2. संविधान के अनुच्छेद 330 के अनुसार, पिछड़ी जातियों के लिए भी संविधान में स्थान आरक्षित किए गए हैं।

उपरोक्त कथनों में से कौन-सा/से सही है/हैं?

(a) केवल 1 (b) केवल 2
(c) 1 और 2 (d) न तो 1 और न ही 2

24. जब कोई विधेयक विधानसभा से पारित होकर विधानपरिषद् में आता है, तो विधानपरिषद्

1. विधेयक को स्वीकार कर सकती है।
2. विधेयक में संशोधन कर सकती है।
3. विधेयक को अस्वीकार कर सकती है।

उपरोक्त कथनों में से कौन-से सही हैं?

(a) 1 और 2 (b) 2 और 3
(c) 1 और 3 (d) 1, 2 और 3

25. भारत में राज्य विधानपरिषद् के सदस्यों का कितना हिस्सा स्थानीय निकायों द्वारा चुना जाता है?

(a) एक-तिहाई (b) एक-चौथाई
(c) छठा भाग (d) बारहवाँ भाग

26. किसी भारतीय राज्य के राज्यपाल से सम्बन्धित निम्नलिखित कथनों में कौन-सा सत्य नहीं है?

(a) वह भारत के राष्ट्रपति द्वारा नियुक्त हो सकता है
(b) वह एक से अधिक राज्यों का राज्यपाल हो सकता है
(c) वह पाँच वर्षों तक पद पर रहता है
(d) यदि सम्बन्धित राज्य की व्यवस्थापिका उसे पद से हटाए जाने का प्रस्ताव स्वीकार करती है, तो वह पदावधि के पूर्व भी पदमुक्त किया जा सकता है

27. राज्यपाल को शपथ कौन दिलाता है?

(a) राष्ट्रपति (b) भारत का मुख्य न्यायाधीश
(c) सम्बन्धित उच्च न्यायालय का मुख्य न्यायाधीश
(d) मुख्यमन्त्री

28. विधानसभा सत्रावसान की अवधि में राज्यपाल द्वारा जारी किए गए अध्यादेश की अधिकतम अवधि कितनी हो सकती है?

(a) अध्यादेश जारी करने की तिथि से 6 माह तक
(b) विधानसभा सत्र प्रारम्भ होने के 6 माह तक
(c) विधानसभा सत्र प्रारम्भ होने के 6 सप्ताह तक
(d) कोई अवधि सीमा नहीं

29. राज्य सरकार को कानूनी मामलों में सलाह देने के लिए अधिकृत है
(a) मुख्य न्यायाधीश
(b) महान्यायवादी
(c) महाधिवक्ता
(d) उच्च न्यायालय के न्यायाधीशों की खण्डपीठ

30. निम्नलिखित में से कौन-सी किसी राज्य के राज्यपाल को दी गई विवेकाधीन शक्तियाँ हैं?
1. भारत के राष्ट्रपति को, राष्ट्रपति शासन अधिरोपित करने के लिए रिपोर्ट भेजना।
2. मन्त्रियों की नियुक्ति करना।
3. राज्य विधानमण्डल द्वारा पारित कतिपय विधेयकों को भारत के राष्ट्रपति के विचार के लिए आरक्षित करना।
4. राज्य सरकार के कार्य संचालन के लिए नियम बनाना।

कूट
(a) 1 और 2 (b) 1 और 3
(c) 2, 3 और 4 (d) ये सभी

31. किस राज्य के राज्यपाल को अनुसूचित जनजातियों के सन्दर्भ में विशेष शक्तियाँ प्रदान की गई हैं?
(a) अरुणाचल प्रदेश (b) असोम
(c) महाराष्ट्र (d) पश्चिम बंगाल

32. राज्यपाल का वेतन किस कोष से आता है?
(a) भारत की संचित निधि से
(b) राज्य की संचित निधि से
(c) राज्य की आकस्मिक निधि से
(d) राज्य और केन्द्र की संचित निधि से 50 : 50 के अनुपात में

33. संविधान के अनुसार विधानसभा के सदस्यों की संख्या कम-से-कम 60 होनी चाहिए, किन्तु अपवाद के रूप में कुछ राज्यों में 60 से कम सदस्य हैं
1. मिजोरम 2. अरुणाचल प्रदेश
3. सिक्किम 4. गोवा

उपरोक्त में से कौन-से सही हैं?
(a) 1 और 2 (b) 2 और 3
(c) 1, 2 और 3 (d) 1, 3 और 4

34. राज्यसभा के बारे में निम्नलिखित में से कौन-सा/से कथन सही है/हैं
1. राज्यसभा की अधिकतम अनुज्ञेय संख्या 250 है।
2. राज्यसभा में, 283 सदस्य राज्यों और संघ राज्यक्षेत्रों से अप्रत्यक्ष रूप से निर्वाचित होते हैं।
3. अखिल भारतीय सेवाओं के सृजन जैसे मामलों में इसकी लोकसभा के साथ समान रूप से विधायी शक्तियाँ हैं।

कूट
(a) 1 और 2 (b) केवल 1
(c) 2 और 3 (d) ये सभी

35. सामान्यत: राज्यों के मुख्यमन्त्री
(a) विधानसभा के सदस्य होते हैं
(b) विधानपरिषद् के सदस्य होते हैं
(c) विधानसभा में बहुमत दल के नेता होते हैं
(d) विधानपरिषद् में बहुमत दल के नेता होते हैं

36. निम्नलिखित में से कौन-सी एक किसी राज्य में राज्यपाल की नियुक्ति के विषय में सरकारिया आयोग की सिफारिश नहीं है?
(a) उसे राज्यपाल के रूप में अपनी नियुक्ति के कम-से-कम कुछ समय पहले तक सक्रिय राजनीति में भाग लिया हुआ नहीं होना चाहिए
(b) किसी राज्यपाल को चुनने में राष्ट्रपति द्वारा उच्चतम न्यायालय के मुख्य न्यायमूर्ति से सलाह ली जानी चाहिए
(c) राज्यपाल की पाँच वर्ष की पदावधि में, असाधारण स्थिति को छोड़कर, बाधा नहीं डाली जानी चाहिए
(d) राज्यपाल को उस राज्य का मूल निवासी नहीं होना चाहिए

37. राज्य मन्त्रिपरिषद् रूपी जहाज के निर्देशन चक्र का चालक होता है
(a) राज्यपाल (b) मुख्यमन्त्री
(c) विधानसभा अध्यक्ष (d) इनमें से कोई नहीं

38. निम्न में से किसको हटाने का प्रावधान संविधान में नहीं है?
(a) उपराष्ट्रपति (b) राष्ट्रपति
(c) गवर्नर (d) एटॉर्नी जनरल

39. निम्नलिखित कथनों में से कौन-सा एक सही है?
(a) भारत में एक ही व्यक्ति को एक ही समय में दो या अधिक राज्यों में राज्यपाल नियुक्त नहीं किया जा सकता
(b) भारत में राज्यों के उच्च न्यायालय के न्यायाधीश राज्य के राज्यपाल द्वारा नियुक्त किए जाते हैं, ठीक वैसे ही जैसे उच्चतम न्यायालय के न्यायाधीश राष्ट्रपति द्वारा नियुक्त किए जाते हैं
(c) भारत के संविधान में राज्यपाल को उसके पद से हटाने हेतु कोई भी प्रक्रिया अधिकथित नहीं है
(d) विधायी व्यवस्था वाले संघ राज्यक्षेत्र में मुख्यमन्त्री की नियुक्ति उप-राज्यपाल द्वारा बहुमत समर्थन के आधार पर की जाती है

40. विधानपरिषद् के कार्यों से सम्बन्धित निम्नलिखित कथनों में से कौन-सा कथन असत्य है?
(a) प्रशासनिक विषयों पर परिषद् को कुछ शक्तियाँ प्राप्त हैं
(b) परिषद् के सदस्य मन्त्रियों से प्रश्न पूछ सकते हैं
(c) यदि परिषद् में किसी प्रस्ताव पर सरकार मतदान में हार जाती है, तो उसे त्याग-पत्र नहीं देना पड़ता है
(d) परिषद्, सदन में सरकार की आलोचना मात्र कर सकती है

41. मुख्यमन्त्री की नियुक्ति संविधान के किस अनुच्छेद के तहत की जाती है?
(a) अनुच्छेद 153 (b) अनुच्छेद 161
(c) अनुच्छेद 163 (d) अनुच्छेद 165

42. निम्नलिखित में से कौन-सा/से कथन सही है/हैं?
भारत के संविधान के अनुच्छेद 200 के उपबन्धों के अधीन किसी राज्य का राज्यपाल
1. राज्य विधानमण्डल द्वारा पारित किसी विधेयक पर अनुमति रोक सकता है।
2. राज्य विधानमण्डल द्वारा पारित विधेयक राष्ट्रपति के विचार के लिए आरक्षित रख सकता है।
3. विधेयक को, यदि वह धन विधेयक नहीं है, विधानमण्डल के पुनर्विचार के लिए लौटा सकता है।

उपरोक्त कथनों में से कौन-सा/से सही है/हैं?
(a) केवल 1 (b) 1 और 2
(c) 2 और 3 (d) ये सभी

43. निम्नलिखित कथनों पर विचार कीजिए
1. भारत में केवल राष्ट्रपति में ही, न कि राज्य के राज्यपालों में, किसी अपराध के सिद्धदोषी व्यक्ति के दण्डादेश को क्षमा, कम अथवा स्थगित करने की शक्ति निहित है।

2. भारत में यद्यपि सामान्य स्थिति में राज्य का राज्यपाल ही राज्य का संवैधानिक प्रमुख होता है, परन्तु वह राज्य में केवल आपदा की स्थिति में ही केन्द्र के प्रतिनिधि के रूप में कार्य करता है।

उपरोक्त कथनों में से कौन-सा/से सही है/हैं?

(a) केवल 1 (b) केवल 2
(c) 1 और 2 दोनों (d) न तो 1 और न ही 2

44. निम्नलिखित में से किसको महाभियोग के बिना हटाया जा सकता है?

(a) भारत के राष्ट्रपति को
(b) भारत के मुख्य न्यायाधीश को
(c) किसी राज्य के राज्यपाल को
(d) मुख्य निर्वाचन आयुक्त को

45. राज्यपाल की निम्नलिखित शक्तियों में से कौन-सी शक्ति उसकी स्वविवेक शक्तियों में आती है?

(a) यदि वह सन्तुष्ट हो जाए कि मन्त्रिपरिषद् ने अपना बहुमत खो दिया है, तो वह इसे बर्खास्त कर सकता है
(b) यदि राज्य विधानसभा में बहुमत दल का कोई सर्वमान्य नेता न हो, तो वह किसी भी व्यक्ति को मुख्यमन्त्री पद पर नियुक्त कर सकता है
(c) वह राज्य विधायिका द्वारा पारित विधेयक को राष्ट्रपति की स्वीकृति हेतु सुरक्षित कर सकता है
(d) उपरोक्त सभी

46. राज्यपाल से सम्बन्धित निम्नलिखित कथनों पर विचार करें

1. राज्यपाल राज्य का संवैधानिक अध्यक्ष है।
2. राज्यपाल सदैव केन्द्र के प्रतिनिधि के तौर पर कार्य करता है।
3. राज्यपाल राज्य की विधायिका का एक अंग है।
4. राज्यपाल उच्च न्यायालयों के न्यायाधीशों की नियुक्ति करता है।

उपरोक्त कथनों में से कौन-से सही हैं?

(a) 1, 2 और 3 (b) 1, 3 और 4 (c) 1 और 2 (d) 2, 3 और 4

47. राज्य विधानमण्डल के प्राधिकार पर सीमाबन्धन के अन्तर्गत निम्न में से क्या नहीं आता है?

(a) राज्य सूची पर आपातकाल के दौरान संसद को कानून बनाने का प्राधिकार
(b) राज्य विषयों पर राज्यसभा द्वारा आवश्यक प्रस्ताव पारित करने पर संसद को कानून बनाने का अधिकार
(c) राज्यपाल की विधानमण्डल को भंग करने की विवेकाधीन शक्ति
(d) राष्ट्रपति के विचारार्थ विधेयकों को आरक्षित करने की राज्यपाल द्वारा स्वीकृति

48. राज्यों को प्रदत्त सहायता अनुदान

(a) पिछड़े राज्यों के प्रति अनुग्रह प्रदर्शित करने के लिए प्रदान किया जाता है
(b) केन्द्र प्रायोजित योजनाओं के लिए होता है
(c) राजस्व लेखे के घाटे को पूरा करने के लिए प्रदान किया जाता है, जिससे राज्य हितकारी कार्य कर सकें
(d) राज्य योजनाओं को वित्तीय मदद प्रदान करने के लिए होता है

49. भारतीय संविधान में किया गया संशोधन, जम्मू-कश्मीर पर विस्तारित होता है

(a) स्वतः ही
(b) केवल राज्य विधानमण्डल की स्वीकृति के पश्चात्
(c) राष्ट्रपति के अनुच्छेद 370 के अन्तर्गत आदेश द्वारा
(d) किसी भी परिस्थिति में नहीं

50. सूची I को सूची II के साथ सुमेलित कीजिए तथा सूचियों के नीचे दिए गए कूट का प्रयोग कर सही उत्तर चुनिए

सूची I (संविधान का अनुच्छेद)	सूची II (अन्तर्वस्तु)
A. अनुच्छेद 54	1. भारत के राष्ट्रपति का निर्वाचन
B. अनुच्छेद 75	2. प्रधानमन्त्री और मन्त्रिपरिषद्
C. अनुच्छेद 155	3. राज्य के राज्यपाल की नियुक्ति
D. अनुच्छेद 164	4. मुख्यमन्त्री और मन्त्रिपरिषद् की नियुक्ति

कूट

	A	B	C	D
(a)	1	2	3	4
(b)	1	2	4	5
(c)	2	1	3	5
(d)	2	1	4	3

51. निम्नलिखित कथनों पर विचार कीजिए

1. भारत में किसी राज्य की विधानपरिषद् आकार में उस राज्य की विधानसभा के आधे से अधिक बड़ी हो सकती है।
2. किसी राज्य का राज्यपाल उस राज्य की विधानपरिषद् के सभापति को नाम निर्देशित करता है।

उपरोक्त कथनों में से कौन-सा/से सही है/हैं?

(a) केवल 1 (b) केवल 2
(c) 1 और 2 (d) न तो 1 और न ही 2

52. यदि किसी राज्य विधानपरिषद् का सभापति अपने पद से त्याग-पत्र देना चाहे, तो वह अपना त्याग-पत्र किसको देगा?

(a) मुख्यमन्त्री को (b) उप-सभापति को
(c) प्रधानमन्त्री को (d) राष्ट्रपति को

53. विधानपरिषद् की बैठक की अन्तिम तथा दूसरी बैठक की प्रथम तिथि के बीच कितने समय से अधिक का अन्तर नहीं होना चाहिए?

(a) 1 माह (b) 2 माह
(c) 6 माह (d) 3 माह

54. संविधान के किस अनुच्छेद में राज्यपाल द्वारा ली जाने वाली शपथ का वर्णन किया गया है?

(a) अनुच्छेद 155 (b) अनुच्छेद 156
(c) अनुच्छेद 157 (d) अनुच्छेद 159

55. राज्य लोक सेवा आयोग तथा महालेखा परीक्षक अपनी वार्षिक रिपोर्ट प्रस्तुत करते हैं

(a) राज्य विधानमण्डल में (b) विधानसभा अध्यक्ष को
(c) राज्यपाल को (d) इनमें से कोई नहीं

56. निम्नलिखित कौन-सी शक्ति राष्ट्रपति को तो प्राप्त हैं, परन्तु राज्यपाल को नहीं?

1. मृत्युदण्ड के मामले में क्षमा प्रदान करने की शक्ति।
2. कूटनीति सम्बन्धी शक्तियाँ।
3. राज्य विधायिका द्वारा पारित विधेयकों को वीटो (Veto) करने का अधिकार।
4. संकट काल घोषित करने का अधिकार।

कूट

(a) 1 और 4 (b) 2 और 3
(c) 1, 2 और 3 (d) 1, 2 और 4

57. **कथन** (A) संविधान के अनुसार राज्यपाल को पाँच वर्ष के लिए नियुक्त किया जाता है।
कारण (R) राज्यपाल, राष्ट्रपति की इच्छा के अनुरूप अपने पद पर बना रहता है।
कूट
(a) A और R दोनों सही हैं, तथा R, A की सही व्याख्या है
(b) A और R दोनों सही हैं, परन्तु R, A की सही व्याख्या नहीं है
(c) A सही है, परन्तु R गलत है
(d) A गलत है, परन्तु R सही है

58. विधानपरिषद् की कुल सदस्य संख्या का कितना हिस्सा राज्य के विश्वविद्यालयों के स्नातकों द्वारा चुना जाता है?
(a) 1/4 (b) 1/3 (c) 1/6 (d) 1/12

59. विधानपरिषद् की कुल सदस्य संख्या का कितना भाग माध्यमिक स्कूलों, कॉलेजों और विश्वविद्यालयों के शिक्षकों द्वारा निर्वाचित होता है?
(a) 1/3 (b) 1/4 (c) 1/6 (d) 1/12

60. उस संघ राज्य का नाम बताइए जहाँ निर्वाचित विधानसभा एवं मन्त्रिपरिषद् है
(a) अण्डमान-निकोबार द्वीप समूह (b) लक्षद्वीप
(c) दमन व दीव (d) पुदुचेरी

61. विधानसभा की गणपूर्ति (कोरम) कुल संख्या का कितना हिस्सा है?
(a) 1/4 (b) 1/5
(c) 1/8 (d) 1/10

62. विधानसभा का सत्र वर्ष में कम-से-कम कितनी बार आहूत किया जाना आवश्यक है?
(a) 1 (b) 2 (c) 3 (d) 4

63. राज्य विधानपरिषद् के निर्वाचन क्षेत्रों का परिसीमन किसके द्वारा किया जाता है?
(a) परिसीमन आयोग (b) निर्वाचन आयोग
(c) संसद (d) राष्ट्रपति

64. विधानसभा बैठक की अन्तिम तिथि तथा दूसरी बैठक की प्रथम तिथि के बीच कितने समय से अधिक का अन्तर नहीं होना चाहिए?
(a) 1 माह (b) 2 माह
(c) 3 माह (d) 6 माह

65. विधानसभा अध्यक्ष का चुनाव कौन करता है?
(a) राज्यपाल (b) मुख्यमन्त्री
(c) विधानसभा के सदस्य (d) विधानसभा के निर्वाचित सदस्य

66. अस्थायी विधानसभा अध्यक्ष (प्रोटेम स्पीकर) की नियुक्ति कौन करता है?
(a) राज्यपाल (b) मुख्यमन्त्री
(c) निवर्तमान विधानसभा अध्यक्ष (d) निर्वाचन आयोग

67. राज्य की विधानसभाओं से सम्बन्धित कथन पर विचार कीजिए
1. उत्तर प्रदेश की विधानसभा में सबसे अधिक 404 सीटें हैं।
2. पश्चिम बंगाल तथा आन्ध्र प्रदेश की विधानसभा में कुल सीटों की संख्या 294 है।

उपरोक्त कथनों में से कौन-सा/से सही है/हैं?
(a) केवल 1 (b) केवल 2
(c) 1 और 2 (d) न तो 1 और न ही 2

68. निम्न कथनों पर विचार करें
1. विधानपरिषद् के 1/3 सदस्य प्रत्येक दूसरे वर्ष पदमुक्त हो जाते हैं।
2. विधानपरिषद् के सदस्यों का पुनर्निर्वाचन हो सकता है।
3. विधानपरिषद् का अधिवेशन कोरम के अभाव में नहीं चल सकता है।

उपरोक्त कथनों में से कौन-सा/से सही है/हैं?
(a) केवल 1 (b) केवल 2
(c) 1 और 2 (d) 1, 2 और 3

69. निम्न कथनों पर ध्यान दीजिए
1. विधानपरिषद् का अधिवेशन वर्ष में दो बार होना आवश्यक है।
2. विधानपरिषद् का अधिवेशन बुलाने और सत्रावसान करने का अधिकार राज्यपाल को है।

उपरोक्त कथनों में से कौन-सा/से सही है/हैं?
(a) केवल 1 (b) केवल 2
(c) 1 और 2 (d) न तो 1 और न ही 2

70. विधानसभा अध्यक्ष (स्पीकर) अपना त्याग-पत्र किसको देता है?
(a) राज्यपाल (b) राष्ट्रपति
(c) मुख्यमन्त्री (d) विधानसभा उपाध्यक्ष

71. विधानसभा अध्यक्ष को किस प्रकार पद से हटाया जा सकता है?
(a) विधानसभा के सदस्यों द्वारा साधारण बहुमत से पारित संकल्प द्वारा
(b) विधानसभा के सदस्यों द्वारा दो-तिहाई बहुमत से पारित संकल्प द्वारा
(c) विधानमण्डल के सदस्यों द्वारा साधारण बहुमत से पारित संकल्प द्वारा
(d) विधानमण्डल के सदस्यों द्वारा तीन-चौथाई बहुमत से पारित संकल्प द्वारा

72. उच्चतम न्यायालय के निम्नलिखित महत्त्वपूर्ण फैसलों को सही कालक्रम में रखकर पहचानिए
1. मिनर्वा मिल्स केस
2. गोलकनाथ केस
3. ए के गोपालन केस
4. संविधान की नौवीं अनुसूची सम्बन्धी केस

कूट
(a) 4, 2, 3, 1 (b) 3, 4, 1, 2
(c) 3, 1, 2, 4 (d) 3, 2, 1, 4

73. किसी साधारण विधेयक को विधानपरिषद् अधिक-से-अधिक कितने दिनों तक रोककर रख सकती है?
(a) 4 माह (b) 6 माह
(c) 1 वर्ष (d) 2 वर्ष

74. निम्नलिखित में से कौन-सा कथन सही नहीं है?
(a) कानून बनाने में विधानपरिषद् भाग लेती है
(b) मन्त्रियों से प्रश्न पूछने का अधिकार विधानपरिषद् के सदस्यों को नहीं है
(c) विधानपरिषद् मन्त्रियों के विरुद्ध अविश्वास प्रस्ताव नहीं ला सकती है
(d) धन विधेयक के मामले में विधानपरिषद् के अधिकार नहीं के बराबर हैं

75. सुमेलित कीजिए

सूची I	सूची II
A. चण्डीगढ़	1. उप-राज्यपाल
B. लक्षद्वीप	2. मुख्य आयुक्त
C. पुदुचेरी	3. प्रशासक
D. दिल्ली	4. उप-राज्यपाल

कूट

	A	B	C	D
(a)	1	2	3	4
(b)	2	1	3	4
(c)	2	3	1	4
(d)	2	1	4	3

76. क्या किसी राज्य के विधानपरिषद् के उत्सादन की प्रक्रिया में परिषद् की कोई भूमिका होती है?

(a) हाँ
(b) नहीं
(c) विधानसभा द्वारा अनुमति देने पर
(d) अस्पष्ट

77. विभिन्न विधानसभा के सदस्यों की संख्या

राज्य	सदस्यों की संख्या
1. सिक्किम	32
2. मिजोरम	40
3. गोवा	40
4. झारखण्ड	81

उपरोक्त में से कौन-से सही हैं?

(a) 1 और 2 (b) 3 और 4
(c) 1, 2 और 3 (d) 1, 2, 3 और 4

78. निम्न कथनों पर विचार करें

1. राज्यपाल अपने पद की शक्तियों का प्रयोग तथा कर्त्तव्यों का पालन करने के लिए किसी भी न्यायालय के समक्ष उत्तरदायी नहीं होगा।
2. कार्यकाल के दौरान राज्यपाल के विरुद्ध कोई फौजदारी अभियोग नहीं चलाया जा सकता।
3. राज्यपाल के विरुद्ध दीवानी मुकदमा चलाया जा सकता है, परन्तु इसके लिए दो माह पहले नोटिस देना होगा।
4. राज्यपाल की पदावधि के दौरान कोई भी न्यायालय उसे बन्दी बनाने का आदेश नहीं दे सकता।

उपरोक्त कथनों में से कौन-सा/से सही है/हैं?

(a) 1 और 2 (b) 2, 3 और 4
(c) 3 और 4 (d) ये सभी

79. निम्न कथनों पर विचार करें

1. अनुच्छेद 169 के अनुसार संसद विधानसभा का सृजन या उसे समाप्त कर सकती है।
2. जिन राज्यों में विधानमण्डल के दो सदन हैं, वहाँ उच्च सदन को विधानपरिषद् तथा निम्न सदन को विधानसभा कहा जाता है।

उपरोक्त कथनों में से कौन-सा/से असत्य है/हैं?

(a) केवल 1 (b) केवल 2
(c) 1 और 2 (d) न तो 1 और न ही 2

80. राज्य विधानसभा के कार्यों में शामिल हैं

1. राज्य विधानसभा राज्य सूची में दिए गए सभी विषयों पर कानून बना सकती है।
2. राज्य विधानसभा समवर्ती सूची के विषय पर भी कानून बना सकती है। कानून बनाते समय इस बात का ध्यान रखना होता है कि वह संसदीय विधि की विरोधी न हो।
3. जिन राज्यों में द्विसदनात्मक व्यवस्था है, वहाँ साधारण विधेयक किसी भी सदन में पेश किया जा सकता है। विधेयक दोनों सदनों द्वारा पास होना आवश्यक है। विधानपरिषद् साधारण विधेयक को 4 महीने तक ही रोक सकती है।

उपरोक्त कथनों में से कौन-सा/से सही है/हैं?

(a) 1 और 2 (b) 2 और 3
(c) 1, 2 और 3 (d) इनमें से कोई नहीं

81. संविद सरकारों के कौन-से कुपरिणाम सामने आए हैं?

(a) राज्यपाल की भूमिका का अधिक विवादास्पद होना
(b) संसदीय प्रणाली का अवमूल्यन
(c) मुख्यमन्त्री और राज्यपाल के मध्य अशोभनीय मतभेद
(d) उपरोक्त सभी

82. किस राज्य के राज्यपाल को जिला परिषदों द्वारा दिए जाने वाले खानों के लाइसेंस से प्राप्त राजस्व को निर्धारित करने का अधिकार है?

(a) आन्ध्र प्रदेश (b) असोम
(c) मध्य प्रदेश (d) बिहार एवं झारखण्ड

83. मन्त्रियों के विभागों का बँटवारा

(a) राज्यपाल स्वविवेक से करता है
(b) राज्यपाल मन्त्रियों की क्षमतानुसार करता है
(c) राज्यपाल मुख्यमन्त्री की अनुशंसा पर करता है
(d) मुख्यमन्त्री राज्यपाल की सलाह पर करता है

84. क्या राज्य विधानपरिषद् के लिए निर्वाचित कोई व्यक्ति मुख्यमन्त्री बन सकता है?

(a) संविधान में ऐसा कोई उपबन्ध नहीं है
(b) नहीं
(c) ऐसी कोई परम्परा स्थापित नहीं हुई है
(d) हाँ, यदि उसके दल का राज्य की विधानसभा में बहुमत है

85. भारत में केन्द्र की भाँति राज्यों में भी मन्त्रिमण्डलीय शासन की स्थापना की गई है, जिसमें राज्यपाल

1. मन्त्रिपरिषद् की सलाह के अनुसार कार्य करता है।
2. अपने विवेकाधीन कृत्यों में वह मन्त्रिपरिषद् की सलाह मानने के लिए बाध्य नहीं है।
3. राज्य के संवैधानिक प्रमुख तथा केन्द्र के प्रतिनिधि के रूप में वह अपनी दोहरी भूमिका का निर्वाह करता है।
4. राष्ट्रपति के प्रसादपर्यन्त अपना पद धारण करता है।

नीचे दिए गए कूट से सही उत्तर चुनिए

(a) 1 और 4 (b) 1, 2 और 3 (c) 2, 3 और 4 (d) ये सभी

86. **कथन I** सरकारिया आयोग ने संस्तुति दी कि किसी राज्य का राज्यपाल, राज्य के मुख्यमन्त्री के परामर्श से नियुक्त गैर-राजनीतिक व्यक्ति होना चाहिए।

कथन II इसे भारत के संविधान के अनुच्छेद 165 में संशोधन के माध्यम से प्राप्त किया जा सकता है।

कूट
(a) दोनों कथन सत्य हैं और कथन II, कथन I की सही व्याख्या करता है
(b) दोनों कथन सत्य हैं, किन्तु कथन II, कथन I की सही व्याख्या नहीं है
(c) कथन I सत्य है, कथन II असत्य है
(d) कथन I असत्य है, कथन II सत्य है

87. किसी राज्य की विधानपरिषद् किसके द्वारा सृजित या उत्सादित की जा सकती है?
(a) राज्य के राज्यपाल की संस्तुति पर राष्ट्रपति द्वारा
(b) केवल संसद द्वारा
(c) राज्य विधानमण्डल द्वारा इस आशय का संकल्प पारित करने के पश्चात् संसद द्वारा
(d) मन्त्रिपरिषद् की संस्तुति पर राज्य के राज्यपाल द्वारा

88. अपने राज्य में राज्यपाल का वरीयता क्रम है
(a) चौथा (b) आठवाँ (c) पाँचवाँ (d) पहला

89. निम्नलिखित कथनों पर विचार कीजिए
1. एक विधेयक जो राज्य के विधानमण्डल में लम्बित हो, वह उसके सदन या सदस्यों के सत्रावसान के कारण समाप्त नहीं हो जाता है।
2. किसी राज्य की विधानपरिषद् में वांछित विधेयक, जो विधानसभा में पारित न हुआ हो, विधानसभा के भंग हो जाने पर समाप्त नहीं हो जाता।

उपरोक्त कथनों में से कौन-सा/से सही है/हैं?
(a) केवल 1 (b) केवल 2
(c) 1 और 2 दोनों (d) न तो 1 और न ही 2

90. निम्न में से किसकी सिफारिश राज्यपाल द्वारा राष्ट्रपति को की जाती है?
(a) अनुच्छेद 352 (b) अनुच्छेद 356
(c) अनुच्छेद 360 (d) ये सभी

91. निम्नलिखित राज्यों में से किसमें विधानपरिषद् नहीं है?
(a) बिहार (b) महाराष्ट्र
(c) तमिलनाडु (d) उत्तर प्रदेश

92. निम्नलिखित कथनों पर विचार कीजिए
1. भारत में राज्य के महाधिवक्ता की नियुक्ति भारत के राष्ट्रपति द्वारा सम्बन्धित राज्य के राज्यपाल की अनुशंसा (Recommendation) पर की जाती है।
2. सिविल प्रक्रिया संहिता के उपबन्धों के अनुसार राज्य-स्तर पर उच्च न्यायालयों की मूल, अपीलीय तथा सलाहकारी अधिकारिता होती है।

उपरोक्त कथनों में से कौन-सा/से सही है/हैं?
(a) केवल 1 (b) केवल 2
(c) 1 और 2 दोनों (d) न तो 1 और न ही 2

93. निम्नलिखित कथनों पर विचार कीजिए
1. पंजाब का राज्यपाल अपने दायित्व के साथ-साथ चण्डीगढ़ का प्रशासक भी होता है।
2. केरल का राज्यपाल अपने दायित्व के साथ-साथ लक्षद्वीप का प्रशासक भी होता है।

उपरोक्त कथनों में से कौन-सा/से सही है/हैं?
(a) केवल 1 (b) केवल 2
(c) 1 और 2 दोनों (d) न तो 1 और न ही 2

94. निम्नलिखित कथनों पर विचार कीजिए भारत के संविधान में यह उपबन्ध है कि
1. प्रत्येक राज्य की विधानसभा 450 से अनधिक सदस्यों से मिलकर बनेगी, जो राज्य में प्रादेशिक निर्वाचन क्षेत्रों से प्रत्यक्ष निर्वाचन द्वारा चुने जाएँगे।
2. कोई व्यक्ति किसी राज्य की विधानसभा के किसी स्थान को भरने के लिए चुने जाने के लिए अर्हित नहीं होगा, यदि उसकी आयु पच्चीस वर्ष से कम हो।

उपरोक्त कथनों में से कौन-सा/से सही है/हैं?
(a) केवल 1 (b) केवल 2
(c) 1 और 2 दोनों (d) न तो 1 और न ही 2

95. निम्न में से कौन-सा एक कथन असत्य है?
(a) राज्यपाल राज्य विधानमण्डल का अभिन्न अंग होता है
(b) महाधिवक्ता की नियुक्ति राज्यपाल करता है
(c) अनुच्छेद 163 में मन्त्रिपरिषद् का उल्लेख है
(d) अनुच्छेद 154 में राज्य का राज्यपाल होगा

96. संविधान के किस अनुच्छेद के अनुसार कोई भी विधेयक राज्यपाल की अनुमति के बिना कानून नहीं बन सकता, भले ही उसे दोनों सदनों द्वारा पारित कर दिया जाए?
(a) अनुच्छेद 200
(b) अनुच्छेद 208
(c) अनुच्छेद 210
(d) अनुच्छेद 300

97. निम्न में से कौन-सा/से कथन सही है/हैं?
1. मुख्यमन्त्री विधानसभा का नेता होता है।
2. राज्यपाल द्वारा राज्य प्रशासन के महत्त्वपूर्ण पदों पर नियुक्ति हेतु व्यक्तियों का चयन मुख्यमन्त्री द्वारा किया जाता है।

कूट
(a) केवल 1
(b) केवल 2
(c) 1 और 2 दोनों
(d) न तो 1 और न ही 2

98. **कथन** (A) महाधिवक्ता राज्य का सर्वोच्च विधि अधिकारी होता है।
कारण (R) महाधिवक्ता राज्यपाल के प्रसादपर्यन्त पद धारण करता है तथा ऐसा पारिश्रमिक प्राप्त करता है, जो राज्यपाल द्वारा अवधारित किया जाए।

कूट
(a) A और R दोनों सही हैं तथा R, A की सही व्याख्या है
(b) A और R दोनों सही हैं, परन्तु R, A की सही व्याख्या नहीं है
(c) A सही है, परन्तु R गलत है
(d) A गलत है, परन्तु R सही है

99. **कथन** (A) राज्य का वार्षिक बजट मन्त्रिपरिषद् द्वारा तय की गई नीतियों के आधार पर तैयार किया जाता है।
कारण (R) प्रत्येक वित्तीय वर्ष के आरम्भ में यह वित्त मन्त्री द्वारा राज्य विधानमण्डल में प्रस्तुत किया जाता है।

कूट
(a) A और R दोनों सही हैं तथा R, A की सही व्याख्या है
(b) A और R दोनों सही हैं, परन्तु R, A की सही व्याख्या नहीं है
(c) A सही है, परन्तु R गलत है
(d) A गलत है, परन्तु R सही है

100. किस संविधान संशोधन अधिनियम के अनुसार यदि दल-बदल निरोधक कानून के अन्तर्गत राज्य विधानमण्डल के सदस्य को सम्बन्धित सदन की सदस्या हेतु अयोग्य घोषित कर दिया गया हो, तो उसे पुनर्मतदान तक मन्त्री नियुक्त नहीं किया जा सकता?
(a) 92वें (b) 91वें
(c) 93वें (d) 98वें

101. भारतीय संविधान के अनुच्छेद 371 (क) के सन्दर्भ में निम्नलिखित में से किस राज्य के राज्यपाल का राज्य के कानून एवं व्यवस्था के विषय में विशेष उत्तरदायित्व है?
(a) असोम (b) मणिपुर
(c) नागालैण्ड (d) आन्ध्र प्रदेश

102. संघ राज्यक्षेत्र किस संविधान संशोधन के बाद अस्तित्व में आए?
(a) तीसरा संविधान संशोधन (b) सातवाँ संविधान संशोधन
(c) ग्यारहवाँ संविधान संशोधन (d) तेरहवाँ संविधान संशोधन

103. मूल संविधान में राज्यों को चार (क, ख, ग और घ) श्रेणियों में रखा गया था। इन चार श्रेणियों के राज्यों में से किनको संघ राज्यक्षेत्रों के रूप में परिवर्तित किया गया था?
(a) क और ख (b) ख और ग
(c) क और ग (d) ग और घ

104. संविधान के किस भाग के अन्तर्गत संघ राज्यक्षेत्रों से सम्बन्धित है?
(a) भाग-VII (b) भाग-VIII (c) भाग-IX (d) भाग-X

105. किस वर्ष लक्षद्वीप को संघ राज्यक्षेत्र के रूप में गठित किया गया?
(a) वर्ष 1956 (b) वर्ष 1960
(c) वर्ष 1961 (d) वर्ष 1962

106. संघ राज्यक्षेत्रों के गठन के कारणों में शामिल थे
1. सांस्कृतिक असमानता
2. राजनीतिक एवं प्रशासनिक विचार
3. सामरिक महत्त्व
4. पिछड़े एवं अनुसूचित क्षेत्र

कूट
(a) 1, 2 और 3 (b) 1, 3 और 4
(c) 1, 2 और 4 (d) 1, 2, 3 और 4

107. कुछ संघ राज्यक्षेत्रों के लिए स्थानीय विधानमण्डलों या मन्त्रिपरिषदों का या दोनों का सृजन संविधान के किस अनुच्छेद के अनुसार किया जा सकता है?
(a) अनुच्छेद 239 (b) अनुच्छेद 239 (क)
(c) अनुच्छेद 239 (क क) (d) अनुच्छेद 239 (क ख)

108. संविधान के किस अनुच्छेद के अन्तर्गत संघ राज्यक्षेत्रों में उच्च न्यायालयों की स्थापना की जा सकती है?
(a) अनुच्छेद 239 (b) अनुच्छेद 240
(c) अनुच्छेद 241 (d) अनुच्छेद 242

109. संघ राज्य क्षेत्रों का प्रशासन किसके नियन्त्रण में रहता है?
(a) प्रधानमन्त्री के (b) राष्ट्रपति के
(c) मन्त्रिपरिषद् के (d) संसद के

110. संविधान के कौन-से संशोधन के द्वारा संसद को यह अधिकार दिया गया कि वह संघ राज्यक्षेत्र में विधानमण्डल या मन्त्रिपरिषद् या दोनों का सृजन कर सकता है?
(a) संविधान संशोधन बारहवाँ (b) संविधान संशोधन तेरहवाँ
(c) संविधान संशोधन चौदहवाँ (d) संविधान संशोधन पन्द्रहवाँ

111. दिल्ली के लिए 70 सदस्यीय विधानमण्डल और मन्त्रिपरिषद् का सृजन किया गया
(a) 68वें संविधान संशोधन के द्वारा (b) 69वें संविधान संशोधन के द्वारा
(c) 70वें संविधान संशोधन के द्वारा (d) 71वें संविधान संशोधन के द्वारा

112. वर्तमान में किस संघ राज्यक्षेत्रों में विधानमण्डल है?
(a) दिल्ली एवं लक्षद्वीप (b) दिल्ली एवं पुदुचेरी
(c) दिल्ली एवं चण्डीगढ़ (d) पुदुचेरी एवं लक्षद्वीप

113. लोकसभा में संघ राज्यक्षेत्रों के लिए निर्धारित स्थानों की संख्या है
(a) 20 (b) 22 (c) 25 (d) 28

114. राज्यसभा में किन संघ राज्यक्षेत्रों को स्थान प्राप्त है?
(a) दिल्ली एवं पुदुचेरी (b) दिल्ली, पुदुचेरी एवं चण्डीगढ़
(c) सभी संघ राज्यक्षेत्रों को (d) इनमें से कोई नहीं

115. छठी अनुसूची में जनजाति क्षेत्रों के प्रशासन से सम्बन्धित राज्यों की सूची में कौन शामिल नहीं है?
(a) असोम (b) मेघालय (c) मणिपुर (d) त्रिपुरा

116. किसी क्षेत्र को अनुसूचित क्षेत्र घोषित करने का अधिकार है
(a) संसद को (b) सम्बन्धित राज्य विधानमण्डल को
(c) प्रधानमन्त्री को (d) राष्ट्रपति को

117. छठी अनुसूची में वर्णित जनजातीय क्षेत्रों में स्वशासी जिलों का गठन किसके आदेश से किया जा सकता है?
(a) राष्ट्रपति (b) राज्यपाल
(c) सम्बन्धित विधानसभा (d) लोकसभा

118. संविधान के किस अनुच्छेद में अनुसूचित क्षेत्रों और जनजाति क्षेत्रों के प्रशासन का उपबन्ध किया गया है?
(a) अनुच्छेद 244 (b) अनुच्छेद 245
(c) अनुच्छेद 342 (d) अनुच्छेद 343

119. अनुसूचित जातियों एवं जनजातियों के लिए राष्ट्रीय आयोग की नियुक्ति संविधान के किस अनुच्छेद के अनुसार की जाती है?
(a) अनुच्छेद 338 (b) अनुच्छेद 338 (क)
(c) 'a' और 'b' दोनों (d) इनमें से कोई नहीं

120. राज्य विधानमण्डलों में आंग्ल-भारतीय समुदाय के प्रतिनिधित्व का प्रावधान है
(a) अनुच्छेद 331 (b) अनुच्छेद 332
(c) अनुच्छेद 333 (d) इनमें से कोई नहीं

121. अनुसूचित जातियों और अनुसूचित जनजातियों के लिए लोकसभा में स्थानों का आरक्षण प्राप्त होता है
(a) अनुच्छेद 330 (b) अनुच्छेद 331
(c) अनुच्छेद 332 (d) इनमें से कोई नहीं

122. संविधान के अनुसार अल्पसंख्यकों के वर्गीकरण का आधार क्या है?
(a) भाषा तथा संस्कृति (b) धर्म आधारित
(c) 'a' और 'b' दोनों (d) इनमें से कोई नहीं

123. पिछड़ा वर्ग आयोग का गठन किया गया था
(a) वर्ष 1990 (b) वर्ष 1991 (c) वर्ष 1992 (d) वर्ष 1993

124. चण्डीगढ़ के मुख्य प्रशासक को किस नाम से जाना जाता है?
(a) उप-राज्यपाल (b) प्रशासक
(c) राज्यपाल (d) मुख्य आयुक्त

125. पुदुचेरी में विधानमण्डल का गठन किस वर्ष किया गया था?
(a) वर्ष 1960 (b) वर्ष 1961 (c) वर्ष 1962 (d) वर्ष 1963

126. संघ राज्यक्षेत्रों का प्रशासक विधानमण्डल के विश्रान्ति काल में अध्यादेश जारी कर सकता है
(a) अनुच्छेद 123 के तहत (b) अनुच्छेद 213 के तहत
(c) अनुच्छेद 239 (ख) के तहत (d) अनुच्छेद 241 के तहत

127. लोकसभा में संघ राज्यक्षेत्रों हेतु स्थानों की व्यवस्था किस अनुच्छेद के द्वारा की गई है?
(a) 80 (b) 81 (1 ख)
(c) 239 (क ख) (d) 81 (1 क)

128. पाँचवीं अनुसूची में अनुसूचित जाति/जनजाति क्षेत्रों के प्रशासन की बात की गई है, किन्तु इनमें चार राज्यों को अलग रखा गया है। निम्नलिखित में से कौन इनमें शामिल नहीं है?
(a) मेघालय (b) त्रिपुरा (c) नागालैण्ड (d) मिजोरम

129. जनजाति सलाहकार परिषद् के लिए नियम किसके द्वारा बनाया जा सकता है?
(a) राज्य मन्त्रिपरिषद् (b) राज्यपाल
(c) राष्ट्रपति (d) परिषदों द्वारा स्वयं

130. संविधान के किस भाग में कुछ वर्गों के सम्बन्ध में विशेष उपबन्ध का प्रबन्ध किया गया है?
(a) भाग-15 (b) भाग-16 (c) भाग-17 (d) भाग-14

131. जम्मू-कश्मीर को संविधान के किस भाग के अनुसार विशेष संवैधानिक दर्जा प्राप्त है?
(a) भाग-19 (b) भाग-20
(c) भाग-21 (d) भाग-22

132. **कथन** (A) भारतीय संविधान के अनुसार एक ही व्यक्ति एक समय में दो अथवा दो से अधिक राज्यों के राज्यपाल पद पर कार्य नहीं कर सकता।
कारण (R) संविधान के अनुच्छेद 153 में यह कहा गया है कि "प्रत्येक राज्य के लिए एक राज्यपाल होगा।"
कूट
(a) A और R दोनों सही हैं, तथा R, A की सही व्याख्या है
(b) A और R दोनों सही हैं, परन्तु R, A की सही व्याख्या नहीं है
(c) A सही है, किन्तु R गलत है
(d) A गलत है, किन्तु R सही है

133. विधानपरिषद् के उत्सादन हेतु संविधान संशोधन पारित करने के लिए निम्नलिखित में से कौन-सी एक प्रक्रिया वैध है?
(a) राज्यसभा में संकल्प और संसद के प्रत्येक सदन की उपस्थिति तथा मतदान में भाग लेने वाले सदस्यों के बहुमत द्वारा सहमति
(b) विधानसभा में सदन की कुल सदस्यता के बहुमत से संकल्प से जो उपस्थित एवं मतदान में भाग लेने वाले सदस्यों के बहुमत से कम न हो और इसके उपरान्त संसद के प्रत्येक सदन के उपस्थिति एवं मतदान में भाग लेने वाले सदस्यों के बहुमत से सहमति
(c) संसद के दोनों सदनों में से किसी एक सदन में संकल्प और संसद के प्रत्येक सदन की पूरे सदन के निरपेक्ष बहुमत से सहमति। यह बहुमत उपस्थित एवं मतदान में भाग लेने वाले सदस्यों की दो-तिहाई भी हो
(d) विधानपरिषद् में संकल्प और विधानसभा के साधारण बहुमत द्वारा सहमति जिसके उपरान्त संसद के प्रत्येक सदन की साधारण बहुमत से सहमति

134. भारत में राज्य के मुख्यमन्त्री के सम्बन्ध में नीचे दिए हुए कथनों पर विचार कीजिए
1. वह राज्य के गवर्नर द्वारा नियुक्त होता/होती है।
2. वह और उसकी मन्त्रिपरिषद् एवं विधायिनी प्रस्तावों सम्बन्धी मन्त्रिपरिषद् के सभी विनिश्चय गवर्नर को अवश्य संसूचित करने चाहिए।
3. उसे राज्य के प्रशासन एवं विधायिनी प्रस्तावों सम्बन्धी मन्त्रिपरिषद् के सभी विनिश्चय गवर्नर को अवश्य संसूचित करने चाहिए।
4. यदि राज्य का राज्यपाल यह चाहे कि कोई ऐसा विषय जिस पर मन्त्री ने निर्णय लिया है और जिस पर मन्त्रिपरिषद् ने विचार नहीं किया उसे मुख्यमन्त्री मन्त्रिपरिषद् के विचारार्थ प्रस्तुत करें।

उपरोक्त कथनों में से कौन-सा/से कथन सही है/हैं?
(a) 1, 2, 3 और 4 (b) केवल 4
(c) 1, 3 और 4 (d) 1 और 3

135. निम्नलिखित में से कौन-सा भारत के राष्ट्रपति और राज्यों के राज्यपाल के लिए उभयनिष्ठ नहीं है?
(a) शक्तियों पर संवैधानिक प्रतिबन्ध
(b) मन्त्रिपरिषद् के परामर्श से शक्तियों एवं कार्य का निष्पादन
(c) न तो संसद के किसी सदन अथवा न राज्य के विधानमण्डल का सदस्य होना
(d) अपदस्थ करने की प्रक्रिया

136. निम्न में से कौन-सा एक कथन असत्य है?
(a) राज्यपाल राज्य विधानमण्डल का अभिन्न अंग होता है
(b) महाधिवक्ता की नियुक्ति राज्यपाल करता है
(c) अनुच्छेद 163 में मन्त्रिपरिषद् का उल्लेख है
(d) अनुच्छेद 154 में राज्य का राज्यपाल होगा

137. जिन राज्यों में द्विसदनीय विधानमण्डल है वहाँ विधानपरिषद् में मनोनीत सदस्यों का भाग कितना होता है?
(a) कुल सदस्यों का 1/8 (b) कुल सदस्यों का 1/10
(c) कुल सदस्यों का 1/6 (d) कुल सदस्यों का 1/12

138. मुख्यमन्त्री पर भ्रष्टाचार के लिए मुकदमा दायर करने के सम्बन्ध में जो नियम है, वह है
(a) राज्यपाल को अनुमति देनी पड़ती है
(b) राज्यपाल की अनुमति लेना आवश्यक नहीं
(c) राज्यपाल विवेक के आधार पर अनुमति का निर्णय करेगा
(d) राष्ट्रपति की अनुमति आवश्यक है

139. निम्नलिखित किन राज्यों में द्विसदनात्मक व्यवस्थापिका है?
1. आन्ध्र प्रदेश 2. बिहार
3. कर्नाटक 4. महाराष्ट्र
5. तमिलनाडु 6. उत्तर प्रदेश
कूट
(a) 1, 2, 3 और 6 (b) 1, 2, 3, 4 और 6
(c) 3, 4 और 5 (d) 1, 3, 4 और 6

140. सही उत्तर चुनिए
(a) सभी व्यक्ति पंचायत के सदस्य हो सकते हैं
(b) वह व्यक्ति जो राज्य विधानसभा के सदस्य होने की योग्यता न रखता हो, पंचायती राज्य का सदस्य हो सकता है
(c) 25 वर्ष की आयु वाले ही केवल पंचायत की सदस्यता के लिए अर्ह हैं
(d) वे सभी लोग जो 21 वर्ष की आयु पूरी कर चुके हों तथा राज्य विधानसभा के सदस्य चुने जाने की योग्यता रखते हैं वे सब पंचायत के सदस्य होंगे

141. निम्नलिखित में से कौन-सा सही नहीं है?
(a) राज्यपाल राज्य विधानमण्डल द्वारा पारित विधेयक पर हस्ताक्षर कर सकता है
(b) राज्यपाल विधेयक पर अनुमति रोक सकता है
(c) राज्यपाल विधेयक को राष्ट्रपति के विचारार्थ आरक्षित रख सकता है
(d) राज्यपाल विधेयक को भारत के मुख्य न्यायाधीश के पास विधिक राय हेतु भेज सकता है

142. निम्न में से कौन भारत के राष्ट्रपति के निर्वाचन के लिए गठित निर्वाचक मण्डल का अंश है, किन्तु उसके महाभियोग के लिए निर्मित अभिकरण का अंश नहीं है?
(a) राज्यसभा (b) लोकसभा
(c) राज्य विधानपरिषद् (d) राज्य विधानसभा

143. भारत में राज्य विधान परिषद् द्वारा प्रयुक्त शक्ति किस प्रकार की है?
(a) संशोधनकारी
(b) परामर्शात्मक
(c) विलम्बकारी
(d) 'b' तथा 'c' दोनों

144. नीचे दिए हुए कथनों पर विचार कीजिए
राज्य के गवर्नर द्वारा एक विधेयक राष्ट्रपति के विचारार्थ आरक्षित किया जाता है। राष्ट्रपति
1. विधेयक पर अपनी अनुमति दे सकता है।
2. विधेयक पर अपनी अनुमति रोक सकता है।
3. विधेयक पर वीटो कर सकता है।
4. राष्ट्रपति राज्य के गवर्नर को इसे सदन को पुनर्विचार के लिए लौटा देने का निर्देश दे सकता है।

उपरोक्त कथनों में से कौन-से कथन सही हैं?
(a) 1, 2 और 3
(b) 3 और 4
(c) 1, 2 और 4
(d) 1, 2, 3 और 4

145. **कथन** (A) सरकारिया आयोग ने संस्तुति दी कि किसी राज्य का राज्यपाल, राज्य के मुख्यमन्त्री के परामर्श से नियुक्त गैर-राजनीतिक व्यक्ति होना चाहिए।
कारण (R) इसे भारत के संविधान के अनुच्छेद 165 में संशोधन के माध्यम से प्राप्त किया जा सकता है।
कूट
(a) A और R दोनों सही हैं, तथा R, A की सही व्याख्या है
(b) A और R दोनों सही हैं, परन्तु R, A की सही व्याख्या नहीं है
(c) A सही है, किन्तु R गलत है
(d) A गलत है, किन्तु R सही है

146. राज्य विधानमण्डल के ऊपरी सदन में अन्य सदस्यों के अतिरिक्त सम्मिलित होते हैं
(a) 1/12 सदस्य जो शिक्षकों के निर्वाचन मण्डल द्वारा निर्वाचित किए जाते हैं, 1/3 सदस्य जो नगरपालिकाओं द्वारा निर्वाचित किए जाते हैं, 1/12सदस्य जो पंजीकृत स्नातकों द्वारा निर्वाचित किए जाते हैं
(b) 1/12 सदस्य जो पंजीकृत स्नातकों द्वारा निर्वाचित किए जाते हैं, 1/12 सदस्य जो महिलाओं द्वारा निर्धारित किए जाते हैं, 1/3 मजदूर संघों द्वारा सहकारिता संस्थाओं द्वारा निर्वाचित किए जाते हैं
(c) 1/12 सदस्य जो महिलाओं द्वारा निर्धारित किए जाते हैं, 1/12 सदस्य जो नगरपालिकाओं तथा दूसरे स्थानीय निकायों द्वारा निर्वाचित किए जाते हैं 1/3 सदस्य जो शिक्षक निर्वाचक मण्डल द्वारा निर्वाचित किए जाते हैं
(d) 1/3 सदस्य जो सीधे लोगों द्वारा निर्वाचित किए जाते हैं। 1/12 सदस्य जो पंजीकृत स्नातकों द्वारा निर्वाचित किए जाते हैं, 1/12 सदस्य जो सहकारी बैंकों, महिला संस्थाओं तथा अन्य सहकारी निकायों द्वारा निर्वाचित किए जाते हैं

147. निम्नलिखित में से किस आयोग द्वारा राज्यपाल के पद की समाप्ति का सुझाव दिया गया?
(a) प्रशासनिक सुधार आयोग (b) सरकारिया आयोग
(c) संविधान समीक्षा आयोग (d) राजमन्नार आयोग

उत्तरमाला

1.	*(d)*	**2.**	*(d)*	**3.**	*(d)*	**4.**	*(c)*	**5.**	*(b)*	**6.**	*(c)*	**7.**	*(c)*	**8.**	*(b)*	**9.**	*(c)*	**10.**	*(d)*
11.	*(c)*	**12.**	*(c)*	**13.**	*(c)*	**14.**	*(d)*	**15.**	*(c)*	**16.**	*(b)*	**17.**	*(a)*	**18.**	*(a)*	**19.**	*(c)*	**20.**	*(a)*
21.	*(a)*	**22.**	*(d)*	**23.**	*(a)*	**24.**	*(d)*	**25,**	*(a)*	**26.**	*(d)*	**27.**	*(c)*	**28.**	*(c)*	**29.**	*(c)*	**30.**	*(b)*
31.	*(a)*	**32.**	*(b)*	**33.**	*(d)*	**34.**	*(b)*	**35.**	*(c)*	**36.**	*(b)*	**37.**	*(b)*	**38.**	*(c)*	**39.**	*(c)*	**40.**	*(a)*
41.	*(c)*	**42.**	*(d)*	**43.**	*(b)*	**44.**	*(c)*	**45.**	*(d)*	**46.**	*(a)*	**47.**	*(c)*	**48.**	*(c)*	**49.**	*(c)*	**50.**	*(a)*
51.	*(d)*	**52.**	*(b)*	**53.**	*(c)*	**54.**	*(d)*	**55.**	*(c)*	**56.**	*(d)*	**57.**	*(b)*	**58.**	*(d)*	**59.**	*(d)*	**60.**	*(d)*
61.	*(d)*	**62.**	*(b)*	**63.**	*(a)*	**64.**	*(d)*	**65.**	*(c)*	**66.**	*(a)*	**67.**	*(c)*	**68.**	*(d)*	**69.**	*(c)*	**70.**	*(d)*
71.	*(a)*	**72.**	*(b)*	**73.**	*(a)*	**74.**	*(b)*	**75.**	*(c)*	**76.**	*(b)*	**77.**	*(d)*	**78.**	*(d)*	**79.**	*(b)*	**80.**	*(c)*
81.	*(d)*	**82.**	*(b)*	**83.**	*(c)*	**84.**	*(d)*	**85.**	*(d)*	**86.**	*(c)*	**87.**	*(c)*	**88.**	*(a)*	**89.**	*(c)*	**90.**	*(b)*
91.	*(c)*	**92.**	*(d)*	**93.**	*(a)*	**94.**	*(b)*	**95.**	*(d)*	**96.**	*(a)*	**97.**	*(c)*	**98.**	*(b)*	**99.**	*(b)*	**100.**	*(b)*
101.	*(c)*	**102.**	*(b)*	**103.**	*(d)*	**104.**	*(b)*	**105.**	*(a)*	**106.**	*(d)*	**107.**	*(b)*	**108.**	*(c)*	**109.**	*(b)*	**110.**	*(c)*
111.	*(b)*	**112.**	*(b)*	**113.**	*(a)*	**114.**	*(a)*	**115.**	*(c)*	**116.**	*(d)*	**117.**	*(b)*	**118.**	*(a)*	**119.**	*(c)*	**120.**	*(c)*
121.	*(c)*	**122.**	*(c)*	**123.**	*(d)*	**124.**	*(d)*	**125.**	*(d)*	**126.**	*(c)*	**127.**	*(b)*	**128.**	*(c)*	**129.**	*(b)*	**130.**	*(b)*
131.	*(c)*	**132.**	*(d)*	**133.**	*(b)*	**134.**	*(c)*	**135.**	*(d)*	**136.**	*(d)*	**137.**	*(c)*	**138.**	*(c)*	**139.**	*(b)*	**140.**	*(d)*
141.	*(d)*	**142.**	*(d)*	**143.**	*(d)*	**144.**	*(d)*	**145.**	*(b)*	**146.**	*(a)*	**147.**	*(d)*						

अध्याय 10

राष्ट्रीय व क्षेत्रीय राजनीतिक दल तथा भारतीय राजनीति के मुद्दें

राजनीतिक दल

अनेक व्यक्तियों का औपचारिक संगठन, जिसके सदस्य सामान्य सिद्धान्तों पर एकमत होते हैं और चुनावों के माध्यम से सरकार का निर्माण कर राष्ट्रीय हितों में वृद्धि करते हैं। *राजनीतिक दल के प्रमुख तत्त्व हैं*

- संगठन
- सामान्य सिद्धान्तों में एकमत
- सरकार का निर्माण
- राष्ट्रीय हित में वृद्धि।

दलों के निर्माण के आधार

दलों के निर्माण व राजनीतिक भागीदारी के प्रमुख आधार हैं

1. विचारधारा
2. धर्म
3. जाति
4. क्षेत्रीयता
5. आर्थिक तत्त्व
6. व्यक्तित्व

भारतीय राजनीति में दल

स्वतन्त्रता प्राप्ति के बाद भारत में संसदीय शासन प्रणाली को अपनाया गया है। चूँकि संसदीय शासन प्रणाली में आधार दल होते हैं, इसलिए भारतीय राजनीति में दलों की महत्त्वपूर्ण भूमिका होती है।

राजनीतिक दल नागरिकों का ऐसा संगठित समूह है, जो सामान्य सिद्धान्तों पर एकमत होते हैं तथा जो चुनावों के माध्यम से सत्ता प्राप्त कर अपनी नीतियों और सिद्धान्तों को क्रियान्वित करते हैं।

राजनीतिक दलों के महत्त्वपूर्ण कार्य हैं

- राजनीतिक प्रक्रिया का एकीकरण सरलीकरण तथा स्थिरीकरण करना।
- सरकार का निर्माण करना।
- सरकार के विभिन्न अंगों कार्यपालिका व विधायिका के मध्य सामंजस्य स्थापित करना।
- विपक्षी दल के रूप में सरकार पर अंकुश रखना।
- जनता को राजनीतिक शिक्षा प्रदान करना।
- सरकार की कमियों को जनता तक लाना तथा जनता की माँगों को सरकार तक पहुँचाना।
- जनता का सामाजिक व राजनीतिक उत्थान करना।

भारत में दलों के प्रकार

भारत में वर्तमान में राष्ट्रीय दल व क्षेत्रीय दल के मानक इस प्रकार हैं

राष्ट्रीय दल

राष्ट्रीय दल वह हैं जिन्हें चार राज्यों में 6% या अधिक मत चुनाव में प्राप्त हुए और जिन्होंने लोकसभा की तीन सीटें जीती हों अथवा कम-से-कम तीन राज्यों में 2% सीटें लोकसभा की जीते हों। *वर्तमान में राष्ट्रीय दल हैं*

1. कांग्रेस, 2. भाजपा, 3. बसपा, 4. राकांपा, 5. सीपीआई, 6. सीपीएम।

क्षेत्रीय दल

निर्वाचन आयोग के मतानुसार क्षेत्रीय दल वह है जिसे चुनाव में किसी से 6% मत मिले हैं तथा उसने विधानसभा की 2% सीटें जीती हों अथवा विधानसभा की कुल सीटों की 3% सीटें जीता हों।

भारत में राजस्तरीय दलों को चार श्रेणियों में बाँटा जा सकता है

प्रथम श्रेणी में स्थापित राज्यस्तरीय पार्टियाँ हैं जिनका आधार सांस्कृतिक अथवा प्रजातीय है। ऐसी पार्टियाँ क्षेत्रीय हैं जिनकी रुचि एक या दो राज्यों में, संस्कृति, भाषा अथवा जातीयता के आधार पर सत्ता हथियाने में होती है। इसका उदाहरण है—द्रविड़ मुनैत्र कड़गम (DMK), ऑल इण्डिया अन्ना द्रविड़ मुनैत्र कड़गम (AIDMK), शिवसेना, असम गण परिषद् कॉन्फ्रेंस, झारखण्ड मुक्ति मोर्चा, मणिपुर पीपुल्स पार्टी, शिरोमणि अकाली दल, सिक्किम डेमोक्रेटिक फ्रण्ट, तेलुगूदेशम।

दूसरी श्रेणी में वे पार्टियाँ आती हैं जो राष्ट्रीय पार्टियों के विभाजन के फलस्वरूप बनीं; जैसे—बीजू जनता दल, केरल कांग्रेस, राष्ट्रीय जनता दल, समाजवादी जनता पार्टी, तृणमूल कांग्रेस आदि।

तीसरी श्रेणी में वे पार्टियाँ आती हैं जो विचारधारा और कार्यक्रम के आधार पर पन्थनिरपेक्ष दृष्टिकोण रखती हैं तथा अखिल भारतीय स्तर पर कार्य करने का प्रयास करती हैं, परन्तु उन्हें राष्ट्रीय आधार नहीं मिल गया है। इन पार्टियों में अखिल भारतीय ब्लॉक, रिपब्लिक पार्टी और इण्डिया, रिवोल्यूशनरी सोशलिस्ट पार्टी समाजवादी पार्टी, इत्यादि।

चौथी श्रेणी में वे पार्टियाँ हैं जिन्हें वास्तव में वैयक्तिक पार्टी कहा जा सकता है। ऐसी पार्टियाँ व्यक्तिगत आधार पर नेताओं द्वारा बनाई जाती हैं। ऐसी कुछ पार्टियाँ हैं—हिमाचल विकास कांग्रेस, हरियाणा विकास पार्टी,

जनलोक शक्ति पार्टी इत्यादि। राजस्तरीय पार्टियों के अतिरिक्त कुछ गैर-मान्यता प्राप्त पंजीकृत पार्टियाँ भी हैं, अर्थात् ऐसी पार्टियाँ जो चुनाव आयोग के पास पंजीकृत तो हैं, परन्तु जिन्हें आवश्यक चुनावी आधार की कमी के कारण चुनाव-चिह्न आरक्षण की दृष्टि से मान्यता नहीं मिल पाई है। ऐसी पार्टियों के कुछ उदाहरण हैं—अखिल भारतीय हिन्दू महासभा, अखिल भारतीय जनसंघ, ऑल इण्डिया मुस्लिम फोरम, आम्बेडकर समाज पार्टी, गाँधीवादी राष्ट्रीय कांग्रेस, अकाली दल (मान) आदि।

भारत में दलीय प्रणाली का इतिहास

स्वतन्त्रता प्राप्ति से वर्तमान समय तक भारत में दलीय प्रणाली की अवस्थाओं का इस प्रकार वर्गीकरण किया जा सकता है

मान्यता प्राप्त राष्ट्रीय एवं राज्यस्तरीय दल

आम चुनाव (वर्ष)	राष्ट्रीय दल	राज्य स्तरीय दल
पहला (1952)	14	39
दूसरा (1957)	4	11
तीसरा (1962)	6	11
चौथा (1967)	7	14
पाँचवाँ (1971)	8	17
छठा (1977)	5	15
सातवाँ (1980)	6	19
आठवाँ (1984)	7	19
नौवाँ (1989)	8	20
दसवाँ (1991)	9	28
ग्यारहवाँ (1996)	8	30
बारहवाँ (1998)	7	30
तेरहवाँ (1999)	7	40
चौदहवाँ (2004)	6	36
पन्द्रहवाँ (2009)	6	40
सोलहवाँ (2014)	6	48
सत्रहवाँ (2019)	7	—

एक दल की प्रधानता

भारतीय राजनीति में स्वतन्त्रता प्राप्ति के पश्चात् प्रथम आम चुनाव से वर्ष 1977 तक भारतीय राष्ट्रीय कांग्रेस दल की प्रधानता बनी रही। वह केन्द्र तथा लगभग सभी राज्यों में सत्तारूढ़ दल बना रहा। संसदीय चुनावों में यद्यपि कांग्रेस को मुश्किल से 50% मत ही प्राप्त होते रहे तथापि उसके तथा अन्य किसी दल के मतों में बहुत अधिक अन्तर रहा।

उदाहरण के लिए देश के पहले आम चुनाव के दौरान कांग्रेस को 45% मत प्राप्त हुए, परन्तु दूसरे स्थान के दल प्रजा सोशलिस्ट पार्टी को मात्र 10.6% मत ही मिले। वर्ष 1971 के आम चुनाव तक कांग्रेस के अतिरिक्त किसी भी अन्य दल को 10% से अधिक मत नहीं मिले। कांग्रेस ही एक ऐसा दल था जिसे सभी राज्यों और क्षेत्रों में लोगों के सभी वर्गों से मत प्राप्त हुए। वर्ष 1967 के आम चुनावों में कांग्रेस में पतन दृष्टिगोचर होने लगा, जब उसके द्वारा प्राप्त सीटों और मतों में गिरावट आई। आठ राज्यों में कांग्रेस को पराजय का सामना करना पड़ा, परन्तु वर्ष 1971 के चुनाव में वह पुन: प्रधान बनी। स्वतन्त्रता के बाद पहली बार वर्ष 1977 में केन्द्र में सत्ता से पदच्युत हुई तथा कई राज्यों में भी उसे मुँह की खानी पड़ी। इस प्रकार एक दल प्रधानकाल की समाप्ति हो गई।

द्विदलीय प्रणाली की ओर रुझान

वर्ष 1977 के चुनावों ने दलीय-दलीय संस्थाकरण तथा द्विदलीय प्रणाली की सम्भावनाओं का मार्ग प्रशस्त किया। इस चुनाव में एक उल्लेखनीय रुझान था, निर्दलीय उम्मीदवारों को स्पष्ट नकारा जाना था। केवल 7 निर्दलीय प्रत्याशी ही विजय प्राप्त कर सके। अन्तत: 75.8% मत केवल दो दलों अर्थात् जनता पार्टी और कांग्रेस में ही बँटे। परिणामस्वरूप, पहली बार केन्द्र में गैर-कांग्रेसी सरकार की स्थापना के सम्बन्ध में कई विद्वानों और पर्यवेक्षकों ने यह विचार व्यक्त किया कि भारत में संसदीय लोकतन्त्र परिपक्व हो चला है तथा द्विदलीय प्रणाली आरम्भ हो चुकी है, लेकिन यह अपेक्षा अल्पकालिक ही रही। जनता पार्टी, जो चार दलों को मिलाकर बनी थी, मात्र दलों का जमघट बनकर रह गई। ये चारों दल अपने प्रभाव के लिए क्रियाशील रहे। अन्तत: जनता पार्टी का विघटन हो गया और मतदाताओं का उससे मोहभंग हो गया।

नेतृत्व प्रधान दल

वर्ष 1980 के चुनावों के आधार पर भारतीय दल प्रणाली में एक बार फिर एकल दलीय प्रणाली की प्रधानता स्थापित हुई है। इस बार दल प्रधानता की पहचान उसके नेता (इन्दिरा गाँधी) से हुई जो अब दल की निर्विवाद नेता हो चुकी थी।

बहुदलीय प्रणाली और गठबन्धन सरकारों का युग

दिसम्बर, 1989 में संसदीय आम चुनाव केन्द्र में बहुदलीय प्रणाली की दिशा में एक पहल थी। राज्य स्तर पर बहुदलीय प्रणाली के तत्त्व तो वर्ष 1967 के चुनावों से ही देखने को मिल गए थे। वर्ष 1991, 1996, 1998, 2004 के चुनावों ने बहुदलीय प्रणाली के रुझानों को और अधिक सशक्त कर दिया। 14वीं लोकसभा (2004) के चुनावों में कांग्रेस ने बहुदलीय प्रणाली के महत्त्व को समझते हुए गठबन्धन की राजनीति को अपनाया।

भारतीय राजनीतिक दलों में विभाजन व उनका इतिहास

जनता दल

वर्ष 1980 और 1984 के दो आम चुनाव हार जाने के पश्चात् गैर-कांग्रेस पार्टियों के कुछ नेताओं ने एक बार फिर विपक्षीय एकता के प्रयास प्रारम्भ किए। परिणामस्वरूप 11 अक्टूबर, 1989 को जनता पार्टी, लोकदल और जनमोर्चा के विलय के साथ 'जनता दल' का जन्म हुआ।

वर्ष 1989 के चुनावों में जनता दल राष्ट्रीय मोर्चा का अंग बना है। वर्ष 1989 में राष्ट्रीय मोर्चा सरकार केन्द्र में बनी। अपनी स्थापना से लेकर वर्तमान समय तक जनता दल में वैयक्तिकता के कारण अनेक विभाजन हो चुके हैं।

जनता दल में हुए विभाजनों का विवरण इस प्रकार है

प्रथम विभाजन (5 नवम्बर, 1990) चन्द्रशेखर-देवीलाल ने 54 सांसदों के साथ जनता दल छोड़कर जनता दल (एस) का निर्माण किया और कांग्रेस के समर्थन से केन्द्र में सरकार बनाई।

द्वितीय विभाजन (5 फरवरी, 1992) अजीत सिंह ने जनता दल को छोड़कर जनता दल (अ) बनाया, जिसे अब राष्ट्रीय लोकदल के नाम से जाना जाता है।

तृतीय विभाजन (21 जुलाई, 1994) जॉर्ज फर्नांडीज और नीतिश कुमार सहित 13 सांसदों ने जनता दल को छोड़कर 'समाज पार्टी' का गठन किया। वर्तमान में समता पार्टी की जद (यू) में विलय हो गया है।

चतुर्थ विभाजन (जुलाई, 1997) चारा घोटाले के कारण किनारा किए जाने के कारण लालू प्रसाद यादव ने राष्ट्रीय जनता दल का गठन किया।

पंचम विभाजन (15 दिसम्बर, 1988) उड़ीसा इकाई में विभाजन और बीजू जनता दल का गठन किया गया।

षष्ठ विभाजन (21 जुलाई, 1999) NDA सरकार में शामिल होने के मुद्दे पर जनता दल दो भागों में विभाजित हो गया। प्रथम जनता दल (यू) शरद पवार व रामविलास पासवान के नेतृत्व में जो सरकार में शामिल होना चाहते हैं। द्वितीय जनता दल (सेक्यूलर) एच डी देवगौड़ा के नेतृत्व में।

सप्तम विभाजन (2000) जनता दल (यूनाइटेड) से अलग होकर रामविलास पासवान ने लोक जनशक्ति पार्टी का गठन किया।

जनता दल में हुए लगभग सभी विभाजन प्राथमिक रूप से किसी वैचारिक मतभेद की अपेक्षा वैयक्तिक कारणों से हुए हैं। जनता दल के सभी घटक क्षेत्रीय जातीय आधार पर निर्भर हैं तथा उनमें व्यक्ति विशेष का प्रभुत्व है। जनता दल के इन गुटों में से प्रत्येक का कुछ राज्यों तक प्रभाव है। उन्हें एक करने के प्रयास वैयक्तिक झगड़ों के कारण विफल हुए हैं।

भारतीय राष्ट्रीय कांग्रेस

भारतीय राष्ट्रीय कांग्रेस न केवल भारत का अपितु सभी विकासशील अफ्रीकी-एशियाई देशों में सबसे पुराना राजनीतिक दल है। इसकी स्थापना 27 दिसम्बर, 1885 को बम्बई में हुई थी। वर्ष 1907 में सूरत अधिवेशन गरमपन्थी और उदारपन्थी के चलते कांग्रेस दो गुटों में बँट गई, परन्तु वर्ष 1916 में ये दोनों गुट पुन: एक हो गए। महात्मा गाँधी के भारतीय राजनीतिक मंच पर आगमन से वर्ष 1920 तक इसने एक जन आन्दोलन का रूप धारण कर लिया।

स्वतन्त्रता के पश्चात् प्रारम्भ से ही कांग्रेस पार्टी एक सत्ताधारी दल के रूप में उभरी। वर्ष 1964 तक नेहरू का एकछत्र नेतृत्व इस पर बना रहा, परन्तु वर्ष 1964 में नेहरू की मृत्यु के बाद गुटबन्दी और दलबन्दी इसमें खुलकर सामने आने लगी। फलस्वरूप वर्ष 1967 के चुनावों में कांग्रेस पार्टी कमजोर हो गई। अन्तत: इस गुटबन्दी और दलबन्दी ने कांग्रेस को नवम्बर, 1969 में दो दलों में बाँट दिया-कांग्रेस (आर) जिसका नेतृत्व श्रीमती इन्दिरा गाँधी के पास था तथा कांग्रेस (ओ) जिसका नेतृत्व निजलिंगप्पा, मोरारी देसाई और के कामराज के पास था।

नेहरू परिवार की पृष्ठभूमि में इन्दिरा गाँधी ने, जो स्वयं को एक प्रगतिशील नेता के रूप में प्रस्तुत कर रही थीं, अपने गुट को वर्ष 1971-72 के चुनावों में भारी बहुमत से जीत दिलाई जिससे कांग्रेस (आर) एक प्रमुख पार्टी बनकर उभरी। वर्ष 1977 में कांग्रेस (ओ) ने स्वयं को नवनिर्मित जनता पार्टी में विलय कर दिया। वर्ष 1997 के चुनावों में हार के कारण वर्ष 1978 में कांग्रेस (आर) पुन: दो भागों में विभाजित हो गई। अब इन्दिरा गाँधी के नेतृत्व में कांग्रेस (आई) और स्वर्ण सिंह के नेतृत्व में कांग्रेस (एस) बन गई जिसका नेतृत्व बाद में देवराज अर्स और शरद पवार ने किया।

वर्ष 1996 में कांग्रेस अध्यक्ष सीताराम केसरी से मतभेदों के चलते एन डी तिवारी, अर्जुन सिंह, कुँवर नटवर सिंह कांग्रेस छोड़कर कांग्रेस (तिवारी) का गठन किया, परन्तु बाद में कांग्रेस (तिवारी) का कांग्रेस में विलय कर दिया गया। वर्ष 1999 में सोनिया गाँधी के विदेशी मूल के मुद्दे को लेकर शरद पवार, पी ए संगमा, तारिक अनवर ने राष्ट्रवादी कांग्रेस पार्टी का गठन किया। विभाजनों के बावजूद भी कांग्रेस आज देश की प्रमुख पार्टी है वर्तमान कांग्रेस के नेतृत्व से ही संयुक्त प्रगतिशील गठबन्धन में सत्तारूढ़ है।

साम्यवादी पार्टी

भारतीय साम्यवादी पार्टी की स्थापना वर्ष 1925 में हुई। वर्ष 1964 में भारत-चीन युद्ध के मुद्दे तथा कांग्रेस के साथ सहयोग के मुद्दे पर साम्यवादी पार्टी दो भागों में विभाजित हो गई है—भारतीय कम्युनिस्ट पार्टी तथा भारतीय कम्युनिस्ट पार्टी (मार्क्सवादी)। वर्ष 1969 मजूमदार ने किसानों के नक्सलवाद का समर्थन किया। इस कारण इस समय पुन: विभाजन हुआ और भारतीय साम्यवादी दल (मार्क्सवादी-लेनिनवादी) का गठन हुआ।

भारतीय जनता पार्टी

भारतीय जनता पार्टी का गठन 5 अप्रैल, 1980 को पूर्व जनसंघ पार्टी के सदस्यों ने नई दिल्ली में आयोजित एक सम्मेलन में किया। वर्तमान में इस पार्टी के अध्यक्ष राजनाथ सिंह हैं। भारतीय जनता पार्टी में पहला विभाजन उमा भारती द्वारा भारतीय जनशक्ति पार्टी के गठन के साथ हुआ। दूसरे भाजपा के वरिष्ठ नेता कल्याण सिंह ने पार्टी से अलग होकर 'राष्ट्रीय क्रान्ति दल' का गठन किया। जनवरी, 2013 में कल्याण सिंह ने भारतीय जनता पार्टी में पुन: वापसी की।

द्रविड़ मुनेत्र कड़गम

डी एम के एक राज्यस्तरीय राजनीतिक दल है। तमिलनाडु और पाण्डिचेरी (पुदुचेरी) तक इसका कार्यक्षेत्र है। दल की स्थापना वर्ष 1949 में चेन्नई में सी एन अन्ना दुराय ने की थी। वर्ष 1960 में डी एम के मद्रास को अलग स्वतन्त्र राज्य बनाने के लिए जोर-शोर से आन्दोलन किया था। अप्रैल, 1961 में संसद सदस्य ई. वी. के. सम्पथ के नेतृत्व में डी एम के के कई नेताओं ने पार्टी को छोड़ दिया और तमिल राष्ट्रीय दल की स्थापना की। डी एम के अध्यक्ष करुणानिधि और कोषाध्यक्ष एम जी रामचन्द्रन के बीच मतभेद उत्पन्न हो जाने पर अक्टूबर, 1982 में एम जी रामचन्द्रन ने डी एम के से पृथक् होकर अन्ना डी एम के का गठन किया। दल का प्रमुख उद्देश्य लोकतन्त्रीय समाजवाद की स्थापना करना है।

अकाली दल

दल की स्थापना 1925 में धार्मिक उद्देश्य से की गई थी, इसकी स्थापना का उद्देश्य गुरुद्वारों की पवित्रता को बनाए रखना था। दल के प्रमुख प्रारम्भिक नेता मास्टर तारा सिंह और बाबा खड़क सिंह थे।

आजादी के बाद भी दल का अस्तित्व बना रहा, क्योंकि दल का कांग्रेस के साथ वैचारिक मतभेद था। वर्ष 1972 में सन्त फतेह सिंह की मृत्यु के बाद अकाली दल को आघात पहुँचा।

20 अगस्त, 1980 को अकाली दल का विभाजन हो गया। एक दल के नेता थे तलवण्डी तो दूसरे दल के नेता सन्त लोंगोवाल थे। 20 अगस्त, 1985 को सन्त लोंगोवाल की उग्रवादियों ने हत्या कर दी तब सुरजीत सिंह बरनाला को अकाली दल का कार्यकारी अध्यक्ष चुना गया 30 अप्रैल, 1986 को अकाली दल में फूट पड़ गई, क्योंकि बरनाला सरकार

द्वारा साहिब में अर्द्ध-सैनिक दल भेजा गया। 5 जुलाई, 1986 को अकाली दल (सन्त लोंगोवाल) का विभाजन हो गया। असन्तुष्ट दल का अध्यक्ष सरदार प्रकाश सिंह बादल को बनाया गया। 22 अप्रैल, 1995 को सरदार प्रकाश सिंह के नेतृत्व में शिरोमणि अकाली दल की स्थापना की गई।

भारतीय राजनीति में क्षेत्रीय दलों की भूमिका

वर्ष 1967 के चौथे आम चुनावों के पश्चात् भारतीय संघीय व्यवस्था में अनेक राज्यों में क्षेत्रीय दलों का वर्चस्व बढ़ा है। निर्वाचन आयोग के अनुसार राज्यस्तरीय या क्षेत्रीय दल का दर्जा प्राप्त करने के लिए उस दल को लोकसभा या विधानसभा में 6% मतों के साथ दो सीटें जीतना आवश्यक है अथवा कुल सीटों की 3% (विधानसभा) सीटें प्राप्त करना आवश्यक है।

भारत में आज अनेक क्षेत्रीय दल हैं यथा तेलुगूदेशम, द्रविड़, मुनेत्र कड़गम, अकाली दल, नेशनल कॉन्फ्रेंस, शिवसेना, राष्ट्रीय जनता दल, जनता दल (यू) (JDU) लोकजन शक्ति पार्टी, समाजवादी पार्टी, बीजू जनता दल, झारखण्ड मुक्ति मोर्चा, तेलंगाना प्रजापरिषद् , इण्डियन नेशनल लोकदल। ये दल राज्यस्तरीय राजनीति में प्रभावी भूमिका अदा कर रहे हैं। वर्तमान में इनका प्रभाव केन्द्रीय राजनीति में भी बढ़ गया। इसी कारण आज केन्द्र में भी गठबन्धन सरकारें बन रही हैं। लोकसभा में क्षेत्रीय दलों का बढ़ता प्रभाव निम्न सारणी से स्पष्ट है

लोकसभा	1991	1996	1998	1999	2004	2009	2014
चुनाव	10वीं लोकसभा आम चुनाव	11वीं लोकसभा आम चुनाव	12वीं लोकसभा आम चुनाव	13वीं लोकसभा आम चुनाव	14वीं लोकसभा आम चुनाव	15वीं लोकसभा आम चुनाव	16वीं लोकसभा आम चुनाव
क्षेत्रीय दलों को प्राप्त	51	127	101	162	190	170	

संघीय व्यवथा पर क्षेत्रीय दलों का प्रभाव

क्षेत्रीय दलों के बढ़ते प्रभाव से भारतीय संघीय व्यवस्था पर नकारात्मक व सकारात्मक दोनों प्रभाव पड़े हैं।

नकारात्मक प्रभाव

क्षेत्रीय दलों के बढ़ते वर्चस्व के नकारात्मक प्रभाव हैं

- राजनीति में अस्थिरता।
- संसदीय प्रणाली में ह्रास (सामूहिक उत्तरदायित्व में कमी)।
- केन्द्र सरकार की शक्ति में ह्रास, जिसके कारण निर्णय प्रक्रिया में देरी।
- क्षेत्रीय एवं साम्प्रदायिक शक्तियों तथा धर्म और जाति की भूमिका को बढ़ावा मिलता है।
- क्षेत्रीय दलों के बढ़ते प्रभाव के केन्द्र-राज्य टकराव में वृद्धि हुई और भारत में राष्ट्र-निर्माण व राज्य-निर्माण की समस्या में वृद्धि हुई है।

सकारात्मक प्रभाव

क्षेत्रीय दलों के यद्यपि नकारात्मक प्रभाव भारतीय संघीय व्यवस्था पर पड़े हैं, तथापि क्षेत्रीय दलों के वर्चस्व के अनेक सकारात्मक प्रभाव भी पड़ें हैं, *जो इस प्रकार हैं*

- क्षेत्रवादी दलों और क्षेत्रवाद ने आर्थिक विकास को गति प्रदान की। ऐसी अनेक योजनाएँ एवं कार्यक्रम हैं, जो शायद धीमें पड़े हुए थे, लेकिन दलों के दबावों के कारण तीव्र हुए हैं।
- क्षेत्रीय दलों ने दलीय संघीकरण को जन्म दिया, जिससे भारत में सहकारी संघवाद मजबूत हुआ है। दलीय संघीकरण के भारत में संयुक्त राजनीतिक संस्कृति का विकास हुआ। यह दल केन्द्र सरकार में भागीदार बने हैं। इससे इनके दृष्टिकोण में भी परिवर्तन आया है, क्योंकि अब ये क्षेत्रीय समस्याओं के साथ-साथ राष्ट्रीय समस्याओं पर भी विचार करने को विवश हुए हैं। इससे राष्ट्रीय माँगों में समन्वय हुआ है।
- क्षेत्रीय दलों का राष्ट्रीय दलों से मेल-जोल होने से उनका आधार स्तर व्यापक हुआ है और उन्होंने संकीर्णता को त्याग दिया है। उदाहरण के लिए, जो क्षेत्रीय दल कभी पृथकतावाद की माँगे करते थे वे आज इस प्रकार की माँग प्रस्तुत नहीं करते हैं। क्षेत्रीय दल वस्तुत: अत्यधिक केन्द्रीकरण के विरोधी हैं, जो लोकतन्त्र और संघवाद दोनों के लिए हानिकारक हैं। इन दलों की प्रमुख माँग वित्तीय स्वायत्तता और सत्ता के विकेन्द्रीकरण की है और ये दोनों माँगें लोकतन्त्र और संघवाद के लिए लाभकारी है। आज केन्द्रीय राजनीति में राय व क्षेत्रीय दलों के दो गठबन्धन राष्ट्रीय जनतान्त्रिक गठबन्धन और संयुक्त प्रगतिशील गठबन्धन सहकारी संघवाद के परिचायक हैं।
- वर्ष 1996 की संयुक्त मोर्चा सरकार के गठन से लेकर 2004 के संयुक्त प्रगतिशील गठबन्धन सरकार तक यह स्पष्ट हो गया है कि अब भारत में राष्ट्रीय दलों और क्षेत्रीय दलों के मध्य सम्बन्धों ने नया रूप ले लिया है। क्षेत्रीय दल राष्ट्रीय स्तर के शासन में भागीदार बन रहे हैं।
- क्षेत्रीय दलों के राष्ट्रीय राजनीति में प्रभावी होने तथा किसी एक राष्ट्रीय दल को स्पष्ट बहुमत न मिलने के कारण संविधान के अनुच्छेद 356 के उपयोग का दृश्य भी परिवर्तित हुआ है। अनुच्छेद 356 का बहुत प्रयोग किया था, लेकिन वर्तमान में अनुच्छेद 356 का प्रयोग काफी कम हो गया। आज अन्तर्राज्यीय परिषद् में भी इस बात पर सहमति बनी है कि अनुच्छेद 356 का प्रयोग अन्तिम विकल्प के रूप में किया जाएगा।
- क्षेत्रीय दलों के बढ़ते प्रभाव और केन्द्र सरकार की भागीदारी के साथ राष्ट्रीय नीति में केन्द्रीय माँगों के साथ-साथ क्षेत्रीय माँगों का समन्वय किया जा रहा है।
- इस कारण गठबन्धन सरकार के युग में समन्वित विकास नीति का प्रयोग किया जा रहा है ताकि विकास-निर्णय प्रक्रिया में हर स्तर की भागीदारी हो सके। कुल मिलाकर क्षेत्रीय दल भारत और संघीय लोकतान्त्रिक व्यवस्था में महत्त्वपूर्ण भागी हैं। उनमें से अधिकांश का कोई पृथकतावादी कार्यक्रम नहीं है। भारत जैसे विशाल तथा बहुविविध संस्कृति वाले देश में क्षेत्रीय भावनाओं का उद्भावित होना एक स्वाभाविक बात है।

भारतीय राजनीति के मुख्य मुद्दें (जाति, धर्म, क्षेत्रीयता, भाषावाद, व गरीबी)

जाति

भारतीय समाज में 'जाति' संज्ञा कर्म के आधार पर शुरू हुई, परन्तु बाद में यह जन्म आधारित होने लगा। प्राचीन काल में एक ही परिवार में सभी कर्मों को करने वाले रहते थे, परन्तु आगे चलकर यह आनुवंशिक पेशे का रूप ले लिया तथा उस परिवार को उस विशेष-पेशे को अपनाने के कारण उसे उस जाति से सम्बन्धित किया जाने लगा। वर्तमान में यदि देखा जाए, तो एक ही परिवार में विभिन्न कर्मों को करने के बाद भी उसे उस जाति विशेष की संज्ञा से अभिहीत किया जाता है। जातीय समुदाय भारतीय समाज की एक ऐसी मजबूत कड़ी बन गई है। कि ये राजनीतिक दल, सरकार, प्रशासन तक को प्रभावित करती हैं।

- बहुत से राजनीतिक दलों का निर्माण जाति के आधार पर हुआ है। जैसे— 1956 की रिपब्लिकन पार्टी और 1982 में बहुजन समाज पार्टी आदि।
- जातिवाद एक ऐसी भावना है जो अपने जाति विशेष के लोगों की रक्षा, विकास आदि के लिए प्रेरित करती है।
- राजनीतिक दृष्टि से उपजाति के प्रति निष्ठा का भाव भी जातिवाद है- के. एम. पन्निकर
- जाति एक बन्द वर्ग है- मजूमदार एवं मदान
- जाति विशेष के प्रभाव तथा मुद्दा बनाने के कारण महो का ध्रुवीकरण होता है। जैसे तमिलनाडु तथा महाराष्ट्र में ब्राह्मण व गैर-ब्राह्मण, राजस्थान में राजपूत व जाट, गुजरात में बनिया-ब्राह्मण बनाम पाटीदार, आन्ध्र-प्रदेश में काम्मा बनाम रेड्डी, केरल में नायर बनाम एज्हावास बिहार में राजपूत बनाम कायस्थ आदि जातिगत मामले राज्य स्तर पर राजनीति का ध्रुवीकरण करते हैं।
- रजनी कोठारी ने सही कहा है कि भारत में राजनीति का जातीयकरण नहीं हुआ है, बल्कि जाति का राजनीतीकरण हुआ है।

जाति और राजनीति

- राजनीति व जाति एक-दूसरे से स्वतन्त्र है।
- भारत में जाति को महत्त्व देने वाले विभिन्न विद्वान् थे जयप्रकाश नारायण, माइनर वीनर, मोरिस जोन्स आदि।
- जयप्रकाश नारायण का मानना था कि भारत में जाति स्वयं में एक दल बना हुआ है।

जाति के राजनीतिकरण की विशेषताएँ

- कुछ आन्दोलन जो जातिवाद को समाप्त करने के लिए शुरू किए गए, परन्तु स्वयं नई जाति का स्वरूप ग्रहण कर लिया जैसे— सिख आन्दोलन, कबीर पंथी, लिंगायत आन्दोलन। वर्तमान में लिंगायत समुदाय को कर्नाटक सरकार एक अलग धर्म (समुदाय) के रूप में घोषित कर चुकी है।
- ऐसा माना जाता है कि आधुनिकीकरण, शिक्षा तकनीक के आने से पुरातन व्यवस्था, परम्परा रूढ़ियाँ कमजोर होती हैं, परन्तु भारत में यह जातिवाद को और ही मजबूत करने में योगदान दे रहा है।
- जाति व्यक्ति को बाँधने वाली कड़ी है। छोटे स्तर पर स्थानीय निकायों में जाति का विशेष बोलबाला आज भी है। जो प्रधान जाति (बहुलता) में है, उसका निर्वाचन में काफी वर्चस्व रहता है।
- राजनीति और जाति का सम्बन्ध स्थिर न होकर गतिशील है।

जाति का सकारात्मक पक्ष

- न केवल भारतीय समाज्य बल्कि पूरा दक्षिण एशिया में ही जाति का बोलबाला देखा जाता है। भारतीय समाज की संरचना जाति पर आधारित है।
- जातियाँ संगठित होकर लोकतान्त्रिक प्रक्रिया में दबाव समूह का कार्य कर रही है यदि इसका सदुपयोग है। तब तो अच्छा है वरना इस दबाव समूह से कई अन्य समूहों को काफी नुकसान उठाना पड़ता है।
- रजनी कोठारी ने जातीय समूह पर विचार प्रकट करते हुए कहा था— "जातीय समूह के द्वारा बहुमत के शासन को व्यावहारिक रूप प्रदान किया है, क्योंकि भारत में पहले राजनीतिक सत्ता ब्राह्मणों के हाथ में थी जो अब पिछड़ी जातियों के हाथ में आ गई है।"

जाति का नकारात्मक पक्ष

- व्यक्ति का स्थान समाज में जन्म के आधार पर तय होता है न की विद्धता के द्वारा इसलिए जाति को समाज में स्थित और गतिहीन माना जाता है।
- जाति विषयतामूलक, समुदाय प्रधान, विभाजित समाज, सोपानिक और विकास विरोधी माना जाता है।
- जातियों के आधार वोट माँगना संवैधानिक और नैतिक मूल्यों के विपरीत माना जाता है। सत्ता प्राप्ति के लिए दल कुछ जातियों का झुण्ड बना लेते हैं तथा उसी के आधार पर अपना संकुचित राजनीतिक केन्द्रीत कर देते हैं।
- जातिवाद से समाज में आए दिन कट्टरता बढ़ती है। जातीय संघर्ष को जन्म देती है।
- जातिवाद से अयोग्य व्यक्ति भी नेतृत्व करने लगता है तथा राजनीतिक भ्रष्टाचार जातीय पक्षपात का बोलबाला बढ़ता है।
- राष्ट्रीय एकता व आधुनिकता के विपरीत स्वभाव का है। जातिवाद।
- जातिवाद से योग्यतम की उत्तरजीविता के स्थान पर संख्या बल एवं जातीयता की उत्तरजीविता सिद्ध होती है जिससे समाज का नेतृत्व अक्षम अयोग्य, संकीर्ण मानसिकता के हाथों में चली जाती है।

जाति व लोकतन्त्र का सम्बन्ध

रजनी कोठारी ने भारत में जाति के राजनीतिकरण के तीन रूप बताए है

1. लौकिक रूप 2. पंथनिरपेक्षता 3. चेतन्य रूप।

रजनी कोठारी ने अपनी पुस्तक Politics In India में जाति और लोकतन्त्र के बारे में निम्नलिखित मान्यताएँ प्रस्तुत की है

- स्वतन्त्र भारत में जातियों का राजनीतिकरण हुआ है और अब जातियों का प्रयोग वोट बैंक के रूप में होने लगा है।

- भारतीय समाज में जो जातिवाद की शिकायत करते हैं उन्हें न भारतीय समाज की समझ है न राजनीतिक प्रक्रिया की।
- जातियाँ समाप्त नहीं होंगी, बल्कि उनकी दिशा क्या होगी एवं भविष्य के गर्त में है।
- जातियाँ दबाव समूह की भूमिका निभाई है जिससे सरकार इस जाति समुदाय पर विशेष ध्यान या रियायत देने के लिए बाध्य किया जाता है जैसे—गुजरात में पाटीदार, राजस्थान एवं हरियाणा में जाट एवं गुर्जर आन्दोलन, महाराष्ट्र में मराठा आन्दोलन आदि अपनी माँगें मनवाने के लिए सरकार को पंगु बना देते हैं।

जातिवाद के दुष्प्रभाव से भारतीय लोकतन्त्र को बचाने के उपाय निम्न है

- जातिसूचक शब्दों के प्रयोग को वर्जित कर देना चाहिए।
- जातिगत आधार पर राजनीतिक चुनावों का विरोध करना चाहिए तथा प्रतिबन्ध लगाना चाहिए।
- आम जनता को सुशिक्षित करना तथा जातीय संकीर्णता का पर्दाफाश करना।
- जातीय आधार पर आरक्षण की व्यवस्था समाप्त करके आर्थिक आधार पर आरक्षण की व्यवस्था की जानी चाहिए।
- एक बार किसी व्यक्ति को आरक्षण का लाभ मिल जाए, तो उनके बच्चों को आरक्षण का लाभ नहीं मिलना चाहिए।
- समाज में समान रूप से रोजगार का सृजन करना चाहिए तथा असमानता को दूर करने का प्रयास करना चाहिए।

धर्म

साम्प्रदायिकता की बढ़ती प्रवृत्ति और उसके साथ जुड़ी हिंसा धार्मिक अल्पसंख्यकों और नृजातीय समूहों में असुरक्षा की भावना जागृत करती है। कोई भी राष्ट्र अपनी जनसंख्या के लगभग छठे भाग को आंतक, सन्देह एवं असुरक्षा का शिकार बनने नहीं दे सकता, इसलिए देश की शान्ति एवं एकता की क्षति को रोकने के लिए साम्प्रदायिकता की समस्या का विश्लेषण करना प्रासंगिक है।

वास्तव में साम्प्रदायिकता एक विचारधारा है, जो बताती है कि समाज धार्मिक समुदायों में विभाजित है, जिनके हित एक-दूसरे से भिन्न हैं और कभी-कभी उनमें पारस्परिक उग्र विरोध भी होता है। साम्प्रदायिकता Communalism और मूल शब्द Commune (कम्यून) से उत्पन्न है, जिसका सामान्य शाब्दिक अर्थ भाईचारे के साथ मिल-जुल कर रहना है।

लेकिन इतिहास की कुछ उन विशिष्ट अवधारणाओं में साम्प्रदायिकता भी शामिल है, जो अपना वास्तविक अर्थ अपने मूल अर्थ से भिन्न रखती है। साम्प्रदायिकता की विचारधारा मूलतः धार्मिकता से जुड़ी होती है। धर्म के साथ मेल करके ही साम्प्रदायिकता की विचारधारा पल्लवित होती है। साम्प्रदायिक व्यक्ति वे होते हैं, जो राजनीति को धर्म के माध्यम से चलाते हैं। साम्प्रदायिक व्यक्ति एक धार्मिक व्यक्ति नहीं होता, बल्कि वह एक ऐसा व्यक्ति होता है, जो राजनीति को धर्म से जोड़कर राजनीतिरूपी शतरंज की चाल खेलता है। उसके लिए धर्म एवं ईश्वर सिर्फ उपकरण मात्र हैं, जिनका उपयोग व समाज में विलासितापूर्ण जीवन जीने एवं व्यक्तिगत लक्ष्यों की प्राप्ति के लिए करता है।

भारत में साम्प्रदायिकता

भारत में हिन्दू-मुस्लिम साम्प्रदायिकता के सन्दर्भ में हम देखते हैं कि भारत पर मुसलमानों के आक्रमण लगभग दसवीं शताब्दी में प्रारम्भ हो गए थे, परन्तु महमूद गजनवी और मुहम्म्द गौरी जैसे मुस्लिम आक्रमणकारी धार्मिक आधिपत्य स्थापित करने की अपेक्षा आर्थिक संसाधनों को लूटने में अधिक रुचि रखते थे, किन्तु कुतुबुद्दीन ऐबक के आगमन एवं इसके दिल्ली का पहला शासक बनने के बाद इस्लाम धर्म ने भारत में अपने पैर जमाए।

इसके पश्चात् मुगलों ने अपने साम्राज्य को संगठित करने की प्रक्रिया में इस्लाम को मुख्य हथियार बनाते हुए, धर्म-परिवर्तन के प्रयत्न किए तथा हिन्दू और मुस्लिम समुदायों के बीच साम्प्रदायिक झगड़ों को भड़काने का प्रयास किया।

साम्प्रदायिक दंगों से निबटने के लिए कुछ महत्त्वपूर्ण प्रभावी कदम उठाए जा सकते हैं; जैसे-साम्प्रदायिक मानसिकता रखने वाले राजनीतिज्ञों को रोकना और उन्हें चुनाव लड़ने से वंचित करना, धर्मान्ध लोगों के विरुद्ध निरोधात्मक कार्यवाही करना, दोष निवारक उपायों का उपयोग करना; जैसे पुलिस के खुफिया विभाग को और शक्तिशाली बनाना, पुलिस बल की पुनर्सरचना करना, पुलिस प्रशासन को अधिक संवेदनशील बनाना, पुलिस अधिकारियों के प्रशिक्षण के अन्तर्गत उन्हें धर्मनिरपेक्ष दृष्टिकोण अपनाने के योग्य बनाना आदि। सरकार को ऐसे निवारक उपाय भी करने होंगे, जिसमें भेदभाव एवं सापेक्षिक वंचन की भावना को कम किया जा सके। आज समान नागरिक संहिता की अत्यधिक आवश्यकता है।

क्षेत्रीयता

क्षेत्रीयतावाद से तात्पर्य एक देश में या देश के किसी भाग में इस छोटे-से क्षेत्र से है जो आर्थिक, भौगोलिक, सामाजिक, आदि कारणों से अपने पृथक् अस्तित्व के लिए जागरूक है। साधारण शब्दों में क्षेत्रवाद का अर्थ किसी क्षेत्र के लोगों की उस भावना एवं प्रयत्नों से है जिनके द्वारा वे अपने क्षेत्र विशेष के लिए आर्थिक, सामाजिक नया राजनीतिक शक्तियों में वृद्धि चाहते हैं। भारतीय राजनीति के परिप्रेक्ष्य में क्षेत्रीयतावाद से अभिप्राय है—राष्ट्र की तुलना में किसी क्षेत्र विशेष अथवा राज्य या प्रान्त की अपेक्षा एक छोटे क्षेत्र से लगाव, उसकी प्रति भक्ति या विशेष आकर्षण दिखाना। इस दृष्टि से क्षेत्रीयतावाद राष्ट्रीयता की वृहद् भावना का विलोम है और इसका ध्येय संकुचित क्षेत्रीय स्वार्थों की पूर्ति होना है।

क्षेत्रीयतावाद और पृथक् राज्यों की माँग

क्षेत्रीयतावाद का सर्वाधिक महत्त्वपूर्ण पक्ष पृथक् राज्य की माँग रही है। आर्थिक पिछड़ेपन, जाति, भाषा, धर्म को लेकर विभिन्न क्षेत्रों द्वारा पृथक् राज्य की माँग समय-समय पर उठाई गई तथा क्षेत्रीय आन्दोलनों की शुरुआत की गई। पृथक् राज्यों की माँग के सन्दर्भ में सर्वाधिक महत्त्वपूर्ण पक्ष संघीय इकाइयों द्वारा पूर्ण राज्य का दर्जा प्राप्त करने की माँग है।

राज्यों का पुनर्गठन

1956 ई. में राज्यों का पुनर्गठन किया गया। राज्यों के पुनर्गठन का मुख्य कारण भाषायी राज्यों की ही माँग थी। भाषागत राज्यों की माँगों ने राष्ट्रव्यापी असन्तोष को जन्म दिया। इसके द्वारा क्षेत्रीय भावनाओं को प्रोत्साहन मिला और राष्ट्रवादी लोगों में यह आशंका पैदा हुई कि इससे देश छोटे-छोटे टुकड़ों में विभाजित हो जाएगा और राष्ट्रीय एकता का अन्त हो जाएगा।

बम्बई राज्य का विभाजन

बम्बई राज्य के विभाजन की माँग तीव्रतर होने लगी। यह माँग की जाने लगी कि गुजराती और मराठी भाषा के आधार पर राज्य को दो भागों में विभाजित किया जाना।

पंजाब राज्य का पुनर्गठन

वर्ष 1966 में पंजाब राज्य का पुनर्गठन किया गया परिणामतः पंजाब, हरियाणा एवं चण्डीगढ़ को संघीय प्रदेश बनाया गया। हिमाचल प्रदेश एक प्रशासनिक इकाई बन गया। इस पुनर्गठन का उद्देश्य इस क्षेत्र के सभी राज्यों का तेजी से आर्थिक विकास करना और वहाँ की जनता की राजनीतिक आकांक्षाओं को सन्तुष्ट करना था।

असम राज्य का पुनर्गठन

सितम्बर, 1968 में असम पुनर्गठन की एक योजना घोषित की गई थी। इस योजना में राज्य की पहाड़ी लोगों के लिए पर्याप्त मात्रा में स्वायत्त शासन की व्यवस्था थी जिससे पहाड़ी लोगों की आकांक्षाएँ पूरी हों और विकास सम्बन्धी क्रिया-कलाप बढ़ सकें। 'असम पुनर्गठन (मेघालय) बिल' दिसम्बर, 1968 में पारित होकर कानून बन गया और असम राज्य के अन्तर्गत 'मेघालय' का स्वायत्तशासी राज्य स्थापित हो गया।

आन्ध्र राज्य के विभाजन की माँग

आन्ध्र प्रदेश में तेलंगाना की समस्या काफी जटिल बन गई; विकास, रोजगार के अवसरों और शिक्षा-विषयक सुविधाओं के मामले में तेलंगाना क्षेत्र के लिए 1967 ई. में पब्लिक एम्लॉयमेण्ट एक्ट' में संरक्षणों की व्यवस्था की गई उसी वर्ष सर्वोच्च न्यायालय ने इस एक्ट की उस व्यवस्था को असंवैधानिक करार दे दिया, जिसका तेलंगाना क्षेत्र को मिलने वाले संरक्षणों से सम्बन्ध था। संरक्षणों के कार्यान्वयन के ढंग से असन्तोष था और तेलंगाना एवं आन्ध्र प्रदेश के अन्य भागों में गम्भीर आन्दोलन शुरू हो गए।

नए राज्यों का सृजन

25 मार्च, 1998 को राष्ट्रपति ने संसद को सम्बोधित करते हुए कहा था कि सरकार उत्तर प्रदेश में उत्तरांचल, बिहार में वनांचल और मध्य प्रदेश में छत्तीसगढ़ बनाने की कार्रवाई शुरू करने के लिए प्रतिबद्ध है। अगस्त, 2000 में संसद द्वारा पारित मध्य प्रदेश पुनर्गठन अधिनियम के अनुसार नवगठित छत्तीसगढ़ राज्य (1 नवम्बर, 2000) में वर्तमान मध्य प्रदेश के 16 जिले सम्मिलित हैं। अगस्त, 2000 में संसद ने उत्तर प्रदेश पुनर्गठन अधिनियम, 2000 को नया उत्तरांचल (अब उत्तराखण्ड) राज्य अस्तित्व में आया। नवगठित उत्तरांचल राज्य में उत्तर प्रदेश के 13 जिले शामिल किए गए हैं। अगस्त, 2000 में ही संसद ने बिहार पुनर्गठन अधिनियम पारित करके झारखण्ड राज्य के निर्माण (15 नवम्बर, 2000) को मंजूरी दे दी।

क्षेत्रीयतावाद और स्वायत्तता की माँग

भारतीय संविधान द्वारा ऐसे संघवाद की स्थापना की गई है जिसमें स्वाभाविक रूप से केन्द्र शक्तिशाली है। विगत् कुछ वर्षों से माँग की जाती रही है कि भारतीय संविधान के संघवाद से सम्बन्धित प्रावधानों का पुनर्निरीक्षण किया जाना चाहिए तथा राज्यों की केन्द्र पर अत्यधिक निर्भरता को कम कर दिया जाना चाहिए। माँग की गई है कि राज्यों को अधिक स्वायत्तता दी जानी चाहिए।

स्वायत्तता की माँग के साथ-साथ यदा-कदा पृथकतावादी नारे भी दिए जाते हैं। स्वायत्तता की यह माँग उन दिनों बड़ी प्रबल हो जाती है, जबकि केन्द्र एवं राज्यों में पृथक्-पृथक् राजनीतिक दलों की सरकारें होती हैं।

क्षेत्रीयतावाद और अन्तर्राज्यीय झगड़े

क्षेत्रीयतावाद का एक महत्त्वपूर्ण पक्ष विभिन्न राज्यों के आपसी झगड़े हैं। राज्यों के बीच सीमा विवादों एवं नदी पानी विवादों को लेकर राज्य में उग्र मतभेद एवं तनाव बढ़े हैं। राष्ट्रीय स्रोतों के वितरण पर राज्यों के बीच कई बार सहमति नहीं हो पाई और राज्यों में कई बार अधिकतम स्रोत प्राप्त करने की होड़-सी दिखलाई देने लगी।

मध्य प्रदेश, गुजरात और राजस्थान के बीच नर्मदा नदी के जल के वितरण को लेकर उत्पन्न विवाद, राजस्थान और पंजाब के बीच भाखड़ा नांगल बाँध से उत्पन्न बिजली के बँटवारे को लेकर विवाद, तमिलनाडु व कर्नाटक के बीच कावेरी के जल वितरण का विवाद, महाराष्ट्र तथा कर्नाटक, पंजाब तथा हरियाणा के बीच सीमा विवाद अन्तर्राज्यीय झगड़ों के मुख्य उदाहरण हैं, जिनमें कई बार क्षेत्रीयता की संकुचित मनोवृत्ति ने उग्र रूप धारण कर लिया और संघवाद की भावना डगमगाती प्रतीत हुई।

कावेरी जल विवाद

कावेरी जल विवाद कर्नाटक, तमिलनाडु और केरल राज्यों तथा केन्द्रशासित प्रदेश पुदुचेरी के बीच कावेरी नदी के बँटवारे पर एक लम्बे, लगभग दो दशकों से अधिक समय से चला आ रहा है। तमिलनाडु के किसानों ने सर्वोच्च न्यायालय में याचिका दायर कर केन्द्र सरकार को यह निर्देश देने की प्रार्थना की थी कि वह अन्तर्राज्यीय जल विवाद अधिनियम के अन्तर्गत एक न्यायाधिकरण की नियुक्ति कर तमिलनाडु को कावेरी जल का उचित भाग दिलाए।

14 मई, 1990 को सर्वोच्च न्यायालय ने केन्द्र सरकार को एक माह के अन्दर ऐसा न्यायाधिकरण नियुक्त करने का निर्देश दिया। इस आदेश के अनुपालन में केन्द्र सरकार ने 2 जून, 1990 को बम्बई उच्च न्यायालय के मुख्य न्यायाधीश न्यायमूर्ति चित्ततोष मुखर्जी की अध्यक्षा में तीन-सदस्यीय न्यायाधिकरण की नियुक्ति की।

क्षेत्रीयतावाद और केन्द्र-राज्य संघर्ष

भारतीय राजनीति में क्षेत्रीयतावाद की अभिव्यक्ति केन्द्र व राज्यों के बीच हुए विवादों में भी हुई है। राज्यों ने कई बार केन्द्र के सुझावों और निर्देशों को मानने से इनकार कर दिया और अपने स्वतन्त्र अस्तित्व का परिचय दिया है। 18 सितम्बर, 1968 को केन्द्रीय कर्मचारियों की हड़ताल का सामना करने के लिए केन्द्र ने राज्यों को निर्देश दिए।

केरल की वामपन्थी सरकार के मुख्यमन्त्री नम्बूदरीपाद ने केन्द्रीय अध्यादेश को श्रमिक विरोधी कहकर उसे मानने से इनकार कर दिया।

वर्ष 1968 में पश्चिम बंगाल के दार्जिलिंग और नक्सलवादी क्षेत्रों में होने वाले उपद्रवों से चिन्तित होकर केन्द्रीय सरकार ने उपद्रव-ग्रस्त क्षेत्रों में हथियार रखने का प्रतिबन्ध लगा दिया जिसे राज्य सरकार ने राज्य के मामलों में केन्द्र हस्तक्षेप की संज्ञा दी।

केन्द्र द्वारा राज्यों में केन्द्रीय रिजर्व पुलिस भेजने का राज्यों ने बराबर विरोध किया है। जनता पार्टी के शासन काल में गौ-हत्या प्रतिबन्ध के विषय पर केन्द्र तथा तमिलनाडु, केरल व पश्चिम बंगाल की सरकारों के बीच विवाद उत्पन्न हुए। केन्द्र से अधिकतम वित्तीय स्रोतों को प्राप्त करने के लिए भी राज्यों ने केन्द्र विरुद्ध संघर्ष का रुख अपनाया।

क्षेत्रीयतावाद और भारतीय संघ से पृथक् होने की प्रवृत्ति

द्रविड़ मुनेत्र कड़गम् की माँग

क्षेत्रीयतावाद के आन्दोलन को प्रबल बनने में तमिलनाडु के द्रविड़ मुनेत्र कड़गम् दल की प्रमुख भूमिका रही है। जून, 1950 में द्रमुक ने मद्रास राज्य में पृथकतावादी आन्दोलन संगठित किया और मद्रास राज्य को भारतीय संघ से अलग करने की इच्छा प्रकट की। जगह-जगह भारत के नक्शों को जलाया गया। द्रमुक ने यहाँ तक कहा कि मद्रास, आन्ध्र प्रदेश, केरल और मैसूर राज्यों को भारतीय संघ से अलग करके एक पृथक् सम्प्रभु 'द्रविड़ स्थान' राज्य बनाया जाना चाहिए।

अकाली दल की माँग

मास्टर तारा सिंह के नेतृत्व में पंजाब के सिख सम्प्रदाय ने स्वाधीनता से पूर्व 'खालिस्तान' की माँग की थी। स्वतन्त्रता प्राप्ति के तुरन्त बाद मास्टर तारा सिंह ने पृथक् 'सिख राज्य' की माँग की। वर्ष 1950 से 1969 के बीच सिखों ने हिंसात्मक आन्दोलनों के माध्यम से 'पंजाबी सूबे' की माँग की और 1 नवम्बर, 1966 को पंजाब का विभाजन हुआ। इससे भी सिख समुदाय सन्तुष्ट नहीं हुआ और सिखों के लिए सिख राज्य की माँग उठने लगी।

खालिस्तान की माँग

सिखों के लिए पृथक् राज्य 'खालिस्तान' की माँग नई नहीं है। 'सिख देश' की माँग भारत की आजादी के दिनों से पहले की है। खालसा पन्थ का कहना है कि सिखों को धोखाधड़ी से भारतीय गणतन्त्र में शामिल होने के लिए मजबूर किया गया था। पन्थ यह भी कहता है कि भारत के हिन्दू बहुमत ने एकजुट होकर इस बात पर जोर देते हुए कि सिख धर्म हिन्दू का ही अंग है, सिख धर्म को बर्बाद करने की कोशिश की और उनकी पंजाबी भाषा को एक बोली मात्र घोषित करके और पंजाब को द्विभाषी प्रदेश बनाकर उनकी भाषा को नीचा दिखाने की कोशिश की।

असम में मिजो राज्य की माँग

असम राज्य के मिजो पहाड़ी जिलों के नेता भारतीय संघ से पृथक् होने की लगातार माँग करते रहे हैं वे एक 'स्वाधीन मिजो राज्य' की स्थापना करना चाहते थे। इस ध्येय की पूर्ति के लिए 'मिजो राष्ट्रीय फ्रण्ट' की स्थापना की गई। मिजो लोगों ने सशस्त्र आन्दोलन का मार्ग अपनाया। वर्ष 1962 के चीनी आक्रमण के समय फ्रण्ट पर प्रतिबन्ध लगा दिया गया, किन्तु कछार और त्रिपुरा क्षेत्रों में इनकी गतिविधियों चलती रहीं। वर्ष 1971 में मिजो नेता राज्य की माँग के प्रश्न पर जनमत संग्रह कराने की माँग करने लगे मिजो लोगों की राजनीतिक आकांक्षाओं को देखते हुए केन्द्रीय सरकार ने 'मिजोरम' नामक संघीय क्षेत्र की स्थापना की और वर्ष 1987 में इसे पूर्ण 'राज्य' का दर्जा प्रदान किया।

पृथक् तेलंगाना आन्दोलन

1960 के दशक में तेलंगाना को पृथक् राज्य बनाने की माँग की गई। तेलंगाना के लोगों का कहना था कि उनके क्षेत्र का समुचित आर्थिक विकास नहीं हो रहा है। जनवरी, 1969 से पृथक् राज्य के लिए आन्दोलन प्रारम्भ हुआ जिसका नेतृत्व डॉ. चेन्ना रेड्डी एवं 'तेलंगाना प्रजा समिति' जैसे संगठन ने किया।

स्वतन्त्र गोरखालैण्ड की माँग

वर्ष 1986 में पश्चिम बंगाल के पहाड़ी क्षेत्र के लोगों ने स्वतन्त्र गोरखालैण्ड की माँग प्रस्तुत की थी। मई, 1988 में दार्जिलिंग एवं कलिमपोंग में तीन दिन का सफल बन्द गोरखा मुक्ति मोर्चा ने आयोजित किया। नेपाल से आए गोरखा लोगों ने इस संगठन के माध्यम में यह माँग रखी कि उनका स्वतन्त्र देश गोरखालैण्ड बनाया जाए। सुभाष घीसिंग के नेतृत्व में गोरखा राष्ट्रीय मुक्ति मोर्चा पिछले वर्षों से पश्चिम बंगाल में सक्रिय है।

स्वतन्त्र कश्मीर की माँग

हाल ही में कश्मीर में उग्रवादियों की गतिविधियों में वृद्धि हुई है। अधिकांश कश्मीरी कल्पनालोक में रहना चाहते हैं और उनमें यह धारणा बढ़ती जा रही है कि उग्रवादियों के प्रयासों से इस्लामाबाद की मदद से स्वतन्त्र कश्मीर की स्थापना सम्भव है।

क्षेत्रीयतावाद और क्षेत्रीय राजनीतिक दलों का अभ्युदय

पिछले कुछ वर्षों से भारतीय राजनीति में क्षेत्रीय दलों का निर्माण एवं प्रभाव बढ़ता जा रहा है।

लगभग सभी क्षेत्रीय दलों का उदय और विकास क्षेत्रवाद के लिए उत्तरदायी अनेक कारणों के मिश्रण से ही होता है। तमिलनाडु में डी एम के और अन्ना डी एम के, पंजाब में अकालीदल, जम्मू-कश्मीर में नेशनल कॉन्फ्रेंस, आन्ध्र प्रदेश में तेलुगूदेशम्, असम में असम गण परिषद् प्रधान क्षेत्रीय दल हैं।

इसके अतिरिक्त नागालैण्ड, त्रिपुरा और महाराष्ट्र में भी क्षेत्रीय दलों का स्वर प्रबल होता जा रहा है।

क्षेत्रीयतावाद को रोकने के उपाय

राष्ट्रीय जीवन के लिए क्षेत्रीयता कोई अच्छी चीज नहीं है। इस पर रोक लगाना ही उचित है इस सम्बन्ध में निम्नलिखित उपायों को सुझाया जा सकता है

- केन्द्रीय सरकार की नीति कुछ इस प्रकार की होनी चाहिए कि सभी उप-सांस्कृतिक क्षेत्रों (Sub-cultural regions) का सन्तुलित आर्थिक विकास सम्भव हो जिससे कि विभिन्न क्षेत्रों के बीच आर्थिक तनाव कम-से-कम हो।
- सभी क्षेत्र के लोगों को समान आर्थिक सुविधाएँ प्रदान की जाएँ जिससे कि अनावश्यक प्रतिस्पर्द्धा व ईर्ष्या की भावना न पनप सके।
- केन्द्रीय मन्त्रिमण्डल में सभी क्षेत्रों के नेताओं को सन्तुलित प्रतिनिधित्व हो जिससे कि क्षेत्रीय पक्षपातपूर्ण नीतियों का खण्डन हो सके तथा केन्द्रीय सरकार के इरादों पर किसी को भी सन्देह न रहे।
- जहाँ तक सम्भव व व्यावहारिक हो उप-सांस्कृतिक क्षेत्रों की उचित आकांक्षाओं की पूर्ति की जाए, यदि उनका कोई बुरा प्रभाव राष्ट्रीय व संगठन पर न पड़ता हो।
- भारतीय संघ के राज्यों की संकीर्ण मानसिकता को दूर करने के लिए केन्द्र एवं राज्य सम्बन्धों को इस प्रकार बनाया जाना चाहिए कि उनमें असन्तोष पैदा हो, वे मजबूत केन्द्र की आवश्यकता को समझें और केन्द्र को भी उनके सहयोग की अनिवार्यता की अनुभूति हो।

- भाषा सम्बन्धी झगड़ों का हल शीघ्र ही ढूँढ लिया जाए। इस सम्बन्ध में उचित हल यह है कि क्षेत्रीय भाषाओं को समान मान्यता प्रदान की जाए।
- हिन्दी भाषा को किसी भी क्षेत्रीय समूह पर जबरदस्ती लादा न जाए। अपितु इस भाषा का प्रचार व विस्तार इस ढंग से किया जाए कि विभिन्न क्षेत्रीय समूह स्वत: ही इसे सम्पर्क भाषा (Link language) के रूप में स्वीकार कर लें।
- प्रचार के विभिन्न साधनों के माध्यम से विभिन्न क्षेत्रों के सांस्कृतिक लक्षणों के विषय में लोगों के सामान्य ज्ञान को बढ़ाया जाए जिससे कि एक क्षेत्र के लोग दूसरे क्षेत्र के प्रति अधिक सहनशीलता की भावना को पनपा सकें।

भाषावाद

- वर्तमान समय में भाषाई समस्या भारतीय राजनीति के समक्ष बड़ी चुनौती बनकर खड़ी है।
- उत्तरभारत और दक्षिण भारत में तेलगू-तमिल हिन्दी विवाद के अलावा महाराष्ट्र में मराठा आन्दोलन तथा बिहारी-मराठा आन्दोलन राजनीतिक रूप लेता जा रहा है।
- भाषाई आधार पर असम, बोडोलैण्ड, प. बंगाल तथा अन्य पूर्वोत्तर राज्यों में समस्या उत्पन्न हो रही है।
- भोजपूरी भाषा को संवैधानिक दर्जा दिलाने तथा बिहार में मिथिला भाषा के क्षेत्र को मिथलांचल राज्य बनाने की माँग जोर पकड़ते जा रही है।
- इस प्रकार स्वतन्त्रता से वर्तमान समय तक भाषाई आधार तथा भाषा की राजनीति भारतीय राजनीति में मुख्य मुद्दे के रूप में स्थापित है।

क्षेत्रीयतावाद और भाषावाद

- स्वाधीनता के तुरन्त बाद मुख्य प्रश्न यह था कि देश की राष्ट्र भाषा और उसकी लिपि क्या हो तथा भाषायी अल्पसंख्यकों को किस प्रकार संरक्षण दिया जाए?
- संविधान ने हिन्दी को राष्ट्रभाषा घोषित किया। भाषा के आधार पर राज्यों का निर्माण एवं पुनर्गठन हुआ। दक्षिण के लोग हिन्दी भाषा का विरोध करने लगे। वे राजभाषा के रूप में हिन्दी को पसन्द नहीं करते थे। उनका कहना था कि हिन्दी इस स्थिति में नहीं है कि वह भारत की राजभाषा बन सके। भाषा को राजनीतिक हथियार के रूप में प्रयुक्त करने की प्रवृत्ति बढ़ी।
- भाषा के प्रश्न को लेकर उत्तर तथा दक्षिण के राज्यों में हिंसात्मक आन्दोलन हुए और राष्ट्रीय एकता संकट में पड़ गई। **मॉरिस जोन्स** लिखते हैं कि "दक्षिण भारत ने हिन्दी का जोरदार विरोध किया, बंगाल ने उससे कम विरोध किया और देश के अन्य भागों के शिक्षित वर्ग के लोगों ने सीमित रूप में ही इसका विरोध किया।"

गरीबी

- 1947 में भारत की स्वतन्त्रता के समय से ही गरीबी भारतीय राजनीति का मुख्य मुद्दा रहा है तथा गरीबी उन्मूलन एवं गरीबी हटाओ के नारे भारतीय राजनीति तथा राजनीतिक दलों के आधार रहे हैं।
- भारतीय राजनीति तथा संविधान एवं आर्थिक नियोजन के प्रमुख लक्ष्यों में ही गरीबी हटाओ तथा आय की असमानता कम करने को घोषित किया गया है।
- 1954 में लोकसभा में आर्थिक नीति के लक्ष्य का समाजवादी व्यवस्था की प्राप्ति बताया तथा 1976 में संविधान की प्रस्तावना में समाजवाद के लक्ष्य को जोड़ा गया।
- मान्यता यह स्थापित की गई कि गरीबी और असमानता के विरुद्ध उत्पादन में वृद्धि तथा धन सम्पत्ति के पुनर्वितरण के माध्यम से लड़ाई जारी रहेगी।
- 1960 में गरीबी रेखा से नीचे रहने वालों की कुल संख्या 59% अनुमानित की गई तथा इन्दिरा गाँधी ने भारतीय राजनीति की 'गरीबी हटाओ' के नारे से जोड़ दिया तथा पाँचवीं पंचवर्षीय योजना का लक्ष्य गरीबी हटाओ रखा गया।
- वर्ष 1971 में इन्दिरा गाँधी ने गरीबी के नारे पर आम चुनाव में जीत हासिल की थी।
- 1989 में मण्डल आयोग और उसके बाद की आरक्षण की राजनीति तथा 1992 में मन्दिर आन्दोलन के पश्चात् दलित और अल्पसंख्यक गठबन्धन के साथ राजनीतिक पार्टियाँ गरीबों के मुद्दों का राजनीतिक लाभ लेने लगी।
- भारतीय पंचवर्षीय योजना के लक्ष्यों में भी विशेषकर पांचवी और 6 वीं योजना में गरीबी हटाओ का नारा बुलन्द किया गया।
- अन्त्योदय योजना, भोजन का अधिकार, मनरेगा तथा खाद्य सुरक्षा मिशन के द्वारा भारतीय राजनीति में गरीबी के मुद्दों को जीवित रखा गया।
- वर्तमान समय में भी 2014 के पश्चात् बदलते राजनीतिक समीकरणों में भी उज्जवला योजना, आयुष्मान भारत, स्टैण्ड अप इण्डिया, रोशनी, हुनर योजना मातृत्व वन्दना योजना सभी गरीबी उन्यूलन तथा गरीबों को राहत पहुँचाने से सम्बन्धित है।
- 1960 के दशक में शुरू हरित क्रन्ति तथा 1991 की नई आर्थिक नीति के द्वारा भी गरीबी को साधने का प्रयास किया गया।
- स्पष्टत: वर्तमान दौर की राजनीति में गरीबी तथा उनसे सम्बन्धित मुद्दे केन्द्र में बने हैं।
- विकासवादी राजनीति तथा समावेशी एवं त्वरित न्याय पर आधारित योजनाओं के निर्माण के द्वारा भारतीय राजनीति गरीबी उन्मूलन, सामाजिक विकास त्वरित न्याय तथा अन्तिम पंक्ति में खड़े लोगों को न्याय प्रदान करने की ओर उन्मुख है।

अभ्यास प्रश्न

1. **कथन** (A) भारत में सुदृढ़ दलीय व्यवस्था नहीं है।
कारण (R) भारतीय राजनीतिक दल भारतीय समाज की जटिलता को प्रतिबिम्बित करते हैं।
कूट
(a) A और R दोनों सही हैं तथा R, A की सही व्याख्या है
(b) A और R दोनों सही हैं, परन्तु R, A की सही व्याख्या नहीं है
(c) A सही है, किन्तु R गलत है
(d) A गलत है, किन्तु R सही है

2. राजनीतिक दल का लोकसभा में पूर्ण बहुमत है, इसका तात्पर्य है
(a) सदस्य संख्या 50% से अधिक है (b) सदस्य संख्या में बहुमत है
(c) बहुमत का समर्थन है (d) 50% सदस्य संख्या है

3. **कथन** (A) दबाव समूह उस राजनीतिक प्रक्रिया का अध्ययन करते हैं जिसके द्वारा राजनीतिक शक्ति सुव्यवस्थित और प्रयुक्त की जाती है।
कारण (R) दबाव समूह निर्मात्री संस्थाओं को अपने पक्ष में प्रभावित करते हैं।
कूट
(a) A और R दोनों सही हैं तथा R, A की सही व्याख्या है
(b) A और R दोनों सही हैं, परन्तु R, A की सही व्याख्या नहीं है
(c) A सही है, किन्तु R गलत है
(d) A गलत है, किन्तु R सही है

4. निम्न में से किसने दल-बदल करने वाले विधायकों एवं सांसदों के 'प्रत्याहान' की माँग की?
(a) के कामराज (b) जयप्रकाश नारायण
(c) राममनोहर लोहिया (d) अतुल्य घोष

5. भारतीय संविधान की 10वीं अनुसूची सम्बन्धित है
(a) दल-बदल सम्बन्धी प्रावधान से
(b) भारत की प्रमुख भाषाओं से
(c) पंचायती राज से
(d) संघ, राज्य सूची तथा समवर्ती सूची से

6. निम्न में से कौन-सी तकनीक दबाव समूह द्वारा नहीं अपनाई जाती है?
(a) घेराव
(b) लॉबी
(c) प्रचार
(d) प्रत्यक्ष रूप से चुनाव की भागीदारी

7. किस लोकसभा चुनाव के बाद भारत में 'एक दलीय प्रभुत्व प्रणाली' का अन्त हो गया?
(a) वर्ष 1989 (b) वर्ष 1998
(c) वर्ष 1999 (d) वर्ष 1995

8. निम्नलिखित में से कौन-सा एक सुमेलित नहीं है?
(a) संविधान का 42वाँ संशोधन – मौलिक कर्त्तव्य
(b) संविधान का 52वाँ संशोधन – दल-बदल निरोधक कानून
(c) संविधान का 73वाँ संशोधन – पंचायती राज
(d) संविधान का 84वाँ संशोधन – केन्द्र-राज्य सम्बन्ध

9. **कथन** (A) आधुनिक तानाशाही सभी विरोधी दलों को समाप्त कर देती है।
कारण (R) प्रताड़न और आतंक के द्वारा भय और सन्देह के वातावरण को शाश्वत रूप में बनाए रखना एक असम्भव कार्य है।
कूट
(a) A और R दोनों सही हैं तथा R, A की सही व्याख्या है
(b) A और R दोनों सही हैं, परन्तु R, A की सही व्याख्या नहीं है
(c) A सही है, किन्तु R गलत है
(d) A गलत है, किन्तु R सही है

10. दबाव समूह हितों की प्राप्ति के लिए कौन-से साधन का उपयोग नहीं करते हैं?
(a) अनुनयन (b) राजनीतिक दल को समर्थन
(c) भ्रष्ट आचरण (d) चुनाव लड़ना

11. निम्नलिखित में कौन-सा चुनाव समिति छात्रसंघ चुनाव सम्बन्धी परामर्श देने के लिए गठित किया था?
(a) इन्द्रजीत गुप्ता समिति
(b) लिंगदोह समिति
(c) दिनेश गोस्वामी समिति
(d) टी एन शेषन समिति

12. निम्नलिखित में से किसे 'चतुर्थ स्तम्भ (फोर्थ एस्टेट)' कहा जाता है?
(a) नौकरशाही (b) न्यायपालिका
(c) प्रेस (d) राजनीतिक दल

13. किसने कहा है कि "दबाव गुटों ने तृतीय सदन का नाम प्राप्त कर लिया है?"
(a) फाइनर (b) लॉर्ड ब्राइस
(c) डायसी (d) ब्लण्टशली

14. **कथन** (A) हित समूह आधुनिक बहुलवादी समाज को प्रतिबिम्बित करते हैं।
कारण (R) उनकी गतिविधियाँ आवश्यक रूप से प्रतियोगी हैं।
कूट
(a) A और R दोनों सही हैं तथा R, A की सही व्याख्या है
(b) A और R दोनों सही हैं, परन्तु R, A की सही व्याख्या नहीं है
(c) A सही है, किन्तु R गलत है
(d) A गलत है, किन्तु R सही है

15. एकदलीय प्रणाली निम्न में से किसका लक्षण है?
(a) सर्वाधिकारवादी राज्य
(b) प्रजातान्त्रिक राज्य
(c) एकात्मक राज्य
(d) संघात्मक राज्य

16. भारत में एक राजनीतिक दल को क्षेत्रीय दल के रूप में अच्छी मान्यता मिल सकती है यदि यह विश्वस्त करता है
(a) एक प्रान्त में 10% वैध मत
(b) एक प्रान्त में 15% वैध मत
(c) एक प्रान्त में 8% वैध मत
(d) एक प्रान्त में 4% वैध मत

17. सुमेलित कीजिए

सूची I	सूची II
A. 21वाँ संशोधन	1. यह उपाधियों एवं विशेषाधिकारों को समाप्त करता है
B. 31वाँ संशोधन	2. यह राजनीतिक दल-बदल पर रोक लगाता है
C. 42वाँ संशोधन	3. यह मूल कर्त्तव्यों को जोड़ता है
D. 52वाँ संशोधन	4. यह निम्न सदन के सदस्यों की संख्या में वृद्धि करता है

कूट

	A	B	C	D		A	B	C	D
(a)	1	2	3	4	(b)	1	4	3	2
(c)	1	4	2	3	(d)	4	3	1	2

18. **कथन** (A) दबाव समूहों का अस्तित्व मात्र लोकतान्त्रिक राज्य में सम्भव है।

कारण (R) निरंकुशवादी राज्यों में दबाव समूह अपने अस्तित्व के लिए राजनीतिक दलों पर निर्भर करते हैं।

कूट

(a) A और R दोनों सही हैं तथा R, A की सही व्याख्या है
(b) A और R दोनों सही हैं, परन्तु R, A की सही व्याख्या नहीं है
(c) A सही है, किन्तु R गलत है
(d) A गलत है, किन्तु R सही है

19. निम्नलिखित में से कौन-सा दलबदल कानून से सम्बन्धित नहीं है?

(a) किसी विधायक अथवा सांसद को अयोग्य करार दिया जा सकता है यदि उसने स्वेच्छा से उस दल की सदस्यता त्याग दी हो जिसमें वह था
(b) किसी मुद्दे पर सदन में मतदान के समय अनुपस्थित रहने पर सांसद अथवा विधायक को अयोग्य घोषित किया जाएगा
(c) लोकसभा का अध्यक्ष आयोग्य घोषित नहीं होगा यदि वह बाद में किसी दूसरे दल की सदस्यता ग्रहण करता है
(d) एक सदस्य को अयोग्य घोषित किया जाएगा यदि राजनीतिक दल का विलय हो जाता है

20. भारतीय संविधान के 91वें संशोधन का सम्बन्ध है

(a) दल-परिवर्तन के आधार पर अपात्रता से
(b) चुनाव सुधारों से
(c) वित्त आयोग के गठन से
(d) मानव अधिकार आयोग की रचना से

21. **कथन** (A) जहाँ दबाव समूह हितों को सुस्पष्ट अभिव्यक्ति देने का काम करते हैं वहाँ राजनीतिक दल हितों में समुच्चयन का काम करते हैं।

कारण (R) दबाव समूह समजातीय हितकांक्षी प्रभाव का प्रतिनिधित्व करते हैं, जबकि राजनीतिक दल विषमजातीय समूहों को संयोजित करते हैं और राजनीतिक सत्ता पाना चाहते हैं।

कूट

(a) A और R दोनों सही हैं तथा R, A की सही व्याख्या है
(b) A और R दोनों सही हैं, परन्तु R, A की सही व्याख्या नहीं है
(c) A सही है, किन्तु R गलत है
(d) A गलत है, किन्तु R सही है

22. किसी संसद सदस्य पर दल परिवर्तन से उत्पन्न अयोग्यता लागू नहीं होगी

(a) यदि उस मूल राजनीतिक दल में जिससे वह चुना गया था एक विभाजन हो जाए
(b) यदि उसने स्वेच्छा से अपने राजनीतिक दल की सदस्यता छोड़ दी थी
(c) यदि वह अपने राजनीतिक दल के निर्देशों के विरुद्ध सदन में मतदान में भाग नहीं लेता हो
(d) यदि एक सदन का कोई मनोनीत सदस्य छः महीने बाद किसी राजनीतिक दल का सदस्य बन जाए

23. कौन-सा दल यूपीए सरकार में भागीदार है?

(a) एआईएडीएमके (b) असम गण परिषद्
(c) आईएनएलडी (d) द्रमुक

24. **कथन** (A) राजनीतिक दल विधायी श्रेष्ठता को प्रोन्नत करते हैं।

कारण (R) राजनीतिक दल लोक उत्साह पैदा करते हैं।

कूट

(a) A और R दोनों सही हैं तथा R, A की सही व्याख्या है
(b) A और R दोनों सही हैं, परन्तु R, A की सही व्याख्या नहीं है
(c) A सही है, किन्तु R गलत है
(d) A गलत है, किन्तु R सही है

25. गोस्वामी समिति का सम्बन्ध किससे है?

(a) चुनावों में काले धन के प्रयोग पर अंकुश
(b) चुनाव व्यवस्था में आमूल सुधार
(c) पिछड़े वर्ग का निर्धारण
(d) प्रशासनिक सुधार

26. सुमेलित कीजिए

सूची I	सूची II
A. नेशनल कॉन्फ्रेंस	1. तमिलनाडु
B. द्रविड़ मुनेत्र कड़गम	2. पंजाब
C. तेलुगू देशम	3. जम्मू-कश्मीर
D. अकाली दल	4. आन्ध्र प्रदेश

कूट

	A	B	C	D		A	B	C	D
(a)	1	2	3	4	(b)	3	2	4	1
(c)	3	1	4	2	(d)	2	3	1	4

27. सुमेलित कीजिए

सूची I	सूची II
A. तेलंगाना आन्दोलन	1. सी एन अन्नादुरै
B. द्रविड़ मुनेत्र कड़गम	2. स्वतन्त्र राज्य
C. बाल ठाकरे	3. तेलुगूदेशम
D. एन टी रामाराव	4. शिवसेना

कूट

	A	B	C	D		A	B	C	D
(a)	2	1	4	3	(b)	3	2	1	4
(c)	1	3	2	4	(d)	4	2	3	1

28. राजनीतिक दलों के अभाव में लोकतन्त्र को सबसे बड़ी हानि क्या होगी?

(a) जन अभिव्यक्ति का साधन नहीं रहेगा
(b) जनमत राजनीति की शिखा से वंचित रह जाएगा
(c) सरकार तथा जनता के मध्य सम्बन्ध नहीं रहेगा
(d) शासन स्वेच्छाचारी और निरंकुश हो जाएगा

29. किस स्थिति में दल-बदल विरोधी अधिनियम के अनुसार किसी सदन के किसी सदस्य की सदस्यता समाप्त हो जाएगी?
(a) यदि वह अपने दल के मुख्य संचेतक के आदेशों की अवहेलना कर मतदान करता है या पूर्व अनुमति के बिना मतदान से अनुपस्थित रहता है
(b) वह अपने राजनीतिक दल की सदस्यता से स्वेच्छा से त्याग-पत्र दे देता है
(c) उपरोक्त दोनों गलत हैं
(d) उपरोक्त दोनों सही हैं

30. भारत के संविधान में 'राजनीतिक दल' को कहाँ स्थान दिया गया है?
(a) मन्त्रिमण्डल के लोकसभा के प्रति उत्तरदायित्व के सन्दर्भ में
(b) मन्त्रिपरिषद् के गठन के सन्दर्भ में
(c) कहीं मान्यता नहीं दी गई है
(d) दसवीं अनुसूची में

31. वर्ष 1952 से आज तक किस राजनीतिक दल के चुनाव चिह्न में कोई परिवर्तन नहीं आया है?
1. भारतीय साम्यवादी दल
2. कांग्रेस
3. भारतीय साम्यवादी दल (मार्क्सवादी)
4. भरतीय जनता पार्टी
कूट
(a) 1 और 2 (b) केवल 1 (c) 1 और 3 (d) केवल 2

32. क्या कारण है कि भारत में संगठित दबाव समूह गठित नहीं हो सका है।
(a) जो संगठित दबाव समूह राजनीति में सक्रिय हैं उनका कोई निश्चित राजनीतिक विचार नहीं है
(b) भारत में अनेक छोटे-छोटे राजनीतिक दल ही दबाव समूह का कार्य करते हैं
(c) भारत में दबाव समूहों का न तो स्वतन्त्र अस्तित्व है और न ही वे राजनीति में किसी स्वायत्त भूमिका का निर्वहन करते हैं
(d) उपरोक्त सभी

33. निम्नलिखित चुनाव सुधार आयोग समितियों को उनके कालक्रमानुसार लगाइए
1. के सन्थानम समिति 2. दिनेश गोस्वामी समिति
3. ताराकुण्डे समिति 4. इन्द्रजीत गुप्त समिति
कूट
(a) 1, 2, 3, 4 (b) 1, 3, 2, 4
(c) 2, 3, 1, 4 (d) 3, 1, 2, 4

34. सुमेलित कीजिए

सूची I (चुनाव वर्ष)	सूची II (राष्ट्रीय दलों की संख्या)
A. प्रथम चुनाव	1. 14
B. द्वितीय चुनाव	2. 4
C. तृतीय चुनाव	3. 6
D. चतुर्थ चुनाव	4. 7

कूट

	A	B	C	D		A	B	C	D
(a)	4	3	2	1	(b)	3	4	1	2
(c)	1	2	3	4	(d)	2	3	1	4

35. भारतीय दल व्यवस्था की प्रमुख विशेषता क्या है?
(a) विभिन्न राजनीतिक दलों की नीतियों एवं कार्यक्रमों में समानता का होना
(b) क्षेत्रीय या राज्य स्तरीय दलों का आधिक्य
(c) भाषा, धर्म, जाति और सम्प्रदाय पर आधारित राजनीतिक दल
(d) उपरोक्त सभी

36. अल्पसंख्यक प्रतिनिधित्व के लिए सबसे अच्छी विधि कौन-सी है?
(a) सूची प्रथा
(b) आनुपातिक प्रतिनिधित्व
(c) पृथक् साम्प्रदायिक निर्वाचन प्रणाली
(d) बहुल मत प्रणाली

37. निम्न में से कौन, लोकसभा चुनावों में डाले गए मतों की पुनर्गणना का आदेश दे सकता है, यदि कोई प्रत्याशी इस तरह की माँग करता है?
(a) मुख्य निर्वाचन आयुक्त
(b) भारत का निर्वाचन आयोग
(c) राज्य का मुख्य निर्वाचन आयोग
(d) चुनाव-क्षेत्र का निर्वाचन आयोग

38. राज्य निर्वाचन आयुक्त अपदस्थ किया जा सकता है
(a) राज्य के गवर्नर के द्वारा
(b) राज्य विधानसभा के द्वारा
(c) मुख्यमन्त्री द्वारा जारी आदेश द्वारा
(d) उच्च न्यायालय के न्यायाधीश को अपदस्थ करने की प्रक्रिया के समान प्रक्रिया के द्वारा

39. अपनी कार्यावधि में भारत का मुख्य निर्वाचन आयुक्त अपने पद से हटाया जा सकता है
(a) भारत के मुख्य न्यायाधीश द्वारा, उसके विरुद्ध दोषारोपण सिद्ध होने पर
(b) संघीय मन्त्रिमण्डल की सहमति के आधार पर राष्ट्रपति द्वारा
(c) एक समिति द्वारा जिसके सदस्य होंगे भारत का मुख्य न्यायाधीश, भारत सरकार के विधि मन्त्री, भारत का उपराष्ट्रपति
(d) राष्ट्रपति द्वारा संसद में दो-तिहाई बहुमत से पारित प्रस्ताव के आधार पर

40. एकल संक्रमणीय मतदान व्यवस्था में आवश्यक कोटा निर्धारित के लिए स्वीकृत फॉर्मूला है
(a) $\frac{\text{मतों की संख्या}}{\text{प्रत्याशियों की संख्या}}$ (b) $\frac{\text{वैध मतों की संख्या}}{\text{प्रत्याशियों की संख्या}}$
(c) $\frac{\text{वैध मतों की संख्या}}{\text{सीटों की संख्या} + 1}$ (d) $\frac{\text{वैध मतों की संख्या}}{\text{सीटों की संख्या} + 1} + 1$

41. निम्नलिखित में से कौन-सा एक लोकतन्त्र में दबाव समूह का कार्य नहीं है?
(a) सरकार निर्माण के लिए चुनाव लड़ना
(b) अपने पक्षधर अभ्यर्थियों को निर्वाचित कराने में सहायता देना
(c) अपने हितों की सिद्धि के लिए विधायकों का समर्थन प्राप्त करके प्रयोजन से उन्हें संरक्षण देना
(d) जनमत का समर्थन प्राप्त करने के लिए उसे प्रभावित करना

42. "संसदात्मक व्यवस्था दल की भावना को सघन बनाती है तथा उसे सदैव जीविका प्रदान करती रहती है।" यह किसने कहा?
(a) लास्की (b) मैकाइवर
(c) लॉर्ड ब्राइस (d) लॉर्ड एक्टन

43. भारत में चुनाव की प्रक्रिया के सम्बन्ध में विस्तार से बताया गया है
(a) संविधान में प्रदान है
(b) संसदीय कानूनों द्वारा
(c) राष्ट्रपति की स्वीकृति से चुनाव आयोग द्वारा
(d) राष्ट्रपति की उद्घोषणाओं द्वारा

44. सुमेलित कीजिए

सूची I	सूची II
A. अनुच्छेद 324	1. निर्वाचनों के सम्बन्ध में संसद की शक्ति
B. अनुच्छेद 325	2. निर्वाचनों का वयस्क मताधिकार के अधिकार पर होना
C. अनुच्छेद 326	3. निर्वाचक नामावली
D. अनुच्छेद 327	4. निर्वाचनों का अधीक्षण

कूट

	A	B	C	D		A	B	C	D
(a)	4	3	2	1	(b)	4	3	1	2
(c)	3	4	2	1	(d)	3	4	1	2

45. कथन (A) निर्वाचनों के उपरान्त जब विधानमण्डल में कोई भी दल बहुमत में न हो, तो दलीय नेता सरकार का निर्माण करने के लिए परस्पर गठबन्धन करने की ओर प्रवृत्त होते हैं।

कारण (R) आनुपातिक प्रतिनिधित्व प्रणाली प्राय: बहुत दलों को प्रश्रय देती है।

कूट

(a) A और R दोनों सही हैं तथा R, A की सही व्याख्या है
(b) A और R दोनों सही हैं, परन्तु R, A की सही व्याख्या नहीं है
(c) A सही है, किन्तु R गलत है
(d) A गलत है, किन्तु R सही है

46. EVM का प्रयोग भारतीय चुनावों में कब से शुरू हुआ?
(a) वर्ष 1996 से (b) वर्ष 1997 से
(c) वर्ष 1998 से (d) वर्ष 2000 से

47. कथन (A) सूची प्रणाली निर्वाचनरत सभी दलों को उनके पक्ष में डाले गए मतों के अनुपात में वास्तविक प्रतिनिधित्व प्रदान करती है।

कारण (R) विभिन्न दलों के पक्ष में डाले गए मतों की गणना कर ली जाती है और इन दलों को इनके द्वारा प्राप्त मतों के अनुपात में विधानमण्डल में स्थान दे दिए जाते हैं।

कूट

(a) A और R दोनों सही हैं तथा R, A की सही व्याख्या है
(b) A और R दोनों सही हैं, परन्तु R, A की सही व्याख्या नहीं है
(c) A सही है, किन्तु R गलत है
(d) A गलत है, किन्तु R सही है

48. भारत में कौन-सा चुनाव प्रचार अवैधानिक है?
(a) मतदान के दिन घण्टों भाषण देना
(b) लाउडस्पीकर से प्रचार आदि
(c) दीवारों पर पेण्टिंग, पोस्टर, झण्डे आदि
(d) उम्मीदवार द्वारा घर-घर प्रचार

49. किसने दलों को 'विचारों के दलाल' के रूप में परिभाषित किया है?
(a) ब्राइस (b) लास्की (c) बर्क (d) लॉवेल

50. भारत के सर्वप्रथम किस आम चुनाव में मत-पत्र और अमिट स्याही का प्रयोग किया गया?
(a) पहले आम चुनावों में (b) तीसरे आम चुनावों में
(c) चौथे आम चुनावों में (d) दूसरे आम चुनावों में

51. जिला स्तर पर जिले का मुख्य चुनाव अधिकारी कौन होता है?
(a) स्वयं जिलाधिकारी
(b) निर्वाचन आयोग द्वारा नामांकित व्यक्ति
(c) राज्य का मुख्य चुनाव अधिकारी
(d) जिला परिषद् द्वारा नामांकित व्यक्ति

52. सर्वप्रथम किन व्यक्तियों को राष्ट्रपति ने मुख्य चुनाव आयुक्त की सहायता हेतु निर्वाचन आयुक्त के पद पर नियुक्त किया?
1. वी एस सहगल, 1989 2. एस एस धनोवा, 1988
3. आर पी भल्ला, 1988 4. डी एस कोठारी, 1988

कूट

(a) 1 और 3 (b) 1 और 2 (c) 3 और 2 (d) 4 और 1

53. सुमेलित कीजिए

सूची I	सूची II
A. लॉसवेल	1. संचार माध्यम के मुख्य कार्य सूचना ग्रहण और प्रसारा
B. डेनिल मैक्सवेल	2. एक व्यक्ति से दूसरे व्यक्ति तक अर्थ पूर्ण सन्देशों का आदान-प्रदान
C. डॉ. मती	3. संचार सामाजिक उपकरण का सामंजस्य है
D. लूसियन पाई	4. सामाजिक प्रक्रियाओं का विश्लेषण ही संचार है

कूट

	A	B	C	D		A	B	C	D
(a)	1	2	3	4	(b)	1	2	4	3
(c)	3	2	1	4	(d)	2	1	3	4

54. मतदाता सूचियों को तैयार करने और उनका संशोधन करने का प्रमुख दायित्व किसका होता है?
(a) मतदाता पंजीकरण अधिकारी (b) रिटर्निंग अधिकारी
(c) मुख्य चुनाव अधिकारी (d) जिला निर्वाचन अधिकारी

55. किस संविधान संशोधन के माध्यम से मताधिकार की आयु 21 वर्ष से घटाकर 18 वर्ष कर दी गई?
(a) 60वें (b) 61वें (c) 62वें (d) 63वें

56. किसके निर्वाचनों का अधीक्षण, निर्देशन और नियन्त्रण का कार्य निर्वाचन आयोग का है?
(a) लोकसभा का चुनाव
(b) राष्ट्रपति और उपराष्ट्रपति का चुनाव
(c) विधानसभाओं का चुनाव
(d) उपरोक्त सभी

57. किन आम चुनावों के बाद भारत में मिली-जुली सरकार के युग का आरम्भ हुआ?
(a) चतुर्थ आम चुनाव (b) पंचम आम चुनाव
(c) द्वितीय आम चुनाव (d) आठवें आम चुनाव

58. कौन-सा अपराध चुनावी अपराध है?
(a) मतदान से पूर्व के 48 घण्टों के भीतर चुनाव प्रचार करना
(b) चुनाव कर्मचारियों तथा पुलिस व अन्य सशस्त्र बलों को प्रलोभन देकर मतदान को प्रभावित करना
(c) मतदान केन्द्र में पीठासीन अधिकारी द्वारा दिए गए कानूनी निर्देशों के अनुपालन में असमर्थ रहना
(d) उपरोक्त सभी

59. राष्ट्रपति के निर्वाचन के सम्बन्ध में क्या सत्य है?
(a) राष्ट्रपति के निर्वाचन में केवल संसद के दोनों सदन भाग लेते हैं
(b) राष्ट्रपति के निर्वाचन में संसद और राज्य विधानमण्डलों के सभी सदस्य भाग लेते हैं
(c) राष्ट्रपति के निर्वाचन में संसद और राज्य की विधानसभाओं के निर्वाचित सदस्य भाग लेते हैं
(d) राष्ट्रपति के निर्वाचन में संसद के निर्वाचित और राज्य विधानमण्डलों के सभी सदस्य भाग लेते हैं

60. निर्वाचन सम्बन्धी उपबन्ध संविधान के किन अनुच्छेदों में हैं?
(a) अनुच्छेद 224 से 229
(b) अनुच्छेद 324 से 329
(c) अनुच्छेद 124 से 129
(d) अनुच्छेद 424 से 429

61. राष्ट्रपति के चुनाव में मतदान के लिए प्रत्येक राज्य की विधानसभा के सदस्य के मत का मूल्य कितना होता है?
(a) राज्य की कुल जनसंख्या – विधानसभा के समस्त निर्वाचित सदस्य
(b) राज्य की कुल जनसंख्या – विधानसभा की कुल सदस्य संख्या
(c) राज्य की कुल जनसंख्या – विधानसभा के निर्वाचित सदस्यों की संख्या
(d) राज्य की कुल जनसंख्या – विधानसभा की कुल सदस्य संख्या

62. निम्नलिखित में से कौन-सा/से कार्य चुनाव आयोग का/के नहीं है/हैं?
1. यह चुनाव व्यवस्था की देख-रेख के लिए अधिकारियों की नियुक्ति करता है।
2. यह किसी व्यक्ति को न्यायिक निर्णय द्वारा घोषित किसी अयोग्यता से मुक्त कर सकता है।
3. यह मतदान की तिथि और प्रक्रिया तय करता है।

उपरोक्त में से सही कथन/कथनों का चयन कीजिए

कूट
(a) 3 और 2
(b) केवल 2
(c) 1 और 2
(d) इनमें से कोई नहीं

63. **कथन** (A) मुख्य चुनाव आयुक्त संवैधानिक प्रस्तावी को अपनाए बिना नहीं हटाया जा सकता है।
कारण (R) मुख्य चुनाव आयुक्त एक संवैधानिक व्यक्ति है।

कूट
(a) A और R दोनों सही हैं तथा R, A की सही व्याख्या है
(b) A और R दोनों सही हैं, परन्तु R, A की सही व्याख्या नहीं है
(c) A सही है, किन्तु R गलत है
(d) A गलत है, किन्तु R सही है

64. किसी निर्वाचन क्षेत्र में मतदान से पूर्व प्रचार कार्य कब बन्द हो जाता है?
(a) 24 घण्टे पूर्व
(b) 1 सप्ताह पूर्व
(c) 48 घण्टे पूर्व
(d) चुनाव आयोग के निर्देशानुसार 'a' या 'c'

65. **कथन** (A) भारत के राष्ट्रपति के चुनाव में विधानसभाओं के मनोनीत सदस्य भाग लेने के हकदार नहीं हैं।
कारण (R) भारत के राष्ट्रपति के चुनाव में संसद के दोनों सदनों के सदस्य एवं राज्यों की विधानसभा तथा विधानपरिषद् के सदस्य भाग लेते हैं।

कूट
(a) A और R दोनों सही हैं तथा R, A की सही व्याख्या है
(b) A और R दोनों सही हैं, परन्तु R, A की सही व्याख्या नहीं है
(c) A सही है, किन्तु R गलत है
(d) A गलत है, किन्तु R सही है

66. निर्वाचन आयोग द्वारा किसी राजनीतिक दल को आवण्टित किए गए चुनाव चिह्न के विरुद्ध कहाँ अपील की जा सकती है?
(a) राष्ट्रपति के समक्ष
(b) सर्वोच्च न्यायालय से
(c) इस सम्बन्ध में निर्वाचन आयोग का निर्णय अन्तिम होता है
(d) उच्च न्यायालय में

67. **कथन** (A) यदि उच्चतम न्यायाल द्वारा राष्ट्रपति तथा उपराष्ट्रपति का निर्वाचन अवैध घोषित कर दिया गया है तो भी उससे पूर्व उनके द्वारा किए गए कार्य वैध माने जाएँगे।
कारण (R) राष्ट्रपति या उपराष्ट्रपति के निर्वाचन से सम्बन्धित सन्देह और विवाद का निर्धारण उच्चतम न्यायालय करेगा।

कूट
(a) A और R दोनों सही हैं तथा R, A की सही व्याख्या है
(b) A और R दोनों सही हैं, परन्तु R, A की सही व्याख्या नहीं है
(c) A सही है, किन्तु R गलत है
(d) A गलत है, किन्तु R सही है

68. निर्वाचन आयोग के सम्बन्ध में क्या सत्य है?
(a) निर्वाचन आयोग में एक मुख्य निर्वाचन आयुक्त व उतने अन्य निर्वाचन आयुक्त होंगे, जितने राष्ट्रपति समय-समय पर नियत करे
(b) कोई व्यक्ति केवल धर्म, मूलवंश, जाति, लिंग के आधार पर प्रादेशिक निर्वाचन क्षेत्र के लिए तैयार की जाने वाली सामान्य निर्वाचन नामावली में सम्मिलित होने के लिए आयोग्य नहीं होगा
(c) कोई व्यक्ति जो 21 वर्ष की आयु प्राप्त कर चुका है, प्रत्येक आम चुनावों में मतदान का अधिकारी होगा
(d) उपरोक्त 'a' और 'b' दोनों सत्य हैं

69. निम्नलिखित में किस चुनाव सुधार समिति के सिफारिश द्वारा भारत के मतदान प्रणाली में इलेक्ट्रॉनिक वोटिंग मशीन (EVM) की शुरुआत की गई?
(a) लिंगदोह समिति
(b) तारकुण्डे समिति
(c) दिनेश गोस्वामी समिति
(d) इन्द्रजीत गुप्त समिति

70. निर्वाचन में किसी प्रत्याशी की जमानत कब जब्त हो जाती है?
(a) जब उसे वैध मतों का 1/8 से कम प्राप्त हो
(b) जब उसे वैध मतों का 1/6 से कम प्राप्त हो
(c) जब उसे वैध मतों का 1/2 से कम प्राप्त हो
(d) जब उसे वैध मतों का 1/12 से कम प्राप्त हो

71. जनप्रतिनिधित्व संशोधन अधिनियम, 1988 के अनुसार, राजनीतिक पार्टियों के पंजीकरण के लिए कौन-सी शर्तें आवश्यक हैं?
1. यदि इस संशोधित अधिनियम के लागू होते समय कोई संगठन अथवा संस्था अस्तित्व में है, तो इसे लागू होने की तिथि से 60 दिनों के अन्दर पंजीकरण के लिए आवेदन करना चाहिए।
2. यदि इसे संशोधित अधिनियम के लागू होने के बाद कोई संस्था एवं संगठन अस्तित्व में आता है, तो अस्तित्व में आने की तिथि से 30 दिनों के अन्दर आवेदन करना चाहिए।

कूट
(a) केवल 1
(b) केवल 2
(c) 1 और 2
(d) न तो 1 और न ही 2

72. परिसीमन आयोग की व्यवस्था क्यों की जाती है?
(a) निर्वाचन क्षेत्र को बड़ा करना
(b) निर्वाचन क्षेत्र को छोटा करना
(c) निर्वाचन क्षेत्र को आरक्षित सीट बनाने के लिए
(d) निर्वाचन क्षेत्रों का इस प्रकार सीमांकन करना ताकि किसी वर्ग विशेष एवं राजनीतिक दल को लाभ पहुँचाने की प्रवृत्ति एवं बुराई पर अंकुश लगाया जा सके

73. सुमेलित कीजिए

सूची I	सूची II
A. लोकसभा द्वारा	1. संसद सदस्य
B. संसद द्वारा	2. राष्ट्रपति
C. निर्वाचक मण्डल द्वारा	3. लोकसभा का अध्यक्ष
D. वयस्क मताधिकार द्वारा	4. उपराष्ट्रपति

कूट

	A	B	C	D
(a)	1	2	3	4
(b)	4	3	2	1
(c)	3	4	2	1
(d)	2	1	4	3

74. भारतीय राजनीति में राजनीतिक दलों के महत्त्वपूर्ण कार्य निम्नलिखित हैं

1. सरकार का निर्माण करना।
2. कार्यपालिक व विधायिका के मध्य सामंजस्य स्थापित करना।
3. नीतियों में परिवर्तन हेतु सरकार पर दबाव बनाना।

उपरोक्त में कौन-सा/से कथन सही हैं/हैं?

(a) केवल 1 (b) 1 और 2 (c) 1 और 3 (d) ये सभी

75. निम्नलिखित में कौन-सा/से भारत का राष्ट्रीय राजनीतिक दल है?

1. भारतीय राष्ट्रीय कांग्रेस
2. राष्ट्रवादी कांग्रेस पार्टी
3. बहुजन समाज पार्टी
4. जनता दल यूनाइटेड

कूट

(a) 1 और 2 (b) 1, 2 और 3 (c) 2, 3 और 4 (d) ये सभी

76. निम्नलिखित में कौन-सा भारतीय राष्ट्रीय राजनीतिक दल नहीं है?

(a) कम्युनिस्ट पार्टी ऑफ इण्डिया (b) राष्ट्रवादी कांग्रेस पार्टी
(c) समाजवादी पार्टी (d) कम्युनिस्ट मार्क्सवादी पार्टी

77. किसी भी दल को राष्ट्रीय दल का दर्जा दिए जाने के लिए

1. उस दल को किन्हीं चार राज्यों में 6% या उससे अधिक मत प्राप्त करने होंगे।
2. लोकसभा की तीन सीटें जीती हो अथवा कम-से-कम तीन राज्यों में 2% सीटें लोकसभा की जीती हों।
3. वह राजनीतिक दल जो विधानसभा की 2 सीटें जीती हों।

उपरोक्त में कौन-सा/से कथन सही है/हैं?

(a) केवल 1 (b) 1 और 2 (c) 2 और 3 (d) ये सभी

78. किसी भी दल को क्षेत्रीय दल की मान्यता निम्नलिखित आधार पर दी जाती है

1. वह दल जिसने विधानसभा की 2 सीटें जीती हों अथवा विधानसभा की कुल सीटों की 3% सीटें जीती हों।
2. वह दल जो लोकसभा के चुनाव में चार राज्यों में 3 सीटें जीती हों।
3. वह दल जो कम-से-कम अपने राज्य में एक सीट जीती हो।

उपरोक्त में कौन-सा/से कथन सही है/हैं?

(a) केवल 1 (b) 1 और 2 (c) 2 और 3 (d) ये सभी

79. निम्नलिखित कथनों पर विचार कीजिए

1. भारतीय राजनीति में प्रथम आम चुनाव से वर्ष 1977 तक भारतीय राष्ट्रीय कांग्रेस दल की प्रधानता बनी रही।
2. उसके बाद भारत में गठबन्धन सरकार का दौर चला जो वर्तमान समय तक जारी है।
3. वर्ष 1980 के चुनाव में नेतृत्व प्रधान दल की प्रधानता भारतीय राजनीति में बनी।

उपरोक्त में कौन-सा/से कथन सही है/हैं?

(a) केवल 1 (b) केवल 1 (c) 1 और 3 (d) ये सभी

80. सुमेलित कीजिए

सूची I (राजनीतिक दल)	सूची II (स्थापना वर्ष)
A. भारतीय राष्ट्रीय कांग्रेस	1. 1885
B. भारतीय जनता पार्टी	2. 1925
C. साम्यवादी पार्टी	3. 1980
D. बहुजन समाज पार्टी	4. 1984

कूट

	A	B	C	D
(a)	1	2	3	4
(b)	1	3	2	4
(c)	4	2	3	1
(d)	1	4	2	3

81. निम्नलिखित में से कौन-सा युग्म सुमेलित नही है?

निर्वाचन आयुक्त	पदावधि
(a) बी बी टण्डन	2005-2006
(b) नवीन चावला	2009-2010
(c) वी एस रमा देवी	1992
(d) आर के त्रिवेदी	1982-1985

82. भारत के मुख्य चुनाव आयुक्त हैं

(a) वी एस सम्पत (b) एच एस मेहता
(c) डॉ. सैयद नसीम अहमद जैदी (d) टी एन मल्होत्रा

83. भारत के राजनीति में क्षेत्रीय दलों का प्रभाव बढ़ रहा है जिसके कारण भारत के राजनीति में निम्नलिखित प्रभाव पड़े हैं

1. सरकार की स्थिरता
2. संसदीय प्रणाली में ह्रास
3. लोकतन्त्र को मजबूती
4. केन्द्र राज्य में टकराव

उपरोक्त में कौन-सा/से कथन सही है/हैं?

(a) 1 और 2 (b) 1, 2 और 3 (c) 2, 3 और 4 (d) ये सभी

84. दबाव समूह के विषय में दिए गए कथनों पर विचार कीजिए

1. राजनीतिक दल के समान ये भी भारतीय राजनीति में अपना प्रभाव रखते हैं।
2. दबाव समूह भी राजनीतिक दलों के समान चुनाव लड़ते हैं।
3. इनका विकास स्वयं राजनीतिक दलों द्वारा होता है।

उपरोक्त में कौन-सा/से कथन सही है/हैं?

(a) केवल 1 (b) 1 और 2 (c) 1 और 3 (d) ये सभी

85. निम्न कथनों पर विचार कीजिए

1. क्षेत्रीय दलों से क्षेत्रवाद, साम्प्रदायिक शक्तियाँ तथा धर्म और जाति की भूमिका को बढ़ावा मिलता है।
2. क्षेत्रीय दलों के कारण क्षेत्र में आर्थिक विकास को गति प्राप्त हुई है।

उपरोक्त कथनों में कौन-सा/से सही है/हैं?

(a) केवल 1 (b) केवल 2
(c) 1 और 2 (d) न तो 1 और न ही 2

86. निम्न कथनों पर विचार कीजिए

1. राजनीतिक दल एक औपचारिक संगठन है, जबकि दबाव समूह केवल अनौपचारिक संगठन होते हैं।
2. राजनीतिक दल सरकार निर्माण में भूमिका निभाते हैं, जबकि दबाव समूह स्वयं सरकार निर्माण में भूमिका नहीं निभाते हैं।

उपरोक्त कथनों में कौन-सा/से कथन सही है/हैं?

(a) केवल 1 (b) केवल 2
(c) 1 और 2 (d) न तो 1 और न ही 2

87. भारत के दबाव समूह अपेन उद्देश्यों की पूर्ति के लिए अनेक कार्यविधियों का प्रयोग करते हैं, जो हैं

1. व्यापक प्रचार-प्रसार
2. आन्दोलन और बल प्रयोग
3. सरकार गिराने की धमकी
4. मनोरंजन और प्रलोभन

उपरोक्त में कौन-सा/से कथन सही है/हैं?

(a) 1 और 2
(b) 1, 2 और 4
(c) 1, 2 और 3
(d) ये सभी

88. भारत के चुनाव आयुक्त को हटाने सम्बन्धित प्रक्रिया पर विचार कीजिए

1. जब वह प्रधानमन्त्री को सम्बोधित कर अपना त्याग-पत्र दे दें।
2. मुख्य चुनाव आयुक्त को उच्चतम न्यायालय की रीति से हटाया जा सकता है।
3. जब वह अपना कार्यकाल छः वर्ष या पाँच वर्ष का हो गया हो।

उपरोक्त में कौन-सा/से कथन सही है/हैं?

(a) केवल 1 (b) 1 और 2 (c) 2 और 3 (d) ये सभी

89. निम्न कथनों पर विचार कीजिए

1. दबाव समूह अपने सदस्यों के हित व अपनी रक्षा आदि के लिए राजनीति को प्रभावित करते हैं।
2. परन्तु लोकतान्त्रिक प्रणाली में दबाव समूहों की कोई विशेष भूमिका नहीं होती।

उपरोक्त कथनों में कौन-सा/से कथन असत्य है/हैं?

(a) केवल 1
(b) केवल 2
(c) 1 और 2
(d) न तो 1 और न ही 2

90. निम्न कथनों पर विचार कीजिए

1. भारत में दबाव समूह का उद्भव स्वतन्त्रता के पश्चात् हुआ।
2. भारत में साम्प्रदायिक व जातीय समूह अधिक सक्रिय है।

उपरोक्त कथनों में कौन-सा/से सही है/हैं?

(a) केवल 1
(b) केवल 2
(c) 1 और 2
(d) न तो 1 और न ही 2

91. राजनीतिक दल को क्षेत्रीय दल के रूप में स्वीकृति दी जाती है, यदि

(a) वह राज्य में या तो लोकसभा अथवा विधानसभा चुनाव में 4% वोट पाता है
(b) वह राज्य में या तो लोकसभा अथवा विधानसभा के चुनाव में 5% वोट पाता है
(c) वह राज्य में या तो लोकसभा अथवा विधानसभा के चुनाव में 6% वोट पाता है
(d) वह राज्य में या तो लोकसभा अथवा विधानसभा के चुनाव में 7% वोट पाता है

92. सुमेलित कीजिए

सूची I	सूची II
A. बीजेपी का गठन	1. 1990
B. सरकार द्वारा मण्डल आयोग रिपोर्ट की स्वीकृति	2. 1976
C. भारतीय राज्य में प्रथम साम्यवादी सरकार का गठन	3. 1980
D. 42वें संशोधन का परिच्छेद	4. 1957

कूट

	A	B	C	D
(a)	2	3	1	4
(b)	3	4	2	1
(c)	4	1	3	2
(d)	3	1	4	2

93. **कथन** (A) आनुपातिक प्रतिनिधित्व की प्रणाली अल्पसंख्यकों के प्रतिनिधित्व की समस्या का कुछ हद तक समाधान कर सकती है।

कारण (R) आनुपातिक प्रतिनिधित्व की प्रणाली नृजातीयता, लिंग, हितों और विचारधाराओं पर आधारित सभी प्रकार के समूहों के यथोचित प्रतिनिधित्व को सुलभ बनाती है।

कूट

(a) A और R दोनों सही हैं तथा R, A की सही व्याख्या है
(b) A और R दोनों सही हैं, परन्तु R, A की सही व्याख्या नहीं है
(c) A सही है, किन्तु R गलत है
(d) A गलत है, किन्तु R सही है

94. निम्नांकित के अस्तित्व में आने का कालानुक्रमिक क्रम पहचानें। नीचे दिए कूट का उपयोग करें

1. स्वतन्त्र पार्टी
2. मुस्लिम लीग
3. भारतीय जनता पार्टी
4. भारतीय साम्यवादी पार्टी

कूट

(a) 4, 3, 1, 2
(b) 1, 3, 2, 4
(c) 2, 4, 1, 3
(d) 3, 1, 4, 2

95. भारतीय संविधान के किस अनुच्छेद के अन्तर्गत निर्वाचन आयोग स्थापित करने का प्रावधान है?

(a) अनुच्छेद 320
(b) अनुच्छेद 324
(c) अनुच्छेद 326
(d) अनुच्छेद 330

96. दलित पैन्थर मूवमेन्ट कहाँ प्रारम्भ किया गया था?

(a) पश्चिम बंग
(b) बिहार
(c) उड़ीसा (ओडिशा)
(d) महाराष्ट्र

97. पिछड़े वर्ग के प्रथम आयोग ने सामाजिक एवं शैक्षिक पिछड़ेपन की पहचान के लिए निम्नांकित में से किस स्थिति पर जोर दिया?

(a) धर्म (b) भाषा (c) वर्ग (d) जाति

98. **कथन** (A) हित समूह, राजनैतिक तन्त्रों में अपनी आवाज पहुँचाने और वहाँ के निर्णयकर्ताओं द्वारा अपने हितों की सुरक्षा करवाने हेतु प्रतिस्पर्द्धा करते हैं।

कारण (R) हित समूह राजनैतिक दलों को निरन्तर समर्थन देते हैं।

कूट

(a) A और R दोनों सही हैं तथा R, A की सही व्याख्या है
(b) A और R दोनों सही हैं, परन्तु R, A की सही व्याख्या नहीं है
(c) A सही है, किन्तु R गलत है
(d) A गलत है, किन्तु R सही है

99. निम्नांकित में से कौन-सा भारत में चुनावी सुधारों के साथ सम्बन्धित नहीं है?

(a) दिनेश गोस्वामी समिति
(b) इन्द्रजीत गुप्ता समिति
(c) जी वी के राव समिति
(d) तारकुण्डे समिति

100. निम्नांकित घटनाओं के घटने का सही कालानुक्रमिक अनुक्रम बताइए

1. फखरुद्दीन अली अहमद की मृत्यु
2. स्वतन्त्रता के बाद कांग्रेस में प्रथम विभाजन
3. जम्मू एवं कश्मीर के प्रधानमन्त्री के रूप में शेख मो. अब्दुल्ला की गिरफ्तारी
4. इण्डो-सोवियत सन्धि पर हस्ताक्षर

कूट

(a) 4, 3, 2 ,1
(b) 3, 2, 4 ,1
(c) 2 ,1 ,3 , 4
(d) 3, 4 ,2 ,1

101. निम्नांकित में से किस आयोग ने पिछड़े वर्गों में 'क्रीमी लेयर' (सम्भ्रान्त परत) की पहचान की?
(a) बी पी मण्डल आयोग (b) राम नन्दन आयोग
(c) काका कालेलकर आयोग (d) मुंगेरीलाल आयोग

102. 'स्पिल ओवर' (अधिप्लावन) की अवधारणा किस सिद्धान्त में मिलती है?
(a) सिक्योरिटी कम्यूनिटीस (b) क्षेत्रीय एकीकरण
(c) यथार्थवाद (d) रचनात्मकवाद

103. प्रति-पक्षत्याग कानून रखा गया है
(a) प्राक्कथन में
(b) मौलिक अधिकारों के चैप्टर में
(c) संविधान की छठी अनुसूची में
(d) संविधान की 10वीं अनुसूची में

104. निम्न क्षेत्रीय राजनैतिक दलों में से कौन-सा यूएनपीए (UNPA) में उसकी स्थापना के समय शामिल नहीं हुआ?
(a) एआईएडीएमके (b) शिरोमणि अकाली दल
(c) तेलुगूदेशम (d) समाजवादी पार्टी

105. निम्नलिखित में से कौन-सी राजनैतिक पार्टी विश्व की समाजवादी पार्टियों (दलों) का अगुआ बताई गई है?
(a) इण्डियन नेशनल कांग्रेस
(b) अमेरिका की डेमोक्रेटिक पार्टी
(c) ब्रिटिश लेबर पार्टी
(d) फ्रांस की क्रिश्चियन डेमोक्रेटिक पाट

106. निम्नलिखित में कौन-सा राष्ट्रीय शक्ति का तत्त्व नहीं समझा जाता?
(a) नेतृत्व (b) राष्ट्रीय चरित्र
(c) राष्ट्रीय संसाधन (d) दल प्रणाली

107. राजनैतिक दलों का पंजीयन ······· के प्रावधानों के अनुसार होता है
(a) संविधान की धारा 324 के अनुसार
(b) चुनाव आयोग
(c) सरकार से परामर्श के बाद चुनाव आयोग
(d) 1951 की जनप्रतिनिधि धारा के अनुसार

108. **कथन** (A) 1970 के दशक में सभी प्रकार के समाज का सामाजिक चरित्र एक-सा है।
कारण (R) भाषा, धर्म और जाति का चुनाव में लाभ के लिए उपयोग हो रहा है।
कूट
(a) A और R दोनों सही हैं तथा R, A की सही व्याख्या है
(b) A और R दोनों सही हैं, परन्तु R, A की सही व्याख्या नहीं है
(c) A सही है, किन्तु R गलत है
(d) A गलत है, किन्तु R सही है

109. सुमेलित कीजिए

सूची I	सूची II
A. भारतीय राष्ट्रीय लोकदल	1. पश्चिम बंगाल
B. टी एम सी	2. बिहार
C. जेडी (यू)	3. आन्ध्र प्रदेश
D. टी आर एस	4. हरियाणा

कूट

	A	B	C	D		A	B	C	D
(a)	1	3	4	2	(b)	2	3	1	4
(c)	4	1	2	3	(d)	4	2	3	1

उत्तरमाला

1.	(d)	2.	(a)	3.	(a)	4.	(b)	5.	(a)	6.	(d)	7.	(a)	8.	(d)	9.	(b)	10.	(d)
11.	(b)	12.	(c)	13.	(a)	14.	(a)	15.	(a)	16.	(d)	17.	(b)	18.	(c)	19.	(c)	20.	(a)
21.	(a)	22.	(a)	23.	(d)	24.	(b)	25.	(b)	26.	(c)	27.	(a)	28.	(d)	29.	(a)	30.	(d)
31.	(b)	32.	(d)	33.	(b)	34.	(c)	35.	(d)	36.	(b)	37.	(d)	38.	(d)	39.	(d)	40.	(d)
41.	(a)	42.	(c)	43.	(b)	44.	(a)	45.	(b)	46.	(c)	47.	(a)	48.	(a)	49.	(d)	50.	(b)
51.	(a)	52.	(b)	53.	(a)	54.	(a)	55.	(b)	56.	(d)	57.	(a)	58.	(d)	59.	(c)	60.	(b)
61.	(a)	62.	(b)	63.	(a)	64.	(c)	65.	(c)	66.	(b)	67.	(b)	68.	(d)	69.	(c)	70.	(b)
71.	(c)	72.	(d)	73.	(c)	74.	(d)	75.	(b)	76.	(c)	77.	(b)	78.	(b)	79.	(c)	80.	(b)
81.	(c)	82.	(a)	83.	(c)	84.	(c)	85.	(c)	86.	(b)	87.	(b)	88.	(c)	89.	(b)	90.	(b)
91.	(a)	92.	(d)	93.	(a)	94.	(c)	95.	(b)	96.	(d)	97.	(d)	98.	(b)	99.	(c)	100	(b)
101.	(b)	102.	(a)	103.	(d)	104.	(b)	105.	(c)	106.	(d)	107.	(b)	108.	(b)	109.	(b)		

अध्याय 11

राजनीतिक चिंतन का स्वरूप

भारतीय राजनीतिक विचारक

कौटिल्य

भारत के मैकियावेली चाणक्य या विष्णुगुप्त जैसे नामों से विभूषित इस महान् पं. कौटिल्य का जन्म बौद्ध ग्रन्थों और सामान्य मान्यतानुसार लगभग 400 ई. पू. तक्षशिला के 'कुटिल' नामक एक ब्राह्मण वंश में हुआ था। कुटिल वंश में पैदा होने के कारण ही उन्हें कौटिल्य कहा जाता है। दूसरी ओर कुछ विद्वान् नेपाल की तराई और जैन ग्रन्थ मैसूर राज्य स्थित श्रवणबेलगोला को इनका जन्म स्थान मानते हैं। मुद्राराक्षस के रचयिता विशाखदत्त के अनुसार उनके पिता को **चणक** भी कहा जाता था, पिता के नाम के आधार पर ही उन्हें **चाणक्य** कहा जाने लगा। कौटिल्य ने ही सर्वप्रथम राजनीतिशास्त्र को व्यवस्थित और धर्म से स्वतन्त्र रूप प्रदान किया, जिस कारण उन्हें भारत का मैकियावेली कहा जाता है, क्योंकि मैकियावेली ने इटली में वही काम किया जो वे भारत में कौटिल्य ने सम्पन्न किया।

कौटिल्य की शिक्षा-दीक्षा प्रसिद्ध नालन्दा विश्वविद्यालय में हुई थी। अध्ययन के उपरान्त उन्होंने वहाँ अध्यापन कार्य करते हुए एक सफल, आदर्श शिक्षक की ख्याति प्राप्त की। *परन्तु उस समय की कुछ सन्दर्भीय स्थिति ने उनके कार्य क्षेत्र में बदलाव ला दिया उस समय की दो घटनाएँ प्रमुख हैं*

1. भारत पर सिकन्दर का आक्रमण और तात्कालिक छोटे-छोटे राज्यों की पराजय।
2. मगध के शासक महापद्मनन्द द्वारा कौटिल्य का किया गया अपमान।

कई कारणों से देश का छोटे-छोटे राज्यों में विभाजन, राष्ट्रीय एकता की भावना का अभाव और राजाओं की आपसी फूट को वह सिकन्दर की विजय तथा भारतीयों की पराजय का कारण मानते थे, अन्ततः उन्होंने चन्द्रगुप्त मौर्य के माध्यम से सुदृढ़ केन्द्रीय शासन की स्थापना तथा नन्द वंश के विनाश के अपने लक्ष्यों की पूर्ति की।

कौटिल्य की महान् कृति : अर्थशास्त्र

कौटिल्य का अर्थशास्त्र आने के पूर्व विद्वानों को यह विदित था कि कौटिल्य का कोई-न-कोई ग्रन्थ अवश्य है, पर इसकी स्पष्ट जानकारी तब हुई जब सर्वप्रथम तंजौर के ब्राह्मण ने 1905 ई. में अर्थशास्त्र की हस्तलिखित पाण्डुलिपि मैसूर राज्य के प्राच्य पुस्तकालय में भेंट की। इन पाण्डुलिपियों को प्रथम संस्करण के रूप में 1909 ई. में एक ग्रन्थ के रूप में प्रकाशित किया गया। कौटिल्य की महान् कृति अर्थशास्त्र में पन्द्रह अधिकरण, एक सौ अस्सी प्रकरण, एक सौ पचास अध्याय और छह हजार श्लोक हैं। इस कृति में राजनीति, अर्थशास्त्र, इंजीनियरिंग-विद्या, रसायनशास्त्र, भूगर्भ-विद्या तथा अनेक विषयों को समाहित किया गया है।

अर्थशास्त्र के अन्तर्गत राजनीतिक विचार

कौटिल्य का अर्थशास्त्र मूलतः राजनीतिक ग्रन्थ है। इसमें समस्त राजनीतिक विचारों को समाहित किया गया है। *अर्थशास्त्र में उल्लिखित राजनीतिक विचार निम्नलिखित हैं*

राज्य की उत्पत्ति और स्वरूप

राज्य की उत्पत्ति के सम्बन्ध में कौटिल्य ने सामाजिक समझौते का सिद्धान्त स्वीकार किया है। उन्होंने स्पष्ट किया कि राज्य से पूर्व समाज में मत्स्य न्याय की स्थिति थी। इस व्यवस्था से तंग होकर लोगों ने मनु को अपना राजा स्वीकार किया। राजा को लोग अपनी आय या अन्न का कुछ भाग कर के रूप में दिया करते थे। इस कर के बदले में राजा उनकी सुरक्षा की समुचित व्यवस्था करता था। इस प्रकार राज्य की उत्पत्ति एक सामाजिक समझौते का सिद्धान्त थी।

राज्य का उद्देश्य

कौटिल्य के अनुसार, राज्य का उद्देश्य व्यक्ति को उसके पूर्ण विकास की सहायता करना है। अच्छा राज्य न केवल शान्ति व्यवस्था और सुरक्षा बनाए रखने पर आधारित होता है, बल्कि स्वस्थ और सुदृढ़ अर्थव्यवस्था पर आधारित होता है। कौटिल्य के अनुसार राज्य का भूमि क्षेत्र इतना हो कि वह निवासियों की आवश्यकताओं की पूर्ति कर सके और उनकी शत्रुओं से रक्षा कर सके। *कौटिल्य के अनुसार राज्यों के प्रकार निम्न है*

1. द्वैराज्य 2. वैराज्य 3. संघ राज्य

कौटिल्य का सप्तांग सिद्धान्त

इस सवाल का उत्तर ढूँढना बहुत ही कठिन है कि राज्य का उदय या राज्य के विचार की अवधारणा क्यों आई, पर इतना जरूर कहा जा सकता है कि उस समय के सन्दर्भ में होने वाली अव्यवस्था और हिंसा जैसी स्थिति ने किसी ऐसी शक्ति की आवश्यकता महसूस की, जो एक आदर्शपूर्ण स्थिति, जो सुख, शान्ति, व्यवस्था आदि को बनाने में सहायक हो। ऐसी शक्ति को राज्य शक्ति के रूप में देखा जाने लगा। इस व्यवस्था को बनाने में तमाम सामाजिक व्यवस्थापकों या विद्वानों ने अपने-अपने मत व्यक्त किए, जिनमें मनु, भीष्म और शुक्र ने राज्य की कल्पना एक जीवित शरीर के रूप में की। शुक्रनीति में राज्य के इन अंगों को मानव शरीर से तुलना करते हुए कहा गया है—''इस शरीर रूपी राज्य में राजा सिर के समान है, अमात्य आँख है, सुहृत कान है, कोष मुख है, बल मन है, दुर्ग हाथ हैं और राष्ट्र पैर है।''

जिस प्रकार कौटिल्य से पूर्व के विद्वान् राज्य को आंगिक या सावयवी मानकर अपने विचारों को प्रतिपादित करते हैं ठीक उसी तरह कौटिल्य भी राज्य की उत्पत्ति के सम्बन्ध में संविदा सिद्धान्त को मानते हुए राज्य के सात अंगों को स्वीकार करते हैं जिनको वह प्रकृति की संज्ञा देते हैं। राज्य के सात अंगों के कारण ही राज्य की प्रकृति के सम्बन्ध में कौटिल्य का सिद्धान्त सप्तांग सिद्धान्त कहलाता है। *कौटिल्य ने अर्थशास्त्र के छठे अधिकरण के पहले अध्याय में राज्य के सात अंगों या प्रकृतियों का निम्नलिखित रूप से उल्लेख किया है*

1. स्वामी 2. अमात्य 3. जनपद 4. दुर्ग
5. कोष 6. दण्ड 7. मित्र

1. स्वामी या राजा

कौटिल्य राजतन्त्र के समर्थक थे। चूँकि ऐसे तन्त्र में राजा के ही चारों और सम्पूर्ण शक्तियाँ घूमती हैं इसलिए राजा पर विशेष ध्यान देने के तहत उसकी शिक्षा, उसके गुणों, उसकी दिनचर्या, उसकी शक्तियों तथा कार्यों के अतिरिक्त उसकी निरंकुशता पर प्रतिबन्ध के साथ-साथ उसके सतर्क रहने सम्बन्धी सुझाव को भी ध्यान में रखा जाता है।

राजा के गुण निम्नलिखित हैं

- राजा को कुलीन होना चाहिए
- राजा स्वस्थ और शास्त्र का अनुसरण करने वाला होना चाहिए
- राजा को दैवबुद्धि, धैर्य-सम्पन्न, दूरदर्शी, धार्मिक, सत्यवादी, सत्यप्रतिज्ञ, कृतज्ञ, उच्चाभिलाषी, अत्यधिक उत्साही, शीघ्र कार्य करने वाला, सामन्तों को वश में करने वाला, दृढ़-बुद्धि गुणसम्पन्न परिवार वाला और शास्त्र बुद्धि से युक्त होना चाहिए।
- राजा को निर्भीक, शास्त्रज्ञाता, संयमी, बलवान, काम-क्रोध, लोभ-मोह- चपलता-चापलूसी से मुक्त, हँसमुख, उदारभाषी और वृद्धजनों के उपदेशों का अनुगामी होना चाहिए।

उक्त गुणों की प्राप्ति के लिए कौटिल्य ने शिक्षा को अनिवार्य माना है क्योंकि सभी गुणों का राजा में होना आवश्यक नहीं है, अत: कुछ गुण उसमें जन्म से होंगे और कुछ गुणों को शिक्षा के माध्यम से अभ्यास के द्वारा धारण कर सकेगा।

कौटिल्य के अनुसार, ''जिस प्रकार घुन लगी हुई लकड़ी शीघ्र नष्ट हो जाती है, उसी प्रकार जिस राजकुल के राजकुमार शिक्षित नहीं होते, वह राजकुल बिना किसी युद्ध आदि के स्वयं ही नष्ट हो जाता है।''

राजकुमार को कब शिक्षा दी जाए इस पर कौटिल्य कहते हैं कि बालक का जब मुण्डन संस्कार हो जाए तो उसे वर्णमाला और अंकमाला का अभ्यास कराया जाए। उपनयन के बाद उसे नई, आंविक्षिकी वार्ता और दण्डनीति का ज्ञान कराया जाए। **राजा की दिनचर्या** कौटिल्य ने अपने अर्थशास्त्र के पहले अधिकरण में राजा की दिनचर्या पर विशेष जोर दिया है ताकि राजा अपनी प्रजा को आदर्श राज्य प्रदान कर सके।

कौटिल्य ने उक्त वर्गीकरण दिन और रात में किया है। इसे 1 घण्टा 30 मिनट के अनुसार प्रत्येक प्रहर को बाँटा है ताकि दिन-रात के आठों भागों के अनुसार राजा की दिनचर्या निर्धारित की जा सके जिससे राजकार्य को व्यवस्थित ढंग से संचालित किया जा सके।

राजा की शक्तियाँ तथा कार्य

प्रजा का कल्याण राजा और प्रजा के मध्य पिता और पुत्र जैसा सम्बन्ध होना चाहिए। कौटिल्य कहता है ''प्रजा के सुख में राजा का सुख और प्रजा के हित में राजा का हित है। अपने-आपको अच्छे लगने वाले कार्यों को करने में राजा का हित नहीं, बल्कि उसका हित तो प्रजाजनों को अच्छे लगने वाले कार्यों को सम्पादन करने में है।''

शान्ति और व्यवस्था बनाए रखना राजा को इन्द्र के समान प्रजा पर अनुग्रह और यम के समान दुष्टों का नाश करना चाहिए।

नियुक्ति सम्बन्धी कार्य राजा को सभी कर्मचारियों के कार्यों का निरीक्षण और योग्य कर्मचारियों की पदोन्नति करनी चाहिए। चूँकि राजा के द्वारा ही अमात्य, सेनापति और प्रमुख कर्मचारियों की नियुक्ति होती है।

विधि-निर्माण कार्य राजा धर्म, व्यवहार, चरित्र और राज्य प्रशासन के आधार पर कानून का निर्माण करता है।

न्यायिक कार्य राजा राज्य का न्यायाधीश माना जाता है। वह विभिन्न न्यायालयों की स्थापना करता है। राज्य में प्रचलित विधियों के अनुसार ही वह निर्णय देता है। यह निर्णय धर्म, लोकाचार, व्यवहार और न्याय पर आधृत होना चाहिए।

राजा के लिए कौटिल्य के अनुसार दिनचर्या का प्रारूप

प्रहर	दिन	रात
1	रक्षा सम्बन्धी कार्यों का निरीक्षण करें और बीते हुए दिन के आय-व्यय की जाँच करें	गुप्तचरों को देखें
2	पुरवासियों और जनपदवासियों के कार्यों का निरीक्षण	स्नान, भोजन, स्वाध्याय
3	स्नान, भोजन, स्वाध्याय	संगीत सुनते हुए शयन करें
4	कर विभाग का निरीक्षण और शासन के अधिकारियों की नियुक्ति पर विचार	शयन
5	मन्त्रिपरिषद् के परामर्श से पत्र भेजें और गुप्तचरों से जानकारी प्राप्त करें।	शयन
6	इच्छानुसार विहार का विचार करें	संगीत के द्वारा जगकर वह अर्थशास्त्र सम्बन्धी तथा दिन में सम्पादित किए जाने योग्य कार्यों पर विचार करें
7	हाथी, घोड़े, रथ और अस्त्र-शस्त्रों का निरीक्षण करें।	गुप्त मन्त्रणा करें और गुप्तचरों को यथास्थान भेजें
8	सेनापति के साथ युद्ध आदि के सम्बन्ध में विचार-विमर्श करें	आचार्य और पुरोहित से आशीर्वाद ग्रहण करें।

राजा का स्वरूप

कौटिल्य राजा को सर्वोच्च स्थिति प्रदान करता है, लेकिन उसका राजा निरंकुश नहीं है। *राजा को नियन्त्रित रखने के लिए उस पर कुछ प्रतिबन्ध हैं*

1. राजा की शक्ति पर प्रथम प्रतिबन्ध अनुबन्धवाद का था। राजा के सभी आदेशों का पालन प्रजा को करना पड़ता था, जिसके बदले राजा अपनी प्रजा के धन-जन की रक्षा करता था।
2. राजा पर दूसरा प्रतिबन्ध धार्मिक नियमों और रीति-रिवाजों का था। राजा के अधिकार धर्म और रीति-रिवाजों तक सीमित थे और वह इनका पालन करने के लिए बाध्य था।
3. राजा की शक्ति पर तीसरा प्रतिबन्ध मन्त्रिपरिषद् का था। उसके अनुसार राज्यरूपी रथ के दो चक्र राजा और मन्त्रिपरिषद् हैं, इसलिए मन्त्रिपरिषद् का अधिकार राजा के बराबर ही है। मन्त्रिपरिषद् राजा की शक्ति पर नियन्त्रण रखती है।
4. कौटिल्य ने राजा की निरंकुशता पर अत्यन्त प्रभावशाली प्रतिबन्ध राजा के व्यक्तित्व तथा उसकी शिक्षा के आधार पर लगाया है। उसके अनुसार सर्वगुण सम्पन्न राजा अपने स्वभाव से निरंकुश नहीं हो सकता।

2. अमात्य

कौटिल्य के अनुसार, अमात्य का अर्थ मन्त्री और प्रशासनिक अधिकारी दोनों से है। अमात्य राज्य का दूसरा महत्त्वपूर्ण अंग है, जिसको नियुक्ति करते समय राजा को उसी व्यक्ति का चयन करना चाहिए जो धर्म, अर्थ, काम और भय द्वारा परीक्षित हो और उसकी कार्यक्षमता के अनुसार कार्यभार सौंपा जाना चाहिए। कौटिल्य इसकी महत्ता बताते हुए कहते हैं कि, ''एक पहिए की गाड़ी की भाँति राज-काज भी बिना सहायता-सहयोग से नहीं चलाया जा सकता। इसलिए राजा को चाहिए कि वह सुयोग्य अमात्यों की नियुक्ति कर उनके परामर्शों को हृदयंगम करे।''

3. जनपद

कौटिल्य ने राज्य के तीसरे अंग के रूप में जनपद को स्वीकारा है। जनपद का अर्थ है 'जनयुक्त भूमि'। आधुनिक राज्य के तत्त्व में जनसंख्या और भू-भाग को अनिवार्य रूप से शामिल किया जाता है, पर कौटिल्य ने इन दोनों के मिश्रण को जनपद की संज्ञा दी है।

कौटिल्य के अनुसार, ''मनुष्यों से रहित प्रदेश जनपद नहीं कहला सकता और जनपदरहित भूमि राज्य नहीं कहला सकती। अतएव यदि जनपद न होगा तो राज्य द्वारा शासन किस पर किया जाएगा।'' जनपद के संघटन के सम्बन्ध में कौटिल्य के अनुसार, ''आठ सौ गाँवों के बीच में एक स्थानीय, चार सौ गाँवों के समूह में एक द्रोणमुख, दौ सो गाँवों के बीच में एक सार्वत्रिक और दस गाँवों के समूह में संग्रहण नामक-स्थानों की विशेष रूप से स्थापना होनी चाहिए।''

कौटिल्य ने जनपद के निम्न गुणों का उल्लेख किया ''जनपद की स्थापना ऐसी होनी चाहिए कि जिसके बीच में तथा सीमान्तों में किले बने हों, जिसमें यथेष्ट अन्न पैदा होता हो, जिसमें विपत्ति के समय वन-पर्वतों के द्वारा आत्मत्क्षा की जा सके, जिसमें थोड़े श्रम से ही अधिक धान पैदा हो सके, जो नदी, तालाब, वन, खानों से युक्त हो, जहाँ के किसान बड़े मेहनती हों और जहाँ प्रेमी एवं शुद्ध स्वाभावों वाले लोग बसते हों, इन गुणों से युक्त देश जनपद सम्पन्न कहा जाता है।''

4. दुर्ग

अर्थशास्त्र के अनुसार दुर्ग राज्य के प्रति रक्षात्मक शक्ति तथा आक्रमण शक्ति दोनों का प्रतीक माना जाता है। दुर्गों के प्रकार निम्नलिखित हैं

औदिक दुर्ग इस दुर्ग के चारों ओर पानी भरा होता है।

पार्वत दुर्ग इसके चारों ओर पर्वत या चट्टानें होती हैं।

धान्वन दुर्ग इसके चारों ओर ऊसर भूमि होती है जहाँ न तो जल और न ही घास होती है।

वन दुर्ग इसके चारों ओर वन, दलदल आदि पाए जाते हैं।

5. कोष

राज्य के संचालन, दूसरे देश से युद्ध करने और प्राकृतिक या मानवीय आपदा से बाहर निकलने के लिए कोष का बहुत ही महत्त्वपूर्ण स्थान है, कौटिल्य ने भी इस महत्ता को स्वीकार किया और कहा है कि धर्म, अर्थ और काम इन तीनों से ये अर्थ सबसे ज्यादा महत्त्वपूर्ण हैं या इन दोनों का आधार स्तम्भ है।

कौटिल्य ने अपने अर्थशास्त्र में प्रजा से **कर** किस प्रतिशत में लिया जाए उसका उल्लेख किया है। जिसमें प्रजा से अनाज का छठा, व्यापार से दसवाँ और पशुओं के व्यापार के लाभ का पचासवाँ भाग लिया जाना चाहिए। कोष के गुण पर अपना मत प्रकट करते हुए कौटिल्य कहते हैं ''राजकोष ऐसा होना चाहिए जिसमें पूर्वजों की तथा अपने धर्म की कमाई संचित हो, इस प्रकार कोष धान्य, सुवर्ण, चाँदी, नाना प्रकार के बहुमूल्य रत्न तथा हिरण्य से भरा-पूरा हो, जो दुर्भिक्ष एवं आपत्ति के समय सारी प्रजा की रक्षा कर सके। इन गुणों से युक्त खजाना कोष सम्पन्न कहलाता है।''

6. दण्ड या सेना

कौटिल्य के अनुसार, दण्ड से आशय सेना से है। सेना राज्य की सुरक्षा की प्रतीक मानी जाती है। *सेना को कौटिल्य ने चार श्रेणियों में बाँटा है*

1. हस्ति-सेना 2. अश्व-सेना 3. रथ-सेना 4. पैदल-सेना

उक्त सेनाओं में हस्ति सेना को कौटिल्य सर्वश्रेष्ठ सेना मानते हैं और सेना पर अपने वक्तव्य देते हैं कि ''सेना ऐसी होनी चाहिए जिसमें वंशानुगत स्थायी एवं वंश में रहने वाले सैनिक भर्ती हों, जिनके स्त्री-पुत्र राजवृत्ति को पाकर पूरी तरह सन्तुष्ट हों। युद्ध के समय जिसको आवश्यक सामग्री से लैस किया जा सके, जो कभी भी हार न खाता हो, दु:ख को सहने वाला हो, युद्ध कौशल से परिचित हो, हर तरह के युद्ध में निपुण हो, राजा के लाभ तथा हानि में हिस्सेदार हो और जिसमें क्षत्रियों की अधिकता हो। इन गुणों से युक्त सेना दण्ड सम्पन्न कही जाती है।''

7. मित्र

कौटिल्य के अनुसार, ''राज्य की प्रगति के लिए और आपत्ति के समय राज्य की सहायता के लिए मित्रों की आवश्यकता होती है। इस पर कौटिल्य कहते हैं मित्र ऐसा होना चाहिए, जो वंश परम्परागत हो, स्थायी हो, अपने वंश में रह सके, जिनसे विरोध की सम्भावना न हो, प्रभुमन्त्र, उत्साह आदि शक्तियों से युक्त तथा जो समय आने पर सहायता कर सके। मित्रों में इन गुणों का होना **मित्र सम्पन्न** कहा जाता है।''

वैदेशिक सम्बन्ध

राजनीतिक विचारक के रूप में कौटिल्य ने न केवल राज्य के आन्तरिक प्रशासन के सिद्धान्तों का वर्णन किया है। उसके अनुसार एक राज्य द्वारा दूसरे राज्यों के साथ अपने सम्बन्ध निर्धारित किए जाने चाहिए। उसने विदेशों में राजदूत और गुप्तचर रखने के विषय पर भी विचार किया है। कौटिल्य ने दूसरे राज्यों के साथ व्यवहार सम्बन्ध में दो सिद्धान्तों का विवेचन किया–पड़ोसी राज्यों के साथ सम्बन्ध स्थापित करने के लिए मण्डल सिद्धान्त और अन्य राज्यों के साथ व्यवहार निश्चित करने के लिए 6 लक्षणों वाली षाड्गुण्य नीति।

कौटिल्य का मण्डल सिद्धान्त

अन्तर्राष्ट्रीय क्षेत्र में कौटिल्य की सबसे बड़ी देन मण्डल सिद्धान्त और षाड्गुण्य नीति है। उसने पड़ोसी राज्यों के लिए मण्डल सिद्धान्त का प्रतिपादन और षाड्गुण्य नीति अर्थात् छह लक्षणों वाली नीति का प्रतिपादन कौटिल्य ने विदेशी राज्यों के सन्दर्भ में किया।

मण्डल का अर्थ राज्यों का वृत्त माना जाता है। इस वृत्त में कौटिल्य ने 12 राज्यों को शामिल किया है। इस वृत्त के केन्द्र में राजा होता है, जो अपने पड़ोसी राज्यों को जीतकर अपने राज्य में मिलाने का प्रयास करता है, क्योंकि मानवीय स्वभाव के अनुसार प्रत्येक राजा राज्य विस्तार की नीति अपनाता है।

कौटिल्य के अनुसार, ''विजिगीषु राजा की विजय यात्रा में क्रमश: शत्रु (अरि), मित्र, अरिमित्र, मित्र-मित्र और अरिमित्र-मित्र ये पाँच प्रकार के राजा आते हैं। इसी प्रकार उसके पीछे क्रमश: पार्ष्णिग्राह, आक्रन्द, पार्ष्णिग्राहासार और आक्रन्दासार—ये चार राजा होते हैं। विजिगीषु राजा सहित आगे-पीछे के राजाओं को मिलाकर एक राजमण्डल कहलाता है।''

मण्डल में बारह राज्यों का उल्लेख किया जा सकता है

1. **विजिगीषु** इसका स्थान मण्डल के बीच में होता है और यह अपने राज्य के विस्तार की आकांक्षा रखता है।
2. **अरि** विजिगीषु के सामने वाला राज्य उसका शत्रु होता है।
3. **मित्र** अरि के सामने वाला राज्य मित्र अरि का शत्रु और विजिगीषु का मित्र होता है।
4. **अरिमित्र** मित्र के सामने वाला राज्य अरिमित्र होगा, यह अरि का मित्र और विजिगीषु का शत्रु होगा।
5. **मित्र-मित्र** अरिमित्र के सामने होने के कारण ये उसका शत्रु होगा, पर मित्र राज्य का मित्र होने के कारण यह राज्य विजिगीषु का मित्र होगा।
6. **अरिमित्र-मित्र** मित्र-मित्र के सामने वाला राज्य अरिमित्र-मित्र कहलाता है, क्योंकि अरिमित्र राज्य का मित्र होता है और इसलिए अरि राज्य के साथ भी उसका सम्बन्ध मैत्रीपूर्ण होता है।
7. **पार्ष्णिग्राह** यह विजिगीषु के पीछे का राज्य होगा। अरि की तरह वह भी विजिगीषु का शत्रु ही होता है।
8. **आक्रन्द** यह पार्ष्णिग्राह के पीछे का राज्य होगा जो विजिगीषु का मित्र होगा।
9. **पार्ष्णिग्राहासार** यह राज्य आक्रन्द के पीछे होगा यह राज्य पार्ष्णिग्राह का मित्र होता है।
10. **आकन्दासार** यह पार्ष्णिग्राहासार के पीछे होगा और आक्रन्द का मित्र होता है।
11. **मध्यम** यह प्रदेश विजिगीषु और अरि राज्य की सीमा से लगा होगा। ये दोनों से अधिक शक्तिशाली होगा, जिससे यह दोनों से अलग-अलग मुकाबला करने के साथ-साथ दोनों की सहायता भी करता है।
12. **उदासीन** इसका प्रदेश विजिगीषु, अरि और मध्यम इन तीनों राज्यों की सीमाओं से अलग होता है। यह राज्य बहुत शक्तिशाली होता है जो सहायता या मुकाबला दोनों स्थिति में होता है।

कौटिल्य की षाड्गुण्य नीति

छह लक्षणों वाली षाड्गुण्य नीति के द्वारा कौटिल्य ने अन्तर्राष्ट्रीय सम्बन्धों में, जिसमें परराष्ट्र नीति या विदेश नीति को, जिसे अपने राष्ट्र के हित के अनुकूल परिवर्तित किया जा सके। इस नीति का समर्थन मनु ने भी किया है और इसका वर्णन महाभारत में भी मिलता है। विदेश नीति पर आचार्य वातव्याधि का मत है कि विदेश नीति के निर्धारण में दो गुण सन्धि और विग्रह है बाकी चार गुण (यान, आसन, संश्रय और द्वैधीभाव) इस नीति के बाकी पहलू हैं पर, कौटिल्य ने इन छ: गुणों को विदेश नीति के आधार के रूप में वर्णन किया है।

कौटिल्य ने षाड्गुण्य नीति के प्रयोग पर अपने विचार व्यक्त किए हैं—''शत्रु की तुलना में अपने को निर्बल समझने पर सन्धि कर लेनी चाहिए यदि शत्रु की तुलना में स्वयं को बलवान समझा जाए, तो विग्रह कर देना चाहिए।'' यदि शत्रु बल और आत्मबल में कोई अन्तर न समझे तो आसन को अपना लेना चाहिए। यदि स्वयं को सर्व सम्पन्न और शक्ति सम्पन्न समझे तो चढ़ाई कर देनी चाहिए। यदि स्वयं को निरा अशक्त समझने पर संश्रय से काम लेना चाहिए। यदि सहायता की अपेक्षा समझे तो द्वैधीभाव को अपनाना चाहिए।

षाड्गुण्य नीति का वर्णन

सन्धि सन्धि से आशय दो राजाओं के बीच हुआ समझौता, यह समझौता एक राजा को लाभ करा सकता है, हानि करा सकता है या दोनों को बराबर का लाभ या हानि करा सकता है। इस प्रकार कौटिल्य अपने राजा को सन्धि के लिए तब सुझाव देता है जब दूसरे राजा के कार्य को रोक सके या उसके कार्यों से अपना लाभ प्राप्त कर सके या उसे विश्वास में लेकर उसे समाप्त कर सके।

कौटिल्य के अनुसार सन्धि के प्रकार

कौटिल्य के अनुसार, सन्धि के निम्नलिखित प्रकार हैं

- हीन सन्धि
- दण्डोत्पन्न सन्धि
- भूमि सन्धि
- कर्म सन्धि
- अनवसित सन्धि
- अति सन्धि
- सम-विषम सन्धि आदि

विग्रह या युद्ध विग्रह का अर्थ युद्ध से लगाया जाता है। कौटिल्य ने अपने राजा को युद्ध करने का सुझाव तभी दिया है जब वह शत्रु से सबल हो। कौटिल्य ने तो यह भी सुझाव दिया है कि अगर युद्ध से जो लाभ प्राप्त होना है, अगर सन्धि से लाभ की प्राप्ति हो जाती है, तो विग्रह को टालने का प्रयास किया जाना चाहिए ताकि धन और जन दोनों की हानि से बचा जा सके।

कौटिल्य ने अपने दर्शन में बताया है कि युद्ध के लिए सेना, युद्ध के लिए शक्तियाँ और युद्ध के प्रकार को जानकर ही विग्रह किया जाना चाहिए।

कौटिल्य ने सेना के चार अंग बताए हैं

1. पैदल 2. हाथी 3. घोड़े 4. रथ

इन अंगों में सर्वाधिक महत्त्व **हाथी** या **हस्ति** बल को दिया है। कौटिल्य ने युद्ध की तीन शक्तियों का भी उल्लेख किया है, जिनसे उत्साह, शक्ति अर्थात् सफल युद्ध के लिए आवश्यक नैतिक बल, प्रभाव शक्ति अर्थात् शस्त्र सामग्री, मन्त्र शक्ति अर्थात् मन्त्रणा और कूट नीति शक्ति से है।

युद्धों के प्रकार

कौटिल्य के अनुसार, युद्ध के तीन प्रकार निम्न हैं

प्रकाश युद्ध देश या काल के निश्चित होने पर की गई घोषणा।

कूट युद्ध योजना में तत्काल परिवर्तन करके, धोखा देकर, भय दिखाकर आदि तरीकों से किया गया युद्ध।

तुष्णी युद्ध इस प्रकार का युद्ध शत्रु को विश्वास में लेकर उसे जहर पिलाकर वेश्याओं के साथ लिप्त कराकर आदि तरीकों से किया गया युद्ध।

कौटिल्य ने राजाओं को भी तीन भागों में उनकी प्रवृत्ति के अनुसार बाँटा है; जैसे

1. **धर्म विजयी** ऐसा राजा गौरव और प्रतिज्ञा पाकर ही सन्तुष्ट हो पाता है।
2. **लोभ विजयी** ऐसा राजा लोभ की प्राप्ति, धन या भूमि की प्राप्ति के उपरान्त सन्तुष्ट हो जाता है।
3. **असुर विजयी** ऐसा राजा धन, भूमि के साथ स्त्री, पुत्र की प्राप्ति करने के उपरान्त ही सन्तुष्ट होता है।

कौटिल्य ने राजाओं की उक्त श्रेणी में धर्म विजयी राजा को श्रेष्ठ माना है।

यान कौटिल्य ने विग्रह में स्पष्ट किया है कि अगर बिना युद्ध के काम चल जाए तो विग्रह से बचना चाहिए, पर यान में ऐसा नहीं है इसका अर्थ ही है वास्तविक युद्ध।

कौटिल्य के शब्दों में, ''यदि समझें कि शत्रु के कर्मों का नाश यान से हो सकेगा और मैंने अपने कर्मों की रक्षा का पूरा प्रबन्ध कर दिया है, तो यान का आश्रय लेकर अपनी उन्नति करें।''

कौटिल्य का विचार है कि यान किन परिस्थितियों में किया जाना चाहिए—''जब देखें कि शत्रु व्यसनों में फँसा है, उसका प्रकृतिप्रमुख मण्डल भी व्यसनों में उलझा है। अपनी सेनाओं से पीड़ित उसकी प्रजा उससे विरक्त हो गई, राजा स्वयं उत्साहहीन है, प्रकृतिमण्डल में परस्पर कलह है, उसको लोभ देकर फोड़ा जा सकता है, शत्रु, अग्नि, जल, व्याधि, संक्रामक रोग के कारण वह अपने वाहन, कर्मचारी और कोष की रक्षा न कर सकने के कारण क्षीण हो चुका है, तो ऐसी दशाओं में विरह करके चढ़ाई कर दें।''

आसन आसन से आशय तटस्थता है। इसके अर्थ से आशय यह है कि राजा अपनी स्थिति को मजबूत करने के लिए कुछ समय के लिए इन्तजार स्वरूप बैठा रहे।

कौटिल्य ने आसन के दो प्रकार बताए हैं

विग्रहा आसन विजिगीषु और शत्रु समान शक्ति रखते हों, सन्धि की इच्छा रखते हों, कुछ समय के लिए चुपचाप बैठ जाते हैं।

सन्धाय आसन जब सन्धि करके चुप बैठते हैं।

संश्रय इसका अर्थ है बलवान राजा की शरण लेना। शरण में उस राजा के पास जाना चाहिए जो शत्रु से बलवान हो।

कौटिल्य का मत है ''यदि ऐसा बलवान राजा कोई न मिले तो अपने शत्रु राजा का ही आश्रय लेना चाहिए।''

द्वैधीभाव द्वैधीभाव से आशय है दोहरे भाव के साथ व्यवहार का किया जाना, जिसमें एक राजा के साथ सन्धि और दूसरे से विग्रह, अत: कौटिल्य बताते हैं कि सन्धि बलवान से और विग्रह निर्बल से करनी चाहिए। कौटिल्य ने विदेश नीति के निर्धारण में छ: तत्त्वों के अतिरिक्त चार उपायों की चर्चा की है

निर्बल राजा के साथ उपाय

साम दुर्बल राजा को शान्तिपूर्वक समझा-बुझा दिया जाना चाहिए।

दाम या कुछ धन देकर अपने पक्ष में किया जाना चाहिए।

बलवान राजा के साथ उपाय

दण्ड जब तीनों उपाय सार्थक न हों तब दण्ड का सहारा लेना चाहिए।

भेद शक्तिशाली शत्रु से विजय न पाने की स्थिति में फूट डालनी चाहिए ताकि उसकी शक्ति क्षीण हो सके।

गुप्तचर व्यवस्था

राजदर्शन में कौटिल्य को प्रथम दार्शनिक कहा जा सकता है जिसने गुप्तचरों का प्रयोग सरकार के लिए आवश्यक अंग के रूप में किया है। अगर देखा जाए तो प्राचीनकाल से गुप्तचरों का उल्लेख हमें प्राप्त होता है जो राज्य की आन्तरिक क्रियाओं और बाह्य रूप से होने वाली अप्रत्याशित घटना के घटित होने के पूर्व ही सूचित करके जन और धन की होने वाली क्षति से बचाने में अपनी भूमिका का निर्वाह करते थे। राज्य नीति में गुप्तचरों और दूतों की बहुत ही बड़ी भूमिका होती है। इस पर कौटिल्य ने अपने व्यवस्थित विचार प्रकट किए हैं। *कौटिल्य ने गुप्तचरों का वर्गीकरण दो प्रकार से किया है—*

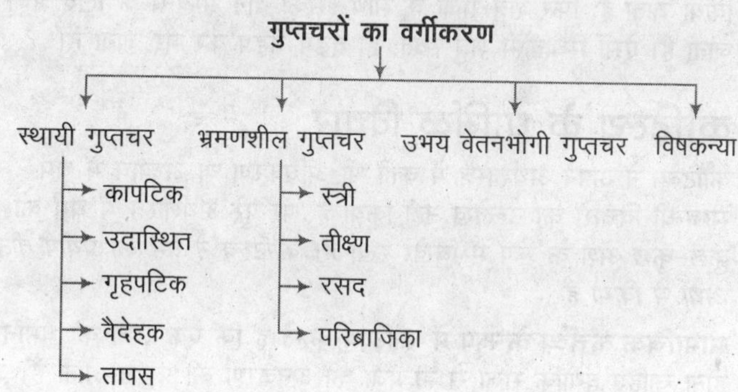

1. स्थायी गुप्तचर

ऐसे गुप्तचरों को कौटिल्य ने पाँच श्रेणियों में विभक्त किया

कापटिक गुप्तचर विद्यार्थी की वेशभूषा में रहने वाला और दूसरों के रहस्यों को जानने वाला गुप्तचर कापटिक कहलाता है। यह गुप्तचर राज्य से धन, यान और सत्कार प्राप्त करके राज्य की सेवा करता है।

उदास्थित गुप्तचर ऐसे गुप्तचर संन्यासी के वेष में रहते हैं और उसी स्थान में रहकर राज्य का काम करते हैं जहाँ उन्हें कृषि, पशुपालन एवं व्यापार के लिए भूमि नियुक्त की जाती है।

गृहपटिक गुप्तचर ये भी उदास्थित गुप्तचर की भाँति कार्य करता है जहाँ इसे कृषि, पशुपालन एवं व्यापार के लिए भूमि का आवण्टन किया जाता है, पर इसका भेष एक गरीब किसान का होता है।

वैदेहक गुप्तचर ये भी उदास्थित गुप्तचर की भाँति काम करता है, पर इसका भेष एक गरीब व्यापारी का होता है।

तापस गुप्तचर ऐसा गुप्तचर का भेष तपस्वी, भविष्यवक्ता और लौकिक शक्तियों से सम्पन्नता का होता है। यह गुप्तचर अपनी मण्डली के साथ स्थानीय लोगों के भेदों को जानने का प्रयास करते हैं।

2. भ्रमणशील गुप्तचर

भ्रमणशील गुप्तचर का काम भ्रमण करते हुए सूचना को एकत्रित करना होता है। ऐसे गुप्तचर का उपनाम संचार गुप्तचर भी है।

कौटिल्य ने भ्रमणशील गुप्तचर को चार श्रेणियों में बाँटा है

स्त्री गुप्तचर ऐसे गुप्तचर जो विभिन्न कलाओं से युक्त हों; जैसे— नाचने-गाने, ज्योतिष, सामुद्रिक विधा, वशीकरण, इन्द्रजाल आदि।

तीक्ष्ण गुप्तचर ऐसे गुप्तचर जो धन की लालसा में कठिन-से-कठिन काम करने के लिए प्रसिद्ध होते हैं।

रसद गुप्तचर कठोर हृदय वाले, आलसी स्वभाव वाले ऐसे व्यक्ति जो राजा के कहने पर शत्रु को जहर देने में भी निर्दयी भाव रखते हैं।

परिब्राजिका गुप्तचर संन्यासी के वेश में खुफिया का काम करने वाली गुप्तचरी जो दरिद्र, ब्राह्मणी, रनिवास में सम्मानित गुप्तचरी परिब्राजिका कहलाती है।

कौटिल्य ने मुण्डा और वृषली आदि नारी गुप्तचरियों का उल्लेख किया है। कौटिल्य ने इनके अतिरिक्त भी राज्य में उभय वेतनभोगी और विषकन्या गुप्तचर का उल्लेख किया है। **उभय वेतनभोगी** गुप्तचर राजा का सेवक होते हुए विदेशी राज्य से जाकर दूसरे राजा के यहाँ नौकरी करता है और उसी से वेतन भी लेता है, पर वफादारी अपने राज्य के राजा के प्रति निभाता है।

विषकन्या इस कन्या को पहले राज्य में विष का पान करा-कराकर तैयार किया जाता है, फिर शत्रु राजा के साथ इसको यौन सम्बन्ध के लिए भेजा जाता है। ऐसी स्थिति में शत्रु स्वत: ही तड़प-तड़प कर मर जाता है।

कौटिल्य के धार्मिक विचार

कौटिल्य ने अपने अर्थशास्त्र में कहीं भी अधिकरण या अध्याय में धर्म सम्बन्धी विचारों का उल्लेख नहीं किया है, पर पूरे अर्थशास्त्र में धर्म को कुछ-कुछ अंश के रूप में बिखेर रखा है। *कौटिल्य ने धर्म का प्रयोग तीन अर्थों में किया है*

सामाजिक कर्त्तव्य के रूप में कौटिल्य कहते हैं कि एक राजा को धर्मनिष्ट होना चाहिए क्योंकि राजा से ही प्रजा को अनुकरण की प्रवृत्ति आती है। अगर राजा, संन्यासी या प्रजा कोई भी अपने धर्म का पालन नहीं करता है तो उसे धर्म के मार्ग में लाने के लिए दण्ड का प्रयोग किया जाना चाहिए।

कौटिल्य के अनुसार पवित्र आर्य मर्यादा में अवस्थित, वर्णाश्रम धर्म में नियमित और त्रयी धर्म से रक्षित प्रजा दु:खी नहीं होती, सदा सुखी रहती है।

नैतिक कानून के रूप में कौटिल्य ने धर्म का प्रयोग नैतिक कानून के रूप में किया है और कहा है कि धर्मपूर्वक प्रजा पर शासन करना ही राजा का निजी धर्म है। वही उसको स्वर्ग ले जाता है।

नागरिक कानून के रूप में धर्म का प्रयोग नागरिक कानून के रूप में करते हैं। इन कानूनों की व्याख्या करने वाले न्यायाधीशों को धर्मस्थ की संज्ञा दी गई है।

राजा और राज्य के सम्बन्ध

इस सम्बन्ध में कौटिल्य ने राजा को प्रधानता प्रदान की है। अपने वक्तव्य में जैसे "राजा ही पूज्य व्यक्तियों का सम्मान और दुष्ट व्यक्तियों का निग्रह कर सकता है वही अपने राजयोग्य गुणों से अपनी अमात्य प्रकृति को गुण सम्पन्न बना सकता है, क्योंकि राजा स्वयं जिस स्वभाव का होता है, उसकी प्रकृतियाँ भी वैसे ही स्वभाव की हो जाती हैं। राजा पर ही उसकी प्रकृतियों का अभ्युदय एवं पतन निर्भर होता है, क्योंकि सातों प्रकार की प्रकृतियों में राजा ही प्रधान होता है। इसलिए मूल प्रकृति राजा का जैसा स्वभाव हो उसकी विकृतियों का भी वैसा ही स्वभाव होता है।"

राजा राममोहन राय

राजा राममोहन राय का जन्म सन् 1772 में बंगाल में हुआ था। सन् 1818 में उन्होंने सती प्रथा के उन्मूलन के लिए विख्यात आन्दोलन प्रारम्भ किया और सन् 1829 में सती प्रथा को अवैध घोषित करवाने में सफल रहे। राममोहन राय वस्तुत: एक समाज सुधारक थे।

राममोहन राय के चिन्तन की आध्यात्मिक आधारशिला राममोहन राय नास्तिकता को प्रोत्साहन न देकर विश्वास के स्थान पर विवेकी सृजन के समर्थक थे। व्यक्ति की गरिमा में उन्हें असीम विश्वास था।

राममोहन राय के राजनीतिक विचार

राममोहन राय के राजनीतिक विचार निम्न हैं

1. वैयक्तिक तथा राजनीतिक स्वतन्त्रता राममोहन राय वैयक्तिक स्वतन्त्रता तथा अधिकारों के प्रबल समर्थक थे। जीवन, स्वतन्त्रता तथा सम्पत्ति धारण करने के प्राकृतिक अधिकारों के साथ-साथ उन्होंने व्यक्ति के नैतिक अधिकारों का भी समर्थन किया।
2. शासन का व्यापक कार्यक्षेत्र उन्होंने शासन के कार्यक्षेत्र को अधिक-से-अधिक व्यापक बनाने के विचार को अपना समर्थन दिया।
3. प्रेस की स्वतन्त्रता राममोहन राय प्रेस की स्वतन्त्रता के महान् समर्थक थे। वे समाचार पत्रों में निर्भीक और निष्पक्ष समीक्षा के पक्षधर थे।
4. न्यायिक व्यवस्था राजा राममोहन राय प्रथम भारतीय थे, जिन्होंने शासन और न्याय विभागों को पृथक् करने की आवाज उठाई। उन्होंने अनुरोध किया कि भारत में सेवा करने वाले दण्डनायकों के न्यायिक तथा प्रशासकीय कार्यों को पृथक् कर दिया जाए।
5. विधि सम्बन्धी धारणा राममोहन राय का विधिशास्त्र सम्बन्धी ज्ञान गहरा था। उनका विचार था कि एक भारतीय आपराधिक विधि संहिता तैयार की जाए और वह ऐसे सिद्धान्तों पर आधारित हो, जो देश की जनता के विभिन्न वर्गों में आम तौर पर प्रचलित हो।
6. मानवतावाद एवं विश्व भ्रातृत्व राममोहन राय मानवतावाद की प्रतिमूर्ति थे, विश्व भ्रातृत्व के उपासक थे और धार्मिक मत-मतान्तरों से उपर उठकर सार्वभौम धर्म के चिन्तक थे।

राममोहन राय के सामाजिक विचार

राममोहन राय के सामाजिक विचार निम्न हैं

1. मूर्तिपूजा का विरोध राममोहन राय ने मूर्ति पूजा का घोर विरोध किया। उन्होंने इस मत का प्रतिपादन किया कि मूर्ति पूजा हिन्दू धर्म का कोई मौलिक अंग नहीं है, अपितु इसका चलन बाद में जाकर हुआ है।
2. सती प्रथा का विरोध राममोहन राय सती प्रथा के विरुद्ध अभियान चलाने वाले प्रथम भारतीय थे। उनकी दृष्टि में सती प्रथा या 'सहमरण' शास्त्रसम्मत प्रथा नहीं है, यह शास्त्र विकृत कुसंस्कार है।
3. नारी स्वातन्त्र्य एवं नारी शिक्षा के समर्थक राममोहन राय आधुनिक भारत के नारी स्वातन्त्र्य के अग्रदूत माने जा सकते हैं। उन्होंने नारी स्वातन्त्र्य, नारी शिक्षा और नारी अधिकार पर बड़ा बल दिया।
4. जाति प्रथा का विरोध इन्होंने जाति व्यवस्था का भी घोर विरोध किया और इसे हिन्दू जाति का कलंक बताया।

राममोहन राय के आर्थिक विचार

राममोहन राय के आर्थिक विचार निम्न हैं

1. भारत की राजस्व प्रणाली तथा भारतीय किसान उन्होंने ही सबसे पहले भारतीय जमींदारी प्रथा के विरोध में आवाज उठाई।
2. ब्रिटिश नागरिकों का भारत में उपनिवेश उन्होंने भारत में पूँजी के निर्माण तथा संरक्षण के लिए यह विचार व्यक्त किया कि देश से धनराशि के निर्यात को रोका जाए।
3. निर्बाध व्यापार राममोहन राय ने स्वतन्त्र व्यापार के विचार का समर्थन किया। उन्होंने यह भी कहा कि अंग्रेजों द्वारा अपने देश में ले जाए जाने वाले माल पर से कर हटा लेना चाहिए, ताकि विदेशी बाजार में भारतीय माल की अच्छी खपत हो।
4. स्त्री उत्तराधिकार विधि राममोहन राय हिन्दू स्त्रियों को उत्तराधिकार का अधिकार देने के पक्ष में थे। वस्तुत: वंश की सम्पत्ति में पुत्री के अधिकार का पक्ष लेने वाले ये पहले विचारक थे।

राममोहन राय के धार्मिक विचार राममोहन राय ने इस्लाम धर्म, हिन्दू धर्म तथा ईसाई धर्म से सम्बन्धित ग्रन्थों का गम्भीर अध्ययन किया था। उन्होंने कुरान का अरबी से बंगाली में अनुवाद किया। उनके द्वारा सन् 1828 में ब्रह्म समाज की स्थापना की गई।

राममोहन राय के शिक्षा सम्बन्धी विचार राममोहन राय की शिक्षा और विज्ञान के प्रति गहरी रुचि थी। उनके शिक्षा सम्बन्धी विचार रचनात्मक थे। वे आधुनिक पाश्चात्य शिक्षा प्रणाली के समर्थक थे। अंग्रेजी भाषा और पश्चिमी शिक्षा को उन्होंने भारत के लिए लाभकारी बताया। वे महसूस करते थे कि भारत में पाश्चात्य शिक्षा प्रणाली प्रविर्वतित होने से ही जागरण और राष्ट्रीय एकता की भावना का प्रसार होगा।

स्वामी दयानन्द सरस्वती

स्वामी दयानन्द का जन्म 1824 ई. में गुजरात के टंकारा नामक स्थान पर हुआ था। उनके बचपन का नाम मूलशंकर था। बाल्यावस्था से ही उनके मन में मूर्तिपूजा और धार्मिक कर्मकाण्ड के प्रति अविश्वास जाग्रत हो गया था। 30 अक्टूबर, 1883 को विष दिए जाने के कारण उनका देहान्त हो गया।

स्वामी दयानन्द की रचनाएँ

स्वामी दयानन्द की प्रमुख रचनाएँ हैं—सत्यार्थ प्रकाश, वेदान्तिध्वान्ति निवारण, पंचमहायज्ञ विधि, संस्कार विधि, ऋग्वेदादिभाष्य भूमिका आदि।

दयानन्द के राजनीतिक विचारों के दार्शनिक आधार—स्वामी विवेकानन्द मूल रूप से राजनीतिक चिन्तक न होकर, एक महान् दार्शनिक तथा धार्मिक एवं सामाजिक चिन्तक थे।

तीन शाश्वत द्रव्य

दयानन्द के अनुसार, तीन प्रकार के शाश्वत द्रव्य हैं—ईश्वर, जीव तथा प्रकृति। ये तीन तत्त्व अनादि तथा अनन्त हैं। ऋग्वेद के प्रमाण के आधार पर स्वामी दयानन्द भी विश्वास करते थे कि सृष्टि और प्रलय का क्रम चक्रवत् चला करता है।

स्वामी दयानन्द का सामाजिक चिन्तन

दयानन्द का आन्दोलन केवल धर्म सुधार आन्दोलन नहीं था, बल्कि समाज सुधार आन्दोलन भी था। वे समाज सुधार को राजनीतिक चेतना की जागृति और राष्ट्रीयता के विकास के लिए अनिवार्य मानते थे। उनके प्रमुख सामाजिक सुधार सम्बन्धी विचार इस प्रकार हैं

- अपने ग्रन्थ 'सत्यार्थ प्रकाश' में स्वामी जी ने चार आश्रमों अर्थात् ब्रह्मचर्य, गृहस्थ, वानप्रस्थ एवं संन्यास सम्बन्धी विवेचन में अपने सामाजिक विचारों को प्रकट किया है।
- दयानन्द ने वेदों के आधार पर हिन्दुओं के वर्णाश्रम धर्म का समर्थन किया, लेकिन जाति प्रथा और छुआछूत की कटु आलोचना की।
- दयानन्द के सामाजिक विचारों में प्रमुख क्रान्तिकारी विचार दलित जातियों के उत्थान का है।
- मूर्तिपूजा को उन्होंने वेद विरुद्ध और धर्म विरुद्ध बताया।
- दयानन्द ने नारी की गरिमा का समर्थन किया और हिन्दू समाज में प्रचलित इस धारणा का खण्डन किया कि नारी पुरुष के समान नहीं है।

दयानन्द और भारतीय राष्ट्रवाद

दयानन्द भारतीय राष्ट्रवाद के अनन्य पुजारी थे। हिन्दू पुनरुत्थान के माध्यम से भारतीय राष्ट्रवाद को जगाने के लिए उन्होंने अविवेक, अन्धविश्वासों और रूढ़िवादिता से डटकर लोहा लिया।

दयानन्द के लोकतन्त्र सम्बन्धी विचार

दयानन्द लोकतन्त्रवादी थे और प्राचीन भारत की राजनीतिक परम्परा में, जो लोकतान्त्रिक आदर्शों पर आधारित थी, उनकी पूर्ण निष्ठा थी। जिस आर्य समाज की दयानन्द ने स्थापना की उसका संगठन चुनाव पर आधारित था।

प्रबुद्ध राजतन्त्र

दयानन्द के राजनीतिक दर्शन में मनुस्मृति और वेदों के विचारों का समन्वय देखने को मिलता है। मनुस्मृति से उन्होंने राजतन्त्र का सिद्धान्त ग्रहण किया। वहीं वेदों में सभाओं तथा राजाओं के निर्वाचन का उल्लेख है। दयानन्द ने निर्वाचन प्रणाली का समर्थन किया है।

पूर्ण स्वराज्य की माँग

स्वामी दयानन्द सरस्वती ने स्वराज्य से लगभग 90 वर्ष पूर्व सच्चे स्वराज्य का स्वरूप प्रस्तुत कर दिया था। दयानन्द की स्वराज्य सम्बन्धी धारणा ने भारतवासियों को यह चेतना प्रदान की, कि जनता में सामाजिक तथा आर्थिक सुधारों को लाने के लिए राजनीतिक स्वायत्तता आवश्यक शर्त है।

ग्राम प्रशासन

स्वामी दयानन्द ने जिस राजनीतिक व्यवस्था की कल्पना की है, उसका सार लोकतान्त्रिक विकेन्द्रीकरण है। वे ऐसी राज्य व्यवस्था के समर्थक थे, जिसकी इकाई गाँव हो।

स्वदेशी

स्वामी दयानन्द स्वदेशी वस्तुओं के प्रयोग को धार्मिक कर्त्तव्य समझते थे। वर्ष 1905 में बंग-भंग से उत्पन्न परिस्थितियों ने देशवासियों के समक्ष उसकी उपयोगिता स्पष्ट कर दी।

अहिंसा की धारणा

दयानन्द ने अहिंसा की व्यावहारिक धारणा प्रस्तुत की। उन्होंने पूर्ण अहिंसा को अव्यावहारिक मानते हुए राजनीतिक मामलों में दण्ड व्यवस्था की अनिवार्यता को स्वीकार किया और कहा कि अपराधियों को शारीरिक दण्ड मिलना ही चाहिए।

दण्ड सम्बन्धी विचार

दयानन्द ने विधि अथवा दण्ड को प्रमुखता दी है। राजा को पक्षपातरहित होकर न्याय करना चाहिए।

राज्य का कल्याणकारी स्वरूप

दयानन्द के राज्य सम्बन्धी विचार पूर्णतया लोक कल्याणकारी है। राज्य के कार्यों में अनाथ, अपाहिज एवं समाज के निम्न वर्ग के व्यक्तियों के संरक्षण का समावेश उन्हें कल्याणकारी राज्य की धारणा के निकट ला देता है।

दयानन्द के शिक्षा सम्बन्धी विचार

दयानन्द ने शिक्षा को मानव जीवन का महत्त्वपूर्ण ध्येय माना है। उनके अनुसार, संसार में जितने ज्ञान हैं, उन सब में वेद विद्या का ज्ञान अति श्रेष्ठ है।

महात्मा गाँधी

- मोहनदास करमचन्द गाँधी का जन्म काठियावाड़ के अन्तर्गत पोरबन्दर नामक स्थान पर 2 अक्टूबर, 1869 को एक धर्मनिष्ठ परिवार में हुआ था। उनके पिता करमचन्द गाँधी राजकोट राज्य में दीवान थे। 1891 ई. में गाँधीजी लन्दन से भारत लौटे और वकालत आरम्भ की।
- 1893 ई. में एक धनी मुसलमान व्यापारी की ओर से एक मुकदमे की पैरवी करने वे दक्षिण अफ्रीका गए। यहाँ गाँधीजी केवल एक वर्ष के लिए ही गए थे, परन्तु अपने देशवासियों की दुर्दशा ने उन्हें इतना विचलित किया कि उनकी दशा को सुधारने तथा अंग्रेजों द्वारा उन पर होने वाले अत्याचारों के विरुद्ध आवाज उठाने के लिए वहाँ उन्हें बीस साल तक रहना पड़ा।
- गाँधीजी ने आत्मशुद्धि तथा आत्मसंयम का अभ्यास यहीं दक्षिण अफ्रीका प्रवास के दौरान किया और अपने प्रत्येक कार्य में अहिंसा का पालन करते हुए सत्याग्रह की पद्धति को विकसित किया। वर्ष 1914 में स्वास्थ्य बिगड़ जाने पर गाँधीजी भारत लौट आए। वर्ष 1930 में गाँधीजी ने नमक सत्याग्रह करने के लिए 'दाण्डी' के लिए प्रस्थान किया।
- वर्ष 1942 में व्यक्तिगत सत्याग्रह को फिर आरम्भ किया गया। अगस्त, वर्ष 1942 में इसने 'भारत छोड़ो' आन्दोलन का रूप धारण किया। देश में क्रान्ति हुई। सभी कांग्रेसी नेता जेल में बन्द कर दिए गए, पर धीरे-धीरे व्यवस्था सुधरी और वर्ष 1944 में सभी नेता जेल से मुक्त कर दिए गए।
- 30 जनवरी, 1948 को जब गाँधीजी प्रार्थना-सभा की ओर जा रहे थे तब नाथूराम गोडसे ने उनके वक्षस्थल को तीन गोलियों से विदीर्ण कर दिया। गाँधीजी गिर पड़े और 'हे राम' का उच्चारण करते हुए स्वर्गवासी हुए।

गाँधीजी का धर्म

- गाँधीजी का धर्म अत्यन्त व्यापक तथा उदार है। उनका धर्म किसी जाति या सम्प्रदाय-विशेष का धर्म नहीं, न ही वह धर्म है, जोकि संसार की धार्मिक पुस्तकों से इकट्ठा किया गया हो, वह तो सब देश, जाति या सम्प्रदाय का धर्म है।
- गाँधीजी का धर्म आत्मबोध है, आत्मज्ञान है।
- गाँधीजी की समस्त क्रियाओं का मूल स्रोत धर्म था।
- गाँधीजी ने 'यंग इण्डिया' में लिखा था कि "अपने सार्वजनिक जीवन के आरम्भ से ही मैंने, जो कुछ कहा है और जो कुछ किया है उसके पीछे एक धार्मिक चेतना और धार्मिक उद्देश्य रहा है।"
- गाँधीजी ने स्पष्ट रूप से स्वीकार किया है कि "मानव क्रिया के अतिरिक्त मैं किसी अन्य धर्म को नहीं जानता। धर्म ही समस्त क्रियाओं को नैतिक आधार प्रदान करता है, जो उनमें अन्यथा नहीं रहेगा, धर्म के अभाव में जीवन एक निरर्थक चीत्कार बनकर रह जाएगा।"
- **गाँधीजी** के अनुसार, "धर्म वह आधार है, जो व्यक्ति को परम सत्य से एकाकार कराता है, जो हृदय को निर्मल, निःस्वार्थ तथा पवित्र बनाता है, जो सबसे प्रेम करना सिखाता है, जो न्याय तथा शान्ति की स्थापना में अपने तक को बलि चढ़ाने की प्रेरणा देता है, जो निर्बल का बल है, सबल का मार्गदर्शक है और जो सब में धैर्य, क्षमता, आज्ञाकारिता, कष्ट-सहन और साहस तथा सद्भावना के गुणों को विकसित करने वाली संजीवनी शक्ति है। यह धर्म आत्मबोध है, आत्मज्ञान है।" गाँधीजी के हृदय में सभी धर्मों के लिए समान भाव थे, क्योंकि उनका विश्वास था कि "सभी धर्म एक ही प्रकार के नैतिक नियमों पर आधारित हैं।" इसीलिए गाँधीजी धर्म परिवर्तन को अच्छा व उचित नहीं समझते थे, न ही यह मानते थे कि कोई धर्म सम्पूर्ण या अन्तिम है। गाँधीजी के अनुसार, सब धर्म समान हैं, क्योंकि सबका लक्ष्य एक है, अर्थात् 'परम सत्य' की प्राप्ति, चाहे उस 'परम सत्य' की व्याख्या हम किसी भी रूप में क्यों न करें।

- गाँधीजी ने लिखा है, "एक ईसाई को एक हिन्दू बनाने का प्रयास क्यों करना चाहिए। यदि एक हिन्दू एक अच्छा और ईश्वर-प्रिय व्यक्ति है, तो एक ईसाई को उससे सन्तुष्ट क्यों नहीं हो जाना चाहिए?"
- गाँधीजी के मतानुसार, "समाज में से धर्म को निकाल फेंकने का प्रयत्न बाँझ के घर पुत्र पैदा करने जितना ही निष्फल प्रयास है और अगर वह सफल हो जाता है, तो समाज का इसमें नाश है। धर्म का रूपान्तर हो सकता है। उनमें उपस्थित प्रत्यक्ष अन्धविश्वास, सड़न और अपूर्णताएँ दूर हो सकती हैं, हुई हैं और होती रहेंगी। मगर धर्म तो जब तक जगत है, तब तक चलता ही रहेगा, क्योंकि जगत का धर्म ही एक आधार है। धर्म की अन्तिम व्याख्या है—ईश्वर का कानून।"

अहिंसा

- **गाँधीजी** के अनुसार, "अहिंसा एक व्यापक वस्तु है। हम हिंसा की होली के बीच घिरे हुए प्राणी हैं। यह गलत नहीं है कि जीव, जीव पर ही जीता है। मनुष्य बाह्य हिंसा के बिना जी नहीं सकता। खाते-पीते, उठते-बैठते, सभी क्रियाओं में इच्छा-अनिच्छा में वह कुछ-न-कुछ हिंसा करता ही रहता है। यदि इस हिंसा से छूटने के लिए वह प्रयत्न करता है, तो उसकी भावना में अनुकम्पा होती है और वह सूक्ष्म-से-सूक्ष्म जन्तु का भी नाश नहीं चाहता और यथाशक्ति उसे बचाने का यत्न करता है, इस प्रकार वह अहिंसा का पुजारी बन जाता है और उसके कार्यों में निरन्तर संयम की वृद्धि होती जाती है।"
- अहिंसा में अद्वैत की भावना निहित होती है और यदि प्राणी में अभेद हो, तो एक के पाप का प्रभाव दूसरे पर भी पड़ता है। **गाँधीजी** के अनुसार, "अहिंसा एक सामाजिक धर्म है, जिसका सामाजिक धर्म के रूप में विकास किया जा सकता है।"

सत्याग्रह

- गाँधीजी का सौम्यता व नम्रता तथा सत्य और अहिंसा के प्रति अटल विश्वास था। सत्याग्रह का शाब्दिक अर्थ है, सत्य के लिए आग्रह करना, जो व्यक्ति असत्य के समक्ष झुकने से इनकार करता है और सत्य की प्राप्ति के लिए अपनी जान की बाजी तक लगाने को तैयार रहता है, वही वास्तव में सत्याग्रही है।
- **श्रीमन्नारायण** ने लिखा है कि "सत्याग्रह की बुनियाद थी, साधन-शुद्धि।" गाँधीजी को विश्वास था कि हमारा शुद्ध साध्य अशुद्ध एवं अपवित्र साधनों द्वारा कभी सिद्ध नहीं हो सकता। उन्होंने बार-बार हमें यही समझाया कि जैसे साधन होंगे वैसे ही साध्य होंगे, जैसा बीज वैसा ही वृक्ष।
- गाँधीजी ने लिखा है कि "हिंसापूर्ण उपायों से लिया गया स्वराज भी हिंसापूर्ण होगा और वह दुनिया के लिए व खुद भारत के लिए भय का कारण सिद्ध होगा।" गाँधीजी ने उस समय के क्रान्तिकारियों की वीरता को सराहा, परन्तु आग्रह किया कि वे हिंसा का मार्ग त्यागकर सत्याग्रह आन्दोलन में शामिल हो जाएँ। वह जानते थे कि अंग्रेजों की हिंसात्मक शक्ति का सामना करना हमारे लिए असम्भव है। हिंसा के सामने अहिंसा ही सफलतापूर्वक टक्कर ले सकती है और सत्याग्रह उस काम में सफल हुआ है। **गाँधीजी** के अनुसार, "एक सच्चे सत्याग्रही को सत्याग्रह शुरू करने से पहले अन्य सभी उपाय आजमा कर देख लेने चाहिए, जब और सब उपाय निरर्थक साबित हों, तभी सत्याग्रह का आश्रय लेना उचित माना जाएगा।" 'उपवास' तो सत्याग्रही का आखिरी अस्त्र होना चाहिए न कि उससे शुरुआत हो जैसा आजकल सामान्यतया होने लगा है। गाँधीजी के अनुसार सत्याग्रह के पीछे क्रोध या द्वेष नाममात्र को भी नहीं होना चाहिए। **गाँधीजी** के अनुसार, "प्रतिपक्षी का बुरा चाहना या हानि पहुँचाने के इरादे से उससे या उसके बारे में बुरा बोलना सत्याग्रह का उल्लंघन है।" उसमें शोरगुल, प्रदर्शन या उतावलापन नहीं होता। सत्याग्रह एक सौम्य अस्त्र है, वह किसी को चोट नहीं पहुँचाता।

सर्वोदय

- गाँधीजी के आदर्श समाज या राज्य का अन्तिम ध्येय 'सर्वोदय' है।
- 'सर्वोदय' शब्द का इतिहास यह है कि गाँधीजी के जीवन में जिन पुस्तकों ने महत्त्वपूर्ण रचनात्मक परिवर्तन किया, उनमें सर्वप्रमुख **रस्किन** द्वारा रचित 'अनटू द लास्ट' थी। गाँधीजी ने इसका गुजराती अनुवाद किया और वह 'सर्वोदय' के नाम से प्रकाशित हुई।
- गाँधीजी के अनुसार, "पहली चीज मैं जानता था, दूसरी को मैं धुँधले रूप में देखता था, तीसरी का मैंने कभी विचार ही नहीं किया था।"
- गाँधीजी के अनुसार, "सर्वोदय ने मुझे दीए की तरह दिखा दिया कि पहली चीज में दूसरी दोनों चीजें समाई हुई हैं।"
- इस प्रकार स्पष्ट है कि 'सर्वोदय' का अर्थ सभी के जीवन के सभी पक्षों की सम्पूर्ण प्रगति है।
- सर्वोदय, शब्द की एक उत्कृष्ट और सर्वव्यापक भावना को अभिव्यक्त करता है।

गाँधीजी के विचार

गाँधीजी ने अपनी आत्मकथा में लिखा है कि मैं सर्वोदय के सिद्धान्तों को इस प्रकार समझता हूँ

- सबकी भलाई में हमारी भलाई निहित है।
- वकील और नाई, दोनों के काम की कीमत एक-प्रकार की होनी चाहिए, क्योंकि आजीविका का अधिकार सबको समान है।
- सादा मेहनत-मजदूरी का अर्थात् किसान का जीवन ही सच्चा जीवन है।

वर्ण-व्यवस्था

गाँधीजी के अनुसार, हिन्दू सामाजिक संगठन तथा सम्बन्धों का आधार वर्ण-व्यवस्था है। गाँधीजी के अनुसार, 'वर्ण' का अर्थ मनुष्यों के पेशे के चुनाव पूर्व-निर्धारण करना है। वर्ण का नियम है कि एक व्यक्ति अपनी रोटी कमाने के लिए पूर्वजों के पेशे को अपनाता है। प्रत्येक बच्चा स्वभावत: ही अपने पिता के 'वर्ण' को प्राप्त करता है या अपने पिता के पेशे का चुनाव करता है। इस प्रकार एक अर्थ में वर्ण वंशानुक्रम का ही नियम है। यह मनुष्य द्वारा खोजा गया कोई साधारण नियम नहीं है, बल्कि प्रकृति का ही एक अटल नियम है। यह एक ऐसी प्रवृत्ति को अभिव्यक्त करता है, जोकि न्यूटन के 'मध्याकर्षण शक्ति के नियम' की भाँति सदैव क्रियाशील है।

गाँधीजी के अनुसार, "यह वह व्यवस्था नहीं है, जिसमें समाज को पृथक्-पृथक् खण्डों में विभाजित किया जाता है। मैं तो इसे एक वैज्ञानिक तथ्य के रूप में मानता हूँ, चाहे उसे हम जानें या न जानें।" गाँधीजी के अनुसार, वर्ण-व्यवस्था का जाति-प्रथा से कोई सम्बन्ध नहीं है। गाँधीजी के अनुसार, वर्ण-व्यवस्था समाज को ब्राह्मण, क्षत्रिय, वैश्य तथा शूद्र नामक चार

भागों में विभाजित करती है, परन्तु इस विभाजन का यह अर्थ नहीं कि समाज में इसी आधार पर ऊँच-नीच का भेदभाव किया जाए और एक-दूसरे से सामाजिक सम्बन्ध स्थापित करने पर रोक लग सके। गाँधीजी के अनुसार, इस सम्बन्ध में यह भी स्मरणीय है कि यदि एक ब्राह्मण सेवा-कार्य अपने ज्ञान से करता है, तो इसका अर्थ यह नहीं है कि वह शारीरिक श्रम या दूसरों की रक्षा करने के कर्त्तव्य से आजाद है। इसका केवल इतना अर्थ है कि जन्मजात रूप में वह एक ज्ञानी पुरुष है और इसलिए अपने ज्ञान के द्वारा दूसरों को शिक्षित करने के कार्य के लिए योग्यतम माना गया है। उसी प्रकार शूद्र अपने शारीरिक श्रम के कारण सेवा करने के कार्य के लिए योग्यतम है, परन्तु उसे भी ज्ञानार्जन का अधिकार है, जो ब्राह्मण अपने ज्ञान के आधार पर उच्च पद का दावा करता है, वह निकृष्ट होता है और ज्ञानी कहलाने के योग्य नहीं है।

गाँधीजी के अनुसार, ''वर्णाश्रम का अर्थ है आत्म-संयम, स्थिरता, शक्ति की मितव्ययिता।''

अस्पृश्यता

- जाति-पाँति के आधार पर अस्पृश्यता को गाँधीजी ने हिन्दुओं की वर्ण-व्यवस्था पर एक काला धब्बा कहा है।
- **गाँधीजी** के अनुसार, ''मैंने इस वर्ण-व्यवस्था को, प्राकृतिक नियम को, जैसा समझा और उसका जो अर्थ लगाया है, उससे तो यह नियम सर्वथा उपयोगी ही प्रतीत हुआ है, लेकिन प्रकृति के अनेक नियमों और व्यवस्थाओं की भाँति यह वर्ण-व्यवस्था भी विकृत हो गई है और इसी से आज हमें वह विकृत रूप में दिखाई देती है। मनुष्य ने उसका रूप बिगाड़ दिया है और उसमें छुआछूत का काला रंग पोतकर उसे और भी कुरूप बना दिया है।''
- **गाँधीजी** ने यह स्वीकार नहीं किया कि जन्म के आधार पर किसी भी व्यक्ति या समूह को सामाजिक संस्तरण में सबसे निम्न स्थान दिया जाए और किसी को उच्च, यहाँ तक कि उन्हें 'अछूत' या 'दलित वर्ग' आदि कहकर पुकारा जाए यह भी उनको सहन नहीं था।
- **गाँधीजी** के अनुसार, ''अछूतों के प्रश्न से भारत को घोर हानि उठानी पड़ रही है और इससे मानव समाज का कोई हित नहीं हो सकता है, बल्कि इसने मानव समाज के उतने अंश को नीचे ढकेल दिया है, जो विद्या और बल-बुद्धि में हमारे समान हो सकता है और जीवन के अनेक विषयों में देश की उत्तम सेवा कर सकता है।''
- **गाँधीजी** के अनुसार, ''हरिजन का जो ऋण सवर्णों के सिर पर चढ़ा हुआ है, उन्हें उसे साफ-साफ स्वीकार कर लेना चाहिए और सवर्णों को वह ऋण पाई-पाई करके चुका देना चाहिए।''
- **गाँधीजी** के अनुसार, ''यदि हम अस्पृश्यता की भावना को सदा के लिए अपने हृदय से निकाल दें, तो अनेक सामाजिक या राष्ट्रीय समस्याओं का समाधान अपने आप हो जाएगा''।
- ''ऐसा करने पर सामाजिक संगठन, आर्थिक समृद्धि तथा राष्ट्रीय एकता मजबूत होगी। यह किसी दबाव के कारण नहीं, बल्कि स्वेच्छा से इस भावना को त्याग देने से ही राष्ट्र को नवीन शक्तियाँ प्राप्त हो सकेंगी और वास्तविक अर्थ में स्वराज की स्थापना सम्भव हो पाएगी। आज हम शक्तिहीन हैं, क्योंकि हममें एकता तथा संगठन का अभाव है।''

''जब हम प्रत्येक हरिजन को अपना ही भाई समझने लगेंगे, तो हम अहिंसक शस्त्रों से समस्त दुनिया को भी चुनौती देने योग्य बन जाएँगे। यदि अस्पृश्यता के बिना हिन्दुओं या हिन्दू-धर्म का अस्तित्व सम्भव नहीं, तो इसका मिट जाना ही श्रेयस्कर है।'

डॉ. भीमराव आम्बेडकर

डॉ. भीमराव रामजी आम्बेडकर का जन्म मध्य प्रदेश में इन्दौर के निकट एक फौजी छावनी महू में 14 अप्रैल, 1891 को एक महार परिवार में हुआ था। डॉ. आम्बेडकर के परिवार का कुलनाम सकपाल है। उनके दादा का नाम मालोजी, उनके पिता का नाम रामजी और माता का नाम भीमाबाई था। उनके पिता सेना में सूबेदार मेजर के पद से 1891 ई. में सेवानिवृत्त हुए थे। रामजी सेवानिवृत्त होने के बाद अपने पैतृक गाँव **अम्बावाड़े** आ गए थे। दफोली नगरपालिका स्कूल में अस्पृश्य बालकों को प्रवेश न मिलने के कारण वह परिवार सहित मुम्बई आ गए।

डॉ. आम्बेडकर के जन्म का नाम **भीमा** था। परिवार के सदस्य उन्हें लाड़-प्यार से भीमा कहते थे। भीमा की आयु अभी छः वर्ष ही थी कि उनकी माता भीमाबाई का देहान्त हो गया। उसके बाद उनका पालन-पोषण उनकी बुआ मीराबाई ने किया।

रामजी कबीरपन्थी थे। वे अपने बच्चों को भजन, अभंग और दोहों का पाठ करवाते थे। इस धार्मिक शिक्षा का भीमा के मस्तिष्क एवं विचारों पर प्रभाव पड़ना स्वाभाविक था। इनका बचपन दफोली और सतारा में व्यतीत हुआ था। उन्होंने अपनी प्राथमिक शिक्षा इन्हीं स्थानों पर प्राप्त की थी। उन्होंने एल्फिन्स्टन स्कूल से वर्ष 1907 में हाईस्कूल (मैट्रिक) की परीक्षा उत्तीर्ण की। भीमा महार जाति में मैट्रिक की परीक्षा उत्तीर्ण करने वाले पहले बालक थे।

बड़ौदा नरेश ने उच्च शिक्षा ग्रहण करने के लिए आम्बेडकर के लिए ₹ 25 प्रतिमाह की छात्रवृत्ति स्वीकृत की।

आम्बेडकर ने वर्ष 1908 में एल्फिन्स्टन कॉलेज में प्रवेश लिया। नवम्बर, 1908 में उन्होंने बीए की परीक्षा उत्तीर्ण की। 2 फरवरी, 1913 को उनके पिता का स्वर्गवास हो गया। आम्बेडकर ने वर्ष 1915 में अमेरिका में रहकर एमए की परीक्षा उत्तीर्ण की तथा बाद में उन्होंने पीएचडी की उपाधि प्राप्त की। 21 अगस्त, 1917 को वे वापस मुम्बई आ गए। इसके पश्चात् उन्होंने अपना सार्वजनिक जीवन आरम्भ किया। उनकी मृत्यु 65 वर्ष की आयु में दिल्ली में 6 दिसम्बर, 1956 को हुई।

सामाजिक चिन्तन

- डॉ. आम्बेडकर का विचार था कि सामाजिक और राजनीतिक परिवर्तन लाने के लिए शिक्षा का प्रसार नितान्त आवश्यक है।
- वर्ष 1923 के बाद से उन्होंने अछूतों को सवर्णों के समान स्तर पर लाने के लिए एक आन्दोलन चलाया। डॉ. आम्बेडकर का विरोध केवल छुआछूत के विरुद्ध ही नहीं था, बल्कि वह भारतभूमि से जातिवाद और वर्णभेद को ही मिटा देना चाहते थे।
- डॉ. आम्बेडकर की धारणा थी कि अस्पृश्यता की उत्पत्ति चतुर्वर्ण से हुई है अतएव चतुर्वर्ण को समाप्त करने के लिए उन्होंने कोई कसर नहीं उठा रखी थी।
- वह चतुर्वर्ण की व्यवस्था श्रम-विभाजन के आधार पर होने सम्बन्धी इतिहासकारों के विचार से सहमत न थे। उनका कहना था कि अगर ऐसा ही था, तो और देशों में इस तरह की व्यवस्था क्यों नहीं हुई।

- डॉ. आम्बेडकर लिखते हैं, "भारत में अछूत कहीं पर भी गया वह दूसरों के लिए तापदायक होता है और उसके सामने अनेक कठिनाइयाँ आ जाती हैं। यह जानकारी मिलते ही कि हम चमार हैं, सहानुभूति का भाव एकदम काफूर हो जाता है।"
- डॉ. आम्बेडकर ने अस्पृश्यता की जड़ों को कुरेदा और यह निष्कर्ष निकाला कि ईश्वर का अस्तित्व, आत्मा की अमरता और पुनर्जन्म एवं वर्णाश्रम व्यवस्था अस्पृश्यों के शोषण और पिछड़ेपन के लिए उत्तरदायी हैं, अत: जब तक इन्हें मिटा नहीं दिया जाता, तब तक सामाजिक न्याय की स्थापना नहीं की जा सकती। उन्होंने वर्णाश्रम व्यवस्था (समाज के चार वर्णों—ब्राह्मण, क्षत्रिय, वैश्य और शूद्र) को जन्म देने वाली 'मनुस्मृति' का अस्पृश्य समाज के कुछ साधुओं द्वारा दाहसंस्कार करवाया। उन्होंने येवला सम्मेलन में प्रतिज्ञा ली थी कि "मैं हिन्दू धर्म में पैदा हुआ, क्योंकि यह मेरे हाथ की बात नहीं थी, परन्तु मैं हिन्दू धर्मावलम्बी रह कर नहीं मरूँगा।" उन्होंने अस्पृश्यों को यह त्रि-सूत्रीय उपदेश दिया—"शिक्षित बनो, संगठित रहो, संघर्ष करो।" उन्होंने उन्हें आत्मसम्मान और स्वावलम्बन का पाठ पढ़ाया और उन्हें बुद्ध के उपदेशों का स्मरण कराया कि "हे आनन्द! तुम स्वयं ही अपना प्रकाश बनो, तुम स्वयं ही अपनी शरण में जाओ, किसी अन्य की शरण कभी न लो।"

डॉ. आम्बेडकर ने अछूतोद्धार के लिए निम्नलिखित प्रयास किए

- हिन्दू धार्मिक ग्रन्थों पर आधारित सिद्धान्तों; विशेषकर जाति-प्रथा और वर्ण-व्यवस्था पर कठोर प्रहार किया जाति-उन्मूलन सम्बन्धी उनके मुख्य सुझाव निम्नांकित हैं
  - हिन्दू समाज की चतुर्वर्णीय व्यवस्था का अन्त कर एक वर्णीय व्यवस्था को स्थापित किया जाए अर्थात् जन्म के आधार पर जाति निर्धारित न हो।
  - **अन्तर्जातीय विवाह** के पैरोकार डॉ. आम्बेडकर का मानना था कि "खून के मिलने से अपनेपन की भावना पैदा होती है।"
  - मन्दिरों या अन्य प्रार्थना स्थलों पर पुरोहिताई के कार्य पर जाति विशेष का वर्चस्व नहीं होना चाहिए। यह पद प्रजातान्त्रिक तरीके से सभी योग्य व्यक्तियों के लिए खुला होना चाहिए।
- शिक्षित बनो, आन्दोलन चलाओ, संगठित रहो।
- हीन भावनाओं एवं आदतों के परित्याग पर बल।
- सामाजिक क्रान्ति लाने का प्रयास।
- अस्पृश्यों में जनजागृति लाने का प्रयास।
- अस्पृश्यों के लिए राजनीतिक सत्ता अर्थात् विशेष प्रतिनिधित्व प्राप्त करने का प्रयास किया।
- भारतीय संविधान में अस्पृश्यता निवारण सम्बन्धी प्रावधान किए।

आम्बेडकर की रचनाएँ

डॉ. आम्बेडकर द्वारा लिखे गए प्रमुख ग्रन्थ एवं लेख निम्नलिखित प्रकार हैं

1. ग्रन्थ

- द प्रॉब्लम ऑफ द रुपी–इट्स ओरिजिन एण्ड इट्स सॉल्यूशन (1923)
- द इवोल्यूशन ऑफ प्रोविन्शियल फायनेन्स इन ब्रिटिश इण्डिया
- इमैनसिपेशन ऑफ द अनटचेबल्स (1943)
- व्हाट कांग्रेस एण्ड गाँधी हैव डन टू द अनटचेबल्स (1945)
- थॉट्स ऑन पाकिस्तान (1940) और पाकिस्तान एण्ड पार्टिशन ऑफ इण्डिया (1946)
- हू वर द शूद्राज? हाउ दे कम टू बी द फोर्थ वर्ण इन द इण्डो आर्यन सोसायटी (1946)
- द अनटचेबल्स, हू आर दे? एण्ड व्हाई दे बिकेम अनटचेबल्स? (1948)
- स्टेट्स एण्ड माइनोरिटीज (1948)
- महाराष्ट्र एज ए लिंग्युस्टिक प्रोविन्स (1947)
- थॉट्स ऑन लिंग्युस्टिक स्टेट्स (1955)
- बुद्धा एण्ड हिज धम्म (1957)
- द राइज एण्ड फाल ऑफ द हिन्दू वीमैन
- गाँधी एण्ड गाँधीज्म।

2. लेख

- कास्ट्स इन इण्डिया–देअर जेनेसिज, मैकेनिज्म एण्ड डेवलपमेण्ट (1917)
- स्माल होल्डिंग्स इन इण्डिया एण्ड देयर रेमेडीज (1918)
- अनीहिलेशन ऑफ कास्ट–विद ए रिप्लाई टू महात्मा गाँधी (1935)
- पार्लियामेण्टरी डेमोक्रेसी (1952)
- बुद्धिज्म एण्ड कम्युनिज्म (1956)–स्पीच।

आम्बेडकर राजनीतिक चिन्तक के रूप में

- डॉ. आम्बेडकर एक राजनीतिक दार्शनिक नहीं थे। उन्होंने राजनीतिक संस्थाओं, राजनीतिक अवधारणाओं एवं राजनीतिक समस्याओं का विवेचन एक राजनीतिक दार्शनिक की भाँति नहीं किया।
- वे एक योद्धा की भाँति अस्पृश्य समाज को सामाजिक न्याय दिलाने के लिए जीवनपर्यन्त संघर्ष करते रहे। उन्होंने राजनीतिक संस्थाओं, शासन प्रणालियों एवं अवधारणाओं पर जो विचार व्यक्त किए हैं, वे इसी एक लक्ष्य से आच्छादित थे।

डॉ. आम्बेडकर के राजनीतिक विचार मुख्यत: निम्नलिखित हैं

राज्य का स्वरूप

- राज्य के स्वरूप के बारे में डॉ. आम्बेडकर के विचार उदारवादियों और लोक-कल्याणकारी राज्य के समर्थक दार्शनिकों से मिलते-जुलते हैं।
- एक उदारवादी व्यक्तिवादी की भाँति डॉ. आम्बेडकर व्यक्ति की प्रतिष्ठा और गौरव में विश्वास करते हैं, परन्तु उनकी भाँति वे अहस्तक्षेप के सिद्धान्त में विश्वास नहीं करते।
- एक समाजवादी की भाँति वे राज्य को एक आवश्यक और उपयोगी संस्था मानते हैं, वे उसे असीमित या अमर्यादित शक्तियों से विभूषित नहीं करना चाहते। वे उसे सीमित या मर्यादित शक्तियाँ ही प्रदान करना चाहते हैं। वे राज्य और सरकार दोनों से संवेदनशीलता की अपेक्षा करते हैं। वह चाहते हैं कि वे समाज के दलित, शोषित एवं असहाय वर्ग के लोगों के उत्थान के लिए ऐसे सकारात्मक कदम उठाएँ कि एक न्यायनिष्ठ सामाजिक प्रणाली स्थापित हो, जो स्वतन्त्रता, समानता, भ्रातृत्व, माधुर्य और सौम्यता के सिद्धान्तों पर आधारित हो। दूसरे शब्दों में, डॉ. आम्बेडकर सुधार हेतु राज्य के हस्तक्षेप को स्वीकार करते हैं।

शासन प्रणाली का स्वरूप

- डॉ. आम्बेडकर ने संसदीय शासन प्रणाली का समर्थन किया है। वे एक ऐसी शासन प्रणाली के पक्ष में हैं, जिसमें कार्यपालिका सक्षम होने के साथ-साथ उत्तरदायी और संवेदनशील हो, जो व्यवस्थापिका के निर्देशन और नियन्त्रण में कार्य करे, जिसमें बहुमत अल्पमत के हितों की उपेक्षा न करे। जिसमें ऐसी खुली प्रणाली हो कि निर्णयों पर जनमत का सीधा प्रभाव पड़े, जिसमें ऐसी संस्थागत और प्रक्रियागत व्यवस्थाएँ हों कि शक्तियों का दुरुपयोग न हो सके और शक्ति सन्तुलन स्वत: क्रियान्वित रहे आदि। डॉ. आम्बेडकर ने अपने ग्रन्थ 'स्टेट्स एण्ड माइनॉरिटीज' में माइनॉरिटीज (अल्पसंख्यकों) के हितों की रक्षा हेतु निम्नलिखित संस्थागत एवं प्रक्रियागत व्यवस्थाओं का उल्लेख किया है
- बहुमत को सरकार निर्माण का अधिकार तो हो, परन्तु उसे अल्पमत के हितों की उपेक्षा करने का अधिकार न दिया जाए।
- अल्पसंख्यक वर्ग के विश्वासपात्र प्रतिनिधियों को बहुमत की कार्यपालिका में प्रतिनिधित्व देने की व्यवस्था होनी चाहिए।
- कार्यपालिका की स्थिरता को सुनिश्चित किया जाए ताकि कुशलता बनी रह सके।
- कार्यपालिका पर व्यवस्थापिका का नियन्त्रण सैद्धान्तिक और वास्तविक दोनों ही प्रकार का हो, ताकि वह उसके निर्देशों और निर्णयों की अवहेलना न कर सके।
- अवरोध और सन्तुलन के सिद्धान्त की व्यवस्था हो, ताकि शासन के विभाग एक-दूसरे से स्वतन्त्र रहते हुए भी एक-दूसरे पर नियन्त्रण रख सकें और शासन में सन्तुलन बना रहे।

बालिग (वयस्क) मताधिकार

- डॉ. आम्बेडकर उत्तरदायी सरकार के लिए बालिग मताधिकार आवश्यक समझते हैं।
- वे इसे शिक्षा, सम्पत्ति अथवा अन्य किसी योग्यता पर आधारित नहीं करना चाहते।
- उनके अनुसार, ''मताधिकार का सही अर्थ है अपनी खुद की जिन्दगी, जायदाद और आजादी की हिफाजत करने का हक। कुछ विशिष्ट व्यक्तियों को ही मताधिकार दे देने से जो सरकार बनेगी वह अल्पसंख्यकों की होगी। नतीजा यह होगा कि बहुसंख्यकों के हितों की बागडोर अल्पसंख्यकों के हाथों में रहेगी।''
- धन-दौलत या लिखाई-पढ़ाई के अभाव के कारण किसी भारतवासी को सरकार का चुनाव करने के अधिकार से वंचित नहीं किया जा सकता।
- **डॉ. आम्बेडकर** के अनुसार, ''इंसान भले ही अनपढ़ हो फिर भी वह समझदार होता है। वह अपना हित अच्छी तरह समझता है। केवल गरीबी की वजह से कोई अपने राज्य का प्रतिनिधि न चुन सके, तो यह उसके साथ बड़ी बेइंसाफी होगी।''
- प्रजातन्त्र को यथार्थपरक बनाने हेतु आवश्यक शर्तों का निर्धारण किया।

आम्बेडकर : प्रजातन्त्र के समर्थन

- डॉ. आम्बेडकर प्रजातन्त्र के समर्थक थे।
- वे इसे शासन का स्वरूप ही नहीं, बल्कि परम्परा, आदरभाव और सम्मानपूर्वक जीने का ढंग भी मानते थे।
- इनकी धारणा है कि प्रजातान्त्रिक शासन प्रणाली ही एक ऐसी शासन प्रणाली है, जिसमें समाज की आर्थिक और सामाजिक व्यवस्था में जाति, रंग, लिंग, सम्पत्ति तथा धर्म के भेदभाव के बिना शान्तिपूर्ण ढंग से क्रान्तिकारी परिवर्तन लाए जा सकते हैं।

डॉ. आम्बडेकर ने प्रजातान्त्रिक शासन व्यवस्था को यथार्थपरक बनाने एवं उसकी रक्षा हेतु निम्नलिखित शर्तों की ओर इंगित किया है

सांविधानिक तरीकों में दृढ़ विश्वास डॉ. आम्बेडकर का मानना है कि जहाँ सामाजिक और आर्थिक उद्देश्यों की प्राप्ति के लिए सांविधानिक तरीकों के लिए कोई रास्ता नहीं बचा हो, तो असांविधानिक तरीकों के लिए काफी औचित्य हो जाता है, किन्तु जहाँ सांविधानिक तरीकों की राह खुली है, वहाँ असांविधानिक तरीकों का कोई औचित्य नहीं हो सकता।

व्यक्ति (विभूति) **पूजा से दूर रहना** डॉ. आम्बेडकर ने प्रजातन्त्र में जनसमूह को व्यक्ति पूजा से दूर रहने का परामर्श दिया है।

डॉ. आम्बेडकर के अनुसार, ''धर्म में भक्ति आत्मा के उद्धार का मार्ग प्रशस्त भले ही करती हो, परन्तु राजनीति में व्यक्ति पतन का निश्चित मार्ग है।''

राजनीतिक, सामाजिक और आर्थिक प्रजातन्त्र डॉ. आम्बेडकर ने संविधान सभा में 25 नवम्बर, 1949 को कहा था कि ''26 जनवरी, 1950 से देश के राजनीतिक जीवन में समता का पदार्पण होगा, लेकिन सामाजिक और आर्थिक जीवन में विषमता बनी रहेगी। यदि यह असंगति कायम रही तो इस विषमता की आँच में झुलसा वर्ग हमारे महान् प्रयासों से निर्मित इस राजनीतिक महल को ध्वस्त किए बगैर नहीं रहेगा।''

डॉ. आम्बेडकर ने राजनीतिक प्रजातन्त्र को यथार्थपरक बनाने हेतु सामाजिक और आर्थिक प्रजातन्त्र पर बल दिया। सामाजिक प्रजातन्त्र जीवन की एक पद्धति है, यह जीने का ढंग है। इस पद्धति, सिद्धान्त या ढंग में स्वतन्त्रता, समानता और भाईचारे (बन्धुत्व) के सिद्धान्तों को एक-दूसरे से अलग-अलग करके नहीं देखा जाता, बल्कि तीनों को एक-दूसरे का पूरक मानते हुए समन्वित रूप में देखा जाता है। **डॉ. आम्बेडकर** के अनुसार, ''समानता के बिना स्वतन्त्रता से बहुसंख्यकों पर थोड़ों की सर्वोच्चता स्थापित की जाएगी, स्वतन्त्रता के बिना समानता से व्यक्तिगत पेशकदमी की हत्या होगी, भाई-चारे के बिना स्वतन्त्रता और समानता को नैसर्गिक प्रवाह प्राप्त नहीं होगा।''

सामाजिक व्यवस्था के सम्बन्ध में सुझाव

एक न्यायनिष्ठ सामाजिक व्यवस्था के लिए डॉ. आम्बेडकर ने निम्नलिखित सुझाव दिए

- सामाजिक असमानताओं एवं विशेषाधिकारों का उन्मूलन अर्थात् जाति, लिंग, धर्म, भाषा, प्रदेश या अन्य किसी आधार पर भेदभाव या ऊँच-नीच की समाप्ति।
- अस्पृश्यता से जुड़ी निर्योग्यताओं का उन्मूलन या निराकरण।
- अस्पृश्य जातियों को सांविधानिक एवं कानूनी संरक्षण।
- मूल अधिकारों की व्यवस्था।
- समान नागरिक संहिता का प्रावधान आदि।
- **द्वि-दलीय व्यवस्था** डॉ. आम्बेडकर प्रजातन्त्र को यथार्थपरक बनाने हेतु राजनीतिक दलों को 'प्राथमिक आवश्यकता' समझते हैं।
- डॉ. आम्बेडकर एक-दलीय व्यवस्था के पक्ष में नहीं थे। वे इसे हितकर नहीं समझते थे।

- उनके अनुसार, "जहाँ एक से अधिक राजनीतिक पार्टियाँ नहीं होतीं वहाँ बुद्धि का विकास भी सम्भव नहीं हो पाता। जहाँ बुद्धि का विकास न हो पाए वहाँ स्वतन्त्रता प्राप्त करना और उसे लाभप्रद बनाना भी असम्भव हो जाएगा।"
- **डॉ. आम्बेडकर** के अनुसार, "एक-दलीय लोकतन्त्र स्वेच्छाचारी होता है। स्वेच्छाचार चाहे सजातीय लोगों का हो या विजातीय, स्वाधीनता के लिए नास्तिकता होती है।"

तटस्थ प्रशासन डॉ. आम्बेडकर का कहना है कि प्रजातन्त्र में प्रशासन तटस्थ होना चाहिए, वचनबद्ध नहीं।

- उसकी निष्ठा संविधान और कानून के प्रति होनी चाहिए, किसी विशिष्ट व्यक्ति या सत्तारूढ़ दल के प्रति नहीं।
- सिविल सेवाओं की तटस्थता की रक्षा के निमित्त स्थायित्व के साथ-साथ संवैधानिक संरक्षण पर प्रदान करने के पक्ष में थे।
- वे सिविल सेवा में 'लूट प्रथा' के विरोधी थे। उनका स्पष्ट मत है कि सत्तारूढ़ या शासकीय दल में परिवर्तन होने से प्रशासनिक सेवकों की अदला-बदली नहीं होनी चाहिए।

साम्यवाद के दावानल और इस्लामिक गठबन्धन से बचाव डॉ. आम्बेडकर ने भारत के प्रजातन्त्र को साम्यवाद के दावानल और मुस्लिम देशों के गठबन्धन के खतरों से सावधान किया है।

उनका मत है कि साम्यवाद का दावानल सब कुछ भस्म कर देता है, जिससे प्रजातन्त्र भी भस्म हो जाएगा।

प्रजातन्त्र को यथार्थपरक बनाने की शर्तें

- *डॉ. आम्बेडकर ने अपने लेख 'पार्लियामेण्टरी डेमोक्रेसी' में प्रजातन्त्र को यथार्थपरक बनाने हेतु निम्नलिखित शर्तों को गिनाया है*
  - समाज में विषमता नहीं होनी चाहिए।
  - विपक्ष का अस्तित्व विद्यमान होना चाहिए।
  - कानून और प्रशासन में समानता होनी चाहिए।
  - सांविधानिक सदाचार का पालन किया जाना चाहिए।
  - बहुसंख्यकों पर अत्याचार नहीं होने चाहिए।
  - सामाजिक नैतिकता होनी चाहिए।
  - जनता में चेतना विद्यमान होनी चाहिए।

डॉ. आम्बेडकर और क्षेत्रीय भाषा

- डॉ. आम्बेडकर क्षेत्रीय भाषाओं के विकास के पक्ष में थे, परन्तु सम्पूर्ण राष्ट्र की भाषा (राष्ट्रभाषा) के रूप में उन्होंने हिन्दी भाषा को ही प्रतिस्थापित करने पर बल दिया।
- उनका कहना था कि हिन्दी ही एक ऐसी भाषा है, जो राष्ट्र को एक सूत्र में आबद्ध करने की क्षमता रखती है।
- डॉ. आम्बेडकर राज्यों की सरकारी भाषा के आधार पर उनके गठन को राष्ट्रीय अखण्डता के लिए खतरनाक समझते थे।
- उन्होंने धार समिति के समक्ष भी निवेदन किया था कि "प्रादेशिक भाषा को राष्ट्रीय भाषा नहीं बनने देना चाहिए, नहीं तो प्रादेशिक राष्ट्रवाद पैदा होने की पूर्ण सम्भावना है।"
- डॉ. आम्बेडकर भाषावाद को साम्प्रदायिकता का दूसरा रूप मानते थे।
- उनके अनुसार, "एकता और राष्ट्रीय एकता सभी के लिए एक भाषा का होना जरूरी है, वह है हिन्दी।"
- डॉ. आम्बेडकर 'एक भाषा अनेक राज्य' फार्मूले का समर्थन करते थे।
- उन्होंने चेतावनी देते हुए कहा, "क्षेत्रीय भाषा को सरकारी भाषाएँ मानने से भारत संगठित राष्ट्र और भारतीयों को भारतीय प्रथम तथा भारतीय अन्तिम मानने का आदर्श धूमिल हो जाएगा।"
- डॉ. आम्बेडकर की रचना 'थॉट्स ऑन पाकिस्तान' वर्ष 1940 में प्रकाशित हुई थी।
- इस पुस्तक में डॉ. आम्बेडकर ने यह सिद्धान्त प्रतिपादित किया था कि "भारत के हिन्दुओं को शान्ति से जीने देने के लिए भारत के हिन्दुस्तान और पाकिस्तान नामक दो भाग कर दिए जाने चाहिए।"
- उनका यह भी मानना था कि "केन्द्रीय शासन सशक्त करने के लिए भारत का विभाजन आवश्यक है, अन्यथा भारत की स्वाधीनता सदा ही संकट में रहेगी।"
- उन्होंने यह सुझाव भी दिया था कि पाकिस्तान बनाने से पहले पाकिस्तानी हिस्से के हिन्दू तथा हिन्दुस्तान के मुसलमानों की अदला-बदली हो जानी चाहिए।
- उनका यह सुझाव भी था कि "यदि देश-विभाजन कांग्रेस की मजबूरी हो जाती है, तो भारत में एक भी मुसलमान को रहने का हक नहीं होना चाहिए, क्योंकि इनके रहने से एक और विभाजन के लिए देश को तैयार रहना पड़ेगा।"

राष्ट्रमण्डल डॉ. आम्बेडकर भारत के राष्ट्रमण्डल से सम्बन्ध-विच्छेद को उचित नहीं मानते थे। वे उसके साथ सम्बन्ध बनाए रखना चाहते थे।

- डॉ. आम्बेडकर ने वर्ष 1948 में अर्थमन्त्री को प्रेषित विज्ञप्ति में कहा था कि "भारत की तरह राष्ट्रमण्डल को भी भारत के सहयोग की आवश्यकता है।"
- "औद्योगिक प्रगति के लिए तथा प्रतिरक्षा के लिए जितनी जल्दी मदद ब्रिटिश कॉमनवेल्थ से मिल सकती है उतनी जल्दी और कहीं से नहीं मिल सकती। इसलिए राष्ट्रमण्डल से सम्बन्ध-विच्छेद करना भारत के लिए उचित नहीं है।"

राष्ट्रवाद, एकीकरण और राष्ट्रप्रेम डॉ. आम्बेडकर के राष्ट्रवाद, राष्ट्रप्रेम और देशभक्ति के सम्बन्ध में कुछ भ्रामक धारणाएँ विद्यमान हैं। इसका कारण यह है कि डॉ. आम्बेडकर राष्ट्र की स्वतन्त्रता की तुलना में सामाजिक स्वतन्त्रता को प्राथमिकता देते थे।

अस्पृश्यता का विरोध

- वे अस्पृश्य समाज की मुक्ति को भारत की मुक्ति से अधिक महत्त्व देते थे। डॉ. आम्बेडकर ने मुस्लिम तुष्टिकरण की नीति को 'आत्मघाती' और भारत छोड़ो आन्दोलन की नीति को 'गैर-जिम्मेदार, पागलपन और राजनीतिक दिवालियापन' की संज्ञा दी थी।
- डॉ. आम्बेडकर गोलमेज सम्मेलन में देशी राजाओं और जमींदारों का विरोध करने वाले अकेले प्रतिनिधि थे, उनके दिमाग में भारत के लिए एक धर्मनिरपेक्ष समतामूलक राज्य की रूपरेखा साफ थी। वे राष्ट्रीय एकीकरण के समर्थक थे।
- उन्होंने संविधान समिति की 13 दिसम्बर, 1946 की बैठक में भाषण देते हुए कहा था कि "आज हम भले ही राजनीतिक, सामाजिक और आर्थिक दृष्टि से टूट गए हों फिर भी परिस्थिति और समय अनुकूल होते ही हमारी एकता को कोई नहीं रोक सकेगा। भले ही आज मुस्लिम लीग हिन्दुस्तान के टुकड़े करने के लिए आन्दोलन चला रही है, फिर भी एक ऐसा भी दिन उदित होगा, जब वह भी महसूस करेगी कि अखण्ड भारत ही हम सबके लिए हितकर है।"
- डॉ. आम्बेडकर का यह भाषण 'अखण्ड हिन्दुस्तान की घोषणा' थी और उसके बाद ही वे संविधान समिति के सलाहकार बन गए। डॉ. आम्बेडकर के अनुसार राष्ट्रीयता एकत्व की भावना है और अन्तर्राष्ट्रीय सन्दर्भ में इसका आधार होना चाहिए 'भाईचारा'। डॉ. आम्बेडकर स्वतन्त्रता विरोधी नहीं थे, परन्तु वे समाज के

सभी वर्गों (बहुसंख्यक-अल्पसंख्यक दोनों वर्गों) के लिए स्वतन्त्रता चाहते थे। वे उस राष्ट्रवाद को स्वीकार करने के लिए कदापि तैयार नहीं थे, जो दूसरे राष्ट्र या समुदाय के प्रति निर्दयता दिखाए या जिससे भय प्रमाणित होता हो।

- वे राष्ट्रवाद को उस समय तक निरर्थक मानते हैं जब तक उसमें राष्ट्रीयता (एकता) की भावना विद्यमान न हो।
- डॉ. आम्बेडकर का कहना है कि हम भ्रम पालते हैं कि हम एक राष्ट्र हैं। उनका कहना था कि "जो जनगण हजारों जातियों में बँटा हुआ है, वह एक राष्ट्र कैसे हो सकता है? जितनी जल्दी हम यह समझ जाएँगे कि सामाजिक और मनोवैज्ञानिक दृष्टि से अभी हम राष्ट्र नहीं हैं, उतना ही अच्छा होगा।"
- उनका कहना था कि भारत में जातियाँ हैं। जातियाँ राष्ट्र विरोधी चीज हैं। वे (जातियाँ) सामाजिक जीवन में विघटन पैदा करती हैं। वे जातियों के बीच ईर्ष्या और विद्वेष की सृष्टि करती हैं।

संविधान निर्माण संविधान सभा ने 29 अगस्त, 1947 को संविधान का प्रारूप तैयार करने के लिए सात सदस्यीय प्रारूप समिति का गठन किया था, जिसके अध्यक्ष डॉ. आम्बेडकर थे।

- समिति के सात सदस्यों में से वे एकमात्र सदस्य ऐसे थे, जिन्होंने संविधान निर्माण में निर्णायक भूमिका निभाई थी, जिसके कारण उन्हें 'आधुनिक मनु' की संज्ञा दी जाती है।

डॉ. आम्बेडकर का योगदान

डॉ. आम्बेडकर ने लिखा है कि "ब्राह्मणवाद का चातुर्वर्ण्य सन्दर्भित सिद्धान्त देश की पराजय के लिए ही नहीं, वरन् हिन्दू समाज के पतन के लिए भी उत्तरदायी रहा है।" *डॉ. आम्बेडकर के योगदान को, संक्षेप में, निम्नलिखित शीर्षकों के अन्तर्गत अभिव्यक्त किया जा सकता है*

- अछूतोद्धार के माध्यम से अस्पृश्यों को राष्ट्र की मुख्य धारा में लाए।
- संविधान के निर्माता।
- जाति-प्रथा और वर्ण-व्यवस्था पर कठोर प्रहार किए।
- मानव अधिकारों के रक्षक।
- प्रजातन्त्र को यथार्थपरक बनाने हेतु सुझाव दिए।
- अस्पृश्यों में आम्बेडकरी संस्कृति अथवा दलित कविता का उद्भव किया।

लोक मान्य तिलक

बाल गंगाधर तिलक का जन्म 23 जुलाई, 1856 ई. को महाराष्ट्र के रत्नागिरि स्थान पर हुआ था। 1881 ई. में उन्होंने पत्रकारिता के क्षेत्र में प्रवेश किया और 'मराठा' तथा 'केसरी' जैसे समाचार-पत्रों की स्थापना की। उन्होंने केसरी के माध्यम से स्वदेशी, बहिष्कार और स्वराज्य का सन्देश जन-जन तक पहुँचाया। **तिलक के तत्त्वशास्त्रीय तथा धार्मिक विचार** तिलक अद्वैत दर्शन के समर्थक थे। वह वस्तुगत यथार्थ को स्वीकार करते थे। उनका अद्वैत एक सक्रिय दर्शन था। **तिलक का राजनीतिक दर्शन** तिलक के राजनीतिक विचारों पर उनकी प्रमुख तत्त्वशास्त्रीय मान्यताओं का प्रभाव है। वह वेदान्ती थे। उनके अनुसार वेदान्त के अद्वैतीय तत्त्वशास्त्र में प्राकृतिक अधिकारों की राजनीतिक धारणा निहित है। *तिलक के प्रमुख राजनीतिक विचार निम्नलिखित हैं*

1. **तिलक का राष्ट्रवाद और पुनरुत्थानवाद** तिलक का राष्ट्रवाद कुछ अंशों में पुनरुत्थानवादी है। वह राष्ट्र में आध्यात्मिक शक्ति और नैतिक उत्साह उत्पन्न करने के लिए वेदों तथा गीता के सन्देश को जन-जन के समक्ष रखना चाहते थे।
2. **तिलक का राजनीतिक उग्रवाद अथवा आक्रामक राष्ट्रवाद** तिलक का राष्ट्रवाद आक्रामक था और भारतीय राजनीतिक क्षेत्र में उन्हें उग्रवादी राष्ट्रीयता का अग्रदूत माना जाता है।
3. **स्वदेशी और बहिष्कार** स्वाधीनता संग्राम के इन दो हथियारों को लोकप्रिय बनाने में तिलक ने महत्त्वपूर्ण भूमिका अदा की। तिलक ने केसरी ने लिखा है कि, "हमारा राष्ट्र एक वृक्ष की तरह है, जिसका मूल तना स्वराज्य है और स्वदेशी एवं बहिष्कार उसकी शाखाएँ हैं।" तिलक का बहिष्कार आन्दोलन गाँधी जी के असहयोग आन्दोलन की स्पष्टतम पूर्व सूचना थी।
4. **तिलक की स्वराज्य की धारणा** तिलक ने स्वराज्य को एक राजनीतिक आवश्यकता ही नहीं बताया, अपितु नैतिक आधार पर इसका समर्थन भी किया।
5. **शान्ति सम्मेलन को ज्ञापन** तिलक ने राजनीति यथार्थवाद का अवलम्बन लेकर पेरिस के शान्ति सम्मेलन (1919) के अध्यक्ष क्लेमेसो को स्मरण-पत्र प्रेषित करते हुए भारत की भावी अन्तर्राष्ट्रीय महत्ता का चित्र प्रस्तुत किया।
6. **कांग्रेस डेमोक्रेटिक पार्टी का घोषणा-पत्र** मांटेग्यू-चेम्सफोर्ड सुधारों की योजना को क्रियान्वित करने के लिए उन्होंने जिस कांग्रेस डेमोक्रेटिक पार्टी की स्थापना की उसके चुनाव घोषणा-पत्र (अप्रैल, सन् 1920) में वर्णित शब्दावली उनके परिपक्व राजनीतिक चिन्तन की प्रतीक थी।

तिलक के आर्थिक विचार तिलक ने भारत की गिरती हुई आर्थिक स्थिति पर विचार व्यक्त करते हुए भारत की आर्थिक निर्भरता के ह्रास पर दुःख प्रकट किया। वे देश में उद्योग-धन्धों की स्थापना तथा आन्तरिक व्यापार का विस्तार करने के पक्ष में थे।

तिलक के समाज सुधार सम्बन्धी विचार तिलक सामाजिक विचारों में सुधारवादी न होकर पुनः अभ्युदयवादी थे। वे रानाडे के विचारों के विपरीत भारतीय सभ्यता व संस्कृति के प्राचीन सफल सामाजिक प्रयोगों को वर्तमान भारत में पुनः स्थापित करने में विश्वास रखते थे। *समाज सुधार सम्बन्धी तिलक के प्रमुख विचार निम्नलिखित हैं*

1. **समाज सुधार के स्वाभाविक विकास का समर्थन** तिलक समाज सुधार के विरुद्ध नहीं थे, किन्तु वे तात्कालिक तथा अविकल सामाजिक क्रान्ति के कार्यक्रम के कट्टर शत्रु थे। उनके अनुसार प्रगतिशील शिक्षा और बढ़ती हुई जागृति के साथ-साथ सुधार कार्य स्वाभाविक रूप से विकसित होते रहें, यही देश के हित में है।
2. **सामाजिक सुधार से पूर्व राष्ट्रीय जागरण और राजनीतिक स्वतन्त्रता का समर्थन** तिलक ने इस तर्क को अस्वीकार किया कि समाज सुधार राजनीतिक प्रगति और मुक्ति की अपरिहार्य पूर्व शर्त है।
3. **सामाजिक तथा धार्मिक मामलों में नौकरशाही के हस्तक्षेप का विरोध** भारत के सामाजिक धार्मिक मामलों में तिलक नौकरशाही के हस्तक्षेप के विरुद्ध थे। वे इस पक्ष में नहीं थे कि नौकरशाही का सामाजिक-धार्मिक क्षेत्र में आक्रमण और हस्तक्षेप हो जो अब तक स्वायत्त तथा हस्तक्षेप से मुक्त रहता चला आया था।

4. राजनीतिक आन्दोलन तथा समाज सुधार की पृथकता का दृष्टिकोण तिलक राजनीतिक आन्दोलन और सामाजिक सुधारों को एक साथ मिलाने के पक्ष में नहीं थे।
5. जाति-व्यवस्था, अस्पृश्यता, बाल-विवाह, विधवा विवाह आदि पर विचार जाति-पाँति के भेदभावों और अस्पृश्यता में विश्वास नहीं करते थे। उन्होंने बाल-विवाह का विरोध किया। तिलक समाज सुधारों को कानून के माध्यम से क्रियान्वित करने के पक्ष में नहीं थे।

तिलक के शिक्षा सम्बन्धी विचार तिलक एक महान् शिक्षाशास्त्री थे। उन्होंने राष्ट्रीय शिक्षा की पुरजोर वकालत की।

पाश्चात्य राजनीतिक चिंतक

सुकरात

प्राचीन यूनानी दार्शनिक सुकरात (469–399 ई. पू.) प्लेटो के गुरु और मार्गदर्शक के रूप में विख्यात है। सुकरात को अपनें नगर-राज्य एथेंस में सत्ता विरोधी विचारों के कारण मृत्युदण्ड दिया गया, जिसनें युवा प्लेटो के मन पर गहरा प्रभाव डाला।

सुकरात के विचारों को जाननें के मुख्य स्त्रोत उसके शिष्य प्लेटो की रचनाएँ है। प्लेटो ने संवाद शैली में जो कृतियाँ लिखी, उनमें सुकरात को मुख्य वक्ता के रूप में प्रस्तुत किया गया है। जो चर्चा इन रचनाओं में खिले गये हैं उनमें बहुत ही गूढ़ प्रश्नों का उत्तर संवाद के माध्यम से सुकरात ने दिया है। प्लेटो ने अपनें विचारों को सुकरात के मुँह से कहलाया है तथा उसे अमर बना दिया है। यह एक महत्वपूर्ण तथ्य है कि सुकरात की अपनी कोई रचना नहीं है। मुख्यत: प्लेटों के चित्रण को ही सुकरात के विचारों का प्रामाणिक प्रतिनिधि माना जाता है।

सुकरात का सिद्धान्त

तर्क आधारित सिद्धान्त

सुकरात का मानना था कि प्रकृति का ज्ञान प्राप्त करने के लिए केवल वस्तुओं का निरीक्षण ही पर्याप्त नहीं है। ज्ञान प्राप्ति एक मानसिक क्रिया है। अत: सत्य को पानें का सही तरीका वाद-विवाद, वार्तालाप, या तर्क विद्या है। तर्क का प्रारम्भ किसी परिकल्पना से होती है फिर उस पर प्रश्न उठाये जाते हैं और किसी व्यापक प्राक्कल्पना की दृष्टि से उसकी जाँच की जाती है।

प्रयोजन मूलक व्याख्या सिद्धान्त

मनुष्य की गतिविधियाँ केवल भौतिक कारणों से नियमित नहीं होती, बल्कि वे किसी लक्ष्य, उद्देश्य, ध्येय या साध्य से प्रेरित होती हैं। इस सिद्धान्त जीवन्त उदाहरण उसके मृत्यु-दण्ड के सन्दर्भ में है, जिसका विरोध सुकरात ने नहीं किया। वह सिद्ध करना चाहता था कि कानून का पाठन किया जाना चाहिए, यह हर नागरिक का कर्त्तव्य है।

आकृति सिद्धान्त

सत्य ज्ञान के खोज में सुकरात ज्यामिति पद्धति से प्रभावित था। ज्यामिति आकृतियों की सहायता से नियमों का पता लगाते हैं, परन्तु शुद्ध आकृति कभी नहीं खींची जा सकती, वैसे ही राज्य भी एक पूर्ण राज्य न होकर भी पूर्ण सात्विकता का प्रतिनिधित्व करता है।

सुकरात ने अपनें चिन्तन में ज्ञान को प्रधानता दी है। उसनें तथ्यों और मूल्यों की अन्वेषण पद्धति में कोई अन्तर नहीं किया। उसने तर्क दिया कि जैसे ज्यामिति में रेखाओं की लम्बाई या आकृतियों के क्षेत्रफल इत्यादि का पता लगा सकते हैं, वैसे ही मनुष्य या राज्य के उत्तम गुणों का पता लगा सकते हैं। सुकरात को एथेंस के लोकतन्त्र वादियों ने उसकी बौद्धिक गतिविधियों से घबराकर ही मृत्युदण्ड सुनाया था।

प्लेटो

यूनानी राजदर्शन अथवा राजनीतिक चिन्तन का क्षेत्र प्रधानत: राज्य की प्रकृति एवं व्यक्ति है। यूनानी विचारकों ने मनुष्य को एक राजनीतिक-सामाजिक प्राणी माना है। यूनान के व्यक्ति का जीवन के प्रति दृष्टिकोण लौकिक और धर्मनिरपेक्ष था।

प्लेटो का जन्म 428 ई. पू. एथेन्स के कुलीन परिवार में हुआ था। उसकी माता का नाम परिक्टियनी व पिता का नाम अरिस्टोन था। प्लेटो का वास्तविक नाम **अरिस्टोक्लीज** था, किन्तु उसके चौड़े कन्धों के कारण उसे प्लेटो नाम दिया गया।

लगभग 20 वर्ष की आयु में प्लेटो ने सुकरात का शिष्यत्व ग्रहण किया, परन्तु 399 ई. पू. उसके गुरु सुकरात की मृत्यु से उसके जीवन में नया मोड़ आया। इस पर मैक्सी ने कहा कि इस समय प्लेटो में सुकरात पुन: जीवित हो उठा। इसके पश्चात् प्लेटो इधर-उधर घूमता रहा। कहते हैं कि इस समय वह भारत में गंगा नदी के तट पर भी आया तथा सिसली के सिराक्यूज राज्य में डियोनसिस से उसकी भेंट भी हुई।

388 ई. पू. प्लेटो ने एथेन्स लौटकर अपनी आयु के चालीसवें वर्ष में **अकादमी** नामक शिक्षण संस्था की स्थापना की। इसे यूरोप का प्रथम विश्वविद्यालय होने का गौरव प्राप्त हुआ। प्लेटो ने सिसली के राजा दियोनसिस द्वितीय को दार्शनिक शासक बनाने का भी प्रयास किया, परन्तु वह विफल रहा। प्लेटो को दार्शनिकों का राजा और राजाओं का दार्शनिक बनाने वाला कहा जाता था। 81 वर्ष की आयु में 347 ई. पू. में अपने पीछे अरस्तू आदि सैकड़ों शिष्यों को छोड़कर यह अमर दार्शनिक मृत्यु की गोद में सो गया।

प्लेटो के प्रमाणिक ग्रन्थों की संख्या 28 है, वैसे प्लेटो के ग्रन्थों की संख्या 36 या 38 के आस-पास मानी जाती है। उसके सभी प्रामाणिक ग्रन्थों का (बर्नेट द्वारा सम्पादित एवं ऑक्सफोर्ड द्वारा प्रकाशित) यूनानी संस्करण 2662 पृष्ठों में प्रकाशित हुआ है।

प्लेटो द्वारा राजशास्त्र का विशद् विवेचन उसकी तीन कृतियों रिपब्लिक, स्टेट्समैन और लॉज में अधिक गहन एवं सुस्पष्ट रूप से किया गया है। प्लेटो के सभी ग्रन्थ प्रश्नोत्तर संवाद या द्वन्द्वात्मक पद्धति में लिखे गए हैं।

प्लेटो के प्रमुख ग्रन्थ

- क्रीटो
- यूथीफ्रो
- अपोलॉजी
- सिम्पोजियम
- रिपब्लिक
- स्टेट्समैन
- मीनो
- जोर्जियस
- प्रोटागोरस
- फेडो
- सोफिस्ट
- लॉज़

वह घटनाओं के आधार पर सिद्धान्तों का नियमीकरण नहीं करता, बल्कि किसी विचार विशेष का विश्लेषण एवं परीक्षण करता है और इस प्रकार के परीक्षण से प्राप्त विभिन्न विचारों की बार-बार परीक्षा करके अन्त में सत्य की प्रतिस्थापना करता है। उसकी इस अध्ययन विधि को सृजनात्मक एवं रचनात्मक पद्धति भी कहा जा सकता है। प्लेटो ने पूर्णत: न तो आगमन-विधि (विशेष से सामान्य की ओर) और न ही निगमन-विधि (सामान्य से विशेष की ओर)को अपनाया और न ही अरस्तू की भाँति किसी वैज्ञानिक विधि को कोई प्रश्रय दिया। प्लेटो की रचनाओं का रूप विधान आरम्भ से लेकर अन्त तक संवादों का है।

प्लेटो ने कहीं-कहीं सोद्देश्यात्मक पद्धति का भी प्रयोग किया है। सोद्देश्यात्मक का अर्थ होता है कि प्रत्येक वस्तु का कुछ उद्देश्य होता है और वह अपने उद्देश्य के लिए सतत प्रयत्नशील रहती है। प्लेटो की पद्धति के बारे में एक उल्लेखनीय बात यह भी है कि वह कल्पनावादी दार्शनिक था।

रिपब्लिक : प्लेटों की सर्वश्रेष्ठ कृति

रिपब्लिक प्लेटो की सर्वश्रेष्ठ कृति है, जिसमें उसने दार्शनिक शासक व न्याययुक्त आदर्श राज्य की कल्पना की है। **अर्नेस्ट बार्कर** ने रिपब्लिक को **पाँच** भागों में बाँटा है

- **आध्यात्मिक भाग** इसमें अच्छा-भला या नेक क्या है, इस प्रश्न पर विचार किया गया है।
- **नैतिक भाग** इस भाग में मानव आत्मा के गुणों पर प्रकाश डाला गया है।
- **शिक्षा** इस भाग में शिक्षा व्यवस्था पर चर्चा की गई है।
- **सम्पत्ति और परिवार** इसमें सम्पत्ति विषयक व परिवार विषयक साम्यवाद की चर्चा की गई है।
- **आदर्श राज्य का पतन** प्लेटो ने इस भाग में बताया है कि यदि आदर्श राज्य के नियमों का पालन न किया गया तो आदर्श राज्य का पतन हो जाएगा।

बार्कर ने रिपब्लिक के बारे में कहा है कि यह वास्तविक जीवन पर आधारित है। **इमर्सन** ने प्लेटो के बारे में लिखा है कि "प्लेटो दर्शन है तथा दर्शन प्लेटो है।"

प्लेटो के न्याय सम्बन्धी विचार

प्लेटो का अपनी पुस्तक रिपब्लिक में मुख्य उद्देश्य न्याययुक्त आदर्श राज्य की स्थापना करना था। इसी कारण प्लेटो की पुस्तक रिपब्लिक का दूसरा शीर्षक न्याय से सम्बन्धित था। अपने न्याय सिद्धान्त का प्रतिपादन करने के लिए अपने पात्रों के संवादों के माध्यम से प्लेटो ने सर्वप्रथम तात्कालिक समय में प्रचलित **न्याय के तीन सिद्धान्तों** का खण्डन किया है

1. परम्परावादी सिद्धान्त (सेफेल्स का सिद्धान्त)
2. उग्रवादी सिद्धान्त (थ्रेसीमैक्स)
3. व्यवहारवादी अथवा ग्लार्कों का सिद्धान्त

प्लेटो के अनुसार न्याय मानव आत्मा से सम्बन्धित है। मानव आत्मा के तीन तत्त्व बुद्धि, शौर्य और तृष्णा जब उचित अनुपात में पाए जाते हैं, तो **वैयक्तिक न्याय** की स्थापना होती है। प्लेटो के अनुसार, राज्य का निर्माण बालू एवं चट्टानों से नहीं होता है वरन् उसमें निवास करने वाले व्यक्तियों से ही होता है। मानव आत्मा के तीन तत्त्वों से ही राज्य के तीन वर्गों का निर्माण होता है। जिन व्यक्तियों में बुद्धि का तत्त्व होता है वे दार्शनिक वर्ग का निर्माण करते हैं। जिन व्यक्तियों में शौर्य का तत्त्व अधिक रहता है वे सैनिक वर्ग का निर्माण करते हैं, जिनमें तृष्णा का तत्त्व अधिक रहता है वे उत्पादक वर्ग का निर्माण करते हैं। प्लेटो का कहना है कि जब ये तीनों वर्ग अपना-अपना कार्य करते हैं और दूसरों के कार्य में हस्तक्षेप नहीं करते, तभी राज्य में न्याय स्थित रहता है। अत: न्याय कर्त्तव्य पालन से परे कोई वस्तु नहीं है। इस प्रकार प्लेटो **दो प्रकार के न्याय** की चर्चा करता है

1. व्यक्ति से सम्बन्धित न्याय

प्लेटो न्याय सिद्धान्त को नैतिकता से सम्बन्धित मानता है न कि कानूनी अवधारणा के रूप में स्वीकारता है। इसलिए न्याय का आधार कर्त्तव्य पालन बताता है। इसीलिए प्लेटो न्याय को मानव आत्मा से सम्बन्धित मानता है और मानव आत्मा के तीन तत्त्वों से निर्मित राज्य के तीन वर्गों की एकता व समन्वय पर बल देता है।

प्लेटो का न्याय सिद्धान्त श्रम-विभाजन, अहस्तक्षेप व कार्य विशिष्टीकरण पर आधारित है। प्लेटो के अनुसार, प्रत्येक नागरिक केवल उस कार्य को ही करेगा, जो उसकी आत्मा की प्रधान प्रवृत्ति के अनुरूप है। उसका मत है कि नागरिकों को उनकी आत्मा की प्रधान प्रवृत्ति के अनुसार शासक वर्ग, सैनिक वर्ग तथा उत्पादक वर्ग में विभाजित किया जाना चाहिए और प्रत्येक नागरिक को केवल अपने वर्ग से सम्बन्धित कार्य को ही करना चाहिए। साथ में प्लेटो यह भी कहता है कि प्रत्येक वर्ग को अपना कार्य करना चाहिए तथा दूसरे वर्ग के कार्यों में हस्तक्षेप नहीं करना चाहिए। अत: प्लेटो प्रत्येक व्यक्ति को विशेष गुण के अनुरूप एक ही कार्य करने का निर्देश देता है।

2. राज्य से सम्बन्धित न्याय

प्लेटो का न्याय सिद्धान्त व्यक्ति की तुलना में राज्य को महत्त्व देता है। अत: न्याय सिद्धान्त समष्टिवादी है। प्लेटो की न्याय व्यवस्था में व्यक्ति का नहीं, अपितु उसके वर्ग का महत्त्व है। प्लेटो राज्य को सावयव (शरीर) मानता है और उसका न्याय सिद्धान्त राज्य में सावयवी एकता प्राप्त करने का साधन है।

प्लेटो आदर्श राज्य में न्याय की स्थापना के लिए दो आधार तत्त्वों पर बल देता है—शिक्षा व साम्यवाद का सिद्धान्त। प्लेटो के अनुसार, अभिभावक (दार्शनिक और सैनिक वर्ग) में सद्गुणों का विकास राज्य द्वारा नियन्त्रित लम्बी शिक्षा पद्धति की व्यवस्था करता है। प्लेटो सैद्धान्तिक के साथ-साथ व्यावहारिक शिक्षा की भी व्यवस्था करता है। प्लेटो के अनुसार शिक्षा द्वारा उत्पन्न सद्गुण विपरीत वातावरण में नष्ट हो सकते हैं। अत: अभिभावक को उचित वातावरण प्रदान करने के लिए साम्यवाद आवश्यक है। इसलिए प्लेटो अभिभावक वर्ग के लिए सम्पत्ति और परिवार विषयक साम्यवाद की भी व्यवस्था करता है। इस प्रकार प्लेटो आधुनिक न्याय के विपरीत न्याय को नैतिक व मानव आत्मा के अनुरूप चित्रित करता है।

प्लेटो के न्याय सिद्धान्त की आलोचना प्लेटो के न्याय सिद्धान्त की निम्न आधार पर **आलोचना** की जाती है, यथा

आधुनिक कानूनी धारणा के अनुरूप नहीं है, अत: व्यावहारिक नहीं है।

प्लेटो का सिद्धान्त व्यक्ति के कर्त्तव्यों पर बल देता है और व्यक्ति के अधिकारों की पूर्ण उपेक्षा करता है।

प्लेटो के न्याय का कार्य विशेषीकरण सिद्धान्त व्यक्ति की स्वतन्त्रता के विरुद्ध है।

प्लेटो का न्याय सिद्धान्त प्रजातन्त्र विरोधी, अभिजाततन्त्र का समर्थक सिद्धान्त है।

प्लेटो न्याय की स्थापना के लिए दार्शनिक वर्ग को असीमित शक्तियाँ सौंपता है, इस प्रकार निरंकुशता का मार्ग प्रशस्त करता है।

उपरोक्त आलोचनाओं के बावजूद प्लेटो के न्याय सिद्धान्त का यह महत्त्व है कि राज्य में नैतिकता की स्थापना करता है। आज के शासकों व नागरिकों को सन्देश देता है कि वह नैतिकता के अनुरूप अपने कर्त्तव्य का पालन करें।

प्लेटो का न्याय सिद्धान्त

- न्याय एक आन्तरिक तत्त्व है।
- मानव आत्मा से सम्बन्धित है।
- कार्यविशेषीकरण/कर्त्तव्यपालन/अहस्तक्षेप के सिद्धान्त पर आधारित है।
- सावयवी एकता का सिद्धान्त।
- दार्शनिक शासक का विशेष स्थान।
- शिक्षा व साम्यवाद पर विशेष बल।

प्लेटो के शिक्षा सम्बन्धी विचार

प्लेटो ने अपनी पुस्तक **रिपब्लिक** में न्याय की स्थापना के लिए दो आधार स्तम्भों की आवश्यकता पर बल दिया। प्रथम शिक्षा सिद्धान्त तथा द्वितीय साम्यवाद। प्लेटो ने अपने ग्रन्थ रिपब्लिक में शिक्षा पर इतने विस्तार से लिखा कि रूसो ने रिपब्लिक को शिक्षा पर लिखा गया ग्रन्थ कहा। प्लेटो के अनुसार, एक आदर्श राज्य नागरिकों के श्रेष्ठ चरित्र पर ही स्थिर रह सकता है और नागरिकों में सद्चरित्र और सद्गुणों का विकास शिक्षा द्वारा ही सम्भव है। प्लेटो का कथन है कि ''शिक्षा मानसिक रोग का मानसिक उपचार है।''

प्लेटो का शिक्षा सिद्धान्त

- प्लेटो अभिभावक वर्ग के लिए राज्य नियन्त्रित अनिवार्य शिक्षा पर बल देता है।
- प्लेटो एथेन्स (बौद्धिक शिक्षा) और स्पार्टा (सैनिक शिक्षा) की शिक्षा पद्धति का समन्वय कर शारीरिक और मानसिक दोनों प्रकार की शिक्षा की व्यवस्था करता है।
- प्लेटो स्त्री-पुरुष दोनों के लिए शिक्षा पर बल देता है।
- प्लेटो लम्बी शिक्षा पद्धति तथा सैद्धान्तिक व व्यावहारिक दोनों प्रकार की शिक्षा पर बल देता है।
- पाठ्यक्रम में नैतिक मानदण्डों का उचित स्थान।
- शिक्षा एवं दीर्घकालीन अनवरत प्रक्रिया।
- व्यावसायिक शिक्षा को प्लेटो शिक्षा नहीं मानता और कुशल से कुशल विशेषज्ञ या उत्पादक को वह शासक बनने का अधिकार नहीं देता।

प्लेटो ने अपनी शिक्षा योजना या शिक्षा के कार्यक्रम को दो भागों में विभाजित किया है

1. प्रारम्भिक शिक्षा एवं 2. उच्च शिक्षा।

1. प्रारम्भिक शिक्षा

प्लेटो की प्रारम्भिक शिक्षा-योजना में 6 वर्ष तक के बालक को नैतिक और धार्मिक शिक्षा दी जाती थी। 9 वर्ष से 12 वर्ष तक बौद्धिक एवं शारीरिक शिक्षा तथा साथ ही संगीत तथा व्यायाम पर बल दिया गया। 18 से 20 वर्ष तक कठोर सैनिक शिक्षा की व्यवस्था की जाती है। रिपब्लिक में प्लेटो ने प्रारम्भिक शिक्षा की जो योजना प्रस्तुत की है वह तत्कालीन प्रणाली का सुधार है, यह किसी नई व्यवस्था की योजना नहीं है। इस सुधार में एथेन्स के नागरिक के लड़के को मिलने वाली शिक्षा का स्पार्टा के तरुणों को मिलने वाली राजनीतिक शिक्षा के साथ समन्वय कर दिया गया था और दोनों की ही विषयवस्तु को काफी बदल दिया गया था। प्रारम्भिक शिक्षा में प्लेटो शारीरिक, साहित्यिक और संगीतात्मक शिक्षा को सम्मिलित करता है। इसी सन्दर्भ में **क्वायेर** ने लिखा है दर्शन प्रौढ़ावस्था के लिए है, युवावस्था के लिए नहीं।

2. उच्च शिक्षा

रिपब्लिक का सबसे मौलिक और महत्त्वपूर्ण सुझाव उच्चतम शिक्षा की व्यवस्था है। प्लेटो इस शिक्षा द्वारा चुने हुए विद्यार्थियों को 20 और 35 वर्ष की अवस्था के बीच में संरक्षक वर्ग के उच्चतम पदों के लिए तैयार करना चाहता था। प्लेटो ने उच्च शिक्षा को दो स्तर पर कायम किया। 20 से 30 वर्ष तक का शिक्षण और 30 वर्ष से 35 वर्ष तक का शिक्षण। प्लेटो ने उच्च शिक्षा के पाठ्यक्रम में केवल उन्हीं वैज्ञानिक विषयों को चुना, जो मस्तिष्क को विकसित करते हैं। ये विषय थे—गणित, ज्योतिष और तर्कशास्त्र।

20 से 30 वर्ष की अवस्था तक इन विषयों का अध्ययन करने के उपरन्त परीक्षा की व्यवस्था थी। उत्तीर्ण होने वाले विद्यार्थी को 35 वर्ष की आयु तक **द्वन्द्ववाद** की शिक्षा दी जानी थी, क्योंकि द्वन्द्ववाद ही वह साधन है, जिसके द्वारा विशुद्ध तत्त्व का ज्ञान प्राप्त किया जा सकता है। इस सम्बन्ध में प्लेटो यह धारणा लेकर चला है कि शासन करने का अधिकार केवल ज्ञानी लोगों को ही है।

प्लेटो की शिक्षा का औपचारिक कार्यक्रम 35 वर्ष की अवस्था में समाप्त हो जाता है। किन्तु इतने गम्भीर शिक्षण के बाद भी वह शासक की योग्यता हेतु शिक्षण को अपूर्ण मानता है, क्योंकि अभी तक उन्हें कोरी बौद्धिक शिक्षा ही मिली है, उन्हें संसार का व्यावहारिक अनुभव नहीं है। अत: प्लेटो के अनुसार 50 वर्ष की आयु तक सांसारिक जीवन की कठोर परीक्षाओं में खरे उतरने वाले और लोक व्यवहार और शास्त्रों का गम्भीर ज्ञान रखने वाले व्यक्ति ही शासक बनने के अधिकारी हैं।

यद्यपि प्लेटो के शिक्षा सिद्धान्त में अनेक कमियाँ हैं तथापि इसमें ऐसे निम्नलिखित अनेक आधुनिक तत्त्व हैं जो वर्तमान युग में भी **प्रासंगिक** हैं,

- प्लेटो शिक्षा का मूल उद्देश्य नैतिकता और सद्गुणों का विकास करने को मानता है। वर्तमान युग में नैतिकता का ह्रास हो रहा है, ऐसे में प्लेटो के उद्देश्य को पुन: अपनाने की आवश्यकता है।

- प्लेटो का यह कथन कि शिक्षा मानसिक रोग का मानसिक उपचार है, आज भी यूनेस्को की प्रस्तावना का आधार बना हुआ है जिसमें लिखा है कि युद्ध मनुष्य के मस्तिष्क में जन्म लेते हैं। यदि शिक्षा द्वारा मनुष्य के मस्तिष्क में शान्ति स्थापित कर दी जाए तो स्थायी अन्तर्राष्ट्रीय शान्ति की स्थापना सम्भव है।
- प्लेटो का शिक्षा सिद्धान्त हमें बताता है कि शासक को शिक्षित, सर्वगुण सम्पन्न और सद्गुणी होना चाहिए, यह आज के सन्दर्भ में भी प्रासंगिक है।
- प्लेटो अपनी शिक्षा योजना को वर्तमान युग के अनुरूप स्त्री-पुरुष दोनों पर बल देता है।
- प्लेटो का शिक्षा सिद्धान्त शारीरिक और मानसिक दोनों की शिक्षाओं पर बल देता है, जो आज की शिक्षा व्यवस्था के लिए आदर्श का कार्य कर सकता है।
- प्लेटो का यह कहना सत्य प्रतीत होता है कि शिक्षा द्वारा न्याय की स्थापना समाज में सम्भव है।

शिक्षा सिद्धान्त की आलोचना

प्लेटो के शिक्षा सिद्धान्त की अनेक आधारों पर आलोचना की जाती है,

- प्लेटो की शिक्षा योजना में सभी वर्गों की शिक्षा के लिए व्यवस्था नहीं है।
- प्लेटो की शिक्षा योजना में साहित्य को बहुत कम महत्त्व दिया गया है, तथा कला और साहित्य पर अनुचित नियन्त्रण की व्यवस्था की गई है।
- प्लेटो की शिक्षा योजना सैद्धान्तिक अधिक और व्यावहारिक कम है।
- प्लेटो की शिक्षा योजना लम्बी, उबाऊ और खर्चीली है।
- प्लेटो की शिक्षा योजना अत्यधिक केन्द्रीकृत है।

प्लेटो के साम्यवाद सम्बन्धी विचार

प्लेटो अपनी पुस्तक रिपब्लिक में न्याययुक्त आदर्श राज्य की स्थापना के लिए शिक्षा के साथ-साथ साम्यवाद पर बल देता है। प्लेटो का कहना है कि शिक्षा द्वारा उत्पन्न सद्गुण विपरीत वातावरण में नष्ट हो सकते हैं। अत: अभिभावक वर्ग में सद्गुणों को बनाए रखने के लिए उचित वातावरण निर्माण हेतु साम्यवाद की भी आवश्यकता है। प्लेटो का कहना है—''शिक्षा द्वारा उत्पन्न सद्गुण विपरीत वातावरण में नष्ट हो सकते हैं, अत: शिक्षा के सद्गुणों को बनाए रखने के लिए साम्यवाद आवश्यक है।'' प्लेटो शासकों और सैनिकों के लिए सामूहिक रूप से राज्य के अभिभावक शब्द का इस्तेमाल करता है।

प्लेटो अभिभावक के लिए दो प्रकार के साम्यवाद की व्यवस्था करता है

1. सम्पत्ति का साम्यवाद

प्लेटो सम्पत्ति के साम्यवाद को स्पष्ट करते हुए कहता है कि उनके (अभिभावक वर्ग) पास केवल उतनी ही व्यक्तिगत सम्पत्ति रहेगी, जितनी जीवन यापन करने के लिए परम आवश्यक है। दूसरी बात यह है कि उनके पास कोई ऐसा आवास अथवा भण्डार नहीं होगा जो सबके लिए खुला नहीं हो। उन्हें सोने या चाँदी को स्पर्श करना भी निषेध होगा। प्लेटो **सम्पत्ति विषयक साम्यवाद** का निम्न आधारों पर समर्थन करता है

- प्लेटो के अनुसार, सम्पत्ति व्यक्ति में भोग की प्रवृत्ति को बढ़ावा देती है और व्यक्ति की आत्मा पर प्रतिकूल प्रभाव डालती है।
- सम्पत्ति व्यक्ति को स्वार्थी बनाती है, जिससे उसका विवेक व साहस कुण्ठित हो जाता है।
- प्लेटो के अनुसार, सम्पत्ति के अधिकार के साथ शासन का आधार योग्यता के स्थान पर धन सम्पत्ति ले लेगी।
- निजी सम्पत्ति के अन्त के साथ शासक वर्ग में सम्पत्ति को लेकर आपसी प्रतियोगिता व ईर्ष्या समाप्त हो जाएगी, जिससे राज्य में एकता बनी रहेगी।
- सम्पत्ति के साम्यवाद शासक अपना समस्त समय और ध्यान अपनी कार्य कुशलता की वृद्धि में लगा सकते हैं।

2. परिवार का साम्यवाद

प्लेटो का मत है कि परिवार का मोह धन के मोह से अधिक प्रबल होता है और मनुष्य इसके लिए अनेक प्रकार के अनुचित और अनैतिक कार्य करने के लिए भी तैयार हो जाता है। परिवार के उन्मूलन के पक्ष में प्लेटो का एक तर्क और है, वह है नारी जाति की विमुक्ति। प्लेटो के समय यूनान में नारी जाति की दशा अत्यन्त शोचनीय थी। वे घर की चाहरदीवारी तक ही सीमित थी, प्लेटो की मान्यता थी कि नारी जाति के उत्थान के लिए उनका कार्यक्षेत्र अधिक व्यापक और विस्तृत होना चाहिए। यह तभी सम्भव है जब परिवार अथवा विवाह व्यवस्था को ही समाप्त कर दिया जाए। प्लेटो स्त्री और पुरुषों में कोई आधारभूत भेद स्वीकार नहीं करता। इसीलिए इस सिद्धान्त का स्वरूप बताते हुए प्लेटो कहता है

''संरक्षक स्त्री पुरुषों में कोई भी अपना निजी घर नहीं बनाएगा। शासक स्त्रियाँ सब शासक पुरुषों की समान रूप से पत्नियाँ होंगी। इनकी सन्तानें भी समान रूप से सबकी होंगी और न तो माता-पिता अपनी सन्तान को जान सकेंगे और न सन्तान माता पिता को।''

प्लेटो **परिवार के साम्यवाद** का निम्न आधारों पर समर्थन करता है

- इससे स्त्रियाँ भी मुक्त होकर प्रशासन कार्य में भाग ले सकेंगी।
- परिवारों में संघर्ष का अन्त होगा। अन्तत: राज्य की एकता में वृद्धि होगी।
- प्लेटो के अनुसार श्रेष्ठ सन्तानों की प्राप्ति इससे सम्भव होगी।
- अभिभावक जनसंख्या सन्तुलन का कार्य कर सकेंगे।
- अभिभावक पारिवारिक कार्यों से स्वतन्त्र होकर राज्य के लिए कार्य कर सकेंगे। अत: इससे अभिभावक वर्ग की कार्यक्षमता में वृद्धि होगी।

इस प्रकार स्पष्ट है कि प्लेटो साम्यवाद का विस्तारपूर्वक विवेचन करता है, इसी कारण मैक्सी जैसे विचारक प्लेटो को प्रथम आधुनिक साम्यवादी कहते हैं।

प्लेटो के साम्यवाद की अरस्तू द्वारा आलोचना

- प्लेटो की सम्पत्ति विषयक साम्यवाद की योजना समाज में संघर्ष और फूट की प्रवृत्ति को बढ़ाने वाली है।
- प्लेटो का साम्यवाद विविधतापूर्ण नहीं है, और बिना विविधता के बौद्धिकता का विकास नहीं हो सकता।
- प्लेटो ने सम्पत्ति के गुणों की अवहेलना की है, जबकि अरस्तू सम्पत्ति को एक गुण और एक प्रेरणाशक्ति मानते हैं।

- प्लेटो का सम्पत्ति सम्बन्धी साम्यवाद ऐतिहासिक आधार पर भी दोषपूर्ण है, क्योंकि समाज ने इसे स्वीकार नहीं किया।
- इससे उत्पादन और वितरण में एक-सा अनुपात नहीं रहता।
- प्लेटो का सम्पत्ति का साम्यवाद अव्यावहारिक है।
- व्यक्तित्व और परिवार को कुचल कर एकता की स्थापना के प्रयत्नों को उचित नहीं कहा जा सकता।
- स्त्रियों के सामूहिक स्वामित्व की योजना से यौन क्षेत्र में अराजकता उत्पन्न हो जाएगी।
- परिवार या स्त्री सम्बन्धी साम्यवाद मानव नैतिकता और पवित्रता पर भीषण आघात करने वाला है।
- सार्वजनिक रूप से बच्चों का भरण-पोषण और शिक्षा की समुचित व्यवस्था नहीं की जा सकती है।
- राज्यों को वर्गों में विभक्त कर प्लेटो स्वयं ही उसकी एकता को अस्त-व्यस्त करता है।
- प्लेटो के साम्यवाद में उत्पादक वर्ग की उपेक्षा की गई है, जो जनसंख्या का अधिकांश भाग होता है।
- प्लेटो का साम्यवाद प्रतिक्रियागामी है।
- राज्य द्वारा श्रेष्ठ स्त्री-पुरुषों के समागम की योजना सर्वथा अव्यावहारिक है।

आधुनिक साम्यवाद और प्लेटो के साम्यवाद में समानता

- दोनों व्यक्ति की तुलना में समाज और राज्य को महत्त्वपूर्ण मानते हैं।
- दोनों व्यक्ति के कर्त्तव्यों पर बल देते हैं।
- दोनों वर्ग-संघर्ष और शोषण का अन्त करना चाहते हैं।
- दोनों निजी सम्पत्ति की संस्था का अन्त करने पर बल देते हैं।
- दोनों स्त्री-पुरुष की समानता में विश्वास करते हैं।

आधुनिक साम्यवाद और प्लेटो के साम्यवाद में अन्तर

यदि प्लेटोवाद का गहन एवं सूक्ष्म अध्ययन किया जाए तो स्पष्ट हो जाता है कि प्लेटोवाद व साम्यवाद में सतही समानताएँ हैं और साथ ही दोनों में आधारभूत अन्तर भी हैं, जो निम्न हैं

- प्लेटो के साम्यवाद का आधार आदर्शवाद या दर्शनवाद है, तो आधुनिक साम्यवाद का आधार भौतिकवाद है।
- प्लेटो के साम्यवाद का उद्देश्य राजनीतिक है। वह कुशासन एवं भ्रष्टाचार को मिटाकर राज्य की एकता की स्थापना करना चाहता है, किन्तु आधुनिक साम्यवाद का उद्देश्य आर्थिक है। वह आर्थिक शोषण को समाप्त करके आर्थिक समानता की स्थापना करना चाहता है।
- प्लेटो का साम्यवाद राज्य को प्राकृतिक व नैतिक संस्था मानता है, वहीं आधुनिक साम्यवाद राज्य को निजी सम्पत्ति की व्यवस्था से उत्पन्न एक वर्गीय संस्था मानता है। आधुनिक साम्यवाद के अनुसार जब वर्गहीन समाज की रचना होगी तो राज्य भी समाप्त हो जाएगा।
- प्लेटो का साम्यवाद कुलीनतन्त्रीय है, जिसमें शासन का नेतृत्व दार्शनिक वर्ग को सौंपा गया है। किन्तु आधुनिक साम्यवाद का जन्म ही कुलीन वर्ग की संस्कृति के विरोध में हुआ है और यह जनवादी जनतन्त्र का समर्थक है, जिसका उद्देश्य वर्गविहीन समाज की स्थापना करना है।
- प्लेटो की न्याय की धारणा नैतिक एवं आध्यात्मिक है। प्लेटो के अनुसार मानव आत्मा के अनुरूप कर्त्तव्यपालन ही न्याय है, जबकि आधुनिक साम्यवाद के अनुसार न्याय का अर्थ है शोषक वर्ग एवं आर्थिक असमानता का अन्त तथा आर्थिक समानता की स्थापना।
- प्लेटो अपने साम्यवाद में तीन में से दो वर्गों पर बल देता है और तीनों वर्गों को बनाए रखते हुए वर्ग सामंजस्य पर बल देता है, वहीं आधुनिक साम्यवाद वर्ग संघर्ष का अन्त कर वर्ग विहीन समाज की रचना करना चाहता है। इस प्रकार प्लेटो का साम्यवाद दो वर्गों पर लागू होता है इसलिए अर्द्धसाम्यवाद है।
- प्लेटो का साम्यवाद नगर-राज्य तक सीमित है, जबकि आधुनिक साम्यवाद विचारों की दृष्टि से अन्तर्राष्ट्रीय क्षेत्र से सम्बन्धित है और व्यवहार में राष्ट्र राज्य में लागू किया गया है।
- प्लेटो का साम्यवाद सम्पत्ति के साथ-साथ परिवार के क्षेत्र में भी लागू होता है, किन्तु आधुनिक साम्यवाद केवल सम्पत्ति के क्षेत्र में ही लागू किया गया है।
- आर्थिक साम्यवाद की दृष्टि से प्लेटो का साम्यवाद उपभोग की क्रिया से सम्बन्धित है, जबकि आधुनिक साम्यवाद उत्पादन के साधन से सम्बन्धित है।
- प्लेटो शासक वर्ग को राजनीतिक शक्ति तो सौंपता है, किन्तु उसे आर्थिक शक्ति से वंचित रखता है। प्लेटो का साम्यवाद आर्थिक तथा राजनीतिक शक्ति के पृथक्करण की व्यवस्था करता है। आधुनिक साम्यवाद सर्वहारा के अधिनायक तन्त्र में सर्वहारा को राजनीतिक शक्ति के साथ-साथ आर्थिक शक्ति भी प्रदान करता है।
- प्लेटो का साम्यवाद शान्ति पर आधारित है तो आधुनिक साम्यवाद क्रान्ति पर आधारित है।
- प्लेटो का साम्यवाद पूर्णत: अव्यावहारिक है और इसलिए इसे कभी व्यवहार में लागू नहीं किया जा सका है, किन्तु आधुनिक साम्यवाद को राज्य के अन्तर्गत व्यावहारिक रूप से अपनाया गया है।

प्लेटो का आदर्श राज्य

प्लेटो का आदर्श राज्य सभी आने वाले समय और सभी स्थानों के लिए एक आदर्श का प्रस्तुतीकरण है। उसने आदर्श आदर्श राज्य की कल्पना करते समय उसकी व्यावहारिकता की उपेक्षा की है। यद्यपि प्लेटो के विचारों में व्यावहारिकता की कमी है लेकिन हमें उस पृष्ठभूमि को नहीं भूलना चाहिए, जिसने उसके मष्तिष्क में 'आदर्श राज्य' की कल्पना जाग्रत की।

राज्य और व्यक्ति का सम्बन्ध

प्लेटो व्यक्ति और राज्य में जीवाणु और जीव का सम्बन्ध मानता है। उसका विश्वास है कि जो गुण और विशेषताएँ अल्प मात्रा में व्यक्ति में पाई जाती हैं वे ही विशाल रूप में राज्य में पाई जाती हैं। राज्य मूलत: मनुष्य की आत्मा का बाह्य स्वरूप है अर्थात् आत्मा (चेतना) अपने पूर्ण रूप से जब बाहर प्रकट होती है तो वह राज्य का स्वरूप धारण कर लेती है। व्यक्ति की संस्थाएँ उसके विचार का संस्थागत स्वरूप हैं। जैसे-राज्य के कानून व्यक्ति क विचारों से उत्पन्न होते हैं, न्याय उनके विचार से ही उद्भूत हैं। ये विचार ही विधि-संहिताओं और न्यायालयों के रूप में मूर्तिमान होते हैं।

प्लेटो ने मनुष्य की आत्मा में तीन तत्त्व बताए हैं विवेक, उत्साह और क्षुधा और इनके कार्यों तथा निहित गुणों अथवा विशेषताओं के आधार पर इन्हें राज्य के लिए अत्यन्त महत्त्वपूर्ण बताया।

आदर्श राज्य का निर्माण

राज्य को उत्पन्न करने में तीन तत्त्व सहायक होते हैं

1. **आर्थिक तत्त्व** आर्थिक तत्त्वों के अन्तर्गत प्लेटो वासना अथवा क्षुधा तत्त्वों को राज्य का प्रारम्भिक आधार मानकर अपनी विवेचना शुरू करता है। आर्थिक तत्त्व से अभिप्राय यह है कि मनुष्य अपनी आवश्यकताओं को एकांकी रूप से पूर्ण नहीं कर सकता, इससे समाज में श्रम विभाजन तथा कार्यों का विशेषीकरण उत्पन्न होता है। इससे आर्थिक संघों का निर्माण होता है तथा एक व्यक्ति एक कार्य का सिद्धान्त व्यापक हो जाता है। सेवाओं के आदान-प्रदान से सबकी आवश्यकताओं की पूर्ति हो पाती है। प्लेटो के अनुसार, आदर्श राज्य की स्थापना के लिए आवश्यकताओं की सर्वोत्तम तुष्टि और सेवाओं का समुचित आदान-प्रदान एक महती आवश्यकता है।
2. **सैनिक वर्ग** राज्य निर्माण हेतु दूसरा महत्त्वपूर्ण तत्त्व है आवश्यकताओं में वृद्धि के साथ ही राज्य को अधिक भू-भाग की आवश्यकता होती है। अत: युद्ध अनिवार्य हो जाता है। इस कार्य हेतु तथा युद्ध की सम्भावना और उससे रक्षण की आवश्यकता के फलस्वरूप राज्य में उत्साह, साहस या शूरवीरता के तन्त्र का उदय होता है। इससे सैनिक वर्ग का आविर्भाव होता है जिससे युद्ध का सर्वाधिक आनन्द आता है।
3. **दार्शनिक तत्त्व** राज्य निर्माण का तीसरा आधार दार्शनिक तत्त्व है, जिनका सम्बन्ध आत्मा के विवेक बुद्धि से है। प्लेटो का मानना है कि राज्य के रक्षकों में विवेक का गुण विद्यमान होना अनिवार्य है, उसके अनुसार सैनिक योद्धा में सामान्यत: विवेक का यह गुण मिलता है, किन्तु विशेष रूप से यह पूर्ण संरक्षक या शासक में ही पाया जाता है। *उसके अनुसार ये संरक्षक दो प्रकार के होते हैं*

1. सहायक या सैनिक संरक्षक तथा 2. दार्शनिक संरक्षक

प्लेटो का कहना है कि राज्य तभी आदर्श स्वरूप ग्रहण कर सकता है जब राज्य का शासन ज्ञानी एवं नि:स्वार्थ दार्शनिक शासकों द्वारा हो। इसी तत्त्व को ध्यान में रखकर वह राज्य के उच्च शिखर पर दार्शनिक को नियुक्त करता है।

आदर्श राज्य में वर्ग और तत्त्व

1. क्षुधा	आर्थिक तत्त्व	उत्पादक वर्ग
2. साहस	सैनिक तत्त्व	सैनिक वर्ग
3. विवेक	दार्शनिक तत्त्व	शासक वर्ग

प्लेटो के दार्शनिक शासक सम्बन्धी विचार

प्लेटो अपनी पुस्तक **रिपब्लिक** में न्याययुक्त आदर्श राज्य में शासन की बागडोर सद्गुणी ज्ञान से सम्पन्न दार्शनिक वर्ग को सौंपता है। प्लेटो के अनुसार, तत्कालीन यूनानी नगर-राज्यों में पाए जाने वाले दोषों का एक प्रमुख कारण शासकों के अज्ञान से उत्पन्न उनकी विभिन्न अयोग्यताएँ थीं। प्लेटो का मत है कि एक आदर्श राज्य की स्थापना के लिए जरूरी है कि शासक ज्ञानी हो, किन्तु यहाँ प्लेटो ने ज्ञान की व्याख्या के लिए सुकरात के इस कथन को स्वीकारा है कि सद्गुण ही ज्ञान है। इसका तात्पर्य है कि केवल तथ्यों की जानकारी को ज्ञान नहीं कहा जा सकता अपितु तथ्यों के पीछे निहित सत् को जानना और उसमें पूर्ण आस्था रखना ही ज्ञान है।

सद्गुण वह है जो व्यक्ति व समाज के लिए सत्य, शिव व सुन्दर मूल्यों की स्थापना करता है और ऐसी सद्गुणमयी जीवन दृष्टि केवल प्रत्ययवादी ज्ञान से ही प्राप्त हो सकती है, ऐसे ज्ञान प्राप्त व्यक्ति को ही प्लेटो दार्शनिक कहता है। प्लेटो का कहना है जब शासक को सद्गुणी ज्ञान प्राप्त हो जाएगा तब ही वह स्वयं न्यायी बनेगा और राज्य में न्याय की स्थापना करेगा। इस स्थिति में ही नगर-राज्यों के दोष समाप्त होंगे और आदर्श राज्य व्यवस्था की स्थापना होगी। इस बारे में प्लेटो का कथन है कि जब तक दार्शनिक राजा न बन जाए, युवराजों में दर्शन की भावना न आ जाए तब तक नगर-राज्यों में न्याय की स्थापना सम्भव नहीं है। प्लेटो के अनुसार दार्शनिक शासक सद्गुणी ज्ञान से युक्त होने के कारण अनेक गुणों से युक्त होता है, जैसे वह ज्ञान, विवेकवाद, संयमी, अन्तिम सत्य का ज्ञाता, सत्यम् शिवम् सुन्दरम की प्रतिमूर्ति, न्याय का द्योतक, सत्याभिलाषी, दूरदर्शी, कर्त्तव्यनिष्ठ, ईमानदार, दयालु होता है। वह क्रोध, मोह, लोभ, स्वार्थ, घृणा, संकीर्णता आदि दोषों से मुक्त होता है।

दार्शनिक शासक सम्बन्धी विचार की आलोचना

प्लेटो के दार्शनिक शासक सम्बन्धी विचारों की आलोचना निम्न आधारों पर की जाती है

- प्लेटो दार्शनिक शासक को असीमित शक्तियाँ सौंपकर निरंकुश शासक का मार्ग प्रशस्त करता है।
- प्लेटो को महान् दार्शनिक शासक मिलना, अरस्तू के अनुसार अव्यावहारिक है।
- प्लेटो विधि की अपेक्षा ज्ञान को अधिक महत्त्व देता है, जो उचित नहीं है।
- प्लेटो की अवधारणा जनतन्त्र विरोधी है।

किन्तु इन सभी दोषों के बावजूद प्लेटो के शासक सम्बन्धी विचारों में यह महत्त्वपूर्ण है कि प्लेटो शासक को सद्गुणी ज्ञान से परिपूर्ण होना आवश्यक मानता है और उसे नैतिकता के पालन का निर्देश देता है। वस्तुत: प्लेटो का यह विचार आज के शासकों को भी सन्देश देता है कि सद्गुणी व्यवहार का पालन करें तथा सत्यम् शिवम् और सुन्दम् समाज की रचना करें।

प्लेटो के फासीवादी विचार

प्लेटो अपनी पुस्तक 'रिपब्लिक' में आदर्श राज्य की परिकल्पना करते हुए फासीवाद के समान दार्शनिक शासक को असीमित शक्तियाँ प्रदान करता है। प्लेटो व्यक्ति की तुलना में राज्य पर बल देते हुए सावयवी सिद्धान्त का समर्थन करता है। प्लेटो राज्य द्वारा नियन्त्रित शिक्षा का समर्थन करता है और लोकतन्त्र की भर्त्सना करता है।

फाँसीवाद और प्लेटो के विचारों में समानताएँ निम्न है

- दोनों में राज्य की सर्वोच्चता को महत्त्व दिया गया है और व्यक्ति की स्वतन्त्रता को कोई स्थान नहीं दिया है।
- राज्य के हितों के लिए व्यक्ति के हितों की आहुति देने को उचित ठहराया गया है। प्लेटो ने दार्शनिक राजा के निरंकुश नेतृत्व को स्वीकार किया है। फासीवाद भी एक नेता, एक दल की निरंकुशता स्थापित करता है।

- प्लेटोवाद और फासीवाद दोनों का कुलीनतन्त्र में विश्वास है।
- दोनों विचारधाराएँ मनुष्य के कर्त्तव्यों का उल्लेख करती हैं, अधिकारों का नहीं।
- शिक्षा के बारे में दोनों के समान विचार हैं। दोनों राज्य द्वारा संचालित योजना प्रस्तुत करते हैं। दोनों शिक्षण का विशेष पाठ्यक्रम देते हैं। दोनों का उद्देश्य नेतृत्व की शिक्षा देना है।
- दोनों विचारधाराओं के युग में राज्य का सर्वोत्तम स्थान था, यद्यपि राज्यों का स्वरूप भिन्न-भिन्न अवश्य था। प्लेटो के समय नगर राज्य थे, जबकि बीसवीं सदी में इटली राष्ट्र राज्य था।

फासीवाद के अनुरूप प्लेटोवाद में पाई जाने वाली इन सतही समानताओं के आधार पर **कार्ल पॉपर** जैसे विचारक प्लेटो को फासीवादी कहते हैं। परन्तु प्लेटो का सूक्ष्म और गहन अध्ययन किया जाए तो स्पष्ट हो जाता है कि फासीवाद और प्लेटोवाद में आधारभूत अन्तर है।

प्लेटोवाद और फासीवाद में आधारभूत अन्तर

प्लेटोवाद और फासीवाद में आधारभूत अन्तर निम्नलिखित हैं

- प्लेटोवाद नैतिकवाद पर आधारित है तो फासीवाद नैतिकता विरोधी है।
- प्लेटोवाद आदर्शवाद है तो फासीवाद यथार्थवाद है।
- प्लेटोवाद संयम पर आधारित है तो फासीवाद दमन पर आधारित है।
- प्लेटोवाद साम्यवादी है तो फासीवाद साम्यवाद विरोधी है।
- प्लेटोवाद शान्ति पर आधारित है तो फासीवाद हिंसा पर आधारित है।
- प्लेटोवाद आत्मनिर्भर नगर राज्य का समर्थन करता है तो फासीवाद साम्राज्यवाद का समर्थन करता है।
- प्लेटोवाद का मूल उद्देश्य न्याय की स्थापना करना है, जबकि फासीवाद का उद्देश्य स्वार्थ-हितों की पूर्ति करना है।

उप-आदर्श राज्य सम्बन्धी विचार : लॉज़

लॉज़ प्लेटो का अन्तिम ग्रन्थ है, जिसका प्रकाशन उसकी मृत्यु के एक वर्ष बाद 347 ई. पू. में हुआ। आकार की दृष्टि से यह प्लेटो का सबसे बड़ा ग्रन्थ है। समाजशास्त्रीय और वैदिक विश्लेषण की दृष्टि से यह एक महत्त्वपूर्ण कृति है। साहित्य, सौन्दर्य और दार्शनिक-पक्ष की दृष्टि से रिपब्लिक और लॉज़ में तुलना नहीं है।

लॉज़ में प्रतिपादित प्रमुख सिद्धान्त

आत्म-संयम

रिपब्लिक में प्लेटो ने न्याय को आदर्श राज्य का आधार माना है। लाज़ में वह न्याय की व्यवस्था को स्थापित करने के लिए आत्म-संयम को आवश्यक मानता है। उनका मानना है कि यदि व्यवस्थापक ऐसे कानूनों का निर्माण करें, जिससे लोग आत्म-संयमी बनें तो इससे तीन आदर्शों की प्राप्ति होती है—स्वतन्त्रता, एकता और सूझ-बूझ। आत्म-संयम ही राज्य को पूर्ण और दोषहीन बना सकता है। आत्म-संयम के कार्यों से निरपेक्ष विकेन्द्रीकरण की कल्पना नहीं की जा सकती है।

कानून विषयक

प्लेटो की रिपब्लिक का आदर्श राज्य एक ऐसा शासन है जो कुछ विशेष ऐसे प्रशिक्षित व्यक्तियों द्वारा संचालित होता है जिन पर किन्हीं सामान्य नियमों का कोई अंकुश नहीं होता है, जबकि लॉज़ के राज्य में कानून की स्थिति सर्वोच्च है तथा शासक और शासित दोनों ही उसके अधीन रहते हैं। **सेवाइन** के अनुसार, "कानून के बिना आदमी की स्थिति बर्बर पशुओं की तरह हो जाती है, लेकिन यदि योग्य शासक हो तो कानूनों की जरूरत नहीं पड़ेगी, क्योकि कोई भी कानून या अध्यादेश मन से बढ़कर नहीं है। इसलिए प्लेटो का अन्त तक यह विश्वास बना रहा है कि वास्तविक आदर्श राज्य में विशुद्ध विवेक का शासन चलना चाहिए। कानून द्वारा शासित राज्य, मानव, प्रकृति भी दुर्बलता के प्रति एक रियायत थी। प्लेटो उसे अपने आदर्श राज्य के समान स्वीकार करने को तैयार नहीं था। यदि दार्शनिक शासकों का निर्माण करने के लिए आवश्यक ज्ञान उपलब्ध नहीं होता, तो कानून पर आधारित शासन में विश्वास करना ठीक है।"

इतिहास की शिक्षाएँ

प्लेटो ने इतिहास का उदाहरण देते हुए बताया है कि राज्यों के आत्म-संयमी न रहने और सत्ता के एक व्यक्ति के हाथ में केन्द्रित हो जाने के आत्म ही अगर गोज एवं फैनिना जैसे राज्यों का पतन हो गया। एथेन्स के लोकतन्त्र में भी आत्म-संयम के अभाव के कारण ही उनका पतन हुआ, इसलिए वह एक निश्चित शासन प्रणाली का समर्थन करता है जिससे राज्य की सत्ता और जनता की सहमति को स्वीकारा जाए।

मिश्रित राज्य

इस सिद्धान्त का उद्देश्य है कि शक्तियों के सन्तुलन द्वारा राज्य सत्ता प्राप्त करना। इस सिद्धान्त के अनुसार उप-आदर्श राज्य के निर्माण के लिए राजा और प्रजा, धनी और निर्धन, बुद्धिमान और शक्तिशाली सभी व्यक्तियों और सभी वर्गों का सहयोग आवश्यक है।

लॉज़ में वर्णित प्लेटो का उप-आदर्श राज्य राजतन्त्रात्मक, कुलीनतन्त्रात्मक और जनतन्त्रात्मक है। **डिवाइन** के शब्दों में लॉज़ में प्लेटो का मिश्रित राज्य राजतन्त्रात्मक शासन की बुद्धि और लोकतन्त्रात्मक शासन की स्वतन्त्रता का समन्वय है।

राज्य का भू-भाग और जनसंख्या

प्लेटो मानते हैं कि राज्य के तट को समुद्र के किनारे नहीं होना चाहिए, क्योंकि इस प्रकार के राज्य में बाह्य व्यापारी नजर रखते हैं, जिससे राज्य को हमेशा खतरा बना रहता है। दूसरी ओर राज्य को नौसेना भी लगानी पड़ती है, जिससे अनायास ही राज्य पर अतिरिक्त व्यय का बोझ पड़ता है। साथ ही राज्य के व्यापारी भी समुद्र का लाभ लेने के विचार से समुद्री व्यापारी की तरह असीमित होते हैं, जिससे राज्य की एकता एवं अखण्डता पर भी खतरा मण्डराता है। इस प्रकार प्लेटो भू-भाग का समुद्री तट के किनारे न होने और राज्य की जनता का समुद्री व्यापार न करने के पक्ष में समर्थन करते हैं। उनमें सिर्फ अरस्तू समुद्री व्यापार का समर्थन करते हैं।

प्लेटो के दर्शन में पाइथागोरस का बहुत ही ज्यादा प्रभाव पड़ा है। उसने गणित को, उसके गुणनफल को इतना महत्त्व दिया है, जिसमें राज्य की जनसंख्या 5040 बताई जिसे $1 \times 2 \times 3 \times 4 \times 5 \times 6 \times 7 = 5040$ तो $7 \times 8 \times 9 \times 10 = 5040$ के गुणनफल को ध्यान में रखकर कहा कि इससे राज्य की जनसंख्या को टुकड़ों में बाँटा जा सकता है, जिसमें ये युद्ध और शान्ति में उपयोगी होंगी। प्लेटो पर इसी गणित के प्रभाव ने वर्ष में 12 महीनों में काम करने के लिए राज्य परिषद् की 12 समितियाँ बनाई और राज्य की जनसंख्या को 12 जातियों में विभाजित किया।

राजनीतिक संस्थाएँ

प्लेटो अपने आदर्श राज्य में सम्पत्ति के साम्यवाद को बताकर कहते हैं कि "मित्रों का सब वस्तुओं पर समान अधिकार होता है। भू-सम्पत्ति, स्त्रियाँ एवं बच्चे सबके समझे जाते हैं तथा वैयक्तिक सम्पत्ति बिल्कुल न होने के कारण मेरे तेरे का भाव मिटाकर सम्पूर्ण राज्य तन-मन से एकता का अनुभव करता है।" इस कथन में सुधार करते हुए प्लेटो लॉज़ में वर्णित उप-आदर्श में सम्पत्ति का जिक्र करते हुए कहते हैं कि प्रत्येक व्यक्ति के पास निजी सम्पत्ति होगी, पर वह भूमि और मकान के रूप में होगी न कि व्यापार, वाणिज्य आदि के रूप में। प्लेटो भूमि का वितरण भी समान कर देते हैं और यह भी निश्चित करते हैं कि भूमि का उत्पादन एक जगह एकत्रित किया जाएगा, जिसका सार्वजनिक भोजन के रूप में उपयोग होगा। इस प्रकार प्लेटो ने भूमिगत सम्पत्ति का सामान्यीकरण कर दिया है।

प्लेटो ने सम्पत्ति के उपरान्त श्रम-विभाजन पर अपने विचार उप-आदर्श राज्य के लिए व्यक्त किए हैं प्लेटो ने कार्यों का वर्गीकरण तीन भागों में कुछ इस प्रकार किया है

1. विदेशियों अथवा फ्रीमेन के लिए व्यापार एवं उद्योग
2. दासों अथवा गुलामों के लिए खेती
3. नागरिकों के लिए शासन प्रबन्ध अथवा राजनीतिक कार्य

प्लेटो राज्य में सरकार के संचालन के लिए सरकार को सर्वोच्चता न देकर कानून को देता है अर्थात् सभी राजनीतिक संस्थाएँ कानून के अधीन हैं। प्लेटो ने राज्य के शासन के लिए कुछ व्यवस्थाओं पर विचार दिया है।

प्लेटो राज्य चलाने के लिए एक साधारण सभा की बात करते हैं, जिसमें सभी (5040) राज्य के सदस्य होंगे, उनका काम अन्य संस्थाओं के सदस्यों का चयन करना, सेना के अधिकारियों का चयन करना एवं कानूनों में परिवर्तन कर न्याय करना आदि होंगे। प्लेटो एक सलाहकार बोर्ड की बात करते हैं, जिसके सदस्यों का निर्वाचन साधारण सभा से होगा। यह निर्वाचन तीन बार किया जाएगा इन सदस्यों की उम्र 50 से 70 वर्ष होगी, ये बोर्ड कानून का संरक्षण करेगा, साथ ही सलाहकार बोर्ड परामर्श की भूमिका निभाएगा।

सलाहकार बोर्ड द्वारा दिए गए परामर्श के अनुसार शासन चलाने के लिए एक प्रशासनिक परिषद् होगी। इस परिषद् में पहले 360 सदस्य होंगे पर जील चुनावी प्रक्रिया से निकलकर 90 सदस्य ही बचेंगे। इस परिषद् को 12 भागों में बाँटा जाएगा, जिसका प्रत्येक भाग एथेन्स की तरह एक महीने के लिए शासन करेगा एवं परिषद् की अध्यक्षता शिक्षा विभाग का अध्यक्ष करेगा, जिसकी पदावधि 5 वर्ष की होगी। प्रशासनिक परिषद् का कार्यकाल 20 वर्ष के लिए निर्धारित किया गया है।

प्लेटो के अनुसार स्थानीय शासन के संचालन के लिए नगरों के निरीक्षण के लिए दो प्रकार के अधिकारी होंगे।

1. नगर निरीक्षक 2. राज्य निरीक्षक

उपरोक्त विचारों के अतिरिक्त प्लेटो ने विवाह एवं परिवार विषयक, शिक्षा और धार्मिक संस्थाएँ, शान्ति एवं युद्ध, ऐतिहासिक शिक्षा, अपराध एवं दण्ड आदि पर भी विशद् चिन्तन किया है।

अरस्तू

आज विश्व में अरस्तू एथेन्स के विचारक के रूप में परिचित है, किन्तु वह एथेन्स का जन्मजात नागरिक नहीं था। उसका जन्म 384 **ई. पू. में मकदूनिया के तट पर स्टेगीरा नामक** स्थान पर हुआ था जहाँ उनके पिता शाही चिकित्सक थे। स्टेगीरा की परम्परागत संस्कृति यूनान से भिन्न थी। मकदूनिया में राजतन्त्र था और नगर राज्य नहीं थे। अरस्तू का पालन-पोषण सम्पन्नता और विपुलता के वातावरण में हुआ। 17 वर्ष की अवस्था में वह प्लेटो की कीर्ति से आकर्षित होकर एथेन्स आया और उसकी शिक्षण संस्था अकादमी में सम्मिलित हुआ। उसने अपने जीवन के अगले 20 वर्ष अर्थात् 347 ई. पूर्व प्लेटो की मृत्यु तक का समय इस अकादमी में विद्याध्ययन में व्यतीत किया। प्लेटो अपने शिष्य अरस्तू की योग्यता से बहुत प्रभावित था और उसे अकादमी का मस्तिष्क या **शरीरधारी बुद्धिमत्ता** कहा करता था। प्लेटो की मृत्यु के बाद अरस्तू अकादमी का प्रधान बनने की आशा करता था, किन्तु विदेशी होने के कारण उसे वह पद नहीं मिल सका। यह पद प्लेटो के भतीजे को प्राप्त हुआ, जिससे अरस्तू को कुछ निराशा भी हुई।

एथेन्स छोड़ने के बाद अरस्तू 'एशिया माइनर' (ईरान) गया और वहाँ उसने अकादमी की एक शाखा स्थापित की। उसको यहाँ निमन्त्रित करने वाला अतार्नियस का राजा हर्मीज था। वह अरस्तू का बहुत सम्मान करता था और उसने अपनी दत्तक पुत्री पीथियास की शादी भी अरस्तू के साथ कर दी। यहाँ अरस्तू के तीन वर्ष बड़े आनन्द के साथ बीते। हर्मीज के दरबार में ही उसे ईरान का पत्तनोन्मुख निरंकुशवाद देखने का अवसर मिला जिसका उल्लेख उसने अपनी 'पॉलिटिक्स' में किया है। उसने हर्मीज के दरबार में रहते हुए ही व्यावहारिक राजनीति, अर्थशास्त्र तथा राजतन्त्र का क्रियात्मक अनुभव प्राप्त किया। 342 ई. पू. में उसे मकदूनिया बुलाया गया और मकदूनिया के शासक फिलिप ने अपने तेरह वर्षीय पुत्र सिकन्दर की शिक्षा का भार उसे सौंपा।

अरस्तू 6 वर्ष तक यहाँ रहा। सिकन्दर अपने गुरु अरस्तू का बहुत अधिक सम्मान करता था और 335 ई. पू. में सिकन्दर ने राजगद्दी पर बैठते ही अपने गुरु के विध्वस्त नगर को पुनः बनवा दिया। जब सिकन्दर विश्व-विजय के लिए निकला तो अरस्तू एथेन्स लौट आया और वहाँ एक स्वतन्त्र विचारक के रूप में जाना गया। एथेन्स में उसने अपना एक निजी शिक्षालय स्थापित किया जो **लीसियम** के नाम से विख्यात हुआ। वह 12 वर्ष तक इसका प्रधान रहा और इस काल में उसे सिकन्दर से बराबर सहायता मिलती रही। 322 ई. पू. में सिकन्दर की मृत्यु के बाद जब मकदूनिया विरोधी दल को एथेन्स में सत्ता प्राप्त हुई तो अपने आपको सुकरात वाली स्थिति से बचाने के लिए वह कैलसिसको भाग गया, क्योंकि धर्म के प्रति अविश्वास का आरोप उस पर लगाया जा चुका था।

भागते समय उसने कहा था कि "मैं एथेन्सवासियों को दर्शन के विरुद्ध दूसरी बार अपराध करने का मौका नहीं दूँगा।" उसी वर्ष उसकी मृत्यु हो गई। कुछ व्यक्तियों का विचार है कि उसकी मृत्यु स्वाभाविक न होकर आत्महत्या का परिणाम थी।

अरस्तू की रचनाएँ

अरस्तू सर्वतोन्मुखी प्रतिभा का विलक्षण व्यक्ति था। उसने लगभग सभी विषयों पर अनेक ग्रन्थ लिखे, वैसे उसके ग्रन्थों की संख्या 400 बताई जाती है। उसका सबसे महत्त्वपूर्ण ग्रन्थ 'पॉलिटिक्स' है उसके विभिन्न विषयों पर लिखे ग्रन्थों का विवरण

- साहित्य में यूडेमस ओर सोल, पोएटिक्स तथा रिटोरिक, आदि
- राजनीति में पॉलिटिक्स, द कॉन्स्टीट्यूशन
- तर्कशास्त्र व दर्शन पर फिजिक्स, डी ऐनिमा, प्रायरमेटाफिजिक्स, केटागिरिज, इण्टरप्रिटेशन, द पोस्टटेरियर एनालिटिक्स, द टॉपिक्स
- भौतिक विज्ञान पर मेटरपोलोजी
- शरीर विभाजन पर हिस्टिज ऑफ एनीमल्स

पॉलिटिक्स : अरस्तु की महत्त्वपूर्ण रचना

अरस्तु की सर्वाधिक महत्त्वपूर्ण रचना 'पॉलिटिक्स' आज एक अपूर्ण कृति के रूप में उपलब्ध है। यह प्राचीन राजनीतिक दर्शन का अधिक सर्वाधिक विवादित ग्रन्थ है। कुछ विद्वान् इसे अत्यधिक महत्त्व देते हैं;

जैसे—डॉ. फस्टर का मत है कि "यदि यूनानी राजनीतिक दर्शन का सर्वोत्कृष्ट प्रतिनिधित्व करने वाला कोई ग्रन्थ हो सकता है तो वह यह है।" इसी प्रकार डॉ. जैलर का मत है कि "पॉलिटिक्स प्राचीन काल से हमें प्राप्त होने वाली सर्वाधिक मूल्यवान निधि है उसकी यह कृति राजदर्शन के क्षेत्र में अनुपम देन है।"

प्रो बाउले का कथन है कि "अपने विषय पर पॉलिटिक्स सबसे अधिक प्रभावक और, सबसे अधिक गहरा ग्रन्थ जिसका अध्ययन सबसे पहले किया जाना चाहिए।" इसके विपरीत डॉ. टेलर का मत है कि "इतने महत्त्वपूर्ण विषय का जितना सरल निरूपण इस ग्रन्थ में है, उतना अरस्तू की किसी अन्य कृति में नहीं है।"

पॉलिटिक्स के भाग

पॉलिटिक्स आठ भागों में विभाजित है, जिसमें क्रमानुसार निम्नलिखित विषयों पर प्रकाश डाला गया है

पहला इसमें राज्य की प्रकृति और दासता का विवेचन है।

दूसरा इसमें पूर्व प्रतिपादित सिद्धान्तों का ऐतिहासिक अध्ययन तथा प्लेटो के आदर्श राज्य पर विचार किया गया है।

तीसरा इसमें संविधान के विभिन्न स्वरूपों का विशेषत: राजतन्त्र का विवेचन है। इसके साथ ही इसमें नागरिकता और न्याय का वर्णन भी है।

चौथा इसमें संविधानों का वर्गीकरण कर उनकी आलोचना की गई है।

पाँचवाँ इसमें क्रान्तियों के कारणों और उन्हें दूर करने के उपायों पर प्रकाश डाला गया है।

छठा इसमें विशेषत: लोकतन्त्र और धनिकतन्त्र का वर्णन है।

सातवाँ इसमें आदर्श राज्य का वर्णन है।

आठवाँ इसमें आदर्श राज्य के वर्णन के अतिरिक्त विभिन्न प्रकार के संविधानों एवं उनकी समस्याओं, आदि पर विचार किया गया है।

अरस्तू की अध्ययन पद्धति

अरस्तू पहला राजनीतिक वैज्ञानिक है, क्योंकि उसके गुरु प्लेटो ने जहाँ आदर्श या कल्पना के सहारे रिपब्लिक लिखी वहीं अरस्तू ने 198 संविधानों का अध्ययन करके पॉलिटिक्स की रचना की। साथ ही सर्वप्रथम अरस्तू ने राजनीति शास्त्र को अन्य सामाजिक शास्त्रों से पृथक् कर एक स्वतन्त्र शास्त्र का स्थान प्रदान किया और इसके अध्ययन में 'आगमनात्मक पद्धति' का प्रयोग किया।

अरस्तू को इस बात का श्रेय है कि उसने सर्वप्रथम राजनीतिशास्त्र में आगमनात्मक पद्धति का प्रयोग तथा साथ में उसने विश्लेषणात्मक पद्धति का भी प्रयोग किया। अरस्तू की विचार पद्धति का दूसरा मुख्य गुण संश्लिष्टता है। अरस्तू ने राजनीतिक घटना चक्र के अध्ययन में तुलनात्मक पद्धति को अपनाया।

अरस्तू राजनीति विज्ञान का जनक

इस कथन में कोई अतिशयोक्ति नहीं है कि पश्चिमी जगत में राजनीतिक विज्ञान अरस्तू से ही प्रारम्भ हुआ। यद्यपि अरस्तू के पूर्व प्लेटो ने राजनीति पर विचार किया था, किन्तु उसका सम्पूर्ण ज्ञान कल्पना पर आधारित है। वह अपने कल्पनालोक में ही खोया रहता है और वास्तविकता से कोई सम्बन्ध नहीं रखता। प्लेटो की पद्धति निगमनात्मक है और वह केवल इस बात का विचार करता है कि आदर्श राज्य कैसा होना चाहिए, यथार्थ राजनीतिक स्थिति से उसे कोई मतलब नहीं है। ऐसी स्थिति में हम उसे कलाकार, कवि या दार्शनिक भी कह सकते हैं, विषय पर क्रमबद्ध रूप से विचार करने वाला वैज्ञानिक नहीं। इसके अतिरिक्त प्लेटो के द्वारा राजनीतिक विज्ञान को स्वतन्त्र विज्ञान का पद नहीं प्रदान किया गया, वह राजनीतिशास्त्र को नीतिशास्त्र का एक अंग मानता है। राजनीतिक विज्ञान को एक स्वतन्त्र विज्ञान का पद प्रदान करने का कार्य अरस्तू के द्वारा ही किया गया। अरस्तू को निम्नलिखित कारणों के आधार पर राजनीतिक विज्ञान का जनक कहा जा सकता है

विषय के प्रति वैज्ञानिक दृष्टिकोण

अपने सिद्धान्तों का प्रतिपादन करने के पूर्व अरस्तू के द्वारा अपने समय की सभी राजनीतिक संस्थाओं का पूर्ण अध्ययन किया गया है। उसके द्वारा क्रमबद्ध और वैज्ञानिक रूप में तथ्य एकत्रित किए गए हैं। ऐसा कहा जाता है कि पॉलिटिक्स की रचना के पूर्व अरस्तू ने 158 देशों के संविधानों का अध्ययन किया था। उसे यूनानी जगत की राजनीतिक संस्थाओं का ज्ञानकोश समझा जाता था। उसे इतिहास की अधिकारपूर्ण ज्ञान था और उसने अपने इस सम्पूर्ण ज्ञान के आधार पर राजनीतिक विज्ञान को नवीन दिशाएँ प्रदान की। उसका अध्ययन स्वयं द्वारा संग्रहीत तथ्यों पर आधारित होने के कारण उसे प्रथम वैज्ञानिक विचारक कहा जाता है।

राजनीति विज्ञान को स्वतन्त्र विज्ञान का रूप प्रदान करना

प्लेटो के राजनीतिक विचारों में राजनीति और नीति एक-दूसरे में पूर्णतया मिश्रित हैं और राजनीति नीतिशास्त्र का एक उपविभाग बनकर रह गई है। प्लेटो ने अपने सिद्धान्तों के प्रतिपादन में राजनीति को उसका उचित महत्त्व प्रदान नहीं किया है और राजनीति का प्रतिपादन करते हुए भी उसकी दृष्टि नीति पर टिकी रही है। अरस्तू ने राजनीति और नीति को एक-दूसरे से पृथक् करके राजनीति को एक स्वतन्त्र विज्ञान की स्थिति प्रदान की है और इस दृष्टि से राजनीति का विज्ञान सही रूप में अरस्तू से प्रारम्भ होता है। अरस्तू राजनीति विज्ञान को न केवल स्वतन्त्र विज्ञान का रूप बल्कि सर्वोच्च विज्ञान की स्थिति प्रदान करता है।

यथार्थवादी विचारक

अरस्तू प्रथम विचारक है, जिसने राजनीति पर यथार्थवादी और व्यावहारिक दृष्टिकोण से विचार किया। उसका एक अपूर्व गुण संयम या सन्तुलन का तत्त्व है। उसने सदैव ही अतिशयोक्ति से बचते हुए मध्यम मार्ग का प्रतिपादन किया है।

अपनी यथार्थवादिता के कारण ही अरस्तू सम्पत्ति के साम्यवाद, पत्नियों के साम्यवाद या दार्शनिक राजा के शासन जैसी अवधारणाओं का प्रतिपादन नहीं करता वरन् उसका विचार है कि सम्पूर्ण जनता के हित में जनता पर केवल आवश्यक नियन्त्रण ही लगाए जाने चाहिए। दार्शनिक राजा के शासन के स्थान पर वह जनसाधारण की बुद्धि और विवेक में विश्वास करता है।

राज्य के पूर्ण सिद्धान्त का क्रमबद्ध निरूपण

अरस्तू प्रथम पश्चिमी विचारक है जिसने क्रमबद्ध रूप में राज्य का पूर्ण सिद्धान्त प्रस्तुत किया है। राज्य के जन्म और उसके विकास से लेकर उसके स्वरूप, संविधान की रचना, सरकार के निर्माण, नागरिकता की व्याख्या, कानून की सर्वोच्चता और क्रान्ति आदि अनेक महत्त्वपूर्ण विषयों पर उसने विस्तार से प्रकाश डाला है।

ये सभी आधुनिक राजनीतिशास्त्रियों के चिन्तन के विषय हैं और इन विषयों का इतना क्रमबद्ध विवेचन प्लेटो के दर्शन में भी नहीं मिलता। यद्यपि अरस्तू का राज्य केवल एक नगर राज्य ही था, लेकिन फिर भी उसके द्वारा की गई कुछ विषयों की विवेचना प्राय: आधुनिकतम है। ''व्यक्ति एक सामाजिक प्राणी है'' इस उक्ति की औपचारिक अभिव्यक्ति अरस्तू ने ही की और वह वाक्य राजनीति के इतिहास में सदा एवं स्वयंसिद्धि के रूप में स्वीकार कर लिया गया। राज्य की इतनी पूर्ण व्याख्या प्राचीन और मध्यकाल में शायद किसी ने नहीं की।

सरकार के अंगों का निरूपण

अरस्तू ने सरकार के तीन अंगों नीति निर्धारक, प्रशासकीय और न्यायिक का निरूपण किया है। ये अंग चाहे भले ही आधुनिक अंग-विधायिका, कार्यपालिका और न्यायपालिका के बिल्कुल अनुरूप न हों, पर बहुत कुछ उसके समान ही हैं। अरस्तू की यह खोज आगे चलकर शक्ति पृथक्करण सिद्धान्त तथा नियन्त्रण और सन्तुलन के सिद्धान्त की रूपरेखा बनी। अरस्तू ने प्रत्येक अंग के निर्माण, कार्यक्षेत्र और शक्ति का अलग-अलग वर्णन किया और बीज रूप में आधुनिक सरकार की आकृति अंकित की है। इसे अरस्तू की बहुत बड़ी दूरदर्शिता ही कहा जाना चाहिए।

कानून की सर्वोच्चता का प्रतिपादन

अरस्तू ने कानून की सर्वोच्चता के बारे में एक सम्यक् विचार प्रस्तुत किया है। अरस्तू सर्वाधिक बुद्धिसम्पन्न व्यक्तियों के विवेक के स्थान पर परम्परागत नियमों और कानूनों की श्रेष्ठता में विश्वास करता है, जबकि प्लेटो सर्वोच्चतम व्यक्ति के शासन में विश्वास करता है, अरस्तू का विश्वास विधि के शासन में है। कानून की सर्वोच्चता तथा संवैधानिक शासन की वांछनीयता में उनका विश्वास उसकी ऐसी धारणाएँ हैं, जिनके आधार पर उसे 'संविधानवाद का जनक' कहा जाता है।

अरस्तू ने कानून की सर्वोच्चता के विषय में जो विचार व्यक्त किए, बोदाँ, ग्रोशियस, बेन्थम, हॉब्स, आस्टिन और लॉस्की ने उन्हें अपनाकर ही वैधानिक सम्प्रभुता की व्याख्या की है। सम्प्रभुता के बारे में आधुनिक राजनीति अवश्य ही अरस्तू की बहुत अधिक ऋणी है।

राजनीतिक संस्थाओं को आर्थिक आधार प्रदान करना

अरस्तू राजनीतिक संस्थाओं को आर्थिक आधार प्रदान करने वाला प्रथम विचारक है। उसने इन मूलभूत तथ्यों का प्रतिपादन किया कि सम्पत्ति का लक्ष्य और वितरण शासन व्यवस्था के रूप को निश्चित करने में निर्णयकारी तत्त्व होता है, व्यक्तियों का व्यवसाय उनकी राजनीतिक योग्यता और प्रवृत्ति को प्रभावित करता है और क्रान्तियों का मूल कारण सम्पन्न और निर्धन वर्ग के बीच संघर्ष होता है।

अर्थव्यवस्था के अनेक पक्षों का विस्तृत अध्ययन करते हुए उसने निष्कर्ष निकाला कि यदि सम्पत्ति पर स्वामित्व व्यक्तिगत रहे, लेकिन उसका उपयोग सार्वजनिक हो तो राज्य की समस्याएँ सरलता से हल हो सकती हैं। अरस्तू ने यह सिद्ध किया कि राज्य में जब तक सुदृढ़ एवं विशाल मध्यम वर्ग नहीं बन जाता तब तक राज्य आत्मनिर्भर नहीं हो सकता।

यदि हम उपरोक्त सभी तत्त्वों पर सामूहिक रूप से विचार करें तो पाएँगे कि अरस्तू को राजनीति विज्ञान का जनक कहने में कोई अतिशयोक्ति नहीं है। मैक्सी ने सत्य रूप में ही अरस्तू को **प्रथम राजनीति वैज्ञानिक** कहा है।

राज्य सम्बन्धी विचार

अरस्तू अपने गुरु प्लेटो की भाँति वर्ग के इस विचार का खण्डन करता है कि राज्य की उत्पत्ति समझौते से हुई है और उसका अपने नागरिकों की शक्ति पर कोई वास्तविक अधिकार नहीं है। अरस्तू के अनुसार व्यक्ति अपनी प्रकृति से ही एक राजनीतिक प्राणी है और राज्य व्यक्ति की इस प्रकृति का ही परिणाम है।

अरस्तू के अनुसार राज्य मनुष्य की सामाजिकता का परिणाम है। सामाजिक जीवन अन्य जीवधारियों में भी पाया जाता है, परन्तु व्यक्ति विचारशील और विवेकशील प्राणी है, इसलिए उसकी सामाजिकता अन्य श्रेणी के जीवधारियों से भिन्न है। यह सामाजिकता मनुष्य की मूल प्रवृत्तियों तथा कुछ विशेष उद्देश्यों पर आधारित है और इसने अनेक स्थितियों से निकलकर अपना पूर्ण विकास प्राप्त किया है।

सर्वप्रथम विवाह पद्धति के आधार पर उसने सबसे पहली सामाजिक संस्था **परिवार** की स्थापना की, जिसमें पति-पत्नी, सन्तान और दास एक साथ रहते हैं। कौटुम्बिक व्यवस्था में हमें राज्य का बीज दिखाई देता है, क्योंकि कुटुम्ब का स्वामी शासक के रूप में कार्य करता है। कुटुम्ब स्वाभाविक समुदाय है, क्योंकि वह सन्तानोत्पत्ति और सुरक्षा की आवश्यकताओं को पूरा करता है।

राज्य का स्वरूप और विशेषताएँ

राज्य स्वाभाविक समुदाय है

अरस्तू का विश्वास है कि मनुष्य एक राजनीतिक प्राणी है और राज्य एक स्वाभाविक समुदाय है। राज्य मानव के भावनात्मक जीवन की अभिव्यंजना है और इससे अलग रहकर व्यक्ति अपने जीवन के लक्ष्य की प्राप्ति नहीं कर सकता है। राज्य परिवार का ही वृहत् रूप होने के कारण यह भी वैसे ही स्वाभाविक है जैसे कि परिवार। व्यक्ति के विकास का जो कार्य परिवार में प्रारम्भ होता है, उसकी पूर्ण सिद्धि राज्य में ही की जा सकती है। इस प्रकार राज्य सामाजिक जीवन के विकास की अन्तिम अवस्था है।

राज्य स्वाभाविक होने के साथ-साथ मनुष्य के लिए आवश्यक भी है। व्यक्ति के लिए राज्य का अस्तित्व उतना ही आवश्यक है जितना कि परिवार का। परिवार में व्यक्ति की कुछ भावनात्मक और कुछ आर्थिक आवश्यकताएँ पूरी होती हैं, ग्राम इनके अतिरिक्त कुछ और आवश्यकताओं की पूर्ति करता है, परन्तु मनुष्य का पूर्ण बौद्धिक और नैतिक विकास राज्य में ही सम्भव है। इस प्रकार अरस्तू अपने इस निष्कर्ष पर पहुँचता है कि **''राज्य का उदय जीवन के लिए हुआ और सद्जीवन के लिए उसका अस्तित्व बना हुआ है।''**

राज्य व्यक्ति से पूर्व का संगठन है

अरस्तू ने राज्य के प्रश्न पर विचार करते हुए कहा कि ''राज्य व्यक्ति से पूर्व का संगठन है'' ऐसा कहने में अरस्तू का तात्पर्य यह नहीं था कि ऐतिहासिक दृष्टि से राज्य का जन्म पहले हुआ वरन् उसके कहने का अभिप्राय यह था कि मानसिक या मनोवैज्ञानिक दृष्टि से राज्य का जन्म पहले ही हो चुका था। यह कैसे हुआ, इस सम्बन्ध में यह कहा जा सकता है कि राज्य एक पूर्ण समुदाय है व्यक्ति केवल एक तत्त्व। पूर्णता पहले आती है, उसके बाद में अलग राज्य इसलिए व्यक्ति से पूर्ववर्ती है। मनुष्य के बौद्धिक विकास की पूर्ण कल्पना के रूप में राज्य का जन्म व्यक्ति, परिवार और ग्राम के अस्तित्व में आने से पूर्व ही हो चुका था। अरस्तू का कथन है कि ''समय की दृष्टि से परिवार पहले है, परन्तु प्रकृति की दृष्टि से राज्य पहले है।'' इसका तात्पर्य यह है कि राज्य अधिक विकसित है और वह उस बात को अधिक अच्छी प्रकार से व्यक्त करता है, जो समाज के भीतर छिपी रहती है।

राज्य सर्वोच्च समुदाय है

परिवार, ग्राम और राज्य के सभी विभिन्न प्रकार के समुदाय हैं। प्रत्येक समुदाय की स्थापना किसी प्रकार की अच्छाई या श्रेष्ठता की प्राप्ति के लिए की जाती है। परिवार व ग्राम आदि प्रत्येक अन्य समुदाय का उद्देश्य किसी विशिष्ट तथा हीनतर अच्छाई की प्राप्ति करना है, परन्तु राज्य का उद्देश्य **सर्वोच्च अच्छाई** (Highest Good) की प्राप्ति करना है। अत: स्वाभाविक रूप से राज्य समुदायों का समुदाय मात्र ही नहीं है वरन् वह सर्वोच्च समुदाय है। राज्य मनुष्य की सामाजिक प्रवृत्ति के विकास की चरम सीमा है और व्यक्ति के भौतिक, बौद्धिक एवं नैतिक व्यक्तित्व का पूर्ण विकास राज्य के अन्तर्गत ही सम्भव है। इस प्रकार राज्य सर्वोच्च समुदाय है और अन्य सभी समुदाय इसके अंक में लिपटे हुए हैं।

राज्य का स्वरूप जैविक है

अरस्तू ने राज्य के स्वरूप की जैविक धारणा को माना है और उसके अनुसार राज्य विभिन्न प्रकार के अंगों से मिलकर बना हुआ एक 'सम्पूर्ण सावयव' (Organic Whole) है, व्यक्ति और समुदाय इसके अंग हैं। जिस प्रकार शरीर के अंगों का समस्त महत्त्व मानव जीवन पर निर्भर करता है उसी प्रकार व्यक्तियों और समुदायों का जो कुछ महत्त्व है, वह सब राज्य की जीवन देने वाली शक्ति के कारण है। राज्य के अभाव में वे सब जड़ हो जाएँगे और इनका विनाश हो जाएगा। व्यक्ति राज्य के सदस्य के रूप में अर्थात् राज्य में रहकर ही अपना विकास कर सकता है।

राज्य एक आत्मनिर्भर संगठन है

अरस्तू का विचार है कि राज्य सभी वस्तुओं के विषय में आत्मनिर्भरता की पराकाष्ठा तक पहुँचा हुआ संगठन है। आत्मनिर्भरता का तात्पर्य सामान्यतया अपनी सभी आवश्यकताएँ स्वयमेव पूरी करने से है। परिवार तथा ग्राम के द्वारा व्यक्ति की भौतिक आवश्यकताओं की पूर्ति आंशिक रूप में ही की जाती है, राज्य ही एकमात्र ऐसा संगठन है जो इन आवश्यकताओं की पूर्ण रूप से पूर्ति कर सकता है। इसके साथ ही राज्य व्यक्ति की प्रकृति की उच्चतम आवश्यकताएँ उसकी बौद्धिक तथा नैतिक आवश्यकताएँ भी पूरी करता है। अत: राज्य में व्यक्ति को किसी प्रकार का अभाव नहीं रहता और इसी कारण इसे आत्मनिर्भर संगठन कहा गया है।

नगर राज्य सर्वाधिक श्रेष्ठ राजनीतिक संगठन है

अरस्तू के लिए प्लेटो की ही भाँति नगर राज्य सर्वाधिक श्रेष्ठ राजनीतिक संगठन था। यद्यपि इसके जीवनकाल में ही फिलिप ने यूनान के नगर राज्यों का अन्तर अपने साम्राज्य की स्थापना की थी, लेकिन अरस्तू ने इन साम्राज्यों के सम्बन्ध में बिल्कुल भी विचार नहीं किया। उसने भविष्य में निर्मित राष्ट्रीय राज्यों की भी कल्पना नहीं की है जोकि नितान्त स्वाभाविक था। उसने तो अपने आदर्श राज्य का चित्रण एक नगर राज्य के रूप में ही किया है। अरस्तू का यह नगर राज्य समस्त विज्ञान कला गुणों और पूर्णता में एक साझेदारी है।

राज्य का उद्देश्य और कार्य

*अरस्तू के अनुसार, राज्य एक **सकारात्मक अच्छाई** है, संक्षेप में वह राज्य को निम्नलिखित कार्य सौंपता है*

- अपने सदस्यों के लिए पूर्ण और आत्मनिर्भर जीवन की व्यवस्था करना।
- व्यक्ति की श्रेष्ठ प्रवृत्तियों को श्रेष्ठ कार्य की आदत के रूप में विकसित करना।
- अपने सदस्यों की प्राकृतिक आवश्यकताओं को सन्तुष्ट करना।
- व्यक्तियों को ऐसे साधन और वातावरण प्रदान करना, जिसमें वे अपना शारीरिक, बौद्धिक और नैतिक विकास कर सकें। इसका लक्ष्य सर्वोच्च शुभ की प्राप्ति है।

अरस्तू का आदर्श राज्य

पॉलिटिक्स की सातवीं पुस्तक में अरस्तू प्लेटो के लॉज़ से प्रेरणा ग्रहण करते हुए अपने आदर्श राज्य का एक सुन्दर और व्यापक चित्र प्रस्तुत करता है। प्लेटो द्वारा रिपब्लिक में प्रतिपादित आदर्श राज्य में एक दार्शनिक राजा राज्य करता है, जिसकी शक्ति पर कोई प्रतिबन्ध नहीं है और जिसे वन-स्वीकृति की भी आवश्यकता नहीं है।

इस आदर्श राज्य की असम्भावना को समझकर प्लेटो ने 'लाज़' में अंकित अपने उपादर्श राज्य में दार्शनिक शासन के स्थान पर कानून के शासन को प्रतिष्ठित करने की चेष्टा की है, किन्तु ऐसा करते समय भी उनके मन और मस्तिष्क पर 'रिपब्लिक' का आदर्श राज्य ही छाया रहता है और इस कारण कानून शासन तथा जनमत को प्रतिष्ठित करने के लिए राज्य व्यवस्था में जो दूसरे महत्त्वपूर्ण परिवर्तन किए जाने चाहिए प्लेटो वे परिवर्तन नहीं कर सका है।

आदर्श राज्य के लक्ष्य

अरस्तू के अनुसार, आदर्श राज्य का लक्ष्य अपने नागरिकों का नैतिक कल्याण है। राज्य समुदायों का समुदाय है। प्रत्येक समुदाय अपने सदस्यों के हित को

दृष्टि में रखता है और राज्य सभी समुदायों में सर्वोच्च है, इसलिए इसका उद्देश्य सर्वोच्च हित साधन है। इसका उद्देश्य व्यक्तियों के नैतिक जीवन को सुधारना है। अरस्तू की प्रसिद्ध उक्ति है—"राज्य जीवन के लिए अस्तित्व में आया और वह अच्छे जीवन के लिए अस्तित्व में बना हुआ है।"

आदर्श राज्य के लक्ष्य निम्नलिखित हैं

मध्यम मार्ग का सिद्धान्त

अरस्तू प्लेटो के समान अतिवादी नहीं अपितु अपनी व्यावहारिक बुद्धि के कारण मध्यम मार्ग का अनुसरण करने वाला था। उसके शब्दों में, "मध्यम मार्ग का अनुसरण करने वाला जीवन ही अनिवार्यत: श्रेष्ठ जीवन है और यह मध्यम मार्ग ही ऐसा है जिसे प्राप्त कर लेना प्रत्येक व्यक्ति के लिए सम्भव है।" अरस्तू अपने आदर्श राज्य के विभिन्न क्षेत्रों में मध्यम मार्ग को अपनाने पर बल देता है।

आदर्श राज्य की शासन व्यवस्था पर विचार करते हुए अरस्तू कहता है कि सर्वोत्कृष्ट गुणों से युक्त कोई एक व्यक्ति राजा हो जाए तो सर्वोत्कृष्ट गुणों वाले कुछ व्यक्तियों के हाथ में शासन शक्ति आ जाए तो शासक की आज्ञाओं का पालन आनन्दपूर्वक किया जाना चाहिए। किन्तु व्यवहार में इन आदर्श परिस्थितियों या व्यक्तियों की प्राप्ति सहज सम्भव नहीं है। अत: सर्वोत्तम रूप में जो शासन प्राप्त किया जा सकता है उसी के लिए चेष्टा की जानी चाहिए। प्राप्ति योग्य सर्वोत्तम शासन का चुनाव स्वर्णिम मध्यम मार्ग के आधार पर ही किया जा सकता है और मध्यमार्गी शासन व्यवस्था संवैधानिकतन्त्र या सुप्रजातन्त्र हो सकती है।

नगर राज्य

नगर राज्य में तीन वर्ग होते हैं

1. अत्यन्त सम्पन्न
2. अत्यन्त निर्धन, और
3. इन दोनों के बीच का मध्य वित्त वर्ग।

संवैधानिकतन्त्र या सप्रजातन्त्र में इन तीनों वर्गों में से तीसरे वर्ग के द्वारा ही शासन किया जाता है। संवैधानिकतन्त्र या सुप्रजातन्त्र एक प्रकार की मिश्रित शासन प्रणाली है और अरस्तू ने इसे **'लोकतन्त्र व धनिकतन्त्र का मेल'** (Fusion of Democracy and Oligarchy) बताया है। मध्यमवर्गीय राज्य संवैधानिकतन्त्र का मूल तत्त्व सन्तुलन है और यह सन्तुलन कुलीनतन्त्रीय तत्त्व गुण और लोकतन्त्रीय तत्त्व संख्या के बीच स्थापित किया गया है। शासन का स्थायित्व और व्यवस्था इन दोनों तत्त्वों के मूल और मध्यम वर्ग की अधिकाधिक सुदृढ़ स्थिति पर निर्भर करता है।

मध्यम वर्ग की प्रधानता के पक्ष में अरस्तू निम्न युक्तियाँ देता है।

प्रथम अत्यन्त धनी और बलवान व्यक्तियों का झुकाव अपराधों और अत्याचारों की ओर होता है। दूसरी ओर अत्यन्त निर्धन और निर्बल व्यक्तियों की प्रवृत्ति धूर्तता और तुच्छ अपराधों की ओर होती है। ये दोनों वर्ग विवेक का अनुसरण नहीं करते। अत: इनकी प्रधानता वाले राज्य दोषपूर्ण होते हैं। राज्य का लक्ष्य तो यथासम्भव समान मनुष्यों के समाज की स्थापना होता है और मध्यमवर्गीय लोगों की प्रधानता से ही ऐसा होना सम्भव है।

द्वितीय मध्यम वर्ग की प्रधानता वाला नगर अधिक सुरक्षित होता है, क्योंकि यह सब प्रकार की दलबन्दियों से मुक्त होता है और धनी या निर्धन वर्ग को अतिवादी होने से रोकता है।

तृतीय धनी और निर्धन वर्ग की महत्ता का एक अन्य प्रमाण यह भी है कि प्राचीन यूनान में सोलन, लाइकरगस आदि श्रेष्ठ नियम निर्माता मध्यम वर्ग में ही उत्पन्न हुए थे। इन सब कारणों से मध्यम वर्ग की प्रधानता रखने वाली शासन व्यवस्था सर्वश्रेष्ठ है। अरस्तू के अनुसार मध्यम मार्ग की दृष्टि से व्यावहारिक आधार पर सर्वोत्तम शासन व्यवस्था संवैधानिकतन्त्र या सुप्रजातन्त्र ही है। इस मध्यमार्गी शासन व्यवस्था का एक प्रमुख लक्षण विधि की सर्वोच्चता है।

अरस्तू ने अपने आदर्श राज्य में तीन प्रकार के कार्य करने वाली तीन संस्थाओं का वर्णन किया है—1. शासन सम्बन्धी विषयों पर विचार कर निर्णय करने के लिए असेम्बली, सब नागरिक इसके सदस्य होते थे। 2. शासन करने वाले अधिकारी जिन्हें अरस्तू मजिस्ट्रेसी का नाम देता है। 3. न्यायालय और न्यायिक अधिकारी।

विधि की सर्वोच्चता

अरस्तू के आदर्श की एक प्रमुख विशेषता विधि की सर्वोच्चता है। अरस्तू विधि की सर्वोच्चता का समर्थन करते हुए लिखता है—"ठीक प्रकार से बनाए गए कानून ही अन्तिम प्रभु होने चाहिए। एक व्यक्ति का या कुछ व्यक्तियों का शासन केवल उन्हीं विषयों में सर्वोच्च होना चाहिए, जिनमें कानून ने कोई स्पष्ट घोषणा न की हो।" अपने इस कथन की पुष्टि में उसका तर्क है—"व्यक्ति के शासन की तुलना में विधि का शासन श्रेयस्कर है, क्योंकि विधि ऐसा विवेक है जिस पर व्यक्ति की इच्छा का प्रभाव नहीं पड़ता है।" यह सम्भव है कि कानून के कठोर शासन से कुछ अन्याय हों किन्तु यह व्यक्ति की निरंकुश एवं स्वच्छन्द इच्छा से होने वाले अन्याय से कम होगा।

सेबाइन के अनुसार, "अरस्तू का आदर्श सदैव ही संवैधानिक शासन रहा है—निरंकुश राज्य नहीं, चाहे वह दार्शनिक राजा का निरंकुश राज्य ही क्यों न हो। अरस्तू आरम्भ से ही इस विचार का प्रतिपादन करता है कि श्रेष्ठ राज्य में अन्तिम सम्प्रभु कानून ही होना चाहिए, कोई व्यक्ति नहीं। उसने इस बात को मानवीय दुर्बलता के प्रति रियायत के रूप में नहीं, वरन् अच्छे शासन के अनिवार्य अंग के रूप में और इस प्रकार एक आदर्श राज्य के रूप में स्वीकार किया है।"

विधि की विवेचना करते हुए वह लिखता है कि समाज में रीति-रिवाज हमारी संचित बुद्धि है। रीति-रिवाजों का प्रादुर्भाव ही अच्छे जीवन को प्रतिष्ठित करने के लिए होता है, इसलिए वे विधि, विवेक और नैतिकता के पर्यायवाची हैं। जिस समाज में विधियों की महत्ता रहती है, वह समाज स्वयमेव सर्वोत्कृष्ट उद्देश्यों की प्राप्ति करता है।

विधि के शासन का सबसे बड़ा गुण यह है कि विधियाँ सबके साथ समान व्यवहार करती हैं जबकि शासन पक्षपातपूर्ण हो सकता है। विधि में भावनाओं का सम्मिश्रण नहीं हो सकता।

विधियाँ परिवर्तित परिस्थितियों के अनुसार स्वयं नहीं बदल सकतीं, इसलिए परिवर्तनशील समाजों में विधियों में परिवर्तन की आवश्यकता होती है। विधियों में इस प्रकार के परिवर्तन की शक्ति एक व्यक्ति को न देकर कुछ या अनेक व्यक्तियों को दी जानी चाहिए, क्योंकि व्यक्तियों की सामूहिक बुद्धि एक व्यक्ति से श्रेष्ठतर होती है। इसके अतिरिक्त अनेक व्यक्ति तुलना में पथभ्रष्ट नहीं हो सकते और न ही उन पर आवेश का दोष लगाया जा सकता है।

जनसंख्या

अरस्तू के अनुसार आदर्श राज्य में जनसंख्या न तो बहुत अधिक होनी चाहिए और न ही बहुत कम। जनसंख्या अधिक होने पर कानून और व्यवस्था बनाए रखना कठिन हो जाएगा और जनसंख्या कम

होने पर राज्य अपनी सभी आवश्यकताएँ पूरी कर सकेगा। नागरिक कार्यों को उचित रीति से सम्पादन करने के लिए आवश्यक है कि सब नागरिक एक दूसरे को वैयक्तिक रूप से जानते हों। इसलिए उनकी अधिकतम संख्या उतनी ही होनी चाहिए जितनी राज्य की आवश्यकताएँ पूरी कर उसे आत्मनिर्भर बनाने के लिए पर्याप्त हों।

नागरिकों का चरित्र

अरस्तू का विचार है कि चरित्र और योग्यता में जनता यूनानियों के समान होनी चाहिए, जिसमें उत्तरी जातियों के उत्साह और एशियाई जातियों की बुद्धिमत्ता का मूल है। उसका विचार है कि बुद्धिमत्ता, साहस और उत्साह के मूल से ही नागरिक अपना राजनीतिक विकास कर सकते हैं।

प्रदेश

अरस्तू के अनुसार राज्य का प्रदेश बहुत विशाल नहीं होना चाहिए, किन्तु इसके साथ ही इतना अवश्य होना चाहिए कि उसमें जीवन की आवश्यकताएँ पूर्ण हो सकें और उस पर निवास करने वाली जनता संयम और उदारतापूर्ण जीवन बिता सकें। राज्य का क्षेत्र ऐसा होना चाहिए, जिसमें शत्रुओं का प्रवेश कठिन हो तथा जिसकी रक्षा आसानी से हो सके। राज्य ऐसे स्थान पर होना चाहिए जहाँ जल और स्थल दोनों मार्गों से आसानी से पहुँचा जा सके, क्योंकि ऐसा होने पर ही राज्य का विकास एक व्यापारिक केन्द्र के रूप में सम्भव है।

शिक्षा

अरस्तू आदर्श राज्य के लिए आवश्यक चरित्र निर्माण की दिशा के महत्त्व पर बहुत अधिक बल देता है। उसके लिए राज्य एक शिक्षण संस्था है और आदर्श राज्य की यह एक प्राथमिक आवश्यकता है कि सभी नागरिकों के लिए एक ही प्रकार की अनिवार्य तथा सार्वजनिक शिक्षा की व्यवस्था हो।

राज्य की स्थिति

नगर राज्य में बस्ती का स्थान इन बातों को ध्यान में रखते हुए चुना जाना चाहिए—सार्वजनिक स्वास्थ्य, राजनीतिक सुविधा और सैनिक आवश्यकताएँ। नगर को बनाते समय सौन्दर्य का भी ध्यान रखा जाना चाहिए। राज्य का प्रदेश दो भागों में बँटा होना चाहिए—1. विशेष बस्ती या नगर, तथा 2. इसके चारों ओर का प्रदेश बस्ती में-पूजागृह, पार्क, व्यायामशालाएँ, बाजार, बन्दरगाह और सार्वजनिक स्थान होने चाहिए।

राज्य में विभिन्न वर्ग

आदर्श राज्य के नागरिकों की प्रमुख आवश्यकताएँ छः हैं—भोजन, कला-कौशल, हथियार, सम्पत्ति, सार्वजनिक देव पूजा तथा सार्वजनिक हित का निर्धारण। इन छः कार्यों को करने के लिए राज्य में छः वर्ग होने चाहिए—कृषक, शिल्पी, योद्धा, व्यापारी या सम्पत्तिशाली, पुरोहित तथा सार्वजनिक हित का निर्धारण करने वाले निर्णायक। इनमें से प्रथम दो वर्गों को अरस्तू नागरिकता का स्तर प्रदान नहीं करता।

आर्थिक व्यवस्था

अरस्तू अपने आदर्श राज्य में किसी भी वर्ग के लिए सम्पत्ति के साम्यवाद का प्रतिपादन नहीं करता है, किन्तु वह यह मानता है कि सम्पत्ति का विषय वितरण राज्य के हित पर विपरीत प्रभाव डालता है। *वह सम्पत्ति की विषमता को दूर करने के लिए तीन विकल्प प्रस्तुत करता है*

1. भू-सम्पत्ति वैयक्तिक हो, किन्तु इसका उपयोग सामूहिक हो, सब लोग इसका समान रूप से उपभोग कर सकें।
2. सम्पत्ति सामूहिक हो, पर इसका उपभोग वैयक्तिक हो।
3. सम्पत्ति सामूहिक हो तथा इसका उपभोग भी सामूहिक हो।

अरस्तू इनमें से प्रथम विकल्प के पक्ष में है। भूमि को निजी और सामूहिक दो भागों में विभाजित किया जाना चाहिए। प्रत्येक व्यक्ति के पास भूमि का टुकड़ा होगा, जिस पर वह दासों की सहायता से कृषि कार्य करेगा, लेकिन उत्पादन से प्राप्त लाभों का उपभोग सामूहिक रूप से किया जाएगा। उत्पादन वैयक्तिक होने के कारण सभी व्यक्ति अधिकाधिक उत्पादन का प्रयत्न करेंगे और उपभोग सामूहिक होने के कारण समाज में समानता और भाई-चारे के भाव को अपनाया जा सकेगा।

नागरिकता

पॉलिटिक्स की तीसरी पुस्तक में अरस्तू नागरिकता और संविधान पर विचार करता है। प्रथम पुस्तक में जहाँ वह कुटुम्ब को राज्य का सबसे छोटा घटक मानता है वहाँ तीसरी पुस्तक में वह लिखता है कि **''राज्य नागरिकों का समूह है''** इस तरह नागरिकों को राज्य का घटक मानकर वह नागरिकता के सिद्धान्तों की चर्चा करता है। प्रचलित धारणाओं की आलोचना करते हुए अरस्तू यह प्रश्न उठाता है कि नागरिक कौन है? सर्वप्रथम वह इस प्रश्न पर निषेधात्मक दृष्टिकोण से विचार करता है और बताता है कि

- केवल निवास से ही कोई व्यक्ति नागरिक नहीं हो सकता, क्योंकि विदेशी और दास भी राज्य में रहते हैं।
- अभियोग चलाने का अधिकार भी नागरिकता प्रदान नहीं करता, क्योंकि यह अधिकार विदेशियों को भी सन्धि द्वारा प्राप्त हो सकता है।
- जिनकी नागरिकता छीनी गई है या जिन्हें देश-निकाला मिल चुका है, वे भी नागरिक नहीं हैं।
- किसी राज्य के क्षेत्र में जन्म लेने या किसी नागरिक की सन्तान होने से भी कोई नागरिक नहीं बन सकता, क्योंकि यह लक्षण पुराने राज्यों के विषय में तो ठीक हो सकता है, किन्तु नए राज्यों के आरम्भिक नागरिकों पर लागू नहीं हो सकता।

अरस्तू के अनुसार नागरिकता का निर्धारण जन्म, निवास-स्थान या कानूनी अधिकारों से नहीं हो जाता वरन् वह इस सम्बन्ध में व्यक्ति की राजनीतिक क्षेत्र में सक्रियता को महत्त्व देता है। अरस्तू के मतानुसार "वह व्यक्ति नागरिक है जो स्थायी रूप से न्याय के प्रशासन तथा राजकीय पदों को ग्रहण करने की प्रक्रिया में भाग लेता है" लोकतन्त्र के लिए वह इस लक्ष्य को अधिक स्पष्ट करते हुए कहता है कि वह व्यक्ति नागरिक है जो राज्य के न्याय सम्बन्धी तथा विचार सम्बन्धी (कानून निर्माण के) कार्यों में भाग लेता है।

नागरिकता के आवश्यक गुण

अरस्तू प्लेटो के ही समान नागरिकता को सीमित रखने के पक्ष में हैं। उसके अनुसार शासन के न्यायिक तथा कानूनी कार्यों को सम्पादित करने के लिए अत्यधिक विकसित बुद्धि, नैतिक शक्ति तथा व्यावहारिक बुद्धिमत्ता की आवश्यकता होती है। उसे शासक और शासित दोनों ही रूपों में कार्य करने वाली क्षमता प्राप्त होनी चाहिए। व्यक्ति द्वारा ये गुण केवल उसी स्थिति में प्राप्त किए जा सकते हैं जबकि उसके पास अवकाश (Leisure) हो। अरस्तू के लिए अवकाश का तात्पर्य छुट्टियों से नहीं है वरन् उन कार्यों को रोकने

से है जो अपने आप साध्य हैं साधन नहीं। खानों में काम करना, मकान बनाना या व्यवसाय करना ये सब कार्य जीविकोपार्जन के साधन हैं साध्य नहीं, जबकि ज्ञान, चित्रकला और राजनीति आदि कार्य अपने कार्य में ही साध्य हैं। अरस्तू का विचार है कि जिन व्यक्तियों का सारा समय और शक्ति जीविकोपार्जन के कार्य में लग जाती है दूसरे शब्दों में जिन्हें अवकाश नहीं मिलता है वे सार्वजनिक क्षेत्र के प्रति अपने कर्त्तव्यों का सम्पादन नहीं कर सकते हैं।

अपनी इस प्रकार की विचारधारा के आधार पर वह निम्नलिखित श्रेणियों के व्यक्तियों को नागरिकता से वंचित रखने के पक्ष में हैं

- सम्पत्तिविहीन व्यक्तियों को नागरिकता प्राप्त नहीं होनी चाहिए, क्योंकि यह वर्ग गुणों का विकास नहीं कर सकता तथा इसकी राज्य के कार्यों में रुचि भी नहीं होती है। इसके अतिरिक्त सम्पत्तिविहीन वर्ग को राज्य के प्रबन्धन का कोई अनुभव भी नहीं होता।
- दासों को नागरिकता प्राप्त नहीं होनी चाहिए, क्योंकि वे पारिवारिक जीवन में दास मात्र होता है। शारीरिक परिश्रम के कारण उनमें उचित विवेक नहीं होता और उनके पास अवकाश भी नहीं होता है।
- श्रमिक वर्ग के व्यक्तियों को भी वह इस कारण नागरिकता से वंचित करना चाहता है कि उनके पास अवकाश नहीं होता है और वे नागरिकता के गुण विकसित करने की स्थिति में नहीं होते हैं।
- सम्पत्ति प्राप्त करने के अप्राकृतिक उपायों; जैसे—दखोरी आदि में संलग्न व्यक्तियों को भी नागरिकता प्राप्त नहीं होनी चाहिए।
- स्त्रियों तथा बच्चों को नागरिकता प्राप्त नहीं होनी चाहिए, क्योंकि उनकी बौद्धिक क्षमता हीनतर स्तर की होती है।
- सभी वृद्ध व्यक्तियों को भी नागरिकता प्राप्त नहीं होनी चाहिए, क्योंकि वे राज्य के प्रति उत्तरदायित्व पूरे करने की स्थिति में नहीं होते हैं।

न्याय

प्लेटो के समान अरस्तू भी राज्य के लिए न्याय को बहुत महत्त्वपूर्ण मानता है, लेकिन अरस्तू ने न्याय की धारणा का प्रतिपादन प्लेटो से भिन्न रूप में किया है। अरस्तू न्याय को सदुगुणों का समूह मानता है। व्यक्ति के न्यायप्रिय होने के लिए यह आवश्यक है कि वह समुदाय के अन्य सदस्यों के प्रति अपने नैतिक कर्त्तव्यों का पालन करे। *अरस्तू सर्वप्रथम न्याय के दो भेद करता है*

1. पूर्ण न्याय

पूर्ण न्याय नैतिक गुणों और चरित्र की श्रेष्ठता का नाम है और इसका तात्पर्य यह है कि एक व्यक्ति दूसरे व्यक्तियों के साथ अपने सम्बन्धों में नैतिक गुणों का पालन करें। अरस्तू के अनुसार पूर्ण न्याय कानूनों के अनुरूप आचरण करने में निहित है। विभिन्न स्थितियों में पूर्ण न्याय की व्याख्या करते हुए कहा जा सकता है "परिवार में न्याय का अर्थ है स्वामी का दास पर या पति या पत्नी का तथा मालिक का सदस्यों पर स्वाभाविक शासन। गाँव में न्याय के अर्थ में सबसे सयाने पुरुष द्वारा गाँव के दूसरे लोगों का नेतृत्व है। एक सक्षम राज्य का अर्थ है शिक्षित, सभ्य और गुणवत्तायुक्त व्यक्ति द्वारा अपने व अन्य लोगों पर उचित शासन की है।"

2. विशेष न्याय

विशेष न्याय का सम्बन्ध सद्गुण और भलाई के विशेष रूपों में से है, जिनके आधार पर हम दूसरों के साथ न्यायोचित व्यवहार करते हैं। इसे अरस्तू पुन: दो उपभेदों में बाँटता है—वितरणात्मक न्याय और सुधारक न्याय।

(i) वितरणात्मक न्याय

यह प्रत्येक व्यक्ति को समाज के सदस्य के रूप में उसका उचित भाग प्रदान करता है। इसका अर्थ यह है कि राज्य अपने नागरिकों के महत्त्व और योग्यता को दृष्टि में रखते हुए उनमें राजनीतिक पदों, सम्मानों, अन्य लाभों या पुरस्कारों का बँटवारा न्यायपूर्ण-रीति से करे, क्योंकि इनके विषम वितरण से राज्य में असन्तोष उत्पन्न हो जाता है जो क्रान्ति को जन्म देता है स्वयं अरस्तू के शब्दों में इसका अर्थ है। "राज्य के उद्देश्य की पूर्ति के लिए किए गए योगदान के अनुपात में प्रत्येक के द्वारा अधिकार की प्राप्ति।" यह विधायक के विषय क्षेत्रों में आता है।

समाज का सदस्य होने के नाते प्रत्येक व्यक्ति को राज्य के कार्यों में भाग लेने का समान अधिकार प्राप्त होता है। अत: जहाँ तक सम्भव हो पदों के वितरण में किसी प्रकार का पक्षपात नहीं किया जाना चाहिए। किसी भी व्यक्ति को अचानक या विषम अनुपात में सत्ता प्राप्त नहीं करने दिया जाना चाहिए, क्योंकि व्यक्ति सरलता से भ्रष्ट हो जाते हैं और प्रत्येक व्यक्ति सम्पन्नता को सहन नहीं कर सकता। पद सभी व्यक्तियों के लिए खुले होने चाहिए। किसी वर्ग का पदों पर एकाधिकार नहीं होना चाहिए और धनी तथा निर्धन सभी व्यक्तियों को प्रशासनिक कार्यों में भाग लेने के लिए प्रोत्साहित किया जाना चाहिए।

ऐसी स्थिति होनी चाहिए जिसमें प्रत्येक व्यक्ति यह अनुभव करे कि उसे उसका उचित अंश प्राप्त हो रहा है। अरस्तू की वितरणात्मक न्याय की धारणा का आधार योग्यता और ज्यामितीय अनुपात है।

(ii) सुधारक न्याय

सुधारक न्याय का विचार नागरिकों के व्यवहार से सम्बन्धित है। यह एक नागरिक से दूसरे नागरिकों को नियन्त्रित करता है और राज्य के नागरिकों के पारस्परिक व्यवहार में जो बुराइयाँ उत्पन्न हो जाती हैं उन्हें दूर करता है। उदाहरण के लिए यदि कोई किसी दूसरे व्यक्ति के साथ किए गए समझौते की शर्त को तोड़ता है तो राज्य न्यायालय के आधार पर दूसरे पक्ष के साथ होने वाले इस प्रकार के अन्याय को दूर करता है और यदि एक व्यक्ति दूसरे व्यक्ति को हानि पहुँचाता है, तो राज्य हानि पहुँचाने वाले पक्ष को दण्डित करके इस त्रुटि को दूर करने का प्रयत्न करता है।

अत: सुधारक न्याय न्यायपालिका के क्षेत्र का विषय है। अरस्तू के अनुसार यह न्याय अंकगणितीय अनुपात में दिया जाना चाहिए अर्थात् समान अपराध के लिए सभी को समान दण्ड दिया जाना चाहिए।

अरस्तू संविधान सम्बन्धी विचार

अरस्तू अपनी पुस्तक **पॉलिटिक्स** के चौथे भाग में संविधान सम्बन्धी विचार व्यक्त करता है। अरस्तू के अनुसार नागरिकता का अर्थ राजसत्ता में भाग लेना अर्थात् राज्य के नीति निर्धारक एवं न्यायिक कार्यों में भाग लेने का अधिकार है। यह अधिकार किन्हें और किस रूप में मिलना चाहिए, इसका उत्तर अपनी संविधान विषयक धारणा में दिया है।

अरस्तू के अनुसार, "संविधान या पॉलिटिक्स राज्य का एक ऐसा संगठन है, जिसका सम्बन्ध सामान्यतया राज्य के पदों के निर्धारण से है और विशेषकर ऐसे पद के निर्धारण से है जो समस्त राजनीतिक मामलों में सर्वोच्च हो।"

इस परिभाषा का विश्लेषण करने पर संविधान के सम्बन्ध में ये बातें सामने आती हैं

1. संविधान राज्य द्वारा इसके पदों का संगठन है।
2. संविधान द्वारा ही सर्वोत्तम सत्ता के निवास को निर्धारित किया जाता है।
3. संविधान यह भी स्पष्ट करता है कि राज्य किस लक्ष्य की ओर उन्मुख है।
4. राज्य के लिए संविधान अति आवश्यक है। इसी के आधार पर राज्य का निर्माण अथवा अन्त होता है।
5. राज्य का सार अथवा अति आवश्यक आधार संविधान होता है और संविधान में परिवर्तन के साथ राज्य का रूप बदल जाता है।

राज्य संविधान और दल में एकरूपता

अरस्तू की संविधान सम्बन्धी धारणा की सर्वप्रमुख विशेषता उसके द्वारा राज्य संविधान और दल को एकरूप मान लेना है। वर्तमान परिस्थितियों में अरस्तू की धारणा अनुचित प्रतीत हो सकती है, किन्तु तत्कालीन यूनान की परिस्थितियों में इसे देखने पर यह नितान्त सही प्रतीत होती है। यूनान के लगभग प्रत्येक नगर राज्य में वर्गतन्त्रियों और जनतन्त्रियों के बीच संघर्ष चलता रहता था। उनमें से एक दल की विजय का अर्थ केवल यही नहीं होता था कि उसके नेता सरकार बना लें वरन् इससे राज्य के आधारभूत रूप में भी परिवर्तन हो जाता था और जनता के नैतिक, सामाजिक तथा आर्थिक मूल्य भी बदल जाते थे। इस प्रकार एक दल के स्थान पर दूसरे दल की विजय या संविधान के स्वरूप में परिवर्तन का परिणाम एक क्रान्ति होता था। रूस तथा चीन में क्रमश: 1917 तथा 1949 में जो कुछ हुआ वह अरस्तू के अर्थ का जीता-जागता उदाहरण है। इन राज्यों में सत्ता परिवर्तन का परिणाम राज्य के ढाँचे में आधारभूत परिवर्तन के रूप में हुआ।

राज्यों (संविधानों) का वर्गीकरण

राज्यों का सर्वप्रथम वैज्ञानिक वर्गीकरण अरस्तू के द्वारा किया गया है। अरस्तू ने अपना यह वर्गीकरण दो आधारों पर प्रस्तुत किया है

संख्या का आधार संख्या के आधार पर तात्पर्य यह है कि प्रभुत्व शक्ति का प्रयोग कितने व्यक्तियों द्वारा किया जाता है?

नैतिक आधार इसका तात्पर्य यह है कि शासन करने वाले व्यक्तियों का उद्देश्य क्या है?

एक व्यक्ति का शासन जब सामान्य हित में कार्य करता है तो उसे राजतन्त्र कहते हैं, किन्तु जब शासन केवल अपने ही हितों को दृष्टि में रखते हुए शासन शक्ति का प्रयोग करने लगता है तो वह **निरंकुश तन्त्र या आततायीतन्त्र** में परिणत हो जाता है। थोड़े-से व्यक्तियों का शासन जब सामान्य हित में कार्य करता है तो वह कुलीनतन्त्र है किन्तु जब वह केवल शासकों के हितों को ही दृष्टि में रखता है तो वह अल्पतन्त्र या धनिकतन्त्र में परिणत हो जाता है। जब अनेक व्यक्तियों के द्वारा सामान्य हित को दृष्टि में रखते हुए और व्यवस्थित रूप में शासन व्यवस्था का संचालन किया जाता है तो वह **बहुतन्त्र या संवैधानिकतन्त्र** कहलाता है, किन्तु जब अव्यवस्था फैल जाती है और भीड़ के ही हितों को ध्यान में रखा जाता है तो वह **भीड़तन्त्र** कहलाता है। अरस्तू ने इस भीड़तन्त्र को ही 'डेमोक्रेसी' का नाम दिया है और बहुतन्त्र या संवैधानिक शब्द का प्रयोग उस अर्थ में किया है, जिस अर्थ में आज प्रजातन्त्र शब्द का प्रयोग किया जाता है।

चक्रीय परिवर्तन

राजतन्त्र-निरंकुशतन्त्र-कुलीनतन्त्र-पॉलिटी-लोकतन्त्र-पुनःराजतन्त्र। अर्थात् शासन में परिवर्तन इसी क्रम में होता है।

पॉलिटी सर्वोच्च व्यवस्था

अरस्तू ने पहले आधार पर एक व्यक्ति का शासन, कुछ व्यक्तियों का शासन और बहुसंख्यकों का शासन, इस प्रकार के तीन भेद किए हैं और दूसरे आधार पर अरस्तू ने इन्हीं तीन शासन व्यवस्थाओं के दो रूपों-स्वाभाविक और विकृत का निरूपण किया है। अरस्तू के अनुसार शासन का वह रूप स्वाभाविक है, जिसमें शासन सामान्य हित के आदर्श के आधार पर कार्य करता है और विकृत रूप वह है जिसमें शासक वर्ग केवल अपने हितों को दृष्टि में रखता है।

अरस्तू के अनुसार जिस प्रकार साइकिल के पहिए घूमते हैं उसी प्रकार शासन के रूप भी नियमित रूप से बदलते रहते हैं। राजनीतिक परिवर्तन का यह चक्र राजतन्त्र से प्रारम्भ होता है और क्रमशः आततायीतन्त्र, कुलीनतन्त्र, वर्गतन्त्र, संवैधानिकतन्त्र और भीड़तन्त्र के बाद अन्त में फिर से राजतन्त्र के रूप में परिणत हो जाता है।

आलोचना और मूल्यांकन

आलोचकों द्वारा अरस्तू के राज्यों के वर्गीकरण की अनेक आधारों पर आलोचना की गई है, जिसमें निम्नलिखित प्रमुख हैं

- सरकारों का वर्गीकरण
- अवैज्ञानिक तथा संख्यावाचक वर्गीकरण
- प्रजातन्त्र का उचित स्थान नहीं
- वर्तमान राज्यों पर लागू नहीं होता
- परिवर्तन-चक्र त्रुटिपूर्ण

अरस्तू के क्रान्ति सम्बन्धी विचार

यूनानी नगर राज्यों के जीवन की सबसे प्रमुख विशेषता उनकी राजनीतिक अस्थिरता थी। अरस्तू ने स्वयं इस राजनीतिक अस्थिरता के दुष्परिणाम देखे थे। अत: उसने इस अस्थिरता, जिसे उसने क्रान्ति का नाम दिया है, को दूर करने के उपाय सुझाने का निश्चय किया। पॉलिटिक्स की सातवीं पुस्तक में उसने राज्य क्रान्ति और संविधान में परिवर्तन लाने वाले कारणों पर प्रकाश डाला है और दूसरी पुस्तक में उसने उन उपायों का सुझाव दिया है, जिनके आधार पर क्रान्ति का प्रतिकार किया जा सकता है। अरस्तू ने क्रान्ति, उसके कारणों और प्रतिकार के उपायों का विवेचन ऐतिहासिक अध्ययन और पर्यवेक्षण के आधार पर किया है। उसने 158 देशों के संविधानों का अध्ययन करने के बाद परिपक्व राजनीतिक बुद्धिमत्ता के आधार पर विवेचन प्रस्तुत किया।

क्रान्ति का अभिप्राय

अरस्तू के द्वारा क्रान्ति शब्द का प्रयोग फ्रेंच क्रान्ति या साम्यवादी क्रान्ति के अर्थ में नहीं किया गया है, वरन् उनके अनुसार राज्य, संविधान या शासन सत्ता में होने वाला प्रत्येक परिवर्तन क्रान्ति है। अरस्तू के अनुसार क्रान्ति के प्रमुख रूप निम्न प्रकार हो सकते हैं

1. पहले से स्थापित किसी शासन व्यवस्था के स्थान पर दूसरी शासन व्यवस्था स्थापित करना जैसे जनतन्त्र के स्थान पर धनिकतन्त्र या धनिकतन्त्र के स्थान पर जनतन्त्र स्थापित करना।
2. अनेक और क्रान्ति किसी शासन व्यवस्था के मूल रूप को बदलने के लिए नहीं, किन्तु उसके आधारभूत तत्त्व की मात्रा को परिवर्तित करने के लिए होती हैं; जैसे—जनतन्त्र को अधिक या कम जनतन्त्रात्मक बनाना।

3. यदि शासन व्यवस्था के स्वरूप को अपरिवर्तित रखते हुए शासन करने वाले व्यक्तियों में कोई परिवर्तन होता है, तो वह भी क्रान्ति का एक रूप ही है। विशेष बात यह है कि एक देश के शासक वर्ग में जो परिवर्तन होते हैं, चाहे उन परिवर्तनों से शासन व्यवस्था का मूल रूप अप्रभावित रहे, अरस्तू उन्हें क्रान्ति की संज्ञा देता है।

क्रान्ति के कारण

अरस्तू ने क्रान्ति के कारणों की विवेचना निम्न रूपों में की है

सामान्य कारण

क्रान्ति के सामान्य कारण निम्नलिखित हैं

असमानता क्रान्ति का सर्वप्रथम कारण व्यक्ति की असमानता का अन्त कर समानता की प्राप्ति के लिए लालसा है। समानता के दो रूप होते हैं—पूर्ण समानता और आनुपातिक समानता। सर्वसाधारण जनता पूर्ण समानता में विश्वास करती है और यह महसूस करती है कि शासकों के समान होने के बावजूद भी हमारा उचित अधिकार हमें नहीं मिल रहा है। आनुपातिक समानता का अर्थ योग्यता सम्बन्धी समानता है और विशेष वर्ग आनुपातिक समानता की माँग करते हुए यह महसूस करता है कि धन तथा योग्यता और अन्य बातों की श्रेष्ठता के अनुपात में उन्हें राजनीतिक शक्ति में अधिक भाग नहीं मिल रहा है। पूर्ण और आनुपातिक समानता के इस पारस्परिक अवरोध का परिणाम क्रान्ति के रूप में प्रकट होता है। स्वयं अरस्तू के शब्दों में "छोटे व्यक्ति बराबर होने के लिए विद्रोही बना करते हैं और बराबर स्थिति वाले बड़े बनने के लिए। यही यह मनोदशा है, जिससे क्रान्तिकारियों की उत्पत्ति होती है।"

अन्याय क्रान्ति का मूलभूत कारण अन्याय है। यदि एक वर्ग को जितना वह पाने का अधिकारी है उससे कम मिलता है तथा दूसरे वर्ग को जितना उसे मिलना चाहिए, उससे अधिक मिलता है, तो असन्तोष का उदय होता है और वह असन्तोष क्रान्ति को जन्म देता है। "क्योंकि न्याय और मित्रता राज्य के नैतिक आधार हैं, इसलिए अन्याय और दुर्भावना असन्तोष और अस्थिरता के सबसे बड़े कारण हैं।"

इस प्रकार असमानता और अन्याय क्रान्ति के दो कारण हैं।

विशेष कारण

अरस्तू ने क्रान्ति के विशेष कारण निम्नलिखित बताए हैं

शासकों की धृष्टता तथा लाभ की लालसा जब शासक वर्ग धृष्टता के वशीभूत होकर जनता के हितों की परवाह किए बिना अनुचित रूप से धन संग्रह करने लगता है तब उस शासन प्रणाली या शासक वर्ग के विरुद्ध जनता विद्रोह कर देती है। सम्मान की लालसा जब शासक किसी व्यक्ति को योग्यता के बिना सम्मानित करता है या बिना कारण के किसी को अपमानित करता है, तो जनता रुष्ट होकर विद्रोह कर देती है।

घृणा घृणा क्रान्ति को जन्म देती है। उदाहरणार्थ, धनिकतन्त्र में जब धनिक शासक वर्ग बहुसंख्यक, किन्तु अधिकार वंचित दरिद्र जनता को तिरस्कार की दृष्टि से देखता है तो ऐसी स्थिति में जनता विद्रोह कर देती है।

भय भय दो प्रकार से व्यक्तियों को क्रान्ति के लिए प्रेरित करता है—अपराध से बचने के लिए और अन्याय का प्रतिकार करने के लिए। उदाहरणार्थ रोड्स टापू के राज्य में जनता वहाँ के कुछ प्रतिष्ठित व्यक्तियों पर अभियोग चलाने की धमकियाँ दे रही थी, जिससे बचने के लिए उन्होंने जन शासन के विरुद्ध विद्रोह कर दिया।

विदेशी या विजातीय तत्त्व विदेशी या विजातीय तत्त्व भी क्रान्ति का कारण बन जाते हैं। यदि राज्यों में रहने वाले विजातीय तत्त्वों का भावनात्मक एकीकरण न हुआ हो तो राज्य में सदैव ही क्रान्ति की आशंका बनी रहती है, क्योंकि ये विजातीय तत्त्व विदेशी शत्रुओं के साथ मिलकर राज्य के लिए संकट खड़ा कर देते हैं।

क्षुद्र घटनाएँ कभी-कभी क्षुद्र घटनाओं के गम्भीर परिणाम के रूप में क्रान्ति घटित होती है। उदाहरणार्थ साइराक्यूज के दो कुलीन युवकों की प्रणय सम्बन्धी कलह ने राज्य के अधिकारियों को दो वर्गों में विभक्त कर दिया और राज्य को क्रान्ति का सामना करना पड़ा।

परस्पर विरोधी वर्गों का सन्तुलित होना क्रान्ति का एक कारण परस्पर विरोधी वर्गों (धनी एवं निर्धन) का राज्य में सन्तुलित होना भी है। जब एक पक्ष दूसरे पक्ष से प्रबल होता है, तो सामान्यत: संघर्ष नहीं होता, किन्तु जब दोनों पक्षों की शक्ति बराबर होती है और दोनों को विजय प्राप्त होने की आशा रहती है, तो वे विद्रोह करके सत्ता हस्तगत करने का प्रयत्न करते हैं।

विभिन्न राज्यों या शासन प्रणालियों में क्रान्ति के विशेष कारण

प्रजातन्त्र में क्रान्ति का विशेष कारण वाग्वीर होते हैं। ये वाग्वीर सस्ती लोकप्रियता प्राप्त करने के लिए अपने जोशीले भाषणों से जनता को धनिकों के विरुद्ध भड़काते हैं, उनके साथ अन्यायपूर्ण व्यवहार करते हैं अन्त में उन्हें क्रान्ति के लिए विवश करते हैं। अनेक बार ये वाग्वीर नेता अपने जोशीले भाषणों के आधार पर स्वयं शासन सत्ता हथिया लेते हैं। धनिकतन्त्रों में क्रान्ति दो विशेष कारणों से होती है। प्रथम शासकों का सर्वसाधारण के प्रति अन्याययुक्त व्यवहार और दूसरे शासन वर्ग में फूट तथा दलबन्दियाँ।

कुलीनतन्त्र में क्रान्ति को जन्म देने वाले तीन प्रमुख कारण होते हैं—प्रथम पद अथवा प्रतिष्ठा बहुत कम व्यक्तियों में सीमित कर देना। द्वितीय किसी शक्तिशाली व्यक्ति की महत्त्वाकांक्षा अथवा असन्तोष। तृतीय विभिन्न वर्गों में उचित सामंजस्य का अभाव। संवैधानिकतन्त्र में क्रान्ति का मुख्य कारण लोगों द्वारा अपने को शासक वर्ग के समान योग्य और गुणशाली समझना है।

राजतन्त्र या आततायीतन्त्र में क्रान्ति प्रमुख रूप से इन कारणों से होती है

1. शासक का सामान्य जनता के प्रति अपमानजनक व्यवहार जिससे जनता में शासक के प्रति घृणा उत्पन्न हो जाए।
2. किसी प्रमुख व्यक्ति का व्यक्तिगत अपमान जिससे वह षड्यन्त्र और विद्रोह के लिए प्रेरित हो। 3. विरोधी लक्षण वाले पड़ोसी राज्य का प्रभाव। अरस्तू के द्वारा क्रान्ति के कारणों की जो विवेचना की गई उसके आधार पर मैक्सी ने लिखा है "इसमें सन्देह नहीं कि अरस्तू की दृष्टि क्रान्ति के मूल कारणों तक पहुँच गई है। उसके द्वारा गिनाए गए एक या अधिक कारण अब तक हुई प्रत्येक राजनीतिक क्रान्ति में देखे जा सकते हैं।"

क्रान्तियों के प्रतिकार के उपाय

क्रान्ति के कारणों की विवेचना करने में अरस्तू का उद्देश्य राज्य को क्रान्ति से सुरक्षित रखना ही है। मैक्सी ने लिखा है "अरस्तू ने जितने विवेकपूर्ण ढंग से क्रान्ति के कारणों का विश्लेषण किया है उतने ही विवेकपूर्ण ढंग से उसने उनके निराकरण के उपायों पर भी प्रकाश डाला

है।'' *वह क्रान्ति के प्रतिकार के लिए दो प्रकार के उपायों का उल्लेख करता है*

1. **सामान्य उपाय**

शासक और शासित में सद्भावनापूर्ण सम्बन्ध क्रान्ति के प्रतिकार का सबसे प्रमुख उपाय यही हो सकता है कि शासक और शासित में सद्भावनापूर्ण सम्बन्धों को बनाए रखा जाए। क्रान्ति का सबसे प्रमुख कारण अन्याय होता है और क्रान्ति के प्रतिकार का सबसे महत्त्वपूर्ण उपाय सामान्य नागरिकों में यह भावना उत्पन्न करना है कि शासक वर्ग द्वारा उनके प्रति न्यायपूर्ण व्यवहार किया जा रहा है और इस दृष्टि से संविधान और शासन सभी व्यक्तियों के सन्तोष पर आधारित होना चाहिए। सभी व्यक्तियों को उच्च पदों के लिए समान अवसर प्राप्त होने चाहिए। संक्षेप में ऐसे वातावरण की सृष्टि की जानी चाहिए, जिसमें प्रत्येक व्यक्ति यह अनुभव करे कि उसे उसका उचित अंश प्राप्त हो रहा है।

नागरिकों को संविधान की भावना के अनुरूप शिक्षित करना क्रान्ति के प्रतिकार के लिए नागरिकों को संविधान की आत्मा के अनुरूप शिक्षित किया जाना चाहिए। शिक्षा के आधार पर इस बात का प्रयत्न किया जाना चाहिए कि लोगों की सामाजिक भावनाएँ, मूल्य, आदतें और व्यवहार शासन व्यवस्था के अनुरूप हो जाएँ। शिक्षा के आधार पर ही नागरिकों में शिक्षा, देशभक्ति और नि:स्वार्थता की भावनाओं का संचार किया जा सकता है। अरस्तू ने इस उपाय पर बहुत अधिक बल दिया है। एक स्थान पर उसने लिखा है कि—''सभी बातें जो मैंने संविधान को स्थायित्व प्रदान करने के सम्बन्ध में कही हैं उन सब में जो संविधान को स्थायी रखने में सबसे महत्त्वपूर्ण हैं, वह है, शासन प्रणाली के अनुकूल शिक्षा।''

उदाहरण के लिए, राजतन्त्रीय व्यवस्था में नागरिकों को वीर पूजा की शिक्षा दी जानी चाहिए, प्रजातन्त्र में नागरिकों को यह सिखाया जाना चाहिए कि चुनाव कभी दूर नहीं होते। दीर्घकालीन अच्छाई तात्कालिक लाभ से श्रेष्ठ है और सिरों को गिनना सिरों को तोड़ने से अच्छा है, आदि। यदि व्यक्तियों को इस प्रकार शिक्षित किया गया तो वे अपने आपको संविधान के अनुरूप ढाल लेंगे और इससे विद्रोह की सम्भावना बहुत कम हो जाएगी।

कानून का पालन राज्य के स्थायित्व के लिए आवश्यक है कि कानून का पालन व्यक्तियों के स्वभाव का एक अंग बन जाए। नागरिकों के हृदय में कानून के प्रति निष्ठा उत्पन्न की जानी चाहिए। कानून के छोटे-छोटे उल्लंघन पर सरकार को सजग होकर कठोर रुख अपनाना चाहिए और किसी भी रूप में कानून की अवहेलना की स्थिति को सहन नहीं किया जाना चाहिए। इस सम्बन्ध में अरस्तू ने लिखा है कि—''जिस प्रकार निरन्तर उत्पन्न होने वाले छोटे-छोटे खर्चे सारे धन को खा जाते हैं। उसी प्रकार कानून के उल्लंघन की भावना अज्ञात रूप में भी प्रवेश कर जाने पर राज्य को नष्ट कर देती है।''

राजनीतिक सत्ता पर एकाधिकार नहीं राजकीय सत्ता का एकाधिकार सामान्य जनता में असन्तोष को जन्म देता है। अत: राजनीतिक सत्ता पर एक व्यक्ति या एक वर्ग का एकाधिकार नहीं होना चाहिए और राज्य में सभी व्यक्तियों तथा वर्गों को उनका उचित अंश प्रदान किया जाना चाहिए। इस सम्बन्ध में अरस्तू यह सुझाव देता है कि राज्य के अधिकारियों का कार्यकाल अधिक नहीं होना चाहिए, जिससे सभी लोगों को बारी-बारी से सरकारी पदों पर कार्य करने का अवसर प्राप्त हो सके तथा राज्य के पद कुछ परिवारों तक सीमित न रह जाएँ। अरस्तू यह भी सुझाव देता है कि सम्मान, पदों और पुरस्कारों का अधिक-से-अधिक विस्तृत वितरण किया जाना चाहिए, क्योंकि पदों और सम्मान की असमानताएँ विद्रोह के लिए प्रेरित करती हैं।

भ्रष्टाचार रहित शासन भ्रष्ट शासन अनिवार्य रूप से क्रान्ति को जन्म देता है। अत: शासन भ्रष्टाचार रहित होना चाहिए और पदाधिकारियों का व्यवहार तथा आचरण सन्देहरहित होना चाहिए। सर्वसाधारण को जो बात राजव्यवस्था का सबसे अधिक विरोधी बनाती है, वह है सार्वजनिक धन का गबन और अपव्यय। अत: राज्य के शासन की सत्ता का गठन इस प्रकार होना चाहिए कि शासन वर्ग अपने राजकीय पदों के आधार पर अनुचित आर्थिक लाभ न कमा सकें। इसके अतिरिक्त जनता को शासन की स्वच्छता का विश्वास दिलाने के लिए राजकीय आय-व्यय का लेखा ईमानदारी से तैयार किया जाना चाहिए।

विभिन्न वर्गों में सन्तुलन सन्तुलन ही राजनीतिक स्थायित्व को जन्म दे सकता है। अत: शासन का कार्य दो विरोधी गुणों वाले लोगों को दिया जाना चाहिए। सद्गुणी लोगों के साथ धनवानों को तथा धनवानों के साथ निर्धनों को नियुक्त किया जाना चाहिए, जिससे राज्य में सन्तुलन स्थापित रह सके। सन्तुलन स्थापित करने का एक उपाय है कि प्रजातन्त्र में धनिकों का धन और अल्पतन्त्र में निर्धनों के अधिकार तथा सम्मान सुरक्षित रहने चाहिए। इसके साथ ही जहाँ तक सम्भव हो, मध्यम वर्ग की शक्ति बढ़ाई जानी चाहिए।

विदेशियों की उच्च पदों पर नियुक्ति नहीं विदेशियों को राज्य के उच्च पदों पर नियुक्त नहीं किया जाना चाहिए, अन्यथा वे प्रभावशाली होकर राज्य की स्वतन्त्रता के लिए संकट बन सकते हैं। संविधान के प्रति निष्ठा रखने वाले योग्य तथा ईमानदार व्यक्तियों को सरकारी पद मिलने चाहिए।

छोटे और महत्त्वहीन समझे जाने वाले परिवर्तनों पर दृष्टि छोटे और महत्त्वहीन समझे जाने वाले परिवर्तनों पर दृष्टि रखी जानी चाहिए, क्योंकि अनेक बार ये परिवर्तन या विवाद क्रान्ति का कारण बन जाते हैं।

बाहरी आक्रमण का भय खड़ा करना अरस्तू का एक बड़ा उपाय यह बतलाता है कि शासक वर्ग के द्वारा नागरिकों के सामने सदैव ही बाहरी आक्रमण का भय खड़ा किया जाना चाहिए। इस भय के आधार पर नागरिकों के आन्तरिक विरोधों को शान्त कर उनमें एकता तथा देशभक्ति की भावना का संचार किया जा सकता है और यह स्थिति राजनीतिक स्थायित्व के लिए हितकारक हो सकती है। अरस्तू ने अपनी रचना पॉलिटिक्स में लिखा है कि—''जिस शासक को राज्य की सुरक्षा की चिन्ता है उसे बाहरी खतरों का आविष्कार करना चाहिए और दूर के खतरों को निकट लाना चाहिए, जिससे नागरिक रात्रि को पहरेदार की भाँति सचेत और चेतन रहें और उनका ध्यान कभी विचलित न हो।''

2. **विशेष उपाय**

क्रान्ति के प्रतिकार हेतु सामान्य उपाय सुझाने के बाद अरस्तू विभिन्न शासन व्यवस्थाओं में परिवर्तन लाने वाले विशेष कारणों को दृष्टि में रखते हुए विशेष उपायों का उल्लेख करता है। उसके अनुसार मिश्रित संविधानों में राजनीतिक परिवर्तन की दिशा में काम करने वाली सभी स्थितियों पर सावधानीपूर्वक दृष्टि रखी जानी चाहिए। कुलीनतन्त्र और वर्गतन्त्र में निम्न वर्गों के साथ अच्छा व्यवहार किया जाना चाहिए और विशेष वर्गों में प्रजातान्त्रिक समानता के सिद्धान्त का पालन किया जाना चाहिए वर्गतन्त्र में सामान्य प्रशासनिक कार्य निर्धन वर्ग के व्यक्तियों को सौंपे जाने चाहिए, जिससे वर्गीय असन्तोष की भावना उत्पन्न न हो। प्रजातन्त्र में धनिकों को उनकी सम्पत्ति की रक्षा का

आश्वासन प्राप्त होना चाहिए। और इस बात का ध्यान रखा जाना चाहिए कि जनता लोकप्रिय वक्ताओं या जननायकों के बहकावे में आकर क्रान्ति न कर बैठे।

अरस्तू आततायी शासक को भी अपनी सत्ता सुरक्षित रखने का उपाय बताता है। उसके अनुसार आततायी शासक के द्वारा जासूस और विशेषतया स्त्री जासूस रखे जाने चाहिए, स्वयं निरन्तर आक्रामक नीति अपनाई जानी चाहिए और अपने राज्य की जनता को आक्रमण के भय से ग्रस्त रखा जाना चाहिए। इसके द्वारा नागरिकों के बौद्धिक जीवन को नष्ट कर दिया जाना चाहिए, अपराधियों को दण्ड तथा व्यक्तियों को सम्मान और पुरस्कार दिया जाना चाहिए, नागरिकों के भौतिक कल्याण का प्रयत्न करना चाहिए, धार्मिक कार्यों के प्रति उत्साह दिखाना चाहिए और अपनी वासनाओं को नियन्त्रण में रखना चाहिए।

कुछ आलोचकों का कहना है कि अरस्तू ने निम्न कोटि की शासन व्यवस्थाओं, निरंकुश शासन को भी स्थायी बनाने के जो सुझाव दिए हैं और जिन साधनों का प्रयोग करने को कहा है, वे पूर्ण अनैतिक हैं। अरस्तू के इन्हीं विचारों के कारण आलोचक अरस्तू को यथास्थितिवादी और रूढ़िवादी, विचारवादी विचारक कहते हैं। इसमें सन्देह नहीं कि अरस्तू सदाचार निष्ठ जीवन की ही प्रतिष्ठा करना चाहता है। यदि उसने निकृष्ट शासन पद्धतियों के स्थायित्व के उपाय बताए हैं, तो केवल वैज्ञानिक होने के नाते, अनैतिक होने के नाते नहीं। इस दृष्टि से अरस्तू राजनीति के प्रसिद्ध भारतीय विद्वान् **कौटिल्य** के समीप आ जाता है। वस्तुतः अरस्तू का क्रान्तियों का विवेचन इतना सुन्दर, प्रमाणिक और विशद् है कि इसके सम्बन्ध में **मैक्सी** के शब्दों में कहा जा सकता है कि—''राजनीति विज्ञान क्रान्ति रूपी विष का प्रतिकार करने के लिए इससे अधिक विश्वसनीय उपायों का निर्देश नहीं कर सकती।''

अरस्तू के दासता सम्बन्धी विचार

अपनी पुस्तक 'पॉलिटिक्स' के प्रथम भाग में अरस्तू ने दास को पारिवारिक सम्पत्ति का एक भाग माना है। उसके अनुसार, ''जो स्वभावत: अपना नहीं है लेकिन दूसरों का है, दास है''। दूसरे शब्दों में ''दास वह है, जिसका स्वयं का कोई व्यक्तित्व नहीं होता और यहाँ तक कि जिसका अपना मस्तिष्क भी नहीं होता है।''

दासता की प्रकृति

दासता की प्रकृति स्पष्ट करते हुए अरस्तू तीन बातों की चर्चा करता है

प्रथम "जो व्यक्ति अपनी प्रकृति से स्वयं अपना नहीं है, बल्कि दूसरे का है, फिर भी मनुष्य ही है, वह स्वभावतः दास है।"

द्वितीय "वह व्यक्ति जो मनुष्य होते हुए भी सम्पत्ति की एक वस्तु है और दूसरे के अधीन रहता है, दास है।"

तृतीय "सम्पत्ति की वस्तु, जो कार्य का उपकरण है और जिसे सम्पत्ति के स्वामी से पृथक् किया जा सकता है, दास है।"

अरस्तू के अनुसार, राज्य चूँकि गृहस्थियों के संयोग से बनता है, इसलिए दास प्रथा को समझने के लिए हमें गृहस्थी के प्रबन्ध को समझना चाहिए। गृह प्रबन्ध के विभिन्न अंग उन व्यक्तियों के साथ जुड़े होते हैं। जिनके संयोग से गृहस्थी बनती है और पूरी गृहस्थी में स्वतन्त्र नागरिक भी होते हैं और दास भी। परिवार के प्रमुख अंग हैं—स्वामी और सेवक (दास), पति और पत्नी, पिता और बच्चे।

अरस्तू के अनुसार, सम्पत्ति गृहस्थी का हिस्सा होती है। सम्पत्ति अर्जित करने की कला गृह प्रबन्ध की कला का अंग है। सम्पत्ति दो प्रकार की होती है—1. सजीव (Animate), 2. निर्जीव (Inanimate)। निर्जीव सम्पत्ति में मकान, खेत और दूसरी अचल सम्पत्ति आती है तथा सजीव सम्पत्ति में हाथी, घोड़े, अन्य पशु व दास आदि सम्मिलित हैं। किसी भी परिवार की सफलता और उसके कल्याण के लिए दोनों ही प्रकार की सम्पत्ति अपरिहार्य है। अरस्तू के शब्दों में सम्पत्ति वास्तव में सजीव और निर्जीव उपकरणों का समूह है। दास-सम्पत्ति का सजीव उपकरण है जिस प्रकार कुछ उपकरण अन्य उपकरणों से अग्रणी होते हैं उसी प्रकार दास जो सजीव उपकरण है अन्य निर्जीव उपकरण उपकरणों की अपेक्षा अग्रणी होता है, क्योंकि निर्जीव उपकरणों से तभी काम लिया जा सकता है जब उनसे पहले सजीव उपकरण विद्यमान हों।

संक्षेप में, अरस्तू ने दास को मनुष्यों की श्रेणी में न रखकर उपकरणों की श्रेणी में रखा है। दास परिवार की सम्पत्ति है, इसका उपकरण है। उसका (दास) महत्त्व परिवार के कारण है, उससे पृथक् उसका कोई अस्तित्व नहीं। **अरस्तू** के अनुसार, ''सम्पत्ति की प्रत्येक वस्तु जीवन के लिए उपकरण स्वरूप है जीवन कार्य है, कार्य का परिणाम नहीं है। अत: दास कार्य के क्षेत्र में प्रयोग किया जाने वाला उपकरण है।''

अरस्तू लिखता है, ''स्वामी अपने दास का स्वामी तो होता है, पर वह उसी का नहीं होता। इसके विपरीत दास न केवल अपने स्वामी का दास ही होता है बल्कि पूरा का पूरा उसी का होता है। यहीं से पता चलता है, कि दास का स्वरूप (Nature) क्या है। जो प्रकृति से ही अपना नहीं बल्कि किसी और का है, वह प्रकृति से ही दास है और जो मनुष्य होते हुए भी किसी और का है, वह भी सम्पत्ति है। अत: सम्पत्ति को कार्य सम्पादन का उपकरण कह सकते हैं जिसका अपने स्वामी से पृथक् अस्तित्व हो सकता है।''

न्यायोचित दशाएँ

अरस्तू दास प्रथा से सम्बन्धित कुछ न्यायोचित दशाओं के बारे में भी चर्चा करता है; जैसे—

- यदि **दास** में बुद्धि और ज्ञान आ जाए तो उसे मुक्त कर देना चाहिए।
- स्वामी को दासों के प्रति पुत्रवत् व्यवहार करना चाहिए।
- दासों से उनकी क्षमता के अनुसार कार्य करवाया जाए उससे अधिक नहीं।
- अरस्तू दासों की संख्या बढ़ाने के पक्ष में नहीं।
- अरस्तू के अनुसार, अन्तिम लक्ष्य दासों को अधिक-से-अधिक स्वतन्त्रता प्रदान करना है।

दास प्रथा की आलोचना

- दास प्रथा अप्राकृतिक है।
- मानव समूह का विभाजन अवैज्ञानिक नहीं।
- मानवता विरोधी है
- अलोकतान्त्रिक है
- जातीय अहंकार पर आधारित है।

इस प्रकार स्पष्ट है कि अरस्तू के दास प्रथा सम्बन्धी विचार अव्यावहारिक हैं तथापि श्रम-विभाजन के सन्दर्भ में इसका कुछ महत्त्व हो सकता है।

रूसो

रूसो का जन्म 28 जून, 1712 को जेनेवा में हुआ था। उसके जन्म के साथ ही उसकी माता का निधन हो गया था इसलिए रूसो लिखता है कि ''मेरा जन्म प्रथम दुर्घटना थी।'' उसका पिता आवारा और व्यभिचारी था। जब रूसो 10 वर्ष का था तभी उसका पिता उसे छोड़कर फ्रांस चला गया, क्योंकि रूसो के पिता पर अपराध का मुकदमा चल रहा था। उसके चाचा ने उसे कार्य पर लगाया हुआ था, परन्तु रूसो का मालिक उसे निर्दयतापूर्वक पीटता था। इसलिए वह जिनेवा छोड़कर फ्रांस चला गया। फ्रांस में वह आवारागर्दी और चोरी आदि करने लगा। इन्हीं दिनों रूसो एक कैथोलिक पादरी के सम्पर्क में आया, जिसने उसके लिए शिक्षा आदि की व्यवस्था की। 1750 ई. में रूसो के जीवन में एक ऐसी घटना, जिसने रूसो के जीवन को क्रान्तिकारी मोड़ दिया, इस वर्ष' द जोन एकेडमी' के निबन्ध प्रतियोगिता में रूसो को प्रथम स्थान प्राप्त हुआ। इस निबन्ध का विषय था 'कला तथा विज्ञान ने मानव विकास में योगदान दिया अथवा उसका पतन किया'।

रूसो ने दूसरी निबन्ध प्रतियोगिता में भी भाग लिया, परन्तु उसके पूँजीवादी विरोधी होने के कारण उसे पुरस्कार न मिला। उसके बाद रूसो ने अनेक ग्रन्थ लिखे। उसके क्रान्तिकारी विचारों से शासकगण उत्तेजित और विक्षुब्ध हो उठे। इमाइल में व्यक्त विचारों से पादरी लोग उससे नाराज हो गए। फ्रेंच सरकार ने भी उसकी गिरफ्तारी का आदेश दे दिया। 1778 ई. में 66 वर्ष की आयु में रूसो का निधन हो गया।

रूसो की रचनाएँ

रूसो की प्रमुख रचनाएँ निम्नलिखित हैं

- डिस्कोर्सेज ऑन द मॉरल एफेक्टस आर्फ द ऑटर्स एण्ड साइंसेज (1751)
- डिस्कोर्सेज ऑन द ऑरिजिन ऑफ इन इक्वैलिटि (1755)
- इकोनॉमिक पॉलिटिक (1755)
- सोशल कॉन्ट्रेक्ट (1762)
- लैटर्स द लॉ मोण्टेन (1764)
- द इमाइल (1762)
- कन्फेशन्स

रूसो के प्रभाव

- कला एवं विज्ञान का प्रभाव
- असमानता का उद्‌भव
- राजनीतिक अर्थशास्त्र एक परिचय
- सामाजिक समझौता
- आत्म-आलोचना
- द इमाइल
- साम्वाद

रूसो के विचारों पर प्रभाव

रूसो के विचारों पर निम्नलिखित तत्त्वों का प्रभाव पड़ा है

- जेनेवा के वातावरण ने रूसो को प्रभावित किया।
- उसके ग्रन्थ 'सोशल कॉन्ट्रेक्ट' पर हॉब्स व लॉक का स्पष्ट प्रभाव पड़ा।
- रूसो के विचारों पर जॉन लॉक और प्लेटो का स्पष्ट प्रभाव है।
- फ्रांस की तात्कालिक परिस्थितियों से भी रूसो प्रभावित हुआ।
- राज्य पर प्रभाव डालने वाले तत्त्व; जैसे— बाह्य परिस्थितियाँ, ऐतिहासिक परम्पराएँ आदि के सम्बन्ध में मॉण्टेस्क्यू का प्रभाव रूसो पर दिखाई देता है।

रूसो के मानव प्रकृति सम्बन्धी विचार

रूसो की रचनाओं में मनुष्य का चित्रण एक ऐसे तनावग्रस्त व्यक्ति के रूप में है जिसका तनावमय अतीत एक तनाव मुक्त भविष्य का निर्माण करने की प्रेरणा देता है। इस तनावग्रस्त व्यक्ति की दो वृत्तियाँ हैं—

स्वार्थ और परमार्थ जो आपसी कशमकश में रहती हैं। इस तनाव में से चेतना का जन्म होता है। रूसो के अनुसार, चेतना एक नेत्रहीन इच्छा है जो शुभ कर्म करना तो चाहती है, परन्तु यह नहीं जानती कि शुभकर्म क्या है? इसलिए मनुष्य की आत्म सिद्धि के लिए रूसो विवेक (Reason) का सहारा लेता है। विवेक अच्छाई और बुराई में अन्तर स्पष्ट करता है। *इन तत्त्वों के आधार पर रूसो दो प्रकार के व्यक्ति का चित्र प्रस्तुत करता है*

(i) अप्राकृतिक व्यक्ति जिसमें स्वार्थ और परमार्थ युद्धरत हैं, जिनकी चेतना अन्धी है और विवेक पथभ्रष्ट है। ऐसा व्यक्ति लगातार भटकता रहता है

(ii) इसके विपरीत, प्राकृतिक मनुष्य वह है जिसमें या तो तनाव पैदा ही न हुआ हो या जिसने शक्तिशाली विवेक और अड़िग चेतना के द्वारा आत्महित और परमार्थ में सामंजस्य बिठा लिया हो।

रूसो के अनुसार, आदिम मनुष्य एक ऐसा व्यक्ति था जिसमें यह तनाव पैदा ही नहीं हुआ था। वह प्रसन्न और सन्तुष्ट था। पेड़-पौधों और पशु- पक्षियों की तरह वह पैदा होकर प्राकृतिक रूप से ही समाप्त हो जाता था।

रूसो प्राकृतिक अवस्था में मनुष्य को स्वाभाविक रूप से अच्छा, सुखी, सीधा, चिन्तारहित, स्वस्थ, शान्तिप्रेमी और एकान्तप्रिय समझता था। इस विषय में रूसो का विचार हॉब्स तथा लॉक दोनों से ही भिन्न है। हॉब्स का कहना था कि प्राकृतिक दशा में रहने वाला मनुष्य न केवल हिंसक और क्रूर था, प्रत्युत कपटी भी था। दूसरी ओर लॉक ने मनुष्य को प्राकृतिक नियम और ईश्वरीय नियम से अनुशासित होना कहा। रूसो प्राकृतिक दशा में नैतिकता के ऐसे उच्च विकास को भी असम्भव मानता है। अत: दोनों के विचारों को गलत मानते हुए रूसो ने आदिम मनुष्य को पशुतुल्य, निष्पाप, निर्दोष तथा स्वाभाविक रूप से अच्छा माना है।

रूसो के प्राकृतिक अवस्था सम्बन्धी विचार

रूसो ने अपनी पुस्तक 'डिस्कोर्सेज ऑन द ऑरिजिन ऑफ इन इक्वैलिटि' (1755) में हॉब्स और लॉक की भाँति प्राकृतिक अवस्था सम्बन्धी विचार की स्पष्ट व्याख्या की। रूसो के प्राकृतिक अवस्था सम्बन्धी विचारों पर हॉब्स और लॉक दोनों का प्रभाव दिखाई देता है। रूसो प्राकृतिक अवस्था के तीन चरण बताता है। रूसो के अनुसार प्राकृतिक अवस्था के प्रथम चरण एक आदर्श, बर्बर या ग्राम्यसुसुमा की अवस्था थी। जिसमें स्वतन्त्रता, समानता और भाईचारे की भावना पाई जाती है। इस अवस्था में सम्पत्ति सबकी साझी थी।

प्राकृतिक अवस्था के द्वितीय अवस्था में कला एवं विज्ञान के विकास के कारण अनेक उपकरणों यथा पहिया, चाकू, मछली का काँटा आदि का आविष्कार हुआ, जिसके कारण ईर्ष्या व द्वेष की कुछ भावना फैली। इस अवस्था के बारे में रूसो लिखते हैं कि फिर भी यह अवस्था ठीक-ठाक थी, क्योंकि स्वतन्त्रता, समानता व भाईचारे की भावना व्याप्त थी। प्राकृतिक अवस्था के तृतीय चरण में हल के आविष्कार व निजी सम्पत्ति के उद्‌भव के साथ प्राकृतिक अवस्था के तृतीय चरण में असमानता का उद्‌भव हुआ और स्वतन्त्रता, समानता और भाईचारे की अवस्था समाप्त हो जाती है।

रूसो के अनुसार, जनसंख्या के विस्तार के कारण पुन: प्राकृतिक अवस्था के प्रथम चरण में पहुँचना सम्भव नहीं है अत: सभी व्यक्ति सामान्य इच्छा पर आधारित सामाजिक समझौते के माध्यम से नागरिक समाज या राज्य की स्थापना करते हैं।

रूसो का सामाजिक समझौते का सिद्धान्त

रूसो अपनी पुस्तक Social Contract (1762) में सामाजिक समझौते के सिद्धान्त का विस्तृत वर्णन करता है। **रूसो** के अनुसार, प्राकृतिक अवस्था के तृतीय चरण में सभ्यता और सम्पत्ति के उद्भव के कारण मनुष्य की स्वतन्त्रता परतन्त्रता में परिवर्तित हो गई। इसी सन्दर्भ में रूसो का कथन है कि "मनुष्य स्वतन्त्र उत्पन्न हुआ है, किन्तु सर्वत्र बेड़ियों से जकड़ा हुआ है।" रूसो के अनुसार, सभ्यता की वृद्धि के साथ-साथ दरिद्रता, शोषण, बीमारी बढ़ती चली गई। युद्ध और तनाव ने मनुष्य को हिंसक बना दिया जिससे समाज की वह दशा हो गई जो हॉब्स की प्राकृतिक अवस्था में थी।

रूसो का स्पष्ट मत है कि मनुष्यों ने स्वयं ही अपनी खुशियों का, समानता का, स्वतन्त्रता का गला घोटा है, परन्तु इन्हें दोबारा प्राप्त करना अपरिहार्य है, क्योंकि स्वतन्त्रता, समानता और प्रसन्नता के बिना जीवन व्यर्थ था। रूसो का कथन था—**प्रकृति की ओर लौट चलो।** वह कहता था कि हमें हमारा अज्ञान, हमारा भोलापन, हमारी गरीबी लौटा दो, हम स्वतन्त्र हो जाएँगे।

परन्तु रूसो को इस बात का निश्चय हो चुका था कि नागरिक समाज से प्राकृतिक अवस्था की ओर लौटना असम्भव है। अत: अब वह प्रकृति की ओर लौट चलने का आह्वान नहीं देता। **मैक्सी** के शब्दों में, "अब उसकी दिशा आगे की ओर है, न की पीछे की ओर" अब रूसो के सामने समस्या थी—"क्या यह सम्भव है कि ऐसे समाज की स्थापना की जाए जो अपने सदस्यों के जन-धन की पूर्ण शक्ति के साथ रक्षा करे, जिसमें प्रत्येक व्यक्ति दूसरों के साथ एक होते हुए भी केवल अपने आदेशानुसार आचरण कर सके और लहरों की भाँति स्वतन्त्र रहे" इस समस्या का समाधान था—'सामाजिक समझौता' जिसे हॉब्स, लॉक आदि दार्शनिक पहले ही प्रतिपादित कर चुके थे।

युद्ध और संघर्ष के वातावरण का अन्त करने के लिए रूसो एक सामाजिक समझौते की कल्पना करता है। सभी व्यक्ति एक स्थान पर एकत्रित हुए और उनके द्वारा सम्पूर्ण किया गया, किन्तु अधिकारों का यह समर्पण किसी व्यक्ति विशेष के लिए नहीं वरन् सम्पूर्ण समाज के लिए किया गया।

रूसो के अनुसार, मनुष्यों ने आपस में एक समझौता किया। इस समझौते में सभी व्यक्तियों ने भाग लिया। प्रत्येक व्यक्ति अपने अधिकारों को किसी व्यक्ति विशेष को अर्पित न कर सम्पूर्ण समाज को अर्पित करता है। इस प्रकार यह समझौता लोगों के निजी स्वरूप और सामूहिक स्वरूप के मध्य हुआ। **रूसो** की कल्पना के अनुसार, "हम में से प्रत्येक अपने व्यक्तित्व और सभी शक्तियों को सामान्य रूप से सार्वजनिक इच्छा के सर्वोच्च निर्देशन के अन्तर्गत रखता है और हम संयुक्त रूप से सार्वजनिक इच्छा के सर्वोच्च निर्देशन के अन्तर्गत रहते हैं और हम संयुक्त रूप से प्रत्येक सदस्य को सम्पूर्ण संगठन के अखण्ड के रूप में पाते हैं।"

सामाजिक समझौते की विशेषताएँ

रूसो के सामाजिक समझौते की निम्न विशेषताओं से इसे सरलता से समझा जा सकता है

- सामाजिक समझौते के अन्तर्गत व्यक्ति अपनी सम्पूर्ण शक्ति व अपने अधिकारों को सबको समर्पित कर देता है। इस समर्पण का आधार और शर्त है 'समता', क्योंकि सभी व्यक्तियों ने समान रूप से अपने अधिकारों का समर्पण कर दिया।
- समझौते की क्रिया के द्वारा अलग-अलग व्यक्तियों के निजी व्यक्तित्व के स्थान पर एक सामूहिक व्यक्तित्व स्थापित हो जाता है, जिसकी एक पृथक् एकता, पहचान, जीवन तथा इच्छा होती है।
- सामाजिक समझौते के परिणामस्वरूप मनुष्य की परतन्त्रता का अन्त हो जाता है, वह वास्तविक रूप से स्वतन्त्र हो जाता है और जीवन की एक निश्चित विधि में ढल जाता है।
- समझौते के परिणामस्वरूप व्यष्टि का स्थान समष्टि तथा व्यक्तिगत इच्छा का स्थान सामान्य इच्छा ले लेती है।
- रूसो के अनुसार, समझौते से किसी सरकार की स्थापना नहीं होती वरन् उससे सम्पूर्ण प्रभुत्वसम्पन्न एक ऐसे समाज की स्थापना होती है जिसके संचालन का आधार समाज की सामान्य इच्छा होती है।
  समझौते द्वारा स्थापित सम्पूर्ण प्रभुत्व सम्पन्न समाज अपनी सामान्य इच्छा के अनुसार समाज का संचालन करने के लिए सरकार की नियुक्ति करता है जो उस समाज का एक यन्त्र मात्र होती है तथा ऐसी सरकार यदि सामान्य इच्छा के अनुसार कार्य नहीं करती, तो उसे बदला व हटाया जा सकता है।
- इस समझौते के द्वारा व्यक्ति कुछ भी नहीं खोता, क्योंकि जो अधिकार वह दूसरों को अपने ऊपर देता है वही अधिकार वह समाज के प्रत्येक व्यक्ति पर प्राप्त कर लेता है।
- **रूसो** के अनुसार, समझौता कोई घटना नहीं है, जो कभी एक बार घटी हो। यह तो एक निरन्तर चलने वाला क्रम है, जिससे प्रत्येक व्यक्ति सामान्य इच्छा में निरन्तर भाग लेता रहता है।
- इस प्रकार उत्पन्न राज्य एक सावयव (Organic) राज्य है। प्रत्येक व्यक्ति राज्य का अविभाज्य अंग होने के कारण राज्य से किसी भी प्रकार अलग नहीं हो सकता और न ही व्यक्ति राज्य के विरुद्ध आचरण कर सकता है।

इस प्रकार रूसो का सामाजिक समझौता हॉब्स और लॉक के समझौते से भिन्न होते हुए भी प्रभावित अवश्य हैं। हॉब्स की भाँति रूसो ने माना है कि समझौते के लिए उत्सुक व्यक्तियों ने अपने सम्पूर्ण अधिकार बिना किसी शर्त के समर्पित कर दिए, लेकिन यह अवश्य है कि हॉब्स के मन्तवय के विपरीत ये अधिकार किसी एक व्यक्ति या व्यक्ति समूह को नहीं सौंपे गए। लॉक की भाँति रूसो ने यह स्वीकार किया है कि समझौते के बाद सम्पूर्ण सत्ता समाज में ही निहित रही।

रूसो की इस स्थिति के बारे में गैटेल ने लिखा है,"रूसो की रचना का यह भाग हॉब्स और लॉक दोनों से प्रभावित था, हॉब्स की पद्धति और लॉक के निष्कर्ष को जिज्ञासापूर्वक संयुक्त कर दिया गया इस प्रकार हॉब्स की तरह जहाँ सत्ता निरंकुश स्थापित हुई, वहाँ लॉक की तरह व्यक्ति अब भी समान अधिकार रखते थे।"

सामाजिक समझौते के सिद्धान्त की आलोचना

- सामाजिक समझौते का सिद्धान्त इतिहास नहीं वरन् तर्क का परिणाम है जो इन बातों को स्पष्ट करने के लिए प्रस्तुत किया गया था कि राज्य क्यों अनिवार्य है।
- 19वीं शताब्दी के उत्तरार्द्ध से सामाजिक समझौते के सिद्धान्त का महत्त्व घटने लगा।
- सर्वप्रथम इस सिद्धान्त का खण्डन अंग्रेज दार्शनिक ह्यूम ने किया।
- **ह्यूम** के अनुसार, "शासक और शासित के सम्बन्ध के आधार के रूप में समझौता असंगत है तथा इसका कोई ऐतिहासिक प्रमाण नहीं मिलता है।
- बेन्थम, हेनरीमेन, ग्रीन, बर्क, होलर, पोलक आदि विद्वान् इस सिद्धान्त के कटु आलोचक थे।
- **हेनरीमेन** के अनुसार, "समाज तथा सरकार की उत्पत्ति के वर्णन से बढ़कर व्यर्थ की वस्तु और क्या हो सकती है।"
- **ब्लण्टशली** ने सामाजिक समझौते के सिद्धान्त को अत्यन्त भयंकर, ग्रीन ने कपोल कल्पना और वूल्जे ने सरासर झूठा बताया है।
- **वाहन** के अनुसार "सामाजिक समझौता सिद्धान्त न तो इतिहास को ही समझने का उचित साधन है, न ही किसी ठोस राजनीतिक दर्शन का उदाहरण है।"
- **बेन्थम** ने तो यहाँ तक कहा कि "मैं सामाजिक समझौते के सिद्धान्त को सदा के लिए प्रणाम करता हूँ। अच्छा है वही लोग इसमें अपना समय बर्बाद करें, जिन्हें इसकी आवश्यकता है।"
- सामाजिक समझौते के सिद्धान्त की आलोचना ऐतिहासिक दार्शनिक और वैधानिक तीन आधारों पर की जाती है।
- ऐतिहासिक दृष्टिकोण के अनुसार ह्यूम के शब्दों में इतिहास में इस तरह का कोई प्रमाण नहीं मिलता है कि प्राकृतिक अवस्था में मनुष्य ने समझौते द्वारा राज्य की स्थापना की।
- प्राकृतिक अवस्था में लोगों में राजनीतिक चेतना का अभाव था अत: आपस में समझौता करने की बात सोचना निरर्थक प्रतीत होता है।
- दार्शनिक दृष्टिकोण के अनुसार, व्यक्ति राज्य का उसी प्रकार सदस्य है जिस प्रकार परिवार का, जबकि सामाजिक समझौते के सिद्धान्त के अनुसार व्यक्ति और राज्य का सम्बन्ध व्यक्ति की इच्छा पर निर्भर है।
- **वर्क** के अनुसार, "राज्य मनुष्य का बनाया हुआ खिलौना नहीं है और न वह कोई व्यापारिक कम्पनी है कि लाभ के लिए हम उसका सदस्य बनते हैं और फिर लाभ न होने पर त्याग देते हैं।"
- उपयोगितावादी विचारकों में बेन्थम ने इस विचार को पूर्णत: काल्पनिक घोषित किया।
- सामाजिक समझौता के सिद्धान्त के अनुसार, 'प्राकृतिक अवस्था में भी मनुष्यों के कतिपय प्राकृतिक अधिकार थे, परन्तु अधिकारों का जन्म समाज में ही हो सकता है, समाज के बाहर नहीं।'
- वैधानिक दृष्टिकोण से सामाजिक समझौते के सिद्धान्त की आलोचना करने वालों के अनुसार यह सिद्धान्त कानूनी दृष्टिकोण से मान्य नहीं हो सकता। किसी भी समझौते की वैधानिकता के लिए यह आवश्यक है कि शर्तों के पालन के लिए एक उच्च शक्ति हो, परन्तु सामाजिक समझौते के समय ऐसी कोई शक्ति नहीं थी।
- इस प्रकार सामाजिक समझौता सिद्धान्त विकृत इतिहास विकृत कानून विकृत दर्शन का नमूना है।
- उपरोक्त आलोचनाओं के बावजूद राजनीतिक विचारों के इतिहास में यह सिद्धान्त अत्यन्त महत्त्वपूर्ण स्थान रखता है।
- मैकाइवर के अनुसार ऐतिहासिक दृष्टि से इस सिद्धान्त ने राज्य की उत्पत्ति के सम्बन्ध में उन असंख्य तर्कों को समाप्त कर दिया, जो धार्मिक ग्रन्थों की त्रुटिपूर्ण व्याख्याओं पर आधारित थे और राज्य को दुबारा एक सच्चे आधार पर आश्रित कर दिया।
- सामाजिक समझौते के सिद्धान्त का सर्वाधिक महत्त्वपूर्ण योगदान यह था कि इसने 17वीं शताब्दी के पूर्व प्रचलित दैवीय सिद्धान्त का खण्डन किया और राज्य सत्ता के लिए भूमि तैयार की।
- सामान्य इच्छा को 'राज्यसत्ता' का आधार मानकर इसने आधुनिक 'लोकतन्त्र' की नींव तैयार की।
- मैक्फर्सन के अनुसार हॉब्स, लॉक, रूसो का सामाजिक समझौता सिद्धान्त उस बुर्सवा चिन्तन का प्रतीक है जिसने पूँजीवादी व्यवस्था को सर्वमान्य नियम का रूप देने का प्रयत्न किया।
- कुल मिलाकर यह कहा जा सकता है कि सामाजिक समझौते का सिद्धान्त राज्य सम्बन्धी उदारवादी धारणा का आरम्भ था, जो बाद में लोकतन्त्रीय प्रणाली की स्थापना में सहायक हुआ।
- लॉर्ड का कथन है कि स्वतन्त्रता के समर्थकों ने इस सिद्धान्त को पसन्द किया क्योंकि इसने 'निरंकुश सत्ता' के अधिकारों पर प्रतिबन्ध लगाने के तरीके बताए।
- इस सिद्धान्त का एक महत्त्व इस कारण भी है कि आधुनिक औद्योगिक समाज में व्यवस्था का आधार कानूनी समानता पर आधारित अंनुबन्ध द्वारा निर्धारित सम्बन्ध हो। राज्य के अनुबन्ध पर आधारित मानना समाज में व्याप्त पूँजीवादी विचारधारा को समर्थन देना है और यही कार्य सामाजिक समझौते का सिद्धान्त प्रस्तुत करता है।

रूसो का सामान्य इच्छा का सिद्धान्त

सामान्य इच्छा रूसो के राजनीतिक दर्शन का आधार है। रूसो सामान्य इच्छा को सामाजिक समझौते व प्रभुत्व का आधार मानता है। *रूसो के अनुसार इच्छाएँ दो प्रकार की होती हैं*

1. यथार्थ इच्छा
2. आदर्श इच्छा

यथार्थ इच्छा स्वार्थ प्रधान होती है, जबकि आदर्श इच्छा व्यापक, नैतिक और सामाजिक हित से सम्बन्धित होती है। रूसो के अनुसार, सामान्य इच्छाओं का योग सामान्य इच्छा है। रूसो की मान्यता है कि सब नागरिकों की वह इच्छा जिसका उद्देश्य सामान्य हित हो, सामान्य इच्छा कहलाती है। यह सब व्यक्तियों में से आनी चाहिए तथा सब व्यक्तियों पर लागू होनी चाहिए। **ग्रीन** के अनुसार, यह "सामान्य हित सामान्य चेतना सामान्य इच्छा है।" **वेपर** के अनुसार, "सामान्य इच्छा नागरिकों की वह इच्छा है जिसका लक्ष्य सबकी भलाई है, व्यक्तिगत स्वार्थ नहीं।"

सामान्य इच्छा का निर्माण

रूसो के अनुसार सामाजिक समझौते के लिए सभी मनुष्य एकत्रित होकर पहले अपने-अपने स्वार्थ की बातें करते हैं, परन्तु उस पर सहमति नहीं हो सकती

थी, इसलिए मनुष्य स्वार्थ को सामाजिक हित की बात कहते हैं अत: सामाजिक इच्छाओं से सामान्य इच्छा का निर्माण होता है। उद्‌गम की दृष्टि से इसमें सब नागरिकों की सहमति होनी चाहिए। क्षेत्र की दृष्टि से यह राज्य की समस्त जनता से सम्बन्धित होनी चाहिए। ध्येय की दृष्टि से यह समाज के हित के अनुकूल होनी चाहिए।

सामान्य इच्छा की विशेषताएँ

सामान्य इच्छा की निम्नलिखित विशेषताएँ हैं

- सामान्य इच्छा अविभाज्य है। यह एकत्व वाली होती है तथा राज्य को एकता के सूत्र में पिरोती है। रूसो ने कहा है, ''सामान्य इच्छा राष्ट्रीय चरित्र में एकता उत्पन्न करती है और उसे स्थिर रखती है''
- इच्छा सर्वोच्च और सम्प्रभु होती है। रूसो के शब्दों में, जो कोई सामान्य इच्छा का पालन नहीं करता है उसे पालन के लिए बाध्य किया जा सकता है।
- सामान्य इच्छा अदेय है अर्थात् यह इच्छा कुछ व्यक्तियों को हस्तान्तरित नहीं की जा सकती है।
- सामान्य इच्छा अप्रतिनिधित्व का गुण रखती है। सामान्य इच्छा प्रतिनिधियों द्वारा अभिव्यक्त किए जाने योग्य नहीं है। रूसो का कहना है जब कोई राष्ट्र प्रतिनिधियों को नियुक्त करता है तब वह स्वतन्त्र नहीं रह जाता, अपना अस्तित्व कायम नहीं कर सकता है।
- सामान्य इच्छा स्थायी है।
- सामान्य इच्छा निरंकुश है।
- सामान्य इच्छा कानून, विधि और समस्त शक्तियों का स्रोत है।
- सामान्य इच्छा कल्याणकारी है।
- सामान्य इच्छा नागरिक समाज का आधार है।
- सामान्य इच्छा नैतिकता पर आधारित है, यह बहुमत की इच्छा नहीं है।

रूसो की सामान्य इच्छा का मूल्यांकन

रूसो की सामान्य इच्छा की आलोचना निम्न आधारों पर की जाती है

- सामान्य इच्छा अस्पष्ट है।
- सामान्य इच्छा काल्पनिक है।
- सामान्य इच्छा निरंकुशता को प्रोत्साहन देती है।
- बड़े राज्यों के लिए उपयुक्त नहीं है।
- प्रतिनिधि प्रजातन्त्र की आलोचना अव्यावहारिक है।

उपरोक्त आलोचनाओं के बावजूद रूसो की सामान्य इच्छा की धारणा का निम्नलिखित महत्त्व है

- सामान्य इच्छा का विचार लोकतन्त्र का पोषक है।
- यह नैतिकता को बढ़ावा देता है।
- यह कल्याणकारी राज्य पर बल देता है।
- यह आंगिक स्वरूप का समर्थन करता है।

रूसो के शासन सम्बन्धी विचार

रूसो ने राज्य और शासन (सरकार) में स्पष्ट अन्तर किया है। सामाजिक समझौते से जो निकाय बनता है, उसे वह राज्य कहकर पुकारता है। इस सम्प्रभु निकाय की इच्छा को क्रियात्मक रूप देने के लिए सरकार का निर्माण किया जाता है। सरकार का निर्माण सामाजिक समझौते द्वारा नहीं अपितु सम्प्रभुता सम्पन्न समुदाय के प्रत्यादेश द्वारा होता है। अत: सरकार सम्प्रभु का एजेण्ट मात्र होती है, जिसे जन समुदाय अपनी इच्छा के अनुसार सीमित, नियन्त्रित और परिवर्तित कर सकता है। रूसो के शब्दों में ''राज्य प्रभुत्व शक्ति सम्पन्न और सर्वोच्च है, जबकि सरकार सम्प्रभु राज्य तथा प्रजाजनों के मध्य निर्मित वह संगठन है, जो उनके पारस्परिक सम्बन्धों का नियमन करता है, सम्प्रभु द्वारा निर्मित कानून को लागू करता है तथा राजनीतिक और नागरिक स्वतन्त्रता को बनाए रखता है।''

रूसो के अनुसार, सरकार का काम केवल शासन करना है, कानून बनाने का कार्य सम्पूर्ण प्रभुत्व सम्पन्न विधायिका का है। सरकार सम्प्रभु जनता की सेवक मात्र है और सम्प्रभु द्वारा दी गई शक्तियों का प्रयोग कर सकती है। जनता अपनी इच्छानुसार उसकी शक्ति को मर्यादित या संशोधित कर सकती है या चाहने पर उसे वापस भी ले सकती है।

शासन वर्गीकरण रूसो ने चार प्रकार की शासन प्रणालियाँ मानी हैं—राजतन्त्र, कुलीनतन्त्र, प्रजातन्त्र, और मिश्रित शासन। उसने व्यावहारिक कारणों से लोकतन्त्र की आलोचना की है। वह प्रतिनिध्यात्मक लोकतन्त्र का घोर विरोधी था। उसका झुकाव प्रत्यक्ष लोकतन्त्र की ओर है और इसलिए वह प्रतिनिध्यात्मक लोकतन्त्र को सच्चा लोकतन्त्र नहीं मानता। इंग्लैण्ड के सम्बन्ध में उसकी राय थी कि उसकी जनता निर्वाचन के समय ही स्वतन्त्र होती है, शेष अवधि में वह दासता की स्थिति में रहती है, रूसो जनता की भी आलोचना करता है, क्योंकि उसमें उत्तराधिकार की समस्या बनी रहती है। वह कुलीनता को श्रेष्ठ शासन प्रणाली मानता है। उसने कुलीनता के तीन प्रकार माने हैं—प्राकृतिक, वंशानुगत, तथा निर्वाचात्मक। निर्वाचात्मक कुलीनतन्त्र को वह सर्वोत्तम शासन व्यवस्था कहता है।

मॉण्टेस्क्यू की भाँति रूसो का मत था कि भौगोलिक, सामाजिक और आर्थिक परिस्थितियाँ किसी देश की शासन प्रणाली पर गहरा प्रभाव डालती हैं। कृषि प्रधान तथा औद्योगिक देशों की शासन प्रणालियाँ सर्वथा भिन्न होंगी। रूसो शासन की सफलता की कटौती जनसंख्या में वृद्धि मानता है। उसके अनुसार जनसंख्या की वृद्धि राष्ट्र की प्रगति की परिचायक है। वह शासन की शक्तियों की वृद्धि के विरुद्ध था। उसकी इस धारणा से कि निश्चित अवधि के बाद संविधान पर पुनर्विचार करने को लोकसभाएँ बुलाई जाएँ, संविधान सभाएँ बुलाने की प्रथा प्रारम्भ हुई।

रूसो के कानून सम्बन्धी विचार

रूसो के अनुसार, सम्प्रभु कानून का निर्माता है। सम्प्रभुता सामान्य इच्छा में निहित है। इसलिए सामान्य इच्छा ही कानून का स्रोत है। रूसो कानून को सामान्य इच्छा की अभिव्यक्ति मानता है। वह कहता है ''एक कानून सम्पूर्ण जनता के लिए प्रस्ताव है, जिसका सम्बन्ध सबसे होता है।'' इस तरह रूसो के अनुसार कानून के लिए दो बातें आवश्यक हैं। **प्रथम**, कानून सामान्य हित से सम्बन्धित होना चाहिए और **द्वितीय**, उसका स्रोत सम्पूर्ण जनता होनी चाहिए।

रूसो ने कानूनों के चार प्रकार बतलाए हैं

1. संवैधानिक कानून
2. दीवानी कानून
3. फौजदारी कानून
4. परम्परागत कानून।

संवैधानिक कानून वे कानून हैं, जो सम्प्रभु और राज्य के साथ सम्बन्धों का निर्धारण करते हैं, नागरिकों के पारस्परिक सम्बन्धों को नियन्त्रित करने वाले कानून दीवानी कानून कहे जाते हैं, जो कानून आदेशोलंघन के लिए दण्ड की व्यवस्था करते हैं वे फौजदारी कानून हैं। रूसो ने परम्परागत कानून उन कानूनों को कहा है जो प्रथा या परम्परा के रूप में मनुष्यों के आचार-विचार को प्रभावित करते हैं।

रूसो के स्वतन्त्रता सम्बन्धी विचार

रूसो स्वतन्त्रता का मसीहा है। उसने बड़ी ओजस्वी भाषा में स्वतन्त्रता का गुणगान किया है। उसने कहा कि स्वतन्त्रता मनुष्य का परम आन्तरिक तत्त्व है अर्थात् स्वतन्त्रता को मानव का आवश्यक गुण मानता है। स्वतन्त्रता मनुष्य को नैतिक बनाती है और उसमें उत्तरदायित्व की भावना जागृत करती है।

रूसो के अनुसार स्वतन्त्रता का अर्थ मनमाना कार्य करना नहीं है। सामान्य इच्छा द्वारा निर्मित कानूनों का पालन ही स्वतन्त्रता है। सामान्य इच्छा के अधीनस्थ रहकर ही मनुष्य स्वतन्त्र रह सकता है। सामान्य इच्छा द्वारा निर्मित कानून का अर्थ है स्वनिहित कानून और इसी स्वनिहित कानून के पालन में स्वतन्त्रता निहित है। संक्षेप में, रूसो ने स्वतन्त्रता का सकारात्मक दृष्टिकोण प्रस्तुत किया है। रूसो इस बात में विश्वास करता है कि कानून के अनुसार जीवन व्यतीत करना ही सच्ची स्वतन्त्रता है क्योंकि ऐसा करके व्यक्ति अपनी इच्छा का ही पालन करता है।

रूसो के दर्शन में स्वतन्त्रता का विशिष्ट महत्त्व है। 'सोशल कॉन्ट्रेक्ट' का आरम्भ इस प्रसिद्ध वाक्य के साथ होता है। "मनुष्य स्वतन्त्र उत्पन्न होता है और वह सर्वत्र शृंखलाओं में जकड़ा हुआ है।" इसका अर्थ है मनुष्य को स्वतन्त्र होना चाहिए; प्राकृतिक अवस्था में मनुष्य स्वतन्त्र था, आज मनुष्य स्वतन्त्र नहीं है, क्योंकि अधिकांश राज्य सामान्य इच्छा पर आधारित न होकर शक्ति पर आधारित हैं। स्वतन्त्रता का उपासक होने के कारण रूसो ने दास प्रथा की आलोचना की तथा स्वतन्त्र राष्ट्रों को यह सन्देश दिया कि "स्वतन्त्रता प्राप्त की जा सकती है, परन्तु दुबारा हस्तगत कभी नहीं की जा सकती।"

स्वतन्त्रता का पुजारी होने के कारण ही उसने प्रत्यक्ष प्रजातन्त्र का समर्थन किया। रूसो के अभिमत से जैसे ही कोई राष्ट्र अपने प्रतिनिधियों को नियुक्त करता है, वह अपनी स्वतन्त्रता खो देता है। स्वतन्त्रता की रक्षा के लिए ही उसने सत्ता पर बल दिया है।'

मैकियावेली

बौद्धिक पुनर्जागरण ने लोगों में जीवन की एक नई चेतना, स्वतन्त्रता के एक नवीन प्रेम और जीवन के नवीन मूल्यों के प्रति अनुराग के भाव जगा दिए। मानव समस्याओं का अधिक चिन्तन होने लगा। मध्यकाल की परलोक प्रियता घटने लगी और चर्च के नियन्त्रण के विरुद्ध धर्म-निरपेक्ष बुद्धि का विद्रोह मुखरित हो उठा। निकोलो मैकियावेली का जन्म 1469 ई. में इटली के प्रसिद्ध नगर फ्लोरेन्स में हुआ था। अत्यन्त परिश्रमी एवं आसाधारण प्रतिभावान होने के कारण उसे इसी गणराज्य के गृह विदेश व युद्ध के विभागों से सम्बन्धित मन्त्रालय में द्वितीय सचिव के पद पर नियुक्ति दी गई।

1512 ई. तक वह गणराज्य में प्रभावशाली स्थिति प्राप्त कर चुका था और उसका भविष्य बहुत उत्तम दिखाई पड़ता था, किन्तु मैडिसी परिवार के आक्रमण से भयभीत जनता ने अनुभव किया कि गणराज्य का जन-नेता सावोनारोला उनकी रक्षा करने में असमर्थ है, इसलिए क्रुद्ध एवं भयभीत जनता अपने ही नेता सावोनारोला की विरोधी हो गई और उसे जीवित जला दिया तथा मैडिसी को बुलाकर उसे सत्ता सौंप दी। गणराज्य के अन्य प्रमुख पदाधिकारियों की तरह ही मैकियावेली को उसके पद से हटा दिया गया और उस पर मैडिसी वंश के शासन के विरुद्ध षड्यन्त्र रचने का आरोप लगाकर जेल भेज दिया गया तथा यातनाएँ दी गईं किसी प्रकार अपने मित्रों की मदद से उसे एक वर्ष बाद जेल से मुक्ति मिली किन्तु उसे राजनीति से संन्यास लेने की शर्त स्वीकारनी पड़ी और जीवन के अन्तिम वर्ष उसने गाँव में अपने फार्म पर व्यतीत किए। उसके दिन फार्म के ग्रामीण जन से बातें करने में और प्राय: एक प्रकार के आलस्य, उदासीनता एवं आवारागर्दी (निरुद्देश्य घूमना-फिरना) में व्यतीत होते थे। किन्तु शाम होते ही वह घर लौट आता था। धूल व मैल से गन्दे वस्त्रों को उतारकर शाही दरबार वाले वस्त्र धारण करता था और अध्ययन में डूब जाता था। मानसिक स्तर पर इतिहास के महापुरुषों से सम्भाषण करता और निर्धनता, निराशा व मृत्यु के भय से मुक्त होकर स्वयं एक महापुरुष बन जाता था तथा अनुभव के आधार पर इतिहास से प्रमाणित सत्य को कागज पर उतार देता था।

प्रमुख रचनाएँ

- द डिस्कोर्सेज ऑफ लाइव (The Discourses of Live)
- द प्रिन्स (The Prince-1532)
- द हिस्ट्री ऑफ फ्लोरेन्स (The History of Florence)
- द आर्ट ऑफ वॉर (The Art of War)

मैकियावेली की अध्ययन पद्धति

अरस्तू के बाद वह पहला विचारक है, जिसने आगमनात्मक पद्धति को विस्तृत रूप में अपनाया। मैकियावेली की रचनाओं में आगमनात्मक पद्धति के अग्रलिखित प्रकार दिखाई पड़ते हैं—ऐतिहासिक पद्धति, पर्यवेक्षणात्मक पद्धति, तुलनात्मक पद्धति, यथार्थवादी पद्धति तथा वैज्ञानिक पद्धति।

यह उल्लेखनीय है कि राजनीतिक चिन्तन की दृष्टि से उसकी पहली दो पुस्तकों का विशेष महत्त्व है। मैकियावेली ने डिस्कोर्सेज में गणतन्त्रीय शासन की स्थापना, स्थायित्व तथा विस्तार के बारे में विचार प्रकट किए हैं। डिस्कोर्सेज में मैकियावेली के विचार एक बड़ी मात्रा में आदर्शवादी या कल्पना-प्रिय हैं और वह मानवतावादी तथा गणतन्त्र का उत्साही समर्थक दिखाई पड़ता है, किन्तु 'द प्रिन्स' नामक ग्रन्थ में उसका एकदम भिन्न रूप दिखाई पड़ता है। यहाँ मैकियावेली एक अधार्मिक, अनैतिकवादी तथा निरंकुश राजतन्त्र के प्रबल समर्थक के रूप में उभरा है।

मानव स्वभाव पर मैकियावेली के विचार

मैकियावेली ने अपनी (Views of Mechiavelli on Human Nature) पुस्तक डिस्कोर्सेज ऑफ लाइव तथा प्रिन्स में मानव-प्रकृति या स्वभाव सम्बन्धी अपने विचार प्रकट किए। डिस्कोर्सेज ऑफ लाइव में वह मानव को एक सद्गुणी प्राणी बताता है। वहीं अपनी पुस्तक 'द प्रिन्स' (1532) में मानव को वह अपनी प्रकृति से ही एक निकृष्ट एवं अनैतिक प्राणी मानता है।

इस प्रकार जहाँ डिस्कोर्सेज में मानवीय दुर्बलताओं के प्रति उसका रुख कुछ सहानुभूतिपूर्ण है वहीं प्रिन्स में उसके रुख में कटुता व तीखापन है। उसका मानव स्वभाव सम्बन्धी विवरण तत्कालीन इटली के पतनशील समाज व शासक वर्ग से प्रभावित है। मानव-प्रकृति के बारे में उसके विचार इस प्रकार हैं

- मैकियावेली का मत है कि मानव अपनी-प्रकृति से स्वार्थी होता है वह प्रत्येक स्थिति में अपने हित की पूर्ति चाहता है। मनुष्य का स्वार्थ मुख्य रूप से दो क्षेत्रों में प्रकट होता है—धन की प्राप्ति एवं सत्ता या प्रभुत्व की प्राप्ति।

- मनुष्य अपने स्वार्थों तथा धन व सत्ता की कामना के प्रभाव में महत्त्वाकांक्षी बन जाता है उसकी महत्त्वाकांक्षा उसे लगातार असन्तुष्ट रखती है। उसका परिणाम यह होता है कि मनुष्य सदैव अपने वर्तमान से असन्तुष्ट रहता है। इस स्थिति में उसे अतीत सुखपूर्ण लगता है और भविष्य को आशा से देखता है।
- मनुष्य अपनी महत्त्वाकांक्षा के प्रभाव से ईर्ष्यालु भी बन जाता है।
- मैकियावेली के अनुसार अधिकांश मुनष्यों में अविवेक का लक्षण भी पाया जाता है। मैकियावेली का मत है कि अधिकांश मनुष्य इतने अविवेकपूर्ण होते हैं कि वे अपने हित-अनहित को सरलता से समझने में असमर्थ ही होते हैं। अत: मैकियावेली का निष्कर्ष है कि प्रकृति ने मनुष्यों को चालाक, मनुष्य के हाथ का खिलौना तथा निरंकुश मनुष्य का शिकार बनाया है।
- मैकियावेली के अनुसार मनुष्य का विवेक विभिन्न प्रकार के आवेगों में प्रकट होता है; जैसे—प्रेम और भय। मनुष्य प्रेम और भय से ही कार्य करते हैं। इनमें भय अधिक कारगर है।
- मनुष्य स्वभाव से स्वार्थी, झगड़ालू, कृतघ्न, छली एवं अनैतिक है। मैकियावेली के मानव-स्वभाव सम्बन्धी विवरण का निष्कर्ष यह है कि मनुष्य अपनी प्रकृति से ही अनैतिक व असामाजिक प्राणी है और इसलिए विश्वास योग्य भी नहीं है। मनुष्य में विवेक तो है, किन्तु आचरण में वह पशुतुल्य ही है।

मानव स्वभाव पर आधारित राजनीतिक निष्कर्ष

मानव-स्वभाव के आधार पर मैकियावेली निम्न राजनीतिक निष्कर्ष निकालता है

- मैकियावेली के अनुसार मनुष्य एक सामाजिक प्राणी नहीं है। अतः राज्य भी एक स्वाभाविक संस्था नहीं है। इसके अनुसार राज्य एक आकस्मिक संस्था है, जिसकी उत्पत्ति मनुष्यों की सुरक्षा के लिए हुई है।
- शासक का प्रथम दायित्व नागरिकों के जीवन एवं सम्पत्ति की सुरक्षा है।
- मनुष्य स्वभाव से स्वार्थी, झगड़ालू, कृतघ्न, छली एवं अनैतिक है। इसी आधार पर मैकियावेली निरंकुश एवं सर्वसत्तावादी राजतन्त्र का समर्थन करता है। मनुष्य अपनी प्रकृति से अनैतिक प्राणी है। इसलिए राजनीति का भी नैतिकता से प्रत्यक्ष सम्बन्ध नहीं हो सकता है। इसी आधार पर मैकियावेली राजनीति व नैतिकता का पृथक्करण करता है।

मानव-प्रकृति सम्बन्धी विचारों की आलोचना

- मानव का एकपक्षीय विवरण मैकियावेली प्रस्तुत करता है। मनुष्य में कुछ दुर्गुणों के साथ-साथ सद्गुण भी पाए जाते हैं।
- मनुष्य विवेकशील प्राणी है न कि अविवेकशील प्राणी।
- मनुष्य सामाजिक प्राणी है न कि असामाजिक प्राणी है।
- राज्य आकस्मिक और शक्ति पर आधारित संस्था नहीं है, अपितु विकसित एवं नैतिकता पर आधारित संस्था है।
- राजनीति का नैतिकता से पृथक्करण करना उचित नहीं है।

मैकियावेली के नैतिकता पर विचार

मैकियावेली मध्य युग का विचारक है और इस काल में धर्म, नैतिकता तथा राजनीति में घनिष्ठ सम्बन्ध स्वीकारा जाता था। मैकियावेली ने धर्म एवं नैतिकता का राजनीति से पृथक्करण किया। इसी सन्दर्भ में डनिंग का कथन है कि मैकियावेली मध्य युग का अन्त करता है तथा साथ में आधुनिक युग की शुरुआत करता है। मैकियावेली के नैतिकता सम्बन्धी विचार इस प्रकार हैं

धर्म आधारित नैतिकता का विरोध

मैकियावेली के समय में नैतिकता का आधार ईसाई धर्म था। ईसाई धर्म आध्यात्मिक सुखों का पाठ पढ़ाता है। यह सभी नैतिकता के आधार राष्ट्र-राज्य राज्य और राष्ट्रीय भावना के विकास विरुद्ध आचरण करता है। साथ में मैकियावेली ने स्वयं पोप व चर्च के अधिकारियों को इस प्रकार की नैतिकता के विपरीत आचरण करते पाया था।

नैतिकता का आधार राज्य हित

मैकियावेली सांसारिक जीवन को वास्तविक मानता है। उसके अनुसार मनुष्य के जीवन की रक्षा और भौतिक आवश्यकताओं की पूर्ति के लिए राज्य परम आवश्यक संस्था है। मैकियावेली के अनुसार राज्य का प्रमुख नैतिक दायित्व है कि वह नागरिकों के जीवन की रक्षा व भौतिक आवश्यकताओं की पूर्ति करें। इस प्रकार मैकियावेली का निष्कर्ष है कि राज्य के नैतिक नियम सार्वभौम नैतिक नियमों से भिन्न होते हैं।

नैतिकता के दोहरे मापदण्ड

मैकियावेली ने राज्य के हित को नैतिकता का आधार माना है, किन्तु व्यवहार में स्वयं राज्य में दो पक्ष दिखाई पड़ते हैं—शासक एवं शासित। उसने इन दोनों के लिए नैतिकता के अलग-अलग मापदण्ड स्वीकारे हैं

शासक नैतिकता मैकियावेली का मत है कि शासक का प्रमुख नैतिक दायित्व राज्य की रक्षा एवं विस्तार करना है। इसके लिए शासक जो भी कार्य करेगा वही उचित है भले ही वह कार्य सार्वभौम रूप से अनैतिक हो। मैकियावेली के अनुसार शासक राज्य का निर्माता है वह नैतिकता की सीमाओं से बाहर है अर्थात् राजा को राज्य की सुरक्षा की चिन्ता करनी चाहिए। साधन तो सदैव आदरणीय समझे जाएँगे। मैकियावेली का कहना है शासक आवश्यकता पड़ने पर नैतिकता व धार्मिकता का आडम्बर कर सकता है और राज्य की सुरक्षा के लिए कोई भी अनैतिक कदम उठा सकता है। अत: शासक को अवसर के अनुसार शेर और लोमड़ी की नीति का पालन करना चाहिए।

शासितों की नैतिकता मैकियावेली ने प्रजाजन के लिए नैतिकता के कर्त्तव्य-प्रधान सिद्धान्त को माना है। उसका कहना है नागरिकों को शासक की आज्ञा का पालन करना चाहिए और राष्ट्र के प्रति कृतज्ञ होना चाहिए।

नैतिकता व राजनीति का पृथक्करण

मैकियावेली के अनुसार राज्य एक आकस्मिक संस्था है, जिसकी उत्पत्ति अनैतिक मनुष्य स्वभाव के अनुरूप नागरिकों की सुरक्षा के लिए हुई। साथ में मैकियावेली अपने व्यावहारिक अनुभव के आधार पर बताता है कि शक्ति पर आधारित शासक ही सफल हुए हैं न कि नैतिकता का पालन करने वाले सावोनारोला जैसे ईसाई शासक जिसे जनता ने ही जिन्दा जला डाला था। अत: मैकियावेली का निष्कर्ष राजनीति व नैतिकता का पृथक्करण होना चाहिए।

मैकियावेली-पुनर्जागरण का शिशु

सभी राजनीतिक विचारकों के चिन्तन पर उनके युग की परिस्थितियों एवं प्रकृतियों का प्रभाव पड़ता है, किन्तु मैकियावेली के चिन्तन पर यह प्रभाव इतनी अधिक मात्रा में पड़ा की डनिंग ने उसके बारे में कहा है यह प्रतिभा

सम्पन्न फ्लोरेन्सवासी सम्पूर्ण अर्थ में अपने युग का शिशु था। इसी सन्दर्भ में **डब्ल्यू टी जोंस** ने भी "मैकियावेली को अपने युग का एक श्रेष्ठ सारांश बताया है।" मैकियावेली के समस्त राजनीतिक विचार तात्कालिक समय की विभिन्न स्थितियों से प्रभावित थे।

मैकियावेली के राज्य सम्बन्धी विचार

राज्य की उत्पत्ति

मैकियावेली ने राज्य को एक अस्वाभाविक एवं निर्मित (कृत्रिम) संस्था माना है। मानव स्वभाव मूलतः दुष्ट, स्वार्थी, लालची व अहंकारी है। मानव-स्वभाव के इन दोषों के कारण अराजकता, अव्यवस्था तथा संघर्ष की स्थिति का जन्म होता है और इससे सभी के कष्टों में वृद्धि होती है। इस दुःखद स्थिति के अन्त के लिए मनुष्यों ने एक ऐसे शक्तिशाली व्यक्ति को शासक बनाना तय किया जो उनके जीवन एवं सम्पत्ति की रक्षा करने में समर्थ हो और समाज में शान्ति व व्यवस्था स्थापित करे।

राज्य की प्रकृति व उद्देश्य

अपनी प्रकृति से राज्य एक निर्मित संस्था तो है ही यह शक्ति पर आधारित संस्था भी है। राज्य की यह प्रकृति उसके उद्देश्य को तय करती है। राज्य अपनी प्रकृति से शक्ति पर आधारित संस्था है और उसके हित में यही है कि वह निरन्तर अपनी शक्ति में वृद्धि करता रहे। इस प्रकार राज्य का प्रमुख उद्देश्य निरन्तर शक्ति-अर्जन है। इस दृष्टि से राज्य को लगातार अपने धन तथा साधनों का विस्तार करना चाहिए। राज्य की स्थापना मनुष्यों ने अपने जीवन एवं सम्पत्ति की रक्षा के लिए की है अतः मैकियावेली मानता है कि राज्य का एक प्रमुख उद्देश्य मनुष्य की इस इच्छा की पूर्ति एवं आदर करना है।

शासक राज्य को चाहिए कि वह मनुष्यों के जीवन एवं सम्पत्ति की पूर्ण रक्षा करे, क्योंकि मनुष्य इन दोनों से बेहद प्यार करता है।

सम्प्रभुता

मैकियावेली ने राज्य को अन्य सभी संगठनों से उच्च एवं श्रेष्ठ माना है और उन पर राज्य के नियन्त्रण का समर्थन किया है। मैकियावेली का राज्य किसी पारलौकिक अथवा लौकिक सत्ता के प्रति उत्तरदाई भी नहीं है। उसके चिन्तन में सम्प्रभुता के दो तत्त्वों की झलक दिखाई पड़ती है—अविभाज्यता तथा निरंकुशता। उसका मत है कि शासक की शक्ति अविभाज्य होती है।

शासक की इस शक्ति को ही मैकियावेली के बाद के विचारकों ने राज्य की सम्प्रभुता का लक्षण बताया है। मैकियावेली ने शासक की शक्ति को निरंकुश अमर्यादित भी माना है शासक की शक्ति पर आन्तरिक क्षेत्र में कोई नियन्त्रण नहीं होता है, अपितु उसी के आदेशों का अन्य सभी पालन करते हैं। बाह्य क्षेत्र में शासक अन्य किसी शासक का न तो दबाव स्वीकारता है और न ही उसके प्रति उत्तरदाई है। सीमा के बाहर सभी शासक (राज्य) समानता की स्थिति रखते हैं।

राष्ट्र-राज्य

मैकियावेली ने राष्ट्र-राज्य की धारणा को सैद्धान्तिक रूप में प्रस्तुत नहीं किया है, किन्तु उसके चिन्तन में ऐसे तत्त्व अवश्य मौजूद हैं, जो राष्ट्रीयता एवं राष्ट्र-राज्य के आधुनिक विचार के पर्याप्त निकट हैं। उसने स्पष्टतः धर्म के आधार पर संगठित राज्य के स्थान पर ऐसे प्रादेशिक आधार पर संगठित राज्य का विचार प्रस्तुत किया है जिसमें नागरिकों के बीच नस्ल, भाषा, संस्कृति, भूगोल व अर्थशास्त्र आदि की एकता हो। वस्तुतः वह तत्कालीन स्पेन, फ्रांस, इंग्लैण्ड की भाँति सम्पूर्ण इटली को भी एक स्वीकृत संगठित तथा शक्तिशाली राज्य के रूप में देखना चाहता था। इस दृष्टि से उसने विभिन्न राज्यों में विभक्त तत्कालीन इटली के एक राज्य के रूप में संगठित होने पर बल दिया और इन विभिन्न राज्यों में मौजूद सामन्तवादी व्यवस्था तथा भाड़े के सैनिकों की परम्परा का विरोध किया उसके उपरोक्त विचारों के आधार पर **प्रो. हर्नशा** ने उसे राष्ट्र राज्य की अवधारणा का जनक माना है।

राज्य का वर्गीकरण

मैकियावेली ने शासनों के वर्गीकरण को ही राज्यों के वर्गीकरण के रूप में प्रस्तुत किया है। *मैकियावेली ने अरस्तू का अनुकरण करते हुए शासन प्रणालियों के वर्गीकरण का आधार दो तथ्यों को स्वीकारा है*

(i) शासन सत्ता का प्रयोग करने वाले व्यक्तियों की संख्या।

(ii) शासन सत्ता के प्रयोग का उद्देश्य।

उसने अरस्तू की तरह ही शासन के अग्रलिखित तीन शुद्ध रूप बताए हैं

(i) राजतन्त्र (ii) कुलीनतन्त्र

(iii) संवैधानिक प्रजातन्त्र

पुनः मैकियावेली ने अरस्तू की तरह ही शासन के अग्रलिखित तीन भ्रष्ट विकृत रूप भी बताए हैं

(i) निरंकुशतन्त्र

(ii) धनिकतन्त्र या अल्पतन्त्र

(iii) प्रजातन्त्र।

प्रिन्स में मैकियावेली ने राजतन्त्र वस्तुतः निरंकुश राजतन्त्र का समर्थन किया है। यहाँ यह उल्लेखनीय है कि मैकियावेली ने राजतन्त्र के दो प्रमुख भेद स्वीकारें हैं—निरंकुश राजतन्त्र तथा विधि-सम्मत राजतन्त्र। इसके अतिरिक्त उसने राजा द्वारा राजपद ग्रहण करने की प्रक्रिया के आधार पर भी राजतन्त्र के पुनः दो भेद स्वीकारे हैं—वंशानुगत राजतन्त्र तथा निर्वाचित राजतन्त्र। सामान्यतः वह विधि-सम्मत एवं निर्वाचित राजतन्त्र का समर्थक है, किन्तु कुछ विशिष्ट एवं असाधारण स्थितियों में वह वंशानुगत एवं निरंकुश राजतन्त्र को भी उचित मानता है। वस्तुतः प्रिन्स में उसने ऐसी असाधारण राजनीतिक स्थितियों के प्रसंग में ही राजतन्त्र के इस द्वितीय रूप का समर्थन किया है।

विधि एवं विधि-निर्माता पर विचार

मैकियावेली ने शक्ति की राजनीति में विश्वास रखते हुए भी राज्य एवं समाज के जीवन में विधि के महत्त्व को अत्यधिक बड़ी मात्रा में स्वीकारा है। किन्तु उसने मात्र नागरिक विधि को ही महत्त्व प्रदान किया है और इस प्रकार मध्य युग में प्रचलित शाश्वत विधि, प्राकृतिक विधि, दैवीय विधि तथा परम्परागत विधि की उपेक्षा की है। मैकियावेली का मत है कि नागरिक समाज एवं राज्य की स्थापना एवं उनका संचालन केवल नागरिक विधि द्वारा ही सम्भव है और इसके अभाव में मात्र अव्यवस्था एवं अराजकता की स्थिति प्राप्त होती है। मैकियावेली ने ईश्वर, प्रकृति अथवा जन-समूह की इच्छा जैसे अमूर्त तत्त्व को विधि का स्रोत नहीं माना है अपितु वह विधि-निर्माता (विधायक) को ही विधि का स्रोत बताता है।

विधि सम्बन्धी विचारों की विशेषताएँ

मैकियावेली के विधि एवं विधि-निर्माता सम्बन्धी विचारों में निम्नलिखित विशेषताएँ दिखाई पड़ती हैं

- इसके विधि सम्बन्धी विचार उसकी मानव-प्रकृति की धारणा पर आधारित हैं। मनुष्य एक स्वार्थी एवं कृतघ्न प्राणी है जिसे विधि जैसे बाध्यकारी शक्ति द्वारा ही नैतिक व्यक्ति एवं सद्गुणी नागरिक बनाया जा सकता है।
- उसने मात्र नागरिक विधि के महत्त्व को ही स्वीकारा है क्योंकि केवल यही ऐसी विधि है, जो अराजकता व अव्यवस्था को समाप्त करके नागरिक समाज राज्य की स्थापना करने में समर्थ है।
- मैकियावेली ने केवल नागरिक समाज के सन्दर्भ में ही नैतिकता की अवधारणा को स्वीकारा है इस प्रकार की नैतिकता का निर्माण विधि द्वारा ही सम्भव है अतः वह विधि को नैतिकता का स्रोत मानता है।
- मैकियावेली ने स्वयं विधि का स्रोत विधि-निर्माता को माना है। वस्तुतः उसके लिए विधि-निर्माता विधि एवं नैतिकता दोनों का ही स्रोत है। यहाँ यह उल्लेखनीय है कि विधि-निर्माता ही शासक है। इसका सरल एवं अर्थ यह हुआ कि विधि-निर्माता के रूप में शासक नागरिकों के विधिक कानूनी एवं नैतिकता जीवन का नियन्त्रण तो करता है किन्तु वह स्वयं किसी भी विधि एवं नैतिकता से ऊपर है क्योंकि वह ही तो इनका स्रोत जनक है। इस प्रकार उसकी दोहरी नैतिकता का सिद्धान्त उसकी विधि की धारणा पर आधारित है।

शासक के गुण

मैकियावेली मूलत: एक व्यावहारिक राजनीतिक चिन्तक है और वह तत्कालीन इटली की राजनीतिक दुर्दशा से दु:खी था। उसकी महत्त्वाकांक्षा थी की इटली का राजनीतिक एकीकरण हो, वह न केवल शक्तिशाली राज्य बने अपितु एक साम्राज्यवादी राज्य के रूप में प्राचीन रोमन साम्राज्य के गौरव को पुन: प्राप्त करे। उसका विश्वास था कि इस कार्य को किसी ऐसे निरंकुश शासक द्वारा पूरा किया जा सकता है जो शासन की कला का पूर्ण विशेषज्ञ हो। अपनी कल्पना के ऐसे भावी राजा नरेश की मदद के लिए ही मैकियावेली ने 'द प्रिन्स' (The Prince) नामक ग्रन्थ की रचना की है। प्रिन्स के 18वें अध्याय में उसने शासन की कला से सम्बन्धित उन सिद्धान्तों एवं नियमों का उल्लेख किया है, जो राज्य एवं इसके हितों की रक्षा में सहायक हो सकते हैं। मैकियावेली का विश्वास था कि एक महत्त्वाकांक्षी शासक द्वारा इन सिद्धान्तों अथवा परामर्शों का अवश्य ही पालन किया जाएगा अर्थात् वह इन्हें एक सफल शासन के गुणों के रूप में अपनाएगा। इस विषय में उसकी प्रमुख मान्यताएँ निम्नलिखित हैं

शक्ति का अर्जन

शासक का कर्त्तव्य राज्य में शान्ति व व्यवस्था बनाए रखना और इसकी बाहरी आक्रमण से रक्षा करना है। यह कार्य शक्ति के द्वारा ही किया जा सकता है। अत: एक सफल शासक के लिए जरूरी है कि वह शक्ति का अधिक-से-अधिक कार्य करे और प्राप्त शक्ति की रक्षा व विस्तार करे।

प्रशिक्षित राष्ट्रीय सेना

मैकियावेली के समय में तीन प्रकार की सेनाओं का चलन था राज्य की परम्परागत सेना, भाड़े की सेना तथा राष्ट्रीय सेना। प्रथम प्रकार की सेनाएँ इटली के विभिन्न राज्यों में थीं। ये सेनाएँ राजा एवं सामन्तों के सैनिकों से मिलकर बनती थीं। संकटकाल में जब राजा को सेना की जरूरत होती थी तो उसे अपनी सेना तो शीघ्र उपलब्ध हो जाती थीं किन्तु विभिन्न सामन्तों की सेनाएँ शीघ्रता से प्राप्त नहीं होती थीं और वे कभी-कभी विश्वसनीय भी नहीं होती थीं।

इस स्थिति में राजा धन व्यय करके भाड़े की सेना प्राप्त करता था किन्तु ये सेना भी विश्वसनीय सिद्ध नहीं होती थी। इस प्रकार राज्य की परम्परागत सेनाएँ व भाड़े की सेनाएँ किसी राज्य की सुरक्षा की गारन्टी नहीं थीं। मैकियावेली ने इन दोनों प्रकार की सेनाओं की निन्दा करते हुए राष्ट्रीय सेना के गठन पर बल दिया है।

युद्ध के लिए तैयार

मैकियावेली युद्ध को राजनीति का एक अनिवार्य अंग मानता है। राज्य की रक्षा एवं विस्तार के लिए युद्ध का विशेष महत्त्व है। उसका मत है कि शान्ति का काल युद्ध की तैयारी का काल होता है। अत: राजा को शान्तिकाल में भोग-विलास, आलस्य व आराम से बचकर अपना ध्यान सेना की वृद्धि एवं प्रशिक्षण में लगाना चाहिए ताकि आकस्मिक संकट आने पर वह राज्य की रक्षा कर सके और अनुकूल अवसर आने पर राज्य का विस्तार भी कर सके।

शान्तिकाल में लगातार सैनिक शक्ति की वृद्धि करने का लाभ यह भी है कि सामान्य जनता में अनुशासन व राष्ट्र-प्रेम की भावना विकसित होती है।

शान्तिकाल नीति

प्राय: शान्तिकाल में आन्तरिक असन्तोष उत्पन्न होते हैं और शासक की लोकप्रियता व प्रतिष्ठा घटने लगती है। मैकियावेली के अनुसार शान्तिकाल में शासक को प्रजा के सामने विकास सम्बन्धी बड़ी-बड़ी योजनाएँ प्रस्तुत करनी चाहिए ताकि प्रजाजन को रोजगार मिले। इससे राजा की प्रतिष्ठा में भी वृद्धि होती है और प्रजा सन्तुष्ट रहती है।

व्याघ्र लोमड़ी नीति का पालन

शासक की एक प्रमुख समस्या अपने उग्र विरोधियों का अन्त करना और अपने विरुद्ध किए जाने वाले षड्यन्त्रों को असफल करना है। मैकियावेली के अनुसार इस उद्देश्य से शासक को व्याघ्र शेर की भाँति निर्दय होना चाहिए ताकि शत्रुओं का कठोरतापूर्वक अन्त किया जा सके। उसे अपने विरुद्ध रचे गए जालों (षड्यन्त्रों) से अपनी रक्षा करने के लिए लोमड़ी के समान चालाकी का भी प्रयोग करना चाहिए। मैकियावेली के शब्दों में "जालों, (षड्यन्त्रों) को भाँपने के लिए नरेश को लोमड़ी और भेड़ियों को भयभीत रखने के लिए शेर होना चाहिए।"

भययुक्त आचरण

मैकियावेली के अनुसार प्रजाजन को प्रेम अथवा भय के आधार पर नियन्त्रित किया जा सकता है किन्तु मानव-स्वभाव ही कुछ ऐसा है कि वह प्रेम की तुलना में भय द्वारा अधिक अनुशासित व नियन्त्रित होता है अत: शासक को चाहिए कि वह प्रेम के स्थान पर भययुक्त आचरण करे किन्तु इसके साथ ही मैकियावेली शासक को अनुचित निर्दयता की नीति नहीं अपनाने की भी सलाह देता है। अन्यथा प्रजा भयभीत होने के साथ ही शासक से घृणा भी करने लगेगी। यह स्थिति शासन के स्थायित्व के लिए खतरनाक होगी।

सद्गुणों का प्रदर्शन

शासक में सद्गुण हो अथवा नहीं उसे उनका प्रदर्शन अवश्य करना चाहिए। इससे शासक को प्रजा की श्रद्धा, भक्ति, आस्था एवं निष्ठा प्राप्त होती है। जब शासक वास्तव में सद्गुणी होता है तो प्राय: उसे असफलता मिलती है।

मैकियावेली के अनुसार सद्गुणों के प्रदर्शन के लिए शासक को स्वांग व पाखण्ड का सहारा लेना चाहिए। उसे स्वयं को दयालु-धार्मिक-नैतिक-न्यायी एवं सत्यप्रिय दिखाना चाहिए किन्तु जरूरत होने पर ठीक इसके विपरीत आचरण करना चाहिए।

सामान्य सदाचार का पालन

यह स्वयं शासक के हित में है कि वह वासनाहीन जीवन व्यतीत करे किन्तु कम-से-कम उसे हमेशा सदाचार के उन नियमों का पालन अवश्य ही करना चाहिए जिनका उल्लंघन प्रजा में आक्रोश पैदा करता है। मैकियावेली के अनुसार शासक को प्रजाजन की स्त्रियों का पूर्ण सम्मान करना चाहिए और उनका हरण अथवा शीलभंग नहीं करना चाहिए। उसे कभी भी प्रजा के धन का हरण भी नहीं करना चाहिए। प्रजा के प्रति लूटमार की नीति प्रजा में शासक के प्रति विद्वेष उत्पन्न करती है।

पुरस्कार एवं दण्ड सम्बन्धी नीति

शासक को चाहिए कि वह राज्य के योग्य व गुणी जनों का समय-समय पर सम्मान करे और उन्हें अपने हाथ से पुरस्कार एवं उपाधियाँ दे। किन्तु जब किसी प्रभावशाली व्यक्ति को दण्डित करना हो तो शासक को यह कार्य अपने किसी अधीनस्थ द्वारा कराना चाहिए ताकि शासक पर सीधा आरोप नहीं लगे और यदि जरूरत पड़े तो वह दण्ड को संशोधित करने के लिए स्वतन्त्र रहे।

राज्य के आर्थिक विकास में मदद

शासक को स्वयं व्यापार व वाणिज्य के कार्य नहीं करने चाहिए किन्तु उसे राज्य में इनके विकास में मदद अवश्य करनी चाहिए। जब राज्य में कृषि व्यापार व वाणिज्य का विकास नहीं होता है तो निर्धनता आती है और उसके कुपरिणाम शासक को भोगने पड़ते हैं। अत: उसे इन वर्गों के व्यक्तियों को प्रोत्साहन देना चाहिए।

कानूनों का पालन

शासक को प्रजाजन एवं अधिकारियों से कठोरतापूर्वक कानूनों का पालन कराना चाहिए क्योंकि इससे प्रशासन में भ्रष्टता समाप्त होती है और शासन को स्थायित्व प्राप्त होता है। उसे पदाधिकारियों की भ्रष्टता एवं लापरवाही को समाप्त करने के लिए विधिक उपाय करने चाहिए।

मैकियावेली ने जहाँ कठोरतापूर्वक कानूनों को लागू करने की बात कही है वहीं उसने यह भी कहा है कि स्वयं शासक द्वारा कानूनों को प्रजाजन की संस्थाओं, परम्पराओं एवं प्रथाओं के अनुसार बनाया जाना चाहिए अन्यथा प्रजाजन में असन्तोष फैलता है।

मितव्ययिता व उदारता की नीति

राज्य के लिए धन की शक्ति का विशेष महत्त्व है किन्तु प्रजाजन अधीनस्थ अधिकारी एवं सैनिक शासक से उदारता की भी आशा करते हैं।

अत: मैकियावेली का सुझाव है कि शासक का राजकोष क्षीण नहीं हो और राज्य की सैनिक शक्ति पर विपरीत प्रभाव नहीं पड़े किन्तु जब भी उसे युद्ध या लूट के द्वारा अधिक धन की प्राप्ति हो तो उसे ऐसे धन का एक बड़ा भाग प्रजा व सैनिकों में वितरित करना चाहिए। ऐसा करने से राजा को यश व प्रतिष्ठा प्राप्त होती है।

अन्तर्राष्ट्रीय क्षेत्र में अपनाई जाने योग्य नीति

मैकियावेली के अनुसार अन्तर्राष्ट्रीय राजनीति का आधार शक्ति है अत: शासक को ऐसी नीति का पालन करना चाहिए कि सदैव राज्य अथवा वे आपस में मिलकर भी उसमें अधिक शक्तिशाली नहीं बन जाएँ।

इस उद्देश्य की प्राप्ति के लिए उसे विभिन्न पड़ोसी राज्यों में परस्पर झगड़े उत्पन्न कराते रहना चाहिए और फिर स्वयं उनके विवादों में इस प्रकार हस्तक्षेप करते रहना चाहिए कि वे आपसी विवादों के हल के लिए उसकी मध्यस्थता स्वीकारें।

जीते गए राज्य के प्रति नीति

जब शासक युद्ध में किसी राज्य को जीत ले तो उसे अपना उपनिवेश बना लेना चाहिए। इस विजित राज्य की प्रजा का विश्वास एवं मित्रता प्राप्त करनी चाहिए। इस दृष्टि से जरूरी है कि शासक उस राज्य के कानूनों, प्रथाओं, रीति-रिवाजों एवं धार्मिक रीति-रिवाजों में कोई परिवर्तन नहीं करे और प्रजा के प्रति सद्व्यवहार एवं मित्रता की नीति का पालन करे।

जनसंख्या सम्बन्धी नीति

शासक को अपने राज्य की जनसंख्या में वृद्धि होने देनी चाहिए ताकि राज्य के लिए प्रचुर मात्रा में सैनिक उपलब्ध हों। मैकियावेली ने राज्य के उत्थान एवं विस्तार में मानव-शक्ति का विशेष महत्त्व स्वीकारा है।

मैकियावेली–आधुनिक राजनीतिक चिन्तन

मैकियावेली को अपने युग का शिशु भी कहा जाता है और आधुनिक युग का प्रथम विचारक भी। वस्तुत: वह दोनों ही है। उसने युग की समस्त राजनीतिक प्रवृत्तियों को अपने चिन्तन में बहुत स्पष्ट ढंग से प्रस्तुत किया।

अत: वह अपने युग का शिशु कहलाने का अधिकारी है। इसके साथ ही उसे आधुनिक युग का प्रथम विचारक होने का गौरव प्राप्त होने के भी दो कारण हैं।

प्रथम उसने अपने चिन्तन द्वारा मध्य युग की विचारधारा का अन्त करके आधुनिक युग के आगमन का रास्ता साफ किया तथा द्वितीय उसके चिन्तन में अनेक ऐसे तत्त्व बीज रूप में अथवा सांकेतिक रूप में दिखाई पड़ते हैं, जो आधुनिक राजनीतिक चिन्तन की प्रमुख विशेषताएँ मानी जाती हैं। इस रूप में उसे आधुनिक राजनीतिक चिन्तन का जनक भी कहा जाता है।

मैक्सी के अनुसार वह प्रथम आधुनिक राजनीतिक विचारक था।

डनिंग का मत है यह कहना उतना ही सही है कि वह मध्य युग का अन्त करता है जितना कि यह कहना कि वह मध्य युग का अन्त करने वाला विचारक है क्योंकि उसने सामन्तशाही, पोपशाही, मध्ययुगीन ईसाई चिन्तन का विरोधकर उनके प्रभाव को समाप्त किया है।

अभ्यास प्रश्न

1. कौटिल्य का मण्डल सिद्धान्त किससे सम्बन्धित है?
(a) प्रशासन (b) विदेशी नीति
(c) आर्थिक नीति (d) न्यायिक नीति

2. कौटिल्य के अनुसार 'वार्ता' ज्ञान की वह शाखा है जिसका सम्बन्ध
(a) धन के उत्पादन से है (b) प्रजा के कर्त्तव्यों से है
(c) राज्य के कर्त्तव्य से है (d) मोक्ष से है

3. निम्न कथनों पर विचार कीजिए
1. आम्बेडकर के अनुसार, टूटे-फूटे मकान की रंगाई-पुताई करके उसकी दुर्दशा को छिपा तो सकते हैं, सुधार नहीं सकते।
2. आम्बेडकर के अनुसार, अस्पृश्यता की जड़ें हिन्दू वर्ण व्यवस्था में निहित हैं।

उपरोक्त कथनों में से कौन-सा/से सही है/हैं?
(a) केवल 1 (b) केवल 2
(c) 1 और 2 (d) इनमें से कोई नहीं

4. निम्न कथनों पर विचार कीजिए
1. आम्बेडकर के अनुसार, कथित अछूत ही अछूतों को नेतृत्व प्रदान कर सकते हैं।
2. 'एनी हिलेशन ऑफ कास्ट', ज्योतिबा फूले की रचना है।

उपरोक्त कथनों में से कौन-सा/से सही है/हैं?
(a) केवल 1 (b) केवल 2
(c) 1 और 2 (d) न तो 1 और न ही 2

5. सुमेलित कीजिए

सूची I	सूची II
A. कौटिल्य के राज्य की उत्पत्ति	1. समझौतावादी पद्धति
B. कौटिल्य के राज्य का स्वरूप	2. राजतन्त्रात्मक
C. कौटिल्य के राज्य का कार्य	3. जनतन्त्रात्मक
D. कौटिल्य के अनुसार सम्प्रभुता का निवास	4. स्वामी

कूट

	A	B	C	D		A	B	C	D
(a)	1	2	3	4	(b)	4	3	2	1
(c)	4	1	2	3	(d)	1	3	2	4

6. कौटिल्य के अनुसार कितने गाँवों के केन्द्र में स्थापित न्यायालय को संग्रहण न्यायालय कहते हैं?
(a) 8 गाँवों के केन्द्र में
(b) 10 गाँवों के केन्द्र में
(c) 12 गाँवों के केन्द्र में
(d) 13 गाँवों के केन्द्र में

7. कौटिल्य के अनुसार योग क्षेम का अर्थ है
(a) जो है उसकी सुरक्षा (b) जो नहीं है उसे प्राप्त करना
(c) 'a' और 'b' (d) इनमें से कोई नहीं

8. कौटिल्य का जन्म निम्नलिखित में से किस नगरी में हुआ था?
(a) तक्षशिला (b) विक्रमशिला
(c) पाटलिपुत्र (d) इनमें से कोई नहीं

9. कौटिल्य ने किस विश्व प्रसिद्ध विश्वविद्यालय में शिक्षा पाई थी?
(a) मगध विश्वविद्यालय (b) पाटलिपुत्र विश्वविद्यालय
(c) नालन्दा विश्वविद्यालय (d) इनमें से कोई नहीं

10. कौटिल्य के समीप निम्नलिखित में से किस विचारक को ज्यादा देखा जा सकता है?
(a) सुकरात (b) प्लेटो (c) अरस्तू (d) मैकियावेली

11. कौटिल्य अपने मण्डल सिद्धान्त में बारह राज्यों की चर्चा करता है, जो है
(a) काल्पनिक (b) वास्तविक
(c) काल्पनिक एवं वास्तविक (d) इनमें से कोई नहीं

12. कौटिल्य ने कानून के श्रोत पर विचार दिया है। उसके अनुसार कानून के मख्य चार स्रोत हैं। निम्नलिखित में कौन-सा स्रोत सही नहीं है?
(a) धर्म (b) व्यवहार
(c) राजा की आज्ञा (d) इनमें से कोई नहीं

13. कौटिल्य ने राज्य का छठा अंग बताया है
(a) सेना का दण्ड (b) दुर्ग (c) जनपद (d) कोष

14. कौटिल्य के अनुसार राज्य का सातवाँ अंग है
(a) मित्र (b) दुर्ग (c) जनपद (d) कोष

15. पड़ोसी राज्यों को जीतकर अपने राज्य में मिलाने वाले राजा को कौटिल्य ने क्या कहा है?
(a) पार्ष्णिग्राह (b) आक्रान्दा
(c) आक्रान्दासार (d) विजिगीषु

16. कौटिल्य के अनुसार कितने राज्यों का समूह राज्यमण्डल कहलाता है?
(a) 8 राज्यों का समूह (b) 10 राज्यों का समूह
(c) 12 राज्यों का समूह (d) 14 राज्यों का समूह

17. कौटिल्य के अर्थशास्त्र में अधिकरणों की संख्या है
(a) 12 (b) 15 (c) 18 (d) 24

18. कौटिल्य ने षाड्गुण्य नीति के कितने लक्षण बतलाए हैं?
(a) चार लक्षण (b) छः लक्षण (c) आठ लक्षण (d) नौ लक्षण

19. **कथन** (A) राज्य की उत्पत्ति के सम्बध में कौटिल्य ने सामाजिक समझौते का सिद्धान्त स्वीकार किया है।

कारण (R) कौटिल्य के अनुसार, राज्य का उद्देश्य व्यक्ति को उसके पूर्ण विकास में सहायता करना है।

कूट
(a) A और R दोनों सही हैं, तथा R, A की सही व्याख्या है
(b) A और R दोनों सही हैं, परन्तु R, A की सही व्याख्या नहीं है
(c) A सही है, किन्तु R गलत है
(d) A गलत है, किन्तु R सही है

20. कौटिल्य के अनुसार सन्धि के प्रकार हैं
1. हीन सन्धि 2. दण्डोत्पन्न सन्धि
3. भूमि सन्धि 4. कर्म सन्धि

कूट
(a) 1 और 2 (b) 2 और 3
(c) 3 और 4 (d) 1, 2, 3 और 4

21. निम्नलिखित में से कौन-से कथन असत्य है/हैं?
1. कौटिल्य गणतन्त्र के समर्थक थे।
2. कौटिल्य धर्म का आदर करते थे।
3. कौटिल्य ने राजदूत की उपेक्षा की है।

कूट
(a) 1 और 2 (b) 2 और 3 (c) 1 और 3 (d) 1, 2 और 3

22. **कथन** (A) कौटिल्य के अनुसार राज्य में राजा की आज्ञा का पालन प्रजा को करना चाहिए।
कारण (R) राजा में देवताओं का अंश विद्यमान होता है।

कूट
(a) A और R दोनों सही हैं तथा R, A की सही व्याख्या है
(b) A और R दोनों सही हैं, परन्तु R, A की सही व्याख्या नहीं है
(c) A सही है, किन्तु R गलत है
(d) A गलत है, किन्तु R सही है

23. गाँधीवाद के प्रमुख विचारों में है
1. सत्य और अहिंसा 2. समाजवाद
3. पंचायती राज 4. जातिविहीन समाज

उपरोक्त में से कौन-सा/से सही है/हैं?
(a) केवल 1 (b) 1 और 3 (c) 1, 2 और 3 (d) 1, 3 और 4

24. गाँधी दर्शन में समाजवाद का विकल्प है
(a) सर्वोदय (b) न्यायधारिता
(c) पंचायती राज (d) सत्य और अहिंसा

25. **कथन** (A) गाँधीजी ने सविनय अवज्ञा तकनीक का प्रयोग किया।
कारण (R) वह अराजकता में विश्वास करते थे।

कूट
(a) A और R दोनों सही हैं, तथा R, A की सही व्याख्या है
(b) A और R दोनों सही हैं, परन्तु R, A की सही व्याख्या नहीं है
(c) A सही है, किन्तु R गलत है
(d) A गलत है, किन्तु R सही है

26. गाँधीजी के अहिंसा के सिद्धान्त के निम्न में से क्या लक्षण हैं?
1. यह निष्क्रिय नहीं है 2. इसका मूल सिद्धान्त सत्य है
3. यह दुर्बलों का शस्त्र है

कूट
(a) 1, 2 और (b) 1 और 2 (c) 1 और 3 (d) 2 और 3

27. एम के गाँधी के अनुसार मानवीय आचरण के पाँच शाश्वत पथ प्रदर्शक हैं
(a) अहिंसा, सत्य, अस्तेय, अपरिग्रह और ब्रह्मचर्य
(b) अहिंसा, सत्य, विनय, दया और तप
(c) अहिंसा, करुणा, शील, भक्ति और कर्म
(d) सत्य, धर्म, अर्थ, काम और तप

28. निम्न कथनों पर विचार कीजिए
1. गाँधीजी के अनुसार, मन एक आरामरहित चिड़िया है।
2. ट्राटस्की के अनुसार, लोकतन्त्र एक निकम्मा तथा निरर्थक स्वांग है।

उपरोक्त कथनों में से कौन-सा/से सही है/हैं?
(a) केवल 1
(b) केवल 2
(c) 1 और 2
(d) न तो 1 और न ही 2

29. निम्नलिखित में से किसे महात्मा गाँधी ने अपना राजनीतिक गुरु माना?
(a) बी जी तिलक (b) जी के गोखले
(c) पं. मदनमोहन मालवीय (d) सी आर दास

30. गाँधीजी के न्यासधारिता सिद्धान्त को संक्षेप में कहा जा सकता है
(a) संशोधनवादी समाजवाद
(b) काल्पनिक समाजवाद
(c) मानवीय चेहरे के साथ पूँजीवाद
(d) उपरोक्त में से कोई नहीं

31. गाँधीजी की दृष्टि में "अहिंसा का स्थान स्वराज्य से पहले।" निम्नांकित में अहिंसा की एक अनिवार्य शर्त को अंकित कीजिए
(a) संघर्ष से परहेज रखना और खतरे से दूर रहना
(b) संघर्ष का सामना करना किन्तु किसी खतरे की जोखिम से परहेज रखना
(c) संघर्ष का सामना करना और सम्बद्ध खतरे का जोखिम उठाना
(d) एक व्यक्ति जिसे मृत्यु का भय हो और संघर्ष से परहेज रखे

32. निम्नलिखित में से किस विचार का गाँधीजी ने समर्थन नहीं किया है?
(a) अस्तेय (b) ट्रस्टीशिप
(c) लघु उद्योग (d) राष्ट्रीयकरण

33. गाँधीजी की कल्पना में आर्दश राज्य कैसा होगा?
(a) वर्गविहीन राज्य (b) समाजवादी राज्य
(c) रामराज्य (d) अराजकतावादी राज्य

34. निम्न कथनों पर विचार कीजिए
1. गाँधीजी के अनुसार, अधिकारों का वास्तविक स्रोत कर्त्तव्य ही है।
2. गाँधीजी के अनुसार, बिना राष्ट्रवादी हुए अन्तर्राष्ट्रवादी होना असम्भव है।

उपरोक्त कथनों में कौन-सा/से सही है/हैं?
(a) केवल 1 (b) केवल 2
(c) 1 और 2 (d) न तो 1 और न ही 2

35. गाँधीजी के साम्यवादियों के समान विचार थे
(a) औद्योगीकरण के बारे में (b) राज्यविहीन समाज के बारे में
(c) हिंसा के बारे में (d) धर्म के बारे में

36. निम्नलिखित में कौन-सी स्थिति गाँधी की स्वराज की धारणा को उपयुक्त ढंग से निरूपित करती है?
(a) अनाज में, बड़े पैमाने पर सिंचाई और उर्वरकों के प्रयोगों पर आधारित, आत्मनिर्भरता
(b) स्थानीय संसाधनों एवं गहन श्रम तकनीक के प्रयोग द्वारा प्राप्त आत्मनिर्भर ग्रामीण अर्थव्यवस्था
(c) एक ऐसी अर्थव्यवस्था जिसमें पुरुष और स्त्री तकनीकी शिक्षा वाले व्यवसायों में पूर्णतः नियोजित हैं
(d) गहन श्रम आधारित कृषि और आधुनिक नगरीय अर्थव्यवस्था

37. महात्मा गाँधी की समाजवाद की धारणा अधिकतम निकट है
(a) मार्क्सीय समाजवाद के (b) फेबियन समाजवाद के
(c) श्रमिक संघवाद के (d) गिल्ड समाजवाद के

38. गाँधीवाद का एक महत्त्वपूर्ण आर्थिक सिद्धान्त था
(a) श्रम की गरिमा का सिद्धान्त
(b) न्यास का सिद्धान्त
(c) सत्य और अहिंसा का सिद्धान्त
(d) रचनात्मक कार्यक्रम का सिद्धान्त

39. निम्न कथनों पर विचार कीजिए

1. गाँधीजी अधिकतम लोगों के लिए अधिकतम सुख में विश्वास करते थे।
2. फ्रांसीसी दार्शनिक पी जे प्रूधों (1809-65) के अनुसार, सम्पत्ति चोरी है।

उपरोक्त कथनों में से कौन-सा/से सही है/हैं?

(a) केवल 1 (b) केवल 2
(c) 1 और 2 (d) न तो 1 और न ही 2

40. प्लेटो ने दार्शनिक राजा की सिफारिश की

(a) सुशासन के लिए (b) राज्य को चलाने के लिए
(c) व्यक्ति को स्वतन्त्रता देने के लिए (d) समाज के विकास के लिए

41. प्लेटो निम्न में से मुख्यत: किससे सम्बन्धित था?

(a) शक्ति पृथक्करण से
(b) लोकतन्त्र से
(c) ज्ञान के शासन से
(d) राजनीतिक व आचार शास्त्र के पृथक्करण से

42. प्लेटो को किसने प्रथम फासीवादी विचारक कहा?

(a) कार्ल पॉपर ने (b) बेन्थम ने
(c) रूसो ने (d) ये सभी

43. आम्बेडकर ने अपनी पुस्तक, 'द अनटचेबल' में अछूत के उद्भव के लिए निम्नांकित में से कौन-सा सिद्धान्त प्रस्तुत किया?

(a) आमूल परिवर्तनवादी सिद्धान्त (b) व्यावसायिक सिद्धान्त
(c) अछूत का बौद्धधर्मी उद्भव (d) नृजातिविषयक सिद्धान्त

44. गाँधी के अनुसार

(a) लक्ष्यों और साधनों के बीच कोई सम्बन्ध नहीं है
(b) लक्ष्य साधनों को उचित सिद्ध करते हैं
(c) साधन महत्त्वपूर्ण नहीं हैं
(d) लक्ष्य और साधन अन्त:सम्बन्धित हैं

45. **कथन** (A) गाँधी का सत्याग्रह स्वयं को कष्ट पहुँचाने के जरिए सत्य का समर्थन है।

कारण (R) सत्याग्रह का उद्देश्य सत्याग्रही की नैतिक सर्वोच्चता दिखाना है।

कूट

(a) A और R दोनों सही हैं तथा R, A की सही व्याख्या है
(b) A और R दोनों सही हैं, परन्तु R, A की सही व्याख्या नहीं है
(c) A सही है, किन्तु R गलत है
(d) A गलत है, किन्तु R सही है

46. प्लेटो न्याय के अनुसार

(a) सापेक्ष अवधारणा (b) निरपेक्ष अवधारणा
(c) केवल व्यक्ति के लिए महत्त्वपूर्ण (d) केवल समाज के लिए महत्त्वपूर्ण

47. सबसे पहले राज्य के आंगिक सिद्धान्त का प्रतिपादन किसने किया?

(a) मैकियावेली (b) प्लेटो
(c) मार्क्स (d) हर्बर्ट स्पेन्सर

48. प्लेटो की पुस्तक 'रिपब्लिक' का उपशीर्षक क्या है?

(a) कन्सर्निंग आइडियल स्टेट (b) लॉज
(c) कन्सर्निंग जस्टिस (d) प्रिज्म

49. प्लेटो का असली नाम क्या था?

(a) एरिस्टोक्लीज (b) टरगरस्टोन
(c) एण्टीपफोन (d) एडीमाण्ट्स

50. प्लेटो के साम्यवाद का लक्ष्य है

(a) आर्थिक समानता (b) सामाजिक न्याय
(c) राज्य की एकता (d) महिलाओं की स्वतन्त्रता

51. प्लेटो के 'रिपब्लिक' में प्रतिपादित न्याय के सिद्धान्त के अनुसार न्याय का अर्थ है

(a) सच बोलना और अपने ऋणों की अदायगी करना
(b) अपने निर्धारित कार्यक्षेत्र में अपने कर्त्तव्यों का निर्वाह करना
(c) आत्म चेतना के निर्देशों के अनुसार जीवन-निर्वाह करना
(d) प्रत्येक को उसका देय देना

52. प्लेटो के 'रिपब्लिक' का अन्तिम सन्देश है

(a) दार्शनिक सम्राट के शासन की स्थापना करना
(b) शासक के अत्याचार को दूर करना
(c) व्यक्ति की आत्मा के विवेक का शासन स्थापित करना
(d) निजी सम्पत्ति का उन्मूलन करना

53. प्लेटो को राज्य के आदर्शवादी सिद्धान्त का जनक इसलिए कहा जाता है, चूँकि

(a) उसने नगर राज्य के आदर्शों का निर्धारण किया
(b) उसके सिद्धान्त का आधार यह नहीं है कि मानव प्रकृति क्या है, बल्कि यह है कि वह कैसी होनी चाहिए
(c) उसने यथार्थ और मूल्य के बीच एक द्वैत प्रस्तुत किया है
(d) उसका सिद्धान्त 'अच्छाई के विचार' पर आधारित है

54. ''प्लेटो की पुस्तक 'रिपब्लिक' राजनीति विज्ञान की रचना नहीं, अपितु शिक्षा पर अब तक लिखे गए ग्रन्थों में सबसे सुन्दर प्रबन्ध है।'' यह किसने कहा?

(a) ग्रीन (b) मिल (c) रूसो (d) बार्कर

55. निम्नलिखित में से प्लेटो द्वारा लिखित कौन-सी एक पुस्तक एक ही समय में 'एक विश्वविद्यालय, एक परिवार तथा एक चर्च' का प्रतिनिधित्व करती है?

(a) स्टेट्समैन (b) लॉज
(c) रिपब्लिक (d) इनमें से कोई नहीं

56. अरस्तू ने राज्य का वर्णन प्राकृतिक बतलाते हुए किया है इससे उसका अभिप्राय है

(a) राज्य को मनुष्य ने नहीं बनाया किन्तु वह तो प्राकृतिक तत्त्वों और कारकों, जैसे-हवा, पानी, मिट्टी, आकाश, जलवायु दशा, पर्यावरण तथा उनकी पारस्परिक अन्तर्क्रियाओं की उपज है
(b) राज्य मनुष्य की प्राकृतिक आवश्यकताओं की पूर्ति के लिए बनाया गया
(c) राज्य मनुष्य की प्राकृतिक आवश्यकताओं को सन्तुष्ट करता है इस बात का प्रमाण नहीं है कि वह प्राकृतिक है। ये आवश्यकताएँ तो मनुष्य के उस अन्तर्वर्ती (टीलोस) का प्रयास हैं जो राज्य के माध्यम से अभिव्यक्त होता है
(d) मनुष्य प्रकृति से एक सामाजिक प्राणी है और कोई भी सामाजिक जीवन कानून और व्यवस्था के बिना सम्भव नहीं हो सकता जिसे केवल राज्य ही बनाए रख सकता है।

57. अरस्तू ने क्रान्ति के कारणों में सर्वाधिक जोर किस पर दिया है?

(a) सामाजिक कारण (b) आर्थिक कारण
(c) धार्मिक कारण (d) मनोवैज्ञानिक कारण

58. अरस्तू अपने आदर्श राज्य में निम्नलिखित में से किन वर्गों को नागरिकता से वंचित करता है?

(a) सैनिक (b) पुरोहित (c) विधायक (d) कारीगर

59. अरस्तू के अनुसार स्त्री और पुरुष की आयु विवाह के वक्त होनी चाहिए
(a) स्त्री की 38 वर्ष और पुरुष की 28 वर्ष
(b) स्त्री की 28 वर्ष और पुरुष की 38 वर्ष
(c) स्त्री और पुरुष दोनों की 18 वर्ष
(d) स्त्री की 18 वर्ष और पुरुष की 38 वर्ष

60. प्लेटो का साम्यवादी सिद्धान्त लागू होता है
(a) केवल उत्पादक वर्ग पर
(b) उत्पादक वर्ग एवं दार्शनिक वर्ग दोनों पर
(c) केवल सैनिक वर्ग पर
(d) सैनिक व दार्शनिक वर्ग (अभिभावक वर्ग) पर

61. अरस्तू के अनुसार दास सम्पत्ति का उपकरण है, जो स्वामी को अवकाश उपलब्ध कराता है, निम्नलिखित कार्यों को करके
(a) कारखानों में कार्य करके (b) खेती करके
(c) घरेलू कार्यों को करके (d) व्यवसाय करके

62. अरस्तू ने दास प्रथा का समर्थन किया है और कहा है कि
(a) यह अमानवीय व अप्रजातान्त्रिक है
(b) यह अत्यावश्यक व लाभदायक है
(c) यह दासों के विरुद्ध अपराध है
(d) यह अनावश्यक व हानिकारक है

63. अरस्तू को तुलनात्मक राजनीति के जनक के रूप में भी जाना जाता है, अरस्तू के सम्बन्ध में यह भी कहा जाता है कि उसने बहुत से संविधानों का तुलनात्मक अध्ययन किया है, जिनकी संख्या लगभग
(a) 58 (b) 158
(c) 258 (d) इनमें से कोई नहीं

64. प्लेटो के निम्न कथनों पर विचार कीजिए
1. प्लेटो का साम्यवाद प्रजातान्त्रिक न होकर अभिजन तान्त्रिक है।
2. प्लेटो ने मानव-प्रकृति का बड़ा अव्यावहारिक और अमनोवैज्ञानिक अर्थ लिया है।

कूट
(a) केवल 1 (b) केवल 2
(c) 1 और 2 (d) न तो 1 और न ही 2

65. प्लेटो ने पत्नियों के साम्यवाद की योजना क्यों रखी?
1. वह परिवार के घातक एवं संकीर्णतावादी क्षुद्र प्रभावों से अभिभावक वर्ग को मुक्त रखना चाहता था।
2. वह नारी को पुरुषों के प्रभुत्व में रखने का समर्थक था।
3. उत्तम सन्तान-प्राप्ति के लिए प्रजनन शास्त्र की दृष्टि से प्लेटो को यह व्यवस्था वांछनीय प्रतीत होती थी।

कूट
(a) 1 और 2 (b) 2 और 3
(c) 1 और 3 (d) 1, 2 और 3

66. निम्न कथनों पर विचार कीजिए
1. प्लेटो ने 'रिपब्लिक' में जिस आदर्श राज्य की विवेचना की है उसकी एक महत्त्वपूर्ण विशेषता मिश्रित संविधान का सिद्धान्त है।
2. इस सिद्धान्त को मॉण्टेस्क्यू के शक्ति-विभाजन के सिद्धान्त का पूर्वज माना जाता है।

उपरोक्त कथनों में कौन-सा/से सही है/हैं?
(a) केवल 1 (b) केवल 2
(c) 1 और 2 (d) न तो 1 और न ही 2

67. निम्न कथनों पर विचार कीजिए
1. अरस्तू का नागरिक प्लेटो के नागरिक की भांति राज्य में पूर्णत: विलीन नहीं होता।
2. अरस्तू अपने आदर्श राज्य के लिए समुद्र तट के निकटवर्ती स्थान को अधिक पसन्द करता है।

उपरोक्त कथनों में कौन-सा/से सही है/हैं?
(a) केवल 1 (b) केवल 2
(c) 1 और 2 (d) न तो 1 और न ही 2

68. निम्न कथनों पर विचार कीजिए
1. प्लेटो, राज्य को व्यक्ति का वहद् रूप मानता है, जबकि अरस्तू इसे परिवार का वृहद् रूप समझता है।
2. अरस्तू ने राजनीतिक विचारों को नैतिक विचारों से पृथक् किया है। प्लेटो दोनों विचारों का मिश्रण करते हुए राजनीति को नीतिशास्त्र का अंग मानता है।

उपरोक्त कथनों में कौन-सा/से सही है/हैं?
(a) केवल 1 (b) केवल 2
(c) 1 और 2 (d) न तो 1 और न ही 2

69. अरस्तू के अनुसार, राज्यों के परिवर्तन चक्र का सही क्रम है
1. संयत प्रजातन्त्र 2. भीड़तन्त्र
3. निरंकुशतन्त्र 4. राजतन्त्र
5. धनिक वर्गतन्त्र 6. कुलीन तन्त्र

कूट
(a) 4 3 6 5 1 2 (b) 3 2 4 6 5 1
(c) 2 4 6 5 3 1 (d) 1 6 5 3 4 2

70. रूसो के सामान्य इच्छा सम्बन्धी निम्नलिखित बिन्दुओं पर विचार कीजिए
1. यह नैतिक रूप से दूषित नहीं है।
2. राज्य हमारे व्यक्तित्व का नैसर्गिक विस्तार है।
3. समाज एक जैविक इकाई है।
4. यह सदैव सही इच्छा है।

कूट
(a) 1 और 2 (b) 2 और 3
(c) केवल 3 (d) ये सभी

71. रूसो के सामान्य इच्छा सिद्धान्त का निहितार्थ यह है कि
(a) सामान्य इच्छा विशेष इच्छाओं का योग है
(b) यह एक विशेष राजनीतिक समुदाय में रहने वाले व्यक्तियों की सभी विवेकशील इच्छाओं का जोड़ है
(c) सामान्य इच्छा एक सार्वदेशिक एवं प्रागनुभाविक इच्छा है, चाहे व्यक्ति की इच्छा ही हो जो समुदाय के समान हित का लक्ष्य रखती है
(d) सामान्य इच्छा प्रबुद्ध शासक अभिजन वर्ग की इच्छा है

72. रूसो द्वारा वर्णित सामान्य इच्छा की अवधारणा पूर्णत: उपेक्षा करती है
(a) प्रत्यक्ष प्रजातन्त्र के हितों की
(b) दलविहीन प्रजातन्त्र के हितों की
(c) प्रतिनिधिमूलक प्रजातन्त्र के हितों की
(d) बुनियादी प्रजातन्त्र के हितों की

73. रूसो की सामान्य आकांक्षा से अभिप्राय है
(a) प्रभुसत्ताधारी की आकांक्षा (b) सामान्य जनता की आकांक्षा
(c) बहुसंख्यक वर्ग की आकांक्षा (d) लोगों का सामूहिक कल्याण

74. रूसो के बारे में निम्नलिखित में से कौन-सा एक सही है?
(a) रूसो ने तर्क बुद्धिवादी व्यष्टिवाद के परित्याग द्वारा संविदा सिद्धान्त के मुख्य सिद्धान्त का रूपान्तर किया
(b) रूसो ने हॉब्स और लॉक के संविदा सिद्धान्त को अधिक संगत और सुव्यवस्थित बनाया
(c) रूसो ने पूर्ववर्ती संविदा सिद्धान्त के नैसर्गिक विधि और नैसर्गिक अधिकार की परम्परा को जारी रखा
(d) राज्य की प्रकृति के बारे में रूसों के सामान्य निष्कर्ष राजनीतिक दर्शन में प्रत्ययवादी सर्वाधिकारवादी परम्परा के आगमन को अभिव्यक्त नहीं करते

75. रूसो के सामान्य संकल्प तथा ऑस्टिन के निश्चित सर्वोच्च शक्ति के विचारों में सामंजस्य किसने स्थापित किया?
(a) बेन्थम (b) ग्रीन (c) लॉस्की (d) हेयक

76. रूसो के प्राकृतिक अवस्था में
(a) मनुष्य को ज्ञान था कि सदाचार क्या है
(b) मनुष्य को ज्ञान था बुराई क्या है
(c) मनुष्य को सदाचार एवं बुराई दोनों का ज्ञान नहीं था
(d) मनुष्य को सदाचार एवं बुराई दोनों का ज्ञान था

77. **कथन** (A) ''रूसो हॉब्स की आधार मान्यताओं और लॉक के निष्कर्षों से मिलता है।''
कारण (R) ''रूसो व्यक्तिवाद और लोकतन्त्र में विश्वास रखता था।''
कूट
(a) A और R दोनों सही हैं तथा R, A की सही व्याख्या है
(b) A और R दोनों सही हैं, परन्तु R, A की सही व्याख्या नहीं है
(c) A सही है, किन्तु R गलत है
(d) A गलत है, किन्तु R सही है

78. निम्नलिखित में से कौन-सी पुस्तक मैकियावेली के द्वारा नहीं लिखी गई है?
(a) द प्रिन्स (b) द डिस्कोर्सेज (c) द आर्ट ऑफ वार (d) बेहेमोथ

79. यह किसकी अवधारणा है कि मुसोलिनी कार्यरूप में मैकियावेली का 'प्रिन्स' है?
(a) बार्कर (b) लॉस्की (c) ओकशॉट (d) जोड

80. **कथन** (A) रूसो प्रतिनिधिमूलक लोकतन्त्र के विरुद्ध है।
कारण (R) सम्प्रभुता का वास सामान्य इच्छा में है।
कूट
(a) A और R दोनों सही हैं तथा R, A की सही व्याख्या है
(b) A और R दोनों सही हैं, परन्तु R, A की सही व्याख्या नही है
(c) A सही है, किन्तु R गलत है
(d) A गलत है, किन्तु R सही है

81. निम्न कथनों पर विचार कीजिए
1. रूसो के अनुसार, राज्य पूरे समाज का सूचक है जो अनुबन्ध द्वारा बना है और सामूहिक इच्छा को अभिव्यक्त करता है।
2. रूसो के अनुसार, शासन केवल व्यक्ति-समूह का सूचक है जो समाज द्वारा आदेश पाकर सामान्य इच्छा को कार्यान्वित करने में तत्पर है।

उपरोक्त कथनों में कौन-सा/से सही है/हैं
(a) केवल 1 (b) केवल 2 (c) 1 और 2 (d) न तो 1 और न ही 2

82. निम्न कथनों पर विचार कीजिए
1. मैकियावेली के अनुसार किसी देश के लिए उपयुक्त शासन-प्रणाली का निर्णय करते समय वहाँ के लोगों के चरित्र को ध्यान में रखना चाहिए।
2. रूसो को 'पुनर्जागरण की सन्तान' कहा जाता है।

उपरोक्त कथनों में कौन-सा/से सही है/हैं?
(a) केवल 1 (b) केवल 2
(c) 1 और 2 (d) न तो 1 और न ही 2

83. सुकरात कहाँ का विचारक था।
(a) यूनान (b) रोम (c) इटली (d) अल्तूनिया

84. सुकरात का दर्शन आधारित है।
(a) तर्क विद्या पर (b) सिद्धान्त पर
(c) प्रयोजन मूलक व्याख्या पर (d) उपरोक्त सभी

85. सुकरात के विचारों का प्रतिनिधित्व किसकी रचनाओं में परिलक्षित होता है।
(a) प्लेटो की रचनाओं में (b) अरस्तू की रचना में
(c) समस्त आदर्शवादियों के विचारों में (d) किसी में नहीं

86. सुकरात की मृत्यु हुई।
(a) विषपान द्वारा (b) फाँसी द्वारा (c) ज्वर से (d) कोई नहीं

87. दार्शनिकों को राजा बनानें की सर्वप्रथम हिमायत किसनें की?
(a) प्लेटो (b) अरस्तू (c) सुकरात (d) थ्रेसीयेकस

88. सोफिस्त विचार धारा में सुकरात के विचार किसके परिणाम स्वरूप प्राप्त होते हैं।
(a) सम्वाद के माध्यम (b) तर्क व परिचर्चा से
(c) रुढ़ विचारों के परीक्षण से (d) उपर्युक्त सभी

89. सुकरात ने विरोध किया था
(a) लोकतन्त्र वादी शासन का (b) राजतन्त्र का
(c) कुलीन तन्त्र का (d) दार्शनिक राजा का

90. सुकरात के शिष्य का शिष्य किसे कहा जाता है
(a) प्लेटो (b) अरस्तू (c) सिकन्दर (d) इनमें से कोई नहीं

उत्तरमाला

1.	(b)	2.	(a)	3.	(c)	4.	(a)	5.	(a)	6.	(b)	7.	(c)	8.	(c)	9.	(a)	10.	(d)
11.	(a)	12.	(d)	13.	(a)	14.	(a)	15.	(d)	16.	(c)	17.	(b)	18.	(b)	19.	(b)	20.	(d)
21.	(c)	22.	(a)	23.	(b)	24.	(a)	25.	(b)	26.	(b)	27.	(a)	28.	(c)	29.	(b)	30.	(c)
31.	(c)	32.	(d)	33.	(c)	34.	(c)	35.	(b)	36.	(b)	37.	(a)	38.	(b)	39.	(b)	40.	(a)
41.	(c)	42.	(a)	43.	(c)	44.	(d)	45.	(b)	46.	(b)	47.	(b)	48.	(c)	49.	(a)	50.	(c)
51.	(b)	52.	(a)	53.	(b)	54.	(c)	55.	(a)	56.	(d)	57.	(d)	58.	(d)	59.	(d)	60.	(d)
61.	(c)	62.	(b)	63.	(b)	64.	(c)	65.	(c)	66.	(b)	67.	(c)	68.	(c)	69.	(a)	70.	(b)
71.	(c)	72.	(c)	73.	(d)	74.	(a)	75.	(b)	76.	(c)	77.	(a)	78.	(d)	79.	(a)	80.	(a)
81.	(c)	82.	(a)	83.	(a)	84.	(d)	85.	(a)	86.	(a)	87.	(c)	88.	(d)	89.	(a)	90.	(b)

अध्याय 12

राजनैतिक विचारधाराएँ

उदारवाद, समाजवाद, मार्क्सवाद व गाँधीवाद

उदारवाद

उदारवाद मुख्यत: यूरोप में हुए सांस्कृतिक पुनर्जागरण, धर्म सुधार आन्दोलन, वैज्ञानिक क्रान्ति व औद्योगिक क्रान्ति की उपज है। यद्यपि उदारवाद शब्द का प्रयोग 19वीं शताब्दी में प्रारम्भ हुआ, तथापि एक विचारधारा के रूप में उदारवाद का प्रारम्भ 16वीं और 17वीं शताब्दी में हो गया था, जब सामन्तवादी व्यवस्था दम तोड़ रही थी और एक नई राजनीति व्यवस्था पनप रही थी।

व्यक्तिगत स्वतन्त्रता की प्राप्ति और निरंकुश राजसत्ता को चुनौती देने के लिए उदारवाद ने जीवन के सभी क्षेत्रों में स्वतन्त्रता की माँग की, जैसे बौद्धिक, सामाजिक, धार्मिक, संस्कृति, राजनीतिक, आर्थिक आदि क्षेत्र में।

उदारवाद का अर्थ एवं परिभाषा

उदारवाद का अर्थ है "स्वतन्त्रता अर्थात् बाह्य प्रतिबन्धों से व्यक्ति की स्वतन्त्रता और अपने विश्वास के अनुसार कार्य करने की स्वतन्त्रता"।

सारटोरी के अनुसार "उदारवाद व्यक्तिगत स्वतन्त्रता, न्यायिक सुरक्षा तथा संवैधानिक राज्य का सिद्धान्त तथा व्यवहार है।"

हॉबहाउस के अनुसार, "स्वतन्त्रता उदारवाद का मूल तत्त्व है।"

उदारवाद की विषेषताएँ

यद्यपि उदारवाद की अनेक धाराएँ हैं तथापि उदारवाद की मूल विशेषताएँ निम्नलिखित हैं

- मानवीय विवेक में आस्था
- इतिहास तथा परम्पराओं का विरोध
- मानवीय स्वतन्त्रता की धारणा में विश्वास
- व्यक्ति साध्य और राज्य साधन है
- समाज और राज्य कृत्रिम संगठन है
- धर्मनिरपेक्ष राज्य पर बल:
- शासकीय स्वेच्छाचारिता का विरोध और कानून की प्रधानता का प्रतिपादन
- लोकतान्त्रिक पद्धति का समर्थन
- अन्तर्राष्ट्रीय और विश्वशान्ति का समर्थन

हैलोवैल के अनुसार उदारवाद की विशेषताएँ

हैलोवैल के अनुसार उदारवाद की विशेषताएँ निम्नलिखित हैं

- सम्पूर्ण मानवीय व्यक्तित्व तथा व्यक्तियों की आत्मीय समानता में विश्वास
- व्यक्तिगत इच्छा की स्वायत्तता
- व्यक्ति के विवेक व अच्छाई में विश्वास
- राज्य की उत्पत्ति व्यक्ति के अधिकारों की सुरक्षा के लिए हुई है
- व्यक्ति और राज्य का सम्बन्ध समझौते पर आधारित मानना
- कानून में आस्था
- न्यूनतम सरकार में विश्वास
- मानव जीवन के सभी क्षेत्रों में स्वतन्त्रता

प्रो. हॉबहाउस के अनुसार उदारवाद की विशेषताएँ

- नागरिक स्वतन्त्रता
- व्यक्तिगत स्वतन्त्रता
- आर्थिक स्वतन्त्रता
- जातीय या राष्ट्रीय स्वतन्त्रता
- राजनीतिक स्वतन्त्रता
- वित्तीय स्वतन्त्रता
- सामाजिक स्वतन्त्रता
- पारिवारिक स्वतन्त्रता
- अन्तर्राष्ट्रीय स्वतन्त्रता

उदारवाद के प्रकार

*सामान्यतया उदारवाद को **तीन भागों** में विभाजित किया जाता है*

1. परम्परागत या नकारात्मक उदारवाद
2. आधुनिक या सकारात्मक उदारवाद
3. समकालीन उदारवाद

1. परम्परागत या नकारात्मक उदारवाद

16वीं और 17वीं शताब्दी में उदारवाद का जो प्रारम्भिक रूप सामने आया उसे परम्परागत उदारवाद के नाम से जाना जाता है। परम्परागत उदारवाद का आरम्भ सैद्धान्तिक टॉमस हॉब्स द्वारा कहा जा सकता है। परन्तु इसकी स्पष्ट अभिव्यक्ति जॉन लॉक की रचनाओं में होती है। वस्तुत: एडमस्मिथ, टॉमसपेन, हर्बर्ट स्पेन्सर, रिकॉर्डो, लॉक आदि ने परम्परागत उदारवाद के विकास में महत्त्वपूर्ण भूमिका निभाई है।

परम्परागत उदारवाद की विशेषताएँ

- व्यक्ति के विकास में आस्था
- नकारात्मक स्वतन्त्रता पर बल
- प्राकृतिक अधिकारों में आस्था
- आर्थिक क्षेत्र में अहस्तक्षेप की नीति
- नकारात्मक समानता का समर्थन
- प्रतियोगितापूर्ण अर्थव्यवस्था का समर्थन
- व्यक्ति साध्य और राज्य साधन है

जॉन लॉक–उदारवाद की आत्मा

17वीं सदी के समझौतावादी विचारक जॉन लॉक की विचारधारा में उदारवाद के दोनों ही रूपों—पुरातन उदारवाद और नवीन उदारवाद के दर्शन हैं। उदारवाद के समर्थकों में निस्सन्देह वह सबसे अधिक महत्त्वपूर्ण है। लॉक को **उदारवाद की आत्मा** कहा जा सकता है क्योंकि उसने अपने दर्शन में स्वातन्त्र्य को शासन के सर्वोच्च लक्ष्य का स्थान प्रदान किया है। शासन को व्यक्ति स्वातन्त्र्य की प्राप्ति का एक महत्त्वपूर्ण साधन मानते हुए भी लॉक इस बात को कभी नहीं भूला है कि शासकीय शक्ति की मर्यादाएँ निर्धारित की जानी चाहिए, ताकि इस शक्ति का प्रयोग मानवीय स्वतन्त्रता के विरुद्ध न हो सके।

उसके द्वारा सामाजिक समझौता सिद्धान्त की सम्पूर्ण व्यूह-रचना मानवीय स्वतन्त्रता के लक्ष्य की दृष्टि में रखकर ही की गई है। **प्रो. डनिंग** के शब्दों में, ''हॉब्स और डेहरेण्डॉर्क के द्वारा सामाजिक समझौते के आधार पर राजनीतिक संघ के निर्माण की पद्धति शासकीय सत्ता की असीमितता का प्रतिपादन करने के लिए अपनाई गई है, लेकिन लॉक इस पद्धति के आधार पर शासकीय सत्ता को सीमित करने में ही प्रयत्नशील रहा है।''

लॉक की धारणा है कि प्राकृतिक अवस्था में व्यक्तियों को कुछ अधिकार प्राप्त थे और राजनीतिक समाज की स्थापना के बाद भी उनके ये अधिकार पूर्णतया सुरक्षित रहे। **प्रो. डनिंग** के शब्दों में, ''व्यक्ति के प्राकृतिक अधिकार सम्प्रभु समाज के अधिकारों को ठीक वैसे ही सीमित करते हैं, जिस प्रकार प्राकृतिक अवस्था में ये अधिकार अन्य व्यक्तियों के अधिकारों को सीमित करते थे।'' शक्ति का दुरुपयोग न किया जा सके, इसलिए लॉक ने शक्ति-विभाजन का सिद्धान्त भी अस्थिर कर दिया है। वह व्यवस्थापिका और कार्यपालिका विभागों को बिल्कुल अलग-थलग रखना चाहता था, क्योंकि उसका विचार था कि दोनों शक्तियों के एक ही स्थान पर केन्द्रित होने से स्वतन्त्रता को खतरा उत्पन्न हो सकता है।

लॉक इस दृष्टि से एक प्रमुख उदारवादी है कि लॉक के दर्शन में व्यक्ति उसके महत्त्व और हित-चिन्तन को ही सर्वोपरि स्थान प्रदान किया गया है। इस सम्बन्ध में **प्रो. वाहन** का कथन है कि ''लॉक की प्रणाली में प्रत्येक चीज का आधार व्यक्ति है, प्रत्येक व्यवस्था का उद्देश्य व्यक्ति की प्रभुता को सुरक्षित रखना है।''

राजनीतिक उदारवाद को उसकी एक बहुत बड़ी देन धार्मिक-सहिष्णुता का सिद्धान्त है। उसका विचार है कि व्यक्ति को अपने अन्त:करण के अनुसार कार्य करने की पूर्ण स्वतन्त्रता दी जानी चाहिए। व्यक्ति को छूट होनी चाहिए कि वह जो धर्म चाहे, माने और चाहे जिस सम्प्रदाय का सदस्य रहे।

वस्तुत: लॉक व्यक्तियों की स्वतन्त्रता की रक्षा के प्रति इतना अधिक जागरूक है कि उसके द्वारा व्यक्तियों को कुशासन के विरुद्ध विद्रोह का स्पष्ट अधिकार प्रदान किया गया है। मानवीय स्वतन्त्रता के रक्षक को 'उदारवाद की आत्मा' का नाम ठीक ही दिया गया है।

2. आधुनिक उदारवाद या सकारात्मक

19वीं शताब्दी में कार्ल मार्क्स जैसे विद्वानों ने परम्परागत उदारवाद/व्यक्तिवाद/पूँजीवाद पर कड़ा प्रहार किया। 19वीं शताब्दी के अन्तिम चरणों में नकारात्मक उदारवाद का स्थान सकारात्मक उदारवाद ने ले लिया। जे एस मिल, टी एच ग्रीन, हॉबहाउस, रिचे, हॉब्सन और लास्की को सकारात्मक उदारवाद का प्रतिपादक माना जाता है।

19वीं शताब्दी में समाज की सामाजिक, आर्थिक और राजनीतिक स्थितियों के परिवर्तित हो जाने के कारण उदारवाद का भी परिवर्तित होना आवश्यक हो गया था। नकारात्मक उदारवाद औद्योगिक क्रान्ति और उससे उपजे पूँजीवाद ने पूँजीपतियों को जो अप्रतिबन्धित स्वतन्त्रता प्रदान कर दी थी उसके परिणामस्वरूप पूँजीपतियों के हाथों मजदूरों का शोषण बढ़ने लगा तथा समाजवाद के रूप में मजदूरों का शोषण रोकने व समाज में समानता की स्थापना की माँग भी जोर पकड़ने लगी। एक तरफ पूँजीवाद के अत्याचारों को रोकने और दूसरी तरफ समाजवादियों व मार्क्सवादियों द्वारा समाज व राज्य के स्वरूप को बदले जाने की माँगों व चुनौतियों को दृष्टिगत रखते हुए उदारवादियों को भी अपने दर्शन को सामयिक बनाना आवश्यक हो गया था।

सकारात्मक उदारवाद के समर्थक राज्य को एक आवश्यक बुराई नहीं मानते। इसके विपरीत वे राज्य को समाज के सामान्य हितों के विकास के लिए एक सकारात्मक संस्था मानते हैं। वे राज्य के कार्यों में कटौती नहीं चाहते और उनका विश्वास है कि राज्य अपने सभी नागरिकों के हितों व विकास के लिए सभी सामाजिक, आर्थिक, राजनीतिक व सांस्कृतिक दायित्वों को पूरा करने की दिशा में सकारात्मक भूमिका निभाएँ। वे राज्य को एक नैतिक संस्था के रूप में स्वीकार करते हैं जो अपने नागरिकों की नैतिक व बौद्धिक आवश्यकताओं को पूरा करें।

नकारात्मक तथा सकारात्मक उदारवाद में अन्तर

क्र.सं.	नकारात्मक उदारवाद	सकारात्मक उदारवाद
1.	16वीं से 18वीं सदी के बीच विकसित	19वीं सदी से अब तक
2.	जॉन लॉक, एडम स्मिथ, रिकॉर्डो प्रमुख प्रतिपादक	जे एस मिल, टी एच ग्रीन, लास्की प्रमुख प्रतिपादक
3.	निरंकुश राजतन्त्र और निरंकुश पोपवाद	पूँजीवाद और मार्क्सवाद
4.	राज्य एक आवश्यक बुराई है	राज्य एक कल्याणकारी संस्था है
5.	अहस्तक्षेपवादी राज्य में विश्वास	लोक कल्याणकारी राज्य में विश्वास
6.	प्राकृतिक अधिकारों में विश्वास	व्यक्ति के अधिकार समाज द्वारा प्रदत्त व राज्य द्वारा मान्यता प्राप्त
7.	असीमित स्वतन्त्रता में विश्वास	व्यक्ति की स्वतन्त्रता पर सामाजिक व राजकीय हितों के सन्दर्भ में प्रतिबन्ध सम्भव
8.	आर्थिक व सामाजिक क्षेत्र में राज्य की न्यूनतम भूमिका	आर्थिक व सामाजिक क्षेत्र में समाज के सभी वर्गों के विकास के लिए राज्य की व्यापकता

सकारात्मक उदारवाद समाज के व्यापक हित में समाज के आर्थिक जीवन को भी व्यवस्थित व नियन्त्रित करना चाहता है। यह संवैधानिक, प्रजातान्त्रिक तथा संसदीय विधियों के माध्यम से समाज के सामाजिक तथा आर्थिक ढाँचे में सुधार लाना चाहता है। इसके अनुसार राज्य को गरीबी, भूख, अशिक्षा और बीमारी जैसी बुराइयों को दूर करने के लिए अधिकाधिक कल्याणकारी कार्य कर समाज के समस्त व्यक्तियों को सही अर्थों में स्वतन्त्र व समान बनाने की दिशा में प्रभावी भूमिका निभानी चाहिए। इस प्रकार सकारात्मक उदारवाद राज्य को व्यक्ति का सहायक व पूरक मानते हुए, व्यक्ति के सर्वांगीण कल्याण के लक्ष्य की प्राप्ति के लिए लोक कल्याणकारी राज्य के दायित्वों का निर्वहन सौंपना चाहता है।
उपरोक्त अन्तरों के बावजूद नकारात्मक व सकारात्मक उदारवाद के बावजूद दोनों ही व्यक्ति को साध्य मानते हैं और दोनों व्यक्ति के विकास पर बल देते हैं।

सकारात्मक उदारवाद की प्रमुख मान्यताएँ

सकारात्मक उदारवाद की प्रमुख मान्यताएँ निम्नलिखित हैं

- राज्य का स्वरूप एक आवश्यक बुराई या पुलिस राज्य का नहीं है। राज्य एक नैतिक व कल्याणकारी संस्था है।
- व्यक्ति की स्वतन्त्रता और राज्य की शक्तियाँ परस्पर विरोधी नहीं वरन् पूरक हैं।
- व्यक्ति के अधिकार प्राकृतिक नहीं वरन् राज्य द्वारा प्रदत्त व संरक्षित हैं।
- राज्य का दायित्व है–समाज के सभी वर्गों के सर्वांगीण विकास के लिए सभी आवश्यक लोक कल्याणकारी दायित्वों को पूरा करना।
- राज्य द्वारा अर्थव्यवस्था का नियन्त्रण।
- सामाजिक व आर्थिक परिवर्तन लाने के लिए राज्य द्वारा संवैधानिक विधियों व लोकतन्त्रीय तरीकों को प्रयोग किया जाना चाहिए।
- राज्य की शक्तियाँ सीमित और जन-सम्प्रभुता पर आधारित कानून के शासन में विश्वास।

3. समकालीन उदारवाद

समकालीन उदारवादी सिद्धान्त के अन्तर्गत स्वतन्त्रता की रक्षा के लिए राज्य की भूमिका के बारे में विस्तृत विश्लेषण किया गया है। समकालीन उदारवाद के अन्तर्गत जो सिद्धान्त व्यक्ति की नकारात्मक स्वतन्त्रता और राज्य की अहस्तक्षेप नीति का समर्थन करते हैं, उन्हें स्वेच्छातन्त्रवाद (Liberlanism) और नव-उदारवाद की श्रेणी में रखा गया। जो सिद्धान्त व्यक्ति की सकारात्मक स्वतन्त्रता को राज्य उत्तरदायित्व मानते हैं, उसे समतावाद (Egalitrianism) की संज्ञा दी जाती है। इन दोनों तरह के सिद्धान्तों पर परस्पर विवाद समकालीन उदारवाद का मुख्य मुद्दा है।

स्वेच्छातन्त्रवाद

स्वेच्छातन्त्रवाद राजनीति का एक समकालीन सिद्धान्त जो व्यक्ति की स्वतन्त्रता को सार्वजनिक नीति का प्रामाणिक आधार मानता है। यह सिद्धान्त कल्याणकारी राज्य का खण्डन करते हुए मुक्त बाजार अर्थव्यवस्था को स्वतन्त्रता का मूलमन्त्र मानता है और व्यक्तियों के परस्पर व्यवहार में राज्य के न्यूनतम हस्तक्षेप का समर्थन करता है। स्वेच्छातन्त्रवाद के उन्नायकों में आइजिया बर्लिन, एफ हे हेयक, मिल्टन फ्रीडमैन और रॉबर्ट नॉजिक के नाम उल्लेखनीय हैं। **आइजिया बर्लिन** ने अपनी पुस्तक 'टू कन्सैप्ट ऑफ लिबर्टी' और 'फॉर एसे ऑफ लिबर्टी' में यह तर्क दिया कि राज्य केवल व्यक्ति की नकारात्मक स्वतन्त्रता की रक्षा कर सकता है, सकारात्मक स्वतन्त्रता की रक्षा करना राज्य के कार्य-क्षेत्र में नहीं आता है। यदि कोई व्यक्ति आजाद पंछी की तरह आकाश में उड़ नहीं सकता या ह्वेल मछली की भाँति तैर नहीं सकता तो उसकी यह कमी है।

एफ हेयक अपनी पुस्तक 'द कांस्टीट्यूशन ऑफ लिबर्टी' में लिखते हैं मनुष्य को स्वतन्त्रता तब प्राप्त होती है जब वह किसी दूसरे की मनमानी इच्छा के द्वारा विवश या बाध्य न हो। इस स्वतन्त्रता को हेयक ने वैयक्तिक स्वतन्त्रता की संज्ञा दी है। हेयक वैयक्तिक स्वतन्त्रता की धारणा को स्वतन्त्रता की तीन अन्य धारणाओं, राजनीतिक स्वतन्त्रता, आन्तरिक स्वतन्त्रता और शक्तिरूपी स्वतन्त्रता से अलग मानते हैं। हेयक का कहना है कि स्वतन्त्रता के सही रूप को समझने के लिए उसके मूल अर्थ अर्थात् 'प्रतिबन्ध के अभाव' को सुरक्षित रखना ही उपयुक्त है। हेयक के अनुसार राज्य का उपयुक्त कार्य प्रतिस्पर्द्धा को बढ़ावा देना है ताकि प्रत्येक व्यक्ति अपनी योग्यता का सर्वोत्तम प्रयोग करके समाज को उसका लाभ पहुँचा सके। **हेयक** अपनी कृति 'Law Legislation and Liberty : The Mirage of Social Justice' में कहते हैं कि "सामाजिक न्याय का विचार ही निरर्थक है।"

मिल्टन फ्रीडमैन 'कैपिटलिज्म एण्ड फ्रीडम' में पूँजीवादी प्रतिस्पर्द्धा का समर्थन करता है। मिल्टन फ्रीडमैन का मत है कि स्वतन्त्रता व्यक्तियों के स्वैच्छिक सहयोग और विनिमय की गतिविधियों में सार्थक होती है। रॉबर्ट नॉजिक ने अपनी चर्चित कृति 'एनार्की स्टेट एण्ड यूटोपिया' में नकारात्मक स्वतन्त्रता का समर्थन करते हुए राज्य के न्यूनतम कार्य क्षेत्र की वकालत की है।

नव-उदारवाद

नव-उदारवाद राज्य के कार्य क्षेत्र को फिर से समेटने (Rolling Back the state) के लिए मुक्त बाजारवाद तथा मुक्त बाजार समाज का समर्थन करता है। समकालीन विश्व में नव-उदारवाद की प्रेरणा से तीन नीतियों को अपनाया जा रहा है, **उदारीकरण, निजीकरण और भूमण्डलीकरण।**

समतावाद

समतावादी उदारवादी सिद्धान्त के अन्तर्गत स्वतन्त्रता और सामंजस्य स्थापित करना चाहता है। समतावाद ऐसी व्यवस्था का समर्थन करता है जिसमें समर्थ और सम्पन्न व्यक्तियों के साथ-साथ निर्बल, निर्धन और वंचित व्यक्तियों को भी आत्मविकास के लिए उपयुक्त अवसर और अनुकूल परिस्थितियाँ प्राप्त हों। समतावाद समाजवाद के सब सदस्यों को एक ही श्रृंखला की कड़ियाँ मानता है, जिसमें मजबूत कड़ियाँ कमजोर कड़ियों की हालत से अछूती या अप्रभावित नहीं रह सकतीं; वस्तुतः किसी श्रृंखला की सबसे कमजोर कड़ी ही उसकी दृढ़ता का मानदण्ड होती है। समतावादी विचारक हैं—**जॉन राल्स और सी बी मैक्फर्सन।**

जॉन रॉल्स ने अपनी प्रसिद्ध कृति 'ए थ्योरी ऑफ जस्टिस' (A Theory of Justice) में न्याय का ऐसा सिद्धान्त प्रस्तुत किया जिसमें समाज के कमजोर वर्गों को गरिमामय जीवन का अधिकार मिले। उन्होंने न्याय एवं प्रगति में से न्याय को प्राथमिकता देते हुए 'सामाजिक न्याय' का सिद्धान्त उदारवाद के अन्तर्गत प्रस्तुत किया। **सी बी मैक्फर्सन** के अनुसार परम्परागत उदारवाद **स्वत्वमूलक व्यक्तिवाद** (Possessive Individualism) का समर्थन करता है अर्थात् वह व्यक्ति को अपने शरीर और कार्यों का स्वामी मानता है और इसके लिए व्यक्ति समाज का ऋणी नहीं है। मैक्फर्सन के अनुसार 'स्वत्वमूलक व्यक्तिवाद' की धारणा व्यक्ति की सृजनात्मक स्वतन्त्रता के विरुद्ध है।

मैक्फर्सन ने दो प्रकार की शक्ति में अन्तर किया है—

1. दोहन शक्ति
2. विकासात्मक शक्ति

मैक्फर्सन के अनुसार मनुष्य की विकासात्मक शक्ति का अधिकतम विस्तार ही उसकी **सृजनात्मक स्वतन्त्रता** की कुँजी है। *इसके मार्ग में तीन तरह की बाधाएँ हैं*

1. जीवन-निर्वाह के पर्याप्त साधनों का अभाव
2. श्रम के प्रयोग के साधनों तक पहुँच का अभाव
3. दूसरे के अतिक्रमण से संरक्षण का अभाव।

अत: राज्य का कार्य इन बाधाओं को दूर कर व्यक्ति की सृजनात्मक स्वतन्त्रता की रक्षा करना है।

समाजवाद

समाजवाद 20वीं शताब्दी की एक महत्त्वपूर्ण विचारधारा है। यदि समाजवाद का अभिप्राय मनुष्य की समानता से लिया जाए तो यह विचार उतना ही पुराना है जितनी कि सभ्यता है। सैद्धान्तिक दृष्टि से व्यक्तिवाद का विरोध करने वाले टॉमस मूर ने अपनी रचना यूटोपिया में एक आदर्शवादी समाजवाद व्यवस्था का चित्र अंकित किया। तत्पश्चात् समाजवाद की विभिन्न धाराएँ प्रचलित हुईं *जो निम्नलिखित हैं*

स्वप्नदर्शी समाजवाद

प्रमुख स्वप्नदर्शी समाजवादी हैं— सेन्ट साइमन, चार्ल्स फूरियर और रॉबर्ट ओवेन। इन्होंने समाजवाद की कल्पना तो की लेकिन समाजवाद का वैज्ञानिक सिद्धान्त प्रस्तुत नहीं किया। फ्रांसीसी विचारक सेन्ट साइमन ने उद्योगों पर साझा स्वामित्व तथा अति उत्पादन के माध्यम से जनकल्याणकारी व्यवस्था की परिकल्पना की।

फ्रांसीसी विचारक **फूरियर** ने अपनी कृति 'The Social Destiny of Man' में न्यूटन के गुरुत्वाकर्षण नियम के आधार पर मनुष्यों को छोटे-छोटे समुदायों में संगठित करने का प्रस्ताव रखा जो सामान्य स्वामित्व (Common Ownership) के सिद्धान्त पर कार्य करेगा। इस प्रकार फूरियर मनुष्य के बीच कार्य का विभाजन आकर्षक श्रम के सिद्धान्त के अनुसार करने की बात करता है अर्थात् जो काम जिसे पसन्द होगा उसे सौंपा जाएगा।

रॉबर्ट ओवेन ब्रिटिश उद्योगपति थे उन्होंने अपनी कृति 'A New View of Society' के अन्तर्गत सहकारिता प्रणाली का समर्थन किया। उन्होंने धर्म, विवाह तथा निजी सम्पत्ति का विरोध किया। उन्होंने बेरोजगार लोगों की समस्या के लिए सहकारिता ग्राम का समर्थन किया। उन्होंने न्यूशायर में सहकारिता पर आधारित फैक्ट्री की स्थापना की परन्तु इसका सफल संचालन नहीं कर पाए।

क्रान्तिकारी समाजवाद (साम्यवाद)

क्रान्तिकारी समाजवाद के जनक कार्ल मार्क्स हैं जिन्होंने क्रान्ति के माध्यम से वर्गविहीन शोषणविहीन साम्यवादी समाज की स्थापना का वैज्ञानिक सिद्धान्त दिया। कार्ल मार्क्स के चार प्रमुख सिद्धान्त हैं—1. द्वन्द्वात्मक भौतिकवाद 2. ऐतिहासिक भौतिकवाद का सिद्धान्त 3. वर्ग-संघर्ष का सिद्धान्त 4. अतिरिक्त मूल का सिद्धान्त।

मार्क्स के अनुसार संसार का मूल तत्त्व पदार्थ है अर्थात् अर्थव्यवस्था है अर्थात् उत्पादन प्रणाली है। मार्क्स के अनुसार जब उत्पादन प्रणाली में परिवर्तन आता है तो समाज में भी परिवर्तन आता है। अत: जब समाज के आधार (उत्पादन प्रणाली) में परिवर्तन आता है तो अधिरचना (राज्य, कानून, आदि) में भी परिवर्तन आता है। मार्क्स के अनुसार उत्पादन प्रणाली में परिवर्तन के फलस्वरूप समाज में द्वन्द्वात्मक पद्धति से विकास होता है। मार्क्स के अनुसार प्रत्येक समाज दो वर्गों में बँटा होता है—शोषक और शोषित। शोषक वर्ग का उत्पादन प्रणाली पर नियन्त्रण होता है और शोषित वर्ग, शोषक वर्ग के अधीन कार्य करता है। वस्तुत: शोषक वर्ग, शोषितों का शोषण करते हैं। इसी कारण प्रत्येक समाज में वर्ग संघर्ष पाया जाता है। मार्क्स अपनी कम्युनिस्ट मैनिफेस्टो में लिखते हैं कि अब तक इतिहास वर्ग संघर्ष का सिद्धान्त है।

मार्क्स के अनुसार पूँजीवादी समाज में दो पूँजीपति और श्रमिक होते हैं। पूँजीपति वर्ग श्रमिकों का शोषण करते हैं। पूँजीपति अतिरिक्त मूल्य को हड़प कर श्रमिकों की स्थिति दयनीय बना देते हैं। अन्तत: श्रमिकों में शोषण के फलस्वरूप संघीय चेतना उत्पन्न होती है। वे पूँजीपतियों को क्रान्ति के माध्यम से धराशायी कर स्वयं उद्योगों पर नियन्त्रण कर सर्वहारा के अधिनायकतन्त्र की स्थापना करते हैं। सर्वहारा के अधिनायकवाद में पूँजीपतियों अर्थात् लुटेरों को लूट लिया जाता है। मार्क्स के अनुसार सर्वहारा के अधिनायकतन्त्र में जब सभी श्रमिक बन जाते हैं और शोषण समाप्त हो जाता है तो अन्तत: राज्य भी लुप्त हो जाता है। और राज्यविहीन वर्गविहीन साम्यवाद की स्थापना होती है।

अगर लेनिन ने मार्क्स के विचारों में संशोधन कर मार्क्सवाद को रूस में बोल्सोविक क्रान्ति के माध्यम से व्यावहारिक रूप से लागू किया तो माओत्सेतुंग ने चीन की परिस्थितियों के अनुरूप मार्क्सवाद में संशोधन कर मार्क्सवाद को चीन में लागू किया। रोजालक्जमबर्ग जैसी विचारक जीवन के अन्तिम समय तक मूलमार्क्सवाद में पूर्ण आस्था रखती थीं।

विकासात्मक या लोकतान्त्रिक समाजवाद

विकासात्मक समाजवाद लोकतान्त्रिक तरीके से समाजवाद की स्थापना करना चाहता है। विकासात्मक समाजवाद के अनुसार समाजवाद की स्थापना के लिए क्रान्ति की कोई आवश्यकता नहीं है। *विकासात्मक समाजवाद में अनेक धाराएँ हैं जो इस प्रकार हैं*

संशोधनवाद

एडवर्ड बर्नस्टाइन आधुनिक जर्मन विचारक था जिसने चिरसम्मत मार्क्सवाद की एक नई व्याख्या प्रस्तुत की है। यह व्याख्या संशोधनवाद के नाम से प्रसिद्ध है। बर्नस्टाइन ने अपनी पुस्तक 'Evolutionary Socialism' में बताया कि वर्तमान पूँजीवाद से समाज में अनेक परिवर्तन आ चुके हैं जिससे क्रान्ति का मार्ग सम्भव नहीं है। *ये परिवर्तन हैं*

1. उद्योगों का अनेक क्षेत्रों में फैलाव व विकेन्द्रीकरण।
2. वर्ग-संघर्ष अब उतना तीव्र नहीं रहा है, क्योंकि कामगार वर्ग की हालत बिगड़ी नहीं बल्कि सुधर गई है।
3. मध्यम वर्ग का आकार संकुचित नहीं हुआ बल्कि विस्तृत हो गया है।

बर्नस्टाइन ने तर्क दिया कि ऐसी हालत में कामगार वर्ग को हटकर कदम बढ़ाने का रास्ता अपनाना चाहिए, एकदम टूट पड़ने का नहीं अर्थात् लोकतान्त्रिक तरीके से समाजवाद की स्थापना करनी चाहिए न कि क्रान्ति के माध्यम से।

जर्मन सामाजिक लोकतन्त्र

सामाजिक चिन्तन की धारा जिसको **फर्डीनेण्ड लासाल** ने निरूपित किया। *जर्मन सामाजिक लोकतन्त्र की प्रमुख विशेषताएँ इस प्रकार हैं*

- मार्क्स की इतिहास की भौतिकवादी व्याख्या में आस्था रखते हुए वर्ग संघर्ष की धारणा का विरोध किया।
- राज्य की महत्त्वपूर्ण भूमिका को स्वीकार किया।
- मजदूरी के लौह नियम (Iron Law of Wage) का आविष्कार किया।
- लासाल ने समाजवाद की स्थापना के लिए लोकतान्त्रिक तरीके की पैरवी की। इसके लिए कामवर्ग को संगठित होकर बल के माध्यम से विधानमण्डल में बहुमत करना चाहिए तत्पश्चात् सरकार का निर्माण कर समाजवाद की स्थापना करनी चाहिए।
- इस प्रकार कामवर्ग को आर्थिक शक्ति के साथ-साथ राजनीतिक शक्ति भी प्राप्त होगी।

फेबियन समाजवाद

फेबियन समाजवाद फेबियन सोसायटी से जुड़ा है जिसकी स्थापना **टॉमस डेविडसन के शिष्यों ने** 1884 में की थी। इसका मूलमन्त्र रोमन सेनापति फेबियन का मूलमन्त्र है। उपयुक्त क्षण के लिए धैर्यपूर्वक प्रतीक्षा करनी चाहिए।

फेबियन समाजवादी लोकतान्त्रिक तरीके से समाजवाद की स्थापना करना चाहते हैं, मध्यमवर्ग में समाजवाद सम्बन्धी शंका को दूर करने के लिए अन्तः प्रवेश की तकनीक अपनाई है। इन्होंने जमींदारों को अपने प्रहार का लक्ष्य बनाया। वस्तुतः ये मिल से प्रभावित थे। वे भूमि की सीमान्त उपयोगिता में आस्था रखते हैं अर्थात् भूमि में कमी के कारण उसकी आवश्यकता और अधिक बढ़ जाती है। इस प्रकार फेबियन समाजवादी जमींदारों पर प्रहार, पूँजीपतियों की अपेक्षा अधिक करते हैं। फेबियन समाजवाद से जुड़े विद्वान् हैं— सिडनी वेब, ब्रिटिश वेब, बर्नाड शॉ, सिडनी ओलिवियर, ग्राहम वेलेस, हावर्ड ब्लैड, विलियम क्लाव, एडवर्ड पीज, एच जी वेल्स, रेम्जे मैक्डोनल्ड, पैथिक लारेन्स, कीर हार्ड आदि। समाजवाद के इस फेबियन दृष्टिकोण की उत्कृष्ट अभिव्यक्ति हमें 'Fabian Essays' नामक पुस्तक में मिलती है। जिसका **सम्पादन बर्नाड शॉ** ने किया। इस पुस्तक के चार लेख—ऐतिहासिक, आर्थिक, औद्योगिक और नैतिक आधारों से सम्बन्धित हैं। दो लेख भविष्य के समाजवादी समाज पर हैं। एक लेख समाजवादी परिवर्तन पर है।

समाजवाद के ऐतिहासिक आधार को स्पष्ट करते हुए सिडनी वेब ने लिखा है कि कोई भी दार्शनिक पुरानी व्यवस्था से नई व्यवस्था में परिवर्तन लाने के लिए विकासवादी तरीके के अलावा और कोई तरीका नहीं देखता, ताकि परिवर्तन निरन्तर और निर्बाध गति से हो सके तथा परिवर्तन की इस प्रक्रिया में सम्पूर्ण समाज को कोई झटका न लगे। उसने लोकतन्त्रीय विकासवादी शान्तिपूर्ण और संवैधानिक तरीके से ब्रिटेन में समाजवादी समाज की स्थापना करने की बात कही। फेबियन ऐसेज की आलोचना के कारण 1952 में 'New fabian Essays' नामक एक नई पुस्तक प्रकाशित की गई। मारग्रेट कोल, ऐटली, क्रॉसमैन, क्रॉसलैण्ड, रॉयपैकिन्स, ओस्टन, अल्बू, इयान मीकारडो, डेनिस हीले तथा जॉन स्ट्रैची ने इस पुस्तक में लेख लिखे।

क्रॉसमैन ने अपने लेख में यह जानने का प्रयत्न किया कि आज के सर्वाधिकारवादी युग के सन्दर्भ में समाजवादी प्रवृत्तियों में किन परिवर्तनों की आवश्यकता है। उसने इन आधारों की भी समीक्षा की जिन पर समाजवाद के अगले चरण का निर्माण किया जा सकता है।

समष्टिवाद

फेबियनवाद ने भूमि और उद्योग दोनों क्षेत्रों में समाज जन्य मूल्यों की पहचान की। समष्टिवाद का विचार भी इस मान्यता पर आधारित है। समष्टिवाद के अनुसार उत्पादन के साधनों पर समुदाय का स्वामित्व होना चाहिए। समष्टिवादी चिन्तन का आदर्श लोकतन्त्रीय राज्य है जिसमें सत्ता पूरे समुदाय के प्रतिनिधियों के हाथ में रहेगी और उनकी सहायता के लिए विशेषज्ञ प्रशासक नियुक्त किए जाएँगे। ऐसा राज्य समाज के सारे संसाधनों का प्रयोग समाज के सर्वोतम हित में करेगा। फेबियनवाद और प्रेरित समष्टिवाद मुख्यतः मध्यवर्गीय आन्दोलन था और उनमें मध्यवर्गीय बुद्धिजीवियों का विशेष हाथ था।

श्रमसंघवाद

इसके प्रमुख प्रवर्तक **जार्ज यूजेन सारेल** हैं तथा *इसके अतिरिक्त पटवट व पउगट, वर्थ जैसे विद्वान् भी इससे जुड़े हैं श्रमवाद के प्रमुख विचार इस प्रकार हैं*

- यह मार्क्स के वर्ग संघर्ष सिद्धान्त में तो आस्था रखता है परन्तु ऐतिहासिक भौतिकवाद में नहीं।
- श्रम संघवाद के अनुसार श्रमिकों को केवल आर्थिक क्षेत्रों में कार्यवाही करनी चाहिए राजनीतिक क्षेत्रों में नहीं।
- समाज में परिवर्तन का तरीका 'आम हड़ताल' बताया।
- इसने राज्य संस्था के उन्मूलन का प्रचार किया।
- इसने उत्पादनकर्ता पर बल दिया।
- सोरल ने अपनी पुस्तक 'Reflection on Violence' में कहा कि सारी राजनीतिक प्रक्रिया टकराव की प्रक्रिया है, मेलजोल की नहीं। दूसरे उन्होंने यह भी कहा कि लक्ष्य कुछ नहीं गति ही सब कुछ है अर्थात् साम्यवाद के लक्ष्य को नकारते हुए गति पर बल दिया।

नव श्रमसंघवाद

नव श्रमसंघवाद उत्पादकों के साथ उपभोक्ता के हितों पर बल देता है। साथ ही नव श्रमसंघवाद राज्य की महत्त्वपूर्ण भूमिका मानता है। समर्थक जौहेक्स, पैरट, मैक्सिम, लिराय।

श्रेणी समाजवाद

श्रेणी समाजवाद से जुड़े विद्वान् हैं पैटी, ऑरेन्ज, हॉब्सन, और जी डी कोल। ब्रिटेन की इस समाजवादी धारा का उद्भव श्रमसंघवाद और फेबियनवाद के विचारों के समन्वय से हुआ। इस धारा के प्रमुख विचार हैं

- श्रेणी समाजवाद ने वर्ग संघर्ष के मार्क्सवादी विचार को स्वीकार कर लिया है।

- इसने मजदूरी प्रणाली के उन्मूलन की माँग करते हुए उद्योगों पर कामगार श्रेणियों के नियन्त्रण की वकालत की।
- इसने उत्पादक के साथ-साथ उपभोक्ता के हितों की भी वकालत की।
- राज्य शक्ति के अन्त की बात की।
- उद्योगों पर कामगार व शिल्पियों के श्रेणियों के नियन्त्रण की बात की।
- अतिरिक्त मूल्य सिद्धान्त का समर्थन करता है।
- किसी वस्तु का मूल्य निर्धारण उत्पादक व उपभोक्ता संघ मिलकर करेंगे।
- व्यावसायिक प्रतिनिधित्व का समर्थन करता है। जितने हित उतने मत की बात करता है।

राज्य की भूमिका को लेकर विद्वानों में मतभेद है इसी कारण **जोड़** ने कहा ''श्रेणी समाजवाद का पतन हो चुका है।''

गाँधीवाद

गाँधीवाद का तात्पर्य है गाँधीजी के विचारों, सिद्धान्तों और उनके आदर्शों का समूहीकरण। गाँधीजी के विचारों को लोग गाँधीवाद कहते हैं। गाँधीजी का कहना था कि गाँधीवाद जैसे कोई वस्तु नहीं है न ही में कोई सम्प्रदाय चलाना चाहता हूँ। मैने शाश्वत सत्यों को अपने नित्य के जीवन और प्रश्नों से सम्बद्ध करने का प्रयास अपने ढंग से किया है। आप इसे गाँधीवाद न कहें, इसमें वाद जैसा कुछ भी नहीं है। गाँधीजी के विचारों को 'गाँधीवाद' कहा जा सकता है। उन्होने दक्षिण अफ्रीका और भारत के जन आन्दोलनों को ने एक विशिष्ट पद्धति और दृष्टिकोण से संचालित किया। गाँधीजी ने इतिहास में पहली बार सत्य, अहिंसा और प्रेम के आध्यात्मिक सिद्धान्तों का राजनीति के क्षेत्र में इतने विशाल पैमाने पर प्रयोग किया और सफलता प्राप्त की।

गाँधीजी का दर्शन मार्क्सवाद तथा लेनिनवाद की तरह नहीं है, परन्तु उनके विचारों में वे समस्त विशिष्टताएँ हैं जो एक वाद के लिए आवश्यक होती हैं। गाँधीजी का एक जीवन-दर्शन है तथा उनके कुछ सिद्धान्त हैं जिनसे राष्ट्रीय एवं अन्तर्राष्ट्रीय समस्याओं के निराकरण की एक विशिष्ट विचारधारा और तकनीक का निर्माण किया गया है। अत: गाँधीजी के विचारों को गाँधीवाद कहा जाए तो अनुचित नहीं होगा।

मार्क्सवाद

- कार्ल मार्क्स के विचारों को मार्क्सवाद कहते हैं। मार्क्स ने समाज के विकास के लिए हीगल की द्वन्द्वात्मक पद्धति को अपनाया। उन्होंने युवा हीगलवादी फायरबाख से भौतिकवाद का विचार लिया।
- मार्क्स ने ब्रिटिश अर्थशास्त्रियों एडम स्मिथ, रिकार्डो आदि से श्रम के मूल्य सिद्धान्त को अपनाया। इसी श्रम के मूल्य सिद्धान्त के आधार पर उन्होंने अतिरिक्त मूल्य का सिद्धान्त प्रस्तुत किया।
- फ्रांस में सेण्ट साइमन चार्ल्स फोरियर आदि चिन्तकों ने जिस समाजवाद का प्रतिपादन किया था उनका स्वरूप यद्यपि काल्पनिक था, तथापि वह अपने चरित्र में क्रान्तिकारी था। उत्पादन के साधनों पर स्वामित्व का सिद्धान्त, श्रमिकों का उत्थान और उनका शोषण करने वाले वर्ग का विनाश का सिद्धान्त और वर्ग विहीन समाज की स्थापना का विचार आदि मार्क्स ने फ्रांसीसी चिन्तन से ही ग्रहण किए थे।

नवमार्क्सवाद

नवमार्क्सवाद मार्क्स के मानववादी चिन्तन से प्रभावित है। वस्तुत: नवमार्क्सवाद 1923 में जर्मनी में स्थापित **फ्रेंकफर्ट स्कूल** से जुड़े हैं। इन्होंने आलोचनात्मक सिद्धान्त प्रस्तुत किया। नवमार्क्सवाद से जुड़े विचारक हैं—हैबरमास, हार्खाइमर, थियोडोर एडोर्नो, एरिक फ्रॉम, हर्बर्ट मार्क्यूज, आदि। *इसके प्रमुख तत्त्व इस प्रकार हैं*

- मार्क्स के वर्ग चरित्र में आस्था रखते हैं।
- यह सृजनात्मक स्वतन्त्रता पर बल देते हैं।
- यह आर्थिक प्रभुत्व के साथ-साथ सभी प्रभुत्वों की समाप्ति करना चाहते हैं।
- यह प्रति-संस्कृति को बढ़ावा देते हैं।
- यह मूल्यों पर बल देते हुए प्रत्यक्षवाद पर कड़ा प्रहार करते हैं।
- यह मार्क्स के ऐतिहासिक भौतिकवाद में आस्था नहीं रखते हैं।
- विवेचनात्मक सिद्धान्त उन ऐतिहासिक शक्तियों का विवरण देता है जो मनुष्य की स्वतन्त्रता पर अपना प्रभुत्व रखती है।
- विवेचनात्मक सिद्धान्त चेतना की प्रक्रिया पर जोर देता है।
- विवेचनात्मक सिद्धान्त का सबसे बड़ा उद्देश्य मनुष्य को शोषण, दमन और प्रभुत्व से मुक्ति दिलवाना है।

जार्ज ल्यूकॉच ने 'History an Class Consciousness' में एकांकीपन सिद्धान्त प्रस्तुत किया। इन्होने आर्थिक प्रभुत्व के साथ-साथ तकनीकी प्रभुत्व के अन्त की बात की।

हैबरमास ने अपनी पुस्तक 'लेजिस्टमेट क्राइसिस' में एक ओर पूँजीवादी लोकतन्त्र की आलोचना की। हैबरमास के अनुसार वर्तमान पूँजीवादी तकनीकी युग में मानव भौतिकवादी हो गया। इस कारण मनुष्य की सृजनात्मक स्वतन्त्रता समाप्त हो गई है। इस प्रकार हैबरमास ने तकनीकी प्रभुत्व के साथ-साथ आर्थिक प्रभुत्व की भी आलोचना की।

हैबरमास का कहना है कि वर्तमान पूँजीवादी लोकतन्त्र राज्य ने दोहरे कार्य सम्भाल लिए हैं एक ओर आर्थिक प्रतियोगिता का दूसरी ओर कल्याण का। इस कारण राज्य के समक्ष वैधता का संकट उत्पन्न हो गया है। इसके अतिरिक्त हैबरमास ने आर्थिक संकट (कम उत्पादन) विवेकीकरण (निर्णय में संकट), अभिप्रेरणा संकट (जिनके माध्यम से विश्वास की कमी) की भी चर्चा की। हैबरमास ने सृजनात्मक स्वतन्त्रता के लिए नव सामाजिक आन्दोलन का समर्थन किया।

हर्बर्ट मार्क्यूज ने पूँजीवादी अर्थव्यवस्था और तकनीकीतन्त्र दोनों की आलोचना की। मार्क्यूज ने हीगल से चेतना का सिद्धान्त लिया। मार्क्यूज ने अपनी पुस्तक 'One Dimensional man' में कहा कि भौतिकवादी युग में मानव एक आयामी हो गया। इस कारण मानव की सृजनात्मक स्वतन्त्रता नष्ट हो चुकी है। मार्क्यूज ने मानव की सृजनात्मक स्वतन्त्रता के लिए राजनीतिक दलों का विरोध करते हुए बौद्धिक क्रान्ति की बात की।

समाजवाद तथा साम्यवाद में अन्तर

समाजवाद तथा साम्यवाद में निम्नलिखित अन्तर हैं

- एक क्रान्तिकारी, किन्तु समाजवाद विकासवादी विचारधारा
- उत्पादन, वितरण तथा उपभोग तीनों पर सार्वजनिक स्वामित्व चाहता है, समाजवाद मात्र उत्पादन तथा वितरण पर
- एक वर्गीय विचारधारा, समाजवाद वर्गीय विचारधारा नहीं
- वर्ग संघर्ष में विश्वास करता है, समाजवाद वर्ग सहयोग में
- में वेतन आवश्यकतानुकूल, समाजवाद में योग्यतानुकूल
- के अनुसार, राज्य एक वर्गीय संगठन समाजवादियों के अनुसार, राज्य एक कल्याणकारी संस्था
- के अनुसार राज्य एक अस्थायी संस्था, समाजवाद के अनुसार स्थायी
- उत्पादन के समस्त साधनों पर पूर्ण सार्वजनिक स्वामित्व, किन्तु समाजवाद आवश्यकतानुसार सार्वजनिक स्वामित्व का समर्थक
- धर्म-विरोधी समाजवाद नहीं
- प्रजातन्त्र का आलोचक समाजवाद समर्थक
- साम्यवाद युद्ध के लिए तत्पर, किन्तु समाजवाद एक शान्तिपूर्ण विचारधारा
- साम्यवाद एक निश्चित दर्शन पर आधारित, समाजवाद अपेक्षाकृत अनिश्चित।

इस प्रकार नवमार्क्सवादी मानव प्रभुत्व के सभी रूपों को समाप्त कर मानव को सृजनात्मक स्वतन्त्रता उपलब्ध कराना चाहते हैं परन्तु नवमार्क्सवादियों की आलोचना इस आधार पर की जाती है कि ये अव्यावहारिक हैं फिर भी समाजवाद को एक नई दिशा देने में इनका विशेष योगदान है, विशेषकर नव-सामाजिक आन्दोलन के क्षेत्र में।

यूरो साम्यवाद

यूरो साम्यवाद, लोकतान्त्रिक तरीके से साम्यवाद की स्थापना करना है। इटली के महान् साम्यवादी नेता **यूरिको मार्शे** ने इस आन्दोलन को बढ़ावा दिया। स्पेन के सेन्टियागो कैरिल्लो ने 1976 में पूर्वी बर्लिन सम्मेलन में इसका आह्वान किया। 1977 में मेड्रिड सम्मेलन में यूरो *साम्यवाद के निम्न सिद्धान्त स्वीकार किए गए*

1. नागरिक स्वतन्त्रताओं का सम्मान
2. सर्वहारा के अधिनायकतन्त्र का त्याग
3. संसदीय प्रजातन्त्र का सम्मान
4. प्रजातान्त्रिक शक्तियों के साथ मेल
5. शान्तिपूर्ण समर्थन।

स्वतन्त्रता का मार्क्सवादी विचार

स्वतन्त्रता मार्क्सवाद के अन्तर्गत समानता को स्वतन्त्रता की पूर्व शर्त माना जाता है तथा स्वतन्त्रता के प्रति मार्क्सवादी दृष्टिकोण रूसो, स्पिनोजा, काण्ट व हीगल के विचारों का समन्वय है। मार्क्सवादी विचारों के अन्तर्गत स्वतन्त्रता को स्वप्राप्ति तथा स्वनिर्धारण के सन्दर्भ में देखा गया है। मार्क्सवादी विचारों के अन्तर्गत यह माना जाता है कि वर्गहीन समाज में ही सहयोग, साहचर्य व प्रेम के आधार पर स्वतन्त्रता की स्थापना सम्भव है।

ऐंजिल्स ने अपनी कृति– एण्टी ड्यूगि तथा डायलेक्टिक ऑफ नेचर में स्वतन्त्रता तथा विवशता के अन्तर को स्पष्ट किया है। ऐंजिल्स विवशता को आवश्यकता के सन्दर्भ में देखते हैं। ऐंजिल्स के अनुसार आवश्यकता वह अवस्था है जहाँ व्यक्ति प्राकृतिक कानूनों से घिरा हो जबकि स्वतन्त्रता का अर्थ है ज्ञान की प्राप्ति।

ऐंजिल्स के अनुसार स्वतन्त्रता तभी सम्भव है जब व्यक्ति आवश्यकताओं से मुक्त स्वच्छ हो। कम्युनिष्ट मेनिफेस्टो में मार्क्स व ऐंजिल्स ने एक ऐसे समाजवादी राज्य का चित्रण किया है जिसमें व्यक्ति का स्वतन्त्र विकास सभी के समान विकास का आधार हो।

स्वतन्त्रता के प्रति **मार्क्स** के विचार वस्तुत: मानवतावादी हैं। मार्क्स ने अपनी आरम्भिक कृति इकोनॉमिक फिलॉस्फिक मेनिफेस्टो (1848 ई.) में स्वतन्त्रता को अतिरिक्त मूल्य से जोड़ने की कोशिश की। मार्क्स के अनुसार अतिरिक्त मूल्य के दोहन से श्रमिकों की स्थिति दयनीय हो जाती है तथा उनमें विरक्त भाव उत्पन्न होता है।

स्वतन्त्रता के लोप को ही विरक्ति की संज्ञा दी है। मार्क्स ने विरक्ति के चार प्रकार बताए हैं

1. उत्पादन तथा उसकी प्रक्रिया से विरक्ति
2. प्रकृति से विरक्ति
3. समाज से विरक्ति
4. स्वयं से विरक्ति

मार्क्स की मान्यता थी कि व्यक्ति प्रकृति में श्रम कर जीवन को स्वतन्त्र बनाता है परन्तु जब व्यक्ति स्वयं ही उत्पादन का उपकरण अर्थात् निर्जीव वस्तुओं सा हो जाता है उसमें स्वतन्त्रता लोप व विरक्ति आना स्वाभाविक है। मार्क्स के इस मानवतावादी विचार को 20वीं सदी के उत्तरार्द्ध में जार्ज ल्यूकस एरिक फ्रॉम परन्तु विशेष रूप से फ्रैंकफर्ट विचारकों यथा मार्क्यूज व हैबरमास के लेखनों में देखा जा सकता है।

ल्यूकस के अनुसार, मनुष्य में विरक्ति विचारधारा के कारण होती है ल्यूकस के अनुसार ऐतिहासिक विकास को भिन्न-भिन्न सन्दर्भों में भिन्न-भिन्न नजरिए से देखा गया है इसलिए पूँजीवादी समाज में विकास की एक मिथक चेतना देखी जाती है। ल्यूकस के अनुसार पूँजीवादी व्यवस्था में सर्वहारा ने ऐसी विरक्ति धारण कर ली है कि उनकी चेतना दब सी गई तथा व्यापक सर्वहारा चेतना का निर्माण नहीं हो पाया।

एरिक फ्रॉम ने अपनी कृति 'एस्केप फ्रॉम फ्रीडम' में यह व्यक्त किया है कि पूँजीवादी व्यवस्था मानवीय रचनात्मकता का अन्त कर देती है तथा मनुष्य में एकाकीपन की भावना विकसित हो जाती है। इसी कारण सामाजिक सम्बन्धों में शिथिलता आती है तथा व्यक्ति भौतिक प्रक्रिया से विरक्त हो जाता है। भौतिक विरक्ति से नैतिक अलगाव उत्पन्न होता है तथा मनुष्य सीपो कर्निया अर्थात् (डर का रोगी) हो जाता है। फ्रॉम के अनुसार सहज स्नेह व रचनात्मक कार्यों में मनुष्य को सम्मिलित कर उसे पुन: स्वतन्त्र किया जा सकता है।

मार्क्यूज के अनुसार पूँजीवादी लोकतन्त्र में स्वतन्त्रता में पारम्परिक अवरोधक तो हटा दिए गए हैं परन्तु दमन व शोषण के उपकरणों से तार्किकता व स्वतन्त्रता सीमित हो गई है। मनुष्य की इच्छाओं को उपभोक्तावादी संस्कृति से नियन्त्रित किया जाता है तथा इससे क्रान्तिकारी प्रवृत्तियाँ समाप्त हो जाती हैं। मार्क्यूज के अनुसार लोकतान्त्रिक व्यवस्था में नागरिकों को मताधिकार तो है परन्तु मत का नियन्त्रण किया जाता है तथा व्यक्तियों को अभिव्यंजन का अधिकार देकर उनकी विरोध भावनाओं को निकाल दिया जाता है।

मार्क्यूज की कृतियाँ

- वन डायमेन्सन मैन
- इरोस एण्ड सिविलाइजेशन
- स्टडीज इन क्रिटिकल फिलॉस्फी
- रिप्रेसिव टॉलरेन्स में स्वतन्त्रता के सम्बन्ध में विचारों की स्थापना की है।

हेबरमास ने स्वतन्त्रता को पूँजीवाद के वैधानिक संकट के रूप में देखा है। हेबरमास के अनुसार, आधुनिक विश्व में तकनीकी विकास को ही मनुष्य के तार्किक के समअर्थी माना गया है तथा यही मनुष्य के शोषण का आधार है। हेबरमास के अनुसार, मनुष्य के रचनात्मकता को तकनीकी विषदता में परिभाषित करना उसकी स्वतन्त्रता का लोप है। हेबरमास के अनुसार उदारवादी लोकतान्त्रिक संस्था बाजारवादी व्यवस्था का समर्थन करती है। लोकतन्त्र में नेतृत्व व जनता का सम्बन्ध क्रेता, विक्रेता जैसा है।दूसरी ओर व्यक्ति संगठनों के सदस्य होकर राजनीतिक परिचर्चा में सम्मिलित तो होते हैं परन्तु यह पूर्ण स्वतन्त्रता नहीं है परन्तु इन समूहों के सदस्यों के विचार स्वार्थ से पीड़ित होते हैं। प्रचार-प्रसार के साधनों से भी वाणिज्यिक हित के लिए सस्ते मनोरंजन का ही संवर्द्धन होता है।

स्वतन्त्रता के प्रकार

प्राकृतिक स्वतन्त्रता

प्राकृतिक स्वतन्त्रता का आशय मनुष्यों की अपनी इच्छानुसार कार्य करने की स्वतन्त्रता से है। मनुष्य जन्म से ही स्वतन्त्र होता है। इसी विचार को व्यक्त करते हुए रूसो ने कहा था कि "मनुष्य स्वतन्त्र उत्पन्न होता है, किन्तु सर्वत्र यह बन्धनों में बँधा हुआ है।" संविदावादी विचारकों का मत है कि राज्य की उत्पत्ति के पूर्व व्यक्तियों को इस प्रकार की स्वतन्त्रता प्राप्त थी। प्राकृतिक स्वतन्त्रता की इस धारणा के अनुसार स्वतन्त्रता प्रकृति प्रदत्त और निरपेक्ष होती है अर्थात् समाज या राज्य व्यक्ति की स्वतन्त्रता को किसी भी प्रकार से प्रतिबन्धित तथा सीमिति नहीं कर सकता है।

लेकिन व्यवहार में प्राकृतिक स्वतन्त्रता का अर्थ है केवल शक्तिशाली व्यक्तियों की स्वतन्त्रता। जिस समाज में स्वतन्त्रता का तात्पर्य केवल शक्तिशाली व्यक्तियों की सत्ता से हो वहाँ निर्बलों का कोई जीवन नहीं होगा। सामूहिक हित में स्वतन्त्रता को सीमित करना नितान्त आवश्यक है।

व्यक्तिगत स्वतन्त्रता

व्यक्तिगत स्वतन्त्रता से तात्पर्य है कि व्यक्ति के कार्यों पर किसी भी प्रकार का कोई प्रतिबन्ध नहीं होना चाहिए जिसका सम्बन्ध केवल उसके अस्तित्व से हो। मिल व्यक्तिगत स्वतन्त्रता का समर्थन करते हुए कहते हैं कि मानव समाज को केवल आत्मरक्षा के उद्‌देश्य से ही, किसी व्यक्ति की स्वतन्त्रता में व्यक्तिगत या सामूहिक रूप से हस्तक्षेप करने का अधिकार हो सकता है। अपने ऊपर, अपने शरीर, मस्तिष्क और आत्मा पर व्यक्ति सम्प्रभु है।"

समाजवादी विचारधारा का आधार ही यह है कि व्यक्ति के सभी कार्य प्रत्यक्ष या परोक्ष रूप से समाज पर प्रभाव डालते हैं। अत: समाज के पास इन कार्यों को नियमित करने की शक्ति होनी चाहिए। व्यक्तिगत स्वतन्त्रता के इस विचार को अब मान्यता प्राप्त नहीं रह गई है, तथापि इस विचार में इतनी सत्यता अवश्य है कि जिन कार्यों का सम्बन्ध किसी व्यक्ति से हो उनके विषय में उसे पूर्ण स्वतन्त्रता प्राप्त होनी चाहिए।

नागरिक स्वतन्त्रता

नागरिक स्वतन्त्रता का उद्‌देश्य प्रत्येक व्यक्ति को समान अवसर व अधिकार प्रदान किया जाना चाहिए। नागरिक स्वतन्त्रता कभी भी असीमित तथा निरंकुश नहीं हो सकती है। *नागरिक स्वतन्त्रता के दो प्रकार हैं*

1. शासन के विरुद्ध व्यक्ति की स्वतन्त्रता
2. व्यक्ति को व्यक्ति और व्यक्तियों के समुदाय से स्वतन्त्रता

शासन के विरुद्ध व्यक्ति की स्वतन्त्रता संविधान द्वारा मौलिक अधिकारों तथा अन्य किसी तरह से व्यक्ति को प्रदान की जाती है। समुदाय से स्वतन्त्रता मनुष्य के वे अधिकार है जिन्हें वह राज्य के विभिन्न समुदायों के विरुद्ध प्राप्त करता है।

राजनीतिक स्वतन्त्रता

लास्की के अनुसार, "राज्य के कार्यों में सक्रिय भाग लेने की शक्ति ही राजनीतिक स्वतन्त्रता है।" *राजनीतिक स्वतन्त्रता के अन्तर्गत व्यक्ति को निम्नलिखित अधिकार प्राप्त होते हैं*

1. मतदान का अधिकार
2. निर्वाचित होने का अधिकार
3. सरकार के कार्यों की आलोचना का अधिकार
4. सार्वजनिक पद प्राप्त करने का अधिकार

राजनीतिक स्वतन्त्रता केवल एक प्रजातन्त्रात्मक देश में ही प्राप्त की जा सकती है। राजनीतिक स्वतन्त्रता के न होने से नागरिक स्वतन्त्रता का कोई अर्थ नहीं होता।

आर्थिक स्वतन्त्रता

लास्की के अनुसार "आर्थिक स्वतन्त्रता का अभिप्राय यह है कि प्रत्येक व्यक्ति को अपनी जीविका कमाने की समुचित सुरक्षा तथा सुविधा प्राप्त हो। व्यक्ति को बेरोजगारी और अपर्याप्तता के निरन्तर भय से मुक्त रखा जाना चाहिए जो कि अन्य किसी भी अपर्याप्तता की अपेक्षा व्यक्तित्व की समस्त शक्ति को बहुत अधिक आघात पहुँचाती है। व्यक्ति को कल की आवश्यकताओं से मुक्त रखा जाना चाहिए।"

राष्ट्रीय स्वतन्त्रता

राष्ट्रीय स्वतन्त्रता से तात्पर्य प्रत्येक राष्ट्र की स्वतन्त्रता से है। राष्ट्रों की स्वतन्त्रता के अनुसार भाषा, धर्म संस्कृति, नस्ल इत्यादि पर राष्ट्र का यह अधिकार होता है कि वह स्वतन्त्र राज्य का निर्माण करे तथा अन्य किसी राज्य के अधीन न हो।

नैतिक स्वतन्त्रता

नैतिक स्वतन्त्रता का तात्पर्य व्यक्ति की उस मानसिक स्थिति से है जिसमें वह अनुचित लोभ-लालच के बिना अपना सामाजिक जीवन व्यतीत करने की योग्यता रखता हो। कान्टे के विचार में व्यक्ति की विवेकपूर्ण इच्छा शक्ति ही उसकी वास्तविक स्वतन्त्रता है।

अभ्यास प्रश्न

1. "प्रत्येक व्यक्ति को अत्यधिक व्यापक स्वतन्त्रता का समान अधिकार है जो सबके लिए स्वतन्त्रता से संगत है। असमानताएँ निरंकुश होती हैं, जब तक कि वह तर्कसंगत न हों कि ये सबके लाभ के लिए कार्यान्वित होंगी और बशर्ते कि जिन हैसियतों और पदों से वे जुड़ी हैं या जिनसे वे प्राप्त हो सकती हैं वे सबके लिए खुले हों

(a) स्वतन्त्रता के लिए मानदण्ड (b) न्याय के लिए मानदण्ड
(c) अधिकारों के लिए सीमा (d) प्रसन्नता के लिए मानदण्ड

2. सुमेलित कीजिए

सूची I (राज्य के कार्यों का सिद्धान्त)	सूची II (विचारक)
A. मार्क्सवादी विचार	1. हर्बर्ट स्पेन्सर
B. उदारवादी विचार	2. रोजा लक्जमबर्ग
C. फासीवादी विचार	3. जी वी शॉ
D. फेबियन विचार	4. जियोंवानी जेन्टिल

कूट

	A	B	C	D		A	B	C	D
(a)	1	2	4	3	(b)	2	1	3	4
(c)	1	2	3	4	(d)	2	1	4	3

3. निम्नलिखित में से कौन-सी स्थितियाँ स्वतन्त्रता की रक्षक हैं?

1. एक लिखित संविधान 2. निर्वाचन क्षेत्र
3. मौलिक अधिकार-पत्र 4. न्यायपालिका की स्वतन्त्रता

कूट

(a) 1, 2 और 3 (b) 1, 3 और 4
(c) 1, 3 और 4 (d) 1, 2 और 4

4. निम्नलिखित में से कौन-से कथन आधुनिक जनतन्त्र की दुविधाओं को बतलाते हैं?

1. स्वराज्य का अर्थ व्यवहार में निर्वाचित प्रतिनिधियों की सरकार से है।
2. नियन्त्रण और प्रणालियाँ राजनीतिक प्रक्रिया को नियमित करती हैं।
3. राजनीतिक संरचनाएँ प्रति दबावों के बीच कार्य करती हैं।
4. नौकरशाही का कार्यकारी उत्तरदायी सहभागी अपेक्षाओं को नकारता है।

कूट

(a) 1 और 2 (b) 2 और 3 (c) 1, 3 और 4 (d) 2, 3 और 4

5. सीले, ऑस्टिन, लिंकन एवं डायसी के अनुसार प्रजातन्त्र का विचार है

(a) एक आधुनिक विचार
(b) राज्य का एक स्वरूप
(c) सरकार का एक स्वरूप
(d) समाज की एक व्यवस्था

6. आनुपातिक प्रतिनिधित्व की व्यवस्था का प्रस्ताव इंग्लैण्ड की संसद में सर्वप्रथम प्रस्तुत किया था

(a) बेन्थम ने (b) चर्चिल ने
(c) टॉमस हेयर ने (d) राजा एडवर्ड ने

7. मार्क्सवाद को 'युग का भ्रम' किसने कहा है?

(a) लास्की ने (b) कार्ल पॉपर ने
(c) ऐरन ने (d) एक्टन ने

8. स्वतन्त्रता के तीन प्रकारों के बीच बार्कर ने विभेद किया है, वे हैं

(a) सामाजिक, राजनीतिक एवं आर्थिक
(b) आर्थिक, नागरिक एवं राजनीतिक
(c) नागरिक, राजनीतिक एवं आर्थिक
(d) सामाजिक, नागरिक एवं राजनीतिक

9. निम्नलिखित में से किस ने लोकतन्त्र को "राजनीतिक निर्णय लेने वाली उस संस्थागत व्यवस्था के रूप में जिसमें व्यक्ति लोगों में मतों के लिए प्रतियोगी संघर्ष के साधन द्वारा निर्णय लेने की शक्ति प्राप्त करते हैं" परिभाषित किया है?

(a) रॉबर्ट डहल (b) पीटर बैकरक
(c) सी राइट मिल्स (d) जोसेफ शुम्पीटर

10. सकारात्मक उदारवाद में बताया गया है

(a) व्यक्ति की अपेक्षा समाज अधिक महत्त्वपूर्ण है
(b) समाज की अपेक्षा व्यक्ति अधिक महत्त्वपूर्ण है
(c) व्यक्ति तथा समाज दोनों समान रूप से महत्त्वपूर्ण हैं
(d) कभी व्यक्ति तथा कभी किसी अन्य समय समाज अधिक महत्त्वपूर्ण होते हैं

11. अधिरचना का विचारक किसे कहते हैं?

(a) मार्क्स (b) लेनिन (c) ग्राम्शी (d) माओ

12. मार्क्सवादी ऐतिहासिक भौतिकवाद का अर्थ है

(a) इतिहास केवल भौतिक जीवन से सम्बन्धित है
(b) इतिहास की आर्थिक व्याख्या
(c) इतिहास का सर्वोच्च लक्ष्य भौतिक प्रगति है
(d) इतिहास आर्थिक मानव की कहानी है

13. रॉबर्ट मिचेल ने निम्नलिखित में से किस एक दल का गहन अध्ययन कर अपने 'वर्गतन्त्र का लौह नियम' प्रस्तुत किया था?

(a) जर्मन लिबरल पार्टी (b) कम्युनिस्ट पार्टी
(c) जर्मन कांग्रेस पार्टी (d) जर्मन सोशल डेमोक्रेटिक पार्टी

14. निम्नलिखित में से कौन-से विचारक गिल्ड समाजवाद के प्रतिपादक थे?

1. रॉबर्ट ओवन 2. ग्राह्म वालास
3. बर्ट्रेण्ड रसेल 4. जी डी एच कोल

कूट

(a) 1 और 2 (b) 1 और 3 (c) 2 और 4 (d) 3 और 4

15. निम्न में से कौन एक 'प्रजातन्त्र' के अभिजन सिद्धान्त का प्रतिपादक नहीं है?

(a) मिचेल (b) पैरेटो
(c) मोस्का (d) सी मैक्फर्सन

16. सोशियलिज्म (समाजवाद) शब्द 'सोशियस' शब्द से निकला है जिसका अर्थ होता है

(a) साम्यवाद (b) राज्य
(c) समाज (d) स्वप्नलोकीय समाज

17. ''आर्थिक स्वतन्त्रता के अभाव में राजनीतिक स्वतन्त्रता मात्र एक कल्पना है।'' यह किसने कहा है?
(a) रसेल (b) रूसो (c) ज़ी डी एच कोल (d) गाँधी

18. गाँधीवाद के प्रमुख विचारों में है
1. सत्य और अहिंसा 2. समाजवाद
3. पंचायती राज 4. जातिविहीन समाज
(a) केवल 1 (b) 1 और 3
(c) 1, 2 और 3 (d) 1, 3 और 4

19. एम के गाँधी ने 'पूर्ण स्वराज्य' 'रामराज्य', 'सर्वोदय' और 'पंचायती राज' जैसे शब्दों का प्रयोग किया
(a) नागरिकता को निर्दिष्ट करने के लिए
(b) अतीत के एक सुखद राज्य को निर्दिष्ट करने के लिए
(c) राजनीतिक दायित्व को निर्दिष्ट करने के लिए
(d) एक आदर्श राजनीतिक व्यवस्था निर्दिष्ट करने के लिए

20. अनुदारवाद के सन्दर्भ में निम्नलिखित कथनों में कौन-से सही हैं?
1. समाज एक ऐसी उपलब्धि है, जो अपनी सभी अपूर्णताओं के बाद भी प्राकृतिक अवस्था की अपेक्षा वरीय है।
2. व्यक्ति ऐतिहासिक एवं सामाजिक परिस्थितियों की उपज है।
3. व्यक्ति की पहचान परिभाषित करने में प्रथाओं एवं मूल्यों की एक महत्त्वपूर्ण भूमिका है।
4. शक्ति, पद धारणा करने वाले व्यक्तियों में निहित न होकर पद में निहित होनी चाहिए।

कूट
(a) 1 और 2 (b) 1, 2 और 3 (c) 3 और 4 (d) ये सभी

21. समाजवादी विचारक प्राकृतिक संसाधानों के राष्ट्रीयकरण का समर्थन करते हैं, ताकि
(a) उत्पादन के लागत मूल्य को कम किया जा सके
(b) उत्पादन बढ़ाया जा सके
(c) शोषण को रोका जा सके
(d) उनका (प्राकृतिक संसाधनों का) पूर्ण सदुपयोग सुनिश्चित किया जा सके

22. मार्क्सवाद की आलोचना करते हुए निम्न में किसने कहा कि मार्क्सवाद 19वीं शताब्दी के उदारवाद की अवैध तथा विद्रोही सन्तान है?
(a) कार्ल पॉपर (b) एच जे लास्की
(c) ई बार्कर (d) सी हण्ट

23. किन दो व्यक्तियों ने राज्यहीन समाज का विचार दिया?
(a) प्लेटो और अरस्तू
(b) मार्क्स और गाँधी
(c) हीगल और ग्रीन
(d) हॉब्स और लॉक

24. मॉण्टेस्क्यू के 'शक्तियों का पृथक्करण' सिद्धान्त का उद्देश्य है
(a) व्यक्ति की स्वतन्त्रता की सुरक्षा करना
(b) न्यायपालिका की सर्वोच्चता की सुरक्षा करना
(c) सामाजिक संविदा सिद्धान्त की सुरक्षा करना
(d) एक दल के शासन की सुरक्षा करना

25. यह किसने कहा कि, ''आर्थिक समानता के अभाव में राजनीतिक स्वतन्त्रता एक कल्पित कथा है''?
(a) प्रूधों (b) मार्क्स (c) कॉलमैन (d) लास्की

26. समाचार-पत्र इनके बीच की कड़ी है
(a) जनता और सरकार
(b) जनता और राजनीतिक दल
(c) जनता और न्यायपालिका
(d) जनता और नौकरशाह

27. सुमेलित कीजिए

सूची I (समाजवाद)	सूची II (प्रतिपादक)
A. स्वप्नलोकी	1. कार्ल मार्क्स
B. फेबियन	2. जी डी एच कोल
C. वैज्ञानिक	3. सिडनी वेब
D. श्रेणी	4. सेण्ट साइमन

कूट
A B C D A B C D
(a) 3 4 1 2 (b) 4 3 2 1
(c) 3 4 2 1 (d) 4 3 1 2

28. नागरिकता के बारे में निम्नलिखित कथनों पर विचार कीजिए
1. नागरिकता किसी व्यक्ति को किसी राजनीतिक समुदाय में सदस्यता प्रदान करती है।
2. लोकतान्त्रिक समाजों में, नागरिक को राजनीतिक प्रक्रिया में भाग लेने का अधिकार प्राप्त होता है।
3. मताधिकार का प्रयोग, किसी लोकतान्त्रिक राज्य व्यवस्था में नागरिक होने की अनिवार्य शर्त है।
4. आज अधिकांश लोकतान्त्रिक राष्ट्र केवल उन्हीं व्यक्तियों को नागरिकता प्रदान करते हैं, जिन्होंने उनके राज्य क्षेत्र के अन्दर ही जन्म लिया हो।

उपरोक्त कथनों में से कौन-सा/से सही है/हैं?
(a) केवल 1 (b) 2 और 3
(c) 1 और 2 (d) ये सभी

29. सुमेलित कीजिए

सूची I (मार्क्स की कृतियाँ)	सूची II (केन्द्रीय विचार)
A. एटीन्थ ब्रुमायर ऑफ लुई बोनापार्ट	1. क्रियाविधि
B. पारी कम्यून	2. यूटोपियाई समाजवाद की आलोचना
C. ग्रण्ड्रिस	3. राजनीति का विश्लेषण
D. पॉवर्टी ऑफ फिलॉसफी	4. सर्वहारा वर्ग का अधिनायकत्व

कूट
A B C D A B C D
(a) 3 4 1 2 (b) 1 2 3 4
(c) 3 2 1 4 (d) 1 4 3 2

30. निम्न में से किसने भारत में दलविहीन प्रजातन्त्र का सुझाव दिया था?
(a) बी आर अम्बेडकर
(b) राजेन्द्र प्रसाद
(c) जयप्रकाश नारायण
(d) सी राजगोपालाचारी

31. 'लिबर्टी बिफोर लिबरलिज्म' नामक पुस्तक किसने लिखी?
(a) स्किनर (b) डॉरकिन
(c) न्यूमैन (d) टेलर

32. किसने कहा, "स्वतन्त्रता की समस्या का केवल एक ही हल है, यह समानता में स्थिर रहती है"?
(a) पोलार्ड (b) लास्की
(c) मॉण्टेस्क्यू (d) डायसी

33. सुमेलित कीजिए

सूची I	सूची II
A. एन पी बैरी	1. एन इन्ट्रोडक्शन टू मॉडर्न पॉलिटिकल थ्योरी
B. डी डी रैफेल	2. प्रॉब्लम्स ऑफ पॉलिटिकल फिलॉसफी
C. हॉकिंग	3. लॉ एण्ड राइट्स
D. एन वाइल्ड	4. द इथिकल बेसिस ऑफ स्टेट

कूट
A B C D A B C D
(a) 1 2 3 4 (b) 4 3 2 1
(c) 3 1 2 4 (d) 2 1 4 3

34. सफल लोकतन्त्र राजनीत में व्यापक रुचि एवं भागीदारी पर निर्भर करता है, जिसमें मतदान एक परमावश्यक भाग है। जानबूझकर इस प्रकार की रुचि न रखना और मतदान न करना एक प्रकार की निहित अराजकता है। यह स्वतन्त्र राजनीतिक समाज के लाभों का सुख भोगते हुए अपने राजनीतिक दायित्वों से मुख मोड़ना है। यह वक्तव्य सम्बन्धित है
(a) मतदान अधिकार से
(b) मतदान कर्त्तव्य से
(c) मतदान की स्वतन्त्रता से
(d) राजनीति में भागीदारी के अधिकार से

35. सुमेलित कीजिए

सूची I	सूची II
A. जॉन लॉक	1. व्यक्तिगत स्वतन्त्रता
B. जे एस मिल	2. असीमित स्वतन्त्रता
C. इमैनुअल काण्ट	3. सकारात्मक स्वतन्त्रता
D. कार्ल मार्क्स	4. शोषण से स्वतन्त्रता का आगमन है

कूट
A B C D A B C D
(a) 1 2 3 4 (b) 2 1 3 4
(c) 3 2 1 4 (d) 4 3 2 1

36. सुमेलित कीजिए

सूची I	सूची II
A. मेंबट	1. फ्रीडम : ए यू एनलिसिस
B. मॉरिस फेन्सटन	2. द कॉन्स्टीट्यूशन ऑफ लिबर्टी
C. बर्लिन	3. द स्टेट एण्ड सिटीजन
D. हायक	4. फॉर एसेज ऑन लिबर्टी

कूट
A B C D A B C D
(a) 1 2 3 4 (b) 3 1 4 2
(c) 2 4 3 1 (d) 4 2 3 1

37. मार्क्सवादी सिद्धान्त के अनुसार प्राचीन काल में कौन-सी व्यवस्था स्थापित थी?
(a) आंगिक व्यवस्था
(b) डार्विन की व्यवस्था
(c) जेन व्यवस्था
(d) जैविक व्यवस्था

38. लोकतन्त्र में निर्वाचन प्रक्रिया के निम्न में से कौन-से वास्तविक कार्य हैं?
1. सरकार को लोक इच्छा के प्रति अनुक्रियाशील बनाए रखना।
2. सार्वजनिक निर्णय निर्माताओं के चयन के लिए नागरिकों को एकत्र करना।
3. यदि आवश्यक हो तो समय-समय पर सरकार परिवर्तित करना।
4. प्रतिस्पर्द्धात्मक दलील प्रणाली का पोषण करना।

कूट
(a) 1 और 2 (b) 1, 2 और 3
(c) 1, 3 और 4 (d) 2, 3 और 4

39. सुमेलित कीजिए

सूची I (लोकतन्त्र के सिद्धान्त)	सूची II (समर्थक)
A. अभिजन सिद्धान्त	1. सी बी मैक्फर्सन
B. बहुलवादी सिद्धान्त	2. रॉबर्ट नॉजिक
C. आमूल परिवर्तनवादी सिद्धान्त	3. विल्फ्रेड पैरेटी
D. नव-उदारवादी सिद्धान्त	4. रॉबर्ट डहल

कूट
A B C D A B C D
(a) 2 4 1 3 (b) 2 1 4 3
(c) 3 4 1 2 (d) 3 1 4 2

40. निम्न में से कौन-सा कथन नकारात्मक स्वतन्त्रता का उपयुक्त वर्ण नहीं है?
(a) यह वह क्षेत्र है जिसमें कोई व्यक्ति दूसरों के द्वारा बाधा पहुँचाए बिना कार्य कर सकता है
(b) व्यक्ति का कुछ ऐसा आश्वस्त क्षेत्र है जिसमें कोई दूसरा हस्तक्षेप नहीं कर सकता
(c) प्रत्येक मानव के चारों ओर एक वृत्त, उसके चारों ओर एक सुरक्षित स्थान, एक आरक्षित प्रदेश है
(d) मनुष्यों द्वारा लगाए गए बन्धनों का अभाव, जिनमें जीवन-निर्वाह और श्रम के साधनों के अभाव भी सम्मिलित हैं

41. निम्नलिखित कथनों पर विचार कीजिए
1. नव-उदारवादियों का तर्क है कि अविनियमित बाजार आर्थिक संवृद्धि बढ़ाने का सर्वोत्कृष्ट तरीका है, जिससे अन्ततोगत्वा हर-एक को लाभ होगा।
2. नव-उदारवादियों का सुझाव है कि मुक्त व्यापार से उन सभी का लाभ होना चाहिए, जिनके पास बेहतर योग्यता और प्रतिभा है।

उपरोक्त कथनों में से कौन-सा/से सही है/हैं?
(a) केवल 1
(b) केवल 2
(c) 1 और 2
(d) न तो 1 और न ही 2

42. मार्क्सवाद के निम्नलिखित गौरव ग्रन्थों पर विचार कीजिए
1. द जर्मन आइडियोलॉजी (मार्क्स और एन्जेल्स)
2. द पेरिस कम्यून (मार्क्स)
3. द क्रिटिक ऑफ द गोथा प्रोग्राम (मार्क्स)
4. स्टेट एण्ड रिवोल्यूशन (लेनिन)

उपरोक्त में से कौन-से प्रत्यक्ष लोकतन्त्र के प्रबल समर्थक हैं?
(a) 1, 2 और 3 (b) 2, 3 और 4
(c) 1, 3 और 4 (d) 1, 2 और 4

43. "फ्रांस की क्रान्ति व्यक्तियों के अमूर्त्त अधिकारों पर आधारित थी, जबकि अंग्रेजों की क्रान्ति उनके परम्परागत अधिकारों पर आधारित थी।" यह किसका कथन है?
(a) मार्क्स (b) बर्क (c) लास्की (d) ग्रीन

44. "स्वतन्त्र व्यक्ति वह है जो लोहे की जंजीरों में जकड़ा नहीं है, न जेल में बन्दी है, न दण्ड के भय से एक दास की भाँति आतंकित है। चील की भाँति उड़ान न भर सकते या ह्वेल की भाँति तैर न सकने को स्वतन्त्रता का अभाव नहीं कहा जा सकता"। (हैल्वेरियस) यह अवधारणा स्वतन्त्रता को
(a) शक्ति-सम्पन्न बनाना मानती है
(b) आत्म निर्धारण मानती है
(c) ऐसे आन्तरिक और बाह्य दोनों प्रकार के अवरोधों का अभाव मानती है जो वैयक्तिक क्रिया में बाधा डालते हैं
(d) व्यक्ति के विचरण करने में बाह्य बाधाओं का न होना मानती है

45. सुमेलित कीजिए

सूची I	सूची II
A. प्रजातन्त्र का शास्त्रीय सिद्धान्त	1. मैक्फर्सन
B. प्रजातन्त्र का नव उदारवादी सिद्धान्त	2. जॉन स्टुअर्ट मिल
C. प्रजातन्त्र का अभिजन सिद्धान्त	3. जोसेफ शुम्पीटर
D. प्रजातन्त्र का आनुभविक सिद्धान्त	4. मिचेल्स

कूट

	A	B	C	D		A	B	C	D
(a)	1	2	3	4	(b)	4	1	2	3
(c)	3	2	1	4	(d)	2	3	4	1

46. मार्क्सवादियों के अनुसार निम्न में से विकास में कौन अवरोधक है?
1. लाभ प्रत्यावर्तन
2. ऋण का फन्दा
3. भूमि और पूँजी का कुछ हाथों में संकेन्द्रण
4. प्रौद्योगिकी का अभाव

कूट
(a) 1, 2 और 3 (b) 1, 3 और 4 (c) 2, 3 और 4 (d) ये सभी

47. कौन इस विचार का समर्थन करते हैं कि "अभिजन तथा राजनीतिक प्रजातन्त्र एक-दूसरे के विरोधी नहीं हैं"?
(a) रॉबर्ट ए डहल (b) कार्ल मैनहीम
(c) हेन्जूला (d) डेविड ईस्टन

48. निम्नलिखित में से कौन-सा सुमेलित नहीं है?
(a) अल्पतन्त्र का लौह सिद्धान्त – रॉबर्ट मिचेल्स
(b) शक्ति अभिजन – पैरेटो
(c) शासक वर्ग – मोस्का
(d) वर्गहीन समाज – मार्क्स

49. "मार्क्सवाद उपयुक्त वैज्ञानिक विश्लेषण नहीं है सिर्फ प्रारम्भ से अन्त तक एक नैतिक मिथक है, अच्छाई तथा बुराई का एक किस्सा है, विनाशकारी तथा रचनात्मक शक्तियों के संघर्ष की एक कहानी है जो विश्व पर अधिकार प्राप्त करना चाहती है।" यह किसने कहा है?
(a) प्रोफेसर टकर (b) प्रोफेसर लास्की
(c) माओणे (d) ए पी जे टेलर

50. वर्ष 1883 में संस्थापित फेबियन सोसायटी के निम्न में से कौन-से सदस्य थे?
1. बर्ट्रेण्ड रसेल 2. जॉर्ज बर्नार्ड शॉ
3. हैरॉल्ड लास्की 4. एच जी वेल्स

कूट
(a) 1, 2 और 4 (b) 1 और 2 (c) 1 और 3 (d) 2 और 4

51. "सर्वहारा वर्ग का अधिनायकवाद मार्क्स के सिद्धान्त का निचोड़ है।" यह कथन किसका है?
(a) एन्जिल्स का (b) मार्क्स का (c) लेनिन का (d) लास्की का

52. सुमेलित कीजिए

सूची I (सिद्धान्तकार)	सूची II (सिद्धान्त)
A. सिडनी वेब	1. सिण्डीकेटवाद
B. जार्ज सोरेल	2. फेबियन समाजवाद
C. सन्त सिमो	3. यूरोपियाई समाजवाद
D. एडवर्ड बर्नस्टिन	4. संशोधनवाद

कूट

	A	B	C	D		A	B	C	D
(a)	2	1	3	4	(b)	4	1	2	3
(c)	1	2	3	4	(d)	1	2	4	3

53. समाजवादी प्रतिपादन करते हैं कि
(a) कोई आर्थिक नियोजन नहीं हो
(b) कृषकों और उद्योगों द्वारा नियोजन हो
(c) व्यक्तियों द्वारा आर्थिक नियोजन हो
(d) राज्य के द्वारा आर्थिक नियोजन हो

54. निम्न में से प्रजातन्त्र की कौन-सी युक्तियाँ हैं, जो कि आधुनिक समय में व्यवहार में है?
1. निर्वाचक गण को बढ़ावा
2. बार-बार चुनाव
3. स्थानीय स्वशासन
4. सरकार का बहुमत दल के प्रति उत्तरदायित्व

कूट
(a) 1 और 2 (b) 2 और 3
(c) 1, 2 और 3 (d) ये सभी

55. वर्ष 1936 में किसने कहा "गाँधीवादी जैसी कोई चीज नहीं है?"
(a) जवाहरलाल नेहरू
(b) मौलाना आजाद
(c) टैगोर
(d) महात्मा गाँधी

56. निम्न में कौन-सा कथन सही है? फेबियन धन का समान वितरण लाना चाहते थे
(a) करों और भूमि सुधारों के माध्यम से
(b) उद्योगपतियों की प्रवृति के परिवर्तन से
(c) राज्य के बलशाली दबाव से
(d) वर्ग समन्वय के माध्यम से

57. 'सामाजिक परिवर्तन की दायी रूप में क्रमिकता' की अवधारणा को स्वीकार किया था

(a) मार्क्सवादियों ने (b) लोकतान्त्रिक समाजवादियों ने
(c) श्रम संघवादियों ने (d) अराजकतावादियों ने

58. उदारवादी सिद्धान्त के अनुसार राज्य का कार्यक्षेत्र

1. कानून और व्यवस्था बनाए रखने तक सीमित है।
2. न्याय प्रशासन और बाह्य आक्रमण से रक्षा भी इसमें शामिल की जा सकती है।
3. इसमें स्वास्थ्य और शिक्षा भी शामिल किए जा सकते हैं।
4. सामाजिक सुधार को इसमें सम्मिलित नहीं किया जा सकता।

कूट

(a) केवल 1 (b) 1 और 2
(c) 1, 2 और 3 (d) ये सभी

59. निम्नलिखित में कौन-सा एक सिद्धान्त राज्य के कार्यों के विषय में यह मानता है कि "स्वतन्त्रता समस्त मानव संगठनों का साध्य नहीं है किन्तु यह तो केवल एक ऐसा साधन मात्र है जिसके द्वारा व्यक्ति अपने जीवन की सम्पूर्णता की अनुभूति प्राप्त कर सकता है"?

(a) अनुमुक्तता सिद्धान्त (लैसे फेयर थ्योरी)
(b) कल्याण सिद्धान्त
(c) अराजकतावादी सिद्धान्त
(d) व्यक्तिवादी सिद्धान्त

60. निम्न में से कौन एक सही सुमेलित नहीं है?

(a) "संक्षिप्त राज्य अधिकारों को निर्मित नहीं बल्कि मान्य करता है" लास्की
(b) राज्य द्वारा मान्य माँगें ही अधिकार हैं–बेन्थम
(c) अधिकार राज्य द्वारा मान्य एवं प्रभावी की गई माँग है – बोसांके
(d) अधिकार इस तथ्य से उत्पन्न होते हैं कि मनुष्य एक सामाजिक प्राणी है – गिलक्राइस्ट

61. सुमेलित कीजिए

सूची I	सूची II
A. वैज्ञानिक व्यक्तिवाद	1. अशोक मेहता
B. गुण सापेक्ष समाजवाद	2. हर्बर्ट स्पेन्सर
C. वैज्ञानिक समाजवाद	3. एन्जिल्स
D. लोकतान्त्रिक समाजवाद	4. मिल

कूट

	A	B	C	D		A	B	C	D
(a)	1	3	2	4	(b)	2	4	1	3
(c)	3	4	1	2	(d)	2	4	3	1

62. निम्नांकित में से किसने समानता के वैधानिक आयाम को व्याख्यायित करने के लिए 'वैधानिक व्यक्तित्व की समानता' की अवधारणा का प्रयोग किया है?

(a) आर एच ट्वैनी (b) हेरॉल्ड जे लास्की
(c) जे एफ स्टीफेन (d) अर्नेस्ट बाकर

63. सुमेलित कीजिए

सूची I	सूची II
A. आइजिया बर्लिन	1. 'लिबर्टी इन मॉडर्न स्टेट'
B. एफ ए हायक	2. 'फोर एसेज ऑन लिबर्टी'
C. हैरॉल्ड लास्की	3. 'कैपिटलिज्म एण्ड फ्रीडम'
D. मिल्टन फ्रीडमैन	4. 'द कॉन्स्टीट्यूशन ऑफ लिबर्टी'

कूट

	A	B	C	D		A	B	C	D
(a)	2	4	1	3	(b)	2	4	3	1
(c)	4	3	2	1	(d)	1	2	3	4

64. "लोकतन्त्र और समाजवाद केवल 'समानता' शब्द से सम्बद्ध हैं, परन्तु इनके अन्तर पर विचार कीजिए, लोकतन्त्र स्वतन्त्रता में समानता चाहता है, समाजवाद प्रतिबन्धों और पराधीनता में समानता चाहता है।" उपरोक्त विचार था

(a) एलेक्स डी टाकविले का (b) लॉर्ड एक्टन का
(c) जॉन स्टुअर्ट मिल का (d) हर्बर्ट स्पेन्सर का

65. सुमेलित कीजिए

सूची I (सिद्धान्त)	सूची II (विचारक)
A. उपयोगितावाद	1. जॉन शार्प
B. समाजवाद	2. जार्ज बर्नार्ड शॉ
C. उदारतावाद	3. जे बेन्थम
D. गाँधीवाद	4. टी एच ग्रीन

कूट

	A	B	C	D		A	B	C	D
(a)	1	3	2	4	(b)	2	1	3	4
(c)	3	2	4	1	(d)	4	3	2	1

66. समाजवादियों के अनुसार राज्य के निम्नलिखित में से कौन-से कार्य हैं?

1. शक्ति एवं व्यवस्था को बनाए रखना।
2. उत्पादन के साधनों का प्रबन्धन।
3. धर्म का संवर्धन
4. शिक्षा का विकास

कूट

(a) केवल 2 (b) 1 और 2
(c) 1, 2 और 3 (d) 1, 2 और 4

67. कौन स्वतन्त्रता को सनकीपन तथा चारित्रिक विषमता की हद तक न्यायोचित ठहराता है?

(a) लास्की (b) लॉक (c) मैकियावली (d) मिल

68. सुमेलित कीजिए

सूची I	सूची II
A. आनुपातिक प्रतिनिधित्व	1. जे एस मिल
B. व्यावसायिक प्रतिनिधित्व	2. थॉमस हेयर
C. एक व्यक्ति एक मत	3. जी डी एच कोल
D. एक से अधिक मत का अधिकार	4. जे बेन्थम

कूट

	A	B	C	D		A	B	C	D
(a)	1	2	3	4	(b)	2	3	4	1
(c)	3	4	1	2	(d)	4	1	2	3

69. अब उदारवाद के चार सिद्धान्त हैं। इनके आविर्भूत होने का सही अनुक्रम है

(a) वाणिज्यवाद, मुक्त बाजार, सामाजिक डार्विनवाद, हस्तक्षेपवाद
(b) वाणिज्यवाद, मुक्त बाजार, हस्तक्षेपवाद, सामाजिक डार्विनवाद
(c) मुक्त बाजार, वाणिज्यवाद, हस्तक्षेपवाद, सामाजिक डार्विनवाद
(d) मुक्त बाजार, वाणिज्यवाद, सामाजिक डार्विनवाद, हस्तक्षेपवाद

70. निम्न में से कौन-से कथन समाजवाद के विषय में सही हैं?

1. समाजवाद का उद्देश्य पूँजीवाद को समाप्त करना है।
2. समाजवाद समाज के हितों को व्यक्तियों के उच्चतम हितों के अधीन करने का हामी है।
3. समाजवाद न्याय, निष्पक्षता और स्वतन्त्रता का समर्थक है। इसका उद्देश्य सामाजिक कल्याण की समग्रता को और आगे बढ़ाना है।
4. समाजवाद अत्यधिक आर्थिक बरबादी वाले क्षेत्रों में प्रतिस्पर्द्धा समाप्त करना चाहता है।

कूट

(a) 1, 2 और 3 (b) 1, 3 और 4 (c) 1, 2 और 4 (d) 2, 3 और 4

71. फेबियनवाद के विषय में निम्नलिखित में से कौन-से कथन सही हैं?

1. यह एक ऐसा प्रचार तन्त्र है जिसे मध्य वर्ग के सन्देहों को दूर कर उन्हें समाजवादी बनाने के लिए तैयार किया गया है।
2. यह समाजवादी विचारों की घुसपैठ को सुगम बनाता है।
3. यह समूहवादी समाजवाद का अंग्रेजी संस्करण है।
4. यह राष्ट्र की भूमि और पूँजी के सामूहिक स्वामित्व और प्रबन्ध का समर्थन है।

कूट

(a) 1 और 4 (b) 1 और 2 (c) 1, 2 और 3 (d) 2, 3 और 4

72. निम्न में से कौन-से कार्य समाजवादी राज्य व्यवस्था करती है

1. स्तरानुसार आयकर
2. उत्तराधिकार के सभी अधिकारों को समाप्त करना
3. विचारों को नियमित करना
4. संचार के साधनों को केन्द्रीकरण करना

कूट

(a) 1, 2, और 4 (b) 1, 2 और 3 (c) 1, 3 और 4 (d) ये सभी

73. सुमेलित कीजिए

सूची I (सिद्धान्त)	सूची II (विचारक)
A. उपयोगितावाद	1. जीन शार्प
B. समाजवाद	2. जॉर्ज बर्नार्ड शॉ
C. उदारतावाद	3. जे बेन्थम
D. गाँधीवाद	4. टी एच ग्रीन

कूट

	A	B	C	D
(a)	1	3	2	4
(b)	2	1	3	4
(c)	3	2	4	1
(d)	4	3	1	2

74. जनतान्त्रिक समाजवादियों को राज्य के जिन कार्यों का हामी माना जाता है उनके सम्बन्ध में निम्नलिखित कथनों पर विचार कीजिए

1. वे सामूहिक नियन्त्रण और सार्वजनिक कार्यों के विस्तृत प्रसार का समर्थन करते हैं।
2. उनका विश्वास है कि वैयक्तिक स्वतन्त्रता को असीमित वैयक्तिक स्वतन्त्रता की बजाय सामाजिक नियमन के अन्तर्गत अधिक सुचारु रूप से सुनिश्चित किया जा सकता है।
3. जनसाधारण के सामाजिक कल्याण के लिए उत्पादन के साधनों पर राज्य में स्वामित्व में विश्वास करते हैं।
4. उनका विश्वास है कि सशक्त एवं समृद्ध राज्य स्वयं अपने आप में एक साध्य है।

कूट

(a) 1 और 2 (b) 1,2 और 3
(c) 1 और 3 (d) ये सभी

75. निम्न में से लोकतान्त्रिक समाजवाद के मूल सिद्धान्त कौन-से थे?

1. इसका लक्ष्य मुक्त प्रतिस्पर्द्धा की बुराइयों का, जो पूँजीवादी समाज में तबाही उत्पन्न करती हैं, उन्मूलन करना था।
2. यह निजी सम्पत्ति के विरुद्ध था, चाहे वह किसी भी रूप में हो।
3. इसकी आस्था शान्तिमय, लोकतान्त्रिक और संवैधानिक साधनों में थी।
4. यह प्रतिस्पर्द्धामूलक दलीय प्रणाली के विरुद्ध था।

कूट

(a) 1 और 2 (b) 2 और 3 (c) 3 और 4 (d) 1 और 3

76. निम्नलिखित में से कौन-से फेबियनवाद से सम्बन्धित हैं?

1. मूल्य श्रम से नहीं समाज से पैदा होता है।
2. भूमि भूस्वामी की व्यक्तिगत सम्पत्ति नहीं होनी चाहिए।
3. समाज में परिवर्तन क्रान्ति द्वारा लाए जाने चाहिए।
4. आधारभूत उद्योग का स्वामित्व व्यक्तिगत हो सकता है।

कूट

(a) 1 और 2 (b) 2 और 3 (c) 2 और 4 (d) ये सभी

77. 'टू ट्रिटाइजेज ऑन सिविल गवर्नमेण्ट' की रचना जॉन लॉक द्वारा की गई। पहले ट्रिटाइज (निबन्ध) का प्रतिपाद विषय क्या है?

(a) प्राकृतिक अवस्था का वर्णन
(b) सामाजिक संविदा का वर्णन
(c) टॉम्स हॉब्स की आलोचना
(d) रॉबर्ट फिल्मर की आलोचना

78. पूर्व के समाजवादियों को मार्क्स ने इस रूप में वर्णित किया

(a) लोकतान्त्रिक समाजवादी (b) कल्पनालोकी समाजवादी
(c) वैज्ञानिक समाजवादी (d) उदार समाजवादी

79. स्वतन्त्रता और समानता का सर्वश्रेष्ठ समन्वय सम्भव और व्यावहारिक है

(a) उदारवाद के अन्तर्गत
(b) लोकतान्त्रिक समाजवाद के अन्तर्गत
(c) समाजवाद के अन्तर्गत
(d) उपयोगितावाद के अन्तर्गत

80. निम्न में से किस विचारधारा को पूँजीवाद के लिए बनाई 'चौकी' कहा गया है?

(a) उदारवाद (b) मार्क्सवाद
(c) लोक कल्याणकारी राज्य (d) इनमें से कोई नहीं

81. "स्वतन्त्रता किए जाने योग्य को करने की या आनन्द लेने योग्य आनन्द लेने की सकारात्मक शक्ति है।" यह मत प्रतिपादित किया था

(a) जॉन स्टुअर्ट मिल ने (b) हर्बर्ट स्पेन्सर ने
(c) एडमण्ड बर्क ने (d) टी एच ग्रीन ने

82. प्रजातान्त्रिक समाजवाद की विचारधारा के विचार पर बल देती है, वह है

(a) समाज का आधार प्रतियोगिता नहीं सहयोग है
(b) राज्य एक आवश्यक बुराई है
(c) हिंसात्मक क्रान्ति
(d) वर्ग-संघर्ष का सिद्धान्त

83. सर्वाधिकारवादी जनतन्त्र के विषय में निम्नलिखित में से कौन-सा कथन सही है?
(a) सर्वाधिकारी जनतन्त्र अन्तर्विरोधी है
(b) सर्वाधिकारी जनतन्त्र, जनतन्त्र का ऐसा रूप है जो सामूहिक समाज के समरूप है
(c) सर्वाधिकारी जनतन्त्र प्राचीन ग्रीस और मध्ययुग में प्रचलित था
(d) सर्वाधिकारी जनतन्त्र समाज के हर एक सदस्य के हित की सर्वोत्तम रक्षा करता है

84. मार्क्सवादियों का मत है कि वर्ग भेद की उत्पत्ति हुई
(a) जब मनुष्य ने व्यवस्थित जीवन व्यतीत करना तथा खेती करना शुरू किया
(b) आदिकालीन की उत्पत्ति के बाद
(c) राष्ट्रीय राज्य की उत्पत्ति के बाद
(d) औद्योगिक क्रान्ति की उत्पत्ति के बाद

85. ''नैतिकता का ज्ञान है'' सिद्धान्त किसने प्रतिपादित किया था?
(a) अरस्तू (b) प्लेटो
(c) सुकरात (d) टी एच ग्रीन

86. निम्नलिखित में से कौन-से प्रत्यक्ष लोकतन्त्र के साधन हैं?
1. जनमत संग्रह 2. गेरी मेण्डरिंग
3. उपक्रमण 4. प्रत्यावर्तन
कूट
(a) 1, 2 और 3 (b) 1, 3 और 4
(c) 2 और 4 (d) ये सभी

87. श्रमिक संघवाद से अभिप्राय है
(a) सामाजिक सिद्धान्त के समूह से
(b) सामाजिक संगठन के सिद्धान्त से
(c) एक कार्य योजना से
(d) उपरोक्त सभी

88. न्याय का यह सिद्धान्त जो औचित्य पर बल देता है
(a) न्याय का तात्त्विक सिद्धान्त कहा गया है
(b) न्याय का राजनीतिक सिद्धान्त कहा गया है
(c) न्याय का विधिक सिद्धान्त कहा गया है
(d) न्याय का प्रतिशोधात्मक सिद्धान्त कहा गया है

89. राज्य के उद्भव के विषय में मार्क्सवादी चिन्तन का मानना है कि
(a) राज्य सम्पत्तिशाली वर्ग द्वारा अपने हितरक्षण के लिए बनाई गई संस्था है
(b) राज्य एक ऐतिहासिक, प्राकृतिक एवं शनैः-शनैः विकसित संस्था है
(c) राज्य दैवी शक्ति का वरदान है
(d) राज्य व्यक्ति द्वारा सोच-समझकर बनाई गई संस्था है

90. शुम्पीटर तथा डहल द्वारा प्रतिपादित लोकतन्त्र का बहुलवादी सिद्धान्त मानता है कि व्यक्ति
(a) एक उपयोगिताओं का उपभोक्ता है
(b) एक नैतिक प्राणी है
(c) एक प्रणी है, जो अपने व्यक्तित्व के विकास में रुचि रखता है
(d) एक मानववादी है, जो मनुष्य के शोषण को समाप्त करना चाहता है

91. राज्य के मार्क्सवादी सिद्धान्त के सम्बन्ध में निम्नलिखित कथनों पर विचार कीजिए
1. राज्य बहुलवादी राज्य का स्पष्ट विकल्प नहीं प्रदान करता है।
2. राज्य वर्ग-दमन का एक यन्त्र है।
3. मार्क्स ने राज्य सम्बन्धी व्यवस्थित सिद्धान्त विकसित नहीं किया।
4. राज्य श्रेष्ठ संरचना का हिस्सा नहीं है।
कूट
(a) 1 और 4 (b) 2 और 3 (c) केवल 2 (d) ये सभी

92. निम्नलिखित में से कौन-सा एक कथन कल्पनालोकी समाजवाद से जुड़ा हुआ है?
(a) वर्ग संघर्ष अनिवार्य है
(b) अबन्ध नीति की एक श्रेष्ठ आर्थिक नीति है
(c) एक पूँजीवादी व्यवस्था को क्रान्ति के द्वारा उखाड़ फेंकने की आवश्यकता है
(d) समाज को सबके हित में संगठित किया जाना आवश्यक है

93. लेनिन के अनुसार, मार्क्सवाद के कौन-से तीन स्रोत हैं?
(a) रूसी अराजकतावाद, फ्रांसीसी समाजवाद एवं ब्रिटिश अर्थव्यवस्था
(b) जर्मन दर्शन, ब्रिटिश राजनीतिक अर्थव्यवस्था एवं फ्रांसीसी समाजवाद
(c) फ्रांसीसी दर्शन, ब्रिटिश अर्थव्यवस्था एवं जर्मन समाजवाद
(d) हीगल का द्वन्द्ववाद, ब्लैंकी का समाजवाद एवं रिकार्डो की राजनीतिक अर्थव्यवस्था

94. निम्न कथनों पर विचार कीजिए
1. उदारवादी लोकतान्त्रिक परम्परा समता को मुख्यत: 'अवसर की समता' तथा 'स्थितियों की समता' के रूप में देखती है।
2. 'स्थितियों की समता' यह सुनिश्चित करने का प्रयास करती है कि नैसर्गिक योग्यता हो या न हो, परिणामों की समता प्राप्त हो।
उपरोक्त कथनों में कौन-सा/से सही है/हैं?
(a) केवल 1 (b) केवल 2
(c) 1 और 2 (d) न तो 1 और न ही 2

95. गाँधी दर्शन में समाजवाद का विकल्प है
(a) सर्वोदय (b) न्यायधारिता
(c) पंचायती राज (d) सत्य और अहिंसा

96. ''दार्शनिकों ने विश्व की व्याख्या की है जबकि प्रमुख प्रश्न उसे परिवर्तित करने का है।'' सम्बन्धित उपरोक्त कथन किस विचारधारा से सम्बन्धित है?
(a) आदर्शवाद (b) वैज्ञानिक समाजवाद
(c) फासीवाद (d) उदारवाद

97. निम्नलिखित में से किस एक को उदारवादी विचारक नहीं माना जाता है?
(a) लेनिन को (b) लास्की को
(c) रूसो को (d) मिल को

98. निम्नलिखित में से कौन-सा कथन सही नहीं है?
(a) गाँधीजी मूलतः अराजकतावादी थे जबकि मार्क्स भौतिकवादी
(b) सम्पत्ति के स्वामित्व के प्रश्न पर गाँधीजी न्यासिता के सिद्धान्त में विश्वास करते हैं जबकि मार्क्स पूँजीपतियों के स्वत्वहरण पर बल देता है
(c) जहाँ मार्क्स प्रौद्योगिक प्रधान उद्योगों पर बल देता है वहीं गाँधीजी श्रम प्रधान उद्योगों के पक्षधर हैं
(d) गाँधीजी श्रम की गरिमा के आधार पर वर्गविहीन समाज की स्थापना के प्रति अनिच्छुक थे जबकि मार्क्स निजी सम्पत्ति के उन्मूलन द्वारा वर्गविहीन समाज लाना चाहते थे।

99. एम के गाँधी के अनुसार मानवीय आचरण के पाँच शाश्वत पथ प्रदर्शक हैं
(a) आहिंसा, सत्य, अस्तेय, अपरिग्रह और ब्रह्मचर्य
(b) अहिंसा, सत्य, विनय, दया और तप
(c) अहिंसा, करुणा, शील, भक्ति और कर्म
(d) सत्य, धर्म, अर्थ, काम और तप

100. लोकतन्त्र को सुदृढ़ करने के सन्दर्भ में निम्नलिखित पर विचार कीजिए
1. एक प्रतिनिधित्व प्रणाली जिसमें राजनीतिक दल एवं हित संघ सुचारु ढंग से काम करते हों।
2. एक निर्वाचन प्रणाली जो स्वतन्त्र एवं निष्पक्ष निर्वाचन एवं सर्वजनीन मताधिकार को प्रत्याभूत करती है।
3. शक्तियों के पृथक्करण पर आधारित नियन्त्रण एवं सन्तुलन प्रणाली जिसमें स्वतन्त्र न्यायिक और विधायी शाखाएँ हैं।
4. एक स्पंदनशील नागरिक समाज और साथ ही साथ एक स्वतन्त्र और आत्मनिर्भर संचार माध्यम।

उपरोक्त में से कौन-से कथन सही हैं?
(a) 1 और 2 (b) 2 और 4 (c) 1 और 3 (d) ये सभी

101. यह किसका मत था कि राजनीति के क्षेत्र में मुख्य भूमिका वर्गों की नहीं नौकरशाहियों की है?
(a) मैक्स वेबर (b) एल डी ह्वाइट
(c) एम पी फोलेट (d) हर्बर्ट मार्क्यूज

102. निम्नांकित में से किसने स्वतन्त्रता को "मनुष्य द्वारा अपने सहयोगियों के उत्पीड़न के अभाव के" रूप में परिभाषित किया है?
(a) मिल्टन फ्रीडमैन (b) आइसा बर्लिन
(c) रॉबर्ट नोजिक (d) अर्नेस्ट बार्कर

103. "सभी शासन शिक्षा की एक पद्धति है, परन्तु श्रेष्ठ शिक्षा स्वशिक्षा है इसलिए श्रेष्ठतम शासन स्वशासन है, जो कि लोकतन्त्र है" यह किसने कहा है?
(a) लॉर्ड ब्राइस (b) ए डी लिण्डसे
(c) सी डी बर्न्स (d) एच जे लास्की

104. "अन्ततः साधन ही सब कुछ है यथा साधन तथा साध्य, साधन और साध्य के बीच पृथक्ता की कोई दीवार नहीं है।" यह कथन किसका है?
(a) एक के गाँधी का (b) बी आर अम्बेडकर का
(c) माओ जे दोंग का (d) कार्ल मार्क्स का

105. "विश्व के संसाधन व्यक्ति की आवश्यकता की पूर्ति के लिए पर्याप्त हैं पर उसके लालच की पूर्ति के लिए पर्याप्त नहीं हैं।" उपरोक्त कथन किसका है?
(a) महात्मा गाँधी (b) टॉलस्टॉय
(c) विनोबा भावे (d) थोरो

106. निम्नलिखित में से कौन-से सिद्धान्त ने यह प्रतिपादित किया कि राज्य वर्ग विरोधी की विसंगतियों की उपज एवं अभिव्यक्ति है?
(a) विकासवादी सिद्धान्त (b) अराजकतावादी सिद्धान्त
(c) मार्क्सवादी-लेनिनवादी (d) गिल्ड समाजवादी सिद्धान्त

107. नवीन दक्षिणापन्थ (न्यू राइट) सामाजिक न्याय के सिद्धान्त को अस्वीकृत करता है, क्योंकि यह
1. स्वतन्त्रता का उल्लंघन करता है।
2. प्रतिभा का विरोध करता है।
3. दक्षता में सहायक नहीं है।
4. विभिन्न माँगों और आवश्यकताओं का सम्मान नहीं करता है।

कूट
(a) 1 और 2 (b) 2 और 3
(c) 1, 3 और 4 (d) ये सभी

108. 'सामाजिक अभियान्त्रिकी' का सिद्धान्त प्रस्तुत करने वाला उदारवादी विचारक है
(a) सी बी मैक्फर्सन (b) कार्ल जे पॉपर
(c) जॉन रॉल्स (d) एल टी हॉबहाउस

109. नव-उदारवाद मुख्यत: निम्नलिखित में से किस पर बल देता है?
(a) बाजार दक्षताओं को राजनीतिक स्वतन्त्रता के लिए नींव के रूप में स्थान देना और राज्य की सीमित भूमिका के लिए तर्क देना
(b) राज्य, समाज और व्यक्ति के लिए स्वायत्त अभिवृत्ति के प्रति वचनबद्धता
(c) बहुसंख्यक के संकल्प को अग्रता प्रदान करना
(d) राज्य की शक्ति को उसकी सीमाओं से परे विस्तार देना

110. समाजवादी समाज में राज्य निम्न में से कौन-से कार्य सम्पन्न करता है?
1. उत्तराधिकार के अधिकार की समाप्ति
2. राज्य के हाथ में पूँजी का केन्द्रीकरण
3. स्तरानुसार आयकर को आरोपित करना
4. मन और आत्मा के सभी पहलुओं पर नियन्त्रण

कूट
(a) 1, 2 और 3 (b) 2, 3 और 4
(c) 1, 3, और 4 (d) ये सभी

111. कौन इस विचार का अग्रणी है कि "वितरणात्मक समानता को लोगों की सामर्थ्य समान करने से सम्बन्धित होना चाहिए"?
(a) माइकल वाल्जर (b) जॉन राज्स
(c) रोनाल्ड दोरकिन (d) अमर्त्य सेन

112. राज्य में प्रारम्भिक उदारवादी चरण पूर्वगामी था
(a) सकारात्मक राज्य का (b) स्पष्टवादी राज्य का
(c) कल्याणकारी राज्य का (d) समाजवादी राज्य का

113. 'स्वतन्त्रता' का अर्थ है
(a) इच्छानुसार कार्य करने की शक्ति
(b) विधि के द्वारा प्रदत्त स्वतन्त्रता
(c) मानवीय विकास के लिए आवश्यक अवस्थाओं का होना
(d) राज्य द्वारा दमन का अभाव

114. निम्नलिखित युग्मों में से कौन एक सुमेलित नहीं है?
(a) हीगल – उदारवाद
(b) हॉब्स – निरपेक्षतावाद
(c) रूसो – आदर्शवाद
(d) स्पेन्सर – व्यक्तिवाद

115. वैज्ञानिक व्यक्तिवाद की अवधारणा का विकास किसने किया?
(a) एडम स्मिथ ने (b) बेन्थम ने
(c) स्पेन्सर ने (d) जे एस मिल ने

116. समाजवाद की कौन-सी विचारधारा 'मूल्य के सीमान्त उपयोगिता सिद्धान्त' में विश्वास करती है?
(a) श्रमिक संघवाद (b) श्रेणी समाजवाद
(c) साम्यवाद (d) फेबियन समाजवाद

117. निम्नलिखित में से कौन-सा एक कार्य राजनीतिक दलों द्वारा किया जाता है?
(a) गरीब लोगों की सहायता करना
(b) अस्पतालों को चलाना
(c) अखबारों का प्रबन्ध करना
(d) चुनाव लड़ने में उम्मीदवारों की सहायता करना

118. किसने कहा, "यदि स्वतन्त्रता एवं कानून में संघर्ष नहीं होता तो स्वतन्त्रता स्वयं से संघर्ष करने लगती है"?
(a) लास्की (b) मैकाइवर (c) बार्कर (d) मैक्स

119. निम्नलिखित में से कौन एक 'द पावर इलीट' नामक पुस्तक का लेखक है?
(a) जे बर्नहम (b) सी राइट मिल्स
(c) मोस्का (d) पैरेटो

120. 'टू कॉन्सेप्ट्स ऑफ लिबर्टी ' का लेखक कौन है?
(a) मिल (b) आइजिया बर्लिन
(c) लास्की (d) मैक्फर्सन

121. "धर्म से रहित राजनीति मात्र कूड़ा है।" यह अभिमत किसका है?
(a) विवेकानन्द (b) मैकियावली
(c) महात्मा गाँधी (d) एस राधाकृष्णन

122. निम्नलिखित में से किसे महात्मा गाँधी ने अपना राजनीतिक गुरु माना?
(a) बी जी तिलक (b) जी के गोखले
(c) पं. मदनमोहन मालवीय (d) सी आर दास

123. गाँधीजी के न्यासधारिता सिद्धान्त को संक्षेप में कहा जा सकता है
(a) संशोधनवादी समाजवाद (b) काल्पनिक समाजवाद
(c) मानवीय चेहरे के साथ पूँजीवाद (d) इनमें में से कोई नहीं

124. गाँधीजी की दृष्टि में "अहिंसा का स्थान स्वराज्य से पहले।" निम्नांकित में अहिंसा की एक अनिवार्य शर्त को अंकित कीजिए
(a) संघर्ष से परहेज रखना और खतरे से दूर रहना
(b) संघर्ष का सामना करना किन्तु किसी खतरे की जोखिम से परहेज रखना
(c) संघर्ष का सामना करना किन्तु किसी खतरे का जोखिम उठाना
(d) एक व्यक्ति जिसे मृत्यु का भय हो और संघर्ष से परहेज रखे

125. निम्नलिखित में से कौन-सा गाँधीवाद का एक महत्त्वपूर्ण आर्थिक सिद्धान्त है?
(a) पंचायती राज (b) अहिंसा (c) न्यास सिद्धान्त (d) बहिष्कार

126. निम्नलिखित में से कौन-से विचारक ने मार्क्सवादी समाज के अध्ययन में संरचनावाद लागू करने का प्रयत्न किया?
(a) ग्राम्शी (b) हॉरखाइमर
(c) सार्त्र (d) अल्थूजर

127. निम्नलिखित में से किस विचार का गाँधीजी ने समर्थन नहीं किया है?
(a) अस्तेय (b) ट्रस्टीशिप
(c) लघु उद्योग (d) राष्ट्रीयकरण

128. गाँधीजी के लिए 'ट्रस्टीशिप' का अर्थ है
(a) राष्ट्रीयकरण (b) राज्य-प्रबन्ध
(c) श्रमिक-प्रबन्ध
(d) सम्पत्ति का व्यक्तिगत स्वामित्व किन्तु इसका सामाजिक उपयोग

129. असहयोग विषय के अपने विचारों में गाँधी प्रभावित थे
(a) टॉलस्टॉय से (b) रस्किन से
(c) थोरो से (d) गोखले से

130. गाँधीजी की कल्पना में आर्दश राज्य कैसा होगा?
(a) वर्गविहीन राज्य (b) समाजवादी राज्य
(c) रामराज्य (d) अराजकतावादी राज्य

131. निम्नलिखित में से किसने दलविहीन प्रजातन्त्र का विचार दिया?
(a) जवाहरलाल नेहरू (b) लेनिन
(c) जयप्रकाश नारायण (d) महात्मा गाँधी

132. गाँधीजी का स्व-शासन से अभिप्राय था
(a) स्थानीय स्वशासन
(b) देशी लोगों की सरकार
(c) सामन्तों की सरकार
(d) शासकीय नियन्त्रण से स्वतन्त्र होना

133. निम्नलिखित में से क्या गाँधीजी की अहिंसा की अवधारणा के लिए आवश्यक नहीं है?
(a) आन्तरिक शुद्धता (b) अनशन
(c) परिग्रह (d) अध्यवसाय

134. यह कथन किसका है कि "साधन ही आखिर सब कुछ है। जैसा साधन होगा वैसा ही साध्य होगा, साधन व साध्य के मध्य कोई विभाजन रेखा नहीं है"?
(a) नेहरू (b) मार्क्स
(c) तिलक (d) गाँधीजी

135. गाँधीवाद मुख्यत: किस पर आधारित हैं?
(a) वर्ग-संघर्ष
(b) साध्य और साधनों की पवित्रता
(c) धर्मविहीन समाज
(d) योग्यतम की विजय

136. गाँधीजी के साम्यवादियों के समान विचार थे
(a) औद्योगीकरण के बारे में (b) राज्यविहीन समाज के बारे में
(c) हिंसा के बारे में (d) धर्म के बारे में

137. निम्नलिखित में कौन-सी स्थित गाँधी की स्वराज की धारणा को उपयुक्त ढंग से निरूपित करती है?
(a) अनाज में, बड़े पैमाने पर सिंचाई और उर्वरकों के प्रयोगों पर आधारित, आत्मनिर्भरता
(b) स्थानीय संसाधनों एवं गहन श्रम तकनीक के प्रयोग द्वारा प्राप्त आत्मनिर्भर ग्रामीण अर्थव्यवस्था
(c) एक ऐसी अर्थव्यवस्था जिसमें पुरुष और स्त्री तकनीकी शिक्षा वाले व्यवसायों में पूर्णत:नियोजित हैं
(d) गहन श्रम आधारित कृषि, आधुनिक कृषि और आधुनिक नगरीय अर्थव्यवस्था

138. महात्मा गाँधी की समाजवाद की धारणा अधिकतम निकट है
(a) मार्क्सीय समाजवाद के (b) फेबियन समाजवाद के
(c) श्रमिक संघवाद के (d) गिल्ड समाजवाद के

139. गाँधीवाद का एक महत्त्वपूर्ण आर्थिक सिद्धान्त था
(a) श्रम की गरिमा का सिद्धान्त
(b) न्यास का सिद्धान्त
(c) सत्य और अहिंसा का सिद्धान्त
(d) रचनात्मक कार्यक्रम का सिद्धान्त

140. निम्नलिखित में से किस रचना ने गाँधीजी को सर्वाधिक प्रभावित किया?
(a) ग्रामर ऑफ पॉलिटिक्स (b) पॉवर्टी ऑफ फिलॉसफी
(c) डिस्कवरी ऑफ इण्डिया (d) अन टू दिस लास्ट

उत्तरमाला

1.	(b)	2.	(d)	3.	(c)	4.	(d)	5.	(c)	6.	(c)	7.	(b)	8.	(c)	9.	(d)	10.	(c)
11.	(c)	12.	(b)	13.	(d)	14.	(d)	15.	(d)	16.	(c)	17.	(c)	18.	(b)	19.	(d)	20.	(c)
21.	(d)	22.	(c)	23.	(b)	24.	(a)	25.	(d)	26.	(a)	27.	(d)	28.	(d)	29.	(a)	30.	(c)
31.	(c)	32.	(a)	33.	(a)	34.	(b)	35.	(b)	36.	(b)	37.	(d)	38.	(c)	39.	(c)	40.	(d)
41.	(c)	42.	(a)	43.	(b)	44.	(c)	45.	(d)	46.	(b)	47.	(b)	48.	(b)	49.	(b)	50.	(d)
51.	(c)	52.	(a)	53.	(d)	54.	(d)	55.	(d)	56.	(a)	57.	(b)	58.	(b)	59.	(d)	60.	(c)
61.	(d)	62.	(d)	63.	(a)	64.	(b)	65.	(c)	66.	(d)	67.	(b)	68.	(d)	69.	(a)	70.	(b)
71.	(d)	72.	(a)	73.	(c)	74.	(a)	75.	(d)	76.	(a)	77.	(d)	78.	(b)	79.	(b)	80.	(a)
81.	(a)	82.	(a)	83.	(a)	84.	(a)	85.	(c)	86.	(b)	87.	(c)	88.	(c)	89.	(a)	90.	(a)
91.	(c)	92.	(d)	93.	(b)	94.	(a)	95.	(a)	96.	(b)	97.	(a)	98.	(d)	99.	(a)	100.	(d)
101.	(a)	102.	(a)	103.	(c)	104.	(a)	105.	(a)	106.	(c)	107.	(b)	108.	(b)	109.	(a)	110.	(a)
111.	(d)	112.	(d)	113.	(c)	114.	(a)	115.	(c)	116.	(d)	117.	(d)	118.	(c)	119.	(b)	120.	(b)
121.	(c)	122.	(b)	123.	(c)	124.	(c)	125.	(c)	126.	(d)	127.	(d)	128.	(b)	129.	(c)	130.	(c)
131.	(c)	132.	(d)	133.	(c)	134.	(d)	135.	(b)	136.	(b)	137.	(b)	138.	(a)	139.	(b)	140.	(d)

अध्याय 13

विश्व की महत्त्वपूर्ण शासन प्रणालियाँ

ब्रिटेन की शासन प्रणाली

ब्रिटिश संविधान

प्रत्येक राज्य अपने जीवन की सफल यात्रा के लिए एक संविधान चुनता है। अत: ब्रिटेन ने भी अपनी परिस्थितियों के अनुसार अपने संविधान को चुना है।

ब्रिटिश संविधान की विशेषताएँ

ब्रिटिश संविधान की विशेषताएँ निम्नलिखित हैं

- अधिकांश देशों का संविधान एक विशेष संविधान सभा में चुना जाता है, किन्तु ब्रिटिश संविधान का निर्माण नहीं वरन् उसका विकास हुआ है। ब्रिटेन में 9वीं सदी में राजतन्त्र, 13वीं सदी में संसद का विधिवत् चलन तथा वर्तमान में ब्रिटिश व्यवस्था लोकतान्त्रिक व्यवस्था बन गई है।
- ब्रिटिश लोग सिद्धान्तवादी कम तथा व्यवहारवादी ज्यादा हैं, जिस कारण उनका अलिखित संविधान है।
- ब्रिटिश संविधान में ब्रिटिश संसद सामान्य बहुमत के आधार पर ही संविधान को परिवर्तित कर देती है, इसलिए इसे 'लचीला संविधान' भी कहा गया है।
- ब्रिटेन में संसदात्मक प्रजातन्त्र है।
- ब्रिटेन में एकात्मक शासन होने के कारण संसद एकमात्र कानून निर्मात्री संस्था है।
- इसके संविधान में समय-समय पर परिस्थिति के अनुसार परिवर्तन होने के कारण इसमें असंगति भी आ गई, जिस कारण इसे ब्रिटेन की मिश्रित प्रणाली के नाम से भी पुकारा गया।
- ब्रिटिश संविधान और राजनीतिक दल की एक विशेषता द्विदल पद्धति है।
- ब्रिटिश संविधान की एक अन्य विशेषता संसद की प्रभुसत्ता या सर्वोच्चता का सिद्धान्त है।

ब्रिटिश संविधान के स्रोत

ब्रिटिश संविधान के दो प्रमुख स्रोत हैं

- महान् अधिकार पत्र या ऐतिहासिक प्रलेख इसमें सन् 1215 का मैगनाकार्टा तथा सन् 1689 का अधिकार-पत्र शामिल हैं।
- संसदीय अधिनियम इसमें सन् 1649 तथा 1911 का संसदीय अधिनियम और सन् 1937 के राजमुकुट के मन्त्रियों के अधिनियम इत्यादि शामिल हैं।

ब्रिटिश संविधान में अभिसमय

प्रो. ऑग के अनुसार, "अभिसमय उन समझौतों, आदतों या प्रथाओं से मिलकर बनते हैं, जो राजनीतिक नैतिकता के नियम मात्र होने पर भी बड़ी-से-बड़ी सार्वजनिक सत्ताओं के दिन-प्रतिदिन के सम्बन्धों और गतिविधियों के अधिकांश भाग का नियमन करते हैं।"

अभिसमय के लक्षण

अभिसमय के प्रमुख लक्षण निम्नलिखित हैं

- अभिसमय का निर्माण परम्पराओं द्वारा होता है। जब ये प्रथाएँ अपनी उपयोगिता के आधार पर प्रशासन में स्थायित्व प्राप्त कर लेती हैं, तो ये अभिसमय कहलाती हैं।
- इनकी न्यायिक मान्यता न होने पर भी इनका पालन कानून के समान ही किया जाता है।

शासन में राजा अथवा रानी

सन् 1688 की गौरवपूर्ण क्रान्ति तक ब्रिटिश सम्राट ही देश का वास्तविक शासक था। वह राज्य और शासन दोनों का प्रधान था, किन्तु वर्तमान में वह मात्र वैधानिक प्रधान बनकर रह गया। ब्रिटेन में बर्किंघम पैलेस में स्वामी के रूप में बैठा व्यक्ति राजा अथवा रानी होता है, जिसके नाम से इंग्लैण्ड का सम्पूर्ण शासन चलता है, परन्तु वर्तमान में उसके पास वास्तविक शक्तियाँ कुछ भी नहीं हैं।

राजमुकुट का अर्थ

- नेविल कर्क के अनुसार, "वैधानिक रूप से आज भी राजा के पास वे शक्तियाँ हैं, जो कभी पहले थीं। उसके नाम से उसका पालन होता था। वास्तव में, हुआ यह है कि राजा की शक्तियाँ व्यक्ति से निकालकर अब उसके कार्यालय में आ गई हैं, जिसे 'राजमुकुट' या 'क्राउन' कहते हैं।"
- ऑग तथा जिंक के अनुसार, "राजमुकुट राज्य की सर्वोच्च कार्यपालिका शक्ति है तथा इसमें सर्वोच्च सत्तावान संसद और मन्त्रिगण सम्मिलित हैं।"

राजा तथा राजमुकुट में अन्तर

राजा तथा राजमुकुट में निम्नलिखित अन्तर होते हैं

- राजा एक व्यक्ति है तथा राजमुकुट एक संस्था।
- व्यक्ति होने के कारण राजा की मृत्यु तय है, किन्तु राजमुकुट अमर है।
- राजा एक शरीरधारी व्यक्ति है तथा राजमुकुट एक अमूर्त विचार या अवधारणा है।
- राजा राजमुकुट का ही एक अवयवभूत अंग होता है।
- सम्राट का रूप हमेशा से वैयक्तिक रहा है तथा राजमुकुट का रूप सामूहिक।
- राजमुकुट के पास असीम शक्तियों का भण्डार है, जबकि राजा केवल नाममात्र का प्रधान है।

राजमुकुट के कार्य अथवा शकितयाँ

राजमुकुट के कार्य और शक्तियाँ निम्नलिखित हैं

राजमुकुट की कार्यकारिणी शक्तियाँ

- प्रधानमन्त्री तथा न्यायाधीशों की नियुक्ति
- विदेशी सम्बन्धी कार्यों का संचालन
- राजदूतों के परिचय-पत्रों को ग्रहण करना
- गवर्नर तथा उच्च अधिकारियों की नियुक्ति
- स्थानीय सरकारों के कार्य का नियन्त्रण
- समस्त राष्ट्रीय विधियों का पालन करवाना इत्यादि।

राजमुकुट की विधायी शक्तियाँ

वैधानिक रूप से इंग्लैण्ड में कानून का निर्माण राजा तथा संसद द्वारा किया जाता है, किन्तु संसद को बुलाने का अधिकार राजमुकुट के पास होता है। अतः वह उसे बुलाकर भंग भी कर सकता है।

राजमुकुट की न्यायिक शक्तियाँ-राजमुकुट न्याय का स्रोत हैं। समस्त न्यायालयों की स्थापना राजमुकुट द्वारा होती है।

राजमुकुट की धार्मिक शक्तियाँ

राजमुकुट तथा संसद द्वारा इंग्लैण्ड के समस्त चर्चो का नियन्त्रण किया जाता है तथा उन चर्चो के पदाधिकारियों की नियुक्ति की जाती है।

राजतन्त्र का अस्तित्व

राजतन्त्र का अस्तित्व निम्न पहलुओं पर आधारित है

1. ब्रिटिश जनमत पक्षधर लोकतन्त्र में ब्रिटिश जनता की गहरी आस्था है, जिस कारण वे राजतन्त्र के घोर विरोधी हैं, परन्तु इसके साथ ही वे संवैधानिक राजतन्त्र के पक्षधर भी हैं।
2. राष्ट्राध्यक्ष के रूप में सम्राट राष्ट्राध्यक्ष के रूप में ब्रिटिश संवैधानिक व्यवस्था का संचालन करता है। वह पार्लियामेण्ट के निम्न सदन अर्थात् 'हाउस ऑफ कॉमन्स' का अधिवेशन बुलाने तथा स्थगित करने का कार्य करता है।
3. संवैधानिक शासनाध्यक्ष के रूप में सम्राट कार्यपालिका शक्तियों का भी मुख्य स्रोत है, परन्तु उसकी ये शक्तियाँ मात्र संवैधानिक हैं।

राजा की वास्तविक स्थिति

वर्तमान में इंग्लैण्ड में राजा की वास्तविक स्थिति एक 'स्वर्णिम शून्य' है। वह एक ऐसा शासक है, जिसके पास शक्तियाँ होकर भी शक्तियाँ नहीं हैं। वह मन्त्रिमण्डल के परामर्श के बिना कोई भी कार्य नहीं कर सकता। उसके प्रत्येक कार्य के लिए कोई-न-कोई मन्त्री उत्तरदायी होता है।

संसद का प्रभुत्व

ब्रिटिश संसद संसार की सबसे प्राचीनतम संसद है। इसके दो सदन हैं—लॉर्ड सभा तथा कॉमन सभा। ब्रिटिश संसद कानून का निर्माण प्रक्रिया के आधार पर कर सकती है, जिसका कोई भी विरोध नहीं कर सकता। इसे 'संसद की सम्प्रभुता' कहते हैं।

ब्रिटेन की कॉमन सभा

वस्तुतः कॉमन सभा ही ब्रिटिश संसद है। जब किसी मन्त्री को संसद से परामर्श की आवश्यकता पड़ती है, तो वह लोकसदन (कॉमन सभा) से ही परामर्श लेता है तथा जब सम्राट संसद को विघटित करता है तो वह कॉमन सभा को ही विघटित करता है।

कॉमन सभा की रचना एवं संगठन

इस समय ब्रिटिश कॉमन सभा के 650 सदस्य हैं। ये सभी सदस्य वयस्क मताधिकार के आधार पर चुने जाते हैं। कॉमन सभा के सदस्यों का कार्यकाल 5 वर्ष का होता है, जिसे आवश्यकता पड़ने पर परिवर्तित किया जा सकता है। कॉमन सभा के अधिवेशन का कार्य लॉर्ड सभा के साथ ही प्रारम्भ हो जाता है तथा इसका सबसे महत्त्वपूर्ण अधिकारी अध्यक्ष होता है।

कॉमन सभा की शक्तियाँ एवं कार्य

कॉमन सभा की शक्तियाँ एवं कार्य निम्नलिखित हैं

1. विधि निर्माण सम्बन्धी अधिकार यह कॉमन सभा का प्रमुख कार्य है। सभी विधेयक कॉमन सभा में प्रस्तुत किए जाते हैं तथा पारित होते हैं।
2. कार्यपालिका पर नियन्त्रण कॉमन सभा का दूसरा प्रमुख कार्य कार्यपालिका (मन्त्रिपरिषद्) पर नियन्त्रण करना है। वह यह कार्य दो प्रकार से करती है पहला, सरकार से उनके विषय में सूचना प्राप्त करके तथा दूसरा, सरकार की नीतियों की आलोचना करके।
3. वित्तीय शक्तियाँ कॉमन सभा का एक प्रमुख कार्य राष्ट्रीय वित्त पर नियन्त्रण करना भी है। इस शक्ति के द्वारा कॉमन सभा मन्त्रिपरिषद् को राष्ट्रीय वित्त के मनचाहे प्रयोग से रोकती है।
4. जनता की शिकायतें सुनना तथा उन्हें प्रकाश में लाना और उन्हें राजनीतिक शिक्षा का ज्ञान कराना।

कॉमन सभा का अध्यक्ष

इंग्लैण्ड के लोकसदन के अध्यक्ष को 'स्पीकर' कहा जाता है। इसका अस्तित्व सन् 1336 से चला आ रहा है। ब्रिटेन में 'एक बार स्पीकर, सदा के लिए स्पीकर' की परम्परा विकसित की है। इसका वेतन 8500 पौण्ड सालाना है।

ब्रिटिश लॉर्ड सभा

यह इंग्लैण्ड के संसद का द्वितीय सदन है। वैसे इस सदन का गठन कॉमन सभा में पहले हुआ। प्रारम्भ में यह सदन सर्वशक्तिशाली था, किन्तु सन् 1911 के संसद अधिनियम पारित होने के बाद इस सदन के पास केवल नाममात्र की शक्तियाँ बची हैं।

लॉर्ड सभा की रचना

- वर्तमान में लॉर्ड सभा के सदस्यों की संख्या 1000 से भी अधिक है। इस सदन की रचना निम्न सदस्यों से मिलकर होती है
- शाही परिवार के सदस्यों द्वारा
- वंशानुपात या खानदानी पीयर के सदस्य द्वारा
- स्कॉटलैण्ड तथा आयरलैण्ड के प्रतिनिधि पीयर द्वारा
- आध्यात्मिक तथा कानूनी लॉर्ड द्वारा

लॉर्ड सभा के कार्य तथा अधिकार

लॉर्ड सभा के कार्य तथा अधिकार निम्नलिखित हैं

- लॉर्ड सभा इंग्लैण्ड का सर्वोच्च न्यायालय है। इसके द्वारा किए गए निर्णय ही अन्तिम निर्णय कहलाते हैं।
- कॉमन सभा से पारित हुए विधेयकों की अशुद्धियों का परिमार्जन भी इसी के द्वारा किया जाता है।
- इस सभा के कुशल कूटनीतिज्ञ, अनुभवी राजनीतिज्ञ, कानूनवेत्ता तथा उपनिवेश को शासक की सेवाओं का लाभ मिलता है।
- इस सभा के सदस्यों द्वारा आलोचनात्मक तथा विचार विमर्शकारी कार्य भी किए जाते हैं।

लॉर्ड सभा का एक गौण सदस्य होने का तर्क

सन् 1911 और 1949 के संसदीय अधिनियमों ने लॉर्ड सभा को बिल्कुल शक्तिहीन बना दिया। वर्तमान में लॉर्ड सभा कॉमन सभा के काम पर विचार करने वाली एक संस्था मात्र है। राज्य में लॉर्ड सभा की स्थिति अत्यन्त घटिया दर्जे की है। इस प्रकार स्पष्ट है कि लॉर्ड न केवल द्वितीय वरन् गौण सदन है।

ब्रिटेन की प्रिवी परिषद्

प्राचीन काल में राजा के शासन सम्बन्धी कार्यों में परामर्श हेतु, एक 'क्यूरिस रेजिस' नामक संस्था थी, जो अत्यधिक महत्त्वपूर्ण थी। कालान्तर में जब इस संस्था पर कार्यभार बढ़ गया तब इसकी दो शाखाएँ हो गईं। अत: इनमें प्रशासनिक कार्य करने वाली शाखा 'प्रिवी परिषद्' कहलाई।

प्रिवी परिषद् की रचना

वर्तमान में प्रिवी परिषद् में 320 सदस्य हैं। प्रिवी परिषद् की सदस्यता एक बार मिल जाने के बाद यह जीवनपर्यन्त रहती है। राज्याभिषेक तथा कुछ मुख्य अवसरों पर प्रिवी परिषद् के अधिवेशन बुलाए जाते हैं।

प्रिवी परिषद् की समितियाँ

प्रिवी परिषद् के कार्य उसकी अनेक समितियों द्वारा सम्पन्न किए जाते हैं, जिसमें न्याय समिति प्रमुख है, जो न्याय सम्बन्धी कार्य करती है, किन्तु वर्तमान समय में प्रिवी परिषद् एक विमर्शात्मक निकाय नहीं है, क्योंकि धीरे-धीरे उसकी सारी शक्तियाँ मन्त्रिपरिषद् को हस्तान्तरित कर दी गई हैं।

प्रिवी परिषद् के कार्य

प्रिवी परिषद् के कार्य निम्न हैं

- नवीन सरकार बनवाने में यह मन्त्रियों को शपथ दिलवाती है।
- युद्ध सम्बन्धी आदेश जारी करना।
- नगरपालिका तथा अन्य निकाय निगमों को आज्ञा पत्र प्रदान करना।
- काउण्टियों के शैरिफों की नियुक्ति करना।
- संसद को आमन्त्रित करना, उसे स्थगित करना तथा विघटित करना।

ब्रिटिश मन्त्रिमण्डल का उद्भव एवं विकास

ब्रिटिश मन्त्रिमण्डल का विकास परम्पराओं एवं अभिसमयों पर आधारित है। सिर्फ सन् 1937 में क्राउन के मन्त्री अधिनियम द्वारा इसे वैधानिक स्थिति प्रदान की गई। चार्ल्स द्वितीय के शासनकाल को मन्त्रिमण्डल का प्रारम्भिक काल कहा जाता है।

ब्रिटिश मन्त्रिमण्डल का निर्माण एवं रचना

लोकसदन में बहुमत दल के नेता को राजा द्वारा प्रधानमन्त्री नियुक्त किया जाता है। प्रधानमन्त्री अपनी इच्छा से मन्त्रिमण्डल का गठन करता है। इस विषय में राजा का उस पर कोई नियन्त्रण नहीं रहता है।

ब्रिटिश प्रधानमन्त्री

इंग्लैण्ड के शासन-सूत्र का सूक्ष्म केन्द्र प्रधानमन्त्री है।

- लॉस्की के अनुसार, "ब्रिटिश प्रधानमन्त्री समान पदों वालों में प्रथम से अधिक, किन्तु तानाशाह से कुछ कम है।"
- जेनिंग्स के अनुसार, "प्रधानमन्त्री को सम्पूर्ण संविधान की आधारशिला कहना अधिक उपयुक्त होगा।"
- हार्वर मोरिसन के मतानुसार, "प्रधानमन्त्री को समान पदों वालों में प्रथम कहा जाना उसकी स्थिति को कम समझना है और उसका कथन है, "शासन प्रमुख के रूप में प्रधानमन्त्री समान पदवालों में प्रथम है, पर प्रधानमन्त्री की स्थिति का यह मूल्यांकन आज वास्तविकता से कहीं कम है।"

ब्रिटिश प्रधानमन्त्री के कार्य एवं शक्तियाँ

ब्रिटिश प्रधानमन्त्री के कार्य एवं शक्तियाँ निम्नलिखित हैं

- मन्त्रिमण्डल का निर्माण प्रधानमन्त्री का प्रमुख कार्य है।
- यह मन्त्रिमण्डल के कार्य संचालन का कार्य करता है।
- मन्त्रिमण्डल की अध्यक्षता तथा मन्त्रिमण्डल का अन्त भी इसके द्वारा किया जाता है।
- लोक सदन का नेतृत्व करना तथा राष्ट्र के प्रतिनिधि के रूप में कार्य करना।
- समस्त उच्च स्तरीय पदों की नियुक्ति हेतु परामर्श देना इत्यादि।

ब्रिटिश दलीय व्यवस्था

ब्रिटेन की दल प्रणाली की सबसे प्रमुख विशेषता इसका राजनीतिक दलों से घिरा रहना है। राजनीतिक दल ब्रिटिश शासन का महत्त्वपूर्ण अंग हैं। जेनिंग्स के शब्दों में, "यदि ब्रिटिश संविधान का ठ्ठीक निरूपण अथवा परीक्षण किया जाए तो यही कहना पड़ेगा कि वह दलों से प्रारम्भ होता है और दलों में ही समाप्त हो जाता है और प्रारम्भ तथा समाप्ति के बीच में भी राजनीतिक दलों का ही विवेचन होता है।"

ब्रिटिश दल प्रणाली की विशेषताएँ

ब्रिटिश दल प्रणाली की निम्न विशेषताएँ हैं

- ब्रिटिश दल प्रणाली में मुख्यतः दो दल हैं— एक सरकार बनाता है और दूसरा विपक्ष में बैठता है।
- ब्रिटेन में दलों के अनुशासन में अत्यन्त कठोरता है।
- ब्रिटेन में संगठन अत्यन्त कठोर, नियन्त्रित और केन्द्रित है।
- ब्रिटेन में दोनों दलों में परस्पर सैद्धान्तिक मतभेद पाया जाता है।

ब्रिटिश राजनीतिक दलों का इतिहास

ब्रिटेन में सर्वप्रथम सन् 1455-1485 के मध्य स्टुअर्ट काल में 'वॉर ऑफ रॉजेज' के समय दो दल थे, जिनका नाम लोकास्टियन और मारकिस्ट था। बाद में स्टुअर्ट काल में यही दल राउण्डहैण्डर्स और कैवेलियर कहलाने लगे। फिर विलियम तृतीय के शासन काल में इनका नाम टोरी और ह्विग पड़ गया। फिर सन् 1832 के सुधार अधिनियम के अन्तर्गत इनका नाम अनुदारवादी और उदारवादी पड़ गया।

ब्रिटिश रानीतिक दल

वर्तमान समय में इंग्लैण्ड में तीन प्रमुख राजनीतिक दल हैं

1. अनुदार दल यह दल परम्परागत समस्याओं, प्रथाओं एवं विचारधाराओं की रक्षा करने के पक्ष में रहता है। यह क्राउन, लॉर्ड सभा, चर्च तथा गैर-सरकारी सम्पत्ति को बनाए रखने के पक्ष में रहता है। यह मुक्त व्यापार का समर्थन करता है। अनुदार दल के संगठन में प्रमुख अंग नेशनल यूनियन, दलीय संगठन सभापति, संसदीय दल और नेता, प्रान्तीय परिषदें आदि आती हैं।
2. उदार दल उदार दल प्रारम्भ से ही अनुदार दल का विरोधी रहा है। इस दल ने प्रारम्भ से ही जनता की सत्ता के विस्तार तथा मताधिकार के विस्तार पर बल दिया है। यह क्राउन तथा प्राचीन परम्पराओं का कट्टर विरोधी है। इस दल ने सामाजिक सुधारों का समर्थन किया। वर्ष 1908 में श्रमिक दल की बागडोर वामपन्थियों के हाथों के कारण सन् 1981 में 'सोशल डेमोक्रेटिक पार्टी' की विजय हुई।
3. श्रमिक दल श्रमिक दल का जन्म 19वीं शताब्दी के अन्त में हुआ। यह ट्रेड यूनियन आन्दोलन का परिणाम था। यह दल ब्रिटेन की सामाजिक व्यवस्था में क्रान्तिकारी परिवर्तन चाहता था। यह लॉर्ड सभा को समाप्त कर ब्रिटेन के पूँजीवाद राज्य को समाजवादी बनाना चाहता था। श्रमिक दल में संघीय संगठन विद्यमान है। इस दल ने सन् 1997 के चुनाव में ऐतिहासिक जीत हासिल की थी।

ब्रिटिश न्याय व्यवस्था की विशेषताएँ

इंग्लैण्ड अपनी कुशल न्याय प्रणाली के लिए विश्वविख्यात है। आज भी यहाँ की न्याय प्रणाली पर सामन्ती युग की छाप देखने को मिलती है।

इसकी प्रमुख विशेषताएँ निम्नलिखित हैं

- इंग्लैण्ड में विधि का शासन है। यहाँ सरकारी कर्मचारी तथा साधारण व्यक्ति दोनों के लिए एक ही प्रकार के कानून तथा न्यायालय की व्यवस्था की गई है।
- ब्रिटेन की न्याय व्यवस्था में न्यायपालिका अपने कार्य के प्रति स्वतन्त्र रहती है।
- ब्रिटिश न्यायिक प्रणाली में जूरी पद्धति का प्रचलन है।
- इंग्लैण्ड में संसद को सर्वोच्च स्थान प्राप्त है।
- ब्रिटिश कानून एवं न्याय विभाग की एक प्रमुख विशेषता यह है कि वहाँ कानून का अधिकांश भाग संहिताबद्ध नहीं है।
- ब्रिटेन में अलग-अलग राज्यों में भिन्न-भिन्न न्याय प्रणाली देखने को मिलती है।
- ब्रिटेन में निःशुल्क कानूनी सहायता एवं परामर्श को महत्त्व दिया गया है।
- ब्रिटेन में न्याय प्रणाली में वकीलों की द्वैध व्यवस्था की गई है।
- ब्रिटेन में न्यायालय का मानना है कि प्रत्येक व्यक्ति समस्त कानूनों से अवगत है। अतः न्यायालय 'अभियुक्त की निर्दोषिता' में विश्वास रखते हैं।

ब्रिटिश न्यायालयों का संगठन

प्रारम्भ में न्यायालयों का संगठन अत्यन्त दोषपूर्ण था। अतः सन् 1873 में रॉयल कमीशन की रिपोर्ट के आधार पर 'ज्युडिकल्चर अधिनियम' पास हुआ, जिसके द्वारा न्यायालयों का समुचित संगठन किया गया। 'इंग्लैण्ड एण्ड वेल्स' में दो प्रकार के न्यायालय होते हैं, दीवानी और फौजदारी। इनके अतिरिक्त एक विशेष न्यायालय 'प्रिवी परिषद् की न्यायिक समिति' है।

दीवानी न्यायालय

दीवानी न्यायालयों के अन्तर्गत एक नागरिक के दूसरे नागरिक से होने वाले विवाद के मामले आते हैं। अतः यह कहा जा सकता है कि दीवानी न्यायालय वैयक्तिक, कानून में व्यवहार करते हैं। दीवानी न्यायालयों में विधि के अतिक्रमण का कोई प्रश्न नहीं होता है।

फौजदारी न्यायालय

इन न्यायालयों में वे विवाद आते हैं, जिनका सम्बन्ध चोरी, डकैती, हत्या आदि से होता है। इनमें कहीं-न-कहीं विधि के अतिक्रमण का प्रश्न बना रहता है। इस प्रकार फौजदारी न्यायालय सार्वजनिक विधि के अनुसार व्यवहार करते हैं।

प्रिवी परिषद् की न्यायिक समिति

यह समिति एक उच्च स्तरीय अपीलीय संस्था है। यह ब्रिटिश उपनिवेशों के लिए सर्वोच्च पुनरावेदनीय न्यायालय है। इस न्याय समिति में ब्रिटेन के धार्मिक न्यायालयों के विरुद्ध अपील सुनी जाती है।

विधि निर्माण की प्रक्रिया

- किसी भी विषय पर कानून बनाने के प्रस्ताव को विधेयक कहते हैं। संसद से पारित होने के पश्चात् यही विधेयक विधि कहलाता है। प्रत्येक विधेयक को पाँच सोपानों से होकर गुजरना पड़ता है, जिनका विवरण निम्न प्रकार है
- सबसे पहले विधेयक को वाद-विवाद के लिए संसद में प्रथम वाचन में प्रस्तुत किया जाता है।
- फिर इसे द्वितीय वाचन में प्रस्तुत किया जाता है, जहाँ विधेयक के उद्देश्य व आवश्यकता की विवेचना की जाती है।
- द्वितीय वाचन हो जाने के बाद विधेयक किसी स्थायी समिति या विशिष्ट समिति के समक्ष विस्तृत रूप से वाद-विवाद के लिए प्रस्तुत किया जाता है।
- विधेयक एक सदन से पारित होने के बाद द्वितीय सदन से प्रस्तुत कर उसी प्रक्रिया से गुजरता है।
- दोनों सदनों से पारित होने के पश्चात् विधेयक को सम्राट के हस्ताक्षर के लिए प्रेषित किया जाता है। सम्राट के हस्ताक्षर के पश्चात् वह कानून बन जाता है।

संयुक्त राज्य अमेरिका की शासन प्रणाली

अमेरिकी संविधान

प्रारम्भ में हेमिल्टन नामक व्यक्ति के सुझाव पर परिसंघ की व्यवस्था पर विचार करने के उद्देश्य से सन् 1787 में फिलाडेल्फिया में एक सम्मेलन हुआ, जिसमें अमेरिका के वर्तमान संविधान का निर्माण हुआ। अमेरिका में यह संविधान सन् 1789 में लागू हुआ।

अमेरिकी संविधान की विशेषताएँ

अमेरिकी संविधान की विशेषताएँ निम्नलिखित हैं

- अमेरिकी संविधान संसार का सबसे प्राचीन लिखित संविधान है।
- अमेरिका का संविधान संसार का सबसे संक्षिप्त संविधान है। यह केवल चार हजार शब्दों में लिखित है।
- यह संविधान जनता का संविधान है, क्योंकि संविधान की प्रस्तावना में घोषित है कि "हम संयुक्त राज्य अमेरिका के नागरिक इस संविधान की रचना एवं स्थापना करते हैं।"
- अमेरिकी संविधान की अन्य विशेषता यह है कि इसमें संशोधन करना सरल नहीं है।
- अमेरिका में संघात्मक शासन प्रणाली है।
- अमेरिका की संघीय व्यवस्थापिका द्विसदनात्मक रखी गई है।
- अमेरिकी न्यायपालिका एक स्वतन्त्र, सशक्त और निष्पक्ष न्यायपालिका है।
- अमेरिकी न्यायपालिका ने परम्पराओं के आधार पर एक अद्भुत शक्ति अर्जित कर ली है, वह है न्यायिक पुनर्विचार की शक्ति।
- अमेरिकी संविधान में व्यक्तियों को मौलिक अधिकार प्रदान किए गए हैं।
- अमेरिकी संविधान की प्रमुख विशेषता शक्ति-पृथक्करण का सिद्धान्त है।

अमेरिका में नागरिकों के मौलिक अधिकार

अमेरिका में नागरिकों के मौलिक अधिकार निम्नलिखित हैं

- संविधान के प्रथम संशोधन में सभी नागरिकों को धार्मिक स्वतन्त्रता का अधिकार प्राप्त है।
- भारतीय संविधान की भाँति अमेरिका के संविधान में भी नागरिकों को विचार और अभिव्यक्ति की स्वतन्त्रता प्रदान की गई है।
- संयुक्त राज्य अमेरिका का संविधान नागरिकों को समानता का अधिकार प्रदान करता है।
- अमेरिकी संविधान नागरिकों को सम्पत्ति को रखने तथा उसे प्रयुक्त करने का स्वतन्त्र अधिकार देता है।
- कांग्रेस के एक अधिनियम के अनुसार अमेरिका में किसी भी व्यक्ति को काम पाने का अधिकार है।
- मौलिक अधिकारों में सबसे उल्लेखनीय अधिकार न्यायिक उपचारों का अधिकार है।

अमेरिकी संविधान में शक्ति-विभाजन का सिद्धान्त

संयुक्त राज्य अमेरिका की शासन प्रणाली 'शक्ति-पृथक्करण' के सिद्धान्त पर आधारित है। संविधान में प्रथम तीन धाराओं में व्यवस्थापिका और *कार्यपालिका शक्तियों को निम्न प्रकार से बाँटा गया है*

- **धारा-1** "संविधान में प्रदान की गई सभी व्यवस्थापिका शक्तियाँ संयुक्त राज्य अमेरिका की कांग्रेस में निहित होंगी।
- **धारा-2** "कार्यपालिका शक्ति संयुक्त राज्य अमेरिका के एक राष्ट्रपति में निहित होगी।
- **धारा-3** "संयुक्त राज्य अमेरिका की न्यायिक शक्ति एक उच्चतम न्यायालय तथा उसके नीचे के न्यायालयों में निहित होंगी, जिन्हें कांग्रेस समय-समय पर प्रतिष्ठित एवं स्थापित करेंगी।"

अमेरिकी संविधान में संशोधन प्रक्रिया

अमेरिका का संविधान एक कठोर तथा अचल संविधान है। अमेरिका प्रारम्भ में 13 राज्यों में विभक्त था, जिन्होंने अपनी शक्तियाँ त्यागकर संघ का निर्माण किया लेकिन उन राज्यों ने अपने निजी शक्तियों की सुरक्षा हेतु यह सुझाव दिया कि संविधान में संशोधन कम-से-कम हों।

अमेरिकी संविधान के अनुच्छेद 5 के अनुसार संशोधन के तीन स्तर हैं

1. संशोधन का प्रस्ताव सबसे पहले कांग्रेस द्वारा संशोधन का प्रस्ताव किसी भी सदन के समक्ष प्रस्तुत किया जाता है। जहाँ उसे दोनों सदनों से दो-तिहाई मतों के द्वारा स्वीकृत करना होता है या दो तिहाई राज्यों (34) के आवेदन पर कांग्रेस द्वारा बुलाए गए संवैधानिक सम्मेलन द्वारा पारित कराना होता है।
2. संशोधन का पुष्टिकरण संशोधन को संविधान का भाग बनाने हेतु उसका पुष्टीकरण विविध राज्यों के 3/4 विधानमण्डलों द्वारा या उसके तीन-चौथाई सम्मेलनों द्वारा कराना अत्यन्त आवश्यक है।
3. महत्त्वपूर्ण संशोधन एवं आलोचना अमेरिका के संविधान में आज तक 27 संशोधन हो चुके हैं। अमेरिका के संविधान में संशोधन करना अत्यन्त जटिल है। संविधान में संशोधन के लिए जनता के बहुमत की अपेक्षा राज्यों के 3/4 बहुमत का सत्कार किया जाता है।

संघीय शासन

संघीय शासन एक नवीन शासन व्यवस्था है। संवैधानिक दृष्टि से संघात्मक शासन का तात्पर्य एक ऐसे शासन से होता है, जिसमें संविधान द्वारा केन्द्रीय सरकार एवं इकाइयों की सरकारों के मध्य शक्ति विभाजन कर दिया जाता है।

संघीय शासन प्रणाली

जब कोई बड़ा राज्य प्रशासनिक सुविधा की दृष्टि से कई छोटे-छोटे भागों में बँटकर उन भागों की पृथक् सरकारों का निर्माण करता है तथा उनकी अलग व्यवस्थापिकाएँ तथा कार्यपालिकाएँ भी होती हैं, तो वही संघात्मक शासन प्रणाली कहलाती है।

फाइनर के शब्दों में, ''संघ राज्य वह राज्य है, जिसमें अधिकार और शक्ति का एक भाग स्थानीय क्षेत्र में निहित होता है और दूसरा भाग एक केन्द्रीय संस्था में। इन दोनों में से किसी को एक-दूसरे के अधिकार और शक्ति का अपहरण करने का अधिकार नहीं होता।''

अमेरिका में संघीय व्यवस्था

संयुक्त राज्य अमेरिका का संविधान बनाते समय संघीय व्यवस्था को अपनाने के सिवाय उनके पास कोई और उपाय नहीं था। अमेरिका के संविधान निर्माताओं ने संघीय व्यवस्था को इसलिए अपनाया, क्योंकि राजनीतिक दलों का संगठन विकेन्द्रीकृत था और अधिकांश जनता केन्द्र के कठोर नियन्त्रण से मुक्त रहने की इच्छा रखती थी।

अमेरिकी संघात्मक व्यवस्था के लक्षण

अमेरिकी संघात्मक व्यवस्था के प्रमुख लक्षण निम्न हैं

- अमेरिका में द्वैध शासन का प्रचलन है। प्रथम केन्द्रीय शासन, द्वितीय राज्यों का शासन।
- संविधान द्वारा केन्द्र तथा राज्य के मध्य शक्तियों का स्पष्ट विभाजन किया गया है।
- शक्ति विभाजन की रक्षा के लिए स्वतन्त्र व सशक्त न्यायपालिका की व्यवस्था की गई है।
- अमेरिका में दोहरी नागरिकता का प्रचलन है।

अमेरिका में संघीय तत्त्व

अमेरिकी व्यवस्था में संघीय तत्त्व निम्न हैं

- प्रभुत्व शक्ति का दोहरा प्रयोग किया जाता है
- शक्तियों का विभाजन भी संघीय व्यवस्था के आधार पर किया जाता है।

संघात्मक व्यवस्था का मूल्यांकन

अमेरिका में संघीय केन्द्रीयकरण की इस प्रवृत्ति को देखते हुए विभिन्न विद्वानों का कहना है कि अमेरिका में संघात्मक व्यवस्था संकट में पड़ गई है, किन्तु अमेरिकी संघीय व्यवस्था का विस्तृत अध्ययन करने के पश्चात् यह कहा जा सकता है कि अमेरिकी राजनीति में संघात्मक व्यवस्था पूर्णतया सुरक्षित है और इसने राज्यों के अधिकारों को भी सुरक्षा प्रदान की है।

संयुक्त राज्य अमेरिका में राष्ट्रपति

अमेरिकी संविधान में कार्यपालिका की समस्त शक्तियों को राष्ट्रपति में निहित किया है। अमेरिका के राष्ट्रपति का पद संसार का सबसे शक्तिशाली राजनीतिक पद है। वह सरकार तथा राज्य दोनों का अध्यक्ष है।

राष्ट्रपति का चुनाव

- अमेरिका में राष्ट्रपति पद के चुनाव में लड़ने हेतु व्यक्ति की आयु 35 वर्ष की होनी चाहिए तथा वह जन्मजात अमेरिकी हो और 14 वर्ष से अमेरिका में रह रहा हो। अमेरिकी राष्ट्रपति पद का कार्यकाल 4 वर्ष का होता है। इसका वेतन 2,00,000 डॉलर सालाना तय है।
- संविधान के अनुसार राष्ट्रपति का निर्वाचन अप्रत्यक्ष रूप से निर्वाचकों के उस अल्पसंख्यक समूह के द्वारा किया जाता है, जिसके चयन की विधि राज्य की व्यवस्थापिका तय करती है।

राष्ट्रपति के कार्यकाल एवं शक्तियाँ

राष्ट्रपति के कार्य एवं शक्तियाँ निम्नलिखित हैं

1. कार्यपालिका सम्बन्धी शक्तियाँ राष्ट्रपति द्वारा कानूनों का उचित क्रियान्वयन किया जाता है। शान्ति तथा व्यवस्था बनाकर प्रशासन का संचालन करना। राष्ट्रपति द्वारा कांग्रेस के निश्चयों व कानूनों को क्रियान्वयन करने हेतु आवश्यक नियुक्तियाँ की जाती हैं तथा वह सीनेट की सहमति से मन्त्रिमण्डल की नियुक्ति भी करता है।
2. विधि निर्माण सम्बन्धी कार्य राष्ट्रपति समयानुसार कांग्रेस को संघ की दशा के बारे में जानकारी प्रदान करता है तथा उसके विचार हेतु आवश्यक सुझावों की सिफारिश भी करता है। कानून निर्माण से सम्बन्धित राष्ट्रपति के पास एक निषेधाधिकार (नूद) भी उपलब्ध है।
3. वित्तीय शक्तियाँ ऑग तथा रे के अनुसार, ''बजट तथा एकाउण्टिंग एक्ट, 2011 द्वारा राष्ट्रपति बजट का संचालक ही नहीं अपितु सरकार का वास्तविक सामान्य मैनेजर का पद धारण कर चुका है।''
4. वैदेशिक शक्तियाँ विदेशी मामलों के संचालन के सम्बन्ध में राष्ट्रपति को विशेष अधिकार प्राप्त है। उसे विदेशों में अपने देश के प्रतिनिधि को नियुक्त करने का अधिकार है। वह विदेशों से विविध प्रकार के समझौते व सन्धियाँ भी करता है।

अमेरिकी राष्ट्रपति की स्थिति

- संक्षेप में राष्ट्रपति की स्थिति का मूल्यांकन निम्न शीर्षकों से किया जा सकता है
- राष्ट्रपति संकटकाल तथा शान्तिकाल दोनों में देश का उचित नेतृत्व करता है।
- राष्ट्रपति कार्यपालिका क्षेत्र का एकछत्र स्वामी होता है।
- अमेरिका का राष्ट्रपति शासन भी करता है तथा राज भी, इसलिए उसकी स्थिति अतुलनीय है।
- राष्ट्रपति की स्थिति व्यक्तित्व पर भी निर्भर है।

संयुक्त राज्य अमेरिका में महाभियोग

अमेरिकी राष्ट्रपति को उसके कार्यकाल से पूर्व महाभियोग की प्रक्रिया द्वारा हटाया जा सकता है। इसमें सर्वप्रथम प्रतिनिधि सभा प्रस्ताव द्वारा राष्ट्रपति पर आरोप लगाकर महाभियोग चलाती है। फिर सीनेट उसकी सुनवाई करती है। यदि सीनेट भी प्रस्ताव को दो-तिहाई बहुमत से स्वीकृत कर दे, तो राष्ट्रपति को उसके पद से पृथक् किया जा सकता है।

अमेरिकी कांग्रेस

अमेरिका के संविधान में निर्माताओं ने इस बात पर एकता बनाई हुई थी कि वहाँ द्विसदनात्मक व्यवस्थापिका का निर्माण किया जाएगा। द्विसदनात्मक व्यवस्थापिका के सिद्धान्त पर आम सहमति मिलने के बाद एक गम्भीर समस्या यह उत्पन्न हुई कि दोनों सदनों के संगठनों का आधार क्या रखा जाए। अत: अन्त में यह निर्णय लिया गया कि निचले सदन अर्थात् प्रतिनिधि सभा का गठन जनसंख्या के आधार पर होगा तथा उच्च सदन अर्थात् सीनेट का निर्माण संघीय इकाइयों के समानता के आधार पर होगा।

प्रतिनिधि सभा की रचना

प्रतिनिधि सभा के सदस्यों का निर्वाचन भारतीय लोकसभा की भाँति वयस्क मताधिकार के सिद्धान्त पर एक-सदस्यीय चुनाव-क्षेत्र प्रणाली द्वारा होता है। इस सदन का प्रत्येक प्रतिनिधि कम-से-कम तीस हजार लोगों का नेतृत्व करता है।

प्रतिनिधि सभा का सदस्य चुने जाने के लिए अनिवार्यत: व्यक्ति को 25 वर्ष का होना चाहिए तथा वह 7 वर्ष से वहीं रह रहा हो, जहाँ से उसने चुनाव लड़े हैं।

विशेषाधिकार वेतन तथा अधिवेशन

प्रतिनिधि सभा के सदस्यों को सदन में भाषण देने का पूर्ण अधिकार प्राप्त है। सदस्यों को मुफ्त क्लर्क तथा स्टेशनरी की भी सुविधाएँ प्राप्त हैं। प्रतिनिधि सदन के प्रत्येक सदस्य का सालाना वेतन तीस हजार डॉलर है। अधिवेशन के विषय में संविधान के 20वें संशोधन के अनुसार लिखा गया है कि कांग्रेस प्रतिवर्ष एक बार अवश्य इकट्ठा होगी और इसकी बैठक जनवरी दोपहर को आरम्भ होगी। प्रतिनिधि सभा की अवधि 2 वर्ष की होती है तथा कुल सदस्यों का बहुमत सदन की गणपूर्ति करता है।

प्रतिनिधि सभा की अध्यक्ष

अमेरिकी कांग्रेस के निम्न सदन के अध्यक्ष को 'स्पीकर' कहते हैं। इसका चुनाव सदन द्वारा होता है। इसका वार्षिक वेतन 43000 डॉलर है तथा इसे सदन में बोलने की पूर्ण स्वतन्त्रता प्राप्त है।

उच्च सदन : सीनेट

सीनेट अमेरिकी कांग्रेस का द्वितीय सदन है। यह अमेरिकी राजनीति का प्रमुख केन्द्र है। ब्रोगेन ने लिखा है कि "सीनेट एक ऐसी संस्था है, जो कभी नहीं मरती है, राष्ट्रपति आते हैं और जाते हैं, दो वर्ष के बाद प्रतिनिधि सदन समाप्त हो जाता है, परन्तु सीनेट बनी रहती है।

सर हेनरी मैन के अनुसार, "जब से आधुनिक लोकतन्त्र का ज्वर चढ़ा है, तब से जितनी भी संस्थाओं का निर्माण हुआ, उनमें सीनेट केवल एकमात्र पूर्णतया सफल संस्था रही है।"

सीनेट की रचना

अमेरिकी संविधान के 17वें संशोधन के अनुसार सीनेटरों का चुनाव मतदाताओं द्वारा प्रत्यक्ष विधि से होता है। सीनेटरों के चुनाव का अधिकार उन्हीं मतदाताओं को प्राप्त है, जो प्रतिनिधि सदन के निर्वाचन में भाग लेते हैं। सीनेटर बनने हेतु व्यक्ति कम-से-कम 30 वर्ष का हो तथा वह 9 वर्ष से अपने चुनावी राज्य में रह रहा हो।

विशेषाधिकार, वेतन तथा अधिवेशन

सीनेटरों के वेतन तथा विशेषाधिकार प्रतिनिधि सदन के सदस्यों के ही समान है तथा इनका अधिवेशन भी समान रूप से प्रारम्भ होता है। सीनेटरों की अवधि 6 वर्ष की होती है, परन्तु उनका एक-तिहाई भाग प्रत्येक दो वर्ष के उपरान्त सेवा-निवृत्त हो जाता है।

कांग्रेस के कार्य तथा अधिकार

कांग्रेस के कार्य तथा अधिकार निम्नलिखित हैं

- कर लगाने, गण लेने या देने का अधिकार कांग्रेस को प्राप्त है।
- कांग्रेस को विधियों की व्याख्या करने का भी अधिकार प्राप्त है।
- राष्ट्रपति, न्यायाधीश तथा उपराष्ट्रपति पर महाभियोग चलाने तथा उन्हें पद मुक्त करने की शक्ति भी कांग्रेस को ही प्राप्त है।
- कांग्रेस को कई प्रशासनिक एवं न्यायिक शक्तियाँ भी प्राप्त हैं।
- राष्ट्रपति के निर्वाचन में यदि किसी भी उम्मीदवार को बहुमत न मिला हो, तो उसके निर्वाचन की व्यवस्था कांग्रेस द्वारा की जाती है।

अमेरिकी राजनीतिक दलों का विकास

- अमेरिका की राजनीतिक पार्टियाँ शुद्ध रूप से स्वदेशी उपज हैं, जिनका विकास राष्ट्र की परिस्थिति के अनुसार हुआ है। संविधान निर्माताओं द्वारा दलों की उपेक्षा के पश्चात् भी अमेरिका में दलों का जन्म हुआ। संवैधानिक सम्मेलन में समस्त प्रतिनिधि दो दलों में विभक्त हो गए। प्रथम दल के सदस्य फेडरलिस्ट कहलाए तथा दूसरे दल के सदस्य फेडरलिस्ट विरोधी कहलाए।

वर्तमान के राजनीतिक दल

सन् 1800 में जैफर्सन, जो फेडरलिस्ट विरोधी दल का था, अमेरिका का राष्ट्रपति निर्वाचित हुआ और उसने इस दल का नाम डेमोक्रेटिक रिपब्लिकन रख दिया। कुछ समय बाद दो दलों (नेशनल रिपब्लिकन और डेमाक्रेट्स) में विभाजित हो गया। यही दोनों दल अपने मूल नामों के साथ आज भी अमेरिका में विद्यमान हैं।

अमेरिकी दलों की विशेषताएँ

अमेरिकी दलों की विशेषताएँ निम्नलिखित हैं

- अमेरिका में द्विदलीय प्रथा का प्रचलन है।
- अमेरिका में राजनीतिक दलों द्वारा कोई निश्चित एवं स्पष्ट सिद्धान्तों का पालन नहीं किया जाता।
- अमेरिकी राजनीतिक दलों में परस्पर विचारधारा सम्बन्धी अन्तर नहीं पाए जाते।

- अमेरिकी राजनीतिक दलों में सैद्धान्तिक मतभेद न होकर वर्गीय मतभेद पाए जाते हैं।
- अमेरिका के राजनीतिक दलों में व्यापकता पाई जाती है।
- अमेरिकी राजनीतिक दलों पर दबाव समूहों का अत्यन्त गहरा प्रभाव पड़ता है।

अमेरिका में दलों का नामांकन

अमेरिका में दोनों प्रधान दलों का संगठन एक-सा है, जो इस प्रकार है

- राष्ट्रीय स्तर पर दलों का संगठन प्रमुख तथ्यों के आधार पर होता है
- राष्ट्रीय सम्मेलन
- राष्ट्रीय अध्यक्ष
- राष्ट्रीय समिति सचिवालय
- राष्ट्रीय समिति।
- राज्य स्तर पर दोनों दलों के संगठन हेतु प्रत्येक राज्य में सम्मेलन तथा राज्य समितियाँ रहती हैं।
- स्थानीय स्तर पर संगठन की सबसे छोटी इकाई प्रोसिन्क्ट कमेटी की व्यवस्था रहती है।

अमेरिकी संघीय न्यायपालिका की विशेषताएँ

अमेरिकी संघीय न्यायपालिका की विशेषताएँ निम्नलिखित हैं

- अमेरिकी न्यायपालिका में एक सर्वोच्च न्यायालय की व्यवस्था की गई है, जिसे अनेक विशेषाधिकार प्राप्त हैं।
- इसके सर्वोच्च न्यायालय की रचना का अधिकार कांग्रेस को प्राप्त है।
- अमेरिका का संघीय न्यायालय संघ और राज्य के बीच की कड़ी है।
- अमेरिकी न्यायपालिका में दोहरी न्याय व्यवस्था पाई जाती है।
- अमेरिकी न्यायपालिका को कांग्रेस का तीसरा सदन माना जाता है।
- इस व्यवस्था को कानून की न्यायिक समीक्षा भी कहते हैं।
- यह न्यायपालिका अमेरिका में संविधान के संरक्षक के रूप में भी कार्य करती है।

सर्वोच्च न्यायालय

संघीय न्यायालयों की व्यवस्था में सर्वोच्च स्तरीय न्यायालय 'सर्वोच्च न्यायालय' कहलाता है। अमेरिकी संविधान में इसकी व्यवस्था सन् 1789 के न्यायपालिका अधिनियम के अन्तर्गत की गई थी।

सर्वोच्च न्यायालय का संगठन

सर्वोच्च न्यायालय का संगठन करने का पूर्ण अधिकार कांग्रेस को प्राप्त है। सन् 1789 में 9 न्यायाधीशों की संख्या निश्चित की गई, जिसमें एक मुख्य न्यायाधीश तथा आठ सह-न्यायाधीश थे। इन न्यायाधीशों की नियुक्ति राष्ट्रपति करता है, किन्तु नियुक्ति की पुष्टि सीनेट द्वारा होनी आवश्यक है। न्यायाधीश का कार्यकाल आजीवन तक हो सकता है।

योग्यता, वेतन एवं महाभियोग

- न्यायाधीश की योग्यता के सम्बन्ध में संविधान में कोई निश्चित प्रावधान नहीं है, किन्तु न्यायाधीश बनने हेतु ख्याति प्राप्त वकील, कानून का अध्यापक या प्रशासकीय अभिकरणों का परामर्शदाता होना आवश्यक है। सर्वोच्च न्यायालय के न्यायाधीशों का वेतन कांग्रेस ने 40,000 डॉलर सालाना मुख्य न्यायाधीश का तथा 35,000 डॉलर सालाना अन्य न्यायाधीश का तय किया है।
- अमेरिकी कांग्रेस न्यायाधीशों को महाभियोग चलाकर हटा सकती है। दोनों सदनों में प्रस्ताव पर दो-तिहाई बहुमत की स्वीकृति से न्यायाधीश को पद से हटाया जा सकता है।

सर्वोच्च न्यायालय की शक्तियाँ एवं कार्य

सर्वोच्च न्यायालय की शक्तियाँ एवं कार्य निम्नलिखित हैं

- सर्वोच्च न्यायालय का प्रारम्भिक क्षेत्राधिकार अत्यन्त सीमित है।
- सर्वोच्च न्यायालय को न्याय-क्षेत्र में अपील सम्बन्धी अधिकार भी प्राप्त हैं।
- इसे न्यायिक पुनर्निरीक्षण का अधिकार भी प्राप्त है।
- यह संविधान के संरक्षक के रूप में कार्य करता है।

न्यायिक पुनर्निरीक्षण का अधिकार

- अमेरिकी सर्वोच्च न्यायालय की सर्वाधिक महत्त्वपूर्ण शक्ति न्यायिक पुनर्निरीक्षण का अधिकार है। न्यायिक पुनर्निरीक्षण के अन्तर्गत सर्वोच्च न्यायालय को कार्यपालिका और व्यवस्थापिका के कार्यों की वैधता की जाँच करने का अधिकार प्राप्त होता है।
- मार्शल ने सन् 1803 में 'मार्बरी बनाम मेडिसन' के मामले में निर्णय देते हुए न्यायिक पुनर्निरीक्षण की परिभाषा देते हुए कहा था कि "न्यायिक पुनर्निरीक्षण न्यायालयों द्वारा अपने समक्ष पेश विधायी कानूनों तथा कार्यपालिका अथवा प्रशासकीय कार्यों का निरीक्षण है, जिसके द्वारा वह निर्णय करता है कि क्या वे एक लिखित संविधान द्वारा निषिद्ध किए गए हैं अथवा उन्होंने अपनी शक्ति से बढ़कर कार्य किया है या नहीं।"

स्विट्जरलैण्ड की शासन प्रणाली

स्विट्जरलैण्ड का संविधान

स्विट्जरलैण्ड एक गणतान्त्रिक देश है जहाँ संघात्मक शासन पद्धति को अपनाया गया है यहाँ का संविधान एक लिखित संविधान है

स्विस संविधान की मुख्य विशेषताएँ

स्विस संविधान की मुख्य विशेषताएँ निम्नलिखित हैं

- ब्रिटिश संविधान के विपरीत अमेरिकी संविधान के समान स्विट्जरलैण्ड का संविधान एक निर्मित तथा लिखित संविधान है।
- संविधान में स्विट्जरलैण्ड को एक 'राज्यमण्डल' कहा गया है, किन्तु वास्तव में यह एक संघात्मक शासन व्यवस्था पर आधारित है।
- स्विट्जरलैण्ड एक गणतन्त्रात्मक देश है। स्विस संघ के शासन का अध्यक्ष एक निर्वाचित राष्ट्रपति ही होता है।
- स्विस संविधान की सबसे जोरदार वस्तु उसकी बहुल कार्यपालिका है।

- स्विस संविधान की सर्वाधिक महत्त्वपूर्ण विशेषता उसकी प्रजातान्त्रिक विशेषता है।
- स्विस संविधान एक कठोर संविधान है। संविधान में संशोधन की प्रक्रिया अत्यन्त जटिल है।
- स्विस संविधान में दो सदन हैं—(U) राज्य परिषद्, (UU) राष्ट्रीय परिषद्।
- स्विस संविधान में नागरिकों के मौलिक अधिकारों का वर्णन एक निश्चित भाग में न होकर अलग-अलग भागों से है।

स्विस नागरिकों के अधिकार एवं कर्त्तव्य

स्विस नागरिकों के अधिकार एवं कर्त्तव्य निम्नलिखित हैं

- अनुच्छेद 4 के अनुसार, ''सभी स्विस नागरिक कानून के समक्ष समान हैं।''
- अनुच्छेद 60 के अनुसार, ''प्रत्येक कैण्टन का यह कर्त्तव्य है कि दूसरे कैण्टनों के नागरिकों के साथ कानूनी और न्यायिक कार्यवाहियों में अपने नागरिकों की भाँति समानता का व्यवहार करे।''
- अनुच्छेद 55 के अन्तर्गत, ''प्रेस या समाचार-पत्रों को पूर्णत: स्वतन्त्रता प्रदान की गई है।''
- अनुच्छेद 56 के अनुसार, ''नागरिकों को स्वतन्त्रतापूर्वक समुदाय का निर्माण करने का अधिकार प्रदान किया गया है।''
- अनुच्छेद 49 के अनुसार, ''सभी नागरिकों को अन्त:करण तथा धर्म की स्वतन्त्रता का अधिकार प्रदान किया गया है।''
- अनुच्छेद 50 के अन्तर्गत प्रत्येक नागरिक को पूजा-पाठ करने की स्वतन्त्रता दी गई है।
- अनुच्छेद 27 में नागरिकों को धर्मनिरपेक्षता तथा शिक्षा प्राप्त करने का अधिकार प्रदान किया गया है।
- नागरिकता के अधिकार के सम्बन्ध में अनुच्छेद 43 में वर्णित है, ''कैण्टन का प्रत्येक नागरिक स्विस नागरिक होगा।''
- अनुच्छेद 60 के अनुसार, ''स्विस नागरिकों को किसी भी कैण्टन में घूमने, बसने का अधिकार प्राप्त है।
- संविधान के अनुच्छेद 31 के अन्तर्गत नागरिकों को व्यापार तथा व्यवसाय सम्बन्धी अधिकार प्रदान किए गए हैं।
- इसके अतिरिक्त प्रत्येक स्विस नागरिक को, जो 20 वर्ष से अधिक है, को मत देने का अधिकार प्राप्त है।

स्विस कार्यपालिका की विशेषताएँ

- स्विस कार्यपालिका के संगठन एवं कार्यों के आधार पर उनकी निम्न विशेषताएँ मुख्य हैं
- स्विस कार्यपालिका में शक्ति किसी एक व्यक्ति को न देकर सात सदस्यों की एक परिषद् को सौंपी जाती है, इसलिए इसे बहुल कार्यकारिणी भी कहते हैं।
- यह संसदात्मक तथा अध्यक्षात्मक दोनों व्यवस्थाओं की मिश्रित प्रणाली है।
- स्विस कार्यपालिका के सभी सदस्य किसी एक दल के नेता न होकर विभिन्न दलों के नेता होते हैं।
- इसमें प्रत्येक सदस्य को अपना व्यक्तिगत मत प्रकट करने का पूर्ण अधिकार होता है।
- इस परिषद् के सदस्य अपने कार्यों हेतु, सामूहिक रूप से उत्तरदायी नहीं होते।
- संघीय परिषद् के समस्त सदस्य अनुभवी तथा योग्य प्रशासक होते हैं।
- स्विस संघीय कार्यपालिका संसद के अधीन होती है। इसके सदस्यों का चुनाव संसद करती है।

स्विस कार्यपालिका का संगठन

- रचना स्विस संघीय परिषद् को ही स्विस कार्यपालिका कहा जाता है। इस परिषद् में सात सदस्य होते हैं, जिनका चुनाव संघीय सभा के दोनों सदन एक संयुक्त बैठक में करते हैं। संघीय परिषद् का चुनाव चार वर्ष हेतु होता है। संघीय परिषद् के सात सदस्यों में प्राय: सभी दलों के प्रतिनिधि आ जाते हैं।
- योग्यता तथा वेतन कोई भी ऐसा सदस्य जिसमें राष्ट्रीय परिषद् में चुने जाने की योग्यता हो संघीय परिषद् का सदस्य चुना जा सकता है। संघीय परिषद् के प्रत्येक सदस्य को 80 हजार फ्रांक सालाना वेतन तथा परिषद् के अध्यक्ष को 90 हजार फ्रांक सालाना वेतन मिलता है।

संघीय परिषद् के अध्यक्ष तथा उपाध्यक्ष

संघीय परिषद् के सदस्यों में से एक को अध्यक्ष तथा एक उपाध्यक्ष बनाया जाता है। इनका निर्वाचन प्रतिवर्ष परिषद् द्वारा ही होता है। दोनों पदों पर व्यक्ति का चुनाव दोबारा भी हो सकता है। इस अध्यक्ष को कोई अतिरिक्त अधिकार प्राप्त नहीं होता।

संघीय परिषद् के कार्य एवं शक्तियाँ

स्विस संघीय परिषद् के अधिकार एवं शक्तियाँ मौलिक हैं, जो प्रत्यक्ष रूप से संविधान द्वारा प्राप्त हैं। स्विस संविधान के अनुच्छेद 120 में संघीय परिषद् के अधिकार एवं कार्यों का विस्तार से उल्लेख किया गया है। इसके कार्य निम्न प्रकार हैं

- अनुच्छेद 95 के अन्तर्गत संघीय परिषद् को निदेशन एवं कार्यपालन शक्तियाँ प्रदान की गई हैं।
- अनुच्छेद 102 के अनुसार, संघीय परिषद् को यह अधिकार दियां गया है कि वह कानूनों के विधेयक संघीय सभा में प्रस्तुत कर सके।
- इस परिषद् को सरकार के आय-व्यय का बजट तैयार करने का कार्य भी मिला है।
- संघीय परिषद् को कई न्यायिक शक्तियाँ भी प्राप्त हैं; जैसे- संघीय सरकार के निर्णयों के विरुद्ध अपीलें सुनना।
- संकटकाल के समय व्यवहार में स्विस व्यवस्थापिका संघीय परिषद् को पूर्ण अधिकार सौंप देती है।

स्विट्जरलैण्ड की व्यवस्थापिका

स्विट्जरलैण्ड में सर्वोच्च विधायिका शक्ति 'संघीय सभा' नामक एक द्विसदनीय व्यवस्थापन निकाय में निहित है, जिसके दो मुख्य सदन हैं राष्ट्रीय परिषद् एवं राज्य परिषद्। संविधान के अनुच्छेद 71 में इसकी सर्वोच्चता के विषय में लिखा है कि ''जनता व कैण्टनों के अधिकारों के प्रतिबन्ध के साथ-साथ राज्य की सर्वोच्च शक्ति संघीय सत्ता में निहित है।''

संघीय सभा की विशेषताएँ

संघीय सभा की निम्न विशेषताएँ हैं

- स्विस संघीय सभा शासन का सर्वोच्च अंग माना जाता है। सम्पूर्ण शासन पर इसी का अधिकार है।
- स्विस संघीय सभा के दो मुख्य सदन हैं, जिनके अधिकार एवं शक्तियाँ समान हैं।
- संघीय सभा में कोई विरोधी दल नहीं होता।
- स्विस विधानमण्डल में विधेयक को संघीय सभा के दोनों सदनों में एक साथ प्रस्तुत किया जाता है।
- स्विस विधानमण्डल में समस्त वाद-विवाद का निपटारा अत्यन्त शान्तिपूर्ण तरीके से होता है।
- संघीय सभा के कार्य अत्यन्त सुचारु रूप से पूर्ण होते हैं। इसकी कार्यवाही बड़ी गम्भीरता से की जाती है।
- संघीय सभा में देश की विविध भाषाओं के प्रयोग की पूर्ण स्वतन्त्रता है।

संघीय सभा का गठन : राष्ट्रीय परिषद्

राष्ट्रीय परिषद् का प्रत्येक प्रतिनिधि प्रति 24000 की जनसंख्या पर नियुक्त होता है, जिसका चुनाव प्रत्येक 20 वर्षीय स्विस व्यक्ति के मत के आधार पर आनुपातिक प्रतिनिधि प्रणाली से होता है। राष्ट्रीय परिषद् का कार्यकाल 4 वर्ष का होता है तथा इसकी बैठकें प्रति वर्ष मार्च, जून, सितम्बर और दिसम्बर में होती हैं। इनका कोई निश्चित वेतन या भत्ता नहीं है तथा इसमें एक अध्यक्ष तथा एक उपाध्यक्ष परिषद् द्वारा प्रत्येक वर्ष निर्वाचित होता है।

संघीय सभा का गठन : राज्य परिषद्

राज्य परिषद् के प्रत्येक पूर्ण कैण्टन में 2 प्रतिनिधि अर्द्ध-कैण्टन में 1 प्रतिनिधि नियुक्त रहता है। वर्तमान में इस परिषद् में कुल 44 सदस्य हैं। योग्यता एवं अधिवेशन के मामले में यह राष्ट्रीय परिषद् के समान है। इनका कार्यकाल कैण्टनों की इच्छानुसार निश्चित होता है तथा इनका वेतन भी वही तय करते हैं। राज्य परिषद् में गणापूर्ति हेतु कम-से-कम 23 सदस्यों की उपस्थिति आवश्यक है।

संघीय सभा की शक्तियाँ एवं कार्य

संघीय सभा की शक्तियाँ एवं कार्य निम्न हैं

- अनुच्छेद 84 में संघीय सभा की विधायिनी शक्तियों का उल्लेख है; जैसे- संघीय क्षेत्र में आने वाले समस्त विषयों पर कानून बनाना।
- संघीय परिषद् के सदस्य, अध्यक्ष एवं उपाध्यक्ष, चांसलर, प्रधान सेनापति का चयन करना संघीय सभा की कार्यपालिका शक्तियाँ हैं।
- सरकार के आय-व्यय के बजट को बिना संघीय सभा के दोनों सदनों में पारित करवाए क्रियान्वित नहीं किया जा सकता।
- न्याय प्रशासन का निरीक्षण, विद्रोहियों का माफी देना तथा जनता की याचिकाओं पर निर्णय देना संघीय सभा की न्यायिक शक्तियाँ हैं।
- स्विस संविधान में संशोधन हेतु यह आवश्यक है कि प्रस्ताव को संघीय सभा के दोनों सदनों से पारित कराया जाए।

स्विट्जरलैण्ड में न्याय व्यवस्था

स्विट्जरलैण्ड में प्रत्यक्ष लोकतन्त्र है। यहाँ संघीय क्षेत्र में एक ही न्यायालय होता है, जिसे संघीय न्यायाधिकरण कहते हैं। यही देश का सर्वोच्च न्यायालय है। स्विस संघीय न्यायालय की स्थापना संविधान द्वारा सन् 1848 में हुई थी।

संघीय न्यायाधिकरण का संगठन

संविधान में न्यायाधीशों की कोई संख्या निश्चित नहीं की गई है। वर्तमान संघीय न्यायाधिकरण में 26 न्यायाधीश व 12 वैकल्पिक न्यायाधीश हैं। वे सभी संघीय न्यायाधीशों द्वारा चुने जाते हैं। न्यायाधीश एवं वैकल्पिक न्यायाधीश दोनों का कार्यकाल 6 वर्ष का होता है तथा इन्हें 53 हजार फ्रेंक सालाना वेतन दिया जाता है। न्यायाधीश के अध्यक्ष को 3600 फ्रेंक अतिरिक्त भी मिलते हैं।

योग्यता एवं कार्य प्रणाली

स्विस संविधान में न्यायाधीश पद की योग्यता के सम्बन्ध में कोई विवरण नहीं है, लेकिन जो व्यक्ति राष्ट्रीय परिषद् का सदस्य बनने की योग्यता रखता हो वह संघीय न्यायाधीश के पद पर चुनाव लड़ सकता है। कार्य संचालन की दृष्टि से संघीय न्यायाधिकरण के तीन विभाग हैं—प्रथम, संवैधानिक तथा प्रशासनिक विभाग; दूसरा, दीवानी कानून का न्यायालय तथा तीसरा, फौजदारी अपील का न्यायालय। प्रत्येक विभाग में अधिकतम 9 न्यायाधीश हो सकते हैं।

संघीय न्यायधिकरण का अधिकार क्षेत्र

संघीय न्यायाधिकरण के निम्नलिखित अधिकार क्षेत्र होते हैं

1. दीवानी क्षेत्राधिकार स्विस संघीय न्यायालय को दीवानी विवादों में मौलिक तथा अपीलीय दोनों क्षेत्रों में अधिकार प्राप्त हैं। वह संघ तथा कैण्टनों के झगड़े एवं दो कैण्टनों के झगड़े जैसे मामलों में अन्तिम रूप से निर्णय देता है। यह कार्य उसके दीवानी विभाग में सम्पन्न होते हैं।
2. फौजदारी क्षेत्राधिकार संघीय न्यायालय के इस विभाग के अन्तर्गत, सर्वोच्च न्यायालय के फौजदारी विभाग द्वारा विद्रोह, क्रान्ति तथा अन्तर्राष्ट्रीय कानून से सम्बन्धित मुकदमों की सुनवाई की जाती है।
3. संवैधानिक क्षेत्राधिकार संघीय न्यायालय को कैण्टनों एवं सार्वजनिक विधि के सम्बन्ध में विवाद, पारस्परिक क्षेत्राधिकार, अधिकारों के हनन से सम्बन्धित विवाद जैसे मामलों की सुनवाई का पूर्ण अधिकार प्राप्त है।
4. प्रशासनिक क्षेत्राधिकार वर्ष 1943 में संविधान के अधिनियम के अन्तर्गत आने वाले समस्त प्रशासनिक विवाद जिनका निर्णय संघीय परिषद् करती है, के विरुद्ध अपील सुनने का पूर्ण अधिकार सर्वोच्च न्यायालय को है।

स्विट्जरलैण्ड का प्रजातन्त्र

विश्व में स्विट्जरलैण्ड अनेक कारणों से प्रसिद्ध है, किन्तु मुख्य रूप से वह अपने प्रत्यक्ष प्रजातन्त्र की वजह से प्रसिद्ध है। आज जहाँ विश्व में सभी जगह अप्रत्यक्ष प्रजातन्त्र अर्थात् प्रतिनिधि प्रजातन्त्र है। वहीं स्विट्जरलैण्ड में प्रत्यक्ष प्रजातन्त्र का संचालन है और स्विस जनता को उस पर गर्व है।

स्विट्ज़रलैण्ड के प्रत्यक्ष लोकतन्त्र के प्रमुख सोपान अथवा उपकरण

स्विट्ज़रलैण्ड के प्रत्यक्ष लोकतन्त्र के प्रमुख सोपान अथवा उपकरण निम्न हैं

1. जन सभाएँ

जब किसी समाज में समस्त नागरिक कम-से-कम वर्ष में एक बार निश्चित स्थान पर एकत्रित होकर सम्पूर्ण समाज के शासन के संचालन के सम्बन्ध में महत्त्वपूर्ण निर्णय लें, तो उस सम्पूर्ण समाज की सभा को जनसभा कहते हैं।

2. जनमत संग्रह

यद्यपि वर्तमान में जनसभाएँ किसी भी देश में संघीय स्तर पर सम्भव नहीं है, परन्तु कुछ महत्त्वपूर्ण विषयों पर जनता की राय जानकर उसके अनुसार शासन द्वारा कार्य करना ही जनमत संग्रह है।

3. आरम्भक

जब कभी संविधान के संशोधन को प्रारम्भ करने में विधानमण्डल के साथ-साथ जनता भी भाग लेती है अर्थात् वह संशोधन के प्रस्ताव का प्रारूप तैयार करके विधानमण्डल के समक्ष प्रस्तुत करे और विधानमण्डल उस पर विचार करे, तो इस व्यवस्था को आरम्भक कहते हैं।

स्विट्ज़रलैण्ड में प्रत्यक्ष प्रजातन्त्र की सफलता के कारण

- स्विट्ज़रलैण्ड में प्रत्यक्ष प्रजातन्त्र की सफलता के कारण निम्नलिखित हैं
- स्विट्ज़रलैण्ड की भौगोलिक स्थिति प्रत्यक्ष लोकतन्त्र के अनुकूल है।
- स्विस नागरिकों का चरित्र इसकी सफलता का अहम तत्त्व है।
- आर्थिक असमानता देखने को नहीं मिलती।
- राष्ट्रीय एकता तथा देश-प्रेम की प्रबल भावना देखने को मिलती है।
- स्विट्ज़रलैण्ड में स्थानीय स्वशासन की श्रेष्ठ व्यवस्था है।
- स्विस नागरिक शिक्षा का व्यापक प्रचार करते हैं।

स्विस प्रत्यक्ष लोकतन्त्र का आलोचनात्मक मूल्यांकन

- स्विट्ज़रलैण्ड में प्रत्यक्ष लोकतन्त्र का शासन संचालन पर ही नहीं अपितु प्रत्येक नागरिक के जीवन पर विशेष प्रभाव पड़ा है, जिससे राष्ट्र में राजनैतिक जागृति उत्पन्न हुई है। इस प्रणाली के निम्न लाभ हैं
- इससे लोकप्रिय प्रभुसत्ता के सिद्धान्त की स्थापना होती है।
- यह जनता की राय को जानने का निश्चित साधन है।
- इसके द्वारा जनता एवं विधानमण्डल के मध्य गहरा सम्पर्क बनता है।
- इससे जनता को राजनीतिक शिक्षा का भी ज्ञान मिलता है।
- इस प्रणाली से राजनीतिक दलों का महत्त्व कम हो जाता है।

संयुक्त राज्य अमेरिका तथा स्विट्ज़रलैण्ड के संविधान संशोधन प्रक्रिया का तुलनात्मक अध्ययन

स्विट्ज़रलैण्ड के संविधान संशोधन की प्रक्रिया

स्विट्ज़रलैण्ड के संविधान संशोधन की प्रक्रिया दो प्रकार की है

1. संविधान में पूर्ण संशोधन की प्रक्रिया
2. संविधान में आंशिक संशोधन की प्रक्रिया

1. संविधान में पूर्ण संशोधन की प्रक्रिया

1. इस प्रक्रिया में पूर्णतः नया संविधान अपनाया जाता है या पूर्णतः संविधान को संशोधित किया जाता है।

- इसमें संशोधित संविधान को संसद के समक्ष स्वीकार करने हेतु रखा जाता है अगर संसद द्वारा इसे स्वीकार करने के बाद जनमत संग्रह कराया जाता है।
- जनमत संग्रह में स्वीकार हाने के पश्चात् संविधान लागू हो जाता है, अगर जनमत संग्रह द्वारा इसे अस्वीकार कर दिया जाता है तब पुराना संविधान मान्य हो जाता है।

2. अगर संविधान संशोधन का एक सदन पास करता है तथा दूसरा सदन नहीं करता और जनमत संग्रह में इसे स्वीकार कर लिया जाता है तब संसद भंग कर दी जाती है, तथा नई संसद इसे दुबारा प्रस्ताव पास करती है तथा जनमत संग्रह द्वारा अपनाने पर संविधान लागू हो जाता है।
3. अगर 1,00,000 मतदाता संविधान संशोधन का प्रस्ताव करते हैं तथा जनमत संग्रह द्वारा इसे स्वीकार कर लिया जाता है, तब संसद को नया संविधान पारित करना पड़ता है।

नोट 1874 ई. में संविधान का सफल संशोधन किया गया था। इसके पश्चात् 1880 ई. 1935 तथा वर्ष 1975 में तीन असफल प्रयास किए गए थे। वर्तमान में 1 जनवरी, 2000 से संशोधित संविधान लागू है।

2. संविधान में आंशिक संशोधन की प्रक्रिया

यह प्रकिया दो प्रकार से अपनाई जाती है

1. इस प्रकिया में दोनों सदनों द्वारा संशोधन प्रस्ताव पारित कर कैंटन तथा जनता के बीच जनमत संग्रह के लिए रखा जाता है। स्वीकार करने के पश्चात् इसमें संशोधन कर दिया जाता है।
2. अगर 1,00,000 स्वीस मतदाता संविधान में संशोधन हेतु प्रस्ताव पारित कर देते हैं तब उसे जनमत संग्रह के लिए रखा जाता है। जनमत संग्रह में पारित होने के पश्चात् संसद संशोधन का प्रस्ताव पारित कर देती है।

अभ्यास प्रश्न

1. ब्रिटेन में प्रजातन्त्र का स्वरूप क्या है?
(a) प्रत्यक्ष प्रजातन्त्र (b) प्रतिनिधि प्रजातन्त्र
(c) संसदात्मक प्रजातन्त्र (d) उदार प्रजातन्त्र

2. ब्रिटिश संविधान में संसदीय अधिनियम कब शामिल किया गया?
(a) सन् 1215 (b) सन् 1689
(c) सन् 1937 (d) सन् 1911

3. ''राजमुकुट राज्य की सर्वोच्च कार्यपालिका शक्ति है तथा इसमें सर्वोच्च सत्तावान संसद और मन्त्रिगण सम्मिलित हैं।'' उपरोक्त कथन किस विद्वान् का है?
(a) नेविल कर्क (b) ऑग तथा जिक
(c) जेनिंग्स (d) हार्वर मोरिसन

4. ब्रिटिश कॉमन सभा में कितने सदस्य होते हैं?
(a) 450 (b) 480 (c) 625 (d) 650

5. इंग्लैण्ड में लोकसभा के अध्यक्ष को क्या कहा जाता है?
(a) सभापति (b) चांसलर
(c) स्पीकर (d) इनमें से कोई नहीं

6. वर्तमान में प्रिवी परिषद् में कितने सदस्य हैं?
(a) 250 (b) 300 (c) 320 (d) 350

7. निम्न में से क्या ब्रिटिश दल प्रणाली की विशेषता नहीं है?
(a) दलों के अनुशासन में अत्यन्त कठोरता है।
(b) संगठन अत्यधिक कठोर, नियन्त्रित एवं केन्द्रित है।
(c) दल प्रणाली में दो प्रमुख दल हैं- एक सरकार बनाता है, दूसरा विपक्ष में बैठता है।
(d) दोनों दलों में परस्पर सहयोग समान विचार एवं भाईचारा है।

8. अमेरिका में संविधान कब लागू हुआ?
(a) 1769 ई. (b) 1772 ई. (c) 1789 ई. (d) 1791 ई.

9. निम्न में से क्या अमेरिकी संविधान की विशेषता है?
(a) संघात्मक शासन प्रणाली (b) मौलिक अधिकार
(c) संसार का सबसे प्राचीन लिखित संविधान कार्यकाल
(d) उपरोक्त सभी

10. अमेरिका के राष्ट्रपति का कितने वर्ष का है?
(a) 3 वर्ष (b) 4 वर्ष (c) 5 वर्ष (d) 6 वर्ष

11. स्विस संघीय न्यायालय की स्थापना कब हुई थी?
(a) 1845 ई. (b) 1847 ई.
(c) 1848 ई. (d) 1849 ई.

12. निम्न कथनों पर विचार कीजिए
1. व्यवहारवादी, राजनीति विज्ञान को विज्ञान बनाने के पक्ष में रहे हैं।
2. व्यवहारवादी, पद्धतियों को महत्त्व नहीं देते।

उपरोक्त कथनों में कौन-सा/से सही है/हैं?
(a) केवल 1 (b) केवल 2
(c) 1 और 2 (d) न तो 1 और न ही 2

13. निम्न कथनों पर विचार कीजिए
1. व्यवहारवादी, सूक्ष्म अध्ययन के निष्कर्षों को वृहत् स्तर पर लागू करने की समस्या से ग्रस्त रहे हैं।
2. व्यवहारवादी, संख्यात्मक प्रणाली के आधार पर मानवीय स्वभाव के गुणात्मक पहलुओं का अध्ययन करने का प्रयास करते हैं।

उपरोक्त कथनों में कौन-सा/से सही है/हैं?
(a) केवल 1 (b) केवल 2
(c) 1 और 2 (d) न तो 1 और न ही 2

14. निम्न कथनों पर विचार कीजिए
1. डेविड ईस्टन के अनुसार, व्यवहारवादी क्रान्ति से हम अपने विश्लेषण को सार्थकता नहीं दे सकते, अतः हमें उत्तर-व्यवहारवादी बनाना होगा।
2. डेविड ईस्टन के अनुसार, उत्तर-व्यवहारवाद के दो प्रमुख लक्षण हैं—शोध की सार्थकता या प्रासंगिकता और क्रिया निष्ठता या कर्म।

उपरोक्त कथनों में कौन-सा/से सही हैं/हैं?
(a) केवल 1 (b) केवल 2
(c) 1 और 2 (d) न तो 1 और न ही 2

15. व्यवहारवादी उपागम सम्बन्धित कथनों में से कौन-से सही हैं?
1. इसकी प्रकृति अन्तःशास्त्रीय है।
2. यह अधिक विवरणात्मक एवं कम आनुभविक है।
3. यह मूल्य निरपेक्ष है
4. यह गुणात्मक निर्णय पर बल देता है।

कूट
(a) 1, 2 और 4 (b) 1 और 3
(c) 1, 3 और 4 (d) 2 और 3

16. निम्न कथनों पर विचार कीजिए
1. व्यवहारवादी अन्य पद्धतियों के महत्त्व को स्वीकार नहीं करते।
2. व्यवहारवादी मूल्य निरपेक्षता में अत्यधिक विश्वास करते हैं।

उपरोक्त कथनों में कौन-सा/से सही है/हैं?
(a) केवल 1 (b) केवल 2
(c) 1 और 2 (d) न तो 1 और न ही 2

17. निम्नलिखित में से कौन-सा उत्तर-व्यवहारवाद के बारे में सत्य नहीं है?
(a) विषय-वस्तु को पद्धति (तकनीक) से पूर्व होना चाहिए।
(b) वास्तविकता से सम्बन्ध
(c) ज्ञान को कार्यरूप में प्रस्तुत करने की कोशिश
(d) मूल्यों से स्वतन्त्र राजनीति विज्ञान

निर्देश (प्र.सं. 18-19) *नीचे दिए गए कथन एवं कारणों को ध्यानपूर्वक पढ़कर कूट की सहायता से उत्तर दीजिए*

कूट
(a) A और R दोनों सही हैं तथा R, A की सही व्याख्या है
(b) A और R दोनों सही हैं, परन्तु R, A की सही व्याख्या नहीं है
(c) A सही है, किन्तु R गलत है
(d) A गलत है, किन्तु R सही है

18. **कथन** (A) व्यवहारवादी राजनीति विज्ञान ने एक ऐसी 'सामाजिक रूढ़िवादिता की विचारधारा' का रूप ले लिया था, जिसमें केवल धीमी

गति से होने वाले परिवर्तनों के लिए ही गुंजाइश थी।
कथन (R) व्यवहारवादी, तथ्यों के वर्णन और विश्लेषण तक अपने को सीमित रखता है। उन तथ्यों के व्यापक सन्दर्भ को, उनकी सामाजिक प्रासंगिकता को समझने की आवश्यकता पर ध्यान नहीं देता।

19. **कथन** (A) उत्तर-व्यवहारवादियों के अनुसार, राजनीतिक विषयों के अध्ययनकर्ता को समाज के पुनर्निर्माण कार्य में रत होना चाहिए।
कथन (R) उत्तर-व्यवहारवादियों के अनुसार राजनीति विज्ञान को मनन-विज्ञान के स्थान पर कार्य विज्ञान बनना चाहिए।

20. 'क्रेडो ऑफ रैलीवेन्स' किसका मुख्य नारा था?
(a) व्यवहारवाद का
(b) उत्तर-व्यवहारवाद का
(c) उत्तर-उदारवाद का
(d) उत्तर-आधुनिकतावाद का

21. **कथन** (A) उत्तर-व्यवहारवाद में आदर्शमूलक तत्त्व शामिल हैं।
कथन (R) ईस्टन ने राजनैतिक विश्लेषण में मूल्यों की प्रासंगिकता को स्वीकार किया है।
कूट
(a) A और R दोनों सही हैं तथा R, A की व्याख्या हैं
(b) A और R दोनों सही हैं, परन्तु R, A की सही व्याख्या नहीं है
(c) A सही है, किन्तु R गलत है
(d) A गलत है, किन्तु R सही है

22. उत्तर-व्यवहारवाद के विषय में सत्य कथन है
(a) सामाजिक परीक्षण की बजाए सामाजिक परिवर्तन पर बल
(b) क्रियानिष्ठता
(c) राजनीतिक विश्लेषण में मूल्य के महत्त्व को स्वीकारना
(d) उपरोक्त सभी

23. उत्तर-व्यवहारवाद निम्न का परिणाम था
(a) व्यवहारवाद में तथ्यों की प्रति का राजनीतिक विज्ञान को अप्रासंगिक बनाना
(b) इस अहसास का व्यवहारवाद का तथ्य मूल्य विसंगति पर जोर देना गलत था।
(c) इस समझ का राजनीति विज्ञान मूल्यों से पृथक् नहीं हो सकता।
(d) उपरोक्त सभी

24. व्यवहारवादी अध्ययन की पद्धति सम्बन्धित है
(a) मूल्य
(b) नैतिकता
(c) व्यक्तिपरकता
(d) इनमें से कोई नहीं

25. परम्परावाद को पूर्णत: अस्वीकार करता है
(a) व्यवहारवाद
(b) उत्तर-व्यवहारवाद
(c) अपरम्परावाद
(d) ये सभी

उत्तरमाला

1.	(c)	2.	(d)	3.	(b)	4.	(d)	5.	(c)	6.	(c)	7.	(d)	8.	(c)	9.	(d)	10.	(b)
11.	(c)	12.	(a)	13.	(c)	14.	(c)	15.	(c)	16.	(c)	17.	(d)	18.	(a)	19.	(a)	20.	(b)
21.	(b)	22.	(a)	23.	(d)	24.	(d)	25.	(a)										

अध्याय 14

भारत एवं अन्तर्राष्ट्रीय सम्बन्ध

भारत के पड़ोसी देशों को दो संकेन्द्रित वृत्तों के रूप में देखा जा सकता है। भीतरी वृत्त में दक्षिण एशिया का उपमहाद्वीप होगा और बाहरी वृत्त के पश्चिम में अफगानिस्तान, ईरान, खाड़ी के निकटवर्ती अरब देश तथा पश्चिम एशिया हैं तथा पूर्वी भाग में म्यांमार, इण्डोनेशिया तथा दक्षिण पूर्व एशिया के देश हैं। नौ अन्य राज्यों से भी भारत भौगोलिक रूप से निकटता का सम्बन्ध रखता है। दक्षिण-पश्चिम एशिया में अफगानिस्तान, मध्य एशिया के पाँच गणतन्त्र अर्थात् उज्बेकिस्तान, ताजिकिस्तान, तुर्कमेनिस्तान, कजाकिस्तान, किर्गिजस्तान। पूर्वी एशिया में चीन, दक्षिण पूर्वी एशिया में म्यांमार तथा समुद्र पार इण्डोनेशिया भारत के निकटवर्ती देश हैं।

"वैदेशिक सम्बन्धों के क्षेत्र में भारत एक स्वतन्त्र नीति का अनुसरण करेगा और गुटों की खींचतान से दूर रहते हुए संसार के समस्त पराधीन देशों को आत्म-निर्णय का अधिकार प्रदान कराने तथा जातीय भेदभाव की नीति का दृढ़तापूर्वक उन्मूलन कराने का प्रयत्न करेगा।"

पं. जवाहर लाल नेहरू

दक्षिण एशिया की वर्तमान स्थिति

भारत, पाक, बांग्लादेश, नेपाल, भूटान, मालदीव, अफगानिस्तान और श्रीलंका ये सभी देश एशिया में स्थित हैं। इस क्षेत्र में भारत ही एक ऐसा देश है, जिसकी जल और थल सीमाएँ इस क्षेत्र के अन्य राज्यों की सीमाओं को स्पर्श करती हैं। सजातीय, सांस्कृतिक और सामाजिक दृष्टि से इन देशों में घनिष्ठ सम्बन्ध और साम्य पाया जाता है। यह क्षेत्र सामान्य तौर पर पिछड़ा हुआ है और अर्थव्यवस्था सामान्यत: ग्रामीण और कृषि आधारित है। आण्विक शस्त्रों की शक्तियों में चीन, दक्षिण एशिया के आस-पास ही है। चीन और रूस की निकटता थल मार्ग से तो है ही, हिन्द महासागर में नौसेना के माध्यम से भी वे अपनी पहुँच रखते हैं। अमेरिका के भी नौसैनिक अड्डे हिन्द महासागर में मुख्यत: डियागो गर्सिया द्वीप पर बने हुए हैं। राजनीतिक संरचना की दृष्टि से इस क्षेत्र में भारी विविधता पाई जाती है। भारत में लोकतन्त्र है, तो मालदीव और पाकिस्तान में लोकतन्त्र अपनी स्थापना के लिए संघर्षरत् है, बांग्लादेश हिंसात्मक लोकतन्त्र की ओर बढ़ रहा है, तो श्रीलंका में तमिल समुदाय सत्ता में भागीदारी के लिए संघर्षरत् है। इस क्षेत्र के लगभग सभी देश आतंकवाद से ग्रसित हैं। इस क्षेत्र में शरणार्थियों की समस्या भी बढ़ती जा रही है। उदाहरण के लिए तमिल, भूटानी, बांग्लादेशी शरणार्थी आदि। विभिन्न देशों के बीच नदी जल विवाद भी है; जैसे—भारत-बांग्लादेश फरक्का बाँध विवाद, भारत-पाकिस्तान सिन्धु नदी जल विवाद आदि। भारतीय उपमहाद्वीप में भारत की सीमाएँ सभी देशों से मिलती हैं, जबकि अन्य दो देशों की सीमाएँ आपस में नहीं मिलती हैं। इसलिए भारत का कई देशों से सीमा विवाद है। उदाहरण के लिए, भारत का नेपाल, बांग्लादेश, श्रीलंका और पाकिस्तान से सीमा विवाद है। आकार, जनसंख्या तथा आर्थिक दृष्टि से भारत अपने पड़ोसी देशों से बड़ा है, इसलिए सभी देश भारत के प्रति 'बड़े भाई का सिण्ड्रोम' से ग्रस्त हैं।

भारत की पड़ोसी देशों के सन्दर्भ में नीति

अपनी शान्तिपूर्ण सह-अस्तित्व की नीति के अनुसार भारत ने अपने सभी पड़ोसी देशों के साथ निरन्तर शान्तिपूर्ण, मधुर एवं मैत्रीपूर्ण सम्बन्ध चाहे हैं।

इसी सन्दर्भ में उसकी नीति के निहितार्थ निम्नवत रहे हैं

- भारतीय नीति हमेशा से इस क्षेत्र को महाशक्तियों से दूर रखने की रही है।
- भारत 'हिन्द महासागर' को शान्ति क्षेत्र के रूप में स्थापित करने का प्रयास कर रहा है।
- भारत अपने पड़ोसी देशों के साथ सीमा विवाद को हल करने के लिए विश्वास बहाली के उपाय कर रहा है और वार्ता के माध्यम से सभी विवादों का हल चाहता है।
- भारत नदी जल विवादों के हल के लिए भी सकारात्मक वार्ता का समर्थन करता है।
- भारत सार्क और बिम्सटेक को एक मजबूत क्षेत्रीय संगठन बनाने का प्रयास करता रहा है।
- भारत, दक्षिण एशिया में व्यापार बाधाओं को समाप्त करने के लिए प्रतिबद्ध है। इसके लिए भारत पड़ोसी देशों को एक ओर जहाँ छूट प्रदान कर रहा है, वहीं उन्हें वरीयता प्राप्त राष्ट्र का दर्जा भी दे रहा है।

- भारत दक्षिण एशिया में 'बड़े भाई का सिण्ड्रोम' की अवधारणा को दूर करने के लिए उनके आन्तरिक मामलों में अहस्तक्षेप का सिद्धान्त अपनाता है। उदाहरण के लिए, नेपाल और श्रीलंका मामला।
- भारत विश्वास बहाली और नागरिकों के परस्पर सम्पर्क के लिए बस कूटनीति, खेल कूटनीति और वीजा नियमों में ढील दे रहा है तथा पड़ोसी देशों के साथ सांस्कृतिक सम्बन्धों को बढ़ावा दे रहा है।
- इस क्षेत्र में आतंकवाद की समस्याओं को हल करने के लिए भारत पड़ोसी देशों के साथ मिलकर संयुक्त रणनीति बनाने का समर्थक है।

गुजराल सिद्धान्त

वर्ष 1997 में भारत के तत्कालीन प्रधानमन्त्री इन्द्र कुमार गुजराल द्वारा पड़ोसी देशों के साथ सम्बन्धों को मधुर बनाने के उद्देश्य से विदेश नीति में परिवर्तन किया गया था, जिसे गुजराल सिद्धान्त की संज्ञा दी गई है। इस सिद्धान्त के तहत भारत ने द्विपक्षीय सम्बन्धों का आकलन दक्षिण एशिया तथा अन्तः सम्पूर्ण विश्व के सन्दर्भ में किए जाने पर बल दिया था। पड़ोसी देशों के साथ बेहतर सम्बन्धों की स्थापना के लिए भारत द्वारा अग्रणी भूमिका का निर्वाह करते हुए पड़ोसियों को रियायतें प्रदान करना अपेक्षित है।

गुजराल सिद्धान्त का एक मुख्य तत्त्व सहयोगात्मक क्षेत्रवाद की संकल्पना है। इस संकल्पना के विकास से अन्तर्राष्ट्रीय विवादों के शान्तिपूर्ण समाधान की प्रक्रिया को त्वरित गति प्रदान की जा सकेगी। एक अन्य प्रमुख तथ्य के रूप में इस सिद्धान्त में पड़ोसी देशों के साथ आर्थिक सम्बन्धों को बेहतर बनाने की आवश्यकता पर भी बल दिया गया है। सिद्धान्त के अनुसार, मधुर द्विपक्षीय सम्बन्धों का आधार सुदृढ़ आर्थिक स्थिति है।

भारत-पाकिस्तान सम्बन्ध

पाकिस्तान, भारत का ऐसा पड़ोसी देश है, जो सबसे निकट होने के बावजूद सबसे अधिक दूर है। पाकिस्तान सांस्कृतिक तथा ऐतिहासिक अनुभूतियों की दृष्टि से भारत के सबसे अधिक निकट है, किन्तु राजनीतिक अनुकूलन एवं विदेश नीति के परिप्रेक्ष्य में यह भारत से बहुत अधिक दूर है।

भारत-पाकिस्तान सम्बन्धों की स्थिति का आकलन निम्नलिखित घटनाओं के परिप्रेक्ष्य में किया जा सकता है

पाकिस्तान द्वारा जम्मू-कश्मीर पर आक्रमण

अगस्त, 1947 में कश्मीर के शासक महाराजा हरिसिंह ने कश्मीर के विलय के सम्बन्ध में कोई निर्णय नहीं लिया। पाकिस्तान मुस्लिम राज्य होने के नाते कश्मीर को अपने साथ मिलाना चाहता था। 22 अक्टूबर, 1947 को उत्तर-पश्चिम सीमा प्रान्त के कबाइलियों ने पाकिस्तान सेना के सहयोग और समर्थन से कश्मीर पर आक्रमण कर दिया।

26 अक्टूबर को कश्मीर के शासक ने आक्रमणकारियों से अपने राज्य की सुरक्षा के लिए भारत सरकार से सैनिक सहायता की माँग की और साथ ही कश्मीर को भारत में सम्मिलित करने की प्रार्थना की। 27 अक्टूबर को भारतीय सेनाएँ कश्मीर भेज दी गईं तथा युद्ध समाप्ति पर जनमत संग्रह की शर्त के साथ कश्मीर को भारत का अंग मान लिया गया।

1 जनवरी, 1948 को भारत सरकार ने संयुक्त राष्ट्र सुरक्षा परिषद् में यह शिकायत की थी कि पाकिस्तान से सहायता प्राप्त करके कबाइलियों ने भारत के एक अंग कश्मीर पर आक्रमण कर दिया है, जिससे अन्तर्राष्ट्रीय शान्ति और सुरक्षा को खतरा है। दूसरी ओर पाकिस्तान ने भारत पर आरोप लगाया कि कश्मीर का भारत में विलय अवैधानिक है। उसी अवसर पर स्थिति का अवलोकन करके समझौता कराने के उद्देश्य से सुरक्षा परिषद् द्वारा एक आयोग की नियुक्ति की गई। दोनों पक्ष 1 जनवरी, 1949 को युद्ध विराम के लिए सहमत हो गए। कश्मीर के विलय का अन्तिम फैसला जनमत संग्रह के माध्यम से किया जाना था। युद्ध विराम रेखा निर्धारित हो जाने पर पाकिस्तान के हाथ में कश्मीर का 32,000 वर्ग मील क्षेत्रफल रह गया, जिसकी जनसंख्या 7 लाख थी।

युद्ध विराम रेखा के इस पार भारत के अधिकार में 53,000 वर्ग मील क्षेत्रफल था, जिसकी जनसंख्या 33 लाख थी। जनमत संग्रह के लिए संयुक्त राष्ट्र संघ ने यह शर्त लगा दी कि पाकिस्तान द्वारा हस्तगत क्षेत्र से जब पाकिस्तानी सेना एवं कबाइली पूर्णत: हट जाएँगे तभी जनमत संग्रह होगा। पाकिस्तान, पाक अधिकृत कश्मीर से अपनी सेनाएँ हटाने के लिए तैयार नहीं था और बिना सेनाएँ हटाए जनमत संग्रह नहीं हो सकता था। यही भारत और पाकिस्तान के बीच कश्मीर तनाव का मुख्य कारण है। भारत का मत है, कि पाकिस्तान कश्मीर तथा अन्य कोई द्विपक्षीय मुद्दा संयुक्त राष्ट्र संघ के मंच से नहीं उठा सकता, लेकिन पाकिस्तान इस दृष्टिकोण को स्वीकार नहीं करता।

वर्ष 1965 का भारत-पाक युद्ध और ताशकन्द समझौता

अप्रैल, 1965 में कच्छ के रन को लेकर भारत एवं पाकिस्तान के मध्य संघर्ष प्रारम्भ हो गए। सोवियत प्रधानमन्त्री ने पाकिस्तान के राष्ट्रपति अय्यूब खाँ और भारत के प्रधानमन्त्री लालबहादुर शास्त्री को वार्ता के लिए ताशकन्द में आमन्त्रित किया। वर्ष 1966 में प्रसिद्ध ताशकन्द समझौते पर हस्ताक्षर हुए। इस समझौते के अन्तर्गत एक-दूसरे के विरुद्ध प्रचार पर रोक, युद्धबन्दियों की अदला-बदली, सेनाओं की वर्ष 1965 से पूर्व की स्थिति में वापसी, भविष्य में विवादों के शान्तिपूर्ण समाधान का प्रयास आदि तथ्य सम्मिलित किए गए।

भारत-पाक युद्ध (1971) और शिमला समझौता

पूर्वी पाकिस्तान में शेख मुजीबुर्रहमान के नेतृत्व में बांग्ला स्वायत्तता का आन्दोलन चल रहा था। तत्कालीन पाकिस्तानी राष्ट्रपति और सेना प्रमुख याह्या खान ने बंगालियों पर अत्याचार करने प्रारम्भ कर दिए। बंगाली घर-बार छोड़ भारतीय सीमा में प्रवेश करने लगे। शरणार्थियों की संख्या भारत में एक करोड़ तक पहुँच गई। इसी बीच पाकिस्तानी वायुसेना ने भारत के हवाई अड्डों पर भीषण बमबारी की। भारत को विवश होकर युद्ध आरम्भ करना पड़ा और अन्ततः बांग्लादेश स्वतन्त्र हो गया तथा पाकिस्तानी सेना ने भारत के समक्ष आत्मसमर्पण कर दिया। 3 जुलाई, 1972 को भारत की प्रधानमन्त्री श्रीमती इन्दिरा गाँधी और पाकिस्तानी प्रधानमन्त्री जुल्फिकार अली भुट्टो के बीच शिमला में समझौता हुआ।

इसमें विवादों के शान्तिपूर्ण समाधान के लिए सीधी बातचीत, एक-दूसरे के विरुद्ध बल प्रयोग नहीं करना, एक-दूसरे के विरुद्ध प्रचार को रोकना, संचार सम्बन्ध की स्थापना, आवागमन की सुविधाएँ देना, व्यापार और आर्थिक सहयोग बढ़ाने के लिए प्रयास करना, दोनों देशों की सेनाओं की अपने-अपने

प्रदेशों में वापसी आदि पर समझौता हुआ। शिमला समझौते के आलोचकों का कहना है, कि यह भारत का पाकिस्तान के समक्ष आत्मसमर्पण था अर्थात् शिमला समझौते ने कश्मीर पर पाकिस्तान से सौदेबाजी करने का अवसर भारत ने खो दिया। इस बीच पाकिस्तान ने सीटो (1955) और सेण्टो (1955) जैसे सैनिक संगठनों का सदस्य बनकर शीतयुद्ध को भारत के द्वार पर लाकर खड़ा कर दिया।

लाहौर घोषणा-पत्र (1999)

दोनों देशों द्वारा 1998 में किए गए परमाणु परीक्षणों के उपरान्त सम्बन्ध और भी बिगड़ गए। इसी बीच भारत के प्रधानमन्त्री अटल बिहारी वाजपेयी और पाकिस्तान के प्रधानमन्त्री नवाज शरीफ ने लाहौर घोषणा-पत्र पर हस्ताक्षर किए। इसमें दोनों ने शिमला समझौता और संयुक्त राष्ट्र चार्टर के सिद्धान्तों के प्रति प्रतिबद्धता व्यक्त की। इसके अतिरिक्त, इस घोषणा में मैत्री, सहयोग, अहस्तक्षेप, आतंकवाद का नाश करने तथा अच्छे पड़ोसियों के रूप में व्यवहार करने पर बल दिया गया। दोनों देश परमाणु अस्त्रों के अनाधिकृत अथवा दुर्घटनात्मक उपयोग के खतरे को कम करने के लिए कदम उठाने पर सहमत हुए।

कारगिल युद्ध (1999)

लाहौर घोषणा के पश्चात् बाद पाकिस्तान ने भारतीय क्षेत्र में कारगिल की पहाड़ी चोटियों पर प्रशिक्षित आतंकवादियों और पाक सेना की सहायता से अधिकार कर लिया। भारतीय सेना ने 'ऑपरेशन विजय' के तहत इस क्षेत्र को मुक्त कराया। इस घटना ने भारत-पाक सम्बन्धों को और अधिक बिगाड़ दिया।

आगरा शिखर वार्ता (2001)

भारत-पाक सम्बन्धों को सुधारने के प्रयास के तहत दोनों देशों के राष्ट्राध्यक्षों के बीच आगरा में शिखर सम्मेलन हुआ। यह वार्ता पाकिस्तान के अड़ियल व्यवहार के कारण विफल रही, क्योंकि पाकिस्तानी राष्ट्रपति कश्मीर को केन्द्रीय मुद्दा मानते रहे, जबकि भारत ने समस्त मुद्दों पर बल दिया। पाकिस्तान द्वारा आतंकवादियों को जेहादी बताने पर भी भारत को आपत्ति थी।

भारतीय संसद पर हमला

भारत में आतंकवाद को बढ़ावा देने के उद्देश्य हेतु प्रत्यक्ष एवं अप्रत्यक्ष रूप से आतंकी संगठनों की सहायता करता है। 13 दिसम्बर, 2001 को संसद पर हमला हुआ यह हमला लश्कर-ए-तैयबा और जैश-ए-मोहम्मद नामक संगठन द्वारा किया गया। हमले में 14 लोगों की जान गयी थी। इससे सरकार के सबक न लेने से मुम्बई में ताज हमला (2008) आतंकी घटनाओं में वर्ष 2016 में पठानकोट पर एयरबस का हमला, उरी सेक्टर में हुआ हमला प्रमुख हैं। एक रिपोर्ट के तहत वर्ष 2017 में 200 से अधिक आतंकी जम्मू-कश्मीर में मारे गए। इतना ही नहीं 'अमरनाथ की यात्रा' के दौरान वर्ष 2017 में आतंकी हमले हुए।

भारतीय संसद पर हमले के उपरान्त भारत ने हमले में जिम्मेदार आतंकियों की सूची पाकिस्तान को देकर इसके प्रत्यर्पण की माँग की। पाकिस्तान ने इस सम्बन्ध में अड़ियल व्यवहार अपनाया। परिणामस्वरूप दोनों देशों ने अपने उच्चायुक्त वापस बुला लिए और दोनों देशों की सेनाएँ युद्ध की तैयारी में संलग्न हो गईं।

विश्वास बहाली उपाय

वर्ष 2003 में दोनों देशों द्वारा पुन: सम्बन्ध सुधारने के प्रयास प्रारम्भ हुए। ट्रेक-2 कूटनीति का सहारा लिया गया, इसमें विभिन्न उपाय किए गए; जैसे—लेखकों, सांसदों, व्यापारिक समुदाय आदि को वीजा में छूट दी गई। विवादों को सुलझाने के लिए दोनों देशों के बीच आधिकारिक वार्ता आरम्भ हुई। परिणामस्वरूप दोनों देशों के सम्बन्ध सुधार की ओर अग्रसर हुए।

संयुक्त संवाद

दोनों देशों के बीच वर्ष 2004 और वर्ष 2008 की अवधि में हुई संयुक्त वार्ताओं ने सभी लम्बित मुद्दों के समाधान की दिशा में सकारात्मक पहल की थी। इसने चार दौर पूरे कर लिए थे और 'पाँचवें दौर' पर नवम्बर, 2008 में मुम्बई आतंकी हमले के कारण विराम लग गया था।

उपलब्धियों में शान्ति एवं सुरक्षा से जुड़े अनेकों आत्मविश्वास विनिर्मित करने के उपायों (सी बी एम्स) का उदाहरण दिया जा सकता है।

जिसमें बसों एवं रेलगाड़ियों की सेवाओं के माध्यम से जन-जन के सम्पर्कों में विस्तार, 16 वर्षों बाद द्विपक्षीय संयुक्त आयोग का पुनर्संचालन, एक-दूसरे के कारागारों में बन्द गैर-सैन्य कैदियों/मछुवारों के मानवीय मुद्दों पर विचार करने के लिए न्यायिक समिति का गठन और वर्ष 2003-04 तथा वर्ष 2007-08 की अवधि में द्विपक्षीय व्यापार में 55% की वृद्धि के साथ 344.89 मिलियन अमेरिकन डॉलर से 2.23 बिलियन अमेरिकी डॉलर तक पहुँचाना सम्मिलित है।

क्रॉस एल ओ सी कॉन्फिडेंस बिल्डिंग मेजर्स

इसमें नियन्त्रण रेखा (LOC) के सीमापार मार्गों में श्रीनगर, मुजफ्फराबाद और पुँछ रावलकोट आदि मार्गों पर व्यापार और यात्रा सम्मिलित हैं। हमारे विदेश मन्त्री और पाकिस्तानी विदेश मन्त्री श्रीमती खार के मध्य जुलाई, 2011 को नई दिल्ली में हुई बैठक में लिए गए निर्णयों के अनुसार सीमापार व्यापार के दिनों की संख्या प्रति सप्ताह दो से बढ़ाकर चार कर दी गई है ! दोनों पक्षों ने नियन्त्रण रेखा (एल ओ सी) के सीमापार मार्गों में यात्रा के लिए बहुप्रवेशीय अनुमति सहित यात्रा और व्यापार के अन्य उपायों तथा बुनियादी ढाँचे को मजबूत बनाने पर भी वार्ता कर रहे हैं।

महत्त्वपूर्ण उच्च स्तरीय यात्राएँ/बैठकें

- 10 नवम्बर, 2011 को हमारे प्रधानमन्त्री डॉ. मनमोहन सिंह और पाकिस्तानी प्रधानमन्त्री श्री गिलानी, सार्क शिखर सम्मेलन के आयोजन स्थल पर आडूसिटी (मालदीव) में मिले।
- 25-27 जनवरी, 2012 को पाकिस्तान के पेट्रोलियम एवं प्राकृतिक संसाधन मन्त्री माननीय डॉ. असीम हुसैन की भारत यात्रा।
- 21-25 फरवरी, 2012 लोकसभा अध्यक्ष मीरा कुमार द्वारा पाकिस्तान की प्रथम द्विपक्षीय यात्रा, वहाँ उन्होंने प्रधानमन्त्री श्री गिलानी से भेंट की और महिला सांसद समूह तथा पाकिस्तान-भारत संसदीय मैत्री समूह के साथ अन्तर्क्रिया-कलाप किया था।
- 27 मार्च, 2012 को दोनों देशों के प्रधानमन्त्रियों की बैठक सियोल के आयोजन स्थल पर हुई थी।
- 8 अप्रैल, 2012 आसिफ अली जरदारी की नई दिल्ली तथा अजमेर यात्रा।
- 2014 में भारत के प्रधानमन्त्री श्री नरेन्द्र मोदी ने अपने शपथ ग्रहण समारोह में पाकिस्तान के प्रधानमन्त्री नवाज शरीफ को विशेष रूप से आमन्त्रित करके फिर से भारत के शान्ति प्रयासों को स्पष्ट कर दिया है।

कश्मीर पर अलग-अलग दृष्टिकोण

भारत-पाक सम्बन्धों में पाकिस्तान कश्मीर को केन्द्रीय मुद्दा मानता है। वह कश्मीरी लोगों के 'आत्मनिर्णय के अधिकार' की बात करता है तथा कश्मीर समस्या को उलझाने में भारतीय राजनीतिज्ञों का भी कम योगदान नहीं है।

वर्तमान में 'जम्मू श्राइन बोर्ड जमीन विवाद' को इसी सन्दर्भ में देखा जा सकता है। इससे कश्मीर को अन्तर्राष्ट्रीय पटल पर उठाने का एक अन्य अवसर पाकिस्तान को प्राप्त हो गया है। भारत के अनुसार, जनमत संग्रह अब सम्भव नहीं है। कश्मीर समस्या मूलत: पाक प्रायोजित आतंकवाद के कारण है।

वहाँ भारत ने लोकतन्त्र को प्रोत्साहन दिया है और वहाँ की सरकार जनता द्वारा चुनी हुई है, जो अपने-अपने जनमत संग्रह के औचित्य को नकारती है।

भारत-पाक के मध्य विवाद के बिन्दु

- बगलिहार परियोजना
- तुलबुल नदी परियोजना
- बुंजी नदी परियोजना
- सियाचिन ग्लेशियर
- सरक्रीक विवाद

मुम्बई की 26/11 आतंकवादी घटना के बाद भारत-पाक में पुनः कड़वाहट का दौर आया। सार्क टी शिम्पू वार्ता के पश्चात् दोनों देशों के सम्बन्ध पुनः सामान्य होने लगे हैं।

भारत-बांग्लादेश सम्बन्ध

एक सम्प्रभु राज्य के रूप में बांग्लादेश का उदय वर्ष 1971 में हुआ था। इसमें भारत की महत्त्वपूर्ण भूमिका रही थी। बांग्लादेश के स्वतन्त्र अस्तित्व के लिए जो संघर्ष हुआ, उसमें सहानुभूति एवं समर्थन प्रदान करने की महत्त्वपूर्ण भूमिका का निर्वाह करने के कारण भारत-बांग्लादेश सम्बन्ध उच्चस्तरीय मैत्रीपूर्ण वातावरण में प्रारम्भ हुए। वर्ष 1972 में 25 वर्षीय मित्रता, सहयोग तथा शान्ति सन्धि पर दोनों देशों ने हस्ताक्षर किए।

वर्ष 1975 में शेख मुजीबुर्रहमान की हत्या के फलस्वरूप बांग्लादेश में जो उथल-पुथल हुई, उससे बांग्लादेश की राजनैतिक स्थिति परिवर्तित हो गई। वहाँ सैनिक शासन लागू हो गया। भारत और बांग्लादेश के सम्बन्ध बिगड़ गए। पारम्परिक मैत्री और विश्वास का स्थान भ्रामक धारणाओं एवं आशंकाओं ने ले लिया।

तभी से भारत और बांग्लादेश के सम्बन्ध कभी औपचारिक रूप से सामान्य, तो कभी अन्तर्निहित तनाव और प्रतिबन्धों से आच्छादित रहे हैं। पिछले कुछ वर्षों में भारत-बांग्लादेश सम्बन्ध फिर से सुधार की ओर अग्रसर हो रहे हैं।

भारत-बांग्लादेश सम्बन्धों में विवाद के कारण

सीमा विवाद

बांग्लादेश की सीमाएँ तीनों ओर से भारत से मिलती हैं। इस सीमा के निर्धारण पर भारत और बांग्लादेश के दृष्टिकोण अलग-अलग हैं। सीमाओं पर बाड़बन्दी के भारत के प्रयास का बांग्लादेश विरोध करता है।

शरणार्थी समस्या

चकमा बौद्ध धर्मावलम्बी हैं। जब चटगाँव में बाँध बनाया जाने लगा, तब इसका विस्थापन बांग्लादेश की मुख्य भूमि की ओर हुआ। वहाँ उनका सामूहिक नरसंहार प्रारम्भ हुआ, इसके कारण उन्होंने त्रिपुरा तथा अन्य स्थानों में शरण ली। 1994 में भारत-बांग्लादेश वार्ता के परिणामस्वरूप 52,000 शरणार्थी वापस भेजे गए, शेष शरणार्थियों की वापसी के प्रश्न पर बातचीत चल रही है।

अवैध अप्रवासियों की समस्या

एक अनुमान के अनुसार 20 मिलियन बांग्लादेशी अवैध रूप से भारत में रह रहे हैं। इससे भारत पर आर्थिक भार के साथ-साथ अलगाववाद और आन्तरिक सुरक्षा की समस्या पैदा भी होती है, जबकि बांग्लादेश का आरोप है कि भारत अप्रवासियों के नाम पर अपनी जनसंख्या बांग्लादेश भेजना चाहता है।

न्यूमूर द्वीप विवाद

न्यूमूर द्वीप बंगाल की खाड़ी में उभरा एक छोटा-सा द्वीप है। भारत ने इस द्वीप को सर्वप्रथम वर्ष 1971 में देखा था। भारत के राष्ट्रीय ध्वज को पहली बार इस द्वीप पर मार्च, 1980 में फहराया गया। यह द्वीप भारत के लिए सामरिक दृष्टि से महत्त्वपूर्ण है। बाद में बांग्लादेश ने इस पर अपना दावा पेश किया और वह इस द्वीप पर भारत के अधिकार को अवैध मानता है।

तीन बीघा गलियारे का विवाद

बांग्लादेश के दहाग्राम और अंगोरपोता तथा रंगपुर के मध्य भारत का तीन बीघा क्षेत्र आता है। बांग्लादेशी लोगों को रंगपुर से इन छोटे क्षेत्रों में आने-जाने के लिए तीन बीघा नामक भारतीय प्रदेश से गुजरना होता है। वर्ष 1981 में इन्दिरा-इरशाद समझौते के तहत यह क्षेत्र भारत द्वारा बांग्लादेश को पट्टे पर दे दिया गया, लेकिन देश के अन्दर व्यापार विरोध देखते हुए यह समझौता लागू नहीं किया जा सका।

नदी जल विवाद

गंगा जल पर 30 वर्षीय समझौता वर्ष 1996 में सम्पन्न हुआ, किन्तु बांग्लादेश इससे सन्तुष्ट नहीं हुआ। बांग्लादेश का आरोप है कि ब्रह्मपुत्र के अतिरिक्त जल को बांग्लादेशी क्षेत्रों में छोड़कर भारत यहाँ बाढ़ की स्थिति ला सकता है।

अल्पसंख्यकों की समस्या

बांग्लादेश के हिन्दू और बिहारी मुसलमान अपने-आपको सुरक्षित महसूस नहीं करते, परिणामस्वरूप वे अवैध रूप से भारत में आते हैं, जिससे भारत के सीमावर्ती प्रदेशों की स्थिति बिगड़ जाती है।

बांग्लादेश की राजनीतिक स्थिति

बांग्लादेश अपने जन्म के समय से ही राजनीतिक अस्थिरता का शिकार रहा है। वर्तमान में वहाँ कोई चुनी हुई सरकार नहीं है और कार्यवाहक सरकार जो सेना समर्थित है, वहाँ का शासन सँभाल रही है। इस अस्थिरता का नकारात्मक प्रभाव भारत-बांग्लादेश सम्बन्धों पर पड़ता है।

आतंकवाद एवं मादक पदार्थों की तस्करी

बांग्लादेश में हाल के वर्षों में कट्टरपन्थी तत्त्वों का प्रभाव बढ़ा है। वहाँ अलकायदा और आई एस आई के नेटवर्क के विस्तार की खबरें भारत को चिन्तित कर रही हैं। पूर्वोत्तर के विभिन्न अलगाववादी संगठनों के ट्रेनिंग कैम्प बांग्लादेश में स्थित हैं, जबकि बांग्लादेश का कहना है कि आतंकवाद और अलकायदा नेटवर्क के नाम पर भारतीय मीडिया और नेता उसकी अन्तर्राष्ट्रीय छवि खराब कर रहे हैं।

सौदेबाजी की कूटनीति

अपनी भू-राजनीतिक स्थिति का लाभ उठाकर वह भारत से अधिक चीन और अमेरिका के प्रति झुकाव रखता है। बांग्लादेश इस मानसिकता से पीड़ित है कि वह एक बड़े देश का छोटा पड़ोसी है। बांग्लादेश का आरोप है कि भारत, बांग्लादेश के बीच मुक्त व्यापार का दबाव डालकर व्यापार असन्तुलन को और बढ़ाने की चेष्टा कर रहा है। बांग्लादेश में प्राकृतिक गैस का विपुल भण्डार है, परन्तु वह भारत को गैस आपूर्ति कराने में टालमटोल कर रहा है।

भारत-बांग्लादेश सम्बन्धों की वर्तमान स्थिति

भारत और बांग्लादेश की वर्तमान स्थिति को निम्नलिखित बिन्दुओं के अन्तर्गत समझा जा सकता है

- गंगा जल पर वर्ष 1996 में दोनों देशों के बीच 'फरक्का जल समझौता' हुआ। तीस्ता नदी पर वर्ष 2004 में संयुक्त वैज्ञानिक कार्य दल गठित किया गया, जो समाधान की सम्भावना का पता करेगी।
- चकमा शरणार्थी पुनर्वास पर संयुक्त रूप से प्रयास चल रहा है।
- ऊर्जा के क्षेत्र में सहयोग के लिए बातचीत चल रही है। विशेष तौर पर गैस उत्पादन के सम्बन्ध में।
- टेक्सटाइल क्षेत्र में 'रणनीतिक गठजोड़' बनाकर उत्पादों को अन्य देशों में संयुक्त रूप से बेचने की घोषणा।
- दोनों देशों के मध्य परिवहन सम्पर्कों का विस्तार हुआ है; जैसे—अगरतला ढाका बस सेवा।
- आतंकवाद और सीमा विवाद के समाधान के लिए नियमित अन्तराल पर महानिदेशक स्तर की बैठकें आयोजित की जा रही हैं।
- भारत बांग्लादेश में निवेश का इच्छुक है। इस हेतु कई पहल हुई हैं, जिसमें सबसे महत्त्वपूर्ण पहल टाटा समूह की है, लेकिन बाद में टाटा समूह ने इस परियोजना को वापस ले लिया है।
- भारत और बांग्लादेश सम्बन्धों में महत्त्वपूर्ण भूमिका सार्क और बिम्सटेक की है। राष्ट्रकूल, हिमतक्षेस के भारत और बांग्लादेश सदस्य हैं। सार्क के अन्तर्गत वर्ष 2006 से साफ्टा लागू होने के पश्चात् दोनों देशों के मध्य आर्थिक सम्बन्धों में सुधार हुआ है।
- पूर्वोत्तर में आतंकवादी गतिविधियों के सन्दर्भ में बातचीत चल रही है। बांग्लादेश ने इस बात पर सहमति प्रकट की है कि आतंकवादी खतरे से निपटने के लिए दोनों देशों के बीच सहयोग हो।
- जून 2014 में भारतीय विदेश मन्त्री सुषमा स्वराज ने बांग्लादेश के साथ सम्बन्धों को सकारात्मक दिशा देते हुए मैत्री एक्सप्रेस रेल की आवृत्ति बढ़ाने, ढाका से गुवाहाटी और शिलांग तक बस सेवा आरम्भ करने बांग्लादेश को त्रिपुरा से 100 मेगावाट बिजली उपलब्ध कराने तथा वहाँ एक विशेष आर्थिक जोन के विकास करने की घोषणा की थी।
- पश्चिम बंगाल की मुख्यमन्त्री ने वर्ष 2014 में ही कलकत्ता में 'नजरूल तीर्थ सेण्टर' का उद्घाटन किया। यह सांस्कृतिक एवं शैक्षणिक सेण्टर के रूप में खोला गया और कहा गया कि भारत एवं बांग्लादेश के मध्य इससे सांस्कृतिक आदान-प्रदान को बढ़ावा मिलेगा।
- वर्ष 2016 में मोदी सरकार के अथक प्रयासों से भारत-बांग्लादेश सीमा विवाद का सुलझा दिया गया। इसके लिए भारत को अपने संविधान में 100 वाँ संशोधन करना पड़ा।
- वर्ष 2017 में सूचना प्रौद्योगिकी तथा इलेक्ट्रॉनिक के क्षेत्र में सहयोग को बढ़ावा देने हेतु दोनों देशों में सहमति बनी हैं आवागमन को बढ़ावा देने हेतु नवम्बर, 2017 में भारत और बांग्लादेश के मध्य 'बन्धन एक्सप्रेस' का परिचालन शुरू किया गया।
- खालिदा जिया का कार्यकाल 1991-1996 तथा 2001-2006 तक रहा था। यह बांग्लादेश नेशनलिस्ट पार्टी की अध्यक्ष हैं फरवरी 2018 में भ्रष्टाचार के मामले में उन्हें पाँच साल की सजा सुनाई गई है जिससे दिसम्बर, 2018 में होने वाले चुनाव में वह भाग नहीं ले सकती हैं वर्तमान प्रधानमन्त्री शेख हसीना जो बांग्लादेश के संस्थापक शेख मुजीबुर्रहमान की पुत्री हैं। इनको 1996 में लम्बे संघर्ष के बाद सत्ता मिली। पुनः 2008 से सत्ता में हैं।
- भारत-बांग्लादेश के बीच सैन्य अभ्यास भी समय समय पर होता रहता है। बांग्लादेश के निर्माण में भारतीय सेना का बड़ा योगदान है भारतीय सेना की मदद से ही बांग्लादेश मुक्त हुआ।

भारत-श्रीलंका सम्बन्ध

भारत व श्रीलंका दोनों पड़ोसी एवं गुटनिरपेक्ष देश हैं। दोनों के मध्य अनेक समानताओं के बावजूद मतभेद की दीवारें भी कम ऊँची नहीं हैं। वर्ष 1983 के पश्चात् श्रीलंका में सिंहली-तमिल संघर्ष ने हिंसक मोड़ अख्तियार कर लिया, फलस्वरूप स्थिति अत्यधिक विस्फोटक हो गई। इसका भारत-श्रीलंका के सम्बन्धों पर अत्यधिक बुरा असर पड़ा। वर्ष 1987 में भारत-श्रीलंका का समझौता होने के बावजूद भी बिगड़ते सम्बन्धों को सुधारा न जा सका।

वर्ष 1991 में लिट्टे के द्वारा भारत के पूर्व प्रधानमन्त्री राजीव गाँधी की हत्या के पश्चात् भारत ने श्रीलंका की अन्दरूनी समस्या से अपने हाथ खीच लिए। परिणामस्वरूप आज तक श्रीलंका की जातीय समस्या का कोई समाधान नहीं निकाला जा सका।

तमिल समस्या और भारत का दृष्टिकोण

श्रीलंका में निवास कर रहे तमिल मूल के लोगों को दो श्रेणियों में विभाजित किया जा सकता है। लगभग 10 लाख लोग ऐसे हैं, जिनके पूर्वज अतीत में भारत से गए थे। दूसरी श्रेणी में वे लोग हैं (लगभग 10 लाख), जो 19वीं शताब्दी में श्रीलंका गए, परन्तु जिन्हें वहाँ की नागरिकता प्राप्त नहीं है।

श्रीलंका में तमिल अल्पसंख्यक हैं। इनके प्रति श्रीलंका सरकार द्वारा भेदभाव किया जाता रहा, इनके आर्थिक राजनीतिक अधिकारों का उल्लंघन होता रहा। इसी कारण तमिल आन्दोलन आरम्भ हुआ। प्रारम्भ में इसका स्वरूप राजनीतिक था, परन्तु बाद में अनेक गुरिल्ला संगठन खड़े हो गए और उन्होंने पृथक् तमिल 'इलम' (राज्य) की माँग की। लिट्टे इनमें सबसे प्रमुख संगठन था।

लगभग तीन दशकों तक श्रीलंका सेनाओं और लिट्टे के बीच, लम्बे काल तक चले सशस्त्र संघर्ष का अन्त मई, 2009 में प्रभाकरण की मौत के साथ हुआ। संघर्ष पर भारत ने श्रीलंका सरकार के अधिकारों और आतंकवादी ताकतों के विरुद्ध कार्यवाही करने का समर्थन किया था। उसी समय भारत ने सर्वोच्च स्तरों पर अधिकांश तमिल नागरिकों को जनसंख्या के पलायन से जुड़े अपने गहन सरोकारों से अवगत करा दिया था और इस बात पर बल दिया था कि यह सुनिश्चित किया जाए कि उनके अधिकार और कल्याण लिट्टे के विरुद्ध छिड़े युद्ध में कहीं छिन्न-भिन्न न हो जाएँ।

प्रमुख मानवीय चुनौती उभरकर सामने आई, जिसमें लगभग 3,00,000 मिल नागरिक आन्तरिक विस्थापित लोगों (आइ डी पी) के कैम्पों में रह रहे थे। जून, 2009 में प्रधानमन्त्री डॉ. मनमोहन सिंह ने ₹ 5 बिलियन के अनुदान की घोषणा, श्रीलंका में राहत और पुनर्वास कार्यों के लिए की गई थी। अभी तक भारत ने 2,50,000 परिवारों के लिए राहत पैकेज प्रदान किया है। भारत ने आई डी पीज कैम्पों में एक आपात चिकित्सा इकाई की स्थापना भी की है। भारत लगातार इस बात की वकालत की ओर प्रयास कर रहा है कि आई डी पीज को शीघ्रातिशीघ्र उनके मूल स्थानों पर पुनः बसाया जाए। भारत शिक्षा, स्वास्थ्य, परिवहन सम्बद्धता, लघु एवं मध्यम उद्यम विकास इत्यादी क्षेत्रों में एक बड़ी संख्या की योजनाओं को भी लगातार सहायता प्रदान करता आ रहा है। उच्च स्तरीय यात्राओं के आदान-प्रदान से सम्बन्धों की एक विशेष पहचान है।

इस क्रम में देखें तो विदेश मन्त्री एस एम कृष्णा की जनवरी, 2012 की श्रीलंका यात्रा, निवर्तमान राष्ट्रपति डॉ. ए.पी.जे अब्दुल कलाम की श्रीलंका यात्रा उल्लेखनीय है। आज भारत-श्रीलंका सम्बन्धों की ऐतिहासिक सम्बद्धता और सशक्त तथा आर्थिक विकास भागीदारी जो हाल के वर्षों में विस्मृत हो गई थी अपनी समृद्ध परम्परा की नींव पर निर्मित सम्बन्ध मात्रात्मक छलाँग लगाने के लिए मजबूती के साथ तैयार है।

कच्चातीवू द्वीप विवाद

यह द्वीप पाक जलडमरुमध्य में जाफना तट से कुछ दूर स्थित है। 1960 के दशक के अन्त में इसके स्वामित्व को लेकर भारत और श्रीलंका के मध्य विवाद उत्पन्न हो गया था। भारत ने इस पर उदार दृष्टिकोण अपनाते हुए श्रीलंका के प्रभुत्व को स्वीकार कर लिया।

श्रीलंका का भारत के साथ व्यापार घटता-बढ़ता जा रहा है। श्रीलंका के व्यापार का अधिकांश हिस्सा चाय, रबड़, कॉफी आदि का है और भारत स्वयं इन उत्पादों का बड़ी मात्रा में उत्पादन करता है।

भारत-श्रीलंका के मध्य सहयोग के बिन्दु

भारत श्रीलंका के मध्य सहयोग के बिन्दु निम्नलिखित हैं

- हिन्द महासागर में श्रीलंका की भौगोलिक अवस्थिति भारत के लिए सामरिक महत्त्व रखती है।
  दक्षिण एशिया में आर्थिक सहयोग और सार्क की मजबूती के लिए श्रीलंका का सहयोग अपेक्षित है। भारत और श्रीलंका चाय, कॉफी, रबड़ आदि के बड़े निर्यातक हैं, ऐसे में दोनों देश मिलकर विश्व व्यापार संगठन में साझी रणनीति बना सकते हैं।
- गृहयुद्ध से ग्रस्त श्रीलंका-भारत की सहायता से इस समस्या का समाधान कर सकता है। श्रीलंका के निर्यातों के लिए भारत के सहयोग से मध्य एशिया तथा पश्चिम एशिया के बाजार खुल सकते हैं। दोनों देशों में आधारभूत संरचना, जैव संसाधन और सूचना तकनीक के क्षेत्र में पर्याप्त सहयोग की सम्भावना है।
- बौद्ध परिपथ के पर्यटन में दोनों देश सहयोग कर सकते हैं। वर्ष 1998 में भारत-श्रीलंका ने एफ टी ए पर हस्ताक्षर किए, जो वर्ष 1999 से लागू हुआ। प्रथम चरण में दोनों देशों द्वारा कुछ उत्पादों को कर मुक्त कर दिया गया है और कुछ उत्पादों में कर रियायत दी गई है।
- वर्ष 2002 में भारत सरकार द्वारा ट्रिंकोमाली बन्दरगाह पर आईओसी डिपो की स्थापना और 100 तेल वितरण केन्द्रों की स्थापना पर सहमति दी गई। भारत सरकार द्वारा श्रीलंका को 100 मिलियन डॉलर का 'सॉफ्ट लोन' दिया गया।
- वर्ष 2005 में सुनामी के पश्चात् भारत सरकार द्वारा श्रीलंका में राहत कार्यों के लिए ऑपरेशन 'रेनबो' चलाया गया। जनवरी, 2006 से साफ्टा के तहत दोनों देशों के व्यापारिक सम्बन्ध अत्यधिक मजबूत हुए हैं।
- वर्ष 2006-07 में भारत ने श्रीलंका को 28 करोड़ की वित्तीय सहायता उपलब्ध कराई।
- दोनों देशों के द्विपक्षीय व्यापार को लेकर वर्ष 2010 को सबसे अधिक सफल वर्ष कहा जाता है, क्योंकि इस वर्ष श्रीलंका ने भारत को 45% अधिक निर्यात किया। उस समय इण्डियन नेशनल थर्मल पावर कार्पोरेशन (NTPC) सामपुर श्रीलंका में 500 मेगावाट की क्षमता का पावर प्लाण्ट निर्मित किया था। कहा जाता था कि यह परियोजना भारत-श्रीलंका सम्बन्धों को एक नए स्तर पर ले जाएगी।
- फरवरी, 2013 में श्रीलंका के राष्ट्रपति श्री महिन्दा राजपक्षे ने भगवान बुद्ध की नगरी बोधगया की यात्रा की थी। तब तमिल सियासत की ओर से उनका विरोध प्रदर्शन भी किया गया था।
- हमारे पूर्व प्रधानमन्त्री श्री मनमोहन सिंह ने भी मार्च, 2014 में श्रीलंका की यात्रा की थी और उन्होंने वहाँ के राष्ट्रपति से श्री लंका द्वारा गिरफ्तार किए गए 32 भारतीय मछुआरों को मुक्त करने का अनुरोध किया था।
- वर्ष 2017 तक दोनों देशों के रिश्तों में मधुरता स्पष्ट रूप से देखी जा सकती है। वर्ष 2017 में ही देश के प्रधानमन्त्री श्री नरेन्द्र मोदी की श्रीलंका यात्रा हुई। इसके अतिरिक्त भारत द्वारा श्रीलंका को वित्तीय सहायता भी प्रदान की गई।
- कुछ वर्षों से श्रीलंका का सम्बन्ध चीन के साथ भारत की तुलना में अधिक प्रगाढ़ होता जा रहा है। विशेषतः नौसेना समझौतों के सन्दर्भ में। भारत-श्रीलंका के पुराने सम्बन्धों के बावजूद श्रीलंका का व्यापारिक सम्बन्ध-चीन के साथ बढ़ता जा रहा है। श्रीलंका में जितनी बड़ी कम्पनियाँ हैं वे या तो चीन की हैं या चीनी कर्ज से फल-फूल रही हैं। महिन्दा राजपक्षे के कार्यकाल में सम्बन्धों में बहुत गहराई आई। नयी सरकार मैत्रीपाला सिरिसेना भी अब चीन को ज्यादा वरीयता देने के पक्ष में नही हैं इसीलिए चीनी पनडुब्बी को श्रीलंकाई बन्दरगाह पर ठहरने की अनुमति नहीं होगी। हंबनटोटा बन्दरगाह को चीन को सौंपना चीन की बड़ी कूटनीतिक उपलब्धि है। परन्तु इसकी सुरक्षा की जिम्मेदारी श्रीलंकाई सेना के पास होगी। इससे भारत कुछ राहत की सांस लेगा तथा इससे पता चलता है कि श्रीलंका चीन या भारत में से किसी को भी विशेष तरजीह न देकर समान दूरी बनाना चाहता है।

भारत-नेपाल सम्बन्ध

नेपाल हिमालय में स्थित भारत का पड़ोसी देश है, जो सार्क, बिम्सटेक और नैम का भी सदस्य है। *यह भारत-चीन के मध्य बफर स्टेट का कार्य करता है*

- वर्ष 1950 भारत-नेपाल के मध्य रक्षा मैत्री सन्धि हुई। इस दौरान नेपाल ने भारत के साथ हर सम्भव सहयोग का निर्णय लिया।
- वर्ष 1955 में राजा महेन्द्र के गद्दी पर बैठने पर नेपाल ने चीन समर्थक नीति अपनाई और वर्ष 1962 के भारत-चीन युद्ध में चुप्पी साधे रखी। इस दौरान भारत-नेपाल सम्बन्धों में कड़वाहट आ गई।
- वर्ष 1960 के दशक में नेपाल ने भारत के समक्ष शान्ति क्षेत्र का प्रस्ताव रखा जिसे भारत ने नहीं माना।
- वर्ष 1990 में नेपाल संसदीय लोकतन्त्र की शुरुआत होने पर भारत-नेपाल सम्बन्ध पुन: मधुर हो गए।
- फरवरी, 2005 में राजा ज्ञानेन्द्र के तख्ता पलट के पश्चात् भी भारत ने नेपाल को मित्रवत् पूरी सहायता दी।
- वर्ष 2014 में प्रधानमन्त्री श्री नरेन्द्र मोदी ने नेपाल यात्रा के दौरान उसे 10,000 करोड़ नेपाली रुपये की सहायता प्रदान करने की घोषणा की।
- वर्ष 2017 में नेपाल के आन्तरिक मामलों के कारण भारत-नेपाल सीमा कई दिनों तक अवरुद्ध रही, जिसके कारण नेपाल ने अपनी कुछ महत्त्वपूर्ण सीमा चौकियों पर भारत द्वारा आर्थिक नाकेबन्दी का आरोप लगाया।
- जनवरी 2018 में नेपाल के काठमाण्डू में नेपाल-चीन सीमा पर ऑप्टिकल फाइबर लिंक का उद्घाटन किया है।
- सेवन पार्टी मूवमेण्ट के बाद नेपाल में नए संविधान के अनुरूप साम्यवादी नेता प्रफुल्ल कुमार दहल उर्फ प्रचण्ड प्रधानमन्त्री बने, जिन्होंने भारत विरोधी नीति अपनाई, जिसके कारण उन्हें सत्ता से हाथ धोना पड़ा।
- वर्तमान नेपाल के प्रधानमन्त्री श्री के. पी. शर्मा ओली हैं तथा प्रधानमन्त्री बनने के बाद पहला विदेशी दौरा भारत का ही किया। भारतीय फर्म नेपाल में अग्रणी निवेशक हैं जिसका भाग लगभग 40% है।
- जल संसाधन और ऊर्जा पर सहयोग को लेकर भी सहमति बनी है। तटबन्ध निर्माण नदी प्रशिक्षण के क्षेत्र में भारत सरकार सहायता करती है। वर्ष 2017-18 के नेपाल के बजट में 375 करोड़ की भारतीय सहायता दी जा रही है। नेपाल में लगभग 6 लाख भारतीय निवास करते है।

भारत-नेपाल असहमति के बिन्दु

नेपाल भौगोलिक रूप से भारत और चीन के मध्य स्थित है। नेपाल में चीन की गतिविधियाँ भारत विरोधी और विध्वंसात्मक रही हैं। नेपाल द्वारा काठमाण्डू-ल्हासा सड़क मार्ग बनाने के सम्बन्ध में चीन के साथ समझौता स्पष्टत: भारत विरोधी कदम था। नेपाल की भारत और चीन के मध्य ऐतिहासिक सन्तुलनकारी भूमिका का एक रूप भी असहमति के लिए उत्तरदायी हो सकता है। नेपाल इस प्रस्ताव को भारत से अधिकाधिक आर्थिक सहायता पाने के लिए एक सौदेबाजी के आधार के रूप में उपयोग करना चाहता है। नेपाल, भारत और चीन के साथ समदूरी सिद्धान्त के आधार पर सम्बन्ध विकसित करना चाहता है, जिससे चीन को भी सन्तुष्ट किया जा सके, परन्तु भारत समदूरी सिद्धान्त को नहीं मानता है। वह तो नेपाल के साथ विशिष्ट सम्बन्ध चाहता है, भारत का कहना है कि नेपाल एक आन्तरिक देश है। अत: उसके साथ भारत के विशिष्ट सम्बन्ध रहना स्वाभाविक हैं। नेपाल में संविधान सभा द्वारा प्रधानमन्त्री के रूप में नियुक्त माओवादी नेता प्रचण्ड का भारत सम्बन्धी रुख स्पष्ट नहीं है।

भारत और नेपाल के बीच खुली सीमा है। नेपाल में आई एस आई की गतिविधियाँ और उसका बढ़ता प्रभाव भारत के लिए चिन्ता का विषय है। नेपाल के माध्यम से भारत में चीनी वस्तुओं की डम्पिंग होती है। नेपाली अर्थव्यवस्था पर भारतीय मारवाड़ी समुदाय के प्रभुत्व से भी नेपाली जनता में आक्रोश है। नेपाल में कुछ तत्त्व 'बड़े भाई के सिण्ड्रोम' का उपयोग भारत विरोधी भावनाएँ भड़काने के लिए करते हैं। नेपाल और भारत में सीमा विवाद भी है। नेपाल जल-विद्युत परियोजनाओं में सहयोग नहीं कर रहा है।

भारत-नेपाल सहमति के बिन्दु

सहमति अथवा सहयोग के महत्त्वपूर्ण बिन्दु निम्नलिखित हैं

- भारत के लिए सामरिक दृष्टि से नेपाल महत्त्वपूर्ण है।
- बफर स्टेट के रूप में।
- आतंकवाद एवं आई एस आई को रोकने में।
- इस क्षेत्र को महाशक्तियों से मुक्त रखने में।
- भारतीय सेना के गोरखा रेजीमेण्ट में नेपालियों की भर्ती।

जल विद्युत की सम्भावना

नेपाल जल-विद्युत की अपार सम्भावनाओं से युक्त देश है। नेपाल से निकलने वाली नदियों द्वारा पूर्वी उत्तर प्रदेश तथा बिहार में बाढ़ तथा जल जनित बीमारियों का संकट खड़ा होता है। नेपाल के पास 43000 मेगावाट पन विद्युत ऊर्जा की क्षमता विद्यमान है, जो आर्थिक दृष्टि से व्यवहार और तकनीकी दृष्टि से साध्य पाया गया है। यद्यपि प्रमुख परियोजनाएँ आर्थिक क्षेत्र से बाहर होने के कारण प्रारम्भ नहीं हो सकी हैं। विडम्बना यह है कि भारत नेपाल को उसकी सम्पूर्ण ऊर्जा का निर्यात करता है।

पर्यटन क्षेत्र में सहयोग

भारतीयों द्वारा किए गए निवेश का नेपाल की समृद्धि में योगदान है, इसे और बढ़ाया जा सकता है

- सार्क को मजबूत बनाने के लिए।
- नेपाल की आन्तरिक स्थिरता के लिए भारतीय सहायता।
- नेपाल एक भूमिबद्ध (Land Locked) क्षेत्र है। अत: वह अपने आयात-निर्यात आवश्यकताओं के लिए भारत के कलकत्ता बन्दरगाह का उपयोग करता है।

भारत-भूटान सम्बन्ध

भारत की प्रतिरक्षा में भूटान का अत्यधिक महत्त्व है। भारत की उत्तरी प्रतिरक्षा व्यवस्था में भूटान को भेद्यांग (Achilles heel) की संज्ञा दी जाती है। चुम्बी घाटी में चीन की सीमाएँ केवल 80 मील हैं। यदि चीन विस्तारवादी इरादों से इस क्षेत्र में घुसपैठ करे तो वह न केवल भूटान को अपितु उत्तरी बंगाल, असोम और अरुणाचल प्रदेश को भारत से काट सकता है।

चीन ने भूटान-तिब्बत की वर्तमान प्राकृतिक सीमाओं को कभी स्वीकार नहीं किया। सौभाग्य से भारत-भूटान सम्बन्ध मित्रतापूर्ण रहे हैं और उनमें कोई प्रमुख समस्या नहीं है।

भारत की पहल पर ही भूटान वर्ष 1971 में संयुक्त राष्ट्र संघ का सदस्य बना, वर्ष 1973 में वह निर्गुट आन्दोलन में शामिल हुआ, वर्ष 1977 में भारत ने भूटान के राजदूतावास का नई दिल्ली में दर्जा बढ़ा दिया। भूटान 'सार्क' का भी सदस्य है। वर्तमान में भूटान में संसदीय लोकतन्त्र की कोपलें अब खिल गई हैं।

दिसम्बर, 2007 में संसद के उच्च सदन के बाद अब निचले सदन के सफल चुनाव द्वारा वहाँ के लोगों ने लोकतन्त्र के प्रति अपनी आस्था का जो प्रमाण दिया है, उसकी मिसाल ढूँढनी मुश्किल है।

उत्साह के इस क्षण में भारतीय प्रधानमन्त्री डॉ. मनमोहन सिंह भूटान की पहली निर्वाचित संसद को सम्बोधित करने 17 मई, 2008 को थिम्पू की यात्रा पर गए।

भूटान आज दक्षिण एशिया क्षेत्र का एक अनोखा एवं खुशहाल देश है। करीब पौने सात लाख आबादी वाला यह देश हर नजरिए से सम्पन्न माना जाएगा। 1400 डॉलर की उसकी प्रतिव्यक्ति आय भारत के मुकाबले करीब दोगुनी है। भूटान ने भारतीय प्रधानमन्त्री डॉ. मनमोहन सिंह को अपनी निर्वाचित पहली नई संसद को सम्बोधित करने के लिए आमन्त्रित किया। इससे पहले प्रधानमन्त्री के रूप में श्रीमती इन्दिरा गाँधी, राजीव गाँधी एवं पी वी नरसिम्हा राव ने भूटान की यात्रा की थी।

डॉ. मनमोहन सिंह ने अपनी यात्रा के दौरान विश्व के सबसे नवजात लोकतन्त्र की संसद राष्ट्रीय असेम्बली व राष्ट्रीय समिति के संयुक्त अधिवेशन को सम्बोधित किया। इसके अतिरिक्त प्रधानमन्त्री ने 1020 मेगावाट क्षमता के जल-विद्युत स्टेशन का उद्घाटन किया तथा 1095 मेगावाट क्षमता की पुनत्सांग्छू (प्रथम) परियोजना की आधारशिला भी रखी।

नई परियोजनाओं से बनने वाली बिजली में से 5,000 मेगावाट विद्युत भूटान वर्ष 2020 तक भारत को निर्यात कर सकेगा। भारत जल्द ही भूटान के साथ रेल सम्पर्क जोड़ने के लिए रेल पटरियाँ बिछाने का काम भी प्रारम्भ करेगा, जिसके अन्तर्गत पश्चिम बंग के हाशिमारा से भूटान के फल्सालिंग तक 28 किमी राजमार्ग का निर्माण किया जाएगा। भारत-भूटान के मध्य चुक्खा, ताला आदि पर संयुक्त परियोजनाएँ वर्ष 2020 तक चार और नदियों पर संयुक्त परियोजनाओं के विकास का निर्णय लिया गया।

भारत और भूटान के बीच 1949 में फ्रेंडशिप ट्रीटी' हुई थी उसके पहले से भूटान और भारत के बीच गहरे सम्बन्ध रहे हैं। वहीं भूटान और चीन के बीच राजनयिक सम्बन्ध स्थापित नहीं हुआ है। ट्रीटी के तहत भूटान के वैदेशिक सम्बन्धों को स्थापित करने के दौरान भारत को सहभागी बनाना जरूरी था परन्तु 2007 में इसे संशोधित कर दिया गया। अब उसी वार्ता में शामिल किया जाएगा जिसके साथ भारत के सम्बन्ध (वैदेशिक) प्रत्यक्षत: जुड़ा होगा। वर्ष 2008 में भारतीय प्रधानमन्त्री श्री मनमोहन सिंह ने भूटान की यात्रा कर उसे लोकतन्त्र की स्थापना के लिए प्रेरित किया और भूटान से बिजली आयात करने का समझौता किया। अगस्त, 2013 में भूटान के तत्कालीन प्रधानमन्त्री ने भारत की यात्रा की, तब भारत सरकार ने भूटान की अर्थव्यवस्था को वित्तीय सहायता देते हुए उसे 819 मिलियन अमेरिकी डॉलर देने का समझौता किया।

जून 2014 में वर्तमान भारतीय प्रधानमन्त्री नरेन्द्र मोदी ने अपनी पहली विदेश यात्रा के लिए भूटान को चुना। इस दौरान उन्होंने भूटान के उच्चतम न्यायालय परिसर का उद्घाटन किया और भूटान को सूचना प्रौद्योगिकी एवं डिजिटल क्षेत्र में सहयोग देने का वादा किया। वर्ष 2016 में भूटान के प्रधानमन्त्री की भारत यात्रा से रिश्तों को नया आयाम मिला। इस प्रयासों से भारत तथा भूटान के बीच वाणिज्य तथा परिवहन समझौता जुलाई, 2017 को हो गया। हालाँकि यह समझौता वर्ष 2006 में ही हुआ था और इसे 2016 में ही नवीनीकृत करना था, जो 2017 में हुआ।

हाल के **डोकलाम** विवाद में भारत को बड़ी कूटनीतिक जीत मिली है तथा भूटान का भारत पर और विश्वास बढ़ा है। भूटान और नेपाल के बीच सम्बन्ध अच्छे नहीं हैं। चीन की नजर भूटान पर बनी रहती है। भूटान के वैदेशिक मामलों में भारत की सहभागिता को लेकर चीन चिढ़ता रहता है।

भारत-अमेरिका सम्बन्ध

अमेरिका विश्व की एक प्रमुख आर्थिक एवं सैनिक महाशक्ति, भारत भी विश्व की उदीयमान सैनिक एवं आर्थिक शक्ति है। इन दोनों देशों के सम्बन्ध वैश्विक वातावरण के अनुरूप परिवर्तित होते रहे हैं। सुविधा की दृष्टि से भारत-अमेरिका सम्बन्धों को तीन कालों में बाँटा जाता है

वर्ष 1947-54 तक

स्वतन्त्रता प्राप्ति के पश्चात् से ही भारत ने चूँकि लोकतन्त्र को अपनाया था, इस कारण अमेरिका उसे अपना मित्र मानता था। इस काल में अमेरिका ने भारत को हर सम्भव सहायता देने का आश्वासन दिया। अमेरिका ने भारत को इस समय आर्थिक व खाद्यान्न सहायता दी। नेहरू जी ने अपनी अमेरिका यात्रा के दौरान अमेरिकी संसद को सम्बोधित भी किया था।

वर्ष 1955-90 तक

पाकिस्तान की सोवियत संघ के साथ भौगोलिक निकटता एवं पाकिस्तान के सेण्टो (CENTO) में शामिल होने के पश्चात् अमेरिका का झुकाव पाकिस्तान की ओर होने के कारण भारत-अमेरिका सम्बन्ध कटु हो रहे थे। भारत-पाक वर्ष 1965 के युद्ध में अमेरिका ने पाक का पक्ष लिया। वर्ष 1971 में भारत-पाक युद्ध में अमेरिका ने पाकिस्तान का पक्ष लिया और भारत को डराने के लिए एक लड़ाकू पोत भी हिन्द महासागर में भेजा। अमेरिका के भारत-विरोधी रवैये के कारण भारत को वर्ष 1971 में सोवियत संघ रक्षा-मैत्री सन्धि करनी पड़ी है। अमेरिका ने भारत द्वारा वर्ष 1974 में शान्तिपूर्ण परमाणु विस्फोट किया और परमाणु अप्रसार सन्धि (NPT) पर हस्ताक्षर करने के लिए भारत पर दबाव डाला।

वर्ष 1991 से अब तक

वर्ष 1991 में सोवियत संघ के विघटन, शीत युद्ध के अन्त और वैश्वीकरण के बढ़ते प्रभाव के साथ भारत-अमेरिका सम्बन्धों में मधुरता आने लगी। वर्तमान में भारत-अमेरिका सम्बन्ध स्ट्रेटेजिक पार्टनरशिप स्टे-III में पहुँच चुके हैं।

भारत-अमेरिका सम्बन्धों में परिवर्तन आने के प्रमुख कारण निम्नलिखित हैं

- सोवियत संघ के विघटन के बाद उसका उत्तराधिकारी रूस अमेरिका का कठोर विरोधी नहीं रहा है। इस कारण अमेरिका के लिए पाकिस्तान भी प्रथम पंक्ति का राष्ट्र नहीं रहा है।

- वर्तमान चीन महाशक्ति के रूप में उभर रहा है। वह भविष्य में अमेरिका को चुनौती दे सकता है। इसलिए अमेरिका-चीन के विरुद्ध भारत का सहयोग चाहता है।
- भारत विश्व का एक बड़ा लोकतान्त्रिक देश है।
- भारत ने वर्ष 1991 में उदारीकरण एवं वैश्वीकरण को अपनाया। अमेरिकी आर्थिक विभाग की रिपोर्ट के अनुसार भारत सबसे अच्छा निवेशक राष्ट्र है।
- भारत अमेरिका के रणनीतिक सहयोगी के रूप में विश्व शान्ति के लिए संयुक्त राष्ट्र संघ का सहयोग करता आया है चाहे अफगानिस्तान-ईराक या सीरिया का मामला हो।
- भारत में एक बड़ा मध्यम वर्ग अंग्रेजी बोलने वाला है, जो अमेरिकी वस्तुओं का उपभोक्ता है।
- अमेरिकी रक्षा पेण्टागन विभाग के अनुसार भारत विश्व की एक ऐसी प्रमुख सैन्य शक्ति है, जो अमेरिकी हितों के अनुरूप है। **अमेरिकी विद्वान् क्राइस्टलर** के अनुसार, भारत-अमेरिका को संयुक्त सैनिक अभ्यास एवं संयुक्त रक्षा उत्पादन की नीति को अपनाना चाहिए।
- भारत एवं अमेरिका दोनों आतंकवाद या इस्लामी आतंकवाद से ग्रसित हैं, आतंकवाद उन्मूलन के लिए दोनों एक-दूसरे को अपना सहयोगी मानते हैं।
- भारत ने भी 13 दिसम्बर संसद पर हमले तथा 26 नवम्बर मुम्बई आतंकवादी हमले के बाद अमेरिका से आतंकवाद उन्मूलन के लिए प्रधानमन्त्री मनमोहन सिंह की यात्रा के दौरान भारत को आतंकवाद उन्मूलन के बारे में हर सम्भव सहयोग देने का आश्वासन दिया है। इस सन्दर्भ में दोनों देशों के मध्य एक ज्वाइंट वर्किंग ग्रुप का भी गठन किया गया है।

अमेरिकी राष्ट्रपति की यात्रा

अमेरिका के राष्ट्रपति बराक ओबामा की नवम्बर, 2010 की यात्रा ने दोनों देशों के सम्बन्धों को एक नया आयाम दिया है।

जिसके प्रमुख पहलू हैं

- अमेरिका ने भारत की संयुक्त राष्ट्र सुरक्षा परिषद् में सदस्यता का खुलकर समर्थन किया है।
- अमेरिका ने भारत को एक महाशक्ति के रूप में स्वीकार किया है।
- आतंकवाद उन्मूलन के लिए भारत के सहयोग को महत्त्वपूर्ण माना है।
- अमेरिकी राष्ट्रपति की भारत यात्रा के दौरान दोनों देशों के बीच 9.5 अरब डॉलर मूल्य के कारोबारी सौदे हुए हैं। इन सौदों से भारत के आर्थिक विकास को गति मिलेगी। इस दौरान लघु और मध्यम उद्योगों के विकास के लिए साझा मंच के गठन पर भी सहमति बनी है। ओबामा के द्वारा किए गए समझौते से भारत-अमेरिकी व्यापार शीघ्र पाँच हजार करोड़ डॉलर का लक्ष्य प्राप्त करेगा और शीघ्र ही व्यापार आर्थिक सहयोग सन्धि करेंगे।

भारत-अमेरिका के आर्थिक-व्यापारिक सम्बन्ध

भारत-अमेरिका ने आर्थिक-व्यापारिक सम्बन्धों में आधारभूत प्रगति की है

- इण्डिया-यू एस ट्रेड पॉलिसी फोरम की स्थापना
- फोक्स ग्रुप की स्थापना
- आर्थिक सहयोग हेतु सी ई ओ मंच
- यू एस-इण्डिया फाइनेन्शियल एण्ड इकोनॉमिक फोरम
- यू एस-इण्डिया कॉमर्शियल डायलॉग
- यू एस-इण्डिया वर्किंग ऑन ट्रेड

सिविल न्यूक्लियर क्षेत्र में सहयोग

भारत-अमेरिका सम्बन्ध **स्ट्रेटेजिक पार्टनरशिप** के द्वितीय दौर में पहुँच चुके हैं। प्रधानमन्त्री मनमोहन सिंह की अमेरिका यात्रा के दौरान 18 जुलाई, 2005 को भारत-अमेरिका सिविल न्यूक्लियर समझौता हुआ है। जिसके तहत अमेरिका-भारत के 14 परमाणु संयन्त्रों हेतु नाभिकीय ईंधन की आपूर्ति करेगा। यह समझौता अमेरिकी संसद में वर्ष 2008 में पारित हो गया। अमेरिकी प्रयासों से इस समझौते को नाभिकीय सप्लायर्स ग्रुप (NSG) से सहमति मिल पाई है। इस समझौते के फलस्वरूप भारत 'इण्टरनेशनल थर्मोन्यूक्लियर एनर्जी प्रोजेक्ट' प्रोग्राम (ITER) में सम्मिलित किया गया। इसी समझौते का परिणाम है कि आज अमेरिका सहित आठ राष्ट्रों (कनाडा, नामीबिया, अर्जेण्टीना, कजाकिस्तान, रूस, फ्रांस) ने परमाणु सहयोग हेतु भारत को सहमति प्रदान कर दी है। इससे भारत को ऊर्जा सुरक्षा प्राप्त हो सकेगी। इसके अतिरिक्त भारत-अमेरिका गैर-परम्परागत ऊर्जा क्षेत्र में भी सहयोग कर रहे हैं। भारत-अमेरिका में परमाणु ईंधन की री-प्रोसेसिंग पर भी वर्ष 2009 की मनमोहन सिंह यात्रा से लगभग सहमति बन चुकी है।

भारत-अमेरिका रक्षा सम्बन्ध

भारत-अमेरिका हिस्टाइलर प्रस्ताव के अनुरूप संयुक्त अभ्यास, संयुक्त निर्माण, संयुक्त उत्पादन की ओर आगे बढ़ गया है। वर्ष 2005 में भारतीय रक्षा मन्त्री की यात्रा के दौरान संयुक्त रक्षा तन्त्र को बढ़ावा देने के लिए 'न्यू फ्रेम वर्क फॉर द यूनियन इण्डिया डिफेंस रिलेशनशिप' समझौता किया गया। भारत-अमेरिका सेना के मध्य अनेक सैनिक अभ्यास यथा कोप इण्डिया, थण्डर, अलास्का आदि हुए हैं।

भारत-अमेरिका, जापान, ऑस्ट्रेलिया आदि चार राष्ट्रों ने संयुक्त रूप से मालाबार में भी संयुक्त सैनिक अभ्यास किया है। हिलेरी यात्रा (2009) के दौरान भारत-अमेरिका में संयुक्त रक्षा उत्पादन आपूर्ति हेतु एण्डयूजर मॉनिटरिंग एग्रीमेण्ट (EUMA) हुआ है।

अन्तरिक्ष एवं विज्ञान

भारत-अमेरिका रणनीतिक-साझेदार बन चुके हैं। जुलाई, 2005 में अन्तरिक्ष क्षेत्र में सहयोग के लिए 'एक संयुक्त कार्य समूह' का गठन किया गया। भारत ने चन्द्रयान-I में अमेरिकी अन्तरिक्ष एजेन्सी 'नासा' का सहयोग किया। वर्ष 2000 में अमेरिकी राष्ट्रपति क्लिंटन की भारत यात्रा के दौरान 'भारत-अमेरिका विज्ञान एवं तकनीकी फोरम' का गठन किया गया था। इसके अतिरिक्त भारत-अमेरिकी उच्च-प्रौद्योगिकी क्षेत्र में भी सहयोग कर रहे हैं।

सूचना तकनीकी क्षेत्र में सहयोग

सूचना-तकनीकी क्षेत्र में भारत-अमेरिका सहयोग कर रहे हैं और साइबर सुरक्षा के लिए दोनों में आम सहमति बनी हुई है। इसके अतिरिक्त भारत-अमेरिका शिक्षा विधिक और आपराधिक क्षेत्र में भी सहयोग कर रहे हैं। आज भारत-अमेरिका वैश्विक लोकतन्त्र की स्थापना के लिए संसदीय स्तर, नेतृत्व स्तर आदि में सहयोग कर रहे हैं।

भारत अमेरिकी सम्बन्धों में गतिरोध

उपरोक्त प्रगति के पश्चात् भारत-अमेरिकी सम्बन्ध स्ट्रेटेजिक-पार्टनर की द्वितीय अवस्था में पहुँच चुके हैं। *इसके बावजूद निम्न तत्त्व भारत-अमेरिका सम्बन्धों में अवरोध का कार्य करते हैं*

- अमेरिका द्वारा F-16 लड़ाकू विमानों; जैसे—हथियारों की आपूर्ति और पाकिस्तान को गैर-सहयोगी नाटो का दर्जा देना। पाकिस्तान को गैर-सैन्य आर्थिक सहायता के **कैरी-लूगर बिल** या PEACE Act पारित करना।
- चीन को ओबामा की नवम्बर, 2009 यात्रा के दौरान दक्षिण एशिया में शान्ति स्थापित करने की शक्ति स्वीकार करना।
- बिजनेस प्रोसेस आउटसोर्सिंग पर प्रतिबन्ध, भारतीय उत्पादों पर पेटेण्ट करवाना आदि भारत-अमेरिका सम्बन्धों पर नकारात्मक प्रभाव डालते हैं।
- NPT व CTBT सम्बन्धी मुद्दे।
- WTO में सब्सिडी, श्रम-मानक आदि को लेकर मतभेद।

इन मतभेदों के बावजूद भारत-अमेरिका सम्बन्ध वैश्वीकरण के युग में प्रमुख सहयोगी राष्ट्रों जैसे हैं, लेकिन हमें स्मरण रखना चाहिए कि अमेरिका वैश्वीकरण के युग में हमारा एक तरफा सहयोग नहीं करेगा। वह अपने हितों के अनुरूप सन्तुलन की कूटनीति का ही प्रयोग करेगा। यदि हम अधिक शक्तिशाली होंगे तभी उसका झुकाव एशिया में हमारी तरफ होगा।

2014 के पश्चात् भारत-अमेरिका सम्बन्ध

2014 में भाजपा नेतृत्व में भारत की नई सरकार का गठन हुआ तथा नरेन्द्र मोदी भारत के प्रधानमन्त्री बने। प्रधानमन्त्री बनते ही नरेन्द्र मोदी ने भारत-अमेरिका के बीच आर्थिक राजनीतिक तथा कूटनीतिक रिश्तों को नया आयाम दि्या तथा भारत तथा अमेरिका के बीच के रिश्तों को महत्त्व प्रदान किया। नरेन्द्र मोदी की नीति अमेरिका से दोस्ती बढ़ाने की रही इसलिए उन्होंने अमेरिकी राष्ट्रपति बराक ओबामा को गणतन्त्र दिवस 2015 में भारत के मुख्य अतिथि के रूप में आमन्त्रित किया।

बराक ओबामा के साथ भारत तथा अमेरिकी रिश्तों में काफी मजबूती आई और दोनों देशों के बीच आर्थिक सहयोग और व्यापार में वृद्धि हुई। प्रधानमन्त्री मोदी और अमेरिका ने दुनिया से आतंकवाद को खत्म करने तथा शान्तिपूर्ण सहअस्तित्व के निर्माण हेतु कई समझौते किये। इसके साथ ही जलवायु परिवर्तन, आतंकवाद, गरीबी, कुपोषण, मानवाधिकार जैसे अन्तर्राष्ट्रीय मुददों पर साथ रहकर काम करने की इच्छा भी जतायी गई।

नरेन्द्र मोदी जी ने प्रधानमन्त्री का पद धारण करने के बाद अमेरिका की यात्राएँ का तथा अमेरिकी संसद को सम्बोधित किया तथा मेडिसन स्क्वायर में अपना प्रसिद्ध भाषण दिया।

डोनाल्ड ट्रम्प के राष्ट्रपति पद ग्रहण करने के पश्चात् कई मुद्दों पर जैसे H_1N_1 वीजा का मुददा, येरूशलम को इजराइल की राजधानी बनाने की घोषणा के अलावा पाकिस्तान को वित्तीय सहायता के मुद्दों पर दोनों देशों के बीच सम्बन्धों में दूरियाँ दिखीं।

परन्तु चीन की वन बेल्ट वन रोड इनिशिएटिव व तथा न्यूक्लियर सप्लायर्स ग्रुप में भारत का विरोध एवं चीन-अमेरिका के बीच प्रतिद्वन्द्विता ने दोनों देशों के बीच के रिश्तों को मजबूत किया।

2017 में डोनाल्ड ट्रम्प के अमेरिका के नए राष्ट्रपति बनने के पश्चात् भारत और अमेरिका के बीच रिश्तों की और मजबूती मिली।

ट्रम्प ने अपने चुनाव प्रचार के समय कहा था कि यदि राष्ट्रपति बनते हैं तो अमेरिका में रह रहे हिन्दू समुदाय के लोगों के लिए वाइट हाउस एक सच्चा दोस्त होगा। डोनाल्ड ट्रम्प के राष्ट्रपति बनने के बाद मोदी पहले ऐसे प्रधानमन्त्री थे जिन्होंने वाइट हाउस का दौरा किया। डोनाल्ड ट्रम्प ने मुस्लिम आतंकवाद को खत्म करने के लिए भारत से खास मदद माँगी है। ट्रम्प ने अफगानिस्तान में भारत के सहयोग देने की बात कही है।

इसके अलावा अमेरिका पाकिस्तान पर नजर रखने के लिए भारत का साथ चाहता है। वर्तमान में दोनों देशों के बीच 100 अरब डालर तक पहुँच चुका है तथा यह भी कहा है कि 500 अरब डॉलर तक बढ़ाने के लिए भविष्य में लक्ष्य है। अमेरिका भारत का शीर्ष व्यापारिक भागीदार देश है।

वर्तमान में चीन की बढ़ती वैश्विक शक्ति, पाकिस्तान से सीमा पार आतंकवाद का खतरा, चीन की सड़क परियोजना ONSG में भारत की सदस्यता का मुद्दा ये ऐसे मुद्दे हैं जिनको लेकर भारत तथा अमेरिका के बीच सम्बन्धों की सुदृढ़ता आवश्यक है।

वर्तमान की मोदी सरकार भारत-अमेरिका के बीच के रिश्तों को मजबूत बनाने की ओर अग्रसर है।

अमेरिका द्वारा सन्तुलन की कूटनीति

अमेरिका इस सन्तुलन की कूटनीति को निम्न उदाहरणों के माध्यम से समझा सकता है

- कारगिल युद्ध (1999) के दौरान अमेरिका ने एक ओर भारतीय दृष्टिकोण की सराहना की, दूसरी ओर यह भी कहा कि भारत को नियन्त्रण रेखा का सम्मान करना चाहिए। उसने नवाज शरीफ को कारगिल युद्ध से छुटकारा दिलवाने का आश्वासन भी दिया।
- पाकिस्तान नवाज शरीफ के तख्ता पलट के बाद सैनिक शासक परवेज मुशर्रफ के काल में जब भारत में सीमा पार आतंकवादी गतिविधियाँ बढ़ने लगीं, तो अमेरिकी राष्ट्रपति क्लिंटन ने वर्ष 2000 की यात्रा के दौरान पाकिस्तान की आलोचना और पाकिस्तान से सीमा पार आतंकवाद को कम करने के लिए दबाव डाला तो दूसरी ओर उसने भारत, पाक दोनों से वार्ता के लिए दबाव डाला। इसी के परिणामस्वरूप पाकिस्तान सैन्य प्रमुख आगरा शिखर वार्ता (2001) में सम्मिलित होने आए, जिसका कोई परिणाम नहीं निकला।
- 13 दिसम्बर, 2001 को पाक आतंकवादियों ने भारतीय लोकतन्त्र के दुर्ग भारतीय संसद पर हमला किया, तो अमेरिका ने पुन: सन्तुलन की कूटनीति का प्रयोग करते हुए, एक ओर पाक को भारत में आतंकवाद प्रोत्साहन में कमी लाने को कहा तो दूसरी ओर अफगानिस्तान में कार्यवाही में सहयोग के लिए उसे F-16 लड़ाकू विमानों की आपूर्ति का आश्वासन दिया।
- जब भारत ने F-16 लड़ाकू विमानों की आपूर्ति का विरोध किया तो अमेरिका ने पुन: पाक पर दबाव डालकर भारत से वार्ता करने के लिए कहा। जिसका परिणाम था कि भारत-पाक ने सार्क सम्मेलन के दौरान इस्लामाबाद में शिखर बैठक की।

- जब भारत ने मार्च, 2004 में अमेरिकी विदेश सचिव कोलिन पॉवेल की भारत यात्रा के दौरान पाकिस्तान परमाणु तकनीक लीक होने तथा आतंकवाद प्रोत्साहन के लिए पाकिस्तान को नियन्त्रित करने की बात की तो पुन: अमेरिका ने सन्तुलन की कूटनीति का प्रयोग करते हुए, एक ओर पाकिस्तान को फटकार लगाई तो दूसरी ओर पाकिस्तान को प्रसन्न करने के लिए गैर-सदस्य नाटो सहयोगी राष्ट्र का दर्जा देने की घोषणा की।
- जब भारत ने पाकिस्तान को गैर-सदस्य नाटो सहयोगी राष्ट्र का दर्जा देने का विरोध किया, तो अमेरिका ने भारत को परमाणु ईंधन आपूर्ति की घोषणा की, जिसका यह परिणाम है 123 समझौता या 'हेनरी हाइड एक्ट'।
- 26/11 मुम्बई आतंकवादी घटना (नवम्बर, 2008) के कारण जब भारत ने अमेरिका से पाक को नियन्त्रित करने के लिए कहा, तो अमेरिका ने भारत को आतंकवाद उन्मूलन के लिए हर प्रकार से समर्थन की घोषणा की। दूसरी ओर पाकिस्तान का सहयोग प्राप्त करने के लिए कैरी-लूगर बिल लाने की घोषणा की, जिसमें पाकिस्तान को गैर-सैन्य आर्थिक सहायता देने की घोषणा की।

इस प्रकार स्पष्ट है कि वर्ष 1991 के बाद भी अमेरिका एकपक्षीय भारत समर्थक नीति नहीं अपना रहा है। वह आज भी पश्चिमी एशिया और अलकायदा के उन्मूलन के लिए पाकिस्तान को महत्त्वपूर्ण मानता है। इस प्रकार अमेरिका का उद्देश्य दक्षिण एशिया में शान्ति स्थापित करना नहीं है, अपितु अपने हितों की पूर्ति करना है, इसलिए वह दक्षिण एशिया में सन्तुलन की कूटनीति का प्रयोग कर रहा है।

भारत-चीन और अमेरिका

अमेरिका ने शीत युद्ध के प्रारम्भिक काल में चीन के साम्यवाद अपनाने व साम्यवादी गुट में शामिल होने के कारण भारत समर्थक व चीन विरोधी नीति अपनाई। वर्ष 1962 के भारत-चीन युद्ध में भी अमेरिका ने भारत समर्थक नीति अपनाई थी, परन्तु वर्ष 1966 में सोवियत संघ व चीन सीमा-विवाद उभरने के कारण तथा वियतनाम में अमेरिका बढ़ती चुनौती व संकट के कारण अमेरिका ने चीन की ओर मित्रता का हाथ बढ़ाया।

इसके पश्चात् अमेरिका ने चीन समर्थक नीति अपनाई। वस्तुत: वर्ष 1991 तक अमेरिका-चीन-पाक धुरी भारत विरोधी कार्य करती रही।

वर्ष 1991 में सोवियत संघ के विघटन व शीत युद्ध के अन्त के बाद अमेरिकी दृष्टि में भारत का महत्त्व बढ़ा। इसके साथ ही सोवियत संघ का उत्तराधिकारी रूस भी चीन के साथ मित्रतापूर्वक नीति अपना रहा है, इन सब कारणों से अमेरिकी दृष्टि में भारत का महत्त्व बढ़ा।

वस्तुत: निम्न कारणों से अमेरिका ने चीन सन्दर्भ में भारत की ओर अपना झुकाव दिखाया

- सोवियत संघ के विघटन के बाद चीन एक उभरती हुई महाशक्ति है, जो भविष्य में अमेरिका को चुनौती दे सकती है। अमेरिका, चीन का मुकाबला करने के लिए भारत को आगे लाना चाहता है।
- चीन, रूस आदि के साथ मिलकर अमेरिका विरोध की नीति अपना रहा है। अमेरिका की राष्ट्रीय प्रतिरक्षा प्रणाली (NMD) के विरोध में वर्ष 2003 में चीन-रूस ने 20 वर्षीय रक्षा-मैत्री सन्धि की है।
- चीन, अमेरिका विरोधी आक्रामक नीति अपना रहा है। कोसोवो में अमेरिकी मिसाइल से चीनी दूतावास को क्षति पहुँची तो उसने अमेरिका का कठोर विरोध किया। वर्ष 2003 में हैनान द्वीप में अमेरिकी हवाई जहाज की उपस्थिति को लेकर भी चीन ने आक्रामक रुख अपनाया।
- चीन, अमेरिका विरोधी राष्ट्र, उत्तर कोरिया, ईरान आदि का समर्थन करता है।

इस कारण अमेरिका भारत के साथ अपने अधिक-से-अधिक प्रगाढ़ सम्बन्ध बनाना चाहता है। अमेरिका ने अपने रक्षा सम्बन्धों का भारत के साथ विस्तार किया। वर्तमान में अमेरिका भारत के साथ सैनिक अभ्यास कर रहा है। साथ ही वर्ष 2009 में अमेरिकी सचिव हिलेरी की यात्रा के दौरान संयुक्त रक्षा उत्पादन एवं रक्षा उपकरण आपूर्ति हेतु 'एण्ड यूजर मानिटरिंग एग्रीमेण्ट' (EUMA) समझौता भी किया। इसके अतिरिक्त अमेरिका ने भारत के साथ अपने आर्थिक-व्यापारिक सम्बन्धों का विस्तार किया। अमेरिका ने भारत के साथ सिविल न्यूक्लियर सहयोग सम्बन्धी समझौता भी किया है।

परन्तु भारत के साथ बढ़ते सम्बन्धों का हमें यह अर्थ नहीं लगाना चाहिए कि अमेरिका की दृष्टि में चीन का कोई महत्त्व नहीं है। अमेरिका के लिए आज भी उत्तर कोरिया व जापान आदि के मामले में भारत चीन को महत्त्वपूर्ण मानता है। इसके अतिरिक्त चीन एक आर्थिक शक्ति के रूप में उभर रहा है, इसलिए भी चीन को अमेरिका महत्त्वपूर्ण मानता है।

इसी कारण अमेरिकी राष्ट्रपति ओबामा की चीन यात्रा के दौरान सहयोग सम्बन्धी कई घोषणाएँ की गई हैं

- चीन-अमेरिका अपने आर्थिक सम्बन्धों का विस्तार करेंगे।
- एशिया में शान्ति स्थापना सम्बन्धी कार्य करेगा अर्थात् वह भारत-पाक के सम्बन्धों को नियन्त्रित करेगा।
- अमेरिका ने अपने व्यापारिक व सामरिक हितों के लिए भारत को महत्त्व देना शुरू कर दिया है उसका अब पाकिस्तान से मोहभंग हो रहा है, जिसका कारण है पाकिस्तान का चीन के साथ झुकाव।

अमेरिका की चीन के साथ इस प्रकार की घोषणाएँ; भारत-अमेरिका के लिए उचित नहीं हैं। इस कारण भारत सरकार ने अमेरिका से 'एशियाई शान्ति वार्ता' की घोषणा की आलोचना की। अमेरिका ने इसके जवाब में भारत को हर क्षेत्र में सहयोग का आश्वासन दिया और परमाणु ईंधन की 'रीप्रोसेसिंग' पर भारतीय दृष्टिकोण को सहमति प्रदान की।

इस प्रकार भारत-चीन के मामले में अमेरिका अपने हितों के अनुरूप सन्तुलन की कूटनीतिं का प्रयोग कर रहा है। वह चीन को भारत के माध्यम से नियन्त्रित करना चाहता है। वह जापान व उत्तर कोरिया को नियन्त्रित करने में चीन को आवश्यक मानता है। इसके बावजूद वर्तमान वैश्वीकरण के युग में उसके स्थायी सम्बन्ध भारत के साथ ही अधिक हैं। अत: भविष्य में भारत-अमेरिका सम्बन्धों में अधिक प्रगाढ़ता की आशा कर सकते हैं।

निष्कर्षत: डॉ. वेदप्रताप वैदिक के इस कथन को कह सकते हैं कि भारत-अमेरिका की पसन्द है, तो चीन मजबूरी। भारत-अमेरिका दोनों के आदर्श लोकतन्त्र, मानवाधिकार और खुलापन समान है। इसलिए भारत, अमेरिका का स्वाभाविक मित्र है, इसलिए भविष्य में चीन-अमेरिका की तुलना में भारत-अमेरिका के सम्बन्ध ही अधिक मजबूत होंगे।

विदेश नीति

विदेश नीति (Foreign Policy) से आशय उस नीति से है, जो एक राज्य द्वारा दूसरे राज्यों के प्रति अपनाई जाती है। वर्तमान युग में कोई भी स्वतन्त्र देश संसार के अन्य देशों से अलग नहीं रह सकता। उसे राजनीतिक, आर्थिक और सांस्कृतिक आवश्यकताओं को पूरा करने के लिए एक-दूसरे पर निर्भर रहना पड़ता है। इस सम्बन्ध को स्थापित करने के लिए वह जिन नीतियों का प्रयोग करता है, उन नीतियों को राज्य की विदेश नीति कहते हैं।

विदेश नीति के उद्देश्य

जब एक देश दूसरे देश के साथ आपसी सामंजस्य स्थापित करे तथा अन्तर्राष्ट्रीय स्तर पर सर्वश्रेष्ठ स्थान प्राप्ति तथा युद्ध व शान्ति के मामलों में अपनी भूमिका निभाने के लिए जो योजनाएँ व नीतियाँ अपनाई जाती हैं, उसे ही उस देश की विदेश नीति कहते हैं।

अर्थात् किसी देश की विदेश नीति उन सिद्धान्तों को परिभाषित करती है, जब अपने राष्ट्रीय हितों की रक्षा करने के लिए तथा अन्तर्राष्ट्रीय सम्बन्धों के परिवेश में अपने उद्देश्यों को प्राप्त करने के लिए राष्ट्र द्वारा चुनी गई स्वहितकारी रणनीतियों का समूह होता है।

विदेश नीति के उद्देश्य की सर्वप्रथम अवधारण को **जॉर्ज मॉडलस्की** ने परिभाषित किया इन्होंने कहा कि विदेश नीति समुदायों द्वारा विकसित उन क्रियाओं की व्यवस्था है, जिसके द्वारा एक राष्ट्र दूसरे राष्ट्र के साथ सम्बन्ध स्थापित करके राष्ट्रों के व्यवहार को बदलने एवं उनकी गतिविधियों को अन्तर्राष्ट्रीय वातावरण में ढालने की कोशिश करता है। जबकि **फेलिग्स ग्रास** ने विदेश नीति के उद्देश्यों में कहा है कि विदेश नीति उन सिद्धान्तों, हितों व उद्देश्यों की वचनबद्धता है जिनके द्वारा एक राष्ट्र दूसरे राष्ट्र के साथ अन्तर्राष्ट्रीय सन्दर्भ में अपने सम्बन्धों का निर्वाह करता है।

आधुनिक काल भारतीय विदेश नीति की शुरुआत

सर्वप्रथम वर्ष 1921 में भारत की विदेश नीति के सम्बन्ध की चर्चा कांग्रेस के शासन काल में हुई। इस वर्ष कांग्रेस द्वारा एक पूर्ण प्रस्ताव लाया गया जिसमें यह कहा गया कि भारत अपने पड़ोसियों एवं अन्य राष्ट्रों से मधुर एवं मैत्रीपूर्ण सम्बन्ध स्थापित करना चाहता है, जिससे भारतीय विदेश नीति का आधार इस प्रस्ताव द्वारा शुरू हुआ।

वर्ष 1927 में मद्रास (वर्तमान चेन्नई) अधिवेशन में कांग्रेस ने चीन, मेसोपोटामिया एवं एशिया (ईरान) में भारतीय सैनिकों के उपयोग का विरोध किया, विश्व भर में पराधीन लोगों के साम्राज्यवाद विरोधी आन्दोलन को संगठित करने एवं सहायता प्रदान करने के लिए कांग्रेस ने वर्ष 1928 में एक विदेश विभाग की स्थापना का निर्णय लिया, इस निर्णय को वर्ष 1928 के कलकत्ता अधिवेशन में पारित किया गया। इस विभाग का अध्यक्ष कांग्रेस द्वारा पं. जवाहरलाल नेहरू को बनाया गया तथा स्वतन्त्रता आन्दोलन के दौरान नेहरू जी भारतीय विदेश विभाग के निर्देशक के रूप में कार्य करने लगे।

वर्ष 1939 में कांग्रेस ने त्रिपुरा अधिवेशन में भारत द्वारा अपनी विदेश नीति स्वयं बनाने एवं संचालन करने के अधिकार की माँग की। वर्ष 1945 से 47 तक कांग्रेस ने अनेक प्रस्ताव व घोषणाओं के माध्यम से कहा कि सभी देशों को स्वतन्त्र होने का अधिकार है।

भारतीय विदेश नीति के निर्धारक तत्त्व

एक देश की विदेश नीति को निर्धारित एवं प्रभावित करने वाले कारक हैं-भू-रणनीतिक अवस्थिति सैन्य क्षमता, आर्थिक शक्ति एवं सरकार का स्वरूप। दूसरी तरफ विदेश नीति सम्बन्धी निर्णय वैश्विक एवं आन्तरिक प्रभावों द्वारा निर्धारित होते हैं।

भारतीय विदेश नीति के निर्धारक तत्त्व निम्नलिखित हैं

भू-राजनीति

एकदेश की अवस्थिति एवं भौतिक स्थलाकृति उस राज्य की विदेश नीति पर बेहद महत्त्वपूर्ण प्रभाव डालती है। प्राकृतिक सीमाओं की उपस्थिति एक देश को सुरक्षा का भाव प्रदान करती है जो शान्तिपूर्ण समय में घरेलू विकास पर ध्यान दे सकता है। अधिकतर देशों के लिए द्विपीयता सम्भव नहीं है जैसाकि उनकी सीमा से कई देश लगे होते हैं और उनके पास अन्तर्राष्ट्रीय मामलों से असंलग्न रहने का विकल्प नहीं होता है।

आर्थिक शक्ति

आज पूर्व की अपेक्षा आर्थिक प्रगति का स्तर एकदेश को इसके विदेश नीति निर्णयों में बेहद प्रभावी बनाती है। आज कोई देश बेहद कमजोर अपनी सैन्य क्षमता के कारण नहीं अपितु आर्थिक कमजोरी के कारण कहा या माना जाता है। अमीर देश सीमा पार भी अपने हित रखते हैं और अपने राष्ट्र की बेहतरी के लिए उनका संरक्षण करते हैं। इस बात का कोई आशय नहीं है कि जो देश औद्योगिक रूप से अग्रणी हैं और अन्तर्राष्ट्रीय व्यापार में प्रभुत्व रखते हैं, आवश्यक रूप से सैन्य तौर पर भी सशक्त हो (सैन्य शक्ति अधिकांशत: आर्थिक क्षमताओं पर निर्भर करती है।)

सैन्य क्षमता

मतभेदों में बल प्रयोग अन्तिम तौर पर किया जाता है, लेकिन जिस देश के पास भारी एवं सुसज्जित सैन्य बल होता है, उसे विश्व स्तर पर अन्य खिलाड़ियों से अधिक सम्मान प्राप्त होता है। इस प्रकार सैन्य क्षमता विदेश नीति निर्माण का एक कारक है। एक सैन्य रूप से सशक्त देश इस दृष्टिकोण से अक्षम देशों की अपेक्षा विश्वासपूर्ण एवं कठोर निर्णय ले सकता है।

सरकार का स्वरूप

सरकार का स्वरूप प्राय: विदेश नीति को सीमित करता है जिसमें धमकी के लिए बल प्रयोग किया जाता है या वास्तविक तौर पर किया जाता है, शामिल है। लोकतान्त्रिक व्यवस्था में जनमत दबाव समूहों एवं जनसंचार की नीति-निर्माण प्रक्रिया में एक बड़ी भूमिका होती है। लोकतान्त्रिक राज्यों में निर्वाचन व्यवस्था भी विदेश नीति निर्माण में अपना प्रभाव रखती है, जैसाकि नेता सामान्यतया ऐसे निर्णय लेंगे जिससे लोग उनसे दूर न हों। एक निरंकुश व्यवस्था में अधिकतर निर्णय शासक के अनुसार होते हैं, वे ऐसी नीतियाँ बनाते हैं या निर्णय लेते हैं जैसा वे राज्य के हित में सही समझते हैं।

आन्तरिक बाध्यताएँ

न केवल अन्तर्राष्ट्रीय घटनाएँ अपितु घरेलू घटनाक्रम भी विदेश नीति के स्रोत के तौर पर कार्य करता है। ऐसे कई उदाहरण हैं जब शासकों ने विदेश में घरेलू उद्देश्यों की पूर्ति के लिए कठोर एवं सशक्त विदेश नीति सम्बन्धी निर्णय लिए हैं। उदाहरणार्थ देश में निर्वाचन परिणामों को प्रभावित करने या फिर देश को नाजुक आर्थिक हालत से लोगों का ध्यान हटाने के लिए ऐसा किया गया है। यह युद्ध का विचलन सिद्धान्त है।

नीतिगत विषय

भारत की विदेश नीति उत्तरोत्तर प्रगति की घरेलू प्राथमिकताओं को एकीकृत करती है जिसमें सामाजिक तथा आर्थिक विकास भी समाहित है। साथ ही भारतीय विदेश नीति वैश्विक चुनौतियों का भी साभना करती है जिसमें अन्तर्राष्ट्रीय आतंकवाद, जलवायु परिवर्तन, ऊर्जा सुरक्षा अथवा समूह में हथियारों के नष्ट किए जाने की सहमति, समुद्री सुरक्षा, अन्तर्राष्ट्रीय संगठनों का सुधार शामिल है। जबकि हम अपने घरेलू लक्ष्यों को प्राप्त करने के लिए प्रयास करते हैं, हमें वैश्विक मामलों में तेजी से बदलते परिवेश एवं अपनी सुरक्षा तथा आर्थिक वास्तुशास्त्र के साथ अपने बेहतर तारतम्य को भी सुनिश्चित करना होगा जिससे भारत के हितों की रक्षा हो सके।

अत्यन्त जटिल पड़ोस की स्थिति को देखते हुए अपनी पहली प्राथमिकता के रूप में भारत ने राजनीतिक रूप से स्थिर तथा आर्थिक रूप से सुरक्षित परिधि का ध्यान रखा है। पड़ोसी देशों के साथ उसके रिश्ते इस दृढ़ निश्चय के साथ रुके हुए हैं। भारत की पड़ोसी नीति अपने पड़ोसी देशों के मध्य उपमहाद्वीप के लाभ के लिए परस्पर सम्पर्क नेटवर्क व्यापार तथा निवेश में वृद्धि करने तथा भारत की तीव्र आर्थिक वृद्धि को अपने पड़ोसी देशों के मध्य साझा करने पर जोर देती है।

भारत की विदेश नीति समानता, स्वतन्त्रता एवं बन्धुत्व के लोकतान्त्रिक सिद्धान्तों पर आधारित है। विदेश नीति निर्धारण का उद्देश्य अपने पड़ोसियों तथा शेष विश्व के साथ शान्तिपूर्ण सम्बन्धों को सुनिश्चित करना है और अन्तर्राष्ट्रीय मामलों पर निर्णय लेने की स्वायत्तता को सुरक्षित करना है।

हमारी विदेश नीति के मूलभूत सिद्धान्त हैं

- सामाजिक-आर्थिक विकास एवं राजनीतिक स्थिरता जैसे राष्ट्रीय हितों को प्रोत्साहित करना।
- राष्ट्रीय सुरक्षा की रक्षा करना।
- विभिन्न देशों के बीच शान्ति, मित्रता, सद् इच्दा एवं सहयोग को बढ़ावा देना।
- साम्राज्यवाद, उपनिवेशवाद एवं निरंकुश शक्तियों का प्रतिरोध करना एवं अन्य देशों के आन्तरिक मामलों में विश्व के सर्वाधिक शक्तिशाली देशों द्वारा हस्तक्षेप का विरोध करना।
- राष्ट्रों के बीच विवादों के शान्तिपूर्ण समाधान को प्रोत्साहित करना।
- शस्त्रीकरण का विरोध करना एवं नि:शस्त्रीकरण अभियान का समर्थन करना।
- मानवाधिकारों का सम्मान करना एवं जाति, प्रजाति, रंग, नस्ल, धर्म इत्यादि पर आधारित भेदभाव एवं असमानताओं का विरोध करना।
- पंचशील एवं गुटनिरपेक्ष सिद्धान्तों को प्रोत्साहित करना।

पंचशील

वर्ष 1954 में भारत के प्रधानमन्त्री पण्डित जवाहरलाल नेहरू एवं चीन के प्रधानमन्त्री चाऊ-एन-लाई के मध्य तिब्बत की सन्धि के दौरान शान्तिपूर्ण सहअस्तित्व के पाँच सिद्धान्तों पर सहमति हुई जिन्हें पंचशील के नाम से जाना जाता है।

1. एक-दूसरे की क्षेत्रीय अखण्डता एवं सम्प्रभुता का पास्परिक सम्मान करना
2. पारस्परिक आक्रमण न करना
3. एक-दूसरे के आन्तरिक मामलों में हस्तक्षेप न करना
4. समानता एवं पारस्परिक लाभ
5. शान्तिपूर्ण सह-अस्तित्व

गुटनिरपेक्षता

अन्य देशों के अतिरिक मामलों में अहस्तक्षेप का सिद्धान्त और स्वयं की सम्प्रभुता को बनाए रखने की अवधारणा गुटनिरपेक्षता में निहित है। गुटनिरपेक्षता दो शक्ति ध्रुवों के बीच विवाद में किसी के भी साथ स्वयं के जुड़ने के एक राज्य के निषेध की नीति है। गुटनिरपेक्ष शक्तियों (प्रथम गुटनिरपेक्ष आन्दोलन या एनएएम के शिखर सम्मेलन) की कांफ्रेंस 1961 में बेलग्रेड में आयोजित हुई जिसमें 36 भूमध्यसागरीय देशों और एफ्रो एशियाई देशों ने भाग लिया। नेहरू ने इसमें गुटनिरपेक्षता को स्पष्ट किया जिसमें उन्होंने बताया कि यह विश्व के अत्यधिक शक्तिशाली शक्ति गुटों के साथ न जुड़ने की नीति है। यह शान्तिपूर्ण सौहार्द बढ़ाने की पक्षधारिता नीति है। नेहरू ने गुटनिरपेक्षता को भारतीय विदेश नीति की एक विशेषता बताया।

गुजराल सिद्धान्त

भारत में वर्ष 1996-97 के दौरान गठबन्धन सरकार के प्रधानमन्त्री रहे श्री इन्द्र कुमार गुजराल ने पड़ोसी देशों को विश्वास में लेने की विदेश नीति पर कार्य किया ताकि इनके भारत को लेकर शक-शुबह को दूर किया जा सके और देश को इनका सहयोग प्राप्त हो सके। इसके अन्तर्गत इन्होंने पड़ोसी देशों को एकतरफा वित्तीय मदद व्यापार में छूट एवं गैर-रणनीतिक मुद्दों पर सहायता देने की नीति अपनाई। इस प्रकार विश्वास के सुदृढ़ होने एवं मधुर एवं प्रगाढ़ सम्बन्ध बनने की नीति को गुजराल सिद्धान्त कहा जाता है।

स्वतन्त्रता के पश्चात् भारत की विदेश नीति

भारत ने स्वतन्त्रता प्राप्ति के बाद भारत की विदेश नीति (India's Foreign Policy) का निर्धारण निम्न तथ्यों को ध्यान में रखकर किया था

- अंग्रेजी सरकार द्वारा कई अन्तर्राष्ट्रीय विवाद उत्पन्न कर दिए गए थे जिनमें, विभाजन के द्वारा पैदा हुआ विवाद और गरीबी को नियन्त्रित करना सबसे बड़ी समस्या थी। इन सभी समस्याओं के पश्चात् भी भारत ने अन्तर्राष्ट्रीय स्तर पर स्वतन्त्र राष्ट्र-राज्य के रूप में भागीदारी प्रारम्भ की थी।
- विश्वयुद्ध की पृष्ठभूमि में भारत का जन्म एक राष्ट्र के रूप में हुआ था। इसलिए भारत ने ऐसी विदेश नीति (Foreign Policy) अपनाने का निर्णय किया, जिससे अन्य देशों की सम्प्रभुता बनी रहने के साथ-साथ शांति भी बनी रहे। इस नीति के द्वारा भारत अपनी सुरक्षा सुनिश्चित करना चाहता था। इसका परिदृश्य संविधान के नीति-निदेशक सिद्धान्तों (Directive Principles of State Policy) में देखी जा सकती है। किसी भी देश की विदेश नीति उसकी आन्तरिक और अन्तर्राष्ट्रीय परिस्थितियों से प्रभावित रहती है।

- विकासशील देशों (Developing Countries) के पास अन्तर्राष्ट्रीय व्यवस्था (International System) के अन्दर अपनी आवश्यकताओं की पूर्ति के लिए आवश्यक संसाधनों (Required Resources) का अभाव होता है। ऐसे देशों की विदेश नीति बहुत ही साधारण लक्ष्यों को लेकर बनाई जाती है, क्योंकि इन देशों का ध्यान, विकास पर और अपने आस-पास में शान्ति बनाए रखने पर होता है।
- विकासशील देश अपनी आर्थिक और सुरक्षा की जरूरतों के लिए विकसित देशों पर निर्भर रहते हैं, इससे इन देशों की विदेश नीति भी प्रभावित होती है।
- दूसरे विश्वयुद्ध के बाद भी अनेक देशों की विदेश नीति शक्तिशाली देशों (Powerful Countries) को ध्यान में रखकर बनाई गई थी, क्योंकि इन देशों से इन्हें अनुदान की प्राप्ति हो रही थी। परिणामस्वरूप विश्व दो भागों में विभाजित हो गया। एक भाग **संयुक्त राज्य अमेरिका** और उसके समर्थक देशों के प्रभाव में था, तो दूसरा सोवियत संघ के प्रभाव में था।

विगत वर्षों के दौरान भारतीय विदेश नीति

भारत की स्वतन्त्रता प्राप्ति से अब तक के 70 वर्षों में सम्पूर्ण विश्वव्यवस्था ने एक नवीन स्वरूप ग्रहण कर लिया है। विश्वव्यवस्था के नवीन ढाँचे में खुद को समायोजित करने की प्रक्रिया के अधीन भारत ने भी अपनी विदेश नीति को पर्याप्त एवं अनुकूलनशील स्वरूप प्रदान करने का प्रयास किया है। स्वतन्त्रता प्राप्ति के उपरान्त भारतीय विदेश नीति के मुख्य सिद्धान्तों के रूप में गुटनिरपेक्षता शान्तिपूर्ण सह अस्तित्व पंचशील साम्राज्यवाद एवं रंगभेद-विरोध तथा संयुक्त राष्ट्र संघ का समर्थन आदि को अपनाया गया।

जवाहरलाल नेहरू के काल में

भारत अपने चारों ओर शान्तिपूर्ण माहौल बनाने के प्रयास करता है और अपने विस्तारित पास-पड़ोस में बेहतर मेल-जोल के लिए काम करता है। भारत की विदेश नीति में इस बात को अच्छी तरह समझा गया है कि जलवायु परिवर्तन ऊर्जा और खाद्य सुरक्षा जैसे मुद्दे भारत के रूपान्तरण के लिए अत्यन्त महत्त्वपूर्ण हैं और उनके समाधान के लिए वैश्विक सहयोग अनिवार्य है।

जवाहरलाल नेहरू के प्रधानमन्त्रित्व काल (1947-64) में भारत गुटनिरपेक्ष आन्दोलन के अग्रणी के रूप में प्रतिष्ठित हुआ। नि:शस्त्रीकरण की अपीलों तथा साम्राज्यवाद व रंगभेद विरोधी दृष्टिकोण ने भारत को एक विश्वव्यापी पहचान दी, किन्तु पड़ोसी देशों के सन्दर्भ में भारत की विदेश नीति असफल सिद्ध हुई तथा भारत को चीन व पाकिस्तान के आक्रमणों का सामना करना पड़ा।

लालबहादुर शास्त्री के काल में

लालबहादुर शास्त्री के काल (1964-66) में पड़ोसी देशों तथा दक्षिण-पूर्व एशिया के देशों से सम्बन्ध घनिष्ठ बनाने की पहल की गयी। भारत-पाक युद्ध (1965) में पाकिस्तान को बुरी तरह पराजित किया गया, किन्तु शान्तिपूर्ण एवं मित्रवत् सम्बन्ध स्थापित करने की सैद्धान्तिक प्रतिबद्धता के कारण ताशकन्द समझौते को स्वीकार कर लिया गया। इन्दिरा गाँधी के कार्यकालों (1966-77 एवं 1980-84) में भारत की विदेश नीति की कुछ नवीन विशेषताएँ-लचीलापन यथार्थ व आदर्श का समन्वय राष्ट्रीय हितों पर बल आर्थिक सहयोग का महत्त्व तथा विशेषज्ञों की मुख्य भूमिका आदि-उभरकर सामने आयीं। भारत-सोवियत संघ मैत्री सन्धि, शिमला समझौता तथा परमाणु विस्फोट भारतीय विदेश नीति की महत्त्वपूर्ण सफलताएँ थीं।

जनता पार्टी सरकार के काल में

जनता सरकार (1977-79) द्वारा विदेश नीति के स्वरूप में निरन्तरता को बरकरार रखा गया तथा पड़ोसी देशों से आत्मीय सम्बन्ध बनाने हेतु गम्भीर प्रयास किए गए।

राजीव गाँधी के काल में

राजीव गाँधी के काल (1984-89) में विदेशी नीति के चार मुख्य तत्त्वों-नि:शस्त्रीकरण, उपनिवेशवाद, उन्मूलन, विकास तथा शान्ति की कूटनीति पर सर्वाधिक जोर दिया गया। क्षेत्रीय सहयोग के उद्देश्य से सार्क का निर्माण किया गया, जिसमें राजीव गाँधी की भूमिका महत्त्वपूर्ण थी। श्रीलंका में शान्ति सेना भेजना विदेश नीति की असफलता का एक उदाहरण बन जाता है।

वी.पी. सिंह एवं चन्द्रशेखर के नेतृत्व वाली राजनीतिक समर्थन की दृष्टि से कमजोर सरकारों द्वारा विदेश नीति के क्षेत्र में कोई बुनियादी परिवर्तन नहीं किया गया।

पी. वी. नरसिम्हाराव के काल में

पी.वी. नरसिम्हाराव के प्रधानमन्त्रित्व काल (1991-96) के आरम्भ में ही अन्तर्राष्ट्रीय सम्बन्धों एवं कूटनीतिक समीकरणों में आमूलचूल परिवर्तन आ चुका था। शीतयुद्ध की समाप्ति सोवियत संघ का विघटन तथा खाड़ी युद्ध में अमेरिका की विजय ने विश्व व्यवस्था के स्वरूप को एक ध्रुवीयता की ओर मोड़ दिया था। तत्कालीन विश्व परिदृश्य में गुटनिरपेक्ष आन्दोलन नेतृत्वहीनता की स्थिति में पहुँच चुका था। साथ ही भारत में भी एक गम्भीर आर्थिक संकट की स्थिति विद्यमान थी। शुरुआती उलझनों के बाद प्रधानमन्त्री द्वारा स्वयं विदेशी नीति के संचालन का उत्तरदायित्व ग्रहण कर लिया गया। सुरक्षा परिषद् में भारत की सदस्यता के दावे को मज़बूती देने सार्क के अधीन साप्टा समझौते को सम्पन्न कराने जी-15 के शिखर सम्मेलन के आयोजन द्वारा उत्तर-दक्षिण वार्ता पर जोर देने तथा भारत के आर्थिक सुधार एवं उदारीकरण कार्यक्रम में विदेशी सहयोग व पूँजी निवेश सुनिश्चित करने जैसे कार्यों द्वारा विदेश नीति को नए परिवेश के अनुकूल ढालने का प्रयास किया गया। इसी काल में विदेश नीति को मूल्यों व नैतिकता की बजाय आर्थिक पहलुओं पर अधिक केन्द्रित किया गया।

गुजराल व देवगौड़ा के काल में

1996-97 के राजनीतिक अस्थिरता के दौर में एच.डी देवगौड़ा तथा इन्द्रकुमार गुजराल के नेतृत्व में दो गठबन्धन सरकारें बनीं, जो अल्पकालिक कार्यकाल में विदेश नीति की ओर अधिक ध्यान नहीं दे सकीं। हालाँकि गुजराल सरकार के समय पड़ोसी देशों के साथ नए सिरे से (पुराने विवादों को भूलकर) सम्बन्धों को सुधारने या स्थापित करने की पहल की गयी। इस प्रक्रिया में राज्य सरकारों का सहयोग भी हासिल किया गया।

अटलबिहारी वाजपेयी के काल में

अटलबिहारी वाजपेयी के नेतृत्व वाली गठबन्धन सरकार ने सत्तारूढ़ होने के कुछ समय बाद ही मई 1998 में परमाणु बम परीक्षण सम्पन्न किए जिससे अन्तर्राष्ट्रीय राजनीति में भारत पूरी तरह अलग-थलग पड़ गया और गुटनिरपेक्षता शान्तिपूर्ण सह-अस्तित्व एवं नि:शस्त्रीकरण के सिद्धान्तों के आधार पर निर्मित विदेश नीति के मूल उद्देश्यों को

बिखरा हुआ मान लिया गया। विश्व के अधिकांश देशों द्वारा भारत की आलोचना की गई तथा भारत को जारी सहायता व अनुदान रोक दिए गए। अमेरिका द्वारा भारत पर कई प्रकार के आर्थिक प्रतिबन्ध आरोपित किए गए। उक्त परमाणु परीक्षणों ने पड़ोसी देशों को भी भारत की वास्तविक मंशा के प्रति शंकालु बना दिया था।

पाकिस्तान ने कुछ दिन बाद ही परमाणु बम परीक्षण सम्पन्न करके भारत के सामने खुली चुनौती प्रस्तुत कर दी। भारतीय राजनयिकों द्वारा चीन को सबसे बड़ा शत्रु घोषित करने सम्बन्धी वक्तव्यों पर चीन द्वारा कड़ा रोष प्रकट किया गया तथा प्रतिक्रियास्वरूप भारत को चीन के एक बड़े भू-भाग पर कब्जा जमाये रखने का दोषी ठहराया गया।

रूस, जापान, जर्मनी, फ्रांस जैसे मित्र देशों ने भी भारत के प्रति नाराजगी प्रकट की। अन्तर्राष्ट्रीय आलोचना, आर्थिक प्रतिबन्धों, पड़ोसी देशों के साथ तनाव के वातावरण में भारतीय विदेश नीति के समक्ष कई चुनौतियाँ विद्यमान थीं। इन चुनौतियों से निबटने के उद्देश्य से वाजपेयी सरकार द्वारा विदेश नीति का पुनर्मूल्यांकन करते हुए भारत की अन्तर्राष्ट्रीय छवि को पुन: मुखरित करने के प्रयास आरम्भ किए गए। इन प्रयासों को सफलता मिली तथा शनै:-शनै: भारत के विश्व की महाशक्तियों के साथ तो अच्छे सम्बन्ध बने ही साथ ही अपने पड़ोसी देश पाकिस्तान के साथ भी सम्बन्धों में गुणोत्तर सुधार हुआ।

कुछ ही समय पश्चात् भारतीय अर्थव्यवस्था विश्व की अग्रणी अर्थव्यवस्थाओं में शामिल हो गई जिससे वैश्विक परिदृश्य में भारत का कद और ऊँचा हुआ। इसके अतिरिक्त विश्व के कई राष्ट्रों ने संयुक्त राष्ट्र सुरक्षा परिषद् में भारत की स्थायी सदस्यता हेतु दावेदारी को अपना पुरजोर समर्थन प्रदान करने का आश्वासन भी दिया।

मई 2004 में संयुक्त प्रगतिशील, गठबन्धन सरकार सत्ता में आई। कांग्रेस नीति सरकार के प्रमुख डॉ. मनमोहन सिंह बनाये गए। डॉ. सिंह ने वाजपेयी काल के दौरान पड़ोसी देशों, विशेषत: पाकिस्तान के साथ सुधरे सम्बन्धों को और अधिक सुधारने का प्रयत्न किया। इसके अतिरिक्त अमेरिकी राष्ट्रपति जॉर्ज डब्ल्यू. बुश एवं वर्तमान राष्ट्रपति बराक ओबामा की सफल भारत यात्रा विश्व की महाशक्ति के साथ भारत के प्रगाढ़ होते सम्बन्धों की द्योतक है।

नेहरू के दृष्टिकोण से भारत की विदेश नीति

- भारत के प्रथम प्रधानमन्त्री जवाहरलाल नेहरू ने **राष्ट्रीय एजेंडा** (National Agenda) बनाने में निर्णायक भूमिका निभाई। प्रधानमन्त्री के साथ-साथ नेहरू विदेशमन्त्री थे, इसलिए वर्ष 1946-1964 तक उन्होंने भारत की विदेश नीति की रचना और उसके क्रियान्वयन (Implementation) पर बल दिया।
- *नेहरू की विदेश नीति के तीन मुख्य उद्देश्य निम्न थे*
    (i) सम्प्रभुता का बचाव (Preserve the Sovereignty)
    (ii) क्षेत्रीय अखण्डता को बनाए रखना
    (iii) आर्थिक विकास
- नेहरू इन तीनों उद्देश्यों की प्राप्ति गुट-निरपेक्षता की नीति के द्वारा करना चाहते थे। इसी समय देश की पार्टियों के एक समूह का मानना था कि भारत को अमेरिका के साथ अच्छे सम्बन्ध रखने चाहिए, क्योंकि अमेरिका लोकतन्त्र के पक्ष में था। डॉ. भीमराव आम्बेडकर भी इस विचार से सहमत थे। यहाँ तक कि साम्यवाद (Communism) की विरोधी कुछ पार्टियाँ भी इससे सहमत थीं। इन दलों में भारतीय जनसंघ और स्वतन्त्र पार्टी प्रमुख थीं।

संवैधानिक सिद्धान्त

भारतीय संविधान के अनुच्छेद 51 में अन्तर्राष्ट्रीय शान्ति और सुरक्षा को बढ़ाने के लिए राज्य के नीति-निदेशक सिद्धान्त के अन्तर्गत राज्यों को निम्न विषयों के सन्दर्भ में प्रयास करने के लिए कहा गया है

- अन्तर्राष्ट्रीय शान्ति और सुरक्षा की अभिवृद्धि।
- राष्ट्रों के मध्य न्यायसंगत और सम्मानपूर्ण सम्बन्धों को बनाए रखना।
- संगठित लोगों को एक-दूसरे से व्यवहारों में अन्तर्राष्ट्रीय विधि और सन्धि-बाध्यताओं के प्रति सम्मान बढ़ाने का।
- अन्तर्राष्ट्रीय विवादों को मध्यस्थता (Arbitration) द्वारा हल करने के लिए प्रोत्साहन देना।

भारत की अन्य विदेश नीति

भारत की परमाणु नीति

- भारत ने मई, 1974 में परमाणु परीक्षण किया। नेहरू ने भारत के निर्माण हेतु विज्ञान और प्रौद्योगिकी को एक महत्त्वपूर्ण आयाम बताया इसलिए उनकी **औद्योगीकरण** (Industrialisation) की नीति का महत्त्वपूर्ण घटक परमाणु कार्यक्रम ही था। इसका प्रारम्भ वर्ष 1940 के दौर में **होमी जहाँगीर भाभा** के निर्देशन में हुआ था।
- भारत का उद्देश्य अणु ऊर्जा (Atomic Energy) का उपयोग शांति के लिए करना था। नेहरू परमाणु हथियारों के विरुद्ध थे। उन्होंने सभी महाशक्तियों से परमाणु नि:शस्त्रीकरण (Nuclear Disarmament) का आह्वान किया। चीन ने अक्टूबर, 1964 में परमाणु परीक्षण किया। संयुक्त राष्ट्र संघ की सुरक्षा परिषद् के स्थायी सदस्यों संयुक्त राज्य अमेरिका, ब्रिटेन, फ्रांस और चीन ने विश्व के अन्य देशों पर वर्ष 1968 की परमाणु अप्रसार सन्धि को अधिरोपित (Impose) करने का प्रयास किया।
- भारत ने हमेशा इस सन्धि को भेदभाव (Discriminatory) पूर्ण माना था। भारत ने इस पर हस्ताक्षर करने से इनकार कर दिया। भारत ने अपने प्रथम परमाणु परीक्षण को शान्तिपूर्ण परीक्षण (Peaceful Explosion) बताया और दावा किया कि भारत अणुशक्ति को केवल शान्तिपूर्ण उद्देश्यों के लिए प्रयोग करेगा।
- वर्ष **1973** में अरब **इजरायल युद्ध** ने विश्व में तेल का संकट (Oil Shock) उत्पन्न कर दिया था। अरब राष्ट्रों ने तेल की कीमतों में भारी वृद्धि कर दी थी जिसके कारण भारत में आर्थिक समस्या उत्पन्न हो गई। भारत में मुद्रास्फीति (Inflation) बढ़ गई।
- इसी समय देशव्यापी रेल-हड़ताल भी हुई, हालाँकि विदेश नीति को लेकर राजनीतिक दलों (Political Parties) में कुछ-कुछ मतभेद बने रहते थे, लेकिन राष्ट्रीय अखण्डता (National Integration), अन्तर्राष्ट्रीय सीमा रेखा की सुरक्षा तथा राष्ट्रीय हितों के मुद्दों पर व्यापक सहमति थी। इस कारण 1962-1971 के बीच जब भारत ने तीन युद्धों का सामना किया तब समय-समय पर कई पार्टियों ने सरकार बनाई, लेकिन विदेश नीति की भूमिका पार्टी की राजनीति में सीमित ही रही।

भारत का परमाणु कार्यक्रम

भारत ने परमाणु अप्रसार सन्धि का विरोध किया, क्योंकि ये सन्धियाँ उन्हीं देशों के लिए थीं, जो **परमाणु शक्ति** से हीन थे। इन सन्धियों द्वारा परमाणु हथियार सम्पन्न देशों के परमाणु शक्ति पर एकाधिकार को वैधता दी जा रही थी।

इसलिए जब, 1995 में जब परमाणु अप्रसार सन्धि को अनियतकाल के लिए बढ़ा दिया गया, तो भारत ने इसका विरोध किया और उसने **परमाणु परीक्षण सन्धि** (Comprehensive Nuclear-Test Ban Treaty) पर भी हस्ताक्षर करने से इनकार कर दिया। भारत ने मई, 1998 में परमाणु परीक्षण किए और यह सन्देश दिया कि उसके पास सैन्य उद्देश्यों के लिए **अणुशक्ति** को प्रयोग करने की क्षमता है। इसके बाद पाकिस्तान ने भी परमाणु परीक्षण किए। भारत ने अपनी परमाणु नीति में यह बात स्वीकार की थी कि वह अपनी रक्षा के लिए परमाणु हथियार रखेगा, लेकिन इनका प्रयोग पहले नहीं करेगा। भारत की परमाणु नीति में यह बात भी थी कि भारत वैश्विक स्तर पर भेदभाव हीन (Non-Discriminatory) परमाणु नि:शस्त्रीकरण के प्रति वचनबद्ध है, ताकि परमाणु हथियारों से मुक्त विश्व की रचना की जा सके।

विश्व राजनीति के बदलते समीकरण

वर्ष 1977 के बाद कई **गैर-कांग्रेसी** सरकार बनी। इस समय विश्व राजनीति में कई बदलाव हुए। इनका भारत के विदेशी सम्बन्धों पर भी प्रभाव पड़ा, वर्ष 1977 में **जनता पार्टी** की सरकार बनी और उसने गुट-निरपेक्ष नीति के पालन करने की घोषणा की। इसका अर्थ था कि विदेश नीति में सोवियत संघ के प्रति जो झुकाव है, उसे समाप्त किया जाएगा। इसके बाद आई सभी सरकारों ने चीन के साथ अच्छे सम्बन्ध बनाने और अमेरिका के साथ दोस्ताना सम्बन्ध बनाने की पहल की। भारत की विदेश नीति को विशेष तौर पर दो सन्दर्भों में देखा जाता है। पहला पाकिस्तान को लेकर भारत का दृष्टिकोण और दूसरा भारत-अमेरिका सम्बन्ध।

वर्ष 1990 के बाद अमेरिका समर्थक विदेश नीति अपनाने के लिए शासक दलों की आलोचना की गई। विदेश नीति का निर्धारण राष्ट्रीय हितों (National Interest) को ध्यान में रखकर किया जाता है। रूस भारत एक महत्त्वपूर्ण मित्र रहा था, लेकिन वर्ष 1990 के बाद रूस का अन्तर्राष्ट्रीय महत्त्व कम हुआ था। इसी के कारण भारत की विदेश नीति अमेरिका समर्थित थी। अब अन्तर्राष्ट्रीय स्तर पर सैन्य की जगह आर्थिक हितों पर बल दिया जाने लगा था। इसका भी प्रभाव भारत की विदेश नीति पर पड़ा। इस समय भारत-पाकिस्तान के सम्बन्धों में भी कुछ नए मुद्दे जुड़े और दोनों देशों ने संबंधों को सामान्य बनाने के लिए सांस्कृतिक आदान-प्रदान नागरिकों की आवाजाही को बढ़ावा दिया। इन सबके पश्चात् वर्ष 1999 में भारत और पाकिस्तान के बीच युद्ध की स्थिति उत्पन्न हो गई थी, लेकिन अभी भी अमन बनाए रखने के प्रयास जारी हैं।

विदेश नीति के निर्माणक तत्त्व

डॉ. वी पी दत्त के अनुसार, "ऐतिहासिक परम्पराओ, भौगोलिक स्थिति और भूतकालीन अनुभव भारतीय विदेश नीति के निर्माण में प्रभावक तत्त्व रहे हैं।"

भारत की विदेश नीति के निर्माण में निम्नलिखित तत्त्वों का योगदान रहा है

1. भौगोलिक तत्त्व
2. गुटबन्दियाँ
3. विचारधाराओं का प्रभाव
4. आर्थिक तत्त्व
5. सैनिक तत्त्व
6. ऐतिहासिक परम्पराएँ
7. आन्तरिक शक्तियों और दबावों का प्रभाव
8. पण्डित जवाहरलाल नेहरू का व्यक्तित्व

विदेश नीति के मूल तत्त्व या सिद्धान्त

भारत की विदेश नीति का समीक्षात्मक विश्लेषण करने पर जो, विशेषताएँ प्राप्त होती हैं, वे इस प्रकार हैं

गुटनिरपेक्षता की नीति

विश्व राजनीति में भारतीय दृष्टिकोण मुख्यतया गुटनिरपेक्षता का रहा है। भारतीय विदेश नीति का सार ही गुटनिरपेक्षता है। भारत ने दोनों गुटों से पृथक् रहने की नीति अपनाई है। इसे गुटनिरपेक्षता की नीति के नाम से जाना जाता है।

वी पी कृष्ण मेनन ने संयुक्त राष्ट्रसंघ महासभा में भारतीय विदेश नीति का विश्लेषण करते हुए कहा था कि "हम तटस्थ देश नहीं हैं।" हम युद्ध और शान्ति के सन्दर्भ में तटस्थ नहीं हैं। हम साम्राज्यवादियों अथवा अन्य देशों द्वारा आधिपत्य स्थापित करने के सन्दर्भ में भी तटस्थ नहीं हैं। हम नैतिक मूल्यों के सम्बन्ध में तटस्थ नहीं हैं। हम उन बड़ी आर्थिक एवं सामाजिक समस्याओं के सन्दर्भ में तटस्थ नहीं हैं, जिनका कभी भी उदय हो सकता है ...... हमारी स्थिति यह है कि हम शीतयुद्ध के सन्दर्भ में गुटनिरपेक्ष या अप्रतिबद्ध ...... हैं।"

गुटनिरपेक्षता का अर्थ है

1. गुटों से पृथक् रहना
2. शीतयुद्ध में भाग न लेना
3. यह तटस्थता नहीं है
4. प्रत्येक अन्तर्राष्ट्रीय समस्या पर गुण-दोषों के आधार पर निर्णय लेना
5. विरोधी गुटों के बीच सन्तुलन बनाए रखना।

भारत ने गुटनिरपेक्षता की विदेश नीति क्यों अपनाई? इसके कई सशक्त कारण हैं, *जो निम्नलिखित हैं*

1. **प्रथम** किसी भी गुट में शामिल होकर बिना किसी कारण के भारत विश्व में तनाव की स्थिति पैदा करना उपयुक्त नहीं समझता है।
2. **द्वितीय** भारत अपने विचार की अभिव्यक्ति करने की स्वाधीनता को बनाए रखना चाहता है। यदि वह किसी गुट विशेष को अपना लेता है, तो उसे उस गुट के नेताओं का दृष्टिकोण भी अपनाना पड़ेगा।
3. **तृतीय** भारत अपने आर्थिक विकास के कार्यक्रमों को पूरा करने के लिए बहुत हद तक विदेशी सहायता पर निर्भर करता है। गुटनिरपेक्षता की नीति से सोवियत संघ तथा अमेरिका दोनों से एक साथ ही सहायता मिलती रही है।
4. **चतुर्थ** भारत की भौगोलिक स्थिति बहुत हद तक गुटनिपेक्षता की नीति अपनाने को बाध्य करती है, चूँकि साम्यवादी देशों से हमारी सीमाएँ टकराती थीं। अत: पश्चिमी देशों के साथ गुटबन्दी करना विवेक-सम्मत नहीं था। पश्चिमी देशों से विशाल आर्थिक सहायता मिलती थी। अत: साम्यवादी गुट में सम्मिलित होना भी बुद्धिमानी नहीं थी।

मैत्री और सह:अस्तित्व की नीति

- भारत की विदेश नीति मैत्री और सह-अस्तित्व पर जोर देती है।
- भारत की यह धारणा रही है कि विश्व में परस्पर विरोधी विचारधाराओं में सह-अस्तित्व की भावना पैदा हो।
- यदि सह-अस्तित्व को स्वीकार नहीं किया जाता, तो आण्विक शस्त्रों से समूची दुनिया का ही विनाश हो जाएगा।
- इसी कारण भारत ने अधिक-से-अधिक देशों के साथ मैत्री सन्धियाँ और व्यावहारिक समझौते किए।
- इन सन्धियों में—भारत-नेपाल सन्धि, भारत-इराक मैत्री सन्धि, भारत-जापान शान्ति-सन्धि, भारत-मिस्त्र शान्ति-सन्धि, भारत-सोवियत मैत्री सन्धि तथा भारत-बांग्लादेश मैत्री सन्धि उल्लेखनीय हैं।
- पण्डित नेहरू ने स्पष्ट कहा था कि "विश्व में आज अलगाव के लिए कोई स्थान नहीं है। हम दूसरों से अलग रहकर जिन्दा नहीं रह सकते। हमें या तो सहयोग करना चाहिए अथवा युद्ध। हम शान्ति चाहते हैं। अपना वश चलते हम दूसरे राष्ट्र के साथ लड़ाई नहीं चाहते।"

विरोधी गुटों के बीच सेतुबन्ध बनाने की नीति

- भारत अपनी विदेश नीति द्वारा विश्व में परस्पर विरोधी गुटों के मध्य सेतुबन्ध का कार्य करता रहा है।
- अपनी गुटनिरपेक्ष नीति के कारण भारत दोनों गुटों के बीच उनको मिलाने वाली कड़ी के रूप में कार्य कर सकने की एक विशिष्ट स्थिति में रहा है।

साधनों के पवित्रता की नीति

- भारत की विदेश नीति महात्मा गाँधी के इस मत से बहुत प्रभावित है कि न केवल उद्देश्य वरन् उसकी प्राप्ति के साधन भी पवित्र होने चाहिए।
- यद्यपि उनके सत्य और अहिंसा के साधनों को पूरी तरह नहीं अपनाया जा सका है, फिर भी भारत निरन्तर इस बात का प्रयत्न करता रहा है कि अन्तर्राष्ट्रीय विवादों का समाधान शान्तिपूर्ण उपायों से किया जाए, हिंसात्मक साधनों से नहीं।
- *भारतीय संविधान के अनुसार राज्य*
    - (i) अन्तर्राष्ट्रीय शान्ति और सुरक्षा का;
    - (ii) राष्ट्रों के बीच न्यायपूर्ण और सम्मानपूर्ण सम्बन्धों को बनाए रखने का;
    - (iii) संगठित लोगों के, एक-दूसरे से व्यवहारों में अन्तर्राष्ट्रीय विधि और सन्धि बन्धनों के प्रति आदर बढ़ाने का;
    - (iv) अन्तर्राष्ट्रीय विवादों को मध्यस्थता द्वारा निपटाने के लिए प्रोत्साहन देने इत्यादि का प्रयत्न करेगा।"

पंचशील पर जोर देने वाली नीति

- 'पंचशील' के पाँच सिद्धान्तों का प्रतिपादन भी भारत की शान्तिप्रियता का द्योतक है।
- वर्ष 1954 के बाद से भारत की विदेश नीति को 'पंचशील' के सिद्धान्तों ने एक नई दिशा प्रदान की।
- 'पंचशील' से अभिप्राय है—'आचरण के पाँच सिद्धान्त'।
- अन्तर्राष्ट्रीय स्तर पर 'पंचशील' के इन सिद्धान्तों का प्रतिपादन सर्वप्रथम 29 अप्रैल, 1954 को तिब्बत के सम्बन्ध में भारत और चीन के बीच हुए एक समझौते में किया गया था।
- 28 जून, 1954 को चीन के प्रधानमन्त्री चाऊ-एन-लाई तथा भारत के प्रधानमन्त्री नेहरू ने 'पंचशील' में अपने विश्वास को दोहराया। एशिया के प्राय: सभी देशों ने 'पंचशील' के सिद्धान्तों को स्वीकार कर लिया।
- अप्रैल, 1955 में 'बाण्डुंग सम्मेलन' में इन 'पंचशील' के सिद्धान्तों को पुन: विस्तृत रूप दिया गया।
- 'बाण्डुंग सम्मेलन' के बाद विश्व के अधिसंख्य राष्ट्रों ने 'पंचशील' सिद्धान्त को मान्यता दी और उसमें आस्था प्रकट की।
- 2 अप्रैल, 1955 तक बर्मा, लाओस, नेपाल, वियतनाम, यूगोस्लाविया और कम्बोडिया ने इस सिद्धान्त को स्वीकार कर लिया। वर्ष 1955 में ऑस्ट्रिया, सोवियत संघ (अब रूस), पोलैण्ड, संयुक्त राज्य अमेरिका और ऑस्ट्रेलिया ने भी पंचशील को मान्यता दी।
- 14 दिसम्बर, 1959 को 82 राष्ट्रों की संयुक्त राष्ट्र की महासभा ने भारत द्वारा प्रस्तुत किए गए 'पंचशील' के प्रस्ताव को स्वीकार कर लिया।

भारतीय विदेश नीति के समक्ष चुनौतियाँ

भारत की विदेश नीति के समक्ष आन्तरिक एवं बाह्य दोनों प्रकार की चुनौतियाँ मौजूद हैं, जिसके निराकरण के पश्चात् ही भारत वैश्विक शक्ति के रूप में अपने आप को स्थापित कर पाएगा।

विदेश नीति की आन्तरिक चुनौतियाँ

कोई भी देश अपनी विदेश नीति घरेलू आवश्यकताओं के अनुकूल ही बनाता है। किसी भी देश की विदेश नीति तभी सफल होती है जब वह घरेलू स्तर पर स्थिर व शान्त हो। आन्तरिक चुनौतियों में अन्तर्राज्य तथा अन्तर-सामाजिक सम्बन्धों को देखा जा सकता है। भारत की बात की जाए तो यहाँ विविधता बहुत ज्यादा है। ब्रिटिश काल के समय से चली आ रही समस्याएँ; जैसे—पूर्वोत्तर की समस्या, स्पष्ट बँटवारे की नीति नहीं बनाने से कश्मीर की समस्या, जातीय मुद्दा उठाने से आरक्षण आदि की समस्या, समाज में तनाव उत्पन्न करती रहती हैं। कुछ चुनौतियाँ समय के विकास तथा बढ़ती महत्त्वाकांक्षा के कारण हैं जिसमें जनता संगठित होकर अपने सामुदायिक, क्षेत्रीय, आर्थिक आदि माँगों के लिए दबाव बनाती हैं। भ्रष्टाचार, विचारधारात्मक संघर्ष भी अन्य चुनौती हैं।

नक्सलवाद, आतंकवाद आदि सबसे ज्वलन्त समस्या है जो आन्तरिक समस्याओं को और अधिक जटिल बनाता है। आतंकवाद तो प्रत्यक्षत: पड़ोसी देश (पाकिस्तान) द्वारा थोपी गई समस्या है। वहीं नक्सलवाद के तार भी विदेशों से जुड़े पाए गए हैं। सूचना क्रान्ति के बाद व्यक्तियों की सामर्थ्य शक्ति बढ़ती जा रही है। सत्ता की कुंजी औसत व्यक्तियों के हाथ में जा रही है। जनसंख्या का दबाव भी आन्तरिक संघर्ष को जन्म देता है। यह सिद्धान्त **माल्थस** द्वारा दिया गया है।

विदेश नीति के समक्ष वैदेशिक चुनौतियों

विदेश नीति का केन्द्र व्यापार को माना जाता रहा है। व्यापार के लिए दो शर्तें अहम हैं—बाजार और उत्पादन। भारत बहुत बड़ा बाजार है तथा इससे सम्बन्ध बनाने के लिए सभी बड़े देश उत्सुक हैं परन्तु पड़ोस के कुछ देश अपनी स्वार्थपरता के कारण बाधा पहुँचाते हैं जैसे

चीन और पाकिस्तान के परिप्रेक्ष्य में भारत ने अपनी विदेश नीति को एक मुकाम दिया है तथा किसी भी अन्तर्राष्ट्रीय मामले, मानवाधिकार के मामले तथा विश्व शान्ति में अहम योगदान दिया है। अत: कहा जा सकता है कि भारत की विदेश नीति ठोस बुनियाद पर टिकी है तथा वास्तविकता को समझते हुए आगे बढ़ रही है।

विदेश नीति तथा विश्व शान्ति के तत्त्व

- भारत की विदेशी नीति सदैव ही विश्व-शान्ति की समर्थक रही है।
- वर्ष 1971 के युद्ध के बाद भी भारत ने पाकिस्तान के प्रति सद्भावना का दृष्टिकोण अपनाया।
- श्रीलंका से चल रहे विवादों को शान्तिपूर्ण तरीकों से हल किया गया है।
- श्रीलंका में रहने वाले भारतीयों के सम्बन्ध में वर्ष 1954, 1964 और 1974 में समझौते हुए।
- वर्ष 1987 के राजीव-जयवर्द्धने समझौते के अन्तर्गत भारतीय शान्ति सेना को भारत ने श्रीलंका भेजा।
- बांग्लादेश के साथ भी सीमा सम्बन्धी मतभेदों को पारस्परिक समझौतों द्वारा हल किया गया।
- गंगा के पानी के बँटवारे के लिए भारत और बांग्लादेश में 29 सितम्बर, 1977 को फरक्का समझौता हुआ।
- भारत शुरू से ही विश्व-शान्ति के लिए नि:शस्त्रीकरण को परम आवश्यक मानता है।
- यही कारण है कि जब वर्ष 1963 में आण्विक परीक्षण प्रतिबन्ध सन्धि हुई तो भारत वह पहला देश था, जिसने अविलम्ब इस सन्धि पर हस्ताक्षर कर दिए।

भारत और गुटनिरपेक्ष आन्दोलन

आन्दोलन में भारत की भूमिका

गुटनिरपेक्ष आन्दोलन की स्थापना के दौरान भारत आन्दोलन का प्रवर्तक था। वैश्विक राजनीति में विदेश नीति के आधारभूत सिद्धान्त के रूप तथा नवाचार देशों के राष्ट्रीय हितों को प्रोत्साहित करने की दृष्टि से गुटनिरपेक्ष आन्दोलन एक स्वर्णिम अवसर था, जिसे भारतीय नेताओं ने स्वतन्त्रता संघर्ष के दौरान ही सँजोया था। स्वतन्त्रता प्राप्ति के पश्चात् इस आन्दोलन के अवसर भारतीय विदेश नीति के आधार बने तथा अन्य देश भी अपनी स्वतन्त्रता के पश्चात् इसका अनुसरण करने लगे। गुटनिरपेक्ष आन्दोलन की स्थापना के बाद भारत में एक स्वतन्त्र विदेश नीति निर्माण की पहल के रूप में विकसित हुआ, यह आन्दोलन एक स्वतन्त्र विदेश नीति, एक ठोस, सशक्त तथा नैतिक नींव का आधार बना।

वर्ष 1945 में पंचशील के सिद्धान्त के द्वारा अन्तर्राष्ट्रीय राजनीति में भारत के नैतिक दृष्टिकोण को अग्रसारित किया गया, तीन वर्षों के दौरान 18 देशों ने भारतीय नेताओं के साथ संयुक्त विज्ञप्ति में पंचशील के सिद्धान्तों का अनुमोदन किया। इन सिद्धान्तों को बाण्डुंग सम्मेलन में दस सिद्धान्तों में व्यावहारिक रूप से अग्रसारित किया गया।

वर्ष 1961 में बेलग्रेड में गुटनिरपेक्ष देशों का प्रथम शिखर सम्मेलन हुआ, इस शिखर सम्मेलन का मुख्य उद्देश्य अन्तर्राष्ट्रीय समस्याओं पर विचारों के आदान-प्रदान के माध्यम से विश्व शान्ति, सुरक्षा तथा लोगों के बीच शान्तिपूर्ण सहयोग करना था। इस शिखर सम्मेलन में एशियाई, अफ्रीकी एवं लैटिन अमेरिकी देशों के अतिरिक्त एक मात्र यूरोपीय राष्ट्र यूगोस्लाविया के नेता थे। भारत ने शुरुआत से ही अपनी विदेश नीति सम्बन्धी घोषणाओं तथा व्यवहार के माध्यम से स्पष्ट कर दिया था कि गुटनिरपेक्षता को तटस्थता तथा अलगाव की निष्क्रिय धारणाओं से बाहर निकलना चाहिए।

गुटनिरपेक्षता की नीति अन्तर्राष्ट्रीय मामलों में सक्रिय भागीदारी के लिए अपनाई गई थी। जवाहरलाल नेहरू ने कहा था कि "युद्ध की सम्भावनाओं को लेकर जब भी कोई संकट उत्पन्न होता है, तो उस समय हमें यह अहसास होता है कि किसी गुट में शामिल न होना हमारे लिए कितना कष्टदायक है जबकि हमारी जिम्मेदारी पहले से कहीं अधिक है, हमें आने वाले संकट को जहाँ तक हो सके रोकने का प्रयास करना चाहिए।"

संयुक्त राष्ट्र व्यापार तथा विकास परिषद् के अस्तित्व के पश्चात् विकासशील देशों ने संयुक्त राष्ट्र में अपनी कुल संख्या के आधार पर एक समूह का गठन किया, जिसे '77 का समूह' कहा गया। वर्तमान में ऐसे देशों की संख्या 133 है, परन्तु इसे 77 के समूह से जाना जाता है।

वर्ष 1990 में बेलग्रेड में गुटनिरपेक्ष आन्दोलन में जी-15 का गठन किया गया जो बाद में जी-7 (सात अति औद्योगिक विकसित देशों का समूह) का स्वरूप है, इस गठन का मुख्य उद्देश्य आर्थिक गतिविधियों को तेज करना था। भारत जी-77 एवं जी-15 दोनों का सदस्य है, वर्ष 1983 में नई दिल्ली में 7वें शिखर गुटनिरपेक्ष आन्दोलन सम्मेलन का आयोजन किया गया, इस आयोजन में भारत के विशेष योगदान की सराहना की गई। भारत ने परमाणु युद्ध टालने, संघर्ष, शस्त्रों की होड़ की समाप्ति जैसे मुद्दों को सम्मेलन में मुख्य रूप से रखा तथा भारत ने देशों के आपसी सामंजस्य का समर्थन किया।

नेहरू के बाद भारत की गुटनिरपेक्ष विदेश नीति

भारत ने काहिरा, लुसाका सम्मेलन में महत्त्वपूर्ण भूमिका निभाई। इन्दिरा गाँधी के कार्यकाल में गुटनिरपेक्ष विदेश नीति बनाए रखने के बाद भी राष्ट्रीय एकता, सुरक्षा, अखण्डता एवं सम्प्रभुता के मुद्दों पर पुरजोर समर्थन किया। इनके कार्यकाल की नीतियाँ अधिक व्यवहारवादी तथा यथार्थवादी थी, विश्वव्यापी एवं क्षेत्रीय सुरक्षा के बदलते परिवेश के कारण वर्ष 1971 में सोवियत संघ व भारत के बीच मित्रता व शान्ति की सन्धि हुई, इस दशक के दौरान इन्दिरा गाँधी ने मोजाम्बिक व अंगोला में उपनिवेशवाद विरोधी आन्दोलन का समर्थन किया। भारत सरकार द्वारा जिम्बाब्वे की अल्पमत सरकार का विरोध तथा रंगभेद नीति की कटु आलोचना की गई तथा भारत ने फिलीस्तीन मुद्दे पर समर्थन किया। वर्ष 1976 के कोलम्बो (श्रीलंका) सम्मेलन में भारत ने विकासशील देशों की आर्थिक मदद के लिए 'तीसरी दुनिया के बैंक' के निर्माण का प्रस्ताव रखा।

गुटनिरपेक्षता व जनता पार्टी की सरकार

वर्ष 1977 में असली गुटनिरपेक्षता का नारा जनता पार्टी सरकार द्वारा दिया गया। जनता पार्टी के अनुसार, भारतीय विदेश नीति का रुख साम्यवाद के पक्ष में था एवं जनता पार्टी ने दोनों महाशक्तियों के साथ समान रूप से मैत्रीपूर्ण सम्बन्ध बनाने का प्रयास किया। जनता पार्टी की सरकार द्वारा अमेरिका के साथ बेहतर सम्बन्ध स्थापित करने का प्रयास किया गया, किन्तु अमेरिका व भारत के बीच वैश्विक व क्षेत्रीय परिस्थितियों के कारण दूरी बनी रही। तत्कालीन विदेश मन्त्री अटल बिहारी वाजपेयी ने कहा कि "भारत को न केवल गुटनिरपेक्ष रहना चाहिए बल्कि वैसा आचरण भी करना चाहिए"।

गुटनिरपेक्षता नीति की विशेषता

- सैनिक सन्धियों और गठबन्धनों का विरोध
- शक्ति की राजनीति से निर्लिप्तता
- स्वतन्त्र विदेश नीति का समर्थन
- शान्तिपूर्ण सहअस्तित्व की नीति

गुटनिरपेक्षता की उपलब्धियाँ

- सोवियत गुट तथा अमेरिका का पूँजीवादी गुट दोनों ने इस आन्दोलन को मान्यता प्रदान की।
- कोरियाई युद्ध, इण्डोचीनी संघर्ष, स्वेज संकट (1956) का शान्तिपूर्ण समाधान निकाला।
- शीतयुद्ध को तनाव शैथिल्य में बदलने में महत्त्वपूर्ण भूमिका।
- नवोदित तथा कमजोर राष्ट्रों का नेतृत्वकर्ता।
- नि:शस्त्रीकरण तथा शस्त्र नियन्त्रण की दिशा में कार्य।
- विकास राष्ट्रों के आर्थिक सहयोग को बढ़ाना।

गुटनिरपेक्षता 2.0

- गुटनिरपेक्षता 2.0 की घोषणा 28 फरवरी, 2012 को नई दिल्ली में जारी की गई थी।
- यह एक सामूहिक घोषणा थी।
- इस घोषणा का समर्थन भानुप्रताप मेहता, श्यामसरण सिद्धार्थ, सुनील खिलनानी, शिवशंकर मेनन, एम. के. नारायणन बृजेश मिश्रा, राजीव कुमार जैसे विद्वानों ने किया था।
- गुटनिरपेक्ष 2.0 को 12 मार्च, 2001 को अमेरिका के ऐश्ले जेटेलिस, सदानन्द घुमे, रिचर्ड फोण्टेन, टैरिन्ता स्चेफर जैसे विद्वानों ने संकल्पित किया था।

गुटनिरपेक्षता 2.0 सिद्धान्त अपनाने के कारण

- वैश्विक वातावरण का राजनीतिक से आर्थिक होना।
- भारत-अमेरिका सम्बन्धों को बढ़ाना।
- भारत का महाशक्ति के रूप में उदय।
- मूल गुटनिरपेक्षता का आदर्शवादी होना।
- भारत का पूर्व की ओर देखो जैसी नीति का गुटनिरपेक्षता के अनुकूल न होना।

गुटनिपरेक्षता की आलोचना

- सिद्धान्तविहीन नीति का परिचायक
- अवसरवादी होने का आरोप
- आदर्शवादी और अव्यावहारिक नीति
- बाह्य सहायता पर ज्यादा निर्भरता
- दिशाहीनता की स्थिति

संयुक्त राष्ट्र संघ

दूसरे विश्वयुद्ध के पश्चात् अन्तर्राष्ट्रीय शान्ति स्थापित करने के लिए एक व्यापक अन्तर्राष्ट्रीय संगठन की आवश्यकता महसूस की गई तथा यह संगठन सभी शान्तिप्रिय राष्ट्रों की सम्प्रभुता पर आधारित होगा, दूसरा उद्देश्य अन्तर्राष्ट्रीय शान्ति एवं सुरक्षा स्थापित करना होगा

यह एक विचित्र संयोग है कि मानव आचरण में युद्ध एवं शान्ति विध्वंस एवं निर्माण के बीज एक साथ निहित हैं। नेपोलियनाई युद्धों के बाद होली एलायन्स प्रथम विश्वयुद्ध के बाद राष्ट्र संघ तथा द्वितीय विश्वयुद्ध के बाद संयुक्त राष्ट्र संघ की स्थापना इसके प्रमाण हैं प्रथम विश्वयुद्ध के बाद राष्ट्र संघ की स्थापना में अमेरिकी राष्ट्रपति वुडरो विल्सन ने प्रमुख भूमिका निभाई। द्वितीय महायुद्ध के पश्चात् संयुक्त राष्ट्र संघ की स्थापना में वैसी ही भूमिका एक अन्य अमेरिकी राष्ट्रपति फ्रैंकलिन डी रूजवेल्ट ने की थी।

वाशिंगटन सम्मेलन

संयुक्त राष्ट्र की रूपरेखा का निर्माण करने के लिए बड़े राष्ट्रों के प्रतिनिधियों का सम्मेलन 21 अगस्त, 1944 को **वाशिंगटन** के डम्बार्टन ऑक्स भवन में आयोजित किया गया, जो 7 अक्टूबर, 1944 तक चला। इस सम्मेलन में यह स्वीकार कर लिया गया कि संयुक्त राष्ट्र का कार्यक्षेत्र केवल अन्तर्राष्ट्रीय शान्ति एवं सुरक्षा बनाए रखने तक ही सीमित न रखा जाए बल्कि उसका कार्य आर्थिक एवं सामाजिक प्रश्नों पर अन्तर्राष्ट्रीय सहयोग को बढ़ावा देना भी होना चाहिए। इस सम्मेलन में संयुक्त राष्ट्र के प्रमुख अंगों-महासभा, सुरक्षा परिषद्, सचिवालय एवं अन्तर्राष्ट्रीय न्यायालय के सम्बन्ध में निर्णय लिया गया। डम्बार्टन ऑक्स प्रस्तावों में महासभा एवं सुरक्षा परिषद् की कार्य प्रणाली पर तो सहमति हो गई, परन्तु सुरक्षा परिषद् में मतदान प्रणाली के सम्बन्ध में सोवियत संघ एवं पश्चिमी शक्तियों के मध्य मतभेद बने ही रहे।

याल्टा सम्मेलन

सोवियत संघ के क्रीमिया प्रदेश के याल्टा नगर में 4 फरवरी, 1944 को ब्रिटिश प्रधानमन्त्री चर्चिल, सोवियत राष्ट्रपति स्टालिन तथा अमेरिकी राष्ट्रपति रूजवेल्ट का एक शिखर सम्मेलन प्रारम्भ हुआ। सुरक्षा परिषद् में मतदान प्रणाली पर महत्त्वपूर्ण निर्णय याल्टा सम्मेलन में लिए गए।

सेन फ्रांसिस्को सम्मेलन

अमेरिका के सेन फ्रांसिस्को नगर में 1 जून, 1945 को जब संयुक्त राष्ट्रों का सम्मेलन हुआ तो इसके सदस्यों की संख्या 50 हो चुकी थी। सेन फ्रांसिस्को सम्मेलन में भाग लेने वाला भारत भी संयुक्त राष्ट्र के मूल सदस्यों में गिना जाता है सम्मेलन में संयुक्त राष्ट्र के घोषणा-पत्र को अन्तिम रूप दिया गया। अधिकार-पत्र पर 50 राष्ट्रों के प्रतिनिधियों द्वारा 26 जून, 1945 को हस्ताक्षर किए गए। पॉलैण्ड का प्रतिनिधित्व अधिवेशन में नहीं हुआ था उसने बाद में इस पर हस्ताक्षर किए और वह 51 सदस्य राज्यों में से एक मूल सदस्य बन गया। इसी सेन फ्रांसिस्को सम्मेलन में एक नया अधिकार-पत्र पेश किया गया जिसे संयुक्त राष्ट्र संघ का चार्टर कहा जाता है।

सदस्य तथा मुख्यालय

1946 से संयुक्त राष्ट्र का प्रधान कार्यालय न्यूयॉर्क में है और इसके सदस्य देशों की वर्तमान सदस्य संख्या 193 है। आज संयुक्त राष्ट्र उसके 18 विशेष अभिकरण एवं 21 मुख्य कार्यक्रम और निधियाँ विश्व के किसी भी कोने के प्राय: सभी मानवों से सम्बद्ध हैं। वह विश्व का अन्त:करण और आशा का केन्द्र बन चुका है। इस मुख्यालय में महासभा भवन (1951 में स्थापित) महासम्मेलन भवन तथा पुस्तकालय भवन स्थित है। संयुक्त राष्ट्र पुस्तकालय को स्थापित करने में फोर्ड फाउण्डेशन ने 62 लाख अमेरिकी डॉलर दिए थे। इसे **डेग हैमरशोल्ड** पुस्तकालय कहा जाता है तथा इसे 16 नवम्बर, 1961 को संयुक्त राष्ट्र को समर्पित किया गया था। संयुक्त राष्ट्र मुख्यालय में संयुक्त राष्ट्र का एक पोस्ट ऑफिस भी कार्यरत है, जो संयुक्त राष्ट्र के टिकट ही प्रयुक्त करता है।

संयुक्त राष्ट्र घोषणा-पत्र अथवा चार्टर

संयुक्त राष्ट्र घोषणा-पत्र पर 50 राष्ट्रों के प्रतिनिधियों द्वारा 26 जून, 1945 को हस्ताक्षर किए गए हैं। अधिकारिक रूप से संयुक्त राष्ट्र संघ 24 अक्टूबर, 1945 को अस्तित्व में आया। संयुक्त राष्ट्र घोषणा-पत्र अथवा चार्टर एक संविधान है। इसमें उन उद्देश्यों और सिद्धान्तों का वर्णन है जिन पर संयुक्त राष्ट्र का पूरा संगठन आधारित है।

यह एक सन्धि भी है। संयुक्त राष्ट्र का सदस्य बनने के लिए प्रत्येक देश को इस पर हस्ताक्षर कर इसका समादर करने के प्रति अपनी प्रतिबद्धता व्यक्त करनी होती है। संयुक्त राष्ट्र के घोषणा-पत्र में 19 अध्याय और 111 अनुच्छेद हैं। इस घोषणा-पत्र की मूल प्रति अमेरिका के राष्ट्रीय पुरालेखागार (यूनाइटेड स्टेट्स नेशनल अर्काइब्ज) में सुरक्षित रखी गई है।

अन्तर्राष्ट्रीय न्यायालय अधिनियम (स्टेटयूट ऑफ द इण्टरनेशनल कोर्ट ऑफ जस्टिस) वैसे तो अपने आप में एक अलग सन्धि है लेकिन वह भी संयुक्त राष्ट्र के घोषणा-पत्र का एक अभिन्न अंग है। कोई भी देश संयुक्त राष्ट्र का सदस्य बनने के साथ 'स्टेट्यूट ऑफ द कोर्ट' का स्वत: ही एक पक्ष बन जाता है।

संयुक्त राष्ट्र के चार्टर में परिवर्तन अनुच्छेद 109 के अनुसार महासभा के दो-तिहाई सदस्यों के मत के अतिरिक्त सुरक्षा परिषद् के स्थायी समर्थन पर ही हो सकता है।

संयुक्त राष्ट्र घोषणा-पत्र की प्रस्तावना

संयुक्त राष्ट्र का झण्डा एक नीली पृष्ठभूमि में दिया गया संयुक्त राष्ट्र का प्रतीक चिह्न है। प्रतीक चिह्न एक वैश्विक मानचित्र है जिसे झण्डे में सफेद रंग में दिखाया गया है। वैश्विक मानचित्र के दोनों ओर जैतून (ओलिव) की दो शाखाएँ लिपटी हुई हैं। जैतून की ये दो शाखाएँ शान्ति की प्रतीक हैं। संयुक्त राष्ट्र संघ द्वारा इस झण्डे को संयुक्त राष्ट्र महासभा द्वारा 20 अक्टूबर, 1947 को स्वीकृत किया गया था।

इन सभी उद्देश्यों को पाने का हमारा संकल्प अत्यन्त दृढ़ है। इन उद्देश्यों की प्राप्ति के लिए हमारी सरकारें सेन फ्रांसिस्को शहर में एकत्रित हुईं, अपने प्रतिनिधियों के द्वारा संयुक्त राष्ट्र के घोषणा-पत्र के प्रति अपनी सहमति व्यक्त करती हैं और एक ऐसे अन्तर्राष्ट्रीय संगठन की स्थापना को अपनी मंजूरी देती हैं जिसे संयुक्त राष्ट्र के नाम से जाना जाएगा।

संयुक्त राष्ट्र संघ के उद्देश्य

संयुक्त राष्ट्र के घोषणा-पत्र के अनुच्छेद 1 के अनुसार संयुक्त राष्ट्र के प्रमुख उद्देश्य इस प्रकार हैं

1. अन्तर्राष्ट्रीय शान्ति और सुरक्षा को बनाए रखना।
2. समान अधिकार और लोगों को आत्म निर्णय के सिद्धान्त के आधार पर देशों के बीच मैत्रीपूर्ण सम्बन्धों का विकास करना।
3. अन्तर्राष्ट्रीय आर्थिक, सामाजिक, सांस्कृतिक और मानवीय समस्याओं के समाधान के लिए सहयोग करना और मानवाधिकारों एवं बुनियादी स्वतन्त्रता के प्रति सम्मान को बढ़ावा देना।
4. इन उद्देश्यों की प्राप्ति के लिए प्रयास कर रहे देशों की गतिविधियों में समन्वय स्थापित करने के लिए एक केन्द्र के रूप में कार्य करना।

   संयुक्त राष्ट्र संघ ने इन उद्देश्यों से जुड़े हुए दो और लक्ष्य भी निर्धारित किए हैं ये हैं—नि:शस्त्रीकरण और नई अन्तर्राष्ट्रीय आर्थिक व्यवस्था की स्थापना।

संयुक्त राष्ट्र संघ के सिद्धान्त

संयुक्त राष्ट्र चार्टर के अनुच्छेद 2 के अन्तर्गत संयुक्त राष्ट्र संघ निम्न सिद्धान्तों के आधार पर कार्य करता है

1. यह सभी सदस्य देशों की प्रभुता की समानता पर आधारित है।
2. सभी सदस्य देश घोषणा-पत्र में वर्णित अपने कर्त्तव्यों का निर्वाह करेंगे।
3. वे अन्तर्राष्ट्रीय शान्ति और सुरक्षा एवं न्याय को खतरे में डाले बगैर अपने अन्तर्राष्ट्रीय विवादों के शान्तिपूर्ण समाधान खोजने के प्रयास करेंगे।
4. सदस्य देश किसी दूसरे देश के विरुद्ध बल के प्रयोग अथवा उसको धमकी देने में संयम बरतेंगे।
5. सदस्य देश संयुक्त राष्ट्र के घोषणा-पत्र के अनुरूप हर सम्भव सहायता देंगे। वे उस देश को किसी तरह की सहायता नहीं देंगे जिसके विरुद्ध संयुक्त राष्ट्र निरोधात्मक अथवा बल प्रयोग सम्बन्धी कोई कार्यवाही कर रहा हो।
6. संयुक्त राष्ट्र यह सुनिश्चित करेगा कि ऐसे देश जो उसके सदस्य नहीं हैं अन्तर्राष्ट्रीय शान्ति और सुरक्षा को बनाए रखने के लिए उसके सिद्धान्तों के अनुरूप ही व्यवहार करें।
7. घोषणा-पत्र में ऐसा कुछ भी नहीं होगा जो संयुक्त राष्ट्र को किसी ऐसे मामले में दखल देने का अधिकार दे जो किसी देश का अपना घरेलू मामला हो और जिसके निपटारे के लिए उस देश में पहले से ही कानून बने हों।

संयुक्त राष्ट्र की सदस्यता

संयुक्त राष्ट्र चार्टर के अध्याय 2 के अनुच्छेद 3, 4, 5, 6 में सदस्यता सम्बन्धी उल्लेख है। संयुक्त राष्ट्र चार्टर में दो प्रकार की सदस्यता का उल्लेख है।

प्रथम कुछ देश तो प्रारम्भिक सदस्य हैं जिन्होंने 1 जनवरी, 1942 को संयुक्त राष्ट्र के घोषणा-पत्र पर हस्ताक्षर किए थे, या सेन फ्रांसिस्को में चार्टर पर हस्ताक्षर करके उसकी पुष्टि की थी। इस प्रकार के 51 सदस्य देश इसके मौलिक सदस्य हैं।

द्वितीय संयुक्त राष्ट्र की सदस्यता उन सभी राष्ट्रों को भी उपलब्ध हो सकती है जो शान्तिप्रिय हों एवं चार्टर में विश्वास रखते हों, जो चार्टर द्वारा निर्धारित कर्त्तव्यों को स्वीकार करते हों एवं जिनको यह संस्था इन कर्त्तव्यों का पालन करने के उपयुक्त समझती हो।

किसी भी देश को संयुक्त राष्ट्र का सदस्य बनाए जाने के लिए आवश्यक है कि सुरक्षा परिषद् की सिफारिश (परिषद् के 15 में से 9 सदस्यों की स्वीकृति से जिसमें 5 स्थायी सदस्य अवश्य हों) पर महासभा अपने दो-तिहाई बहुमत से उस देश के पक्ष में निर्णय ले। इस सम्बन्ध में सुरक्षा परिषद् के पाँच स्थायी सदस्यों को निषेधाधिकार प्राप्त है।

सदस्यता का प्रत्याहरण अथवा वापसी

संयुक्त राष्ट्र की सदस्यता के प्रत्याहार के सम्बन्ध में चार्टर मौन है। यह सदस्यों की सदस्यता के प्रत्याहार करने की न तो आज्ञा देता है और न मना ही करता है। सेन फ्रांसिस्को सम्मेलन में यह निश्चित किया गया कि इस विषय में कोई व्यक्त प्रावधान न रखे जाएँ जिसके अनुसार विशेष परिस्थितियों में सदस्य अपनी सदस्यता वापस ले सकते हैं।

सामान्यत: यह माना जाता है कि चार्टर के अन्तर्गत भी सदस्य अपनी सदस्यता को निम्नलिखित दो परिस्थितियों में वापस ले सकते हैं

1. सदस्य अपनी सदस्यता वापस ले सकते हैं यदि यह स्पष्ट हो जाता है कि संस्था बनाए रखने में असमर्थ हैं अथवा वे ऐसा केवल विधि तथा न्याय की कीमत पर कर सकते हैं।
2. यदि चार्टर के किसी संशोधन पर किसी राज्य ने सहमति प्रदान नहीं की और इसे स्वीकार करने में अपने को असमर्थ पाता है तो ऐसी परिस्थिति में ऐसे सदस्य को अपनी सदस्यता वापस लेने का अधिकार है।

पिछले 59 वर्षों के जीवन काल में केवल इण्डोनेशिया ने वर्ष 1965 में संयुक्त राष्ट्र की सदस्यता का प्रत्याहार किया था परन्तु एक वर्ष बाद इण्डोनेशिया पुन: संयुक्त राष्ट्र संघ में लौट आया। ऐसे अनेक उदाहरण अवश्य हैं कि अनेक सदस्यों ने संयुक्त राष्ट्र के अंगों एवं उनकी बैठकों का बहिष्कार या प्रत्याहार किया है, परन्तु उसमें पुन: लौट आए।

उदाहरण के लिए, अमेरिका ने 1 नवम्बर, 1977 को अन्तर्राष्ट्रीय श्रम संगठन की सदस्यता का परित्याग किया था। 1 जनवरी, 1985 से अमेरिका ने यूनेस्को की सदस्यता का परित्याग किया था। अमेरिका की तर्ज पर ब्रिटेन व सिंगापुर ने भी यूनेस्को पर भ्रष्टाचार एवं कुप्रबन्ध का आरोप लगाते हुए यूनेस्को की सदस्यता का त्याग कर दिया था। 12 वर्ष बाद मई, 1997 में ब्रिटेन ने यूनेस्को की सदस्यता पुन: ग्रहण करने की घोषणा की। इसी प्रकार अमेरिका ने भी अक्टूबर, 2003 से यूनेस्को की बैठकों में पुन: भाग लेना शुरू कर दिया।

संयुक्त राष्ट्र की सदस्यता का निलम्बन

सुरक्षा परिषद् की सिफारिश पर किसी सदस्य देश को महासभा द्वारा निलम्बित भी किया जा सकता है। चार्टर में सदस्यता समाप्त करने के सम्बन्ध में कोई उल्लेख नहीं मिलता है। चार्टर की धारा 5 एवं 6 के अनुसार, संघ के किसी भी सदस्य को चार्टर के सिद्धान्तों का निरन्तर उल्लंघन करने पर सुरक्षा परिषद् की सिफारिश पर महासभा द्वारा सदस्यता से वंचित किया जा सकता है एवं उसकी सुविधाओं एवं विशेषाधिकारों के प्रयोग पर बन्धन भी लगाया जा सकता है। सुरक्षा परिषद् को किसी भी निलम्बित राष्ट्र को पुन: स्थापित करने का अधिकार प्राप्त है।

चूँकि सदस्यों का निष्कासन एक महत्त्वपूर्ण प्रश्न है इसके लिए सुरक्षा परिषद् के 9 सदस्यों की सकारात्मक सहमति (जिसमें पाँचों स्थायी सदस्य भी शामिल होने चाहिए) तथा महासभा का निर्णय दो-तिहाई सदस्यों के बहुमत से होना चाहिए।

संयुक्त राष्ट्र संघ का बजट

संयुक्त राष्ट्र के घोषणा-पत्र के अनुच्छेद 17 के अनुसार बजट पर विचार करने एवं उसे अनुमोदित करने की जिम्मेदारी महासभा की है। इस अनुच्छेद के अनुसार संयुक्त राष्ट्र के खर्च का वहन सदस्य देशों द्वारा किया जाता है। राशि का निर्धारण महासभा करती है।

संयुक्त राष्ट्र का नियमित बजट महासभा द्वारा हर दूसरे वर्ष अनुमोदित किया जाता है। बजट महासचिव द्वारा पेश किया जाता है और उसकी एक 16 सदस्यीय विशेषज्ञ समिति 'द एडवाइजरी मीट ऑन एडमिनिस्ट्रेटिव एण्ड बजटरी क्वेश्चंस' द्वारा समीक्षा की जाती है। बजट के कार्यक्रम सम्बन्धी पहलुओं की एक 34 सदस्यीय कार्यक्रम और समन्वय समिति द्वारा समीक्षा की जाती है।

संयुक्त राष्ट्र की आधिकारिक भाषाएँ

संयुक्त राष्ट्र के घोषणा-पत्र के अन्तर्गत संयुक्त राष्ट्र की आधिकारिक भाषाओं के रूप में चीनी, अंग्रेजी, फ्रेंच, रूसी और स्पेनिश संयुक्त राष्ट्र के उदय के समय से ही प्रचलन में हैं। छठी अधिकारिक भाषा के रूप में अरबी भाषा को महासभा द्वारा वर्ष 1973 में सुरक्षा परिषद् द्वारा वर्ष 1982 में तथा आर्थिक एवं सामाजिक परिषद् द्वारा वर्ष 1983 में आधिकारिक भाषा के रूप में स्थापित किया गया।

वर्तमान में संयुक्त राष्ट्र संघ के सभी मुख्य दस्तावेज तथा महासभा, सुरक्षा परिषद् तथा आर्थिक एवं सामाजिक परिषद् की बैठकों का विवरण (मिनट्स) इन छ: आधिकारिक भाषाओं में प्रकाशित होता है।

संयुक्त राष्ट्र संघ के अंग

महासभा

संयुक्त राष्ट्र चार्टर के अध्याय चार के अन्तर्गत अनुच्छेद 9 से अनुच्छेद 12 तक महासभा का उल्लेख किया गया है। महासभा आपसी विमर्श के लिए संयुक्त राष्ट्र का प्रमुख अंग है। सभी सदस्य देशों के प्रतिनिधियों को महासभा में स्थान दिया जाता है। प्रत्येक राष्ट्र का प्रतिनिधित्व होने के कारण इसे विश्व की लघु संसद भी कहा गया है। इन सभी को वाद-विवाद में भाग लेने तथा मत देने का अधिकार होता है। महत्त्वपूर्ण प्रश्नों जैसे शान्ति और सुरक्षा से जुड़े मुद्दे, नए सदस्यों को प्रवेश और बजट पर निर्णय के लिए दो-तिहाई बहुमत की जरूरत होती है, जबकि अन्य मामलों में साधारण बहुमत के आधार पर निर्णय लिए जाते हैं।

महासभा का सत्र

महासभा का नियमित सत्र हर वर्ष सितम्बर माह के तीसरे मंगलवार को शुरू होकर दिसम्बर के मध्य तक चलता रहता है। प्रत्येक नियमित सत्र की शुरुआत पर महासभा एक नए अध्यक्ष, 21 उपाध्यक्ष और महासभा की सात मुख्य समितियों के अध्यक्षों का चुनाव करती है। समान भौगोलिक प्रतिनिधित्व को सुनिश्चित करने के लिए महासभा की

अध्यक्षता को बारी-बारी से अफ्रीकी एशियाई, पूर्वी यूरोप, लैटिन अमेरिका और पश्चिमी यूरोप के देशों के साथ अन्य देशों को भी सौंपा जाता है।

अब तक (अक्टूबर, 2009 तक) संयुक्त राष्ट्र महासभा के 64 वार्षिक अधिवेशन हो चुके हैं। इसका प्रथम अधिवेशन 10 जनवरी, 1946 को हुआ था। भारत की श्रीमती विजयलक्ष्मी पण्डित (पहली महिला अध्यक्ष) महासभा की अध्यक्ष (1953) रह चुकी हैं।

नियमित सत्र के अतिरिक्त महासभा के सुरक्षा परिषद् के आग्रह पर विशेष सत्र आयोजित किए जा सकते हैं। विशेष सत्र संयुक्त राष्ट्र के सदस्यों के बहुमत द्वारा किए गए आग्रह अथवा एक ऐसे सदस्य जिसके निर्णय के प्रति अन्य सदस्य अपनी सहमति जताएँ, के अनुरोध पर आयोजित किए जा सकते हैं। प्रत्येक नियमित सत्र की शुरुआत में एक आम बहस आयोजित की जाती है जिसमें अक्सर देशों के राष्ट्राध्यक्ष और शासनाध्यक्ष अन्तर्राष्ट्रीय मामलों से जुड़े विविध मुद्दों पर अपने विचार पेश करते हैं। चूँकि महासभा के समक्ष विचार के लिए रखे जाने वाले प्रश्नों की संख्या बहुत अधिक होती है (उदाहरणतया वर्ष 1994 में महासभा के विचारार्थ कुल 162 मुद्दे रखे गए थे), इसलिए इन प्रश्नों को 6 मुख्य समितियों के समक्ष रखा जाता है।

कुछ प्रश्न ऐसे होते हैं जिन पर मुख्य समितियों में शामिल किसी एक समिति के बजाए केवल पूर्ण बैठकों में विचार किया जा सकता है। समितियों द्वारा विचार-विमर्श की प्रक्रिया पूरी कर लेने और पूर्ण सभा को प्रस्ताव का मसविदा प्रस्तुत कर दिए जाने के बाद सभी प्रश्नों पर पूर्ण बैठकों में मतदान किया जाता है। इन समितियों में मतदान साधारण बहुमत के आधार पर किया जाता है। पूर्ण बैठकों में प्रस्तावों को मौखिक रूप से बिना कोई एतराज किए अथवा मतदान की औपचारिक प्रक्रिया के बिना ही पारित किया जा सकता है। आवश्यक होने पर ही मतदान किया जाता है। महासभा के निर्णय यद्यपि सम्बन्धित सरकारों के लिए बाध्यकारी तो नहीं होते हैं, फिर इन निर्णयों में विश्व समुदाय की नैतिक मंशा भी निहित होती है।

महासभा की शक्तियाँ एवं कार्य

महासभा के कार्य एवं शक्तियाँ अत्यन्त विस्तृत हैं। वह संघ के संविधान के अधिकार क्षेत्र में किसी भी प्रश्न अथवा विषय पर विचार करती हैं। वह संघ के सदस्य राष्ट्रों से या सुरक्षा परिषद् से या दोनों से किसी भी प्रश्न अथवा विषय पर अपनी सिफारिश कर सकती है।

महासभा के निम्नलिखित कार्य हैं

- महासभा को अन्तर्राष्ट्रीय शान्ति बनाए रखने के लिए नि:शस्त्रीकरण और शस्त्रों के नियन्त्रण पर भी विचार करने का अधिकार प्राप्त है और इसकी अनुशंसाएँ अपने या सुरक्षा परिषद् या दोनों के सदस्यों को भेज सकती है।
- महासभा सामाजिक, आर्थिक, राजनीतिक, सांस्कृतिक एवं स्वास्थ्य के क्षेत्र में अन्तर्राष्ट्रीय सहयोग को प्रोत्साहन देने के साथ-साथ सभी के लिए नस्ल, लिंग, जाति, भाषा एवं धर्म के आधार पर बिना कोई भेदभाव किए मानवीय अधिकारों एवं मौलिक अधिकारों को प्राप्त कराने का भी कार्य प्राप्त है।
- अनुच्छेद 17 के अनुसार महासभा के पास संयुक्त राष्ट्र के बजट पर विचार करने तथा स्वीकृति करने की शक्ति है। महासभा संयुक्त राष्ट्र के सदस्यों के बीच खर्चों का बँटवारा करती है। धन का बँटवारा राज्य के सामर्थ्य के अनुसार किया जाता है। जो राष्ट्र दो वर्ष तक सदस्यता शुल्क अदा नहीं करता उसे महासभा में मत देने का अधिकार नहीं रहता।
- महासभा सुरक्षा परिषद् की सलाह पर नए सदस्यों को दाखिला देती है यह सुरक्षा परिषद् के अस्थायी सदस्यों की नियुक्ति करती है। यह अन्तर्राष्ट्रीय न्यायालय के न्यायाधीशों को नियुक्त करती है। महासभा सुरक्षा परिषद् की सिफारिश पर संयुक्त राष्ट्र के महासचिव को नियुक्त करती है। यह आर्थिक एवं सामाजिक परिषद् के 27 सदस्यों का निर्वाचन करती है।
- संयुक्त राष्ट्र के चार्टर में कोई संशोधन तब तक वैध नहीं होता जब तक महासभा में दो-तिहाई बहुमत से पास नहीं होता तथा सुरक्षा परिषद् के सभी स्थायी सदस्यों से अनुसमर्थित नहीं होता।
- महासभा चार्टर पर पुनर्विचार करने के लिए व्यापक सम्मेलन बुला सकती है। राज्यों के वर्तमान सीमान्तों में परिवर्तन करने की भी अनुशंसा महासभा को प्राप्त है।
- महासभा का एक कार्य अन्तर्राष्ट्रीय विधि का विकास, संहिताकरण, मानव अधिकारों एवं आधारभूत स्वतन्त्रताओं की रक्षा करना है।
- महासभा विश्व शान्ति से सम्बन्धित किसी भी विषय पर विचार-विमर्श कर सकती है और इसकी अनुशंसाएँ संयुक्त राष्ट्र के सदस्यों या सुरक्षा परिषदों या दोनों के पास भेज सकती है।
- महासभा सुरक्षा परिषद् की ओर से आने वाली वार्षिक एवं विशिष्ट रिपोर्ट की ओर भी ध्यान देती है।

नवम्बर, 1950 में शान्ति के लिए एकता प्रस्ताव पारित हो जाने से महासभा का अर्थ कुछ अर्थों में सुरक्षा परिषद् से भी बढ़ गया है। कोरिया संकट के समय वीटो से गतिरोध की स्थिति उत्पन्न हो गई थी तब उसे समाप्त करने के लिए शान्ति के लिए, एकता प्रस्ताव पारित किया गया। इसके अन्तर्गत महासभा अपने 2/3 बहुमत से प्रस्ताव पारित करके वीटो के प्रभाव को समाप्त करते हुए अन्तर्राष्ट्रीय शान्ति एवं सुरक्षा के लिए आवश्यक कार्यवाही कर सकती है। इसमें महासभा की प्रतिष्ठा में वृद्धि होती है।

सुरक्षा परिषद्

सुरक्षा परिषद् शान्ति एवं सुरक्षा बनाए रखने के मूलभूत उत्तरदायित्व का वहन करती है। यह संयुक्त राष्ट्र का एकमात्र कार्यवाही अभिकरण है, जिसे संयुक्त राष्ट्र का प्रवर्तन स्कन्ध भी कहा जाता है। सुरक्षा परिषद् में मूल रूप से 11 सदस्य थे, जिन्हें वर्ष 1965 में बढ़ाकर 15 कर दिया गया। इनमें पाँच स्थायी तथा दस अस्थायी सदस्य होते हैं। स्थायी सदस्यों में ब्रिटेन, अमेरिका, चीन, रूस तथा फ्रांस शामिल हैं। अस्थायी सदस्यों को दो वर्षीय कार्यकाल हेतु दो-तिहाई बहुमत के आधार पर महासभा द्वारा निर्वाचित किया जाता है।

पाँच अस्थायी सदस्य प्रति दो वर्ष पश्चात् सेवा से मुक्त होते हैं। दस स्थानों का बँटवारा महासभा के प्रस्ताव, 1991 (1963 का XVIIIA) में उल्लेखित सूत्र के द्वारा किया जाता है। इस सूत्र के अनुसार एफ्रो एशियाई क्षेत्र को पाँच, पूर्वी यूरोप को एक, लैटिन अमेरिका को दो पश्चिमी यूरोप तथा अन्य क्षेत्रों के दो स्थानों का आवण्टन किया गया है। न्यायोचित भौगोलिक वितरण के साथ-साथ अन्तर्राष्ट्रीय शान्ति एवं व्यवस्था को बनाए रखने में दिए गए योगदान को अस्थायी सदस्य के निर्वाचन में मुख्य मापदण्ड बनाया जाता है।

परिषद् के सदस्य संयुक्त राष्ट्र मुख्यालय में स्थायी रूप से प्रतिनिधित्व रखते हैं। सुरक्षा परिषद् में प्रतिनिधित्व न रखने वाले संयुक्त राष्ट्र सदस्य परिषद् के विचार-विमर्शों में भाग ले सकते हैं किन्तु उन्हें मताधिकार प्राप्त नहीं होता। परिषद् की अध्यक्षता प्रतिमाह चक्रानुक्रम में बदलती रहती है, जिसका आधार सदस्य राष्ट्रों के नामों का अंग्रेजी वर्णक्रम होता है।

सुरक्षा परिषद् में मतदान प्रणाली तथा वीटो

सुरक्षा परिषद् के प्रत्येक सदस्य का एक वोट होता है। प्रक्रिया सम्बन्धी निर्णय के लिए 15 में से 9 सदस्यों द्वारा सकारात्मक मतदान करना आवश्यक होता है। प्रमुख मामलों में भी 9 वोट का निर्णय के पक्ष में पड़ना आवश्यक होता है और साथ ही पाँचों स्थायी सदस्यों की सहमति भी जरूरी होती है। पाँचों सदस्यों की सहमति को महान् शक्तियों की आम सहमति और वीटो (निषेधाधिकार) शक्ति के रूप में जाना जाता है।

यदि कोई स्थायी सदस्य किसी निर्णय से सहमत नहीं है, तो वह नकारात्मक मतदान करके अपने वीटो के अधिकार का उपयोग कर सकता है। सभी पाँचों स्थायी सदस्य समय-समय पर अपने वीटो के अधिकार का उपयोग कर चुके हैं। यदि कोई स्थायी सदस्य किसी निर्णय का समर्थन नहीं करता और उस निर्णय को रोकना भी नहीं चाहता, तो वह मतदान की प्रक्रिया के दौरान अनुपस्थित रह सकता है।

दोहरा निषेधाधिकार

संयुक्त राष्ट्र चार्टर प्रक्रिया सम्बन्धी तथा महत्त्वपूर्ण विषयों में भेद तो करता है, परन्तु उसकी स्पष्ट व्याख्या नहीं करता। प्रक्रिया सम्बन्धी मामले के अतिरिक्त किसी भी विषय में निर्णय के समय महाशक्तियों (स्थायी सदस्यों) में से कोई भी नकारात्मक मत प्रदान कर सकती हैं और इस प्रकार परिषद् को निर्णय लेने से रोक सकता है।

यह शक्ति पहली वीटो की शक्ति कहलाती है। दूसरे वीटो का प्रश्न उस समय उठता है जबकि परिषद् को यह तय करना होता है कि कोई विषय प्रक्रिया सम्बन्धी है या नहीं? चूँकि यह प्रश्न कि कोई विषय प्रक्रिया सम्बन्धी है अथवा, एक कार्य विधिक प्रश्न नहीं है, अत: इस पर निर्णय लेते वक्त 9 सदस्यों के मत अनिवार्य हैं जिनमें पाँच सदस्यों के मत भी सम्मिलित होते हैं। इस प्रश्न के निर्धारण में स्थायी सदस्य दूसरे वीटो का प्रयोग कर सकते हैं।

इन प्रावधानों के कारण ऐसा कहा जाता है कि दोहरे वीटो की शक्ति के कारण महाशक्तियों को ऐसी शक्ति प्राप्त हो जाती है, जिसके द्वारा वे सुरक्षा परिषद् की किसी भी कार्यवाही को रद्द करवा सकती हैं।

सुरक्षा परिषद् में वीटो (निषेधाधिकार) की स्थिति

राज्य	वीटो का प्रयोग की संख्या	वीटो के बारे में प्रमुख तथ्य
सोवियत संघ वर्तमान (रूस)	120 बार प्रयोग	संयुक्त राष्ट्र के चार्टर में वीटो शब्द का प्रयोग नहीं किया गया है।
संयुक्त राज्य अमेरिका	77 बार प्रयोग	4 फरवरी, 1944 को याल्टा में सुरक्षा परिषद् की कार्यप्रणाली पर निर्णय हेतु बुलाए गए सम्मेलन में अमेरिकी राष्ट्रपति रूजवेल्ट ने वीटो प्रणाली का प्रस्ताव रखा।
ब्रिटेन	32 बार प्रयोग	अब तक सोवियत संघ (अब रूस) ने सर्वाधिक बार वीटो का प्रयोग किया है।
फ्रांस	18 बार प्रयोग	वीटो का प्रथम प्रयोग सोवियत संघ द्वारा 16 फरवरी, 1946 को लेबनान एवं सीरिया से ब्रिटिश एवं फ्रांसीसी फौजें हटाए जाने के मुद्दे पर किया था।
चीन	5 बार प्रयोग	

संयुक्त राष्ट्र के घोषणा-पत्र के अनुसार संगठन के सभी सदस्य सुरक्षा परिषद् के निर्णयों को मानने और उन्हें क्रियान्वित करने के लिए बाध्य होते हैं। हालाँकि संयुक्त राष्ट्र के अन्य अंग-सरकारों के लिए अपने निर्णयों के सम्बन्धों में सिफारिशें पेश कर सकते हैं, वहीं सिर्फ सुरक्षा परिषद् के पास ही ऐसे निर्णय लेने का अधिकार होता है, जो सदस्य देशों पर बाध्य होते हैं।

विवादों के समाधान के उपाय

अन्तर्राष्ट्रीय विवादों को निपटाने के लिए सुरक्षा परिषद् निम्नलिखित चार प्रकार के तरीके अपना सकती है

- सर्वप्रथम सम्बन्धित राष्ट्रों को आपसी वार्ता व पत्र-व्यवहार के लिए प्रेरित करती है।
- द्वितीय पंचों, मध्यस्थों और अन्तर्राष्ट्रीय न्यायालयों द्वारा निर्णय का सुझाव रखती है।
- तीसरे व प्रभावी उपाय के रूप में दोषी राष्ट्र के विरुद्ध आर्थिक प्रतिबन्ध की आज्ञा दे सकती है।
- आवश्यकता पड़ने पर अन्तिम उपाय के रूप में सैनिक कार्यवाही कर सकती है। संयुक्त राष्ट्र संघ के पास अपनी सेना नहीं है, पर सैनिक कार्यवाही के लिए उसे सदस्य राष्ट्रों की सेनाएँ प्राप्त होती हैं। सुरक्षा परिषद् सम्बन्धित राष्ट्रों से अपने विवादों को शान्तिपूर्ण माध्यम से सुलझाने का आग्रह कर सकती है। परिषद् प्रत्येक ऐसी परिस्थिति की जाँच भी कर सकती है जब उसे स्थिति के बिगड़ने का आभास होने लगे।

परिषद् की सैनिक स्टाफ समिति

सुरक्षा परिषद् सशस्त्र सेनाओं के उपयोग में लाने की योजनाएँ एक सैनिक स्टाफ समिति की सलाह से बनाती है। यह सैनिक स्टाफ समिति सुरक्षा परिषद् को निम्न विषयों में सहायता और परामर्श देती है। अन्तर्राष्ट्रीय शान्ति और सुरक्षा को बनाए रखने की सैनिक आवश्यकताएँ इस समिति के अधीन सेनाओं का प्रयोग और कमान, शस्त्रों का नियन्त्रण एवं सम्भावित नि:शस्त्रीकरण। इस स्थिति के सदस्य परिषद् के स्थायी सदस्यों के सैनिक स्टाफों के अध्यक्ष या उसके प्रतिनिधि होते हैं। सुरक्षा परिषद् को उपयोग के लिए दी गई सशस्त्र सेनाओं का सामरिक संचालन सैनिक समिति के हाथ में होता है और यह परिषद् के अधीन होती है।

कार्य और शक्तियाँ

संयुक्त राष्ट्र के घोषणा-पत्र के अनुसार सुरक्षा परिषद् के कार्य और शक्तियाँ निम्न प्रकार हैं

- संयुक्त राष्ट्र के सिद्धान्तों और उद्देश्यों के अनुसार अन्तर्राष्ट्रीय शान्ति और सुरक्षा को बनाए रखना।
- किसी भी ऐसे विवाद अथवा स्थिति की जाँच करना जिससे अन्तर्राष्ट्रीय शान्ति को खतरा उत्पन्न हो सकता है अथवा टकराव बढ़ सकता है।
- ऐसे विवादों के निपटारे के लिए उपायों को सुझाना और समझौते की शर्तों को निर्धारित करना।
- शस्त्रों के नियमन सम्बन्धी व्यवस्था को स्थापित करने के लिए योजनाओं को तैयार करना।
- शान्ति के खतरे एवं आक्रमण की स्थिति का निर्धारण करना और जरूरी कार्यवाही की सिफारिश करना सदस्य देशों से आक्रमण को टालने अथवा रोकने के सम्बन्ध में आर्थिक प्रतिबन्धों और बल प्रयोग के अतिरिक्त अन्य उपयोग का आग्रह करना।

आक्रांता देश के विरुद्ध कार्यवाही

नए सदस्यों को संघ में प्रवेश की सिफारिश करना और उन शर्तों को निर्धारित करना जिनके आधार पर नए दो सदस्य अन्तर्राष्ट्रीय न्यायालय के सदस्य बन सकते हैं। महत्त्वपूर्ण क्षेत्रों में संयुक्त राष्ट्र के न्यासिता, यानी ट्रस्टीशिप, सम्बन्धी कार्यों का दायित्व सँभालना। महासभा को महासचिव की नियुक्ति के लिए सिफारिश करना और उसके साथ मिलकर अन्तर्राष्ट्रीय न्यायालय के न्यायाधीशों का चयन करना।

सुरक्षा परिषद् का गठन कुछ इस प्रकार किया गया है कि वह लगातार काम कर सके। संयुक्त राष्ट्र के मुख्यालय में सुरक्षा परिषद् के सभी सदस्यों के एक प्रतिनिधि का हर समय उपस्थित होना आवश्यक होता है। 31 जनवरी, 1992 को सुरक्षा परिषद् के सदस्य देशों का पहला शिखर सम्मेलन संयुक्त राष्ट्र के मुख्यालय में आयोजित किया गया।

इस सम्मेलन में 15 सदस्य देशों के 13 संयुक्त एवं शासनाध्यक्षों ने भाग लिया जबकि दो अन्य सदस्य देशों का प्रतिनिधित्व उनके विदेश मन्त्रियों ने किया। सुरक्षा परिषद् संयुक्त राष्ट्र के मुख्यालय के बाहर कहीं भी अपनी बैठकों का आयोजन कर सकती है। वर्ष 1992 में सुरक्षा परिषद् की बैठक इथोपिया की राजधानी अदीस-अबाबा में और उसके एक वर्ष बाद पनामा सिटी में आयोजित की गई थी।

जब शान्ति के लिए खतरे के सन्दर्भ में कोई शिकायत सुरक्षा परिषद् के सामने रखी जाती है तो सबसे पहले सम्बन्धित पक्षों से विवाद का शान्तिपूर्ण ढंग से समाधान ढूँढने का अनुरोध करती है। कई बार ऐसा भी होता है कि सुरक्षा परिषद् स्वयं ही जाँच का काम शुरू करती है और मध्यस्थता करने लगती है। वह अपने किसी विशेष प्रतिनिधि को नियुक्त कर सकती है अथवा महासचिव से विवाद का समाधान ढूँढने के लिए उचित प्रयास करने का अनुरोध कर सकती है।

सुरक्षा परिषद् विवादों के शान्तिपूर्ण समाधान के लिए सिद्धान्तों को भी सुनिश्चित कर सकती है। जब कभी कोई विवाद या संघर्ष शुरू होता है, तो सुरक्षा परिषद् की सबसे पहली चिन्ता उसे तुरन्त रोकने की होती है। कई बार ऐसा भी होता है कि सुरक्षा परिषद् को विवादों में देखकर युद्ध विराम सम्बन्धी निर्देश भी जारी करने पड़ते हैं।

वह विवादों में फँसे क्षेत्रों में तनाव को कम करने के लिए संयुक्त राष्ट्र शान्ति सेनाएँ भेजती है और संघर्षरत पक्षों को अलग-अलग करके ऐसी स्थितियाँ पैदा करने का प्रयास करती है जिनसे विवाद को शान्तिपूर्ण ढंग से निपटाया जा सके। संयुक्त राष्ट्र घोषणा-पत्र के अध्याय 7 के अनुसार सुरक्षा परिषद् कई कड़े उपाय भी कर सकती है जिनमें आर्थिक प्रतिबन्धों का लगाया जाना और सामूहिक सैन्य कार्यवाही शामिल है।

जब किसी सदस्य देश के विरुद्ध सुरक्षा परिषद् द्वारा निषेधात्मक अथवा प्रतिबन्धात्मक कार्यवाही की जाती है, तो उसे सुरक्षा परिषद् की सिफारिश पर महासभा द्वारा सदस्यता सम्बन्धी अधिकारों और सुविधाओं से वंचित किया जा सकता है (अनुच्छेद 5)। यदि कोई सदस्य देश संयुक्त राष्ट्र घोषणा-पत्र के सिद्धान्तों का लगातार उल्लंघन करता है, तो उसे सुरक्षा परिषद् की सिफारिश पर महासभा द्वारा संयुक्त राष्ट्र से निष्कासित भी किया जा सकता है (अनुच्छेद 6)।

संयुक्त राष्ट्र का कोई भी सदस्य देश सुरक्षा परिषद् की सदस्यता के बिना भी परिषद् की चर्चा में, मतदान को अधिकार के बगैर उस स्थिति में भाग ले सकता है जब सुरक्षा परिषद् को यह लगता है कि चर्चा के दौरान उस देश के हितों के प्रभावित होने की सम्भावना है।

इसी तरह संयुक्त राष्ट्र के सदस्य और गैर-सदस्य देशों को सुरक्षा परिषद् द्वारा मतदान के अधिकार के बिना उस स्थिति में आमन्त्रित किया जा सकता है जब उनके बीच छिड़े विवाद के समाधान के लिए सुरक्षा परिषद् प्रयासरत हो। गैर-सदस्य देशों की भागीदारी के सम्बन्ध में सुरक्षा परिषद् शर्तों का निर्धारण स्वयं ही करती है। सुरक्षा परिषद् की अध्यक्षता इसके सभी सदस्यों के पास प्रतिमाह बारी-बारी से (अंग्रेजी वर्णमाला के क्रम में) घूमती रहती है।

सुरक्षा परिषद् की शान्तिरक्षक सेनाएँ या बल

संयुक्त राष्ट्र युद्ध विराम निगरानी संगठन वर्ष 1948 के अरब-इजरायल युद्ध के बाद सुरक्षा परिषद् द्वारा लागू युद्ध विराम की निगरानी के लिए 29 मई, 1948 को इस संगठन की स्थापना की गई।

भारत व पाकिस्तान में संयुक्त राष्ट्र सैन्य पर्यवेक्षण दल भारत व पाकिस्तान के मध्य युद्ध विराम के क्रियान्वयन में सहायता देने के लिए अगस्त, 1948 में इस पर्यवेक्षक दल की स्थापना की गई। इसका मुख्यालय रावलपिण्डी (नवम्बर से अप्रैल तक) तथा श्रीनगर (मई से अक्टूबर तक) में था।

साइप्रस में संयुक्त राष्ट्र सेना इस सेना की स्थापना 4 मार्च, 1964 को यूनानी एवं तुर्की मूल के साइप्रसवासियों के बीच छिड़े संघर्ष को शान्त करने के उद्देश्य से की गई। इसका मुख्यालय निकोसिया में है।

संयुक्त राष्ट्र वचनबद्धता उल्लंघन पर्यवेक्षक बल यह दल वर्ष 1973 के अरब-इजरायल युद्ध के बाद इजरायल एवं सीरिया के बीच युद्ध विराम की निगरानी हेतु मई, 1974 में गठित किया गया।

लेबनान में संयुक्त राष्ट्र अन्तरिम बल यह बल मार्च, 1978 में गठित हुआ। इसका उद्देश्य इजरायली सेना की वापसी के बाद लेबनानी सत्ता की वापसी में सहायता करना तथा शान्ति व व्यवस्था को कायम रखना था।

संयुक्त राष्ट्र इराक-कुवैत पर्यवेक्षण अभियान दल इसकी स्थापना खाड़ी युद्ध के बाद अप्रैल, 1991 में इराक व कुवैत के मध्य विसैन्यीकृत क्षेत्र की निगरानी हेतु की गई।

पश्चिमी सहारा में जनमत संग्रह हेतु संयुक्त राष्ट्र मिशन यह मिशन पश्चिमी सहारा क्षेत्र में मोरक्को एवं पॉलीसेरियो मोर्चे के बीच युद्ध विराम को लागू करने के लिए अप्रैल, 1991 में कार्यशील हुआ। मिशन द्वारा प्रस्तावित जनमत संग्रह तथा समाधान योजना पर निगरानी रखी गई। इसका मुख्यालय लायोने (पश्चिमी सहारा) में है।

जॉर्जिया में संयुक्त राष्ट्र पर्यवेक्षण मिशन इसकी स्थापना अगस्त, 1993 में जॉर्जिया सरकार एवं अबकेजियन पृथक्तावादियों के मध्य सम्पन्न युद्ध विराम की निगरानी हेतु की गई। इसका मुख्यालय सुकुमी (जॉर्जिया) में है।

तजाकिस्तान में संयुक्त राष्ट्र पर्यवेक्षण दल ताजिक विद्रोहियों तथा तजाकिस्तान की सरकार के मध्य तेहरान में हस्ताक्षरित युद्ध विराम (सितम्बर, 1994) की निगरानी हेतु दिसम्बर, 1994 में इस पर्यवेक्षक दल की स्थापना की गई।

संयुक्त राष्ट्र निरोधक प्रस्तरण बल इस बल की स्थापना 31 मार्च, 1995 को मेसीडोनिया के पूर्व यूगोस्लाव गणराज्य में सीमावर्ती गतिविधियों पर निगरानी रखने के लिए की गई। इसका मुख्यालय स्कोपजे (क्रोएशिया) में है।

बोस्निया एवं हर्जेगोविना में संयुक्त राष्ट्र मिशन इसका गठन 15 जनवरी, 1996 को हुआ। इसका कार्य संयुक्त राष्ट्र सुरक्षा बल के दायित्वों को नाटो नेतृत्वाधीन क्रियान्वयन बल में स्थानान्तरित करने में सहायता देना था।

प्रिवेलका में संयुक्त राष्ट्र पर्यवेक्षण मिशन इस मिशन की स्थापना जनवरी, 1996 में हुई। इसका कार्य सितम्बर, 1992 में क्रोएशिया व माण्टेनीग्रो के बीच सम्पन्न समझौते के आधार पर प्रिवेलका प्रायद्वीप में शान्ति को प्रोत्साहित करना तथा क्षेत्र के विसैन्यीकरण पर निगरानी रखना है।

अंगोला में संयुक्त राष्ट्र पर्यवेक्षक मिशन यह मिशन अंगोला में वर्ष 1997 में गठित किया गया।

आर्थिक व सामाजिक परिषद् की रचना

चार्टर के अनुच्छेद 61 के अनुसार, इसके सदस्यों की संख्या 54 कर दी गई है। इनमें से एक-तिहाई सदस्यों का प्रत्येक वर्ष महासभा द्वारा निर्वाचन किया जाता है। जिन सदस्यों की अवधि समाप्त हो जाती है। वे भी पुन: चुनाव लड़ सकते हैं। इसके सदस्यों का कार्यकाल तीन वर्ष के लिए होता है। यह एक स्थायी संस्था है। महासभा अपनी इच्छानुसार किसी भी सदस्य राष्ट्र को इसका सदस्य चुन सकती है लेकिन ऐसा करने से पहले वह उनकी भौगोलिक स्थिति, सरकारों की आर्थिक स्थिति एवं उनकी संस्कृति का ध्यान करती है। यह अपनी बैठक में एक अध्यक्ष एवं दो उपाध्यक्ष का चुनाव करती है, जो एक वर्ष के लिए चुने जाते हैं। इनका पुन: निर्वाचन हो सकता है।

मतदान प्रक्रिया

इस परिषद् में प्रत्येक सदस्य को एक-एक प्रतिनिधि भेजने का अधिकार है। प्रत्येक सदस्य को एक वोट देने का अधिकार होता है। परिषद् में निर्णय उपस्थिति एवं मतदान करने वाले सदस्यों के साधारण बहुमत से लिया जाता है। गैर-सदस्यों को भी परिषद् की कार्यवाही में भाग लेने के लिए आमन्त्रित किया जा सकता है। लेकिन इनको मत देने का अधिकार नहीं होता। परिषद् की बैठकें वर्ष में तीन बार होने का विधान है। परन्तु सामान्यतया दो बार जुलाई तथा अप्रैल में बैठकें होती हैं।

परिषद् का उद्देश्य

चार्टर के अनुच्छेद 55 में इसके उद्देश्यों का निर्धारण किया गया है, जो निम्नलिखित हैं

- विश्व के नागरिकों के रहन-सहन के स्तर को ऊँचा उठाना, सभी व्यक्तियों को रोजगार दिलाना और सामाजिक तथा आर्थिक विकास के लिए अनुकूल परिस्थितियाँ उत्पन्न करना।
- अन्तर्राष्ट्रीय आर्थिक, सामाजिक, स्वास्थ्य आदि विभिन्न समस्याओं का समाधान करना एवं शिक्षा संस्कृति के क्षेत्र में अन्तर्राष्ट्रीय सहयोग का विकास करना।
- लिंग, जाति, भाषा और धर्म का विभेद किए बिना सबके लिए मानव अधिकारों और मौलिक स्वतन्त्रताओं की व्यवस्था करना।

आर्थिक तथा सामाजिक परिषद् के कार्य

- अन्तर्राष्ट्रीय जगत में आर्थिक, सामाजिक, सांस्कृतिक, शैक्षणिक और स्वास्थ्य सम्बन्धी कार्यों की देख-रेख करना और उन पर प्रतिवेदन तैयार करना।
- महासभा के सदस्य राष्ट्रों तथा विभिन्न विशिष्ट समितियों को सुझाव अथवा सिफारिश भेजना।
- सामाजिक और आर्थिक समझौते के प्रारूप को महासभा की स्वीकृति हेतु भेजना और स्वीकृत हो जाने के बाद इन मसविदों को सदस्य राष्ट्रों के पास क्रियान्वित करने के लिए भेजना।
- मानव अधिकारों एवं सभी के लिए मौलिक स्वतन्त्रताओं के सम्मान एवं पालन को प्रोत्साहन देने के उद्देश्य से सिफारिशें करना।
- अपने कार्य को सुचारु रूप से पूरा करने के लिए आयोगों की नियुक्ति करना।
- अपने अधिकार क्षेत्र के मामलों पर अन्तर्राष्ट्रीय सम्मेलनों का आयोजन करना।

परिषद् के आयोग तथा समितियाँ

परिषद् अपना कार्य आयोगों तथा समितियों के माध्यम से करती है। ये आयोग व्यावसायिक और क्षेत्रीय दोनों आधार पर गठित किए जाते हैं। व्यावसायिक आयोग के अन्तर्गत आर्थिक, रोजगार, मानवीय अधिकार, समाज सेवा सम्बन्धी कार्य, महिलाओं की स्थिति, नशीली दवाओं, मुद्रा और आबादी से सम्बन्धित कार्य आते हैं।

इसके निम्नलिखित तीन उप-आयोग हैं

1. सांख्यिकीय विश्लेषण आयोग
2. भेदभाव विरोध एवं अल्पसंख्यकों के संरक्षण आयोग
3. सूचना एवं समाचार-पत्र स्वतन्त्रता आयोग।

न्यास परिषद्

संयुक्त राष्ट्र चार्टर का आठवाँ अध्याय 'न्यास परिषद्' के सम्बन्ध में विचार करता है। चार्टर के अनुच्छेद 75 के अनुसार संयुक्त राष्ट्र अपने अधिकार-क्षेत्र के अन्तर्गत न्यास प्रदेशों के प्रशासन और नियन्त्रण के लिए एक अन्तर्राष्ट्रीय न्यास व्यवस्था स्थापित करेगा जो समझौतों द्वारा सम्पादित होगी।

क्षेत्रीय आयोग

क्षेत्रीय आयोग किसी क्षेत्र विशेष की आर्थिक और सामाजिक समस्याओं का अध्ययन और निराकरण करने के लिए नियुक्त किए जाते हैं।
इन आयोगों की सदस्यता सम्बन्धित क्षेत्रों के राष्ट्रों को दी जाती है, परन्तु यदि वे संयुक्त राष्ट्र संघ के सदस्य नहीं हैं तो उनका चुनाव सहयोगी सदस्यों के रूप में किया जाता है।

अब तक निम्नलिखित क्षेत्रीय आयोगों की स्थापना की गई है

- यूरोप के लिए आर्थिक आयोग, 1947
- एशिया और सुदूर पूर्व के लिए आर्थिक आयोग, 1947
- लैटिन अमेरिका के लिए आर्थिक आयोग, 1947
- अफ्रीका के लिए आर्थिक आयोग, 1958

परिषद् की कुछ स्थायी समितियाँ हैं

- प्राविधिक सहायता समिति
- अन्तर्राज्यीय संस्थाओं से परामर्श करने वाली समिति
- गैर-सरकारी संगठनों से परामर्श करने वाली समिति
- कार्यावली समिति
- बैठकों के कार्यक्रमों की अन्तरिम समिति

न्यास परिषद् के उद्देश्य

चार्टर के अनुसार न्यास परिषद् के चार उद्देश्य हैं

- अन्तर्राष्ट्रीय शान्ति और सुरक्षा को बढ़ाना।
- लोगों की राजनीति, सामाजिक और शिक्षा सम्बन्धी उन्नति में सहयोग देना स्वशासन अथवा स्वतन्त्रता के क्रमिक विकास में सहायता देना।
- जाति, लिंग, भाषा और धर्म का भेद भाव किए बिना सबके लिए मानवीय अधिकारों और मूल स्वतन्त्रताओं के प्रति आस्था बढ़ाना।
- सामाजिक, आर्थिक और वाणिज्य सम्बन्धी मामलों में संयुक्त राष्ट्र संघ के सब सदस्यों के और उनके नागरिकों के प्रति समानता के व्यवहार का विश्वास दिलाना (धारा 76)।

न्यास परिषद् के प्रदेश

चार्टर में न्यास परिषद् के अन्तर्गत दो प्रकार के पराधीन प्रदेशों का वर्णन है

- ब्रिटेन, फ्रांस, हॉलैण्ड आदि पश्चिमी देशों और उनके साम्राज्यों के विविध प्रदेश। इन्हें स्वशासन न करने वाले प्रदेश कहा जाता है।
- *न्यास प्रदेश ये तीन प्रकार के हैं*
  (i) मैण्डेट के अधीन प्रदेश।
  (ii) द्वितीय विश्व-युद्ध के परिणामस्वरूप शत्रु राज्यों से छीने गए प्रदेश।
  (iii) अपनी इच्छा से महाशक्तियों द्वारा संघ को सौंपे जाने वाले प्रदेश।

राष्ट्र संघ के मैण्डर वाले प्रदेशों में दक्षिण अफ्रीका की यूनियन ने दक्षिण-पश्चिमी अफ्रीका की तीव्र आलोचनाओं के बावजूद संयुक्त राष्ट्र संघ की न्यास पद्धति के अन्तर्गत प्रदान करना स्वीकार नहीं किया।

न्याय परिषद् का संगठन

न्यास परिषद् का संगठन निम्न प्रकार से होता है

- जिन राष्ट्रों को न्यास का भार सौंपा गया है ऐसे राज्य ऑस्ट्रेलिया, न्यूजीलैण्ड, अमेरिका और ब्रिटेन हैं।
- सुरक्षा परिषद् के स्थायी सदस्य जिनके शासन में कोई न्यास क्षेत्र नहीं है ऐसे राज्य चीन, फ्रांस और सोवियत संघ (अब रूसी गणराज्य) हैं।
- उतने दूसरे सदस्य जितने न्यासीय प्रदेशों का शासन प्रबन्ध चलाने वाले और न चलाने वाले देशों के बीच समान विभाजन के लिए पर्याप्त हों। ऐसे सदस्यों का निर्वाचन महासभा द्वारा तीन वर्षों के लिए होता है।
- इस प्रकार न्यास परिषद् के आज 12 सदस्य हैं जिनमें चार प्रबन्धकर्ता देश हैं, तीन सुरक्षा परिषद् के स्थायी सदस्य होने के कारण स्थायी सदस्य और पाँच निर्वाचित सदस्य हैं।

न्यास परिषद् के कार्य

न्यास परिषद् के कार्य निम्नलिखित हैं

- न्यासीय प्रदेशों की जनता की राजनीतिक, आर्थिक, सामाजिक तथा शिक्षा सम्बन्धी प्रगति के बारे में सूची तैयार करना जिसके आधार पर शासन-प्रबन्ध चलाने वाली संस्थाएँ वार्षिक रिपोर्ट भेजती हैं।
- इन प्रशासनिक सत्ताओं से प्राप्त रिपोर्टों की जाँच और उन पर विचार करना।
- इन सत्ताओं के परामर्श से प्रार्थना-पत्रों पर विचार करना; सत्ता के साथ यदा-कदा नियत समय पर निरीक्षण के लिए न्यासीय प्रदेशों का दौरा करना।
- न्यास परिषद् में निर्णय साधारण बहुमत से होते हैं। प्रत्येक सदस्य का एक ही वोट होता है।

अन्तर्राष्ट्रीय न्यायालय

अन्तर्राष्ट्रीय न्यायालय की स्थापना हेग (नीदरलैण्ड) में 3 अप्रैल, 1946 को की गई थी। संयुक्त राष्ट्र घोषणा-पत्र के अध्याय 14 के अनुच्छेद 92 से अनुच्छेद 96 तक में अन्तर्राष्ट्रीय न्यायालय सम्बन्धी प्रावधान हैं।

अन्तर्राष्ट्रीय न्यायालय का एक पृथक् संविधान है जिसे अन्तर्राष्ट्रीय न्यायालय का संविधान कहा गया है। अन्तर्राष्ट्रीय न्यायालय के संविधान में पाँच अध्याय तथा 70 अनुच्छेद हैं। इसमें न्यायालय के अधिकार, क्षेत्र, कार्य संचालन नियम, संगठन आदि सभी आवश्यक बातों का उल्लेख है।

संयुक्त राष्ट्र चार्टर के अनुच्छेद 92 के अनुसार, अन्तर्राष्ट्रीय न्याय के लिए अन्तर्राष्ट्रीय न्यायालय का गठन हुआ। अन्तर्राष्ट्रीय न्यायालय के जजों की संख्या 15 रखी गई है। ये न्यायाधीश अपने में से ही एक अध्यक्ष तथा उपाध्यक्ष को तीन वर्ष के लिए चुनते हैं। भारत के श्री आर एस पाठक अन्तर्राष्ट्रीय न्यायालय के न्यायाधीश हैं। उनसे पूर्व भारत के जस्टिस बी एन राव तथा डॉ. नरेन्द्र सिंह अन्तर्राष्ट्रीय न्यायालय के न्यायाधीश रह चुके हैं।

न्यायाधीशों का चुनाव सुरक्षा परिषद् तथा महासभा द्वारा मतदान की अलग-अलग प्रक्रियाओं द्वारा 9 वर्ष के लिए किया जाता है और उन्हें दो बार भी चुना जा सकता है। न्यायाधीशों का चुनाव जाति भेद, रंग भेद तथा धर्म के आधार पर न होकर योग्यता के आधार पर होता है। ये व्यक्ति अपने राष्ट्र में विधिवेत्ता के रूप में ख्याति पा चुके होते हैं और अन्तर्राष्ट्रीय कानून के विशेषज्ञ माने जाते हैं। संविधान में कहा गया है कि न्यायाधीशों का नैतिक चरित्र उच्च होना चाहिए और उनमें वे योग्यताएँ होनी चाहिए जो उनके देश की न्याय सम्बन्धी उच्च संस्थाओं के उच्च न्यायिक अधिकारियों की नियुक्ति के लिए आवश्यक हों।

इतना होने पर भी यह ध्यान रखा जाता है कि एक से अधिक न्यायाधीश एक ही राष्ट्रीयता के न हों। इन न्यायाधीशों को कोई राजनीतिक कार्य या अन्य कोई व्यवसाय करने की आज्ञा नहीं होती। न्यायाधीशों का चुनाव करते समय यह भी ध्यान रखा जाता है कि न्यायालय में संसार की सभी न्याय व्यवस्थाओं को प्रतिनिधित्व प्राप्त हो जाए। न्यायालय अपने कार्य संचालन के लिए नियम स्वयं बनाता है। न्यायालय अपने मुख्यालय के अतिरिक्त विश्व में किसी भी स्थान पर अपने अधिवेशन तथा कार्य संचालन कर सकता है। न्यायालय का कोरम (कार्यवाही संचालन के लिए न्यायाधीशों की न्यूनतम संख्या) 9 है। न्यायालय की अधिकारिक मान्यता प्राप्त भाषाएँ फ्रेंच तथा अंग्रेजी हैं।

अन्तर्राष्ट्रीय न्यायालय का क्षेत्राधिकार

अन्तर्राष्ट्रीय न्यायालय के क्षेत्राधिकार को तीन वर्गों में विभाजित किया जा सकता है

ऐच्छिक क्षेत्राधिकार

अन्तर्राष्ट्रीय न्यायालय की संविधि के अनुच्छेद 36 के अनुसार न्यायालय उन सभी मामलों पर विचार कर सकती है जिसको सम्बन्धित राज्य न्यायालय के सम्मुख प्रस्तुत करे। संयुक्त राष्ट्र घोषणा-पत्र के अनुच्छेद 93 के अन्तर्गत ऐसा कोई देश जो संयुक्त राष्ट्र का सदस्य नहीं है, भी महासभा द्वारा सुरक्षा परिषद् की सिफारिश के आधार पर अन्तर्राष्ट्रीय न्यायालय की संविधि का एक पक्ष बनाया जा सकता है। नौरू ऐसा गैर-सदस्यीय देश है, जो इस संविधि के पक्ष में है। सिपीदान एवं लिपीदान द्वीपों के विवाद पर न्यायालय ने निर्णय दिया। यह मलेशिया

और इण्डोनेशिया के मध्य था। न्यायालय ने इण्डोनेशिया के पक्ष में निर्णय दिया। बैक्कास द्वीप पर विवाद कैमरून एवं नाइजीरिया के मध्य था जो अन्तर्राष्ट्रीय न्यायालय के समक्ष किया।

अनिवार्य क्षेत्राधिकार

राज्य स्वयं घोषणा करके इन क्षेत्रों में न्यायालय के आवश्यक क्षेत्राधिकार को स्वीकार कर लेता है। ये हैं—सन्धि की व्याख्या, अन्तर्राष्ट्रीय कानून के क्षेत्र से सम्बन्धित सभी मामले, किसी ऐसे तथ्य का अस्तित्व सिद्ध होने पर किसी अन्तर्राष्ट्रीय कर्त्तव्य का उल्लंघन समझा जाए तथा किसी अन्तर्राष्ट्रीय दायित्व के उल्लंघन पर क्षतिपूर्ति का रूप और परिणाम।

प्रो. ओपेनहाइम ने न्यायालय के इस क्षेत्राधिकार को वैकल्पिक आवश्यक क्षेत्राधिकार कहा है। यह वैकल्पिक इसलिए है क्योंकि यह उन्हीं राज्यों पर लागू होता है, जो उपरोक्त घोषणा करें और लागू तभी होता है जब विवाद से सम्बन्धित अन्य राज्य भी इस प्रकार की घोषणा कर चुका हो।

परामर्शात्मक क्षेत्राधिकार

अन्तर्राष्ट्रीय न्यायालय द्वारा परामर्श देने का कार्य भी सम्पन्न किया जाता है। संयुक्त राष्ट्र घोषणा-पत्र के अनुच्छेद 96 के अन्तर्गत महासभा अथवा सुरक्षा परिषद् किसी भी कानूनी प्रश्न पर अन्तर्राष्ट्रीय न्यायालय का परामर्श माँग सकती है। संयुक्त राष्ट्र संघ के दूसरे अंग तथा विशेष अभिकरण भी उनके अधिकार क्षेत्र में उठने वाले कानूनी प्रश्नों पर न्यायालय का परामर्श प्राप्त कर सकते हैं। शान्ति के लिए एकता प्रस्ताव (1950) पर परामर्श लिया। न्यायालय ने इसे वैध माना। न्यायालय का परामर्श केवल परामर्श होता है, जिसे मानने के लिए किसी भी संस्था को बाध्य नहीं किया जा सकता।

अन्तर्राष्ट्रीय न्यायालय की संविधि के अनुच्छेद 38 के अनुसार अन्तर्राष्ट्रीय न्यायालय अपने समक्ष लाए गए विवादों के सम्बन्ध में

- अन्तर्राष्ट्रीय सम्मेलनों का सहारा ले सकता है। जिनके आधार पर ऐसे नियम निर्धारित किए गए हों जिन्हें किसी विवाद से सम्बन्धित पक्ष स्वीकार करते हों।
- ऐसे अन्तर्राष्ट्रीय रीति-रिवाजों का सहारा ले सकता है जिन्हें कानूनी दर्जा प्राप्त हो।
- कानून के ऐसे सिद्धान्त जिन्हें सदस्य देश मानते हों और विभिन्न देशों के न्यायिक निर्णय जिनसे कानून के शासन की पुष्टि होती हो।
- यदि सम्बन्धित पक्ष सहमत हों तो न्यायालय समानता के आधार पर किसी मामले का निपटारा कर सकता है।
- अन्तर्राष्ट्रीय न्यायालय के आमतौर पर पूर्ण सत्र आयोजित किए जाते हैं। लेकिन सम्बन्धित पक्षों द्वारा किए गए अनुरोध पर वह छोटी इकाइयों, जिन्हें चैम्बर कहते हैं, में भी अपनी बैठकें आयोजित कर सकता है। इन इकाइयों द्वारा दिए गए निर्णयों को पूर्ण न्यायालय का निर्णय माना जाता है। अन्तर्राष्ट्रीय न्यायालय ने पर्यावरण सम्बन्धी मामलों के लिए भी एक अलग चैम्बर गठित किया है। ऐसा ही एक अन्य चैम्बर प्रक्रिया सम्बन्धी मामलों के लिए भी गठित किया है। ऐसा ही एक अन्य चैम्बर प्रक्रिया सम्बन्धी कामकाज देखता है और इसे हर वर्ष गठित किया जाता है।

सचिवालय

संयुक्त राष्ट्र घोषणा-पत्र के अध्याय 15 के अन्तर्गत अनुच्छेद 97 से अनुच्छेद 101 तक में सचिवालय तथा महासचिव पद का उल्लेख किया गया है। सचिवालय संयुक्त राष्ट्र के दिन-प्रतिदिन के कामों को निपटाता है। इसमें संयुक्त राष्ट्र के न्यूयॉर्क स्थित मुख्यालय के साथ पूरी दुनिया में फैले कार्यालयों में कार्यरत अन्तर्राष्ट्रीय कर्मचारी शामिल होते हैं। सचिवालय संयुक्त राष्ट्र के प्रमुख अंगों की सेवा करने के साथ उनके द्वारा निर्धारित किए गए कार्यक्रमों और नीतियों को लागू करता है। सचिवालय का प्रमुख महासचिव होता है, जिसे महासभा द्वारा सुरक्षा परिषद् की सिफारिश पर पाँच वर्ष की अवधि के लिए नियुक्त किया जाता है। महासचिव को दोबारा भी नियुक्त किया जा सकता है।

सचिवालय द्वारा किए जाने वाले कार्य उसी तरह से विविधतापूर्ण हैं जितना विविधतापूर्ण संयुक्त राष्ट्र का पूरा कामकाज उसके कार्यों में शान्ति सम्बन्धी प्रयासों के इन्तजाम से लेकर अन्तर्राष्ट्रीय विवादों में मध्यस्थता करना शामिल है। सचिवालय के कर्मचारी आर्थिक और सामाजिक प्रवृत्तियों और समस्याओं का सर्वेक्षण करने के साथ मानवाधिकारों का सतत विकास से जुड़े मुद्दों पर रिपोर्ट तैयार करते हैं। वे विश्वव्यापी मुद्दों पर अन्तर्राष्ट्रीय सम्मेलनों का आयोजन करते हैं। उन प्रक्रियाओं की निगरानी करते हैं। जिन्हें संयुक्त राष्ट्र के संगठनों के द्वारा निर्धारित किया गया है। संगठन की आधिकारिक भाषा में व्याख्यानों और दस्तावेजों का अनुवाद करते हैं और विश्व के संचार माध्यमों को संयुक्त राष्ट्र के कार्यक्रमों के बारे में जरूरी जानकारी भी मुहैया कराते हैं।

सचिवालय के 8,900 से भी अधिक पुरुष और महिला कर्मचारी इस समय लगभग 160 देशों से कार्यरत हैं। अन्तर्राष्ट्रीय लोक सेवा के तौर पर ये कर्मचारी और महासचिव केवल संयुक्त राष्ट्र के प्रति अपनी गतिविधियों के लिए जवाबदेह हैं। उन्हें इस बात की भी शपथ लेनी होती है कि वे किसी भी सरकार अथवा अन्य किसी बाहरी संगठन से किसी भी तरह के निर्देश नहीं लेंगे। संयुक्त राष्ट्र के घोषणा-पत्र के अनुच्छेद 100 के अनुसार प्रत्येक सदस्य देश को यह वचन देना होता है कि वह महासचिव और उनके कर्मचारियों की गतिविधियों को किसी भी तरह से प्रभावित करने का प्रयास नहीं करेंगे। प्रत्येक का एक अध्यक्ष एवं एक उप-महासचिव होता है। उप-महासचिव के नीचे एकाधिक उच्च पदस्थ निदेशक होते हैं। उप-महासचिव की नियुक्ति महासचिव द्वारा की जाती है। इनकी नियुक्तियों का आधार इनकी कार्यक्षमता, अर्हता एवं क्षेत्रीय प्रतिनिधित्व होता है। इनकी नियुक्त करते समय महासचिव को यह ध्यान रखना आवश्यक होता है कि यथासम्भव विश्व के विभिन्न क्षेत्रों का समुचित प्रतिनिधित्व हो सके।

संयुक्त राष्ट्र के कार्यालय तथा विभाग

- संयुक्त राष्ट्र कार्यालय (जेनेवा)
- संयुक्त राष्ट्र कार्यालय (वियना)
- संयुक्त राष्ट्र कार्यालय (नैरोबी)

सचिवालय संयुक्त राष्ट्र का एक वृहत प्रशासनिक तन्त्र है, जिसे आठ विभागों में संगठित किया गया है

- सुरक्षा परिषद् सम्बन्धी कार्यों का विभाग
- आर्थिक विभाग
- सामाजिक कार्यों का विभाग
- न्यास एवं स्वशासित क्षेत्रों में सूचना विभाग
- सार्वजनिक सूचना विभाग
- सम्मेलन तथा सामान्य सेवा विभाग
- प्रशासनिक तथा वित्तीय सेवा विभाग
- विधि विभाग

संयुक्त राष्ट्र महासचिव : भूमिका एवं कार्य

- संयुक्त राष्ट्र चार्टर के अनुसार, महासचिव संस्था का मुख्य प्रशासनिक अधिकारी होता है। इस हैसियत से महासचिव महासभा, सुरक्षा परिषद्, आर्थिक तथा सामाजिक परिषद् तथा न्यास परिषद् की सभी बैठकों में भाग लेता है तथा वह सभी कार्य सम्पादित करता है, जो इन अंगों द्वारा उसे सौंपे जाते हैं। महासचिव संस्था के कार्यों की वार्षिक रिपोर्ट महासभा को प्रेषित करता है। वास्तव में महासभा का वार्षिक अधिवेशन महासचिव की रिपोर्ट पर बहस से प्रारम्भ होता है।
- संयुक्त राष्ट्र चार्टर के अनुच्छेद 98 के अन्तर्गत अन्य ऐसे कार्य भी करता है, जो उसे महासभा, सुरक्षा परिषद्, आर्थिक एवं सामाजिक परिषद् तथा न्यास परिषद् द्वारा सौंपे जाएँगे। इन अंगों द्वारा सौंपे गए तकनीकी कार्यों को भी महासचिव सम्पादित करता है।
- महासचिव सचिवालय का प्रमुख अधिकारी होता है। सचिवालय में प्रशासन का पूर्ण उत्तरदायित्व उस पर ही होता है। वह महासभा द्वारा निर्धारित नियमों के अनुसार सचिवालय के कर्मचारियों की नियुक्ति करता है।
- महासचिव के कार्यों के अन्तर्गत उसके वित्तीय उत्तरदायित्व भी हैं। संयुक्त राष्ट्र के बजट का संचालन सुचारु रूप से हो रहा है अथवा नहीं, इसका सम्पूर्ण उत्तरदायित्व महासचिव पर होता है, वह संयुक्त राष्ट्र का बजट तैयार करता है जिसे बजट सलाहकार समिति के सम्मुख प्रस्तुत किया जाता है। विशेषोद्देश्यीय अभिकरणों तथा अन्य सम्बद्ध संस्थाओं के बजट पर भी उसकी नजर रहती है। वह संयुक्त राष्ट्र की सभी निधियों का अभिरक्षक है और उनके व्यय के लिए उत्तरदायी है।
- सम्पूर्ण राष्ट्र संघ के लिए केवल एक ही महासचिव होता है, जो संघ के एक अभिकर्ता (एजेण्ट) या प्रतिनिधि के रूप में कार्य करता है। विभिन्न अभिकरणों एवं सरकारों के साथ वार्ताओं में वह संघ का प्रतिनिधित्व करता है और संघ की ओर से करार करता है।
- संयुक्त राष्ट्र का महासचिव कुछ राजनीतिक कार्य भी करता है। चार्टर के अनुच्छेद 99 में कहा गया है कि ''महासचिव किसी ऐसे मामले की ओर सुरक्षा परिषद् का ध्यान दिला सकता है जिससे उसके विचार में अन्तर्राष्ट्रीय शान्ति एवं सुरक्षा के बने रहने में संकट उत्पन्न हो सकता हो'' महासचिव सुरक्षा परिषद् के सम्मुख ऐसी आर्थिक और सामाजिक घटनाओं को प्रस्तुत कर सकता है जिसके राजनीतिक परिणाम निकलने की सम्भावना हो। इस प्रकार महासचिव सुरक्षा परिषद् और संयुक्त राष्ट्र के अन्य अंगों के मध्य एक महत्त्वपूर्ण कड़ी का काम करता है। महासचिव स्वयं यह निश्चय कर सकता है कि वह किसी अन्तर्राष्ट्रीय समस्या को किस प्रकार सुरक्षा परिषद् के सामने प्रस्तुत करेगा। ऐसा करने से पहले वह विस्तारपूर्वक अनौपचारिक रूप से गुप्त वार्तालाप भी कर सकता है।
- महासचिव सुरक्षा परिषद् के मंच से विश्व लोकमत को सम्बोधित कर सकता है और शान्ति के लिए अपील कर सकता है।

संयुक्त राष्ट्र महासचिव

क्र.सं.	महासचिव	कब-से-कब तक (कार्यकाल)	विवरण
1.	त्रिग्वेली (नॉर्वे)	फरवरी, 1946 से नवम्बर, 1952 तक	नवम्बर, 1952 में स्वयं पद से इस्तीफा दिया।
2.	डेग हैमरशोल्ड (स्वीडन)	अप्रैल, 1953 से सितम्बर, 1961 तक	सितम्बर, 1961 में अफ्रीका में हवाई दुर्घटना में मृत्यु
3.	यू थॉट (बर्मा अथवा म्यांमार)	नवम्बर, 1961 से दिसम्बर, 1971 तक	नवम्बर, 1961 में वे कार्यवाहक महासचिव बनाए गये उन्हें औपचारिक रूप से नवम्बर, 1962 में महासचिव बनाया गया।
4.	कुर्त वाल्दहीम (ऑस्ट्रिया)	जनवरी, 1972 से दिसम्बर, 1981 तक	कार्यकाल के दो टर्म पूर्ण किए।
5.	जेवियर पेरेज द कुइयार (पेरू)	जनवरी, 1982 से दिसम्बर, 1991 तक	कार्यकाल के दो टर्म पूर्ण किए।
6.	बुतरस-बुतरस घाली (मिस्र)	जनवरी, 1992 से 1996 तक	कार्यकाल के दो टर्म पूर्ण किए।
7.	कोफी अन्नान (घाना)	जनवरी, 1997 से 2006 तक	दो टर्म (जनवरी, 1997 से दिसम्बर, 2001 जनवरी, 2002 से दिसम्बर, 2006)
8.	बानकी मून (दक्षिणी कोरिया)	1 जनवरी, 2007 से 2016 तक	1 जनवरी, 2007 से नवम्बर 2016 तक
9.	एंटोनियो गुटरेश	30 नवम्बर, 2016 से अब तक –	

*अक्टूबर, 2022 तक के अनुसार

संयुक्त राष्ट्र संघ और भारत

भारत संयुक्त राष्ट्र संघ का संस्थापक सदस्य है। भारतीय संविधान एवं विदेश नीति के लक्ष्य संयुक्त राष्ट्र संघ के आदर्शों के अनुरूप हैं। *भारत ने संयुक्त राष्ट्र संघ में 20वीं सदी में महत्त्वपूर्ण भूमिका विभिन्न क्षेत्रों में अदा की है*

- संयुक्त राष्ट्र संघ शान्ति स्थापना में योगदान।
- संयुक्त राष्ट्र संघ की विविध गतिविधियों में प्रख्यात भारतीय का योगदान।
- संयुक्त राष्ट्र संघ के लक्ष्य उपनिवेशवाद तथा रंगभेद उन्मूलन में योगदान।
- मानवाधिकार घोषणा का क्रियान्वयन।
- पूर्ण परमाणु निःशस्त्रीकरण में योगदान।

भारत 21वीं सदी में संयुक्त राष्ट्र संघ में महत्त्वपूर्ण भूमिका अदा कर रहा है ताकि संयुक्त राष्ट्र संघ एक वैश्विक संस्था बन सके।

सुरक्षा परिषद् के सुधार पर बल

भारत संयुक्त राष्ट्र संघ को वैश्विक संस्था बनाने के लिए सुरक्षा परिषद् का विस्तार कर इसमें विकासशील देशों को भागीदार बनाना चाहता है। भारत का कहना है कि जब तक सुरक्षा परिषद् पर महाशक्तियों का प्रभुत्व समाप्त नहीं होता है तब तक खाड़ी संकट जैसी समस्याएँ विश्व के समक्ष उत्पन्न होती रहेंगी। भारत सुरक्षा परिषद् के विस्तार के लिए नैम (Non Aligned Movement, NAM), इब्सा (India, Brazil, South Africa, IBSA) जी-4 आदि संगठनों के माध्यम से विकासशील देशों को संगठित कर रहा है। भारत सुरक्षा परिषद् में स्थायी सदस्यता के लिए स्वयं भी दावा कर रहा है। भारत की इस सदस्यता का समर्थन निरन्तर बढ़ता जा रहा है।

भारत के इन्हीं प्रयासों के परिणामस्वरूप संयुक्त राष्ट्र संघ के पूर्व महासचिव ने सुरक्षा परिषद् के सुधार के दो मॉडल प्रस्तुत किए। दोनों मॉडल में सुरक्षा परिषद् की कुल सदस्य संख्या बढ़ाकर 24 करने का परामर्श दिया। पहले मॉडल

ने 5 स्थायी तथा 4 अस्थायी सदस्य बढ़ाने पर बल दिया। दूसरे मॉडल में 1 स्थायी और 8 अस्थायी सदस्य बढ़ाने के लिए परामर्श दिया। दोनों ही मॉडल में नए स्थायी सदस्यों के लिए वीटो पावर की व्यवस्था नहीं देने के लिए कहा। महासचिव बानकी-मून ने सुरक्षा परिषद् के विस्तार के लिए प्रतिबद्धता व्यक्त की है।

आतंकवाद उन्मूलन के कार्य

आज अन्तर्राष्ट्रीय शान्ति व सुरक्षा के समकक्ष एक बड़ी चुनौती आतंकवाद की है। भारत आतंकवाद को समाप्त करने के लिए संयुक्त राष्ट्र संघ के मंच से सार्वभौमिक कठोर सन्धि चाहता है, ताकि संयुक्त राष्ट्र संघ अन्तर्राष्ट्रीय शान्ति व सुरक्षा की दिशा में महत्त्वपूर्ण भूमिका का निर्वाह कर सके।

नई अन्तर्राष्ट्रीय अर्थव्यवस्था

भारत न्याय व समानता पर आधारित नई अन्तर्राष्ट्रीय अर्थव्यवस्था की स्थापना के संयुक्त राष्ट्र संघ के लक्ष्य को प्राप्त करने के लिए विश्व व्यापार संगठन के मंच पर उल्लेखनीय कार्य कर रहा है। भारत विश्व व्यापार संगठन के मंच पर विकासशील देशों को संगठित कर रहा है तथा विश्व व्यापार संगठन में ऐसी नीतियाँ अपनाने पर बल दे रहा है जो निओ (NIEO) के अनुरूप हों।

सतत विकास में योगदान

भारत पर्यावरण संरक्षण एवं सतत विकास के लिए यू एन ओ के मंच यूनाइटेड नेशन कॉन्फ्रेन्स ऑन क्लाइमेट चेंज (UNCCC) में प्रभावी भूमिका अदा कर रहा है। भारत अमेरिका जैसे देशों पर कार्बन कटौती के लिए दबाव बना रहा है ताकि क्योटो सन्धि के स्थान पर नई सन्धि लाई जा सके। भारत ओजोन परत क्षरण रोकने वाले मॉण्ट्रियल समझौते का भी पालन कर रहा है। UNCCC की संचालनकर्ता IPCC (इण्टर गवर्नमेण्टल ऑफ क्लाइमेट चेंज) है, जिसके अध्यक्ष भारत के राजेन्द्र पचौरी हैं।

गरीबी व लिंग समानता के क्षेत्र में कार्य

भारत गरीबी व लिंग असमानता के उन्मूलन के लिए संयुक्त राष्ट्र संघ की विभिन्न एजेंसियों को महत्त्वपूर्ण मानता है।

परमाणु ऊर्जा के शान्तिपूर्ण उपयोग की दिशा में भूमिका

21वीं सदी परमाणु तकनीक के आतंकवादियों तक पहुँचने से रोकने के लिए तथा परमाणु भय को समाप्त करने के लिए पूर्ण परमाणु नि:शस्त्रीकरण और परमाणु तकनीक को सुरक्षित करने पर बल दे रही है। भारत ने संयुक्त राष्ट्र संघ के अनुरूप NPT (Non-Proliferation Treaty) सन्धि के उल्लंघन करने के कारण ईरान के परमाणु कार्यक्रम का विरोध किया।

परमाणु शक्ति के अवैध प्रसार, तस्करी व आतंकवादियों के हाथ पड़ने से उत्पन्न खतरों से सुरक्षा पर विचार हेतु दो दिवसीय नाभिकीय सुरक्षा शिखर सम्मेलन वाशिंगटन में 12-13 अप्रैल, 2010 को हुआ। भारतीय प्रधानमन्त्री मनमोहन सिंह ने परमाणु तकनीक के शान्तिपूर्ण इस्तेमाल और इनकी सुरक्षा के लिए वैश्विक पहल करते हुए एक विश्व परमाणु ऊर्जा साझेदारी केन्द्र खोलने के लिए परामर्श दिया।

महासभा को शक्तिशाली बनाने पर बल

भारत संयुक्त राष्ट्र संघ महासभा को शक्तिशाली बनाने पर बल देता है। भारत चाहता है कि संयुक्त राष्ट्र संघ की महासभा को वैश्विक संस्था बनाया जाए। वैश्वीकरण के युग में विश्व व्यापार संगठन, अन्तर्राष्ट्रीय मुद्रा कोष और विश्व बैंक जैसी संस्थाओं को सीधे महासभा के अधीन बनाने पर बल दे रहा है।

संयुक्त राष्ट्र संघ की सक्रियता पर बल

भारत 21वीं सदी में संयुक्त राष्ट्र संघ के माध्यम से भय, भूख, अस्वास्थ्य व गरीबी को विश्व से मुक्त करना चाहता है। उसके लिए भारत संयुक्त राष्ट्र संघ की विभिन्न एजेंसियों; जैसे—संयुक्त राष्ट्र खाद्य संगठन, यूनेस्को, यूनिसेफ, विश्व स्वास्थ्य संगठन आदि को सक्रिय एवं मजबूत बनाने पर बल दे रहा है।

इस प्रकार भारत 21वीं सदी में उत्पन्न नवीन समस्याओं के निदान के लिए संयुक्त राष्ट्र संघ को शक्तिशाली बनाने पर बल दे रहा है। संयुक्त राष्ट्र संघ पर भारतीय प्रभाव भी बढ़ रहा है। 2 अक्टूबर गाँधी जयन्ती को संयुक्त राष्ट्र संघ द्वारा विश्व अहिंसा दिवस घोषित करना संयुक्त राष्ट्र संघ में भारत की बढ़ती भूमिका को स्पष्ट करता है।

संयुक्त राष्ट्र संघ की 21वीं सदी में भूमिका

संयुक्त राष्ट्र संघ की 21वीं सदी में भूमिका का अध्ययन हम निम्नलिखित प्रमुख बिन्दुओं के आधार पर कर सकते हैं

- शताब्दी विकास लक्ष्य 2001 घोषणा।
- संयुक्त राष्ट्र संघ महासभा के 63वें व 64वें अधिवेशन के प्रमुख तत्त्व।
- कोफी अन्नान का सुधार प्रभाव।
- संयुक्त राष्ट्र महासचिव की सात रणनीतिक सूत्रों की घोषणा।

शताब्दी विकास लक्ष्य

संयुक्त राष्ट्र द्वारा वर्ष 2001 में शताब्दी विकास लक्ष्यों की संकल्पना को अपनाया गया था, *जिसके तहत वर्ष 2015 तक निम्नलिखित आठ वैश्विक लक्ष्यों को प्राप्त करना प्रस्तावित है*

1. गरीबी और भूख का उन्मूलन।
2. सार्वभौमिक प्राथमिक शिक्षा की प्राप्ति।
3. लैंगिक समानता और महिला सशक्तीकरण को प्रोत्साहन।
4. बाल मृत्युदर को वर्ष 1990 के स्तर से दो-तिहाई कम करना।
5. मातृत्व स्वास्थ्य सुरक्षा में सुधार।
6. HIV/AIDS, मलेरिया तथा अन्य बीमारियों से निपटना।
7. पर्यावरणीय सतत विकास।
8. विकास हेतु वैश्विक साझेदारी सुनिश्चित करना।

संयुक्त राष्ट्र संघ महासभा का 63वाँ व 64वाँ अधिवेशन

संयुक्त राष्ट्र संघ महासभा के 63वें व 64वें अधिवेशन में निम्न लक्ष्यों के क्रियान्वयन पर बल दिया गया

- सहस्राब्दी के आठ लक्ष्यों के क्रियान्वयन पर बल।
- आतंकवाद उन्मूलन के लिए कठोर कदम उठाने पर बल।
- पूर्ण परमाणु नि:शस्त्रीकरण और परमाणु ऊर्जा का सुरक्षित उपयोग के लिए ठोस कदम उठाने पर बल।
- सब प्राइम संकट जैसी समस्याओं के निदान पर बल।

संयुक्त राष्ट्र संघ महासचिव कोफी अन्नान का सुधार प्रस्ताव

भूतपूर्व संयुक्त राष्ट्र संघ महासचिव कोफी अन्नान ने संयुक्त राष्ट्र संघ को वैश्विक संस्था बनाने के लिए संयुक्त राष्ट्र संघ में सुधार पर बल दिया। उन्होंने संयुक्त राष्ट्र संघ पर अमेरिकी प्रभुत्व की भी आलोचना की और खाड़ी संकट को विश्व शान्ति के लिए खतरा बताया।

उन्होंने संयुक्त राष्ट्र संघ में निम्न सुधारों पर बल दिया

- संयुक्त राष्ट्र संघ सचिवालय का पुनर्गठन किया जाए, महासचिवों की संख्या में वृद्धि की जाए तथा कर्मचारियों के लिए आचार संहिता का निर्माण किया जाए।
- संयुक्त राष्ट्र संघ सुरक्षा परिषद् का विस्तार किया जाए। इसके लिए दो मॉडल प्रस्तुत किए। दोनों मॉडलों में सुरक्षा परिषद् की संख्या 15 से बढ़ाकर 24 करने पर बल दिया गया।
- संयुक्त राष्ट्र संघ की वित्तीय राशि के निश्चित समय पर भुगतान पर बल दिया।

बानकी-मून की सात रणनीतिक सूत्रों की घोषणा

बानकी-मून ने 7 प्राथमिकताओं की घोषणा की जिन्हें रणनीतिक अवसरों की संज्ञा दी जिसे वर्ष 2010 तक क्रियान्वित किया जाना था।

ये सात सूत्र हैं

1. सतत विकास को इन प्राथमिकताओं में सबसे ऊपर रखते हुए इसमें गरीबी, भूख के उन्मूलन को भी शामिल किया गया है। इस सन्दर्भ में शताब्दी विकास लक्ष्य सम्मेलन, 2010 में प्रस्तावित था।
2. जलवायु परिवर्तन पर अब तक की वचनबद्धताओं को पूर्ण करने के साथ इस परिप्रेक्ष्य में एक बाध्यकारी समझौते सम्बन्धी वार्ताओं को इन प्राथमिकताओं में दूसरे स्थान पर रखा गया है।
3. महिला सशक्तीकरण को प्राथमिकताओं में तीसरा क्रम प्रदान करते हुए संयुक्त राष्ट्र संघ के तहत एक नई लिंग भेद उन्मूलन सम्बन्धी संस्था स्थापित किए जाने और महिलाओं के विरुद्ध हिंसा को रोकने के प्रयासों को तीव्र करने का प्रस्ताव रखा गया है।
4. निःशस्त्रीकरण के प्रयासों को प्रोत्साहित करने के साथ एक परमाणु हथियार मुक्त विश्व की स्थापना की दिशा में कार्य करने को प्राथमिकताओं में चौथा क्रम दिया गया है।
5. विश्व में चल रहे खतरनाक संघर्षों को रोकने तथा इनके समाधान को पाँचवाँ राजनीतिक अवसर मानते हुए संयुक्त राष्ट्र संघ महासचिव इराक, सूडान, म्यांमार, अफगानिस्तान, पाकिस्तान, कांगो, गिनी को संकटग्रस्त स्थिति की प्रमुख चुनौती माना है।
6. छठवीं प्राथमिकता में मानवाधिकारों एवं विधि के शासन को रखा है। इसके लिए मानवाधिकार परिषद् और अन्तर्राष्ट्रीय अपराध न्यायालय को मजबूत करने का आह्वान किया है।
7. सातवीं प्राथमिकता के रूप में संयुक्त राष्ट्र प्रणाली को दृढ़ बनाने तथा इसे नई वैश्विक वास्तविकताओं के अनुरूप बनाने पर बल दिया गया है।

संयुक्त राष्ट्र संघ महासचिव बानकी-मून ने वर्ष 2010 को वैश्विक जनता के लिए परिणामों का वर्ष बनाने का आह्वान किया है। उपरोक्त 21वीं सदी के प्रमुख प्रयासों के अतिरिक्त संयुक्त राष्ट्र संघ की विभिन्न एजेंसियाँ यथा विश्व स्वास्थ्य संगठन, यूनिसेफ, यूनेस्को, संयुक्त राष्ट्र खाद्य एवं कृषि संगठन भी अपने लक्ष्यों की प्राप्ति के लिए प्रयास कर रहे हैं।

संयुक्त राष्ट्र खाद्य एवं कृषि संगठन द्वारा खाद्य सुरक्षा पर तीसरा सम्मेलन 16-18 नवम्बर, 2009 के मध्य रोम में सम्पन्न हुआ। इस दौरान संयुक्त राष्ट्र विश्व खाद्य कार्यक्रम के अन्तर्गत बिलियन फॉर ए बिलियन ऑन लाइन कैम्पेन प्रारम्भ किया गया है।

जिसका उद्देश्य निर्धन देशों के भूखे लोगों को खाद्य सुरक्षा उपलब्ध कराने के लिए विकसित देशों के एक अरब लोगों से प्रति सप्ताह एक यूरो दान लेना है।

यूरोपीय संघ

यूरोपीय संघ (यूरोपियन यूनियन) मुख्यतः यूरोप में स्थित 28 देशों का राजनैतिक एवं आर्थिक मंच है जिनमें आपस में प्रशासकीय साझेदारी होती है, जो संघ राष्ट्रों पर लागू होती है।

यूरोपीय आर्थिक समुदाय अनेक नामों से जाना जाता है; जैसे—साझा बाजार, यूरोपीय साझा बाजार, यूरोपीय संघ आदि। इसको यूरोपीय आर्थिक समुदाय कहना ही अधिक उचित होगा क्योंकि यही इसका अधिकृत शीर्षक है। आर्थिक समुदाय आर्थिक सहयोग की दृष्टि से केवल महत्त्वपूर्ण ही नहीं है, वरन् ऐतिहासिक दृष्टि से एक नए मोड़ का सूचक है।

1 जनवरी, 1957 को एक सन्धि द्वारा यूरोपीय आर्थिक समुदाय की स्थापना हुई। प्रारम्भ में इसके छः राष्ट्र—फ्रांस, बेल्जियम, नीदरलैण्ड्स, लक्जमबर्ग, जर्मन संघीय गणराज्य व इटली सदस्य थे। बाद में ब्रिटेन, आयरलैण्ड, डेनमार्क और नॉर्वे भी सन्धि में शामिल हुए, परन्तु नॉर्वे उससे हट गया। 1981 में ग्रीस तथा 1986 में स्पेन और पुर्तगाल इसके सदस्य बन गये। जनवरी 1995 में ऑस्ट्रिया, फिनलैण्ड तथा स्वीडन को यूरोपीय संघ का सदस्य नियुक्त किया गया। इस तरह संघ की सदस्य संख्या 12 से बढ़कर 15 हो गई। मई 2004 में 10 नये राष्ट्रों को शामिल करने के बाद यूरोपीय संघ की सदस्य संख्या 25 हो गई। जिन राज्यों ने संघ की सदस्यता ग्रहण की, वे हैं—हंगरी, चेक गणतन्त्र, एस्टोनिया, लाटविया, लिथुआनिया, स्लोवेनिया, पोलैण्ड, स्लोवाकिया, माल्टा तथा साइप्रस जनतन्त्र। संघ में सम्मिलित होने वाले सात राज्य ऐसे हैं जो पूर्व में साम्यवादी शासन के अधीन रह चुके हैं। जनवरी 2007 में बल्गारिया और रोमानिया के तथा 9 दिसम्बर 2011 को क्रोशिया के सदस्य बन जाने से अब संघ की सदस्य संख्या 28 हो गई है।

यूरोपीय संघ के सदस्य

- यूरोपीय संघ के 28 सदस्य है—ऑस्ट्रिया, बेल्जियम, डेनमार्क, फिनलैण्ड, फ्रांस, जर्मनी, ग्रीस, रिपब्लिक ऑफ आयरलैण्ड, इटली, लक्जमबर्ग, नीदरलैण्ड्स, पुर्तगाल, स्पेन, स्वीडन, लाटविया, लिथुआनिया, एस्टोनिया, पोलैण्ड, हंगरी, चैक गणराज्य, स्लोवाकिया, स्लोवेनिया, माल्टा, साइप्रस, बुल्गारिया, रोमानिया, यूनाइटेड किंगडम तथा क्रोएशिया।
- यूरोपीय समुदाय की अगुआ यूरोपीय कोयला और इस्पात समुदाय सन्धि थी, जिसका अनुमोदन वर्ष 1952 में जर्मनी, फ्रांस, इटली, बेल्जियम, लक्जमबर्ग और नीदरलैण्ड्स ने किया। इसने सभी आयात

शुल्कों तथा कोयला, कच्चा लोहा, इस्पात और समुदाय के देशों के परस्पर व्यापार कोटा प्रतिबन्धों को समाप्त किया।

- यूरोपीय समुदाय का प्रमुख उद्देश्य सदस्य यूरोपीय देशों के बीच वस्तुओं, सेवाओं, पूँजी और श्रम के खुले आवागमन में आने वाली बाधाओं को खत्म करना तथा कृषि और परिवहन के क्षेत्र में समान नीतियाँ बनाना तथा बाहरी व्यापारिक नीतियाँ बनाना है।

मास्ट्रिच सन्धि : एकीकृत यूरोप की दिशा में एक कदम

20वीं शताब्दी के अन्तिम दशक ने निश्चय ही एक युगान्तकारी संक्रमण को रेखांकित किया। यूरोप के इतिहास व भूगोल एक निर्णायक करवट लेने लगे। सोवियत संघ के अवसान के साथ यूरोपीय संघ उद्भव की प्रक्रिया में परिलक्षित हुआ। 11 दिसम्बर, 1991 को नीदरलैण्ड्स के मास्ट्रिच नगर में 12-सदस्यीय यूरोपीय समुदाय ने यूरोपीय मौद्रिक संघ के अनुबन्ध पर सभी सदस्य देशों के हस्ताक्षर प्राप्त कर लिए जिसके अन्तर्गत इन देशों में समान मुद्रा (Currency) का चलन होगा। साथ ही इस सन्धि में यह प्रावधान भी किया गया कि सदस्य देश एकसमान श्रमिक कानून लागू करेंगे। सन्धि के अनुसार समान मुद्रा के साथ-साथ 1 जनवरी, 1999 तक एक यूरोपीय केन्द्रीय बैंक (European Central Bank) की स्थापना भी की जाएगी। सन्धि में घनिष्ठ सहयोग के लिए यूरोपीय संघ की स्थापना का प्रावधान है।

1 जनवरी, 1999 से यूरो की औपचारिक शुरुआत एक ऐतिहासिक घटना है। बारह मुद्राओं को संयुक्त कर एक मुद्रा का रूप देना कई तरह से विलक्षण है। 1 जनवरी, 2002 से यूरोपीय संघ के 15 में से 12 सदस्य देशों ने अपने यहाँ साझा मुद्रा यूरो का चलन किया। इस दिन यूरोपीय आर्थिक और मौद्रिक संघ के 12 देशों ने अपनी-अपनी मुद्राओं को संग्रहालयों की शोभा बढ़ाने के लिए भेजते हुए साझा मुद्रा यूरो को व्यावहारिक रूप से अपना लिया। यूरोपीय संघ के दो अन्य देश—माल्टा व साइप्रस ने भी 1 जनवरी, 2008 से यूरोप की एकीकृत मुद्रा—यूरो को अपना लिया जिसे यूरो मुद्रा वाले देशों की कुल संख्या अब 15 हो गई है। साझा मुद्रा के चलन से यूरोपीय एकीकरण की प्रक्रिया नए सिरे से निखरी।

नीस शिखर के परिणाम

यूरोपीय संघ के 15 सदस्य राष्ट्रों के राष्ट्राध्यक्षों और सरकारों के प्रमुखों की यूरोपीय समिति का शिखर सम्मेलन फ्रांस स्थित नीस में 4 दिन के वार्तालाप के बाद 11 दिसम्बर, 2000 को समाप्त हुआ। यूरोपीय संघ के इतिहास में यह अब तक का सबसे विशाल शिखर सम्मेलन था।

यूरोपीय संघ के विस्तार की प्रक्रिया में 16 अप्रैल, 2003 को एथेंस में यूरोपीय संघ में शामिल होने के लिए 10 नए राष्ट्रों ने हस्ताक्षर किए। इनमें से अधिकतर पूर्व साम्यवादी देश हैं। पोलैण्ड, हंगरी, स्लोवेनिया, लिथुआनिया, चेक गणराज्य, एस्तोनिया, लाटविया, साइप्रस और माल्टा मई 2004 में यूरोपीय संघ के विधिवत् सदस्य बन गए। इस विस्तार के बाद संघ की सदस्य संख्या 25 और जनसंख्या 45 करोड़ हो गई। 11.5 बिलियन डॉलर से अधिक के घरेलू उत्पाद के आकार वाला यूरोपीय संघ प्रतिवर्ष 8 बिलियन डॉलर से अधिक का आयात करता है। इस प्रकार का आकार की दृष्टि से यह समूह संयुक्त राज्य अमेरिका से भी बड़ा है। यूरोपीय संघ के 15 देशों द्वारा 'यूरो' के रूप में सामूहिक मुद्रा अपना लिए जाने से इस क्षेत्र के लगभग सभी बड़े देश (ब्रिटेन को छोड़कर) अब एक-दूसरे के साथ अधिक नजदीक हैं।

नए सदस्य कुछ कठिनाइयाँ लेकर आए हैं। वे देश आर्थिक दृष्टि से बहुत कमजोर हैं, इन देशों की गरीबी का भार यूरोपीय संघ को उठाना पड़ेगा। अभी तक ब्रिटेन और स्वीडन 'यूरो मुद्रा संघ' के सदस्य नहीं बने हैं। इस मुद्दे पर यूरोपीय संघ के टूट जाने का खतरा उत्पन्न हो गया था, इसीलिए 'यूरोपीय मुद्रा संघ' की सदस्यता को अनिवार्य नहीं वरन् स्वैच्छिक बनाया गया। यूरोपीय रक्षा शक्ति का गठन तथा नाटो के साथ इसके सम्बन्धों को परिभाषित करना पुनः एक कठिन एवं संवेदनशील मुद्दा है।

नीस शिखर वार्ता का एक लक्ष्य था मत शक्ति का युक्तिसंगत पुनर्निर्धारण तथा मतदान प्रक्रिया का सरलीकरण। मतशक्ति का युक्तिसंगत पुनर्निर्धारण सम्भव नहीं हुआ तथा न सरलीकरण हो पाया। जर्मनी को जनसंख्याधारित मतशक्ति प्राप्त नहीं हुई, फ्रांस इसमें सबसे बड़ी बाधा बना। इस समय इस संघ का मुख्यालय ब्रूसेल्स (बेल्जियम) में है। दिसम्बर 2011 में क्रोशिया को भी यूरोपीय संघ की सदस्यता प्रदान कर दी गई जिससे यूरोपीय संघ के सदस्यों की संख्या 28 हो गई।

यूरोपीय संघ के ऐतिहासिक संविधान पर हस्ताक्षर

29 अक्टूबर, 2004 को 25 सदस्यीय यूरोपीय संघ के पहले संविधान के मसौदे पर यूरोप के राजनेताओं ने हस्ताक्षर किए। इस संविधान पर रोम के कैपिटोलाइन हिल स्थित उसी ऐतिहासिक कैपिटल हॉल में हस्ताक्षर किए जहाँ 1957 में 6 देशों ने यूरोपीय समुदाय की स्थापना सम्बन्धी सन्धि पर हस्ताक्षर किए थे।

यूरोपीय संघ के 25 सदस्य राष्ट्रों के अतिरिक्त चार अन्य राष्ट्रों—रोमानिया, बल्गारिया, टर्की व क्रोशिया के नेता भी इस समारोह में उपस्थित थे। ये चारों राष्ट्र यूरोपीय संघ की सदस्यता के दावेदार हैं तथापि जनवरी 2007 में बल्गारिया और रोमानिया को ही सदस्यता प्रदान की गई। संविधान को सदस्य राष्ट्रों की संसदों के अनुमोदन के पश्चात् सन् 2007 तक लागू करने की योजना थी।

किन्तु यूरोप की राजनीतिक एकता के मार्ग में एक बड़ा अवरोध 29 मई, 2005 को उस समय उत्पन्न हुआ जब यूरोपीय संघ के संविधान को जनमत संग्रह में फ्रांस की जनता ने ठुकरा दिया। इसके बाद नीदरलैण्ड्स की जनता ने भी 1 जून, 2005 को आयोजित जनमत संग्रह में संविधान का अनुमोदन नहीं किया। उल्लेखनीय है कि फ्रांस और नीदलैण्ड्स की यूरोपीय संघ में अग्रणी भूमिका है। वहाँ की जनता द्वारा संघ के संविधान को अस्वीकार करना सबसे कठिन घड़ी यूरोपीय राजनीतिज्ञों ने माना। जून 2005 के अन्त तक यूरोपीय संघ के 10 सदस्य देश इसके संविधान का अनुमोदन कर चुके थे।

यूरोपीय संघ सुधार सन्धि

13 दिसम्बर, 2007 को 27 सदस्यीय यूरोपीय संघ के सदस्यों ने संघ की निर्णय प्रक्रिया सुधार के लिए एक महत्त्वपूर्ण सन्धि पर लिस्बन में हस्ताक्षर किए। लिम्बन सन्धि के नाम से चर्चित यह ऐतिहासिक यूरोपीय संघ सुधार सन्धि के उस प्रस्तावित संविधान के स्थान पर लाई गई है जिसे फ्रांस व नीदरलैण्ड में 2005 में जनमत संग्रह में खारिज कर दिया गया था। यह सन्धि जनवरी 2009 से लागू होगी, किन्तु उससे पूर्व सदस्य राष्ट्रों को अपनी संसदों में इसका अनुमोदन करना होगा।

लिम्बन सन्धि में 6-6 माह की चक्रीय अध्यक्षता के स्थान पर 2.5-2.5 वर्ष के कार्यकाल वाले अध्यक्ष का प्रावधान किया गया है। यूरोपीय संसद में सदस्य राष्ट्रों को मतों का आवंटन अब इन राष्टों की जनसंख्या के आधार पर किया जाएगा। सदस्य राष्ट्रों की साझा विदेश नीति एवं सुरक्षा नीति सुनिश्चित करने के लिए विदेशी मामलों के प्रमुख पद अधिक प्रभावी करने का प्रावधान सन्धि में किया गया है। यूरोपीय संघ की कार्यकारिणी—यूरोपीय आयोग में सदस्यों की संख्या 27 से घटाकर 17 करने तथा आयोग के सदस्यों का चुनाव 5-5 वर्ष के कार्यकाल हेतु चक्रक्रमानुसार करने का प्रावधान इसमें किया गया है।

ब्रेक्जिट

ब्रिक्जिट का तात्पर्य यूरोपीय संघ से ब्रिटेन के बाहर जाने को कहा गया। Exit = बाहर जाना। Br.—ब्रिटेन। इसके पूर्व ग्रेक्जिट (Grexit) शब्द भी आया था जो ग्रीस के यूरो जोन छोड़ने की उहापोह (असमंजस) पर प्रसिद्ध हो गया था। ब्रिटेन में हुए रेफ्रेंडम (जनमत संग्रह) में 52% जनता यूरोपियन संघ से बाहर निकलने का फैसला सुनाया। यूरोपियन संघ में एक-दूसरे के नागरिक किसी भी देश में बिना किसी बाधा के घूम सकते थे।

ब्रिटेन को यूरोपीय संघ छोड़ने के कारण

- आन्तरिक स्तर पर रोजगार की समस्या व शरणार्थी समस्या भी है।
- यूरोपीय सघ को प्रत्येक वर्ष 1 करोड़ पाउंड प्रतिवर्ष देने के बदले उसे कुछ खास नहीं मिल रहा था।
- आवागमन की सुविधा से अन्य देश के नागरिक ब्रिटेन में आकर भी बस जाते थे। ब्रिटेन अपनी सीमाओं को सुरक्षित करना चाहते थे।
- व्यापार को लेकर विद्वानों में मत विभिन्नता है। कुछ यूरोपीय संघ के साथ रहने में ब्रिटेन को लाभान्वित होते देखते हैं तो वहीं कुछ विज्ञान अलग होने पर ब्रिटेन को लाभ मिलता देख रहे हैं।

आसियान

1997 में आसियान की स्थापना दक्षिण-पूर्व एशिया में आर्थिक विकास, सामाजिक प्रगति तथा सांस्कृतिक गतिविधियों को तेज करने के लिए की गई थी। वर्तमान में इसके दस सदस्य देश हैं। यह एक गैर-सैनिक गठबन्धन है। इसका घोषित उद्देश्य क्षेत्रीय शान्ति और स्थायित्व सुनिश्चित करना है। आसियान के 1995 के पाँचवें शिखर सम्मेलन में भारत को पूर्ण वार्ता भागीदार के रूप में स्वीकार कर लिया गया। उसी समय से प्रतिवर्ष भारत- आसियान शिखर सम्मेलन आयोजित होते हैं। आसियान क्षेत्रीय मंच जैसी संस्था के अधीन यह भारत के साथ मिलकर आतंकवाद तथा गैर-परम्परागत सुरक्षा खतरों की चर्चा करता है तथा इनके उन्मूलन में सहयोग करता है।

दक्षिण-पूर्व एशिया में क्षेत्रीय सहयोग का आरम्भ 1967 में हुआ जब इण्डोनेशिया मलेशिया, फिलिपीन्स, सिंगापुर एवं थाइलैण्ड ने दक्षिण-पूर्व एशियाई राष्ट्रों के संगठन (आसियान) की स्थापना की।

आसियान का गठन

अगस्त, 1967 में इसकी स्थापना से पूर्व, दक्षिण-पूर्व एशिया के सहयोग के कई असफल प्रयास किए गए थे। मलेशिया, थाइलैण्ड और फिलिपीन्स ने 1959 में दक्षिण-पूर्व एशिया संगठन की स्थापना की थी, परन्तु दो वर्ष के अन्दर ही यह भंग हो गया। उस समय फिलिपीन्स ने उत्तरी बोर्नियो पर अपना दावा पेश किया हुआ था। यह थाइलैण्ड का क्षेत्र था।

मलेशिया, फिलिपीन्स तथा इण्डोनेशिया के विदेश मन्त्रियों ने 1963 में इन देशों के एक अन्य क्षेत्रीय संगठन का प्रस्ताव किया। इसको माफिलिण्डो का नाम दिया जाना था। परन्तु इण्डोनेशिया के तत्कालीन राष्ट्रपति सुकर्णो की 'मलेशिया का दमन करो' नीति के कारण इस परियोजना को त्याग देना पड़ा। सुकर्णो के सत्ता से हट जाने के पश्चात् तथा इण्डोनेशिया द्वारा मलेशिया के प्रति शत्रुता का त्याग कर देने के फलस्वरूप 1967 ई. में दक्षिण-पूर्व एशियाई राष्ट्रों के संगठन की स्थापना सम्भव हो सकी।

जनवरी, 1984 में ब्रुनेई के स्वतन्त्र होते ही उसे आसियान का सदस्य बना लिया गया। वियतनाम जुलाई, 1995 में इसका सदस्य बन गया। तीन अन्य देशों म्यांमार, लाओस तथा कम्बोडिया को भी सदस्य बनाने के लिए आमन्त्रित किया गया था, परन्तु राजनीतिक कारणों से वे सदस्य नहीं बन सके, यद्यपि दिसम्बर, 1995 में आसियान के पाँचवें शिखर सम्मेलन में इन तीनों के राज्याध्यक्षों ने प्रेक्षक के रूप में भाग लिया था। अन्ततः जुलाई, 1997 में कुआलालम्पुर में आसियान शिखर सम्मेलन में म्यांमार तथा लाओस को भी सदस्य बना लिया गया।

इस प्रकार संगठन के सदस्य देशों की संख्या बढ़कर 9 हो गई। कम्बोडिया को सदस्यता प्रदान नहीं की गई, क्योंकि द्वितीय प्रधानमन्त्री हुनसेन द्वारा प्रथम प्रधानमन्त्री राजकुमार नरोत्तम रत्नम के विरुद्ध विद्रोह से देश में राजनीतिक संकट उत्पन्न हो गया था। परन्तु 1999 में कम्बोडिया को भी सदस्यता प्रदान करने के साथ, आसियान की सदस्य संख्या 10 हो गई। इस प्रकार 2000 में आसियान के जो दस सदस्य थे वे थे इण्डोनेशिया, मलेशिया, फिलिपीन्स, सिंगापुर, थाइलैण्ड, ब्रुनेई, कम्बोडिया, लाओस, म्यांमार तथा वियतनाम।

आसियान का उद्देश्य

आसियान की स्थापना दक्षिण-पूर्व एशिया में आर्थिक विकास, सामाजिक प्रगति तथा सांस्कृतिक गतिविधियों को तेज करने के लिए की गई थी। इसका घोषित उद्देश्य क्षेत्रीय शान्ति और स्थायित्व, सुनिश्चित करना है। यह सामाजिक, आर्थिक, सांस्कृतिक, वैज्ञानिक तथा प्रशासकीय क्षेत्रों में सहयोग को प्रोत्साहन देता है। मलेशिया के तत्कालीन प्रधानमन्त्री अब्दुल रज्जाक ने कहा था कि आसियान किसी विचारधारा के साथ प्रतिबद्ध नहीं है, यह गैर-सैनिक गठबन्धन है, जो संघर्ष की नीति में विश्वास नहीं करता। यह सैनिक गठबन्धन नहीं है फिर भी पूर्व सोवियत संघ इसे अमेरिकी गुट का समर्थक मानता था। लाओस, कम्बोडिया तथा वियतनाम जैसे साम्यवादी देशों को इसमें शामिल होने के लिए आमन्त्रित ही नहीं किया गया था। आसियान के विदेश मन्त्रियों की वार्षिक बैठकें होती हैं। यह अनेक विशेषज्ञ तथा तदर्थ समितियों के माध्यम से कार्य करता है।

आरम्भ में सोवियत संघ द्वारा आसियान की कटु आलोचना की गई थी तथा अमेरिका ने इसका स्वागत किया तथा उसने इस संगठन को बनाए रखने के साथ घनिष्ठ मैत्री सम्बन्ध बनाए रखे। जिस समय वियतनाम तथा लाओस आसियान के सदस्य नहीं थे, कई साम्यवाद पड़ोसी देश आसियान के आलोचक रहे थे। उन्होंने यह आरोप लगाया था कि आसियान सैनिक संघर्ष की नीति पर चल रहा है। जब तक सोवियत संघ अस्तित्व में था तब तक भारत ने भी इस पड़ोसी संगठन के प्रति मित्रता का हाथ नहीं बढ़ाया, परन्तु भारत की भौगोलिक-राजनीतिक स्थिति ऐसी है कि सार्क और आसियान के मध्य घनिष्ठ सम्बन्ध स्वाभाविक था और है।

प्रभागीय वार्ता भागीदार के रूप में भारत

1991 के अन्त में भारत को आसियान का 'प्रभागीय वार्ता भागीदार' बना लिया गया। पूर्व अमेरिका, जापान, कनाडा, यूरोपीय यूनियन जो उस समय यूरोपीय समुदाय कहलाता था, दक्षिण कोरिया, ऑस्ट्रेलिया, न्यूजीलैण्ड तथा चीन को वार्ता भागीदार का दर्जा प्राप्त हो चुका है। भारत को 1991 में प्रभागीय का स्तर प्रदान किए जाने पर टिप्पणी करते हुए पूर्व विदेश सचिव जे एन दीक्षित ने कहा था कि इससे "इस महत्त्वपूर्ण क्षेत्रीय समूह के साथ सहकारी सम्बन्ध की प्रक्रिया आरम्भ होगी।" प्रभागीय वार्ता भागीदारी का अर्थ था कि भारत को कुछ सीमित क्षेत्रों में सहयोग का अवसर दिया जा सकता है।

ये क्षेत्र सांस्कृतिक, पर्यटन तथा कुछ चीजों के व्यापार तक सीमित था जिसमें 1994 में इन तीनों के अतिरिक्त विज्ञान और प्रौद्योगिकी को भी सीमित सहयोग के क्षेत्र में शामिल कर लिया गया। आसियान के 1995 के पाँचवें शिखर सम्मेलन में भारत को पूर्ण वार्ता भागीदार के रूप में स्वीकार कर लिया गया।

इसका अर्थ हुआ कि अब भारत आसियान के साथ बहुआयामी तथा व्यापक सहयोग कर सकता है, परन्तु यह चर्चा चल रही थी कि यदि भारत ने परमाणु परीक्षण किए तो अमेरिका के दबाव में भारत से पूर्ण वार्ता का भागीदारी का दर्जा छीना जा सकता था। मई, 1998 में भारत ने परमाणु परीक्षण कर लिए थे और अमेरिका ने प्रतिबन्ध भी लगा दिए थे, परन्तु फिर भी आसियान में भारत पूर्ण भागीदार बना रहा। साम्यवादी तथा गुट-निरपेक्ष वियतनाम और सैनिक शासन वाले म्यांमार के सदस्य बन जाने के बाद अमेरिकी वर्चस्व निश्चय ही पूर्ववत् नहीं रह सकता है।

पूर्ण वार्ता भागीदार के रूप में भारत

भारत को चाहिए कि वह पूर्ण वार्ता भागीदार के दर्जे का पूरा लाभ उठाए। दीक्षित का विचार था कि 36 से 40 करोड़ लोगों के उभरते आर्थिक बाजार के साथ व्यापार करने के अवसर उपलब्ध हैं। सार्क की अपेक्षा आसियान अधिक सफल संगठन है। फिर भी अभी तक आसियान की न तो कोई साझी कृषि नीति है न मुद्रा यूनियन है और न कोई साझी सामाजिक-विकास प्रगति है।

पूर्ण वार्ता भागीदारी के रूप में भारत एशियाई क्षेत्र की आर्थिक विकास प्रक्रिया में महत्त्वपूर्ण भूमिका निभा सकता है। आरम्भ में आसियान केवल एक परामर्श देने वाला मंच था। फिर भी इसने आर्थिक सहयोग के क्षेत्र में उल्लेखनीय सफलता प्राप्त की है। विशेषकर अस्सी के दशक तक विदेश नीति के सन्दर्भ में आसियान के सदस्य भी रहे हैं।

इण्डोनेशिया गुट-निरपेक्ष आन्दोलन का संस्थापक सदस्य है, जबकि फिलिपीन्स अमेरिकी गुट का सदस्य था। दुर्भाग्यवश आर्थिक सहयोग के बावजूद आसियान क्षेत्रीय एकता का कारण प्रभावी साधन नहीं हो सका। उसका प्रभुत्व, कारण यह है कि आसियान देशों में द्विपक्षीय विवाद उत्पन्न होते रहे हैं। मलेशिया तथा इण्डोनेशिया का यह दावा है कि मलक्का जलडमरूमध्य उनके अधिकार क्षेत्र में आता है। अमेरिका तथा पूर्व सोवियत संघ का कहना था कि इसको अन्तर्राष्ट्रीय जलमार्ग घोषित किया जाए। उधर मलेशिया तथा फिलिपीन्स के मध्य, सिंगापुर तथा इण्डोनेशिया के मध्य और मलेशिया तथा सिंगापुर के मध्य प्रादेशिक द्विपक्षीय विवाद हैं, जो कि क्षेत्रीय एकता के मार्ग में बाधक बन रहे हैं।

शीतयुद्ध के समाप्त होने के पश्चात् और लाओस एवं म्यांमार की सदस्यता के फलस्वरूप आसियान ने दूरगामी नीति अपनाने की चेष्टा की है।

आसियान और परमाणु नीति

आसियान के पाँचवें शिखर सम्मेलन में (1995 के अन्त में) दो प्रमुख समझौते भी स्वीकार किए गए। पहली सन्धि ने दक्षिण-एशियाई क्षेत्र में परमाणु अस्त्रों पर पूर्ण प्रतिबन्ध लगाकर दक्षिण-पूर्व एशियाई परमाणु अस्त्र मुक्त क्षेत्र की स्थापना की। दूसरे समझौते के द्वारा 2003 तक दक्षिण-पूर्व एशियाई मुक्त व्यापार क्षेत्र की रचना करने का निर्णय किया गया। परमाणु अस्त्र सम्बन्धी सन्धि के पश्चात् दक्षिण एशिया को भी परमाणु अस्त्र मुक्त बनाने तथा व्यापक परमाणु परीक्षण निषेध सन्धि पर हस्ताक्षर करने के लिए भारत और पाकिस्तान पर अमेरिकी दबाव बढ़ गया था, परन्तु मई, 1998 में भारत और पाकिस्तान, दोनों के द्वारा परमाणु विस्फोट किए जाने पर वह दबाव व्यर्थ हो गया।

आसियान क्षेत्रीय मंच

दिसम्बर, 1995 में दक्षिण-पूर्व एशियाई क्षेत्र को परमाणु हथियार रहित क्षेत्र बनाने सम्बन्धी राष्ट्रों की सन्धि को मूर्त रूप देने के उद्देश्य से 'दक्षिण-पूर्व एशिया परमाणु शस्त्र रहित जोन' (South and East Asia Nuclear Weapon Free Zone) आयोग का गठन 24 जुलाई, 1999 को सिंगापुर में किया गया तथा सिंगापुर को आयोग का अध्यक्ष बनाया गया। दक्षिण-पूर्व एशिया परमाणु शस्त्र रहित क्षेत्र (SWANWFZ) सन्धि में शामिल राष्ट्र निम्नलिखित कार्य न करने के लिए वचनबद्ध हैं

1. परमाणु शस्त्रों का विकास, निर्माण व किसी भी अन्य तरीके से इन्हें प्राप्त करने का प्रयास।
2. दक्षिण-पूर्व एशिया क्षेत्र में परमाणु शस्त्र की तैनाती तथा इनका परिवहन।
3. परमाणु शस्त्रों का परीक्षण अथवा इनका इस्तेमाल।

उधर, शीतयुद्ध समाप्ति के पश्चात् माइकेल यहूदा के अनुसार, इस क्षेत्र में एक शून्य उपस्थित हो गया था, क्योंकि महाशक्तियों की प्रतिस्पर्द्धा का अन्त हो गया था। ऐसी स्थिति में चीन एक ऐसा बड़ा देश रह गया जिसके खतरे से बचने के लिए उसके साथ मैत्री करना आवश्यक हो गया था। जनवरी, 1992 के आसियान शिखर सम्मेलन ने चीन के बढ़ते महत्त्व को अनुभव किया। उसके पश्चात् प्रतिवर्ष जुलाई में विदेश मन्त्रियों की बैठकें होने लगीं। जुलाई, 1994 में औपचारिक तौर पर आसियान क्षेत्रीय मंच की स्थापना की गई। यहूदी के अनुसार चीन की समस्या का सामना करने के लिए इसे नई सुरक्षा व्यवस्था नहीं समझना चाहिए। वह इसे किसी भी अर्थ में सुरक्षा व्यवस्था मानता ही नहीं है। "यह मुख्य रूप से एक ऐसा मंच है जिसे अधिक-से-अधिक निवारक राजनय कहा जा सकता है।"

क्षेत्रीय मंच की भूमिका

सुरक्षा का दृष्टिकोण

जुलाई, 1994 में बैंकॉक में हुए विदेश मन्त्री सम्मेलन में आसियान क्षेत्रीय मंच (ARF) को सुरक्षा की समस्या पर विचार करने वाला मंच कहा गया। इस मंच में आसियान देशों के अतिरिक्त, यूरोपीय यूनियन के देश, ऑस्ट्रेलिया, कनाडा, चीन, जापान, दक्षिण कोरिया, रूस, न्यूजीलैण्ड तथा पापुआ न्यू गिनी को शामिल किया गया था। इसमें न तो ताइवान (फारमोसा) को शामिल किया गया था और न उत्तरी कोरिया को आमन्त्रित किया गया।

हाँगकाँग को भी मंच में शायद इसलिए स्थान नहीं दिया गया था, क्योंकि 1997 में इसका चीन में विलय हो जाना था। आसियान देशों ने 1976 की सौहार्द और सहयोग सन्धि का प्रयोग आपसी विवाद सुलझाने के लिए कभी नहीं किया था।

कानकॉर्ड-सन्धि

10 राष्ट्रों के संगठन आसियान के बाली (इण्डोनेशिया) में सम्पन्न नौवें शिखर सम्मेलन में एक महत्त्वपूर्ण आसियान **कानकॉर्ड-2** सन्धि पर हस्ताक्षर सम्पन्न हुए हैं। यूरोपीय तर्ज की समृद्धि को प्राप्त करने के लिए 'आसियान समुदाय' के तहत आसियान सुरक्षा समुदाय, आसियान आर्थिक समुदाय, आसियान सामाजिक एवं सांस्कृतिक समुदाय की स्थापना के प्रति सदस्य राष्ट्रों की प्रतिबद्धता इसमें व्यक्त की गई है।

इससे सन् 2020 तक इस क्षेत्र में स्वतन्त्र व्यापार क्षेत्र की स्थापना का मार्ग प्रशस्त हो पाएगा। सन्धि को ऐतिहासिक बताते हुए इण्डोनेशिया की पूर्व राष्ट्रपति मेगावाती सूकर्णपुत्री ने कहा कि यह सन्धि अगली पीढ़ी व उससे भी आगे की पीढ़ियों के लिए शान्ति, स्थायित्व व समृद्धि की सम्भावनाएँ बनाएगी।

विवादों का निपटारा

यदि आसियान के एक दर्जन से भी कम सदस्य आपसी विवाद नहीं सुलझा सके, तो फिर इस मंच में शामिल बड़ी संख्या में सदस्य देश किस प्रकार सुरक्षा व्यवस्था सुनिश्चित कर सकेंगे; यह चर्चा का विषय है। फिर भी आसियान क्षेत्रीय मंच एक ऐसा नया प्रयोग है, जो उत्तरी शीतयुद्ध काल की सुरक्षा समस्याओं के समाधान के लिए परामर्श उपागम की भूमिका निभा सकता है। जुलाई, 1998 में आसियान क्षेत्रीय मंच की बैठक में अमेरिका के जी-तोड़ प्रयास करने पर भी आसियान देश इस बात के लिए सहमत नहीं हुए कि मई, 1998 के परमाणु परीक्षणों के लिए भारत की निन्दा की जाए। इसे भारतीय राजनय की सफलता माना गया।

आर्थिक सहयोग

जहाँ तक आसियान देशों में आर्थिक सहयोग का प्रश्न है, अधिकांश विद्वानों का मत है कि दक्षिण-पूर्व एशिया में आर्थिक एकीकरण की सम्भावनाएँ बहुत कम हैं। क्षेत्र के देशों की आर्थिक विषमताएँ तथा विकास के स्तरों में अन्तर इतने अधिक हैं कि सहयोग के बावजूद आर्थिक एकीकरण की सम्भावनाएँ अधिक प्रतीत नहीं होती हैं, दूसरी ओर राजनैतिक और सैनिक सहयोग में महत्त्वपूर्ण वृद्धि हुई है। सिंगापुर में ही आसियान की बैठक में यह महत्त्वपूर्ण निर्णय किया गया कि सशक्त अर्थव्यवस्थाओं के सहयोग के बिना आसियान का महत्त्व निश्चय ही कम हो जाएगा। परन्तु अन्य देशों के साथ आसियान के व्यापार समझौते के प्रस्ताव पर मलेशिया उत्साहित नहीं था।

आसियान की EPG रिपोर्ट

दिसम्बर, 2000 में आसियान के विशिष्ट व्यक्ति समूह (Eminent Person Group : EPG) ने एक रिपोर्ट तैयार की। इसमें इस बात पर बल दिया गया कि संयुक्त राष्ट्र की भूमिका को अधिक शक्तिशाली बनाने की आवश्यकता है ताकि वह और अधिक प्रभावी रूप से अन्तर्राष्ट्रीय संस्थाओं के कार्यों का समन्वय कर सके तथा विकासशील देशों को भूमण्डलीकरण के लिए तैयार कर सके। इस समूह (EPG) ने यह सुझाव दिया कि दक्षिण-पूर्व एशिया की एक क्षेत्रीय वित्तीय संरचना की स्थापना की जाए। ऐसा विशेषकर विनिमय दर के प्रबन्धन के लिए आवश्यक था। यह भी कहा गया कि आसियान को अन्तर्राष्ट्रीय मुद्राकोष, विश्व बैंक तथा एशियाई विकास बैंक के साथ घनिष्ठ सम्बन्ध स्थापित करने चाहिए।

आसियान में भारत की भूमिका

भारत अब आसियान का पूर्ण वार्ता भागीदार है। इस स्तर के संकेत मिल जाने से दक्षिण-पूर्व एशिया भारत की भूमिका महत्त्वपूर्ण हो गई है। भारत ने 21वीं शताब्दी के आरम्भ में 'पूर्व की ओर देखो नीति' को अपनाया। इसी के अधीन प्रधानमन्त्री वाजपेयी ने जनवरी, 2001 में आसियान के दो सदस्य देशों वियतनाम तथा इण्डोनेशिया की सफल यात्रा की। वाजपेयी की वियतनाम यात्रा के दौरान वियतनाम के प्रधानमन्त्री फान वाई खाई ने कहा कि इस बात की तुरन्त आवश्यकता है कि भारत और आसियान के बीच गतिशील सम्बन्ध स्थापित किए जाएँ। आसियान के साथ भारत के आर्थिक और व्यापार सम्बन्ध भी महत्त्वपूर्ण थे, यद्यपि इसका आपसी व्यापार कम था। आसियान में भारत की अधिक भूमिका की सम्भावना का स्वागत करते हुए इण्डोनेशिया के राष्ट्रपति अब्दुल रहमान वाहिद ने विचार व्यक्त किया था कि चूँकि भारत सार्क का सदस्य है इसलिए यह आवश्यक है कि आसियान और सार्क के मध्य व्यापक सम्बन्धों का विस्तार किया जाए।

दक्षिण-पूर्व एशियाई नेताओं ने उदारीकरण और क्षेत्रीय एकता को मजबूत करने के लिए छः वर्षीय योजना को मंजूरी दी। इसमें 2020 तक आसियान समुदाय को और शक्तिशाली बनाने की बात कही गई है। आसियान के सदस्य देशों ने भारत और चीन सहित एक मजबूत क्षेत्रीय व्यापार समूह स्थापित करने का भी निर्णय लिया। आसियान देशों ने इस कार्ययोजना को स्वीकार किया। यह संगठन को दीर्घकालीन अवधि में मजबूत बनाने की दिशा में दूसरी कार्य योजना है, जिसे स्वीकार किया गया है।

इसके तहत आसियान को आर्थिक समुदाय बनाना, सामग्री सेवाओं और कुशल श्रमिकों के बाधा रहित आवागमन के लक्ष्य ने हासिल करना है। इसके अलावा आसियान के छः सदस्यों ब्रुनेई, इण्डोनेशिया, मलेशिया, फिलिपीन्स, सिंगापुर और थाइलैण्ड के लिए उत्पादों पर कर को हटाना तथा 2015 तक कम्बोडिया, लाओस, म्यांमार और वियतनाम के लिए भी ऐसा करना शामिल है। ऑटो, वस्त्र और इलेक्ट्रॉनिक उत्पादों सहित 11 प्रमुख क्षेत्रों में 2007 तक करों को उदार बनाने के लिए एक अलग समझौते पर हस्ताक्षर किए गए। यह समझौता 2012 तक अन्य चार देशों पर लागू होगा। कार्यक्रम में कम विकसित देशों के लिए सहायता का भी वादा किया गया है ताकि बाजार के समायोजन की वजह से होने वाली उथल-पुथल से उनको बचाया जा सके।

सम्मेलन में आसियान के सदस्य देशों में अन्तर्क्षेत्रीय पर्यटन को बढ़ावा देने के लिए विमानों के यात्री भाड़े में कटौती करने तथा एक वीजा नीति तैयार करने पर बल दिया गया। आसियान के दस सदस्य देशों ने वर्ष 2020 तक यूरोपीय संघ की तर्ज पर एकल बाजार विकसित करने के लिए प्राथमिकताओं वाले 11 क्षेत्रों की पहचान की, जिसमें एक पर्यटन भी है।

32वाँ आसियान शिखर सम्मेलन (2018)

32वाँ आसियान शिखर सम्मेलन सिंगापुर में अप्रैल 2018 में आयोजित किया गया। दूसरा इस वर्ष का 33वाँ सम्मेलन नवम्बर में सिंगापुर में ही होना प्रस्तावित है। आसियान सम्मेलन वर्ष में दो बार आयोजित होता है। इस बैठक में दक्षिण-पूर्वी एशियाई देशों का आर्थिक, राजनैतिक, सुरक्षा तथा सांस्कृतिक मुद्दों पर चर्चा की जाती है। इसमें अन्तर्राष्ट्रीय मुद्दों, विभिन्न समस्याओं, सहयोग को सुदृढ़ करने हेतु निर्णय लिया जाता है। 34वाँ बैठक थाइलैण्ड में तथा 35वाँ सम्मेलन थाइलैण्ड में ही आयोजित किया जाएगा।

आसियान शिखर सम्मेलन

क्र.सं.	तिथि	स्थान
पहला	23-24 फरवरी, 1976	बाली (इण्डोनेशिया)
दूसरा	4-5 अगस्त, 1977	क्वालालम्पुर (मलेशिया)
तीसरा	14-15 दिसम्बर, 1987	मनीला (फिलिपीन्स)
चौथा	27-29 जनवरी, 1992	सिंगापुर
पाँचवाँ	14-15 दिसम्बर, 1995	बैंकॉक (थाइलैण्ड)
छठा	15-16 दिसम्बर, 1998	हनोई (वियतनाम)
सातवाँ	5-6 नवम्बर, 2001	बन्दरसेरी (ब्रुनेई)
आठवाँ	4-5 नवम्बर, 2002	नोमपेन्ह (कम्बोडिया)
नौवाँ	7-8 अक्टूबर, 2003	बाली (इण्डोनेशिया)
दसवाँ	29-30 नवम्बर, 2004	वियनतिने (लाओस)
ग्यारहवाँ	12-14 दिसम्बर, 2005	क्वालालम्पुर (मलेशिया)
बारहवाँ	11-14 जनवरी, 2007	सेबू (फिलीपीन्स)
तेरहवाँ	18-22 जनवरी, 2007	सिंगापुर (सिंगापुर)
चौदहवाँ	2009	पटाया (थाइलैण्ड)
पन्द्रहवाँ	23 अक्टूबर, 2009	चा अम हुआहिन (थाइलैण्ड)
सोलहवाँ	8-9 अप्रैल, 2010	हनोई (वियतनाम)
सत्रहवाँ	28-31 अक्टूबर, 2010	हनोई (वियतनाम)
अठारहवाँ	7-8 मई, 2011	जकार्ता (इण्डोनेशिया)
उन्नीसवाँ	14-19 नवम्बर, 2011	बाली (इण्डोनेशिया)
बीसवाँ	3-4 अप्रैल, 2012	नोमपेन्ह (कम्बोडिया)
इक्कीसवाँ	17-20 नवम्बर, 2012	नोमपेन्ह (कम्बोडिया)
बाइसवाँ/तेइसवाँ	–	ब्रुनेई (बन्दरसेरी बेंगावन)
चौबीसवाँ/पच्चीसवाँ	–	म्यांमार (नेपीडा)
छब्बीसवाँ/सत्ताइसवाँ	–	मलेशिया
अठाइसवाँ/उन्तीसवाँ	–	लाओस (वियविातियाने)
तीसवाँ/इकत्तीसवाँ	–	फिलीपीन्स (पसय)
बत्तीसवाँ	अप्रैल, 2018	सिंगापुर
तैंतीसवाँ	नवम्बर, 2018	सिंगापुर
चौंतीसवाँ	जून, 2019	थाइलैण्ड
पैंतीसवाँ	नवम्बर, 2019	थाइलैण्ड
छत्तीसवाँ	जून, 2020	वियतनाम
सैंतीसवाँ	नवम्बर, 2020	वियतनाम
अढ़तीसवाँ	अक्टूबर, 2021	ब्रुनेई

सार्क

सार्क (SAARC), साउथ एशियन एसोसिएशन फॉर रीजनल को-ऑपरेशन अर्थात् दक्षिण एशियाई क्षेत्रीय सहयोग की स्थापना सात देशों (भारत, पाक, बांग्लादेश, नेपाल, भूटान, श्रीलंका और मालदीव) ने 7 व 8 दिसम्बर, 1985 में ढाका में की थी। 13वें सार्क शिखर सम्मेलन (12-13 नवम्बर, 2005) में अफगानिस्तान को सार्क का 8वाँ सदस्य बनाया तथा चीन व जापान को पर्यवेक्षक का दर्जा दिया गया। सार्क (दक्षेस) का विकास धीरे-धीरे हुआ है।

बांग्लादेश के राष्ट्रपति स्व. जिया-उर-रहमान ने मई, 1980 में दक्षिण एशियाई राष्ट्रों की बैठक आयोजित की जिसमें क्षेत्रीय सहयोग की आवश्यकता पर जोर दिया। उसके बाद नवम्बर, 1981 में काठमाण्डू बैठक, इस्लामाबाद बैठक (1982) तथा ढाका बैठक (मार्च, 1983) में दक्षेस की आधारशिला रखी।

विदेश मन्त्रियों की पहली बैठक नई दिल्ली (1983) में हुई। इसी में सार्क की औपचारिक घोषणा की और 1985 में इसकी विधिवत् आधारशिला ढाका में रखी गई।

सार्क का चार्टर व घोषणा-पत्र

सार्क के चार्टर में 10 धाराएँ हैं। इनमें सार्क के उद्देश्यों, सिद्धान्तों, संस्थाओं तथा वित्तीय व्यवस्थाओं को परिभाषित किया गया है, जो इस प्रकार हैं

दक्षेस वर्ष एवं दशक

1989	मादक पदार्थ विरोधी अभियान वर्ष
1990	बालिका वर्ष
1991	आश्रय वर्ष
1992	पर्यावरण वर्ष
1993	विकलांग वर्ष
1994	युवा वर्ष
1995	गरीबी उन्मूलन वर्ष
1996	साक्षरता वर्ष
1997	शासन में भागीदारी वर्ष
1991-2000	दक्षेस बालिका दशक

सार्क के उद्देश्य

दक्षिण एशियाई क्षेत्रीय सहयोग संघ (सार्क) के निम्न उद्देश्य हैं

- दक्षिण एशिया के लोगों का कल्याण एवं उत्थान करना एवं उनके जीवन-यापन के स्तर को सुधारना।
- क्षेत्र में आर्थिक विकास, सामाजिक प्रगति एवं सांस्कृतिक विकास की गति को तेज करना साथ ही सभी व्यक्तियों को आत्मसम्मान से जीने का मौका उपलब्ध कराना एवं उन्हें उनकी पूरी क्षमताओं का अहसास करना।
- दक्षिण एशिया के देशों में पारस्परिक आत्म-विश्वास को बढ़ावा एवं मजबूती देना।
- एक-दूसरे की समस्याओं को समझना एवं पारस्परिक विश्वास बढ़ने में योगदान देना।
- आर्थिक, सामाजिक, सांस्कृतिक, तकनीकी एवं वैज्ञानिक क्षेत्रों में त्वरित संयोग एवं पारस्परिक सहायता को बढ़ावा देना।
- दूसरे विकासशील देशों के साथ सहयोग को मजबूती प्रदान करना।
- सामान्य अभिरुचियों के मुद्दों पर अन्तर्राष्ट्रीय एवं क्षेत्रीय संगठनों के साथ सहयोग करना।
- समान लक्ष्यों एवं अभिप्रायों के साथ अन्तर्राष्ट्रीय एवं क्षेत्रीय सगठनों के साथ सहयोग करना।

सार्क के सिद्धान्त

सार्क निम्न सिद्धान्त पर आधारित है

- संघ के क्रिया-कलाप के ढाँचों के अन्तर्गत समान सम्प्रभुता के सिद्धान्तों के प्रति आदर, प्रादेशिक एकजुटता, राजनीतिक स्वतन्त्रता, दूसरे देशों के आन्तरिक मामलों में कोई हस्तक्षेप नहीं करना तथा पारस्परिक लाभ पर आधारित सहयोग होगा।
- ऐसा सहयोग द्विपक्षीय या बहुपक्षीय सहयोग के एक विकल्प के रूप में नहीं होगा बल्कि पूरक के रूप में होगा।
- ऐसा सहयोग द्विपक्षीय या बहुपक्षीय जिम्मेदारियों के प्रति सामंजस्य विहीन या परस्पर विरोधी नहीं होगा। सार्क की निम्न सामान्य धाराएँ हैं
- सभी स्तरों पर निर्णय सर्वसम्मति के आधार पर लिया जाएगा।
- विचार-विमर्श से द्विपक्षीय एवं विवादास्पद मुद्दे अलग होंगे।

संगठन

सार्क संगठन के ढाँचे को व्यवस्थित करने के लिए व्यावहारिक कदम अगस्त, 1983 की मन्त्रिपरिषद् की बैठक में लिया गया। इस बैठक में एक दो-मुखी ढाँचे को तकनीकी समिति एवं स्थायी समिति के रूप में स्थापित किया गया। तकनीकी समिति में कई अध्ययन एवं कार्यकारी दल शामिल किए गए तथा स्थायी समिति में सार्क के सदस्य देशों के सभी विदेश सचिव आते हैं।

इस दिशा में दूसरी महत्त्वपूर्ण स्थिति 1985 में तब आई जब ढाका में सदस्य देशों के प्रधानों की पहली बैठक हुई। इस ढाका सम्मेलन में सार्क चार्टर स्वीकार किया गया। सार्क चार्टर की धारा-8 में एक सचिवालय की स्थापना का उद्देश्य शामिल किया गया। इस सम्मेलन में एक स्थायी सचिवालय के साथ निम्न ढाँचा सम्मिलित है

सम्मेलन

संघ के सर्वोच्च अधिकारी प्रत्येक देश के प्रधान होते हैं। यह संगठन की नीति-निर्माण करने वाला सर्वोच्च अधिकारी वर्ग होता है। इनकी बैठकें प्राय: प्रत्येक वर्ष बारी-बारी से सदस्य देशों में होती हैं। इसमें सदस्य राष्ट्रों के प्रमुख भाग लेते हैं।

दक्षेस (सार्क) सचिवालय

सार्क सचिवालय की स्थापना काठमाण्डू (नेपाल) में 16 जनवरी, 1987 को हुई। यह सार्क गतिविधियों के लागू होने की देख-रेख तथा अन्य गतिविधियों के बीच ताल-मेल रखने, संघ की बैठकों की सेवा तथा सार्क एवं अन्य अन्तर्राष्ट्रीय संगठनों के बीच संचार तन्त्र के रूप में सेवा करने का कार्य करता है। सचिवालय का एक प्रधान महासचिव होता है। महासचिव की नियुक्ति विदेश मन्त्रियों की परिषद् द्वारा होती है।

महासचिव की नियुक्ति सदस्य देशों के बीच वर्णानुक्रम के अनुसार बारी-बारी से होती है। यह नियुक्ति दो वर्ष के लिए होती है जिसका दुबारा नवीनीकरण नहीं होता। सचिवालय में एक महासचिव, सात निदेशक तथा सामान्य सेवा कर्मचारी होते हैं।

निदेशकों की नियुक्ति सार्क के सदस्य देशों के नामजदगी पर महासचिव द्वारा होती है। यह नियुक्ति तीन वर्ष के लिए होती है, जिसे विशेष स्थितियों से सम्बन्धित सदस्य देशों के साथ विचार-विमर्श के बाद महासचिव द्वारा अधिक-से-अधिक तीन वर्षों के लिए बढ़ाया जा सकता है।

सचिवालय स्थापित करने की प्रारम्भिक लागत नेपाल द्वारा उपलब्ध कराई गई तथा आगे आने वाले खर्चों को सदस्य देशों द्वारा सहमत नियमों के आधार पर बाँटा गया। परिणामस्वरूप भारत खर्च का 32%, पाकिस्तान 25% तथा बांग्लादेश, नेपाल तथा श्रीलंका प्रत्येक 11% एवं भूटान तथा मालदीव प्रत्येक 5% का अपना योगदान दे रहे हैं।

मन्त्रिपरिषद्

मन्त्रिपरिषद् में सदस्य देशों के सभी विदेश मन्त्री शामिल होते हैं। यह परिषद् निम्न कार्यों के लिए उत्तरदायी है नीतियों का निर्णय निर्धारण करना, प्रगति की समीक्षा करना, सहयोग के नए क्षेत्रों का निर्धारण करना, आवश्यकता समझने पर अतिरिक्त तन्त्र स्थापित करना तथा संघ की सामान्य अभिरुचि के अन्य मामलों पर निर्णय करना। यह परिषद् वर्ष में दो बार बैठक करती है। साथ ही सदस्य देशों की सहमति पर यह असामान्य बैठक भी कर सकती है।

स्थायी समिति

स्थायी समिति के सदस्य देशों के विदेश सचिव होते हैं। स्थायी समिति को निम्न कार्य सौंपा गया है प्रोग्राम में सह-सम्बन्ध एवं उनकी देख-रेख करना, वित्तीय विधियों पर नजर रखना, अन्तर्क्षेत्रीय प्राथमिकताओं को निर्धारित करना, आन्तरिक एवं बाह्य संसाधनों को गतिमान करना तथा उचित अध्ययन के आधार पर सहयोग के नए क्षेत्रों की पहचान करना।

यह आवश्यकतानुसार अपनी कई बैठकें कर सकती है लेकिन व्यवहार में यह साल में दो बैठकें करती है तथा अपनी रिपोर्ट मन्त्रिपरिषद् को सौंपती है। यह सदस्य देशों द्वारा प्रोजेक्ट के लागू करने से सम्बन्धित कार्यवाही समिति स्थापित कर सकती है। इसमें दो से अधिक सदस्य देश शामिल हो सकते हैं लेकिन सभी सदस्य देश शामिल नहीं हो सकते।

कार्यक्रम निर्माण समिति

इसमें वरिष्ठ कर्मचारी शामिल होते हैं। यह सचिवालय के बजट को सही करने, कार्यकलापों की वार्षिक सूची को अन्तिम रूप देने तथा स्थायी समिति द्वारा सौंपे गए किन्हीं अन्य मामलों को निपटाने का काम करती है। यह स्थायी समिति के सत्रों से पहले अपनी बैठकें करती है।

तकनीक समिति

इसमें सभी सदस्य देशों के प्रतिनिधि शामिल होते हैं। यह प्रोग्रामों को सूचीबद्ध करने तथा सम्बन्धित क्षेत्रों में प्रोजेक्ट तैयार करने का काम करती है। क्रियाकलापों के लागू करने तथा देख-रेख करने के लिए भी यह जिम्मेदार होती है तथा अपनी रिपोर्ट स्थायी समिति को सौंपती है। प्रत्येक तकनीकी समिति की अध्यक्षता प्राय: प्रत्येक दो वर्षों के अन्तराल पर वर्णानुक्रम के अनुसार सदस्य देशों के बीच घूमती रहती है।

इस समय 12 तकनीकी समितियाँ हैं; जैसे—कृषि, संचार, वातावरण, स्वास्थ्य और जनसंख्या क्रियाएँ, ग्रामीण विकास, विज्ञान और प्रौद्योगिकी, पर्यटन, परिवहन आदि। ये समितियाँ सार्क सहयोग के स्वीकृत क्षेत्रों को व्यक्त करती हैं।

अन्य संस्थाओं के साथ सहयोग

दक्षेस ने अन्तर्राष्ट्रीय एवं क्षेत्रीय संगठनों के साथ सहयोग स्थापित किए हैं। यह सहयोग की व्यवस्था विभिन्न संस्थाओं के साथ राजीनामे पर हस्ताक्षर द्वारा होती है। फरवरी, 1993 में व्यापार-विश्लेषण तथा सूचना पद्धति पर सार्क-अंकटाड समझौते प्रपत्र (MOU) पर हस्ताक्षर किए गए। यह सार्क का एक अन्तर्राष्ट्रीय संगठन के साथ सहयोग का पहला राजीनामा था। इसी तरह फरवरी, 1994 में सार्क और ESCAP के बीच सहयोग का राजीनामा हुआ। इसका उद्देश्य संयुक्त अध्ययन द्वारा विकास के मुद्दों पर सहयोग, गरीबी उन्मूलन, मानव संसाधन विकास, व्यापार-प्रोत्साहन, विदेशी प्रत्यक्ष निवेश, पर्यावरण-संरक्षण, मद्य-निषेध तथा आधारभूत ढाँचे के विकास में सूचना तथा प्रमाण का आदान-प्रदान एवं सम्मेलन इत्यादि करना था।

प्रमुख सार्क शिखर सम्मेलन

प्रमुख सार्क शिखर सम्मेलनों का विवरण इस प्रकार है

ढाका शिखर सम्मेलन पहला सार्क सम्मेलन 7-8 दिसम्बर, 1985 में हुआ। जिसमें सार्क के सिद्धान्तों व उद्देश्यों की घोषणा की गई। इसमें **भारत** की भूमिका को महत्त्वपूर्ण माना गया।

बंगलौर शिखर सम्मेलन (नवम्बर, 1986) सम्मेलन में निश्चित किया गया कि सार्क का सचिवालय काठमाण्डू में स्थापित हो गया है। सचिवालय के प्रथम महासचिव श्री अब्दुलहसन नियुक्त किए गए। सहयोग के क्षेत्र में नशीले पदार्थों की तस्करी रोकने, पर्यटन विकास, रेडियो-दूरदर्शन प्रसारण कार्यक्रम, विपदा प्रबन्धन अध्ययन सम्मिलित किए गए।

काठमाण्डू शिखर सम्मेलन (नवम्बर, 1987) इसमें आतंकवाद के उन्मूलन पर समझौता हुआ। इस सम्मेलन में खाद्य सुरक्षा भण्डार की स्थापना व पर्यावरण समस्या पर भी विचार हुआ।

इस्लामाबाद शिखर सम्मेलन (दिसम्बर, 1988) इस्लामाबाद घोषणा-पत्र 2000 एकीकृत योजना पर विशेष बल दिया गया। इस सम्मेलन में मादक पदार्थों की तस्करी पर रोक व परमाणु निरस्त्रीकरण पर बल दिया।

इसमें नई अन्तर्राष्ट्रीय अर्थव्यवस्था (NTC) की स्थापना के दक्षिण-दक्षिण सहयोग अर्थात् विकासशील देशों के मध्य सहयोग पर बल दिया गया।

माले शिखर सम्मेलन (1990) शिखर सम्मेलन की समाप्ति पर सदस्य देशों के शासनाध्यक्षों ने माले घोषणा-पत्र पर हस्ताक्षर किए। इन दक्षिण एशियाई देशों ने आर्थिक क्षेत्र में आपसी सहयोग मजबूत करने के लिए संयुक्त उद्योग स्थापित करने तथा क्षेत्रीय परियोजनाओं हेतु सामूहिक कोष गठित करने का निर्णय किया। जैव-प्रौद्योगिकी व चिकित्सा में सहयोग बढ़ाने पर बल दिया।

कोलम्बो शिखर सम्मेलन (दिसम्बर, 1991) इस सम्मेलन में आतंकवाद उन्मूलन, निरस्त्रीकरण, गरीबी उन्मूलन, उदारीकरण के लक्ष्यों की प्राप्ति पर बल दिया।

ढाका शिखर सम्मेलन (ढाका, 1993) *इस शिखर सम्मेलन में निम्नलिखित बातों पर बल दिया गया है*

- आतंकवाद के खिलाफ संयुक्त अभियान के आह्वान
- दक्षिण एशिया वरीयता व्यापार समझौते को मंजूरी
- गरीबी उन्मूलन

नई दिल्ली शिखर सम्मेलन (मई, 1995) *इस शिखर सम्मेलन के प्रमुख मुद्दे पर इस प्रकार हैं*

- आतंकवाद एवं गरीबी के विरुद्ध घोषणा
- SAPTA को स्वीकार कर लिया
- 1995 को दक्षेस गरीबी उनमूलन वर्ष तथा 1996 को दक्षेस साक्षरता वर्ष घोषित किए गया।

माले शिखर सम्मेलन (मई, 1997) इस सम्मेलन में आतंकवाद उन्मूलन, दक्षिण एशिया मुक्त व्यापार समझौता शीघ्र लागू करना आदि पर बल दिया है। इस सम्मेलन के घोषणा-पत्र में राष्ट्रों के आपसी सम्बन्धों को भी मधुर बनाने पर बल दिया। भारतीय प्रधानमन्त्री गुजराल ने सार्क, दक्षिण एशियायी आर्थिक समुदाय (SAEC) में बदलने का आह्वान किया।

कोलम्बो शिखर सम्मेलन (जुलाई, 1998) इस शिखर सम्मेलन में साफ्टा के क्रियान्वयन के लिए एक अन्तर्सरकारी समूह का गठन किए गया। कोलम्बो में सार्क नेता जनसंख्या की बढ़ोतरी रोकने, शिक्षा, स्वास्थ्य, महिला विकास आदि पर सहमत हुए। सम्मेलन में 2002 तक गरीबी उन्मूलन के लिए प्रतिबद्धता व्यक्त की।

काठमाण्डू शिखर सम्मेलन (जनवरी, 2002) इस शिखर सम्मेलन में आतंकवाद उन्मूलन और मुक्त व्यापार समझौता शीघ्र लागू करने पर सहमति हुई। उल्लेखनीय 11वाँ शिखर सम्मेलन 4 वर्ष बाद हुआ क्योंकि पाकिस्तान 1999 में सैनिक तख्ता पलट हुआ था।

इस्लामाबाद शिखर सम्मेलन (2004) बारहवें सार्क शिखर सम्मेलन की शुरुआत 4 जनवरी, 2004 को इस्लामाबाद में पाकिस्तान की अध्यक्षता प्राप्त होने से हुई। पाकिस्तान के प्रधानमन्त्री मीर जफरुल्ला जमाली को इसका अध्यक्ष बनाया गया। सार्क में भारत सहित सभी सदस्य देशों ने आतंकवाद से निपटने के उपायों को और मजबूती देने सम्बन्धी भारत के प्रस्ताव पर सहमति की मोहर लगाई और साथ ही वर्ष 2006 तक क्षेत्र में दक्षिण एशियाई मुक्त व्यापार क्षेत्र (SAFTA) में एक अतिरिक्त मसौदे को मंजूरी दी।

ढाका शिखर सम्मेलन (नवम्बर, 2005) *इस शिखर सम्मेलन के महत्त्वपूर्ण मुद्दे इस प्रकार हैं*

- इस शिखर सम्मेलन में अफगानिस्तान को संगठन का आठवाँ सदस्य बनाने तथा चीन व जापान को पर्यवेक्षक का दर्जा देने पर सहमति व्यक्त की।
- SAFTA (साफ्टा) के क्रियान्वयन पर हस्ताक्षर किए।
- आतंकवाद उन्मूलन पर सहमति।
- गरीबी उन्मूलन के लिए एक कोष के गठन पर सहमति।
- पारस्परिक सहयोग बढ़ाने पर बल दिया गया।

नई दिल्ली शिखर सम्मेलन (3-4 अप्रैल, 2007) *सार्क के 14वें शिखर सम्मेलन में नई दिल्ली घोषणा-पत्र निम्न मुद्दों पर सहमति बनी*

- आतंकवाद के उन्मूलन पर सहमति।
- फूड बैंक की स्थापना पर सहमति।
- दक्षिण एशिया विश्वविद्यालय के गठन पर सहमति।
- क्षेत्रीय व्यापार को बढ़ावा देने के लिए समूहों के गठन पर बल।
- दक्षिण एशिया ऊर्जा सुरक्षा पर बल।
- दक्षेस विकास कोष की स्थापना पर बल।
- दक्षिण एशिया कस्टम्यूनियन और एशिया आर्थिक यूनियन की स्थापना करने के लिए रोडमैप तैयार किया जाएगा।

कोलम्बो शिखर सम्मेलन (अगस्त, 2008) आठ दक्षिण एशियाई देशों के क्षेत्रीय सहयोग संगठन सार्क का 15वाँ शिखर सम्मेलन, माले की आन्तरिक समस्याओं के कारण माले के स्थान पर कोलम्बो (श्रीलंका) में हुआ।

इस सार्क सम्मेलन के प्रमुख मुद्दे एवं सफलताएँ इस प्रकार हैं

- आतंकवाद की समाप्ति के लिए साथ मिलकर कार्यवाही करने का निर्णय लिया।
- जलवायु परिवर्तन, तटीय क्षेत्रों की रक्षा व आपदा प्रबन्धन क्षेत्रों में सहयोग करने पर बल दिया।

- 2010 तक एशियाई विश्वविद्यालय की नई दिल्ली में शुरुआत।
- आपराधिक मामलों में पारस्परिक विधिक सहायता उपलब्ध कराने के लिए एक सन्धि (आतंकवाद की रोकथाम के लिए)।
- दक्षेस विकास कोष (SDF) के नियमावली सम्बन्धी चार्टर भी इस शिखर सम्मेलन में जारी किया गया।
- दक्षेस के मुक्त व्यापार क्षेत्र (SAFTA) में व्यापारिक उदारीकरण व आर्थिक अखण्डता को बढ़ावा देने के लिए संवेदनशील वस्तुओं की सूची व उन पर गैर-व्यापारिक प्रतिबन्धों की समीक्षा का निर्णय भी सम्मेलन में लिया गया।
- 41सूत्रीय घोषणा-पत्र में सभी आठ सदस्य देशों ने अपने देश के नागरिकों के कल्याण के दक्षिण एशिया क्षेत्र के आर्थिक, सामाजिक और सांस्कृतिक विकास के लिए साझा प्रयास का वादा किया।
- ऑस्ट्रेलिया व म्यांमार को पर्यवेक्षक (Observer) का दर्जा इस शिखर सम्मेलन में प्रदान किया गया। इससे पहले यूरोपीय संघ, चीन, ईरान, जापान, दक्षिण कोरिया, मॉरिशस, अमेरिका को भी दर्जा प्रदान किया गया है। आगे 3 वर्ष तक किसी अन्य देश को पर्यवेक्षक का दर्जा प्राप्त न करने का निर्णय लिया गया।

थिम्पू शिखर सम्मेलन (2010) आठ दक्षिण एशियाई देशों के समूह दक्षेस का 16वाँ सम्मेलन भूटान की राजधानी थिम्पू में 28-29 अप्रैल, 2010 को सम्पन्न हुआ। उद्घाटन समारोह को सम्बोधित करते हुए भारतीय प्रधानमन्त्री मनमोहन सिंह ने दक्षेस के 25 वर्षों के समय को आधा खाली गिलास बताते हुए दक्षिण एशिया के नेताओं को आगाह किया कि पूर्वी-एशिया व दक्षिण-पूर्व एशिया में बने इसी तरह के समूहों ने इससे कहीं अधिक तरक्की इस अवधि में की है।

इसके साथ ही डेवलपमेण्ट फण्ड, फूड बैंक, फ्री ट्रेड एग्रीमेण्ट व सार्क एग्रीमेण्ट व सार्क यूनिवर्सिटी आदि कुछ मामलों में दक्षेस की उपलब्धियों पर सन्तोष भी उन्होंने व्यक्त किया। प्रधानमन्त्री ने कहा कि दक्षेस का वास्तविक उद्देश्य इस क्षेत्र में लोगों की स्वतन्त्र आवाजाही, वस्तुओं व सेवाओं के व्यापार की स्वतन्त्रता तथा वैचारिक आदान-प्रदान की स्वतन्त्रता से ही प्राप्त होगा। दो दिन के इस सम्मेलन में आतंकवाद का मुद्दा एजेण्डे में शीर्ष पर रहा। आतंकवाद के दमन तथा आपराधिक मामलों में साझा मदद पर दक्षेस राष्ट्रों में समझौते के लिए भारत की पहल का जोरदार समर्थन दक्षेस नेताओं ने किया।

सम्मेलन में स्वीकार किए गए घोषणा-पत्र में 25 वर्षों में दक्षेस की उपलब्धियों पर सन्तोष व्यक्त किया गया। यूथ को महिलाओं के प्रोत्साहन पर बल दिया गया। इस सम्मेलन में अगली महासचिव महिला को बनाने पर बल दिया गया। कृषि, परिवहन, जलवायु परिवर्तन, पर्यटन आदि क्षेत्रों में सहयोग करने पर बल दिया गया। इसमें आतंकवाद उन्मूलन पर सहमति व्यक्त की।

सार्क की साप्टा से साफ्टा तक की प्रगति

सार्क (SAARC) अर्थात् 'दक्षिण एशियाई सहयोग' संघ 'दक्षिण एशिया के सात देशों' (भारत, पाकिस्तान, बांग्लादेश, नेपाल, भूटान, श्रीलंका, मालदीव) का संगठन है, जिसमें अफगानिस्तान के शामिल होने के बाद सदस्य संख्या आठ हो गई। सार्क (SAARC) का मुख्य उद्देश्य क्षेत्रीय सहयोग बढ़ाकर दक्षिण एशिया का आर्थिक-सामाजिक विकास करना है। वर्तमान में वैश्वीकरण के बढ़ते प्रभाव के फलस्वरूप सार्क भी 'आसियान और यूरोपीय संघ' (EU) की भाँति मुक्त व्यापार की ओर कदम बढ़ा रहा है।

सार्क के कोलम्बो शिखर सम्मेलन (1991) में सर्वप्रथम 'दक्षिण एशिया वरीयता व्यापार समझौते' (SAPTA) पर विचार किया गया। इसी सम्मेलन में साप्टा (SAPTA) के प्रारूप तैयार करने के लिए एक अन्तर्सरकारी समूह का गठन किया गया। सार्क (SAARC) देशों ने सातवे ढाका शिखर सम्मेलन (1993) में सर्वसम्मति से सार्क (SAARC) पर हस्ताक्षर किए और यह 1995 से लागू हो गया। यह समझौता सदस्य देशों को आपसी व्यापार और सीमा प्रशुल्कों में कमी करके सहयोग बढ़ाने पर बल देता है।

आठवें सार्क शिखर सम्मेलन (नई दिल्ली, 1995) में सार्क देशों ने 226 वस्तुओं पर प्रशुल्कों में कमी करने का निर्णय लिया। दसवें सार्क शिखर सम्मेलन कोलम्बो (1998) में भारत ने सार्क सदस्यों के लिए 2000 वस्तुओं पर प्रभुत्व में कमी करने की घोषणा की। वस्तुतः अब तक साफ्टा की व्यापार से सम्बन्धित चार बैठकें हो चुकी हैं। इसमें 5,500 वस्तुओं को शामिल किया गया है।

आडु सिटी शिखर सम्मेलन आठ दक्षिण एशियाई देशों के समूह दक्षेस का 17वाँ सम्मेलन मालदीव के आडु सिटी में 10-11 नवम्बर 2011 को सम्पन्न हुआ। एच ई मोहम्मद नशीद को सत्रहवें दक्षेस सम्मेलन के लिए चेयरपर्सन चुना गया। अध्यक्ष के रूप में मोहम्मद नशीद ने सहयोग के तीन क्षेत्रों व्यापार, परिवहन, आर्थिक एकता पर मुख्य जोर दिया। इसके अलावा इस सम्मेलन में मुख्य विचारणीय मुद्दे सुरक्षा, पायरेसी, जलवायु परिवर्तन तथा स्वच्छ प्रशासन आदि रहे। अध्यक्ष द्वारा शामिल देशों के सदस्यों को लेकर दक्षिण एशिया में लिंगभेद पर एक आयोग गठित करने का भी प्रस्ताव रखा गया।

सार्क सम्मेलन (2016) उन्नीसवाँ सार्क सम्मेलन की मेजबानी पाकिस्तान को सौंपी गयी थी परन्तु सार्क देशों के बहिष्कार के कारण यह सम्मेलन नेपाल में स्थानान्तरित कर दिया गया। इसकी अध्यक्षता नेपाल द्वारा की गयी। 14वें शिखर सम्मेलन में अफगानिस्तान इसका आठवाँ सदस्य बना। अन्य सदस्य हैं—भारत, भूटान, बांग्लादेश, नेपाल, श्रीलंका, पाकिस्तान और मालदीव। इसका मुख्यालय काठमाण्डू में है। इसके 9 प्रेक्षक राष्ट्र हैं—ऑस्ट्रेलिया, चीन, यूरोपीय संघ, ईरान, जापान, मॉरिशस, म्यांमार, दक्षिण कोरिया और संयुक्त राज्य अमेरिका।

20 वाँ सार्क सम्मेलन 2018 में श्रीलंका में सम्पन्न हुआ। 20वाँ सम्मेलन पाकिस्तान में प्रभावित था परन्तु पाकिस्तान का सक्षयों द्वारा बहिष्कार करने के कारण उसे स्थगित कर दिया गया था।

सार्क (SAARC) शिखर सम्मेलन

क्र.सं.	स्थान	वर्ष
पहला	ढाका	7-8 दिसम्बर, 1985
दूसरा	बंगलौर	16-17 नवम्बर, 1986
तीसरा	काठमाण्डू	2-4 नवम्बर, 1987
चौथा	इस्लामाबाद	29-31 दिसम्बर, 1988
पाँचवाँ	माले	21-23 नवम्बर, 1990
छठा	कोलम्बो	21 दिसम्बर, 1991
सातवाँ	ढाका	10-11 अप्रैल, 1993
आठवाँ	नई दिल्ली	2-4 मई, 1995
नौवाँ	माले	12-14 मई, 1997

क्र.सं.	स्थान	वर्ष
दसवाँ	कोलम्बो	29-31 जुलाई, 1998
ग्यारहवाँ	काठमाण्डू	4-6 जनवरी, 2002
बारहवाँ	इस्लामाबाद	2-6- जनवरी 2004
तेरहवाँ	ढाका	12-13 नवम्बर, 2005
चौदहवाँ	नई दिल्ली	3-4 अप्रैल, 2007
पन्द्रहवाँ	कोलम्बो	2-3 अगस्त, 2008
सोलहवाँ	थिम्पू	2010
सत्रहवाँ	आडु सिटी	10-11 नवम्बर, 2012
अठ्ठारहवाँ	नेपाल (काठमाण्डू)	2014
उन्नीसवाँ	पाकिस्तान में	2016 (निरस्त)
बीसवाँ	श्रीलंका में	2018

अल्बा

ALBA Bolivarian Alternative for the Americas

मुख्यालय कराकस (वेनेजुएला)

स्थापना 14 दिसम्बर 2014 (क्यूबा में)

सदस्य इसके ग्यारह (11) सदस्य हैं। वेनेजुएला, क्यूबा, वोलिविया, सेन्ट विन्सेण्ट एण्ड ग्रेनेडा, ग्रेनेडा, एण्टीगुआ एवं बरबुडा, इक्वेडोर, निकारागुआ, सेण्ट किट्स एवं नेविस, डोमेनिकन गणराज्य।

पर्यवेक्षक राज्य ईरान, सीरिया, हैती।

उद्देश्य प्रमुख उद्देश्य दक्षिण अमेरिकी तथा कैरेबियन देशों के बीच परस्पर राजनैतिक, सामाजिक, आर्थिक एकीकरण को बढ़ावा देना था। इसमें एकीकरण के लिए सबसे ज्यादा प्रयास सिमोन बोलिवर ने किया था। इन्होंने दक्षिणी अमेरिका की एकता पर बल दिया।

6 जुलाई 2010 को क्षेत्रीय व्यापार के अन्तर्गत सर्वप्रथम वेनेजुएला और इक्वेडोर के मध्य द्विपक्षीय व्यापार शुरू हुआ। यह व्यापार लातिन अमेरिका (दक्षिण एवं कैरेबियन अमेरिका) में संगठन एवं क्षेत्रीयता की भावना का प्रसार तथा संयुक्त राज्य अमेरिका के व्यापार को नियन्त्रित करना था। इस क्षेत्र में Peoples Trade Agreement (TCP) की शुरुआत हुई।

- ALBA क्षेत्र की संगठित करने में फिदेल कास्त्रों ह्यूगो शावेज तथा इवो मोरल्स की प्रमुख भूमिका थी।
- बोलविया के सोयाबीन, वेनेजुएला से तेल उत्पादन जैसे स्थानीय उत्पादों के सहारे पूँजीवाद से मुकाबला करने की कोशिश की गई।
- ALBA संगठन मूलतः समाजवाद एवं समाजवादी लोकतन्त्र के आदर्श को स्थापित करना तथा श्रमिकों के अधिकारों की रक्षा, तकनीकी हस्तांतरण असमानता को दूर करने का प्रयास, सूक्ष्म अर्थव्यवस्था वितरण का सामंजस्यता आदि को ध्यान में रखकर किया गया था।
- यह एक अन्तर्सरकारी संगठन है।
- इसका विस्तार Ev, Mercosur, SAARC जैसे संगठनों तक है।
- ALBA के कार्यक्षेत्र के प्रमुख बिन्दु—तेल एवं ऊर्जा, सेना, संचार एवं परिवहन, अर्थव्यवस्था एवं वित्त, बाह्य देनदारियाँ, लघु एवं आधारभूत उद्योग, प्राकृतिक संसाधन, विश्वविद्यालयी शिक्षा, शिक्षा, भूमि, खाद्य सुरक्षा एवं भू-सुधार, वैज्ञानिक एवं तकनीकी विकास लिंगभेद-निवारण, स्वास्थ्य पुनर्वास, अग्रगामी आन्दोलन, श्रमिक आन्दोलन, प्रवास एवं पहचान आदि।

विदेश नीति अमेरिका के वर्चस्व को समाप्त कर बहुध्रुवीय विश्व की स्थापना करना प्रमुख नीति है। उसके लोकतन्त्रीय स्वांग को चुनौती देना तथा समाजवादी लोकतन्त्र की स्थापना करना।

- **आलोचना** यह प्रमुख तेल उत्पादक राज्यों का संघ है। इसकी स्थापना क्षेत्रीयता से शुरू होकर अब सिद्धान्तों का विस्तार प्रमुख रणनीति बन गई है तथा अमेरिका के विरोध के कारण उदारवाद का भी कहीं-कहीं विरोध किया जाता है।

अभ्यास प्रश्न

1. निम्नलिखित में से कौन-सा/से कथन सत्य है/हैं?
1. 1948 में गैट की स्थापना हुई।
2. विश्व व्यापार संगठन की स्थापना 1 जनवरी, 1995 में हुई।

कूट
(a) केवल 1 (b) केवल 2
(c) 1 और 2 (d) न तो 1 और न ही 2

2. निम्नलिखित घटनाओं को उनके कालक्रमानुसार व्यवस्थित करें
1. परमाणु अप्रसार सन्धि 2. एण्टी बैलेस्टिक मिसाइल सन्धि
3. स्टार्ट-I 4. स्टार्ट-II

कूट
(a) 1, 2, 3, 4 (b) 2, 1, 3, 4 (c) 1, 2, 4, 3 (d) 2, 1, 4, 3

3. निम्नलिखित युग्मों में से कौन-से युग्म सुमेलित हैं?
1. मिसाइल गोर्बाचोव — ग्लासनोस्ट
2. सैम्युएल हटिंगटन — क्लैश ऑफ सिविलाइजेशन
3. हेनरी किसिंजर — दितान्त

कूट
(a) 1 और 2 (b) 2 और 3
(c) 1 और 3 (d) 1, 2 और 3

4. **कथन** (A) वैश्वीकरण सांस्कृतिक और विचारधारात्मक एकरूपता प्रवर्तित करने की दक्षिणी राज्यों/देशों की क्षमता पर क्षति पहुँचाएगा।
कारण (R) सूचना प्रौद्योगिकी के क्षेत्र में क्रान्ति के परिणामस्वरूप दक्षिणी राज्यों/देशों अपनी जनता तक पहुँचने वाली सूचना को नियन्त्रित करने में असमर्थ रहेंगे।

कूट
(a) A और R दोनों सही हैं, तथा R, A की सही व्याख्या है
(b) A और R दोनों सही हैं, परन्तु R, A की सही व्याख्या नहीं है
(c) A सही है, किन्तु R गलत है
(d) A गलत है, किन्तु R सही है

5. सुमेलित कीजिए

सूची I	सूची II
A. 1998	1. 116
B. 2003	2. 113
C. 2006	3. 120
D. 2012	4. 118

कूट

	A	B	C	D		A	B	C	D
(a)	1	2	3	4	(b)	2	1	4	3
(c)	3	2	4	1	(d)	4	3	2	1

6. सोवियत संघ-अमेरिका दितान्त सम्बन्धों को विकसित करने का श्रेय किसको है?
(a) ट्रूमैन डलेस
(b) स्टालिन डलेस
(c) निक्सन-किसिंजर
(d) कैनेडी-ख्रुश्चेव

7. दितान्त सम्बन्धों के विकसित होने से किसकी प्रासंगिकता पर प्रश्न-चिह्न लग गया?
(a) पंचशील
(b) तुष्टीकरण की नीति
(c) गुटनिरपेक्षता
(d) साम्राज्यवाद एवं उपनिवेशवाद

8. स्टारवार्स कार्यक्रम की घोषणा करने वाला अमेरिकी राष्ट्रपति
(a) कार्टर (b) क्लिंटन (c) निक्सन (d) रीगन

9. सोवियत संघ में उत्पन्न आर्थिक संकट का प्रमुख परिणाम रहा
(a) शीतयुद्ध का अन्त
(b) संयुक्त राष्ट्र संघ के सदस्यों में वृद्धि
(c) एशिया में नवजागरण
(d) गुटनिरपेक्ष आन्दोलन में दरारें बढ़ाना

10. जर्मनी का एकीकरण कब हुआ?
(a) 1 जून, 1988
(b) 3 दिसम्बर, 1988
(c) 9 नवम्बर, 1989
(d) 3 अक्टूबर, 1990

11. यू.एन.ओ. महासभा ने किस वर्ष 'शान्ति के लिए एकजुटता का प्रस्ताव' पारित किया?
(a) 1949 (b) 1950
(c) 1951 (d) 1952

12. महाशक्तियों द्वारा 'शान्ति के लिए एकता प्रस्ताव' प्रस्तुत किया गया (स्कूल व्याख्याता 2004)
(a) 1950 के कोरिया युद्ध के समय
(b) स्वेज संकट 1956 के समय
(c) मंचूरिया काण्ड 1931 के समय
(d) खाड़ी संकट 1990 के समय

13. निम्नलिखित में से कौन-सा युग्म सुमेलित नहीं है?
(a) नाफ्टा – 1994
(b) यूरोपियन आर्थिक समुदाय – 1960
(c) एपेक – 1989
(d) आसियान – 1967

14. निर्गुट देशों का 15वाँ शिखर सम्मेलन कहाँ सम्पन्न हुआ?
(a) नई दिल्ली (b) जकार्ता
(c) शर्म अल शेख (d) कोलम्बो

15. ''सोवियत संघ की गुटनिरपेक्ष आन्दोलन में स्वाभाविक मित्रता है।'' यह विचार किसका है?
(a) जवाहरलाल नेहरू (b) फिदेल कास्त्रो
(c) मार्शल टीटो (d) रॉबर्ट मुगाबे

16. गुटनिरपेक्ष आन्दोलन को 'अन्तर्राष्ट्रीय भ्रम का मजाकिया आन्दोलन' किसने कहा?
(a) राजीव गाँधी (b) नेल्सन मण्डेला
(c) फिदेल कास्त्रो (d) कर्नल गद्दाफी

17. 15वें गुटनिरपेक्ष शिखर सम्मेलन के दौरान अब आन्दोलन के कितने सदस्य राष्ट्र हैं?
(a) 118 (b) 115 (c) 114 (d) 113

18. 24-25 फरवरी, 2003 को कुआलालम्पुर में सम्पन्न 13वें गुटनिरपेक्ष शिखर सम्मेलन पर सर्वाधिक हावी कौन-सा मुद्दा था?
(a) निकारागुआ में अमेरिकी हस्तक्षेप
(b) इराक पर अमेरिकी हमले की सम्भावना
(c) बोस्निया हर्जेगोविना में नरसंहार
(d) पूर्वी तिमोर की स्वतन्त्रता का मसला

19. 15वें गुटनिरपेक्ष शिखर सम्मेलन में विश्व में बढ़ती निम्नांकित प्रवृत्ति पर कड़ी आपत्ति की गई
(a) द्विध्रुवीय (b) एकध्रुवीय
(c) बहुध्रुवीय (d) आतंकवाद

20. नई दिल्ली में आयोजित 12वें निर्गुट विदेश मन्त्रियों के सम्मेलन ने सुरक्षा परिषद् में कितने नए सदस्य और शामिल करने का सुझाव दिया?
(a) 21 (b) 18 (c) 15 (d) 11

21. गुटनिरपेक्ष आन्दोलन से किसका सम्बन्ध है?
(a) महासभा
(b) समन्वय ब्यूरो
(c) विश्व व्यापार संघ
(d) आर्थिक सहयोग और विकास संगठन

22. गुटनिरपेक्ष आन्दोलन को ''मानव इतिहास का सबसे बड़ा शान्तिवादी आन्दोलन'' किसने बताया है?
(a) श्री इन्द्रकुमार गुजराल (b) श्री अटलबिहारी वाजपेयी
(c) श्रीमती इन्दिरा गाँधी (d) श्री राजीव गाँधी

23. गुटनिरपेक्षता से तात्पर्य है
(a) तटस्थता
(b) अलगाववाद
(c) शक्तिगुटों से अलग रहने की नीति
(d) तटस्थीकरण

24. गुटनिरपेक्ष विदेश नीति का जनक किसको माना जाता है?
(a) जवाहरलाल नेहरू (b) नेल्सन मण्डेला
(c) सुकर्णो (d) श्रीमती इन्दिरा गाँधी

25. साम्यवादी गुट की सुदृढ़ता का प्रतीक
(a) नाटो (b) वार्सा पैक्ट
(c) सीटो (d) सेण्टो

26. साम्यवादी देशों की एकता को इंगित करने वाला संगठन
(a) आसियान (b) नाटो
(c) सार्क (d) कॉमिनफार्म

27. साम्यवादी गुट के बिखराव को इंगित करने वाला संगठन
(a) कोरिया युद्ध
(b) हंगरी में सोवियत संघ का हस्तक्षेप
(c) बर्लिन की दीवार का ढहना
(d) दितान्त

28. साम्यवादी गुट के बिखराव की दृष्टि से प्रमुख घटना
(a) सोवियत संघ का विघटन (b) जर्मनी का विभाजन
(c) यूरोप का एकीकरण (d) चेकोस्लोवाकिया का विभाजन

29. सुमेलित कीजिए

	सूची I		सूची II
A.	ट्रूमैन सिद्धान्त	1.	1954
B.	बर्लिन नाकेबन्दी	2.	1947-52
C.	मार्शल प्लान	3.	1948-49
D.	सीटो	4.	1947

कूट

	A	B	C	D		A	B	C	D
(a)	1	2	3	4	(b)	4	3	2	1
(c)	2	3	1	4	(d)	1	3	4	2

30. निम्नलिखित में से कौन-सा युग्म सुमेलित नहीं है?
(a) वार्सा पैक्ट – 1955
(b) बगदाद समझौता – 1957
(c) हंगरी में हस्तक्षेप – 1956
(d) कैम्प डेविड भावना – 1959

31. निम्नलिखित घटनाओं को कालक्रमानुसार लगाइए
1. स्वेज संकट 2. आइजन हॉवर सिद्धान्त
3. यू-2 विमानकाण्ड 4. जर्मनी विभाजन

कूट
(a) 1, 2, 3, 4 (b) 2, 3, 4, 1
(c) 2, 1, 3, 4 (d) 1, 2, 4, 3

32. सुमेलित कीजिए

	सूची I		सूची II
A.	क्यूबा मिसाइल संकट	1.	1960-73
B.	वियतनाम संकट	2.	1962
C.	परमाणु अप्रसार संघ	3.	1963
D.	सीमित परमाणु परीक्षण सन्धि	4.	1968

कूट

	A	B	C	D		A	B	C	D
(a)	1	2	3	4	(b)	4	3	2	1
(c)	2	1	4	3	(d)	2	1	3	4

33. निम्नलिखित में से कौन-सा युग्म सुमेलित नहीं है?
(a) 13वाँ गुटनिरपेक्ष शिखर सम्मेलन – कुआलालम्पुर
(b) 14वाँ गुटनिरपेक्ष शिखर सम्मेलन – हवाना
(c) 15वाँ गुटनिरपेक्ष शिखर सम्मेलन – शर्म अल शेख
(d) 16वाँ गुटनिरपेक्ष शिखर सम्मेलन – काहिरा

34. निम्नलिखित में से कौन-सा/से कथन सत्य है/हैं?
1. वर्ष 1995 में नाटो के नेतृत्व में बहुराष्ट्रीय क्रियान्वित सेना ने बोस्निया में 'ज्वॉइण्ट इण्ड्योवर' नाम से सैनिक ऑपरेशन किए।
2. जून, 1999 में कोसावो में नाटो के नेतृत्व में शान्ति स्थापनार्थ सेना स्थापित की गई।
3. वर्ष 1997 में यूरो-अटलाण्टिक पार्टनरशिप काउन्सिल ने उत्तर अटलाण्टिक सहयोग परिषद् का स्थान लिया।

कूट
(a) केवल 1
(b) 2 और 3
(c) 1, 2 और 3
(d) 3 और 4

35. निम्नलिखित में से कौन-सा/से कथन सत्य नहीं है/हैं?
1. नाटो सभी देशों के लिए खुला था।
2. वारसा में नए सदस्यों की भर्ती पूर्ववर्ती सदस्यों की सर्वसम्मति से ही हो सकती थी।

कूट
(a) केवल 1 (b) केवल 2
(c) 1 और 2 (d) न तो 1 और न ही 2

36. यूएसएसआर के विघटन के बाद, उसके कुछ गणराज्यों ने अपने को निम्नलिखित में गठित कर लिया है
(a) कॉमनवेल्थ ऑफ इण्डिपेण्डेण्ट स्टेट्स (CIS)
(b) कॉमनवेल्थ ऑफ इण्डिपेण्डेण्ट नेशन्स (CIN)
(c) कॉमनवेल्थ ऑफ इण्डिपेण्डेण्ट कण्ट्रीस (CIC)
(d) कॉमनवेल्थ ऑफ इण्डिपेण्डेण्ट रिपब्लिक्स (CIR)

37. रोनेल्ड रीगन के लिए 'शैतान साम्राज्य' था
(a) चीन जन गणराज्य (b) सोवियत संघ
(c) ईरान (d) लीबिया

38. क्षेत्रीय सदस्यता और सामान्य उद्देश्य के साथ अन्तः शासकीय संगठन का उदाहरण निम्नांकित में से कौन है?
(a) यूएनओ (यूनो) (b) डब्ल्यूएचओ (हू)
(c) एनएटीओ (नाटो) (d) एसएएआरसी (सार्क)

39. सुमेलित कीजिए

सूची I	सूची II
A. रीगा की सूक्ति	1. शीत युद्ध का अन्त
B. सिनाट्रा सिद्धान्त	2. रासायनिक शस्त्रों का उपयोग अवैध घोषित करना
C. माल्टा सम्मेलन	3. शीतयुद्ध का उद्भव
D. जेनेवा उपसन्धि (प्रोटोकॉल)	4. पूर्वी यूरोपियन मित्र राष्ट्र

कूट

	A	B	C	D		A	B	C	D
(a)	3	4	1	2	(b)	4	1	2	3
(c)	2	3	4	1	(d)	4	3	2	1

40. संयुक्त राष्ट्र संघ के चार्टर में है
(a) 111 धाराएँ एवं 19 अध्याय (b) 111 धाराएँ एवं 10 अध्याय
(c) 120 धाराएँ एवं 19 अध्याय (d) 211 धाराएँ एवं 21 अध्याय

41. संयुक्त राष्ट्र संघ को उपेक्षित किया है?
(a) अमेरिका ने (b) नेपाल ने
(c) श्रीलंका ने (d) जर्मनी में

42. संयुक्त राष्ट्र संघ सुरक्षा परिषद् की कुल सदस्य संख्या है?
(a) 20 (b) 18
(c) 15 (d) 10

43. भारत-पाक के बीच शिमला समझौता कब हुआ था?
(a) 1970 (b) 1971
(c) 1972 (d) 1973

44. भारत-पाक 1965 के युद्ध का अन्त हुआ
(a) शिमला समझौता द्वारा (b) कराची समझौता द्वारा
(c) ताशकन्द समझौता द्वारा (d) बीजिंग समझौता द्वारा

45. पंजाब के पठानकोट एयर बेस पर आतंकी हमला कब किया गया।
(a) 2014 (b) 2015
(c) 2016 (d) 2017

46. न्यूमूर द्वीप की अवस्थिति है
(a) अरब सागर (b) कच्छ की खाड़ी
(c) बंगाल की खाड़ी (d) अदन की खाड़ी

47. बांग्लादेश की स्थापना (उदय) हुई
(a) 1970 (b) 1971
(c) 1972 (d) 1982

48. फरक्का जल समझौता किन-किन देशों के बीच हुआ था?
(a) भारत-पाक (b) भारत-बांग्लादेश
(c) भारत-मालदीव (d) भारत म्यांमार

49. शेख हसीना बांग्लादेश की प्रधानमन्त्री लगातार कब से हैं?
(a) 2005 (b) 2006
(c) 2008 (d) 2010

50. कच्चातीवू द्वीप विवाद किन-किन देशों के बीच है?
(a) भारत-पाक (b) भारत-श्रीलंका
(c) भारत-बांग्लादेश (d) भारत-इण्डोनेशिया

51. हंबनटोटा बन्दरगाह स्थित है?
(a) श्रीलंका (b) पाकिस्तान
(c) ईरान (d) मालदीव

52. हंबनटोटा बन्दरगाह की सुरक्षा की जिम्मेदारी किस देश के ऊपर होगी?
(a) चीन (b) श्रीलंका
(c) भारत (d) म्यांमार

53. नेपाल में लोकतन्त्र की स्थापना हुई?
(a) 1960 (b) 1970 (c) 1990 (d) 1992

54. ऑपरेशन 'रेनबो' चलाया गया था?
(a) अफगानिस्तान में (b) श्रीलंका में
(c) मालदीव में (d) भूटान में

55. ट्रिंकोमाली बन्दरगाह किस देश में स्थित है?
(a) पाकिस्तान (b) श्रीलंका
(c) बांग्लादेश (d) ईरान

56. किस देश की विदेश नीति पर भारत का प्रभाव स्पष्टतः दिखता है?
(a) नेपाल (b) भूटान
(c) मालदीव (d) अफगानिस्तान

57. भारत-अमेरिका सिविल न्यूक्लियर समझौता कब हुआ?
(a) जुलाई 2004 (b) 2005
(c) जुलाई 2005 (d) जुलाई 2006

58. नाभिकीय आपूर्तिकर्ता समूह (NSG) के बारे में कौन-सा/से नहीं है?
(a) अमेरिका इसका अध्यक्ष है।
(b) यह 48 देशों का समूह है।
(c) इसका गठन 1974 में हुआ था।
(d) इसका कोई स्थायी कार्यालय नहीं है।

59. सोवियत संघ का विघटन हुआ
(a) 1989 (b) 1991 (c) 1992 (d) 2001

60. भारत में उदारीकरण लाया गया
(a) 1961 (b) 1991
(c) 2017 (d) जुलाई 2017

61. 1962 के भारत-चीन युद्ध के समय संयुक्त राज्य अमेरिका किसके साथ था?
(a) चीन
(b) भारत
(c) किसी के साथ नहीं
(d) पहले चीन के साथ बाद में भारत के साथ

62. पूर्वी एशियाई क्षेत्र के राष्ट्रों में निम्नलिखित में से कौन-से मूल्य सर्वनिष्ठ हैं?
1. वे राजनीतिक लक्ष्यों की तुलना में आर्थिक लक्ष्यों की ओर अधिक अभिमुख हैं।
2. वहाँ शासन के प्रति व्यापक समर्थन है।
3. निष्ठा, अनुशासन और कर्त्तव्य पर कन्फ्यूशियसवादी दबाव के कारण वहाँ नेताओं का सम्मान करने की सामान्य प्रवृत्ति है।
4. वे व्यक्ति को केन्द्रीय भूमिका प्रदान करते हैं।

कूट
(a) 1, 2 और 3 (b) 2, 3 और 4
(c) 1 और 3 (d) 1 और 2

63. सुमेलित कीजिए

सूची I	सूची II
A. सीटो	1. 1955
B. सार्क	2. 1949
C. नाटो	3. 1985
D. वारसा पैक्ट (सन्धि)	4. 1954

कूट
A B C D A B C D
(a) 4 3 2 1 (b) 3 2 1 4
(c) 2 4 3 1 (d) 1 2 4 3

64. सुमेलित कीजिए

सूची I	सूची II
A. आसियान की स्थापना	1. वर्ष 1967 में
B. वियतनाम को आसियान की पूर्ण सदस्यता	2. वर्ष 1999 में
C. कम्बोडिया को आसियान की पूर्ण सदस्यता	3. वर्ष 1995 में
D. भारत को आसियान का पूर्ण संवाद सहभागी बनाया गया	4. वर्ष 1996 में

कूट
A B C D A B C D
(a) 1 2 3 4 (b) 1 3 2 4
(c) 3 1 2 4 (d) 4 2 1 3

65. IBSA की स्थापना हुई
(a) वर्ष 2000 (b) वर्ष 2001
(c) वर्ष 2002 (d) वर्ष 2003

66. एपेक की सदस्य संख्या कितनी है?
(a) 18 (b) 20 (c) 21 (d) 22

67. आसियान का सचिवालय कहाँ पर स्थित है?
(a) जकार्ता (b) काठमाण्डू
(c) हनोई (d) रंगून

68. 'साफ्टा' (SAFTA) का सम्बन्ध किससे है?
(a) गुटनिरपेक्ष आन्दोलन (b) सार्क
(c) यूरोपियन साझा बाजार (d) विश्व व्यापार संघ

69. 14वाँ सार्क सम्मेलन हुआ था
(a) दिल्ली में (b) ढाका में
(c) बीजिंग में (d) कोलम्बो में

70. सार्क के प्रारम्भिक उद्देश्य निम्नलिखित में से कौन-से थे?
1. आर्थिक विकास, सामाजिक प्रगति तथा सांस्कृतिक परिवर्द्धन का गतिवर्द्धन तथा दक्षिणी एशिया के लोगों के कल्याण की अभिवृद्धि।
2. अन्य विकासशील देशों में सहयोग सुदृढ़ करना।
3. अन्य क्षेत्रीय संगठनों से सहयोग सुदृढ़ करना।
4. क्षेत्रीय शान्ति तथा सुरक्षा की अभिवृद्धि।

कूट
(a) 1, 2 और 3 (b) केवल 4
(c) 1 और 4 (d) ये सभी

71. निम्नलिखित को उनके उद्‌भव के अनुसार कालानुक्रमिक क्रम में रखें
1. नैम
2. डब्ल्यू टी ओ
3. नव अन्तर्राष्ट्रीय आर्थिक व्यवस्था
4. साप्टा

कूट
(a) 4 3 1 2 (b) 1 3 4 2
(c) 3 2 4 1 (d) 2 4 3 1

72. IBSA संगठन में शामिल नहीं है
(a) भारत (b) चीन
(c) ब्राजील (d) दक्षिण अफ्रीका

73. नाइस सन्धि सम्बन्धित है
(a) आसियान (b) यूरोपीय संघ
(c) सार्क (d) एपेक

74. आसियान निम्न के विरुद्ध एक प्रतिक्रिया के रूप में उभरा
(a) यूरोपीय विस्तारवाद
(b) साम्यवादी विस्तारवाद
(c) पूँजीवादी विस्तारवाद
(d) अमेरिकी विस्तारवाद

75. क्षेत्रीय सदस्यता और सामान्य उद्देश्य के साथ अन्त:शासकीय संगठन का उदाहरण निम्नांकित में से कौन है?
(a) यू एन ओ (यूनो) (b) डब्ल्यू एच ओ (हू)
(c) एन ए टी ओ (नाटो) (d) एस ए ए आर सी (सार्क)

76. शीतयुद्ध का अर्थ है
(a) नैतिक युद्ध
(b) वास्तविक युद्ध
(c) युद्ध के तनाव की तरह
(d) स्टार युद्ध

77. सुमेलित कीजिए

सूची I		सूची II	
A.	गैट	1.	साउथ एशियन नेशन्स
B.	सार्क	2.	इन्टल्कचुअल प्रोपर्टी राइट
C.	नाफ्टा	3.	नॉर्थ अमेरिकन स्टेट
D.	ट्रिप्स	4.	एग्रीमेंट ऑन टैरिफ एण्ड ट्रेड

कूट

	A	B	C	D		A	B	C	D
(a)	3	2	4	1	(b)	2	4	3	1
(c)	1	3	4	2	(d)	4	1	3	2

78. 'आसियान' में सम्मिलित नहीं है
(a) थाइलैण्ड (b) म्यांमार (c) फिलिपीन्स (d) कोरिया

79. आसियान में कुल कितने सदस्य देश हैं?
(a) 11 (b) 9 (c) 10 (d) 12

80. सार्क का मुख्यालय कहाँ पर स्थित है?
(a) इस्लामाबाद (b) ढाका
(c) काठमाण्डू (d) नई दिल्ली

81. सार्क का प्रथम महासचिव कौन था?
(a) जिया-उर-रहमान (b) राजीव गाँधी
(c) अब्दुल हसन (d) शेख हसीना

82. सार्क का आठवाँ सदस्य कौन-सा है?
(a) ईरान (b) म्यांमार
(c) थाइलैण्ड (d) अफगानिस्तान

83. सार्क बनाने का सर्वप्रथम विचार किसने दिया था?
(a) इन्दिरा गाँधी (b) जिया-उर-रहमान
(c) नेहरू (d) कोटलेवाला

84. 1945 ई. में शीतयुद्ध के परिणामस्वरूप विश्व हो गया था? (स्कूल व्याख्याता 2004)
(a) एक ध्रुवीय (b) द्वि-ध्रुवीय
(c) बहुध्रुवीय (d) यूरो ध्रुवीय

85. निम्नलिखित में से कौन-सा एक यूरोपीय संघ के इतिहास में महत्त्वपूर्ण घटनाओं का सही अनुक्रम है?
(a) मास्ट्रिच सन्धि, एम्सटर्डम सन्धि, नाइस सन्धि, पेरिस सन्धि
(b) पेरिस सन्धि, रोम सन्धि, नाइस सन्धि, मास्ट्रिच सन्धि
(c) पेरिस सन्धि, मास्ट्रिच सन्धि, एम्सटर्डम सन्धि, नाइस सन्धि
(d) एम्सटर्डम सन्धि, मास्ट्रिच सन्धि, पेरिस सन्धि, नाइस सन्धि

86. संयुक्त राष्ट्र संघ का प्रमुख उद्देश्य है
(a) शैक्षिक सुविधाएँ प्रदान करना (b) स्वास्थ्य सुरक्षा प्रदान करना
(c) विश्व शान्ति बनाए रखना (d) वित्तीय सहायता प्रदान करना

87. किस नेता ने नौवें सार्क शिखर सम्मेलन में 'दक्षिण एशियाई मुक्त व्यापार क्षेत्र' (साफ्टा) को 'दक्षिण एशियाई आर्थिक समुदाय (SAEC) में परिवर्तित करने का सुझाव' दिया?
(a) मामून अब्दुल गयूम (b) नवाज शरीफ
(c) शेख हसीना (d) श्री इन्द्र कुमार गुजराल

88. एपेक का मुख्यालय कहाँ पर है?
(a) सिंगापुर (b) मेलबोर्न
(c) लीमा (d) जकार्ता

89. सुमेलित कीजिए

सूची I (आसियान सम्मेलन स्थल)		सूची II (वर्ष)	
A.	बाली	1.	1992
B.	सिंगापुर	2.	1976
C.	थाइलैण्ड	3.	1995
D.	हनोई	4.	1998

कूट

	A	B	C	D
(a)	2	1	3	4
(b)	2	1	4	3
(c)	1	2	3	4
(d)	1	2	4	3

90. दक्षेस के प्रभावी कार्यकरण में मूल बाधा है
(a) भारत की साम्राज्यवादी विदेश नीति
(b) पाकिस्तान की भारत विरोधी नीति
(c) भारत का विशाल भौगोलिक आकार एवं जनसंख्या
(d) तमिल समस्या

91. एपेक का निम्न लैटिन अमेरिकी देशों में से कौन एक सदस्य है?
(a) चिली (b) वेनेजुएला
(c) इक्वेडोर (d) बोलीविया

92. निम्न क्षेत्रीय समूहों के उदय का सही क्रम बताइए
1. आसियान 2. ओपेक 3. एपेक 4. सार्क

कूट

	A	B	C	D		A	B	C	D
(a)	1	3	2	4	(b)	3	2	4	1
(c)	2	1	4	3	(d)	4	2	3	1

93. निम्नलिखित घटनाओं पर विचार कीजिए
1. ओपेक का तेल व्यापार-प्रतिषेध।
2. यू के, आयरलैण्ड और डेनमार्क का यूरोपियन आर्थिक समुदाय (ई ई सी) के साथ परिग्रहण।
3. संयुक्त राष्ट्र की महासभा में विकासशील देशों द्वारा नई अन्तर्राष्ट्रीय आर्थिक व्यवस्था की माँग।
4. स्वेज संकट।

उपरोक्त घटनाओं का सही कालानुक्रम क्या है?
(a) 1, 2, 3 और 4
(b) 2, 3, 4 और 1
(c) 4, 2, 1 और 3
(d) 4, 3, 2 और 1

94. निम्न में से कौन-सा एक व्यापारिक संगठन विकसित एवं विकासशील देशों को प्रतिनिधित्व देता है?
(a) यूरोपीय संघ
(b) आसियान खुला व्यापार संघ
(c) उत्तरी अमेरिका खुला व्यापार संघ
(d) दक्षिण-एशियाई अधिमानिक व्यापार संगठन

95. कौन-सा देश संयुक्त राष्ट्र संघ की सुरक्षा परिषद का स्थायी सदस्य नहीं है
(a) चीन (b) रूस
(c) जर्मनी (d) फ्रांस

96. संयुक्त राष्ट्र संघ का जन्म औपचारिक रूप से जिस दिन हुआ था

(a) 26 जून, 1945 (b) 24 अक्टूबर, 1945
(c) 10 दिसम्बर, 1945 (d) 25 दिसम्बर, 1945

97. निम्न कथनों पर विचार कीजिए

1. 'आसियान' दक्षिण-पूर्व एशिया में तथा 'सार्क' दक्षिण एशिया में अन्तर्राष्ट्रीय सहयोग के लिए कार्यरत संगठन है।
2. 'दक्षिण-पूर्वी एशिया' शब्द का प्रयोग द्वितीय महायुद्ध के बाद प्रारम्भ हुआ।

निम्न में से कौन सा/से कथन सही है/है?

(a) केवल 1 (b) केवल 2
(c) 1 और 2 (d) न तो 1 और न ही 2

98. निम्नलिखित आसियान सम्मेलनों को उनके आयोजित होने के अनुसार सही क्रम में सजाइए

1. हनोई सम्मेलन 2. सिंगापुर सम्मेलन
3. बाली सम्मेलन 4. थाइलैण्ड सम्मेलन

कूट

(a) 3, 2, 1, 4 (b) 2, 3, 1, 4
(c) 3, 2, 4, 1 (d) 3, 1, 4, 2

99. निम्न में से कौन-सा युग्म सुमेलित नहीं है?

सार्क चार्टर	उल्लेखित विषय
(a) अनुच्छेद 5	स्थायी समिति का वर्णन
(b) अनुच्छेद 5	तकनीकी समिति
(c) अनुच्छेद 5	कार्यकारी समिति
(d) उपरोक्त सभी	युग्म सुमेलित हैं

100. सुमेलित कीजिए

	सूची I		सूची II
A.	ढाका शिखर सम्मेलन	1.	सार्क के उद्देश्यो एवं सिद्धान्तों की घोषणा।
B	बंगलौर शिखर सम्मेलन	2.	सार्क का सचिवालय काठमाण्डू में स्थापित किया गया
C.	काठमाण्डू शिखर सम्मेलन	3.	खाद्य सुरक्षा भण्डार की स्थापना।
D.	इस्लामाबाद शिखर सम्मेलन	4.	परमाणु निरस्त्रीकरण पर बल।

कूट

	A	B	C	D
(a)	1	2	3	4
(b)	1	2	4	3
(c)	2	1	3	4
(d)	2	1	4	3

101. निम्न में से कौन-सा/से लाभ साफ्टा की वजह से सार्क देशों को हुए हैं?

1. उद्योगों में तकनीकी दक्षता में वृद्धि
2. बड़ी परियोजनाओं में निवेश हेतु क्षेत्रीय बैंकों का विकास

कूट

(a) केवल 1
(b) केवल 2
(c) 1 और 2
(d) न तो 1 न ही 2

102. सुमेलित कीजिए

	सूची I (संगठन)		सूची II (मुख्यालय)
A.	ओपेक	1.	जकार्ता
B	अमेरिकी राज्यों का संगठन	2.	वियना
C.	सार्क	3.	वाशिंगटन डी. सी.
D.	आसियान	4.	ढाका

कूट

	A	B	C	D
(a)	2	3	1	4
(b)	3	2	4	1
(c)	2	3	4	1
(d)	3	2	1	4

103. निम्न युग्मों में कौन-सा युग्म सुमेलित नहीं है?

दक्षेस वर्ष	विषय
(a) 1990	बालिका वर्ष
(b) 1992	पर्यावरण वर्ष
(c) 1994	युवा वर्ष
(d) 1996	गरीबी उन्मूलन वर्ष

104. भारतीय शान्ति सेना किसके समय में श्रीलंका भेजी गई?

(a) राजीव गाँधी के समय
(b) इन्दिरा गाँधी के समय
(c) लालबहादुर शास्त्री के समय
(d) अटल बिहारी वाजपेयी के समय

105. प्रथम चार सार्क शिखर सम्मेलनों का निम्न में से सही क्रम है

(a) ढाका, काठमाण्डू, नई दिल्ली, बंगलौर
(b) ढाका, बंगलौर, काठमाण्डू, इस्लामाबाद
(c) काठमाण्डू, ढाका, इस्लामाबाद, बंगलौर
(d) ढाका, नई दिल्ली, काठमाण्डू, इस्लामाबाद

106. सुमेलित कीजिए

	सूची I		सूची II
A.	सार्क कृषि सूचना केन्द्र	1.	ढाका
B	सार्क सूचना केन्द्र	2.	नेपाल
C.	सार्क तपेदिक केन्द्र	3.	नई दिल्ली
D.	सार्क डॉक्यूमेन्टेशन केन्द्र	4.	काठमाण्डू

कूट

	A	B	C	D
(a)	1	2	4	3
(b)	1	2	3	4
(c)	2	1	4	3
(d)	3	4	2	1

107. निम्न में से कौन-सा युग्म सुमेलित नहीं है?

(a) सार्क मौसम अनुसन्धान केन्द्र — ढाका
(b) सार्क आपदा प्रबन्धन केन्द्र — नई दिल्ली
(c) सार्क नव संसाधन विकास केन्द्र — इस्लामाबाद
(d) उपरोक्त सभी युग्म सुमेलित हैं।

108. निम्न युग्मों में से कौन-सा युग्म सुमेलित नहीं है?

(a) साम्यवादी देशों की एकता से सम्बन्धित — कॉमिनफार्म
(b) बिम्सटेक का सदस्य नहीं है — चीन
(c) आसियान + 3 में शामिल नहीं है — भारत
(d) सभी युग्म सुमेलित हैं।

109. निम्न युग्मों पर विचार कीजिए

1. मादक पदार्थ विरोधी अभियान वर्ष 1989
2. विकलांग वर्ष 1993
3. शासन में भागीदारी वर्ष 1995

110. किसी देश के विरुद्ध सैनिक कार्यवाही की शक्ति संयुक्त राष्ट्र संघ के चार्टर के किस भाग में दी गई है?
(कॉलेज व्याख्याता संस्कृत शिक्षा 2005)

(a) भाग 5 में (b) भाग 6 में (c) भाग 7 में (d) भाग 8 में

दक्षेस वर्षों के बारे में उपरोक्त में से कौन-सा/से युग्म सुमेलित है/हैं?

(a) केवल 1 (b) 1 और 2
(c) 1 और 3 (d) 1, 2 और 3

111. निम्न कथनों पर विचार कीजिए

1. सार्क का बारहवाँ शिखर सम्मेलन इस्लामाबाद में सम्पन्न हुआ।
2. इसमें दक्षेस नेताओं ने दस सूत्रीय सोशल चार्टर पर दस्तखत किए, जिसमें दक्षिण एशिया के लोगों के कल्याण को प्रोत्साहित करना तथा आर्थिक विकास की गति को तेज करने का उल्लेख है।

कूट

(a) केवल 1 (b) केवल 2
(c) 1 और 2 (d) न तो 1 और न ही 2

112. एक ध्रुवीय विश्व में है

(a) एक ध्रुव (b) दो ध्रुव (c) कुछ ध्रुव (d) कई ध्रुव

113. निम्नलिखित में से कौन-सा देश हाल में ही सार्क का सदस्य बनाया गया है?

(a) भूटान (b) मालदीव
(c) अफगानिस्तान (d) नेपाल

114. सुमेलित कीजिए

	सूची I		सूची II
A.	भारत-अमेरिका परमाणु सहयोग समझौता	1.	1999
B.	भारतीय संसद पर आतंकवादी हमला	2.	2007
C.	वाजपेयी की बस कूट नीति	3.	2001
D.	सार्क की स्थापना	4.	1985

कूट

	A	B	C	D		A	B	C	D
(a)	2	3	1	4	(b)	4	3	2	1
(c)	3	4	2	1	(d)	1	4	3	2

115. निम्नलिखित के सही कालानुक्रम को पहचानिए

1. सोवियत यूनियन का टूटना
2. नैम
3. नाटो
4. इण्डियन ओसन रिम

कूट

(a) 2, 4, 1, 3 (b) 4, 3, 1, 2 (c) 1, 4, 3, 2 (d) 3, 2, 1, 4

116. दक्षिण एशिया क्षेत्रीय देशों के संगठन (सार्क) का अस्तित्व मुख्यत: निर्भर करता है

(a) कमजोर देशों के हितों पर (b) शान्ति एवं सहयोग पर
(c) निर्णयों के मतैक्य पर (d) द्विपक्षीय हितों के मुद्दों पर

117. यूरोपीय संघ में वर्तमान में कितने सदस्य देश हैं?

(a) 25 (b) 26 (c) 27 (d) 28

118. ग्रेक्जिट सम्बन्धित अभियान किस देश में चलाया गया था?

(a) ब्रिटेन (b) ग्रीस
(c) जर्मनी (d) आयरलैण्ड

119. आसियान का 32वाँ शिखर सम्मेलन कहाँ आयोजित हुआ?

(a) सिंगापुर (b) जावा (c) बैंकॉक (d) काठमाण्डू

120. सीटो की स्थापना कब हुई?

(a) 1952 (b) 1954 (c) 1956 (d) 1958

121. नॉटो की स्थापना हुई है

(a) शीत युद्ध में (b) देवांत
(c) नवशीत युद्ध में (d) शीतयुद्ध के पश्चात्

122. सार्क की उन्नीसवीं बैठक कहाँ आयोजित हुई?

(a) इस्लामाबाद (b) नई दिल्ली (c) काठमाण्डू (d) ढाका

123. सार्क का सम्मेलन में दो वर्ष में कितनी बार आयोजित होता है?

(a) एक बार (b) दो बार
(c) तीन बार (d) इनमें से कोई नहीं

124. संयुक्त राष्ट्र संघ के सिद्धान्तों का उल्लेख किस अनुच्छेद में किया गया है?

(a) अनुच्छेद 1 में (b) अनुच्छेद 2 में
(c) अनुच्छेद 3 में (d) अनुच्छेद 4 में

उत्तरमाला

1.	(d)	2.	(a)	3.	(b)	4.	(a)	5.	(b)	6.	(c)	7.	(c)	8.	(d)	9.	(a)	10.	(d)
11.	(b)	12.	(a)	13.	(b)	14.	(c)	15.	(b)	16.	(d)	17.	(a)	18.	(b)	19.	(d)	20.	(d)
21.	(b)	22.	(c)	23.	(c)	24.	(a)	25.	(b)	26.	(d)	27.	(c)	28.	(a)	29.	(b)	30.	(b)
31.	(a)	32.	(c)	33.	(d)	34.	(c)	35.	(d)	36.	(d)	37.	(b)	38.	(c)	39.	(a)	40.	(a)
41.	(a)	42.	(c)	43.	(c)	44.	(c)	45.	(c)	46.	(c)	47.	(b)	48.	(b)	49.	(c)	50.	(b)
51.	(a)	52.	(b)	53.	(c)	54.	(b)	55.	(b)	56.	(b)	57.	(c)	58.	(a)	59.	(b)	60.	(b)
61.	(b)	62.	(c)	63.	(a)	64.	(b)	65.	(d)	66.	(c)	67	(a)	68.	(b)	69	(a)	70	(a)
71.	(b)	72.	(b)	73.	(b)	74.	(b)	75.	(d)	76.	(c)	77.	(d)	78.	(d)	79.	(c)	80.	(c)
81.	(c)	82.	(d)	83.	(b)	84.	(b)	85.	(b)	86.	(c)	87.	(d)	88.	(a)	89.	(a)	90.	(b)
91.	(a)	92.	(c)	93.	(c)	94.	(b)	95.	(c)	96.	(b)	97.	(b)	98.	(c)	99.	(c)	100.	(d)
101.	(a)	102.	(c)	103.	(c)	104.	(d)	105.	(a)	106.	(b)	107.	(a)	108.	(d)	109.	(d)	110.	(b)
111.	(c)	112.	(a)	113.	(c)	114.	(a)	115.	(d)	116.	(c)	117.	(c)	118.	(b)	119.	(a)	120.	(b)
121.	(a)	122.	(c)	123.	(a)	124.	(b)												

अध्याय 15

लोक प्रशासन

सार्वजनिक कार्यों के सम्पादन से सम्बन्धित प्रशासन को लोक प्रशासन कहा जाता है। इसका सामान्य अर्थ जनहित के उद्देश्य से संचालित गतिविधियाँ हैं। पारम्परिक रूप में ये गतिविधियाँ सरकारी गतिविधियों तक ही सीमित थीं और तद्नुरूप लोक प्रशासन का अर्थ भी मात्र सरकारी प्रशासन से लिया जाता था। लेकिन 1980 के बाद नवलोक प्रशासन के प्रभाव एवं भूमण्डलीकरण की प्रवृत्ति के सन्दर्भ में लोक प्रशासन की भूमिका अपने कार्यों के सन्दर्भ में बदलने लगी तद्नुरूप उसका अर्थ भी नीति विज्ञान एवं आर्थिक प्रभाव से प्रेरित नवलोक प्रबन्ध हो गया।

लोक प्रशासन दो शब्दों से मिलकर बना है—लोक और प्रशासन

प्रशासन का अर्थ

प्रशासन के लिए अंग्रेजी में Administration शब्द आता हुए, जो मूलत: लैटिन शब्द Administrare से बना है। इसमें Ad लैटिन उपसर्ग है तथा Ministrare शब्द का अर्थ है सेवा देना, इसी प्रकार Administrare शब्द का अर्थ होता है सेवा करना या सारे क्रियाकलापों का प्रबन्ध करना। इसका शाब्दिक अर्थ है-उत्कृष्ट या श्रेष्ठ या विशिष्ट या पूर्ण रूप से शासन करना। प्रशासन संस्कृत शब्द 'प्रशास्ता' से बना है, जो वैदिक यज्ञों के मुख्य पुजारी को कहा जाता था। प्रशास्ता अन्य अधीनस्थ पुजारियों का निर्देशन यज्ञ के दौरान करता था अर्थात् प्रशास्ता का कार्य प्रशासन करना था।

लोक प्रशासन का अर्थ

लोक प्रशासन, प्रशासन का सर्वाधिक महत्त्वपूर्ण घटक है। लोक प्रशासन से आशय 'सरकारी प्रशासन' से होता है। 'लोक' शब्द का अर्थ यहाँ विशेष सन्दर्भ में लिया गया है, जिसका अर्थ है—'सरकार' न कि 'जनता'। अर्थात् लोक प्रशासन का तात्पर्य सरकारी मशीनरी द्वारा लोक नौकरशाही द्वारा जनता के सार्वजनिक मामलों के प्रबन्धन से है। दूसरे शब्दों में लोक प्रशासन जनता के प्रशासन से सम्बन्धित है जिसको लोक नौकरशाही प्रशासित करते हैं।

उल्लेखनीय है कि लोक प्रशासन राजनीतिक कार्यपालिका द्वारा निर्धारित लक्ष्यों, उद्देश्यों, नीतियों और कानूनों को क्रियान्वित करने वाली व्यवस्था का नाम है, इसे सरकारी प्रशासन इसलिए कहा जाता है क्योंकि 'लोक' शब्द का अर्थ यहाँ 'सरकार' से है।

उल्लेखनीय है कि लोक प्रशासन सरकार द्वारा निर्धारित नीतियों व कार्यक्रमों को पूर्व रूप देता है, इसलिए इसे 'प्रशासन का आधार' कहा जाता है। साथ ही सरकार की छवि और प्रदर्शन तथा जनता के लिए कल्याणकारी कार्यक्रमों का निर्वहन लोक प्रशासन पर निर्भर करता है।

कुल मिलाकर लोक प्रशासन के निम्नलिखित अर्थ निकाले जा सकते हैं

- यह सरकारी प्रशासन है।
- इसमें शामिल है सरकार द्वारा सम्पादित की जाने वाली सभी गतिविधियाँ, चाहे वह नियामकीय प्रकृति की हो या जनकल्याण की क्योंकि प्रत्येक का उद्देश्य सार्वजनिक हित है।
- सरकारी वित्त द्वारा पोषित निजी संगठनों की वे गतिविधियाँ भी लोक प्रशासन हैं जिनका उद्देश्य सार्वजनिक हित है।
- अन्तर्राष्ट्रीय या राष्ट्रीय या स्थानीय स्तर की सभी स्वयंसेवी संस्थाओं के कार्य जो सार्वजनिक प्रकृति के हों।
- अन्तर्राष्ट्रीय शासकीय संगठनों द्वारा संचालित गतिविधियाँ। उदाहरणार्थ, UNO या मानवाधिकार आयोग आदि के क्रियाकलाप भी लोक प्रशासन हैं।
- निजी संगठनों की गतिविधियाँ जो सरकारी अनुबन्ध के तहत सार्वजनिक हित में संचालित हैं।

लोक प्रशासन के विकास के विभिन्न चरण

वस्तुत: सामाजिक विज्ञानों में लोक प्रशासन एकदम नया विषय है। इसने अभी 115 वर्ष ही पूरे किए हैं। इसके विकास का इतिहास सपाट न होकर उतार-चढ़ावों का रहा है जिसे निम्नलिखित चरणों में बाँटकर अध्ययन करने से समझना सुगम है।

प्रथम चरण (1887-1926 ई.)

लोक प्रशासन एक पृथक् विषय के रूप में सर्वप्रथम संयुक्त राज्य अमेरिका से प्रारम्भ हुआ। 1887 ई. में वुडरो विल्सन द्वारा **प्रशासन के अध्ययन** पर लिखा गया एक निबन्ध प्रकाशित हुआ जिसे इस अध्ययन-क्षेत्र की प्रथम युग प्रवर्तक घटना माना जाता है। विल्सन के इस निबन्ध की विषय-वस्तु का उद्देश्य प्रशासन को राजनीति से अलग एक स्वतन्त्र विषय के रूप में प्रतिष्ठित करना था। **प्रो. वाल्डो** ने वुडरो

विल्सन को **एक विद्या के रूप में लोक प्रशासन का जनक** माना है और यह नितान्त सही है।

लोक प्रशासन को राजनीति विज्ञान से पृथक् अध्ययन के रूप में प्रतिष्ठित करने में एल डी ह्वाइट की रचना 'इण्ट्रोडक्शन टू द स्टडी ऑफ पब्लिक एडमिनिस्ट्रेशन' का महत्त्वपूर्ण योगदान है। यह ग्रन्थ राजनीति-प्रशासन द्वैतभाव पर जोर देता है। इसमें राजनीति व प्रशासन के बीच विभाजन को मानते हुए तथा सरकारी प्रशासन पर विशद विचार करते हुए प्रशासन के मानवीय पक्ष पर अधिक बल दिया गया है। इस पुस्तक को इस विषय की प्रथम पाठ्य-पुस्तक के रूप में मान्यता मिली।

द्वितीय चरण (1927-37 ई.)

इस युग की प्रमुख मान्यता यह रही है कि प्रशासन के कुछ सिद्धान्त होते हैं जिनका पता लगाना और उनका समर्थन करना विद्वानों का काम है। इस नई मान्यता को लेकर डब्ल्यू एफ विलोबी की पहली पुस्तक 'प्रिंसिपल्स ऑफ पब्लिक एडमिनिस्ट्रेशन' वर्ष 1927 में प्रकाशित हुई।

अन्य रचनाओं में उल्लेखनीय नाम हैं—मूने तथा रैले द्वारा लिखित 'प्रिंसिपल्स ऑफ ऑर्गेनाइजेशन' हेनरी फेयोल द्वारा लिखित 'इण्डस्ट्रियल एण्ड जनरल मैनेजमेण्ट' लूथर गुलिक तथा उर्विक द्वारा लिखित 'पेपर्स ऑन द साइंस ऑफ एडमिनिस्ट्रेशन' तथा मेरी पार्कर फॉले द्वारा लिखित 'क्रिएटिव एक्सपीरियन्स'। इन विद्वानों का कहना था कि प्रशासन में सिद्धान्त होने के कारण लोक प्रशासन एक विज्ञान है। गुलिक और उर्विक ने प्रशासन के सिद्धान्तों को **पोस्डकोर्ब** में समाहित किया। इस दौर में वैज्ञानिक प्रबन्ध के नए सम्प्रदाय के समर्थक लोक प्रशासन के अग्रणी चिन्तकों ने लोक प्रशासन के कुछ ऐसे सिद्धान्त तलाश करने आरम्भ किए जो सभी पर समान रूप से लागू हो सकें। यह युग लोक प्रशासन में **सिद्धान्तों** का स्वर्ण युग कहा जाता है।

तृतीय चरण (1938-46 ई.)

लोक प्रशासन के विकास के तीसरे दौर का प्रारम्भ दूसरे चरण में प्रतिपादित यान्त्रिक दृष्टिकोण के विरुद्ध हुई तीव्र प्रतिक्रिया से हुआ। उसी समय सामाजिक शक्तियों और आवश्यकताओं के निरन्तर दबाव के कारण उद्योगों में भी वैज्ञानिक प्रबन्ध को व्यापक और मानवीय बनाने की प्रक्रिया आरम्भ हो चुकी थी। इस सम्बन्ध में सर्वाधिक महत्त्वपूर्ण योगदान हॉथोर्न के प्रयोगों का रहा। कार्य दलों पर केन्द्रित इन प्रयोगों ने कामगारों के उत्पादन पर सामाजिक और मनोवैज्ञानिक उपकरणों के शक्तिशाली प्रभाव का स्पष्ट प्रदर्शन किया तथा वैज्ञानिक प्रबन्ध सम्प्रदाय की जड़ें हिला दी।

संगठनात्मक विश्लेषण के इस दृष्टिकोण ने लोगों का ध्यान औपचारिक संगठन में अनौपचारिक संगठन का प्रभाव, नेतृत्व, संगठन के परिवेश में गुटों के बीच पारस्परिक संघर्ष और सहयोग की ओर खींचा। जिसने संगठनात्मक चिन्तन की 'मशीनी' धारणा की सीमाएँ इंगित करके संगठनों में मानवीय सम्बन्धों के अत्यन्त महत्त्वपूर्ण रूप को दर्शाया। चेस्टर बर्नार्ड ने वर्ष 1938 में 'द फंक्शन्स ऑफ द एक्जीक्यूटिव में संगठनात्मक विश्लेषण के लिए मनोवैज्ञानिक एवं व्यवहार पर आश्रित उपकरणों पर बल दिया। वर्ष 1946 में प्रकाशित अपने एक निबन्ध में हर्बर्ट साइमन ने प्रशासन के सिद्धान्तों की हंसी उड़ाते हुए उन्हें 'कहावतों' की संज्ञा दी।

चतुर्थ चरण (1947-70 ई.)

हर्बर्ट साइमन की रचना 'एडमिनिस्ट्रेटिव बिहेवियर' लोक प्रशासन के विकास की यात्रा में मील का पत्थर है। साइमन के दृष्टिकोण ने लोक प्रशासन को मनोविज्ञान, समाजशास्त्र, अर्थशास्त्र तथा राजनीति विज्ञान से जोड़कर इसके अध्ययन-क्षेत्र का विस्तार कर दिया। साइमन ने दो परस्पर सम्बन्धित धारणाओं का प्रतिपादन किया। एक धारणा प्रशासन का एक विशुद्ध विज्ञान विकसित करने में लग गई जिसके सामाजिक मनोविज्ञान का ठोस धरातल अपेक्षित था।

दूसरी धारणा प्रशासन के मानवीय पहलुओं तथा लोक नीति के आदेशीकरण से सम्बद्ध रही। इसके लिए राजनीति विज्ञान, अर्थशास्त्र और समाजविज्ञान का व्यापक ज्ञान अपेक्षित समझा गया। वर्ष 1947 में रॉबर्ट डहल ने अपने एक निबन्ध में यह सिद्ध किया कि लोक प्रशासन विज्ञान नहीं है और *प्रशासन के विज्ञान के विकास में तीन बाधाएँ हैं*

- विज्ञान मूल्य मुक्त होता है जबकि हर हालत में मूल्य प्रशासन को प्रभावित करते हैं।
- प्रशासन के अध्ययन में मानव व्यवहार का अध्ययन करना जरूरी है और मानव व्यवहार सभी सम्भव विभिन्नताओं और अनिश्चितताओं से भरा होता है।
- इसमें सीमित, राष्ट्रीय और ऐतिहासिक सन्दर्भों से लिए गए मात्र कुछ उदाहरणों के आधार पर ही सार्वभौमिक सिद्धान्तों को गढ़ने की प्रवृत्ति होती है।

पंचम चरण (1971 ई.)

फ्रेड रिग्स ने लोक प्रशासन के तुलनात्मक अध्ययन पर जोर दिया। विकासशील देशों के समाजों के अध्ययन के लिए उसने आदर्शों व नमूनों (Models) का निर्माण किया।

लोक प्रशासन के विकास के वर्तमान दौर में विभिन्न समाज विज्ञान **लोक नीति** के विश्लेषण की चिन्ता से ग्रस्त हैं। अब लोक प्रशासन के अध्ययन में राजनीतिक अथवा नीति निर्धारक प्रक्रियाओं तथा विशेष लोक कार्यक्रमों के अध्ययन पर ध्यान दिया जाने लगा है। वर्ष 1968 के बाद लोक प्रशासन के अध्ययन को 'नवीन लोक प्रशासन' के अभ्युदय ने समृद्ध किया है।

'नवीन लोक प्रशासन' की दृष्टि से निम्नलिखित घटनाएँ उल्लेखनीय हैं

- संयुक्त राज्य अमेरिका में लोक सेवा के लिए उच्चतर शिक्षा पर हनी प्रतिवेदन (1967);
- अमेरिका में आयोजित लोक प्रशासन के सिद्धान्त और व्यवहार पर फिलाडेल्फिया सम्मेलन (1967);
- फ्रेंक मैरिनी द्वारा सम्पादित ग्रन्थ 'टूवार्ड ए न्यू पब्लिक एडमिनिस्ट्रेशन : द मिनाउ प्रस्पेक्टिव' (1971);
- वाल्डो द्वारा सम्पादित ग्रन्थ 'पब्लिक एडमिनिस्ट्रेशन इन ए टाइम ऑफ टरबुलेन्स' (1971)।

'नवीन लोक प्रशासन' लोक प्रशासन की मूल्य मुक्त व्याख्या को अस्वीकृत करता है। यह राजनीति प्रशासन के द्विविभाजन को भी अस्वीकृत करता है; यह संगठन के बारे में यान्त्रिकता का विरोधी है; यह मानवीय सम्बन्धों तथा प्रशासन एवं सामाजिक परिवर्तनों के बारे में नए रचनात्मक दृष्टिकोण पर विशेष बल देता है।

लोक प्रशासन की प्रकृति

लोक प्रशासन की प्रकृति को दो दृष्टिकोण से देखा जाता है

समग्र दृष्टिकोण

इसके अनुसार लोक प्रशासन सभी गतिविधियों का योग है। प्रबन्धकीय, लिपिकीय, तकनीकी, मानवीय आदि सभी क्रियाएँ प्रशासन का भाग होती हैं अर्थात् उच्च से लेकर निम्न स्तर तक सम्पादित सभी गतिविधियों का उद्देश्य प्राप्ति में समान योगदान होता है। *इसकी मान्यताएँ इस प्रकार हैं*

- प्रशासन एक सामूहिक कार्य है।
- प्रशासन मात्र प्रबन्ध नहीं है अपितु उससे अधिक है।
- तकनीकों (पोस्डकार्ब) के स्थान पर पाठ्य विषय सामग्री अधिक महत्त्व रखती है।
- प्रशासन का हृदय निचले स्तर की विषय-वस्तु है, जहाँ प्रबन्ध को काम करना है।
- प्रशासन प्रबन्धकीय, लिपिकीय, तकनीकी आदि विविध गतिविधियों का कुल योग है। इनमें प्रत्येक गतिविधि अपने स्थान पर महत्त्वपूर्ण है।
- प्रशासन क्षेत्रवार पृथक्-पृथक् होता है जैसे शिक्षा का प्रशासन, स्वास्थ्य प्रशासन से भिन्न होगा क्योंकि दोनों की अपनी विशिष्ट पाठ्य सामग्री है।

प्रबन्धकीय दृष्टिकोण

इस दृष्टिकोण के अनुसार प्रशासन प्रबन्ध है। **गुलिक** के अनुसार "प्रशासन अधीनस्थों से कार्य करवाता है ताकि उद्देश्य प्राप्त हो सके।" इस प्रकार यह दृष्टिकोण पोस्डकार्ब दृष्टिकोण का समर्थक है।

इसके तहत यह माना जाता है कि प्रशासन में मात्र पोस्डकार्ब कार्य ही आते हैं, जो उच्च प्रबन्धक वर्ग या प्रशासक वर्ग सम्पन्न करता है। *इसकी विशेषताएँ और मान्यताएँ इस प्रकार हैं*

- प्रशासन और प्रबन्ध पर्याय हैं।
- सर्वत्र ही प्रशासन की क्रियाएँ एक समान होती हैं।
- सभी क्षेत्रों में प्रशासन एक ही हैं चाहे निजी हो या सार्वजनिक।
- निचले स्तर की क्रियाएँ प्रशासनिक क्रियाएँ नहीं होती हैं।
- प्रबन्धकीय तकनीकों से ही उद्देश्य की प्राप्ति हो सकती है।
- संगठन में दो वर्ग होते हैं—प्रथम वह जो कार्य करवाता है और दूसरा वह जो कार्य करता है। इसमें प्रथम वर्ग ही महत्त्वपूर्ण है और उसका कार्य ही प्रशासन है।
- प्रशासन में मात्र प्रबन्धकीय गतिविधियाँ शामिल हैं, लिपिकीय, तकनीकी, मानवीय (manual) नहीं।

लोक प्रशासन का क्षेत्र

लोक प्रशासन के क्षेत्र को दो वर्गों में विभाजित किया जाता है

- लोक प्रशासन क्षेत्र एक गतिविधि के रूप में।
- लोक प्रशासन क्षेत्र एक विषय के रूप में।

लोक प्रशासन क्षेत्र एक गतिविधि के रुप में

लोक प्रशासन एक विकासोन्मुख विषय है, अत: इसकी प्रकृति के अनुसार इसका क्षेत्र भी विस्तारशील रहा है। लोक प्रशासन सरकार द्वारा निर्धारित गतिविधियों को सम्पन्न करता है।

सरकार की गतिविधियों में भिन्नता देखी जाती है, क्योंकि यह राजनैतिक दर्शन और समाज के सामाजिक-आर्थिक विकास के अनुसार गतिविधियों में भिन्नता आती है। इसी का परिणाम है कि लोक प्रशासन का क्षेत्र भी भिन्न-भिन्न देशों में भिन्न-भिन्न पाया जाता है।

प्रथम-विशव के देशा में लोक प्रशासन का क्षेत्र

मध्यकाल के समय में यूरोप व अमेरिकी समाज साधारण था। इसलिए सामाजिक कल्याण की जिम्मेदारी नागरिक समाज पर था; जैसे—चर्च, मानवतावादी व्यक्ति आदि। यहाँ लोक प्रशासन का क्षेत्र कानून व्यवस्था को बनाए रखना, झगड़ों को सुलझाना, राजस्व संग्रहण, सुरक्षा तथा सामाजिक विस्तार तक सीमित था।

यह 'अहस्तक्षेपवादी राज्य' थे। हालाँकि 19वीं सदी में औद्योगीकरण, शहरीकरण, विज्ञान प्रौद्योगिक तथा जनसंख्या विस्फोट ने राज्य के कार्यों में विस्तार किया। मार्क्सवादी विचारधारा ने इन देशों में पूँजीवादी या उदारवादी विचारधारा के कारण व्यापक असमानता व सामाजिक तनाव की कमियों को उजागर किया। इसलिए राज्यों को अपनी आर्थिक व्यवस्था में हस्तक्षेप करना पड़ा।

इसलिए 19वीं शताब्दी में सामाजिक व आर्थिक विनिमय लोक प्रशासन के कार्य-क्षेत्र में जुड़ गए। जिसका मुख्य उद्देश्य गरीब, कमजोर व पिछड़े वर्गों को सामाजिक सुरक्षा प्रदान करना था। 20वीं शताब्दी में मध्यम-वर्ग के उदय, संचार, व्यापार संगठन, राजनीतिक संगठन व लोकतन्त्र के विस्तार के कारण लोगों की भलाई व सेवा के लिए लोक प्रशासन क्षेत्र में बढ़ोतरी हुई। जिसे आगे चलकर प्रशासनिक राज्य कहा गया। वास्तव में यही समय था जब लोक प्रशासन का क्षेत्र तेजी से विकसित हुआ।

द्वितीय-विशव के देशों में लोक प्रशासन का क्षेत्र

ये देश मध्य-काल के दौरान अहस्तक्षेपवादी राज्य थे लेकिन 20वीं शताब्दी में आकर ये समाजवादी देश बन गए। यहाँ लोक प्रशासन क्षेत्र का पूर्णत: विस्तार हो गया था। लेकिन यहाँ भी 80 के दशक के बाद विशेषकर पूर्वी यूरोप व 90 के दशक में रूस में बदलाव आया। यहाँ 'New Right' का दर्शन अपना प्रभाव बना रहा है। जिसको बढ़ाने में World Lank, WTO, IMF की शर्तें भी अनुकूल माहौल बना रही हैं।

तृतीय-विशव के देशों में लोक प्रशासन का क्षेत्र

ये देश औपनिवेशिक देश थे जो एक पुलिस-राज्य थे, जिससे यहाँ लोक प्रशासन का क्षेत्र संकुचित था।

स्वतन्त्रता के बाद इन देशों में सामाजिक-आर्थिक पिछड़ेपन तथा निजी क्षेत्र व नागरिक समाज का अभाव था जिससे ये देश 'यूरोपियन' **मार्क्सवादी** समाजवाद की तरफ आकर्षित हुए, इसलिए यहाँ प्रशासनिक राज्य की अवधारणा आने लगी व लोक-प्रशासन के क्षेत्र में विस्तार हुआ। 1980-90 के दशक में लोक प्रशासन के क्षेत्र में कमी देखी गई।

लोक प्रशासन क्षेत्र एक विषय के रुप में

लोक प्रशासन में विषय के रूप में इसके क्षेत्र को लेकर मतैक्य स्थापित नहीं हो सका है। *इस सम्बन्ध में चार विचारधाराएँ प्रचलित हैं*

संकुचित विचारधारा

मात्र कार्यपालिका तक ही लोक प्रशासन को सीमित रखना चाहिए। साइमन, पर्सी मेक्विन, लूथर गुलिक इस मत के प्रबल समर्थक हुए।

लाभ लोक प्रशासन सीमित क्षेत्र में अधिक स्पष्ट रहेगा और उसकी अध्ययन सामग्री व्यवस्थित रहेगी।

दोष प्रशासन की गतिविधियाँ विधायिका और न्यायपालिका में भी सम्पादित होती हैं, उनकी उपेक्षा होती है।

संकुचित दृष्टिकोण के तहत लोक प्रशासन की विषयवस्तु मात्र कार्यपालिका से सम्बन्धित मानी जाती है; जैसे—प्रशासनिक अधिकारी तन्त्र, सामान्य प्रशासन, कार्मिक प्रशासन, वित्तीय प्रशासन, प्रशासकीय नियन्त्रण और उत्तरदायित्व, सामग्री प्रबन्धन आदि।

व्यापक विचारधारा

लोक प्रशासन सरकार के तीनों अंगों से सम्बन्धित है। विलोबी, ह्वाइट, नीग्रो, एफ एम मार्क्स, फिफनर इस मत के समर्थक हैं।

लाभ लोक प्रशासन की व्यावहारिक भूमिका की स्वीकृति। विषयवस्तु को अधिक पूर्ण बनती है। दोष विस्तारित क्षेत्र अस्पष्टता और भ्रम का कारण बनता है। लोक प्रशासन की राजनीतिक शास्त्र में घुसपैठ होती है।

पोस्टकार्ब सम्बन्धी विचारधारा (संकुचित दृष्टिकोण)

यह दृष्टिकोण दो कारणों से प्रकट हुआ।

- प्रबन्धकीय विद्वानों द्वारा प्रशासन को प्रबन्ध मानना।
- एक सार्वभौमिक प्रशासनिक विज्ञान की उनकी संकल्पना।

सर्वप्रथम फेयोल और उर्विक ने उन सिद्धान्तों की चर्चा की जिनमें 'पोस्डकार्ब' की गतिविधियाँ सम्मिलित थीं। अन्तत: लूथर गुलिक ने सात प्रबन्धकीय कार्यों के अंग्रेजी शब्दों के प्रथमाक्षरों को लेकर POSDCORB विचारधारा प्रतिपादित की।

P **प्लानिंग**, अर्थात् नियोजन। यह प्रशासन की पहली क्रिया है जिसके तहत किए जाने वाले कार्यों की रूपरेखा तैयार की जाती है। इसके अन्तर्गत ही उद्देश्य प्राप्ति के लिए आवश्यक कार्य-रीतियों का निर्धारण किया जाता है; जैसे—क्या करना है, कौन करेगा, कैसे करेगा, कब करेगा आदि का आकलन और नियोजन।

O **ऑर्गेनाइजिंग** अर्थात् संगठन करना। *इसके अन्तर्गत प्रशासन कार्यों का विभाजन और आवण्टन इस प्रकार करता है कि*

- सही व्यक्ति को सही काम मिल सके।
- प्रत्येक व्यक्ति को कार्य के अनुपात में सत्ता सौंपी जा सके और तद्नुरूप उसका उत्तरदायित्व तय किया जा सके।
- कार्मिकों के मध्य कार्य सम्बन्धों को निर्धारित करना।

S **स्टाफिंग अर्थात् कार्मिक व्यवस्था** संगठन की आवश्यकतानुरूप व्यक्तियों की प्राप्ति, उनका प्रशिक्षण और पदस्थापना।

D **डायरेक्टिंग अर्थात् निर्देशित करना** कार्मिकों को कार्यों-उद्देश्यों की ओर प्रवृत्त करना तथा यह सुनिश्चित करना कि वे अपने कार्य निर्धारित अपेक्षानुरूप करे। इसमें नियन्त्रण शामिल है।

CO **को-आर्डिनेटिंग अर्थात् समन्वय करना** संगठन की सभी इकाइयों, उप-इकाइयों, कार्मिकों आदि के मध्य उद्देश्यों की एकता स्थापित करना, उनमें सहयोग या Team भावना उत्पन्न करना तथा संघर्षों को टालना प्रशासन का प्रमुख काम है, जिसे समन्वय कहते हैं।

R **रिपोर्टिंग या प्रतिवेदन** अधीनस्थ स्तरों की गतिविधियों से उच्च प्रबन्धक वर्ग प्रतिवेदन के माध्यम से अवगत होता है। ऊपर से अधीन स्तरों पर आदेश इसी आधार पर जारी होते हैं। इसके तहत उच्च-अधीनस्थ दोनों सूचित रहते हैं।

B **बजटिंग या वित्तीय व्यवस्था** प्रशासन पर ही अपनी समस्त वित्तीय जरूरतों को पूरा करने तथा आय व्यय की देख-रेख की जिम्मेदारी होती है। लोक प्रशासन में वित्तीय जरूरतों का आकलन राजनीतिक कार्यपालिका करती है और प्रशासकगण तद्नुरूप कार्य करते हैं।

विषयवस्तु सम्बन्धी विचारधारा

हम सभी जानते हैं कि लोक प्रशासन न केवल प्रक्रियाओं से सम्बन्धित कार्य करता है बल्कि प्रशासन के पर्याप्त मामलों; जैसे— रक्षा, कानून और व्यवस्था, शिक्षा, सार्वजनिक स्वास्थ्य, कृषि, सार्वजनिक कार्य, सामाजिक सुरक्षा, न्याय, कल्याण आदि कार्यों से सम्बन्धित कार्य भी करता है।

इन सेवाओं के लिए न केवल POSD-CORB तकनीक आवश्यक है बल्कि उनके पास उनकी अपनी महत्त्वपूर्ण विशेषज्ञ तकनीक भी है, जो POSD-CORB में शामिल नहीं है।

उदाहरण के लिए, यदि आप पुलिस प्रशासन को लें, तो अपराध का पता लगाने, कानून और व्यवस्था बनाए रखने आदि में उसकी अपनी तकनीक है, जो इसकी अपेक्षा कहीं अधिक ज्यादा महत्त्वपूर्ण और दक्ष होती है; जैसे— संगठन, कार्मिक प्रबन्ध, समन्वय या वित्त के औपचारिक सिद्धान्त और यह अन्य सेवाओं के लिए भी वैसी ही है।

इसलिए पुलिस प्रशासन के अध्ययन में दोनों प्रक्रियाएँ शामिल होनी चाहिए (अर्थात् POSD-CORB तकनीकें और पर्याप्त महत्त्व)। हम लेविस मेरियम के कथन के साथ लोक प्रशासन के कार्यक्षेत्र पर चर्चा समाप्त करते हैं—''लोक प्रशासन कैंची की तरह दो धारों (ब्लेडों) का साधन है। पहली धार (ब्लेड) POSD-CORB द्वारा सम्मिलित क्षेत्र का ज्ञान हो सकता है तो दूसरी धार (ब्लेड) उस विषय का ज्ञान है जिनमें तकनीकें प्रयुक्त की जाती हैं दोनों धार (ब्लेडें) औजार को प्रभावी बनाने के लिए अच्छे होने चाहिए।'' हम हर्बर्ट साइमन के प्रेक्षण के साथ चर्चा समाप्त कर सकते हैं, जो कहता है कि लोक प्रशासन के दो महत्त्वपूर्ण पहलू हैं, जैसे कार्यों का निर्णय करना और उन्हें करना। पहला दूसरे को आधार प्रदान करता है। कोई भी सोचे या निर्णय किए बिना किसी भी विधा की कल्पना नहीं कर सकता है। अत: लोक प्रशासन व्यापक विस्तार और सिद्धान्त और पद्धति का अव्यवस्थित संयोजन है।

लोक प्रशासन का महत्व तथा भूमिका

लोक प्रशासन का महत्त्व निरन्तर बढ़ता जा रहा है। पहले शान्ति व्यवस्था बनाए रखने व कर वसूलने जैसे गैर-विकासात्मक या नियामिकी कार्य ही वह करता था। अब उसका मुख्य ध्येय विकास कार्य को करना है। लोक प्रशासन के जनक वुडरो विल्सन ने लोक प्रशासन का महत्त्व काफी पहले समझ लिया था। तभी तो उन्होंने राजनीति विज्ञान से अलग करके लोक प्रशासन को एक अलग विषय के रूप में स्थापित किया था।

वुडरो विल्सन के अनुसार, "एक संविधान की रचना करने से मुश्किल उसे चलाना होता है।" इसलिए आधुनिक काल में आवश्यकता है कि लोक प्रशासन का अलग से अध्ययन किया जाए।

इस अध्ययन में निम्नलिखित बिन्दुओं को शामिल किया जा सकता है

- लोक प्रशासन अपने कार्यों को ज्यादा व्यावसायीपरक बन सकेगा; जैसे व्यवसाय प्रशासन।
- यह अपने संगठन को मजबूत और शुद्ध बना सकेगा; जैसे- प्रशासनिक संरचना में सुधार करना।
- अपने कर्त्तव्यों को कर्त्तव्यपरायणता के साथ निभाना।
- यह सरकार के कार्यों को अधिक आसान व प्रभावी बना सकेगा।

आधुनिक समाज को प्रशासकीय राज्य भी कहा जाता है, क्योंकि लोक प्रशासन सभी व्यक्तियों के जीवन को प्रभावित करता है और उनके आर्थिक विकास व सामाजिक परिवर्तन में महत्त्वपूर्ण भूमिका निभाता है।

लोक प्रशासन की महत्त्वपूर्ण भूमिका निम्नलिखित बिन्दुओं में देखी जा सकती है

सरकार का आधार

सभी सरकारों द्वारा निर्धारित नीतियों को लोक प्रशासन पूर्ण रूप प्रदान करता है। इसी के महत्त्व को देखते हुए माल एप्पलबी (Appleby) ने कहा है लोक प्रशासन सरकार का आधार है, कोई भी सरकार लोक प्रशासन के बिना कायम नहीं रह सकती। प्रशासन के बिना यदि यह कायम रह भी जाती है तो यह मात्र विचार-विमर्श की सभा बन जाएगी।

लोक-कल्याणकारी राज्य के सन्दर्भ में भूमिका

कल्याणकारी राज्य एक सकारात्मक राज्य होता है जो जनता के कल्याण के लिए प्रतिबद्ध होता है, इसीलिए इसे 'गर्भ से कब्र' तक प्रशासन कहा जाता है।

सामाजिक-परिवर्तन के रुप में भूमिका

ब्रुक एडम्स के अनुसार, लोक प्रशासन का मुख्य कार्य सामाजिक परिवर्तन लाना है। विशेषकर विकासशील देशों में विकास प्रशासन के माध्यम से लोक प्रशासन सामाजिक, आर्थिक, राजनैतिक विकास का उपकरण होता है।

नीति-निर्माण में भूमिका

लोक प्रशासन का मुख्य कार्य नीतियों का कार्यान्वयन करना होता है लेकिन नीति-निर्माण में भी लोक प्रशासन की भूमिका महत्त्वपूर्ण है; जैसे—नीति-निर्माण प्रक्रिया में तथ्य, आँकड़े, सूचना देना, उपनीतियाँ बनाना व नीतियों को विभिन्न चरणों में लागू करना।

राष्ट्रीय एकीकरण में भूमिका

अशान्ति व असुरक्षा को खत्म करना।

कानून-व्यवस्था बनाना

यह लोक प्रशासन का परम्परागत कार्य है, जो गैर-विकासात्मक श्रेणी में आता है। कानून व्यवस्था के अन्तर्गत कानून और व्यवस्था में समन्वय स्थापित करना तथा साम्प्रदायिक हिंसा, जातीय हिंसा, अलगाववाद, आतंकवादी आदि में लोक प्रशासन की भूमिका महत्त्वपूर्ण देखी जा सकती है। संस्कृति के संरक्षण व संवर्द्धन में भूमिका यह संस्कृति को संरक्षण प्रदान करता है और विभिन्न संस्कृतियों के मध्य समन्वय स्थापित करता है।

महान् स्थायित्व की शक्ति

लोक प्रशासन समाज में स्थायित्व बनाए रखता है। सामाजिक अशान्ति, विद्रोहों व क्रान्तियों को दबाता है एवं परम्पराओं को संरक्षण प्रदान करता है।

लोक व निजी प्रशासन

प्रशासन का बड़ा भाग निजी क्षेत्रों में कार्यरत है यद्यपि संगठन के दृष्टिकोण से सरकारी प्रशासन सबसे बड़ा प्रशासन है। सरकारी या लोक प्रशासन जनता के हितों के लिए कार्यरत है। अत: वह सार्वजनिक स्वरूप का है। निजी हितों के लिए कार्यरत प्रशासन को निजी प्रशासन कहते हैं, जैसे- टाटा का प्रशासन। दोनों प्रशासनों में समानताएँ व असमानताएँ विद्यमान हैं।

लोक प्रशासन एवं निजी प्रशासन में अन्तर

लोक प्रशासन-निजी प्रशासन दोनों एक ही वंश की दो प्रजातियाँ हैं लेकिन दोनों के मूल्यों, उद्देश्यों और समाज के प्रति उनके योगदान को लेकर लोक व निजी प्रशासन में अन्तर किया जाता है यहाँ लोक प्रशासन से, तात्पर्य सरकारी परिवेश में कार्य करने वाले प्रशासन से है तो वहीं 'निजी प्रशासन' से तात्पर्य व्यावसायिक उद्देश्यों से संचालित होने वाले प्रशासन से है। इन दोनों के मध्य साइमन, स्टाम्प, एप्पलबी, पिटरशेल्ज और पिटर डक्कर आदि ने अन्तर स्थापित किया है। जहाँ लोक प्रशासन का अन्तिम उद्देश्य जनता का कल्याण और सेवा प्रेरणा से है, तो वहीं निजी-प्रशासन लाभ को अधिकतम करना चाहता है। लोक प्रशासन संवैधानिक नियमों, कानूनों और विनियमनों आदि के अन्तर्गत संचालित होता है तो वहीं निजी क्षेत्र स्वायत्तता, प्रतिस्पर्द्धा, स्वतन्त्रता के बाजारिक माहौल में अपना कार्य करता है।" लोक प्रशासन आन्तरिक और बाह्य वित्तीय नियन्त्रण में कार्य करता है। जहाँ आन्तरिक वित्तीय नियन्त्रण वित्तीय मन्त्रालय करता है, तो वहीं बाह्य वितीय नियन्त्रण संसद और CAG करती है। जबकि निजी क्षेत्र में केवल आन्तरिक वित्तीय नियन्त्रण होता है और पर्याप्त स्वायत्तता भी होती है। लोक प्रशासन का उद्देश्य जहाँ जनकल्याण होता है एवं उसका प्रभाव समस्त नागरिकों तक विस्तारित होता है वहीं निजी क्षेत्र में ऐसा नहीं होता है लोक प्रशासन के कार्यों की व्यापकता और एकरूपता होती है जिसमें वह विभिन्न सामाजिक, आर्थिक गतिविधियों को अंजाम देता है साथ ही अनेक प्राकृतिक आपदाओं और मानव निर्मित आपदाओं से निपटने में एकाधिकार प्रदान करती है।

असमानता का दृष्टिकोण

साइमन के अनुसार, राजनैतिक चरित्र, लालफीताशाही, नौकरशाही आदि लोक प्रशासन की ऐसी विशेषताएँ हैं, जिनका निजी प्रशासन में अभाव होता है। निजी प्रशासन व्यावसायिकता के आधार पर गठित होता है, लोक प्रशासन गैर-व्यावसायिक होता है। *एप्पलबी के अनुसार, लोक व निजी प्रशासन में असमानता के आधार हैं*

राजनीतिक चरित्र लोक प्रशासन राजनीतिक होता है, निजी प्रशासन गैर-राजनीतिक।

क्षेत्र या प्रभाव की व्यापकता लोक प्रशासन में संगठन बड़ा व प्रभावी होता है जबकि निजी प्रशासन में संगठन छोटा व कम प्रभावी होता है।

जन उत्तरदायित्व लोक प्रशासन जनता के प्रति उत्तरदायी होता है। जबकि निजी प्रशासन नहीं।

एप्पलबी के अनुसार, ''लोक प्रशासन काँच के घर में रहता है। अत: उसकी जनता द्वारा निरन्तर आलोचना होती है जबकि निजी प्रशासन की नहीं।''

जोशिया स्टैम्प ने असमानता के चार आधार बताए हैं

मन्त्रियों का उत्तरदायित्व लोक प्रशासन के कार्यों के लिए मन्त्री जनता के प्रति उत्तरदायी होता है।

वित्तीय नियन्त्रण लोक प्रशासन पर वित्त का बाह्य कठोर नियन्त्रण होता है लेकिन निजी प्रशासन पर नहीं। निजी प्रशासन अपनी वित्त व्यवस्था के लिए स्वतन्त्र है।

एकरूप प्रशासन लोक प्रशासन में पूरे देश में एकरूपता पाई जाती है, निजी में नहीं।

सेवा का उद्देश्य और सीमान्त लाभ लोक प्रशासन जनता की सेवा के उद्देश्य से संचालित है जबकि निजी प्रशासन वैयक्तिक लाभार्जन के उद्देश्य से। लोक प्रशासन अतिरिक्त लाभ को अपने पास नहीं रखता अपितु अन्य मदों में खर्च करके जनता को वापस कर देता है।

पीटर ड्रकर के अनुसार, ''सेवा संस्थान (लोक प्रशासन) व्यावसायिक संस्थान (निजी प्रशासन) से आधारभूत रूप से अलग होते हैं। उसके अनुसार सेवा संस्थान और व्यावसायिक संस्थान के ''

1. प्रयोजन या कार्य अलग-अलग हैं।
2. मूल्य अलग हैं।
3. उद्देश्य अलग हैं।
4. समाज में योगदान अलग हैं।
5. निष्पादन और परिणाम भी अलग हैं।

सर्वाधिक महत्त्वपूर्ण अन्तर है 'निष्पादन के लिए प्रबन्ध' की व्यवस्था।

समानता का दृष्टिकोण

प्रारम्भिक शास्त्रीय विचारक फेयोल, फालेट, उर्विक, गुलिक, मूने-रेले लोक और निजी जैसी शब्दावली पर ही आपत्ति करते हैं। एक प्रशासनिक विज्ञान की प्राप्ति के लिए पारम्परिक विद्वानों ने प्रशासनिक भेद को समाप्त करने का प्रयास किया। ऐसा तभी सम्भव था जब प्रशासन को प्रबन्ध मान लिया जाए।

फेयोल के अनुसार, ''अब हमारे सामने अनेक प्रकार के प्रशासनिक विज्ञान नहीं, अपितु एक ही ऐसा प्रशासन है जिसे सार्वजनिक और निजी मामलों में समान रूप से लागू किया जा सके।'' उर्विक के अनुसार, ''यह अन्तर करना मुश्किल है कि बैंक कर्मियों का अलग जैव रसायन विज्ञान, प्राध्यापकों की अलग शरीर-क्रिया विज्ञान या राजनीतिज्ञों का अलग रोग मनोविज्ञान होता है।''

समानता के दृष्टिकोण के अन्तर्गत निहित समानता के प्रमुख बिन्दु हैं

- फेयोल, उर्विक फालेट मानते हैं कि संगठनात्मक सिद्धान्त सभी संगठनों में समान रूप से लागू होता है। वे मानते हैं कि समूचा प्रशासन चाहे वह लोक हो या निजी एक है और इनके गुण हैं। इसी सन्दर्भ में फेयोल कहते हैं कि ''प्रशासन शब्द जो मैंने दिया है और सामान्य रूप से जो स्वीकार किया जाता है उसने प्रशासन विज्ञान के क्षेत्र को काफी विस्तारित किया है। अब हमारे सामने कई प्रशासनिक विज्ञान नहीं बल्कि एक है, जो लोक व निजी दोनों मामलों में प्रयोग किया जा सकता है।''
- संगठनात्मक संरचना, प्रबन्धकीय प्रक्रियाएँ और कार्यालय तकनीक दोनों में समान होती है।
- प्रबन्धकीय तकनीकें दोनों में समान रूप से लागू होती हैं; जैसे- गुलिका का POSDCORB व फेयोल का poccc.
- पदसोपान, नियोजन, संचार, बजटिंग रिपोर्टिंग, स्टाफिंग दोनों में प्रयोग होती हैं।
- दोनों की संगठनों में नेतृत्व अर्थात् प्रशासन और प्रबन्धक निर्धारित लक्ष्यों को प्राप्त करने हेतु समान रूप से जिम्मेदार होते हैं।

नवलोक प्रशासन

1960 के दशक में लोक प्रशासन की सैद्धान्तिक तथा व्यावहारिक कमियों ने एक नए विचार को जन्म दिया जिसे NPA कहते हैं, जिसमें नवलोक प्रशासन के उद्भव के लिए आन्तरिक व बाह्य कारक उत्तरदायी माने जाते हैं। 1950 व 1960 का दशक Technical Advancement प्रकृति ने जिन्दगी के हर पहलू को प्रभावित किया और प्रत्येक मानवीय विज्ञानों ने मानव का और उसके जीवन से जुड़े हर पहलू का वैज्ञानिक रूप से अध्ययन किया जिससे लोक प्रशासन भी अछूता नहीं था। क्योंकि लोक प्रशासन ने व्यवहारवाद के माध्यम से जहाँ एक तरफ सार्वभौमिक सिद्धान्तों के निर्माण का प्रयास किया तो वहीं संगठन में मानवीय व्यवहार का वैज्ञानिक रूप से अध्ययन किया। व्यवहारवाद ने लोक प्रशासन में 'मूल्यमुक्त दृष्टिकोण' के अध्ययन की वकालत की।

नवलोक प्रशासन के उदय के कारण निम्नलिखित हैं

आन्तरिक कारक

उदय के आन्तरिक कारक में सिद्धान्त और व्यवहार ने नवीन लोक प्रशासन को आधार प्रदान किया जहाँ सिद्धान्त कारक के अन्तर्गत साइमन का प्रत्यक्षवाद व वेबर की अनामता व तटस्थता और परम्परागत लोक प्रशासन के केन्द्र बिन्दु भी जिम्मेदार हैं। साइमन ने अपने तार्किक प्रत्यक्षवाद के माध्यम से लोक प्रशासन को विज्ञान बनाने का प्रयास किया उन्होंने कहा कि प्रशासन में तब तक अवधारणाओं और सिद्धान्तों का निर्माण नहीं किया जा सकता जब तक उनमें मूल्यात्मक तथ्यों को न्यूनतम स्तर तक न लाया जाए। इस तरह उन्होंने लोक प्रशासन में मूल्यों को नकारने का प्रयास किया वहीं व्यवहारात्मक रूप से वेबर की नौकरशाही में तटस्थता और अनामता ने लोक प्रशासकों को संवेदनहीन और

मूल्य-विहीन बनाने का काम किया जो लोक-सेवकों की सामाजिक अभिकर्ता (Agent) अग्रसक्रिय प्रशासक और सकारात्मक भेद-भाव को अपनाकर समाज में समता स्थापित करने वाली प्रशासकों की भूमिका को गौण कर दिया। वहीं परम्परागत लोक प्रशासन 'लोक' की अपेक्षा 'प्रशासन' पर जोर दिया। मूल्यों और दर्शन की अपेक्षा सिद्धान्तों और प्रक्रियाओं पर जोर दिया तथा 'प्रभावशीलता' और 'सेवा कार्यकुशलता' की अपेक्षा कार्य कुशलता व मितव्ययिता को महत्त्व प्रदान किया।

बाह्य कारक

उदय के बाह्य कारक में मुख्य कारण संक्रमणशील अमेरिकी समाज रहा है जिसमें अमेरिका में वियतनाम युद्ध, ब्लैक अमेरिकी आन्दोलन, शहरी हिंसा, कैम्पस में विचलन, राजनैतिक हिंसा तथा अमेरिकी गरीबी व बेरोजगारी और उनके प्रति प्रशासन की मन्द प्रतिक्रिया जिम्मेदार थी। साथ ही दो विश्वयुद्धों के बाद विश्व में अपनाए गए अनेक मानवीय सहायता कार्यक्रमों, आर्थिक पुनर्निर्माण कार्यक्रमों आदि को UNO और इसकी एजेंसियों ने अंजाम दिया लेकिन वे अपने कार्यों को अच्छी तरह नहीं कर पाए क्योंकि विभिन्न देशों के प्रशासनिक तन्त्रों की अकार्यकुशलता और अप्रभावशीलता मुख्य जिम्मेदार थी वहीं पूरे विश्व में गरीबी, बेरोजगारी, जनसंख्या आदि तेजी से बढ़ रही थी, जिसके समाधान के लिए प्रशासन को अधिक मानवीय तथा सजग बनाए जाने की आवश्यकता थी।

नवलोक प्रशासन का जन्म व वृद्धि

हनी प्रतिवेदन (अप्रैल-मई, 1967)

प्रो. हनी सिराक्यूज विश्वविद्यालय में उपकुलपति थे। इन्हें अमेरिका की लोक प्रशासन सोसायटी ने "लोक सेवाओं के लिए उच्च शिक्षा" नामक विषय पर एक समिति (1966) का अध्यक्ष बनाया जिसका उद्देश्य विश्वविद्यालय में लोक प्रशासन को पढ़ाने से सम्बन्धी विकल्पों पर विचार करना था। 1967 में प्रो. हनी ने अपना प्रतिवेदन सौंपा जिसकी मुख्य विशेषता यह है कि इसमें लोक प्रशासन की वास्तविक स्थिति को उजागर किया गया था।

विश्वविद्यालयों में एक विषय के रूप में लोक प्रशासन के सामने समस्याएँ

- विषय संकाय की स्थापना एवं शोध हेतु पर्याप्त धन का अभाव
- यह बौद्धिक वाद-विवाद कि लोक प्रशासन एक अनुशासन (विषय) है, विज्ञान या व्यवसाय मात्र है।
- लोक प्रशासन के वर्तमान विभागों (एजुकेशनल डिपार्टमेन्ट्स) में अपूर्णताएँ।
- इस विषय के विद्वानों और सेवारत प्रशासकों में दूरी।

लोक प्रशासन के समक्ष चुनौतियों से निपटने के उपाय

उपरोक्त चुनौतियों से निपटने और लोक प्रशासन में अध्ययनगत रुचि बढ़ाने हेतु प्रतिवेदन में निम्नलिखित सुझाव दिए गए

- 'लोक सेवा शिक्षा' पर राष्ट्रीय आयोग की स्थापना जो सरकार को प्रशासनिक रूप से आवश्यक शिक्षित मानव उपलब्ध कराए।
- लोक प्रशासन के स्नातकोत्तर विद्यार्थियों और लोक प्रशासन के अध्यापकों को छात्रवृत्तियाँ दी जाएँ।
- उक्त अध्यापकों को सरकारी काम-काज का व्यावहारिक ज्ञान कराया जाए।
- सरकारी और अन्य सार्वजनिक मामलों से सम्बन्धित शोध कार्यों में लगे शोधकर्ताओं को आर्थिक सहायता दी जाए।
- उक्त शोध कार्यों को संचालित करने हेतु विश्वविद्यालयों को अनुदान दिया जाए।
- संघीय, प्रान्तीय और स्थानीय सरकारें भी सरकारी प्रशासन और सार्वजनिक मामलों से सम्बन्धित शैक्षणिक संस्थाओं और कार्यक्रमों को वित्तीय सहायता प्रदान करें।
- संघीय, प्रान्तीय और स्थानीय शासन के सरकारी कार्मिकों को पर्याप्त प्रशिक्षण दिया जाए।
- नवीन लोक प्रशासन कार्यक्रम हेतु एक नई परामर्शदात्री सेवा शुरू की जाए, ताकि प्रशासन के विद्यार्थियों को नवीनतम सूचनाएँ प्राप्त होती रहें।
- लोक सेवा और सार्वजनिक मामलों से सम्बन्धित शिक्षा और प्रशिक्षण कार्यक्रमों के क्रियान्वयन और प्रगति की निरन्तर समीक्षा हो।

फिलाडेल्फिया सम्मेलन (दिसम्बर, 1967)

इस सम्मेलन के अध्यक्ष चार्ल्सबर्थ थे। अमेरिका की 'राजनीतिशास्त्र एवं समाजशास्त्र समिति' ने इसका आयोजन करवाया था। इसका विषय था 'लोक प्रशासन के सिद्धान्त एवं व्यवहार-क्षेत्र, उद्देश्य और पद्धति।'

सम्मेलन की प्रमुखा सिफारिशें

फिलाडेल्फिया सम्मेलन की प्रमुख सिफारिशें निम्नलिखित हैं

- प्रशासन के कार्य-क्षेत्र का निरन्तर विकास हुआ है अत: लोक प्रशासन की परिभाषा और क्षेत्र दोनों का निर्धारण कठिन है। अत: इसके क्षेत्र का स्वरूप लचीला रखा जाए।
- नीति निर्माण और नीति क्रियान्वयन अर्थात् राजनीति-प्रशासन द्विभाजकता गलत है। प्रशासन नीतियों के निर्माण में भी भाग लेता है।
- राजनीति शास्त्र और लोक प्रशासन दोनों पृथक् और स्वायत्त विषय हैं।
- लोक प्रशासन के अध्ययन में सभी प्रचलित दृष्टिकोणों को समान रूप से लागू नहीं किया जा सकता है। कुछ ही भाग का अध्ययन वैज्ञानिक पद्धति से किया जा सकता जिस भाग का अध्ययन वैज्ञानिक दृष्टिकोण से नहीं किया जा सकता है वह लोक प्रशासन का सबसे महत्त्वपूर्ण भाग है।
- लोक प्रशासन में प्रबन्धकीय मामलों का स्थान अब नीति या राजनीति से सम्बन्धित बातें ले रही हैं।
- लोक प्रशासन में कार्यकुशलता, मितव्ययिता, उत्तरदायित्वता आदि के साथ 'सामाजिक समानता' को भी प्रमुख स्थान दिया जाना चाहिए।
- लोक प्रशासन न सिर्फ सामाजिक समस्याओं से निपटने में असफल रहा है बल्कि वह अनेक सामाजिक समस्याओं विशेषकर विकासशील देशों की गरीबी, बेकारी, दंगा-फसाद, साम्प्रदायिक समस्याएँ, झुग्गी-गन्दी बस्तियाँ आदि के बारे में उदासीन है जो अनुचित है।
- भावी प्रशासकों को निजी प्रबन्ध के स्कूलों में प्रशिक्षण दिया जाएगा। यद्यपि दोनों के प्रशिक्षण की विषयवस्तु अपनी विशेष हो (पृथक्- पृथक्)।
- लोक प्रशासन में शिक्षण-प्रशिक्षण का उद्देश्य प्रबन्धकीय कार्यकुशलता के साथ सामाजिक संवेदना का विकास भी होना चाहिए। इस हेतु प्रशिक्षण विषयों में मनोविज्ञान, समाजशास्त्र, मानवशास्त्र आदि भी शामिल किए जाएँ।
- लोक प्रशासन विषय में आदर्शात्मक प्रशासनिक सिद्धान्तों के साथ वर्णनात्मक और विश्लेषणात्मक सिद्धान्त भी अस्त-व्यस्त अवस्था की स्थिति में है।

प्रथम मिन्नोब्रुक सम्मेलन (1968)

मिन्नोब्रुक सम्मेलन का प्रारम्भ ही इस माँग के साथ हुआ कि परम्परागत लोक प्रशासन अप्रासंगिक है अब नए लोक प्रशासन की जरूरत है। यह सम्मेलन डी वाल्डो की अध्यक्षता में किया गया। इस सम्मेलन में तेजी से बदलते वातावरण के सन्दर्भ में लोक प्रशासन के अध्ययन व व्यवहार का आलोचनात्मक मूल्यांकन किया। इसमें आनुभाविक अध्ययन अर्थात् 'मूल्यमुक्त दृष्टिकोण' की जगह 'आदर्शात्मक दृष्टिकोण' अर्थात् मूल्ययुक्त दृष्टिकोण की वकालत की और माना कि लोक प्रशासन का मुख्य उद्देश्य सामाजिक-आर्थिक असमानता को कम करते हुए लोगों के कल्याण के लिए कार्य करना है। इसमें लोक प्रशासन को जनहित से सम्बद्ध किया। यह 'युवा विद्वानों का सम्मेलन' था जिसमें माना गया कि लोक प्रशासन के विषय में एक पीढ़ीगत रिक्तता आ गई है जिसकी ओर ध्यान देना आवश्यक है।

मिन्नोब्रुक सम्मेलन ही नवीन लोक प्रशासन की शुरुआत है। यह मूल्यमुक्त दृष्टिकोण की अपेक्षा मूल्ययुक्त दृष्टिकोण पर जोर देता है और संवेदनशील प्रशासन की वकालत करता है। नवीन लोक प्रशासन के चार लक्ष्य व तीन प्रति लक्ष्य हैं।

नवीन लोक प्रशासन के केन्द्रीय विषय

नवीन लोक प्रशासन के केन्द्रीय विषयों में सम्मिलत हैं

प्रासंगिकता

परम्परागत लोक प्रशासन मितव्ययिता तथा कार्य-कुशलता से अधिक रुचि रखता था लेकिन समकालीन समस्याओं व जटिल मुद्दों में केवल मितव्ययिता व कार्य-कुशलता ही आवश्यक नहीं है बल्कि प्रभावशीलता और नैतिकता भी आवश्यक हैं। प्रत्येक समाज में अलग तरह की समस्याएँ होती हैं। इसलिए उनके लिए अलग तरह के समाधान और सामाजिक रूप से प्रासंगिक परिवर्तन किए जाने चाहिए। अत: प्रासंगिकता में प्रशासनिक दायित्व से सामाजिक दायित्व की ओर बढ़ा जाता है।

मूल्य

परम्परागत लोक प्रशासन और व्यवहारवाद लोक प्रशासन के अध्ययन के लिए मूल्यमुक्त दृष्टिकोण की वकालत करता है लेकिन NPA समर्थकों का मानना है कि लोक प्रशासन निर्वात में कार्य नहीं करता वह सामाजिक-आर्थिक समस्याओं से प्रभावित होता है और उसे करता भी है।

NPA मूल्य तटस्थ दृष्टिकोण को नकारता है और मूल्य आधारित दृष्टिकोण को स्वीकार करता है जो इसका मुख्य आधार है।

सामाजिक समानता

युवा चिन्तकों ने समाजवादी क्रान्ति का आह्वान किया।
पूँजीवादी-लोकतान्त्रिक अमेरिकी समाज में सामाजिक समानता का नारा आश्चर्यजनक जरूर था लेकिन परिस्थितियों पर नजर डालें तो यह उस समय की विषम सामाजिक-आर्थिक जरूरतों के अनुकूल था। फिर इसका आशय इसके सामान्य आशय से अधिक व्यापक लगाया गया।
सामाजिक-आर्थिक असमानता को दूर करने के लिए न सिर्फ मजबूत वितरण प्रणाली की जरूरत होती है अपितु इसका क्रियान्वयन करने वाले लोक प्रशासन में भी उतनी ही मजबूत भावना होना जरूरी है। नवलोक प्रशासन का यह सिद्धान्त विकासशील देशों में अत्यधिक प्रासंगिकता और महत्त्व रखता है।

मोहित भट्टाचार्य के अनुसार इस नारे से ही नव-बेन्थमवाद निकला है जिसके अनुसार लोक प्रशासन में सबसे अहम मसला सरकारी संस्थाओं के कार्यों और उनके परिणामों का मूल्यांकन है। यदि लोक प्रशासन समानता के लिए आवश्यक परिवर्तन सुनिश्चित नहीं कर रहा है तो इस बात की पूरी सम्भावना है कि वह वंचितों के शोषण में सम्पन्नों का साथ दे। फ्रेडरिक्सन 'नवलोक प्रशासन' (1980) नामक अपनी पुस्तक में कहते हैं कि "जो लोक प्रशासन अल्पसंख्यक पिछड़ों के पिछड़ेपन को दूर करने वाले परिवर्तन लाने में विफल रहता है, अन्तत: उसका उपयोग इनके शोषण में ही होता है।" स्पष्ट है कि सामाजिक समानता समविकास की योजना का आधार है। इसमें मात्रात्मक विकास के बजाय गुणात्मक विकास पर मुख्य बल दिया गया है।

सामाजिक परिवर्तन

समानता के उद्देश्य को प्राप्त करने के लिए परिवर्तन आवश्यक है। परम्परागत लोक प्रशासन यथास्थितिवादी था जबकि नव-प्रशासन परिवर्तनवादी है। यह परिवर्तन आक्रामक तेवरों से युक्त है। वह समाज के कमजोर वर्ग की स्थिति में तीव्र सकारात्मक परिवर्तन को अपना आदर्श घोषित करता है। शक्तिशाली हित समूहों और उनका संरक्षण करने वाली संस्थाओं के विरुद्ध इनसे शोषित रहे वर्ग को अपनी ताकत प्रदान करता है।

वस्तुत: परिवर्तन तब तक नहीं हो सकता जब तक प्रशासन में प्रतिक्रिया की जबर्दस्त इच्छा शक्ति नहीं हो। नवलोक प्रशासन ऐसी ही प्रतिक्रिया से युक्त है जो न सिर्फ सामाजिक परिवर्तनों को स्थायित्व देने के लिए उनका संस्थानीकरण करता है अपितु समाज को बाध्य करता है कि उन परिवर्तनों को अपनाए। इस कारण नवलोक प्रशासन में सामाजिक परिवर्तन के समायोजन की लोचशीलता और बाध्यकारी परिवर्तन लाने की कठोरता दोनों का सुन्दर समन्वय पाया जाता है।

द्वितीय मिन्नोब्रुक सम्मेलन

प्रथम मिन्नोब्रुक सम्मेलन के ठीक 20 वर्ष बाद इसके आदर्शों की प्राप्ति में हुई प्रगति का विश्लेषण करने के लिए द्वितीय मिन्नोब्रुक सम्मेलन का आयोजन किया गया। यह सम्मेलन लोक प्रशासन के नए तत्त्वों, बदलते युग की समीक्षा तथा तुलनात्मक अध्ययन के क्षेत्र में हो रहे बदलावों के मध्य नजर हुआ था। बदलते विश्व की *आवश्यकताओं के अनुरूप द्वितीय मिन्नोब्रुक सम्मेलन में राज्य की भूमिका तथा लोक प्रशासन की भूमिका पर कई महत्त्वपूर्ण सुझाव दिए गए।*

राज्य की भूमिका

यह समय उदारीकरण, निजीकरण व वैश्वीकरण का समय था जिसमें सरकार को अनावश्यक कार्यक्षेत्र से हटने तथा व्यापार व वाणिज्य को निजी क्षेत्र या बाजार को सौंप देने की वकालत की गई और कहा गया है। इसमें राज्य की भूमिका 'सेवाप्रदायक' से 'सुविधाप्रदायक' की लाए जाने का प्रयास किया गया है। अत: LPG के क्रिया के माध्यम से राज्य की भूमिका सीमित करने का सुझाव दिया गया।

लोक प्रशासन की भूमिका

द्वितीय मिन्नोब्रुक सम्मेलन ने प्रशासन को अधिक प्रदर्शन-उन्मुखी, पारदर्शी, जन-भागीदारी, संवेदनशील, सामाजिक योग्यता विकास, प्रौद्योगिकी से सम्बन्ध स्थापित करना, सिद्धान्त तथा व्यवहार में समानता लाना आदि। लोक प्रशासन में संरचनात्मक सुधार; जैसे—विकेन्द्रीकरण, विस्तारीकरण, विनौकरशाहीकरण आदि किए जाने चाहिए। यह लोक प्रशासन में सक्षमता निर्माण, HRD का विकास, नई प्रबन्धन तकनीकों का उपयोग आदि को लाने की सिफारिश करता है।

'मूल्य' शब्द को परिभाषित किया

- आर्थिक मूल्य (EEE)
- मानवीय मूल्य, समता, न्याय आदि।
- मूल्य-पारदर्शिता, सहभागिता, संवेदनशीलता।
- पारिस्थितिकीय मूल्य-पर्यावरण संरक्षण, सतत विकास आदि।

नवलोक प्रशासन की विशोषताएँ और मान्यताएँ

मिन्नोब्रुक निष्कर्षों से नवलोक प्रशासन की अधोलिखित विशेषताएँ प्रकट होती हैं

समाकलित या एकीकृत प्रशासन

यह राजनीति-प्रशासन, नीति निर्माण-नीति क्रियान्वयन, संरचनात्मक और कार्यात्मक प्रशासन, प्रबन्धकीय कार्य और सामाजिक न्याय, सामाजिक परिवर्तन और सामाजिक समायोजन आदि का एकीकृत स्वरूप है।

राजनीति-प्रशासन की द्विभाजकता अस्वीकार्य

राजनीति-प्रशासन की पृथकता को नव-लोक प्रशासन में चुनौती दी गई। **गोलम्बयुस्की** ने तो प्रशासन को राजनीति पर वरीयता देते हुए कहा कि "महत्त्वपूर्ण कार्यों में प्रशासन राजनीति को प्रवर्तित कर सकता है लेकिन राजनीति प्रशासन को नहीं।" **माहेश्वरी** के शब्दों में, "नीति विज्ञान ने राजनीति-प्रशासन के भेद को समाप्त कर दिया है।"

अन्तर्विषयक दृष्टिकोण

वष्तुत: प्रशासन को 'नीति-विज्ञान' मानने से ही उसकी प्रकृति अन्तर्विष्यिक हो जाती है। इकबाल नारायण के अनुसार लोक प्रशासन वह योजक है जो सरकार को जनता के साथ जोड़ता है और वह बकसुआ है जो प्रत्येक क्षेत्र में राजनीति, समाज, अर्थव्यवस्था को एक साथ जोड़ता है। इस दृष्टिकोण ने लोक प्रशासन को राजनीति के साथ अर्थशास्त्र, समाजशास्त्र, मनोविज्ञान, इतिहास, भूगोल, मानवशास्त्र, प्रबन्ध, अंकगणित आदि से सम्बन्धित कर दिया। नूरजहाँ बीबी ने तो नवलोक प्रशासन के सिद्धान्तों के सन्दर्भ में लोक प्रशासन को 'सामाजिक विज्ञानों का सामाजिक विज्ञान' तक कह डाला।

पदसोपानिक अवधारणा का विरोध

नवलोक प्रशासन की मान्यता है कि पदसोपानिक ढाँचा सत्ता-उन्मुखी होता है, कार्योन्मुखी नहीं अर्थात् उच्च स्तर अधिकारों की दृष्टि से प्रभावी रहता है, कार्य सम्पादन की दृष्टि से नहीं। अत: यह पदसोपानिक कठोर ढाँचे के स्थान पर छोटे-छोटे लचीले ढाँचों की वकालत करता है।

विकेन्द्रीकरणा और प्रत्यायोजन

विकेन्द्रित संस्थाएँ अधिक कार्यदक्ष, जनोन्मुख और लचीली होती हैं। अधीनस्थ स्तरों पर अधिकारों का प्रत्यायोजन कार्य की गति को बढ़ा देता है।

मूल्योन्मुखी आदर्शात्मक प्रशासन

परम्परागत लोक प्रशासन मूल्य निरपेक्ष था। उसमें कार्यकुशलता और मितव्ययिता पर अधिक जोर दिया जाता रहा लेकिन नवलोक प्रशासन ने इनके ऊपर मूल्यों, नैतिकता, आदर्शों को वरीयता दी। फ्रेडरिक्सन के अनुसार सामाजिक समता वह मुख्य संकल्पना है जिसे नव-लोक प्रशासनवादी महत्त्वपूर्ण प्रशासनिक मूल्य के रूप में स्वीकारते हैं।

इसका सम्बन्ध मूल्यों के चयन के साथ उनकी पूर्ति हेतु संरचनात्मक मॉडल और प्रबन्धकीय पद्धति के निर्धारण में भी है। नीग्रो के शब्दों में, "नवीन लोक प्रशासन ने मूल्य और नैतिकता को लोक प्रशासन की मुख्य विषयवस्तु बना दिया है।"

फ्रेडरिक्सन के अनुसार विशेषताएँ

फ्रेडरिक्सन ने नवीन लोक प्रशासन की निम्न विशेषताएँ बताई हैं

- यह जातिगत कम है जनोन्मुखा अधिक है।
- यह विवरणात्मक या वर्णनात्मक कम, है निर्देशात्मक अधिक है।
- यह संस्थानोन्मुखी कम, है ग्राहकोन्मुखी अधिक है।
- यह राजनीतिक रूप से तटस्थ कम, है आदर्शात्मक अधिक है।
- यह यथास्थितिवादी कम, है परिवर्तनवादी अधिक है; और
- कम वैज्ञानिक नही है।

ग्राहकोन्मुखी प्रशासन

प्रशासन को जनता से उसकी प्राथमिकताएँ, इच्छाएँ, अपेक्षाएँ आदि पूछनी चाहिए और उसके अनुरूप सेवाओं की आपूर्ति सुनिश्चित करनी चाहिए।

फ्रेडरिक्सन ने नवीन लोक प्रशासन की अधोलिखित विशेषताएँ बताई हैं

- परिवर्तन और प्रशासनिक अनुक्रियाशीलता।
- तर्क-संगति।
- प्रबन्ध-कार्मिक सम्बन्ध।
- संरचनाएँ।
- लोक प्रशासन में शिक्षा की वैविध्यता।

फ्रेडरिक्सन के शब्दों में, "नवीन लोक प्रशासन की नवीनता वस्त्र के बुनने के तरीके में है न कि प्रयोग में लाए गए धागे से। नवीनता इस तर्क में भी है कि उस वस्त्र का सही प्रयोग कैसे किया जाए।"

उदारीकरणा का लोक प्रशासन पर प्रभाव

उदारीकरण एक ऐसी प्रक्रिया है जो अमेरिका जैसे पूँजीवादी देशों में द्वितीय विश्वयुद्ध के बाद भी अपनाई गई। परन्तु वर्ष 1991 में सोवियत संघ के विघटन का प्रभाव बड़ा तथा विश्व में वैश्वीकरण पूरे विश्व में लोक प्रशासन पर उदारीकरण का प्रभाव देखा गया है। उदारीकरण ऐसी प्रक्रिया है जो व्यक्ति पर बल देते हुए प्रशासन को पारदर्शी, जवाबदेही व जनता के प्रति उत्तरदायी बनाती है। उदारीकरण के कारण लोक प्रशासन में निजी लोक प्रशासन का प्रभाव दिखाई देता है। उदारीकरण के लोक प्रशासन पर सकारात्मक व नकारात्मक दोनों ही प्रभाव पड़े हैं।

सकारात्मक प्रभाव

लोक प्रशासन पर सकारात्मक प्रभाव निम्नलिखित हैं

- उदारीकरण के फलस्वरूप लोक प्रशासन की गुणवत्ता व कार्यप्रणाली पर अच्छा प्रभाव पड़ा है।
- इससे लोक प्रशासन जनता के प्रति जवाबदेह बना हो।
- प्रशासन में लालफीताशाही जैसे अवगुणों में कमी हो गई।
- आर्थिक क्षेत्र में प्रतियोगिता को प्रोत्साहन एवं उपभोक्ता के हितों पर बल दिया है।
- विकासात्मक प्रशासन को बढ़ावा मिला।
- लोक प्रशासन में आधुनिकीकरण।
- इससे विकासात्मक वृद्धि को बढ़ावा मिला है।
- नौकरशाही में अहंवादी भावना को बढ़ावा मिला।

नकारात्मक प्रभाव

उपरोक्त सकारात्मक प्रभावों के साथ-साथ अनेक नकारात्मक प्रभाव भी पड़े हैं, *जो निम्नलिखित हैं*

- लोक प्रशासन में जनकल्याण की भावना कम होगी।
- इससे उपभोक्तावादी संस्कृति को बढ़ावा मिलता है।
- कर्मचारियों में सुरक्षा की भावना कम हुई है

इस प्रकार स्पष्ट है कि उदारीकरण के हमारे लोक प्रशासन पर सकारात्मक व नकारात्मक दोनों ही प्रभाव पड़ रहे हैं। अत: आज आवश्यकता इस बात की है कि हम उदारीकरण के सकारात्मक प्रभावों को बनाए रखें तथा नकारात्मक प्रभावों को कम करने की आवश्यकता है।

लोक प्रशासन के अध्ययन के उपागम

लोक प्रशासन के अध्ययन की पद्धतियाँ (उपागम)

लोक प्रशासन के अध्ययन की पद्धतियाँ निम्नलिखित हैं

व्यवस्थावादी उपागम चेस्टर बर्नार्ड

व्यवस्था सिद्धान्त एक व्यापक उपागम है जिसमें संकुचित परिप्रेक्ष्य में चीजों को देखने की आम कमी नहीं रहती। असल जोर समूचे व्यक्ति और कुल संगठन पर रहता है। व्यवस्था उपागम में संगठन को एक समेकित और उद्देश्यपूर्ण संस्था के रूप में विकसित करना है, जो परस्पर सम्बद्ध भागों से निर्मित है। व्यवस्था सिद्धान्त किसी संगठन का विभिन्न भागों में अलग-अलग अध्ययन करने के बजाय प्रबन्धकों को ऐसा दृष्टिकोण प्रदान करता है कि वे संगठन को समूचे रूप में और बड़े तथा बाहरी वातावरण के भाग के रूप में देखें।

व्यवस्था सिद्धान्त से यह भी पता चलता है कि किसी भी संगठन के किसी एक भाग की गतिविधि का प्रभाव अन्य प्रत्येक भाग की गतिविधि पर पड़ता है। प्रबन्धक का कार्य यह सुनिश्चित करना है कि संगठन के सभी भागों में आपस में समन्वय हो ताकि संगठन के लक्ष्य प्राप्त किए जा सकें।

व्यवस्थाएँ दो श्रेणी की होती हैं—खुली व्यवस्था और बन्द व्यवस्था। सामाजिक और जैविक व्यवस्थाएँ खुली व्यवस्थाएँ होती हैं और यान्त्रिक और भौतिक व्यवस्थाएँ बन्द व्यवस्थाएँ होती हैं। खुली व्यवस्थाएँ पारगम्य सीमाओं वाली होती हैं और परिवेश के साथ लगातार सम्बन्ध बनाए रखती है। इसके विपरीत बन्द व्यवस्थाओं की सीमाएँ अपारगम्य होती हैं और वे अपने परिवेश के साथ घुलती-मिलती नहीं हैं।

खुली व्यवस्थाएँ अधिक आन्तरिक विभेदीकरण, विशिष्टीकरण और विस्तार के साथ विकसित होती हैं और संगठन के उच्चतर स्तर की ओर बढ़ती हैं। दूसरी ओर बन्द व्यवस्थाएँ अव्यवस्था, असंगठन और आत्म विनाश की ओर बढ़ती हैं, जो सकारात्मक एण्ट्रॉपी हैं।

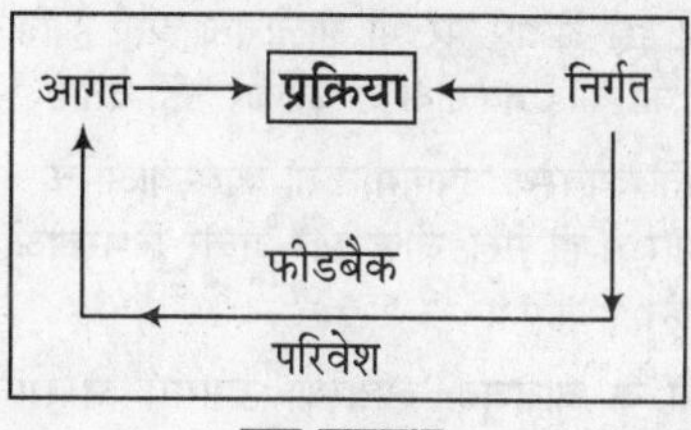

एक व्यवस्था

व्यवस्था परिवेश से आगत लेती है और रूपान्तरण प्रक्रिया के बन्द परिवेश में ही निर्गत भेज देती है। इसके अलावा, एक व्यवस्था अपने आपको परिवेश की जरूरतों के अनुसार बदलती भी रहती है। इसमें फीडबैक मदद करता है। इस प्रकार, व्यवस्था और उसके परिवेश के बीच सन्तुलन बना रहता है।

व्यवस्था उपागम की मौलिक विशेषाताएँ

व्यवस्था उपागम की मौलिक विशेषताएँ निम्नलिखित हैं

- संगठन को एक व्यवस्था की संज्ञा दी गई एवं इसके विभिन्न तत्त्वों या भागों को उप-व्यवस्था की संज्ञा दी गई।
- व्यवस्था एक सम्पूर्ण इकाई है अत: किसी व्यवस्था को समझने हेतु इसकी उपव्यवस्थाओं की बीच की परस्पर निर्भरता को समझना आवश्यक है एवं इसी प्रकार से किसी एक उपव्यवस्था को समझने हेतु सम्पूर्ण व्यवस्था की जानकारी का होना आवश्यक है।
- अत: व्यवस्था का आशय उप व्यवस्थाओं के एक समुच्चय से है, जो कि स्वतन्त्र होते हुए आपस में एक-दूसरे पर परस्पर रूप से निर्भर हैं।
- किसी व्यवस्था का निर्गत इसकी उपव्यवस्थाओं के निर्गत के कुल योग से अधिक होता है, जोकि उपव्यवस्थाओं के बीच के परस्पर सहयोगात्मक प्रयासों का एक परिणाम होता है।
- व्यवस्था एक प्रक्रिया है जिसके अन्तर्गत बाहरी वातावरण से प्राप्त आगत को निर्गत में परिवर्तित करते हुए पुन: बाहरी वातावरण को सौंप दिया जाता है।
- व्यवस्था स्वचालित या चक्रिय होती है।
- प्राचीन सिद्धान्तकारों के अनुसार संगठनात्मक प्रभावशीलता उद्देश्य प्राप्ति की मात्रा पर निर्भर करती है जबकि व्यवहारवादी दृष्टिकोण के अनुसार संगठनात्मक प्रभावशीलता योगदान एवं सन्तुष्टि के बीच के सन्तुलन की मात्रा पर निर्भर करता है। व्यवस्था दृष्टिकोण के अनुसार संगठनात्मक प्रभावशीलता बाहरी वातावरण से प्राप्त आगत एवं बाहरी वातावरण को दिए जाने वाले निर्गत के बीच के सन्तुलन पर आधारित होता है।

व्यवस्था उपागम की आलोचना

व्यवस्था उपागम की आलोचना के मुख्य बिन्दु निम्नलिखित हैं

- इसकी आलोचना संगठन के अध्ययन के अमूर्त, अति अवधारणात्मक और धुँधले उपागम के रूप में की जाती है। आलोचक कहते हैं कि संगठनों को समझने के लिए व्यवस्था सिद्धान्त द्वारा दी गई अवधारणात्मक रूपरेखा बेहद अमूर्त है।
- आलोचक कहते हैं कि यह सिद्धान्त व्यावहारिक स्थितियों में सीधे लागू नहीं होता।
- इस उपागम की इस आधार पर भी आलोचना होती है कि यह विश्लेषण और संश्लेषण की कोई तकनीक या औजार नहीं देता।
- कहा जाता है कि व्यवस्था उपागम न तो व्यवस्थाओं के अन्तर को पहचानता है और न ही मेल-जोल और अन्तर निर्भरताओं की प्रकृति के बारे में बताता है।

उपरोक्त सीमाओं के बावजूद 'व्यवस्था उपागम' ने सांगठनिक सिद्धान्त में मूल्यवान योगदान दिए हैं। *वे इस प्रकार हैं*

- इसने सांगठनिक चिन्तन की क्लासिकीय, नव-क्लासिकीय और आधुनिक अवधारणाओं को जोड़ा और संश्लेषित किया है।
- संगठन-परिवेश सम्बन्ध की इसकी अवधारणा बाद में रिंग्स द्वारा प्रतिपादित परिवेशीय उपागम की पूर्वगामी बनी।
- इसने 'आकस्मिकता प्रबन्धन' को बढ़ावा दिया।

पारिस्थितिकीय उपागम

पारिस्थितिकीय उपागम को तुलनात्मक उपागम के नाम से भी जाना जाता है। इस उपागम का प्रभाव द्वितीय विश्वयुद्ध के बाद देखा जा सकता है। पारिस्थितिकीय उपागम को अन्य पश्चिमी संगठन या प्रशासन सिद्धान्त की अपेक्षा अधिक तर्कसंगत माना जा रहा है और यह भी मान्यता है कि यह उपागम तृतीय विश्व के देशों की समस्याओं के अध्ययन के लिए पर्याप्त है।

पारिस्थितिकीय शब्द जीव विज्ञान से लिया गया है। यह प्राणियों तथा उनके भौतिक एवं सामाजिक पर्यावरण की अन्त:क्रिया का अध्ययन है। यह उपागम लोक प्रशासन की पर्यावरण से तुलना करके उसके संगठनों और प्रशासनिक समस्याओं का तुलनात्मक अध्ययन करता है। पारिस्थितिकीय दृष्टिकोण का समर्थन जे एम गास, रॉबर्ट ए डहल तथा रॉबर्ट ए मर्टन, रिग्स आदि ने किया परन्तु रिग्स महोदय ने इसमें महत्त्वपूर्ण योगदान दिया है। रिग्स ने अपने अध्ययन में प्रशासनिक तथा आर्थिक, तकनीकी, राजनीतिक तथा संचार कारकों के बीच सम्बन्ध का विश्लेषण करके पूर्वी एशिया के (थाइलैण्ड, फिलीपीन्स) देशों को अध्ययन में रखकर कई उदाहरण प्रस्तुत किए। रिग्स के विश्लेषण का केन्द्रीय बिन्दु समपार्श्वीय समाज में सामाजिक संरचनाओं के महत्त्वपूर्ण तत्त्वों और इस समाज के प्रशासन उपतन्त्र के साथ उनकी परस्पर अन्त:क्रिया को माना है। रिग्स ने बहुकार्यात्मक तथा अल्प कार्यात्मक समाजों की केवल रूपरेखा ही प्रदान की है जिनकी प्रासंगिकता केवल वहीं तक है जहाँ तक वह समपार्श्वीय समाज के विश्लेषण में सहायक है।

इनका विवरण निम्नलिखित है

बहुकार्यात्मक समाज

रिग्स ने बहुकार्यात्मक समाज का अध्ययन करने के लिए चीन और क्रान्ति के पूर्व के थाइलैण्ड को चुना, इस तरह के समाज में कार्यों का निश्चयन नहीं था यहाँ कृषि को प्रधानता दी गई थी, जहाँ आधुनिकीकरण या औद्योगीकरण की झलक भी नहीं दिखती थी यहाँ की आर्थिक व्यवस्था विनिमय प्रणाली पर आधारित थी जिसे रिग्स ने "पुनर्वितरण प्रारूप" कहा है। रिग्स ने ऐसे समाज का चित्रण इस तरह किया है कि वहाँ राजा और प्रजा के मध्य मालिक और सेवक की तरह स्थितियाँ थी। जनता वहाँ अपने कर्त्तव्यों को ही जानती थी राजा को किसी भी चाहे भौतिक वस्तुएँ या सेवाएँ प्रदान करने में अपना सौभाग्य समझती थीं चाहे वे ऐसा डर से या हृदय के भाव से करते हों उन्हें करना पड़ता था राजा या सरकार जनता के प्रति उत्तरदायी नहीं था वह केवल आदेश जारी करने का अधिकार अपने पास सुरक्षित रखता था। इस प्रकार यह कहा जा सकता है कि जनता के कर्त्तव्य और राजा के अधिकार इस तरह के समाजों में देखे जा सकते थे।

अल्कार्यात्मक समाज

रिग्स महोदय ने इस तरह के समाज का वर्णन बहु कार्यात्मक समाज से ठीक विपरीत किया है इस समाज में राजा या सरकार जनता के प्रति उत्तरदायी होती है। किसी एक संघ या संस्था के पास पूरे कार्य केन्द्रित नहीं होते थे बल्कि अलग-अलग कार्यों को विभिन्न संघों द्वारा संचालित किया जाता था, आर्थिक क्षेत्र पूरी तरह बाजार पर निर्भर था जहाँ उच्च गुणवत्ता की दौड़ में लोग अनवरत प्रयास करते थे या करने के लिए स्वतन्त्र होते हैं इस तरह की बाजार व्यवस्था रूपी समाज को रिग्स ने बाजारीकृत समाज कहा है। रिग्स महोदय की इस तरह की समाज व्यवस्था में संरचना के प्रत्येक खण्ड पर उच्च या योग्य पदाधिकारी बैठा होता है जो नागरिकों को सौहार्दपूर्ण अपनी सेवाएँ प्रदान करता है साथ में इस तरह के समाज में संचार और प्रौद्योगिकी का बहुत विकसित होना उसके आधुनिकीकरण या औद्योगिकीकरण के संकेत प्रदान करता है।

समपार्श्वीय समाज

समपार्श्वीय समाज

रिग्स महोदय ने ऐसे समाज को अपने अध्ययन का केन्द्र माना है। इस तरह के समाज वे होते हैं जो बहुकार्यात्मक और अल्पकार्यात्मक समाजों का प्रतिनिधित्व करते हैं या इन दोनों समाजों की कुछ-कुछ विशिष्टताएँ विद्यमान होती हैं।

समपार्श्वीय समाज की तीन चारित्रिक विशेषताएँ रिग्स महोदय ने स्वीकारी हैं

(i) विजातीयता

अपने शब्द से ही अर्थ को स्पष्ट करता है समपार्श्वीय समाज का यह लक्षण अर्थात् विजातीयता, जिसमें सजातीयता का अभाव देखा जाता है जहाँ न तो व्यवस्था, व्यवहार, क्रियाएँ, दृष्टिकोणों में समानता और न ही समाज के अन्दर नए-पुराने, पूर्व-पश्चिम, गाँव-शहर, पूँजीवाद-समाजवाद में अन्तर है या यह कहें इन सबका मिश्रण देखा जा सकता है।

(ii) औपचारिकता

ऐसे समाजों में औपचारिकता तो पाई जाती है पर यह मात्रा कथनी रूप में ही देखी जा सकती है क्योंकि न तो संविधान के नियमों, कानूनों के अनुसार कोई कार्यपालिकायी व्यक्ति चलता है न वहाँ की जनता, इस तरह के समाजों में कोई पूर्व अवधारणा नहीं बनाई जा सकती, यह ही कहा जा सकता है कि जैसी परिस्थिति वैसी क्रिया।

(iii) अति-आच्छादन

चूँकि ऐसे समाज परम्पराओं, मूल्यों, आदर्शों, रूढ़ियों को आत्मसात कर चुके होते हैं। अगर ऐसे समाज में कोई नवीन संगठन या संस्था स्थापित भी कर दी जाती है तब भी पुरानी संस्थाओं से प्रभावित हुए बिना नहीं रह सकती। समपार्श्वीय समाज के लक्षण अति आच्छादन से ही इसके अर्थों को समझा जा सकता है अर्थात् नवीन संस्थाओं पर पुरानी प्रभावी संस्थाओं का आवरण स्थापित हो जाना।

साला प्रारूप

- रिग्स महोदय ने साला प्रारूप की चर्चा अपने अध्ययन में की है साला शब्द स्पेनिश है इसका प्रयोग लैटिन अमेरिकी देशों में सरकारी कार्यालयों के लिए किया जाता है। अल्पकार्यात्मक समाज में इसे 'ब्यूरो' तथा बहुकार्यात्मक समाज में इसे 'चेम्बर' कहा जाता है। रिग्स ने समपार्श्वीय समाज की नौकरशाही के लिए साला का प्रयोग किया है।
- रिग्स समपार्श्वीय समाज के वर्णन में कहते हैं यह समाज आधुनिक प्राचीन दोनों प्रकार के प्रशासन की विशेषताओं से युक्त होता है इसमें नौकरशाही का चयन एक प्रतियोगी परीक्षा से तो होता है वहाँ भाई-भतीजावाद जैसी प्रवृत्ति देखने को मिलती है। इस प्रकार यह समाज असन्तुलित राज्य के रूप में प्रकट होता है। ऐसे समाज में नौकरशाही का एकाधिकार होता है जो अपने धर्म को बनाए रखने के लिए नियमों कानूनों में वैसा ही परिवर्तन कराती है जिससे समाज में भ्रष्टाचार कानून संचालन में अकुशलता जैसी स्थितियाँ विद्यमान रहती हैं।

निर्णय-निर्माण सम्बन्धी उपागम

हर्बर्ट साइमन के अनुसार, संगठन से तात्पर्य "व्यक्तियों के समूह मे संचार एवं अन्य सम्बन्धों की जटिल संरचना से है। संगठन को निर्णय प्रक्रिया के एक जटिल जाल की संज्ञा दी गई है। संरचनात्मक दृष्टि से उन्होंने संगठन को 'तीन परतों वाला रोटा' बताया है— निम्न परत पर मूलभूत कार्य प्रक्रियाएँ, मध्य परत नैत्यिक एवं कार्यक्रमिक निर्णय तथा उच्च परत नीति एवं नियन्त्रण प्रकृति के अकार्यक्रमिक निर्णयों से निर्मित होती है।"

उनके अनुसार प्रशासन के प्राचीन सिद्धान्त कहावतों की भाँति युग्म में निर्मित किए गए हैं। प्राय: प्रशासन का प्रत्येक सिद्धान्त जो स्वीकृत एवं विश्वसनीय हो सकता है, विरोधाभासी है। साइमन का मत है कि "वास्तविक व्यवहार में प्राय: सत्ता में सुझाव व अनुनय का मिश्रण होता है।" *उन्होंने सत्ता के तीन प्रमुख कार्यों का वर्णन किया है*

1. यह उत्तरदायित्व की भावना उत्पन्न करती है।
2. यह निर्णय में विशेष दक्षता को प्रोत्साहित करती है तथा
3. यह क्रियाओं में समन्वय उत्पन्न करती है।

साइमन का नाम बौद्धिक निर्णय-प्रक्रिया के सन्दर्भ में उल्लेखनीय है। उन्होंने निर्णय प्रक्रिया की तीन क्रियाओं का उल्लेख किया है **बौद्धिक क्रिया** जो यह बतलाती है कि कब और कहाँ पर निर्णय लेना जरूरी है? **डिजाइन क्रिया** वह है जिसमें वैकल्पिक विधियों की खोज और उनका विकास किया जाता है। **चयन क्रिया** जिसमें उपलब्ध विकल्पों में से किसी एक सही विकल्प का चयन किया जाता है।

साइमन के निर्णय करने सम्बन्धी मॉडल को एक और नाम दिया जाता है, वह है तर्कसंगत समाविष्ट मॉडल। निर्णयों के परिणामों के सम्बन्ध में उद्देश्यों, लक्ष्यों और प्राथमिकताओं पर पूर्ण समझौते की कल्पना इसमें की गई है। साइमन के निर्णय करने के मॉडल में संगठन के औपचारिक ढाँचों और प्रक्रियाओं का बहुत महत्त्व है। उनके अनुसार संगठन व्यक्तियों की अपेक्षा कुल मिलाकर उच्च स्तरीय तर्क संगति प्राप्ति करती हैं।

मानवीय तर्कसंगति मुख्य तौर पर संगठनों में हिस्सेदारी के द्वारा ही प्राप्त की जाती है जो व्यक्तियों की रुचियों की संरचना करते हैं और अनुशासित करते हैं। किसी संगठन के लक्ष्य और मूल सदस्यों के निर्णयों का मार्गदर्शन दो तरीकों से करते हैं।

1. सत्ता के प्रयोग द्वारा तथा सूचना प्रदान करके, और
2. व्यक्ति के मनोविज्ञान में इन मूल्यों का आन्तरिकरण करने के द्वारा।

साइमन मानते हैं कि संगठनात्मक कुशलता के लिए तादात्मीकरण की प्रक्रिया जरूरी है।

साइमन ने निर्णय-निर्धारण के प्रसंग में प्रशासन को मुख्यत: योजना के पर्यावरण में समझाया है। उनके मत में, प्रशासन को अपने कार्य के पक्ष और विपक्ष दोनों का परीक्षण करते हुए निर्णय लेना चाहिए। इस प्रकार, प्रशासक उस विवेकशील आर्थिक व्यक्ति के नजदीक होता है जो अधिक-से-अधिक शुद्ध सन्तुष्टि प्राप्त करने की कोशिश करता है। *साइमन ने विवेकशीलता के निम्न प्रकार बताए हैं*

वस्तुनिष्ठ विवेकपूर्ण यदि यह निर्धारित स्थिति में निश्चित मूल्यों को अधिकतम करने का सही व्यवहार है।

व्यक्तिनिष्ठ विवेकपूर्ण यह व्यक्ति के वास्तविक ज्ञान के अनुपात में उपलब्धि को अधिकतम करता है।

संचेतन विवेकपूर्ण जहाँ साधन व साध्य का समायोजन एक सचेतन प्रक्रिया है।

विमर्शगत विवेकपूर्ण उस स्तर तक विवेकपूर्ण जहाँ साधन और साध्य का सामंजस्य संकल्पित है। संगठनात्मक विवेकपूर्ण जहाँ यह संगठन लक्ष्यों की ओर उन्मुख है। वैयक्तिक विवेकपूर्ण जहाँ यह वैयक्तिक लक्ष्यों की ओर उन्मुख है।

प्रशासन की सीमाएँ

साइमन ने प्रशासन की सीमाओं पर भी विचार किया है। प्रशासक निर्णय के लिए समुचित आधारों की खोज करता है परन्तु इस खोज प्रक्रिया की कुछ सीमाएँ भी होती हैं जिनमें वह बँधा होता है।

1. प्रत्येक व्यक्ति में कुछ आदतें और प्रतिक्रियाएँ देखने को मिलती हैं। ये प्राय: अनैच्छिक होती हैं और व्यक्ति के कार्य निर्धारण में प्रमुख भाग अदा करती हैं।
2. संगठन के सन्दर्भ में व्यक्ति वफादार होता है तथा उसके कुछ अपने मूल्य होते हैं, जो बौद्धिक निर्णय लेने में प्रतिबन्ध लगाते हैं।
3. प्राप्त सूचनाएँ और आँकड़े सीमित होते हैं। उन्हें प्राप्त करने में भी कई प्रकार की दिक्कतें होती हैं।

इस प्रकार, प्रशासक सीमाओं में रहकर निर्णय-निर्धारण करता है।

निर्णय तकनीकों का विवेचन

साइमन ने अपनी पुस्तक "The New Science of Management Decision" में विभिन्न निर्णय तकनीकों का विवेचन किया है, *जोकि निम्न प्रकार हैं*

कार्यात्मक निर्णय के सम्बन्ध में

परम्परागत तकनीकें (i) आदत, (ii) लिपिकीय दैनिक प्रणाली, प्रमापित संचालकीय कार्य पद्धतियाँ, (iii) संगठन संरचना, सामान्य अपेक्षाएँ, उपलक्ष्यों की प्रणाली एवं सुपरिभाषित सूचनात्मक श्रृंखलाएँ।

आधुनिक तकनीकें (i) क्रिया अनुसन्धान—गणितीय विश्लेषण मॉडल, कम्प्यूटर सिम्यूलेशन (ii) इलेक्ट्रॉनिक डेटा प्रोसेसिंग।

अकार्यात्मक निर्णय के सम्बन्ध में

परम्परागत तकनीकें (i) परख-अवलोकन अन्तर्ज्ञान एवं सृजनात्मकता, (ii) अँगूठे के नियम (iii) प्रबन्धकों का चयन एवं प्रशिक्षण।

आधुनिक तकनीकें (i) मानवीय निर्णयकर्ताओं को प्रशिक्षण (ii) स्वत: शोध कम्प्यूटर कार्यक्रमों का निर्धारण।

साइमन के योगदान की सीमाएँ

साइमन के योगदान की सीमाएँ निम्नलिखित हैं

- इन विचारधाराओं में कोई मौलिकता नहीं है। उन्होंने पुरातन अवधारणाओं को ही नए ढंग से प्रस्तुत कर दिया है।
- साइमन प्रशासन में 'मूल्य-आधार वाक्य' की अवहेलना की गई है, जबकि अनेक विचारकों के अनुसार लोक प्रशासन संस्कृति से बाधित है तथा मूल्यों से लदा है।
- इन्होंने संगठनात्मक जीवन में निर्णय को अत्यधिक महत्त्व दिया है किन्तु संगठनात्मक जीवन की समग्रता को केवल निर्णय के द्वारा स्पष्ट नहीं किया जा सकता है। यह सदैव सत्य नहीं है कि अन्वेषण क्रिया डिजाइन क्रिया के पूर्व होती है तथा चयन क्रिया डिजाइन के बाद निष्पादित की जाती है।
- साइमन द्वारा प्रस्तावित 'सन्तुष्टजनक' अथवा 'ठीक-ठीक' समाधान के मिल जाने पर चयन विश्लेषण को रोक देने का विचार भी उपयुक्त नहीं पाया गया है। **कून्टज** एवं **डोनल** के अनुसार, यद्यपि अनेक प्रबन्धकीय निर्णय किसी तरह काम चला लेने की आशा से किए जाते हैं, किन्तु ऐसा विश्वास किया जाता है कि अधिकांश प्रबन्धक विवेकशीलता की सीमानुसार तथा अनिश्चितता में जोखिम के आकार एवं प्रकृति को ध्यान में रखते हुए सर्वोत्तम निर्णय लेने का प्रयास करते हैं।

विकास प्रशासन

द्वितीय महायुद्ध के पश्चात् नव स्वतन्त्र विकासमान देशों का अध्ययन बड़े व्यापक स्तर पर किया गया। इन अध्ययनों से यह पता लगा कि विकासशील देशों की प्रशासन व्यवस्था स्वदेशी न होकर पाश्चात्य देशों की नकल मात्र है। तुलनात्मक लोक प्रशासन दल (CAG) ने विकास प्रशासन के क्षेत्र में अत्यधिक रुचि ली है।

निमरोद रफेली ने तुलनात्मक लोक प्रशासन के साहित्य में दो प्रमुख प्रेरक चिन्तन लक्षित किए हैं

1. सिद्धान्त निर्माण 2. विकास प्रशासन

ये दोनों विचार परस्पर संयुक्त हैं। तुलनात्मक लोक प्रशासन में सिद्धान्त निर्माण का अधिकांश कार्य 'विकास' से सम्बद्ध है जबकि 'विकास प्रशासन' का अध्ययन सिद्धान्त निर्माण से हुआ है।

विकास प्रशासन का अर्थ

'विकास प्रशासन' शब्द का प्रथम प्रयोग भारत के एक प्रशासनिक अधिकारी यू एल गोस्वामी द्वारा अपने एक लेख 'द स्ट्रक्चर ऑफ पब्लिक एडमिनिस्ट्रेशन इन इण्डिया' में किया, जो वर्ष 1955 में 'द इण्डियन जर्नल ऑफ पब्लिक एडमिनिस्ट्रेशन' में प्रकाशित हुआ था।

'विकास प्रशासन' का अर्थ कुछ विद्वानों द्वारा प्रशासन के **आधुनिकीकरण** से लगाया जाता है। कुछ विद्वान् इसे **आर्थिक विकास** के लिए एक कुशल साधन के रूप में अधिक महत्त्व देते हैं। कई विद्वान् इसे **प्रशासनिक विकास** का ही पर्यायवाची मानते हैं।

विकास प्रशासन सामान्य अर्थ में आर्थिक विकास की योजना बनाने तथा राष्ट्रीय आय को बढ़ाने के लिए साधनों को प्रवृत्त करने तथा बाँटने का कार्य करता है। वस्तुत: विकास या विकासात्मक प्रशासन का अर्थ है विकास से सम्बन्धित प्रशासन। यह शेष प्रशासन से इस बात में तो समानता रखता है कि यह भी उसी तरह के नियम, नीति एवं मानकों को औपचारिक रूप से आधार मानता है किन्तु यह उद्देश्य, क्षेत्र एवं जटिलता में भिन्न है। इसमें पुनर्निवेशन बाकी प्रशासन से अधिक मजबूत रहता है। विकास प्रशासन एक विशेष प्रकार के उद्देश्य की पूर्ति के लिए एक विशेष कार्यक्रम, एक उन्नयन की भावना तथा एक विशेष विचारधारा है। विकासशील प्रशासन अनिवार्य रूप से प्रशासन की परिवर्तन-उन्मुखी प्रशासनिक आचरण से सम्बद्ध धारणा है। यह मात्र पारम्परिक किस्म के प्रशासनिक कार्यों का ही आचरण नहीं है। यह विकास योजना और कार्यान्वयन के उपकरण के रूप में व्यवस्था के भीतर परिवर्तन की गति की ओर उन्मुखी है।

मॉण्टगोमेरी के शब्दों में, विकास प्रशासन "अर्थव्यवस्था में योजनाबद्ध परिवर्तन लाता है (कृषि या उद्योग में, या इन दोनों में से किसी के सहयोग के लिए पूँजीगत आधार संरचना में) और कुछ कम सीमा तक राज्य की सामाजिक सेवाओं में (विशेषकर शिक्षा व जन स्वास्थ्य)। यह सामान्यत: राजनीतिक क्षमताओं को बढ़ाने के प्रयत्नों से सम्बद्ध नहीं है।" संक्षेप में, वाईडनर ने विकास प्रशासन को 'लक्ष्य-अभिमुखी' और 'परिवर्तन-अभिमुखी' प्रशासन के रूप में परिभाषित करते हुए लिखा है, "विकास प्रशासन बुनियादी तौर पर एक कार्योन्मुखी, लक्ष्योन्मुखी प्रशासनिक तन्त्र है।" उनके अनुसार विकास प्रशासन का सम्बन्ध विकास के लिए अधिक-से-अधिक नवीन प्रयोग करने से है।

संक्षेप में, **विकास प्रशासन** लोक प्रशासन का वह पहलू है, जोकि सरकारी प्रभाव के माध्यम से प्रगतिशील राजनीतिक, सामाजिक, आर्थिक लक्ष्यों में परिवर्तन पर जोर देता है। विकास प्रशासन के द्विमुखी लक्ष्य हैं—राष्ट्र निर्माण सामाजिक-आर्थिक प्रगति अर्थात् विकास प्रशासन लोगों की समस्याओं के समाधान के लिए अनवरत ढंग से कार्य करता है, उसका लक्ष्य समाज का बहुमुखी और नियोजित ढंग से विकास होता है और वह सामाजिक परिवर्तन के एक प्रमुख अभिकर्ता के रूप में कार्य करता है। एशिया, अफ्रीका और लैटिन अमेरिका के पिछड़े एवं विकासशील देशों में लोक प्रशासन के इस नए आयाम को बड़ी तेजी से अपनाया गया है जिससे उनका बहुमुखी विकास निर्धारित लक्ष्यबद्ध और योजनाबद्ध ढंग से हो सके।

विकास प्रशासन के लक्षण

'विकास प्रशासन' की संकल्पना को समझने के लिए उनके प्रमुख तत्त्व या लक्षण समझना आवश्यक हैं, जो निम्नलिखित हैं

- परिवर्तन-उन्मुखी
- लक्ष्य-उन्मुखी
- प्रगतिशीलता
- नियोजन
- नवाचार
- प्रशासन-तन्त्र में लचीलापन सहभागिता
- लाभ-भोगी अभिमुखीकरण
- प्रभावी एकीकरण

विकास प्रशासन और लोक प्रशासन

विकास प्रशासन लोक प्रशासन ही है, परन्तु कुछ भिन्नता के साथ। लोक प्रशासन में कई तरह के कार्यों का निष्पादन होता है। किन्तु सभी से विकास की उतनी गहरी अनुभूति नहीं होती।

विकास प्रशासन लोक प्रशासन का ही अंग है परन्तु इसका स्थान प्रगतिशील, सामाजिक, आर्थिक और राजनीतिक उद्देश्यों की प्राप्ति के हेतु सरकार द्वारा प्रभावित परिवर्तन लाने पर केन्द्रित रहता है। यदि हम प्रशासनिक संरचना को ध्यान में रखें तो हम कहेंगे कि विकास प्रशासन योजना आयोग, राष्ट्रीय विकास परिषद् विकास निगम तथा इसी तरह के नवीन अभिकरणों की रचना करके विकास कार्यों को करता है।

लोक प्रशासन और विकास प्रशासन में विरोध नहीं है। विकास प्रशासन के लिए लोक प्रशासन के अन्तर्गत उपयुक्त अभिकरणों, विभागों और पदों की रचना की जाती है। भारत में जिला ग्रामीण विकास अभिकरण तथा विकास अधिकारी के पद कुछ इसी प्रकार के हैं। लोक प्रशासन के अभिकरणों एवं मदों का विकास प्रशासन हेतु पुनर्निर्माण किया जाता है।

हम कह सकते हैं कि विकास प्रशासन की वजह से लोक प्रशासन की संरचना में सुधार और परिवर्तन करने पड़ते हैं। ''विकास प्रशासन, प्रशासन के सभी स्तरों पर लोक सेवाओं की अभिवृत्तियों, व्यवहार, अभिमुखीकरण तथा दृष्टिकोण में क्रान्तिकारी परिवर्तन की माँग करता है।''

केन्द्रीकरणा और विकेन्द्रीकरण

प्रशासन के विभिन्न सिद्धान्तों में केन्द्रीकरण और विकेन्द्रीकरण एक-दूसरे के विपरीत अवधारणा पर आधारित परन्तु संगठन में बहुत ही महत्त्वपूर्ण हैं। संगठन के अन्तर्गत सत्ता के वितरण के सन्दर्भ में केन्द्रीकरण और विकेन्द्रीकरण को अवधारणा का महत्त्व कुछ ज्यादा ही बढ़ जाता है।

केन्द्रीकरण

केन्द्रीकरण का अर्थ है प्रशासनिक व्यवस्था के उच्चतम स्तर पर प्राधिकार का संकेन्द्रण वहीं दूसरी ओर विकेन्द्रीकरण का अर्थ होता है प्रशासनिक व्यवस्था के निम्नतर स्तरों पर प्राधिकार का वितरण। इस प्रकार केन्द्रीकरण बनाम विकेन्द्रीकरण का मुद्दा प्रशासनिक व्यवस्था में निर्णय निर्माण के क्षेत्र के इर्द-गिर्द घूमता है।

पुनर्केन्द्रीकरण, विकेन्द्रीकरण का उल्टा है। इसका अर्थ है एक बार विकेन्द्रीकरण प्राधिकार का केन्द्रीकरण। यह शब्द 'विकेन्द्रीकरण' लालिनी भाषा से निकला है।

केन्द्रीकरण की परिभाषाएँ

केन्द्रीकरण तथा विकेन्द्रीकरण मुख्यत: संगठन में निर्णय लेने की शक्ति तथा भौतिक सुविधाओं के जमाव अथवा बिखराव को स्पष्ट करते हैं।

हेनरी फेयोल के शब्दो में ''जिससे अधीनस्थों के महत्त्व में वृद्धि हो वह विकेन्द्रीकरण होता है तथा जो अधीनस्थों के महत्त्व को घटाए वह केन्द्रीकरण कहलाता है।

एल डी व्हाइट के अनुसार ''प्रशासन के निम्न तल से उच्च तल की ओर प्रशासकीय सत्ता के हस्तान्तरण की प्रक्रिया को केन्द्रीकरण कहते हैं। तथा ठीक इसके विपरीत (उच्च से निम्न की ओर) व्यवस्था विकेन्द्रीकरण कहलाती है।

केन्द्रीकरण के गुण

केन्द्रीकरण के प्रमुख गुण निम्नलिखित हैं

- यह इस बात को सुनिश्चित करता है कि सभी कार्य एक तरह से और समान सामान्य नीतियों और सिद्धान्तों के अनुसार किए जाते हैं।
- यह सम्पूर्ण संगठन पर सर्वाधिक नियन्त्रण देता है।
- यह कामों के दुहराव को रोककर प्रशासन में अर्थव्यवस्था को सुरक्षित करता है।
- यह रोजगार और कर्मचारियों, खरीद और आपूर्तियों के प्रयोग आदि को सँभालने जैसे मामलों में प्रशासनिक दुरुपयोग को काफी मुश्किल बना देता है।
- वह व्यक्तिगत नेतृत्व की सक्रिय भूमिका के जरिए संगठन में गतिशीलता लाने में सहायक होता है।
- केन्द्रीकरण की प्रवृत्ति से संगठन के अन्तर्गत प्रशासनिक एकरूपता कायम होती है। ऐसा इसलिए होता है कि संगठन के सर्वोच्च पदाधिकारी या पदाधिकारियों के पास वास्तविक सत्ता केन्द्रित होती है।
- केन्द्रीकरण की प्रवृत्ति से संगठन के अन्तर्गत उत्तम पर्यवेक्षण को बल मिलता है। उत्तम एवं सकारात्मक पर्यवेक्षण एवं समन्वय से संगठन के अन्तर्गत बेहतर अनुशासन कायम रहता है।
- केन्द्रीकरण बचत के दृष्टिकोण से भी लाभकारी साबित होता है, ऐसा इसलिए होता है कि केन्द्रीयकृत संगठन के अन्तर्गत प्रतिव्यक्ति या पद कम खर्च पड़ता है।
- केन्द्रीयकृत संगठन के अन्तर्गत आदेश निर्गत करने तथा अनुदेश प्राप्त करने की प्रक्रिया में विशेष नियमों का अनुपालन होता है साथ ही साथ कार्मिकों की नियुक्ति में भी विशिष्ट सिद्धान्तों का अनुपालन होता है। इससे लाभ यह होता है कि एकीकृत संगठन के अन्तर्गत भ्रष्टाचार की सम्भावना लगभग समाप्त हो जाती है।

केन्द्रीकरण के दोष

केन्द्रीकरण के प्रमुख दोष निम्नलिखित हैं

- यह कदम उठाए जाने में देर करती है क्योंकि फील्ड अधिकारियों को उच्चतर प्राधिकारियों से निर्देश लेने पड़ते हैं। जन्म हो सकता है जिससे समाज अन्तत: विकृत हो सकता है।
- चूँकि केन्द्रीकरण की प्रवृत्ति से तानाशाही को बल मिलता है, इसलिए इसे अप्रजातान्त्रिक सिद्धान्त कहा जा सकता है। इस सिद्धान्त को अप्रजातान्त्रिक सिद्धान्त कहने व आधार अन्य भी हो सकते हैं, जैसे इसके द्वारा स्थानीय स्वशासन की मान्यता को अस्वीकार किया जाता है।
- यह "शिखर पर लकवे और निम्नतर स्तर पर रक्तहीनता" के कारण मुख्य कार्यालय पर अत्यधिक भार डाल देता है।
- एकीकरण की प्रक्रिया को अव्यावहारिक व्यवस्था, व्यापक विकास एवं व्यापक जन-सहभागिता के सन्दर्भ में कहा जा सकता है।
- दूसरी बात यह है कि किसी भी दृष्टिकोण से विशाल देशों के सन्दर्भ में इसके औचित्य को प्रमाणित नहीं किया जा सकता है
- यह अधीनस्थों पर तानाशाहीपूर्ण नियन्त्रण और इस प्रकार प्रशासन के लचीलेपन में कमी की ओर ले जाता है।
- केन्द्रीकरण को इसलिए भी सही नहीं कहा जा सकता क्योंकि इससे प्रशासन में लापरवाही एवं लालफीताशाही (विलम्बकारी प्रवृत्ति) को बल मिलता है। आज जब प्रशासनिक दायित्वों में अत्यधिक वृद्धि हो गई है, ऐसी स्थिति में दायित्व विभाजन की आवश्यकता है न कि केन्द्रीकरण की।
- यह प्रशासन को गैर-जवाबदेह बना देता है क्योंकि मुख्य कार्यालय स्थानीय स्थितियों और आवश्यकताओं के ज्ञान के बिना काम करते हैं।
- अन्त में केन्द्रीकृत संगठन के अन्तर्गत प्रशासनिक कठोरता के सिद्धान्तों का अनुपालन होता है जिसे परिवर्तन विरोधी अवधारणा के रूप में जाना जाता है।
- यह प्रशासनिक प्रक्रिया में लोगों की भागीदारी में सहायक नहीं होता।
- यह संगठन के विस्तार और वैविध्यकरण के लिए अनुकूल नहीं होता

विकेन्द्रीकरण

विकेन्द्रीकरण कार्यों, शक्तियों, लोगों को केन्द्रीय स्थान से हटाकर पुन: विभाजित करने की प्रक्रिया को कहते हैं। विकेन्द्रीकरण की अवधारणा को, निजी व्यवसायों और संगठनों में समूह गतिकी और प्रबंधन विज्ञान, लोकप्रशासन आदि क्षेत्रों में लागू किया जाता है।

विकेन्द्रीकरण के प्रकार

विकेन्द्रीकरण के प्रकार निम्न है

राजनीतिक विकेन्द्रीकरण

यह सरकार के नए स्तरों की स्थापना की बात कहता है। जैसे भारत में स्वायत्त राज्य और कनाडा में प्रान्त। संघीय व्यवस्थाओं में, राजनीतिक प्राधिकार केन्द्रीय और क्षेत्रीय सरकारों में विभाजित होता है। (भारत में राज्य सरकार और कनाडा में प्रान्तीय सरकारें)। अमेरिका या भारत जैसे संघीय राज्यों और ब्रिटेन या जापान जैसे एकल राज्यों में स्वायत्त स्थानीय सरकारों का गठन भी राजनीतिक विकेन्द्रीकरण को दिखलाता है।इस प्रकार अमेरिका में नगर सरकारों, भारत में पंचायती राज और नगर निगमों में, ब्रिटेन में काउंटी सरकारों और जापान में प्रशासकीय सरकारों की स्थापना राजनीतिक विकेन्द्रीकरण की अच्छी मिसालें हैं।

क्षेत्रीय (भौगोलिक)

जब कोई विभाग या प्रशासनिक संगठन अपने कार्यालय दूर-दूर क्षेत्रों में स्थापित करके उन्हें कार्यकरण में स्वतन्त्रता दे देता है तो यह क्षेत्रीय प्रशासनिक विकेन्द्रीकरण कहलाता है। जैसे; विभिन्न कार्यालयों के सम्भागीय आँचलिक, क्षेत्रीय तथा जिला स्तरीय कार्यालय देश भर में स्थित हैं।

कार्यात्मक विकेन्द्रीकरण

इसका अर्थ है केन्द्रीय एजेन्सी द्वारा विशेष इकाइयों के निर्णय लेने की शक्ति का सौंपा जाना। मसलन भारत में विश्व विद्यालय अनुदान आयोग बाढ़ नियन्त्रण बोर्ड, केन्द्रीय सामाजिक कल्याण बोर्ड इत्यादि जैसे तकनीकी या पेशेवर निकायों का गठन।

विकेन्द्रीकरण के उपागम

जेम्स डब्ल्यू फेसलर ने विकेन्द्रीकरण के अध्ययन के क्रम में चार उपागम (दृष्टिकोण) वर्णित किए हैं।

सैद्धान्तिक उपागम

यह विकेन्द्रीकरण को ही साध्य के रूप में देखता है बजाय किसी और लक्ष्य की पूर्ति के साधन के रूप में। यह विकेन्द्रीकरण का आदर्शीकरण की शब्दावली में देखता है।

राजनीतिक उपागम

इसमें कार्यात्मक स्वायत्तता के एक समुच्चय के साथ विकेन्द्रीकृत इकाइयों की रचना राजनीतिक कारक से संचालित होती है। उदाहरण के लिए हमारे देश में ग्रामीण स्थानीय स्वशासन के रूप में पंचायती राज की रचना राजनीतिक रूप से निर्धारित है।

प्रशासनिक उपागम

इसमें प्रशासनिक इकाइयों की स्थापना प्रशासनिक प्रभाविता के कारक से निर्धारित होती है। बेहतर निर्णय निर्माण और समस्याओं को तेजी से हल करने के कारक से। जैसे; राज्य हेडक्वार्टर और फील्ड के बीच मसलन, क्षेत्रों खण्डों, जिलों, उपखण्डों, तालुकों और दायरों की रचना।

द्वैध भूमिका उपागम

यह विकेन्द्रीकरण को फील्ड प्रशासन में परम्परा और परिवर्तन के बीच के द्वन्द्व को हल करने की पद्धति के रूप में समझता है। तेज सामाजिक-आर्थिक परिवर्तन लाने के लिए यथा स्थिति निर्देशित उपनिवेशवादी फील्ड प्रशासन का प्रयोग हमारे देश के जिला प्रशासन में क्षेत्र कार्य द्विभाजन को जन्म दे रहा है।

विकेन्द्रीकरण के लाभ

विकेन्द्रीकरण के प्रमुख लाभ निम्नलिखित हैं

- यह प्रजातान्त्रिक होता है क्योंकि इसमें अधिकारियों के बीच सत्ता एवं दायित्व का विभाजन होता है। प्रजातान्त्रिक स्वरूप के कारण प्रशासनिक पदाधिकारियों के साथ-साथ जनता का भी सहयोग संगठन को मिलता है।
- स्पष्टत: प्रशासनिक संचार के सन्दर्भ में विकेन्द्रीकरण की व्यवस्था सही है।

- व्यापक विकास के सन्दर्भ में विकेन्द्रीकरण की व्यवस्था के अन्तर्गत जनसहभागिता को महत्त्व दिया जाता है अर्थात् प्रशासनिक संचार कायम होता है। इसलिए इससे लालफीताशाही की प्रवृत्ति को बल नहीं मिलता।
- स्थानीय समस्याओं के निदान के सन्दर्भ में भी विकेन्द्रीकरण की व्यवस्था सटीक लगती है।
- यह मुख्य कार्यालय पर बोझ घटाता है। इस प्रकार ऊपर की पक्तियों को नीति-निर्धारण, मुख्य समस्याओं की जाँच करने इत्यादि पर ध्यान केन्द्रित करने पर सक्षम बनाता है।
- यह अधीनस्थों को जिम्मेदारी के साथ निर्णय लेने पर बाध्य कर उनमें संसाधन सम्पन्नता और आत्मसम्मान को विकसित करता है।
- यह प्रशासन को अधिक जिम्मेदार बनाता है क्योंकि फील्ड इकाइयाँ, स्थानीय इकाइयों और आवश्यकताओं के ज्ञान के साथ काम करती हैं।
- यह विभिन्न इलाकों की बदलती परिस्थितियों के अनुसार राष्ट्रीय नीतियों और कार्यक्रमों के अनुकूलन में सहायक होती हैं।
- यह उच्चतर और निम्नतर स्तर पर कागजी काम को घटाकर संगठन में संचार के अत्यधिक बोझ की समस्या को कम कर देता है।
- यह कई प्रतियोगी फील्ड इकाइयों के बीच प्रतिस्पर्द्धा और मूल्यांकन के तुलनात्मक मान को बढ़ावा देता है।
- यह प्रभावी लक्ष्य पूर्ति के लिए संगठन के विस्तार और वैविधीकरण को प्रोत्साहित करता है।

  लुइस ए एलन ने विकेन्द्रीकरण के इन लाभों में विविधता का प्रसार संसाधनों का सदुपयोग एवं उनकी सार्थक उपलब्धता प्रतिभावों का विकास तथा उच्च प्रबन्धकों का कार्यबोझ कम करना प्रमुख माना।

चार्ल्स बर्थ के शब्दों में "विकेन्द्रीकरण में मात्र प्रशासकीय कुशलता के अतिरिक्त कुछ और लाभ भी हैं।" नागरिकों की व्यक्तिगत औचित्य भावना के विकास पर इसका प्रत्यक्ष प्रभाव पड़ता है अत: विकेन्द्रीकरण में आत्मिक भी होते हैं।

शक्ति का हस्तान्तरण (प्रत्यायोजन)

प्रत्यायोजन से आशय है, किसी कार्य विशेष को पूर्ण कराने के लिए किसी वरिष्ठ अधिकारी द्वारा अधीनस्थ को अधिकार सौंपना।

एल डी ह्वाइट के शब्दों में "कार्य की व्यापकता तथा अधिकता की परिस्थितियों के कारण अधिकारों का प्रत्यायोजन करना, और अधिकांश समस्याओं के उत्पन्न होते ही उन्हें सुलझाना आवश्यक हो जाता है।" सामान्यत:. प्रत्यायोजन उच्च से निम्न पदों की ओर होता है,

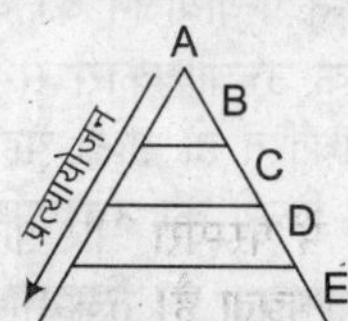

प्रत्यायोजन अंग्रेजी शब्द 'Delegation' का अनुवाद है, जो Delegate (प्रतिनिधि) से बना है। इसका मूल शब्द Delegare है। प्रतिनिधि वह मनोनीत व्यक्ति होता है, जो दूसरे के विचार या दृष्टिकोण व्यक्त करने के लिए अधिकृत होता है। यहाँ Delegation शब्द का तात्पर्य किसी को अधिकार व कार्य सौंप देने की प्रक्रिया से है। मिलेट्र के अनुसार, "सत्ता के प्रत्यायोजन का अर्थ दूसरे को कर्त्तव्य सौंप देने से कुछ अधिक है, प्रत्यायोजन का सार है, दूसरों को स्वविवेकीय शक्तियाँ सौंपना ताकि वे कर्त्तव्यों से सम्बन्धित विशिष्ट समस्याओं को सुलझाने में अपने निर्णयों का प्रयोग कर सकें।"

थियो हैमन के अनुसार, "सत्ता के प्रत्यायोजन का अर्थ अधीनस्थों को निर्धारित सीमाओं में कार्य करने हेतु अधिकार प्रदान करने से है।"

अल्बर्ट के विक्सवर्ग के अनुसार, "जब संगठन के कुछ कार्य तथा इन कार्यों के संचालन हेतु आवश्यक अधिकार एक-या-एक से अधिक व्यक्तियों को सौंपे जाते हैं, तो इसे प्रत्यायोजन कहा जाता है।"

मूने के अनुसार, "प्रत्यायोजन का अर्थ है किसी उच्च अधिकारी द्वारा नीचे के अधिकारियों को कुछ निश्चित अधिकार सौंप देना लेकिन निरीक्षण तथा नियन्त्रण का अधिकार अपने पास ही रखना।"

प्रत्यायोजन की विशेषताएँ

- प्रत्यायोजन का दोहरा स्वरूप होता है, अर्थात् प्रत्यायोजन में अपने कार्य व अधिकार दूसरों को सौंपना आवश्यक है, परन्तु बहुत से अधिकारों को अपने पास भी रखता है। **टैरी** ने कहा है कि "यह प्रक्रिया उस प्रकार है जैसे कि दूसरों को ज्ञान बाँटते समय, दूसरों को ज्ञान भी मिल जाता है और बाँटने वाले के पास भी ज्ञान रहता है।"
- प्रत्यायोजन में किसी अधीनस्थ व संगठन की किसी इकाई को अधिकार दे दिया जाता है कि वह अपने तरीके से कार्य करे। अधिकार सौंपने वाले से, अधिकार पाने वाला कुछ निर्देश एवं शर्तें भी प्राप्त करता है।
- प्रत्यायोजन में नियन्त्रण एवं निरीक्षक का अधिकार तथा अन्तिम उत्तरदायित्व हमेशा प्रत्यायोजक का रहता है।
- कोई भी अधिकारी व अभिकरण वही सत्ता प्रत्यायोजित कर सकता है, जो उसके पास होती है।
- कोई भी व्यक्ति अपनी सम्पूर्ण सत्ता का प्रत्यायोजन नहीं कर सकता, एक आंशिक मात्रा में ही प्रत्यायोजन होता है।

प्रत्यायोजन की आवश्यकता व महत्त्व

प्रत्यायोजन की आवश्यकता एवं महत्त्व को निम्न सन्दर्भों से भली प्रकार समझा जा सकता है

मानवीय अपूर्णता का पूरक प्रत्यायोजन मानवीय अपूर्णता का पूरक है, यह मानवीय क्षमताओं व सीमाओं में विस्तार करता है। हर व्यक्ति सभी क्रियाओं में दक्ष नहीं होता और न ही वह उसे स्वयं कर पाता है। उसे अन्य व्यक्तियों की जरूरत होती है और जरूरत को पूरा करने के लिए प्रत्यायोजन की आवश्यकता पड़ती है।

तकनीकी जटिलता समय के साथ सभी संगठन में आ रही तकनीकी जटिलता एवं विशेषज्ञ सेवाएँ प्रत्यायोजन की मात्रा भी बढ़ा रही हैं। प्रत्येक व्यक्ति हर तरह की क्रियाएँ ना तो समझ सकता है और न ही उसे कर सकता है। तकनीकी विषयों की जटिलताओं के कारण विवश होकर प्रमुख अधिकारी, विचार-विमर्श, विश्लेषण, योजना निर्माण, व संचालन का कार्य दूसरे विशेषज्ञ अधिकारियों को देने लगे हैं। अत: इन विशेषज्ञों की सेवाएँ प्राप्त करने के लिए इन्हें प्रत्यायोजन करना पड़ता है।

प्रबन्धकीय गुणों में विकास प्रत्यायोजन प्रक्रिया भविष्य के उच्चाधिकारी अथवा प्रशासक तैयार करती है, प्रत्यायोजन के माध्यम से ही अधीनस्थों को अधिकार सौंपे जाते हैं अत: प्रत्यायोजन विकास के अवसर प्रदान करता है।

प्रबन्ध कार्यों में सुविधा प्रत्यायोजन प्रबन्धकों के कार्यभार में कमी करता है जिससे वह अपना समय अन्य प्रबन्धकीय कार्यों में लगा सके, जिससे प्रबन्धकीय कार्यों में सुविधा व प्रभावशीलता उत्पन्न होती है।

नैतिक स्तर व मनोबल में वृद्धि प्रत्यायोजन प्रक्रिया अधीनस्थों के मनोबल को ऊँचा करती है क्योंकि प्रत्यायोजन के बाद अधीनस्थों को जब किसी कार्य का दायित्व सौंपा जाता है तो वह अपने स्थान के महत्त्व को

समझकर ईमानदारी से कार्य करते हैं। जिससे उनके नैतिक स्तर तथा मनोबल में वृद्धि होती है।

तत्काल निर्णय प्रत्यायोजन से तत्काल निर्णय लेने में सरलता होती है जिससे समय की बचत होती है। प्रत्यायोजन में निम्नस्तर पर भी निर्णय लिया जा सकता है।

उत्तराधिकार में सहायता प्रत्यायोजन व उत्तराधिकार में गहरा सम्बन्ध है। प्रत्यायोजन के द्वारा ही प्रबन्धक व उत्तराधिकारी तैयार किए जाते हैं। प्रत्यायोजन से यह भी लाभ है कि इससे संगठन के प्रत्येक स्तर का सर्वोत्तम उपयोग हो जाता है। इसमें जब एक उच्च प्रशासक पद को छोड़ता है तो दूसरा योग्य प्रशासक तभी मिल सकता है जब संगठन में प्रत्यायोजन अपनाया गया हो।

प्रत्यायोजन के तत्त्व

प्रत्यायोजन के निम्न तीन तत्त्व माने जा सकते हैं

अधिकार वास्तव में प्रत्यायोजन सत्ता अथवा अधिकारों का अर्पण है। यदि अपने अधीनस्थ या किसी दूसरे से कार्य करवाना हो तो स्पष्ट है कि उस कार्य के लिए आवश्यक सत्ता व अधिकार भी देना जरूरी है। बिना अधिकार के न तो कार्य हो सकता है और न ही उस पर उत्तरदायित्व निर्धारित कर सकते हैं। नियन्त्रण तथा उच्च निर्णय की सत्ता प्रत्यायोजित नहीं की जाती है।

कार्य उच्च अधिकारियों के पास कार्य का बोझ रहता है अत: वह दूसरे अधिकारियों में कार्य को बाँट देता है। कार्य का प्रत्यायोजन करते समय ध्यान दिया जाता है कि कौन-सा कार्य, किसको सौंपना है व कौन-से कार्य प्रत्यायोजक स्वयं अपने पास रखता है। इसमें कार्य की प्रकृति, आवश्यकता, अधीनस्थ की क्षमता तथा संगठन के लक्ष्यों को ध्यान में रखते हैं।

उत्तरदायित्व उत्तरदायित्व प्रत्यायोजन का तीसरा तत्त्व है इसके अन्तर्गत जिस व्यक्ति को कार्य एवं सत्ता सौंपे गए हैं उसके उत्तरदायित्व भी निश्चित करना आवश्यक है। इसमें यह महत्त्वपूर्ण है कि प्रत्यायोजन की सत्ता व कार्य पाने वाला अधीनस्थ उसी के प्रति उत्तरदायी होता है जिससे कार्य व सत्ता मिली है। प्रत्यायोजन में क्रियात्मक उत्तरदायित्व तो कार्य करने वाले का ही रहता है परन्तु अन्तिम उत्तरदायित्व उच्च अधिकारी का ही रहता है।

प्रत्यायोजन के प्रकार

स्थायी एवं अस्थायी प्रत्यायोजन जब किसी अधीनस्थ व इकाई को स्थायी रूप से सत्ता व कार्य सौंपे जाते हैं, तो स्थायी प्रत्यायोजन कहलाता है। लेकिन जब कुछ समय के लिए प्रत्यायोजन किया जाता है और वापस ले लिया जाता है, तो यह अस्थायी प्रत्यायोजन कहलाता है।

लिखित तथा मौखिक प्रत्यायोजन जो प्रत्यायोजन लिखित आदेशों से किया जाता है वह लिखित प्रत्यायोजन होता है जो प्राय: औपचारिक, महत्त्वपूर्ण व स्थायी होता है। जब कम महत्त्व के मामले या तात्कालिक प्रकृति के कार्यों में मौखिक रूप से अस्थायी प्रत्यायोजन कर दिया जाता है।

प्रत्यक्ष और अप्रत्यक्ष प्रत्यायोजन प्रत्यक्ष प्रत्यायोजन वह कहलाता है, जिसमें अधिकार प्रदान करने वाले और अधिकार प्राप्त करने वाले के बीच कोई अन्य स्तर न हो, जबकि अप्रत्यक्ष प्रत्यायोजन में उच्च अधिकारी तथा निम्न अधिकारी के मध्य कोई और व्यक्ति या स्तर होता है।

सामान्य और विशिष्ट प्रत्यायोजन जब किसी एक अधिकारी द्वारा दूसरे अधिकारी को एक कार्य से सम्बन्धित समस्त गतिविधियाँ सौंप दी जाती हैं तो यह सामान्य प्रत्यायोजन कहलाता है जबकि विशिष्ट प्रत्यायोजन में सम्पूर्ण कार्य न सौंपकर उस कार्य से सम्बन्धित कुछ विशिष्ट क्रियाएँ सौंप दी जाती हैं।

औपचारिक तथा अनौपचारिक प्रत्यायोजन जब संगठन के लिखित नियमों, आदेशों व प्रक्रियाओं के अनुसार प्रत्यायोजन होता है तो वह औपचारिक प्रत्यायोजन कहलाता है। जबकि संगठन की अनौपचारिक परम्पराओं, रीति-रिवाजों व आपसी सद्भाव के आधार पर होने वाला प्रत्यायोजन अनौपचारिक प्रत्यायोजन कहलाता है।

बिना शर्त और सशर्त प्रत्यायोजन पूर्ण प्रत्यायोजन में कोई **शर्त** नहीं होती है और जिसे अधिकार सौंपे जाते हैं उसे निर्णय लेने और कार्यवाही करने की पूरी स्वतन्त्रता रहती है इस प्रकार का प्रत्यायोजन राजनयिक प्रतिनिधियों के लिए होता है। प्रशासनिक संगठनों में पूर्ण प्रत्यायोजन कम होता है। यदि प्रत्यायोजन के साथ कुछ शर्तें रखी जाती हैं तो वह सशर्त प्रत्यायोजन कहलाता है।

प्रत्यायोजन के भाग

टेरी के अनुसार प्रत्यायोजन को तीन भागो में बाँटा गया है

- **नीचे की ओर** (अधोगामी) जब उच्चाधिकारी अपने अधीनस्थ को अधिकार सौपता है।
- **ऊपर की ओर** (ऊर्ध्वगामी) जब नीचे का कोई अधिकारी अपने उच्चाधिकारी को अधिकार सौंपता है, तो उसे ऊर्ध्वगामी प्रत्यायोजन कहा जाता है।
- **समस्तरीय** (क्षैतिज) जब समस्तरीय अधिकारी को अधिकार सौंप दिए जाते हैं।

प्रत्यायोजन के सिद्धान्त

निश्चित दायित्व तथा अधिकार का सिद्धान्त प्रत्यायोजन का प्रथम सिद्धान्त यह है कि जिस व्यक्ति को अधिकार व उत्तरदायित्व प्रदान किए जाएँ उसे स्पष्टत: अपने अधिकारों व दायित्वों का ज्ञान होना चाहिए। प्रत्यायोजन हमेशा लिखित होना चाहिए ताकि प्रत्यायोजन की सीमाओं का भी पता रहे। अधीनस्थ को बार-बार उच्च अधिकारी से सम्पर्क की स्थिति नहीं पैदा होनी चाहिए।

आदेश की एकता का सिद्धान्त प्रत्यायोजन का यह अधिकार स्पष्ट करता है कि एक अधीनस्थ को एक उच्चाधिकारी से ही आदेश प्राप्त होने चाहिए जिससे जवाबदेही निर्धारित हो सके। यह सिद्धान्त इस मान्यता पर है कि सभी का उत्तरदायित्व किसी का उत्तरदायित्व नहीं होता।

अधिकार तथा दायित्व की समानता का सिद्धान्त यह सिद्धान्त इस पर जोर देता है कि जिस अधीनस्थ को कार्य सौंपा जा रहा है उसे पर्याप्त अधिकार भी सौंपे जाने चाहिए जिससे कि वह अपने कार्यों को ठीक प्रकार से कर सके। यह सिद्धान्त इस बात को मानकर चलता है कि अधिकार एवं दायित्व साथ-साथ चलते हैं और अधिकारों व दायित्वों में सन्तुलन की माँग करते हैं जिससे कि उपलब्ध योग्यताओं एवं साधनों से समुचित लाभ उठाया जा सके।

पर्याप्त अधिकारों का सिद्धान्त इस सिद्धान्त के अनुसार जिस व्यक्ति को अधिकार व दायित्व प्रदान किए जाएँ उसे केवल स्पष्टता एवं निश्चितता ही नहीं होनी चाहिए बल्कि अधिकार इतने पर्याप्त होने चाहिए कि वह

दिए हुए कार्यों को सही तरीके से संचालित कर सके। यदि आवश्यकता आ जाए तो अतिरिक्त अधिकार भी दिए जाएँ।

सन्तुलन का सिद्धान्त इस सिद्धान्त के अनुसार उत्तरदायित्वों के बगैर अधिकार व अधिकारों के बिना उत्तरदायित्व निरर्थक हैं अत: प्रत्यायोजन करते समय इनमें से किसी एक को घटाना-बढ़ाना (परिवर्तन) पड़े तो दूसरे पक्ष में भी सन्तुलन के लिए परिवर्तन करना चाहिए।

निरन्तर सम्पर्क का सिद्धान्त इसके अनुसार प्रत्यायोजन में इतनी स्पष्टता तो रहनी चाहिए कि बार-बार अधीनस्थ अपने उच्च अधिकारी के पास निर्देश लेने न आएँ, वस्तुत: अधीनस्थ की समस्याओं को जानने के लिए व उसका सहयोग करने के लिए उच्चाधिकारी को समय-समय पर सम्पर्क करना चाहिए।

समीक्षा का सिद्धान्त इस सिद्धान्त के अन्तर्गत प्रत्यायोजित कार्य पूरा करने के बाद और यदि आवश्यक हो तो बीच में ही अधीनस्थ द्वारा निष्पादित कार्यों की समीक्षा की जानी चाहिए। इससे कार्यों की बाधाओं एवं कमियों का पता चलता है।

प्रत्यायोजन की सीमाएँ

कोई भी उच्चाधिकारी निम्नांकित कार्य प्रत्यायोजित नहीं कर सकता

1. निकटस्थ अधीनस्थों का पर्यवेक्षण। 2. वित्तीय स्वीकृत व नियन्त्रण के अधिकार।
3. कानून बनाने की शक्ति। 4. नवीन नीति व योजना को स्वीकृति।
5. जो अधिकार अपने पास न हो।
6. निकट के अधीनस्थों के निर्णयों के विरुद्ध अपील सुनवाई के अधिकार।
7. उच्च पदों पर नियुक्ति। 8. अति गुप्त निर्णय तथा उच्च स्तरीय कूटनीति।
9. अनुशासनात्मक कार्यवाही के अधिकतर मामले।

प्रत्यायोजन की बाधाएँ

संगठन में दो प्रकार की बाधाएँ उत्पन्न होती हैं

1. संगठनात्मक बाधाएँ 2. कार्मिक बाधाएँ संगठनात्मक बाधाएँ

1. कुछ संगठनों में प्रत्यायोजन के लिए उन स्थापित तरीकों व प्रक्रियाओं का अभाव होता है, जो प्रत्यायोजन के लिए आवश्यक हैं। प्राय: छोटे तथा नए संगठनों में यह बाधा आती है।
2. संगठन में समन्वय प्रक्रिया व संचार प्रणाली का अभाव होता है तो प्रत्यायोजन करना कठिन हो जाता है।
3. संगठन का आकार व भौगोलिक स्थिति भी प्रत्यायोजन को प्रभावित करता है। बड़े आकार वाले संगठनों में प्रत्यायोजन अधिक होता है।
4. पदों, अधिकारों व कर्त्तव्यों का क्रम स्पष्ट न हो तो प्रत्यायोजन करना कठिन माना जाता है।
5. अस्थिर एवं अनावर्ती कार्यों का प्रत्यायोजन मुश्किल से होता है, जबकि स्थिर व पुनरावृत्ति से युक्त कार्यों का प्रत्यायोजन अधिक होता है।

कार्मिक बाधाएँ

फ्पिनर के अनुसार निम्नलिखित कारणों से कार्मिकों को बाधाएँ पहुँचती हैं

1. बहुत से अधीनस्थों में आत्मविश्वास की कमी होती है। वे यह सोचकर अधिकार ग्रहण नहीं करना चाहते कि वे भली प्रकार कार्य को पूरा नहीं कर सकेंगे एवं उनकी गलतियों की लोग आलोचना करेंगे।
2. अधिकांश अधीनस्थ स्वयं निर्णय करने की तुलना में अपने अधिकारी से पूछना अधिक ठीक समझते हैं और यह भावना प्रत्यायोजन को स्वीकारने में बाधाएँ खड़ी करती है।
3. अधिकांश अधीनस्थ नए कार्यों को स्वीकार करने में इसलिए हिचकिचाते हैं कि उनके पास कार्य को निपटाने के लिए आवश्यक सूचनाएँ व साधन नहीं रहते।
4. अधिकांश अधीनस्थ अतिरिक्त कार्य भार इसलिए नहीं लेना चाहते कि उनमें प्रेरणाओं का अभाव रहता है; जैसे—पदोन्नति के अवसरों का न मिलना प्रत्यायोजन में कठिनाई उत्पन्न करता है।
5. प्रत्यायोजन करने वालों को यह भी ज्ञान नहीं रहता कि प्रत्यायोजन किस सीमा तक किया जाए, क्योंकि संगठन एवं प्रबन्धन की कला अभी परिपक्व नहीं हुई है।, अत: बहुत से संगठनों में प्रत्यायोजन सम्भव नहीं है।
6. अधीनस्थों की पहल क्षमता तथा गतिशीलता में कमी रहती है इसलिए प्रत्यायोजन से दूर रहना चाहते हैं।
7. अधीनस्थों को अतिरिक्त कार्य एक बोझ की तरह लगता है इसलिए प्रत्यायोजन से अपना पीछा छुड़ाते नजर आते हैं।

कार्मिक प्रशासन

कार्मिक प्रशासन मानव संसाधन प्रबन्धन का ही एक महत्त्वपूर्ण हिस्सा है। मानव संसाधन उपागम कार्मिक प्रशासन से अधिक विस्तृत उपागम है क्योंकि यह संस्था के नीति नियामक और नीति नियोजन कार्यों में कार्मिक विभाग की तुलना में अधिक महत्त्वपूर्ण भूमिका निभाता है। मानव संसाधन प्रबन्धन परम्परागत 'POSDCORB' सम्बन्धी भी कार्यों में भी कार्मिक प्रशासन की तुलना में अधिक महत्त्वपूर्ण भूमिका निभा रहा है। इसका विकास अनुशासन व पेशेवर क्षेत्र से बाहर प्रबन्धन के मूल सिद्धान्त और क्रियाकलाप सम्बन्धी नियोजन तक हो गया है।

कार्मिक प्रशासन आधुनिक राज्य में लोक प्रशासन का एक महत्त्वपूर्ण अंग है। इसे जनबल प्रशासन या सेवीवर्ग प्रशासन भी कहते हैं। इससे आशय सरकार के कार्मिकों के वर्गीकरण, भर्ती, नियुक्ति, प्रशिक्षण, पदोन्नति, पारिश्रमिक, अनुशासन व सेवानिवृत्ति इत्यादि से सम्बन्धित सम्पूर्ण प्रक्रियाओं से है।

मार्शल डिमॉक के अनुसार, ''सेवीवर्ग प्रशासन ऐसी प्रशासनिक प्रक्रिया है जिसके द्वारा कर्मचारियों की नियुक्ति एवं रोजगार सम्बन्धी नियमन तथा परिवर्तन किया जाता है।''

हर्मन फाइनर के अनुसार ''कार्मिक अधिकारियों का एक ऐसा पेशेवर निकाय है जो स्थायी वेतनभोगी तथा कार्यकुशल या दक्ष होता है।''

कार्मिक प्रशासन का क्षेत्र

कार्मिक प्रशासन के क्षेत्र के अन्तर्गत वे सभी प्रक्रियाएँ व गतिविधियाँ शामिल हैं जो प्रत्यक्ष व अप्रत्यक्ष रूप से प्रशासन में सेवी वर्ग विकास तथा प्रशासन तन्त्र की कार्यकुशलता बढ़ाने से सम्बन्धित हैं। *इसके अन्तर्गत निम्नलिखित शामिल हैं*

भर्ती इसके तहत प्रशासन तन्त्र में कार्मिकों की योग्यता, क्षमता अथवा अनुभव के आधार पर लिखित परीक्षा तथा साक्षात्कार लिए जाते हैं।

प्रशिक्षण कर्मचारियों की कार्यकुशलता में वृद्धि तथा उन्हें सौंपे गए दायित्वों के निर्वहन के योग्य बनाने हेतु उन्हें प्रशिक्षित किया जाता है।

पदोन्नति यह आन्तरिक भर्ती की ही एक प्रक्रिया है जिसके तहत कर्मचारियों की योग्यता अथवा वरिष्ठता के आधार पर पदोन्नति की जाती है। वर्गीकरण एवं वेतन व्यवस्था कार्मिक प्रशासन में कार्मिकों के सभी वर्गों को कर्त्तव्यों व दायित्वों अथवा रैंक के आधार पर वर्गीकृत किया जाता है तथा इसके आधार पर उनके वेतन व्यवस्था का निर्धारण किया जाता है। मूल्यांकन इसके तहत सभी कर्मचारियों की योग्यता व प्रभावशीलता का सही मूल्यांकन किया जाता है। ।

अनुशासन इसके तहत कर्मचारियों के अनुशासन, निलम्बन, पदमुक्ति इत्यादि के सम्बन्ध में नियम निर्धारित किए जाते हैं। उपरोक्त के अलावा कार्मिक प्रशासन के तहत शोध कार्य, श्रम सम्बन्ध, कार्य विश्लेषण, कर्मचारियों की चिकित्सा सम्बन्धी कार्य इत्यादि भी शामिल किए जाते हैं। स्पष्ट है कार्मिक प्रशासन का क्षेत्र व्यापक है। किसी भी प्रशासनिक तन्त्र की सफलता में कार्मिक प्रशासन की प्रभावशीलता आवश्यक है। हर्मन फाइनर के अनुसार, "लोक प्रशासन का प्रधान तत्त्व कर्मचारी है।" अत: कार्मिक प्रशासन एक महत्त्वपूर्ण एवं व्यापक अवधारणा है।

लोक सेवा की विशेषताएँ

ब्रिटिश टोमलिन आयोग (1929-31 ई.) लोक सेवा के अन्तर्गत राजशाही के वे सेवक आते हैं (राजनीतिक अथवा न्यायिक पदाधिकारियों के अतिरिक्त) जिनको नागरिक (असैनिक) पद पर सेवा में रखा जाता है और जिनका वेतन पूरे और प्रत्यक्ष तौर पर संसद द्वारा स्वीकृत धन से किया जाता है।"

ई एन ग्लेडन लोक सेवा से अपेक्षा की जाती है कि वह निष्पक्षता से चयनित, प्रशासनिक रूप से कार्यसक्षम, राजनीतिक तौर पर निष्पक्ष और समाज के प्रति सेवा की भावना से ओत-प्रोत हो।"

हर्मन फिनर लोक सेवा, स्थायी, वैतनिक तथा कार्यकुशल अधिकारियों की व्यावसायिक संस्था है।" इस प्रकार लोक सेवकों या सेवीवर्ग के तहत प्रशासनिक तन्त्र के कुशल संचालन हेतु निष्पक्ष रूप से योग्य व कार्यकुशल कार्मिकों का चयन या भर्ती शामिल है, जो प्रशासन के उद्देश्यों की प्राप्ति तथा कल्याणकारी राज्य की स्थापना, जन सेवा की भावना से प्रेरित होकर कार्य करते हैं। *इस प्रकार लोक सेवा की निम्नलिखित विशेषताएँ हैं*

- इसमें सैनिक न्यायिक और पुलिस सेवाओं के लोग शामिल नहीं होते।
- इसमें वे लोग भी शामिल नहीं हैं जो राजनीतिक पदों पर होते हैं और वे भी नहीं जो राज्य के लिए अवैतनिक पद पर काम करते हैं।
- यह अव्यवसायी राजनीतिज्ञों के विपरीत व्यावसायिक प्रशासकों की संस्था है।
- **निष्पक्ष चयन** इसके सदस्यों का चयन पार्टी के आधार पर निर्वाचित होने वाले राजनीतिज्ञों के विपरीत खुली प्रतियोगिता के द्वारा होता है।
- उनको नियमित रूप से राज्य के द्वारा भुगतान किया जाता है। लोक सेवा में रहते हुए लोक सेवकों को निजी लाभ का प्रोत्साहन प्राप्त नहीं होता।
- इसके सदस्य सार्वजनिक सेवा को जीवनभर के कैरियर के तौर पर लेते हैं, अत: यह एक कैरियर सेवा है।
- लगातार प्रशिक्षण और कार्य अनुभव के कारण ये अपने व्यावसाय के विशेषज्ञ बन जाते हैं, इस अर्थ में इसके सदस्य कार्यकुशल होते हैं।
- यह श्रेणी कम सिद्धान्त के आधार पर संगठित होती है जिसमें आदेश निचले पद से सबसे ऊपर की ओर पिरामिड की तरह एक कड़ी में फैलते हैं।
- निष्पक्षता इसके सदस्य भिन्न-भिन्न राजनीतिक शासनों का काम निष्पक्षता से करते हैं।
- अनामिकता यह बिना किसी प्रशंसा अथवा निन्दा के काम करती है।

लोक सेवा की समस्याएँ

सेवी वर्ग प्रशासन से सम्बन्धित समस्याएँ अत्यन्त जटिल एवं महत्त्वपूर्ण हैं। द्वितीय महायुद्ध के पश्चात् तृतीय विश्व के देशों का उदय हुआ। इन देशों के प्रशासनिक तन्त्र के समक्ष कई समस्याएँ व चुनौतियाँ थीं। *जो निम्नलिखित थीं*

- बाहरी आक्रमण के विरुद्ध सुरक्षा तथा आन्तरिक व्यवस्था की स्थापना।
- विभिन्नतापूर्ण धार्मिक, साम्प्रदायिक तथा क्षेत्रीय तत्त्वों को राष्ट्रीय राजनीतिक समुदाय में एकीकृत करना।
- केन्द्रीय, क्षेत्रीय और स्थानीय सरकारों के बीच तथा सरकारी सत्ता और निजी क्षेत्र के बीच औपचारिक शक्तियों तथा कार्यों को संगठित एवं वितरित करना।
- परम्परागत सामाजिक तथा आर्थिक निहित स्वार्थों को हटाना।
- आधुनिक एकीकृत ज्ञान एवं संस्थाओं का विकास।
- मनोवैज्ञानिक तथा भौतिक सुरक्षा को प्रोत्साहित करना।
- राष्ट्रीय बजट एवं अन्य वित्तीय स्रोतों को गतिशील करना।
- सेवाओं का कुशल प्रबन्ध।
- आधुनिकीकरण को सक्रिय बनाना।
- यातायात और संचार में द्रुतगामी सुधार।
- सामाजिक मूल्यों तथा प्रशासनिक अपेक्षाओं में परिवर्तन।
- प्रशासन में आधुनिक प्रबन्ध और तकनीक को अपनाना।
- नौकरशाही को जनता के प्रति अधिक संवेदनशील एवं उत्तरदायी बनाना।

लोक सेवा तथा नौकरशाही में अन्तर

सामान्यत: लोक सेवा तथा नौकरशाही को समानार्थी माना जाता है और उन्हें पर्यायवाची रूप में प्रयोग किया जाता है। लेकिन दोनों पर्यायवाची नहीं हैं। यहाँ लोक सेवा एक व्यापक अवधारणा है जबकि नौकरशाही लोक सेवा में व्याप्त बुराई को कहा जाता है।

अवस्थी और अवस्थी के अनुसार लोक सेवा और नौकरशाही में निम्नलिखित अन्तर हैं

	लोक सेवा	नौकरशाही
1.	यह अवधारणा अत्यन्त प्राचीन है, जो मानव सभ्यता और संस्कृति के विकास के साथ प्रारम्भ हुई थी।	इसका जन्म 18वीं सदी से प्रारम्भ होता है।
2.	लोक सेवाएँ असैनिक-सेवाएँ हैं।	यह अवधारणा सैनिक एवं असैनिक दोनों प्रकार की सेवा में पाई जाती है।
3.	लोक सेवाएँ सरकारी तन्त्र के सेवी वर्ग से हैं जो जनता की सेवा के लिए हैं।	यह कर्मचारियों की कार्यशैली एवं व्यवहार का नाम है।
4.	इसका गठन संविधान और राज्य द्वारा किया जाता है।	विधिवत् गठन नहीं होता है बल्कि यह लोक सेवाओं में स्वतः परिलक्षित होने लगती है।
5.	यह सकारात्मक कार्यकुशलता तन्त्र का प्रतीक है।	यह नकारात्मक तथा अकार्यकुशलता का प्रतीक है।
6.	जन-सेवक तथा व्यापकता को दर्शाती है।	यह संकीर्णता का परिचायक है।
7.	लोक सेवाएँ मानव शरीर की संरचना एनोटोमी के समान हैं।	नौकरशाही शरीर की कार्यप्रणाली (फीजियोलॉजी) की भाँति कही जा सकती है।
8.	लोक सेवा पद के लिए प्रतियोगिता द्वारा भर्ती होती है और वेतनमान होता है।	नौकरशाही के लिए भर्ती नहीं होती और न ही परीक्षा होती है।

भारतीय लोक सेवा की विशेषताएँ

भारतीय लोक सेवा की विशेषताएँ निम्नलिखित हैं

- यहाँ की लोक सेवाएँ अतीत की विरासत है।
- यहाँ की लोक सेवाएँ चुनौतियों और दायित्वों से पूर्ण हैं।
- यहाँ की लोक सेवाएँ योग्यता पर आधारित भर्ती प्रणाली से भारत के समस्त नागरिकों के लिए खुली हैं।
- यहाँ की लोक सेवाओं में अनुसूचित जाति, अनुसूचित जनजाति, पूर्व सैनिक, विकलांग एवं महिलाओं व अन्य पिछड़े वर्गों के लिए आरक्षण की व्यवस्था है
- यहाँ की लोक सेवाओं में सेवी वर्ग की संख्या में उत्तरोत्तर वृद्धि होती जा रही है
- भारत की लोक सेवाओं को सामाजिक प्रतिष्ठा प्राप्त है।
- यहाँ पर लोक सेवाओं के लिए संवैधानिक मान्यता के साथ-साथ संवैधानिक संरक्षण भी प्राप्त हैं।
- यहाँ संघीय लोक सेवा आयोग एवं राज्यों के लोक सेवा आयोगों को जो लोक सेवकों का चयन करते हैं, संविधान से मान्यता प्राप्त है।
- यहाँ पर लोक सेवा को सैद्धान्तिक एवं व्यावहारिक प्रशिक्षण देने की व्यवस्था है।
- भारत में लोक सेवाएँ एक व्यवसाय के रूप में हैं।
- यहाँ लोक सेवा के सेवी वर्ग में नियुक्ति, पदोन्नति एवं स्थानान्तरण आदि में राजनीतिक हस्तक्षेप रहता है।
- यहाँ का सेवीवर्ग प्रशासन विधि के शासन पर आधारित है
- यहाँ की लोक सेवाओं में सामान्यतः प्रशासकों का विशेष प्रभाव एवं वर्चस्व है।
- यहाँ के सेवी वर्ग प्रशासन पर जन प्रतिनिधियों, विधायिका, कार्यपालिका और न्यायपालिका का नियन्त्रण रहता है।
- यहाँ की लोक सेवाएँ विभिन्न श्रेणियों; जैसे—अखिल भारतीय सेवाएँ, राज्य सेवाएँ, केन्द्रीय सेवाएँ एवं विशेषज्ञ सेवाएँ आदि में विभाजित हैं।
- समाज के समस्त वर्गों का प्रतिनिधित्व।
- आरक्षण की व्यवस्था।
- भ्रष्टाचार की समस्या।
- नौकरशाही तथा लालफीताशाही की समस्या।
- विधि का शासन।
- सामान्यज्ञ का प्रभुत्व।
- जनाकांक्षाओं का प्रतीक।
- जनसहभागिता का समर्थन।
- जनसम्पर्क एवं उत्तरदायित्वता में अकुशल।
- व्यवस्थित सेवी वर्ग नीति का अभाव।
- योग्यता पर आधारित।
- निरन्तर बढ़ता आकार।

पद वर्गीकरण

किसी भी संगठन में कार्य करने वाले कार्मिकों का उनके पद, कार्यों, वेतनमान अधिकार व दायित्वों के आधार पर वर्गीकरण पद वर्गीकरण कहलाता है। यह किसी भी संगठन में कार्यरत् कार्मिकों के सम्बन्ध में सम्पूर्ण जानकारी प्रदान करता है। यह संगठन में समरूपता लाता है तथा इससे कार्य निष्पादन व मूल्यांकन सहज हो जाता है। पद वर्गीकरण मुख्यतः दो प्रकार के होते हैं, पहला स्तर वर्गीकरण तथा दूसरा कर्त्तव्य या पद वर्गीकरण। स्थिति पर स्तर वर्गीकरण कार्मिकों को एक बार जो रैंक प्रदान कर दिया जाता है, कर्मचारी अपने सेवाकाल के दौरान उसी स्तर पर बना रहता है जब कि कर्त्तव्य वर्गीकरण में व्यक्ति नहीं बल्कि पद का महत्त्व होता है तथा इसके अन्तर्गत कर्त्तव्यों, दायित्वों व योग्यताओं के आधार पर पदों का वर्गीकरण होता है; जैसे—इंजीनियर, लेखाकार इत्यादि। भारत में स्थिति वर्गीकरण अपनाया गया है। यह मूलतः सामानज्ञ प्रधान प्रशासन का विशेष लक्षण है। इसका आधारभूत दर्शन यह है कि एक ऐसे अधिकारी को चुन लिया जाए; (जैसे-आइएएस, आईपीएस आदि) जिसे आवश्यकता पड़ने पर किसी भी पद पर नियुक्त किया जा सके और उसे प्रबन्धकीय दायित्व सौंपे जा सकें।

इस वर्गीकरण प्रणाली की मुख्य विशेषताएँ हैं कि यह अपेक्षाकृत सरल होती है, इसमें लोचशीलता का गुण होता है तथा सरकार के पास सदैव प्रबन्धकों का ऐसा वर्ग उपलब्ध रहता है जिन्हें आवश्यकता पड़ने पर कहीं भी नियुक्त किया जा सकता है। आजीवन वृत्ति के कारण अधिकारी भी व्यक्तिगत तौर पर सुरक्षित महसूस करते हैं। लेकिन यह प्रणाली समान कार्य के लिए समान वेतन सिद्धान्त का उल्लंघन करती है, साथ ही निष्पादन मूल्यांक भी उपयुक्त ढंग से नहीं होने के कारण इस प्रणाली में कुछ समस्याएँ हैं। अतः कुछ समितियों व आयोगों द्वारा भारत में भी दायित्व वर्गीकरण अपनाने हेतु सिफारिश की गई है। *ग्लीन स्टाहल पद वर्गीकरण के विकास के लिए चार उत्तरदायी कारकों को बताते हैं*

1. वर्गीकृत किए जाने वाले पदों के कार्यभारों तथा उनकी अन्य विशिष्टताओं का विश्लेषण तथा अभिलेखन (कार्य विश्लेषण तथा वर्णन)।
2. उनकी समानताओं के आधार पर पदों का वर्गों में समूहन।

3. पदों के प्रत्येक वर्ग के लिए ऐसे मानदण्ड या विनिर्देश तैयार करना, जो उसकी प्रकृति को बता सकें, इसकी सीमाओं को स्पष्ट करें और वर्ग में अलग-अलग पदों को आवण्टित करने तथा भर्ती एवं परीक्षाओं में मार्गदर्शन का काम करें।
4. इस प्रकार वर्णित वर्गों में अलग-अलग पदों के आवण्टन के द्वारा संस्थापन।

पद वर्गीकरण प्रणाली के लाभ

पद वर्गीकरण के लाभ निम्नलिखित हैं

- यह उच्चस्तरीय विशेषज्ञता उपलब्ध कराती है। अतः यह इंजीनियरिंग, भू-वैज्ञानिकी जैसी विशेषज्ञ सेवाओं के लिए उपयुक्त है।
- यह समान काम के लिए समान वेतन के सिद्धान्त की पुष्टि करती है। इस प्रणाली में कर्मचारियों को उनके काम की कठिनाई तथा उत्तरदायित्व के अनुसार भुगतान किया जाता है।
- यह प्रत्येक काम की विषय-वस्तु की विस्तृत व्याख्या करती है। अतः कर्मचारी के कार्य निष्पादन का मूल्यांकन वस्तुगत और तर्कसंगत हो सकता है।
- यह उन वैज्ञानिक मानदण्डों के सूत्रीकरण के प्रति सम्प्रेषणशील है जिन पर कार्मिक प्रशासन के विभिन्न पक्षों को संगठित किया जा सकता है; जैसे—भर्ती, प्रशिक्षण, पदोन्नति, जनबल नियोजन, कैरियर विकास इत्यादि।
- यह वरिष्ठता की अपेक्षा योग्यता पर अधिक बल देती है, क्योंकि सम्पूर्ण लोक सेवा में प्रतियोगिता को प्रेरित करती है।
- काम की अपेक्षाओं तथा पदस्थ की योग्यता के बीच मेल रहता है।
- यह निजी क्षेत्र से सरकारी सेवा में पार्श्व प्रवेश को आसान बनाती है।
- इसमें एक मजदूर और उच्च प्रबन्धन के उत्तरदायित्व की सुस्पष्ट सीमाएँ हैं।
- सेवा के सम्बन्ध में यह राजनीतिक तथा व्यक्तिगत भेदभाव का अन्त करती है। कारण यह है कि एक वर्ग के सभी कर्मचारियों के साथ एक-सा व्यवहार होता है।
- यह एक समान नाम पद्धति अपनाने को सहज बनाती है।

पद वर्गीकरण की हानि

पद वर्गीकरण की हानियाँ निम्नलिखित हैं

- यह कार्मिक प्रशासन में कड़ेपन का तत्त्व प्रविष्ट करती है। इस प्रकार यह अनुप्रस्थ और उर्ध्वस्थ गतिशीलता में बाधक है।
- यह वर्गीकरण की विस्तृत प्रणाली है जिसमें अनेक वर्ग होते हैं अतः इसकी तैयारी में अधिक समय और धन लगता है।
- इस प्रणाली में वर्गीकरण की व्यवस्था थोड़े ही समय में पुरानी पड़ने लगती है। अतः आधुनिक बनाए रखने के लिए इसमें लगातार परिवर्तन करना पड़ता है।
- इससे कर्मचारी अपनी पदस्थिति और वेतन को लेकर सदा असुरक्षित महसूस करते हैं। अतः कर्मचारियों की ओर से अपने लिए कार्य सम्बन्धी अधिक अनुकूल वर्णन तथा अपनी पदस्थिति को ऊँचा करने का दवाब लगातार बना रहता है।
- यह विकासशील समाजों के लिए उपयुक्त नहीं जिनमें सामाजिक-आर्थिक रूपान्तरण तेजी से हो रहे हैं, क्योंकि जिलाधीश जैसे अनेक अधिकारियों के कार्यभारों और उत्तरदायित्वों की सुस्पष्ट व्याख्या नहीं की जा सकती है।
- इसको लागू करना कठिन है क्योंकि इसके लिए तरह-तरह की परिष्कृत तकनीकी कुशलताओं की आवश्यकता होती है।

पद क्रम प्रणाली के लाभ

पद क्रम प्रणाली के लाभ निम्न हैं

- कार्मिक प्रशासन में यह लोच का तत्त्व लाती है। अतः अन्तर विभागीय स्थानान्तरण आसानी से किए जा सकते हैं।
- यह लोक सेवाओं के सामान्य संवर्ग के लिए अधिक उपयुक्त है। कारण यह है कि यह कर्मचारी के सामान्य गुणों पर ज्यादा जोर देता है न कि विशेषज्ञ गुणों पर।
- यह वर्गीकरण की सामान्य अथवा कम विस्तृत व्यवस्था है जिसमें वर्गों की संख्या थोड़ी होती है। अतः इसकी तैयारी में पैसा और समय कम लगता है।
- यह सम्पूर्ण लोक सेवा के प्रति निष्ठा को प्रोत्साहन देती है, न कि इसके किसी पद/पदस्थिति के प्रति।
- इस प्रणाली के वर्गीकरण का प्रयोग लम्बे समय तक किया जा सकता है। अतः व्यवस्था को अक्सर बदलने की जरूरत नहीं होती।
- यह कर्मचारियों को उनकी पदस्थिति तथा वेतन के बारे में अधिक सुरक्षित महसूस कराती है। क्योंकि वे पद से बँधे नहीं होते और उन पर पद/पदस्थिति की ड्यूटियों तथा उत्तरदात्विों में परिवर्तन से प्रभाव नहीं पड़ता।
- पद वर्गीकरण के विपरीत इसको समझना और लागू करना आसान है।
- यह लोक सेवकों के कैरियर के अवसरों पर जोर देता है, अत; सेवाओं में गतिशीलता को प्रोत्साहित करता है।
- यह सेवाओं में सक्षम कांर्मिकों को आकर्षित करता है।

पद क्रम प्रणाली की हानि

पद क्रम प्रणाली की हानियाँ निम्नलिखित हैं

- यह लोक सेवकों में विशेषज्ञता को बढ़ावा नहीं देती। अतः यह विशेषज्ञ सेवाओं के लिए उपयुक्त नहीं है।
- यह समान काम के लिए समान वेतन के सिद्धान्त का उल्लंघन करती है। कारण यह है कि इस प्रणाली में कर्मचारियों का वेतन उनके काम की कठिनाइयों तथा उत्तरदायित्वों से बँधा नहीं होता।
- यह किसी काम की विषय-वस्तु को विस्तार से निर्दिष्ट नहीं करती, अतः किसी कर्मचारी के काम का मूल्यांकन मनोगत हो सकता है।
- इससे वर्ग विभेदों और सामन्ती प्रवृत्तियों की बू आती है क्योंकि यह व्यक्ति के आस पास घूमती है न कि पद के।
- यह उन वैज्ञानिक और वस्तुगत मापदण्डों की तैयारी के प्रति सम्प्रेषणशील नहीं है जिन पर कार्मिक प्रबन्धन के, भर्ती, पदोन्नति, जनबल नियोजन और कैरियर विकास जैसे विभिन्न पक्षों को संगठित किया जा सकता है।
- काम की अपेक्षाओं और पदस्थ की योग्यताओं के बीच कोई मेल नहीं होता।

भर्ती प्रणाली

किसी भी संगठन में प्रभावशाली मानव पूँजी उपयोग हेतु ठोस भर्ती व्यवस्था का होना आवश्यक है। भर्ती सम्पूर्ण कार्मिक प्रशासन का केन्द्र-बिन्दु होती है। स्टॉल के अनुसार, ''भर्ती नीति को सुनिर्धारित एवं सुविचारित किए बिना प्रथम श्रेणी के कार्यबल का विकास सम्भव नहीं है।''

भर्ती से आशय है, लोक सेवाओं में रिक्त पदों को भरना। भर्ती के नकारात्मक या सकारात्मक दोनों अर्थ हो सकते हैं। नकारात्मक भर्ती से

आशय अयोग्य व अवांछित लोगों को बाहर निकालने से है जबकि सकारात्मक भर्ती से आशय खाली पदों को सबसे योग्य व कार्यक्षम लोगों से भरना है

एक प्रभावशाली भर्ती प्रक्रिया के निम्नलिखित तत्त्व होते हैं

- सभी कार्मिक प्रक्रियाओं; जैसे—भर्ती, प्रशिक्षण, कैरियर, योजना-निर्माण कार्य निष्पादन, मूल्यांकन को सम्पूर्ण रूप में अत: अन्तर्सम्बन्धित रूप में देखना चाहिए।
- भर्ती प्रक्रिया संगठन व्यापक मानव संसाधन लक्ष्यों, योजनाओं व निहितार्थों का बोध कराने वाली होनी चाहिए।
- भर्ती प्रक्रिया व्यापक स्तर पर संचालित व समाविष्ट की जानी चाहिए।
- भर्ती प्रक्रिया को सावधानी से योजनाबद्ध, संगठित, नियन्त्रित व नियमित रूप से संचालित करना चाहिए।
- भर्ती प्रक्रिया पारदर्शी व निष्पक्ष होनी चाहिए।
- भर्ती प्रक्रिया दक्ष, सरल व मितव्ययी होनी चाहिए।
- भर्ती प्रक्रिया के तहत शैक्षणिक व व्यावहारिक पहलुओं का समन्वयन भी जरूरी है।

नकारात्मक और सकारात्मक भर्ती की विचारधारा

लोक सेवा आयोग बनाने का उद्देश्य नकारात्मक था। इसका मूल उद्देश्य अयोग्य व्यक्तियों को बाहर रखने तक था। यह धारणा बलवती थी कि यदि एक बार लोक सेवाओं में नौकरी के लिए व्यक्ति आने लगेंगे तो ऐसा क्रम बना रहेगा, किन्तु यह केवल भ्रम मात्र था।

इसके परिणामस्वरूप कई बार बहुत ही साधारण योग्यता रखने वाले व्यक्ति उसमें प्रवेश पा गए। भर्ती के इस निषेधात्मक प्रयत्न का परिणाम यह हुआ कि लोक सेवाएँ उदासीनता का आश्रय स्थल बन गईं।

आन्तरिक व बाह्य भर्ती के गुण एवं दोष

क्र.सं.	गुण	दोष
1.	लोक सेवा में प्रवेश के लिए यह सभी योग्य व्यक्तियों को समान अवसर प्रदान करती है।	इससे उन लोगों की भर्ती होती है जिनको प्रशासन का कोई अनुभव नहीं होता।
2.	यह भर्ती के क्षेत्र को व्यापक बनाती है क्योंकि आपूर्ति का स्रोत काफी बड़ा है।	इसके लिए लम्बा और सघन प्रशिक्षण आवश्यक हो जाता है जो महँगा होता है।
3.	यह विश्वविद्यालायों से सक्षम और योग्य लोगों को लोक सेवा में आकर्षित करती है।	यह कर्मचारियों की पहल को कम करती है क्योंकि उच्चतर पदों को नई भर्ती के लिए खोल दिया जाता है।
4.	यह सरकारी सेवा में नए विचारों, नए दृष्टिकोण तथा प्रगतिशील समझ के नौजवानों को लाती है।	इससे वरिष्ठ और अनुभवी कर्मचारियों में ईर्ष्या और जलन पैदा होती है क्योंकि वे युवा और अनुभवहीन लोगों के अधीन रख दिए जाते हैं।
5.	यह लोक सेवाओं में ठहराव को रोकती है। लगातार नौजवानों को शामिल करने से ये सेवाएँ समाज, अर्थव्यवस्था, राजनीति, प्रशासन एवं तकनीकी परिस्थिति में हो रहे परिवर्तनों के अनुरूप बनी रहती हैं।	यह उन कर्मचारियों को हतोत्साहित करती है जिनकी पदोन्नति नहीं होती और इससे अकुशलता बढ़ती है।
6.	यह तकनीकी और व्यावसायिक क्षेत्रों में भर्ती के लिए उपयुक्त है क्योंकि इनको नवीनतम जानकारी की आवश्यकता होती है।	पहले से सेवायोजित लोग अनेक कारणों से बाहरी लोगों के साथ खुली प्रतियोगी परीक्षाओं में मुकाबला नहीं कर सकते।
7.	यह पहले से सेवायोजित लोगों को प्रेरित करती है कि उच्चतर पदों को प्राप्त करने के लिए ये अपने ज्ञान को नया करते रहें।	इससे भर्ती एजेन्सियों पर बोझ बढ़ता है जिनको लाखों प्रार्थियों से निपटना होता है। प्रत्यक्ष भर्ती की अच्छाइयों को अप्रत्यक्ष भर्ती की बुराइयों के तौर पर और इसी प्रकार प्रत्यक्ष भर्ती की बुराइयों को अप्रत्यक्ष की अच्छाइयों के तौर पर प्रस्तुत किया जा सकता है।

भर्ती की सकारात्मक अवधारणा से तात्पर्य यह है कि विभिन्न सरकारी पदों के लिए उचित प्रकार के व्यक्तियों की खोज के प्रयास किए जाएँ। चयन करते समय चयनकर्ता का लक्ष्य केवल कुशल और योग्यतम व्यक्तियों को चुनना होना चाहिए। सकारात्मक भर्ती में इस बात पर ध्यान दिया जाता है कि केवल योग्य तथा पात्र व्यक्तियों को ही प्रतियोगिता में सम्मिलित होने की अनुमति दी जाए। *किंग्सले के अनुसार सकारात्मक भर्ती की विशेषताएँ हैं*

- पद तथा पदोन्नति क्रम पर बल।
- योग्य व्यक्तियों की व्यापक खोज पर बल।
- अयोग्य व्यक्तियों को हटाने के लिए नियुक्ति पूर्व परीक्षा पर बल।
- विभागों के ही पारस्परिक सहयोग तथा शान्तिमय सम्बन्धों पर बल।

आज सभी देशों में लोक सेवकों की भर्ती हेतु सकारात्मक नीति के विकास की आवश्यकता पर जोर दिया जाता है। *इस नीति के मूल तत्त्व हैं*

- लोक कर्मचारियों के पदों के लिए रोजगार बाजार की खोज तथा उसका संवर्द्धन किया जाना चाहिए।
- भर्ती सम्बन्धी आकर्षक साहित्य तथा उसके प्रकाशन का प्रयोग किया जाना चाहिए।
- प्रत्याशियों की योग्यता को निश्चित करने के लिए वैधानिक तरीकों तथा परीक्षणों का प्रयोग किया जाना चाहिए।
- सेवाओं में से ही योग्य एवं समर्थ प्रत्याशियों को लेना चाहिए।
- सुनिश्चित स्थापना कार्यक्रम होना चाहिए जिससे ठीक व्यक्ति को उचित कृत्य सौंपे जाएँ।
- भर्ती की प्रक्रिया के अविच्छिन्न अंग के रूप में प्रशिक्षण कार्यक्रम होना चाहिए।

भर्ती के प्रकार

भर्ती आन्तरिक अथवा बाह्य दो प्रकार से हो सकती है। आन्तरिक भर्ती के तहत पदोन्नति का पहलू आता है तथा बाह्य भर्ती में नियुक्तियाँ होती हैं *एक श्रेष्ठ भर्ती नीति में दोनों ही प्रकारों को समन्वित रूप में प्रयोग किया जाता है*

भर्ती प्रक्रिया के चरण

एक सुव्यवस्थित भर्ती प्रक्रिया के कुछ सुनिश्चित चरण होते हैं। *भर्ती प्रक्रिया के चरणों को निम्नलिखित प्रकार से समझा जा सकता है*

जॉब माँग

इसके अन्तर्गत भर्ती एजेन्सी प्रत्येक जॉब के सम्बन्ध में अपेक्षित व उल्लेखित जानकारी प्राप्त करती है। यह कार्य जॉब विश्लेषण तथा जॉब

विनिर्देशन द्वारा सम्पन्न होता है। इनके अन्तर्गत जॉब हेतु आवश्यक योग्यता सामान्य शैक्षणिक व तकनीकी योग्यता का निर्धारण अपेक्षित अनुभव व्यक्तिगत व शारीरिक गुण, आयु तथा निवास सम्बन्धी आवश्यकताओं पर भी प्रकाश डाला जाता है।

आवेदन-पत्र की अभिकल्पना

भर्ती प्रक्रिया के सुचारु संचालन हेतु आवेदन पत्र की अभिकल्पना जरूरी है। यह जॉब विवरणों तथा विनिर्देशनों के अनुरूप की जाती है जिसमें उम्मीदवारों से सभी अपेक्षित जानकारियाँ विविध कॉलमों के अन्तर्गत माँगी जाती हैं। आवेदन अभिकल्पना का सम्बन्ध तथ्य व मूल्य दोनों कारकों से होता है क्योंकि दोनों वास्तविक जीवन की परिस्थितियों में परस्पर सम्मिलित होते हैं।

विज्ञापन

भर्ती एजेन्सी स्थापित स्रोतों में रिक्तियों से सम्बन्धित विज्ञापन का प्रकाशन विभिन्न प्रभावी समाचार माध्यमों से करती है। (जैसे— समाचार-पत्रों, व्यापारिक पत्रिकाओं, रोजगार समाचार-पत्र, रोजगार कार्यालयों, समाज कल्याण विभाग इत्यादि)। जॉब विज्ञापनों में विपणन के अन्य रूपों की भाँति प्रभावी लेखन तकनीक का प्रयोग किया जाता है जिसका मुख्य उद्देश्य अपेक्षित कर्मचारियों में रुचि जागृत करना, उन्हें आकर्षित करना, त्वरित सम्प्रेषण कायम करना अनिवार्य या प्रासंगिक बिन्दुओं को जाहिर करना इत्यादि है।

आवेदनों की जाँच

प्राप्त आवेदन पत्रों की जाँच का उद्देश्य अनपेक्षित उम्मीदवारों को छोड़ना होता है। इसके अन्तर्गत यह सुनिश्चित किया जाता है कि उम्मीदवारी के लिए अपेक्षित जानकारी पूर्ण है अथवा नहीं, साथ ही न्यूनतम अपेक्षित योग्यता पूरी हो रही है या नहीं। यदि उम्मीदवारों की संख्या बहुत अधिक है तो उनकी संख्या प्रबन्धकीय स्तर पर न्यूनीकृत करने हेतु कुछ मापदण्डों का प्रावधान किया जाता है।

चयन

भर्ती एजेन्सी उम्मीदवारों के चयन के लिए लिखित परीक्षा अथवा साक्षात्कार अथवा दोनों का आयोजन करती है। चयन के उपरान्त चयनित उम्मीदवारों की सूची प्रतिभा के आधार पर तैयार कर उसे प्रकाशित किया जाता है।

पत्र व्यवहार

(संवाद) जहाँ चयनित व योग्य उम्मीदवारों को सूचित किया जाता है वहीं अचयनित उम्मीदवारों को सूचना देना या न देना एजेन्सी पर निर्भर करता है। चयनित उम्मीदवारों को प्रेषित सूचनाओं में नियुक्ति से सम्बन्धित सभी तथ्यों व शर्तों का सुबोध व सुस्पष्ट वर्णन किया जाना आवश्यक है। अत: नियुक्ति-पत्र का प्रारूपण सावधानीपूर्वक किया जाना चाहिए।

नियोजन

कर्मचारियों के परख अवधि के दौरान उनकी प्रगति का निरीक्षण किया जाता है तथा योग्य पाए जाने पर उनकी सेवा की पुष्टि की जाती है तथा प्रत्याशी को संगठन, काम के वातावरण और कार्य पद्धतियों के बारे में परिचित कराने के लिए प्रशिक्षण पाठ्यक्रम के द्वारा सेवा में प्रवेश दिया जाता है।

प्रत्यक्ष भर्ती बनाम पदोन्नति

प्रत्यक्ष भर्ती से तात्पर्य—वे पद उन समस्त योग्य उम्मीदवारों के लिए खुले रखे जाएँ जो उनके लिए आवेदन करना चाहते हैं तथा अप्रत्यक्ष भर्ती से तात्पर्य—वे उन व्यक्तियों तक ही सीमित रखे जाएँ जो पहले से ही सेवा कर रहे हैं। सच्चे अर्थों में भर्ती का तात्पर्य प्रत्यक्ष भर्ती से है।

इसका आशय है खुले क्षेत्र से कर्मचारियों की भर्ती करना। भीतर से भर्ती का अभिप्राय पदोन्नति से है। इसमें नए व्यक्तियों को सेवा में नहीं लिया जाता, पहले से सेवा में लगे हुए लोगों को निम्नतर पदों से उच्चतर पदों पर पदोन्नत कर दिया जाता है।

पदोन्नति के लाभ

भीतर से भर्ती की प्रणाली के निम्नलिखित लाभ बताए जाते हैं

- अनुभवी व्यक्तियों का सुलभ होना है।
- पद्धति में कर्मचारियों को पदोन्नति के प्रचुर अवसर प्राप्त रहते हैं, अत: वे अधिक लगन और उत्साह से काम करते हैं।
- उन्नति की अधिक सम्भावनाओं से व्यक्ति इसकी आशा में ऐसी सेवाओं में कम वेतन पर, निम्न पदों पर काम करने को तैयार हो जाते हैं। इससे सरकारी प्रशासन का व्यय कम हो जाता है।
- यह पद्धति परीक्षा से अधिक अच्छी है। चूँकि कर्मचारी पहले से ही सरकारी सेवा में काम कर रहे होते हैं, इसलिए उनकी काम करने की क्षमता का पता रहता है।

पदोन्नति के दोष

भीतर से भर्ती करने के निम्नलिखित दोष बताए गए हैं

- सेवा के अन्दर से अर्थात् पदोन्नति द्वारा भर्ती करने से चयन करने का क्षेत्र संकुचित हो जाता है।
- लम्बे समय से सरकारी सेवा करने वाले व्यक्ति दकियानूसी, संकीर्ण दृष्टिकोण वाले तथा परिवर्तन विरोधी होते हैं।
- इस पद्धति की बुराई यह है कि साधारण-से-साधारण, यहाँ तक कि कभी-कभी तो औसत से भी कम योग्यता रखने वाले लोग भी सेवा के निम्न स्तरों में प्रवेश पाकर पदोन्नति द्वारा सेवा के उच्चतम पदों पर पहुँच जाते हैं।
- उच्चतर पदों पर उन्हीं में से नियुक्तियाँ (पदोन्नतियाँ) की जाएँगी, इसलिए वे अधिक परिश्रम नहीं करते और अपने कर्त्तव्यों की उपेक्षा करते हैं।

प्रत्यक्ष भर्ती से लाभ

बाहर से भर्ती के निम्नलिखित लाभ हैं

- इसमें प्रत्येक स्तर पर कर्मचारियों का चयन या चुनाव करने का व्यापक क्षेत्र रहता है।
- इन नवीन व्यक्तियों से शासन में नई प्रगतिशीलता और नवजीवन आता है।
- यह पद्धति 'सबके लिए समान अवसर' की जनतन्त्रात्मक धारणा पर आधारित है।
- सेवा में नए-नए लोग नियुक्त होते रहते हैं। ऐसे व्यक्ति अधिक उत्साह तथा रुचि से काम करते हैं।

प्रत्यक्ष भर्ती से हानियाँ

बाहर से भर्ती के निम्न दोष हैं

- इसमें सेवा के उच्च पदों पर अनुभवहीन व्यक्ति नियुक्त कर दिए जाते हैं।
- इसमें सरकारी सेवा में पहले से लगे कर्मचारियों को पदोन्नति के पर्याप्त अवसर नहीं मिलते।
- इसमें अनुभवहीन नवयुवकों के अधीन कुशल, वृद्ध और अनुभवी व्यक्तियों को कार्य करना पड़ता है जिससे उनके सम्मान और गरिमा को ठेस पहुँचती है।
- इस पद्धति में सेवा के विभिन्न स्तरों के पदों पर बाहर के लोगों को नियुक्त किया जाता है जो विभागीय तौर-तरीकों से अनभिज्ञ रहते हैं। उन्हें प्रशिक्षित करने के लिए सरकार को अतिरिक्त व्यय का बोझ उठाना पड़ता है।

भर्ती प्रक्रिया

भर्ती प्रक्रिया के निष्पक्ष व प्रभावशाली संगठन हेतु एक सुव्यवस्थित प्रशासनिक तन्त्र का होना आवश्यक है। जनविश्वास को प्रेरित व कायम करने हेतु भी यह आवश्यक है कि लोक सेवाओं में चयन के लिए निष्पक्ष व स्वतन्त्र आयोगों की स्थापना हो।

भारत में केन्द्र स्तर पर संघ लोक सेवा आयोग तथा कर्मचारी चयन आयोग जबकि राज्य स्तर पर राज्य लोक सेवा आयोग विभिन्न अभिकल्पित भर्ती एजेन्सियाँ हैं। जिसमें से लोक सेवा आयोग समूह 'A' तथा 'B' सेवा पदों तथा कर्मचारी चयन आयोग गैर-तकनीकी पदों तथा समूह 'C' पदों के चयन हेतु उत्तरदायी है।

लोक सेवाओं के लिए आवश्यक अर्हताएँ

लोक सेवा में प्रवेश पाने के लिए दो प्रकार की अर्हताएँ रखी जा सकती हैं—सामान्य तथा विशेष।

सामान्य अर्हताएँ

प्रत्येक लोक सेवा के लिए जिन सामान्य योग्यताओं की आवश्यकता होती है, वे हैं

1. नागरिकता 2. अधिवास 3. लिंग 4. आयु

विशेष अर्हताएँ

शिक्षा सम्बन्धी अर्हताएँ ब्रिटेन तथा भारत में विभिन्न प्रकार की सरकारी नौकरियों के लिए निश्चित शैक्षणिक योग्यताओं की शर्त लगाई जाती है। इंग्लैण्ड में लिपिकीय पदों के लिए हायर सेकण्डरी स्कूल की और कार्यकारी पदों के लिए बी ए की तथा प्रशासनिक सेवाओं के लिए ऑनर्स की उपाधि का होना आवश्यक है।

अनुभव अमेरिका में औपचारिक शिक्षा को लोक सेवा के लिए अनिवार्य नहीं रखा जाता है इसलिए वहाँ लोक सेवा में अनुभव का बहुत महत्त्व है। इंग्लैण्ड तथा भारत में शिक्षा संस्थाओं से निकले हुए अनुभवहीन युवकों को सेवाओं में नियुक्त कर दिया जाता है।

वैयक्तिक योग्यताएँ लोक सेवक में ईमानदारी, निष्ठा, परिश्रम, सूझबूझ, सच्चरित्रता, दूरदर्शिता, आत्मविश्वास, कर्त्तव्यपरायणता, समय पालन आदि अनेक वैयक्तिक गुणों का होना आवश्यक है।

प्राविधिक अनुभव प्राविधिक कर्मचारियों को भर्ती करने से एक प्रश्न यह उत्पन्न हो गया है कि प्राविधिक तथा प्रशासनिक सेवी वर्ग के मध्य क्या समुचित सम्बन्ध होने चाहिए? प्रशासन में विशेषज्ञों के महत्त्व को स्वीकार करते हुए द्वितीय वेतन आयोग की यह टिप्पणी उल्लेखनीय है, "ऐसे किसी विभाग में जिसमें पर्याप्त मात्रा में प्राविधिक तथा प्रशासनिक कार्य होता हो, सचिव या तो कोई प्रशासनिक क्षमता वाला प्राविधिक पदाधिकारी की प्राथमिकता को ध्यान में रखकर उसे चयन से वंचित नहीं किया जाना चाहिए बल्कि गुणों के आधार पर ही उसका चयन होना चाहिए।"

भारत में भर्ती पद्धति: आलोचना

भारत में विद्यमान भर्ती की अनेक आधारों पर आलोचना की जाती है, जो इस प्रकार हैं

- कल्पना का अभाव
- परीक्षा पद्धति में आधुनिकता का अभाव
- साक्षात्कार पद्धति दोषपूर्ण
- मनोवैज्ञारिक परीक्षणों का अभाव
- राजनीतिक प्रभाव
- पदोन्नति केवल एक ही विभाग में सम्भव

भर्ती की आदर्श प्रणाली

- डॉ एल डी ह्वाइट का कहना है कि यदि लोक सेवा की शर्तें निजी रोजगार की अपेक्षा बहुत कम सन्तोषजनक होंगी तो लोक सेवाओं की ओर आकर्षित होने वाले उम्मीदवारों की कुशलता एवं योग्यता का स्तर नीचा होगा।
- वस्तुतः सरकारी पदों पर की जाने वाली भर्ती की व्यवस्था में कुछ वांछित गुण होने चाहिए, *जो इस प्रकार हैं*

1. निष्पक्षता 2. ईमानदारी 3. गतिशीलता 4. नई खोज से युक्त

प्रशिक्षण

किसी भी संगठन के सुचारु रूप से संचालन हेतु अनुभवी व प्रशिक्षित कार्मिकों की आवश्यकता होती है, साथ ही बदलते परिवेश के अनुसार कार्मिकों की कार्य की क्षमता में भी वृद्धि आवश्यक है, अत: इस दृष्टि से प्रशिक्षण महत्त्वपूर्ण है। प्रशिक्षण एक ऐसी प्रक्रिया है जिसके द्वारा कर्मचारी को बाछित कार्य के सुयोग्य बनाया जाता है।

फ्लिप्पो के अनुसार, "प्रशिक्षण एक विधि है जिसके द्वारा कर्मचारी के ज्ञान एवं दक्षता को बढ़ाया जाता है।"

डेल योडर के अनुसार, "प्रशिक्षण एक प्रक्रिया है जिसके द्वारा एक विशेष कार्य करने के लिए मानव शक्ति की पूर्ति की जाती है" प्रशिक्षण कर्मचारियों को कम-से-कम समय में अधिक-से-अधिक निष्पादक बनाने की प्रक्रिया है इसके माध्यम से कर्मचारी दक्षता, तकनीकी ज्ञान व समस्याओं को सुलझाने की क्षमता इत्यादि ग्रहण करना है। प्रशिक्षण एक अनवरत् प्रक्रिया है जो न केवल नए अपितु अनुभवी कार्मिकों को भी स्वयं को परिवर्तित समय के अनुरूप तकनीकी रूप से सक्षम करने में सहायक है। इस प्रकार प्रशिक्षण के मुख्य उद्देश्यों को ब्रिटिश एंस्शेहन कमेटी की रिपोर्ट, 1944 के आधार पर निम्न प्रकार स्पष्ट किया जा सकता है।

प्रशिक्षण के उद्देश्य

प्रशिक्षण के उद्देश्य निम्नलिखित हैं

- ऐसे लोक सेवक पैदा करना जो अपने काम को नियम व स्पष्टता से कर सकें।
- लोक सेवक को उन कार्यों के अनुकूल बनाना जो उसे एक परिवर्तनशील लागत में करने को दिए गए हैं।
- लोक सेवकों को समाज के प्रति जागरूक बनाना,
- लोक सेवकों में उच्चतर कार्य की और अधिक उत्तरदायित्वों की क्षमता पैदा करना।
- लोक सेवकों का मनोबल बढ़ाना।

इसके अलावा लोक सेवा में नए सदस्यों की कमियों को दूर करना, लोक सेवकों के दृष्टिकोण को व्यापक बनाना, मन में एक जनसेवक वाली प्रवृत्ति का निवास करना इत्यादि भी प्रशिक्षण के अन्य महत्त्वपूर्ण उद्देश्य हैं।

प्रशिक्षण का संगठन हेतु महत्त्व

- चयन की प्रक्रिया के पश्चात् प्रशिक्षण भिन्न कार्यों हेतु सबसे योग्य व्यक्ति की पहचान में सहायक होता है।
- कर्मचारी की दक्षता बढ़ाकर प्रशिक्षण उसके प्रदर्शन को बेहतर करता है।
- कार्य करने की वैधानिक जानकारी देकर प्रशिक्षण कार्य सम्पादन को मितव्ययी व वैधानिक बनाने में सहायक होता है।
- अच्छी तरह से प्रशिक्षित कर्मचारी के नजदीकी निरीक्षण की कम आवश्यकता होती है।
- अच्छी तरह से प्रशिक्षित कर्मचारी अपने कार्य के प्रति भाष्यिक उत्साहित होते हैं।
- प्रशिक्षण संगठन में स्थायित्व व लोचशीलता लाता है।

प्रशिक्षण का कर्मचारी हेतु महत्त्व

- प्रशिक्षण द्वारा कर्मचारी के ज्ञान व क्षमता में वृद्धि से उसकी आय उपार्जन की क्षमता बढ़ती है।
- प्रशिक्षण कर्मचारियों में कार्य के अनुरूप क्षमता का विकास करना जिससे उनमें कार्य सुरक्षा की भावना उत्पन्न होती है।
- प्रशिक्षण से कर्मचारियों में योग्यताओं का विकास होने से उनके पदोन्नति के अवसर खुलते हैं।

प्रशिक्षण की कुछ सीमाएँ भी हैं; जैसे-यह एक लागत का कार्य है,इससे संगठन का नियमित कार्य भी प्रभावित होता है। कभी-कभी अच्छे प्रशिक्षकों व नेतृत्वों का भी अभाव होता है। तथा कई बार कर्मचारियों में नए ज्ञान को प्राप्त करने की इच्छा तथा आत्मविश्वास का अभाव पाया जाता है। लेकिन उपरोक्त सीमाओं के बावजूद प्रशिक्षण की आवश्यकता को नकारा नहीं जा सकता है। प्रशिक्षण कार्मिक प्रशासन का एक महत्त्वपूर्ण पहलू है। उचित प्रशिक्षण प्रविधियों के अभाव में प्रशासन की सफलता सन्देहप्रद होगी। अत: सफल प्रशासन हेतु प्रशिक्षण की आधुनिक व सुव्यवस्थित विधियों की व्यवस्था आवश्यक है।

प्रशिक्षण के प्रकार

मूलतया प्रशिक्षण दो प्रकार के होते हैं—औपचारिक प्रशिक्षण तथा अनौपचारिक प्रशिक्षण अनौपचारिक प्रशिक्षण वरिष्ठ अधिकारियों के मार्गदर्शन के अधीन वास्तविक काम करते हुए काम सीखने को कहते हैं। इस प्रकार यह काम पर प्रशिक्षण की भाँति होता है। जबकि औपचारिक प्रशिक्षण विशेषज्ञ मार्गदर्शन तथा निरीक्षण के अन्तर्गत व्यवस्थित ढंग से पहले से आयोजित और सुस्पष्ट पाठ्यक्रमों द्वारा दिया जाता है

उत्पादक कर्मचारी तथा निरीक्षक कर्मचारी को प्रदत्त प्रशिक्षणों के आधार पर इसे दो भागों में बाँटा जा सकता है।

कार्य के दौरान प्रशिक्षण

यह सबसे सामान्य प्रशिक्षण कार्यक्रम है जिसमें किसी विशेष कार्य के लिए प्रशिक्षण दिया जाता है, ताकि कर्मचारी अधि-से-अधिक प्रयास करें तथा अपने निष्पादन को सुधार सकें। *इस प्रशिक्षण में निम्न कार्यक्रम होते हैं*

प्रकोष्ठ प्रशिक्षण सैद्धान्तिक भाषणों की शृंखला तथा सेवीय केन्द्रों व विभागों में निरीक्षण भ्रमण इसमें शामिल है। इसमें कर्मचारियों को सैद्धान्तिक व व्यावहारिक दोनों जानकारियाँ मिलती हैं। (उदाहरण; भारत में धन सेवा के वरिष्ठ अधिकारियों का प्रशिक्षण)

चक्रीय प्रशिक्षण इसके अन्तर्गत संगठन के विभिन्न-विभागों में बार-बार कार्य करवाना आता है। भारत में प्रान्तीय लोक सेवकों को प्रशिक्षण इसी प्रकार से दिया जाता है।

पुनर्चर्चा प्रशिक्षण इसके अन्तर्गत कर्मचारियों के ज्ञान तथा तकनीकी कौशलों को आधुनिक बनाया जाता है। इस हेतु समय-समय पर पुनर्चर्चा पाठ्यक्रमों का आयोजन किया जाता है। (उदाहरण; 1985 से एल बी एस प्रशासनिक एकेडमी मसूरी में सभी स्तरों के IAS अफसरों हेतु आयोजन)

पुन: प्रशिक्षण

इसके अन्तर्गत नए विशेषता प्राप्त नए क्षेत्र में आदेश या इसके पुराने क्षेत्र में समापन प्रशिक्षण देना आता है ताकि कर्मचारियों की सामान्य क्षमता को व्यापक बनाया जा सके ।

प्रवेश पश्चात् प्रशिक्षण इस प्रशिक्षण का सीधा सम्बन्ध काम से नहीं होता है। इसका मुख्य उद्देश्य कर्मचारियों की सामान्य क्षमता को व्यापक बनाना होता है।

अल्पकालिक व दीर्घकालिक प्रशिक्षण एक या दो माह की अवधि का प्रशिक्षण अल्पकालिक तथा 6 महीने या अधिक जैसे 2-3 वर्षों का प्रशिक्षण दीर्घकालिक प्रशिक्षण कहलाता है।

विभागीय व केन्द्रीय प्रशिक्षण विभाग द्वारा आयोजित प्रशिक्षण (जैसे राष्ट्रीय पुलिस अकादमी हैदराबाद में दिया जाने वाला प्रशिक्षण) विभागीय प्रशिक्षण तथा विभिन्न विभागों के कर्मचारियों हेतु केन्द्रीय संस्थान में आयोजित प्रशिक्षण केन्द्रीय प्रशिक्षण कहलाता है। (जैसे—एल बी एस राष्ट्रीय प्रशासन एकेदमी में दिया जाने वाला प्रशिक्षण)

इसके अलावा सार्वजनिक सेवा में प्रवेश के पूर्व भी प्रत्याशियों को विभिन्न संस्थानों द्वारा प्रशिक्षण दिया जाता है। यूएसए में यह एप्रेन्टिसशिप तथा इन्टर्नशिप के रूप में लोकप्रिय है। भारत में केवल राजस्थान में इस प्रकार का प्रशिक्षण दिया जाता है जबकि प्रवेश के दौरान कर्मचारियों को 'अनुकूलन प्रशिक्षण' काम के वातावरण की जानकारी देने हेतु तथा 'आगमन प्रशिक्षण' कार्य विशेष की आधारभूत बातों, विषय-वस्तु, लेखन कार्यविधियों इत्यादि की जानकारी हेतु दिया जाता है।

भारत में प्रशिक्षण कार्यक्रमों का मूल्यांकन

भारत में लोक सेवकों के प्रशिक्षण हेतु एक व्यवस्थित व व्यापक प्रावधान है। जिसमें कर्मचारियों को हर स्तर पर विभिन्न प्रकार से सैद्धान्तिक व व्यावहारिक दोनों प्रकार का ज्ञान प्रदान किया जाता है। लेकिन प्रशिक्षण हेतु इतनी विस्तृत व्यवस्था के बावजूद संगठनों में प्रशिक्षण की प्रक्रिया से जुड़ी नीतियाँ प्रक्रियाओं और अभ्यासों की कमजोरियों के कारण प्रशिक्षण के प्रयास असफल हो जाते हैं।

प्रशिक्षण कार्यक्रमों के असफल होने के कुछ मुख्य कारण निम्नलिखित हैं

- उच्च प्रबन्धन मानव संसाधन विकास को सुनिश्चित करने हेतु प्रशिक्षण पर कम विश्वास करता है।
- प्रशिक्षण के उद्देश्यों को पूर्णत: स्पष्ट न होना,
- प्रशिक्षण की नीतियों में अस्पष्टता तथा व्यापकता का अभाव
- संगठनात्मक व्यवस्था, बजटीय आवण्टन, स्टाफ रिसोर्स अनुदान इत्यादि का अपर्याप्त होना।
- प्रशिक्षु व अन्य स्टाफ कार्मिकों के मध्य सामंजस्य का अभाव।
- प्रशिक्षण के विभिन्न स्तरों पर पर्याप्त मूल्यांकन का अभाव।
- प्रशिक्षण कार्यक्रमों के परिणामों को नियन्त्रित न किया जाना।
- प्रशिक्षण से सम्बन्धित विभिन्न पहलुओं जैसे आवश्यकता की पहचान प्रशिक्षुओं का चयन, प्रशिक्षुओं द्वारा कार्य करवाने इत्यादि को प्रभावी बनाने के प्रयास को गम्भीरता से न लिया जाना।

उपरोक्त वर्णित कमियों के कारण प्रशिक्षण कार्यक्रम अधिक प्रभावशाली भूमिका नहीं निभा पाते, अत: प्रशिक्षण की सफलता हेतु उपरोक्त कमियों को दूर करने के अलावा एक व्यवस्था मॉडल पर आधारित प्रशिक्षण व्यवस्था की स्थापना की जानी चाहिए। जिसमें प्रशिक्षण को एक पृथक् प्रकार्य के रूप में न देखकर कार्मिक प्रशासन के अन्य पहलुओं से जोड़कर समस्त रूप से देखा जाना चाहिए।

पदोन्नति

लोक सेवाओं में भर्ती आन्तरिक व बाह्य दोनों तरीकों से होती है। आन्तरिक भर्ती वस्तुत: पदोन्नति ही होती है जिसमें संगठन में कार्यरत अनुभवी व योग्य कर्मचारियों को ही उच्च पदों व ग्रेड में नियुक्त कर दिया जाता है। इस प्रकार पदोन्नति **एल डी ह्वाइट के अनुसार** मौजूदा पद से ऊँची श्रेणी के पद पर की जाने वाली नियुक्ति है जिसमें पद में परिवर्तन और आमतौर पर वेतन में बढ़ोतरी के साथ कार्यभार बदलता है और अधिक कठिन प्रकार का तथा अधिक उत्तरदायित्वपूर्ण हो जाता है।

अत: पदोन्नति में निम्नलिखित होता है

- पदोन्नति की अवधारणा का स्पष्ट अर्थ है कि कर्मचारी पहले से ही सेवा में है।
- निम्नतर से उच्चतर पदों पर नियुक्ति पदोन्नति है।
- पदोन्नति एक नवीन नियुक्ति के समान होती है इसमें उच्चतर ग्रेड में श्रेणीकरण होता है। किसी पद से जुड़े मान अतिरिक्त अथवा विशिष्ट वेतन या भत्तों से ही पदोन्नति नहीं होती।
- पदोन्नति के परिणाम स्वरूप कार्य भार में बदलाव होता है।
- कर्मचारी का उत्तरदायित्व भी कम से अधिक की ओर परिवर्तित होता है।

पदोन्नति की विशेषताएँ

पदोन्नति की विशेषताएँ निम्नलिखित हैं

- पदोन्नति एक प्रबन्धन कार्य है तथा पदोन्नति अधिकृत प्राधिकरण के विषय पर पूर्णत: निर्भर करती है तथा कोई कर्मचारी पदोन्नति के लिए वैध अधिकार का दावा नहीं कर सकता है।
- पदोन्नति को दोनों पक्षों की सहमति से ही व्यवहत किया जा सकता है इस प्रकार यह वैकल्पिक प्रकृति की होती है।
- पदोन्नति एक नवीन नियुक्ति की भाँति होती है। पदोन्नति करने वाली सत्ता से अधीनस्थ कोई अहम सत्ता पदोन्नत को बर्खास्त नहीं कर सकती है।
- पदोन्नति का शासन नियमों द्वारा होता है तथा वैधानिक नियमों की अनुपस्थिति में कार्यपालिका पदोन्नति से सम्बन्धित नियमों व निर्देशों को तय कर सकती है।

पदोन्नति के प्रकार

पदोन्नति तीन प्रकार की होती है

- निचली श्रेणी से उच्चतर श्रेणी के लिए; जैसे—कनिष्ठ टाइपिस्ट की वरिष्ठ टाइपिस्ट के लिए।
- निचले वर्ग से उच्चतर वर्ग में; जैसे—लिपिक वर्ग से कार्यकारी वर्ग के लिए।
- निचली सेवा से उच्चतर सेवा में; जैसे—राज्य लोक सेवा से आईएएस के लिए।

पदोन्नति के उपरोक्त तत्त्वों व विशेषताओं तथा प्रकारों के वर्णन से स्पष्ट है कि पदोन्नति उच्चतरों कार्यभारों और उत्तरदायित्वों के पद पर पहुँचना है। तथा इस सन्दर्भ में वेतन में वृद्धि संयोगिक है, बुनियादी नहीं। अत: पदोन्नति उन्नति स्थानान्तरण तथा पुन: निर्धारण से मूलतया भिन्न है क्येंकि इस स्थिति में कर्मचारी के पद व पदस्थिति में आधारभूत परिवर्तन हो जाता है।

पदोन्नति के आधारभूत सिद्धान्त

निचले स्तर से उच्च स्तर पर या श्रेणी पर कर्मचारियों की नियुक्ति के दौरान कर्मचारी की योग्यता, वरिष्ठता तथा योग्यता इत्यादि को आधार बनाया जा सकता है। *पदोन्नति के निम्नलिखित सिद्धान्त हैं*

प्रतिभा का सिद्धान्त उच्चतर स्तर के पदों पर पदोन्नति के मामलों में प्रतिभा ही मुख्य मापदण्ड होगा तथा उनमें वरिष्ठता का कोई स्थान नहीं होगा।

प्रतिभा सह वरिष्ठता का सिद्धान्त मध्य स्तर के पदों पर पदोन्नति के मामलों में प्रतिभा निर्धारक मापदण्ड होगा तथा वरिष्ठता द्वितीयक मापदण्ड होगा।

वरिष्ठता का सिद्धान्त निम्न स्तर के पदों पर पदोन्नति के मामले में वरिष्ठता का महत्त्वपूर्ण स्थान होगा लेकिन यहाँ भी इस बात का ध्यान रखा जाएगा कि उत्कृष्ट प्रतिभाओं की तेजी से पदोन्नति हो। पदोन्नति में वास्तव में शुद्ध वरिष्ठता तथा शुद्ध प्रतिभा के मिश्रण का सहारा लिया जाता है। फ्लिप्पो ने इस सिद्धान्त को इस प्रकार व्यक्त किया गया है, जब प्रतिभा का स्तर लगभग समान हो तो फिर वरिष्ठता की भूमिका महत्त्वपूर्ण हो जाती है।

भारत में पदोन्नति के प्रावधान

भारत में पदोन्नति के सम्बन्ध में निम्नलिखित प्रावधान हैं

- पदोन्नति के सम्बन्ध में प्रभावी सिद्धान्त वरिष्ठता के साथ योग्यता है। केन्द्रीय वेतन आयोग सहित सभी सुधार आयोगों ने भी इसी सिद्धान्त को अपनाने की सिफारिश की है।
- सम्बद्ध विभाग प्रमुख पदोन्नति करने वाला प्राधिकारी होता है। परन्तु उच्चतर पदों पर पदोन्नतियाँ लोक सेवा आयोग की सलाह से की जाती हैं।
- विभागीय पदोन्नति समितियों (बोर्ड) का गठन विभागीय स्तर की पदोन्नतियों हेतु प्रत्याशियों का चयन करने के लिए किया जाता है
- भारत में आईएएस, आईपीएस और आईएफएस के सम्बन्ध में अखिल भारतीय सेवा अधिनियम, 1951 में स्पष्ट किया गया है कि इनमें $33\frac{1}{2}\%$ से अधिक वरिष्ठ पदों को राज्य सेवाओं में कार्यरत अधिकारियों से नहीं भरा जाए। इस प्रकार की पदोन्नतियाँ प्रत्येक राज्य में गठित चयन समिति की सिफारिशों पर की जाती हैं। इस समिति की अध्यक्षता संघ लोक सेवा आयोग का अध्यक्ष अथवा सदस्य करता है।
- प्रशासनिक सुधार आयोग ने पदोन्नतियों के लिए गोपनीय रिपोर्ट पद्धति के स्थान पर 'निष्पादन रिपोर्ट पद्धति' लागू करने की सिफारिश की है।
- पदोन्नति के लिए कर्मचारी को निम्न पाँच श्रेणियों में रखा जाता है असाधारण, बहुत अच्छा, सन्तोषजक, उदासीन तथा बेकार।

अनुच्छेद 311 के अनुसार, पदोन्नत किए गए कर्मचारी को किसी भी उस प्राधिकारी द्वारा नहीं हटाया जा सकता जो उसे पदोन्नत करने वाले प्राधिकारी के अधीनस्थ है।

वित्तीय प्रशासन की भूमिका

लोक प्रशासन में वित्त रक्त की भाँति कार्य करता है, अत: वित्तीय प्रशासन किसी भी शासन प्रक्रिया का अभिन्न अंग होता है। वित्तीय प्रशासन में वे समस्त क्रियाएँ आती हैं जो लोक सेवाओं पर व्यय हेतु आवश्यक धन-राशि की प्राप्ति, व्यय तथा लेखांकन से सम्बन्ध रखती हैं। *यह क्रियाएँ एक नियन्त्रण श्रृंखला के रूप में कार्य करती हैं तथा निम्नलिखित अभिकरणों द्वारा संचारित की जाती हैं*

कार्यपालिका जिसे धन की आवश्यकता होती है।

विधायिका जिसे अकेले ही धनराशि को स्वीकार करने का अधिकार होता है।

वित्त मन्त्रालय जो विधायिका द्वारा स्वीकृत धनराशि के व्यय पर नियन्त्रण रखता है।

लोक प्रशासन की प्रत्येक गतिविधि का आधार वित्त होता है, एल डी ह्वाइट के अनुसार, ''लोक प्रशासन की गतिविधियाँ या तो राजकोष से धन निष्कासन से सम्बन्धित होती हैं या राजकोष में धन जमा करने से सम्बन्धित होती हैं।'' इस प्रकार प्रशासन की सम्पूर्ण गतिविधियाँ लोक राजस्व के एकत्रण व लोक व्यय के इर्द-गिर्द संचालित होती रहती हैं। वित की अल्पता, अकुशल वित्तीय व्यवस्था इत्यादि से प्रशासन का कुशल संचालन अवरुद्ध हो सकता है। अत: एक दृढ़ वित्तीय व्यवस्था कुशल प्रशासन हेतु अति आवश्यक है।

उल्लेखनीय है कि एक प्रजातान्त्रिक राज्य में शासन का यह नैतिक कर्त्तव्य है कि लोक वित्त का उपयोग कुशलतापूर्वक व मितव्ययितापूर्वक इस प्रकार करे जिससे जहाँ एक ओर अधिकतम जन-कल्याण का लक्ष्य प्राप्त किया जा सके वहीं दूसरी ओर देश में आर्थिक समानता की स्थापना को बढ़ावा मिले। अकुशल वित्तीय व्यवस्था से जनता प्रशासन से दूर होने लगती है तथा शासन का अस्तित्व ही संकट में पड़ जाता है। इसके अतिरिक्त बदलते वैश्विक व आर्थिक वातावरण में जहाँ एक ओर शासकीय व्यय में असाधारण वृद्धि हुई है, वहीं वैश्विक आर्थिक संकट जैसी समस्याओं ने भी देश की वित्तीय व्यवस्था को प्रभावित किया है। अत: उपरोक्त कारणों से भी वित्तीय प्रशासन महत्त्वपूर्ण है। स्पष्ट है कि प्रशासन में वित्त की महत्त्वपूर्ण भूमिका है तथा प्रशासन की सफलता हेतु एक कुशल वित्तीय प्रशासन की व्यवस्था अपरिहार्य है।

वित्त प्रशासन का स्वरुप

वित्तीय प्रशासन का उद्‌देश्य सरकार की सभी प्रकार के उद्यमों में सही ढंग से धन इकट्‌ठा करना तथा उसे वितरित करना है। वित्तीय प्रशासन में बजट की तैयारी, राजस्व के विभिन्न प्रकार के संसाधनों का प्रशासन, जनता के धन की सुरक्षा तथा उसे खर्च करने की प्रक्रिया तथा अभिलेखों का रख-रखाव सम्मिलित है। आधुनिक लोकतन्त्रीय समाज में वित्त प्रशासन को जनकल्याण तथा गरीबों के उद्धार के लिए प्रयुक्त किया जा रहा है।

कौटिल्य के अनुसार, ''सभी उद्यम वित्त पर निर्भर हैं, अत: कोषागार पर अधिक ध्यान दिया जाना चाहिए।''

एम एस केण्डरिक के अनुसार, ''वित्तीय प्रशासन सरकार के वित्तीय प्रबन्ध से सम्बन्धित है।''

प्रो. एम जे के भावराज ने वित्त प्रशासन की तुलना शरीर की संचार व्यवस्था से भी की है।

वित्तीय प्रशासन लोक प्रशासन की एक उप-व्यवस्था है तथा यह राजनीतिक, सामाजिक अर्थव्यवस्था तथा राष्ट्रीय एवं अन्तर्राष्ट्रीय पर्यावरण से प्रभावित होती है।

वित्त प्रशासन का क्षेत्र

प्रो. के एल हाण्डा के अनुसार, ''सरकार के वित्त प्रशासन के दो मुख्य तत्त्व हैं पहला, बजट वित्तीय नियन्त्रण दूसरा राजस्व तथा धन सम्बन्धी नीतियाँ।'' इस प्रकार एक संस्था के लिए वित्तीय प्रशासन का तात्पर्य अनेक क्षेत्रों से धन को एकत्रित करना तथा कुशलता एवं मितव्ययिता के साथ उपयोग करना है।

जी एस लाल *वित्त प्रशासन के विषय-क्षेत्र में निम्नलिखित चार क्षेत्रों का उल्लेख करते हैं*

1. लोक राजस्व को एकत्रित करना, उसकी सुरक्षा करना तथा उचित ढंग से वितरण करना।
2. एक सुव्यवस्थित योजना द्वारा लोक राजस्व एवं व्यय का समुचित तालमेल रखना।
3. लोक-ऋण का उचित प्रबन्ध करना।
4. राज्य के वित्तीय मामलों का उचित प्रबन्ध करना।

वित्तीय प्रशासन की महत्ता को स्पष्ट करते हुए **फेलिक्स ए निग्री** ने कहा है कि ''सरकारी सेवाओं में व्यय की जाने वाली धनराशि में अधिक वृद्धि के कारण वित्त प्रशासन का बहुत महत्त्व है।

सरकार द्वारा किए जाने वाले प्रत्येक कार्य के लिए धन की आवश्यकता होती है। अब सरकार इतने सारे कार्य करती है कि यह बहुत आवश्यक हो गया है कि वित्तीय प्रशासन के सम्बन्ध में स्वस्थ सिद्धान्तों तथा प्रविधियों का प्रयोग किया जाए।''

लोक वित्त क्या है?

लोक वित्त सरकार के व्ययों, सरकार के राजस्व, सरकार के ऋणों व वित्तीय संस्थाओं का अध्ययन करने वाला विषय है। यह वस्तुतः सरकार के आय व व्यय का विज्ञान है। एक कुशल प्रशासनिक व्यवस्था में लोक वित्त का महत्त्वपूर्ण स्थान है। सरकार के बढ़ते दायित्वों व बढ़ते व्ययों ने यह आवश्यक बना दिया है कि कुशल वित्तीय प्रशासन की स्थापना हेतु लोक वित्त के उपयुक्त सिद्धान्तों का अनुपालन किया जाए।

अधिकतम सामाजिक अनुलाभ के सिद्धान्त तथा अधिकतम सामाजिक कल्याण के सिद्धान्त को लोक वित्त के दो सार्वभौमिक सिद्धान्त के रूप में स्वीकार किया जाता है। अधिकतम सामाजिक अनुलाभ से आशय यह है कि लोक वित्त का उपयोग इस प्रकार होना चाहिए कि इससे समाज का प्रत्येक व्यक्ति लाभान्वित हो। जबकि अधिकतम सामाजिक कल्याण का सिद्धान्त लोक वित्त के इस प्रकार से उपयोग पर बल देता है कि नागरिकों का अधिकतम सामाजिक-आर्थिक कल्याण हो।

लोक व्यय व लोक राजस्व लोक वित्त के दो महत्त्वपूर्ण अंग है। एकत्रित किए गए लोक राजस्व का विभिन्न सरकारी गतिविधियों में प्रयोग लोक व्यय कहलाता है। लोक व्यय इस प्रकार किया जाना चाहिए जिससे सामाजिक, आर्थिक, क्षेत्रीय असमानताएँ कम हों, उद्योगों, कृषि, परिवहन, संचार इत्यादि के विकास को बढ़ावा मिले, रोजगार के अवसर सृजित हो तथा देश के चहुँमुखी विकास को बल मिले। जबकि लोक राजस्व से तात्पर्य सरकार द्वारा विभिन्न गतिविधियों के संचालन हेतु लोगों से एकत्रित किए गए धन से है। प्रारम्भ में कराधान ही लोक राजस्व का एक महत्त्वपूर्ण स्रोत होता था जबकि अब गैर-कर राजस्व की भूमिका भी लोक राजस्व में बढ़ी है।

कर राजस्व के तहत प्रत्यक्ष कर व अप्रत्यक्ष कर आते हैं जबकि गैर-कर राजस्व में प्रशासनिक राजस्व; जैसे—लाइसेन्स शुल्क, जब्ती, अनुदान आदि वाणिज्यिक राजस्व जैसे लोक उपक्रमों से प्राप्त राजस्व, इसके अतिरिक्त बाजारिक ऋण व घाटे का वित्तीयन इत्यादि शामिल हैं। उल्लेखनीय है कि बदलते परिवेश अर्थात् उदारीकरण, निजीकरण व वैश्वीकरण की प्रक्रिया के अस्तित्व में आने के बाद लोक वित्त का स्वरूप परिवर्त्तित हुआ है, तथा लोक व्यय व लोक राजस्व दोनों के ही क्षेत्र में स्रोत विविधीकृत हुए हैं। उदाहरणस्वरूप बढ़ती वैश्विक चुनौतियों, आतंकवाद, सुरक्षा, विज्ञान व तकनीकी के विकास इत्यादि में लोक व्यय का क्षेत्र बढ़ा है, वहीं प्रत्यक्ष विदेशी निवेश, संस्थागत निवेश, अप्रवासी भारतीयों द्वारा प्रेषित धन इत्यादि से लोक राजस्व के स्रोत भी विविधीकृत हुए हैं। इसके अतिरिक्त सेवा क्षेत्र में विकास के साथ सेवा कर भी लोक राजस्व के महत्त्वपूर्ण स्रोत के रूप में उभरा है।

बजट

बजट सरकार की आय एवं व्यय से सम्बन्धित दस्तावेज अथवा वार्षिक वित्तीय विवरण होता है। जिसमें गत वर्ष में किए गए व्यय, संगृहित राजस्व तथा अन्य वित्तीय मामलों की समीक्षा, आगामी वर्ष में होने वाले व्यय तथा आय, व्ययों को सन्तुलित करने के लिए करों में परिवर्तन, नए कर लगाना तथा करों में छूट इत्यादि से सम्बन्धित विवरण व प्रावधान शामिल होते हैं। बजट प्रशासन के हर स्तर में आवश्यक है, यह वित्तीय अनुशासन की स्थापना करता है तथा सीमित संसाधनों से निसंख्य लक्ष्यों की प्राप्ति को सम्भव बनाने तथा प्राथमिकताओं के निर्धारण में सहायक होते हैं।

बजट देश की योजना तथा कार्यक्रम होता है। यह केवल प्रस्ताव मात्र ही नहीं कार्य करने की एक योजना भी है। यह केवल आय-व्यय का लेखा-जोखा नही होता बल्कि लोक सम्प्रभुता का भी संयन्त्र होता है। वस्तुतः यह देश की आर्थिक स्थिति का पूर्ण वर्णन करता है।

अन्ततः प्रणाली कुशल राजस्व प्रबन्ध का आधार है। गृह कार्य सम्बन्धी एक योजना है। यह आगामी वित्त वर्ष के लिए मुख्य कार्यपालिका के कार्यक्रम को प्रतिबिम्बित तथा स्पष्ट करता है। यह सरकार के राजस्व तथा व्यय के विवरण मात्र से कहीं अधिक व्यापक वस्तु है।

कुशल व्यवस्था बजट के सिद्धान्त

एक कुशल व्यवस्था बजट के कुछ महत्त्वपूर्ण सिद्धान्त होते हैं, जो निम्नलिखित हैं

- बजट वार्षिक होना चाहिए।
- बजट सन्तुलित होना चाहिए।
- बजट नकद आधार पर तैयार किया जाना चाहिए।
- एकल बजट होना चाहिए।
- बजट सकल होना चाहिए शुद्ध नहीं।
- व्ययगत का नियम।
- बजट वास्तविकता के समीप होना चाहिए।
- बजट में राजस्व व पूँजीगत भाग अलग-अलग दिखाए जाने चाहिए।

बजट के कार्य

बजट वित्तीय प्रशासन का प्रधान उपादान है। निष्पादकीय प्रबन्ध तथा विधायी नियन्त्रण का सबसे महत्त्वपूर्ण उपकरण होने के कारण बजट को प्रजातान्त्रिक सरकार का आधार कहा जा सकता है। *बजट के कार्य, भूमिका व महत्त्व को निम्न बिन्दुओं के आधार पर समझा जा सकता है*

उत्तरदायित्व तथा नियन्त्रण के उपकरण के रूप में बजट कार्यपालिका द्वारा तैयार तथा प्रस्तुत किया जाता है, लेकिन विधायिका की स्वीकृति के बिना खर्च नहीं किया जा सकता। जब तक विनियोग विधेयक पारित नहीं कर दिया जाता, संचित निधि से कोई धन खर्च नहीं किया जा सकता तथा जब तक वित्त विधेयक पारित नहीं कर दिया जाता कार्यपालिका कोई नया कर नहीं लगा सकती। बजट के कार्यान्वयन के पश्चात् भी संसदीय समितियों व कैग के माध्यम से यह सुनिश्चित किया जाता है कि खर्च स्वीकृति मद पर, उचित प्राधिकारी द्वारा ही किया गया है।

इसके अलावा वित्त मन्त्रालय भी बजट के माध्यम से अन्य प्रशासनिक मन्त्रालयों पर वित्तीय नियन्त्रण रखता है, वह विभिन्न मन्त्रालयों द्वारा निर्मित बजटों में शामिल प्रस्तावों व माँगों को बजट में शामिल करने से पूर्व उनकी नीतिगत तकनीकी तथा वित्तीय दृष्टि से समीक्षा करता है।

बजट प्रबन्ध के उपकरण के रूप में बजट निर्माण की प्रक्रिया तथा क्रियान्वयन में विभिन्न प्रक्रियाओं का निर्धारण व नियोजन किया जाता है। कार्मिक प्रशासन में भी बजट की महत्त्वपूर्ण भूमिका है। बजट प्रशासन के

विभिन्न स्तरों के मध्य संचार चैनल के रूप में भी कार्य करता है। इसके अतिरिक्त बजट समन्वय का एक सशक्त उपकरण भी है। लेखांकन प्रक्रिया को सुगम बनाने में भी बजट की महत्त्वपूर्ण भूमिका है तथा बजट प्रशासनिक व्यवस्था में वित्तीय अनुशासन सुनिश्चित करता है। स्पष्ट है बजट प्रबन्ध के एक उपकरण के रूप में कार्य करता है।

आर्थिक विकास के उपकरण के रूप में बजट के द्वारा आर्थिक नियोजन किया जाता है तथा कल्याणकारी राज की स्थापना हेतु आवश्यक प्रावधान किए जाते हैं। बजट का निर्माण इस तरह किया जाता है कि एक तरफ यह पंचवर्षीय योजना के अनुरूप हो तथा यही इसके लक्ष्यों की प्राप्ति में सहायक हों। बजट के माध्यम से अनावश्यक अपव्यय पर अंकुश लगाया जा सकता है तथा प्रशासन में मितव्ययिता स्थापित होती है। इस प्रकार प्रभावशाली वित्तीय अनुशासन की स्थापना पर भी बजट आर्थिक विकास के उपकरण के रूप में कार्य करता है।

बजट लोक नीति के उपकरण के रूप में सरकार की राजकोषीय नीति बजट के माध्यम से ही व्यक्त होती है। बजट में सरकार ने कुल आय-व्यय का विवरण लेने के साथ-साथ सामाजिक, आर्थिक विकासात्मक कार्यक्रमों का भी विवरण होता है। कराधान आय का पुनर्वितरण जैसे प्रावधान बजट में ही किए जाते हैं। इस प्रकार सरकार भी चूँकि सम्पूर्ण नीतियाँ वित्त के इर्द-गिर्द ही घूमता हैं, जिसका प्रमुख उपकरण बजट है, अत: बजट को लोक नीति के उपकरण के रूप में भी जाना जाता है।

स्पष्ट है बजट की बहुआयामी भूमिका होती है तथा बजट न केवल उत्तरदायित्व व नियन्त्रण के प्रभावी उपकरण के रूप में कार्य करता है बल्कि प्रबन्ध, लोक नीति व आर्थिक विकास के भी महत्त्वपूर्ण उपकरण के रूप में कार्य करता है।

बजट के प्रकार

अर्थव्यवस्था में सरकारी हस्तक्षेप के बदलते आयामों, उद्देश्यों व परिस्थितियों आदि के फलस्वरूप बजट की प्रक्रिया और स्वरूपों में समय-समय पर परिवर्तन किए जाते रहे हैं। *मोटे तौर पर प्रचलन में आए बजट के विभिन्न स्वरूपों का विवरण निम्नवत् है*

पारम्परिक बजट

'पारम्परिक बजट' आज के आम बजट का प्रारम्भिक रूप कहा जा सकता है। इस प्रकार के बजट का मुख्य उद्देश्य विधायिका का कार्यपालिका पर वित्तीय नियन्त्रण स्थापित करना रहा है। इसके अनुसार बजट में मुख्यत: वेतन, मजदूरी, यांत्रा, मशीनें तथा उपकरण आदि के रूप में किए जाने वाले व्यय तथा बिभिन्न मदों में होने वाली आय को प्रस्तुत किया जाता रहा है।

इसमें किस क्षेत्र में कितना धन व्यय करना है उसी का उल्लेख होता था, किन्तु इस व्यय के खर्च से क्या-क्या परिणाम प्राप्त करने हैं, उनका ब्यौरा नहीं दिया जाता था। इस प्रकार के बजट का मुख्य उद्देश्य सरकारी खर्चों पर नियन्त्रण करना था न कि तीव्र गति से विकास तथा विकास कार्यों को अंजाम देना सुलझाने तथा इसकी महत्त्वाकांक्षाओं को इसलिए कालान्तर में पारम्परिक बजट पद्धति स्वतन्त्र भारत की समस्याओं को प्राप्त करने में असमर्थ समझी गई।

यही कारण है कि भारत में पिछले कुछ वर्षों से निष्पादन बजट की आवश्यकता तथा महत्ता को स्वीकार किया गया है तथा इसे परम्परागत बजट के पूरक के रूप में प्रस्तुत किया जाता रहा है। *संघ तथा राज्य सरकारों के खाते तीन भागों में विभाजित होते हैं*

(i) संचित कोष

सरकार को प्राप्त सभी प्रकार की आय, यथा—कर आय, करेत्तर आय, ऋण प्राप्तियाँ आदि इसमें शामिल की जाती हैं। इसी प्रकार समस्त व्यय भी इसी खाते से किए जाते हैं। इस कोष की कोई भी राशि संसद के अनुमोदन के बिना व्यय नहीं की जा सकती (संविधान में निर्दिष्ट कुछ व्ययों को छोड़कर, जैसे सर्वोच्च न्यायालय के न्यायाधीशों, नियन्त्रक तथा महालेखा परीक्षक आदि के वेतन का भुगतान) अपवादस्वरूप होने वाले इन व्ययों को बजट में शामिल किया जाता है, परन्तु उन पर मतदान नहीं होता। इसी प्रकार राज्य सरकारों के लिए 'राज्य संचित कोष' होता है जिनके व्यय की अनुमति राज्य विधानसभा देती है।

(ii) आकस्मिक कोष

इस कोष से सरकार के ऐसे व्ययों को पूरा किया जाता है जिनमें विलम्ब नहीं किया जा सकता है। इस कोष से व्यय करने के लिए लोकसभा/राज्य विधानसभा की पूर्व अनुमति नहीं लेनी पड़ती है, परन्तु ऐसे प्रत्येक व्यय को बाद में सदन से स्वीकृत कराना होता है। इस कोष का कोई भी अंश व्यय हो जाने के बाद सदन की अनुमति के द्वारा संचित निधि से उसकी भरपाई कर दी जाती है।

(iii) लोक खाता

इस खाते में एकत्रित धनराशि सरकार की नहीं होती। इस खाते में वे धनराशियाँ सम्मिलित की जाती हैं, जो लघु बचतों, जमाओं और भविष्य निधि के रूप में सरकार प्राप्त करती है। इस खाते में से किसी भी प्रकार का भुगतान करने के लिए सरकार को लोकसभा/राज्य विधानसभा से अनुमति की आवश्यकता नहीं होती है।

निष्पादन बजट

निष्पादन बजट का विकास परम्परागत बजट की कमियों का परिणाम था। पारम्परिक बजट जिसका प्रचलन ब्रिटिश शासनकाल में हुआ था। जिसका मुख्य उद्देश्य नियन्त्रण था, विकास तथा तीव्रगति से काम करना नहीं। अत: भारत में नियोजित विकास के आरम्भ होने के कारण निष्पादन बजट का महत्त्व बढ़ गया है। परम्परागत बजट जिसका मुख्य उद्देश्य विधानपालिका का कार्यपालिका पर वित्तीय तथा वैधानिक नियन्त्रण था।

इसके विपरीत निष्पादन बजट केवल नियन्त्रण का माध्यम न होकर व्यय को विशेष वांछित उद्देश्यों की प्राप्ति के लिए किए जाने वाले कार्यों के लिए आवण्टित करता है। अत: निष्पादन बजट में व्यय की मद के स्थान पर कार्य अथवा उद्देश्य महत्त्वपूर्ण होता है।

निष्पादन बजट का अर्थ, **हूवर कमीशन** के शब्दों में, "निष्पादन बजट सरकार क्या कर रही है, कितना कर रही है तथा कितनी कीमत पर कर रही है इन सभी को प्रतिबिम्बित करती है।"

के एल हाण्डा के अनुसार, "निष्पादन बजट वह कार्य योजना है, जो उन कार्यक्रमों के लक्ष्यों को निर्धारित करती है जिन्हें सम्बन्धित अभिकरण द्वारा वित्तीय वर्ष के दौरान प्राप्त करना होता है। यह उन उद्देश्यों पर जोर डालती है, जिनके लिए धन दिया गया हो। निष्पादन बजट प्रबन्ध का वह उपकरण है, जो उत्पादन तथा उसके अनुरूप निवेश में समुचित सम्बन्ध स्थापित करके प्रत्येक कार्यक्रम तथा कार्यकलाप के भौतिक एवं वित्तीय पहलुओं से परस्पर सम्बन्ध स्थापित करता है।"

निष्पादन बजट की विशेषताएँ

निष्पादन बजट की विशेषताएँ निम्नलिखित हैं

- वार्षिक कार्य योजना का दस्तावेज।
- इसमें लोक व्यय का कार्यक्रम, परियोजनाओं तथा कार्यकलापों के रूप में वर्णन।
- इन कार्यक्रमों, परियोजनाओं तथा कार्यकलापों में भौतिक एवं वित्तीय पहलुओं में परस्पर सम्बन्ध स्थापित किया गया होता है।
- उत्पादन का उसके अनुरूप निवेश से समुचित सम्बन्ध स्थापित किया जाता है।

निष्पादन बजट के चरण

निष्पादन बजट के चरण निम्नलिखित हैं

- कार्यों का कार्यक्रमों, परियोजनाओं तथा क्रियाकलापों में वर्गीकरण, जिससे संस्था के उद्देश्य, कार्यों व उत्तरदायित्वों का ठीक-ठीक पता लगाया जा सके।
- लेखापद्धति, प्रतिवेदन व प्रबन्धकीय रीतियों को निष्पादन बजट की आवश्यकताओं के अनुरूप तैयार करना।
- किए गए कार्य को मापने हेतु उपयुक्त कार्य इकाइयों जो निर्धारित करना अथवा प्रत्येक कार्यक्रम एवं क्रियाकलाप के अधीन दी गई सेवा तथा लाभ के मूल्यांकन के लिए उचित मानदण्ड तथा कार्य सम्पादन सूचनाओं को विकसित करना।

निष्पादन बजट के लाभ

निष्पादन बजट के लाभ निम्नलिखित हैं

- पिछले वर्ष में प्रत्येक कार्यक्रम तथा इकाई पर किए गए व्यय का पूरा ब्यौरा दिया होने से आगामी व्यय पर नियन्त्रण रखा जा सकता है, इस प्रकार निष्पादन बजट व्यय नियन्त्रण में प्रभावी भूमिका निभाता है।
- निष्पादन बजट अधिकार एवं उत्तरदायित्व के सिद्धान्त को कार्यरूप देता है। यह एक तरफ प्राधिकारी का उत्तरदायित्व सुनिश्चित करता है। वहीं दूसरी तरफ उसे कार्य सम्पादन हेतु उपयुक्त अधिकार भी प्रदान करता है।
- निष्पादन बजट व्यय तथा राजस्व का स्पष्ट नियन्त्रण करता है।

निष्पादन बजट की हानि

निष्पादन बजट की हानियाँ निम्नलिखित हैं

- निष्पादन बजट कार्यक्रमों व परियोजनाओं का केवल परिमाणात्मक मूल्यांकन करता है, गुणात्मक नहीं।
- ऐसे कार्य जिन्हें मापा नहीं जा सकता, उनके लिए इस बजट की उपयोगिता सीमित है।
- निष्पादन बजट से बजट प्रक्रिया की प्रशासनिक कमियाँ दूर नहीं हो पातीं।
- निष्पादन बजट की सफलता हेतु कार्यक्रमों तथा क्रियाकलापों के आधार पर वर्गीकृत सुगठित विभागों एवं अभिकरणों की आवश्यकता होती है किन्तु व्यवहार में इस प्रकार का वर्गीकरण सम्भव नहीं है।
- कार्यक्रम के वित्तीय तथा भौतिक पहलुओं में तारतम्य बिठाना बहुत कठिन होता है। इसके अभाव में सही बजट का अनुमान लगाना कठिन होता है।

भारत में निष्पादन बजट

भारत में सर्वप्रथम वर्ष 1954 में लोकसभा में वित्त मन्त्रालय के बजट पर नियन्त्रण पर बहस के समय निष्पादन बजट की वकालत की गई। तत्पश्चात् द्वितीय अनुमान समिति ने भी क्रमिक रूप से निष्पादन बजट की अवधारणा स्वीकार करने हेतु सिफारिश की। निष्पादन बजट के प्रश्न पर विचार करने हेतु वित्त मन्त्रालय ने अमेरिकी विशेषज्ञ एफ डब्ल्यू क्रौज को आमन्त्रित किया जिन्होंने सरकारी विभागों व लोक उद्यमों में विभिन्न चरणों में निष्पादन बजट की प्रयुक्ति की सलाह दी।

बाद में प्रशासनिक सुधार आयोग ने भी निष्पादन बजट को सभी विभागों में अपनाने तथा सभी विभागों में अपनाने से पहले दो-तीन विभागों में प्रयुक्त करने का सुझाव दिया।

उपरोक्त सिफारिश के आधार पर वर्ष 1968-69 में चार केन्द्रीय मन्त्रालयों हेतु निष्पादन बजट तैयार किया गया। वर्ष 1969-70 में पाँच और मन्त्रालयों को इसमें शामिल किया गया। वर्ष 1975-76 में सभी केन्द्रीय मन्त्रालयों में इसे अपना लिया गया। राज्य सरकारों में सबसे पहले वर्ष 1970-71 में केरल, कर्नाटक, पंजाब, राजस्थान तथा उत्तर प्रदेश में इसे अपनाया गया। अब यह सभी राज्यों में अपनाया जा चुका है।

शून्य आधारित बजट

परम्परागत बजट प्रक्रियाओं में पिछले वर्ष के व्यय को आधार मानकर उसमें क्रमिक वृद्धि कर ली जाती है। अर्थात् केवल नए प्रस्तावों पर ही विचार-विमर्श होता है, पिछले वर्ष के पुराने व्यय को स्वीकृत ही माना जाता है, उस पर विचार-विमर्श नहीं किया जाता। इसके विपरीत शून्य आधारित बजट में सभी व्ययों-वर्तमान तथा भविष्य के लिए अनुमानित पर विचार-विमर्श किया जाता है तथा पिछले वर्ष के बजट को आधार नहीं माना जाता।

परिभाषा शून्य आधरित बजट प्रक्रिया उद्देश्यों को निश्चित तथा प्रसारित करने, उन उद्देश्यों की प्राप्ति के लिए बहुत से वैकल्पिक ढंग का पुनरीक्षण करने, लाभ-लागत तथा लागत प्रभावशीलता विश्लेषणों के द्वारा सर्वोत्तम विकल्प को चुनने, उद्देश्यों तथा कार्यक्रमों की प्राथमिकताओं को निर्धारित करने, कम प्राथमिकता से अधिक प्राथमिकता वाले कार्यक्रमों में स्रोतों के अन्तरण करने तथा जो कार्यक्रम अपनी उपयोगिता खो चुके हैं उन्हें निश्चित करने तथा निकाल देने की अपेक्षा करती है।

शून्य आधारित बजट के लक्षण

शून्य आधारित बजट के लक्षण निम्नलिखित हैं

- इस बजट प्रक्रिया में अनावश्यक व निरर्थक व्ययों को समाप्त कर दिया जाता है, इससे बचे हुए धन का प्राथमिकता के आधार पर आवण्टन किया जाता है।
- इस बजट प्रक्रिया में व्यय का युक्तिकरण किया जाता है तथा दोहरे व्यय को समाप्त कर दिया जाता है।
- उचित मूल्यांकन तकनीकों के माध्यम से व्यय की वैकल्पिक रीतियों पर विचार किया जाता है तथा सर्वोत्तम विकल्प को चुना जाता है।
- व्यय की अच्छी तरह समीक्षा करके इसे उत्पादनकारी तथा प्रभावकारी बनाया जाता है।

शून्य आधारित बजट प्रक्रिया की कार्य विधि

शून्य आधारित बजट प्रक्रिया की कार्य विधि निम्न प्रकार है

- संस्था के संगठन, उद्देश्यों तथा निर्णय इकाइयों की सही पहचान करना।
- निर्णय पैकेजों को विकसित करना।
- निर्णय पैकेजों की समीक्षा करके उन्हें प्राथमिकता के आधार पर श्रेणीबद्ध करना।
- स्रोतों का आवण्टन करके बजट बनाना।
- बजट की कार्यवाही आरम्भ करना तथा आवश्यक संशोधन करना।

शून्य आधारित बजट प्रक्रिया के लाभ

शून्य आधारित बजट प्रक्रिया के लाभ निम्नलिखित हैं

- इसमें सभी कार्यक्रमों का लागत-लाभ विश्लेषण होता है। इससे योजना बनाने तथा बजट बनाने में सुधार होता है।
- निर्णय पैकेजों को विकसित करने हेतु विभिन्न स्तरों पर अधिकारियों एवं कर्मचारियों तथा प्रबन्ध में विचार-विमर्श होता है।
- भिन्न स्तरों में अधिकारियों व विशेषज्ञों के मध्य विचार-विमर्श टीम भावना को बढ़ाता है।
- यह बजट प्रक्रिया निर्णय लेने में विकेन्द्रीकरण की विधि को बढ़ाता है।
- इस बजट प्रक्रिया में उद्देश्यों को बेहतर रूप से स्पष्ट किया जाता है।
- यह बजट मितव्ययिता को बढ़ावा देता है क्योंकि अलाभकारी कार्यक्रमों को इसमें से निकाल दिया जाता है।

शून्य आधारित बजट की कमियाँ

शून्य आधारित बजट की कमियाँ निम्नलिखित हैं

- उच्च अधिकारियों व विशेषज्ञों की सहायता की बहुत आवश्यकता होती है।
- इसके कार्यान्वयन हेतु बहुत प्रकार की सूचनाओं की आवश्यकता होती है, जिनकी पर्याप्त उपलब्धता में कठिनाई होती है।
- निर्णय पैकेजों को विकसित करना तथा प्राथमिकताओं के आधार पर उन्हें श्रेणीबद्ध करना भी एक कठिन कार्य है।
- यह बजट प्रक्रिया अधिक खर्चीली तथा समय साध्य है।

शून्य आधारित बजट प्रक्रिया की अवधारणा औपचारिक रूप से पहली बार वर्ष 1964 में अमेरिका के कृषि विभाग में अपनाई गई थी। पीटर ए पियर को इस तकनीक का जन्मदाता कहा जाता है। राष्ट्रपति जिमी कार्टर ने अमेरिका में इस बजट तकनीक को अपनाने पर बहुत अधिक बल दिया तथा वर्ष 1979 के वित्तीय वर्ष से इस तकनीक का प्रयोग सभी संघीय विभागों में किया जाने लगा।

भारत में सर्वप्रथम वर्ष 1983 में विज्ञान व प्रौद्योगिकी विभाग में इस बजट प्रक्रिया को प्रयुक्त किया गया। सातवीं पंचवर्षीय योजना में भी इस बजट प्रक्रिया को अपनाने पर जोर दिया गया। वर्ष 1987-88 में सभी मन्त्रालयों द्वारा इस बजट प्रक्रिया को अपनाने की सिफारिश वित्त मन्त्रालय द्वारा की गई।

लेकिन भारत में यह बजट प्रक्रिया सीमित रूप से ही सफल हो सकी क्योंकि यहाँ इसे लागू करने *से सम्बन्धित कुछ व्यावहारिक समस्याएँ थी*

- इसके प्रयोग से कागजी कार्यवाही बहुत बढ़ जाती है।
- विशेषज्ञों, कर्मचारियों और मशीनों की अत्यधिक आवश्यकता होती है।
- अधिक समय, लागत आदि के कारण अधिक खर्चीली होने के कारण यह भारत जैसे विकासशील देशों के लिए अधिक व्यावहारिक पद्धति नहीं साबित हो सकी।
- निर्णयों पुलिन्दों को प्राथमिकता के आधार पर श्रेणीबद्ध करते समय योजनाबद्ध व गैर-योजनाबद्ध व्यय में अन्तर करना व्यावहारिक नहीं।

अत: शून्य आधारित बजट प्रक्रिया के लाभों को प्राप्त करने के लिए तथा इससे जुड़ी समस्याओं को दूर करने हेतु निष्पादन बजट में ही शून्य आधार बजट प्रक्रिया के तत्त्वों को जोड़ने की आवश्यकता है। एक अच्छी सूचना व्यवस्था के विकास की आवश्यकता है, इस बजट प्रक्रिया से सम्बद्ध लोगों को उचित प्रशिक्षण दिया जाना चाहिए। वस्तुत: इस बजट प्रक्रिया के लाभों को नकारा नहीं जा सकता। अत: इसके लाभों को प्राप्त करने हेतु आवश्यक है कि इसकी प्रयुक्ति सही ढंग से की जाए।

आउटकम बजट

विगत एक दशक में हुए बजटीय सुधारों ने कई नई प्रकार की बजट प्रणालियों का विकास किया है। आउटकम बजट तथा लिंग आधारित बजट इसी श्रृंखला की कड़ियाँ हैं।

आउटकम बजट की अवधारणा 1970 के दशक में विकसित हुई थी। भारत में आई आई पी ए के भूतपूर्व सदस्य ए प्रेमचन्द ने आउटकम बजट को व्यय नियन्त्रण का एक महत्त्वपूर्ण माध्यम माना था। भारत में वर्ष 2005-06 में पहली बार आउटकम बजट पेश किया गया था। इस बजट के माध्यम से शासन तन्त्र अधिक कुशल तथा प्रशासन अधिक उत्तरदायी होगा। इस बजट में अलग-अलग मन्त्रालयों की जानकारी प्रस्तुत की जाती है और साथ-ही-साथ प्रत्येक मन्त्रालय/विभाग को प्रत्येक वर्ष इस बात का भी ब्यौरा देना होगा कि उसने किस परियोजना की कौन-सी मद ने, लक्ष्य के आलोक में कितना खर्च करना था, कितना खर्च कर चुके हैं और कितना खर्च कर रहे हैं। आउटकम बजट के द्वारा प्रत्येक योजना से सम्बन्धित परियोजनाओं का भौतिक लक्ष्य निर्धारित होगा और प्रत्येक विभाग-मन्त्रालय ने उन लक्ष्यों को कहाँ तक हासिल किया। इसका भी उल्लेख करना होगा।

इस प्रकार आउटकम बजट, बजट को ज्यादा लागत प्रभावी बनाएगा। सरकारी प्रबन्धन को भी बेहतर बनाएगा, विशेषकर सर्विस डिलीवरी, पारदर्शिता एवं उत्तरदायित्व सम्बन्धित व्यवस्थाएँ मजबूत होंगी। इस बजट के परिणाम-स्वरूप सरकारी अधिकारी भी अधिक परिणाम प्रेरित होंगे और केवल आवण्टन राशि के प्रति केन्द्रित नहीं होंगे। इस बजट के माध्यम से विभिन्न संघीय परियोजनाओं की दशा को मापने का भी अवसर प्राप्त होगा। इससे अधिसंरचनात्मक विकास को भी बढ़ावा मिलेगा। आउटकम बजट के माध्यम से परियोजनाओं के विकास की प्रगति को देखरेख तथा बेहतर फीडबैक व्यवस्था आसानी से लागू की जा सकती है। समान बजट जहाँ मात्र विभिन्न आवण्टनों का ब्यौरा देते हैं वहाँ आउटकम बजट उन आवण्टनों का कैसे इस्तेमाल किया जाए इस बात पर बल देती है। इसके अतिरिक्त आउटकम बजट सही समय व सही संगठनात्मक स्तर पर मुद्रा के उचित प्रवाह पर बल देती है।

लेकिन दूसरी ओर आउटकम बजट के अन्तर्गत योजना राशि को आउटकम में परिवर्तित करना क्लिष्ट प्रक्रिया होगी और यह प्रक्रिया मन्त्रालय-दर-मन्त्रालय एवं कार्यक्रम-दर-कार्यक्रम भिन्न होगी। इससे आपसी असहमति बढ़ने की सम्भावनाएँ बढ़ जाती हैं। इसके अतिरिक्त यदि सभी संगठनात्मक स्तरों, पर मुद्रा का निरन्तर प्रवाह नहीं होता या आपूर्ति में कोई असन्तुलन होता है, तो आउटकम बजट अव्यावहारिक साबित हो सकता है।

बजट निर्माण के चरण

बजट निर्माण एक विस्तृत व व्यापक प्रक्रिया होती है जिसमें प्रत्येक वित्त वर्ष के सम्बन्ध में सरकार के व्यय और प्राप्तियों का विवरण तैयार किया जाता है। बजट निर्माण प्रक्रिया में कई एजेंसियाँ; जैसे— वित्त मन्त्रालय, प्रशासनिक मन्त्रालय, योजना आयोग तथा नियन्त्रक एवं महालेखा परीक्षक शामिल होते हैं।

बजट निर्माण की विभिन्न अवस्थाएँ अथवा प्रक्रियाएँ निम्नलिखित हैं

- वित्त वर्ष के प्रारम्भ होने से 5-6 महीने पहले प्रशासनिक मन्त्रालयों के आहरण व संवितरण अधिकारियों द्वारा अनुमानों की तैयारी आरम्भ कर दी जाती है। जिसमें चालू वर्ष, गत वर्ष व अगले वर्ष से सम्बन्धित सभी आवश्यक आँकड़ें व सूचनाएँ होती हैं।
- संवितरण अधिकारियों से प्राप्त अनुमानों का विभागीय प्रमुख द्वारा सम्पूर्ण विभाग के लिए इनकी संवीक्षा और समेकन करके प्रशासनिक मन्त्रालयों को प्रस्तुत कर दिया जाता है।
- प्रशासनिक मन्त्रालय द्वारा अपनी साझा नीति के प्रकाश में इन अनुमानों की संवीक्षा करके वित्त मन्त्रालय के आर्थिक मामले के विभाग को प्रस्तुत कर दिया जाता है।
- वित्त मन्त्रालय द्वारा प्रशासनिक मन्त्रालयों से प्राप्त अनुमानों की मितव्ययिता व आय की उपलब्धता के दृष्टिकोण से संवीक्षा की जाती है। स्थायी व्ययों के मामले में यह संवीक्षा नाम मात्र की तथा नई मदों के मामलों में अधिक जुड़ी होती है।
- बजट अनुमानों को लेकर प्रशासनिक मन्त्रालयों व वित्त मन्त्रालय के मध्य किसी मतभेद की स्थिति में कैबिनेट का निर्णय अन्तिम माना जाता है।
- इसके पश्चात् वित्त मन्त्रालय अनुमानित व्ययों का समेकन करता है फिर अनुमानित व्ययों के आधार पर केन्द्रीय प्रत्यक्ष कर बोर्ड और केन्द्रीय अप्रत्यक्ष बोर्ड के परामर्श से राजस्व अनुमान तैयार करता है।
- वित्त मन्त्रालय समेकित बजट को मन्त्रिमण्डल के सामने रखता है। मन्त्रिमण्डल के अनुमोदन के पश्चात् इसे संसद में रखा जाता है। इस प्रकार उपरोक्त चरणों में बजट का निर्माण होता है।

लोकपाल एवं लोकायुक्त

- लोकपाल मन्त्रियों और सचिवों के प्रति शिकायतों को देखता है, जो केन्द्र स्तर का अधिकारी है, जबकि लोकायुक्त जो प्रत्येक राज्य में होता है, विशेष उच्च अधिकारियों के विरुद्ध शिकायतें सुनता है।
- प्रशासनिक सुधार आयोग ने न्यायालयों को इनके दायरे से मुक्त रखा। भारत के मुख्य न्यायाधीश, लोकसभा स्पीकर व राज्यसभा के सभापति की सलाह पर राष्ट्रपति लोकपाल की नियुक्ति करेगा।
- वर्ष 1966 में प्रशासनिक सुधार आयोग ने जहाँ केन्द्र स्तर पर लोकपाल की सिफारिश की थी, वहीं राज्य स्तर पर लोकायुक्तों की सिफारिश की थी। केन्द्र में लोकपाल के पद के गठन के लिए अभी तक बहस जारी है, लेकिन कई राज्यों में लोकायुक्त के पद का गठन हो चुका है।
- सर्वप्रथम वर्ष 1971 में **महाराष्ट्र** में लोकायुक्त के पद का सृजन हुआ था, लेकिन **ओडिशा** लोकायुक्त अधिनियम—1970 बनाने वाला पहला राज्य था और इसे वर्ष 1983 में लागू भी किया।
- अरुणाचल प्रदेश, जम्मू-कश्मीर, मणिपुर, मेघालय, मिजोरम, नागालैण्ड, सिक्किम, तमिलनाडु, त्रिपुरा तथा पश्चिम बंगाल ने लोकायुक्त संस्था को नहीं अपनाया है। वर्ष 2013 के अन्त तक 18 राज्यों और राष्ट्रीय राजधानी क्षेत्र दिल्ली ने लोकायुक्त संस्था की स्थापना की है।
- लोकायुक्त का प्रारूप सभी राज्यों में एक-समान नहीं है। महाराष्ट्र, राजस्थान, कर्नाटक आदि राज्यों में लोकायुक्त के साथ-साथ **उप-लोकायुक्तों** की भी नियुक्ति हुई है, जबकि बिहार, UP, हिमाचल प्रदेश आदि राज्यों में केवल लोकायुक्तों की नियुक्ति की गई है। किसी-किसी राज्य में वहाँ के अधिकारियों को लोकायुक्त का दर्जा दे दिया गया है।
- लोकायुक्तों व उप-लोकायुक्तों की नियुक्ति सम्बन्धित राज्य के राज्यपाल द्वारा, उस राज्य के उच्च न्यायालय के मुख्य न्यायाधीश और राज्य विधानसभा में प्रतिपक्ष के नेता से परामर्श करके की जाती है। कुछ राज्यों; जैसे—उत्तर प्रदेश, हिमाचल, आन्ध्र प्रदेश, गुजरात, ओडिशा, कर्नाटक और असम में लोकायुक्त पद के लिए न्यायिक योग्यता निर्धारित की गई है; वहीं कुछ राज्यों; जैसे—बिहार, महाराष्ट्र और राजस्थान में ऐसी कोई योग्यता निर्धारित नहीं की गई है।
- लोकायुक्तों का कार्यकाल 5 वर्ष अथवा 65 वर्ष की उम्र तक, जो भी पहले हो, निर्धारित है। वह पुनः नियुक्ति का पात्र नहीं होता। विभिन्न राज्यों में लोकायुक्तों के अधिकार क्षेत्रों में भी असमानता है।

लोकपाल और लोकायुक्त के कार्य

लोकपाल और लोकायुक्त के कार्य निम्नलिखित हैं

- वे स्वतन्त्र व निष्पक्षता का प्रदर्शन करेंगे।
- उनकी जाँच व कार्यवाही गुप्त रूप से होगी और इसका चरित्र अनौपचारिक होगा।
- उनकी नियुक्ति जहाँ तक सम्भव हो गैर-राजनीतिक हो।
- उनका स्तर देश में उच्चतम न्यायिक प्राधिकारियों के समान होगा।
- वे अपने विवेकानुसार क्षेत्र में व्याप्त अन्याय, भ्रष्टाचार व पक्षपात से सम्बन्धित मामलों को देखेंगे।
- उनकी कार्यवाही में न्यायिक दखलअन्दाजी नहीं होगी।
- अपने कर्त्तव्यों की पूर्ति हेतु आवश्यक जानकारी प्राप्त करने के लिए इनमें पूर्ण शक्तियाँ निहित होंगी।
- उन्हें कार्यकारी सरकार से किसी प्रकार का लाभ अथवा आर्थिक लाभ की आशा नहीं करनी चाहिए।
- भारत सरकार ने आयोग की सिफारिशों को लागू करने के लिए कई विधेयक प्रस्तुत किए, लेकिन किसी-न-किसी कारण से कोई भी विधेयक पारित नहीं हो सका और अधिनियम नहीं बन पाया।

लोकायुक्त की जाँच प्रक्रिया व जाँच क्षेत्र

- अधिकतर राज्यों में लोकायुक्त किसी नागरिक द्वारा अनुचित प्रशासनिक कार्यवाही के विरुद्ध की गई शिकायत पर अथवा स्वयं पहल कर जाँच प्रारम्भ कर सकता है, परन्तु **हिमाचल प्रदेश**, **असम** व **उत्तर प्रदेश** में वह स्वयं जाँच प्रारम्भ नहीं कर सकता है।
- लोकायुक्त कुछ राज्यों में शिकायतों व आरोपों के मामलों की जाँच कर सकता है, परन्तु कुछ राज्यों; जैसे—हिमाचल, आन्ध्र प्रदेश, गुजरात व राजस्थान में यह भ्रष्टाचार के आरोपों की जाँच करता है, न कि शिकायतों की।

लोकपाल और लोकायुक्त विधेयक, 2013

- लोकपाल और लोकायुक्त विधेयक—2013 राज्यसभा में 17 दिसम्बर, 2013 को और लोकसभा में 18 दिसम्बर, 2013 को पारित हो गया। पारित होने के बाद इसे राष्ट्रपति के पास प्रेषित किया गया, जिस पर राष्ट्रपति ने 1 जनवरी, 2014 को हस्ताक्षर कर दिए। अब यह विधेयक अधिनियम बन गया है। यह अधिनियम केन्द्र में लोकपाल और राज्यों में लोकायुक्तों की नियुक्ति का मार्ग प्रशस्त करेगा।
- लोकपाल में एक अध्यक्ष और अधिकतम 8 सदस्यों का प्रावधान किया गया है। इनमें से 50% सदस्य न्यायिक पृष्ठभूमि से होंगे। अधिनियम में लोकपाल चयन समिति द्वारा लोकपाल अध्यक्ष एवं सदस्य के पैनल हेतु एक सात सदस्यीय सर्च पैनल के गठन का प्रावधान है।

लोकपाल चयन समिति

- लोकपाल चयन समिति में 5 सदस्य होंगे, जिनकी अध्यक्षता प्रधानमन्त्री करेगा इसके अतिरिक्त लोकसभाध्यक्ष, नेपा प्रतिपक्ष, मुख्य न्यायाधीश अथवा उनके द्वारा नामित उच्चतम न्यायालय का कार्यरत न्यायाधीश सदस्य रूप में होंगे। लोकसभा चयन समिति के पहले 4 सदस्यों द्वारा की गई सिफारिशों के आधार पर भारत के राष्ट्रपति द्वारा नामित प्रख्यात विधिवेत्ता पाँचवा सदस्य होगा।
- लोकपाल के जाँच के दायरे में प्रधानमन्त्री, केन्द्रीय मन्त्री, सांसद और केन्द्र सरकार के सभी श्रेणियों ए, बी, सी, डी (ABCD) के अधिकारी व कर्मचारी रखे गए हैं।
- अधिनियम के लागू होने के 365 दिनों के अन्दर राज्य विधानसभाओं द्वारा लोकायुक्तों की नियुक्ति की जानी अनिवार्य है। लोकायुक्त की जाँच के दायरे में मुख्यमन्त्री, राज्यों के मन्त्री, विधायक और राज्य सरकार के अधिकारी होंगे।
- झूठी, तुच्छ एवं तंग करने की भावना से शिकायत करने वाले शिकायतकर्ता को अधिकतम 1 वर्ष की सजा एवं अधिकतम ₹ 1 लाख तक के जुर्माने का प्रावधान है।
- विदेशी स्रोत से ₹ 10 लाख वार्षिक से अधिक का अनुदान प्राप्त करने वाली सभी संस्थाएँ लोकपाल के दायरे में आएँगी।

अभ्यास प्रश्न

1. लोक प्रशासन शब्द का सर्वप्रथम किसने प्रयोग किया?
(a) एलेक्जेण्डर हैमिल्टन (b) वुडरो विल्सन
(c) जीव बोनिन (d) मैकियावली

2. लोक प्रशासन के इतिहास में सिद्धान्तों का सुनहरा वर्ष है
(a) 1927-37 (b) 1928-37
(c) 1887-1926 (d) इनमें से कोई नहीं

3. एक अनुशासन के रूप में लोक प्रशासन के उद्भव के प्रथम चरण में निम्न में से कौन-सी प्रमुख विषय-वस्तु थी?
1. राजनीति और प्रशासन में अलगाव
2. प्रशासन के सिद्धान्त
3. लोक प्रशासन एक मूल्य-मुक्त विज्ञान बन सकता है।
4. लोक नीति-निर्माण का अध्ययन।
5. कुशलता और अर्थव्यवस्था लोक प्रशासन के आदर्श शब्द हैं।

कूट
(a) 1, 3 और 5 (b) 1, 3, 4 और 5
(c) 1, 2 और 3 (d) 1 और 3

4. नूतन लोक प्रशासन की अवधारणा किसके साथ सम्बन्धित है?
(a) बर्कले सम्मेलन
(b) लोक प्रशासन को प्रेंसटन सम्प्रदाय
(c) फ्रेंकफर्ट सम्प्रदाय
(d) मिन्नो ब्रुक सम्मेलन

5. निम्न में से किन विद्वानों ने नवलोक प्रशासन दृष्टिकोण का समर्थन किया है?
1. क्रिस आर्गिरंस 2. वॉरेन बेनिस
3. एल्टन मेयो 4. रेसिस लिकर्ट
5. डगलस मेकग्रेगर 6. रोथलिस्बर्गर

कूट
(a) 1, 3 और 5 (b) 2, 4 और 6
(c) 3, 4 और 6 (d) 1, 2, 4 और 5

6. लोक प्रशासन के अध्ययन में निम्नांकित उपागमों को उनके आविर्भाव (विकास) के क्रम में व्यवस्थित कीजिए
1. शास्त्रीय उपागम 2. व्यवहारवादी उपागम
3. नीति उपागम 4. मानवीय सम्बन्ध उपागम

कूट
(a) 2, 3, 4, 1 (b) 1, 4, 2, 3
(c) 4, 3, 1, 2 (d) 2, 1, 3, 4

7. रॉबर्ट डहल के अनुसार, लोक प्रशासन के उद्भव में निम्न में से कौन-सा कारक बाधा नहीं है?
(a) प्रशासन में सर्वव्याप्त मूल्य
(b) मानव व्यवहार की अनिश्चितता
(c) लोक प्रशासकों की बौद्धिक क्षमता
(d) प्रशासन पर सामाजिक-सांस्कृतिक प्रभाव

8. नवीन लोक प्रशासन पर प्रथम पुस्तक का सम्पादन किया
(a) फ्रैंक मैरिनी ने (b) जेम्स चार्ल्सवर्थ ने
(c) एच साइमन ने (d) डी वाल्डो ने

9. "लोक प्रशासन राज्य से सम्बन्धित मामलों का प्रबन्ध करने की कला एवं विज्ञान है।" यह कथन निम्न में से किस एक का है?
(a) वुडरो विल्सन (b) एल डी ह्वाइट
(c) फ्रैंक मैरिनी (d) ड्वाइट वाल्डो

10. नवीन लोक प्रशासन बल देता है
(a) अनुरुपता, मूल्यों, लोकतन्त्र और परिवर्तन
(b) अनुरूपता, मूल्यों, साम्यता और परिवर्तन पर
(c) अनुरूपता, मूल्यों, दक्षता और परिवर्तन पर
(d) अनुरुपता, दक्षता, साम्यता और परिवर्तन पर

11. सुमेलित कीजिए

सूची I	सूची II
A. डब्ल्यू एफ विलोबी	1. इण्ट्रोडक्शन टू दी स्टडी ऑफ पब्लिक एडमिनिस्ट्रेशन
B. एल डी ह्वाइट	2. प्रिंसिपल ऑफ एडमिनिस्ट्रेशन
C. एल उर्विक	3. आइडियास एण्ड इश्यूज इन पब्लिक एडमिनिस्ट्रेशन
D. ड्वाइट वाल्डो	4. दि एलीमेण्ट्स ऑफ एडमिनिस्ट्रेशन

कूट

	A	B	C	D		A	B	C	D
(a)	4	3	2	1	(b)	2	1	3	4
(c)	4	1	2	3	(d)	2	1	4	3

12. निम्नलिखित में से कौन सा युग्म सुमेलित नही है।
(a) हनी प्रतिवेदन – मई, 1967
(b) फिलाडेल्फिपा सम्मेलन – दिसम्बर, 1967
(c) प्रथम मिन्नोब्रुक सम्मेलन – 1968
(d) द्वितीय मिन्नोब्रुक सम्मेलन – 1990

13. "प्रशासन का क्षेत्र अब इतना विस्तृत है कि प्रशासन का दर्शनशास्त्र जीवन दर्शनशास्त्र के समान प्रतीत होता है।" यह कथन किसने कहा?
(a) सी मेरियम (b) एम ई डिमॉक
(c) ड्वाइट वाल्डो (d) एच फाइनर

14. निम्न प्रशासनिक चिन्तकों को कालक्रमानुसार व्यवस्थित करें
1. चेस्टर बर्नार्ड 2. एम पी फॉलेट
3. रॉबर्ट डहल 4. एफ डब्ल्यू रिग्स
5. विलोबी

कूट
(a) 2, 5, 3, 4, 1 (b) 2, 5, 1, 3, 4
(c) 5, 1, 2, 4, 3 (d) 5, 2, 1, 3, 4

15. उस अवधारणा को पहचानिए जिसका सम्बन्ध रिग्स के साला प्रतिमान से नहीं है
(a) बाजार कैन्टीन
(b) बहुल-आदर्शात्मक
(c) समुदाय विशेष (क्लेक्ट)
(d) औद्योगिक (शिल्प) समाज

16. "हमारे सामने अब कई प्रशासनिक विज्ञान नहीं हैं; बल्कि एक ही है जो लोक और निजी दोनों ही मामलों पर समान रूप से लागू होता है।" यह कथन किसका है?
(a) लूथर गुलिक (b) हेनरी फेयोल
(c) एम पी फॉलेट (d) एल डी ह्वाइट

17. एल डी ह्वाइट की पुस्तक है
(a) इण्ट्रोडक्शन टू द स्टडी ऑफ पब्लिक एडमिनिस्ट्रेशन
(b) प्रिंसिपल ऑफ ऑर्गेनाइजेशन
(c) क्रिएटिव एक्सपीरियन्स
(d) उपरोक्त में से कोई नहीं

18. नीचे दिए विद्वानों में से कौन कहता है कि निजी प्रशासन लोक प्रशासन से अलग है?
(a) पाल एच एप्पलबी (b) हेनरी फेयोल
(c) एल उर्विक (d) मेरी पी फॉलेट

19. निम्न में से कौन-से प्रशासनिक चिन्तक लोक और निजी प्रशासनों में भेद नहीं करते?
1. हेनरी फेयोल 2. एल उर्विक
3. साइमन 4. एम पी फॉलेट
कूट
(a) 1 और 2 (b) 2 और 3
(c) 2, 3 और 4 (d) 1, 2 और 4

20. प्रशासन अब इतना विशाल क्षेत्र बन गया है कि प्रशासन दर्शन अब जीवन दर्शन के समीप आ गया है, यह किसने कहा है?
(a) मार्शल ई डिमॉक (b) पॉल एप्पलबी
(c) एल डी ह्वाइट (d) डब्ल्यू. एफ विलोबी

21. एक अनुशासन के रूप में लोक प्रशासन के निम्न चरणों को कालानुक्रम में व्यवस्थित करें
1. सिद्धान्त दृष्टिकोण 2. लोक नीति दृष्टिकोण
3. प्रशासनिक व्यवहार 4. राजनीति-प्रशासन द्विभाजन
5. परिवेशीय दृष्टिकोण
कूट
(a) 4, 1, 5, 3, 2 (b) 4, 1, 3, 2, 5
(c) 4, 1, 3, 5, 4 (d) 4, 1, 2, 3, 5

22. निम्नलिखित में से कौन-सा युग्म सुमेलित नहीं है?

	विद्वान्	कथन
(a)	चार्ल्स बेयर्ड	प्रशासन समकाली सभ्यता का विज्ञान है
(b)	विलोबी	प्रशासन सरकार का चौथा स्तम्भ है
(c)	वाल्डो	लोक प्रशासन एक नैतिक कार्य है और प्रशासन नैतिक अभिकर्ता
(d)	फाइनर	प्रशासन राज्य का अवलम्ब है

23. "लोक प्रशासन विधि का विस्तृत एवं सुव्यवस्थित क्रियान्वयन है।" उपरोक्त परिभाषा प्रस्तुत की गई
(a) एल डी ह्वाइट द्वारा
(b) लूथर गुलिक द्वारा
(c) ई एन ग्लैडन द्वारा
(d) वुडरो विल्सन द्वारा

24. निम्न में से सुमेलित नहीं है
(a) क्रिएटिव एक्सपीरियन्स – एम पी फॉलेट
(b) पेपर ऑन द साइंस ऑफ एडमिनिस्ट्रेशन – लूथर गुलिक
(c) प्रिंसिपल ऑफ ऑर्गेनाइजेशन – मूने तथा रिले
(d) क्रिएटिव एक्सपीरियन्स – लूथर गुलिक

25. एल्टन मेयो तथा उसके साथियों द्वारा हॉथोर्न प्रयोग किए जाने से नव-विचार उत्पन्न हुए, जिन्हें कहा गया
(a) वैज्ञानिक प्रबन्ध (b) परम्परागत सिद्धान्त
(c) नौकरशाही का सिद्धान्त (d) मानव सम्बन्धक सिद्धान्त

26. "राज्य हर जगह है; यह मुश्किल से ही कोई खाली जगह छोड़ता है।" यह कथन किस अवधारणा की व्याख्या करता है?
(a) लोकतान्त्रिक राज्य (b) संघीय राज्य
(c) कल्याणकारी राज्य (d) पुलिस राज्य

27. नवलोक प्रशासन पर प्रथम पुस्तक सम्पादित हुई
(a) फ्रैंक मैरिनी द्वारा (b) ड्वाइट वाल्डो द्वारा
(c) जेम्स सी चार्ल्सवर्थ द्वारा (d) एल डी ह्वाइट द्वारा

28. सुमेलित कीजिए

	सूची I		सूची II
A.	पब्लिक एडमिनिस्ट्रेशन इन ए टाइम ऑफ टर्ब्युलेन्स	1.	गुलिक व उर्विक
B.	द इन्टेलेक्चुअल क्राइसिस इन अमेरिकन पब्लिक एडमिनिस्ट्रेशन	2.	विलोबी
C.	एलिमेण्ट्स ऑफ पब्लिक एडमिनिस्ट्रेशन	3.	डी वाल्डो
D.	प्रिंसिपल्स ऑफ पब्लिक एडमिनिस्ट्रेशन	4.	वी ओस्ट्रोम

कूट

	A	B	C	D		A	B	C	D
(a)	3	4	5	1	(b)	4	5	3	2
(c)	4	3	5	1	(d)	3	4	5	2

29. निम्नलिखित में से किसने सार्वजनिक तथा निजी प्रशासन में स्पष्ट अन्तर किया?
(a) हेनरी फेयोल (b) एम पी फॉलेट
(c) एल उर्विक (d) पॉल एच एप्पलबी

30. **कथन** (A) लोक प्रशासन समाज में स्थिरता लाने की एक शक्ति है।
कारण (R) सरकारों के बदलने पर यह निरन्तरता प्रदान करता है।
कूट
(a) A और R दोनों सही हैं तथा R, A की सही व्याख्या है
(b) A और R दोनों सही हैं, परन्तु R, A की सही व्याख्या नहीं है
(c) A सही है, परन्तु R गलत है
(d) A गलत है, किन्तु R सही है

31. "सरकारी प्रशासन, अपनी सार्वजनिक प्रकृति के कारण, जिस प्रकार सार्वजनिक परीक्षण और विरोध के अधीन होता है उसी प्रकार, अन्य प्रशासनिक कार्यों से इतना भिन्न होता है, जिसका अहसास बाहर से मुश्किल से ही हो सकता है।" यह कथन किसका है?
(a) फॉलेट (b) हेनरी फेयोल
(c) एप्पलबी (d) उर्विक

32. **कथन** (A) लोक प्रशासन लाभ के उद्देश्य से पूर्णत: मुक्त नहीं है।
कारण (R) सरकारी क्रियाकलापों का मुख्य उद्देश्य समाज कल्याण को प्रोत्साहित करना/बढ़ाना है।
कूट
(a) A और R दोनों सही हैं तथा R, A की सही व्याख्या है
(b) A और R दोनों सही हैं, परन्तु R, A की सही व्याख्या नहीं है
(c) A सही है, किन्तु R गलत है
(d) A गलत है, किन्तु R सही है

33. निम्नलिखित को नीचे दिए गए कूट का प्रयोग करते हुए उनके सही कालक्रम में व्यवस्थित कीजिए

1. मिन्नोब्रुक सम्मेलन
2. हॉथोर्न प्रयोग
3. वैज्ञानिक प्रबन्ध आन्दोलन
4. मिशिगन शोध
5. तुलनात्मक प्रशासन समूह

कूट

(a) 2, 4, 5, 2, 1 (b) 3, 2, 4, 5, 1
(c) 4, 3, 1, 2, 5 (d) 5, 1, 2, 4, 3

34. निम्नलिखित में से कौन-सा युग्म सुमेलित नहीं है?

पुस्तक	लेखक
(a) सृजनात्मक अनुभव	*फेरी पी फॉलेट*
(b) लोक प्रशासन के सिद्धान्त	*डब्ल्यू एफ विलोबी*
(c) संगठन के सिद्धान्त	*मूने और रिले*
(d) प्रशासकीय व्यवहार	*वुडरो विल्सन*

35. निम्नलिखित में से कौन-सा युग्म सुमेलित नहीं है?

(a) प्रशासनः उद्देश्य और कार्य – *अरीउवे टेउ*
(b) समाज कोति के सिद्धान्त – *बुक एडम*
(c) गौरवपूर्ण लोरंता – फिलिम्स ए नीग्रो
(d) लोक प्रशासन की हस्त पुस्तक – *जेम्स पैटी*

36. सुमेलित कीजिए

	सूची I		सूची II
A.	एल्टन मेयो	1.	ऑनवर्ड इण्डस्ट्री
B.	फ्रेडरिक हर्जबर्ग	2.	मोटिवशन एण्ड पर्सनैलिटी
C.	अब्राहम मैस्लो	3.	वर्क एण्ड द नेचर ऑफ द मैन
D.	जे डी मूने	4.	द ह्यूमन प्रॉब्लम्स ऑफ इण्डस्ट्रियल सिविलाइजेशन

कूट

	A	B	C	D		A	B	C	D
(a)	1	2	4	3	(b)	2	1	3	4
(c)	3	2	1	4	(d)	4	3	2	1

37. टेलर द्वारा विकसित वैज्ञानिक प्रबन्धन के नियमों में समाविष्ट है

1. उच्च पारिश्रमिक का प्रोत्साहन
2. कार्य प्रणाली का मानकीकरण
3. दल भावना
4. कार्य स्थिति का मानकीकरण

कूट

(a) 1, 2 और 3 (b) 1, 2, और 4
(c) 2, 3 और 4 (d) 1, 3 और 4

38. लोक प्रशासन के एक विज्ञान होने के दावे को चुनौती दी

(a) टेलर ने
(b) एल डी ह्वाइट ने
(c) उर्विक ने
(d) रॉबर्ट डहल ने

39. लोक प्रशासन

1. उद्देश्य की प्राप्ति पर संकेन्द्रित है।
2. में बहुत व्यक्ति सम्मिलित होते हैं।
3. में व्यक्तियों का प्रतिद्वन्द्व एक महत्त्वपूर्ण तत्त्व होता है।
4. व्यक्तियों को विभिन्न क्रियाओं में लगाता है।
5. सरकार की कार्यपालिका शाखा में एक मात्रता है।

कूट

(a) 1 और 2 (b) 1, 2 और 4
(c) 2, 3 और 4 (d) 2, 3 और 5

40. प्रजातन्त्र में लोक सेवक को प्रतिबद्ध होना चाहिए

1. लोक-नीति के कार्य-नियमन के प्रति
2. संविधान के लक्ष्य के प्रति
3. सामान्य-हित के प्रति
4. शासक दल की विचारधारा के प्रति

कूट

(a) 1, 2 और 3
(b) 2, 3 और 4
(c) 1, 3 और 4
(d) 1, 2 और 4

41. लोक प्रशासन के एक विषय के रूप में विकास के प्रथम चरण में निम्न में से कौन-से प्रभावी विषय रहे?

1. राजनीति तथा प्रशासन का पृथक्करण
2. प्रशासन के सिद्धान्त
3. लोक प्रशासन का मूल्य निरपेक्ष विज्ञान बनना
4. लोकनीति निर्माण का अध्ययन
5. कार्यकुशलता तथा मितव्ययिता का लोक प्रशासन के मूल मन्त्र बनना

कूट

(a) 1 और 3
(b) 1, 2 और 3
(c) 1, 3 और 5
(d) 1, 3, 4 और 5

42. सुमेलित कीजिए

	सूची I		सूची II
A.	एफ डब्ल्यू टेलर	1.	वैज्ञानिक प्रबन्धन
B.	एच साइमन	2.	पारिस्थितिकीय उपागम
C.	एल्टन मेयो	3.	हॉथोर्न परीक्षण
D.	एफ डब्ल्यू रिग्स	4.	निर्णयन

कूट

	A	B	C	D
(a)	1	4	3	2
(b)	2	3	1	4
(c)	3	2	4	1
(d)	4	1	2	3

निर्देश (प्र.सं. 43-44) *नीचे दो वक्तव्य दिए हैं एक को कथन (A) तथा दूसरे को कारण (R) कहा गया है। दिए गए कूट से उत्तर चुनिए*

कूट

(a) A और R दोनों सही हैं तथा R, A की सही व्याख्या है
(b) A और R दोनों सही हैं, परन्तु R, A की सही व्याख्या नहीं है
(c) A सही है, किन्तु R गलत है
(d) A गलत है, किन्तु R सही है

43. निम्न में से कौन-से तीन लोक प्रशासन विज्ञान के आयाम हैं जिनकी व्याख्या मुख्य रूप से कौटिल्य के अर्थशास्त्र में की गई है?

1. लोक प्रशासन के सिद्धान्त
2. वित्त प्रशासन के सिद्धान्त
3. सरकार का ढाँचा
4 कार्मिक प्रबन्धन

कूट

(a) 1, 2 और 3 (b) 2, 3 और 4
(c) 2, 3 और 4 (d) ये सभी

44. नव लोक प्रबन्धन का/के निम्नलिखित में से कौन-सा/से लक्षण है/हैं?

1. नागरिक अथवा उपभोक्ता की केन्द्रीयता।
2. विकेन्द्रित नियन्त्रण।
3. लोक तथा निजी प्रावधानकर्ताओं में, नीति निर्माताओं तथा दाताओं से संसाधन प्राप्त करने के लिए प्रतिस्पर्द्धा।

कूट

(a) केवल 1 (b) 2 और 3
(c) केवल 2 (d) 1, 2 और 3

45. नवीन लोक प्रशासन के उदय व विकास के चरणों पर विचार कीजिए तथा अधोलिखित कूट की सहायता से ऐतिहासिक क्रम में नियोजित कीजिए

1. हनी प्रतिवेदन
2. फिलाडेल्फिया सम्मेलन
3. 'टूवाडर्स ए न्यू पब्लिक एडमिनिस्ट्रेशन' का प्रकाशन
4. मिन्नोब्रुक सम्मेलन
5. 'पब्लिक एडमिनिस्ट्रेशन इन ए टाइम ऑफ टर्ब्यूलेन्स' का प्रकाशन

कूट

(a) 1, 2, 4, 3, 5 (b) 2, 3, 5, 1, 4
(c) 3, 1, 2, 5, 4 (d) 4, 5, 3, 2, 1

46. निम्नलिखित में से कौन नवीन लोक प्रशासन की संकल्पना के विकास में अग्रणी व्यक्तियों में था?

(a) हर्बर्ट साइमन (b) फ्रैंक मैरिनी
(c) ड्वाइट वाल्डे (d) एच फ्रेडरिक्सन

47. निम्नलिखित युग्मों में से कौन-सा युग्म सुमेलित नहीं है?

(a) लोक प्रशासन के अध्ययन की प्रस्तावना – 1929
(b) लोक प्रशासन के सिद्धान्त – 1927
(c) प्रशासन के विज्ञान पर लिखे गए पत्र – 1937
(d) कार्यपालिका के कार्य – 1938

48. 'रिफ्लैक्शन ऑन पब्लिक एडमिनिस्ट्रेशन' नामक पुस्तक के लेखक हैं

(a) एम पी फॉलेट (b) जे एम गॉस
(c) चैस्टर बर्नार्ड (d) एफ डब्ल्यू रिग्स

49. निम्न में से किसने लोक प्रशासन के पृथक् अध्ययन पर बल दिया?

(a) फ्रैंक जे गुडनाऊ
(b) वुडरो विल्सन
(c) डी वाल्डो
(d) लूथर गुलिक

50. 'पब्लिक एडमिनिस्ट्रेशन रिव्यू' नामक प्रसिद्ध पत्रिका का प्रकाशन होता है

(a) भारतीय लोक प्रशासन संस्थान द्वारा
(b) रॉयल इन्स्टीट्यूट ऑफ पब्लिक एडमिनिस्ट्रेशन द्वारा
(c) लाल बहादुर शास्त्री राष्ट्रीय लोक प्रशासन अकादमी द्वारा
(d) अमेरिकन सोसायटी फॉर पब्लिक एडमिनिस्ट्रेशन द्वारा

51. लोक प्रशासन से सम्बन्धित निम्नलिखित सामान्य कथनों में से कौन-सा एक सही नहीं है?

(a) इसमें लोक उत्तरदायित्व का अत्यन्त व्यापक तत्त्व था और अब भी है
(b) सरकार में आर्थिक प्रेरक कम प्रभावी होते हैं
(c) इसमें अनुशासन पर अधिक बल दिया जाता है
(d) राजनीतिज्ञ ही नौकरशाहों की भूमिका का निर्धारण करते हैं

52. निम्न में से कौन-सा युग्म सही सुमेलित है?

(a) प्लेटो – पॉलिटिक्स
(b) मैकियावेली – रिपब्लिक
(c) अरस्तू – द प्रिंस
(d) हॉब्स – लेवियाथन

53. जोसिया स्टैम्प का मत है कि "लोक प्रशासन तथा निजी प्रशासन को भिन्न करने वाले चार सिद्धान्त हैं?" निम्न में से कौन एक उनमें से नहीं है?

(a) एकरूपता का सिद्धान्त
(b) किसी उद्यम में अनुचित रूप में लाभ कमाने का सिद्धान्त
(c) बाह्य वित्तीय नियन्त्रण का सिद्धान्त
(d) लोक उत्तरदायित्व का सिद्धान्त

54. कथन (A) लोक प्रशासन के अध्ययन में सिद्धान्तों और विपरीत सांस्कृतिक अवधारणाओं की कमी है जिससे इस विषय को एक विज्ञान के रूप में मान्यता नहीं मिल पाई।

कारण (R) प्रशासनिक संस्कृति राष्ट्रीय अनुभवों व राष्ट्रीय साक्ष्यों से अधिक श्रेष्ठ नहीं हो सकती है।

कूट

(a) A और R दोनों सही हैं तथा R, A की सही व्याख्या है
(b) A और R दोनों सही हैं, परन्तु R, A की सही व्याख्या नहीं है
(c) A सही है, किन्तु R गलत है
(d) A गलत है, किन्तु R सही है

55. एफ डब्ल्यू टेलर की 'वैज्ञानिक प्रबन्धन' की अवधारणा की आलोचना किसके द्वारा की गई?

(a) श्रम संघ
(b) प्रबन्धक
(c) लोक प्रशासन के क्लासीकल सिद्धान्तक
(d) मानव सम्बन्ध सिद्धान्तक

56. लोक प्रशासन के किस चरण में अन्तः अनुशासनात्मक दृष्टिकोण पर बल दिया गया?
(a) द्वितीय चरण
(b) तृतीय चरण
(c) चतुर्थ चरण
(d) पंचम चरण

57. लोक प्रशासन विकास के किस चरण पर राजनीति और प्रशासन पुनः मिल गए?
(a) द्वितीय चरण (1927-37) (b) तृतीय चरण (1938-47)
(c) चतुर्थ चरण (1947-70) (d) पंचम चरण (1971 से अब तक)

58. 'पब्लिक एडमिनिस्ट्रेशन इन टाइम्स ऑफ टर्ब्युलैन्स' नाम पुस्तक में चर्चा की गई है
(a) अमेरिका के प्रजातन्त्र में संकट की
(b) नवलोक प्रशासन की
(c) लोक प्रशासन में प्रौद्योगिकी के लागू करने की
(d) राजनीति-प्रशासन द्विभाजन की

59. लोक प्रशासन है
1. सरकार का आधार
2. राष्ट्रीय एकीकरण का औजार
3. समाज में स्थिरीकरण की एक शक्ति
4. सेवाएँ उपलब्ध कराने का औजार
5. मानव संसाधन विकास का एक औजार
उपरोक्त में कौन-से कथन सही हैं?
(a) 1, 2 और 3 (b) 1, 2, 3 और 4
(c) 1, 2, 3, 4 और 5 (d) 1, 2, 4 और 5

60. सुमेलित कीजिए

सूची I	सूची II
A. लॉर्ड हीवार्ट	1. द फंक्शन ऑफ द एक्जीक्यूटिव
B. ऑर्डवे टीड	2. आइडियास एण्ड इश्यूज इन पब्लिक एडमिनिस्ट्रेशन
C. ड्वाइट वाल्डो	3. द न्यू डिसपोटिज्म
D. सी बर्नार्ड	4. द आर्ट ऑफ एडमिनिस्ट्रेशन

कूट

	A	B	C	D		A	B	C	D
(a)	4	2	1	3	(b)	3	4	2	1
(c)	3	2	1	4	(d)	4	1	3	2

61. नवीन लोक प्रशासन का लक्ष्य है
(a) जनसमूह की सुरक्षा एवं कल्याण
(b) पारदर्शिता
(c) संगठन
(d) सत्ता या पदसोपान

62. लोक प्रशासन के महत्त्व से सम्बन्धित निम्न में से किस एक ने कहा था 'प्रशासनिक प्रक्रिया विश्वव्यापक है'?
(a) ऑर्डवे टीड (b) हेनरी फेयोल
(c) एच फाइनर (d) डी वाल्डो

63. किसने यह घोषणा की, "अगर हमारी सभ्यता असफल होती है, तो यह मुख्य रूप से प्रशासन के पतन की वजह से होगा?"
(a) चार्ल्स ए बियर्ड (b) एल डी ह्वाइट
(c) डॉनहैम (d) ऑर्डवे टीड

64. "राजनीति का नाता नीतियों या राज्य की इच्छा की अभिव्यक्ति से जबकि प्रशासन का सरोकार इन नीतियों को लागू करने से होता है।" यह कथन क्या अभिव्यक्त करता है?
1. राजनीति और प्रशासन का अन्तर्सम्बन्ध
2. राजनीति और प्रशासन का द्विभाजन
3. प्रशासन के सिद्धान्त
4. राजनीति और प्रशासन की परस्पर निर्भरता
5. राजनीति के सिद्धान्त
कूट
(a) 1, 3 और 4
(b) 2, 3 और 5
(c) 2 और 3
(d) केवल 2

65. "सभी उपक्रमों को योजना, संगठन, निर्देशन, समन्वय और नियन्त्रण की जरूरत होती है और सही ढंग से काम करने के लिए सभी को समान सामान्य सिद्धान्तो का पालन करना चाहिए।" यह कथन किसका है?
(a) एम पी फॉलेट (b) एल उर्विक
(c) हेनरी फेयोल (d) लूथर गुलिक

66. एफ ए निग्रो के अनुसार, लोक प्रशासन
1. सरकार की सिर्फ कार्यकारी शाखा को शामिल करता है।
2. निजी प्रशासन से अहम तौर से अलग है।
3. सार्वजनिक विन्यास में एक सहकारी प्रयास है।
4. समुदाय को सेवाएँ पहुँचाने में तमाम निजी समूहों और व्यक्तियों से नजदीक से जुड़ा होता है।
5. लोकनीति के निर्धारण में एक अहम भूमिका निभाता है और इसलिए राजनीतिक प्रक्रिया का एक अंग है।
कूट
(a) 1, 3 और 4 (b) 2, 3, 4 और 5
(c) 2, 4 और 5 (d) 1, 3 और 4

67. सुमेलित कीजिए

सूची I (अवधारणाएँ)	सूची II (प्रतिपादक)
A. प्रशासन की कहावतें	1. रॉबर्ट ए डाहल
B. प्रशासन का परिवेश	2. जे एल पालोम्बारा
C. लोक प्रशासन के विज्ञान की समस्याएँ	3. फ्रेंक मैरिनी
D. विकास प्रशासन	4. एच ए साइमन

कूट

	A	B	C	D		A	B	C	D
(a)	4	1	3	5	(b)	4	5	1	2
(c)	4	3	5	1	(d)	4	5	3	2

68. 'प्रशासनिक विकास' की अवधारणा को पहली बार ठोस रूप किसके हाथों मिला?
(a) एडवर्ड वीडनर (b) ड्वाइट वाल्डो
(c) जोसेफ ला पालोम्बारा (d) एफ डब्ल्यू रिग्स

69. निम्न में से किसने प्रशासन को मानवीय सम्बन्धों की समस्या माना है?
(a) हर्बर्ट साइमन (b) वुडरो विल्सन
(c) वाल्डो (d) लूथर गुलिक

70. निम्न में से कौन-सा जोड़ा सही सुमेलित है?
(a) जनरल एण्ड इण्डस्ट्रियल मैनेजमेण्ट — 1914
(b) प्रिंसिपल्स ऑफ साइंटिफिक मैनेजमेण्ट — 1912
(c) एडमिनिस्ट्रेटिव बिहेवियर — 1957
(d) इकोलॉजी ऑफ पब्लिक एडमिनिस्ट्रेशन — 1961

71. "नवसार्वजनिक लोक प्रशासन" का उदगमन पहले-पहल किससे सम्बन्धित था?
(a) अमेरिकन सोसायटी ऑफ पब्लिक एडमिनिस्ट्रेशन
(b) तुलनात्मक प्रशासन गुट
(c) मिन्नोब्रुक सम्मेलन
(d) भारतीय लोक प्रशासन संस्थान

72. लोक प्रशासन के बारे में निम्न में कौन-सा कथन सही है?
1. यह सरकार के मामलों का प्रबन्धन है।
2. यह सरकार का गैर-राजनीतिक नौकरशाही यन्त्र है।
3. यह एक राजनीतिक परिवेश में काम करता है।
4. यह सरकार का गतिविधि भाग है।

कूट
(a) 1 और 2 (b) 1 ,2 और 3
(c) 2, 3 और 4 (d) ये सभी

73. लोक प्रशासन की विषय के रूप में उत्पत्ति हुई
(a) इंग्लैण्ड में (b) संयुक्त राज्य अमेरिका में
(c) फ्रांस में (d) भारत में

74. प्रशासन के बारे में निम्न कथनों में कौन-से सही है?
1. यह सभी नियोजित मानव गतिविधियों में व्याप्त हैं।
2. यह एक सहकारी प्रयास है।
3. शब्द 'प्रशासन' यूनानी शब्द से निकला है।
4. यह हमेशा वांछित लक्ष्यों की प्राप्ति में लगा रहता है।

कूट
(a) 1 और 2 (b) 1, 2, 3 और 4
(c) 2 और 3 (d) 1, 2 और 4

75. लोक प्रशासन की विशिष्टता से सम्बन्धित निम्न कथनों मे से कौन-से सही हैं?
1. लोक प्रशासन मनुष्य के कल्याण के रूप में एक आदर्श के साथ, एक बड़ा सृजनात्मक बल है।
2. कोई भी सरकार प्रशासन के बिना अस्तित्व में नहीं कर सकती।
3. प्रशासन के मुख्य कार्यों में एक है सामाजिक परिवर्तन को सुसाध्य बनाना।
4. प्रशासन के लाभार्थी लगभग नगण्य हैं।

कूट
(a) 1 और 3 (b) 2 और 3
(c) 1, 2 और 3 (d) ये सभी

76. रिग्स के बारे में सही कथन है
(a) इसने लोक प्रशासन में द्वैधता पर बल दिया
(b) इसने लोक प्रशासन में कार्यपालिका का अध्ययन किया
(c) इसमें 'पोस्टकोर्ब' दृष्टिकोण पर बल दिया
(d) पर्यावरणीय ढाँचे पर आधारित कार्यकलाप के मॉडल द्वारा पारसंस्कृतिक शोध प्रस्तुत किया है

77. सुमेलित कीजिए

सूची I (विकास की अवस्था)	**सूची II** (सम्बन्धित लेखक)
A. राजनीति प्रशासन अलगाव	1. एफ डब्ल्यू टेलर
B. मानव सम्बन्ध	2. हेरॉल्ड लॉसवेल
C. वैज्ञानिक प्रबन्धन	3. वुडरो विल्सन
D. नीति-विज्ञान	4. एल्टन मेयो

कूट

	A	B	C	D
(a)	1	2	3	4
(b)	2	3	4	1
(c)	3	4	1	2
(d)	4	1	2	3

78. 'एडमिनिस्ट्रेटिव बिहेवियर' पुस्तक के लेखक कौन हैं?
(a) हर्बर्ट साइमन (b) एल डी ह्वाइट
(c) हेनरी फेयोल (d) एफ एम टेलर

79. निम्न में से कौन-सा जोड़ा असुमेलित है?
(a) नवलोक प्रशासन — ड्वाइट वाल्डो
(b) विकास प्रशासन — एडवर्ड वीडनर
(c) तुलनात्मक लोक प्रशासन — एफ डब्ल्यू रिग्स
(d) प्रशासनिक विकास — रॉबर्ट डाहल

80. आज सार्वजनिक-निजी के अन्तर को समझने की आवश्यकता है
(a) शासन के विरोधाभाषी प्रतिरूपों के सन्दर्भ में
(b) लोक प्रशासन की अन्य प्रकृति के अनुप्रयोग के सन्दर्भ में
(c) सामाजिक प्रबन्धन के सम्बन्ध में इन दोनों क्षेत्रों की पूरकता के सन्दर्भ में
(d) निजी प्रबन्धन के विशिष्ट लाभ अभिप्रेरक लक्षण के सन्दर्भ में

81. निर्णयन की प्रक्रिया में जिस विचारक ने बुद्धिमत्त प्रारूप एवं वरण गतिविधियों को सम्मिलित किया है उनका नाम है
(a) ड्वाइट वाल्डो (b) हर्बर्ट साइमन
(c) हेनरी फेयोल (d) वेस्टर बर्नार्ड

82. प्रशासन में वे दस्ती, लिपिक, प्रबन्धकीय और तकनीकी गतिविधियाँ शामिल हैं, जो एक उद्देश्य को पूरा करने के लिए की जाती है
(a) प्रशासन का व्यापक दृष्टिकोण (b) प्रशासन का समग्र दृष्टिकोण
(c) प्रशासन का संकीर्ण दृष्टिकोण (d) प्रशासन का प्रबन्धकीय दृष्टिकोण

83. प्रशासन एक विज्ञान है, इस पर किसने बल दिया है?
(a) मूने तथा रैले (b) वाल्डो
(c) वुडरो विल्सन (d) फ्रेंक गुडनाऊ

84. 'नवीन लोक प्रशासन की दिशाएँ — मिन्नोब्रुक परिप्रेक्ष्य' पुस्तक के लेखक हैं
(a) सी चार्ल्सवर्थ (b) फ्रेंक मैरिनी
(c) ड्वाइट वाल्डो (d) मूने तथा रैले

85. सुमेलित कीजिए

सूची I	**सूची II**
A. संकुचित दृष्टिकोण	1. लूथर गुलिक
B. व्यापक दृष्टिकोण	2. एल डी ह्वाइट
C. प्रबन्धकीय दृष्टिकोण	3. एच ए साइमन
D. एकीकृत दृष्टिकोण	4. डिमॉक

कूट

	A	B	C	D		A	B	C	D
(a)	3	2	1	4	(b)	1	3	4	2
(c)	2	1	3	4	(d)	1	2	3	4

86. नवलोक प्रबन्ध बल देता है
(a) सामाजिक समानता पर (b) निष्पादन मूल्यांकन पर
(c) दुबली सरकार पर (d) उद्देश्यों द्वारा प्रबन्धन पर

87. निम्नलिखित में से किसने राजनीति प्रशासन द्विभाजन में योगदान नहीं दिया है?
1. मैक्स वेबर 2. फ्रेंक गुडनाऊ
3. एफ डब्ल्यू रिग्स 4. हर्बर्ट साइमन
कूट
(a) 1, 2 और 3 (b) 2, 3 और 4
(c) 1, 2 और 4 (d) 3 और 4

88. एक विषय के रूप में लोक प्रशासन के उद्भव की अवस्थाओं को समयावधि के अनुसार व्यवस्थित कीजिए
1. क्लासिकी उपागम 2. व्यवहारवादी
3. लोकनीति उपागम 4. पारिस्थितिकीय उपागम
5. राजनीति प्रशासन उपागम
कूट
(a) 5, 1, 2, 4, 3 (b) 4, 1, 3, 2, 5
(c) 5, 4, 3, 2, 1 (d) 4, 3, 1, 5, 2

89. इसमें से किस स्कूल ने लोक प्रशासन के क्षेत्र में सात मुहावरों को प्रतिपादित किया?
(a) परम्परागत (b) व्यवहारवादी
(c) पारिस्थितिक (d) वैज्ञानिक

90. सुमेलित कीजिए

सूची I	सूची II
A. ब्यूरोक्रेटिक फिनामेनन	1. ब्लैक तथा माउटन
B. मैनेजेरियल ग्रिड	2. फ्रेडरिक हर्जबर्ग
C. मोटीवेशनल हाइजीन	3. एम पी फॉलेट
D. क्रिएटिव एक्सपीरियन्स	4. एम क्रोजियर

कूट

	A	B	C	D		A	B	C	D
(a)	2	4	3	5	(b)	3	2	1	4
(c)	4	1	2	3	(d)	5	3	4	1

91. "लोक प्रशासन उन क्रियाओं (ऑपरेशन्स) को कहते हैं, जिनका उद्देश्य लोकनीति को लागू करना होता है" यह कथन किसका है?
(a) डी वाल्डो (b) एल डी ह्वाइट
(c) एल उर्विक (d) डब्ल्यू एफ विलोबी

92. "प्रशासन का सरोकार कामों को करवाने से है; परिभाषित उद्देश्यों की प्राप्ति के साथ।" यह कथन किसका है?
(a) हेनरी फेयोल (b) वुडरो विल्सन
(c) लूथर गुलिक (d) लिण्डले उर्विक

93. निम्न में से कौन कहता है कि "लोक प्रशासन में केवल सरकार की कार्यकारी शाखा के काम शामिल होते हैं"?
(a) एल डी ह्वाइट व लूथर गुलिक (b) एल डी ह्वाइट
(c) लूथर गुलिक (d) डब्ल्यू एफ विलोबी

94. वुडरो विल्सन ने 'प्रशासन के विज्ञान' के पक्ष में तर्क प्रस्तुत किया
1. सरकार के कामकाज को कम व्यापारमय बनाने हेतु।
2. सरकार के मार्गों को सीधा (सरल) करने की इच्छा हेतु।
3. कर्त्तव्यनिष्ठ सिविल सेवकों की उपलब्धता की आवश्यकता हेतु।
4. सरकारी संगठन को शक्तिशाली बनाने एवं उसे परिमार्जित करने के आशय हेतु।
कूट
(a) 1, 2 और 3 (b) 2, 3 और 4
(c) 1, 2 और 4 (d) 2 और 4

95. पोस्डकोर्ब दृष्टिकोण प्रस्तुत किया है
(a) लूथर गुलिक (b) वाल्डो
(c) जीन बोमिन (d) फ्रेंक गुडनाऊ

96. प्रशासनिक उद्देश्य से 'लोक' की अवधारणा में 'लोकपन' द्वितीय मिन्नोब्रुक सम्मेलन द्वारा परिभाषित किया गया
(a) सरकार के स्वामित्व के रूप में
(b) जनता हेतु परिणामों के रूप में
(c) समाज पर पड़ने वाले प्रभावों के रूप में
(d) कार्य-निष्पादन के उत्तरदायित्व के रूप में

97. सुमेलित कीजिए

सूची I (लोक प्रशासन विधाशाखा के विकास की रूपावली)	सूची II (समयावधि)
A. राजनीति/प्रशासन द्विभाजन	1. 1900-26
B. राजनीति विज्ञान के रूप में लोक प्रशासन	2. 1927-37
C. प्रबन्धन के रूप में लोक प्रशासन	3. 1950-70
D. प्रशासन के सिद्धान्त	4. 1956-70

कूट

	A	B	C	D		A	B	C	D
(a)	1	2	4	3	(b)	4	3	1	2
(c)	1	3	4	2	(d)	4	2	1	3

98. इनमें से हॉर्थोर्न प्रयोग कब किए गए थे?
(a) 1927-32 (b) 1932-37
(c) 1922-26 (d) 1942-47

99. निम्नलिखित में से कौन-सा युग्म सुमेलित है?
(a) "प्रशासनिक प्रक्रिया सार्वभौमिक है" – फेयोल
(b) "राज्य सभी जगह व्याप्त है, उसकी कहीं भी रिक्तता नहीं है" – वाल्डो
(c) "प्रशासन नैतिक कार्य है तथा प्रशासक नैतिक अभिकर्ता" – डिमॉक
(d) "प्रशासन सरकार का आधार है" – मेरियम

100. एक विषय के रूप में लोक प्रशासन का उदय 1887 ई. में वुडरो विल्सन के लेख से हुआ, जिसका शीर्षक था
(a) प्रशासन का अध्ययन
(b) प्रशासनिक सिद्धान्त का अध्ययन
(c) लोक प्रशासन का अध्ययन
(d) नए विषय का अध्ययन

101. शब्द 'विकास प्रशासन' किसके द्वारा प्रयुक्त किया गया था?
(a) एडवर्ड वीडनर (b) मॉण्टगोमरी
(c) गोस्वामी (d) एफ डब्ल्यू रिग्स

102. ''हमारे समय में लोक प्रशासन के एक सिद्धान्त का अर्थ राजनीति का एक सिद्धान्त है।'' यह कथन किससे जुड़ा है?

(a) रॉस्को मार्टिन (b) ड्वाइट वाल्डो
(c) जॉन गॉस (d) वॉलेस सेरे

103. लोक प्रशासन के विकास का तीसरा चरण (1938-47) चिह्नित किया जाता है

1. लोक प्रशासन के प्रायोगिक अध्ययन पर जोर से।
2. संगठन के मानव व्यवहार पर जोर से।
3. लोक प्रशासन के सिद्धान्तों की गैर-सार्वभौमिकता के प्रति सन्देह से।

उपरोक्त में से कौन-सा/से कथन सही है/हैं?

(a) 1 और 2 (b) 1 और 3
(c) केवल 3 (d) 2 और 3

104. **कथन** (A) नवलोक प्रशासन का साहित्य प्रत्यक्षवाद विरोधी है।
कारण (R) नवलोक प्रशासनवादियों ने मूल्य-मुक्त रूप में लोक प्रशासन की परिभाषा को खारिज किया।

कूट

(a) A और R दोनों सही हैं तथा R, A की सही व्याख्या है
(b) A और R दोनों सही हैं, परन्तु R, A की सही व्याख्या नहीं है
(c) A सही है, किन्तु R गलत है
(d) A गलत है, किन्तु R सही है

105. सुमेलित कीजिए

सूची I (पुस्तक का शीर्षक)	सूची II (लेखक का नाम)
A. इन्ट्रोडक्शन टु द स्टडी ऑफ पब्लिक एडमिनिस्ट्रेशन	1. मैक्स वेबर
B. एडमिनिस्ट्रेटिव बिहेवियर	2. हर्बर्ट साइमन
C. पब्लिक एडमिनिस्ट्रेशन एण्ड पब्लिक पॉलिसी	3. एल डी व्हाइट
D. थ्योरी ऑफ सोशल एण्ड इकॉनॉमिक ऑर्गेनाइजेशन	4. निकोलस हेनरी

कूट

	A	B	C	D		A	B	C	D
(a)	1	2	3	4	(b)	4	3	2	1
(c)	3	2	4	1	(d)	5	4	1	2

106. लोक प्रशासन के अध्ययन का प्राचीनतम दृष्टिकोण है

(a) विधिक दृष्टिकोण (b) दार्शनिक दृष्टिकोण
(c) ऐतिहासिक दृष्टिकोण (d) व्यावहारिक दृष्टिकोण

107. सुमेलित कीजिए

सूची I	सूची II
A. प्रिंसिपल्स ऑफ ऑर्गेनाइजेशन	1. एम पी फॉलेट
B. क्रिएटिव एक्सपीरियन्स	2. हेनरी फेयोल
C. पेपर्स ऑन द साइंस ऑफ एडमिनिस्ट्रेशन	3. मूने व रैले
D. इण्डस्ट्रियल एण्ड जनरल मैनेजमेण्ट	4. गुलिक व उर्विक

कूट

	A	B	C	D		A	B	C	D
(a)	3	1	2	4	(b)	3	1	4	2
(c)	1	3	2	4	(d)	4	3	2	1

108. नवलोक प्रशासन में कौन-से तत्त्व शामिल हैं?

1. उपभोक्ता केन्द्रित प्रशासन
2. उत्तर-प्रत्यक्षवाद
3. विनौकरशाहीकरण
4. लोकतान्त्रिक निर्णय-निर्माण
5. प्रशासनिक प्रक्रिया का विकेन्द्रीकरण

कूट

(a) 1, 3 और 4 (b) 2, 3 और 5
(c) 1, 2, 3, 4 और 5 (d) 1, 2 और 3

109. गुलिक और उर्विक की पुस्तक 'पेपर्स ऑन द साइंस ऑफ एडमिनिस्ट्रेशन' का केन्द्र था

(a) लोक प्रशासन का 'लोक' पहलू
(b) प्रशासन में कार्य कुशलता
(c) प्रशासन का नीति पहलू
(d) प्रशासन का पर्यावरण पहलू

110. 'उथल-पुथल के काल में लोक प्रशासन' नामक रचना किसकी है?

(a) सी चार्ल्सवर्थ (b) फैंक मैरिनी
(c) ड्वाइड वाल्डो (d) गुडनाऊ

111. ''जब तक लोक प्रशासन का अध्ययन तुलनात्मक नहीं होगा, इसे विज्ञान बनाने का दावा केवल आधारहीन होगा।'' कहा था

(a) हर्बर्ट साइमन ने (b) रॉबर्ट डहल ने
(c) फ्रैंक मैरिनी ने (d) जॉन एम गॉस ने

112. सुमेलित कीजिए

सूची I (कथन)	सूची II (लेखक)
A. ''लोक प्रशासन में वे सभी कार्य शामिल हैं जिनका उद्देश्य लोक नीति की पूर्ति या उसे लागू करना है।''	1. विलोबी
B. ''लोक प्रशासन के विज्ञान का वह हिस्सा है जिसका नाता सरकार से है और जिस वजह से वह मुख्य रूप से कार्यकारी शाखा से सरोकार रखता है ...''	2. वुडरो विल्सन
C. ''लोक प्रशासन कानून को विस्तार सहित व व्यवस्थित रूप से लागू करना है।''	3. एल डी ह्वाइट
D. ''शब्द प्रशासन राजनीति विज्ञान में दो अर्थों में प्रयोग किया जा सकता है। अपने व्यापकतम अर्थ में, यह सरकारी मामलों का वास्तविक निर्देशन है, चाहे सरकार की कोई भी विशिष्ट शाखा हो। अपने संकीर्णतम अर्थ में यह सिर्फ प्रशासनिक शाखा के कार्यों की ओर विकल्प करता है।''	4. लूथर गुलिक

कूट

	A	B	C	D		A	B	C	D
(a)	3	5	2	1	(b)	4	3	5	2
(c)	3	4	5	2	(d)	4	5	1	3

113. निम्नलिखित में से किस एक ने वुडरो विल्सन के राजनीति-प्रशासन द्विभाजन की आलोचना नहीं की?

(a) एल डी ह्वाइट
(b) पॉल एच एप्पलबी
(c) मार्शल ई डिमॉक
(d) निकोलस हेनरी

114. साला (Sala Model) प्रस्तुत किया था
(a) रिग्स (b) गुडनाऊ
(c) फ्रेंक मैरिनी (d) इनमें से कोई नहीं

115. निम्न में से किन्होंने प्रशासन के प्रबन्धकीय दृष्टिकोण का समर्थन किया?
1. एल डी ह्वाइट 2. साइमन
3. लूथर गुलिक 4. स्मिथबर्ग व थॉमसन

कूट
(a) 1 और 2 (b) 2 और 3 (c) 3 और 4 (d) 2, 3 और 4

116. निम्न में से कौन-सा कथन पी एच एपलबी से सम्बन्धित नहीं है?
(a) "प्रशासन राजनीति है क्योंकि इसे जनहित के प्रति जिम्मेदार होना चाहिए ... और सभी सरकारी संगठन महज प्रशासनिक वस्तुएँ नहीं हैं, वे राजनीतिक रचना हैं और उन्हें होना चाहिए "
(b) "एक निजी प्रशासन को व्यवहार में एकरूपता की बहुत चिन्ता करने की जरूरत नहीं होती। यह तमाम विशेष जरूरतों और उद्देश्यों को उतना शुल्क वसूलते हुए पूरा कर सकता है, जिनता व्यापार उठा सकता है"
(c) "सरकारी प्रशासन, अपनी सार्वजनिक प्रकृति के कारण, जिस प्रकार सार्वजनिक परीक्षण और विरोध के अधीन होता है उसी प्रकार, अन्य प्रशासनिक कार्यों से इतना भिन्न होता है, जिसका अहसास बाहर से मुश्किल से ही हो सकता है"
(d) "संगठित सरकार व्यावहारिक रूप से समाज में मौजूद हर चीज से टकराती है और उससे प्रभावित होती है ... इसकी पूर्णतम समझदारी के लिए एक नृविज्ञानी, इतिहासकार, अर्थशास्त्री, समाजशास्त्री ... के विवेक की जरूरत होती है"

117. सुमेलित कीजिए

	सूची I (कृति)		**सूची II** (विद्वान्)
A.	पेपर्स ऑन द साइंस ऑफ एडमिनिस्ट्रेशन	1.	डगलस मैक्ग्रेगर लिण्डले
B.	प्रिंसिपल ऑफ ऑर्गेनाइजेशन	2.	लूथर गुलिक तथा लिंडले उर्विक
C.	मॉडर्न ऑर्गेनाइजेशन	3.	जेम्स डी मूनी तथा एलन सी रैले
D.	द प्रोफेशनल मैनेजर	4.	विक्टर ए थॉमसन

कूट

	A	B	C	D		A	B	C	D
(a)	2	1	4	3	(b)	4	3	2	1
(c)	2	3	4	1	(d)	4	1	2	3

118. निम्न में से कौन-सा जोड़ा गलत तरीके से मिलाया हुआ है?
(a) समग्र दृष्टिकोण – डिमॉक
(b) व्यापक दृष्टिकोण – विलोबी
(c) संकीर्ण दृष्टिकोण – साइमन
(d) प्रबन्धकीय दृष्टिकोण – साइमन

119. "लोक प्रशासन आधुनिक सरकार की समस्या का मर्म है" यह किसने कहा?
(a) डब्ल्यू बी डॉनहैम (b) चार्ल्स ए बियर्ड
(c) एल डी ह्वाइट (d) पी एच एप्पलबी

120. 'लोक प्रशासन के सिद्धान्त' नामक रचना किसकी है?
(a) विलोबी (b) वुडरो विल्सन
(c) मूने तथा रैले (d) एम पी फॉलेट

121. निम्नलिखित में से कौन-सा युग्म सही सुमेलित नहीं है?
(a) नवीन लोक प्रशासन – ड्वाइट वाल्डो
(b) विकास प्रशासन – एडवर्ड वीडनर
(c) तुलनात्मक लोक प्रशासन – एफ डब्ल्यू रिग्स
(d) प्रशासकीय विकास – रॉबर्ट डहल

122. लोक प्रशासन का सम्बन्ध है
(a) सरकार की कार्यकारी शाखा से
(b) प्रशासकीय प्रक्रिया से
(c) नौकरशाही व उसकी गतिविधियों से
(d) उपरोक्त सभी

123. लोक प्रशासन निजी प्रशासन के समान है
(a) अपनी सार्वजनिक प्रकृति के कारण
(b) अपने लोक समीक्षा के अधीन होने के कारण
(c) अपने क्रमिकों के प्रेस द्वारा पूजा किए जाने अथवा उपहास किए जाने के कारण
(d) अपनी मितव्ययिता तथा कार्यकुशलता के मानदण्डों द्वारा आँके जाने के कारण

124. निम्न में से कौन-सा जोड़ा गलत तरीके से मिलाया हुआ है?
(a) पॉलिटिक्स एण्ड एडमिनिस्ट्रेशन – 1900
(b) प्रिंसिपल्स ऑफ पब्लिक एडमिनिस्ट्रेशन – 1928
(c) पेपर्स ऑन द साइंस ऑफ एडमिनिस्ट्रेशन – 1937
(d) इण्ट्रोडक्शन टू द स्टडी ऑफ पब्लिक एडमिनिस्ट्रेशन – 1926

125. वर्ष 1988 में सम्पन्न मिन्नोब्रुक सम्मेलन ने जोर दिया
1. नेतृत्व पर
2. संवैधानिक एवं विधिक स्वरूप पर
3. नीति स्वरूप पर
4. सामाजिक साम्यता एवं परिवर्तन पर

कूट
(a) 1, 2 और 3 (b) 1, 3 और 4
(c) 2, 3 और 4 (d) ये सभी

126. "राजनीति का कार्य नीति का निर्माण करना है अथवा राज्य की इच्छा प्रकट करना है और प्रशासन का कार्य इन नीतियों का क्रियान्वयन करना है" यह कहते हुए निम्न में से किस एक ने राजनीति और प्रशासन में अन्तर किया?
(a) पीटर सेल्फ
(b) वुडरो विल्सन
(c) फ्रैंक गुडनाऊ
(d) ड्वाइट वाल्डो

127. निम्न में से किस प्रशासनिक चिन्तक ने प्रशासन को "वांछित लक्ष्य प्राप्त करने के लिए मानव व भौतिक संसाधनों के संगठनों और निर्देशन" के रूप में परिभाषित किया है?
(a) एल डी ह्वाइट (b) जे एम फिफनर
(c) जॉन ए वीग (d) एच ए साइमन

128. निम्नलिखित में से कौन-सा विद्वान् व्यापक रूप से इसलिए जाना जाता है कि उसकी प्रकाशित पुस्तक से लोक प्रशासन को एक शैक्षिक विद्या शाखा के रूप में शैक्षिक मान्यता प्राप्त होनी आरम्भ हुई?
(a) डब्ल्यू एफ विलोबी (b) फ्रिट्ज एम मार्क्स
(c) लियोनार्ड डी ह्वाइट (d) फ्रैंक जे गुडनाऊ

129 **कथन** (A) प्रथम मिन्नोब्रुक सम्मेलन में विलसन ने द्विविभाजन को समाप्त कर दिया।
कारण (R) द्वितीय मिन्नोब्रुक सम्मेलन के विचार-विमर्श ने हेनरी फेयोल के निष्कर्षों को सही सिद्ध किया।
कूट
(a) A और R दोनों सही हैं तथा R, A की सही व्याख्या है
(b) A और R दोनों सही हैं, परन्तु R, A की सही व्याख्या नहीं है
(c) A सही है, किन्तु R गलत है
(d) A गलत है, किन्तु R सही है

130 **कथन** (A) लोक प्रशासन बाह्य वित्तीय नियन्त्रण के सिद्धान्त के अधीन होता है।
कारण (R) विधायिका कार्यपालिका के खर्चों को अधिकृत करती है।
कूट
(a) A और R दोनों सही हैं तथा R, A की सही व्याख्या है
(b) A और R दोनों सही हैं, किन्तु R, A की सही व्याख्या नहीं है
(c) A सही है, किन्तु R गलत है
(d) A गलत है, किन्तु R सही है

उत्तरमाला

1.	(a)	2.	(a)	3.	(a)	4.	(d)	5.	(d)	6.	(b)	7.	(c)	8.	(a)	9.	(b)	10.	(b)
11.	(d)	12.	(d)	13.	(b)	14.	(b)	15.	(b)	16.	(b)	17.	(a)	18.	(a)	19.	(d)	20.	(a)
21.	(c)	22.	(c)	23.	(d)	24.	(d)	25.	(d)	26.	(c)	27.	(b)	28.	(d)	29.	(d)	30.	(a)
31.	(c)	32.	(b)	33.	(b)	34.	(d)	35.	(c)	36.	(d)	37.	(b)	38.	(d)	39.	(b)	40.	(a)
41.	(c)	42.	(a)	43.	(b)	44.	(a)	45.	(a)	46.	(c)	47.	(a)	48.	(b)	49.	(b)	50.	(d)
51.	(d)	52.	(d)	53.	(b)	54.	(c)	55.	(d)	56.	(d)	57.	(c)	58.	(b)	59.	(c)	60.	(b)
61.	(a)	62.	(b)	63.	(a)	64.	(d)	65.	(d)	66.	(b)	67.	(c)	68.	(d)	69.	(a)	70.	(d)
71.	(c)	72.	(d)	73.	(b)	74.	(d)	75.	(c)	76.	(d)	77.	(c)	78.	(a)	79.	(d)	80.	(c)
81.	(b)	82.	(d)	83.	(a)	84.	(b)	85.	(d)	86.	(b)	87.	(d)	88.	(a)	89.	(a)	90.	(c)
91.	(b)	92.	(c)	93.	(c)	94.	(b)	95.	(a)	96.	(c)	97.	(c)	98.	(a)	99.	(a)	100.	(a)
101.	(c)	102.	(c)	103.	(b)	104.	(c)	105.	(b)	106.	(a)	107.	(c)	108.	(b)	109.	(c)	110.	(b)
111.	(c)	112.	(a)	113.	(a)	114.	(d)	115.	(b)	116.	(c)	117.	(b)	118.	(a)	119.	(a)	120.	(d)
121.	(c)	122.	(d)	123.	(a)	124.	(a)	125.	(b)	126.	(b)	127.	(c)	128.	(b)	129.	(b)	130.	(c)

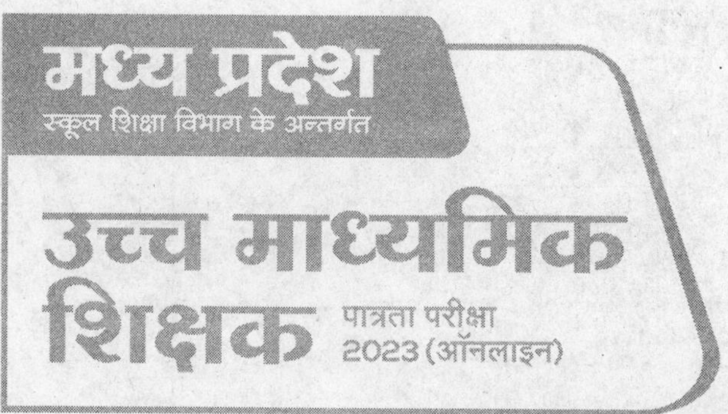
मध्य प्रदेश
स्कूल शिक्षा विभाग के अन्तर्गत
उच्च माध्यमिक शिक्षक
पात्रता परीक्षा
2023 (ऑनलाइन)

प्रैक्टिस सेट्स (1-5)

मध्य प्रदेश उच्च माध्यमिक शिक्षक पात्रता परीक्षा

राजनीति विज्ञान 'भाग ब'

प्रैक्टिस सेट 1

निर्देश

1. सभी प्रश्नों के उत्तर दीजिए।
2. सभी प्रश्नों के अंक समान हैं।
3. प्रत्येक प्रश्न का केवल एक ही उत्तर दीजिए।
4. प्रत्येक प्रश्न के चार वैकल्पिक उत्तर दिए गए हैं। अभ्यर्थी सही उत्तर का चुनाव करें।

1. दार्शनिक उपागम की विशेषताएँ हैं

1. कल्पनात्मक
2. नैतिक मान्यताओं पर बल
3. राज्य के गठन और उसकी गतिविधियों का वर्णन उनके कानूनी एवं न्यायिक स्वरूप के अनुसार करना
4. राजनीति के अध्ययन को अमूर्तता के उच्च स्तर तक ले जाना

नीचे दिए गए कूटों से सही उत्तर चुनिए

(a) 1, 2 और 3 (b) 1, 2 और 4
(c) 2, 3 और 4 (d) 1, 3 और 4

2. राजनीति विज्ञान के अध्ययन के सांस्थानिक उपागम को निम्नांकित विद्वानों की रचनाओं में देखा जा सकता है

1. वाल्टर बेजहॉट 2. जेम्स ब्राइस
3. हर्मन फाइनर 4. रॉबर्ट डहल

नीचे दिए गए कूटों से सही उत्तर चुनिए

(a) 1, 2 और 4 (b) 2, 3 और 4 (c) 1, 2 और 3 (d) 1, 3 और 4

3. क्लासिकी (परम्परावादी) राजनीतिक सिद्धान्त से सम्बन्धित सही युग्म है

(a) लास्को, लासवैल, कान्ट
(b) कान्ट, हीगल, लियो स्ट्रॉस
(c) डेविड ईस्टन, रॉबर्ट डहल, गॉसनेल
(d) मैरियम, लासवैल, रूसो

4. क्लासिकी (परम्परावादी) राजनीतिक सिद्धान्त को आधुनिक युग में पुनर्जीवित करने वाले उल्लेखनीय नाम

(a) मैरियम, ईस्टन तथा लासवैल
(b) अरस्तू, सिसरो तथा एक्विनास
(c) माइकेल ओकशॉट, ईसियाहू बर्लिन तथा जॉन प्लेमेनाट्ज
(d) सार्त्र, मार्कजे तथा ऐरिक फ्रॉम

5. परम्परागत राजनीति विज्ञान के अध्ययन का प्रमुख प्रतिमान नहीं है

(a) राज्य (b) सम्प्रभुता
(c) राजनीतिक व्यवस्था (d) कानून

6. आधुनिक राजनीति विज्ञान का सूत्रपात करने वाली चार्ल्स ई. मैरियम की प्रमुख कृति है

(a) रिपब्लिक (b) पॉलिटिक्स
(c) न्यू एस्पेक्ट्स ऑफ पॉलिटिक्स (d) पैथोलॉजी ऑफ पॉलिटिक्स

7. निम्न ग्रन्थों के प्रकाशन का सही क्रम कौन-सा है?

1. प्राइमरी इलेक्शन 2. न्यू एस्पेक्ट ऑफ पॉलिटिक्स
3. ह्यूमन नेचर इन पॉलिटिक्स 4. मॉडर्न डेमोक्रेसी

कूट

(a) 1, 2, 3 और 4 (b) 4, 3, 2 और 1
(c) 2, 3, 4 और 1 (d) 1, 3, 4 और 2

8. किसके अनुसार राजनीति 'प्रभाव और प्रभावशाली' का अध्ययन है?

(a) हेरॉल्ड लासवैल (b) लूसियन पाई
(c) डेविड ईस्टन (d) मैकाइवर

9. निम्नलिखित में से किसके अनुसार "राजनीतिक व्यवस्था किसी भी समाज में अन्त:क्रियाओं की एक ऐसी व्यवस्था है, जिसके माध्यम से बाध्यकारी अथवा आधिकारिक निर्णय लिए जाते हैं?"

(a) सेमुअल हटिंगटन (b) चार्ल्स मैरियम
(c) डेविड ईस्टन (d) हेरॉल्ड लासवैल

10. क्लासिकी (परम्परावादी) राजनीतिक सिद्धान्त से सम्बन्धित कौन नहीं है?

(a) सोफिस्ट (b) व्यवहारवाद
(c) स्कैप्टिक्स (d) इपीक्युरियन्स

11. क्लासिकी (परम्परावादी) राजनीतिक सिद्धान्त का विशेष रूप हमें किसकी रचनाओं में दिखाई देता है?

(a) प्लेटो (b) चार्ल्स मैरियम
(c) अरस्तू (d) हेरॉल्ड लासवैल

12. निम्नलिखित में से कौन-से विचारक गिल्ड समाजवाद के प्रतिपादक थे?

1. रॉबर्ट ओवन 2. ग्राह्म वालास
3. बर्ट्रेण्ड रसेल 4. जी डी एच कोल

कूट

(a) 1 और 2 (b) 1 और 3
(c) 2 और 4 (d) 3 और 4

13. निम्न में से कौन एक 'प्रजातन्त्र' के अभिजन सिद्धान्त का प्रतिपादक नहीं है?

(a) मिचेल (b) पैरेटो
(c) मोस्का (d) सी मैक्फर्सन

14. सोशियलिज्म (समाजवाद) शब्द 'सोशियस' शब्द से निकला है जिसका अर्थ होता है

(a) साम्यवाद (b) राज्य
(c) समाज (d) स्वप्नलोकीय समाज

15. "आर्थिक स्वतन्त्रता के अभाव में राजनीतिक स्वतन्त्रता मात्र एक कल्पना है।" यह किसने कहा है?

(a) रसेल (b) रूसो
(c) जी डी एच कोल (d) गाँधी

16. मार्क्स के रूपक आधार-अधिसंरचना में, आधार का अर्थ है

(a) उत्पादन की शक्तियों और उत्पादन के सम्बन्ध
(b) सामाजिक और विधिक संस्थाएँ
(c) उत्पादन के सम्बन्ध
(d) वर्ग संघर्ष

17. स्वतन्त्रता के विषय में निम्नलिखित कथनों पर विचार करें

1. स्वतन्त्रता का अर्थ समस्त बन्धनों का अभाव है।
2. स्वतन्त्रता का अर्थ उत्पीड़न का अभाव है।
3. स्वतन्त्रता का अर्थ समस्त बन्धनों का अभाव नहीं, अपितु सामाजिक रूप से स्वीकृत बन्धनों का होता है।
4. स्वतन्त्रता का अर्थ मानव के लिए सहायक दशाओं का होना है।

कूट

(a) 1 और 2 (b) 1 और 3
(c) 2 और 3 (d) 3 और 4

18. अनुदारवाद के सन्दर्भ में निम्नलिखित कथनों में कौन-से सही हैं?

1. समाज एक ऐसी उपलब्धि है, जो अपनी सभी अपूर्णताओं के बाद भी प्राकृतिक अवस्था की अपेक्षा वरीय है।
2. व्यक्ति ऐतिहासिक एवं सामाजिक परिस्थितियों की उपज है।
3. व्यक्ति की पहचान परिभाषित करने में प्रथाओं एवं मूल्यों की एक महत्त्वपूर्ण भूमिका है।
4. शक्ति, पद धारणा करने वाले व्यक्तियों में निहित न होकर पद में निहित होनी चाहिए।

कूट

(a) 1 और 2 (b) 1, 2 और 3
(c) 3 और 4 (d) ये सभी

19. समाजवादी विचारक प्राकृतिक संसाधानों के राष्ट्रीयकरण का समर्थन करते हैं, ताकि

(a) उत्पादन के लागत मूल्य को कम किया जा सके
(b) उत्पादन बढ़ाया जा सके
(c) शोषण को रोका जा सके
(d) उनका (प्राकृतिक संसाधनों का) पूर्ण सदुपयोग सुनिश्चित किया जा सके

20. मार्क्सवाद की आलोचना करते हुए निम्न में किसने कहा कि मार्क्सवाद 19वीं शताब्दी के उदारवाद की अवैध तथा विद्रोही सन्तान है?

(a) कार्ल पॉपर (b) एच जे लास्की
(c) ई बार्कर (d) सी हण्ट

21. कल्याणकारी राज्य का सिद्धान्त घनिष्ठ साम्य रखता है

(a) उदारवाद से (b) मार्क्सवाद से
(c) लोकतान्त्रिक समाजवाद से (d) साम्यवाद से

22. प्लेटो के अनुसार न्याय क्या है?

(a) कानून की दृष्टि में समानता
(b) सम्पत्ति का समान बँटवारा
(c) धार्मिक समानता
(d) प्रकृति के अनुसार जो व्यक्ति जिस कार्य के योग्य है वही कार्य वह करे

23. राज्य दण्ड की व्यवस्था क्यों करता है?

(a) नागरिकों के विकास के लिए
(b) सामाजिक उन्नति के लिए
(c) समाज में शान्ति व सुव्यवस्था बनाए रखने के लिए
(d) उपरोक्त में से कोई नहीं

24. किस विद्वान् ने स्वतन्त्रता त्यागने की अपेक्षा मृत्यु को श्रेष्ठ समझा था?

(a) प्लेटो (b) अरस्तू
(c) सुकरात (d) महात्मा गाँधी

25. राजनीतिक दल शासन के पीछे शक्ति के आधार होते हैं, यह कथन किसका है?

(a) हरमन फाइनर (b) सेबाइन
(c) मैकाइवर (d) बर्क

26. समाजवादी विचारधारा के अन्तर्गत

(a) राज्य एक आवश्यक बुराई है
(b) राज्य साधन है, शक्ति साध्य है
(c) राज्य व्यक्ति के कल्याण का सर्वश्रेष्ठ साधन है
(d) राज्य अनावश्यक है

27. लोक-कल्याणकारी धारणा के उदय में किस प्रवृत्ति या विचारधारा का प्रभाव नहीं पड़ा?

(a) व्यक्तिवाद के विरुद्ध प्रतिक्रिया
(b) मार्क्सवाद का उदय
(c) आदर्शवाद का उदय
(d) समाजवाद का उदय

28. आर्थिक स्वतन्त्रता में निम्नलिखित में से कौन-सा अधिकार नहीं आता है?

(a) नागरिकों को काम करने का अधिकार
(b) आराम व अवकाश का अधिकार
(c) पद प्राप्त करने का अधिकार
(d) वृद्धावस्था और असमर्थता में आर्थिक सुरक्षा का अधिकार

29. सामाजिक कल्याण सिद्धान्त का क्या मत है?
(a) समाज के कमजोर वर्ग की भलाई के लिए अधिकारों का अस्तित्व है
(b) अधिकार वे शक्तियाँ हैं जिन्हें राजाओं द्वारा सामाजिक कल्याण के लिए स्वीकृत किया जाता है
(c) सामाजिक कल्याण के लिए अधिकार शर्त के रूप में हैं
(d) अधिकार राज्य की शक्ति का दूसरा नाम है, जिसका प्रयोग सामाजिक कल्याण के लिए किया जाता है

30. कानून क्या है? इसके सम्बन्ध में ऑस्टिन का विचार है कि
(a) एक निश्चित व श्रेष्ठ व्यक्ति अथवा व्यक्ति समूह निम्नतर लोगों को जो आदेश देता है
(b) एक निर्वाचित विधायिका द्वारा दी गई आज्ञा
(c) सरकारी अधिकारियों द्वारा दी गई आज्ञा
(d) उपरोक्त में से कोई नहीं

31. दादा भाई नौरोजी के सन्दर्भ में निम्नलिखित कथनों में से क्या सही है?
1. 1852 ई. में स्थापित हुई बम्बई की पहली राजनीतिक संस्था बम्बई एसोसिएशन' की स्थापना का श्रेय उन्हीं को है।
2. उन्होंने अंग्रेजो को भारतीय समस्याओं से अवगत कराने के लिए लन्दन इण्डियन एसोसिएशन और फिर ईस्ट इण्डिया एसोसिएशन इत्यादि संस्थाएँ स्थापित कीं।
3. राजनीतिक विचारों में दादा भाई पूर्ण राजभक्त थे क्योकि वह समझते थे कि अंग्रेजी राज्य से बहुत लाभ हुए हैं और वह इस साहचर्य के सदा बने रहने में अभिरुचि रखते थे।
4. यद्यपि स्वराज्य माँगने का श्रेय तिलक को था कि उन्होंने कहा 'स्वराज्य मेरा जन्मसिद्ध अधिकार है और मैं इसे लेकर रहूँगा' परन्तु कांग्रेस के मंच से इसकी पहली बार माँग करने का श्रेय दादाभाई नौरोजी को ही है, यद्यपि इसका अर्थ केवल इंग्लैण्ड के शेष उपनिवेशों में तात्कालिक स्वशासन ही था।

कूट
(a) 1, 2 और 4 (b) 1, 2 और 3
(c) 2, 3 और 4 (d) 1, 2, 3 और 4

32. संयुक्त राजभक्त सभा एवं उत्तर भारत की मुस्लिम एंग्लो ओरिएन्टल रक्षा सभा के उद्देश्यों के सन्दर्भ में निम्नलिखित कथनों में से क्या सही है?
1. कांग्रेस के प्रचार को निष्फल बनाना और लोगों को कांग्रेस से दूर रखना।
2. मुसलमानों को राजनैतिक जीवन से दूर रखना।
3. भारत में अंग्रेजी राज्य का समर्थन करना।
4. अंग्रेजी शिक्षा का पूर्ण बहिष्कार

कूट
(a) 1, 2 और 4 (b) 1, 2 और 3
(c) 2, 3 और 4 (d) 1, 2, 3 और 4

33. प्रमुख पत्र 'सोमप्रकाश' के सन्दर्भ में निम्नलिखित में से कौन-से कथन सही हैं?
1. द्वारकानाथ विद्याभूषण ने 1858 ई. में 'सोमप्रकाश' शुरू किया।
2. इसे महान् विद्वान् और समाज सुधारक ईश्वरचन्द्र विद्यासागर का समर्थन प्राप्त था।
3. विद्याभूषण के बाद इसके प्रसिद्ध सम्पादक थे ब्रह्म समाज के नेता शिवनाथ शास्त्री।
4. यह पत्र सामाजिक, नैतिक और राजनीतिक उदारवाद के मुखपत्र के रूप में काफी सम्मानित था।

कूट
(a) 1, 3 और 4 (b) 1, 2 और 3
(c) 1, 2 और 4 (d) 1, 2, 3 और 4

34. सुमेलित कीजिए

सूची I	सूची II
A. रईस और रैयत (1882)	1. सरदार दयाल सिंह मजीठिया
B. इण्डियन सोशल रिफॉर्मर	2. के नटराजन
C. ट्रिब्यून (1881)	3. शम्भूचन्द्र मुखर्जी

कूट

	A	B	C		A	B	C
(a)	1	2	3	(b)	2	3	1
(c)	3	1	2	(d)	3	2	1

35. 'भारत छोड़ो आन्दोलन' के समय बलिया में बनी समानान्तर सरकार के सन्दर्भ में निम्नलिखित कथनों में से क्या सत्य हैं?
1. पहली ऐसी सरकार बलिया में चित्तू पाण्डे के नेतृत्व में बनी।
2. चित्तू पाण्डे अपने को गाँधीवादी कहते थे।
3. उनकी सरकार ने कलक्टर से सारे अधिकार छीन लिए और सभी गिरफ्तार कांग्रेस नेताओं को रिहा कर दिया, लेकिन उसका प्रभुत्व ज्यादा समय तक कायम नहीं रह सका।
4. ब्रिटिश सैनिकों ने वहाँ पहुँचने पर चित्तू पाण्डे को गिरफ्तार कर उसे फाँसी पर चढ़ा दिया।

कूट
(a) 1, 2 और 4 (b) 2, 3 और 4
(c) 1, 2 और 3 (d) 1, 2, 3 और 4

36. निम्नलिखित में किसने भारत छोड़ो आन्दोलन में प्रमुख रूप से भाग लिया था?
1. सुचेता कृपलानी 2. बीजू पटनायक
3. आर पी गोयनका 4. जयप्रकाश नारायण

कूट
(a) 1, 3 और 4 (b) 1, 2 और 4
(c) 1, 2 और 3 (d) 1, 2, 3 और 4

37. गाँधीजी ने किसे 'उत्तरतिथिय चेक' कहा?
(a) शिमला कॉन्फ्रेंस (b) अगस्त प्रस्ताव
(c) क्रिप्स शिष्टमण्डल (d) जयप्रकाश नारायण

38. 'भारत छोड़ो आन्दोलन' के सन्दर्भ में कहा गया यह कथन किसका है कि "इतना आप निश्चित जान लें कि मैं मन्त्रिमण्डलों वगैरह पर वायसराय से कोई समझौता करने नहीं जा रहा हूँ। सम्पूर्ण आजादी से कम किसी भी चीज से मैं सन्तुष्ट होने वाला नहीं। हो सकता है कि वे नमक टैक्स, शराब खोरी आदि खत्म करने का प्रस्ताव दें। लेकिन मेरे शब्द होंगे, आजादी से कम कुछ भी नहीं।"
(a) जवाहरलाल नेहरू (b) महात्मा गाँधी
(c) जे बी कृपलानी (d) जयप्रकाश नारायण

39. आजाद हिन्द फौज के कार्यों के सन्दर्भ में निम्नलिखित कथनों में से क्या सत्य है?

1. जापान सरकार ने अण्डमान एवं निकोबार द्वीप सुभाषचन्द्र बोस की सरकार को सौंप दिए। बोस दिसम्बर, 1943 में वहाँ गए तथा वहाँ उन्होंने झण्डा फहराया।
2. रंगून में अस्थायी सरकार की राजधानी एवं आजाद हिन्द फौज का कमाण्ड बना।
3. 4 फरवरी, 1944 को सुभाष ब्रिगेड रंगून से अराकान की पहाड़ियों की तरफ बढ़ी तथा अराकान के मोर्चे पर इसने ब्रिटिश सेनाओं की टुकड़ी को बुरी तरह से हराया।
4. अराकान मोर्चे पर विजय प्राप्त कर आजाद हिन्द फौज भारत की सीमा में प्रवेश करते हुए कोहिमा की ओर नागा पहाड़ियों की ओर बढ़ी। जापानियों की सहायता से उन्होंने कोहिमा पर अधिकार कर लिया और पहाड़ की चोटी पर आजाद हिन्द फौज ने भारत का तिरंगा झण्डा फहरा दिया।

कूट

(a) 1, 3 और 4 (b) 1, 2 और 3
(c) 1, 2 और 4 (d) 1, 2, 3 और 4

40. भारत के संविधान की निम्नलिखित में से कौन-सी एक अनुसूची में दल-बदल विरोध विषयक उपबन्ध है?

(a) दूसरी अनुसूची (b) पाँचवीं अनुसूची
(c) आठवीं अनुसूची (d) दसवीं अनुसूची

41. भारत में निर्वाचन प्रणाली निम्न में से किस पर आधारित है?

(a) वयस्क मताधिकार
(b) सीमित मताधिकार (सम्पत्ति के आधार पर)
(c) सीमित मताधिकार (शिक्षा के आधार पर)
(d) सीमित मताधिकार (धर्म के आधार पर)

42. संविधान के किस अनुच्छेद के अनुसार किसी भी व्यक्ति को धर्म, मूलवंश, जाति तथा लिंग के आधार पर संसद या अन्य किसी निर्वाचन के लिए मतदाता सूची में शामिल हेतु अयोग्य नहीं ठहराया जा सकता है?

(a) अनुच्छेद-325 (b) अनुच्छेद-326
(c) अनुच्छेद-327 (d) अनुच्छेद-328

43. संविधान के किस अनुच्छेद के तहत केन्द्र और राज्य के विधानमण्डलों के लिए चुनाव वयस्क मताधिकार के आधार पर किया जाता है?

(a) अनुच्छेद-326 (b) अनुच्छेद-325
(c) अनुच्छेद-324 (d) अनुच्छेद-323

44. भारत में फर्स्ट पास्ट द पोस्ट सिस्टम की प्रणाली अपनाई गई है-

(a) लोकसभा में
(b) राज्यसभा में
(c) विधानपरिषद् में
(d) राष्ट्रपति में

45. भारत में फर्स्ट पास्ट द पोस्ट प्रणाली की जगह एकल संक्रमणीय आनुपातिक प्रतिनिधित्व प्रणाली अपनाई गई है-

(a) राष्ट्रपति द्वारा
(b) लोकसभा द्वारा
(c) विधानसभा द्वारा
(d) लोकसभा और विधानसभा द्वारा

46. बहुलवादी व्यवस्था में उम्मीदवार विजयी घोषित होता है

(a) जो सबसे अधिक मत प्राप्त करता है
(b) जो दो-तिहाई बहुमत प्राप्त करता है
(c) जो डाले गए कुल मतों का आधे से अधिक प्राप्त करता है
(d) उपरोक्त में से कोई नहीं

47. बहुमतीय प्रणाली के सम्बन्ध में कौन-सा कथन असत्य है?

(a) इस प्रणाली में एक व्यक्ति एकल चुनाव क्षेत्र से तभी विजयी घोषित किया जाता है जब उसे 60% से अधिक मत प्राप्त हो
(b) बहुमतीय प्रणाली में दो प्रकार से उम्मीदवार को विजयी घोषित किया जाता है
(c) द्वितीय मत प्रणाली, बहुमतीय प्रणाली का एक प्रकार है
(d) द्वितीय मत प्रणाली फ्रांस में प्रचलित है

48. निम्नलिखित में से दलीय व्यवस्था किस एक व्यापक व्यवस्था का अंग है?

(a) सामाजिक व्यवस्था (b) आर्थिक व्यवस्था
(c) राजनैतिक व्यवस्था (d) अन्तर्राष्ट्रीय

49. किस अनुच्छेद के अनुसार संसद समय-समय पर विधि द्वारा, संसद के प्रत्येक सदन या किसी राज्य के विधानमण्डल के सदन के लिए निर्वाचन सम्बन्धी कानून बनाती है?

(a) अनुच्छेद-327 (b) अनुच्छेद-325
(c) अनुच्छेद-324 (d) अनुच्छेद-323

50. भारतीय सेनाओं का सर्वोच्च सेनापति होता है

(a) राष्ट्रपति (b) उपराष्ट्रपति
(c) प्रधानमन्त्री (d) रक्षामन्त्री

51. संविधान के अनुच्छेद 124 के अन्तर्गत राष्ट्रपति निम्नलिखित में से क्या कर सकता है?

(a) सर्वोच्च न्यायालय से परामर्श
(b) सर्वोच्च न्यायालय के न्यायाधीशों की नियुक्ति
(c) उच्च न्यायालय के न्यायाधीशों की नियुक्ति
(d) नियन्त्रक एवं महालेखा परीक्षक की नियुक्ति

52. किसी मृत्युदण्ड पाए अपराधी को क्षमादान करने की शक्ति निम्नलिखित में से किसको प्राप्त है?

(a) केवल राष्ट्रपति को
(b) राज्यपाल को
(c) राष्ट्रपति एवं राज्यपाल दोनों को
(d) सर्वोच्च न्यायालय के न्यायाधीश को

53. निम्नलिखित में से किस-किस ने भारत के उपराष्ट्रपति का पद सँभाला है?

1. मोहम्मद हिदायतुल्ला 2. फखरुद्दीन अली अहमद
3. नीलम संजीव रेड्डी 4. शंकर दयाल शर्मा

कूट

(a) 1, 2, 3 और 4 (b) 1 और 4
(c) 2 और 3 (d) 3 और 4

54. किसी व्यक्ति के राष्ट्रपति के रूप में चुनाव को अवैध घोषित किए जाने की स्थिति में उसके द्वारा अपना चुनाव अवैध घोषित किए जाने के पूर्व के कृत्यों की क्या संवैधानिकता होगी?

(a) ये कृत्य अविधिमान्य होंगे
(b) ये कृत्य विधिमान्य होंगे
(c) उन कृत्यों की पुष्टि उसके उत्तराधिकारी द्वारा की जानी आवश्यक है
(d) उपरोक्त में से कोई नहीं

55. निम्नलिखित कथनों पर विचार कीजिए

1. राष्ट्रपति, भारत सरकार का कार्य अधिक सुविधापूर्वक किए जाने के लिए और मन्त्रियों में उक्त कार्य के आवण्टन के लिए नियम बनाएगा।
2. भारत सरकार की समस्त कार्यपालिक कार्यवाहियाँ प्रधानमन्त्री के नाम से की हुई कही जाएँगी।

उपरोक्त कथनों में से कौन-सा/से कथन सही है/हैं?

(a) केवल 1
(b) केवल 2
(c) 1 और 2
(d) न तो 1 और न ही 2

56. किन-किन परिस्थितियों में राष्ट्रपति संसद का संयुक्त अधिवेशन आहूत कर सकता है?

(a) एक सदन द्वारा पारित विधेयक को दूसरे सदन द्वारा रद्द कर देना
(b) एक सदन द्वारा विधेयक में पारित संशोधन दूसरे सदन द्वारा स्वीकार न किया जाना
(c) एक सदन द्वारा विधेयक की प्राप्ति के 6 माह तक कोई कार्यवाही न करना
(d) उपरोक्त सभी

57. निम्नलिखित कथनों में से कौन-सा सही नहीं है?

(a) भारत का उपराष्ट्रपति, पाँच वर्ष की अवधि तक पद धारण करता है
(b) भारत का उपराष्ट्रपति, केवल राज्यसभा में ही साधारण बहुमत के द्वारा अपने पद से हटाया जा सकता है
(c) भारत का उपराष्ट्रपति अपने पद की अवधि समाप्त हो जाने पर तब तक पद धारण करता रहता है, जब तक उसका उत्तराधिकारी अपना पद ग्रहण नहीं कर लेता है
(d) भारत के उपराष्ट्रपति के निर्वाचन से सम्बन्धित सभी विवाद भारत के उच्चतम न्यायालय द्वारा निपटाए जाते हैं

58. विधायन की किन सूचियों पर राष्ट्रपति अध्यादेश जारी कर सकता है?

(a) संघ सूची
(b) राज्य सूची
(c) संघ सूची और समवर्ती सूची
(d) राज्य सूची और समवर्ती सूची

59. अस्थायी अध्यक्ष का क्या कार्य है?

(a) अध्यक्ष की अनुपस्थिति में सदन की कार्यवाही संचालित करना
(b) जब अध्यक्ष का निर्वाचन होना असम्भावित हो, अध्यक्ष के रूप में स्थानापन्न होना
(c) नियमित अध्यक्ष के निर्वाचित होने तक कार्यभार ग्रहण किए रहना एवं सदस्यों को शपथ दिलाना
(d) सदस्यों के निर्वाचन प्रमाण-पत्रों की प्रमाणिकता की संवीक्षा करना

60. विधानसभा के निर्वाचन क्षेत्रों में अनुसूचित जाति और जनजातियों के प्रतिनिधियों के लिए निर्वाचन क्षेत्रों की व्यवस्था है। ऐसे निर्वाचन क्षेत्रों की कुल संख्या कितनी है?

(a) 790 (b) 881 (c) 1080 (d) 1565

61. विधानपरिषद् के बने रहने के कारण हैं

1. विधानपरिषद् विधानसभा द्वारा जल्दबाजी में पारित विधेयकों की जाँच करती है तथा उनकी गलतियों को प्रकाश में लाती है।
2. विधानपरिषद् द्वारा किसी साधारण विधेयक को चार माह तक रोकने से राज्य में एक स्वस्थ जनमत तैयार हो जाता है, जिससे जरूरत पड़ने पर उस विधेयक में आवश्यक संशोधन कर दिया जाता है।
3. विधानपरिषद् के बने रहने से विधानसभा पूर्ण रूप से अधिनायक नहीं बन सकती, क्योंकि विधानपरिषद् में विभिन्न समुदायों के लोग रहते हैं।

उपरोक्त कथनों में से कौन-से सही हैं?

(a) 1 और 2 (b) 2 और 3
(c) 1, 2 और 3 (d) इनमें से कोई नहीं

62. विधानसभा के सदस्य किस प्रकार मन्त्रिपरिषद् के सदस्यों पर नियन्त्रण रखते हैं?

1. सदन में प्रश्न तथा पूरक प्रश्न पूछकर
2. सदन में स्थगन प्रस्ताव लाकर
3. निन्दा प्रस्ताव तथा सार्वजनिक विषयों से सम्बद्ध प्रस्ताव लाकर मन्त्रिपरिषद् को नियन्त्रित करते हैं।

उपरोक्त कथनों में से कौन-सा/से सत्य है/हैं?

(a) केवल 1 (b) 2 और 3
(c) 1, 2 और 3 (d) इनमें से कोई नहीं

63. राज्य का मुख्यमन्त्री

1. राज्य विधानसभा द्वारा चुना जाता है।
2. मन्त्रिपरिषद् के सदस्यों द्वारा नियुक्त किया जाता है।
3. मन्त्रिपरिषद् की शक्ति को निर्धारित करता है।
4. मन्त्रिपरिषद् का वेतन निर्धारित करता है।

कूट

(a) 2, 3 और 4 (b) 1, 3 और 4
(c) 1 और 2 (d) इनमें से कोई नहीं

64. भारत के किस राज्य में सर्वप्रथम कोई महिला मुख्यमन्त्री बनी?

(a) बिहार (b) राजस्थान
(c) उत्तर प्रदेश (d) तमिलनाडु

65. भारत के किसी राज्य में मुख्यमन्त्री पद पर नियुक्त होने वाली प्रथम दलित महिला है

(a) सुश्री जयललिता (b) सुश्री मायावती
(c) नन्दिनी सत्पथी (d) उमा भारती

66. निम्नलिखित में कौन-सा चुनाव समिति छात्रसंघ चुनाव सम्बन्धी परामर्श देने के लिए गठित किया था?

(a) इन्द्रजीत गुप्ता समिति
(b) लिंगदोह समिति
(c) दिनेश गोस्वामी समिति
(d) टी एन शेषन समिति

67. निम्नलिखित में से किसे 'चतुर्थ स्तम्भ (फोर्थ एस्टेट)' कहा जाता है?

(a) नौकरशाही (b) न्यायपालिका
(c) प्रेस (d) राजनीतिक दल

68. किसने कहा है कि "दबाव गुटों ने तृतीय सदन का नाम प्राप्त कर लिया है?"

(a) फाइनर (b) लॉर्ड ब्राइस
(c) डायसी (d) ब्लण्टशली

69. कथन (A) हित समूह आधुनिक बहुलवादी समाज को प्रतिबिम्बित करते हैं।
कारण (R) उनकी गतिविधियाँ आवश्यक रूप से प्रतियोगी हैं।
कूट
(a) A और R दोनों सही हैं तथा R, A की सही व्याख्या है
(b) A और R दोनों सही हैं, परन्तु R, A की सही व्याख्या नहीं है
(c) A सही है, किन्तु R गलत है
(d) A गलत है, किन्तु R सही है

70. एकदलीय प्रणाली निम्न में से किसका लक्षण है?
(a) सर्वाधिकारवादी राज्य (b) प्रजातान्त्रिक राज्य
(c) एकात्मक राज्य (d) संघात्मक राज्य

71. भारत में एक राजनीतिक दल को क्षेत्रीय दल के रूप में अच्छी मान्यता मिल सकती है यदि यह विश्वस्त करता है
(a) एक प्रान्त में 10% वैध मत
(b) एक प्रान्त में 15% वैध मत
(c) एक प्रान्त में 8% वैध मत
(d) एक प्रान्त में 4% वैध मत

72. कौटिल्य अपने मण्डल सिद्धान्त में बारह राज्यों की चर्चा करता है, जो है
(a) काल्पनिक (b) वास्तविक
(c) काल्पनिक एवं वास्तविक (d) इनमें से कोई नहीं

73. कौटिल्य ने कानून के श्रोत पर विचार दिया है। उसके अनुसार कानून के मख्य चार स्रोत हैं। निम्नलिखित में कौन-सा स्रोत सही नहीं है?
(a) धर्म (b) व्यवहार
(c) राजा की आज्ञा (d) इनमें से कोई नहीं

74. कौटिल्य ने राज्य का छठा अंग बताया है
(a) सेना का दण्ड (b) दुर्ग
(c) जनपद (d) कोष

75. कौटिल्य के अनुसार राज्य का सातवाँ अंग है
(a) मित्र (b) दुर्ग
(c) जनपद (d) कोष

76. पड़ोसी राज्यों को जीतकर अपने राज्य में मिलाने वाले राजा को कौटिल्य ने क्या कहा है?
(a) पार्ष्णिग्राह (b) आक्रान्दा
(c) आक्रान्दासार (d) विजिगीषु

77. कौटिल्य के अनुसार कितने राज्यों का समूह राज्यमण्डल कहलाता है?
(a) 8 राज्यों का समूह (b) 10 राज्यों का समूह
(c) 12 राज्यों का समूह (d) 14 राज्यों का समूह

78. कौटिल्य के अर्थशास्त्र में अधिकरणों की संख्या है
(a) 12 (b) 15
(c) 18 (d) 24

79. कौटिल्य ने षाड्गुण्य नीति के कितने लक्षण बतलाए हैं?
(a) चार लक्षण (b) छः लक्षण
(c) आठ लक्षण (d) नौ लक्षण

80. कथन (A) राज्य की उत्पत्ति के सम्बध में कौटिल्य ने सामाजिक समझौते का सिद्धान्त स्वीकार किया है।
कारण (R) कौटिल्य के अनुसार, राज्य का उद्देश्य व्यक्ति को उसके पूर्ण विकास में सहायता करना है।
कूट
(a) A और R दोनों सही हैं, तथा R, A की सही व्याख्या है
(b) A और R दोनों सही हैं, परन्तु R, A की सही व्याख्या नहीं है
(c) A सही है, किन्तु R गलत है
(d) A गलत है, किन्तु R सही है

81. कौटिल्य के अनुसार सन्धि के प्रकार हैं
1. हीन सन्धि 2. दण्डोत्पन्न सन्धि
3. भूमि सन्धि 4. कर्म सन्धि
कूट
(a) 1 और 2 (b) 2 और 3
(c) 3 और 4 (d) 1, 2, 3 और 4

82. अधिरचना का विचारक किसे कहते हैं?
(a) मार्क्स (b) लेनिन
(c) ग्राम्शी (d) माओ

83. मार्क्सवादी ऐतिहासिक भौतिकवाद का अर्थ है
(a) इतिहास केवल भौतिक जीवन से सम्बन्धित है
(b) इतिहास की आर्थिक व्याख्या
(c) इतिहास का सर्वोच्च लक्ष्य भौतिक प्रगति है
(d) इतिहास आर्थिक मानव की कहानी है

84. रॉबर्ट मिचेल ने निम्नलिखित में से किस एक दल का गहन अध्ययन कर अपने 'वर्गतन्त्र का लौह नियम' प्रस्तुत किया था?
(a) जर्मन लिबरल पार्टी
(b) कम्युनिस्ट पार्टी
(c) जर्मन कांग्रेस पार्टी
(d) जर्मन सोशल डेमोक्रेटिक पार्टी

85. निम्नलिखित में से कौन-से विचारक गिल्ड समाजवाद के प्रतिपादक थे?
1. रॉबर्ट ओवन 2. ग्राह्म वालास
3. बर्ट्रेण्ड रसेल 4. जी डी एच कोल
कूट
(a) 1 और 2 (b) 1 और 3
(c) 2 और 4 (d) 3 और 4

86. निम्न में से कौन एक 'प्रजातन्त्र' के अभिजन सिद्धान्त का प्रतिपादक नहीं है?
(a) मिचेल (b) पैरेटो
(c) मोस्का (d) सी मैक्फर्सन

87. सोशियलिज्म (समाजवाद) शब्द 'सोशियस' शब्द से निकला है जिसका अर्थ होता है
(a) साम्यवाद (b) राज्य
(c) समाज (d) स्वप्नलोकीय समाज

88. यू.एन.ओ. महासभा ने किस वर्ष 'शान्ति के लिए एकजुटता का प्रस्ताव' पारित किया?
(a) 1949 (b) 1950
(c) 1951 (d) 1952

89. महाशक्तियों द्वारा 'शान्ति के लिए एकता प्रस्ताव' प्रस्तुत किया गया
(a) 1950 के कोरिया युद्ध के समय
(b) स्वेज संकट 1956 के समय
(c) मंचूरिया काण्ड 1931 के समय
(d) खाड़ी संकट 1990 के समय

90. निम्नलिखित में से कौन-सा युग्म सुमेलित नहीं है?
(a) नाफ्टा – 1994
(b) यूरोपियन आर्थिक समुदाय – 1960
(c) एपेक – 1989
(d) आसियान – 1967

91. निर्गुट देशों का 15वाँ शिखर सम्मेलन कहाँ सम्पन्न हुआ?
(a) नई दिल्ली (b) जकार्ता
(c) शर्म अल शेख (d) कोलम्बो

92. "सोवियत संघ की गुटनिरपेक्ष आन्दोलन में स्वाभाविक मित्रता है।" यह विचार किसका है?
(a) जवाहरलाल नेहरू (b) फिदेल कास्त्रो
(c) मार्शल टीटो (d) रॉबर्ट मुगाबे

93. गुटनिरपेक्ष आन्दोलन को 'अन्तर्राष्ट्रीय श्रम का मजाकिया आन्दोलन' किसने कहा?
(a) राजीव गाँधी (b) नेल्सन मण्डेला
(c) फिदेल कास्त्रो (d) कर्नल गद्दाफी

94. 15वें गुटनिरपेक्ष शिखर सम्मेलन के दौरान अब आन्दोलन के कितने सदस्य राष्ट्र हैं?
(a) 118 (b) 115
(c) 114 (d) 113

95. 24-25 फरवरी, 2003 को कुआलालम्पुर में सम्पन्न 13वें गुटनिरपेक्ष शिखर सम्मेलन पर सर्वाधिक हावी कौन-सा मुद्दा था?
(a) निकारागुआ में अमेरिकी हस्तक्षेप
(b) इराक पर अमेरिकी हमले की सम्भावना
(c) बोस्निया हर्जेगोविना में नरसंहार
(d) पूर्वी तिमोर की स्वतन्त्रता का मसला

96. उस अवधारणा को पहचानिए जिसका सम्बन्ध रिग्स के साला प्रतिमान से नहीं है
(a) बाजार कैन्टीन (b) बहुल-आदर्शात्मक
(c) समुदाय विशेष (क्लेक्ट) (d) औद्योगिक (शिल्प) समाज

97. "हमारे सामने अब कई प्रशासनिक विज्ञान नहीं हैं; बल्कि एक ही है जो लोक और निजी दोनों ही मामलों पर समान रूप से लागू होता है।" यह कथन किसका है?
(a) लूथर गुलिक (b) हेनरी फेयोल
(c) एम पी फॉलेट (d) एल डी ह्वाइट

98. एल डी ह्वाइट की पुस्तक है
(a) इण्ट्रोडक्शन टू द स्टडी ऑफ पब्लिक एडमिनिस्ट्रेशन
(b) प्रिंसिपल ऑफ ऑर्गेनाइजेशन
(c) क्रिएटिव एक्सपीरियन्स
(d) उपरोक्त में से कोई नहीं

99. नीचे दिए विद्वानों में से कौन कहता है कि निजी प्रशासन लोक प्रशासन से अलग है?
(a) पाल एच एप्पलबी (b) हेनरी फेयोल
(c) एल उर्विक (d) मेरी पी फॉलेट

100. प्रशासन अब इतना विशाल क्षेत्र बन गया है कि प्रशासन दर्शन अब जीवन दर्शन के समीप आ गया है, यह किसने कहा है?
(a) मार्शल ई डिमॉक (b) पॉल एप्पलबी
(c) एल डी ह्वाइट (d) डब्ल्यू, एफ विलोबी

101. समाजवादी विचारक प्राकृतिक संसाधानों के राष्ट्रीयकरण का समर्थन करते हैं, ताकि
(a) उत्पादन के लागत मूल्य को कम किया जा सके
(b) उत्पादन बढ़ाया जा सके
(c) शोषण को रोका जा सके
(d) उनका (प्राकृतिक संसाधनों का) पूर्ण सदुपयोग सुनिश्चित किया जा सके

102. लोकतन्त्र में निर्वाचन प्रक्रिया के निम्न में से कौन-से वास्तविक कार्य हैं?
1. सरकार को लोक इच्छा के प्रति अनुक्रियाशील बनाए रखना।
2. सार्वजनिक निर्णय निर्माताओं के चयन के लिए नागरिकों को एकत्र करना।
3. यदि आवश्यक हो तो समय-समय पर सरकार परिवर्तित करना।
4. प्रतिस्पर्द्धात्मक दलील प्रणाली का पोषण करना।

कूट
(a) 1 और 2 (b) 1, 2 और 3
(c) 1, 3 और 4 (d) 2, 3 और 4

103. नव-उदारवाद मुख्यत: निम्नलिखित में से किस पर बल देता है?
(a) बाजार दक्षताओं को राजनीतिक स्वतन्त्रता के लिए नींव के रूप में स्थान देना और राज्य की सीमित भूमिका के लिए तर्क देना
(b) राज्य, समाज और व्यक्ति के लिए स्वायत्त अभिवृत्ति के प्रति वचनबद्धता
(c) बहुसंख्यक के संकल्प को अग्रता प्रदान करना
(d) राज्य की शक्ति को उसकी सीमाओं से परे विस्तार देना

104. न्याय की अवधारणा के सम्बन्ध में मार्क्सवादी विचारकों की क्या राय थी?
(a) पूँजीवादी प्रणाली में न्याय की सम्भावना हो ही नहीं सकती
(b) पूँजीवादी प्रणाली में न्याय तभी सम्भव है, जबकि सभी उद्योगों का राष्ट्रीयकरण हो जाए
(c) न्याय का उत्पादन प्रणाली के साथ कोई सम्बन्ध नहीं है
(d) यदि मजदूरों को उद्योगों की प्रबन्ध व्यवस्था में उचित भागीदारी दी जाए तो पूँजीवादी व्यवस्था में न्याय सम्भव हो पाएगा

105. निम्नलिखित में से कौन-सा/से राज्य के नीति-निदेशक तत्त्वों में शामिल है/हैं?
1. मानव के दुर्व्यापार और बलात् श्रम का प्रतिषेध
2. मादक पेयों और स्वास्थय के लिए हानिकारक औषधियों के औषधीय प्रयोजनों से भिन्न, उपभोग का प्रतिषेध।

कूट
(a) केवल 1
(b) केवल 2
(c) 1 और 2
(d) न तो 1 और न ही 2

106. निम्नलिखित में से कौन-सा नेहरू के अनुसार लोकतन्त्र का आवश्यक लक्षण नहीं है?
(a) व्यक्तिगत स्वतन्त्रता
(b) समता
(c) आर्थिक न्याय
(d) सम्पत्ति और साधनों पर राज्य के माध्यम से समुदाय का पूर्ण नियन्त्रण

107. निम्नलिखित में से कौन-सा एक द्वि-दलीय व्यवस्था का सबसे महत्त्वपूर्ण लाभ है?
(a) प्रत्येक दल द्वारा किया जाने वाला चुनाव खर्च घट जाता है
(b) इस व्यवस्था में सरकारें अधिक स्थिर रहती हैं
(c) दलीय अनुशासनहीनता घटकर न्यूनतम रह जाती है
(d) प्रेस दलीय गतिविधियों को पूरी तरह रिपोर्ट कर सकता है

108. अखिल भारतीय मजदूर किसान पार्टी की स्थापना के कार्यक्रम के सन्दर्भ में निम्नलिखित कथनों में से क्या सत्य है?
1. अखिल भारतीय मजदूर किसान पार्टी की स्थापना के उद्देश्य की पूर्ति के लिए कम्युनिस्टों ने 21 दिसम्बर, 1928 को कलकत्ता में एक कॉन्फ्रेंस बुलाई।
2. कलकत्ता कॉन्फ्रेंस में ही अखिल भारतीय मजदूर किसान पार्टी की स्थापना की गई।
3. अखिल भारतीय मजदूर किसान पार्टी ने कांग्रेस का पूर्ण रूप से बहिष्कार किया।
4. अखिल भारतीय मजदूर किसान पार्टी के प्रथम अधिवेशन की अध्यक्षता हसरत मोहानी ने की।

कूट
(a) 1 और 2 (b) 2 और 3 (c) 1 और 4 (d) 1 और 3

109. भारत में निर्वाचन प्रणाली से सम्बन्धित निम्नलिखित कथनों पर विचार कीजिए
1. संविधान में निर्वाचन से सम्बन्धित सभी विषयों पर कानून बनाने की शक्ति संसद को प्रदान की गई है।
2. भारतीय संविधान निर्माताओं ने निर्वाचन हेतु संयुक्त राज्य अमेरिका में प्रचलित प्रणाली का अनुसरण किया है।
3. लोकसभा व राज्य विधानसभा चुनाव हेतु 'बहुलवादी व्यवस्था' की प्रणाली अपनाई गई है।

उपरोक्त कथनों में से कौन-सा/से कथन सही है/हैं?
(a) केवल 1 (b) 1 और 2 (c) 1 और 3 (d) ये सभी

110. किसी भी राजनीतिक दल को क्षेत्रीय दल के रूप में मान्यता प्राप्त करने के लिए
(a) किसी एक राज्य में 6% वैध मत करने चाहिए
(b) किसी एक राज्य में 10% वैध मत प्राप्त करने चाहिए
(c) किसी एक राज्य में 15% वैध मत प्राप्त करने चाहिए
(d) किसी एक राज्य में 25% वैध मत प्राप्त करने चाहिए

111. केन्द्रीय सरकार के सन्दर्भ में निम्नलिखित कथनों पर विचार कीजिए
1. भारत के संविधान में उपबन्ध है कि समस्त कैबिनेट मन्त्री अनिवार्य रूप से केवल लोकसभा के ही आसीन सदस्य होंगे।
2. केन्द्रीय कैबिनेट सचिवालय संसदीय कार्य मन्त्रालय के निदेशाधीन कार्य करता है।

कूट
(a) केवल 1 (b) केवल 2
(c) 1 और 2 (d) न तो 1 और न ही 2

112. किसी भारतीय राज्य के राज्यपाल से सम्बन्धित निम्नलिखित कथनों में कौन-सा सत्य नहीं है?
(a) वह भारत के राष्ट्रपति द्वारा नियुक्त हो सकता है
(b) वह एक से अधिक राज्यों का राज्यपाल हो सकता है
(c) वह पाँच वर्षों तक पद पर रहता है
(d) यदि सम्बन्धित राज्य की व्यवस्थापिका उसे पद से हटाए जाने का प्रस्ताव स्वीकार करती है, तो वह पदावधि के पूर्व भी पदमुक्त किया जा सकता है

113. निम्न कथनों पर विचार कीजिए
1. मैकियावेली के अनुसार किसी देश के लिए उपयुक्त शासन-प्रणाली का निर्णय करते समय वहाँ के लोगों के चरित्र को ध्यान में रखना चाहिए।
2. रूसो को 'पुनर्जागरण की सन्तान' कहा जाता है।

उपरोक्त कथनों में कौन-सा/से सही है/हैं?
(a) केवल 1 (b) केवल 2
(c) 1 और 2 (d) न तो 1 और न ही 2

114. लोकतन्त्र को सुदृढ़ करने के सन्दर्भ में निम्नलिखित पर विचार कीजिए
1. एक प्रतिनिधित्व प्रणाली जिसमें राजनीतिक दल एवं हित संघ सुचारु ढंग से काम करते हों।
2. एक निर्वाचन प्रणाली जो स्वतन्त्र एवं निष्पक्ष निर्वाचन एवं सर्वजनीन मताधिकार को प्रत्याभूत करती है।
3. शक्तियों के पृथक्करण पर आधारित नियन्त्रण एवं सन्तुलन प्रणाली जिसमें स्वतन्त्र न्यायिक और विधायी शाखाएँ हैं।
4. एक स्पंदनशील नागरिक समाज और साथ ही साथ एक स्वतन्त्र और आत्मनिर्भर संचार माध्यम।

उपरोक्त में से कौन-से कथन सही हैं?
(a) 1 और 2 (b) 2 और 4 (c) 1 और 3 (d) ये सभी

115. सार्क के प्रारम्भिक उद्देश्य निम्नलिखित में से कौन-से थे?
1. आर्थिक विकास, सामाजिक प्रगति तथा सांस्कृतिक परिवर्द्धन का गतिवर्द्धन तथा दक्षिणी एशिया के लोगों के कल्याण की अभिवृद्धि।
2. अन्य विकासशील देशों में सहयोग सुदृढ़ करना।
3. अन्य क्षेत्रीय संगठनों से सहयोग सुदृढ़ करना।
4. क्षेत्रीय शान्ति तथा सुरक्षा की अभिवृद्धि।

कूट
(a) 1, 2 और 3 (b) केवल 4 (c) 1 और 4 (d) ये सभी

116. एक अनुशासन के रूप में लोक प्रशासन के निम्न चरणों को कालानुक्रम में व्यवस्थित करें
1. सिद्धान्त दृष्टिकोण 2. लोक नीति दृष्टिकोण
3. प्रशासनिक व्यवहार 4. राजनीति-प्रशासन द्विभाजन
5. परिवेशीय दृष्टिकोण

कूट
(a) 4, 1, 5, 3, 2 (b) 4, 1, 3, 2, 5
(c) 4, 1, 3, 5, 4 (d) 4, 1, 2, 3, 5

117. लोक प्रशासन के एक विषय के रूप में विकास के प्रथम चरण में निम्न में से कौन-से प्रभावी विषय रहे?
1. राजनीति तथा प्रशासन का पृथक्करण
2. प्रशासन के सिद्धान्त
3. लोक प्रशासन का मूल्य निरपेक्ष विज्ञान बनना
4. लोकनीति निर्माण का अध्ययन
5. कार्यकुशलता तथा मितव्ययिता का लोक प्रशासन के मूल मन्त्र बनना

कूट
(a) 1 और 3 (b) 1, 2 और 3
(c) 1, 3 और 5 (d) 1, 3, 4 और 5

118. गाँधीवाद का एक महत्त्वपूर्ण आर्थिक सिद्धान्त था

(a) श्रम की गरिमा का सिद्धान्त

(b) न्यास का सिद्धान्त

(c) सत्य और अहिंसा का सिद्धान्त

(d) रचनात्मक कार्यक्रम का सिद्धान्त

119. लोक प्रशासन की विशिष्टता से सम्बन्धित निम्न कथनों मे से कौन-से सही हैं?

1. लोक प्रशासन मनुष्य के कल्याण के रूप में एक आदर्श के साथ, एक बड़ा सृजनात्मक बल है।
2. कोई भी सरकार प्रशासन के बिना अस्तित्व में नहीं कर सकती।
3. प्रशासन के मुख्य कार्यों में एक है सामाजिक परिवर्तन को सुसाध्य बनाना।
4. प्रशासन के लाभार्थी लगभग नगण्य हैं।

कूट

(a) 1 और 3 (b) 2 और 3

(c) 1, 2 और 3 (d) ये सभी

120. "प्रशासन का क्षेत्र अब इतना विस्तृत है कि प्रशासन का दर्शनशास्त्र जीवन दर्शनशास्त्र के समान प्रतीत होता है।" यह कथन किसने कहा?

(a) सी मेरियम (b) एम ई डिमॉक

(c) ड्वाइट वाल्डो (d) एच फाइनर

उत्तरमाला

1.	(c)	2.	(c)	3.	(b)	4.	(c)	5.	(c)	6.	(c)	7.	(d)	8.	(c)	9.	(c)	10.	(b)
11.	(a)	12.	(d)	13.	(d)	14.	(c)	15.	(c)	16.	(d)	17.	(d)	18.	(c)	19.	(d)	20.	(c)
21.	(c)	22.	(d)	23.	(c)	24.	(c)	25.	(a)	26.	(c)	27.	(b)	28.	(c)	29.	(c)	30.	(a)
31.	(d)	32.	(b)	33.	(d)	34.	(d)	35.	(c)	36.	(d)	37.	(c)	38.	(b)	39.	(d)	40.	(d)
41.	(a)	42.	(a)	43.	(a)	44.	(a)	45.	(a)	46.	(a)	47.	(a)	48.	(c)	49.	(a)	50.	(a)
51.	(b)	52.	(a)	53.	(b)	54.	(b)	55.	(c)	56.	(d)	57.	(b)	58.	(c)	59.	(c)	60.	(c)
61.	(c)	62.	(c)	63.	(d)	64.	(c)	65.	(b)	66.	(b)	67.	(c)	68.	(a)	69.	(a)	70.	(a)
71.	(d)	72.	(a)	73.	(d)	74.	(a)	75.	(a)	76.	(d)	77.	(c)	78.	(b)	79.	(b)	80.	(b)
81.	(d)	82.	(c)	83.	(b)	84.	(d)	85.	(d)	86.	(d)	87.	(c)	88.	(b)	89.	(a)	90.	(b)
91.	(c)	92.	(b)	93.	(d)	94.	(a)	95.	(b)	96.	(b)	97.	(b)	98.	(a)	99.	(a)	100.	(d)
101.	(d)	102.	(c)	103.	(a)	104.	(a)	105.	(b)	106.	(b)	107.	(b)	108.	(a)	109.	(c)	110.	(a)
111.	(d)	112.	(d)	113.	(a)	114.	(d)	115.	(a)	116.	(c)	117.	(c)	118.	(b)	119.	(c)	120.	(b)

मध्य प्रदेश उच्च माध्यमिक शिक्षक पात्रता परीक्षा

राजनीति विज्ञान 'भाग ब'

प्रैक्टिस सेट 2

निर्देश

1. सभी प्रश्नों के उत्तर दीजिए।
2. सभी प्रश्नों के अंक समान हैं।
3. प्रत्येक प्रश्न का केवल एक ही उत्तर दीजिए।
4. प्रत्येक प्रश्न के चार वैकल्पिक उत्तर दिए गए हैं। अभ्यर्थी सही उत्तर का चुनाव करें।

1. आधुनिक राजनीति विज्ञान के अनुसार राजनीतिशास्त्र किसका अध्ययन करता है?

(a) राज्य (b) शक्ति
(c) सरकार (d) कार्यपालिका

2. निम्नलिखित में से किस कृति में यह अंकित है—"सबसे अधिक आवश्यक है तथ्य-तथ्य, तथ्य, तथ्य?"

(a) ह्यूमन नेचर इन पॉलिटिक्स (b) अमेरिकन कॉमनवेल्थ
(c) प्राइमरी इलेक्शन्स (d) मॉडर्न डेमोक्रेसी

3. आधुनिक राजनीति विज्ञान का लक्षण है

(a) मूल्यों पर अधिक बल (b) दार्शनिक अध्ययन पद्धति
(c) अध्ययन मुक्तता (d) संस्थागत अध्ययन

4. राजनीति विज्ञान है

(a) भौतिक विज्ञान (b) प्राकृतिक विज्ञान
(c) सामाजिक विज्ञान (d) जीव विज्ञान

5. निम्न में से कौन आधुनिक राजनीति वैज्ञानिक हैं?

(a) हेरॉल्ड लासवैल (b) टी. एच. ग्रीन
(c) प्लेटो (d) हीगल

6. व्यवहारवादी राजनीति विज्ञान की नींव डालने वाले अग्रणी विद्वान् हैं

(a) आर्थर बैण्टले और चार्ल्स मैरियम
(b) हेरॉल्ड लास्की तथा हेरॉल्ड लॉसवैल
(c) बेन्थम तथा जे. एस. मिल
(d) लियो स्ट्रॉस तथा माइकेल ओकशॉट

7. आधुनिक राजनीति विज्ञान का लक्षण नहीं है

(a) मूल्यविहीन
(b) आदर्शवादी अध्ययनों पर बल
(c) अनुभवात्मक
(d) अन्तःअनुशासनात्मक दृष्टिकोण

8. सुमेलित कीजिए

सूची I	सूची II
A. जॉर्ज एच. सेबाइन	1. राजनीति विज्ञान की विचित्रता
B. जॉर्ज ई. कैटलिन	2. ऐतिहासिक दृष्टिकोण
C. लियो स्ट्रॉस	3. समाजशास्त्रीय दृष्टिकोण
D. नार्मन जैकबसन	4. दार्शनिक दृष्टिकोण

कूट

	A	B	C	D
(a)	3	4	1	2
(b)	4	3	2	1
(c)	1	2	3	4
(d)	2	3	4	1

9. सुमेलित कीजिए

सूची I	सूची II
A. दार्शनिक उपागम	1. ऑस्टिन
B. कानूनी उपागम	2. लियो स्ट्रॉस
C. ऐतिहासिक उपागम	3. बेजहॉट
D. सांस्थानिक उपागम	4. सेबाइन

कूट

	A	B	C	D
(a)	2	1	4	3
(b)	1	2	3	4
(c)	3	4	1	2
(d)	4	3	2	1

10. दार्शनिक उपागम की विशेषताएँ हैं

1. कल्पनात्मक
2. नैतिक मान्यताओं पर बल
3. राज्य के गठन और उसकी गतिविधियों का वर्णन उनके कानूनी एवं न्यायिक स्वरूप के अनुसार करना
4. राजनीति के अध्ययन को अमूर्तता के उच्च स्तर तक ले जाना

नीचे दिए गए कूटों से सही उत्तर चुनिए

(a) 1, 2 और 3 (b) 1, 2 और 4
(c) 2, 3 और 4 (d) 1, 3 और 4

11. सुमेलित कीजिए

सूची I (राज्य के कार्यों का सिद्धान्त)	सूची II (विचारक)
A. मार्क्सवादी विचार	1. हर्बर्ट स्पेन्सर
B. उदारवादी विचार	2. रोजा लक्जमबर्ग
C. फासीवादी विचार	3. जी वी शॉ
D. फेबियन विचार	4. जियोवानी जेन्टिल

कूट

	A	B	C	D		A	B	C	D
(a)	1	2	4	3	(b)	2	1	3	4
(c)	1	2	3	4	(d)	2	1	4	3

12. निम्नलिखित में से कौन-सी स्थितियाँ स्वतन्त्रता की रक्षक हैं?

1. एक लिखित संविधान
2. निर्वाचन क्षेत्र
3. मौलिक अधिकार-पत्र
4. न्यायपालिका की स्वतन्त्रता

कूट

(a) 1, 2 और 3 (b) 1, 3 और 4
(c) 1, 3 और 4 (d) 1, 2 और 4

13. सीले, ऑस्टिन, लिंकन एवं डायसी के अनुसार प्रजातन्त्र का विचार है

(a) एक आधुनिक विचार
(b) राज्य का एक स्वरूप
(c) सरकार का एक स्वरूप
(d) समाज की एक व्यवस्था

14. मार्क्सवाद को 'युग का भ्रम' किसने कहा है?

(a) लास्की ने (b) कार्ल पॉपर ने
(c) ऐरन ने (d) एक्टन ने

15. स्वतन्त्रता के तीन प्रकारों के बीच बार्कर ने विभेद किया है, वे हैं

(a) सामाजिक, राजनीतिक एवं आर्थिक
(b) आर्थिक, नागरिक एवं राजनीतिक
(c) नागरिक, राजनीतिक एवं आर्थिक
(d) सामाजिक, नागरिक एवं राजनीतिक

16. निम्नलिखित में से किस ने लोकतन्त्र को "राजनीतिक निर्णय लेने वाली उस संस्थागत व्यवस्था के रूप में जिसमें व्यक्ति लोगों में मतों के लिए प्रतियोगी संघर्ष के साधन द्वारा निर्णय लेने की शक्ति प्राप्त करते हैं" परिभाषित किया है?

(a) रॉबर्ट डहल (b) पीटर बैकरक
(c) सी राइट मिल्स (d) जोसेफ शुम्पीटर

17. सकारात्मक उदारवाद में बताया गया है

(a) व्यक्ति की अपेक्षा समाज अधिक महत्त्वपूर्ण है
(b) समाज की अपेक्षा व्यक्ति अधिक महत्त्वपूर्ण है
(c) व्यक्ति तथा समाज दोनों समान रूप से महत्त्वपूर्ण हैं
(d) कभी व्यक्ति तथा कभी किसी अन्य समय समाज अधिक महत्त्वपूर्ण होते हैं

18. अधिरचना का विचारक किसे कहते हैं?

(a) मार्क्स (b) लेनिन
(c) ग्राम्शी (d) माओ

19. मार्क्सवादी ऐतिहासिक भौतिकवाद का अर्थ है

(a) इतिहास केवल भौतिक जीवन से सम्बन्धित है
(b) इतिहास की आर्थिक व्याख्या
(c) इतिहास का सर्वोच्च लक्ष्य भौतिक प्रगति है
(d) इतिहास आर्थिक मानव की कहानी है

20. रॉबर्ट मिचेल ने निम्नलिखित में से किस एक दल का गहन अध्ययन कर अपने 'वर्गतन्त्र का लौह नियम' प्रस्तुत किया था?

(a) जर्मन लिबरल पार्टी (b) कम्युनिस्ट पार्टी
(c) जर्मन कांग्रेस पार्टी (d) जर्मन सोशल डेमोक्रेटिक पार्टी

21. निम्न में कौन उदारवाद से सम्बन्धित है?

(a) उपनिवेशवाद (b) राष्ट्रीय स्वतन्त्रता
(c) पूँजीवाद (d) साम्यवाद

22. राज्य के कार्य-क्षेत्र के सम्बन्ध में कौन-सी विचारधारा राज्य को साध्य मानती है?

(a) व्यक्तिवादी विचारधारा (b) बहुलवादी विचारधारा
(c) आदर्शवादी विचारधारा (d) समाजवादी विचारधारा

23. मार्क्सवादियों के अनुसार, राज्य सेना पुलिस और न्यायालय जैसी संरचनाओं का किस उद्देश्य से प्रयोग करता है?

(a) सामान्य इच्छाओं की उन्नति के लिए
(b) पूँजीपतियों की उन्नति के लिए
(c) मजदूरों की उन्नति के लिए
(d) उपरोक्त में से कोई नहीं

24. निम्नलिखित कथनों में से कौन-सा कथन सही है?

(a) समानता का अर्थ व्यवहार तथा पारितोषिक की पहचान है
(b) समानता का अर्थ आय की समानता है
(c) समानता का अर्थ है कि प्रकृति ने सबको समान बनाया है
(d) समानता का अर्थ है कि सभी लोगों को विकास के लिए समान अवसर प्रदान किए जाएँ

25. सभी अधिकारों को निम्नलिखित में से किसके अनुरूप होना चाहिए?

(a) धर्म के अनुरूप
(b) रीतियों के अनुरूप
(c) सामान्य भलाई के अनुरूप
(d) संस्कृति के अनुरूप

26. अधिकारों की विशेषताओं में से किसे गलत ढंग से अंकित किया गया है?

(a) अधिकार राज्य द्वारा निर्मित किए जाते हैं
(b) अधिकार नैतिक कर्त्तव्य हैं
(c) अधिकार प्राकृतिक हैं
(d) अधिकार नैसर्गिक हैं

27. ब्रिटिश शासन काल में राष्ट्रवाद के विकास के लिए निम्न में से कौन उत्तरदायी थे?

1. भारत का आर्थिक शोषण
2. पाश्चात्य शिक्षा का प्रभाव
3. प्रेस की भूमिका

कूट

(a) 1, 2 और 3
(b) 1 और 2
(c) 2 और 3
(d) 1 और 3

28. सीपीआई के 'भारत छोड़ो आन्दोलन' का समर्थन करने से कांग्रेसी नेता बहुत नाराज थे और दूसरे महायुद्ध की समाप्ति तक कम्युनिस्टों और कांग्रेसियों के सम्बन्ध बहुत बिगड़ गए थे। कांग्रेस की कार्यकारिणी समिति ने एक उपसमिति की नियुक्ति की जिसने कांग्रेस के उन समस्त पदों पर से कम्युनिस्टों को हटाने की सिफारिश की जो चुनाव के द्वारा सम्बद्ध पदों पर निर्वाचित हुए थे। कांग्रेस कार्यकारिणी द्वारा नियुक्त इस समिति के सदस्य निम्नलिखित में से कौन-कौन थे?

1. जवाहरलाल नेहरू
2. गोविन्द बल्लभ पन्त
3. सरदार पटेल
4. मदन मोहन मालवीय

कूट

(a) 1, 3 और 4 (b) 1, 2 और 3
(c) 2, 3 और 4 (d) 1, 2, 3 और 4

29. भारत का प्रशासन ईस्ट इण्डिया कम्पनी से क्राउन के हाथों में कब हस्तान्तरित हुआ?

(a) 1773 ई. (b) 1858 ई.
(c) 1861 ई. (d) 1877 ई.

30. "भारत के लिए एकमात्र आशा जनसामान्य से है, उच्च वर्ग भौतिक और नैतिक दृष्टि से मृत है।" यह किसने कहा?

(a) स्वामी विवेकानन्द (b) महात्मा गाँधी
(c) सुभाषचन्द्र बोस (d) बाल गंगाधर तिलक

31. बीसवीं शताब्दी के प्रारम्भिक काल में भारतीय राष्ट्रीय कांग्रेस प्रभावित हुआ था

(a) बोअर युद्ध, वर्ष 1899 से
(b) रूसी क्रान्ति, वर्ष 1917 से
(c) रूसी-जापान युद्ध, वर्ष 1904-1905 से
(d) प्रथम विश्वयुद्ध, वर्ष 1914 के प्रारम्भ होने से

32. लॉर्ड लिटन के काल में जो देशी भाषी प्रेस अधिनियम पारित किया गया था, उसका उद्देश्य था

(a) देशी भाषी प्रेस पर अंकुश लगाना
(b) देशी भाषी प्रेस को पूरी स्वतन्त्रता प्रदान करना
(c) देशी भाषी प्रेस को अंग्रेजी प्रेस से समानता प्रदान कराना
(d) देशी भाषी प्रेस को पक्षपातपूर्ण व्यवहार प्रदान करने के लिए

33. निम्नलिखित युग्मों में से कौन एक सुमेलित नहीं है?

(a) इण्डियन एसोसिएशन – 1876 ई.
(b) बम्बई प्रेसीडेन्सी – 1885 ई.
(c) मद्रास महाजन सभा – 1884 ई.
(d) ब्रिटिश-इण्डियन एसोसिएशन – 1890 ई.

34. राममोहन राय के सन्दर्भ में निम्नलिखित कथनों में से क्या सही है?

1. इन्होंने 1774 ई. में राधानगर में एक बंगाली ब्राह्मण कुल में जन्म लिया।
2. राममोहन राय के पिता, उनके दादा और 'राय रायान' की उपाधि के प्रथम धारक उनके पितामह सब के सब बंगाल के नवाबों के अधीन सेवा कर चुके थे।
3. 1803 ई. में अपने पिता की मृत्यु के समय राममोहन राय कम्पनी की सेवा में प्रविष्ट हुए और दो वर्ष बाद वह डिगबी के दीवान हो गए, जिसके साथ वह 1814 ई. तक रहे।
4. 1814 ई. में राममोहन राय कलकत्ता में बस गए और लोक सेवा और सुधार के एक गौरवमय जीवन का आरम्भ किया।

कूट

(a) 1, 2 और 3 (b) 2, 3 और 4
(c) 1, 2 और 4 (d) 1, 2, 3 और 4

35. किसी दल को राज्यस्तरीय दल के रूप में स्वीकृति तब मिलती है, जब उसने

1. राज्य की विधानसभा के कुल स्थानों का 3% या 3 सीटें जो भी ज्यादा हों, प्राप्त की हों।
2. राज्य की लोकसभा के लिए हुए आम चुनाव में उस राज्य के कुल वैध मतों का 6% तथा सम्बन्धित राज्य से कम-से-कम 1 लोकसभा सीट प्राप्त की हो।
3. उस राज्य से हुए कुल वैध मतों का 6% तथा उस राज्य में 2 विधानसभा सीटें प्राप्त की हों।

कूट

(a) केवल 1 (b) 1 और 2
(c) 1 और 3 (d) ये सभी

36. भारत के राजनीतिक दलों के सम्बन्ध में निम्नलिखित कथनों पर विचार कीजिए

1. जन-निधित्व अधिनियम, 1951 राजनीतिक दलों के पंजीकरण का प्रावधान करता है।
2. वर्तमान में 51 मान्यता प्राप्त क्षेत्रीय दल हैं तथा 1415 पंजीकृत गैर मान्यता प्राप्त दल हैं।
3. राजनीतिक दलों के झगड़ों का निपटारा निर्वाचन आयोग करता है।

उपरोक्त कथनों में से कौन-सा/से कथन सही है/हैं?

(a) केवल 1 (b) 1 और 2
(c) 1, 2 और 3 (d) इनमें से कोई नहीं

37. भारतीय राष्ट्रीय कांग्रेस में राष्ट्रीय शब्द प्रभावित था

(a) अमेरिका के स्वतन्त्रता संग्राम से
(b) ब्रिटिश शासन के विरुद्ध प्रतिक्रिया से
(c) प्राचीन भारतीय पूर्वोदाहरण से
(d) भारतीय स्वतन्त्रता संग्राम से

38. किस प्रसिद्ध राजनीतिक विश्लेषक ने भारत में एकदलीय व्यवस्था को एक दलीय शासन व्यवस्था अथवा कांग्रेस व्यवस्था कहा है?

(a) प्रो. रजनी कोठारी (b) डॉ. महेश रंगराजन
(c) प्रो. योगेन्द्र यादव (d) समीर जाफरी

39. निम्नलिखित कथनों पर विचार कीजिए

1. भारत के लोकसभा और राज्यों की विधानसभाओं के निर्वाचन में सदस्यों का बहुमत पाने वाले राजनैतिक दल ही सरकार बनाते रहे हैं न कि मतों का बहुमत पाने वाले।
2. बहुमत प्रणाली पर आधारित निर्वाचनों में प्राप्त मतों की आपेक्षिक बहुलता के आधार पर ही परिणाम का निर्णय होता है।

उपरोक्त कथनों में से कौन-सा/से कथन सही है/हैं?

(a) केवल 1 (b) केवल 2
(c) 1 और 2 (d) न तो 1 और न ही 2

40. निम्नांकित कार्यों में से कौन-सा एक कार्य भारत के निर्वाचन आयोग से सम्बन्धित नहीं है?
(a) मतदाता सूची तैयार करने का निदेशन और नियन्त्रण
(b) संसद और प्रत्येक राज्य के विधानमण्डल चुनावों का संचालन
(c) राष्ट्रपति और उपराष्ट्रपति के पदों के लिए चुनाव का संचालन
(d) विधानमण्डलों के चुनाव के लिए उचित प्रावधान करना

41. निम्नलिखित में से कौन भारत के उपराष्ट्रपति का निर्वाचन करता है?
1. लोकसभा के सदस्य 2. राज्यसभा के सदस्य
3. विधानसभाओं के सदस्य 4. विधानपरिषदों के सदस्य
नीचे दिए कूटों से सही उत्तर चुनिए
(a) 1 और 2 (b) 1 और 3
(c) 1, 2 और 3 (d) 1, 2, 3 और 4

42. भारत का राष्ट्रपति एकल हस्तान्तरणीय मत के जरिए समानुपातिक प्रतिनिधित्व के द्वारा निर्वाचित होता है। इसका निहितार्थ है कि
(a) हर निर्वाचित सांसद या विधायक के मतों की संख्या समान होती है
(b) सांसदों तथा राज्य के विधायकों के मतों की संख्या समान होती है
(c) सभी सांसदों और विधायकों में से हरेक का एक मत होता है
(d) सांसदों और विभिन्न राज्यों के विधायकों के मतों की संख्या भिन्न होती है

43. किस अनुच्छेद के तहत् राष्ट्रपति अपने पदग्रहण करने की तिथि से 5 वर्ष की अवधि तक अपने पद पर बना रहता है?
(a) अनुच्छेद 54 (b) अनुच्छेद 56
(c) अनुच्छेद 57 (d) अनुच्छेद 58

44. लोकसभा द्वारा पारित विधेयक यदि राष्ट्रपति लोकसभा को पुनर्विचार के लिए लौटाता है और लोकसभा उसे पूर्ववत् पास करके राष्ट्रपति के पास भेज देती है, तो राष्ट्रपति विधेयक को
(a) पुनः लौटा सकता है
(b) पुनः स्पष्टीकरण माँग सकता है
(c) अनुमति देगा
(d) उच्चतम न्यायालय की अनुमति लेगा

45. भारत का राष्ट्रपति संसद के दोनों सदनों को प्रथम सत्र के प्रारम्भ में कब सम्बोधित करता है?
(a) प्रतिवर्ष
(b) लोकसभा के लिए प्रत्येक आम चुनाव के बाद
(c) 'a' और 'b' दोनों
(d) न तो 'a' और न ही 'b'

46. संविधान के किस अनुच्छेद के अन्तर्गत राष्ट्रपति संघीय मन्त्रिपरिषद् की सलाह मानने के लिए बाध्य है?
(a) अनुच्छेद 74 (b) अनुच्छेद 85
(c) अनुच्छेद 86 (d) अनुच्छेद 101

47. युद्ध अथवा भारत पर आक्रमण होने की स्थिति में निम्नलिखित में से कौन अन्तिम रूप से आक्रमणकारी के विरुद्ध युद्ध की घोषणा कर सकता है?
(a) संसद (b) मन्त्रिमण्डल
(c) प्रधानमन्त्री (d) राष्ट्रपति

48. भारतीय संविधान के अनुसार भारत के राष्ट्रपति का यह कर्त्तव्य है कि वह निम्नलिखित में से किसको/किनको संसद के पटल पर रखवाए?
1. संघ वित्त आयोग की सिफारिशों को
2. लोक लेखा समिति के प्रतिवेदन को
3. नियन्त्रक-महालेखा परीक्षक के प्रतिवेदन को
4. राष्ट्रीय अनुसूचित जाति आयोग के प्रतिवेदन को
निम्नलिखित कूटों के आधार पर सही उत्तर चुनिए
(a) केवल 1 (b) 2 और 4
(c) 1, 3 और 4 (d) 1, 2, 3 और 4

49. भारत के राष्ट्रपति से सम्बन्धित निम्नलिखित कथनों में से कौन-सा एक सही नहीं है?
(a) वह संसद का एक संघटक भाग है
(b) वह दोनों सदनों में चर्चा में भाग लेता है
(c) वह प्रत्येक वर्ष दोनों सदनों की संयुक्त बैठक को सम्बोधित करता है
(d) वह किन्हीं परिस्थितियों में अध्यादेश लागू कर सकता है

50. भारत के संविधान के अनुसार देश का प्रथम नागरिक कौन होता है?
(a) राष्ट्रपति (b) लोकसभा अध्यक्ष
(c) उपराष्ट्रपति (d) प्रधानमन्त्री

51. निम्न में से कौन-सा कथन सही है?
(a) किसी राज्य के राज्यपाल को संसद द्वारा हटाया जा सकता है
(b) राज्यपाल को राज्य के विधानमण्डल द्वारा हटाया जा सकता है
(c) राज्यपाल को राष्ट्रपति हटा सकता है
(d) राज्यपाल को उसके पाँच वर्ष के कार्यकाल से पहले नहीं हटाया जा सकता

52. विधानसभा के अध्यक्ष का मुख्य कार्य है
1. विधानसभा की बैठकों की अध्यक्षता करता है तथा सदन की कार्यवाही का संचालन करता है।
2. सदन का कोई भी सदस्य उसकी आज्ञा से ही भाषण दे सकता है।
3. किसी प्रश्न पर मतदान कराता है और परिणाम की घोषणा करता है।
4. सामान्य स्थिति में भी वह मतदान में भाग लेता है।
उपरोक्त कथनों में से कौन-से सही हैं?
(a) 1 और 2 (b) 2 और 3
(c) 3 और 4 (d) 1, 2 और 3

53. विधानपरिषदों को समाप्त किया गया
1. वर्ष 1969 में पश्चिम बंगाल तथा पंजाब में
2. वर्ष 1985 में आन्ध्र प्रदेश में (बाद में पुनः सृजित)
3. वर्ष 1986 में तमिलनाडु में
उपरोक्त में से कौन-सा/से असत्य है/हैं?
(a) केवल 1 (b) केवल 3
(c) 1 और 2 दोनों (d) इनमें से कोई नहीं

54. राष्ट्रपति के निर्वाचन में राज्य का मुख्यमन्त्री मतदान करने के लिए पात्र नहीं होता, यदि
(a) वह स्वयं प्रत्याशी होता है
(b) उसे राज्य विधानमण्डल के निचले सदन में अपना बहुमत सिद्ध करना शेष हो
(c) वह राज्य विधानमण्डल में उच्च सदन का सदस्य हो
(d) वह कार्यवाहक के रूप में नियुक्त मुख्यमन्त्री हो

55. राज्य की विधानपरिषद् के कितने सदस्य विधानसभा द्वारा चुने जाते हैं ?
(a) 1/6 सदस्य (b) 1/3 सदस्य
(c) 1/12 सदस्यं (d) 5/6 सदस्य

56. विधानपरिषद् के सदस्यों का निर्वाचन होता है
1. प्रत्यक्ष निर्वाचन द्वारा
2. अप्रत्यक्ष निर्वाचन द्वारा
3. नामांकन द्वारा

कूट
(a) 1 और 2 (b) 2 और 3
(c) 1, 2 और 3 (d) 1 और 3

57. विधानपरिषद् का सभापति
(a) राज्यपाल द्वारा नियुक्त किया जाता है
(b) राज्यपाल (पदेन) होता है
(c) विधानपरिषद् के सदस्यों द्वारा अपने बीच से निर्वाचित होता है
(d) विधानसभा अध्यक्ष द्वारा नियुक्त किया जाता है

58. निम्नलिखित कथनों पर विचार कीजिए
1. कोई व्यक्ति, जब तक उसने 30 वर्ष की आयु पूरी न की हो, राज्यपाल के रूप में नियुक्ति का पात्र नहीं है।
2. एक ही व्यक्ति तीन राज्यों के राज्यपाल के रूप में नियुक्त किया जा सकता है।

उपरोक्त कथनों में से कौन-सा/से सही है/हैं?
(a) केवल 1 (b) केवल 2
(c) 1 और 2 दोनों (d) न तो 1 और न ही 2

59. भारत के राज्यों से सम्बन्धित निम्नलिखित कथनों पर विचार कीजिए
1. विधानमण्डल के एक सत्र की अन्तिम बैठक तथा आगामी सत्र की प्रथम बैठक में 6 माह का अन्तर नहीं होगा।
2. राज्य की विधानसभा में प्रत्येक साधारण निर्वाचन के पश्चात् राज्यपाल को अनिवार्यत: विधानसभा के प्रथम सत्र तथा प्रत्येक वर्ष के प्रथम सत्र में भाषण देना होता है।

उपरोक्त में से कौन-सा/से कथन सही है/हैं?
(a) केवल 1 (b) केवल 2
(c) 1 और 2 दोनों (d) न तो 1 और न ही 2

60. विधानसभा अध्यक्ष को उसके पद की शपथ कौन दिलाता है?
(a) राज्यपाल
(b) उच्च न्यायालय का मुख्य न्यायाधीश
(c) निवर्तमान विधानसभा अध्यक्ष
(d) शपथ ग्रहण की आवश्यकता नहीं

61. **कथन** (A) भारत में सुदृढ़ दलीय व्यवस्था नहीं है।
कारण (R) भारतीय राजनीतिक दल भारतीय समाज की जटिलता को प्रतिबिम्बित करते हैं।

कूट
(a) A और R दोनों सही हैं तथा R, A की सही व्याख्या है
(b) A और R दोनों सही हैं, परन्तु R, A की सही व्याख्या नहीं है
(c) A सही है, किन्तु R गलत है
(d) A गलत है, किन्तु R सही है

62. राजनीतिक दल का लोकसभा में पूर्ण बहुमत है, इसका तात्पर्य है
(a) सदस्य संख्या 50% से अधिक है (b) सदस्य संख्या में बहुमत है
(c) बहुमत का समर्थन है (d) 50% सदस्य संख्या है

63. **कथन** (A) दबाव समूह उस राजनीतिक प्रक्रिया का अध्ययन करते हैं जिसके द्वारा राजनीतिक शक्ति सुव्यवस्थित और प्रयुक्त की जाती है।
कारण (R) दबाव समूह निर्मात्री संस्थाओं को अपने पक्ष में प्रभावित करते हैं।

कूट
(a) A और R दोनों सही हैं तथा R, A की सही व्याख्या है
(b) A और R दोनों सही हैं, परन्तु R, A की सही व्याख्या नहीं है
(c) A सही है, किन्तु R गलत है
(d) A गलत है, किन्तु R सही है

64. निम्न में से किसने दल-बदल करने वाले विधायकों एवं सांसदों के 'प्रत्याहान' की माँग की?
(a) के कामराज (b) जयप्रकाश नारायण
(c) राममनोहर लोहिया (d) अतुल्य घोष

65. भारतीय संविधान की 10वीं अनुसूची सम्बन्धित है
(a) दल-बदल सम्बन्धी प्रावधान से
(b) भारत की प्रमुख भाषाओं से
(c) पंचायती राज से
(d) संघ, राज्य सूची तथा समवर्ती सूची से

66. निम्न में से कौन-सी तकनीक दबाव समूह द्वारा नहीं अपनाई जाती है?
(a) घेराव
(b) लॉबी
(c) प्रचार
(d) प्रत्यक्ष रूप से चुनाव की भागीदारी

67. किस लोकसभा चुनाव के बाद भारत में 'एक दलीय प्रभुत्व प्रणाली' का अन्त हो गया?
(a) वर्ष 1989 (b) वर्ष 1998
(c) वर्ष 1999 (d) वर्ष 1995

68. निम्नलिखित में से कौन-सा एक सुमेलित नहीं है?
(a) संविधान का 42वाँ संशोधन – मौलिक कर्त्तव्य
(b) संविधान का 52वाँ संशोधन – दल-बदल निरोधक कानून
(c) संविधान का 73वाँ संशोधन – पंचायती राज
(d) संविधान का 84वाँ संशोधन – केन्द्र-राज्य सम्बन्ध

69. कौटिल्य का मण्डल सिद्धान्त किससे सम्बन्धित है?
(a) प्रशासन (b) विदेशी नीति
(c) आर्थिक नीति (d) न्यायिक नीति

70. कौटिल्य के अनुसार 'वार्ता' ज्ञान की वह शाखा है जिसका सम्बन्ध
(a) धन के उत्पादन से है (b) प्रजा के कर्त्तव्यों से है
(c) राज्य के कर्त्तव्य से है (d) मोक्ष से है

71. निम्न कथनों पर विचार कीजिए
1. आम्बेडकर के अनुसार, टूटे-फूटे मकान की रंगाई-पुताई करके उसकी दुर्दशा को छिपा तो सकते हैं, सुधार नहीं सकते।
2. आम्बेडकर के अनुसार, अस्पृश्यता की जड़ें हिन्दू वर्ण व्यवस्था में निहित हैं।

उपरोक्त कथनों में से कौन-सा/से सही है/हैं?
(a) केवल 1 (b) केवल 2
(c) 1 और 2 (d) इनमें से कोई नहीं

72. निम्न कथनों पर विचार कीजिए
1. आम्बेडकर के अनुसार, कथित अछूत ही अछूतों को नेतृत्व प्रदान कर सकते हैं।
2. 'एनी हिलेशन ऑफ कास्ट', ज्योतिबा फूले की रचना है।

उपरोक्त कथनों में से कौन-सा/से सही है/हैं?
(a) केवल 1 (b) केवल 2
(c) 1 और 2 (d) न तो 1 और न ही 2

73. सुमेलित कीजिए

सूची I	सूची II
A. कौटिल्य के राज्य की उत्पत्ति	1. समझौतावादी पद्धति
B. कौटिल्य के राज्य का स्वरूप	2. राजतन्त्रात्मक
C. कौटिल्य के राज्य का कार्य	3. जनतन्त्रात्मक
D. कौटिल्य के अनुसार सम्प्रभुता का निवास	4. स्वामी

कूट

	A	B	C	D
(a)	1	2	3	4
(b)	4	3	2	1
(c)	4	1	2	3
(d)	1	3	2	4

74. कौटिल्य के अनुसार कितने गाँवों के केन्द्र में स्थापित न्यायालय को संग्रहण न्यायालय कहते हैं?

(a) 8 गाँवों के केन्द्र में (b) 10 गाँवों के केन्द्र में
(c) 12 गाँवों के केन्द्र में (d) 13 गाँवों के केन्द्र में

75. "प्रत्येक व्यक्ति को अत्यधिक व्यापक स्वतन्त्रता का समान अधिकार है जो सबके लिए स्वतन्त्रता से संगत है। असमानताएँ निरंकुश होती हैं, जब तक कि वह तर्कसंगत न हों कि ये सबके लाभ के लिए कार्यान्वित होंगी और बशर्ते कि जिन हैसियतों और पदों से वे जुड़ी हैं या जिनसे वे प्राप्त हो सकती हैं वे सबके लिए खुले हों

(a) स्वतन्त्रता के लिए मानदण्ड (b) न्याय के लिए मानदण्ड
(c) अधिकारों के लिए सीमा (d) प्रसन्नता के लिए मानदण्ड

76. सुमेलित कीजिए

सूची I (राज्य के कार्यों का सिद्धान्त)	सूची II (विचारक)
A. मार्क्सवादी विचार	1. हर्बर्ट स्पेन्सर
B. उदारवादी विचार	2. रोजा लक्जमबर्ग
C. फासीवादी विचार	3. जी वी शॉ
D. फेबियन विचार	4. जियोंवानी जेन्टिल

कूट

	A	B	C	D
(a)	1	2	4	3
(b)	2	1	3	4
(c)	1	2	3	4
(d)	2	1	4	3

77. निम्नलिखित में से कौन-सी स्थितियाँ स्वतन्त्रता की रक्षक हैं?

1. एक लिखित संविधान 2. निर्वाचन क्षेत्र
3. मौलिक अधिकार-पत्र 4. न्यायपालिका की स्वतन्त्रता

कूट

(a) 1, 2 और 3 (b) 1, 3 और 4
(c) 1, 3 और 4 (d) 1, 2 और 4

78. निम्नलिखित में से कौन-से कथन आधुनिक जनतन्त्र की दुविधाओं को बतलाते हैं?

1. स्वराज्य का अर्थ व्यवहार में निर्वाचित प्रतिनिधियों की सरकार से है।
2. नियन्त्रण और प्रणालियाँ राजनीतिक प्रक्रिया को नियमित करती हैं।
3. राजनीतिक संरचनाएँ प्रति दबावों के बीच कार्य करती हैं।
4. नौकरशाही का कार्यकारी उत्तरदायी सहभागी अपेक्षाओं को नकारता है।

कूट

(a) 1 और 2 (b) 2 और 3
(c) 1, 3 और 4 (d) 2, 3 और 4

79. सीले, ऑस्टिन, लिंकन एवं डायसी के अनुसार प्रजातन्त्र का विचार है

(a) एक आधुनिक विचार
(b) राज्य का एक स्वरूप
(c) सरकार का एक स्वरूप
(d) समाज की एक व्यवस्था

80. आनुपातिक प्रतिनिधित्व की व्यवस्था का प्रस्ताव इंग्लैण्ड की संसद में सर्वप्रथम प्रस्तुत किया था

(a) बेन्थम ने (b) चर्चिल ने
(c) टॉमस हेयर ने (d) राजा एडवर्ड ने

81. निम्नलिखित में से कौन-सा/से कथन सत्य है/हैं?

1. 1948 में गैरेट की स्थापना हुई।
2. विश्व व्यापार संगठन की स्थापना 1 जनवरी, 1995 में हुई।

कूट

(a) केवल 1 (b) केवल 2
(c) 1 और 2 (d) न तो 1 और न ही 2

82. निम्नलिखित घटनाओं को उनके कालक्रमानुसार व्यवस्थित करें

1. परमाणु अप्रसार सन्धि
2. एण्टी बैलेस्टिक मिसाइल सन्धि
3. स्टार्ट-I 4. स्टार्ट-II

कूट

(a) 1, 2, 3, 4 (b) 2, 1, 3, 4
(c) 1, 2, 4, 3 (d) 2, 1, 4, 3

83. निम्नलिखित युग्मों में से कौन-से युग्म सुमेलित हैं?

1. मिसाइल गोर्बाचोव — ग्लासनोस्ट
2. सैम्युएल हटिंगटन — क्लैथ ऑफ सिविलाइजेशन
3. हेनरी किसिंजर — दितान्त

कूट

(a) 1 और 2 (b) 2 और 3
(c) 1 और 3 (d) 1, 2 और 3

84. **कथन** (A) वैश्वीकरण सांस्कृतिक और विचारधारात्मक एकरूपता प्रवर्तित करने की दक्षिणी राज्यों/देशों की क्षमता पर क्षति पहुँचाएगा।
कारण (R) सूचना प्रौद्योगिकी के क्षेत्र में क्रान्ति के परिणामस्वरूप दक्षिणी राज्यों/देशों अपनी जनता तक पहुँचने वाली सूचना को नियन्त्रित करने में असमर्थ रहेंगे।

कूट

(a) A और R दोनों सही हैं, तथा R, A की सही व्याख्या है
(b) A और R दोनों सही हैं, परन्तु R, A की सही व्याख्या नहीं है
(c) A सही है, किन्तु R गलत है
(d) A गलत है, किन्तु R सही है

85. सुमेलित कीजिए

सूची I	सूची II
A. 1998	1. 116
B. 2003	2. 113
C. 2006	3. 120
D. 2012	4. 118

कूट

	A	B	C	D		A	B	C	D
(a)	1	2	3	4	(b)	2	1	4	3
(c)	3	2	4	1	(d)	4	3	2	1

86. सोवियत संघ-अमेरिका दितान्त सम्बन्धों को विकसित करने का श्रेय किसको है?
(a) ट्रूमैन डलेस (b) स्टालिन डलेस
(c) निक्सन-किसिंजर (d) कैनेडी-ख्रुश्चेव

87. दितान्त सम्बन्धों के विकसित होने से किसकी प्रासंगिकता पर प्रश्न-चिह्न लग गया?
(a) पंचशील (b) तुष्टीकरण की नीति
(c) गुटनिरपेक्षता (d) साम्राज्यवाद एवं उपनिवेशवाद

88. स्टारवार्स कार्यक्रम की घोषणा करने वाला अमेरिकी राष्ट्रपति
(a) कार्टर (b) क्लिंटन (c) निक्सन (d) रीगन

89. सोवियत संघ में उत्पन्न आर्थिक संकट का प्रमुख परिणाम रहा
(a) शीतयुद्ध का अन्त
(b) संयुक्त राष्ट्र संघ के सदस्यों में वृद्धि
(c) एशिया में नवजागरण
(d) गुटनिरपेक्ष आन्दोलन में दरारें बढ़ाना

90. जर्मनी का एकीकरण कब हुआ?
(a) 1 जून, 1988 (b) 3 दिसम्बर, 1988
(c) 9 नवम्बर, 1989 (d) 3 अक्टूबर, 1990

91. लोक प्रशासन शब्द का सर्वप्रथम किसने प्रयोग किया?
(a) एलेक्जेण्डर हैमिल्टन (b) वुडरो विल्सन
(c) जीव बोनिन (d) मैकियावली

92. लोक प्रशासन के इतिहास में सिद्धान्तों का सुनहरा वर्ष है
(a) 1927-37 (b) 1928-37
(c) 1887-1926 (d) इनमें से कोई नहीं

93. एक अनुशासन के रूप में लोक प्रशासन के उद्भव के प्रथम चरण में निम्न में से कौन-सी प्रमुख विषय-वस्तु थी?
1. राजनीति और प्रशासन में अलगाव
2. प्रशासन के सिद्धान्त
3. लोक प्रशासन एक मूल्य-मुक्त विज्ञान बन सकता है।
4. लोक नीति-निर्माण का अध्ययन।
5. कुशलता और अर्थव्यवस्था लोक प्रशासन के आदर्श शब्द हैं।

कूट
(a) 1, 3 और 5 (b) 1, 3, 4 और 5
(c) 1, 2 और 3 (d) 1 और 3

94. नूतन लोक प्रशासन की अवधारणा किसके साथ सम्बन्धित है?
(a) बर्कले सम्मेलन
(b) लोक प्रशासन को प्रेंसटन सम्प्रदाय
(c) फ्रेंकफर्ट सम्प्रदाय
(d) मिन्नो ब्रुक सम्मेलन

95. निम्न में से किन विद्वानों ने नवलोक प्रशासन दृष्टिकोण का समर्थन किया है?
1. क्रिस आर्गिरस 2. वॉरेन बेनिस
3. एल्टन मेयो 4. रेसिस लिकर्ट
5. डगलस मेकग्रेगर 6. रोथलिस्बर्गर

कूट
(a) 1, 3 और 5 (b) 2, 4 और 6
(c) 3, 4 और 6 (d) 1, 2, 4 और 5

96. लोक प्रशासन के अध्ययन में निम्नांकित उपागमों को उनके आविर्भाव (विकास) के क्रम में व्यवस्थित कीजिए
1. शास्त्रीय उपागम 2. व्यवहारवादी उपागम
3. नीति उपागम 4. मानवीय सम्बन्ध उपागम

कूट
(a) 2, 3, 4, 1 (b) 1, 4, 2, 3
(c) 4, 3, 1, 2 (d) 2, 1, 3, 4

97. रॉबर्ट डहल के अनुसार, लोक प्रशासन के उद्भव में निम्न में से कौन-सा कारक बाधा नहीं है?
(a) प्रशासन में सर्वव्याप्त मूल्य
(b) मानव व्यवहार की अनिश्चितता
(c) लोक प्रशासकों की बौद्धिक क्षमता
(d) प्रशासन पर सामाजिक-सांस्कृतिक प्रभाव

98. नवीन लोक प्रशासन पर प्रथम पुस्तक का सम्पादन किया
(a) फ्रैंक मैरिनी ने (b) जेम्स चार्ल्सवर्थ ने
(c) एच साइमन ने (d) डी वाल्डो ने

99. "लोक प्रशासन राज्य से सम्बन्धित मामलों का प्रबन्ध करने की कला एवं विज्ञान है।" यह कथन निम्न में से किस एक का है?
(a) वुडरो विल्सन (b) एल डी ह्वाइट
(c) फ्रैंक मैरिनी (d) ड्वाइट वाल्डो

100. नवीन लोक प्रशासन बल देता है
(a) अनुरूपता, मूल्यों, लोकतन्त्र और परिवर्तन
(b) अनुरूपता, मूल्यों, साम्यता और परिवर्तन पर
(c) अनुरूपता, मूल्यों, दक्षता और परिवर्तन पर
(d) अनुरूपता, दक्षता, साम्यता और परिवर्तन पर

निर्देश (प्र.सं. 101) *नीचे दिए गए कथन एवं कारणों को ध्यानपूर्वक पढ़कर कूट की सहायता से सही उत्तर का चयन कीजिए*

101. **कथन** (A) मध्य युग में विचारक यह मानते थे कि सामाजिक संगठन का मूल तत्त्व एकता थी और यह शासन करने वाले अंग में होनी चाहिए।
कारण (R) मध्ययुगीन दार्शनिकों का विचार था कि सावयवी सत्ता का विकेन्द्रीकरण होना चाहिए।

कूट
(a) A और R दोनों सही हैं तथा R, A की सही व्याख्या है
(b) A और R दोनों सही हैं, परन्तु R, A की सही व्याख्या नहीं है
(c) A सही है, किन्तु R गलत है
(d) A गलत है, किन्तु R सही है

102. निम्न कथनों पर विचार कीजिए
1. व्यवहारवादी, सूक्ष्म अध्ययन के निष्कर्षों को वृहत् स्तर पर लागू करने की समस्या से ग्रस्त रहे हैं।
2. व्यवहारवादी, संख्यात्मक प्रणाली के आधार पर मानवीय स्वभाव के गुणात्मक पहलुओं का अध्ययन करने का प्रयास करते हैं।

उपरोक्त कथनों में कौन-सा/से सही है/हैं?
(a) केवल 1 (b) केवल 2
(c) 1 और 2 (d) न तो 1 और न ही 2

103. निम्नलिखित कथनों पर विचार कीजिए
1. नव-उदारवादियों का तर्क है कि अविनियमित बाजार आर्थिक संवृद्धि बढ़ाने का सर्वोत्कृष्ट तरीका है, जिससे अन्ततोगत्वा हर-एक को लाभ होगा।

2. नव-उदारवादियों का सुझाव है कि मुक्त व्यापार से उन सभी का लाभ होना चाहिए, जिनके पास बेहतर योग्यता और प्रतिभा है।

उपरोक्त कथनों में से कौन-सा/से सही है/हैं?

(a) केवल 1 (b) केवल 2
(c) 1 और 2 (d) न तो 1 और न ही 2

104. सर्वाधिकारवादी जनतन्त्र के विषय में निम्नलिखित में से कौन-सा कथन सही है?

(a) सर्वाधिकारी जनतन्त्र अन्तर्विरोधी है
(b) सर्वाधिकारी जनतन्त्र, जनतन्त्र का ऐसा रूप है जो सामूहिक समाज के समरूप है
(c) सर्वाधिकारी जनतन्त्र प्राचीन ग्रीस और मध्ययुग में प्रचलित था
(d) सर्वाधिकारी जनतन्त्र समाज के हर एक सदस्य के हित की सर्वोत्तम रक्षा करता है

105. दलविहीन प्रजातन्त्र के विपक्ष में कौन-सा तर्क उपयुक्त नहीं है?

(a) यह न सम्भव है और न ही व्यावहारिक
(b) इससे अराजकता पैदा होगी
(c) इससे अस्थिरता पैदा होगी
(d) इससे समाज, विभिन्न जातियों व धर्मों का लोप हो जाएगा

106. यह विचार कि किसी राजनीतिक दल के पक्ष में डाले गए मतों के लगभग बराबर उसके स्थान विधानमण्डल में होने चाहिए, आधारित है

(a) साम्प्रदायिक प्रतिनिधित्व के सिद्धान्त पर
(b) कार्यात्मक प्रतिनिधित्व के सिद्धान्त पर
(c) आनुपातिक प्रतिनिधित्व के सिद्धान्त पर
(d) प्रादेशिक प्रतिनिधित्व के सिद्धान्त पर

107. किसी लोकतान्त्रिक देश में राजनीतिक दलों का निम्न में से कौन-सा उचित कार्य नहीं है?

(a) दल की विचारधारा और नीति का प्रचार करना
(b) सरकारी प्रशासन के संचालन के निमित्त अधिकारियों को नियुक्त करना
(c) जनता और सरकार के बीच उचित सम्बन्ध स्थापित करना
(d) सरकार का निर्माण करना

108. **कथन** (A) अंग्रेजी भाषा ने विभिन्न प्रान्तों के राष्ट्रवादियों में विचारों के आदान-प्रदान में मुख्य भूमिका निभाई।

कारण (R) अंग्रेजी शिक्षा ने भारत में राष्ट्रवाद को जन्म दिया अन्यथा भारत में राष्ट्रवाद न पनपता।

कूट

(a) A तथा R दोनों सही हैं तथा R, A की सही व्याख्या है
(b) A तथा R दोनों सही हैं, परन्तु R, A की सही व्याख्या नहीं है
(c) A सही है, किन्तु R गलत है
(d) A गलत है, किन्तु R सही है

109. सी आर दास तथा मोतीलाल नेहरू ने विधान परिषदों के स्वरूप को बदलने तथा उसमें भाग लेने से सम्बन्धित प्रस्ताव पेश किया जिसका विरोध किया

1. वल्लभभाई पटेल 2. राजेन्द्र प्रसाद
3. सी राजगोपालाचारी 4. मदन मोहन मालवीय

कूट

(a) 1 और 2 (b) 2 और 3
(c) 1, 2 और 3 (d) 1, 2, 3 और 4

110. साइमन रिपोर्ट के सन्दर्भ में निम्न में से कौन-सी बातें सही हैं?

1. भारतीय संविधान संघीय होना चाहिए।
2. केन्द्र में कोई उत्तरदायित्व भारतीयों को न सौंपा जाए।
3. प्रान्तों को पूर्ण स्वायत्तता प्रदान की जाए किन्तु गवर्नर को भी पूर्ण अधिकार प्रदान किए जाएँ।
4. भारतीय विषयों पर विचार-विमर्श हेतु एक काउन्सिल की स्थापना हो जिसमें भारतीय राज्यों एवं अंग्रेजी भारत के विभिन्न दलों के प्रतिनिधि हों।

कूट

(a) 1, 2 और 3 (b) 1, 3 और 4
(c) 2 और 3 (d) 1, 2, 3 और 4

111. नेहरू रिपोर्ट के सन्दर्भ में निम्नांकित में से कौन-सी बातें सही हैं?

1. औपनिवेशिक स्वराज्य की प्राप्ति को 'अगला तात्कालिक कदम' माना जाए।
2. केन्द्र में द्विसदनात्मक प्रणाली सीनेट और हाउस ऑफ रिप्रेज़ेण्टेटिव की स्थापना की जाए।
3. प्रान्तों में सदनात्मक व्यवस्था तथा भारत भाषीय प्रान्तों तथा प्रान्तीय स्वायत्तता पर आधारित एक संघीय इकाई हो और कार्यकारिणी विधानमण्डल के प्रति पूर्ण रूप से उत्तरदायी हो।
4. विधानमण्डलों में 10 सालों की अवधि के लिए धार्मिक अल्पसंख्यकों के लिए स्थानों का आरक्षण हो।

कूट

(a) 1, 2 और 3 (b) 1, 3 और 4
(c) 2, 3 और 4 (d) 1, 2, 3 और 4

112. निम्नलिखित में से कौन एक प्रधानमन्त्री के कार्यों में नहीं है?

(a) वह मन्त्रिमण्डल की बैठकों की अध्यक्षता करता है
(b) वह मन्त्रिमण्डल की बैठकों के लिए कार्यसूची तैयार करता है
(c) वह विभिन्न विभागों के कार्यकरण में समन्वय स्थापित करता है
(d) वह संसद की विभिन्न स्थायी तथा तदर्थ समितियों का सभापतित्व करता है

113. यदि राज्य केन्द्र सरकार के आदेशों का पालन नहीं करता, तो राष्ट्रपति

(a) घोषणा कर सकता है कि राज्य का संवैधानिक तन्त्र टूट गया है तथा राज्य का शासन अपने हाथ में ले सकता है
(b) आदेशों का पालन कराने के लिए सुरक्षित पुलिस भेज सकता है
(c) राज्य विधानसभा को भंग कर सकता है तथा नए चुनाव करा सकता है
(d) 'a' और 'b' में से कुछ भी कर सकता है

114. संसद के दोनों सदनों को कई मामलों में एक ही जैसी शक्ति प्राप्त है केवल निम्न को छोड़कर

1. वित्तीय मामलों को छोड़कर
2. मन्त्रिपरिषद् के उत्तरदायित्व
3. संशोधन प्रक्रिया
4. राष्ट्रपति का चुनाव

कूट

(a) 3 और 4 (b) 2, 3 और 4
(c) 1, 2 और 3 (d) 1 और 2

115. किस संविधान संशोधन अधिनियम के अनुसार यदि दल-बदल निरोधक कानून के अन्तर्गत राज्य विधानमण्डल के सदस्य को सम्बन्धित सदन की सदस्या हेतु अयोग्य घोषित कर दिया गया हो, तो उसे पुनर्मतदान तक मन्त्री नियुक्त नहीं किया जा सकता?

(a) 92वें (b) 91वें
(c) 93वें (d) 98वें

116. नीचे दिए हुए कथनों पर विचार कीजिए
राज्य के गवर्नर द्वारा एक विधेयक राष्ट्रपति के विचारार्थ आरक्षित किया जाता है। राष्ट्रपति

1. विधेयक पर अपनी अनुमति दे सकता है।
2. विधेयक पर अपनी अनुमति रोक सकता है।
3. विधेयक पर वीटो कर सकता है।
4. राष्ट्रपति राज्य के गवर्नर को इसे सदन को पुनर्विचार के लिए लौटा देने का निर्देश दे सकता है।

उपरोक्त कथनों में से कौन-से कथन सही हैं?

(a) 1, 2 और 3 (b) 3 और 4
(c) 1, 2 और 4 (d) 1, 2, 3 और 4

117. निम्नलिखित में किस चुनाव सुधार समिति के सिफारिश द्वारा भारत के मतदान प्रणाली में इलेक्ट्रॉनिक वोटिंग मशीन (EVM) की शुरुआत की गई?

(a) लिंगदोह समिति
(b) तारकुण्डे समिति
(c) दिनेश गोस्वामी समिति
(d) इन्द्रजीत गुप्त समिति

118. निम्न कथनों पर विचार कीजिए

1. क्षेत्रीय दलों से क्षेत्रवाद, साम्प्रदायिक शक्तियाँ तथा धर्म और जाति की भूमिका को बढ़ावा मिलता है।
2. क्षेत्रीय दलों के कारण क्षेत्र में आर्थिक विकास को गति प्राप्त हुई है।

उपरोक्त कथनों में कौन-सा/से सही है/हैं?

(a) केवल 1 (b) केवल 2
(c) 1 और 2 (d) न तो 1 और न ही 2

119. **कथन** (A) गाँधी का सत्याग्रह स्वयं को कष्ट पहुँचाने के जरिए सत्य का समर्थन है।
कारण (R) सत्याग्रह का उद्देश्य सत्याग्रही की नैतिक सर्वोच्चता दिखाना है।

कूट

(a) A और R दोनों सही हैं तथा R, A की सही व्याख्या है
(b) A और R दोनों सही हैं, परन्तु R, A की सही व्याख्या नहीं है
(c) A सही है, किन्तु R गलत है
(d) A गलत है, किन्तु R सही है

120. प्लेटो के निम्न कथनों पर विचार कीजिए

1. प्लेटो का साम्यवाद प्रजातान्त्रिक न होकर अभिजन तान्त्रिक है।
2. प्लेटो ने मानव-प्रकृति का बड़ा अव्यावहारिक और अमनोवैज्ञानिक अर्थ लिया है।

कूट

(a) केवल 1 (b) केवल 2
(c) 1 और 2 (d) न तो 1 और न ही 2

उत्तरमाला

1.	(d)	2.	(d)	3.	(c)	4.	(c)	5.	(a)	6.	(a)	7.	(b)	8.	(d)	9.	(a)	10.	(c)
11.	(d)	12.	(c)	13.	(c)	14.	(b)	15.	(c)	16.	(d)	17.	(c)	18.	(c)	19.	(b)	20.	(d)
21.	(c)	22.	(c)	23.	(b)	24.	(a)	25.	(c)	26.	(a)	27.	(a)	28.	(b)	29.	(b)	30.	(a)
31.	(c)	32.	(a)	33.	(d)	34.	(d)	35.	(c)	36.	(d)	37.	(c)	38.	(b)	39.	(c)	40.	(d)
41.	(a)	42.	(a)	43.	(b)	44.	(c)	45.	(c)	46.	(a)	47.	(d)	48.	(d)	49.	(b)	50.	(a)
51.	(d)	52.	(d)	53.	(d)	54.	(c)	55.	(b)	56.	(c)	57.	(c)	58.	(b)	59.	(c)	60.	(d)
61.	(d)	62.	(a)	63.	(a)	64.	(b)	65.	(a)	66.	(d)	67.	(a)	68.	(d)	69.	(b)	70.	(a)
71.	(c)	72.	(a)	73.	(a)	74.	(b)	75.	(b)	76.	(d)	77.	(c)	78.	(d)	79.	(c)	80.	(c)
81.	(d)	82.	(a)	83.	(b)	84.	(a)	85.	(b)	86.	(c)	87.	(c)	88.	(d)	89.	(a)	90.	(b)
91.	(a)	92.	(a)	93.	(a)	94.	(d)	95.	(d)	96.	(b)	97.	(c)	98.	(a)	99.	(b)	100.	(b)
101.	(c)	102.	(c)	103.	(c)	104.	(a)	105.	(d)	106.	(c)	107.	(b)	108.	(a)	109.	(c)	110.	(d)
111.	(d)	112.	(b)	113.	(a)	114.	(a)	115.	(b)	116.	(d)	117.	(c)	118.	(c)	119.	(b)	120.	(c)

मध्य प्रदेश उच्च माध्यमिक शिक्षक पात्रता परीक्षा

राजनीति विज्ञान 'भाग ब'

प्रैक्टिस सेट 3

निर्देश

1. सभी प्रश्नों के उत्तर दीजिए।
2. सभी प्रश्नों के अंक समान हैं।
3. प्रत्येक प्रश्न का केवल एक ही उत्तर दीजिए।
4. प्रत्येक प्रश्न के चार वैकल्पिक उत्तर दिए गए हैं। अभ्यर्थी सही उत्तर का चुनाव करें।

1. व्यवहारवादी राजनीति विज्ञान की शिकागो विचारधारा की प्रस्थापना में योगदान देने वाला महान् बौद्धिक व्यक्तित्व है
(a) लॉर्ड ब्राइस (b) लियोनार्ड व्हाइट
(c) चार्ल्स मैरियम (d) आर्थर बैण्टले

2. निम्नलिखित में से कौन क्लासिकी राजनीतिक सिद्धान्त का समर्थन नहीं करता?
(a) दान्ते जर्मीनो (b) रॉबर्ट डहल
(c) लियो स्ट्रॉस (d) ईसियाहू बर्लिन

3. 'द रिपब्लिक' में आदर्श राज्य का जो चित्र प्रस्तुत किया गया है, उसका प्रतिबिम्ब निम्नांकित में से किसमें दिखाई नहीं देता?
(a) मोर की 'यूटोपिया' (b) हटिंगटन की 'ओशियाना'
(c) मैकियावेली की 'प्रिन्स' (d) रूसो की 'सोशल काण्ट्रैक्ट'

4. निम्न में से कौन शक्ति को राजनीति विज्ञान के अध्ययन का मुख्य विषय नहीं मानता?
(a) हेरॉल्ड लॉसवैल (b) चार्ल्स मैरियम
(c) मैक्स वेबर (d) ई. वार्कर

5. राजनीति विज्ञान का आधुनिक उपागम है
(a) कानूनी उपागम (b) दार्शनिक उपागम
(c) व्यवहारवादी उपागम (d) ऐतिहासिक उपागम

6. राजनीतिक सिद्धान्त का जनक किसे माना जाता है?
(a) यूनानी (b) ब्रिटिश
(c) रोमन (d) भारतीय

7. "राजनीति विज्ञान का आरम्भ और अन्त राज्य से होता है।" यह किसने कहा है?
(a) गार्नर (b) पॉल जेनेट
(c) डी मॉक (d) गैटिल

8. मानकात्मक राजनीति सिद्धान्त से सम्बन्धित अग्रणी विचारक हैं
(a) रॉबर्ट डहल (b) कैटलिन
(c) डेविड ईस्टन (d) प्लेटो

9. 1908 ई. में अमेरिकन पॉलिटिकल साइन्स एसोसिएशन में दिए गए अध्यक्षीय उद्‌बोधन में किस विद्वान् ने तथ्यों के अध्ययन पर जोर दिया था?
(a) चार्ल्स मैरियम (b) चार्ल्स ए. बियर्ड
(c) लॉर्ड ब्राइस (d) डेविड ईस्टन

10. अमेरिका का वह प्रसिद्ध विश्वविद्यालय, जिसे व्यवहारवाद के अध्ययन का गढ़ माना जाता है
(a) ऑक्सफोर्ड (b) हार्वर्ड
(c) शिकागो (d) विस्कॉन्सिन

11. मॉण्टेस्क्यू के 'शक्तियों का पृथक्करण' सिद्धान्त का उद्देश्य है
(a) व्यक्ति की स्वतन्त्रता की सुरक्षा करना
(b) न्यायपालिका की सर्वोच्चता की सुरक्षा करना
(c) सामाजिक संविदा सिद्धान्त की सुरक्षा करना
(d) एक दल के शासन की सुरक्षा करना

12. यह किसने कहा कि, "आर्थिक समानता के अभाव में राजनीतिक स्वतन्त्रता एक कल्पित कथा है"?
(a) प्रूधों (b) मार्क्स
(c) कॉलमैन (d) लास्की

13. समाचार-पत्र इनके बीच की कड़ी है
(a) जनता और सरकार
(b) जनता और राजनीतिक दल
(c) जनता और न्यायपालिका
(d) जनता और नौकरशाह

14. सुमेलित कीजिए

सूची I (समाजवाद)	सूची II (प्रतिपादक)
A. स्वप्नलोकी	1. कार्ल मार्क्स
B. फेबियन	2. जी डी एच कोल
C. वैज्ञानिक	3. सिडनी वेब
D. श्रेणी	4. सेण्ट साइमन

कूट

	A	B	C	D
(a)	3	4	1	2
(b)	4	3	2	1
(c)	3	4	2	1
(d)	4	3	1	2

15. नागरिकता के बारे में निम्नलिखित कथनों पर विचार कीजिए

1. नागरिकता किसी व्यक्ति को किसी राजनीतिक समुदाय में सदस्यता प्रदान करती है।
2. लोकतान्त्रिक समाजों में, नागरिक को राजनीतिक प्रक्रिया में भाग लेने का अधिकार प्राप्त होता है।
3. मताधिकार का प्रयोग, किसी लोकतान्त्रिक राज्य व्यवस्था में नागरिक होने की अनिवार्य शर्त है।
4. आज अधिकांश लोकतान्त्रिक राष्ट्र केवल उन्हीं व्यक्तियों को नागरिकता प्रदान करते हैं, जिन्होंने उनके राज्य क्षेत्र के अन्दर ही जन्म लिया हो।

उपरोक्त कथनों में से कौन-सा/से सही है/हैं?

(a) केवल 1 (b) 2 और 3
(c) 1 और 2 (d) ये सभी

16. 'लिबर्टी बिफोर लिबरलिज्म' नामक पुस्तक किसने लिखी?

(a) स्किनर (b) डॉरकिन (c) न्यूमैन (d) टेलर

17. किसने कहा, "स्वतन्त्रता की समस्या का केवल एक ही हल है, यह समानता में स्थिर रहती है"?

(a) पोलार्ड (b) लास्की (c) मॉण्टेस्क्यू (d) डायसी

18. सुमेलित कीजिए

सूची I	सूची II
A. एन पी बैरी	1. एन इण्ट्रोडक्शन टू मॉडर्न पॉलिटिकल थ्योरी
B. डी डी रैफेल	2. प्रॉब्लम्स ऑफ पॉलिटिकल फिलॉसफी
C. हॉकिंग	3. लॉ एण्ड राइट्स
D. एन वाइल्ड	4. द इथिकल बेसिस ऑफ स्टेट

कूट

	A	B	C	D
(a)	1	2	3	4
(b)	4	3	2	1
(c)	3	1	2	4
(d)	2	1	4	3

19. सफल लोकतन्त्र राजनीत में व्यापक रुचि एवं भागीदारी पर निर्भर करता है, जिसमें मतदान एक परमावश्यक भाग है। जानबूझकर इस प्रकार की रुचि न रखना और मतदान न करना एक प्रकार की निहित अराजकता है। यह स्वतन्त्र राजनीतिक समाज के लाभों का सुख भोगते हुए अपने राजनीतिक दायित्वों से मुख मोड़ना है। यह वक्तव्य सम्बन्धित है

(a) मतदान अधिकार से (b) मतदान कर्त्तव्य से
(c) मतदान की स्वतन्त्रता से
(d) राजनीति में भागीदारी के अधिकार से

20. सुमेलित कीजिए

सूची I	सूची II
A. जॉन लॉक	1. व्यक्तिगत स्वतन्त्रता
B. जे एस मिल	2. असीमित स्वतन्त्रता
C. इमैनुअल काण्ट	3. सकारात्मक स्वतन्त्रता
D. कार्ल मार्क्स	4. शोषण से स्वतन्त्रता का आगमन है

कूट

	A	B	C	D
(a)	1	2	3	4
(b)	2	1	3	4
(c)	3	2	1	4
(d)	4	3	2	1

21. निम्नलिखित विचारकों में से किसने विशिष्टजन्य सिद्धान्त को मार्क्सवाद के साथ जोड़ने की कोशिश की?

(a) रॉबर्ट माइकल्स
(b) जेम्स बर्नहम
(c) विल्फ्रेडो पैरेटो
(d) उपरोक्त में से कोई नहीं

22. विशिष्टजन सिद्धान्त के प्रतिपादक निम्न में से किस पर विश्वास नहीं करते है?

(a) वे राजनीतिक समानता पर विश्वास करते हैं
(b) वे शासन तथा शासित की समानता पर विश्वास करते हैं
(c) वे शासन तथा शासित की समानता पर विश्वास नहीं करते हैं
(d) उपरोक्त सभी

23. एक प्रतिक्रियावादी दल की विशेषता होती है

(a) यह प्राचीन संस्थाओं के साथ सम्बन्ध जोड़ता है
(b) यह वर्तमान संस्थाओं का उन्मूलन कराना चाहता है और उनके स्थान पर पूर्णतया नवीन संस्थाओं को स्थापित करना चाहता है
(c) यह पुरानी संस्थाओं में सुधार करने व उन्हें बनाए रखने में विश्वास रखता है
(d) यह वर्तमान संस्थाओं को यथावत् रखना चाहता है

24. मार्क्स के अनुसार राज्य का निर्माण हुआ है

(a) प्राकृतिक अवस्था से छुटकारा पाने के लिए
(b) सामाजिक जीवन को नियमित करने के लिए
(c) विशेषाधिकार वर्ग के हितों की रक्षा के लिए
(d) शोषक वर्ग के शोषण से छुटकारा पाने के लिए

25. न्याय तथा समानता में काफी गहरा सम्बन्ध है। यह दृष्टिकोण किसके साथ सम्बद्ध है?

(a) व्यक्तिवादियों (b) समाजवादियों
(c) आदर्शवादियों (d) अराजकतावादियों

26. न्याय के आर्थिक आयामों पर निम्न में से किसने जोर डाला है?

(a) व्यक्तिवादियों ने (b) आदर्शवादियों
(c) समाजवादियों ने (d) इन सभी ने

27. एक समाजवादी राज्य निम्नांकित बातों में से किसके लिए आग्रही है?

(a) व्यक्ति को पूर्ण रूप से छोड़ देने के लिए
(b) राज्य के केवल पुलिस कार्यों को देने के लिए
(c) समुदाय के सभी सदस्यों की उन्नति, अधिकाधिक अवसर प्रदान करने के लिए
(d) दलितों के जीवन-स्तर को ऊँचा उठाने के लिए

28. उपयोगितावादी विचारधारा का मुख्य प्रतिपादक कौन है?

(a) ग्रीन (b) लॉस्की
(c) बेन्थम (d) इनमें से कोई नहीं

29. तेभागा आन्दोलन के सन्दर्भ में निम्न में से कौन-सी बातें सही हैं?

1. इस आन्दोलन का नेतृत्व बंगाल प्रान्तीय सभा ने प्रदान किया।
2. तेभागा आन्दोलन ने उस समय काफी जोर पकड़ा जब सुहरावर्दी के मुस्लिम लीग मन्त्रिमण्डल ने 22 जनवरी, 1947 को कलकत्ता गजट में बंगाल बर्गादार अस्थायी नियमन विधेयक प्रकाशित किया।
3. तेभागा आन्दोलन के मुख्य केन्द्र दिनाजपुर, रंगपुर, जलपाईगुड़ी, मैमन सिंह और मिदनापुर थे।
4. तेभागा आन्दोलन के प्रमुख नेता कृष्णविनोद राय, अवनी लाहिड़ी, और जयप्रकारश नारायण थे।

कूट

(a) 1 और 2 (b) 2 और 3
(c) 1, 2 और 3 (d) 1,2 3 और 4

30. अनुसूचित जातीय संघ की स्थापना किसने की?

(a) ज्योतिबा फूले (b) रामास्वामी नैकर
(c) महात्मा गाँधी (d) अम्बेडकर

31. वेवेल योजना के सम्बन्ध में निम्न कथन सही हैं

1. वेवेल योजना का ठोस परिणाम शिमला कॉन्फ्रेंस को बुलाया जाना था
2. इस सम्मेलन में शामिल होने के लिए कांग्रेस कार्यकारिणी के सदस्य छोड़ दिए गए।

कूट

(a) केवल 1 (b) केवल 2
(c) 1 और 2 (d) न तो 1 और न ही 2

32. **कथन** (A) निम्न जातीय आन्दोलन उत्तर भारत की अपेक्षा दक्षिण भारत एवं बंगाल में अधिक तीव्र था।

कारण (R) दक्षिण भारत एवं महाराष्ट्र में मध्यस्थ उच्च जातियाँ नहीं थीं।

कूट

(a) A तथा R दोनों सही हैं तथा R, A की सही व्याख्या है
(b) A तथा R दोनों सही हैं, परन्तु R, A की सही व्याख्या नहीं है
(c) A सही है, किन्तु R गलत है
(d) A गलत है, किन्तु R सही है

33. कैबिनेट मिशन से किस शर्त पर भारतीय नेताओं ने बातचीत की?

(a) संविधान के निर्माण (b) प्रतिरक्षा सौंपने
(c) अन्तरिम सरकार के निर्माण (d) सत्ता हस्तान्तरण

34. सुमेलित कीजिए

सूची I	सूची II
A. मैकाले का दृष्टिकोण स्वीकार	1. 1835 ई.
B. चार्ल्स वुड डिस्पैच	2. 1855 ई.
C. लोक शिक्षा विभाग की स्थापना	3. 1854 ई.
D. बम्बई, कलकत्ता एवं मद्रास विवि की स्थापना	4. 1857 ई.

कूट

	A	B	C	D
(a)	1	2	3	4
(b)	1	2	4	3
(c)	1	3	2	4
(d)	1	3	4	2

35. दयानन्द एंग्लो वैदिक (डीएवी) आन्दोलन के सम्बन्ध में कौन-से कथन सत्य हैं?

1. इसकी स्थापना लाहौर में की गई।
2. ऐसी पश्चिमी शिक्षा के विस्तार एवं प्रभाव को रोकना जिसमें भारतीय साहित्य एवं संस्कृति का कोई स्थान न हो।
3. इन शिक्षण संस्थाओं ने अपने पाठ्यक्रम में अंग्रेजी साहित्य एवं पाश्चात्य विज्ञान को शामिल किया।
4. इनका उद्देश्य भारतीय भाषाओं एवं साहित्य को विकसित करना था।

कूट

(a) 1 और 2 (b) 1, 2 और 3
(c) 1, 2 और 4 (d) 1, 2, 3 और 4

36. गोपाल कृष्ण गोखले के सन्दर्भ में निम्नलिखित कथनों में से कौन-से सत्य हैं?

1. गोपाल कृष्ण गोखले महादेव गोविन्द रानाडे, जिन्हें महाराष्ट्र का सुकरात कहा जाता है, के अनुयायी थे।
2. वे गाँधीजी के गुरु थे।
3. गोखले का जन्म 9 मई, 1860 को कोल्हापुर (महाराष्ट्र) के एक कायस्थ वंश में हुआ था।
4. 1884 में बी ए पास करने के पश्चात् वह रानाडे द्वारा स्थापित दक्कन शिक्षा सभा में सम्मिलित हो गए।

कूट

(a) 1, 3, और 4 (b) 1, 2 और 3
(c) 1, 2 और 4 (d) 1, 2, 3 और 4

37. सुमेलित कीजिए

सूची I	सूची II
A. यूनाइटेड इण्डियन पेट्रिऑटिक एसोसिएशन का गठन	1. 1878 ई.
B. मोहम्मडन शिक्षा सभा बनाई	2. 1875 ई.
C. मोहम्मडन एंग्लो-ओरिएण्टल कॉलेज अलीगढ़ की स्थापना	3. 1886 ई.
D. केन्द्रीय विधानपरिषद् के सदस्य मनोनीत किए गए	4. 1888 ई.

कूट

	A	B	C	D
(a)	4	2	3	1
(b)	2	3	4	1
(c)	4	3	2	1
(d)	4	1	3	2

38. किस अनुच्छेद के अनुसार यदि संसद राज्य विधानमण्डल के बारे में कानून नहीं बनाती है, तो राज्य विधानमण्डल अपने सदन के लिए निर्वाचन सम्बन्धी कानून बना सकती है?

(a) अनुच्छेद-328 (b) अनुच्छेद-327
(c) अनुच्छेद-326 (d) अनुच्छेद-325

39. किस अनुच्छेद में वर्णित है कि नर्वाचन क्षेत्रों के परिसीमन व आवण्टन में सम्बन्धित मामलों को न्यायालय में प्रश्नगत नहीं किया जाएगा?

(a) अनुच्छेद-329 (b) अनुच्छेद-328
(c) अनुच्छेद-327 (d) अनुच्छेद-324

40. भारतीय चुनाव आयोग ने पंजीकृत, गैर-मान्यता प्राप्त राजनितिक दलों को आम चुनावों के दौरान एक बार के लिए सामान्य चिन्ह रखने की अनुमति प्रदान की है। इस सम्बन्ध में निम्नलिखित कथनों में से सही कथन नहीं है

(a) पंजीकृत, गैर-मान्यता प्राप्त राजनीतिक दलों को आम चुनावों में एक राज्य के कम-से-कम 10% चुनाव क्षेत्रों में चुनाव लड़ना पड़ेगा

(b) पंजीकृत गैर-मान्यता प्राप्त राजनीतिक दलों को ऐसे राज्य जहाँ 50 से कम विधानसभा क्षेत्र हैं, में कम-से-कम 5 विधानसभा क्षेत्रों में चुनाव लड़ना पड़ेगा

(c) पंजीकृत गैर-मान्यता प्राप्त राजनीतिक दलों को ऐसे राज्य जहाँ 10 से कम संसदीय क्षेत्र हैं, में कम-से-कम 1 विधानसभा क्षेत्र में चुनाव लड़ना होगा

(d) पंजीकृत गैर-मान्यता प्राप्त राजनीतिक दलों को 20 से कम लोकसभा क्षेत्र वाले राज्य में कम-से-कम दो स्थानों पर चुनाव लड़ना होगा

41. किसी लोकतन्त्र में राजनीतिक दलों के कार्यकलाप के विषय में निम्नलिखित कथनों में से कौन-सा एक सही नहीं है?

(a) राजनीतिक दल लोगों को राजनीतिक शिक्षा देते हैं

(b) राजनीतिक दल सरकार एवं लोगों के बीच कड़ी का काम करते हैं

(c) राजनीतिक दल चुनाव लड़ते हैं तथा अधिकतम संख्या में अपने उम्मीदवारों को निर्वाचित करवाना चाहते हैं

(d) उपरोक्त में से कोई नहीं

42. वर्ष 2003 में यथा संशोधित संविधान (बावनवाँ संशोधन) अधिनियम, 1985 के अनुसार दसवीं अनुसूची के अन्तर्गत एक विधायक की निर्हरता होगी, यदि

1. वह ऐसे राजनैतिक दल की, जिसके टिकट पर वह निर्वाचित हुआ है, सदस्यता स्वेच्छापूर्वक छोड़ देता है।
2. वह अपने राजनैतिक दल द्वारा दिए गए दिशा-निर्देशन के विरूद्ध मतदान करता है या मतदान से विरत रहता है।
3. विभाजन के परिणामस्वरूप, एक-तिहाई से कम सदस्य सदन में नया समूह या दल बना लेते है।
4. वह सदस्य जो स्वतन्त्र सदस्य के रूप में निर्वाचित हुआ है, किसी राजनैतिक दल में शामिल हो जाता है।

नीचे दिए गए कूट का प्रयोग कर सही उत्तर चुनिए

(a) 2 और 3 (b) 1, 2 और 4

(c) 1 और 3 (d) 1, 2, 3 और 4

43. निम्नलिखित कथनों पर विचार कीजिए

1. दल-बदल विरोधी कानून किसी निर्वाचित सदस्य पर अपने दल के सुस्पष्ट अधिदेश के विरोध में मत देने पर प्रतिबन्ध लगाता है।
2. दल-बदल विरोधी उपबन्ध उस समय लागू नहीं होते जब किसी दल के एक-तिहाई सदस्य दल के अधिवेश की अवज्ञा करते हैं तथा स्वयं को एक पृथक् दल के रूप में संगठित करते हैं।

इन कथनों में से कौन-सा /से सही है/हैं?

(a) केवल 1

(b) केवल 2

(c) 1 और 2 दोनों

(d) न तो 1 और न ही 2

44. इलेक्ट्रॉनिक वोटिंग मशीनें किनके साथ संयुक्त रूप से विकसित की गई हैं?

1. भारत हैवी इलेक्ट्रिकल्स लिमिटेड
2. भारत इलेक्ट्रॉनिक्स लिमिटेड
3. इलेक्ट्रॉनिक्स कॉर्पोरेशन ऑफ इण्डिया लिमिटेड
4. भारत संचार निगम लिमिटेड

कूट

(a) 1, 2 और 3 (b) 2 और 3

(c) 2 और 4 (d) 3 और 4

45. इन्द्रजीत गुप्ता समिति की सिफारिशों पर विचार करें।

1. चुनाव खर्च सरकार वहन करे और इसके लिए एक चुनाव कोष का निर्माण हो।
2. राष्ट्रीय दलों को राष्ट्रीय राजधानी क्षेत्र में व राज्यस्तरीय दलों को राज्यस्तरीय क्षेत्र में एक कार्यालय और टेलीफोन सुविधा नि:शुल्क उपलब्ध कराई जाए।
3. ग्राम चुनाव सामग्री हर मतदाता के पास नि:शुल्क दी जाए।

कूट का प्रयोग कर सही उत्तर का चयन करें

(a) केवल 1 (b) केवल 2

(c) 1 और 2 (d) 1, 2, 3

46. निम्न में से सही कथन चुनें

1. भारत के राष्ट्रपति के रूप में निर्वाचन के लिए कोई व्यक्ति तभी योग्य है जब वह 40 वर्ष की आयु पूरी कर चुका हो।
2. भारत का उपराष्ट्रपति निर्वाचक मण्डल द्वारा चुना जाता है, जिसका गठन भारत के राष्ट्रपति के निर्वाचक मण्डल के समान होता है।

कूट

(a) केवल 1

(b) केवल 2

(c) 1 और 2 दोनों

(d) न तो 1 और न ही 2

47. राष्ट्रपति की मृत्यु के बाद उपराष्ट्रपति, राष्ट्रपति का पद कब तक सँभाल सकता है?

(a) कार्यकाल की शेष अवधि तक

(b) एक वर्ष तक

(c) अधिक-से-अधिक छः माह तक

(d) उस समय तक, जब तक कि राष्ट्रपति के चुनावों से सम्बन्धी विज्ञप्ति निकाली न जाए

48. अनुच्छेद 352 के तहत् आपात की उद्घोषणा कब की जा सकती है?

(a) जब युद्ध, बाह्य आक्रमण या आन्तरिक उपद्रव की सम्भावना हो

(b) जब युद्ध, बाह्य आक्रमण या सशस्त्र विद्रोह हो गया हो या होने की सम्भावना हो

(c) जब किसी राज्य में संवैधानिक व्यवस्था विफल हो गई हो

(d) जब देश में वित्तीय संकट पैदा हो गया हो

49. आपातकाल की घोषणा के दौरान लोकसभा का कार्यकाल किसके द्वारा बढ़ाया जा सकता है?

(a) मन्त्रिपरिषद् के परामार्श पर राष्ट्रपति द्वारा

(b) सर्वोच्च न्यायालय के परामर्श से राष्ट्रपति द्वारा

(c) लोकसभा द्वारा स्वीकृत प्रस्ताव द्वारा

(d) संसद द्वारा निर्मित कानून द्वारा

50. केन्द्रीय सरकार के सन्दर्भ में निम्नलिखित कथनों पर विचार कीजिए

1. भारत के संविधान में उपबन्ध है कि समस्त कैबिनेट मन्त्री अनिवार्य रूप से केवल लोकसभा के ही आसीन सदस्य होंगे।
2. केन्द्रीय कैबिनेट सचिवालय संसदीय कार्य मन्त्रालय के निदेशाधीन कार्य करता है।

कूट

(a) केवल 1 (b) केवल 2
(c) 1 और 2 (d) न तो 1 और न ही 2

51. किसी विधेयक के संसद के सदनों द्वारा पारित किए जाने के पश्चात् उसे राष्ट्रपति के समक्ष प्रस्तुत किया जाता है, जो उस विधेयक पर या तो अनुमति देगा या अनुमति रोक लेगा। राष्ट्रपति

(a) अनुमति छः माह के अन्दर दे सकता है
(b) अनुमति प्रदान या विधेयक को यथासम्भव शीघ्र अस्वीकार कर सकता है
(c) विधेयक को उसके समक्ष प्रस्तुत किए जाने के पश्चात् उस विधेयक को यथासम्भव शीघ्र इस सन्देश के साथ लौटा सकता है कि सदन विधेयक पर पुनर्विचार करे
(d) सदनों द्वार विधेयक को फिर से पारित किए जाने के बाद भी अपनी अनुमति रोक सकता है

52. सर्वसम्मति से निर्वाचित भारत के राष्ट्रपति थे

(a) एस राधाकृष्णन (b) वी वी गिरि
(c) एन संजीव रेड्डी (d) ज्ञानी जैलसिंह

53. संघ सरकार के सन्दर्भ में निम्नलिखित कथनों पर विचार कीजिए

1. कैबिनेट सचिव की सलाह पर प्रधानमन्त्री द्वारा भारत सरकार के मन्त्रालयों/विभागों का सृजन किया जाता है।
2. हर एक मन्त्रालय को प्रधानमन्त्री की सलाह पर भारत के राष्ट्रपति द्वारा किसी मन्त्री को प्रदान किया जाता है।

उपरोक्त कथनों में से कौन-सा/से सही है/हैं?

(a) केवल 1
(b) केवल 2
(c) 1 और 2 दोनों
(d) न तो 1 और न ही 2

54. भारत के निम्नलिखित उपराष्ट्रपतियों पर विचार कीजिए

1. वी वी गिरि
2. एम हिदायतुल्ला
3. बी डी जत्ती
4. जी एस पाठक

निम्नलिखित में से कौन-सा एक उनके कार्यकाल का सही कालानुक्रम है?

(a) 1, 4, 3, 2 (b) 2, 1, 3, 4
(c) 3, 2, 1, 4 (d) 4, 1, 3, 2

55. अस्थायी अध्यक्ष का क्या कार्य है?

(a) अध्यक्ष की अनुपस्थिति में सदन की कार्यवाही संचालित करना
(b) जब अध्यक्ष का निर्वाचन होना असम्भावित हो, अध्यक्ष के रूप में स्थानापन्न होना
(c) नियमित अध्यक्ष के निर्वाचित होने तक कार्यभार ग्रहण किए रहना एवं सदस्यों को शपथ दिलाना
(d) सदस्यों के निर्वाचन प्रमाण-पत्रों की प्रामाणिकता की संवीक्षा करना

56. निम्नलिखित में से कौन-कौन-से विषय हैं, जिन पर कम-से-कम आधे राज्यों के विधानमण्डलों के अनुसमर्थन से ही सांविधानिक संशोधन सम्भव है?

1. राष्ट्रपति का निर्वाचन
2. संसद में राज्यों का प्रतिनिधित्व
3. सातवीं अनुसूची में कोई भी सूची
4. किसी राज्य की विधानपरिषद् की समाप्ति

कूट

(a) 1, 2 और 3 (b) 1, 2 और 4
(c) 1, 3 और 4 (d) 2, 3 और 4

57. निम्नलिखित कथनों पर ध्यान दें

1. भारत के सभी राज्यों में विधानपरिषद् है।
2. विधानपरिषद् का सृजन राज्यपाल करते हैं।
3. अनुच्छेद 179 के अनुसार, राज्य में एक विधानमण्डल होगा।

उपरोक्त कथनों में से कौन-से असत्य हैं?

(a) 1 और 2 (b) 2 और 3
(c) 1 और 3 (d) 1, 2 और 3

58. विधानसभा में आरक्षण के सम्बन्ध में विचार करें

1. संविधान के अनुच्छेद 332 के अनुसार, विधानसभा में अनुसूचित जातियों और अनुसूचित जनजातियों के लिए स्थान सुरक्षित किए गए हैं।
2. संविधान के अनुच्छेद 330 के अनुसार, पिछड़ी जातियों के लिए भी संविधान में स्थान आरक्षित किए गए हैं।

उपरोक्त कथनों में से कौन-सा/से सही है/हैं?

(a) केवल 1
(b) केवल 2
(c) 1 और 2
(d) न तो 1 और न ही 2

59. जब कोई विधेयक विधानसभा से पारित होकर विधानपरिषद् में आता है, तो विधानपरिषद्

1. विधेयक को स्वीकार कर सकती है।
2. विधेयक में संशोधन कर सकती है।
3. विधेयक को अस्वीकार कर सकती है।

उपरोक्त कथनों में से कौन-से सही हैं?

(a) 1 और 2 (b) 2 और 3
(c) 1 और 3 (d) 1, 2 और 3

60. भारत में राज्य विधानपरिषद् के सदस्यों का कितना हिस्सा स्थानीय निकायों द्वारा चुना जाता है?

(a) एक-तिहाई (b) एक-चौथाई
(c) छठा भाग (d) बारहवाँ भाग

61. किसी भारतीय राज्य के राज्यपाल से सम्बन्धित निम्नलिखित कथनों में कौन-सा सत्य नहीं है?

(a) वह भारत के राष्ट्रपति द्वारा नियुक्त हो सकता है
(b) वह एक से अधिक राज्यों का राज्यपाल हो सकता है
(c) वह पाँच वर्षों तक पद पर रहता है
(d) यदि सम्बन्धित राज्य की व्यवस्थापिका उसे पद से हटाए जाने का प्रस्ताव स्वीकार करती है, तो वह पदावधि के पूर्व भी पदमुक्त किया जा सकता है

62. राज्यपाल को शपथ कौन दिलाता है?
(a) राष्ट्रपति
(b) भारत का मुख्य न्यायाधीश
(c) सम्बन्धित उच्च न्यायालय का मुख्य न्यायाधीश
(d) मुख्यमन्त्री

63. विधानसभा सत्रावसान की अवधि में राज्यपाल द्वारा जारी किए गए अध्यादेश की अधिकतम अवधि कितनी हो सकती है?
(a) अध्यादेश जारी करने की तिथि से 6 माह तक
(b) विधानसभा सत्र प्रारम्भ होने के 6 माह तक
(c) विधानसभा सत्र प्रारम्भ होने के 6 सप्ताह तक
(d) कोई अवधि सीमा नहीं

64. राज्य सरकार को कानूनी मामलों में सलाह देने के लिए अधिकृत है
(a) मुख्य न्यायाधीश
(b) महान्यायवादी
(c) महाधिवक्ता
(d) उच्च न्यायालय के न्यायाधीशों की खण्डपीठ

65. निम्नलिखित में से कौन-सी किसी राज्य के राज्यपाल को दी गई विवेकाधीन शक्तियाँ हैं?
1. भारत के राष्ट्रपति को, राष्ट्रपति शासन अधिरोपित करने के लिए रिपोर्ट भेजना।
2. मन्त्रियों की नियुक्ति करना।
3. राज्य विधानमण्डल द्वारा पारित कतिपय विधेयकों को भारत के राष्ट्रपति के विचार के लिए आरक्षित करना।
4. राज्य सरकार के कार्य संचालन के लिए नियम बनाना।

कूट
(a) 1 और 2 (b) 1 और 3
(c) 2, 3 और 4 (d) ये सभी

66. **कथन** (A) जहाँ दबाव समूह हितों को सुस्पष्ट अभिव्यक्ति देने का काम करते हैं वहाँ राजनीतिक दल हितों में समुच्चयन का काम करते हैं।
कारण (R) दबाव समूह समजातीय हितकांक्षी प्रभाव का प्रतिनिधित्व करते हैं, जबकि राजनीतिक दल विषमजातीय समूहों को संयोजित करते हैं और राजनीतिक सत्ता पाना चाहते हैं।

कूट
(a) A और R दोनों सही हैं तथा R, A की सही व्याख्या है
(b) A और R दोनों सही हैं, परन्तु R, A की सही व्याख्या नहीं है
(c) A सही है, किन्तु R गलत है
(d) A गलत है, किन्तु R सही है

67. किसी संसद सदस्य पर दल परिवर्तन से उत्पन्न अयोग्यता लागू नहीं होगी
(a) यदि उस मूल राजनीतिक दल में जिससे वह चुना गया था एक विभाजन हो जाए
(b) यदि उसने स्वेच्छा से अपने राजनीतिक दल की सदस्यता छोड़ दी थी
(c) यदि वह अपने राजनीतिक दल के निर्देशों के विरुद्ध सदन में मतदान में भाग नहीं लेता हो
(d) यदि एक सदन का कोई मनोनीत सदस्य छः महीने बाद किसी राजनीतिक दल का सदस्य बन जाए

68. कौन-सा दल यूपीए सरकार में भागीदार है?
(a) एआईएडीएमके (b) असम गण परिषद्
(c) आईएनएलडी (d) द्रमुक

69. **कथन** (A) राजनीतिक दल विधायी श्रेष्ठता को प्रोन्नत करते हैं।
कारण (R) राजनीतिक दल लोक उत्साह पैदा करते हैं।

कूट
(a) A और R दोनों सही हैं तथा R, A की सही व्याख्या है
(b) A और R दोनों सही हैं, परन्तु R, A की सही व्याख्या नहीं है
(c) A सही है, किन्तु R गलत है
(d) A गलत है, किन्तु R सही है

70. गोस्वामी समिति का सम्बन्ध किससे है?
(a) चुनावों में काले धन के प्रयोग पर अंकुश
(b) चुनाव व्यवस्था में आमूल सुधार
(c) पिछड़े वर्ग का निर्धारण
(d) प्रशासनिक सुधार

71. सुमेलित कीजिए

सूची I	सूची II
A. नेशनल कॉन्फ्रेंस	1. तमिलनाडु
B. द्रविड़ मुनेत्र कड़गम	2. पंजाब
C. तेलुगू देशम	3. जम्मू-कश्मीर
D. अकाली दल	4. आन्ध्र प्रदेश

कूट

	A	B	C	D
(a)	1	2	3	4
(b)	3	2	4	1
(c)	3	1	4	2
(d)	2	3	1	4

72. सुमेलित कीजिए

सूची I	सूची II
A. तेलंगाना आन्दोलन	1. सी एन अन्नादुरै
B. द्रविड़ मुनेत्र कड़गम	2. स्वतन्त्र राज्य
C. बाल ठाकरे	3. तेलुगूदेशम
D. एन टी रामाराव	4. शिवसेना

कूट

	A	B	C	D
(a)	2	1	4	3
(b)	3	2	1	4
(c)	1	3	2	4
(d)	4	2	3	1

73. राजनीतिक दलों के अभाव में लोकतन्त्र को सबसे बड़ी हानि क्या होगी?
(a) जन अभिव्यक्ति का साधन नहीं रहेगा
(b) जनमत राजनीति की शिखा से वंचित रह जाएगा
(c) सरकार तथा जनता के मध्य सम्बन्ध नहीं रहेगा
(d) शासन स्वेच्छाचारी और निरंकुश हो जाएगा

74. किस स्थिति में दल-बदल विरोधी अधिनियम के अनुसार किसी सदन के किसी सदस्य की सदस्यता समाप्त हो जाएगी?
(a) यदि वह अपने दल के मुख्य सचेतक के आदेशों की अवहेलना कर मतदान करता है या पूर्व अनुमति के बिना मतदान से अनुपस्थित रहता है
(b) वह अपने राजनीतिक दल की सदस्यता से स्वेच्छा से त्याग-पत्र दे देता है
(c) उपरोक्त दोनों गलत हैं
(d) उपरोक्त दोनों सही हैं

75. भारत के संविधान में 'राजनीतिक दल' को कहाँ स्थान दिया गया है?
(a) मन्त्रिमण्डल के लोकसभा के प्रति उत्तरदायित्व के सन्दर्भ में
(b) मन्त्रिपरिषद् के गठन के सन्दर्भ में
(c) कहीं मान्यता नहीं दी गई है
(d) दसवीं अनुसूची में

76. निम्नलिखित में से कौन-से कथन असत्य है/हैं?
1. कौटिल्य गणतन्त्र के समर्थक थे।
2. कौटिल्य धर्म का आदर करते थे।
3. कौटिल्य ने राजदूत की उपेक्षा की है।

कूट
(a) 1 और 2 (b) 2 और 3
(c) 1 और 3 (d) 1, 2 और 3

77. कथन (A) कौटिल्य के अनुसार राज्य में राजा की आज्ञा का पालन प्रजा को करना चाहिए।
कारण (R) राजा में देवताओं का अंश विद्यमान होता है।

कूट
(a) A और R दोनों सही हैं तथा R, A की सही व्याख्या है
(b) A और R दोनों सही हैं, परन्तु R, A की सही व्याख्या नहीं है
(c) A सही है, किन्तु R गलत है
(d) A गलत है, किन्तु R सही है

78. गाँधीवाद के प्रमुख विचारों में है
1. सत्य और अहिंसा 2. समाजवाद
3. पंचायती राज 4. जातिविहीन समाज

उपरोक्त में से कौन-सा/से सही है/हैं?
(a) केवल 1 (b) 1 और 3
(c) 1, 2 और 3 (d) 1, 3 और 4

79. गाँधी दर्शन में समाजवाद का विकल्प है
(a) सर्वोदय (b) न्यायधारिता
(c) पंचायती राज (d) सत्य और अहिंसा

80. कथन (A) गाँधीजी ने सविनय अवज्ञा तकनीक का प्रयोग किया।
कारण (R) वह अराजकता में विश्वास करते थे।

कूट
(a) A और R दोनों सही हैं, तथा R, A की सही व्याख्या है
(b) A और R दोनों सही हैं, परन्तु R, A की सही व्याख्या नहीं है
(c) A सही है, किन्तु R गलत है
(d) A गलत है, किन्तु R सही है

81. गाँधीजी के अहिंसा के सिद्धान्त के निम्न में से क्या लक्षण हैं?
1. यह निष्क्रिय नहीं है
2. इसका मूल सिद्धान्त सत्य है
3. यह दुर्बलों का शस्त्र है

कूट
(a) 1, 2 और (b) 1 और 2
(c) 1 और 3 (d) 2 और 3

82. एम के गाँधी के अनुसार मानवीय आचरण के पाँच शाश्वत पथ प्रदर्शक हैं
(a) अहिंसा, सत्य, अस्तेय, अपरिग्रह और ब्रह्मचर्य
(b) अहिंसा, सत्य, विनय, दया और तप
(c) अहिंसा, करुणा, शील, भक्ति और कर्म
(d) सत्य, धर्म, अर्थ, काम और तप

83. निम्न कथनों पर विचार कीजिए
1. गाँधीजी के अनुसार, मन एक आरामरहित चिड़िया है।
2. ट्राटस्की के अनुसार, लोकतन्त्र एक निकम्मा तथा निरर्थक स्वांग है।

उपरोक्त कथनों में से कौन-सा/से सही है/हैं?
(a) केवल 1 (b) केवल 2
(c) 1 और 2 (d) न तो 1 और न ही 2

84. समाजवादी विचारक प्राकृतिक संसाधानों के राष्ट्रीयकरण का समर्थन करते हैं, ताकि
(a) उत्पादन के लागत मूल्य को कम किया जा सके
(b) उत्पादन बढ़ाया जा सके
(c) शोषण को रोका जा सके
(d) उनका (प्राकृतिक संसाधनों का) पूर्ण सदुपयोग सुनिश्चित किया जा सके

85. मार्क्सवाद की आलोचना करते हुए निम्न में किसने कहा कि मार्क्सवाद 19वीं शताब्दी के उदारवाद की अवैध तथा विद्रोही सन्तान है?
(a) कार्ल पॉपर (b) एच जे लास्की
(c) ई बार्कर (d) सी हण्ट

86. किन दो व्यक्तियों ने राज्यहीन समाज का विचार दिया?
(a) प्लेटो और अरस्तू (b) मार्क्स और गाँधी
(c) हीगल और ग्रीन (d) हॉब्स और लॉक

87. मॉण्टेस्क्यू के 'शक्तियों का पृथक्करण' सिद्धान्त का उद्देश्य है
(a) व्यक्ति की स्वतन्त्रता की सुरक्षा करना
(b) न्यायपालिका की सर्वोच्चता की सुरक्षा करना
(c) सामाजिक संविदा सिद्धान्त की सुरक्षा करना
(d) एक दल के शासन की सुरक्षा करना

88. यह किसने कहा कि, "आर्थिक समानता के अभाव में राजनीतिक स्वतन्त्रता एक कल्पित कथा है"?
(a) प्रूधों (b) मार्क्स
(c) कॉलमैन (d) लास्की

89. गुटनिरपेक्ष आन्दोलन से किसका सम्बन्ध है?
(a) महासभा
(b) समन्वय ब्यूरो
(c) विश्व व्यापार संघ
(d) आर्थिक सहयोग और विकास संगठन

90. गुटनिरपेक्ष आन्दोलन को "मानव इतिहास का सबसे बड़ा शान्तिवादी आन्दोलन" किसने बताया है?
(a) श्री इन्द्रकुमार गुजराल (b) श्री अटलबिहारी वाजपेयी
(c) श्रीमती इन्दिरा गाँधी (d) श्री राजीव गाँधी

91. गुटनिरपेक्षता से तात्पर्य है
(a) तटस्थता (b) अलगाववाद
(c) शक्तिगुटों से अलग रहने की नीति
(d) तटस्थीकरण

92. गुटनिरपेक्ष विदेश नीति का जनक किसको माना जाता है?
(a) जवाहरलाल नेहरू (b) नेल्सन मण्डेला
(c) सुकर्णो (d) श्रीमती इन्दिरा गाँधी

93. साम्यवादी गुट की सुदृढ़ता का प्रतीक
(a) नाटो (b) वार्सा पैक्ट (c) सीटो (d) सेण्टो

94. साम्यवादी देशों की एकता को इंगित करने वाला संगठन
(a) आसियान (b) नाटो
(c) सार्क (d) कॉमिनफार्म

95. साम्यवादी गुट के बिखराव को इंगित करने वाला संगठन
(a) कोरिया युद्ध
(b) हंगरी में सोवियत संघ का हस्तक्षेप
(c) बर्लिन की दीवार का ढहना
(d) दितान्त

96. एल्टन मेयो तथा उसके साथियों द्वारा हॉथोर्न प्रयोग किए जाने से नव-विचार उत्पन्न हुए, जिन्हें कहा गया
(a) वैज्ञानिक प्रबन्ध
(b) परम्परागत सिद्धान्त
(c) नौकरशाही का सिद्धान्त
(d) मानव सम्बन्धक सिद्धान्त

97. "राज्य हर जगह है; यह मुश्किल से ही कोई खाली जगह छोड़ता है।" यह कथन किस अवधारणा की व्याख्या करता है?
(a) लोकतान्त्रिक राज्य (b) संघीय राज्य
(c) कल्याणकारी राज्य (d) पुलिस राज्य

98. नवलोक प्रशासन पर प्रथम पुस्तक सम्पादित हुई
(a) फ्रैंक मैरिनी द्वारा
(b) ड्वाइट वाल्डो द्वारा
(c) जेम्स सी चार्ल्सवर्थ द्वारा
(d) एल डी व्हाइट द्वारा

99. निम्नलिखित में से किसने सार्वजनिक तथा निजी प्रशासन में स्पष्ट अन्तर किया?
(a) हेनरी फेयोल (b) एम पी फॉलेट
(c) एल उर्विक (d) पॉल एच एप्पलबी

100. **कथन** (A) लोक प्रशासन समाज में स्थिरता लाने की एक शक्ति है।
कारण (R) सरकारों के बदलने पर यह निरन्तरता प्रदान करता है।
कूट
(a) A और R दोनों सही हैं तथा R, A की सही व्याख्या है
(b) A और R दोनों सही हैं, परन्तु R, A की सही व्याख्या नहीं है
(c) A सही है, परन्तु R गलत है
(d) A गलत है, किन्तु R सही है

101. लोक प्रशासन के एक विषय के रूप में विकास के प्रथम चरण में निम्न में से कौन-से प्रभावी विषय रहे?
1. राजनीति तथा प्रशासन का पृथक्करण
2. प्रशासन के सिद्धान्त
3. लोक प्रशासन का मूल्य निरपेक्ष विज्ञान बनना
4. लोकनीति निर्माण का अध्ययन
5. कार्यकुशलता तथा मितव्ययिता का लोक प्रशासन के मूल मन्त्र बनना

कूट
(a) 1 और 3 (b) 1, 2 और 3
(c) 1, 3 और 5 (d) 1, 3, 4 और 5

102. "प्रशासन का क्षेत्र अब इतना विस्तृत है कि प्रशासन का दर्शनशास्त्र जीवन दर्शनशास्त्र के समान प्रतीत होता है।" यह कथन किसने कहा?
(a) सी मेरियम (b) एम ई डिमॉक
(c) ड्वाइट वाल्डो (d) एच फाइनर

103. निम्न में से कौन-सा/से लाभ साफ्टा की वजह से सार्क देशों को हुए हैं?
1. उद्योगों में तकनीकी दक्षता में वृद्धि
2. बड़ी परियोजनाओं में निवेश हेतु क्षेत्रीय बैंकों का विकास
कूट
(a) केवल 1 (b) केवल 2
(c) 1 और 2 (d) न तो 1 न ही 2

104. सुमेलित कीजिए

	सूची I		सूची II
A.	भारत-अमेरिका परमाणु सहयोग समझौता	1.	1999
B.	भारतीय संसद पर आतंकवादी हमला	2.	2007
C.	वाजपेयी की बस कूट नीति	3.	2001
D.	सार्क की स्थापना	4.	1985

कूट

	A	B	C	D		A	B	C	D
(a)	2	3	1	4	(b)	4	3	2	1
(c)	3	4	2	1	(d)	1	4	3	2

105. निम्नलिखित में से कौन-सा एक यूरोपीय संघ के इतिहास में महत्त्वपूर्ण घटनाओं का सही अनुक्रम है?
(a) मास्ट्रिच सन्धि, एम्सटर्डम सन्धि, नाइस सन्धि, पेरिस सन्धि
(b) पेरिस सन्धि, रोम सन्धि, नाइस सन्धि, मास्ट्रिच सन्धि
(c) पेरिस सन्धि, मास्ट्रिच सन्धि, एम्सटर्डम सन्धि, नाइस सन्धि
(d) एम्सटर्डम सन्धि, मास्ट्रिच सन्धि, पेरिस सन्धि, नाइस सन्धि

106. महाशक्तियों द्वारा 'शान्ति के लिए एकता प्रस्ताव' प्रस्तुत किया गया (स्कूल व्याख्याता 2004)
(a) 1950 के कोरिया युद्ध के समय
(b) स्वेज संकट 1956 के समय
(c) मंचूरिया काण्ड 1931 के समय
(d) खाड़ी संकट 1990 के समय

107. व्यवहारवादी उपागम सम्बन्धित कथनों में से कौन-से सही हैं?
1. इसकी प्रकृति अन्त:शास्त्रीय है।
2. यह अधिक विवरणात्मक एवं कम आनुभविक है।
3. यह मूल्य निरपेक्ष है
4. यह गुणात्मक निर्णय पर बल देता है।
कूट
(a) 1, 2 और 4 (b) 1 और 3
(c) 1, 3 और 4 (d) 2 और 3

108. निम्न में से क्या ब्रिटिश दल प्रणाली की विशेषता नहीं है?
(a) दलों के अनुशासन में अत्यन्त कठोरता है।
(b) संगठन अत्यधिक कठोर, नियन्त्रित एवं केन्द्रित है।
(c) दल प्रणाली में दो प्रमुख दल हैं- एक सरकार बनाता है, दूसरा विपक्ष में बैठता है।
(d) दोनों दलों में परस्पर सहयोग समान विचार एवं भाईचारा है।

109. निम्न में से लोकतान्त्रिक समाजवाद के मूल सिद्धान्त कौन-से थे?
1. इसका लक्ष्य मुक्त प्रतिस्पर्द्धा की बुराइयों का, जो पूँजीवादी समाज में तबाही उत्पन्न करती हैं, उन्मूलन करना था।
2. यह निजी सम्पत्ति के विरुद्ध था, चाहे वह किसी भी रूप में हो।

3. इसकी आस्था शान्तिमय, लोकतान्त्रिक और संवैधानिक साधनों में थी।
4. यह प्रतिस्पर्द्धामूलक दलीय प्रणाली के विरुद्ध था।

कूट
(a) 1 और 2 (b) 2 और 3 (c) 3 और 4 (d) 1 और 3

110. मार्क्सवादियों के अनुसार निम्न में से विकास में कौन अवरोधक है?
1. लाभ प्रत्यावर्तन
2. ऋण का फन्दा
3. भूमि और पूँजी का कुछ हाथों में संकेन्द्रण
4. प्रौद्योगिकी का अभाव

कूट
(a) 1, 2 और 3 (b) 1, 3 और 4 (c) 2, 3 और 4 (d) ये सभी

111. मार्क्सवादी ऐतिहासिक भौतिकवाद का अर्थ है
(a) इतिहास केवल भौतिक जीवन से सम्बन्धित है
(b) इतिहास की आर्थिक व्याख्या
(c) इतिहास का सर्वोच्च लक्ष्य भौतिक प्रगति है
(d) इतिहास आर्थिक मानव की कहानी है

112. **कथन** (A) राज्य की उत्पत्ति के सम्बध में कौटिल्य ने सामाजिक समझौते का सिद्धान्त स्वीकार किया है।
कारण (R) कौटिल्य के अनुसार, राज्य का उद्देश्य व्यक्ति को उसके पूर्ण विकास में सहायता करना है।

कूट
(a) A और R दोनों सही हैं, तथा R, A की सही व्याख्या है
(b) A और R दोनों सही हैं, परन्तु R, A की सही व्याख्या नहीं है
(c) A सही है, किन्तु R गलत है
(d) A गलत है, किन्तु R सही है

113. गाँधीवाद के प्रमुख विचारों में है
1. सत्य और अहिंसा 2. समाजवाद
3. पंचायती राज 4. जातिविहीन समाज

उपरोक्त में से कौन-सा/से सही है/हैं?
(a) केवल 1 (b) 1 और 3
(c) 1, 2 और 3 (d) 1, 3 और 4

114. गाँधीजी की दृष्टि में "अहिंसा का स्थान स्वराज्य से पहले।" निम्नांकित में अहिंसा की एक अनिवार्य शर्त को अंकित कीजिए
(a) संघर्ष से परहेज रखना और खतरे से दूर रहना
(b) संघर्ष का सामना करना किन्तु किसी खतरे की जोखिम से परहेज रखना
(c) संघर्ष का सामना करना और सम्बद्ध खतरे का जोखिम उठाना
(d) एक व्यक्ति जिसे मृत्यु का भय हो और संघर्ष से परहेज रखे

115. दबाव समूह के विषय में दिए गए कथनों पर विचार कीजिए
1. राजनीतिक दल के समान ये भी भारतीय राजनीति में अपना प्रभाव रखते हैं।
2. दबाव समूह भी राजनीतिक दलों के समान चुनाव लड़ते हैं।
3. इनका विकास स्वयं राजनीतिक दलों द्वारा होता है।

उपरोक्त में कौन-सा/से कथन सही है/हैं?
(a) केवल 1 (b) 1 और 2
(c) 1 और 3 (d) ये सभी

116. निम्नलिखित कथनों पर विचार कीजिए
1. भारतीय राजनीति में प्रथम आम चुनाव से वर्ष 1977 तक भारतीय राष्ट्रीय कांग्रेस दल की प्रधानता बनी रही।
2. उसके बाद भारत में गठबन्धन सरकार का दौर चला जो वर्तमान समय तक जारी है।
3. वर्ष 1980 के चुनाव में नेतृत्व प्रधान दल की प्रधानता भारतीय राजनीति में बनी।

उपरोक्त में कौन-सा/से कथन सही है/हैं?
(a) केवल 1 (b) केवल 1
(c) 1 और 3 (d) ये सभी

117. राज्य की विधानसभाओं से सम्बन्धित कथन पर विचार कीजिए
1. उत्तर प्रदेश की विधानसभा में सबसे अधिक 404 सीटें हैं।
2. पश्चिम बंगाल तथा आन्ध्र प्रदेश की विधानसभा में कुल सीटों की संख्या 294 है।

उपरोक्त कथनों में से कौन-सा/से सही है/हैं?
(a) केवल 1 (b) केवल 2
(c) 1 और 2 (d) न तो 1 और न ही 2

118. राष्ट्रपति के सम्बन्ध में सही कथन है
1. प्रत्येक नए सत्र में संसद के दोनों सदनों को सम्बोधित करता है।
2. संसद के प्रत्येक सदन को आहूत कर सकता है।
3. संसद के दोनों सदनों को भंग कर सकता है।
4. लोकसभा में निर्णायक मत दे सकता है।

उपरोक्त कथनों में से कौन-से सही हैं?
(a) 1 और 3
(b) 2 और 3
(c) 3 और 4
(d) 1 और 2

119. **कथन** (A) व्यवहार में संसदीय शासन में विधानमण्डल कार्यपालिका को नहीं वरन कार्यपालिका विधानमण्डल को नियन्त्रित करती है।
कारण (R) मन्त्रिपरिषद् विधानमण्डल के समक्ष सामूहिक रूप से उत्तरदाई होती है।

कूट
(a) A और R दोनों सही हैं, तथा R, A की सही व्याख्या है
(b) A और R दोनों सही हैं, परन्तु R, A की सही व्याख्या नहीं है
(c) A सही है, किन्तु R गलत है
(d) A गलत है, किन्तु R सही है

120. निम्नलिखित कथनों पर विचार कीजिए राजनीतिक दलों के प्रमुख कार्य हैं
1. नियम बनाना
2. हित समुच्चय
3. राजनीतिक समीकरण
4. जनता के व्यवहार का नियमन

उपरोक्त कथनों में कौन-से कथन सहीं हैं?
(a) 1 और 2 (b) 2 और 3
(c) 3 और 4 (d) 1 और 4

उत्तरमाला

1.	*(c)*	2.	*(b)*	3.	*(c)*	4.	*(d)*	5.	*(c)*	6.	*(a)*	7.	*(a)*	8.	*(d)*	9.	*(c)*	10.	*(c)*
11.	*(a)*	12.	*(d)*	13.	*(a)*	14.	*(d)*	15.	*(d)*	16.	*(c)*	17.	*(a)*	18.	*(a)*	19.	*(b)*	20.	*(b)*
21.	*(c)*	22.	*(c)*	23.	*(a)*	24.	*(d)*	25.	*(d)*	26.	*(c)*	27.	*(c)*	28.	*(c)*	29.	*(c)*	30.	*(d)*
31.	*(c)*	32.	*(a)*	33.	*(d)*	34.	*(c)*	35.	*(d)*	36.	*(c)*	37.	*(c)*	38.	*(a)*	39.	*(a)*	40.	*(c)*
41.	*(d)*	42.	*(d)*	43.	*(c)*	44.	*(b)*	45.	*(d)*	46.	*(d)*	47.	*(c)*	48.	*(b)*	49.	*(d)*	50.	*(d)*
51.	*(b)*	52.	*(c)*	53.	*(b)*	54.	*(a)*	55.	*(c)*	56.	*(a)*	57.	*(d)*	58.	*(a)*	59.	*(d)*	60.	*(a)*
61.	*(d)*	62.	*(c)*	63.	*(c)*	64.	*(c)*	65.	*(b)*	66.	*(a)*	67.	*(a)*	68.	*(d)*	69.	*(b)*	70.	*(b)*
71.	*(c)*	72.	*(a)*	73.	*(d)*	74.	*(a)*	75.	*(d)*	76.	*(c)*	77.	*(a)*	78.	*(b)*	79.	*(a)*	80.	*(b)*
81.	*(b)*	82.	*(a)*	83.	*(c)*	84.	*(d)*	85.	*(c)*	86.	*(b)*	87.	*(a)*	88.	*(d)*	89.	*(b)*	90.	*(c)*
91.	*(c)*	92.	*(a)*	93.	*(b)*	94.	*(d)*	95.	*(c)*	96.	*(d)*	97.	*(c)*	98.	*(b)*	99.	*(d)*	100.	*(a)*
101.	*(c)*	102.	*(b)*	103.	*(a)*	104.	*(a)*	105.	*(b)*	106.	*(a)*	107.	*(c)*	108.	*(d)*	109.	*(d)*	110.	*(b)*
111.	*(b)*	112.	*(b)*	113.	*(b)*	114.	*(c)*	115.	*(c)*	116.	*(c)*	117.	*(c)*	118.	*(d)*	119.	*(b)*	120.	*(b)*

मध्य प्रदेश उच्च माध्यमिक शिक्षक पात्रता परीक्षा

राजनीति विज्ञान 'भाग ब'

प्रैक्टिस सेट 4

निर्देश

1. सभी प्रश्नों के उत्तर दीजिए।
2. सभी प्रश्नों के अंक समान हैं।
3. प्रत्येक प्रश्न का केवल एक ही उत्तर दीजिए।
4. प्रत्येक प्रश्न के चार वैकल्पिक उत्तर दिए गए हैं। अभ्यर्थी सही उत्तर का चुनाव करें।

1. निम्नलिखित में से कौन-सी रचना एक संविदावादी विचारक की नहीं है?
(a) सोशल कॉण्ट्रैक्ट
(b) लेवायथन
(c) ऑन लिबर्टी
(d) टू ट्रीटीज ऑन गवर्नमेण्ट

2. किसका कथन है कि, "निर्णयन विभिन्न विकल्पों के चुनाव की एक सरलतम विधि है"?
(a) टैरी (b) मैक्फारलैण्ड
(c) हरबर्ट साइमन (d) रे. ए. किलियन्स

3. कौटिल्य के 'अर्थशास्त्र' में अधिकरण हैं
(a) बारह (b) पन्द्रह (c) दस (d) सोलह

4. निम्नांकित में से कौन-सा उद्देश्य भारत के संविधान की प्रस्तावना में सम्मिलित नहीं है?
(a) विचार की स्वतन्त्रता
(b) आर्थिक स्वतन्त्रता
(c) अभिव्यक्ति की स्वतन्त्रत
(d) विश्वास की स्वतन्त्रता

5. मार्क्सवादियों के अनुसार
(a) राज्य एक वर्गीय संरचना है
(b) राज्य केवल श्रमिकों का प्रतिनिधित्व करता है
(c) राज्य में सम्पूर्ण समुदाय का प्रतिनिधित्व होता है
(d) इनमें से कोई नहीं

6. निम्नलिखित में से कौन अतिवादी नहीं था?
(a) लाला लाजपत राय (b) बिपिन चन्द्र पाल
(c) बाल गंगाधर तिलक (d) गोपाल कृष्ण गोखले

7. निम्नलिखित में से किसने उदारवादी प्रजातन्त्र की विश्वव्यापी विजय को 'इतिहास के अंत' के रूप में व्याख्यायित किया?
(a) समीर अमीन
(b) डेविड हेल्ड
(c) फ्रांसिस फुकोयामा
(d) सैमुएल पी. हण्टिंग्टन

8. निम्नलिखित में से कौन ऑस्टिन के सम्प्रभुता सिद्धान्त का कटुतम आलोचक है?
(a) सर हेनरी मेन (b) हॉब्स
(c) बोदाँ (d) लास्की

9. सूची-I को सूची-II से सुमेलित कीजिए तथा नीचे दिए कूट में से सही उत्तर का चयन कीजिए।

सूची-I	सूची-II
A. मॉरगेन्थाऊ	1. व्यवस्था सिद्धान्त
B. बर्नार्ड कोहेन	2. खेल सिद्धान्त
C. मार्टन काप्लान	3. निर्णय-निर्माण उपागम
D. इमाइल बर्ड	4. यथार्थवादी सम्प्रदाय

कूट

	A	B	C	D		A	B	C	D
(a)	4	3	1	2	(b)	2	1	3	4
(c)	4	1	3	2	(d)	2	3	1	4

10. संसद में पहला लोकपाल विधेयक प्रस्तुत हुआ
(a) 1968 में (b) 1967 में
(c) 1971 में (d) 1972 में

11. निम्न में से कौन-सा युग्म सही नहीं है?

	राज्य की उत्पत्ति का सिद्धान्त	समर्थक
(a)	दैवीय उत्पत्ति का सिद्धान्त	जेम्स I
(b)	शक्ति सिद्धान्त	ओपनहाइमर
(c)	पितृसत्तात्मक	मैक्लेनान
(d)	मातृसत्तात्मक	जेन्क्स

12. संयुक्त राष्ट्र ने किस दशक को 'महिलाओं के दशक' के रूप में घोषित किया?
(a) 1976-1985 (b) 1986-1995
(c) 1966-1975 (d) 1971-1980

13. "शिक्षित बनो, संघर्ष करो, संगठित बनो" यह किसका दिया हुआ नारा है?
(a) राजा राममोहन राय (b) ईश्वर चन्द्र विद्यासागर
(c) एम. एन. रॉय (d) बी. आर. अम्बेडकर

14. निम्नलिखित में से कौन-सा युग्म सही नहीं है?

	लेखक		पुस्तक
(a)	मोस्का	–	द रुलिंग क्लास
(b)	पैरेटो	–	माइन्ड एण्ड सोसाइटी
(c)	रॉबर्ट मिशेल्स	–	पॉलिटिकल पार्टीज
(d)	लिपसेट	–	वेल्थ ऑफ नेशन्स

15. लोक निगम का उत्तरदायित्व होता है
(a) नौकरशाही के प्रति (b) प्रधानमन्त्री के प्रति
(c) राष्ट्रपति के प्रति (d) संसद के प्रति

16. सूची-I को सूची-II से सुमेलित कीजिए तथा नीचे दिए विकल्पों में से सही उत्तर का चयन कीजिए।

सूची-I	सूची-II
A. महात्मा गाँधी	1. बंच ऑफ थॉट्स
B. बी.आर. अम्बेडकर	2. हिन्द स्वराज
C. एम.एस. गोलवलकर	3. एनीहिलेशन ऑफ कास्ट
D. वी.डी. सावरकर	4. हिन्दुत्व

कूट

	A	B	C	D		A	B	C	D
(a)	1	2	3	4	(b)	2	3	1	4
(c)	3	1	4	2	(d)	4	3	1	2

17. संयुक्त राष्ट्र के निम्नांकित महासचिवों को उनकी नियुक्ति के क्रम में व्यवस्थित कीजिए
1. यू थांट 2. कुर्त वालधाइम
3. ट्रिग्वे ली 4. डैग हैमरशोल्ड

कूट
(a) 2, 4, 3, 4 (b) 1, 3, 4, 2 (c) 3, 4, 1, 2 (d) 4, 3, 1, 2

18. सत्ता के 'सहमति मॉडल' की रचना की
(a) मेयो (b) विलियम जी. स्कॉट
(c) हर्बर्ट साइमन (d) बर्नार्ड

19. किसने कहा कि "युद्ध पुरुष के लिए वही है जो स्त्री के लिए मातृत्व"?
(a) मुसोलिनी (b) मार्क्स
(c) हेगेल (d) माओ

20. किस प्रधानमन्त्री के कार्यकाल में 73वाँ संविधान संशोधन विधेयक पारित हुआ था?
(a) इन्दिरा गाँधी (b) राजीव गाँधी
(c) पी.वी. नरसिम्हा राव (d) वी.पी. सिंह

21. "राज्य एक नैतिक संस्था है, जो मनुष्य के पूर्ण नैतिक विकास के लिए अपरिहार्य है"। इस वक्तव्य का सम्बन्ध है
(a) व्यक्तिवादियों से (b) आदर्शवादियों से
(c) अराजकतावादियों से (d) मार्क्सवादियों से

22. निम्न में से कौन-सा शक्ति संतुलन स्थापित करने का साधन नहीं है?
(a) मैत्री संधियाँ एवं प्रतिमैत्री संधियाँ
(b) शस्त्रीकरण एवं निशस्त्रीकरण
(c) क्षतिपूर्ति
(d) अहस्तक्षेप

23. "अपने ऊपर, अपने शरीर और मन पर व्यक्ति सम्प्रभु है"। मिल ने अपने यह विचार किस रचना में प्रकट किए हैं?
(a) ऑन लिबर्टी
(b) यूटिलिटारियनिस्म
(c) प्रिंसिपल्स ऑफ पॉलिटिकल इकोनॉमी
(d) कन्सिडरेशंस ऑन रिप्रेजेंटेटिव गवर्नमेन्ट

24. 'पॉलिटिक्स एमोंग नेशन्स' पुस्तक लिखी गई
(a) एच. जे. मॉरगेन्थाऊ द्वारा
(b) पामर एण्ड परकिन्स द्वारा
(c) ई. एच. कार द्वारा
(d) उपरोक्त में से कोई नहीं

25. निम्नलिखित में से कौन-सी विद्या कौटिल्य द्वारा सुनिश्चित मूल विद्याओं में सम्मिलित नहीं है?
(a) वार्ता (b) आन्वीक्षिकी
(c) निरुक्त (d) त्रयी

26. आनुपातिक समानता का सिद्धान्त सर्वप्रथम किसने प्रतिपादित किया था?
(a) अरस्तू (b) लॉक
(c) ग्रीन (d) लास्की

27. यदि भारतीय संघ में एक नए राज्य का सृजन करना हो, तो निम्नलिखित अनुसूचियों में से किसे संशोधित किया जाना चाहिए?
(a) पहली अनुसूची (b) दूसरी अनुसूची
(c) तीसरी अनुसूची (d) पाँचवीं अनुसूची

28. जिले में कानून व्यवस्था कायम करने के लिए, जिला पुलिस पर सामान्य नियन्त्रण किसका होता है?
(a) डिस्ट्रिक्ट कलेक्टर/जिलाधिकारी
(b) पुलिस अधीक्षक
(c) जिले के संसद का सदस्य
(d) उपरोक्त में से कोई नहीं

29. अध्यक्षात्मक शासन प्रणाली आधारित है
(a) एक व्यक्ति में सत्ता केन्द्रित करने में
(b) अनेक व्यक्तियों को सत्ता प्रदान करने में
(c) सरकार के तीन अंगों के मध्य सत्ता पृथक्करण में
(d) केन्द्र और राज्यों के बीच सत्ता विभाजित करने में

30. भारत के संविधान के किस अनुच्छेद में लिखा है कि, "इस संविधान का संक्षिप्त नाम भारत का संविधान है।"
(a) अनुच्छेद - 01 (b) अनुच्छेद - 03
(c) अनुच्छेद - 393 (d) अनुच्छेद - 395

31. निम्न में से कौन यह मानता है कि स्वतन्त्रता और समानता एक-दूसरे के पूरक हैं?

(a) डी. टॉकयूविल (b) एफ. ए. हायेक
(c) आर. एच. टॉनी (d) आई. बर्लिन

32. जिला और सत्र न्यायाधीश किसके सीधे नियन्त्रण में कार्य करता है?

(a) जिलाधिकारी (b) राज्य का उच्च न्यायालय
(c) राज्य की विधि मन्त्री (d) राज्य का राज्यपाल

33. निम्नलिखित में से कौन आधुनिक व्यक्तिवाद का प्रवक्ता है?

(a) लास्की
(b) लीकॉक
(c) हॉब्स
(d) ग्राह्म वालास

34. किसने कहा, ''यूनान ने एकता-विहीन लोकतन्त्र विकसित किया, रोम ने लोकतन्त्र-विहीन एकता कायम की''?

(a) गार्नर (b) विलोबी
(c) अरस्तू (d) गेटेल

35. किसने कहा कि आधुनिक सभ्यता 'चार दिन की चाँदनी' है?

(a) विवेकानन्द (b) टैगोर
(c) गाँधी (d) अरविन्द

36. संयुक्त राष्ट्र चार्टर मुख्यत:

(a) पूर्णतः व्यक्तिगत मानव अधिकारों से सम्बन्धित है
(b) राज्यों के बीच सम्बन्ध से सम्बद्ध है
(c) शान्ति, न्याय, स्वतन्त्रता और आर्थिक तथा सामाजिक अधिकारों जैसे व्यापक विषयों के लिए है
(d) बड़ी, मध्यम और छोटी शक्तियों के अधिकारों और कर्त्तव्यों के लिए है

37. जयप्रकाश नारायण किस अवधारणा के प्रतिपादक थे?

(a) सांस्कृतिक क्रान्ति
(b) सम्पूर्ण क्रान्ति
(c) चतुस्तम्भी राज्य
(d) उपरोक्त में से कोई नहीं

38. निम्नलिखित में से कौन-सा एक संसदीय शासन का लक्षण नहीं है?

(a) दोहरी कार्यपालिका
(b) प्रधानमन्त्री का नेतृत्व
(c) सामूहिक उत्तरदायित्व
(d) विधायिका एवं कार्यपालिका में पूर्ण पृथक्करण

39. निम्न में से कौन-सा भारत सरकार में सहायक अभिकरण का उदाहरण है?

(a) नीति आयोग
(b) प्रधानमन्त्री कार्यालय
(c) केन्द्रीय सार्वजनिक निर्माण विभाग
(d) मन्त्रिमण्डल सचिवालय

40. 'अब तक के समाजों का इतिहास वर्ग संघर्ष का इतिहास है'। यह पंक्तियाँ किस पुस्तक से उद्धृत हैं?

(a) दास कैपिटल (b) कम्युनिस्ट मैनीफेस्टो
(c) स्टेट एण्ड रिवोल्यूशन (d) पावर्टी ऑफ फिलोसोफी

41. न्यायिक पुनरावलोकन की अवधारणा की उत्पत्ति किस देश से हुई?

(a) अमेरिका (b) कनाडा
(c) ब्रिटेन (d) फ्रांस

42. एक कठोर संविधान वह है

(a) जिसे संशोधित न किया जा सके
(b) जिसे आंशिक रूप से संशोधित किया जा सके
(c) जिसे सामान्य विधि से संशोधित किया जा सके
(d) उपरोक्त में से कोई नहीं

43. 'कानून समस्त वासनाओं से रहित विवेक है' अर्थात् यह ईश्वर तथा विवेक की विशुद्ध वाणी है, यह परिभाषा किसने दी है?

(a) अरस्तू
(b) सेंट थॉसम एक्विनास
(c) मॉण्टेस्क्यू
(d) उपरोक्त में से कोई नहीं

44. सूची-I को सूची-II के साथ सुमेलित कीजिए तथा सही उत्तर का चयन कीजिए

सूची I	सूची II
A. यूटोपियन समाजवाद	1. कार्ल मार्क्स
B. फेबियन समाजवाद	2. जी. डी. एच. कोल
C. वैज्ञानिक समाजवाद	3. सिडनी वेब
D. श्रेणी समाजवाद	4. सेण्ट साइमन

कूट

	A	B	C	D		A	B	C	D
(a)	3	4	1	2	(b)	4	3	2	1
(c)	3	4	2	1	(d)	4	3	1	2

45. 'भारत के गवर्नर जनरल' के पद की व्यवस्था का प्रावधान सर्वप्रथम .... द्वारा किया गया।

(a) रेग्यूलेटिंग एक्ट, 1773 (b) चार्टर एक्ट, 1833
(c) चार्टर एक्ट, 1853 (d) 1858 के एक्ट

46. सूची-I को सूची-II के साथ सुमेलित कीजिए तथा नीचे दिए गए कूट में से सही उत्तर का चयन कीजिए।

सूची I	सूची II
A. एफ. एम. सी.टी.	1. जलवायु परिवर्तन
B. मॉण्ट्रियल प्रोटोकॉल	2. विश्व व्यापार
C. ट्रिप्स	3. व्यापक विनाश के हथियारों का अप्रसार
D. डब्ल्यू.एस.एफ.	4. वैश्विक सामाजिक आन्दोलन

कूट

	A	B	C	D		A	B	C	D
(a)	3	1	2	4	(b)	1	2	3	4
(c)	2	3	4	1	(d)	2	3	1	4

47. निम्नांकित में से कौन-सा युग्म सही सुमेलित नहीं है?

(a) मोतीलाल नेहरू – नेहरू रिपोर्ट
(b) एम.ए जिन्ना – खिलाफत आन्दोलन
(c) एम.के. गाँधी – चम्पारण आन्दोलन
(d) सुभाषचन्द्र बोस – फॉरवर्ड ब्लॉक

48. 'लोक निगम' प्रकार का प्रशासन क्या प्राप्त करने की चेष्टा करता है?

(a) कारोबारी दक्षता
(b) नौकरशारी की लोकतान्त्रिक वैधता
(c) प्रशासन में लोगों की सहभागिता
(d) सार्वजनिक जवाबदेयता का कारोबारी दक्षता के साथ मिश्रण

49. ऑस्टिन ने अपनी किस पुस्तक में सम्प्रभुता के सिद्धान्त की व्याख्या की है?
(a) पॉलिटिक्स
(b) सिविल गवर्नमेण्ट
(c) सोशल कॉण्ट्रैक्ट
(d) लेक्चर्स ऑन ज्यूरिसप्रूडेन्स

50. 'शान्ति के लिए एकता प्रस्ताव' से स. रा. संघ के किस अभिकरण की शक्ति में वृद्धि हुई?
(a) महासभा (b) अन्तर्राष्ट्रीय न्यायालय
(c) सुरक्षा परिषद् (d) न्यास परिषद्

51. दबाव समूह निम्न में से कौन-सा तरीका नहीं अपनाते हैं?
(a) संगोष्ठी (b) प्रचार
(c) लॉबींग (d) चुनाव लड़ना

52. अल्पविकास को समझाने के लिए 'डिपेंडेंसी थ्योरी' का विचार किसने प्रस्तुत किया?
(a) वी. आई. लेनिन (b) गुण्डर फ्रांक
(c) समीर अमीन (d) इनमें से कोई नहीं

53. ''प्राकृतिक आवस्था शांति, सद्भावना, पारस्परिक सहयोग तथा सुरक्षा की अवस्था है।''यह कथन किसका है?
(a) हॉब्स का (b) रूसो का
(c) लॉक का (d) टी. एच. ग्रीन का

54. छावनी बोर्ड के सम्बन्ध में निम्नलिखित में से क्या सही नहीं है?
(a) इसे एक कार्यपालिका प्रस्ताव द्वारा निर्मित किया गया
(b) यह केन्द्रीय रक्षा मन्त्रालय के प्रशासनिक नियन्त्रण में कार्य करता है
(c) इसकी स्थापना छावनी क्षेत्र की नागरिक जनसंख्या के नगरीय प्रशासन के लिए की गई
(d) यह एक वैधानिक संस्था है

55. निम्नलिखित में से कौन सम्प्रभुता के बहुलवादी सिद्धान्त का समर्थक नहीं है?
(a) लिण्डसे (b) मैटलैण्ड
(c) बोदां (d) ओटोगीअर्के

56. निम्नलिखित में से कौन-सा विधेयक भारतीय संसद के दोनों सदनों के विशेष बहुमत द्वारा अलग-अलग पारित किया जाना चाहिए?
(a) संविधान संशोधन विधेयक (b) सामान्य विधेयक
(c) धन विधेयक (d) वित्त विधेयक

57. निम्नलिखित में से कौन-सा देश BIMSTEC का सदस्य नहीं है?
(a) बांग्लादेश (b) भारत
(c) थाइलैण्ड (d) स्पेन

58. यू.पी.एस.सी. के अध्यक्ष और सदस्यों का कार्यकाल होता है
(a) 3 वर्ष (b) 4 वर्ष (c) 5 वर्ष (d) 6 वर्ष

59. निम्नलिखित में से किसने समाजवाद के अन्तर्गत सांस्कृतिक क्रान्ति का विचार प्रतिपादित किया?
(a) कार्ल मार्क्स (b) माओ-त्से-तुंग
(c) वी. आई. लेनिन (d) जे. स्टालिन

60. 1962 के क्यूबा मिसाइल संकट के समय अमेरिका का राष्ट्रपति कौन था?
(a) रिचर्ड निक्सन (b) जे.एफ. केनेडी
(c) ट्रूमैन (d) आइजनहावर

61. हॉब्स के अनुसार प्राकृतिक अवस्था
(a) सिर्फ पूर्व राजनैतिक है
(b) सिर्फ पूर्व सामाजिक है
(c) पूर्व राजनैतिक और पूर्व सामाजिक दोनों है
(d) उपरोक्त में से कोई नहीं

62. 'हेयर प्रणाली' का तात्पर्य है
(a) एकल संक्रमणीय मत प्रणाली
(b) सूची प्रणाली
(c) संचयी प्रणाली
(d) सामान्य बहुमत प्रणाली

63. 'शक्ति अभिजन' का सिद्धान्त किसने दिया?
(a) रॉबर्ट मिशेल (b) सी. राइट मिल्स
(c) शुम्पीटर (d) इनमें से कोई नहीं

64. किसका मत है कि आन्तरिक संगठन, स्वायत्तता, कार्यों या कार्य पद्धतियों, किसी भी दृष्टि से लोक-निगम विभागों अथवा ब्यूरो से भिन्न नहीं होते?
(a) रॉल्फ एशेटन (b) एल.डी. ह्वाइट
(c) हर्बर्ट मॉरिशन (d) गोरवाला

65. विधायी कार्य करने के लिए भारत की संसद की संयुक्त बैठक की अध्यक्षता करता है
(a) भारत का राष्ट्रपति
(b) संसद का वरिष्ठतम सदस्य
(c) राज्यसभा का सभापति
(d) लोकसभा का अध्यक्ष

66. बहुलवादी महत्त्व देते हैं
(a) राज्य को (b) समूहों और संगठनो को
(c) सरकार को (d) न्यायपालिका को

67. 'नगर-राज्य' का सम्बन्ध माना जाता है
(a) प्राचीन मिश्र से (b) प्राचीन भारत से
(c) प्राचीन यूनान से (d) प्राचीन चीन से

68. मार्क्स ने नौकरशाही की प्रशंसा निम्न में से किस विशेषता के लिए की?
(a) तार्किकता (b) गोपनीयता
(c) लोक कल्याणकारी राज्य की स्थापना में सहायक
(d) राष्ट्रों में केन्द्रीकरण की प्रवृत्ति की बढ़ोत्तरी में भूमिका

69. निम्नलिखित में से क्या प्रशासन पर विधायी नियन्त्रण का साधन नहीं है?
(a) प्रदत्त विधायन (b) स्थगत प्रस्ताव
(c) प्रश्नकाल (d) शून्यकाल

70. ''भारतीय संविधान सहायक एकात्मक विशेषताओं सहित एक संघीय राज्य की स्थापना के स्थान पर सहायक संघीय विशेषताओं सहित एक एकात्मक राज्य की स्थापना करता है'', किसने कहा था?
(a) के. सी. व्हीयर (b) सर आइवर जेनिंग्स
(c) के. एम. पणिक्कर (d) बी.आर. अम्बेडकर

71. निम्नलिखित में से कौन राजनीतिक विमान को विज्ञान नहीं मानता?
(a) अरस्तू (b) जेलिनेक
(c) लॉर्ड ब्राइस (d) एफ. डब्ल्यू. मेटलैण्ड

72. निम्नलिखित में से कौन एक आदर्शवादी विचारक नहीं हैं?
(a) हेगेल (b) ग्रीन
(c) बोसांके (d) बेन्थम

73. निम्न में से किसका सम्बन्ध शीत युद्ध से नहीं है?
(a) फल्टन भाषण
(b) ट्रूमैन सिद्धान्त
(c) मार्शल योजना
(d) उपरोक्त में से कोई नहीं

74. सं. रा. अमेरिका और भूतपूर्व सोवियत संघ के संदर्भ में 'देतांत' (डेटेंट) का तात्पर्य है
(a) परस्पर शत्रुता
(b) दोनों के मध्य तनाव में शिथिलता
(c) परस्पर अविश्वास
(d) प्रतिस्पर्धा

75. राम मनोहर लोहिया किसके समर्थक थे?
(a) विकेन्द्रीकृत समाजवाद
(b) साम्यवाद
(c) गाइल्ड समाजवाद (श्रेणी समाजवाद)
(d) फेबियन समाजवाद

76. निम्न में से किस प्रशासकीय अभिकरण के पास कार्य सम्पादन का एकाधिकार है?
(a) सूत्र अभिकरण
(b) स्टाफ अभिकरण
(c) सहायक अभिकरण
(d) उपरोक्त में से कोई नहीं

77. न्यायिक पुनरावलोकन की शक्ति प्राप्त है
(a) संसद को
(b) उच्च न्यायालयों को
(c) सर्वोच्च न्यायालय को
(d) सर्वोच्च न्यायालय व उच्च न्यायालयों दोनों को

78. 'कानून सामाजिक आचरण का नियमन करने वाले नियमों का समूह है', यह परिभाषा किसने दी है?
(a) हॉब्स (b) हॉलैण्ड
(c) डिग्वी (d) आस्टिन

79. ''राजनीति विज्ञान हमें बताता है कि पिछले समय में 'राज्य' का क्या-क्या रूप रहा है, इस समय उसका क्या स्वरूप है और इसका आदर्श स्वरूप क्या होना चाहिए।'' यह कथन किसका है?
(a) गेटेल (b) मैकाइवर
(c) सर अर्नेस्ट बेन (d) सिडविक

80. भारत के संविधान के अन्तर्गत निम्नलिखित में से कौन-सा एक मूल कर्त्तव्य नहीं है?
(a) लोक निर्वाचन में मतदान करना
(b) वैज्ञानिक मनोभाव का विकास करना
(c) सार्वजनिक सम्पत्ति की सुरक्षा करना
(d) संविधान से आबद्ध रहना और इसके आदर्शों का सम्मान करना

81. 'स्वतन्त्रता और समानता एक-दूसरे के विरोधी हैं' यह मत किसका है?
(a) लॉर्ड एक्टन का (b) टी. एच. ग्रीन का
(c) एच. जे. लास्की (d) ई. बार्कर

82. निम्नलिखित में से कौन-सी पुस्तक हेनरी फेयोल की रचना नहीं है?
(a) जनरल एण्ड इण्स्ट्रीयल मेनेजमेण्ट
(b) द थ्योरी ऑफ एडमिनिस्ट्रेशन ऑफ दि स्टेट
(c) द थ्योरी ऑफ सोशल एण्ड इकोनॉमिक ऑर्गनाइजेशन
(d) जनरल प्रिन्सिपल्स ऑफ एडमिनिस्ट्रेशन

83. निम्नलिखित में से कौन-सा युग्म सुमेलित नहीं है?
(a) कार्ल मार्क्स : द पावर्टी ऑफ फिलॉसफी
(b) वी.आई. लेनिन : स्टेट एण्ड रिवोल्यूशन
(c) जोसफ स्टालिन : वेज, लेबर एण्ड कैपिटल
(d) फ्रेडरिक एंजिल्स : ऑरिजिन ऑफ फैमिली, प्राइवेट प्रॉपर्टी एण्ड द स्टेट

84. निम्नलिखित में से कौन राष्ट्रीय हित को विश्व राजनीति का अन्तिम और निर्णायक तत्व मानता है?
(a) मॉरगेन्थाऊ (b) वी. वी. डाइक
(c) जोसेफ फ्रेंकल (d) पॉल सीबरी

85. भारत का सर्वोच्च विधि अधिकारी निम्न में से किसे माना जाता है?
(a) भारत के मुख्य न्यायाधीश
(b) मन्त्री, विधि एवं न्याय
(c) भारत का महान्यायवादी
(d) उपरोक्त में से कोई नहीं

86. निम्नलिखित में से कौन गाँधी-दर्शन से सम्बन्धित है?
1. न्यासिता 2. नई तालीम 3. हिजरत 4. सर्वोदय
कूट
(a) 1, 2 और 4 (b) 1, 2 और 3
(c) 1 और 4 (d) ये सभी

87. भारत के निर्वाचन आयोग का प्रावधान किस अनुच्छेद में है?
(a) अनुच्छेद-324 (b) अनुच्छेद-325
(c) अनुच्छेद-322 (d) अनुच्छेद-323

88. निम्न में से किस लेख का अर्थ होता है ''हम हुक्म देते हैं''?
(a) बन्दी प्रत्यक्षीकरण (b) परमादेश
(c) अधिकार पृच्छा (d) उत्प्रेषण

89. ''लैसेज फेयर'' (अबंध नीति) का सिद्धान्त किससे प्रभावित था?
(a) स्वतन्त्रता के सकारात्मक विचार से
(b) स्वतन्त्रता के नकारात्मक विचार से
(c) 'a' और 'b' दोनों
(d) उपरोक्त में से कोई नहीं

90. भारत ने एक अमेरिकी विशेषज्ञ फ्रेंक क्रॉज को किस वर्ष यह जाँचने के लिए आमन्त्रित किया कि निष्पादक बजट भारत में अपनाया जा सकता है या नहीं?
(a) वर्ष 1962 (b) वर्ष 1966 (c) वर्ष 1964 (d) वर्ष 1968

91. निम्नलिखित में से कौन निश्चित भू-भाग को राज्य का एक आवश्यक तत्त्व नहीं मानता?
(a) गेटेल (b) गिलक्राइस्ट
(c) जॉन सीले (d) गार्नर

92. किस वर्ष भारत और पाकिस्तान शंघाई सहयोग संगठन के पूर्ण सदस्य बने?
(a) वर्ष 2015 में (b) वर्ष 2019 में
(c) वर्ष 2018 में (d) वर्ष 2017 में

93. निम्न में से कौन-सा युग्म गलत है?
(a) लाल बहादुर शास्त्री राष्ट्रीय प्रशिक्षण संस्थान – मसूरी
(b) एडमिनिस्ट्रेटिव स्टाफ कॉलेज – हैदराबाद
(c) रेलवे स्टाफ कॉलेज – अहमदाबाद
(d) सचिवालय प्रशिक्षण एवं प्रबन्ध संस्थान – नई दिल्ली

94. मौलिक अधिकारों के कार्यवाहन को निलम्बित करने का अधिकार किसको है?
(a) संसद
(b) सर्वोच्च न्यायालय
(c) राष्ट्रपति
(d) प्रधानमन्त्री

95. अभिप्रेरणा के द्विघटक विचारधारा की वकालत किसने की?
(a) मैस्लो (b) डगलस मैक्ग्रेगर
(c) हर्जबर्ग (d) लिकर्ट

96. निम्नलिखित विचारकों को उनसे सम्बद्ध विचार-परम्पराओं के साथ सुमेलित कीजिए

सूची I	सूची II
A. एडमण्ड बर्क	1. समुदायवाद
B. रॉबर्ट नॉजिक	2. इच्छा-स्वतन्त्रवाद
C. जेरेमी बेन्थम	3. रूढ़िवाद
D. अलसदैर मैकिन्टायर	4. उपयोगितावाद

कूट

	A	B	C	D		A	B	C	D
(a)	1	2	3	4	(b)	2	3	4	1
(c)	2	1	4	3	(d)	3	2	4	1

97. काप्लान के अनुसार शक्ति-सन्तुलन व्यवस्था की सर्वाधिक सम्भावित परिणति होगी
(a) अन्तर्राष्ट्रीय व्यवस्था (b) एकध्रुवीय व्यवस्था
(c) द्विध्रुवीय व्यवस्था (d) इनमें से कोई नहीं

98. "रिपब्लिक राजनीतिक पर लिखा गया ग्रन्थ होने के बजाय शिक्षाशास्त्र पर लिखा गया समस्त युगों का सर्वोत्तम ग्रन्थ है।" यह टिप्पणी किसने की थी?
(a) अरस्तू (b) बोदाँ
(c) ग्रीन (d) रूसो

99. जब वार्षिक केन्द्रीय बजट लोकसभा के द्वारा पारित नहीं होता है तो
(a) बजट में संशोधन किया जाता है और पुनः प्रस्तुत किया जाता है
(b) बजट को राज्यसभा के सुझाव के लिए सन्दर्भित किया जाता है
(c) केन्द्रीय वित्तमंत्री को त्यागपत्र देने के लिए कहा जाता है
(d) प्रधानमन्त्री अपनी मन्त्रिपरिषद् का त्याग-पत्र प्रस्तुत करता है

100. निम्नलिखित युग्मों में से कौन-सा उत्तम शासन का सार है?
(a) विधि का शासन और नियमित चुनाव
(b) नियमित चुनाव और नौकरशाही की कमी
(c) विधि का शासन और वैश्वीकरण
(d) पारदर्शी और जवाबदेय प्रशासन

101. निम्नलिखित में से कौन भाषा को राष्ट्रवाद के विकास के लिए सबसे महत्त्वपूर्ण कारक मानता है?
(a) मैजिनी (b) फिक्टे
(c) रैम्जे म्यूर (d) ये सभी

102. निम्नलिखित युग्मों में से कौन-सा युग्म सुमेलित नहीं है?
(a) सत्य की सम्प्रभुता - एम. के. गाँधी
(b) नवमानववाद - अरविन्द घोष
(c) सर्वहारा की तानाशाही - लेनिन
(d) नवप्रजातन्त्र - माओ-त्से-तुंग

103. किस देश की संसद को 'संसदों की जननी' कहा जाता है?
(a) ब्रिटेन (b) संयुक्त राष्ट्र अमेरिका
(c) कनाडा (d) भारत

104. नेतृत्व के गुणमूलक दृष्टिकोण के प्रणेता हैं
(a) आर. एम. स्टॉगडिल
(b) चेस्टर बर्नार्ड
(c) कूण्ट्ज तथा ओ डोनेल
(d) फिडलर

105. किसने कहा, "राजनीति को विज्ञान मानना तो बहुत दूर रहा, यह कलाओं में भी सबसे पिछड़ी हुई कला है"।
(a) मैटलैण्ड (b) बक्कल
(c) लीकॉक (d) गेटेल

106. भारत के संविधान में समानता का अधिकार पाँच अनुच्छेदों द्वारा प्रदान किया गया है, वे हैं
(a) अनुच्छेद 16 से 20 (b) अनुच्छेद 14 से 18
(c) अनुच्छेद 15 से 19 (d) अनुच्छेद 13 से 17

107. सूची-I को सूची-II के साथ सुमेलित कीजिए तथा नीचे दिए कूट से सही उत्तर दीजिए

सूची I	सूची II
A. वैश्विक सदस्यता एवं सामान्य उद्देश्य	1. यूरोपियन यूनियन
B. क्षेत्रीय सदस्यता एवं सामान्य उद्देश्य	2. यू.एन.ओ.
C. क्षेत्रीय सदस्यता एवं सीमित उद्देश्य	3. आई.एल.ओ.
D. वैश्विक सदस्यता एवं सीमित उद्देश्य	4. एन.ए.टी.ओ.

कूट

	A	B	C	D		A	B	C	D
(a)	2	1	4	3	(b)	3	4	2	1
(c)	4	2	3	1	(d)	1	2	4	3

108. संयुक्त राष्ट्र के किस महासचिव ने वर्ष 1992 में अपनी रिपोर्ट 'एन एजेंडा फॉर पीस' सुरक्षा परिषद् को सौंपी?
(a) कोफी अन्नान (b) बुतरस बुतरस-घाली
(c) कुर्त वाल्दीम (d) यू थाण्ट

109. निम्नलिखित में से किसे अन्तर्राष्ट्रीय कानून का जन्मदाता माना जाता है?
(a) जीन बोदाँ (b) ह्यूगो ग्रोशियस
(c) मैकियावेली (d) इनमें से कोई नहीं

110. किसके अनुसार, "राज्य जीवन की मूलभूत आवश्यकताओं के निमित्त अस्तित्व में आता है और श्रेष्ठ जीवन के लिए अस्तित्व में बना रहता है"?
(a) गार्नर (b) कोल
(c) मैकियावेली (d) अरस्तू

111. एक राज्यपाल एक अध्यादेश जारी कर सकता है
(a) जब भी वह ऐसा चाहे
(b) जब भी मुख्यमन्त्री ऐसा करने की सलाह दे
(c) जब कभी भी राज्य विधानमण्डल का सत्र जारी न हो और राज्यपाल सन्तुष्ट हो कि तुरन्त कार्य करने की आवश्यकता है
(d) जब संघीय सरकार ऐसा करने को कहे

112. हूवर आयोग ने निम्न में से किस पर आधारित संगठन के निर्माण की सिफारिश की थी?
(a) प्रयोजन (b) प्रक्रिया
(c) व्यक्ति (d) स्थान

113. यदि भारत के राष्ट्रपति को अपना पद त्यागना हो तो उसे पदत्याग का अपना पत्र सम्बोधित करना चाहिए
(a) प्रधानमन्त्री को (b) उप-राष्ट्रपति को
(c) मुख्य न्यायमूर्ति को (d) अध्यक्ष को

114. सामूहिक सुरक्षा व्यवस्था अनुमति नहीं देती
(a) शस्त्रीकरण की (b) तटस्थता की
(c) 'a' और 'b' दोनों (d) इनमें से कोई नहीं

115. एक वित्त विधेयक किसकी सिफारिश के बिना विधानसभा में प्रस्तुत नहीं किया जा सकता है?
(a) स्पीकर (b) राज्यपाल
(c) मुख्यमन्त्री (d) वित्तमन्त्री

116. निम्नलिखित में से संयुक्त राष्ट्र का कौन-सा अंग अन्तर्राष्ट्रीय शान्ति एवं सुरक्षा के लिए जिम्मेदार है?
(a) महासभा (b) सुरक्षा परिषद्
(c) अन्तर्राष्ट्रीय न्यायालय (d) सचिवालय

117. भारतीय संविधान के किस अनुच्छेद के अन्तर्गत सर्वोच्च न्यायालय को अपने निर्णय तथा आदेश के पुनरीक्षण की शक्ति प्राप्त है?
(a) अनुच्छेद 135 (b) अनुच्छेद 136
(c) अनुच्छेद 137 (d) अनुच्छेद 138

118. सूची प्रणाली के अन्तर्गत प्रत्येक मतदाता
(a) एक पूरी सूची को अपना मत देता है
(b) विभिन्न सूचियों से उम्मीदवारों का चयन करता है
(c) उम्मीदवारों में से अपनी सूची बना सकता है
(d) जिस सूची को अपना मत देता है, उसमें उम्मीदवारों की प्राथमिकता इंगित करता है

119. प्लेटो ने निम्नलिखित पुस्तकों में किसमें मिश्रित संविधान की अवधारणा का उल्लेख किया है?
(a) द रिपब्लिक (b) द लॉज (c) स्टेट्समैन (d) पॉलिटिक्स

120. किसने कहा था कि ''राज्य के नीति-निदेशक तत्त्व एक ऐसे चेक की तरह है, जिनका भुगतान बैंक की सुविधा पर निर्भर है''?
(a) जवाहरलाल नेहरू
(b) बी.एन. राऊ
(c) बी. आर.अम्बेडकर
(d) के. टी. शाह

उत्तरमाला

1.	(c)	2.	(d)	3.	(b)	4.	(b)	5.	(a)	6.	(d)	7.	(c)	8.	(a)	9.	(a)	10.	(a)
11.	(c)	12.	(a)	13.	(d)	14.	(d)	15.	(d)	16.	(b)	17.	(c)	18.	(d)	19.	(a)	20.	(c)
21.	(b)	22.	(d)	23.	(a)	24.	(a)	25.	(c)	26.	(a)	27.	(a)	28.	(a)	29.	(c)	30.	(c)
31.	(c)	32.	(b)	33.	(d)	34.	(d)	35.	(c)	36.	(c)	37.	(b)	38.	(d)	39.	(c)	40.	(b)
41.	(a)	42.	(c)	43.	(a)	44.	(d)	45.	(b)	46.	(a)	47.	(b)	48.	(d)	49.	(d)	50.	(a)
51.	(d)	52.	(c)	53.	(c)	54.	(a)	55.	(c)	56.	(a)	57.	(d)	58.	(d)	59.	(b)	60.	(b)
61.	(c)	62.	(a)	63.	(b)	64.	(b)	65.	(d)	66.	(b)	67.	(c)	68.	(d)	69.	(a)	70.	(a)
71.	(d)	72.	(d)	73.	(d)	74.	(b)	75.	(a)	76.	(a)	77.	(d)	78.	(c)	79.	(a)	80.	(a)
81.	(a)	82.	(c)	83.	(c)	84.	(a)	85.	(c)	86.	(d)	87.	(a)	88.	(b)	89.	(b)	90.	(c)
91.	(c)	92.	(d)	93.	(c)	94.	(c)	95.	(c)	96.	(d)	97.	(c)	98.	(d)	99.	(d)	100.	(d)
101.	(d)	102.	(b)	103.	(a)	104.	(b)	105.	(b)	106.	(b)	107.	(a)	108.	(b)	109.	(b)	110.	(d)
111.	(c)	112.	(a)	113.	(b)	114.	(b)	115.	(b)	116.	(b)	117.	(c)	118.	(a)	119.	(b)	120.	(d)

मध्य प्रदेश उच्च माध्यमिक शिक्षक पात्रता परीक्षा

राजनीति विज्ञान 'भाग ब'

प्रैक्टिस सेट 5

निर्देश

1. सभी प्रश्नों के उत्तर दीजिए।
2. सभी प्रश्नों के अंक समान हैं।
3. प्रत्येक प्रश्न का केवल एक ही उत्तर दीजिए।
4. प्रत्येक प्रश्न के चार वैकल्पिक उत्तर दिए गए हैं। अभ्यर्थी सही उत्तर का चुनाव करें।

1. विदेश नीति में लम्बी और अल्पकालिक प्रयासों की प्रकृति का निर्धारण कौन करता है?
(a) राष्ट्रीय कानून (b) राष्ट्रीय हित
(c) परिवर्तनीय हित (d) शान्ति समझौता

2. "द कोल्ड वार : रीट्रोस्पेक्ट ऍण्ड प्रोस्पेक्ट" के लेखक कौन हैं?
(a) पॉल सीबरी (b) फ्रेडरिक एल सुमैन
(c) फ्लोरेंस इलियट (d) ख्रुश्चेव

3. 'संयुक्त राष्ट्र' शब्द को किसने बनाया?
(a) रूजवेल्ट (b) नेहरू
(c) चर्चिल (d) स्टालिन

4. किस वर्ष को 'सार्क में गरीबी उन्मूलन वर्ष' के रूप में प्रारूपित किया गया था?
(a) वर्ष 1995 (b) वर्ष 1996
(c) वर्ष 1997 (d) वर्ष 1998

5. वर्तमान दशकों में चीन की विदेश नीति का केन्द्रीय मार्गदर्शक सिद्धान्त कौन-सा रहा है?
(a) उदार दर्शन (b) कम्युनिस्ट दर्शन
(c) धर्म दर्शन (d) लोकतान्त्रिक दर्शन

6. प्रशासन का बुनियादी और आवश्यक तत्त्व कौन-सा है?
(a) बजट (b) प्रशासनिक कानून
(c) संगठन (d) अनुशासन

7. स्टीफन पी. रोबिन्स के अनुसार सम्प्रेषण के तीन प्रकार के अवरोधों में शामिल नहीं है
(a) शारीरिक (b) व्यक्तिगत
(c) तकनीकी (d) भाषा सम्बन्धी

8. स्वतन्त्र नियामक आयोग अद्वितीय नवाचार है
(a) यू. एस्. प्रशासनिक प्रणाली (b) यू.के. प्रशासनिक प्रणाली
(c) भारतीय प्रशासनिक प्रणाली (d) स्विस् प्रशासनिक प्रणाली

9. चयन की प्रक्रिया में पहला आवश्यक कदम कौन-सा है?
(a) नीति निर्माण (b) कार्यकारी निर्देश
(c) कोष नियन्त्रण (d) भर्ती

10. निम्नलिखित में से कौन-सी पद्धति नई भर्ती के सिविल सेवकों की दोष और कमियों को दूर करता है?
(a) स्थानान्तरण (b) पदोन्नति
(c) प्रशिक्षण (d) प्रेरणा

11. निम्नलिखित में से कौन-सा पदोन्नति का सबसे पुराना सिद्धान्त माना जाता है?
(a) वरिष्ठता सिद्धान्त (b) योग्यता सिद्धान्त
(c) श्रेणी निर्धारण सिद्धान्त (d) अनुशासन सिद्धान्त

12. अध्यक्षात्मक शासन प्रणाली में प्रशासन पर कार्यकारी नियन्त्रण का प्रयोग कौन करता है?
(a) प्रधानमन्त्री (b) मन्त्रीमण्डल
(c) राष्ट्रपति (d) गवर्नर

13. 'Politics' पुस्तक को किसने लिखा है, जिसे राजनीतिक विचारों की एक महान कृति माना जाता है?
(a) प्लेटो (b) कौटिल्य
(c) अरस्तू (d) आर. जे. गेटेल

14. राज्य का आत्म-तत्व किसे माना जाता है?
(a) भूभाग (b) जनसंख्या
(c) सरकार (d) सम्प्रभुता

15. निम्नलिखित में से कौन आत्मरक्षा के अधिकार को व्यक्ति का प्राकृतिक अधिकार मानता है?
(a) प्लेटो (b) हॉब्स (c) बेन्थम (d) बर्क

16. इनमें से कौन सम्प्रभुता की विशेषता नहीं है?
(a) अविभाज्यता (b) निरपेक्षता
(c) अस्थायी (d) व्यापक

17. कौन-सा विधि राष्ट्र के मौलिक विधि के रूप में माना जाता है?
(a) आम विधि (b) संवैधानिक विधि
(c) साधारण विधि (d) लोक विधि

18. "जनतन्त्र एक ऐसी शासन प्रणाली है, जिसमें प्रत्येक व्यक्ति भागीदार होता है"? यह परिभाषा किसने दी थी?
(a) जेम्स ब्राइस (b) ए.एल. लॉवेल
(c) जॉन सीले (d) ए.वी. डायसी

19. वैज्ञानिक समाजवाद निम्न के रूप में भी जाना जाता है
(a) मार्क्सवाद (b) अराजकतावाद
(c) उदारतावाद (d) फासीवाद

20. नागरिकता की अवधारणा में किसने गुलामों को बाहर रखा?
(a) प्लेटो (b) अरस्तू (c) हॉब्स (d) ऑस्टिन

21. निम्नलिखित में से कौन-सा गाँधीजी का विचार गाँधीवादी समाजवाद का शीर्ष माना जाता है?
(a) सत्याग्रह (b) अहिंसा (c) स्वराज्य (d) सर्वोदय

22. निम्नलिखित में कौन-सी संघ की सर्वाधिक महत्त्वपूर्ण विशेषता मानी जाती है?
(a) एकल नागरिकता
(b) कमजोर न्यायपालिका
(c) लचीला संविधान
(d) संघ-राज्य के बीच शक्ति विभाजन

23. लैटिन शब्द मैण्डेमस' (परमादेश) का अर्थ है
(a) सशरीर प्रस्तुतिकरण
(b) अधीनस्थ न्यायालय में वाद को हटाना
(c) प्राधिकारी को चुनौती देना
(d) हम आदेश देते हैं

24. लोकसभा का कार्यकाल है
(a) 6 वर्ष (b) 4 वर्ष
(c) 3 वर्ष (d) 5 वर्ष

25. भारत में सबसे उच्च और अन्तिम न्यायिक अदालत कौन-सी है?
(a) उच्चतम न्यायालय (b) उच्च न्यायालय
(c) मार्शल कोर्ट (d) सत्र अदालत

26. निम्नलिखित में से कौन एक सुमेलित नहीं है?
(a) ऑस्ट्रेलिया - संघीय सरकार
(b) संयुक्त राज्य अमेरिका - संघीय सरकार
(c) फ्रांस - एकात्मक सरकार
(d) कनाडा - एकात्मक सरकार

27. संयुक्त राज्य अमेरिका में कार्यपालिका का प्रमुख कौन है?
(a) लॉर्ड चान्सलर (b) स्पीकर
(c) राष्ट्रपति (d) प्रधानमन्त्री

28. कौन-सा अनुच्छेद संवैधानिक अदालतों की स्थापना के लिए प्रावधान करता है, जो संयुक्त राज्य अमेरिका की न्यायिक शक्तियों का उपयोग करता है?
(a) अनुच्छेद II (b) अनुच्छेद III (c) अनुच्छेद IV (d) अनुच्छेद V

29. निम्नलिखित में से किस आयोग ने भारत में केन्द्र-राज्य सम्बन्धों का अध्ययन किया है?
(a) ठक्कर आयोग (b) शाह आयोग
(c) मण्डल आयोग (d) सरकारिया आयोग

30. फ्रांसीसी दलों में सबसे पुराना दल जो अब विघटित हो गया है
(a) गॉलिस्ट पार्टी (b) साम्य पार्टी
(c) रेडिकल पार्टी (d) समाजवादी पार्टी

31. 'यदि कोई हथियार नहीं होंगे तो कोई युद्ध नहीं होगा' यह धारणा किस पर आधारित है?
(a) सुरक्षा (b) शक्ति का सन्तुलन
(c) राष्ट्रवाद (d) निःशस्त्रीकरण

32. संयुक्त राष्ट्र के तहत सामूहिक सुरक्षा का प्रथम प्रयोग किस वर्ष में किया गया था?
(a) वर्ष 1947 (b) वर्ष 1948
(c) वर्ष 1949 (d) वर्ष 1950

33. भारत में किस वर्ष को 'चीन भ्रमण वर्ष' नामित किया गया?
(a) वर्ष 2018 (b) वर्ष 2015 (c) वर्ष 2016 (d) वर्ष 2017

34. सातवाँ गुट निरपेक्ष सम्मेलन बैठक कहाँ पर आयोजित हुआ था?
(a) बीजिंग (b) नई दिल्ली (c) माले (d) कोलम्बो

35. आसियन कब गठित हुआ था?
(a) वर्ष 1964 (b) वर्ष 1965 (c) वर्ष 1966 (d) वर्ष 1967

36. किस वर्ष रूस ने घोषणा की कि अब वह नाटो देशों में हथियारों को लक्षित नहीं करेगा?
(a) वर्ष 1997 (b) वर्ष 1998
(c) वर्ष 1999 (d) वर्ष 2000

37. प्रबन्धन की कौन-सी प्रणाली पर्यावरण के साथ कोई अन्तरसम्बन्ध नहीं है?
(a) बन्द प्रणाली (b) खुली प्रणाली
(c) अनुकूलन प्रणाली (d) परिवर्तनीय प्रणाली

38. वाटसन ने 7-'S' संगठनात्मक ढाँचे के माध्यम से प्रबन्ध व नेतृत्व के मध्य अन्तर की व्याख्या की है। इसमें निम्न में से क्या शामिल नहीं है?
(a) रणनीति (b) संरचना
(c) समर्थन (d) व्यवस्था

39. भारत में सर्वप्रथम किस राज्य में लोकायुक्त अधिनियम को लागू किया?
(a) महाराष्ट्र (b) उड़ीसा
(c) राजस्थान (d) उत्तर प्रदेश

40. नौकरशाही शब्द फ्रांसीसी शब्द 'ब्यूरो' से लिया गया है, जिसका अर्थ है
(a) मेज/लिखने की मेज (b) वित्त
(c) निगम (d) उत्तरदायित्व

41. नियुक्ति अधिकारी स्वयं किस विधि के अन्तर्गत अभ्यर्थियों की योग्यता निर्धारित करता है?
(a) नियुक्ति और विमुक्ति प्रणाली (b) परीक्षा प्रणाली
(c) पूर्व अनुभवों के अभिलेख (d) योग्यता का प्रमाण पत्र

42. कौन-सी प्रणाली कर्मचारियों की नौकरियों में दिलचस्पी रखती है और उनके लिए प्रभावी प्रोत्साहन के रूप में काम करती हैं?
(a) पदोन्नति (b) पदावनति
(c) प्रशिक्षण (d) स्थानान्तरण

43. किसने निर्णय-निर्माण की 'ब्रेनस्टार्मिंग' विधा का विकास किया?
(a) अलेक्स एफ. आस्बर्न
(b) विलियम गॉर्डन
(c) ऐन्ड्रे डेलबैक एवम् एण्ड्रयू वान डे वेन
(d) हरबर्ट साइमन

44. भारत में प्रशासनिक सुधारों के क्रियान्वयन के लिए कितने चरणों की आवश्यकता होती है?
(a) दो (b) तीन (c) चार (d) पाँच

45. किसने कहा "उन कानूनों का पालन करना जिन्हें हम स्वयं अपने लिए बनाते हैं, स्वतन्त्रता है"?
(a) रूसो (b) लास्की (c) ग्रीन (d) स्पेन्सर

46. किस हिन्दू शास्त्र में यह कहा है कि "यद्यपि राजा इंसान है फिर भी उसे किसी से नफरत नहीं करनी चाहिए, क्योंकि वह मनुष्य के आकार में एक ईश्वर है"?
(a) भगवदगीता (b) महाभारत (c) मनुस्मृति (d) ऋग्वेद

47. 'सम्प्रभुता' का मूल शब्द क्या है?
(a) सुपरएनस (b) सोवियन (c) इम्पीरियम (d) सोवियस

48. राज्य की सत्ता जिसके पास अन्तिम आदेश जारी करने की वैधानिक शक्ति है
(a) जन सम्प्रभुता (b) विधिक सम्प्रभुता
(c) वास्तविक सम्प्रभुता (d) राजनीतिक सम्प्रभुता

49. ऐसे कानून को क्या कहते हैं, जो राज्य द्वारा निर्मित एवं राज्य के क्षेत्र के अधीन सभी लोगों पर लागू होता है?
(a) पारम्परिक कानून (b) अन्तर्राष्ट्रीय कानून
(c) राष्ट्रीय कानून (d) ऐतिहासिक कानून

50. 'राजनीति विज्ञान सामाजिक विज्ञान का वह अंग है, जो राज्य के आधारभूत तत्त्वों तथा शासन के सिद्धान्तों का विवेचन करता है' यह परिभाषा किसने दी?
(a) गार्नर (b) लास्की (c) गिलक्रिस्ट (d) पॉल जैनेट

51. किसे पहले स्वप्नलोकी राजनीतिक विचारक के रूप में माना जाता है?
(a) अरस्तू (b) लॉक (c) प्लेटो (d) जे.एस. मिल

52. निम्नलिखित में से किसे एक "क्रान्तिकारी पन्थ के एक मसीहा" के रूप में माना जा सकता है?
(a) थॉमस हॉब्स (b) कार्ल मार्क्स
(c) लोहिया (d) रूसो

53. कौटिल्य की प्रसिद्ध कृति कौन-सी है?
(a) शुक्रनीति (b) अर्थशास्त्र (c) मनुस्मृति (d) धर्मशास्त्र

54. कौन-से अनुच्छेद के तहत भारतीय नागरिकों को "छः स्वतन्त्रताएँ" दी गई हैं?
(a) अनुच्छेद 18 (b) अनुच्छेद 19
(c) अनुच्छेद 20 (d) अनुच्छेद 21

55. राज्यसभा का पदेन सभापति कौन है?
(a) राष्ट्रपति (b) स्पीकर
(c) उपराष्ट्रपति (d) भारत के मुख्य न्यायाधीश

56. भारत में मन्त्रीमण्डल का नेता निम्नलिखित में से कौन है?
(a) राष्ट्रपति (b) उपराष्ट्रपति
(c) प्रधानमन्त्री (d) स्पीकर

57. लॉर्ड सभा की अध्यक्षता कौन करता है?
(a) लॉर्ड चान्सलर (b) स्पीकर
(c) महान्यायवादी (d) प्रधानमन्त्री

58. निम्नलिखित में से कौन सीनेट की अध्यक्षता करने वाला पदेन अधिकारी है?
(a) राष्ट्रपति (b) उपराष्ट्रपति
(c) मुख्य न्यायाधीश (d) प्रधानमन्त्री

59. संयुक्त राज्य अमेरिका के विदेश नीति को अन्तिम रूप कौन प्रदान करता है?
(a) राज्यपाल (b) मुख्य न्यायाधीश
(c) राष्ट्रपति (d) उपराष्ट्रपति

60. फ्रांसीसी संविधान का कौन-सा अनुच्छेद प्रधानमन्त्री को विधायिका में विधायी पहल देता है?
(a) अनुच्छेद 39 (b) अनुच्छेद 38
(c) अनुच्छेद 49 (d) अनुच्छेद 48

61. निम्नलिखित में से कौन-सा एकल दल प्रणाली के लिए एक उदाहरण है?
(a) अमेरिका (b) चीन (c) भारत (d) इंग्लैण्ड

62. शक्ति सन्तुलन व्यवस्था के सन्तुलन का सबसे अधिक इस्तेमाल किया जाने वाला साधन क्या है?
(a) युद्ध (b) शान्ति (c) सहबन्ध (d) तटस्थीकरण

63. सामूहिक सुरक्षा निम्न में से किससे अधिक व्यवस्थित है?
(a) शक्ति का सन्तुलन (b) राष्ट्रवाद
(c) अन्तर्राष्ट्रीय कानून (d) निःशस्त्रीकरण

64. उन लक्ष्यों और उद्देश्यों या साध्यों के बारे में दूसरों को समझाने की कला क्या है, जो सुरक्षित होने के लिए वाँछित है?
(a) नाकाबन्दी (b) कूटनीति
(c) विदेशी सहायता (d) प्रचार प्रसार

65. शिकागो स्कूल जिसने व्यवहारवादी आन्दोलन हेतु महत्त्वपूर्ण भूमिका अदा की थी, की स्थापना किसने की?
(a) डेविड ईस्टन (b) चार्ल्स मरियम
(c) हेरॉल्ड लासवेल (d) उपरोक्त में से कोई नहीं

66. निम्नलिखित में से कौन-सा संयुक्त राष्ट्र का सबसे बड़ा अंग है?
(a) सुरक्षा परिषद (b) न्यास परिषद
(c) अन्तर्राष्ट्रीय न्यायालय (d) सामान्य सभा

67. दक्षिण-दक्षिण सहयोग के लिये वार्षिक संयुक्त राष्ट्र दिवस मनाया जाता है
(a) 19 दिसम्बर (b) 19 सितम्बर (c) 12 दिसम्बर (d) 12 सितम्बर

68. निम्नलिखित में से क्या मानव सम्बन्ध आन्दोलन से स्वाभाविक रूप से विकसित हुआ है?
(a) व्यवस्था उपागम (b) व्यवहारवादी उपागम
(c) आगत उपागम (d) निर्गत उपागम

69. प्रशासनिक नीति के मुख्य वाक्य का निर्धारण करने का कार्य है
(a) मुख्य/कार्यकारी (b) लेखा परीक्षक
(c) जनसम्पर्क अधिकारी (d) मानव संसाधन प्रबन्धक

70. जब सरकार आर्थिक, वित्तीय या व्यावसायिक कार्य करती है तो निम्न में क्या सामान्य रूप से स्थापित किया जाता है?
(a) विभाग (b) कम्पनी
(c) सार्वजनिक निगम (d) मण्डल

71. स्थायी, वैतनिक और कुशल अधिकारियों के पेशेवर निकाय के रूप में लोकसेवा को किसने परिभाषित किया?
(a) एल. डी. वाइट (b) ऑग
(c) हर्मन फाइनर (d) आर.जी.गैटल

72. किस प्रकार का परीक्षण मुख्य रूप से प्रकृति में व्यक्तिपरक होता है और अक्सर उम्मीदवारों द्वारा सन्देह के साथ देखा जाता है?
(a) लिखित परीक्षा (b) मौखिक परीक्षा
(c) प्रदर्शन परीक्षण (d) योग्यता परीक्षण

73. एक कर्मचारी के लिए किस प्रकार का प्रशिक्षण दिया जाता ह, जो पहले से ही सेवा में है?
(a) प्रवेश उपरान्त प्रशिक्षण (b) पूर्व प्रवेश प्रशिक्षण
(c) उन्मुखीकरण प्रशिक्षण (d) सेवाकालीन प्रशिक्षण

74. यदि अनुमानित राजस्व, अनुमानित व्यय के बराबर है तो इस तरह के बजट को कहा जाता है
(a) सन्तुलित बजट (b) अधिशेष बजट
(c) निष्पादन बजट (d) घाटे का बजट

75. प्रशासनिक कृत्यों और निर्णयों की वैधता के निर्धारण करने की न्यायालयों की शक्ति को जाना जाता है
(a) न्यायिक समीक्षा (b) वैधानिक अपील
(c) विधायी समीक्षा (d) बन्दी प्रत्यक्षीकरण

76. ''शक्ति का स्थानान्तरण हो सकता है न कि इच्छा का जो कि सम्प्रभु होती है।'' किसने कहा था?
(a) हॉब्स (b) बोडिन (c) रूसो (d) ऑस्टिन

77. किसे सभी सामाजिक संस्थाओं में सबसे शक्तिशाली माना जाता है?
(a) राज्य (b) राष्ट्र (c) समाज (d) न्यायतन्त्र

78. राज्य की उत्पत्ति के सम्बन्ध में कौन-सा सिद्धान्त इस धारणा से शुरू होता है कि राज्य की उत्पत्ति से पहले मनुष्य 'प्राकृतिक अवस्था' में रहते थे?
(a) पितृसत्तात्मक सिद्धान्त (b) मातृसत्तात्मक सिद्धान्त
(c) बल सिद्धान्त (d) सामाजिक अनुबन्ध सिद्धान्त

79. किस तरह की सम्प्रभुता जनता को सर्वोच्च मानती है?
(a) राजनीतिक सम्प्रभुता (b) जन सम्प्रभुता
(c) कानूनी सम्प्रभुता (d) नाममात्र की सम्प्रभुता

80. किसने कानून को ''उच्चतर द्वारा निम्नतर को दिए गए आदेश के रूप'' में परिभाषित किया है?
(a) टी. एन. ग्रीन (b) प्रो. हॉलैण्ड
(c) बेन्थम (d) जॉन ऑस्टिन

81. निम्नलिखित में से कौन शिक्षित लोगों को ही मताधिकार देने का समर्थक है?
(a) लॉक (b) रूसो (c) मिल (d) ग्रीन

82. निम्न में से किसने राज्य को एक साध्य के साधन के रूप में नहीं बल्कि स्वतः साध्य के रूप में माना है?
(a) जनतन्त्रवादी (b) तानाशाह
(c) उदारवादी (d) धार्मिक प्रमुख

83. रूसो के लिए किसे सामान्य इच्छा की अभिव्यक्ति के रूप में माना जाता है?
(a) सत्य (सही) (b) कर्त्तव्य
(c) शक्ति (d) कानून

84. समता सैनिक दल (सामाजिक समता सेना) की स्थापना किसने की?
(a) सुभाष चन्द्र बोस (b) सरदार पटेल
(c) लोहिया (d) बी. आर. अम्बेडकर

85. भारतीय संविधान की अनुच्छेद 17 समाप्त करता है
(a) अस्पृश्यता (b) पुरस्कार
(c) प्रेस की स्वतन्त्रता (d) दासता

86. भारतीय संविधान का कौन-सा अनुच्छेद संसद के प्रत्येक सदन को अपनी प्रक्रिया और कार्य-व्यवहार के संचालन को विनियमित करने के लिए नियम बनाने का अधिकार देता है?
(a) अनुच्छेद 118 (b) अनुच्छेद 119
(c) अनुच्छेद 110 (d) अनुच्छेद 112

87. भारतीय संविधान का कौन-सा अनुच्छेद राष्ट्रपति को क्षमादान की शक्ति प्रदान करता है?
(a) अनुच्छेद 71 (b) अनुच्छेद 72
(c) अनुच्छेद 73 (d) अनुच्छेद 74

88. ब्रिटिश संसद के निम्न, लोकप्रिय, प्रत्यक्ष निर्वाचित शक्तिशाली सदन कौन-सा है?
(a) लॉर्ड सभा (b) कॉमन सभा (c) प्रतिनिधि सभा (d) राज्य सभा

89. ''राजनीतिक दल लोगों का एक हमूह है, जो ऐसे सिद्धान्त पर सहमत हों, जिसके द्वारा राष्ट्रीय हित की पूर्ति की जा सके।'' यह परिभाषा किसने दी है?
(a) गेटेल (b) गार्नर
(c) मैकाइवर (d) एडमण्ड बर्क

90. अमेरिकी संविधान का कौन-सा अनुच्छेद राष्ट्रपति के कार्यालय से सम्बन्धित है?
(a) अनुच्छेद 2 (b) अनुच्छेद 3
(c) अनुच्छेद 4 (d) अनुच्छेद 5

91. फ्रांस के राष्ट्रपति के कार्यकाल की अवधि क्या है?
(a) 6 वर्ष (b) 7 वर्ष (c) 8 वर्ष (d) 5 वर्ष

92. निम्नलिखित में से कौन-सी संस्था चीन के कानून बनाने वाली सर्वोच्च संस्था के रूप में मानी जाती है?
(a) एन. पी. सी. (b) एन. एफ. सी.
(c) एम. पी. सी. (d) एम. एफ. सी.

93. समत्व से असमत्व में निरन्तर परिवर्तित होने वाला निम्न में से क्या है?
(a) शक्ति का सन्तुलन (b) राष्ट्रीय हित
(c) गुट-निरपेक्ष आन्दोलन (d) शीत युद्ध

94. कौन-सा सिद्धान्त 'सभी के लिए एक और एक के लिए सभी' पर आधारित है?
(a) अन्तर्राष्ट्रीय नैतिकता (b) राष्ट्रीय हित
(c) सामूहिक सुरक्षा (d) शक्ति का सन्तुलन

95. कौन-सा हित प्राथमिक और स्थायी दोनों हितों से उभर सकता है?
(a) परिवर्तनीय हित (b) समान हित
(c) पूर्व-पूरक हित (d) विशिष्ट हित

96. वर्ष 1961 के बेलग्रेड सम्मेलन में कितने अफ्रीका एशियाइ राष्ट्रों ने हिस्सा लिया?
(a) 25 (b) 36 (c) 29 (d) 39

97. जॉर्ज और कोहेन ने राष्ट्रीय हित की व्याख्या के तीन तत्वों में निम्न में से किसे शामिल नहीं किया?
(a) भौतिक जीविता (b) स्वाधीनता
(c) आर्थिक निर्वाह (d) सुरक्षा

98. किसने अन्तर्राष्ट्रीय व्यवस्था की संरचना को तीन तत्वों - संगठनात्मक सिद्धान्त, इकाइयों का विभिन्नीकरण एवं क्षमता का वितरण में बाँटता है?
(a) मियरशिमर (b) वाल्ट्ज
(c) स्टीफन वाल्ट (d) डेविड हेल्ड

99. एक विशिष्ट समस्या को हल करने के लिए विभिन्न पाठ्यक्रमों से कारवाई का एक पाठ्यक्रम चुनने की प्रक्रिया के लिए कहा जाता है
(a) विकर्ण संचार (b) सम्पूर्ण गुणवत्ता प्रबन्धन
(c) सहायक सेवा (d) निर्णय निर्माण

100. मूनी के अनुसार संगठन का सार्वभौमिक सिद्धान्त कौन-सा सिद्धान्त है?
(a) नियन्त्रण का विस्तार (b) आदेश की एकता
(c) केन्द्रीकरण (d) पदसोपान

101. कौन-सा विभाग एक राष्ट्र की प्रशासनिक संरचना के साथ उच्चतम औपचारिक स्थिति में रहते हैं?
(a) सरकारी विभाग (b) निजी विभाग
(c) अर्ध संरचनात्मक विभाग (d) अर्ध स्वायत्त विभाग

102. किस वर्ष में अमेरिकी सरकार ने अपना पहला स्वतन्त्र नियामक आयोग अर्थात् अन्तर्राज्यीय वाणिज्य आयोग की स्थापना की थी?
(a) 1884 ई. (b) 1885 ई. (c) 1886 ई. (d) 1887 ई.

103. आन्तरिक रूप से भर्ती की प्रक्रिया को कहा जाता है
(a) एकाधिक प्रणाली भी (b) पदोन्नति प्रणाली भी
(c) विभाजन प्रणाली भी (d) उन्नत प्रणाली भी

104. सेवा में प्रवेश करने से पहले सार्वजनिक सेवा के इच्छुक लोगों को किस प्रकार का प्रशिक्षण दिया जाता है?
(a) पुनश्चर्या पाठ्यक्रम (b) सेवाकालीन प्रशिक्षण
(c) पूर्व-प्रवेश प्रशिक्षण (d) उन्मुखीकरण प्रशिक्षण

105. सिविल सेवकों की उनके कार्य संगठन के प्रति अभिवृत्ति और दृष्टिकोण को सन्दर्भित किया जा सकता है
(a) अनुशासन (b) मनोबल (c) पदसोपान (d) दृढ़ निश्चय

106. प्रत्येक संसदीय प्रणाली में संसद के बैठकों में प्रश्नों के लिए अलग से समय निर्धारण किया जाता है, जिसे कहते हैं
(a) अविश्वास प्रस्ताव (b) ध्यान केन्द्रित प्रस्ताव
(c) प्रश्नोत्तर घण्टा (d) शून्यकाल चर्चा

107. कौन-सा तत्व राज्य की सर्वोच्च शक्ति के रूप में माना जाता है?
(a) न्यायतन्त्र (b) क्षेत्र (c) जनसंख्या (d) सम्प्रभुता

108. निम्नलिखित में से कौन-सा ऐतिहासिक सिद्धान्त माना जाता है?
(a) बल सिद्धान्त (b) मातृसत्तात्मक सिद्धान्त
(c) विकासवादी सिद्धान्त (d) दैवीय उत्पत्ति का सिद्धान्त

109. राजनीति शास्त्र के अध्ययन के व्यवहारवादी उपागम के विकास के लिए उत्तरदायी राजनीतिक वैज्ञानिक कौन था?
(a) कार्ल पॉपर (b) लॉर्ड ब्राइस
(c) डेविड ईस्टन (d) एमिल बोरेल

110. किस सिद्धान्त को सम्प्रभुता के एकत्व सिद्धान्त के विरोध के रूप में माना गया है?
(a) बहुलवाद (b) अराजकतावाद
(c) नाजीवाद (d) उदारवाद

111. किस प्रकार की सरकार में सम्प्रभुता जनता में निहित होती है?
(a) राजतन्त्र (b) जनतन्त्र
(c) अधिनायकतन्त्र (d) अभिजाततन्त्र

112. मनु के अनुसार निम्नलिखित में से कौन राज्य के अंग नहीं है?
(a) राजा (b) पुरोहित (c) अमात्य (d) कोष

113. निम्नलिखित में से कौन मार्क्सवादी दर्शन की क्रान्ति से प्रभावित थे?
(a) जयप्रकाश नारायण (b) महात्मा गाँधी
(c) स्वामी विवेकानन्द (d) राजा राम मोहन राय

114. भारतीय संविधान के किस हिस्से में मौलिक कर्त्तव्यों को शामिल किया गया है?
(a) भाग III (b) भाग IV-A (c) भाग V-A (d) भाग IX

115. भारतीय संविधान के अनुच्छेद 53 के तहत संघ की कार्यकारी शक्ति निहित है
(a) राष्ट्रपति में (b) उपराष्ट्रपति में
(c) राज्यपाल में (d) प्रधानमन्त्री में

116. 'आधुनिक दल-व्यवस्था' का उद्भव सर्वप्रथम हुआ
(a) संयुक्त राज्य अमेरिका में (b) फ्रांस में
(c) इंग्लैण्ड में (d) बेल्जियम में

117. संयुक्त राज्य अमेरिका के राष्ट्रीय विधानमण्डल के रूप में जाना जाता है
(a) संसद (b) संघीय संसद (c) डायट (d) काँग्रेस

118. सीनेट की कुल सदस्यों की संख्या कितनी है?
(a) 100 (b) 435 (c) 545 (d) 200

119. निम्न में से कौन-सा एक 'दबाव-समूह' की विशेषता नहीं है?
(a) लॉबींग
(b) हित सम्भरण
(c) राजनीतिक नेताओं को प्रभावित करना
(d) चुनाव में सहभागी होना

120. अन्तर्राष्ट्रीय सम्बन्धों में सन्तुलन या स्थिरता के निश्चित तत्त्व के रूप में शक्ति सन्तुलन का वर्णन किसने किया?
(a) क्विन्सी राइट (b) जार्ज श्वारजेनबर्गर
(c) एन. जे. स्पाइकमैन (d) लॉर्ड कासलेरौ

उत्तरमाला

1.	(b)	2.	(b)	3.	(a)	4.	(a)	5.	(b)	6.	(c)	7.	(c)	8.	(a)	9.	(d)	10.	(c)
11.	(a)	12.	(c)	13.	(c)	14.	(d)	15.	(b)	16.	(c)	17.	(b)	18.	(c)	19.	(a)	20.	(b)
21.	(d)	22.	(d)	23.	(d)	24.	(d)	25.	(a)	26.	(d)	27.	(c)	28.	(b)	29.	(d)	30.	(c)
31.	(d)	32.	(d)	33.	(c)	34.	(b)	35.	(d)	36.	(a)	37.	(a)	38.	(c)	39.	(b)	40.	(a)
41.	(a)	42.	(a)	43.	(a)	44.	(b)	45.	(a)	46.	(c)	47.	(a)	48.	(b)	49.	(c)	50.	(d)
51.	(c)	52.	(b)	53.	(b)	54.	(b)	55.	(c)	56.	(c)	57.	(a)	58.	(b)	59.	(c)	60.	(a)
61.	(b)	62.	(c)	63.	(a)	64.	(d)	65.	(b)	66.	(d)	67.	(d)	68.	(b)	69.	(a)	70.	(c)
71.	(c)	72.	(b)	73.	(d)	74.	(a)	75.	(a)	76.	(c)	77.	(a)	78.	(d)	79.	(b)	80.	(d)
81.	(c)	82.	(b)	83.	(d)	84.	(d)	85.	(a)	86.	(a)	87.	(b)	88.	(b)	89.	(d)	90.	(a)
91.	(d)	92.	(a)	93.	(a)	94.	(c)	95.	(a)	96.	(a)	97.	(d)	98.	(b)	99.	(d)	100.	(d)
101.	(a)	102.	(d)	103.	(b)	104.	(c)	105.	(b)	106.	(c)	107.	(d)	108.	(c)	109.	(c)	110.	(c)
111.	(b)	112.	(b)	113.	(a)	114.	(b)	115.	(a)	116.	(a)	117.	(d)	118.	(a)	119.	(d)	120.	(b)